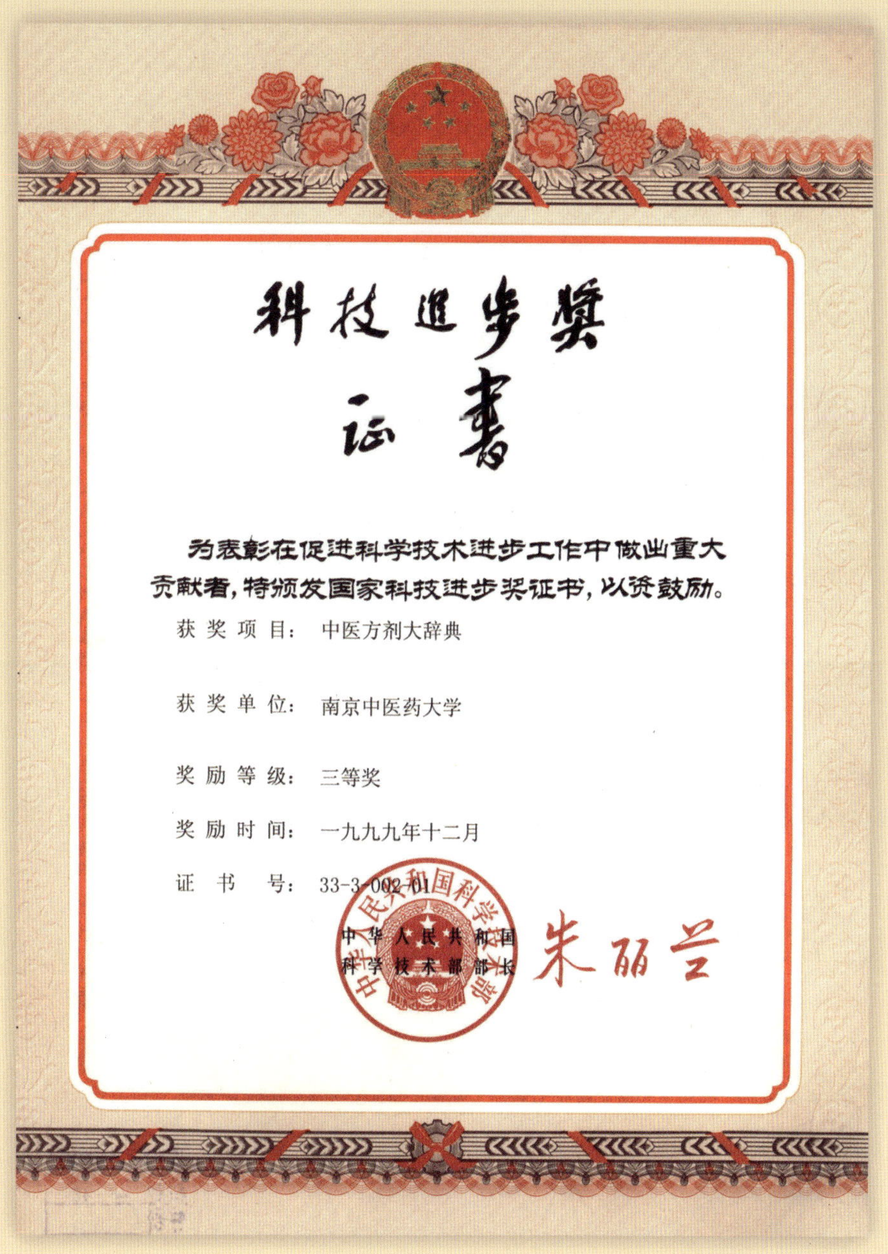
科技進步獎

証書

为表彰在促进科学技术进步工作中做出重大贡献者，特颁发国家科技进步奖证书，以资鼓励。

获 奖 项 目： 中医方剂大辞典

获 奖 单 位： 南京中医药大学

奖 励 等 级： 三等奖

奖 励 时 间： 一九九九年十二月

证 书 号： 33-3-002-01

中华人民共和国科学技术部部长 朱丽兰

『十二五』国家重点图书

中医方剂大辞典

第2版

第九册

主编单位/南京中医药大学

主　编/彭怀仁　王旭东　吴承艳　孙世发

人民卫生出版社
PEOPLE'S MEDICAL PUBLISHING HOUSE

图书在版编目（CIP）数据

中医方剂大辞典．第九册 / 彭怀仁等主编．—2 版
．—北京：人民卫生出版社，2019
ISBN 978-7-117-28259-8

Ⅰ．①中…　Ⅱ．①彭…　Ⅲ．①方剂－词典　Ⅳ．
①R289.2-61

中国版本图书馆 CIP 数据核字（2019）第 045666 号

人卫智网	**www.ipmph.com**	**医学教育、学术、考试、健康，购书智慧智能综合服务平台**
人卫官网	**www.pmph.com**	**人卫官方资讯发布平台**

版权所有，侵权必究！

ISBN 978-7-117-28259-8

9 787117 282598 >

中医方剂大辞典

第 2 版

第九册

主　　编：彭怀仁　王旭东　吴承艳　孙世发
出版发行：人民卫生出版社（中继线 010-59780011）
地　　址：北京市朝阳区潘家园南里 19 号
邮　　编：100021
E - mail：pmph @ pmph.com
购书热线：010-59787592　010-59787584　010-65264830
印　　刷：三河市宏达印刷有限公司
经　　销：新华书店
开　　本：889 × 1194　1/16　**印张：**52
字　　数：1977 千字
版　　次：1997 年 1 月第 1 版　2019 年 11 月第 2 版
2024 年 5 月第 2 版第 3 次印刷（总第 7 次印刷）
标准书号：ISBN 978-7-117-28259-8
定　　价：228.00 元
打击盗版举报电话：010-59787491　E-mail：WQ @ pmph.com
（凡属印装质量问题请与本社市场营销中心联系退换）

中医方剂大辞典（第2版）编委会

主编单位：南京中医药大学

协编单位：山东中医药大学　上海中医药大学　江西中医药大学
　　　　　湖南中医药大学　江西省中医药研究院　湖南省中医药研究院

主　　编：彭怀仁　王旭东　吴承艳　孙世发

执行主编：吴承艳

学术顾问：（以姓氏笔画为序）
　　　　　王锦鸿　田代华　李　飞　张民庆

副 主 编：（以姓氏笔画为序）
　　　　　万少菊　石历闻　史欣德　华浩明　刘更生　吴昌国　张炳填
　　　　　陈涤平　陈德兴　赵国平　樊巧玲

常务编委兼审稿组成员：王旭东　卞雅莉　石历闻　吴昌国　吴承艳
　　　　　张工彧　李崇超　范崇峰

编　　委：（以姓氏笔画为序）
　　　　　于　涓　万少菊　马晓北　马福良　王旭东　王雨秾　卞雅莉
　　　　　文小平　石历闻　田代华　史欣德　朱　玲　朱靓贤　华浩明
　　　　　任威铭　刘　丹　刘　敏　刘华东　刘更生　刘旭辉　衣兰杰
　　　　　江　琴　汤凤池　许　可　孙世发　杜新亮　李文林　李崇超
　　　　　杨　环　杨少华　吴昌国　吴承艳　吴跃进　沈　劼　沈　健
　　　　　张　俊　张　蕾　张工彧　张卫华　张炳填　张薛光　陆　萍
　　　　　陈少丽　陈晓天　陈涤平　陈樟平　陈德兴　杭爱武　范　俊
　　　　　范崇峰　季丹丹　周　雯　郑邵勇　赵国平　胡春宇　都广礼
　　　　　贾　磊　柴　卉　晏婷婷　郭晶磊　郭瑞华　黄　湘　黄仕文
　　　　　韩向东　程　茜　蔡　云　蔡建伟　樊巧玲

学术秘书：卞雅莉

《中医方剂大辞典》(第1版)
顾问委员会

(以姓氏笔画为序)

万友生　王绵之　白永波　吴考槃
何　任　张瑞祥　欧阳琦　周仲瑛
施奠邦　钱伯文　徐国仟　董建华

编 写 单 位

主编单位:南京中医学院
协编单位:山东中医学院
上海中医学院
江西中医学院
湖南中医学院
江西省中医药研究所
湖南省中医药研究院

《中医方剂大辞典》(第1版)
编委会及编写人员

（以姓氏笔画为序）

主　　编: 彭怀仁

副 主 编: 万少菊　王　立　王旭东　王锦鸿　石历闻　田代华　史欣德　史慕山　朱华德　孙世发　孙光荣　李　飞　吴承艳　沙凤桐　张民庆　张浩良　陈　伟　陈子德　陈德兴　赵国平　洪广祥　顾保群　傅瑞卿　谭兴贵

常务编委: 王旭东　石历闻　史欣德　史慕山　成德水　孙世发　李　飞　吴承艳　张民庆　赵国平　彭怀仁

编　　委: 万少菊　马永华　王　立　王旭东　王鱼门　王锦鸿　石历闻　田代华　史欣德　史慕山　成德水　朱华德　孙世发　孙光荣　孙美珍　李　飞　杨　进　肖德发　吴永贵　吴承艳　吴跃进　沙凤桐　张民庆　张炳填　张浩良　陈　伟　陈子德　陈涤平　陈德兴　赵文业　赵国平　柳长华　施　诚　洪广祥　顾保群　郭君双　郭国华　巢因慈　彭怀仁　惠纪元　傅幼荣　傅瑞卿　谢文光　虞胜清　路振平　蔡铁如　谭兴贵　樊巧玲

撰 稿 人: 万少菊　马　健　马永华　王　力　王　立　王龙章　王旭东　王鱼门　王锦鸿　毛　平　文乐兮　石历闻　田代华　史欣德　史慕山　包明蕙　冯海燕　匡奕璜　成德水　朱华德　华中健　华浩明　刘　涛　刘光宪　刘更生　刘学华　江平安　汤希孟　孙世发　孙光荣　孙迎节　孙美珍　阳　立　李　飞　李金华　李春英　杨　进　杨　虎　杨俊杰　肖德发　吴永贵　吴承艳　吴跃进　何清湖　辛增平　沙凤桐　宋经中　张　昱　张工彧　张为群　张民庆　张炳填　张浩良　杭爱武　欧阳剑虹　赵文业　赵国平　柳长华　姜静娴　洪广祥　顾保群　倪志祥　徐春波　郭兰忠　郭君双　郭国华　郭建生　郭瑞华　唐承安　陶晓华　龚志南　阎宝珠　巢因慈　彭怀仁　彭晓梅　蒋玉珍　韩育明　惠纪元　程淑娟　傅幼荣　傅瑞卿　谢凤英　谢文光　虞胜清　路振平　蔡铁如　廖云龙　谭兴贵　樊巧玲　薛建国　戴　慎　魏飞跃　瞿　融

2版前言

《中医方剂大辞典》是继宋代《太平圣惠方》《圣济总录》、明代《普济方》之后，又一次由政府组织编纂、汇集历代方剂成果的医方巨著，具有划时代的历史意义，是发展中医药事业，弘扬中国优秀传统文化，促进中外文化交流的一项浩大的系统工程。该书的出版发行，成为有史以来非常完整和权威的方剂学典籍，受到学术界的肯定和推崇，在海内外产生了巨大影响。先后获得了江苏省中医药科技进步一等奖，国家中医药管理局基础研究一等奖，国家科技进步三等奖等奖励，得到了至高的荣誉，成为中医学史上里程碑式的学术典籍。

自1992年出版以来，《中医方剂大辞典》成书已二十余年，由于当时参加编纂的人员众多，所收资料文献浩繁，考证难度极大，撰审任务非常艰巨，加之种种客观条件所限，错误缺点在所难免。成书后，编纂人员仍未间断研究工作，寻找不足，发现疏漏，更新资料，拾遗补阙。主编彭怀仁教授自1995年退休至2009年仙逝，一直致力于方剂文献的探讨和发掘，对该书进行了多次全面而系统的审阅与研究，积累了大量校订、修改、补遗的成果，为本书的进一步完善不懈努力，至死未休。近年来，中医药事业迅猛发展，方剂研究的新成果不断涌现，为适应学术发展与读者需求，人民卫生出版社、南京中医药大学决定修订再版。

本次重修，在《中医方剂大辞典》原有基础上，对该书中的脱、衍、倒、讹进行全面考校订正；增添1987年至今正式出版的方书及有价值的中医药著作中确实值得收录研究的方剂；补充1987年以后的方剂研究新成果。对书中存在的疑问，从目录学、版本学、训诂学、校勘学等多种角度，分别进行考证、校勘、辑佚、辨伪研究。淘汰了原版中不切实用的资料以及一些冷僻的方剂。所有订正删补内容仍按原来格式归类整理，使之更系统化、工具化、实用化、现代化，对原书进一步整理提高，使这部中国历史上非常全面的方剂专书更臻完善。

我们希望通过本次重修，更多地反映方剂学科的研究进展，全面反映每首方剂的文献价值和使用价值，体现中医方剂在理论研究、临床研究、实验研究等方面的历史成就和现代成就。

修订后的《中医方剂大辞典》有以下变化：

1. 收方更多　收录了上自秦汉，下迄2010年底1 800余种中医药及有关文献中有方名的方剂。全书方剂数目在《中医方剂大辞典》原版基础上增加了2 400余首。这些方剂均来源于权威资料，如1987年以后原卫生部、国家中医药管理局评定的《首批国家级名老中医效验秘方精选》、原卫生部颁发的《药品标准·中药成方制剂》《国家药品标准·新药转正标准》《中华人民共和国药典》(简称《中国药典》)2010年版等。

2. 资料更全　《中医方剂大辞典》正辞目设方源出处、异名、组成、用法、功用、主治、宜忌、加减、方论选录、临床报道、现代研究、备考十二项。此次修订，对各项内容均做了认真考核，资料较原版更为详实全面。不仅补充了原版中遗漏的资料，而且补充了1987年以后的研究成果，新增临床报道600余则，新增现代研究成果500余项。

3. 内容更准　方源、方剂药物组成、用量、炮制方法、制剂、服用方法、功效主治等核心内容，在原版的基础上力求更加正确可靠、客观规范。本次重修，将彭怀仁教授退休后对全书所做的勘误全部加以改正，在此基础上，课题组对原版《中医方剂大辞典》中的脱、衍、倒、讹进行了大面积的考证，改错440处，删除方剂40首，删除资料94处，合并重复方33首，新增副词目446条。所有改动部分要求言必有据，无征不信。

4. 检索方便　修订本分9册。1～8册为正编，书前均设该册“方名目录”，按方名笔画顺序编排。第9册为附编，设有全书方名总目录（包括正辞目、副辞目）、病证名称索引、参考书目索引、古今度量衡对照表等。本次修订重点对原版本中的同名异方、异名同方的重复方、漏挂方进行删补，对原版病证索引中难查、漏标、错引的古今病名进一步加以规范标引，新增病名搜检频次达20多万处，以汉语拼音为病名检索方式，读者查找将更为方便、快速。

本次修订，力求每首方剂所包含的古今研究信息更加完整，方剂文献考证的内容更加准确，编排和检索系统更加科学。在注重实用性、科学性、先进性的前提下，努力反映出求全、求新、求实、求准的特色，以全面反映古今方剂文献研究的成果。

《中医方剂大辞典》第2版编委会
2018年12月

1版前言

中医方剂，是历代医家临床经验的结晶，是运用中医辨证论治理论指导临床防病治病的主要手段。纵观周、秦以来，新方创制不断增加，载方文献汗牛充栋，组方理论渐趋完善，为炎黄子孙的健康和中华民族的繁衍昌盛，作出了巨大的贡献。在方书的编撰方面，唐以前的方书多出私人之手。如被尊为“方书之祖”的《伤寒论》与《金匮要略》；集简、便、验方而成书的《肘后备急方》；采集群经，删繁就简的《备急千金要方》《千金翼方》；上自神农，下迄唐世，无不采摭的《外台秘要》等，均为私人所编著。由于医药学之发展，与民族之强弱、国家之兴衰有着密切的关系，故自宋代以后，方书编撰受到了官方的关注，如宋·王怀隐主编的《太平圣惠方》、陈承等主编的《太平惠民和剂局方》、赵佶主编的《圣济总录》、明·朱橚主编的《普济方》、清·吴谦主编的《医宗金鉴》、陈梦雷主编的《古今图书集成·医部全录》等，均为国家级的载方名著，其中《太平惠民和剂局方》是我国官方颁布的第一部成药制剂规范，而《普济方》收载明初以前之方剂达 61 739 首之多，《四库全书提要》称为“集方书之大全者”。由于历代王朝关心医药，重视方书，亦促进了民间医药之发展。据不完全统计，自宋至清末的一千余年间民间名医所著的各种方书多达 1 400 余种。民国迄今，医药科学突飞猛进，中医方剂学亦随着时代的步伐而不断前进。尤其是在中华人民共和国成立以后，党和政府重视中医中药，中医的古籍与新著不断出版，方剂的实验研究相继开展，中医方剂学已成为全国各中医院校主要课程之一。《中华人民共和国药典》收录的名方验方和复方新制剂，对于中医方剂的推广运用，起到了积极的作用。

在制方理论方面，在宋以前多有方而无论，制方之义不明，后人难以掌握，用之稍有不当，不免影响疗效。金·成无己著《伤寒明理论》，对《伤寒论》中 20 首方剂分析主治之证情，阐述配伍之奥义，开创了方论之先河。自此以后，有自创新方，自释方义者，如金·李杲《脾胃论》《兰室秘藏》，元·罗谦甫《卫生宝鉴》等；有为前人成方撰写方义者，如明·许宏《金镜内台方议》、洪九有《摄生秘剖》；清·罗美《古今名医方论》、汪昂《医方集解》、吴仪洛《成方切用》、王晋三《古方选注》、张秉成《成方便读》等。尤其值得一提的是，清·吴谦《医宗金鉴·删补名医方论》，是我国第一部由官方修订刊行的方论专著。目前全国各中医院校教材《方剂学》《中国医学百科全书·方剂学》等著作中的古今名方验方，均由当代名医撰写了方论，对研究方剂配伍原理及临床运用有一定参考价值。

在我国对外文化交往中，中医方书是其内容之一。在日本，成书于公元 984 年的《医心方》，收载了我国唐以前方书中的方剂。在朝鲜，成书于公元 1445 年的《医方类聚》、成书于公元 1610 年的《东医宝鉴》，均引载了我国明代以前方书中的方剂，足见中医方剂在我近邻各国中有着深远的影响。

据近 2 000 种中医药文献的不完全统计，中医各科有名称和无名称的方剂已达 13 万首以上，虽然历经王怀隐、赵佶、朱橚等整理，但存在的问题仍然很多。例如古籍所载之方，均据病证分类，方随病证而列，多无方名目录，欲检一方，殊非易事；同一方剂的出处，众说纷纭，令人莫衷一是，无所适从；同一方剂的名称，因载方文献或版本不同而命名各异，孰先孰后，仓卒难别；有相当一部分方剂的内容，由于辗转传抄刻印，脱、衍、倒、讹比比皆是，以讹传讹，影响疗效；有些常用的名方与验方的不同功效、主治、方论、临证验案、实验研究等资料，分散于各种文献中，汇集不易，难窥全貌；诸如此类，不胜枚举。综上所述，对中医方剂进行一次划时代的、全面的、系统的整理，是一项具有历史意义而又刻不容缓的工作。

《中医方剂大辞典》对我国上自秦、汉，下迄现代（1986 年）的所有有方名的方剂进行了一次系统的整理，力求使上述各种问题得到合理的解决。以方剂检索而言，本书汇集古今有方名的医方，按照辞书形

式编纂，既有目录，又有索引，从而解决检方的困难。以方源而言，本书参考古今各种中医药文献，对每一首方剂的方源进行认真的考证，而注明其原始出处，这对研究方剂的历史，澄清方剂的源流，是十分必要的。以一方多名而言，凡属同方异名，经过反复考证，依据载方文献成书年代之先后，确定正名与异名，并将二者相互挂钩，查正名即可知道异名，查异名即可知道正名，这对了解一方多名和准确地统计方数，有着极大的裨益。以方剂的质量而言，本书尽可能地进行仔细的校勘，使脱者补之，衍者删之，倒、讹者正之，使方剂的内容经过这次整理而准确无误。以方剂容纳的资料而言，本书对所有方剂分散在各种文献中的不同主治、方论、验案以及现代实验研究资料分别设项进行整理筛选，汇集于各方之下，为读者全面了解方剂提供了极大的便利。

早在 1958 年，南京中医学院即开始组织人力，筹备编撰本书，并得到当时的中华人民共和国卫生部的大力支持。到 1961 年底，已从 1 700 余种中医药文献中，收集了大量的方剂，并进行了初步的筛选整理，此后因故而停顿。1983 年原卫生部中医古籍办公室又将编撰本书的任务下达给南京中医学院，1985 年本书的筹备工作开始恢复，1986 年成立课题协作组。1988 年国家中医药管理局成立以后，又将本书列为局级课题。在编撰过程中，得到了有关各级主管部门的热情关怀，在此表示衷心的感谢！

我们的主观愿望是将本书编撰成载方最多、资料最全、考证最精的划时代的方剂大典。但由于本书所收资料涉及文献甚多，考证难度极大，撰审任务非常艰巨，加之我们的水平不够和种种客观条件所限制，错误缺点在所难免，敬请读者指正，以便再版时修改。

编　者

2版凡例

一、本辞典共收载上自秦汉，下迄2010年底1 800余种中医药及有关文献中有方名的方剂9万余首。其中以1911年以前的方剂为收集重点，1911年以后的方剂择优选录。本次重修新增资料的来源主要以原卫生部和国家中医药管理局评定的《首批国家级名老中医效验秘方精选》、原卫生部颁发的《药品标准·中药成方制剂》《国家药品标准·新药转正标准》《中国药典》2010年版等公认权威书籍为主。

二、本辞典以方剂名称作为辞目。辞目又分为正辞目与副辞目。同一方剂而有不同名称者，以最早出现的方名为正辞目，其余为副辞目。但在有些文献中，先见的方名仅有主治，而无组成、用法，后见的方名有组成、用法、主治者，则以后见的方名作正辞目，先见的方名作副辞目。

三、正、副辞目按方名首字笔画、笔顺排列；方名首字相同的辞目，先按方名字数归类，字数少者排前，多者排后；方名首字、字数均同者，再按第二字之笔画、笔顺排列，依次类推；同名方则按各方方源的成书年代或创方者生卒年代先后排列。

四、凡经增补的文献，因其原著的方剂与增补的方剂年代不同，故均区别开来确定年代，并尽可能在出处中注明。

五、凡正辞目方名有误者，根据始载书的不同版本及有关转载书径予订正，并在备考中加以说明。副辞目方名有误者，径删不录。本次选收正辞目新方，凡单味药一般不收，特别常用者才极少收录。

六、正辞目设有方源出处、异名、组成、用法、功用、主治、宜忌、加减、方论选录、临床报道、现代研究、备考十二项。原版的方源项，本次修订为了紧缩版面，移至正辞目方名后，去掉方源字样。

1. 方源出处　本版设于正辞目方名后，以标注正辞目的原始出处。如始载书存在者，注始载书的书名和卷次；始载书已佚者，标注现存最早转载书引始载书。若系转引的人名，经追考创方者的著作中有此方者，改从原著收录；原著已佚或创方人无著作传世者，标注转载书引某某人方。始载书无方名，后世文献补立方名者，标注"方出始载书卷某，名见转载书卷某"。

2. 异名　收录各方异名的名称及其出处。如一方有多种异名者，则按所载异名的文献年代先后排列。若仅有始载书的异名者，不注出处。

3. 组成　收录始载书中各方的具体成分，包括药物名称、炮制、用量等内容。方中药物计量单位，1979年前的方剂概用旧制，1979年后新创方均用公制。方中诸药原无用量者，不予增补；后世转载文献已补用量者，则收录于"备考"中。如组成中个别药物无用量，则在备考项说明："方中某药用量原缺。"如上述某药原无用量，转载书中有用量者，则根据转载文献补入，亦在备考项说明。

4. 用法　收录方剂的制剂、剂型、服用方法与用量等内容。如原书无用法，转载文献已补用法者，则收录于备考项。本次新增方剂凡汤剂改成胶囊剂、口服液剂、合剂、散剂，均不另作副辞目，但均在备考中说明。新增方剂如制法复杂，文字描述较多的，统一改为"上制成 ××× 剂"。用法中所有的"g""ml""L"等用量单位统一改为汉字"克""毫升""升"等。现代研究中的药物计量单位按照原文献。

5. 功用、主治、宜忌　分别设项收录、叙述各方的功效、主治病证、组方用方的注意事项。凡收录两种以内不同文献的引文资料，均直接摘收引文；凡收录三种以上不同文献的资料，先由编者根据引文内容归纳成主文，然后下列引文。

宜忌项归纳主文，须有三种以上关于疾病、体质、妊娠宜忌和毒副反应的文献资料。药物配伍宜忌、炮制与煎煮药物器皿宜忌、服药时的饮食宜忌等，均只用引文，不写主文。

6. 加减　仅收录始载书的资料。加减药物占原方用药比例过多者不录；现代方剂加减不严谨者不录；后世转载书的加减一概不录。

7. 方论选录　择用古今名医对各方组成结构、配伍原理、综合功效、辨证运用、方名释义、类方比较等论述，而有独到见解者。原文精简者，录其全文；文字冗长者，择要摘录。

8. 临床报道　选录古今医家运用各方治疗疾病的实际案例。文字简短者全文照录，文字较长者择要摘录。案例的选择以历代名医验案为主，非名医验案为辅。个案选择以清以前为主，1987 年以后的个案统一不收。现代临床报道尽量选用例数较多（一般在 30 例以上）者。某些方剂疗效肯定，有推广价值，但案例较少者，则据收载文献的权威性酌情收录。

9. 现代研究　收录用现代方法与手段对方剂进行实验研究和剂型改革的资料，包括复方药理作用和主要成分的研究，将传统的成方剂型改造成现代剂型等内容，均以摘要或综述方式撰写。对实验资料，摘录其实验结果，不详述实验方法与操作步骤；对剂型改革，不详述制剂的工艺流程。

10. 备考　凡古今医方中的资料，有不宜收入前述各项而确具参考价值又必须收录者，均在本项叙述。有些方剂经编者研究考证，有必要加以说明者，亦在本项说明之。

11. 自功用以下各项，其内容出处与正辞目方源出处一致者，所录引文不注出处；其他文献引文者，均分别注明出处。凡两条以上引文均根据文献年代排列，并编有顺序号。

以上各项，以方源出处、组成、功用或主治为必备项，其余各项有资料则设，无资料则从缺。

七、引文筛选与整理。所有引文资料，均经过编者去同存异，精心筛选。相同的引文，一般从最早的文献中收录；若后世文献论述精辟者，择用后世文献的资料。凡引文中的封建迷信内容一概不录。引文文义不顺或重复者，在不违背原意的前提下，由编者做适当的加工整理。

八、副辞目。凡属副辞目，仅写副辞目的名称与出处，及与相关正辞目的关系，并在相关正辞目的有关项目中与之挂钩呼应：如写作“为某某方之异名”的副辞目，与正辞目异名项挂钩；写作“即某某方加（减）某某药”的副辞目，与正辞目加减项挂钩；其余副辞目，均与正辞目的备考项挂钩。

九、出处标注。正辞目除正名、异名二项标明书名和卷次外，其余诸项均只注书名，不注卷次。副辞目的出处亦标明书名和卷次。

期刊注法统一采用：《刊名》[年，（卷）期：起页]。

十、药名统一。1911 年以前的方剂，凡首字不同的中药异名仍保持原貌，如“瓜蒌”不改“栝楼”，“薯蓣”不改“山药”，“玄胡索”“元胡索”不改“延胡索”。凡辞目中含有药名者，处理方法同此。原版方剂中有些名贵药及国家禁用药，如人参、犀角等，现代临床常用党参、水牛角等替代，凡此在不改变原方组成的情况下，本次修订在具体方剂的备考中均不作说明。

十一、书名统一。为了压缩篇幅，我们根据历代文献的引用情况，对某些常用方名的书名进行了简化。如《备急千金要方》简称《千金》，《太平圣惠方》简称《圣惠》。未经简化者仍用全称。一书多名者，选用一种常用名，如《人己良方》又名《寿世良方》，则统一用《人己良方》。

十二、文字统一。本辞典所用简化字，以中国文字改革委员会《简化字总表》（1964 年第 2 版）为主要依据。根据中医药学名词术语的要求，少数繁体字如癥瘕之“癥”等，仍予保留。根据汉字规范要求，“粘”改为“黏”，“痠”改为“酸”。

十三、文献版本。凡一书有多种版本者，选用善本、足本；无善本者，选用最佳的通行本；其他不同的版本作为校勘、补充。若同一方剂在不同的版本中方名有差异者，以善本、最佳通行本或较早版本之方名作正辞目，其他版本的方名作副辞目。

十四、本辞典分 9 册出版。1～8 册为正编，书前均设该册方名目录，按方名笔画顺序编排。第 9 册为附编，设有全书方名总目录、病证名称索引、参考书目索引、古今度量衡对照表等，以利读者检索。

目 录

方名总目录

（说明：索引条目按顺序依次为方名序号、方名、分册数、分册页码）

一画

一

00001 一匕金 1-1
00002 一匕金 1-1
00003 一九丹 1-1
00004 一九散 1-1
00005 一上散 1-1
00006 一上散 1-1
00007 一上散 1-1
00008 一上散 1-1
00009 一上散 1-1
00010 一丸春 1-1
00011 一丸散 1-1
00012 一子丹 1-1
00013 一元丹 1-2
00014 一井金 1-2
00015 一井散 1-2
00016 一井散 1-2
00017 一见消 1-2
00018 一见消 1-2
00019 一气丹 1-2
00020 一气膏 1-2
00021 一甲散 1-2
00022 一甲煎 1-2
00023 一仙丹 1-2
00024 一白散 1-2
00025 一白散 1-2
00026 一圣散 1-2
00027 一圣散 1-2
00028 一母丸 1-2
00029 一母丸 1-2
00030 一扫方 1-3
00031 一扫光 1-3
00032 一扫光 1-3
00033 一扫光 1-3
00034 一扫光 1-3
00035 一扫光 1-3
00036 一扫光 1-3
00037 一扫光 1-3
00038 一扫光 1-3
00039 一扫光 1-3
00040 一扫光 1-3
00041 一扫光 1-3
00042 一扫光 1-3
00043 一扫光 1-3
00044 一扫光 1-3
00045 一扫光 1-4
00046 一扫光 1-4
00047 一扫散 1-4
00048 一扫散 1-4
00049 一扫散 1-4
00050 一合汤 1-4
00051 一次散 1-4
00052 一字丹 1-4
00053 一字汤 1-4
00054 一字金 1-4
00055 一字金 1-4
00056 一字散 1-4
00057 一字散 1-4
00058 一字散 1-4
00059 一字散 1-5
00060 一字散 1-5
00061 一字散 1-5
00062 一字散 1-5
00063 一字散 1-5
00064 一字散 1-5
00065 一字散 1-5
00066 一字散 1-5
00067 一字散 1-5
00068 一字散 1-5
00069 一字散 1-5
00070 一字散 1-5
00071 一字散 1-5
00072 一字散 1-5
00073 一字散 1-5
00074 一字散 1-6
00075 一字散 1-6
00076 一字散 1-6
00077 一字散 1-6
00078 一字散 1-6
00079 一字散 1-6
00080 一字散 1-6
00081 一字散 1-6
00082 一字散 1-6
00083 一字散 1-6
00084 一字散 1-6
00085 一字散 1-6
00086 一字散 1-6
00087 一字散 1-6
00088 一字散 1-6
00089 一字散 1-6
00090 一字散 1-6
00091 一字散 1-6
00092 一字散 1-6
00093 一异散 1-7
00094 一阴煎 1-7
00095 一块气 1-7
00096 一块气 1-7
00097 一志汤 1-7
00098 一赤散 1-7
00099 一两金 1-7
00100 一把抓 1-7
00101 一把抓 1-7
00102 一连散 1-7
00103 一枝春 1-7
00104 一枝梅 1-7
00105 一枝箭 1-7
00106 一苓散 1-7
00107 一奇散 1-8
00108 一奇散 1-8
00109 一奇散 1-8
00110 一抹光 1-8
00111 一抹金 1-8
00112 一抹散 1-8
00113 一抹散 1-8
00114 一抹膏 1-8
00115 一抹膏 1-8
00116 一拈膏 1-8
00117 一轮雪 1-8
00118 一炁丹 1-8
00119 一炁丹 1-8
00120 一炁丹 1-8
00121 一味散 1-8
00122 一呷散 1-8
00123 一物汤 1-9
00124 一金散 1-9
00125 一服饮 1-9
00126 一服散 1-9
00127 一服散 1-9
00128 一剂散 1-9
00129 一贯煎 1-9
00130 一春丸 1-10
00131 一枳汤 1-10
00132 一厘丹 1-10
00133 一厘丹 1-10
00134 一厘金 1-10
00135 一厘金 1-10
00136 一点消 1-10
00137 一点雪 1-11
00138 一品丸 1-11
00139 一香散 1-11
00140 一胜膏 1-11
00141 一胜膏 1-11
00142 一炮散 1-11
00143 一神丹 1-11
00144 一秤金 1-11
00145 一秤金 1-11
00146 一秤金 1-11
00147 一秤金 1-11
00148 一笔勾 1-11
00149 一笔勾 1-11
00150 一笔勾 1-11
00151 一笔勾 1-11
00152 一笔勾 1-11
00153 一笔勾 1-11
00154 一笔消 1-12
00155 一笔消 1-12
00156 一笔消 1-12
00157 一笔消 1-12
00158 一笔消 1-12
00159 一笔消 1-12
00160 一笔消 1-12
00161 一笔消 1-12
00162 一笔消 1-12
00163 一笔描 1-12
00164 一笑丸 1-12

00165 一笑散 1-12
00166 一笑散 1-12
00167 一笑散 1-12
00168 一笑散 1-12
00169 一笑散 1-12
00170 一笑散 1-12
00171 一笑散 1-13
00172 一笑膏 1-13
00173 一座香 1-13
00174 一凉散 1-13
00175 一浴散 1-13
00176 一黄散 1-13
00177 一黄散 1-13
00178 一黄散 1-13
00179 一黄散 1-13
00180 一捻金 1-13
00181 一捻金 1-13
00182 一捻金 1-13
00183 一捻金 1-13
00184 一捻金 1-13
00185 一捻金 1-13
00186 一捻金 1-13
00187 一捻金 1-13
00188 一捻金 1-14
00189 一捻金 1-14
00190 一捻金 1-14
00191 一捻金 1-14
00192 一捻散 1-14
00193 一捻散 1-14
00194 一捻散 1-14
00195 一捻散 1-14
00196 一匙金 1-14
00197 一得散 1-14
00198 一清饮 1-14
00199 一清饮 1-14
00200 一粒丹 1-14
00201 一粒丹 1-14
00202 一粒丹 1-14
00203 一粒丹 1-14
00204 一粒丹 1-14
00205 一粒金 1-14
00206 一粒金 1-15
00207 一粒珠 1-15
00208 一粒珠 1-15
00209 一粒珠 1-15
00210 一粒珠 1-15
00211 一粒笑 1-15
00212 一粒笑 1-15
00213 一粒笑 1-15
00214 一剪金 1-15
00215 一宿乌 1-15
00216 一绿散 1-15
00217 一搽膏 1-15
00218 一搽膏 1-15
00219 一提丹 1-15
00220 一提金 1-15
00221 一提金 1-15
00222 一提金 1-15
00223 一紫散 1-16
00224 一善膏 1-16
00225 一锭金 1-16
00226 一煎散 1-16
00227 一膜散 1-16
00228 一漱汤 1-16
00229 一滴金 1-16
00230 一醉乌 1-16
00231 一醉乌 1-16
00232 一醉饮 1-16
00233 一醉饮 1-16
00234 一醉散 1-16
00235 一醉散 1-16
00236 一醉散 1-16
00237 一醉散 1-16
00238 一醉散 1-16
00239 一醉散 1-17
00240 一醉散 1-17
00241 一醉散 1-17
00242 一醉散 1-17
00243 一醉散 1-17
00244 一醉散 1-17
00245 一醉膏 1-17
00246 一醉膏 1-17
00247 一醉膏 1-17
00248 一醉膏 1-17
00249 一醉膏 1-17
00250 一醉膏 1-17
00251 一擦光 1-17
00252 一麟丸 1-17
00253 一九金丹 1-17
00254 一井金散 1-18
00255 一井金散 1-18
00256 一扫光散 1-18
00257 一扫光散 1-18
00258 一字金丹 1-18
00259 一字神散 1-18
00260 一块气丸 1-18
00261 一块气丸 1-18
00262 一捏金散 1-18
00263 一柴胡饮 1-18
00264 一捻金丸 1-19
00265 一捻金丹 1-19
00266 一捻金散 1-19
00267 一捻金散 1-19
00268 一捻金散 1-19
00269 一捻金散 1-19
00270 一捻金散 1-19
00271 一捻金散 1-19
00272 一捻金散 1-19
00273 一捻金散 1-19
00274 一捻金散 1-19
00275 一捻金散 1-19
00276 一捻金散 1-19
00277 一捻金散 1-19
00278 一捻金散 1-19
00279 一捻金散 1-20
00280 一捻金散 1-20
00281 一捻金散 1-20
00282 一捻金散 1-20
00283 一捻金散 1-20
00284 一捻金散 1-20
00285 一捻金散 1-20
00286 一盘珠汤 1-20
00287 一清饮子 1-20
00288 一清颗粒 1-20
00289 一粒仙丹 1-20
00290 一粒金丸 1-20
00291 一粒金丹 1-21
00292 一粒金丹 1-21
00293 一粒金丹 1-21
00294 一粒金丹 1-21
00295 一粒金丹 1-21
00296 一粒金丹 1-21
00297 一粒金丹 1-21
00298 一粒金丹 1-22
00299 一粒金丹 1-22
00300 一粒金丹 1-22
00301 一粒金丹 1-22
00302 一粒金丹 1-22
00303 一粒金丹 1-22
00304 一粒金丹 1-22
00305 一粒金丹 1-22
00306 一粒金丹 1-22
00307 一粒金丹 1-23
00308 一粒金丹 1-23
00309 一粒金丹 1-23
00310 一粒珠丸 1-23
00311 一握七丸 1-23
00312 一滴金丸 1-23
00313 一箭金风 1-23
00314 一擦无踪 1-23
00315 一切目疾丹 1-23
00316 一气还魂丹 1-23
00317 一六甘露饮 1-23
00318 一六甘露散 1-23
00319 一艾二黄散 1-23
00320 一号四物汤 1-23
00321 一号扫风丸 1-23
00322 一号乾象方 1-23
00323 一号癣药水 1-24
00324 一出控心散 1-24
00325 一甲复脉汤 1-24
00326 一扫光药膏 1-24
00327 一扫光疮药 1-24
00328 一字轻金散 1-24
00329 一字救苦散 1-24
00330 一赤八乌丸 1-24
00331 一补一发丹 1-24
00332 一灵三圣散 1-24
00333 一味大黄散 1-24
00334 一味千金散 1-24
00335 一味升阳散 1-24
00336 一味归经饮 1-24
00337 一味生新饮 1-24
00338 一味白术酒 1-24
00339 一味白术散 1-24
00340 一味厌红散 1-24
00341 一味百部膏 1-25
00342 一味竹茹汤 1-25
00343 一味异功散 1-25
00344 一味防风散 1-25
00345 一味红油散 1-25
00346 一味苍术丸 1-25
00347 一味苍术丸 1-25
00348 一味利关散 1-25
00349 一味阿胶饮 1-25
00350 一味苦参丸 1-25
00351 一味金花煎 1-25
00352 一味济阴散 1-25
00353 一味铁氧汤 1-25
00354 一味秘精汤 1-25
00355 一味消毒散 1-25
00356 一味通瘀饮 1-25
00357 一味萆薢汤 1-25
00358 一味黄芩汤 1-25
00359 一味黄连散 1-26
00360 一味鹿茸酒 1-26
00361 一味僵蚕散 1-26
00362 一味薯蓣饮 1-26
00363 一味蟾蜍汤 1-26
00364 一物白鲜汤 1-26
00365 一物瓜蒂汤 1-26
00366 一物瓜蒂散 1-26
00367 一物李叶汤 1-26
00368 一物柏枝散 1-26
00369 一物独活汤 1-26
00370 一物前胡丸 1-26
00371 一物桂心散 1-26
00372 一物猪蹄散 1-26
00373 一服立愈方 1-27
00374 一服立愈汤 1-27
00375 一服愈疟丸 1-27
00376 一郎二子散 1-27
00377 一带五参散 1-27
00378 一品花蛇酒 1-27
00379 一将当关方 1-27
00380 一麻二至丸 1-27

00381 一捻金胶囊 1-27
00382 一粒止痛丸 1-27
00383 一粒青金丹 1-27
00384 一瘤全消散 1-27
00385 一醉不老丹 1-27
00386 一加减正气散 1-27
00387 一行禅师秘丹 1-28
00388 一味莱菔子汤 1-28
00389 一物马通浴汤 1-28
00390 一物瓜蒌薄贴 1-28
00391 一物猪通浴汤 1-28
00392 一二三层茴香丸 1-28
00393 一物黄连泻心汤 1-28
00394 一清二洗三补治阳痿方 1-28

乙

00395 乙丑丸 1-28
00396 乙癸丸 1-28
00397 乙癸汤 1-29
00398 乙肝灵丸 1-29
00399 乙肝健片 1-29
00400 乙脑合剂 1-29
00401 乙字化毒丸 1-29
00402 乙肝宁颗粒 1-29
00403 乙癸愈蟹饮 1-29
00404 乙肝扶正胶囊 1-29
00405 乙肝解毒胶囊 1-29
00406 乙肝清热解毒片 1-30
00407 乙肝养阴活血冲剂 1-30
00408 乙肝益气解郁冲剂 1-30
00409 乙肝清热解毒颗粒 1-30

二画

二

00410 二丁丸 1-31
00411 二丁丸 1-31
00412 二丁散 1-31
00413 二丁散 1-31
00414 二丁散 1-31
00415 二八丹 1-31
00416 二马散 1-31
00417 二子饮 1-31
00418 二子散 1-31
00419 二木散 1-31
00420 二车丸 1-31
00421 二车丸 1-31
00422 二贝丸 1-31
00423 二仁丸 1-31
00424 二仁膏 1-32
00425 二气丸 1-32
00426 二气丸 1-32
00427 二气丸 1-32
00428 二气丸 1-32
00429 二气丸 1-32
00430 二气丹 1-32
00431 二气丹 1-32
00432 二气丹 1-32
00433 二气丹 1-32
00434 二气丹 1-32
00435 二气丹 1-32
00436 二气汤 1-33
00437 二气散 1-33
00438 二气散 1-33
00439 二气散 1-33
00440 二气散 1-33
00441 二分散 1-33
00442 二牛丸 1-33
00443 二乌丸 1-33
00444 二乌丸 1-33
00445 二乌丸 1-33
00446 二乌丸 1-33
00447 二乌散 1-33
00448 二乌散 1-33
00449 二乌膏 1-33
00450 二丹丸 1-33
00451 二丹丸 1-33
00452 二丹丹 1-34
00453 二丹汤 1-34
00454 二六丸 1-34
00455 二方汤 1-34
00456 二术丸 1-34
00457 二术丸 1-34
00458 二术丸 1-34
00459 二术汤 1-34
00460 二术汤 1-34
00461 二术散 1-34
00462 二术散 1-34
00463 二术煎 1-34
00464 二甘汤 1-34
00465 二甘散 1-34
00466 二石丸 1-34
00467 二石汤 1-35
00468 二石汤 1-35
00469 二石散 1-35
00470 二石散 1-35
00471 二石散 1-35
00472 二石散 1-35
00473 二龙丹 1-35
00474 二龙散 1-35
00475 二龙膏 1-35
00476 二仙丸 1-35
00477 二仙丸 1-35
00478 二仙丹 1-35
00479 二仙丹 1-35
00480 二仙丹 1-35
00481 二仙丹 1-35
00482 二仙丹 1-35
00483 二仙丹 1-36
00484 二仙丹 1-36
00485 二仙丹 1-36
00486 二仙丹 1-36
00487 二仙汤 1-36
00488 二仙汤 1-36
00489 二仙饮 1-37
00490 二仙饮 1-37
00491 二仙饮 1-37
00492 二仙胶 1-37
00493 二仙散 1-37
00494 二仙散 1-37
00495 二仙散 1-37
00496 二仙散 1-37
00497 二仙散 1-37
00498 二仙散 1-37
00499 二仙散 1-37
00500 二仙散 1-37
00501 二仙散 1-37
00502 二仙膏 1-37
00503 二仙膏 1-37
00504 二仙膏 1-37
00505 二仙膏 1-37
00506 二仙糕 1-37
00507 二冬汤 1-38
00508 二冬汤 1-38
00509 二冬汤 1-38
00510 二冬汤 1-38
00511 二冬散 1-38
00512 二冬膏 1-38
00513 二冬膏 1-38
00514 二生丸 1-38
00515 二生丹 1-38
00516 二生汤 1-38
00517 二生汤 1-38
00518 二生汤 1-39
00519 二生汤 1-39
00520 二生散 1-39
00521 二生散 1-39
00522 二生散 1-39
00523 二生散 1-39
00524 二生膏 1-39
00525 二白丸 1-39
00526 二白丸 1-39
00527 二白丸 1-39
00528 二白丸 1-39
00529 二白丸 1-39
00530 二白丸 1-39
00531 二白汤 1-39
00532 二白散 1-39
00533 二白散 1-39
00534 二白散 1-39
00535 二白散 1-39
00536 二白散 1-39
00537 二白散 1-40
00538 二瓜散 1-40
00539 二汁饮 1-40
00540 二圣丸 1-40
00541 二圣丸 1-40
00542 二圣丸 1-40
00543 二圣丸 1-40
00544 二圣丸 1-40
00545 二圣丸 1-40
00546 二圣丸 1-40
00547 二圣丸 1-40
00548 二圣丸 1-40
00549 二圣丸 1-40
00550 二圣丹 1-41
00551 二圣母 1-41
00552 二圣汤 1-41
00553 二圣汤 1-41
00554 二圣汤 1-41
00555 二圣饮 1-41
00556 二圣饮 1-41
00557 二圣散 1-41
00558 二圣散 1-41
00559 二圣散 1-41
00560 二圣散 1-41
00561 二圣散 1-41
00562 二圣散 1-41
00563 二圣散 1-41
00564 二圣散 1-41
00565 二圣散 1-41
00566 二圣散 1-41
00567 二圣散 1-41
00568 二圣散 1-41
00569 二圣散 1-42
00570 二圣散 1-42
00571 二圣散 1-42
00572 二圣散 1-42
00573 二圣散 1-42
00574 二圣散 1-42
00575 二圣散 1-42
00576 二圣散 1-42
00577 二圣散 1-42
00578 二圣散 1-42
00579 二圣散 1-42
00580 二圣散 1-42
00581 二圣散 1-42
00582 二圣散 1-42
00583 二圣散 1-42

00584 二圣散 1-42
00585 二圣散 1-42
00586 二圣散 1-42
00587 二圣散 1-42
00588 二圣散 1-42
00589 二圣散 1-42
00590 二圣散 1-42
00591 二圣散 1-42
00592 二圣散 1-43
00593 二圣散 1-43
00594 二圣散 1-43
00595 二圣散 1-43
00596 二圣散 1-43
00597 二圣膏 1-43
00598 二圣膏 1-43
00599 二圣膏 1-43
00600 二皮汤 1-43
00601 二母丸 1-43
00602 二母丸 1-43
00603 二母丸 1-43
00604 二母丸 1-43
00605 二母汤 1-43
00606 二母汤 1-43
00607 二母汤 1-43
00608 二母汤 1-43
00609 二母汤 1-43
00610 二母汤 1-44
00611 二母汤 1-44
00612 二母汤 1-44
00613 二母汤 1-44
00614 二母散 1-44
00615 二母散 1-44
00616 二母散 1-44
00617 二母散 1-44
00618 二母散 1-44
00619 二地汤 1-44
00620 二灰散 1-44
00621 二灰散 1-44
00622 二灰散 1-44
00623 二灰散 1-44
00624 二灰散 1-44
00625 二灰散 1-44
00626 二灰散 1-44
00627 二灰散 1-44
00628 二至丸 1-44
00629 二至丸 1-45
00630 二至丸 1-45
00631 二至丸 1-45
00632 二至丸 1-45
00633 二至丸 1-45
00634 二至丸 1-45
00635 二至丹 1-45
00636 二曲丸 1-45
00637 二曲散 1-45
00638 二虫膏 1-45
00639 二合丸 1-45
00640 二合汤 1-45
00641 二合散 1-46
00642 二多丹 1-46
00643 二色丸 1-46
00644 二色丸 1-46
00645 二色丸 1-46
00646 二阳丹 1-46
00647 二阳丹 1-46
00648 二阴煎 1-46
00649 二阴煎 1-46
00650 二防饮 1-46
00651 二豆丸 1-46
00652 二豆汤 1-46
00653 二豆汤 1-47
00654 二豆饮 1-47
00655 二豆散 1-47
00656 二豆散 1-47
00657 二花散 1-47
00658 二花散 1-47
00659 二连丸 1-47
00660 二连丸 1-47
00661 二连汤 1-47
00662 二连汤 1-47
00663 二连汤 1-47
00664 二连汤 1-47
00665 二利丸 1-47
00666 二皂饮 1-47
00667 二皂散 1-47
00668 二肝丸 1-47
00669 二肝丹 1-47
00670 二角饮 1-47
00671 二角散 1-47
00672 二角散 1-47
00673 二辛煎 1-48
00674 二沥汤 1-48
00675 二补汤 1-48
00676 二灵丹 1-48
00677 二灵丹 1-48
00678 二灵丹 1-48
00679 二灵散 1-48
00680 二灵散 1-48
00681 二灵散 1-48
00682 二陈丸 1-48
00683 二陈汤 1-48
00684 二陈汤 1-48
00685 二陈汤 1-49
00686 二陈汤 1-49
00687 二陈汤 1-49
00688 二陈汤 1-50
00689 二陈汤 1-50
00690 二陈汤 1-50
00691 二陈汤 1-50
00692 二陈汤 1-50
00693 二陈汤 1-50
00694 二陈汤 1-50
00695 二陈散 1-50
00696 二附汤 1-50
00697 二附散 1-50
00698 二妙丸 1-50
00699 二妙丸 1-50
00700 二妙丸 1-50
00701 二妙丸 1-50
00702 二妙丸 1-50
00703 二妙丸 1-50
00704 二妙丸 1-50
00705 二妙丹 1-51
00706 二妙丹 1-51
00707 二妙丹 1-51
00708 二妙丹 1-51
00709 二妙汤 1-51
00710 二妙汤 1-51
00711 二妙汤 1-51
00712 二妙酒 1-51
00713 二妙散 1-51
00714 二妙散 1-51
00715 二妙散 1-51
00716 二妙散 1-51
00717 二妙散 1-51
00718 二妙散 1-51
00719 二妙散 1-51
00720 二妙散 1-51
00721 二妙散 1-51
00722 二妙散 1-51
00723 二妙散 1-51
00724 二妙散 1-51
00725 二妙散 1-52
00726 二妙散 1-52
00727 二妙散 1-52
00728 二妙散 1-52
00729 二妙散 1-52
00730 二妙散 1-52
00731 二青散 1-52
00732 二苓丸 1-52
00733 二苓丸 1-52
00734 二苓汤 1-52
00735 二苓汤 1-52
00736 二苓散 1-52
00737 二矾丸 1-52
00738 二矾汤 1-52
00739 二矾散 1-52
00740 二矾散 1-52
00741 二奇方 1-52
00742 二奇散 1-52
00743 二奇散 1-52
00744 二拗散 1-52
00745 二炁方 1-53
00746 二虎丸 1-53
00747 二虎丹 1-53
00748 二虎丹 1-53
00749 二贤汤 1-53
00750 二贤汤 1-53
00751 二贤散 1-53
00752 二明散 1-53
00753 二物汤 1-53
00754 二物汤 1-53
00755 二物汤 1-53
00756 二物汤 1-53
00757 二物汤 1-53
00758 二物汤 1-53
00759 二物汤 1-53
00760 二物散 1-53
00761 二物散 1-53
00762 二物散 1-53
00763 二和丸 1-54
00764 二和丹 1-54
00765 二和汤 1-54
00766 二和汤 1-54
00767 二和汤 1-54
00768 二和散 1-54
00769 二乳饮 1-54
00770 二金汤 1-54
00771 二金散 1-54
00772 二金散 1-54
00773 二金散 1-54
00774 二金散 1-54
00775 二宝丹 1-54
00776 二宝丹 1-54
00777 二宝丹 1-54
00778 二宝散 1-54
00779 二宜丸 1-54
00780 二宜丸 1-54
00781 二宜丹 1-54
00782 二宜汤 1-55
00783 二宜散 1-55
00784 二宜散 1-55
00785 二宜散 1-55
00786 二宜散 1-55
00787 二参丸 1-55
00788 二参丸 1-55
00789 二参丸 1-55
00790 二参丹 1-55
00791 二参汤 1-55
00792 二参汤 1-55
00793 二参汤 1-55
00794 二参汤 1-55
00795 二参饮 1-55
00796 二珍丸 1-55
00797 二珍散 1-55
00798 二珍散 1-55
00799 二毒丸 1-55

00800 二胡散 1-56
00801 二茸丸 1-56
00802 二草丹 1-56
00803 二草散 1-56
00804 二草散 1-56
00805 二茴散 1-56
00806 二砂丸 1-56
00807 二砂散 1-56
00808 二香丸 1-56
00809 二香丸 1-56
00810 二香丸 1-56
00811 二香丸 1-56
00812 二香丸 1-56
00813 二香汤 1-56
00814 二香饮 1-56
00815 二香散 1-56
00816 二香散 1-56
00817 二香散 1-57
00818 二香散 1-57
00819 二香散 1-57
00820 二香散 1-57
00821 二香散 1-57
00822 二香散 1-57
00823 二香散 1-57
00824 二香散 1-57
00825 二香散 1-57
00826 二香散 1-57
00827 二香散 1-57
00828 二香散 1-57
00829 二香散 1-57
00830 二香散 1-57
00831 二顺散 1-57
00832 二胆方 1-57
00833 二胆膏 1-57
00834 二胜丸 1-58
00835 二胜丹 1-58
00836 二胜散 1-58
00837 二胜散 1-58
00838 二胜散 1-58
00839 二胜散 1-58
00840 二活散 1-58
00841 二活散 1-58
00842 二活散 1-58
00843 二将丸 1-58
00844 二美散 1-58
00845 二美膏 1-58
00846 二姜丸 1-58
00847 二姜丸 1-58
00848 二姜丸 1-58
00849 二姜丸 1-58
00850 二姜丸 1-58
00851 二姜丸 1-58
00852 二姜丸 1-59
00853 二姜丸 1-59
00854 二姜汤 1-59
00855 二姜汤 1-59
00856 二姜汤 1-59
00857 二姜散 1-59
00858 二姜散 1-59
00859 二神丸 1-59
00860 二神丸 1-59
00861 二神丸 1-59
00862 二神丹 1-59
00863 二神汤 1-59
00864 二神汤 1-60
00865 二神汤 1-60
00866 二神汤 1-60
00867 二神散 1-60
00868 二神散 1-60
00869 二神散 1-60
00870 二神散 1-60
00871 二神散 1-60
00872 二神散 1-60
00873 二神散 1-60
00874 二神散 1-60
00875 二神散 1-60
00876 二神散 1-60
00877 二神散 1-60
00878 二神散 1-60
00879 二神散 1-60
00880 二神散 1-60
00881 二神膏 1-60
00882 二神膏 1-60
00883 二退散 1-60
00884 二根丸 1-60
00885 二根汤 1-60
00886 二根汤 1-61
00887 二铅散 1-61
00888 二胶散 1-61
00889 二消饮 1-61
00890 二消散 1-61
00891 二消散 1-61
00892 二消散 1-61
00893 二海丸 1-61
00894 二瓶糁 1-61
00895 二粉散 1-61
00896 二粉散 1-61
00897 二粉散 1-61
00898 二粉散 1-61
00899 二益丸 1-61
00900 二益丹 1-61
00901 二益丹 1-61
00902 二荚散 1-61
00903 二黄丸 1-62
00904 二黄丸 1-62
00905 二黄丸 1-62
00906 二黄丸 1-62
00907 二黄丸 1-62
00908 二黄丸 1-62
00909 二黄丸 1-62
00910 二黄丸 1-62
00911 二黄丸 1-62
00912 二黄丸 1-62
00913 二黄丸 1-62
00914 二黄丸 1-62
00915 二黄丸 1-62
00916 二黄丸 1-62
00917 二黄丹 1-62
00918 二黄丹 1-62
00919 二黄丹 1-62
00920 二黄汤 1-62
00921 二黄汤 1-62
00922 二黄汤 1-63
00923 二黄汤 1-63
00924 二黄汤 1-63
00925 二黄汤 1-63
00926 二黄汤 1-63
00927 二黄汤 1-63
00928 二黄汤 1-63
00929 二黄汤 1-63
00930 二黄汤 1-63
00931 二黄汤 1-63
00932 二黄汤 1-63
00933 二黄汤 1-63
00934 二黄散 1-63
00935 二黄散 1-63
00936 二黄散 1-64
00937 二黄散 1-64
00938 二黄散 1-64
00939 二黄散 1-64
00940 二黄散 1-64
00941 二黄散 1-64
00942 二黄散 1-64
00943 二黄散 1-64
00944 二黄散 1-64
00945 二黄散 1-64
00946 二黄散 1-64
00947 二黄散 1-64
00948 二黄散 1-64
00949 二黄散 1-64
00950 二黄散 1-64
00951 二黄散 1-64
00952 二黄散 1-64
00953 二黄散 1-65
00954 二黄散 1-65
00955 二黄散 1-65
00956 二黄散 1-65
00957 二黄散 1-65
00958 二黄膏 1-65
00959 二黄膏 1-65
00960 二黄膏 1-65
00961 二黄膏 1-65
00962 二脱散 1-65
00963 二紫汤 1-65
00964 二蛟散 1-65
00965 二温散 1-65
00966 二槐丹 1-65
00967 二蜕散 1-65
00968 二蜡膏 1-65
00969 二蜡膏 1-65
00970 二鲜饮 1-65
00971 二精丸 1-66
00972 二槲散 1-66
00973 二礬散 1-66
00974 二橘散 1-66
00975 二霜丸 1-66
00976 二霜膏 1-66
00977 二黝散 1-66
00978 二藤酒 1-66
00979 二丁颗粒 1-66
00980 二八木丹 1-66
00981 二门冬饮 1-66
00982 二龙大串 1-66
00983 二白锉散 1-66
00984 二地黄丸 1-66
00985 二苎饼子 1-66
00986 二合灰散 1-67
00987 二豆灵丹 1-67
00988 二陈白丸 1-67
00989 二香饮子 1-67
00990 二柴胡饮 1-67
00991 二娘子散 1-67
00992 二提金箔 1-67
00993 二蒜涂方 1-67
00994 二十八宿散 1-67
00995 二十五味药 1-67
00996 二八济阳丹 1-67
00997 二八通玄丹 1-67
00998 二八通玄丹 1-67
00999 二九还元丹 1-67
01000 二三君子汤 1-67
01001 二子二石汤 1-68
01002 二子养亲汤 1-68
01003 二子消毒散 1-68
01004 二天同补丹 1-68
01005 二仁绛覆汤 1-68
01006 二仁通幽汤 1-68
01007 二气双调饮 1-68
01008 二气香薷饮 1-68
01009 二气黄金丸 1-68
01010 二气蝎梢散 1-68
01011 二丑夺命丹 1-68
01012 二术二陈汤 1-68
01013 二术二陈汤 1-69
01014 二术五苓散 1-69
01015 二术四苓汤 1-69

01016 二术四神丸 1-69
01017 二术柴胡汤 1-69
01018 二术柴葛汤 1-69
01019 二术救痹饮 1-69
01020 二石荠苊汤 1-69
01021 二号化毒丹 1-69
01022 二号扫风丸 1-69
01023 二号姤象方 1-69
01024 二号癣药水 1-69
01025 二号癣药水 1-69
01026 二甲复脉汤 1-69
01027 二甲调肝汤 1-70
01028 二仙口服液 1-70
01029 二仙扫痱汤 1-70
01030 二仙逼痰散 1-70
01031 二冬二皮汤 1-70
01032 二冬二母汤 1-70
01033 二冬二母汤 1-70
01034 二冬二母散 1-70
01035 二冬苓车汤 1-70
01036 二冬清肺汤 1-70
01037 二冬清肺饮 1-70
01038 二白干葛汤 1-70
01039 二加龙骨汤 1-70
01040 二加生化汤 1-71
01041 二圣不老丹 1-71
01042 二圣救苦丸 1-71
01043 二圣救苦丹 1-71
01044 二圣解毒丸 1-71
01045 二母二冬汤 1-71
01046 二母二陈汤 1-71
01047 二母石膏汤 1-71
01048 二母宁嗽丸 1-71
01049 二母宁嗽汤 1-71
01050 二母安嗽丸 1-71
01051 二母安嗽片 1-71
01052 二母补中汤 1-72
01053 二母固本丸 1-72
01054 二母柴芩汤 1-72
01055 二母清肺丸 1-72
01056 二母清顺汤 1-72
01057 二地二冬汤 1-72
01058 二地降糖饮 1-72
01059 二百花草膏 1-72
01060 二至二仙汤 1-72
01061 二虫止咳散 1-73
01062 二合济生汤 1-73
01063 二合消毒散 1-73
01064 二色漆牙药 1-73
01065 二豆回生丹 1-73
01066 二豆回香丹 1-73
01067 二连四物汤 1-73
01068 二角消毒散 1-73
01069 二陈一连汤 1-73
01070 二陈二术汤 1-73
01071 二陈木通汤 1-73
01072 二陈升提饮 1-73
01073 二陈双核饮 1-73
01074 二陈平胃汤 1-73
01075 二陈平胃散 1-73
01076 二陈平胃散 1-73
01077 二陈平胃散 1-74
01078 二陈四七汤 1-74
01079 二陈芎归汤 1-74
01080 二陈芎苍丸 1-74
01081 二陈竹茹汤 1-74
01082 二陈导痰汤 1-74
01083 二陈导痰汤 1-74
01084 二陈羌防汤 1-74
01085 二陈羌芩汤 1-74
01086 二陈消核汤 1-74
01087 二陈理中汤 1-74
01088 二陈菖蒲汤 1-74
01089 二陈越鞠汤 1-74
01090 二陈摄本散 1-74
01091 二妙地黄丸 1-74
01092 二妙苍柏散 1-74
01093 二妙种子丸 1-74
01094 二妙香连丸 1-74
01095 二妙香良散 1-74
01096 二妙趁痛散 1-74
01097 二苓二术汤 1-75
01098 二苓化毒汤 1-75
01099 二苓清利饮 1-75
01100 二苓槐膏汤 1-75
01101 二转杏林丹 1-75
01102 三炁灵砂丹 1-75
01103 二味牛膝酒 1-75
01104 二味左金丸 1-75
01105 二味沉附汤 1-75
01106 二味苦参丸 1-75
01107 二味拔毒散 1-75
01108 二味败毒散 1-75
01109 二味参苏饮 1-75
01110 二味枳术丸 1-75
01111 二味香连丸 1-75
01112 二味香茸丸 1-75
01113 二味独活酒 1-75
01114 二味桔梗汤 1-75
01115 二味消风散 1-75
01116 二味消毒丸 1-76
01117 二味消毒散 1-76
01118 二味通汗散 1-76
01119 二味黑锡丹 1-76
01120 二味隔纸膏 1-76
01121 二物乌头煎 1-76
01122 二物石膏汤 1-76
01123 二物驴毛散 1-76
01124 二物烧发散 1-76
01125 二物通汗散 1-76
01126 二制黄连膏 1-76
01127 二金泻热汤 1-76
01128 二炒苍柏散 1-76
01129 二姓不传散 1-76
01130 二参还睛汤 1-76
01131 二香三建汤 1-76
01132 二香三棱丸 1-77
01133 二香内托散 1-77
01134 二香化积丸 1-77
01135 二香青蟾丸 1-77
01136 二香定痛散 1-77
01137 二香养胃丸 1-77
01138 二香黄连散 1-77
01139 二神交济丹 1-77
01140 二益双补膏 1-77
01141 二黄三白丸 1-77
01142 二黄三白汤 1-77
01143 二黄矾香散 1-77
01144 二黄犀角散 1-77
01145 二黄解毒汤 1-77
01146 二葛四黄散 1-77
01147 二紫蒲公汤 1-78
01148 二十号损象方 1-78
01149 二加减正气散 1-78
01150 二母安嗽糖浆 1-78
01151 二百味花草膏 1-78
01152 二百味花草膏 1-78
01153 二陈加芎归汤 1-78
01154 二陈加枳壳汤 1-78
01155 二味谷精草散 1-78
01156 二味茯苓粉散 1-78
01157 二物大乌头煎 1-78
01158 二物茯苓粉散 1-78
01159 二神加木香丸 1-78
01160 二十一号暌象方 1-78
01161 二十二号履象方 1-78
01162 二十二味虎睛丸 1-78
01163 二十七号解象方 1-78
01164 二十七味定坤丸 1-78
01165 二十八号恒象方 1-79
01166 二十九号升象方 1-79
01167 二十三号中孚方 1-79
01168 二十五号震象方 1-79
01169 二十五味松石丸 1-79
01170 二十五味治损丸 1-79
01171 二十五味珍珠丸 1-79
01172 二十五味珊瑚丸 1-79
01173 二十五味流气饮 1-79
01174 二十六号豫象方 1-79
01175 二十四号渐象方 1-79
01176 二十四味万灵丸 1-79
01177 二十四味飞步散 1-79
01178 二十四味风胜饮 1-80
01179 二十四味风流饮 1-80
01180 二十四味败毒散 1-80
01181 二十四味建中汤 1-80
01182 二十四味轻脚丸 1-80
01183 二十四味养胃丸 1-80
01184 二十四味养脾丸 1-80
01185 二十四味莲心散 1-80
01186 二十四味流气饮 1-80
01187 二十四味断疟饮 1-80
01188 二十四制青麟丸 1-80
01189 二十四制清宁丸 1-80
01190 二子化瘀排石汤 1-80
01191 二圣大宝琥珀散 1-81
01192 二陈竹沥胆星汤 1-81
01193 二陈栀连胆星汤 1-81
01194 二物黄土涂头方 1-81
01195 二香五子三茱丸 1-81

01196 二十六味牡丹煎丸 1-81
01197 二十四味大建中汤 1-81
01198 二陈加白苍楂芎汤 1-81
01199 二陈加栀连生姜汤 1-81
01200 二陈加黄连栀子汤 1-81
01201 二陈汤加麻黄杏仁汤 1-82
01202 二陈加山栀黄连生姜汤 1-82
01203 二陈四物去熟地加天麻汤 1-82

十

01204 十三丸 1-82
01205 十大功 1-82
01206 十子散 1-82
01207 十方散 1-82
01208 十水丸 1-82
01209 十水丸 1-82
01210 十水丸 1-82
01211 十水丸 1-82
01212 十水丹 1-82
01213 十水散 1-82
01214 十水散 1-83
01215 十平汤 1-83
01216 十正汤 1-83
01217 十叶散 1-83
01218 十仙丹 1-83
01219 十仙丹 1-83
01220 十仙汤 1-83
01221 十仙糕 1-83
01222 十生丸 1-83
01223 十生丹 1-83
01224 十汁饮 1-83
01225 十圣丸 1-83
01226 十圣丸 1-83
01227 十圣丹 1-83
01228 十圣散 1-83
01229 十灰丸 1-84
01230 十灰丸 1-84
01231 十灰汤 1-84
01232 十灰散 1-84
01233 十灰散 1-84
01234 十灰散 1-84
01235 十灰散 1-84
01236 十灰散 1-84
01237 十灰散 1-84
01238 十华汤 1-84
01239 十华饮 1-85
01240 十华散 1-85
01241 十华散 1-85
01242 十全丸 1-85
01243 十全丸 1-85
01244 十全丸 1-85
01245 十全丸 1-85
01246 十全丹 1-85
01247 十全丹 1-85
01248 十全丹 1-85
01249 十全丹 1-85
01250 十全丹 1-85
01251 十全丹 1-85
01252 十全丹 1-86
01253 十全方 1-86
01254 十全方 1-86
01255 十全汤 1-86
01256 十全饮 1-86
01257 十全散 1-86
01258 十全散 1-87
01259 十全散 1-87
01260 十全散 1-87
01261 十全散 1-87
01262 十全散 1-87
01263 十补丸 1-87
01264 十补丸 1-87
01265 十补丸 1-88
01266 十补丸 1-88
01267 十补丸 1-88
01268 十补丸 1-88
01269 十补丸 1-88
01270 十补丸 1-88
01271 十补丸 1-88
01272 十补丸 1-88
01273 十补丸 1-88
01274 十补丸 1-88
01275 十补汤 1-88
01276 十补汤 1-88
01277 十补汤 1-88
01278 十补散 1-89
01279 十层膏 1-89
01280 十枣丸 1-89
01281 十枣汤 1-89
01282 十枣汤 1-90
01283 十枣汤 1-90
01284 十枣散 1-90
01285 十奇散 1-90
01286 十奇散 1-90
01287 十味丸 1-90
01288 十味丸 1-90
01289 十味丸 1-90
01290 十味汤 1-90
01291 十金散 1-90
01292 十金散 1-90
01293 十注丸 1-90
01294 十宝丸 1-90
01295 十宝丹 1-91
01296 十宝丹 1-91
01297 十宝丹 1-91
01298 十宝丹 1-91
01299 十宝丹 1-91
01300 十宝丹 1-91
01301 十宝丹 1-91
01302 十宝丹 1-91
01303 十宝丹 1-91
01304 十宝丹 1-91
01305 十宝丹 1-91
01306 十宝丹 1-91
01307 十宝丹 1-91
01308 十宝汤 1-91
01309 十宝散 1-92
01310 十宝膏 1-92
01311 十珍丸 1-92
01312 十珍丸 1-92
01313 十珍汤 1-92
01314 十珍汤 1-92
01315 十珍汤 1-92
01316 十珍汤 1-92
01317 十珍散 1-92
01318 十珍散 1-92
01319 十珍散 1-92
01320 十珍散 1-93
01321 十珍膏 1-93
01322 十面串 1-93
01323 十种丸 1-93
01324 十香丸 1-93
01325 十香丸 1-93
01326 十香丸 1-93
01327 十香丸 1-93
01328 十香丸 1-93
01329 十香丸 1-93
01330 十香丸 1-93
01331 十香丸 1-93
01332 十香丸 1-93
01333 十香煎 1-93
01334 十香膏 1-94
01335 十香膏 1-94
01336 十香膏 1-94
01337 十香膏 1-94
01338 十香膏 1-94
01339 十顺散 1-94
01340 十将丹 1-94
01341 十宣散 1-94
01342 十宣散 1-94
01343 十宣散 1-94
01344 十宣散 1-94
01345 十神丹 1-95
01346 十神汤 1-95
01347 十神汤 1-95
01348 十神散 1-95
01349 十神散 1-95
01350 十神膏 1-95
01351 十柔丸 1-95
01352 十疰丸 1-95
01353 十黄散 1-95
01354 十善散 1-95
01355 十解散 1-95
01356 十膈散 1-95
01357 十膈散 1-96
01358 十膈散 1-96
01359 十膈散 1-96
01360 十精丸 1-96
01361 十精丸 1-96
01362 十精丸 1-96
01363 十精丸 1-96
01364 十精丸 1-96
01365 十精丸 1-96
01366 十精散 1-96
01367 十滴水 1-96
01368 十一圣丸 1-96
01369 十二味汤 1-97
01370 十九味丸 1-97
01371 十三太保 1-97
01372 十子奇方 1-97
01373 十五岁汤 1-97
01374 十四友丸 1-97
01375 十四友丸 1-97
01376 十四枚丸 1-97
01377 十全饮子 1-97
01378 十补脾散 1-97
01379 十味锉散 1-97
01380 十珍饼子 1-98
01381 十种疹散 1-98
01382 十将军丸 1-98
01383 十膈气散 1-98
01384 十二太保丸 1-98
01385 十二温经丸 1-98
01386 十八反膏药 1-98
01387 十八味神药 1-98
01388 十八味神药 1-98
01389 十力大补丹 1-98
01390 十三太保丸 1-99
01391 十三太保丹 1-99
01392 十子生精散 1-99
01393 十子育麟汤 1-99
01394 十六味儿丸 1-99
01395 十龙换骨丹 1-99
01396 十号节象方 1-99
01397 十仙夺命丹 1-99
01398 十圣天麻丸 1-99
01399 十圣夺命丹 1-99
01400 十皮五子饮 1-100
01401 十全大补丸 1-100

01402 十全大补丸 1-100
01403 十全大补片 1-100
01404 十全大补汤 1-100
01405 十全大补汤 1-100
01406 十全大补汤 1-100
01407 十全大补汤 1-100
01408 十全大补汤 1-100
01409 十全大补汤 1-100
01410 十全大补汤 1-100
01411 十全大补汤 1-100
01412 十全大补汤 1-100
01413 十全大补汤 1-100
01414 十全大补汤 1-100
01415 十全大补汤 1-100
01416 十全大补酒 1-100
01417 十全大补散 1-100
01418 十全大补膏 1-101
01419 十全内托散 1-101
01420 十全化毒汤 1-101
01421 十全化毒汤 1-101
01422 十全化毒汤 1-101
01423 十全生肌散 1-101
01424 十全阴疳散 1-101
01425 十全快斑汤 1-101
01426 十全补正汤 1-101
01427 十全补阴丸 1-101
01428 十全补阴汤 1-101
01429 十全抱龙丸 1-101
01430 十全抱龙丸 1-101
01431 十全抱龙丸 1-101
01432 十全育真汤 1-101
01433 十全济阴丸 1-101
01434 十全流气饮 1-102
01435 十全润痉汤 1-102
01436 十补心肾丸 1-102
01437 十补托里散 1-102
01438 十陈夹纸膏 1-102
01439 十味人参汤 1-102
01440 十味人参散 1-102
01441 十味人参散 1-102
01442 十味人参散 1-102
01443 十味五积丸 1-102
01444 十味中和汤 1-103
01445 十味六和汤 1-103
01446 十味石榴丸 1-103
01447 十味白术丸 1-103
01448 十味白术汤 1-103
01449 十味芎苏散 1-103
01450 十味芎苏散 1-103
01451 十味托里散 1-103
01452 十味回生丸 1-103
01453 十味安神丸 1-103
01454 十味导赤汤 1-103
01455 十味导赤散 1-103
01456 十味导痰汤 1-103
01457 十味如神丸 1-103
01458 十味苍柏散 1-103
01459 十味芦荟丸 1-103
01460 十味还睛丸 1-104
01461 十味连翘饮 1-104
01462 十味没药丸 1-104
01463 十味羌防散 1-104
01464 十味羌活散 1-104
01465 十味补心汤 1-104
01466 十味肾气丸 1-104
01467 十味和解散 1-104
01468 十味侧子酒 1-104
01469 十味参苏饮 1-104
01470 十味香附丸 1-104
01471 十味香薷饮 1-104
01472 十味香薷饮 1-104
01473 十味香薷散 1-104
01474 十味保和汤 1-104
01475 十味保和散 1-105
01476 十味养荣汤 1-105
01477 十味养胃汤 1-105
01478 十味铁箍散 1-105
01479 十味流气饮 1-105
01480 十味理中丸 1-105
01481 十味淡斋方 1-105
01482 十味温胆汤 1-105
01483 十味温胆汤 1-105
01484 十味滑石散 1-106
01485 十物升麻汤 1-106
01486 十物独活汤 1-106
01487 十服神效汤 1-106
01488 十宝大安散 1-106
01489 十宝化毒散 1-106
01490 十珍香附丸 1-106
01491 十珍香附丸 1-106
01492 十面埋伏散 1-106
01493 十香止痛丸 1-106
01494 十香返生丸 1-106
01495 十香返生丹 1-106
01496 十香返魂丹 1-106
01497 十香定痛丸 1-107
01498 十香定痛丸 1-107
01499 十香暖脐膏 1-107
01500 十香暖脐膏 1-107
01501 十将平痎汤 1-107
01502 十宣内托散 1-107
01503 十宣内补散 1-107
01504 十宣托里散 1-107
01505 十神解毒汤 1-107
01506 十神解毒汤 1-108
01507 十鼓通证散 1-108
01508 十滴水胶丸 1-108
01509 十一号屯象方 1-108
01510 十一味木香散 1-108
01511 十一味木香散 1-108
01512 十一味异功散 1-108
01513 十一味防风汤 1-108
01514 十一味还精丸 1-108
01515 十一味参芪片 1-108
01516 十一味能消丸 1-108
01517 十二号既济方 1-108
01518 十二味人参汤 1-108
01519 十二味正气散 1-108
01520 十二味地黄饮 1-109
01521 十二味安胎饮 1-109
01522 十二味异功散 1-109
01523 十二味翼首散 1-109
01524 十七号艮象方 1-109
01525 十八号贲象方 1-109
01526 十八味戒烟丸 1-109
01527 十八味流气饮 1-109
01528 十九号大畜方 1-109
01529 十三号革象方 1-109
01530 十三味羌活散 1-109
01531 十三味拨云散 1-109
01532 十三味败毒散 1-109
01533 十三味榜嘎散 1-109
01534 十五号明夷方 1-110
01535 十五味沉香丸 1-110
01536 十五制清宁丸 1-110
01537 十六号师象方 1-110
01538 十六味冬青丸 1-110
01539 十六味地黄丸 1-110
01540 十六味保元汤 1-110
01541 十六味桔梗汤 1-110
01542 十六味流气饮 1-110
01543 十六味清膈散 1-111
01544 十四号丰象方 1-111
01545 十四味大补汤 1-111
01546 十四味建中汤 1-111
01547 十味丁香煮散 1-111
01548 十味大半夏汤 1-111
01549 十味大建中汤 1-111
01550 十味小柴胡汤 1-111
01551 十味玉泉胶囊 1-111
01552 十味扶正颗粒 1-112
01553 十味龙胆花颗粒 1-112
01554 十滴水软胶囊 1-112
01555 十二乌鸡白凤丸 1-112
01556 十二将军二圣汤 1-112
01557 十七味大建中汤 1-112
01558 十八太保英雄丹 1-112
01559 十大将军冲翳散 1-112
01560 十五味大建中汤 1-112
01561 十全大补银花汤 1-112
01562 十全苦寒救补汤 1-112
01563 十奇内补排脓散 1-112
01564 十一物七熬饭后丸 1-113
01565 十八味丁沉透膈汤 1-113
01566 十八味丁沉透膈散 1-113
01567 十八味黄耆建中汤 1-113
01568 十三味当归补虚汤 1-113

丁

01569 丁壬汤 1-113
01570 丁术汤 1-113
01571 丁皮丸 1-113
01572 丁皮散 1-113
01573 丁红丸 1-113
01574 丁豆丸 1-113
01575 丁沉丸 1-113
01576 丁沉丸 1-113
01577 丁沉丸 1-114
01578 丁沉丸 1-114
01579 丁沉丸 1-114
01580 丁沉丸 1-114
01581 丁沉丸 1-114
01582 丁沉丸 1-114
01583 丁沉丸 1-114
01584 丁沉丸 1-114
01585 丁沉散 1-114
01586 丁附丸 1-114
01587 丁附汤 1-114
01588 丁附汤 1-114
01589 丁附散 1-114
01590 丁附散 1-115
01591 丁附散 1-115
01592 丁矾散 1-115
01593 丁泥散 1-115
01594 丁砂散 1-115
01595 丁香丸 1-115
01596 丁香丸 1-115
01597 丁香丸 1-115
01598 丁香丸 1-115
01599 丁香丸 1-115
01600 丁香丸 1-115

01601 丁香丸 1-115
01602 丁香丸 1-115
01603 丁香丸 1-116
01604 丁香丸 1-116
01605 丁香丸 1-116
01606 丁香丸 1-116
01607 丁香丸 1-116
01608 丁香丸 1-116
01609 丁香丸 1-116
01610 丁香丸 1-116
01611 丁香丸 1-116
01612 丁香丸 1-116
01613 丁香丸 1-116
01614 丁香丸 1-116
01615 丁香丸 1-117
01616 丁香丸 1-117
01617 丁香丸 1-117
01618 丁香丸 1-117
01619 丁香丸 1-117
01620 丁香丸 1-117
01621 丁香丸 1-117
01622 丁香丸 1-117
01623 丁香丸 1-117
01624 丁香丸 1-117
01625 丁香丸 1-117
01626 丁香丸 1-117
01627 丁香丸 1-118
01628 丁香丸 1-118
01629 丁香丸 1-118
01630 丁香丸 1-118
01631 丁香丸 1-118
01632 丁香丸 1-118
01633 丁香丸 1-118
01634 丁香丸 1-118
01635 丁香丸 1-118
01636 丁香丸 1-118
01637 丁香丸 1-118
01638 丁香丸 1-118
01639 丁香丸 1-118
01640 丁香丸 1-119
01641 丁香丸 1-119
01642 丁香丸 1-119
01643 丁香丸 1-119
01644 丁香丸 1-119
01645 丁香丸 1-119
01646 丁香丸 1-119
01647 丁香丸 1-119
01648 丁香丸 1-119
01649 丁香丸 1-119
01650 丁香丸 1-119
01651 丁香丸 1-119
01652 丁香丸 1-119
01653 丁香丸 1-119
01654 丁香丸 1-119
01655 丁香丸 1-119
01656 丁香丸 1-120
01657 丁香丸 1-120
01658 丁香丸 1-120
01659 丁香汤 1-120
01660 丁香汤 1-120
01661 丁香汤 1-120
01662 丁香汤 1-120
01663 丁香汤 1-120
01664 丁香汤 1-120
01665 丁香汤 1-120
01666 丁香汤 1-120
01667 丁香汤 1-120
01668 丁香汤 1-120
01669 丁香汤 1-120
01670 丁香汤 1-120
01671 丁香汤 1-120
01672 丁香汤 1-120
01673 丁香汤 1-120
01674 丁香汤 1-121
01675 丁香汤 1-121
01676 丁香汤 1-121
01677 丁香汤 1-121
01678 丁香汤 1-121
01679 丁香汤 1-121
01680 丁香汤 1-121
01681 丁香酊 1-121
01682 丁香酒 1-121
01683 丁香梨 1-121
01684 丁香散 1-121
01685 丁香散 1-121
01686 丁香散 1-121
01687 丁香散 1-121
01688 丁香散 1-121
01689 丁香散 1-122
01690 丁香散 1-122
01691 丁香散 1-122
01692 丁香散 1-122
01693 丁香散 1-122
01694 丁香散 1-122
01695 丁香散 1-122
01696 丁香散 1-122
01697 丁香散 1-122
01698 丁香散 1-122
01699 丁香散 1-122
01700 丁香散 1-122
01701 丁香散 1-122
01702 丁香散 1-123
01703 丁香散 1-123
01704 丁香散 1-123
01705 丁香散 1-123
01706 丁香散 1-123
01707 丁香散 1-123
01708 丁香散 1-123
01709 丁香散 1-123
01710 丁香散 1-123
01711 丁香散 1-123
01712 丁香散 1-123
01713 丁香散 1-123
01714 丁香散 1-123
01715 丁香散 1-123
01716 丁香散 1-124
01717 丁香散 1-124
01718 丁香散 1-124
01719 丁香散 1-124
01720 丁香散 1-124
01721 丁香散 1-124
01722 丁香散 1-124
01723 丁香散 1-124
01724 丁香散 1-124
01725 丁香散 1-124
01726 丁香散 1-124
01727 丁香散 1-124
01728 丁香散 1-124
01729 丁香散 1-124
01730 丁香散 1-124
01731 丁香散 1-125
01732 丁香散 1-125
01733 丁香散 1-125
01734 丁香散 1-125
01735 丁香散 1-125
01736 丁香散 1-125
01737 丁香散 1-125
01738 丁香散 1-125
01739 丁香散 1-125
01740 丁香散 1-125
01741 丁香散 1-125
01742 丁香散 1-125
01743 丁香散 1-125
01744 丁香散 1-125
01745 丁香散 1-125
01746 丁香散 1-125
01747 丁香散 1-126
01748 丁香散 1-126
01749 丁香散 1-126
01750 丁香散 1-126
01751 丁香散 1-126
01752 丁香散 1-126
01753 丁香散 1-126
01754 丁香散 1-126
01755 丁香散 1-126
01756 丁香散 1-126
01757 丁香散 1-126
01758 丁香散 1-126
01759 丁香散 1-126
01760 丁香散 1-126
01761 丁香散 1-126
01762 丁香散 1-126
01763 丁香散 1-126
01764 丁香散 1-126
01765 丁香散 1-127
01766 丁香散 1-127
01767 丁香散 1-127
01768 丁香散 1-127
01769 丁香散 1-127
01770 丁香散 1-127
01771 丁香散 1-127
01772 丁香散 1-127
01773 丁香散 1-127
01774 丁香散 1-127
01775 丁香散 1-127
01776 丁香散 1-127
01777 丁香散 1-127
01778 丁香散 1-127
01779 丁香颗 1-127
01780 丁香膏 1-127
01781 丁香膏 1-127
01782 丁香膏 1-127
01783 丁香膏 1-127
01784 丁桂散 1-128
01785 丁夏汤 1-128
01786 丁黑散 1-128
01787 丁蔻散 1-128
01788 丁公仙枕 1-128
01789 丁沉香丸 1-128
01790 丁沉香丸 1-128
01791 丁沉香丸 1-128
01792 丁沉煎丸 1-128
01793 丁沉煎丸 1-128
01794 丁沉煎丸 1-128
01795 丁沉煎丸 1-128
01796 丁沉煎丸 1-129
01797 丁香饮子 1-129
01798 丁香饼子 1-129
01799 丁香饼子 1-129
01800 丁香饼子 1-129
01801 丁香饼子 1-129
01802 丁香饼子 1-129
01803 丁香煮散 1-129
01804 丁香煮散 1-129
01805 丁香煮散 1-129
01806 丁香煮散 1-129
01807 丁香煮散 1-129
01808 丁香煮散 1-129
01809 丁香煮散 1-130
01810 丁香煎丸 1-130
01811 丁香煎丸 1-130
01812 丁香煎丸 1-130
01813 丁香熟水 1-130
01814 丁字化毒丸 1-130
01815 丁沉透膈丸 1-130
01816 丁沉透膈丸 1-130

01817 丁沉透膈汤 1-130
01818 丁附五香汤 1-130
01819 丁附夺命散 1-130
01820 丁附治中汤 1-130
01821 丁附治中汤 1-130
01822 丁附理中汤 1-130
01823 丁附理中汤 1-130
01824 丁胡三建汤 1-131
01825 丁胡三建汤 1-131
01826 丁胡三建汤 1-131
01827 丁香二陈汤 1-131
01828 丁香人参散 1-131
01829 丁香大丸子 1-131
01830 丁香开胃丸 1-131
01831 丁香开胃丸 1-131
01832 丁香五辛丸 1-131
01833 丁香五套丸 1-131
01834 丁香止痛散 1-131
01835 丁香内化丸 1-131
01836 丁香化光丸 1-131
01837 丁香化癖散 1-131
01838 丁香气针丸 1-131
01839 丁香乌梅丸 1-132
01840 丁香匀气丸 1-132
01841 丁香平气丸 1-132
01842 丁香平胃丸 1-132
01843 丁香平胃散 1-132
01844 丁香生胃散 1-132
01845 丁香白术丸 1-132
01846 丁香白术饮 1-132
01847 丁香半夏丸 1-132
01848 丁香半夏丸 1-132
01849 丁香半夏丸 1-132
01850 丁香半夏丸 1-132
01851 丁香半夏丸 1-132
01852 丁香半夏丸 1-132
01853 丁香半夏丸 1-133
01854 丁香半夏丸 1-133
01855 丁香半夏汤 1-133
01856 丁香半夏汤 1-133
01857 丁香半夏汤 1-133
01858 丁香半夏汤 1-133
01859 丁香皮煮散 1-133
01860 丁香当归丸 1-133
01861 丁香曲蘖丸 1-133
01862 丁香竹茹汤 1-133
01863 丁香安胃丸 1-133
01864 丁香安胃汤 1-133
01865 丁香安胃汤 1-133
01866 丁香导痰饮 1-133
01867 丁香豆蔻散 1-133
01868 丁香豆蔻散 1-134
01869 丁香芦荟丸 1-134
01870 丁香补胃丸 1-134
01871 丁香阿魏丸 1-134
01872 丁香附子散 1-134
01873 丁香附子散 1-134
01874 丁香和胃丸 1-134
01875 丁香和胃丸 1-134
01876 丁香疝气丸 1-134
01877 丁香建脾散 1-134
01878 丁香柿叶汤 1-134
01879 丁香柿蒂汤 1-134
01880 丁香柿蒂汤 1-134
01881 丁香柿蒂汤 1-134
01882 丁香柿蒂汤 1-134
01883 丁香柿蒂汤 1-135
01884 丁香柿蒂汤 1-135
01885 丁香柿蒂汤 1-135
01886 丁香柿蒂汤 1-135
01887 丁香柿蒂散 1-135
01888 丁香柿蒂散 1-135
01889 丁香柿蒂散 1-135
01890 丁香柿蒂散 1-135
01891 丁香草果散 1-135
01892 丁香茱萸汤 1-135
01893 丁香茱萸汤 1-135
01894 丁香茯苓汤 1-135
01895 丁香复光丸 1-135
01896 丁香饼子丸 1-135
01897 丁香烂饭丸 1-135
01898 丁香烂饭丸 1-136
01899 丁香烂饭丸 1-136
01900 丁香烂饭丸 1-136
01901 丁香养气汤 1-136
01902 丁香神曲散 1-136
01903 丁香透膈丹 1-136
01904 丁香透膈汤 1-136
01905 丁香透膈汤 1-136
01906 丁香透膈汤 1-136
01907 丁香胶艾汤 1-136
01908 丁香流气汤 1-136
01909 丁香益胃汤 1-136
01910 丁香调气汤 1-137
01911 丁香理中汤 1-137
01912 丁香黄耆散 1-137
01913 丁香脾积丸 1-137
01914 丁香脾积丸 1-137
01915 丁香脾积丸 1-137
01916 丁香脾积丸 1-137
01917 丁香温中丸 1-137
01918 丁香温中汤 1-137
01919 丁香温中汤 1-137
01920 丁香温气汤 1-137
01921 丁香温胃丸 1-137
01922 丁桂温胃散 1-137
01923 丁香楝实丸 1-137
01924 丁萸六均汤 1-138
01925 丁蔻理中丸 1-138
01926 丁沉四君子汤 1-138
01927 丁香石燕子散 1-138
01928 丁香吴茱萸汤 1-138
01929 丁香和脾饮子 1-138
01930 丁香黄连点方 1-138
01931 丁公藤风湿药酒 1-138
01932 丁香柿蒂竹茹汤 1-138

七

01933 七七丹 1-138
01934 七七散 1-138
01935 七七膏 1-138
01936 七三丹 1-138
01937 七子丸 1-139
01938 七子散 1-139
01939 七气丸 1-139
01940 七气丸 1-139
01941 七气丸 1-139
01942 七气丸 1-139
01943 七气汤 1-139
01944 七气汤 1-139
01945 七气汤 1-140
01946 七气汤 1-140
01947 七气汤 1-140
01948 七气汤 1-140
01949 七气汤 1-140
01950 七气汤 1-140
01951 七气汤 1-140
01952 七气汤 1-140
01953 七气汤 1-140
01954 七气汤 1-140
01955 七气汤 1-140
01956 七气汤 1-140
01957 七气汤 1-140
01958 七气汤 1-141
01959 七气汤 1-141
01960 七气汤 1-141
01961 七乌丸 1-141
01962 七乌丸 1-141
01963 七水凌 1-141
01964 七巧汤 1-141
01965 七正散 1-141
01966 七正散 1-141
01967 七正散 1-141
01968 七世丸 1-141
01969 七叶散 1-141
01970 七仙丸 1-141
01971 七仙丹 1-142
01972 七仙丹 1-142
01973 七仙丹 1-142
01974 七仙丹 1-142
01975 七仙条 1-142
01976 七仙条 1-142
01977 七仙酒 1-142
01978 七仙散 1-142
01979 七生丸 1-142
01980 七生丸 1-142
01981 七生丸 1-142
01982 七生丸 1-142
01983 七生丸 1-142
01984 七生丹 1-142
01985 七生汤 1-142
01986 七生饮 1-143
01987 七白散 1-143
01988 七白膏 1-143
01989 七汁饮 1-143
01990 七汁饮 1-143
01991 七圣丸 1-143
01992 七圣丸 1-143
01993 七圣丸 1-143
01994 七圣丸 1-143
01995 七圣丸 1-143
01996 七圣丸 1-143
01997 七圣丸 1-143
01998 七圣丸 1-143
01999 七圣丹 1-143
02000 七圣汤 1-143
02001 七圣汤 1-144
02002 七圣汤 1-144
02003 七圣汤 1-144
02004 七圣饮 1-144
02005 七圣散 1-144
02006 七圣散 1-144
02007 七圣散 1-144
02008 七圣散 1-144
02009 七圣散 1-144
02010 七圣散 1-144
02011 七圣散 1-144
02012 七圣散 1-144
02013 七圣散 1-144
02014 七圣散 1-144
02015 七圣散 1-144
02016 七圣散 1-145
02017 七圣散 1-145
02018 七圣散 1-145
02019 七圣散 1-145
02020 七圣散 1-145
02021 七圣散 1-145
02022 七圣散 1-145
02023 七圣散 1-145
02024 七圣散 1-145
02025 七圣散 1-145
02026 七圣煎 1-145
02027 七圣膏 1-145
02028 七皮散 1-145

02029 七灰散 1-145
02030 七成汤 1-145
02031 七贞汤 1-145
02032 七伤汤 1-145
02033 七伤散 1-145
02034 七伤散 1-146
02035 七阳散 1-146
02036 七阳散 1-146
02037 七红丸 1-146
02038 七红丹 1-146
02039 七攻散 1-146
02040 七花丸 1-146
02041 七针丹 1-146
02042 七补丸 1-146
02043 七灵丹 1-146
02044 七层丹 1-146
02045 七妙散 1-146
02046 七枝煎 1-146
02047 七枣汤 1-146
02048 七枣汤 1-146
02049 七枣汤 1-146
02050 七枣散 1-147
02051 七奇汤 1-147
02052 七拗汤 1-147
02053 七转丹 1-147
02054 七转丹 1-147
02055 七贤丹 1-147
02056 七贤汤 1-147
02057 七贤散 1-147
02058 七贤散 1-147
02059 七味丸 1-147
02060 七味丸 1-147
02061 七味丸 1-147
02062 七味汤 1-147
02063 七味饮 1-148
02064 七味鸭 1-148
02065 七味散 1-148
02066 七味散 1-148
02067 七物汤 1-148
02068 七物汤 1-148
02069 七物汤 1-148
02070 七物饮 1-148
02071 七疝丸 1-148
02072 七疝丸 1-148
02073 七疝丸 1-148
02074 七疝丹 1-148
02075 七疝汤 1-149
02076 七疝汤 1-149
02077 七疝散 1-149
02078 七沸汤 1-149
02079 七宝丸 1-149
02080 七宝丸 1-149
02081 七宝丸 1-149
02082 七宝丸 1-149
02083 七宝丸 1-149
02084 七宝丸 1-149
02085 七宝丸 1-149
02086 七宝丸 1-149
02087 七宝丸 1-149
02088 七宝丸 1-149
02089 七宝丸 1-149
02090 七宝丹 1-149
02091 七宝丹 1-149
02092 七宝丹 1-150
02093 七宝丹 1-150
02094 七宝丹 1-150
02095 七宝丹 1-150
02096 七宝丹 1-150
02097 七宝丹 1-150
02098 七宝丹 1-150
02099 七宝丹 1-150
02100 七宝丹 1-150
02101 七宝丹 1-150
02102 七宝丹 1-150
02103 七宝丹 1-150
02104 七宝丹 1-150
02105 七宝丹 1-151
02106 七宝丹 1-151
02107 七宝丹 1-151
02108 七宝汤 1-151
02109 七宝汤 1-151
02110 七宝汤 1-151
02111 七宝汤 1-151
02112 七宝汤 1-151
02113 七宝汤 1-151
02114 七宝汤 1-151
02115 七宝汤 1-151
02116 七宝饮 1-151
02117 七宝饮 1-152
02118 七宝散 1-152
02119 七宝散 1-152
02120 七宝散 1-152
02121 七宝散 1-152
02122 七宝散 1-152
02123 七宝散 1-152
02124 七宝散 1-152
02125 七宝散 1-152
02126 七宝散 1-152
02127 七宝散 1-152
02128 七宝散 1-152
02129 七宝散 1-153
02130 七宝散 1-153
02131 七宝散 1-153
02132 七宝散 1-153
02133 七宝散 1-153
02134 七宝散 1-153
02135 七宝散 1-153
02136 七宝散 1-153
02137 七宝散 1-153
02138 七宝散 1-153
02139 七宝散 1-153
02140 七宝散 1-153
02141 七宝散 1-153
02142 七宝散 1-153
02143 七宝散 1-153
02144 七宝散 1-153
02145 七宝散 1-154
02146 七宝散 1-154
02147 七宝散 1-154
02148 七宝散 1-154
02149 七宝散 1-154
02150 七宝散 1-154
02151 七宝散 1-154
02152 七宝散 1-154
02153 七宝散 1-154
02154 七宝散 1-154
02155 七宝散 1-154
02156 七宝散 1-154
02157 七宝散 1-154
02158 七宝膏 1-154
02159 七宝膏 1-154
02160 七宝膏 1-154
02161 七宝膏 1-154
02162 七宝膏 1-154
02163 七珍丸 1-155
02164 七珍丸 1-155
02165 七珍丸 1-155
02166 七珍丸 1-155
02167 七珍丹 1-155
02168 七珍丹 1-155
02169 七珍丹 1-155
02170 七珍汤 1-155
02171 七珍汤 1-155
02172 七珍散 1-155
02173 七珍散 1-155
02174 七珍散 1-155
02175 七珍散 1-155
02176 七珍散 1-155
02177 七珍膏 1-155
02178 七厘丹 1-156
02179 七厘顶 1-156
02180 七厘散 1-156
02181 七厘散 1-156
02182 七厘散 1-156
02183 七厘散 1-156
02184 七厘散 1-157
02185 七厘散 1-157
02186 七厘散 1-157
02187 七厘散 1-157
02188 七厘散 1-157
02189 七厘散 1-157
02190 七厘散 1-157
02191 七贴方 1-157
02192 七星丸 1-157
02193 七星丸 1-157
02194 七星丹 1-157
02195 七星汤 1-157
02196 七星茶 1-157
02197 七星剑 1-157
02198 七星剑 1-158
02199 七星散 1-158
02200 七星散 1-158
02201 七星散 1-158
02202 七星散 1-158
02203 七星散 1-158
02204 七星散 1-158
02205 七星散 1-158
02206 七香丸 1-158
02207 七香丸 1-158
02208 七香丸 1-158
02209 七香丸 1-158
02210 七香丸 1-158
02211 七香丸 1-159
02212 七香丸 1-159
02213 七香丸 1-159
02214 七香丸 1-159
02215 七香丸 1-159
02216 七香丸 1-159
02217 七香丸 1-159
02218 七香丸 1-159
02219 七香饮 1-159
02220 七香饼 1-159
02221 七香散 1-159
02222 七香散 1-159
02223 七香散 1-159
02224 七胜丸 1-159
02225 七胜饮 1-159
02226 七宣丸 1-159
02227 七宣丸 1-159
02228 七宣丸 1-160
02229 七宣丸 1-160
02230 七神丸 1-160
02231 七神丸 1-160
02232 七神丸 1-160
02233 七神丹 1-160
02234 七神汤 1-160
02235 七神散 1-160
02236 七神散 1-160
02237 七神散 1-160
02238 七神散 1-160
02239 七神散 1-160
02240 七退散 1-160
02241 七真汤 1-160
02242 七真膏 1-160
02243 七胰散 1-160
02244 七胰散 1-161

02245 七消丸 1-161
02246 七蚰丹 1-161
02247 七情汤 1-161
02248 七淘散 1-161
02249 七液丹 1-161
02250 七粒散 1-161
02251 七雄汤 1-161
02252 七禽散 1-161
02253 七蒸丸 1-161
02254 七福饮 1-161
02255 七熬丸 1-161
02256 七鲜汤 1-161
02257 七精散 1-161
02258 七德丸 1-161
02259 七磨散 1-162
02260 七仙炒面 1-162
02261 七圣饼子 1-162
02262 七里香汤 1-162
02263 七贤仙丹 1-162
02264 七味赤散 1-162
02265 七物赤散 1-162
02266 七物浴汤 1-162
02267 七宝散子 1-162
02268 七宝锉散 1-162
02269 七宝锉散 1-162
02270 七宝漱散 1-162
02271 七厘胶囊 1-162
02272 七星草散 1-162
02273 七粒金丹 1-162
02274 七粒金丹 1-162
02275 七禽食方 1-162
02276 七元归真膏 1-163
02277 七气手拈散 1-163
02278 七气消聚散 1-163
02279 七号晋象方 1-163
02280 七仙夺命丹 1-163
02281 七白挺子膏 1-163
02282 七汁救命膏 1-163
02283 七圣回疔散 1-163
02284 七圣君子散 1-163
02285 七圣紫金锭 1-163
02286 七圣截疟散 1-163
02287 七百五十丸 1-163
02288 七伤通气散 1-163
02289 七转灵应丹 1-163
02290 七味人参丸 1-164
02291 七味三黄汤 1-164
02292 七味干漆散 1-164
02293 七味广枣丸 1-164
02294 七味白术汤 1-164
02295 七味白术散 1-164
02296 七味半夏汤 1-164
02297 七味圣神汤 1-164
02298 七味地黄丸 1-164
02299 七味地黄丸 1-164
02300 七味地黄汤 1-164
02301 七味地黄汤 1-164
02302 七味竹茹汤 1-164
02303 七味安神丸 1-164
02304 七味进食丸 1-164
02305 七味豆蔻丸 1-164
02306 七味苍柏散 1-164
02307 七味连翘汤 1-165
02308 七味羌活膏 1-165
02309 七味阿胶散 1-165
02310 七味肥儿丸 1-165
02311 七味定痛散 1-165
02312 七味枳术汤 1-165
02313 七味荡滞饮 1-165
02314 七味保婴汤 1-165
02315 七味活命饮 1-165
02316 七味除湿汤 1-165
02317 七味都气丸 1-165
02318 七味铁屑丸 1-165
02319 七味益母饮 1-165
02320 七味渗湿汤 1-165
02321 七味葡萄散 1-165
02322 七味葱白汤 1-165
02323 七味葱白汤 1-165
02324 七味犀角汤 1-166
02325 七味新消丸 1-166
02326 七味鳖甲丸 1-166
02327 七物升麻丸 1-166
02328 七物升麻汤 1-166
02329 七物虎头丸 1-166
02330 七物厚朴汤 1-166
02331 七物独活汤 1-166
02332 七物柴胡汤 1-166
02333 七物理中丸 1-166
02334 七物黄连汤 1-166
02335 七制松香膏 1-166
02336 七制固脂丸 1-166
02337 七制金铃丸 1-167
02338 七制香附丸 1-167
02339 七制香附丸 1-167
02340 七制香附丸 1-167
02341 七制香附丸 1-167
02342 七宝牛黄丸 1-167
02343 七宝如意丹 1-167
02344 七宝辰砂丹 1-168
02345 七宝吹喉散 1-168
02346 七宝牢牙散 1-168
02347 七宝妙灵丹 1-168
02348 七宝妙砂丹 1-168
02349 七宝妙砂丹 1-168
02350 七宝轻青丹 1-168
02351 七宝点眼方 1-168
02352 七宝洗心散 1-168
02353 七宝洗心散 1-168
02354 七宝洗心散 1-169
02355 七宝洗心散 1-169
02356 七宝洗心散 1-169
02357 七宝美髯丸 1-169
02358 七宝美髯丹 1-169
02359 七宝美髯丹 1-169
02360 七宝透睛膏 1-169
02361 七宝紫苏饮 1-170
02362 七宝槟榔散 1-170
02363 七宝镇心丸 1-170
02364 七宝镇心丸 1-170
02365 七宝镇心丸 1-170
02366 七珍至宝丹 1-170
02367 七星洗心散 1-170
02368 七香止痛丸 1-170
02369 七香嫩容散 1-170
02370 七将擒拿方 1-170
02371 七情手拈散 1-170
02372 七情交感丹 1-170
02373 七鲜育阴汤 1-170
02374 七味无价仙方 1-170
02375 七味肉豆蔻丸 1-170
02376 七味榼藤子丸 1-170
02377 七宝美髯颗粒 1-170
02378 七味人参白术散 1-170
02379 七味龙胆泻肝汤 1-170
02380 七物小五味子汤 1-171
02381 七宝美髯口服液 1-171
02382 七鞭回春乐胶囊 1-171

卜

02383 卜子散 1-171

八

02384 八二丹 1-171
02385 八子丸 1-171
02386 八气散 1-171
02387 八公散 1-171
02388 八斤丸 1-171
02389 八反丸 1-171
02390 八反膏 1-171
02391 八风丸 1-171
02392 八风丹 1-171
02393 八风丹 1-171
02394 八风丹 1-171
02395 八风汤 1-172
02396 八风汤 1-172
02397 八风汤 1-172
02398 八风汤 1-172
02399 八风汤 1-172
02400 八风散 1-172
02401 八风散 1-172
02402 八风散 1-172
02403 八风散 1-173
02404 八风散 1-173
02405 八风散 1-173
02406 八正汤 1-173
02407 八正散 1-173
02408 八正散 1-174
02409 八正散 1-174
02410 八正散 1-174
02411 八正散 1-174
02412 八石散 1-174
02413 八石散 1-174
02414 八叶汤 1-174
02415 八叶汤 1-174
02416 八仙丸 1-174
02417 八仙丸 1-174
02418 八仙丸 1-174
02419 八仙丸 1-174
02420 八仙丸 1-174
02421 八仙丸 1-174
02422 八仙丹 1-175
02423 八仙丹 1-175
02424 八仙丹 1-175
02425 八仙丹 1-175
02426 八仙丹 1-175
02427 八仙丹 1-175
02428 八仙丹 1-175
02429 八仙丹 1-175
02430 八仙丹 1-175
02431 八仙丹 1-175
02432 八仙丹 1-175
02433 八仙丹 1-175
02434 八仙丹 1-175
02435 八仙丹 1-175
02436 八仙丹 1-176
02437 八仙丹 1-176
02438 八仙汤 1-176
02439 八仙汤 1-176
02440 八仙汤 1-176
02441 八仙汤 1-176
02442 八仙汤 1-176
02443 八仙串 1-176
02444 八仙串 1-176
02445 八仙饮 1-176
02446 八仙饮 1-176
02447 八仙茶 1-176
02448 八仙茶 1-176
02449 八仙酒 1-177

02450 八仙酒 1-177
02451 八仙酒 1-177
02452 八仙散 1-177
02453 八仙散 1-177
02454 八仙散 1-177
02455 八仙散 1-177
02456 八仙散 1-177
02457 八仙散 1-177
02458 八仙散 1-177
02459 八仙散 1-177
02460 八仙散 1-177
02461 八仙散 1-177
02462 八仙散 1-177
02463 八仙散 1-177
02464 八仙散 1-177
02465 八仙散 1-178
02466 八仙散 1-178
02467 八仙膏 1-178
02468 八仙膏 1-178
02469 八仙膏 1-178
02470 八仙糕 1-178
02471 八仙糕 1-178
02472 八仙糕 1-178
02473 八仙糕 1-178
02474 八仙糕 1-178
02475 八仙糕 1-178
02476 八仙糕 1-178
02477 八仙糕 1-178
02478 八生散 1-178
02479 八生散 1-178
02480 八白丸 1-179
02481 八白饮 1-179
02482 八白散 1-179
02483 八白散 1-179
02484 八汁汤 1-179
02485 八圣丹 1-179
02486 八圣散 1-179
02487 八圣散 1-179
02488 八岁汤 1-179
02489 八灵丸 1-179
02490 八灵散 1-179
02491 八妙丸 1-179
02492 八卦串 1-179
02493 八贤散 1-179
02494 八味丸 1-179
02495 八味丸 1-180
02496 八味丸 1-180
02497 八味丸 1-180
02498 八味丸 1-180
02499 八味丸 1-180
02500 八味丹 1-180
02501 八味丹 1-180
02502 八味汤 1-180
02503 八味汤 1-180
02504 八味汤 1-180
02505 八味汤 1-180
02506 八味汤 1-180
02507 八味饮 1-180
02508 八味散 1-180
02509 八味膏 1-180
02510 八物汤 1-181
02511 八物汤 1-181
02512 八物汤 1-181
02513 八物汤 1-181
02514 八物汤 1-181
02515 八物汤 1-181
02516 八物汤 1-181
02517 八物汤 1-181
02518 八物汤 1-181
02519 八物汤 1-181
02520 八物汤 1-181
02521 八物汤 1-181
02522 八物汤 1-181
02523 八物汤 1-181
02524 八物汤 1-181
02525 八物汤 1-181
02526 八物汤 1-182
02527 八物散 1-182
02528 八物煎 1-182
02529 八金散 1-182
02530 八宝丸 1-182
02531 八宝丹 1-182
02532 八宝丹 1-182
02533 八宝丹 1-182
02534 八宝丹 1-182
02535 八宝丹 1-182
02536 八宝丹 1-182
02537 八宝丹 1-182
02538 八宝丹 1-182
02539 八宝丹 1-183
02540 八宝丹 1-183
02541 八宝丹 1-183
02542 八宝丹 1-183
02543 八宝丹 1-183
02544 八宝丹 1-183
02545 八宝丹 1-183
02546 八宝丹 1-183
02547 八宝丹 1-183
02548 八宝丹 1-183
02549 八宝丹 1-183
02550 八宝丹 1-183
02551 八宝丹 1-183
02552 八宝丹 1-183
02553 八宝丹 1-183
02554 八宝丹 1-183
02555 八宝丹 1-184
02556 八宝丹 1-184
02557 八宝丹 1-184
02558 八宝丹 1-184
02559 八宝丹 1-184
02560 八宝丹 1-184
02561 八宝丹 1-184
02562 八宝丹 1-184
02563 八宝丹 1-184
02564 八宝丹 1-184
02565 八宝汤 1-184
02566 八宝汤 1-184
02567 八宝串 1-184
02568 八宝饮 1-184
02569 八宝饮 1-184
02570 八宝饮 1-184
02571 八宝散 1-184
02572 八宝散 1-185
02573 八宝散 1-185
02574 八宝散 1-185
02575 八宝散 1-185
02576 八宝散 1-185
02577 八宝散 1-185
02578 八宝散 1-185
02579 八宝散 1-185
02580 八宝膏 1-185
02581 八宝膏 1-185
02582 八宝膏 1-185
02583 八珍丸 1-185
02584 八珍丸 1-185
02585 八珍丸 1-185
02586 八珍丸 1-185
02587 八珍丹 1-185
02588 八珍丹 1-186
02589 八珍汤 1-186
02590 八珍汤 1-186
02591 八珍汤 1-186
02592 八珍汤 1-186
02593 八珍汤 1-186
02594 八珍汤 1-186
02595 八珍汤 1-186
02596 八珍汤 1-186
02597 八珍汤 1-186
02598 八珍饮 1-186
02599 八珍酒 1-186
02600 八珍粉 1-186
02601 八珍粉 1-186
02602 八珍粉 1-186
02603 八珍散 1-186
02604 八珍散 1-186
02605 八珍散 1-187
02606 八珍散 1-187
02607 八珍散 1-187
02608 八珍散 1-187
02609 八珍散 1-187
02610 八珍散 1-187
02611 八珍散 1-187
02612 八珍散 1-188
02613 八珍散 1-188
02614 八珍散 1-188
02615 八珍锭 1-188
02616 八珍膏 1-188
02617 八珍糕 1-188
02618 八珍糕 1-188
02619 八珍糕 1-188
02620 八珍糕 1-188
02621 八珍糕 1-188
02622 八毒丸 1-188
02623 八毒膏 1-188
02624 八柱汤 1-189
02625 八柱汤 1-189
02626 八柱散 1-189
02627 八厘丸 1-189
02628 八厘金 1-189
02629 八厘宝 1-189
02630 八厘散 1-189
02631 八厘散 1-189
02632 八厘散 1-189
02633 八厘散 1-189
02634 八厘散 1-189
02635 八骨散 1-189
02636 八香丸 1-189
02637 八将丹 1-189
02638 八将丹 1-190
02639 八将散 1-190
02640 八将散 1-190
02641 八宣汤 1-190
02642 八神丹 1-190
02643 八神汤 1-190
02644 八神汤 1-190
02645 八神汤 1-190
02646 八神汤 1-190
02647 八神散 1-190
02648 八神膏 1-190
02649 八真丹 1-190
02650 八减丸 1-190
02651 八琼丹 1-190
02652 八等散 1-191
02653 八痞丸 1-191
02654 八解散 1-191
02655 八解散 1-191
02656 八煎散 1-191
02657 八儿不汤 1-191
02658 八正合剂 1-191
02659 八仙玉液 1-191
02660 八仙玉液 1-191
02661 八仙过海 1-191
02662 八仙饮子 1-191
02663 八仙锉散 1-191
02664 八仙藕粉 1-191
02665 八生饮子 1-192

02666 八君子汤 1-192
02667 八味煮散 1-192
02668 八宝妆丸 1-192
02669 八宝药墨 1-192
02670 八宝药墨 1-192
02671 八宝眼药 1-192
02672 八宝眼药 1-192
02673 八宝眼药 1-192
02674 八宝眼药 1-192
02675 八毒赤丸 1-192
02676 八威灵散 1-193
02677 八公和阳汤 1-193
02678 八月束胎丸 1-193
02679 八风九州汤 1-193
02680 八风防风散 1-193
02681 八风续命汤 1-193
02682 八正顺气汤 1-193
02683 八正顺气汤 1-193
02684 八正顺气散 1-193
02685 八正顺气散 1-193
02686 八号大有方 1-194
02687 八仙长寿丸 1-194
02688 八仙长寿丸 1-194
02689 八仙长寿丸 1-194
02690 八仙长寿丹 1-194
02691 八仙长寿糕 1-194
02692 八仙早朝糕 1-194
02693 八仙庆寿酒 1-194
02694 八仙红玉膏 1-194
02695 八仙寿神汤 1-194
02696 八仙迎生饮 1-194
02697 八仙妙应丹 1-194
02698 八仙逍遥汤 1-194
02699 八仙添寿丹 1-195
02700 八仙斑龙胶 1-195
02701 八仙滋补丹 1-195
02702 八仙解毒汤 1-195
02703 八仙聚会丹 1-195
02704 八圣种子丹 1-195
02705 八角茴香丸 1-195
02706 八味平胃散 1-195
02707 八味平胃散 1-195
02708 八味平胃散 1-195
02709 八味石膏散 1-195
02710 八味龙骨散 1-195
02711 八味生脉汤 1-195
02712 八味生姜煎 1-195
02713 八味加味汤 1-196
02714 八味地黄丸 1-196
02715 八味地黄丸 1-196
02716 八味地黄丸 1-196
02717 八味地黄丸 1-196
02718 八味地黄丸 1-196
02719 八味地黄丸 1-196
02720 八味地黄丸 1-196
02721 八味地黄汤 1-196
02722 八味地黄汤 1-196
02723 八味回阳饮 1-196
02724 八味竹茹汤 1-197
02725 八味杏苏散 1-197
02726 八味李根汤 1-197
02727 八味还睛散 1-197
02728 八味沉香散 1-197
02729 八味补肾丸 1-197
02730 八味肾气丸 1-197
02731 八味固囟膏 1-197
02732 八味知母汤 1-197
02733 八味疝气剂 1-197
02734 八味定志丸 1-197
02735 八味降压汤 1-197
02736 八味茴香丸 1-197
02737 八味茴香丸 1-197
02738 八味荡滞饮 1-197
02739 八味带下方 1-198
02740 八味厚朴丸 1-198
02741 八味香苏散 1-198
02742 八味顺气散 1-198
02743 八味胆草汤 1-198
02744 八味养血汤 1-198
02745 八味桂心丸 1-198
02746 八味消风饮 1-198
02747 八味逍遥散 1-198
02748 八味理中丸 1-198
02749 八味理中丸 1-198
02750 八味理中丸 1-199
02751 八味理中汤 1-199
02752 八味黄耆散 1-199
02753 八味排脓汤 1-199
02754 八味排脓散 1-199
02755 八味清毒膏 1-199
02756 八味紫菀汤 1-199
02757 八味黑神散 1-199
02758 八味锡类散 1-199
02759 八味蜡矾丸 1-199
02760 八味檀香散 1-199
02761 八物二陈汤 1-199
02762 八物生姜煎 1-199
02763 八物白术汤 1-199
02764 八物白术散 1-199
02765 八物远志丸 1-199
02766 八物附子汤 1-199
02767 八物肾气丸 1-199
02768 八物定志丸 1-199
02769 八物定志丸 1-199
02770 八物参术丸 1-199
02771 八物茜根汤 1-200
02772 八物顺气汤 1-200
02773 八物胶艾汤 1-200
02774 八物温经汤 1-200
02775 八制茯苓丸 1-200
02776 八制保瞳丸 1-200
02777 八宝化毒丹 1-200
02778 八宝月华丹 1-200
02779 八宝玉枢丸 1-200
02780 八宝玉枢丹 1-200
02781 八宝生肌丹 1-201
02782 八宝生肌散 1-201
02783 八宝生肌散 1-201
02784 八宝圣灵丹 1-201
02785 八宝光明散 1-201
02786 八宝回春汤 1-201
02787 八宝红灵丹 1-201
02788 八宝红灵丹 1-201
02789 八宝红灵散 1-201
02790 八宝坤顺丸 1-202
02791 八宝坤顺丹 1-202
02792 八宝奇秘散 1-202
02793 八宝拨云散 1-202
02794 八宝拨云散 1-202
02795 八宝拨云散 1-202
02796 八宝金药墨 1-202
02797 八宝治红丸 1-202
02798 八宝治红丹 1-202
02799 八宝治红丹 1-202
02800 八宝珍珠散 1-202
02801 八宝珍珠散 1-202
02802 八宝珍珠散 1-203
02803 八宝退云散 1-203
02804 八宝退云散 1-203
02805 八宝消毒散 1-203
02806 八宝推云散 1-203
02807 八宝惊风散 1-203
02808 八宝黑虎散 1-203
02809 八宝瑞生丸 1-203
02810 八宝瑞生丹 1-203
02811 八宝蕤仁膏 1-203
02812 八宝镇惊丸 1-203
02813 八宝蠲痛汤 1-203
02814 八珍加味汤 1-203
02815 八珍变通汤 1-204
02816 八珍养血丸 1-204
02817 八珍养胎饮 1-204
02818 八珍除痰汤 1-204
02819 八珍益母丸 1-204
02820 八珍益母丸 1-204
02821 八珍益母丸 1-204
02822 八珍益母片 1-204
02823 八珍益母膏 1-205
02824 八珍鹿胎膏 1-205
02825 八毒大黄丸 1-205
02826 八将驱邪散 1-205
02827 八将追魂丹 1-205
02828 八将擒王丸 1-205
02829 八将擒王散 1-205
02830 八将擒王散 1-205
02831 八将擒王散 1-205
02832 八神卫护膏 1-205
02833 八神来复丹 1-205
02834 八效虎骨散 1-205
02835 八风十二痹散 1-205
02836 八风十二痹散 1-206
02837 八正合四物汤 1-206
02838 八味人参浴汤 1-206
02839 八味大建中汤 1-206
02840 八味补骨脂丸 1-206
02841 八味款冬花散 1-206
02842 八物加香附汤 1-206
02843 八物麦门冬饮 1-206
02844 八物麦门冬散 1-206
02845 八物吴蓝饮子 1-206
02846 八宝止血药墨 1-206
02847 八珍益母胶囊 1-206
02848 八正散加木香汤 1-206
02849 八味茯苓补心汤 1-206
02850 八味清心沉香散 1-206
02851 八珍益母十全丸 1-207
02852 八仙公延年不老散 1-207
02853 八味地黄加铁落汤 1-207
02854 八珍加肉果木通汤 1-207
02855 八珍加黄芩知母汤 1-207
02856 八珍加木通牛蒡子汤 1-207
02857 八珍加肉桂补骨脂汤 1-207
02858 八珍加麦门冬五味子汤 1-207

人

02859 人丹 1-207
02860 人丹 1-207
02861 人马汤 1-207
02862 人牙散 1-207
02863 人牙散 1-207
02864 人牙散 1-207
02865 人牙散 1-208
02866 人牙散 1-208
02867 人牙散 1-208
02868 人牙散 1-208

02869	人龙散	1-208
02870	人龙散	1-208
02871	人龙散	1-208
02872	人龙散	1-208
02873	人龙散	1-208
02874	人龙散	1-208
02875	人甲散	1-208
02876	人白膏	1-208
02877	人红丸	1-208
02878	人齿散	1-208
02879	人齿散	1-208
02880	人乳酒	1-208
02881	人乳粥	1-209
02882	人乳膏	1-209
02883	人乳膏	1-209
02884	人乳膏	1-209
02885	人参丸	1-209
02886	人参丸	1-209
02887	人参丸	1-209
02888	人参丸	1-209
02889	人参丸	1-209
02890	人参丸	1-209
02891	人参丸	1-209
02892	人参丸	1-209
02893	人参丸	1-209
02894	人参丸	1-210
02895	人参丸	1-210
02896	人参丸	1-210
02897	人参丸	1-210
02898	人参丸	1-210
02899	人参丸	1-210
02900	人参丸	1-210
02901	人参丸	1-210
02902	人参丸	1-210
02903	人参丸	1-210
02904	人参丸	1-210
02905	人参丸	1-210
02906	人参丸	1-211
02907	人参丸	1-211
02908	人参丸	1-211
02909	人参丸	1-211
02910	人参丸	1-211
02911	人参丸	1-211
02912	人参丸	1-211
02913	人参丸	1-211
02914	人参丸	1-211
02915	人参丸	1-211
02916	人参丸	1-211
02917	人参丸	1-211
02918	人参丸	1-211
02919	人参丸	1-212
02920	人参丸	1-212
02921	人参丸	1-212
02922	人参丸	1-212
02923	人参丸	1-212
02924	人参丸	1-212
02925	人参丸	1-212
02926	人参丸	1-212
02927	人参丸	1-212
02928	人参丸	1-212
02929	人参丸	1-212
02930	人参丸	1-212
02931	人参丸	1-212
02932	人参丸	1-212
02933	人参丸	1-213
02934	人参丸	1-213
02935	人参丸	1-213
02936	人参丸	1-213
02937	人参丸	1-213
02938	人参丸	1-213
02939	人参丸	1-213
02940	人参丸	1-213
02941	人参丸	1-213
02942	人参丸	1-213
02943	人参丸	1-213
02944	人参丸	1-213
02945	人参丸	1-214
02946	人参丸	1-214
02947	人参丸	1-214
02948	人参丸	1-214
02949	人参丸	1-214
02950	人参丸	1-214
02951	人参丸	1-214
02952	人参丸	1-214
02953	人参丸	1-214
02954	人参丸	1-214
02955	人参丸	1-214
02956	人参丸	1-214
02957	人参丸	1-214
02958	人参丸	1-214
02959	人参丸	1-214
02960	人参丸	1-215
02961	人参丸	1-215
02962	人参丸	1-215
02963	人参丸	1-215
02964	人参丸	1-215
02965	人参丸	1-215
02966	人参丸	1-215
02967	人参丸	1-215
02968	人参丸	1-215
02969	人参丸	1-215
02970	人参丸	1-215
02971	人参丸	1-215
02972	人参丸	1-215
02973	人参丸	1-215
02974	人参丸	1-215
02975	人参丸	1-215
02976	人参丸	1-215
02977	人参丸	1-215
02978	人参丸	1-216
02979	人参汤	1-216
02980	人参汤	1-216
02981	人参汤	1-216
02982	人参汤	1-216
02983	人参汤	1-216
02984	人参汤	1-216
02985	人参汤	1-216
02986	人参汤	1-216
02987	人参汤	1-216
02988	人参汤	1-216
02989	人参汤	1-216
02990	人参汤	1-216
02991	人参汤	1-216
02992	人参汤	1-216
02993	人参汤	1-217
02994	人参汤	1-217
02995	人参汤	1-217
02996	人参汤	1-217
02997	人参汤	1-217
02998	人参汤	1-217
02999	人参汤	1-217
03000	人参汤	1-217
03001	人参汤	1-217
03002	人参汤	1-217
03003	人参汤	1-218
03004	人参汤	1-218
03005	人参汤	1-218
03006	人参汤	1-218
03007	人参汤	1-218
03008	人参汤	1-218
03009	人参汤	1-218
03010	人参汤	1-218
03011	人参汤	1-218
03012	人参汤	1-218
03013	人参汤	1-218
03014	人参汤	1-218
03015	人参汤	1-218
03016	人参汤	1-219
03017	人参汤	1-219
03018	人参汤	1-219
03019	人参汤	1-219
03020	人参汤	1-219
03021	人参汤	1-219
03022	人参汤	1-219
03023	人参汤	1-219
03024	人参汤	1-219
03025	人参汤	1-219
03026	人参汤	1-219
03027	人参汤	1-219
03028	人参汤	1-219
03029	人参汤	1-219
03030	人参汤	1-219
03031	人参汤	1-219
03032	人参汤	1-220
03033	人参汤	1-220
03034	人参汤	1-220
03035	人参汤	1-220
03036	人参汤	1-220
03037	人参汤	1-220
03038	人参汤	1-220
03039	人参汤	1-220
03040	人参汤	1-220
03041	人参汤	1-220
03042	人参汤	1-220
03043	人参汤	1-220
03044	人参汤	1-220
03045	人参汤	1-220
03046	人参汤	1-220
03047	人参汤	1-220
03048	人参汤	1-220
03049	人参汤	1-220
03050	人参汤	1-221
03051	人参汤	1-221
03052	人参汤	1-221
03053	人参汤	1-221
03054	人参汤	1-221
03055	人参汤	1-221
03056	人参汤	1-221
03057	人参汤	1-221
03058	人参汤	1-221
03059	人参汤	1-221
03060	人参汤	1-221
03061	人参汤	1-221
03062	人参汤	1-221
03063	人参汤	1-221
03064	人参汤	1-221
03065	人参汤	1-221
03066	人参汤	1-222
03067	人参汤	1-222
03068	人参汤	1-222
03069	人参汤	1-222
03070	人参汤	1-222
03071	人参汤	1-222
03072	人参汤	1-222
03073	人参汤	1-222
03074	人参汤	1-222
03075	人参汤	1-222
03076	人参汤	1-222
03077	人参汤	1-222
03078	人参汤	1-222
03079	人参汤	1-223
03080	人参汤	1-223
03081	人参汤	1-223
03082	人参汤	1-223
03083	人参汤	1-223
03084	人参汤	1-223

03085 人参汤 1-223
03086 人参汤 1-223
03087 人参汤 1-223
03088 人参汤 1-223
03089 人参汤 1-223
03090 人参汤 1-223
03091 人参汤 1-223
03092 人参汤 1-223
03093 人参汤 1-224
03094 人参汤 1-224
03095 人参汤 1-224
03096 人参汤 1-224
03097 人参汤 1-224
03098 人参汤 1-224
03099 人参汤 1-224
03100 人参汤 1-224
03101 人参汤 1-224
03102 人参汤 1-224
03103 人参汤 1-224
03104 人参汤 1-224
03105 人参汤 1-224
03106 人参汤 1-225
03107 人参汤 1-225
03108 人参汤 1-225
03109 人参汤 1-225
03110 人参汤 1-225
03111 人参汤 1-225
03112 人参汤 1-225
03113 人参汤 1-225
03114 人参汤 1-225
03115 人参汤 1-225
03116 人参汤 1-225
03117 人参汤 1-225
03118 人参汤 1-225
03119 人参汤 1-225
03120 人参汤 1-225
03121 人参汤 1-225
03122 人参汤 1-226
03123 人参汤 1-226
03124 人参汤 1-226
03125 人参汤 1-226
03126 人参汤 1-226
03127 人参汤 1-226
03128 人参汤 1-226
03129 人参汤 1-226
03130 人参汤 1-226
03131 人参汤 1-226
03132 人参汤 1-226
03133 人参汤 1-226
03134 人参汤 1-226
03135 人参汤 1-226
03136 人参汤 1-227
03137 人参汤 1-227
03138 人参汤 1-227
03139 人参汤 1-227
03140 人参汤 1-227
03141 人参汤 1-227
03142 人参汤 1-227
03143 人参汤 1-227
03144 人参汤 1-227
03145 人参汤 1-227
03146 人参汤 1-227
03147 人参汤 1-227
03148 人参汤 1-227
03149 人参汤 1-227
03150 人参汤 1-227
03151 人参汤 1-227
03152 人参汤 1-228
03153 人参汤 1-228
03154 人参汤 1-228
03155 人参汤 1-228
03156 人参汤 1-228
03157 人参汤 1-228
03158 人参汤 1-228
03159 人参汤 1-228
03160 人参汤 1-228
03161 人参汤 1-228
03162 人参汤 1-228
03163 人参汤 1-228
03164 人参汤 1-228
03165 人参汤 1-228
03166 人参汤 1-228
03167 人参汤 1-228
03168 人参汤 1-228
03169 人参汤 1-228
03170 人参汤 1-228
03171 人参汤 1-228
03172 人参汤 1-228
03173 人参汤 1-228
03174 人参汤 1-229
03175 人参汤 1-229
03176 人参汤 1-229
03177 人参汤 1-229
03178 人参汤 1-229
03179 人参汤 1-229
03180 人参汤 1-229
03181 人参汤 1-229
03182 人参汤 1-229
03183 人参饮 1-229
03184 人参饮 1-229
03185 人参饮 1-229
03186 人参饮 1-229
03187 人参饮 1-229
03188 人参饮 1-229
03189 人参饮 1-229
03190 人参饮 1-229
03191 人参饮 1-230
03192 人参饮 1-230
03193 人参饮 1-230
03194 人参饮 1-230
03195 人参饮 1-230
03196 人参饮 1-230
03197 人参饮 1-230
03198 人参饮 1-230
03199 人参饮 1-230
03200 人参饮 1-230
03201 人参饮 1-230
03202 人参饮 1-230
03203 人参饮 1-230
03204 人参饮 1-230
03205 人参饮 1-230
03206 人参饮 1-231
03207 人参饮 1-231
03208 人参饮 1-231
03209 人参饮 1-231
03210 人参饮 1-231
03211 人参酒 1-231
03212 人参酒 1-231
03213 人参散 1-231
03214 人参散 1-231
03215 人参散 1-231
03216 人参散 1-231
03217 人参散 1-231
03218 人参散 1-232
03219 人参散 1-232
03220 人参散 1-232
03221 人参散 1-232
03222 人参散 1-232
03223 人参散 1-232
03224 人参散 1-232
03225 人参散 1-232
03226 人参散 1-232
03227 人参散 1-232
03228 人参散 1-232
03229 人参散 1-232
03230 人参散 1-232
03231 人参散 1-233
03232 人参散 1-233
03233 人参散 1-233
03234 人参散 1-233
03235 人参散 1-233
03236 人参散 1-233
03237 人参散 1-233
03238 人参散 1-233
03239 人参散 1-233
03240 人参散 1-233
03241 人参散 1-233
03242 人参散 1-233
03243 人参散 1-234
03244 人参散 1-234
03245 人参散 1-234
03246 人参散 1-234
03247 人参散 1-234
03248 人参散 1-234
03249 人参散 1-234
03250 人参散 1-234
03251 人参散 1-234
03252 人参散 1-234
03253 人参散 1-234
03254 人参散 1-234
03255 人参散 1-234
03256 人参散 1-235
03257 人参散 1-235
03258 人参散 1-235
03259 人参散 1-235
03260 人参散 1-235
03261 人参散 1-235
03262 人参散 1-235
03263 人参散 1-235
03264 人参散 1-235
03265 人参散 1-235
03266 人参散 1-235
03267 人参散 1-235
03268 人参散 1-235
03269 人参散 1-235
03270 人参散 1-236
03271 人参散 1-236
03272 人参散 1-236
03273 人参散 1-236
03274 人参散 1-236
03275 人参散 1-236
03276 人参散 1-236
03277 人参散 1-236
03278 人参散 1-236
03279 人参散 1-236
03280 人参散 1-236
03281 人参散 1-236
03282 人参散 1-237
03283 人参散 1-237
03284 人参散 1-237
03285 人参散 1-237
03286 人参散 1-237
03287 人参散 1-237
03288 人参散 1-237
03289 人参散 1-237
03290 人参散 1-237
03291 人参散 1-237
03292 人参散 1-237
03293 人参散 1-237
03294 人参散 1-237
03295 人参散 1-238
03296 人参散 1-238
03297 人参散 1-238
03298 人参散 1-238
03299 人参散 1-238
03300 人参散 1-238

03301 人参散 1-238
03302 人参散 1-238
03303 人参散 1-238
03304 人参散 1-238
03305 人参散 1-238
03306 人参散 1-238
03307 人参散 1-238
03308 人参散 1-238
03309 人参散 1-238
03310 人参散 1-239
03311 人参散 1-239
03312 人参散 1-239
03313 人参散 1-239
03314 人参散 1-239
03315 人参散 1-239
03316 人参散 1-239
03317 人参散 1-239
03318 人参散 1-239
03319 人参散 1-239
03320 人参散 1-239
03321 人参散 1-239
03322 人参散 1-240
03323 人参散 1-240
03324 人参散 1-240
03325 人参散 1-240
03326 人参散 1-240
03327 人参散 1-240
03328 人参散 1-240
03329 人参散 1-240
03330 人参散 1-240
03331 人参散 1-240
03332 人参散 1-240
03333 人参散 1-240
03334 人参散 1-241
03335 人参散 1-241
03336 人参散 1-241
03337 人参散 1-241
03338 人参散 1-241
03339 人参散 1-241
03340 人参散 1-241
03341 人参散 1-241
03342 人参散 1-241
03343 人参散 1-241
03344 人参散 1-241
03345 人参散 1-241
03346 人参散 1-241
03347 人参散 1-242
03348 人参散 1-242
03349 人参散 1-242
03350 人参散 1-242
03351 人参散 1-242
03352 人参散 1-242
03353 人参散 1-242
03354 人参散 1-242
03355 人参散 1-242
03356 人参散 1-242
03357 人参散 1-242
03358 人参散 1-242
03359 人参散 1-242
03360 人参散 1-243
03361 人参散 1-243
03362 人参散 1-243
03363 人参散 1-243
03364 人参散 1-243
03365 人参散 1-243
03366 人参散 1-243
03367 人参散 1-243
03368 人参散 1-243
03369 人参散 1-243
03370 人参散 1-243
03371 人参散 1-243
03372 人参散 1-243
03373 人参散 1-243
03374 人参散 1-243
03375 人参散 1-244
03376 人参散 1-244
03377 人参散 1-244
03378 人参散 1-244
03379 人参散 1-244
03380 人参散 1-244
03381 人参散 1-244
03382 人参散 1-244
03383 人参散 1-244
03384 人参散 1-244
03385 人参散 1-244
03386 人参散 1-244
03387 人参散 1-244
03388 人参散 1-244
03389 人参散 1-245
03390 人参散 1-245
03391 人参散 1-245
03392 人参散 1-245
03393 人参散 1-245
03394 人参散 1-245
03395 人参散 1-245
03396 人参散 1-245
03397 人参散 1-245
03398 人参散 1-245
03399 人参散 1-245
03400 人参散 1-245
03401 人参散 1-245
03402 人参散 1-246
03403 人参散 1-246
03404 人参散 1-246
03405 人参散 1-246
03406 人参散 1-246
03407 人参散 1-246
03408 人参散 1-246
03409 人参散 1-246
03410 人参散 1-246
03411 人参散 1-246
03412 人参散 1-246
03413 人参散 1-246
03414 人参散 1-246
03415 人参散 1-246
03416 人参散 1-246
03417 人参散 1-246
03418 人参散 1-247
03419 人参散 1-247
03420 人参散 1-247
03421 人参散 1-247
03422 人参散 1-247
03423 人参散 1-247
03424 人参散 1-247
03425 人参散 1-247
03426 人参散 1-247
03427 人参散 1-247
03428 人参散 1-247
03429 人参散 1-247
03430 人参散 1-247
03431 人参散 1-248
03432 人参散 1-248
03433 人参散 1-248
03434 人参散 1-248
03435 人参散 1-248
03436 人参散 1-248
03437 人参散 1-248
03438 人参散 1-248
03439 人参散 1-248
03440 人参散 1-248
03441 人参散 1-248
03442 人参散 1-248
03443 人参散 1-248
03444 人参散 1-248
03445 人参散 1-248
03446 人参散 1-248
03447 人参散 1-249
03448 人参散 1-249
03449 人参散 1-249
03450 人参散 1-249
03451 人参散 1-249
03452 人参散 1-249
03453 人参散 1-249
03454 人参散 1-249
03455 人参散 1-249
03456 人参散 1-249
03457 人参散 1-249
03458 人参散 1-249
03459 人参散 1-249
03460 人参散 1-249
03461 人参散 1-249
03462 人参散 1-249
03463 人参散 1-249
03464 人参散 1-249
03465 人参散 1-249
03466 人参散 1-250
03467 人参散 1-250
03468 人参散 1-250
03469 人参散 1-250
03470 人参散 1-250
03471 人参散 1-250
03472 人参散 1-250
03473 人参散 1-250
03474 人参散 1-250
03475 人参散 1-250
03476 人参散 1-250
03477 人参散 1-250
03478 人参散 1-250
03479 人参散 1-250
03480 人参散 1-250
03481 人参散 1-250
03482 人参散 1-250
03483 人参散 1-250
03484 人参散 1-251
03485 人参散 1-251
03486 人参散 1-251
03487 人参散 1-251
03488 人参粥 1-251
03489 人参粥 1-251
03490 人参粥 1-251
03491 人参粥 1-251
03492 人参粥 1-251
03493 人参煎 1-251
03494 人参煎 1-251
03495 人参膏 1-251
03496 人参膏 1-251
03497 人参膏 1-251
03498 人参膏 1-251
03499 人参膏 1-251
03500 人参膏 1-252
03501 人黄散 1-252
03502 人中白丸 1-252
03503 人中白散 1-252
03504 人中白散 1-252
03505 人中白散 1-252
03506 人中白散 1-252
03507 人中白散 1-252
03508 人中白散 1-252
03509 人中白散 1-252
03510 人中白散 1-252
03511 人中白散 1-252
03512 人中白散 1-252
03513 人中白散 1-252
03514 人中白散 1-252
03515 人中白散 1-253
03516 人中白散 1-253

03517 人中白散 1-253
03518 人中黄丸 1-253
03519 人中黄丸 1-253
03520 人中黄散 1-253
03521 人中黄散 1-253
03522 人中黄散 1-253
03523 人中黄散 1-253
03524 人参芦汤 1-253
03525 人参饮子 1-253
03526 人参饮子 1-253
03527 人参饮子 1-253
03528 人参饮子 1-253
03529 人参饮子 1-253
03530 人参饮子 1-253
03531 人参饮子 1-253
03532 人参饮子 1-254
03533 人参饮子 1-254
03534 人参饮子 1-254
03535 人参饮子 1-254
03536 人参饮子 1-254
03537 人参饮子 1-254
03538 人参饮子 1-254
03539 人参补膏 1-254
03540 人参药酒 1-254
03541 人参煮散 1-254
03542 人参煮散 1-254
03543 人参煮散 1-254
03544 人参煮散 1-254
03545 人参煮散 1-254
03546 人参煮散 1-255
03547 人参煮散 1-255
03548 人参煮散 1-255
03549 人参煮散 1-255
03550 人参煮煎 1-255
03551 人参锉散 1-255
03552 人参煎丸 1-255
03553 人参膏子 1-255
03554 人马平安散 1-255
03555 人马平安散 1-255
03556 人马平安散 1-255
03557 人马平安散 1-255
03558 人马平安散 1-255
03559 人马平安散 1-255
03560 人马平安散 1-256
03561 人马平安散 1-256
03562 人参一捻金 1-256
03563 人参丁香散 1-256
03564 人参丁香散 1-256
03565 人参丁香散 1-256
03566 人参七味丸 1-256
03567 人参八仙丹 1-256
03568 人参八味汤 1-256
03569 人参八味汤 1-256
03570 人参三白汤 1-256
03571 人参三白汤 1-256
03572 人参三白汤 1-256
03573 人参三白汤 1-256
03574 人参三白散 1-257
03575 人参干姜汤 1-257
03576 人参干葛汤 1-257
03577 人参大补汤 1-257
03578 人参大黄汤 1-257
03579 人参大黄汤 1-257
03580 人参大黄汤 1-257
03581 人参大黄汤 1-257
03582 人参山漆汤 1-257
03583 人参门冬汤 1-257
03584 人参门冬饮 1-257
03585 人参女金丸 1-257
03586 人参天麻汤 1-257
03587 人参开胃汤 1-257
03588 人参开胃汤 1-257
03589 人参木瓜汤 1-257
03590 人参木香汤 1-257
03591 人参木香散 1-257
03592 人参木香散 1-258
03593 人参木香散 1-258
03594 人参木香散 1-258
03595 人参五皮散 1-258
03596 人参五补散 1-258
03597 人参五味汤 1-258
03598 人参五味散 1-258
03599 人参五味散 1-258
03600 人参车前汤 1-258
03601 人参太乙丹 1-258
03602 人参内托散 1-258
03603 人参内托散 1-258
03604 人参内托散 1-258
03605 人参内补散 1-258
03606 人参化风膏 1-258
03607 人参化斑汤 1-259
03608 人参化斑汤 1-259
03609 人参化痰丸 1-259
03610 人参牛黄散 1-259
03611 人参升胃汤 1-259
03612 人参升麻汤 1-259
03613 人参乌梅汤 1-259
03614 人参乌梅散 1-259
03615 人参丹砂丸 1-259
03616 人参六合汤 1-259
03617 人参双姜汤 1-259
03618 人参平补汤 1-259
03619 人参平肺汤 1-259
03620 人参平肺汤 1-259
03621 人参平肺汤 1-259
03622 人参平肺饮 1-259
03623 人参平肺散 1-259
03624 人参平肺散 1-260
03625 人参平肺散 1-260
03626 人参平肺散 1-260
03627 人参平肺散 1-260
03628 人参平疟丸 1-260
03629 人参平胃散 1-260
03630 人参甘草汤 1-260
03631 人参甘草汤 1-260
03632 人参甘桔汤 1-260
03633 人参石脂汤 1-260
03634 人参石膏汤 1-260
03635 人参石膏汤 1-260
03636 人参石膏汤 1-260
03637 人参石膏汤 1-260
03638 人参石膏汤 1-260
03639 人参龙骨散 1-260
03640 人参归芎汤 1-260
03641 人参归耆汤 1-261
03642 人参归脾丸 1-261
03643 人参四物汤 1-261
03644 人参四物汤 1-261
03645 人参四顺汤 1-261
03646 人参四逆汤 1-261
03647 人参冬花膏 1-261
03648 人参冬梨方 1-261
03649 人参生化汤 1-261
03650 人参生化汤 1-261
03651 人参生脉散 1-261
03652 人参生津散 1-261
03653 人参生犀散 1-261
03654 人参生犀散 1-261
03655 人参白术丸 1-261
03656 人参白术汤 1-261
03657 人参白术汤 1-262
03658 人参白术汤 1-262
03659 人参白术汤 1-262
03660 人参白术汤 1-262
03661 人参白术汤 1-262
03662 人参白术汤 1-262
03663 人参白术饮 1-262
03664 人参白术散 1-262
03665 人参白术散 1-262
03666 人参白术散 1-262
03667 人参白术散 1-262
03668 人参白术散 1-262
03669 人参白术散 1-262
03670 人参白术散 1-262
03671 人参白术散 1-263
03672 人参白术散 1-263
03673 人参白术散 1-263
03674 人参白术散 1-263
03675 人参白术膏 1-263
03676 人参白虎汤 1-263
03677 人参白虎汤 1-263
03678 人参白虎汤 1-263
03679 人参白虎汤 1-263
03680 人参白虎汤 1-263
03681 人参宁肺汤 1-263
03682 人参宁肺汤 1-263
03683 人参宁神汤 1-263
03684 人参半夏丸 1-263
03685 人参半夏丸 1-263
03686 人参半夏丸 1-263
03687 人参半夏丸 1-263
03688 人参半夏丸 1-264
03689 人参半夏丸 1-264
03690 人参半夏丸 1-264
03691 人参半夏丸 1-264
03692 人参半夏丸 1-264
03693 人参半夏丹 1-264
03694 人参半夏汤 1-264
03695 人参半夏汤 1-264
03696 人参半夏汤 1-264
03697 人参半夏散 1-264
03698 人参加味汤 1-264
03699 人参地骨散 1-264
03700 人参地黄丸 1-264
03701 人参地黄丸 1-264
03702 人参芍药汤 1-264
03703 人参芎归汤 1-265
03704 人参芎归汤 1-265
03705 人参芎归汤 1-265
03706 人参芎归散 1-265
03707 人参芎附汤 1-265
03708 人参再造丸 1-265
03709 人参再造九 1-265
03710 人参百合汤 1-265
03711 人参当归汤 1-265
03712 人参当归汤 1-266
03713 人参当归汤 1-266
03714 人参当归汤 1-266
03715 人参当归饮 1-266
03716 人参当归散 1-266
03717 人参当归散 1-266
03718 人参当归散 1-266
03719 人参当归散 1-266
03720 人参当归散 1-266
03721 人参回生丹 1-266
03722 人参回生丹 1-266
03723 人参竹叶汤 1-266
03724 人参竹叶汤 1-266
03725 人参竹叶汤 1-266
03726 人参竹叶汤 1-266
03727 人参竹叶汤 1-266
03728 人参竹叶汤 1-266
03729 人参竹叶汤 1-266
03730 人参竹叶汤 1-267
03731 人参竹沥饮 1-267
03732 人参竹沥饮 1-267

03733 人参竹茹汤 1-267
03734 人参竹茹汤 1-267
03735 人参竹茹汤 1-267
03736 人参交龙散 1-267
03737 人参冲和丸 1-267
03738 人参安肺汤 1-267
03739 人参安胃散 1-267
03740 人参安胃散 1-267
03741 人参安神丸 1-267
03742 人参安神汤 1-268
03743 人参异功散 1-268
03744 人参防己汤 1-268
03745 人参麦冬汤 1-268
03746 人参麦冬汤 1-268
03747 人参麦冬汤 1-268
03748 人参麦冬汤 1-268
03749 人参麦冬汤 1-268
03750 人参麦冬汤 1-268
03751 人参麦冬散 1-268
03752 人参麦冬散 1-268
03753 人参麦冬散 1-268
03754 人参麦冬散 1-268
03755 人参麦冬散 1-268
03756 人参麦冬散 1-268
03757 人参远志丸 1-268
03758 人参远志丸 1-268
03759 人参远志汤 1-269
03760 人参远志散 1-269
03761 人参豆蔻汤 1-269
03762 人参豆蔻汤 1-269
03763 人参豆蔻散 1-269
03764 人参豆蔻散 1-269
03765 人参豆蔻散 1-269
03766 人参苏木汤 1-269
03767 人参苏木散 1-269
03768 人参赤芍汤 1-269
03769 人参杏子汤 1-269
03770 人参辰砂丸 1-269
03771 人参针头丸 1-269
03772 人参利膈丸 1-269
03773 人参利膈丸 1-269
03774 人参利膈丸 1-269
03775 人参利膈汤 1-269
03776 人参佛耳散 1-269
03777 人参辛梗汤 1-269
03778 人参应梦散 1-270
03779 人参快斑散 1-270
03780 人参沉香散 1-270
03781 人参羌活汤 1-270
03782 人参羌活汤 1-270
03783 人参羌活汤 1-270
03784 人参羌活汤 1-270
03785 人参羌活散 1-270
03786 人参羌活散 1-270
03787 人参羌活散 1-270
03788 人参羌活散 1-270
03789 人参羌活散 1-270
03790 人参羌活散 1-270
03791 人参羌活散 1-270
03792 人参羌活散 1-271
03793 人参羌活散 1-271
03794 人参羌活散 1-271
03795 人参羌活散 1-271
03796 人参羌活散 1-271
03797 人参羌活散 1-271
03798 人参羌活散 1-271
03799 人参诃子丸 1-271
03800 人参诃子散 1-271
03801 人参诃子散 1-271
03802 人参诃子散 1-271
03803 人参补气汤 1-271
03804 人参补气汤 1-271
03805 人参补气汤 1-271
03806 人参补气汤 1-271
03807 人参补气汤 1-272
03808 人参补阳汤 1-272
03809 人参补声饮 1-272
03810 人参补肾汤 1-272
03811 人参补肺汤 1-272
03812 人参补肺饮 1-272
03813 人参补肺散 1-272
03814 人参补肺散 1-272
03815 人参补肺散 1-272
03816 人参补胃汤 1-272
03817 人参补胃汤 1-272
03818 人参补虚汤 1-272
03819 人参补虚汤 1-272
03820 人参补虚汤 1-272
03821 人参启脾丸 1-272
03822 人参启脾汤 1-272
03823 人参阿胶饮 1-273
03824 人参阿胶散 1-273
03825 人参附子汤 1-273
03826 人参附子汤 1-273
03827 人参青蒿汤 1-273
03828 人参枫香丸 1-273
03829 人参枣仁汤 1-273
03830 人参抱龙丸 1-273
03831 人参抱龙丸 1-273
03832 人参肾沥汤 1-273
03833 人参败毒散 1-273
03834 人参败毒散 1-274
03835 人参败毒散 1-274
03836 人参败毒散 1-274
03837 人参败毒散 1-274
03838 人参固本丸 1-274
03839 人参固本丸 1-275
03840 人参固本丸 1-275
03841 人参固本汤 1-275
03842 人参固本酒 1-275
03843 人参固本酒 1-275
03844 人参固本膏 1-275
03845 人参固本膏 1-275
03846 人参固肌汤 1-275
03847 人参固肌汤 1-275
03848 人参固肌汤 1-275
03849 人参固肌散 1-275
03850 人参和中散 1-275
03851 人参知母散 1-275
03852 人参泻心汤 1-276
03853 人参泻肺汤 1-276
03854 人参定喘汤 1-276
03855 人参定喘汤 1-276
03856 人参官桂饮 1-276
03857 人参实卫汤 1-276
03858 人参建中汤 1-276
03859 人参枳术丸 1-276
03860 人参枳壳汤 1-276
03861 人参枳壳散 1-276
03862 人参枳壳散 1-276
03863 人参枳壳散 1-276
03864 人参枳实汤 1-276
03865 人参柏叶汤 1-277
03866 人参柿蒂汤 1-277
03867 人参胡桃汤 1-277
03868 人参荆芥汤 1-277
03869 人参荆芥汤 1-277
03870 人参荆芥汤 1-277
03871 人参荆芥汤 1-277
03872 人参荆芥散 1-277
03873 人参荆芥散 1-277
03874 人参荆芥散 1-277
03875 人参荆芥散 1-277
03876 人参荆芥散 1-277
03877 人参南星丸 1-277
03878 人参茯苓丸 1-277
03879 人参茯苓汤 1-278
03880 人参茯苓汤 1-278
03881 人参茯苓汤 1-278
03882 人参茯苓汤 1-278
03883 人参茯苓汤 1-278
03884 人参茯苓散 1-278
03885 人参茯苓粥 1-278
03886 人参茯神汤 1-278
03887 人参茯神汤 1-278
03888 人参厚朴汤 1-278
03889 人参厚朴汤 1-278
03890 人参厚朴散 1-278
03891 人参威灵散 1-278
03892 人参轻骨散 1-278
03893 人参胃风汤 1-279
03894 人参胃爱散 1-279
03895 人参复脉散 1-279
03896 人参香术散 1-279
03897 人参香薷散 1-279
03898 人参保肺丸 1-279
03899 人参保肺汤 1-279
03900 人参保肺汤 1-279
03901 人参保童丸 1-279
03902 人参顺气散 1-279
03903 人参顺气散 1-279
03904 人参顺气散 1-279
03905 人参顺气散 1-280
03906 人参顺气散 1-280
03907 人参前胡汤 1-280
03908 人参前胡汤 1-280
03909 人参前胡散 1-280
03910 人参前胡散 1-280
03911 人参前胡散 1-280
03912 人参前胡散 1-280
03913 人参前胡散 1-280
03914 人参养卫汤 1-280
03915 人参养血丸 1-280
03916 人参养血丸 1-280
03917 人参养肺丸 1-281
03918 人参养肺汤 1-281
03919 人参养肺汤 1-281
03920 人参养荣丸 1-281
03921 人参养荣丸 1-281
03922 人参养荣汤 1-281
03923 人参养荣汤 1-281
03924 人参养荣汤 1-281
03925 人参养荣汤 1-281
03926 人参养荣汤 1-281
03927 人参养荣汤 1-281
03928 人参养荣膏 1-281
03929 人参养胃汤 1-281
03930 人参养胃汤 1-281
03931 人参养胃汤 1-281
03932 人参养胃汤 1-282
03933 人参养胃汤 1-282
03934 人参养胃汤 1-282
03935 人参养胃汤 1-282
03936 人参养胃汤 1-282
03937 人参养胃汤 1-282
03938 人参养胃汤 1-282
03939 人参养脾汤 1-282
03940 人参首乌精 1-282
03941 人参退热散 1-282
03942 人参桂心散 1-282
03943 人参桂姜汤 1-282
03944 人参桔梗汤 1-282
03945 人参桔梗散 1-283
03946 人参桔梗散 1-283
03947 人参莲心散 1-283
03948 人参耆苓汤 1-283

03949 人参柴胡汤 1-283
03950 人参柴胡汤 1-283
03951 人参柴胡汤 1-283
03952 人参柴胡汤 1-283
03953 人参柴胡汤 1-283
03954 人参柴胡散 1-283
03955 人参柴胡散 1-283
03956 人参逍遥散 1-283
03957 人参透肌饮 1-283
03958 人参透肌散 1-283
03959 人参透肌散 1-283
03960 人参健脾丸 1-284
03961 人参健脾丸 1-284
03962 人参消风散 1-284
03963 人参润肺丸 1-284
03964 人参润肺丸 1-284
03965 人参润肺汤 1-284
03966 人参润肺散 1-284
03967 人参润肺散 1-284
03968 人参益气汤 1-284
03969 人参益气汤 1-284
03970 人参益母丸 1-284
03971 人参益肺散 1-284
03972 人参益胃汤 1-285
03973 人参益胃汤 1-285
03974 人参资生丸 1-285
03975 人参调元汤 1-285
03976 人参调中汤 1-285
03977 人参调中汤 1-285
03978 人参调中散 1-285
03979 人参调胃膏 1-285
03980 人参通气散 1-285
03981 人参理中丸 1-285
03982 人参理中汤 1-285
03983 人参理中汤 1-285
03984 人参理肺汤 1-285
03985 人参理肺散 1-285
03986 人参萝卜饮 1-285
03987 人参黄连散 1-285
03988 人参黄耆丸 1-285
03989 人参黄耆汤 1-285
03990 人参黄耆汤 1-285
03991 人参黄耆汤 1-286
03992 人参黄耆汤 1-286
03993 人参黄耆汤 1-286
03994 人参黄耆汤 1-286
03995 人参黄耆汤 1-286
03996 人参黄耆汤 1-286
03997 人参黄耆散 1-286
03998 人参黄耆散 1-286
03999 人参黄耆散 1-286
04000 人参黄耆散 1-286
04001 人参黄耆散 1-286
04002 人参黄耆散 1-286
04003 人参黄耆散 1-286
04004 人参黄耆散 1-287
04005 人参救肺汤 1-287
04006 人参救肺散 1-287
04007 人参常山汤 1-287
04008 人参常山汤 1-287
04009 人参鹿角膏 1-287
04010 人参鹿茸丸 1-287
04011 人参鹿茸丸 1-287
04012 人参鹿茸丸 1-287
04013 人参鹿茸丸 1-287
04014 人参鹿茸丸 1-287
04015 人参清肌散 1-287
04016 人参清补汤 1-287
04017 人参清金丸 1-287
04018 人参清肺汤 1-287
04019 人参清肺汤 1-287
04020 人参清肺饮 1-288
04021 人参清肺饮 1-288
04022 人参清肺散 1-288
04023 人参清肺散 1-288
04024 人参清肺散 1-288
04025 人参清神汤 1-288
04026 人参清神汤 1-288
04027 人参清解散 1-288
04028 人参清膈饮 1-288
04029 人参清膈散 1-288
04030 人参清镇丸 1-288
04031 人参续气汤 1-288
04032 人参琥珀丸 1-288
04033 人参款花散 1-288
04034 人参款花膏 1-289
04035 人参款花膏 1-289
04036 人参款花膏 1-289
04037 人参葛根汤 1-289
04038 人参葶苈丸 1-289
04039 人参紫苏丹 1-289
04040 人参紫金丸 1-289
04041 人参紫金丹 1-289
04042 人参紫菀汤 1-289
04043 人参紫菀汤 1-289
04044 人参紫菀汤 1-289
04045 人参紫菀散 1-289
04046 人参紫菀散 1-289
04047 人参紫菀散 1-289
04048 人参紫菀散 1-289
04049 人参紫菀煎 1-290
04050 人参蛤蚧丸 1-290
04051 人参蛤蚧散 1-290
04052 人参蛤蚧散 1-290
04053 人参猬皮丸 1-290
04054 人参温中丸 1-290
04055 人参温脾散 1-290
04056 人参犀角汤 1-290
04057 人参犀角散 1-290
04058 人参蜀椒汤 1-290
04059 人参解毒汤 1-290
04060 人参解毒汤 1-290
04061 人参酸枣汤 1-290
04062 人参截疟饮 1-290
04063 人参雌鸡汤 1-291
04064 人参蝉蜕散 1-291
04065 人参漏芦散 1-291
04066 人参樗皮散 1-291
04067 人参橘皮汤 1-291
04068 人参橘皮汤 1-291
04069 人参橘皮汤 1-291
04070 人参橘皮散 1-291
04071 人参薯蓣丸 1-291
04072 人参螵蛸散 1-291
04073 人参藿香汤 1-291
04074 人参藿香汤 1-291
04075 人参藿香汤 1-291
04076 人参藿香散 1-291
04077 人参藿香散 1-291
04078 人参藿香散 1-291
04079 人参藿香散 1-291
04080 人参藿香散 1-291
04081 人参藿香散 1-292
04082 人参鳖甲丸 1-292
04083 人参鳖甲汤 1-292
04084 人参鳖甲汤 1-292
04085 人参鳖甲散 1-292
04086 人参鳖甲散 1-292
04087 人参丁香煮散 1-292
04088 人参大再造丸 1-292
04089 人参大温中丸 1-292
04090 人参小柴胡汤 1-293
04091 人参天麻药酒 1-293
04092 人参五味子丸 1-293
04093 人参五味子汤 1-293
04094 人参五味子汤 1-293
04095 人参五味子散 1-293
04096 人参玉液金丹 1-293
04097 人参白扁豆散 1-293
04098 人参地骨皮散 1-293
04099 人参当归颗粒 1-293
04100 人参麦门冬汤 1-293
04101 人参麦门冬汤 1-293
04102 人参麦门冬散 1-293
04103 人参麦门冬散 1-293
04104 人参豆蔻煮散 1-293
04105 人参补气胶囊 1-293
04106 人参败毒胶囊 1-294
04107 人参泽兰叶汤 1-294
04108 人参荆芥煮散 1-294
04109 人参顺气饮子 1-294
04110 人参禹余粮丸 1-294
04111 人参胎产金丹 1-294
04112 人参柴胡饮子 1-294
04113 人参柴胡饮子 1-294
04114 人参款冬花散 1-294
04115 人参款冬花膏 1-294
04116 人参款冬花膏 1-294
04117 人马平安行军散 1-294
04118 人参五味子颗粒 1-294
04119 人参四苓五皮散 1-294
04120 人参白虎桂枝汤 1-295
04121 人参竹叶石膏汤 1-295
04122 人参竹叶石膏汤 1-295
04123 人参败毒加味散 1-295
04124 人参珍珠口服液 1-295
04125 人参消食八味散 1-295
04126 人参橘皮竹茹汤 1-295
04127 人参燕窝百合汤 1-295
04128 人参三白合四逆汤 1-295
04129 人参白虎加元麦汤 1-295
04130 人参黄芩黄连干姜汤 1-295
04131 人参白虎加元麦紫苏汤 1-295
04132 人参白虎合黄连解毒汤 1-295

入

04133 入圣散 1-295
04134 入军丸 1-295
04135 入顶散 1-295
04136 入顶散 1-296
04137 入神散 1-296
04138 入琼丹 1-296
04139 入药灵砂 1-296
04140 入药灵砂丸 1-296
04141 入药灵砂丸 1-296

儿

04142 儿枕散 1-296
04143 儿疟饮 1-296
04144 儿宝膏 1-296

04145 儿茶散 1-296
04146 儿茶散 1-296
04147 儿茶散 1-296
04148 儿宝颗粒 1-296
04149 儿童咳液 1-296
04150 儿茶五倍散 1-296
04151 儿茶轻粉散 1-296
04152 儿科七离散 1-296
04153 儿康宁糖浆 1-297
04154 儿滞灵冲剂 1-297
04155 儿童七珍丸 1-297
04156 儿童化毒散 1-297
04157 儿童清肺丸 1-297
04158 儿感清口服液 1-297
04159 儿童清肺口服液 1-297
04160 儿童清热口服液 1-297
04161 儿童清热导滞丸 1-297
04162 儿感退热宁口服液 1-297

九

04163 九一丹 1-297
04164 九一丹 1-298
04165 九一丹 1-298
04166 九一丹 1-298
04167 九一散 1-298
04168 九二丹 1-298
04169 九子丸 1-298
04170 九子丸 1-298
04171 九子丸 1-298
04172 九气汤 1-298
04173 九气汤 1-298
04174 九气汤 1-298
04175 九气汤 1-298
04176 九气饮 1-298
04177 九分散 1-298
04178 九分散 1-298
04179 九分散 1-298
04180 九分散 1-299
04181 九风汤 1-299
04182 九龙丸 1-299
04183 九龙丸 1-299
04184 九龙丸 1-299
04185 九龙丸 1-299
04186 九龙丹 1-299
04187 九龙丹 1-299
04188 九龙丹 1-299
04189 九龙丹 1-299
04190 九龙丹 1-299
04191 九龙丹 1-299
04192 九龙丹 1-299
04193 九龙汤 1-300
04194 九龙针 1-300
04195 九龙针 1-300
04196 九龙散 1-300
04197 九龙膏 1-300
04198 九仙丸 1-300
04199 九仙丸 1-300
04200 九仙丹 1-300
04201 九仙丹 1-300
04202 九仙丹 1-300
04203 九仙丹 1-300
04204 九仙丹 1-300
04205 九仙丹 1-300
04206 九仙饮 1-300
04207 九仙顶 1-300
04208 九仙饼 1-301
04209 九仙酒 1-302
04210 九仙散 1-302
04211 九仙散 1-302
04212 九仙散 1-302
04213 九仙散 1-302
04214 九仙膏 1-302
04215 九仙膏 1-302
04216 九生丸 1-302
04217 九鸟散 1-302
04218 九汁膏 1-302
04219 九圣丸 1-302
04220 九圣散 1-302
04221 九圣散 1-302
04222 九虫丸 1-302
04223 九虫散 1-302
04224 九似丸 1-302
04225 九华膏 1-303
04226 九江散 1-303
04227 九阳丹 1-303
04228 九灵汤 1-303
04229 九转丹 1-303
04230 九转丹 1-303
04231 九炁丹 1-303
04232 九味丸 1-303
04233 九味汤 1-303
04234 九味汤 1-303
04235 九物饮 1-303
04236 九宝丸 1-303
04237 九宝丸 1-303
04238 九宝丹 1-304
04239 九宝丹 1-304
04240 九宝丹 1-304
04241 九宝汤 1-304
04242 九宝汤 1-304
04243 九宝汤 1-304
04244 九宝汤 1-304
04245 九宝饮 1-304
04246 九宝饮 1-304
04247 九宝饮 1-304
04248 九宝饮 1-304
04249 九宝散 1-304
04250 九宝散 1-304
04251 九宝散 1-304
04252 九宝散 1-304
04253 九房散 1-305
04254 九珍散 1-305
04255 九珍散 1-305
04256 九厘散 1-305
04257 九香膏 1-305
04258 九宫汤 1-305
04259 九盏汤 1-305
04260 九黄丹 1-305
04261 九痛丸 1-305
04262 九痛丸 1-305
04263 九熏丹 1-305
04264 九精丸 1-306
04265 九蜜煎 1-306
04266 九霄丸 1-306
04267 九霄丸 1-306
04268 九霄丸 1-306
04269 九子油膏 1-306
04270 九君子汤 1-306
04271 九转仙丹 1-306
04272 九转灵丹 1-306
04273 九转灵丹 1-306
04274 九转神丹 1-306
04275 九宝饮子 1-306
04276 九子地黄丸 1-306
04277 九子还阳丹 1-306
04278 九气拈痛丸 1-306
04279 九月束胎丸 1-307
04280 九龙化风丸 1-307
04281 九龙扶寿膏 1-307
04282 九龙败毒丸 1-307
04283 九龙定风针 1-307
04284 九龙控心散 1-307
04285 九龙控心散 1-307
04286 九龙控涎丹 1-307
04287 九号坎象方 1-307
04288 九仙王道糕 1-307
04289 九仙夺命丹 1-307
04290 九仙夺命丹 1-307
04291 九仙夺命丹 1-307
04292 九仙灵应散 1-307
04293 九仙驱红散 1-307
04294 九仙固元丹 1-308
04295 九仙薯蓣煎 1-308
04296 九华粉洗剂 1-308
04297 九华痔疮栓 1-308
04298 九江太守散 1-308
04299 九还金液丹 1-308
04300 九转大降丹 1-308
04301 九转灵砂丹 1-308
04302 九转灵砂丹 1-308
04303 九转灵砂丹 1-309
04304 九转黄精丸 1-309
04305 九转黄精丹 1-309
04306 九味二陈汤 1-309
04307 九味木香丸 1-309
04308 九味仓廪汤 1-309
04309 九味平胸丸 1-309
04310 九味龙荟丸 1-309
04311 九味四物汤 1-309
04312 九味地黄丸 1-309
04313 九味当归汤 1-309
04314 九味安肾丸 1-309
04315 九味异功散 1-309
04316 九味异功煎 1-309
04317 九味芦荟丸 1-309
04318 九味芦荟丸 1-309
04319 九味羌活丸 1-310
04320 九味羌活汤 1-310
04321 九味羌活汤 1-310
04322 九味败毒汤 1-310
04323 九味香附丸 1-310
04324 九味顺气散 1-310
04325 九味前胡汤 1-310
04326 九味养脾汤 1-310
04327 九味神功散 1-311
04328 九味神效散 1-311
04329 九味柴胡汤 1-311
04330 九味流气饮 1-311
04331 九味宽中散 1-311
04332 九味资生丸 1-311
04333 九味理中汤 1-311
04334 九味理中汤 1-311
04335 九味理中汤 1-311
04336 九味萸连丸 1-311
04337 九味清心丸 1-311
04338 九味清脾汤 1-311
04339 九味犀角汤 1-311
04340 九味槐花散 1-311
04341 九味解毒汤 1-311
04342 九味解毒散 1-311
04343 九味蟠葱散 1-312
04344 九物五膈丸 1-312
04345 九物牛黄丸 1-312
04346 九物金锁丹 1-312
04347 九制大黄丸 1-312
04348 九制松香膏 1-312
04349 九制草灵丹 1-312
04350 九制香附丸 1-312
04351 九制香附丸 1-312
04352 九制硫黄丸 1-313
04353 九金六马散 1-313
04354 九品扶瘴散 1-313

04355 九香如意丸 1-313
04356 九痘秦王散 1-313
04357 九痘秦椒散 1-313
04358 九蒸苍术散 1-313
04359 九味石灰华散 1-313
04360 九物大黄薄贴 1-313
04361 九蒸单豨莶丸 1-313
04362 九味龙胆泻肝汤 1-313
04363 九制牛膝葆真丸 1-313
04364 九制豨莶草药酒 1-314
04365 九仙山何处士黑神丸 1-314
04366 九转长生神鼎玉液膏 1-314

刀

04367 刀伤散 1-314
04368 刀豆散 1-314

了

04369 了脾丸 1-314

三画

三

04370 三七丹 1-315
04371 三七汤 1-315
04372 三七汤 1-315
04373 三七膏 1-315
04374 三匕汤 1-315
04375 三三丸 1-315
04376 三才丸 1-315
04377 三才丸 1-315
04378 三才丸 1-315
04379 三才丸 1-315
04380 三才丹 1-315
04381 三才汤 1-315
04382 三才汤 1-316
04383 三才散 1-316
04384 三才膏 1-316
04385 三山丸 1-316
04386 三子汤 1-316
04387 三子散 1-316
04388 三子散 1-316
04389 三元汤 1-316
04390 三元汤 1-316
04391 三友丸 1-316
04392 三仁丸 1-316
04393 三仁丸 1-316
04394 三仁汤 1-316
04395 三仁汤 1-316
04396 三仁汤 1-317
04397 三仁粥 1-317
04398 三仁膏 1-317
04399 三仁膏 1-317
04400 三化丸 1-317
04401 三化丹 1-317
04402 三化汤 1-317
04403 三化汤 1-317
04404 三气饮 1-317
04405 三公散 1-317
04406 三分茶 1-318
04407 三分散 1-318
04408 三分散 1-318
04409 三分散 1-318
04410 三分散 1-318
04411 三分散 1-318
04412 三反膏 1-318
04413 三反膏 1-318
04414 三乌丸 1-318
04415 三乌丸 1-318
04416 三乌胶 1-318
04417 三节汤 1-318
04418 三石丸 1-318
04419 三石水 1-318
04420 三石汤 1-318
04421 三石汤 1-319
04422 三石散 1-319
04423 三石散 1-319
04424 三石散 1-319
04425 三石散 1-319
04426 三龙散 1-319
04427 三出丸 1-319
04428 三甲散 1-319
04429 三甲散 1-319
04430 三仙丸 1-319
04431 三仙丸 1-320
04432 三仙丸 1-320
04433 三仙丸 1-320
04434 三仙丸 1-320
04435 三仙丸 1-320
04436 三仙丸 1-320
04437 三仙丸 1-320
04438 三仙升 1-320
04439 三仙丹 1-320
04440 三仙丹 1-320
04441 三仙丹 1-320
04442 三仙丹 1-320
04443 三仙丹 1-320
04444 三仙丹 1-320
04445 三仙丹 1-320
04446 三仙丹 1-320
04447 三仙丹 1-320
04448 三仙丹 1-320
04449 三仙丹 1-321
04450 三仙丹 1-321
04451 三仙丹 1-321
04452 三仙丹 1-321
04453 三仙丹 1-321
04454 三仙丹 1-321
04455 三仙汤 1-321
04456 三仙汤 1-321
04457 三仙汤 1-321
04458 三仙串 1-321
04459 三仙饮 1-321
04460 三仙饮 1-321
04461 三仙顶 1-321
04462 三仙酒 1-321
04463 三仙酒 1-321
04464 三仙酒 1-321
04465 三仙散 1-321
04466 三仙散 1-321
04467 三仙散 1-321
04468 三仙散 1-321
04469 三仙散 1-321
04470 三仙散 1-321
04471 三仙散 1-322
04472 三仙散 1-322
04473 三仙散 1-322
04474 三仙散 1-322
04475 三仙散 1-322
04476 三仙散 1-322
04477 三仙散 1-322
04478 三仙散 1-322
04479 三仙粥 1-322
04480 三仙膏 1-322
04481 三仙膏 1-322
04482 三仙膏 1-322
04483 三仙膏 1-322
04484 三仙膏 1-322
04485 三仙膏 1-322
04486 三生丸 1-322
04487 三生丸 1-322
04488 三生丸 1-322
04489 三生丹 1-322
04490 三生汤 1-323
04491 三生饮 1-323
04492 三生饮 1-323
04493 三生饮 1-323
04494 三生散 1-323
04495 三生散 1-323
04496 三生散 1-323
04497 三生散 1-323
04498 三白丸 1-323
04499 三白丸 1-323
04500 三白丸 1-323
04501 三白丹 1-323
04502 三白汤 1-323
04503 三白汤 1-323
04504 三白汤 1-324
04505 三白汤 1-324
04506 三白饮 1-324
04507 三白顶 1-324
04508 三白酒 1-324
04509 三白散 1-324
04510 三白散 1-324
04511 三白散 1-324
04512 三白散 1-324
04513 三白散 1-324
04514 三白散 1-324
04515 三白散 1-324
04516 三白散 1-324
04517 三白散 1-324
04518 三白散 1-324
04519 三白散 1-324
04520 三白散 1-324
04521 三白散 1-325
04522 三白散 1-325
04523 三白散 1-325
04524 三白膏 1-325
04525 三白膏 1-325
04526 三白膏 1-325
04527 三汁丸 1-325
04528 三汁丹 1-325
04529 三汁饮 1-325
04530 三汁饮 1-325
04531 三汁膏 1-325
04532 三台丸 1-325
04533 三圣丸 1-325
04534 三圣丸 1-325
04535 三圣丸 1-325
04536 三圣丸 1-325
04537 三圣丸 1-326
04538 三圣丸 1-326
04539 三圣丸 1-326
04540 三圣丸 1-326
04541 三圣丸 1-326
04542 三圣丸 1-326
04543 三圣丸 1-326
04544 三圣丸 1-326
04545 三圣丸 1-326
04546 三圣丸 1-326
04547 三圣丸 1-326
04548 三圣丸 1-326
04549 三圣丸 1-326
04550 三圣丸 1-326
04551 三圣丸 1-326
04552 三圣丹 1-326
04553 三圣丹 1-326
04554 三圣丹 1-326
04555 三圣丹 1-326
04556 三圣汤 1-326
04557 三圣饮 1-327

04558 三圣饮 1-327
04559 三圣饮 1-327
04560 三圣散 1-327
04561 三圣散 1-327
04562 三圣散 1-327
04563 三圣散 1-327
04564 三圣散 1-327
04565 三圣散 1-327
04566 三圣散 1-327
04567 三圣散 1-327
04568 三圣散 1-327
04569 三圣散 1-327
04570 三圣散 1-328
04571 三圣散 1-328
04572 三圣散 1-328
04573 三圣散 1-328
04574 三圣散 1-328
04575 三圣散 1-328
04576 三圣散 1-328
04577 三圣散 1-328
04578 三圣散 1-328
04579 三圣散 1-328
04580 三圣散 1-328
04581 三圣散 1-328
04582 三圣散 1-328
04583 三圣锭 1-328
04584 三圣膏 1-328
04585 三圣膏 1-328
04586 三圣膏 1-328
04587 三圣膏 1-328
04588 三皮汤 1-328
04589 三皮散 1-329
04590 三地汤 1-329
04591 三灰散 1-329
04592 三灰散 1-329
04593 三灰散 1-329
04594 三灰散 1-329
04595 三灰散 1-329
04596 三灰散 1-329
04597 三灰煎 1-329
04598 三灰膏 1-329
04599 三邪饮 1-329
04600 三光散 1-329
04601 三光膏 1-329
04602 三因散 1-329
04603 三肉臛 1-329
04604 三合丸 1-329
04605 三合汤 1-329
04606 三合汤 1-329
04607 三合汤 1-330
04608 三合汤 1-330
04609 三合汤 1-330
04610 三合汤 1-330
04611 三合汤 1-330
04612 三合汤 1-330
04613 三合散 1-330
04614 三合散 1-330
04615 三合散 1-330
04616 三合散 1-330
04617 三色膏 1-331
04618 三汗煎 1-331
04619 三安散 1-331
04620 三羊散 1-331
04621 三军丸 1-331
04622 三阳丹 1-331
04623 三阳丹 1-331
04624 三阳汤 1-331
04625 三阳汤 1-331
04626 三阳酒 1-331
04627 三阴煎 1-331
04628 三豆丹 1-331
04629 三豆汤 1-331
04630 三豆汤 1-331
04631 三豆汤 1-331
04632 三豆饮 1-331
04633 三豆饮 1-332
04634 三豆饮 1-332
04635 三豆浆 1-332
04636 三豆散 1-332
04637 三花丹 1-332
04638 三花汤 1-332
04639 三花汤 1-332
04640 三花饮 1-332
04641 三苏饮 1-332
04642 三皂丸 1-332
04643 三角散 1-332
04644 三辛散 1-332
04645 三应散 1-332
04646 三补丸 1-332
04647 三补丸 1-332
04648 三良散 1-332
04649 三灵丸 1-333
04650 三灵丹 1-333
04651 三灵丹 1-333
04652 三灵汤 1-333
04653 三灵汤 1-333
04654 三灵散 1-333
04655 三灵散 1-333
04656 三妙丸 1-333
04657 三妙丸 1-333
04658 三妙丸 1-333
04659 三妙丸 1-333
04660 三妙丸 1-333
04661 三妙丹 1-333
04662 三妙方 1-333
04663 三妙血 1-334
04664 三妙汤 1-334
04665 三妙汤 1-334
04666 三妙汤 1-334
04667 三妙散 1-334
04668 三妙散 1-334
04669 三妙散 1-334
04670 三妙散 1-334
04671 三妙散 1-334
04672 三妙散 1-334
04673 三妙散 1-334
04674 三妙散 1-334
04675 三妙散 1-334
04676 三妙散 1-334
04677 三妙煎 1-334
04678 三妙膏 1-334
04679 三妙膏 1-334
04680 三妙膏 1-334
04681 三青膏 1-334
04682 三枝散 1-334
04683 三枝散 1-335
04684 三枝膏 1-335
04685 三苓散 1-335
04686 三苓散 1-335
04687 三矾散 1-335
04688 三矾散 1-335
04689 三奇丸 1-335
04690 三奇丸 1-335
04691 三奇汤 1-335
04692 三奇汤 1-335
04693 三奇汤 1-335
04694 三奇汤 1-335
04695 三奇汤 1-335
04696 三奇顶 1-335
04697 三奇散 1-335
04698 三奇散 1-335
04699 三奇散 1-335
04700 三奇散 1-335
04701 三奇散 1-336
04702 三奇散 1-336
04703 三拗方 1-336
04704 三拗汤 1-336
04705 三拗汤 1-336
04706 三拗汤 1-336
04707 三拗汤 1-336
04708 三虎丸 1-336
04709 三肾丸 1-336
04710 三肾丸 1-336
04711 三肾丸 1-337
04712 三味丸 1-337
04713 三味丸 1-337
04714 三味汤 1-337
04715 三味汤 1-337
04716 三味汤 1-337
04717 三味散 1-337
04718 三物丸 1-337
04719 三物汤 1-337
04720 三物汤 1-337
04721 三物汤 1-337
04722 三物汤 1-337
04723 三物汤 1-337
04724 三物汤 1-337
04725 三物汤 1-337
04726 三物汤 1-337
04727 三物汤 1-338
04728 三物汤 1-338
04729 三物汤 1-338
04730 三物汤 1-338
04731 三物汤 1-338
04732 三物汤 1-338
04733 三物汤 1-338
04734 三物散 1-338
04735 三物散 1-338
04736 三物散 1-338
04737 三物散 1-338
04738 三物散 1-338
04739 三物散 1-338
04740 三物散 1-338
04741 三物膏 1-338
04742 三和丸 1-338
04743 三和丸 1-338
04744 三和丸 1-338
04745 三和丹 1-338
04746 三和汤 1-338
04747 三和汤 1-339
04748 三和汤 1-339
04749 三和汤 1-339
04750 三和汤 1-339
04751 三和汤 1-339
04752 三和汤 1-339
04753 三和饮 1-339
04754 三和散 1-339
04755 三和散 1-339
04756 三和散 1-339
04757 三金片 1-339
04758 三金汤 1-339
04759 三疟丸 1-339
04760 三疟饮 1-339
04761 三疝汤 1-340
04762 三炒丹 1-340
04763 三油膏 1-340
04764 三宝丹 1-340
04765 三宝散 1-340
04766 三宝粥 1-340
04767 三建丸 1-340
04768 三建丸 1-340
04769 三建丹 1-340
04770 三建汤 1-340
04771 三建散 1-340
04772 三建膏 1-340
04773 三参饮 1-340

04774 三茱丸 1-340
04775 三茱丸 1-341
04776 三茱丸 1-341
04777 三茱丸 1-341
04778 三茱丸 1-341
04779 三厘散 1-341
04780 三品锭 1-341
04781 三星丹 1-341
04782 三星汤 1-341
04783 三星散 1-341
04784 三骨散 1-341
04785 三香丸 1-341
04786 三香丸 1-341
04787 三香丸 1-341
04788 三香丸 1-341
04789 三香丹 1-341
04790 三香汤 1-341
04791 三香酒 1-341
04792 三香散 1-342
04793 三香散 1-342
04794 三香散 1-342
04795 三香散 1-342
04796 三香散 1-342
04797 三香膏 1-342
04798 三香膏 1-342
04799 三顺丸 1-342
04800 三顺散 1-342
04801 三胜膏 1-342
04802 三济丸 1-342
04803 三将丸 1-342
04804 三将丹 1-342
04805 三宣汤 1-342
04806 三祛汤 1-342
04807 三神丸 1-342
04808 三神丸 1-343
04809 三神丸 1-343
04810 三神丸 1-343
04811 三神丸 1-343
04812 三神丸 1-343
04813 三神丸 1-343
04814 三神丸 1-343
04815 三神丸 1-343
04816 三神丹 1-343
04817 三神丹 1-343
04818 三神汁 1-343
04819 三神汤 1-343
04820 三神汤 1-343
04821 三神汤 1-343
04822 三神汤 1-343
04823 三神汤 1-343
04824 三神汤 1-343
04825 三神汤 1-343
04826 三神汤 1-344
04827 三神汤 1-344
04828 三神饮 1-344
04829 三神油 1-344
04830 三神散 1-344
04831 三神散 1-344
04832 三神散 1-344
04833 三神散 1-344
04834 三神散 1-344
04835 三神散 1-344
04836 三神散 1-344
04837 三神散 1-344
04838 三神散 1-344
04839 三神散 1-344
04840 三神散 1-344
04841 三神散 1-344
04842 三神煎 1-344
04843 三神煎 1-344
04844 三神膏 1-344
04845 三神膏 1-344
04846 三退饮 1-344
04847 三退纸 1-345
04848 三退散 1-345
04849 三退散 1-345
04850 三根汤 1-345
04851 三根饮 1-345
04852 三根散 1-345
04853 三真汤 1-345
04854 三蚣散 1-345
04855 三倍丸 1-345
04856 三倍丸 1-345
04857 三倍丸 1-345
04858 三倍丸 1-345
04859 三倍丸 1-345
04860 三倍丹 1-345
04861 三倍汤 1-345
04862 三倍汤 1-345
04863 三倍汤 1-345
04864 三倍汤 1-345
04865 三效散 1-345
04866 三效散 1-346
04867 三消丸 1-346
04868 三消丸 1-346
04869 三消丸 1-346
04870 三消丸 1-346
04871 三消汤 1-346
04872 三消饮 1-346
04873 三消饮 1-346
04874 三消散 1-346
04875 三消散 1-346
04876 三消散 1-346
04877 三瓶糁 1-346
04878 三益膏 1-346
04879 三能散 1-346
04880 三萸丸 1-346
04881 三萸丸 1-347
04882 三黄丸 1-347
04883 三黄丸 1-347
04884 三黄丸 1-347
04885 三黄丸 1-347
04886 三黄丸 1-347
04887 三黄丸 1-347
04888 三黄丸 1-347
04889 三黄丸 1-347
04890 三黄丸 1-348
04891 三黄丸 1-348
04892 三黄丸 1-348
04893 三黄丸 1-348
04894 三黄丸 1-348
04895 三黄丸 1-348
04896 三黄丸 1-348
04897 三黄丸 1-348
04898 三黄丸 1-348
04899 三黄丸 1-348
04900 三黄丸 1-348
04901 三黄丸 1-348
04902 三黄丸 1-348
04903 三黄丹 1-348
04904 三黄丹 1-348
04905 三黄丹 1-348
04906 三黄丹 1-348
04907 三黄汤 1-349
04908 三黄汤 1-349
04909 三黄汤 1-349
04910 三黄汤 1-349
04911 三黄汤 1-349
04912 三黄汤 1-349
04913 三黄汤 1-349
04914 三黄汤 1-349
04915 三黄汤 1-349
04916 三黄汤 1-350
04917 三黄汤 1-350
04918 三黄汤 1-350
04919 三黄汤 1-350
04920 三黄汤 1-350
04921 三黄汤 1-350
04922 三黄汤 1-350
04923 三黄汤 1-350
04924 三黄汤 1-350
04925 三黄汤 1-350
04926 三黄汤 1-350
04927 三黄汤 1-350
04928 三黄串 1-350
04929 三黄酒 1-350
04930 三黄粉 1-350
04931 三黄散 1-350
04932 三黄散 1-350
04933 三黄散 1-350
04934 三黄散 1-350
04935 三黄散 1-351
04936 三黄散 1-351
04937 三黄散 1-351
04938 三黄散 1-351
04939 三黄散 1-351
04940 三黄散 1-351
04941 三黄散 1-351
04942 三黄散 1-351
04943 三黄散 1-351
04944 三黄散 1-351
04945 三黄散 1-351
04946 三黄散 1-351
04947 三黄散 1-351
04948 三黄散 1-351
04949 三黄散 1-351
04950 三黄散 1-351
04951 三黄散 1-351
04952 三黄散 1-351
04953 三黄散 1-352
04954 三黄散 1-352
04955 三黄散 1-352
04956 三黄散 1-352
04957 三黄散 1-352
04958 三黄散 1-352
04959 三黄膏 1-352
04960 三黄膏 1-352
04961 三黄膏 1-352
04962 三黄膏 1-352
04963 三黄膏 1-352
04964 三捷汤 1-352
04965 三辅散 1-352
04966 三匮丹 1-352
04967 三蛇丹 1-352
04968 三停散 1-352
04969 三脱散 1-353
04970 三脘汤 1-353
04971 三脘汤 1-353
04972 三脘散 1-353
04973 三脘散 1-353
04974 三清丸 1-353
04975 三清汤 1-353
04976 三棱丸 1-353
04977 三棱丸 1-353
04978 三棱丸 1-353
04979 三棱丸 1-353
04980 三棱丸 1-353
04981 三棱丸 1-353
04982 三棱丸 1-354
04983 三棱丸 1-354
04984 三棱丸 1-354
04985 三棱丸 1-354
04986 三棱丸 1-354
04987 三棱丸 1-354
04988 三棱丸 1-354
04989 三棱丸 1-354

04990 三棱丸 1-354
04991 三棱丸 1-354
04992 三棱丸 1-354
04993 三棱丸 1-355
04994 三棱丸 1-355
04995 三棱丸 1-355
04996 三棱丸 1-355
04997 三棱丸 1-355
04998 三棱丸 1-355
04999 三棱丸 1-355
05000 三棱丸 1-355
05001 三棱丸 1-355
05002 三棱丸 1-355
05003 三棱丸 1-355
05004 三棱丸 1-355
05005 三棱丹 1-355
05006 三棱汁 1-355
05007 三棱汤 1-355
05008 三棱汤 1-355
05009 三棱汤 1-356
05010 三棱汤 1-356
05011 三棱汤 1-356
05012 三棱汤 1-356
05013 三棱汤 1-356
05014 三棱汤 1-356
05015 三棱饮 1-356
05016 三棱散 1-356
05017 三棱散 1-356
05018 三棱散 1-356
05019 三棱散 1-356
05020 三棱散 1-356
05021 三棱散 1-356
05022 三棱散 1-356
05023 三棱散 1-357
05024 三棱散 1-357
05025 三棱散 1-357
05026 三棱散 1-357
05027 三棱散 1-357
05028 三棱散 1-357
05029 三棱散 1-357
05030 三棱散 1-357
05031 三棱粥 1-357
05032 三棱煎 1-357
05033 三棱煎 1-357
05034 三酥饼 1-357
05035 三焦散 1-357
05036 三痘汤 1-357
05037 三痏丸 1-357
05038 三痫丸 1-358
05039 三痫丹 1-358
05040 三痫丹 1-358
05041 三温散 1-358
05042 三禁汤 1-358
05043 三搏丸 1-358
05044 三蜕散 1-358
05045 三解汤 1-358
05046 三解汤 1-358
05047 三解汤 1-358
05048 三解散 1-358
05049 三解散 1-358
05050 三解散 1-359
05051 三解散 1-359
05052 三痹汤 1-359
05053 三痹汤 1-359
05054 三满丸 1-359
05055 三煎方 1-359
05056 三鲜饮 1-359
05057 三漏丸 1-359
05058 三精丸 1-359
05059 三磨散 1-359
05060 三霜丸 1-360
05061 三霜丸 1-360
05062 三鞭酒 1-360
05063 三七药酒 1-360
05064 三之一汤 1-360
05065 三尸虫丸 1-360
05066 三元秘方 1-360
05067 三不鸣散 1-360
05068 三木节散 1-360
05069 三五七汤 1-360
05070 三五七散 1-360
05071 三五七散 1-360
05072 三五七散 1-360
05073 三五七散 1-360
05074 三五七散 1-360
05075 三五七散 1-360
05076 三仁合剂 1-360
05077 三乌胶丸 1-361
05078 三石浸酒 1-361
05079 三龙眼膏 1-361
05080 三生萝卜 1-361
05081 三白饼子 1-361
05082 三圣饮子 1-361
05083 三色吹药 1-361
05084 三色敷药 1-361
05085 三豆子汤 1-361
05086 三豆饮子 1-361
05087 三豆饼子 1-361
05088 三味吐散 1-361
05089 三味饮子 1-362
05090 三物白散 1-362
05091 三物浴汤 1-362
05092 三和饮子 1-362
05093 三和饮子 1-362
05094 三疟神方 1-362
05095 三宝胶囊 1-362
05096 三枯髅酒 1-362
05097 三品锭子 1-362
05098 三品锭子 1-362
05099 三将军丸 1-362
05100 三柴胡饮 1-362
05101 三请诸葛 1-362
05102 三教归一 1-362
05103 三黄洗剂 1-362
05104 三黄犀散 1-362
05105 三蛇药酒 1-362
05106 三棱饮子 1-363
05107 三棱草煎 1-363
05108 三棱煎丸 1-363
05109 三棱煎丸 1-363
05110 三棱煎丸 1-363
05111 三棱煎丸 1-363
05112 三棱煎丸 1-363
05113 三棱煎丸 1-363
05114 三棱煎丸 1-363
05115 三棱煎丸 1-363
05116 三棱煎丸 1-363
05117 三棱煎丸 1-363
05118 三鞭胶囊 1-364
05119 三一肾气丸 1-364
05120 三一承气汤 1-364
05121 三乙承气汤 1-364
05122 三乙承气汤 1-364
05123 三乙承气汤 1-364
05124 三乙承气汤 1-364
05125 三乙承气汤 1-364
05126 三七止血片 1-365
05127 三七化毒丹 1-365
05128 三七化痔丸 1-365
05129 三七伤科片 1-365
05130 三七伤科散 1-365
05131 三七伤药片 1-365
05132 三七补血丸 1-365
05133 三七活血丸 1-365
05134 三八全应丸 1-365
05135 三人九子丸 1-365
05136 三人九子丸 1-365
05137 三才大补丸 1-365
05138 三才大补膏 1-365
05139 三才却病丹 1-366
05140 三才固本膏 1-366
05141 三才封髓丹 1-366
05142 三才封髓丹 1-366
05143 三才葆真丸 1-366
05144 三山拱岳丹 1-366
05145 三川神应汤 1-366
05146 三子地黄汤 1-366
05147 三子养亲汤 1-366
05148 三子养亲汤 1-367
05149 三子养亲汤 1-367
05150 三子养亲汤 1-367
05151 三子调气丸 1-367
05152 三子愈疮膏 1-367
05153 三丰伐木丸 1-367
05154 三仁五子丸 1-367
05155 三仁五子丸 1-367
05156 三仁降气汤 1-367
05157 三仁承气汤 1-367
05158 三化复遂汤 1-367
05159 三气合痹针 1-368
05160 三乌追风散 1-368
05161 三石水煮粥 1-368
05162 三石更生散 1-368
05163 三石肾气丸 1-368
05164 三石泽兰丸 1-368
05165 三石泽兰丸 1-368
05166 三石猪肾羹 1-368
05167 三号遯象方 1-368
05168 三甲复脉汤 1-369
05169 三仙飞步丹 1-369
05170 三仙不老丸 1-369
05171 三仙丹药膏 1-369
05172 三仙延寿酒 1-369
05173 三仙红升丹 1-369
05174 三仙散火汤 1-369
05175 三生祛痛方 1-369
05176 三生益元散 1-369
05177 三白广生汤 1-369
05178 三白姜枣汤 1-369
05179 三汁宁络饮 1-369
05180 三加生化汤 1-369
05181 三台益算膏 1-370
05182 三台救命汤 1-370
05183 三圣地肤汤 1-370
05184 三民地黄汤 1-370
05185 三母五子丹 1-370
05186 三因神秘汤 1-370
05187 三虫神解散 1-370
05188 三合保胎丸 1-370
05189 三合济生丸 1-370
05190 三合济生汤 1-370
05191 三合绛覆汤 1-370
05192 三阴疟疾膏 1-370
05193 三阴春雷丸 1-371
05194 三豆稀痘丹 1-371
05195 三豆解酲汤 1-371
05196 三豆蔻饮子 1-371
05197 三花五子丸 1-371
05198 三花五子丸 1-371
05199 三花神祐丸 1-371
05200 三花聚顶丹 1-371
05201 三两半药酒 1-371
05202 三补枳术丸 1-371
05203 三补枳术丸 1-371
05204 三层茴香丸 1-372
05205 三妙种子丸 1-372

05206 三炁降龙丹 1-372
05207 三味川楝散 1-372
05208 三味牛黄丸 1-372
05209 三味牛膝汤 1-372
05210 三味乌蛇散 1-372
05211 三味甘桔汤 1-372
05212 三味白术汤 1-372
05213 三味瓜蒂散 1-372
05214 三味玄胡散 1-372
05215 三味曲末丸 1-372
05216 三味安肾丸 1-372
05217 三味芦荟丸 1-372
05218 三味补阴丸 1-372
05219 三味备急散 1-372
05220 三味建中汤 1-372
05221 三味健脾汤 1-372
05222 三味参萸汤 1-372
05223 三味追风散 1-372
05224 三味桂心丸 1-372
05225 三味消毒饮 1-372
05226 三味消毒散 1-373
05227 三味黄丸子 1-373
05228 三味黄连丸 1-373
05229 三味黄连汤 1-373
05230 三味黄耆丸 1-373
05231 三味葶苈散 1-373
05232 三味紫霜丸 1-373
05233 三味蒺藜散 1-373
05234 三味解毒散 1-373
05235 三物小白散 1-373
05236 三物天雄散 1-373
05237 三物化坚散 1-373
05238 三物备急丸 1-373
05239 三物备急丸 1-374
05240 三物备急散 1-374
05241 三物桂心贴 1-374
05242 三物桃花丸 1-374
05243 三物桃花汤 1-374
05244 三物胶艾汤 1-374
05245 三物梓叶汤 1-374
05246 三物黄芩汤 1-374
05247 三物黄连粉 1-374
05248 三物猪苓散 1-374
05249 三物解毒汤 1-374
05250 三物䗪虫丸 1-374
05251 三和甘露饮 1-374
05252 三金胡桃汤 1-374
05253 三金排石汤 1-375
05254 三疟神效膏 1-375
05255 三建二香汤 1-375
05256 三建登仙酒 1-375
05257 三参冬燕汤 1-375
05258 三参降脂液 1-375
05259 三草二核汤 1-375
05260 三厘抽筋散 1-375
05261 三品一条枪 1-375
05262 三香内托散 1-376
05263 三香内托散 1-376
05264 三香正气散 1-376
05265 三香沉麝丸 1-376
05266 三香昆布丸 1-376
05267 三香定痛饮 1-376
05268 三香神术丸 1-376
05269 三香槟榔丸 1-376
05270 三胆点眼方 1-376
05271 三神乌金散 1-376
05272 三神金乌散 1-376
05273 三部茯苓丸 1-376
05274 三消菟丝丸 1-377
05275 三教济世膏 1-377
05276 三萸内消丸 1-377
05277 三黄二地汤 1-377
05278 三黄二香散 1-377
05279 三黄二香散 1-377
05280 三黄八宝丹 1-377
05281 三黄三白丸 1-377
05282 三黄五色丸 1-377
05283 三黄巨胜汤 1-377
05284 三黄巨胜汤 1-377
05285 三黄巨胜汤 1-377
05286 三黄石膏汤 1-377
05287 三黄石膏汤 1-377
05288 三黄石膏汤 1-377
05289 三黄石膏汤 1-377
05290 三黄石膏汤 1-377
05291 三黄四物汤 1-377
05292 三黄四物汤 1-377
05293 三黄四物汤 1-378
05294 三黄白虎汤 1-378
05295 三黄地榆油 1-378
05296 三黄朱砂煎 1-378
05297 三黄补血汤 1-378
05298 三黄败毒散 1-378
05299 三黄败毒散 1-378
05300 三黄败毒散 1-378
05301 三黄金花丸 1-378
05302 三黄金花丸 1-378
05303 三黄泻心丸 1-378
05304 三黄泻心丸 1-378
05305 三黄泻心丸 1-378
05306 三黄泻心汤 1-378
05307 三黄宝蜡丸 1-378
05308 三黄宝蜡丸 1-379
05309 三黄宝蜡丸 1-379
05310 三黄承气丸 1-379
05311 三黄承气汤 1-379
05312 三黄珍珠膏 1-379
05313 三黄枳术丸 1-379
05314 三黄枳术丸 1-379
05315 三黄枳朴丸 1-379
05316 三黄枳实汤 1-379
05317 三黄香黛散 1-379
05318 三黄独活汤 1-379
05319 三黄真珠散 1-379
05320 三黄凉膈散 1-379
05321 三黄调冲汤 1-379
05322 三黄调经汤 1-380
05323 三黄散糊剂 1-380
05324 三黄犀角汤 1-380
05325 三黄解毒丸 1-380
05326 三黄解毒汤 1-380
05327 三黄解毒汤 1-380
05328 三黄解毒汤 1-380
05329 三黄解毒汤 1-380
05330 三黄解毒汤 1-380
05331 三黄解毒汤 1-381
05332 三黄解毒汤 1-381
05333 三黄熟艾汤 1-381
05334 三黄熟艾汤 1-381
05335 三黄熟艾汤 1-381
05336 三蛇愈风丹 1-381
05337 三脘痞气丸 1-381
05338 三脘痞气丸 1-381
05339 三清神异丹 1-381
05340 三清救苦丹 1-381
05341 三棱化积丸 1-381
05342 三棱化瘿丸 1-381
05343 三棱当归散 1-381
05344 三棱没药丸 1-381
05345 三棱和伤汤 1-382
05346 三棱莪术汤 1-382
05347 三棱消积丸 1-382
05348 三棱消积丸 1-382
05349 三棱消积丸 1-382
05350 三棱蓬术丸 1-382
05351 三棱鳖甲丸 1-382
05352 三紫调心汤 1-382
05353 三黑荣脑汤 1-382
05354 三黑神奇饮 1-383
05355 三蜕六一散 1-383
05356 三解牛黄散 1-383
05357 三增茴香丸 1-383
05358 三十六种喉散 1-383
05359 三十号井象方 1-383
05360 三七丹参颗粒 1-383
05361 三九胃泰胶囊 1-383
05362 三才绛云锭子 1-383
05363 三加减正气散 1-384
05364 三味天浆子散 1-384
05365 三味谷精草散 1-384
05366 三物大建中汤 1-384
05367 三物细辛敷方 1-384
05368 三物茵陈蒿汤 1-384
05369 三物茵陈蒿汤 1-384
05370 三黄栀子豉汤 1-384
05371 三十一号大过方 1-384
05372 三十二号随象方 1-384
05373 三十七号无妄方 1-384
05374 三十八号噬嗑方 1-384
05375 三十九号颐象方 1-384
05376 三十三号巽象方 1-384
05377 三十五号家人方 1-384
05378 三十六号益象方 1-384
05379 三十四号小畜方 1-384
05380 三七血伤宁胶囊 1-384
05381 三号蛇胆川贝片 1-385
05382 三白草肝炎糖浆 1-385
05383 三军上马无敌丸 1-385
05384 三军上马无敌丸 1-385
05385 三物桔梗防风汤 1-385
05386 三黄犀角地黄汤 1-385
05387 三清化毒黄蜡丸 1-385
05388 三清百解绿蜡丸 1-385
05389 三清快斑红蜡丸 1-385
05390 三鞭参茸固本丸 1-385
05391 三黄石膏加柽叶汤 1-385

干

05392 干香 1-385
05393 干散 1-385
05394 干艾煎 1-386
05395 干枣丸 1-386
05396 干枣方 1-386
05397 干枣汤 1-386
05398 干枣汤 1-386

05399 干枣汤 1-386
05400 干枣汤 1-386
05401 干枣膏 1-386
05402 干泻散 1-386
05403 干柿丸 1-386
05404 干柿丸 1-386
05405 干柿散 1-386
05406 干柿粥 1-386
05407 干咯散 1-386
05408 干疮散 1-386
05409 干姜丸 1-386
05410 干姜丸 1-387
05411 干姜丸 1-387
05412 干姜丸 1-387
05413 干姜丸 1-387
05414 干姜丸 1-387
05415 干姜丸 1-387
05416 干姜丸 1-387
05417 干姜丸 1-387
05418 干姜丸 1-387
05419 干姜丸 1-387
05420 干姜丸 1-387
05421 干姜丸 1-388
05422 干姜丸 1-388
05423 干姜丸 1-388
05424 干姜丸 1-388
05425 干姜丸 1-388
05426 干姜丸 1-388
05427 干姜丸 1-388
05428 干姜丸 1-388
05429 干姜丸 1-388
05430 干姜丸 1-388
05431 干姜丸 1-388
05432 干姜丸 1-388
05433 干姜丸 1-388
05434 干姜丸 1-388
05435 干姜丸 1-389
05436 干姜丸 1-389
05437 干姜丸 1-389
05438 干姜丸 1-389
05439 干姜丸 1-389
05440 干姜汤 1-389
05441 干姜汤 1-389
05442 干姜汤 1-389
05443 干姜汤 1-389
05444 干姜汤 1-389
05445 干姜汤 1-389
05446 干姜汤 1-389
05447 干姜汤 1-389
05448 干姜汤 1-389
05449 干姜汤 1-389
05450 干姜汤 1-390
05451 干姜汤 1-390
05452 干姜汤 1-390
05453 干姜汤 1-390
05454 干姜汤 1-390
05455 干姜汤 1-390
05456 干姜饮 1-390
05457 干姜饼 1-390
05458 干姜酒 1-390
05459 干姜散 1-390
05460 干姜散 1-390
05461 干姜散 1-390
05462 干姜散 1-390
05463 干姜散 1-390
05464 干姜散 1-390
05465 干姜散 1-390
05466 干姜散 1-390
05467 干姜散 1-390
05468 干姜散 1-391
05469 干姜散 1-391
05470 干姜散 1-391
05471 干姜散 1-391
05472 干姜散 1-391
05473 干姜散 1-391
05474 干姜散 1-391
05475 干姜散 1-391
05476 干姜散 1-391
05477 干姜散 1-391
05478 干姜散 1-391
05479 干姜散 1-391
05480 干姜散 1-391
05481 干姜散 1-391
05482 干姜散 1-391
05483 干姜散 1-391
05484 干姜散 1-391
05485 干姜散 1-391
05486 干姜散 1-391
05487 干姜粥 1-391
05488 干桃丸 1-392
05489 干桃散 1-392
05490 干荷散 1-392
05491 干脂膏 1-392
05492 干脓散 1-392
05493 干眼药 1-392
05494 干脯汤 1-392
05495 干清散 1-392
05496 干葛汤 1-392
05497 干葛汤 1-392
05498 干葛汤 1-392
05499 干葛汤 1-392
05500 干葛汤 1-392
05501 干葛汤 1-392
05502 干葛汤 1-392
05503 干葛汤 1-392
05504 干葛饮 1-392
05505 干葛散 1-392
05506 干葛散 1-392
05507 干葛散 1-393
05508 干葛散 1-393
05509 干葛散 1-393
05510 干葛粥 1-393
05511 干粪汤 1-393
05512 干蓝汤 1-393
05513 干蓝汤 1-393
05514 干蓝散 1-393
05515 干颓汤 1-393
05516 干漆丸 1-393
05517 干漆丸 1-393
05518 干漆丸 1-394
05519 干漆丸 1-394
05520 干漆丸 1-394
05521 干漆丸 1-394
05522 干漆丸 1-394
05523 干漆丸 1-394
05524 干漆丸 1-394
05525 干漆丸 1-394
05526 干漆丸 1-394
05527 干漆丸 1-394
05528 干漆丸 1-394
05529 干漆丸 1-394
05530 干漆丸 1-395
05531 干漆丸 1-395
05532 干漆丸 1-395
05533 干漆丸 1-395
05534 干漆丸 1-395
05535 干漆丸 1-395
05536 干漆丸 1-395
05537 干漆丸 1-395
05538 干漆丸 1-395
05539 干漆丸 1-395
05540 干漆丸 1-395
05541 干漆汤 1-395
05542 干漆汤 1-396
05543 干漆散 1-396
05544 干漆散 1-396
05545 干漆散 1-396
05546 干漆散 1-396
05547 干漆散 1-396
05548 干漆散 1-396
05549 干漆散 1-396
05550 干漆散 1-396
05551 干漆散 1-396
05552 干漆散 1-396
05553 干漆散 1-396
05554 干漆散 1-396
05555 干漆散 1-396
05556 干漆散 1-396
05557 干漆散 1-396
05558 干敷散 1-396
05559 干蝎丸 1-396
05560 干蝎丸 1-397
05561 干蝎丸 1-397
05562 干蝎丸 1-397
05563 干蝎丸 1-397
05564 干蝎丸 1-397
05565 干蝎丸 1-397
05566 干蝎散 1-397
05567 干蝎散 1-397
05568 干蝎散 1-397
05569 干蝎散 1-397
05570 干蝎散 1-397
05571 干蝎散 1-397
05572 干蟾丸 1-397
05573 干蟾丸 1-397
05574 干蟾丸 1-397
05575 干蟾丸 1-398
05576 干蟾丸 1-398
05577 干蟾散 1-398
05578 干蟾散 1-398
05579 干木瓜丸 1-398
05580 干木瓜汤 1-398
05581 干地黄丸 1-398
05582 干地黄丸 1-398
05583 干地黄丸 1-398
05584 干地黄丸 1-398
05585 干地黄丸 1-398
05586 干地黄丸 1-398
05587 干地黄丸 1-399
05588 干地黄丸 1-399
05589 干地黄丸 1-399
05590 干地黄丸 1-399
05591 干地黄丸 1-399
05592 干地黄丸 1-399
05593 干地黄丸 1-399
05594 干地黄丸 1-399
05595 干地黄丸 1-399
05596 干地黄丸 1-399
05597 干地黄丸 1-399
05598 干地黄丸 1-400
05599 干地黄丸 1-400
05600 干地黄丸 1-400
05601 干地黄丸 1-400
05602 干地黄丸 1-400
05603 干地黄丸 1-400
05604 干地黄丸 1-400
05605 干地黄丸 1-400
05606 干地黄丸 1-400
05607 干地黄丸 1-400
05608 干地黄丸 1-400
05609 干地黄丸 1-400
05610 干地黄丸 1-400
05611 干地黄丸 1-400
05612 干地黄丸 1-400
05613 干地黄丸 1-401
05614 干地黄丸 1-401

05615 干地黄丸 1-401
05616 干地黄汤 1-401
05617 干地黄汤 1-401
05618 干地黄汤 1-401
05619 干地黄汤 1-401
05620 干地黄汤 1-401
05621 干地黄汤 1-401
05622 干地黄汤 1-401
05623 干地黄汤 1-401
05624 干地黄汤 1-401
05625 干地黄汤 1-401
05626 干地黄汤 1-401
05627 干地黄汤 1-401
05628 干地黄汤 1-402
05629 干地黄汤 1-402
05630 干地黄汤 1-402
05631 干地黄汤 1-402
05632 干地黄汤 1-402
05633 干地黄汤 1-402
05634 干地黄汤 1-402
05635 干地黄汤 1-402
05636 干地黄汤 1-402
05637 干地黄汤 1-402
05638 干地黄汤 1-402
05639 干地黄汤 1-402
05640 干地黄汤 1-402
05641 干地黄汤 1-402
05642 干地黄汤 1-403
05643 干地黄散 1-403
05644 干地黄散 1-403
05645 干地黄散 1-403
05646 干地黄散 1-403
05647 干地黄散 1-403
05648 干地黄散 1-403
05649 干地黄散 1-403
05650 干地黄散 1-403
05651 干地黄散 1-403
05652 干地黄散 1-403
05653 干地黄散 1-403
05654 干地黄散 1-403
05655 干地黄散 1-403
05656 干地黄散 1-403
05657 干地黄煎 1-404
05658 干地黄煎 1-404
05659 干柿煎丸 1-404
05660 干荔枝汤 1-404
05661 干姜煮散 1-404
05662 干荷叶散 1-404
05663 干荷叶散 1-404
05664 干胭脂散 1-404
05665 干胭脂膏 1-404
05666 干漆煎丸 1-404
05667 干藕节散 1-404
05668 干生地黄散 1-404
05669 干枣杏仁丸 1-404
05670 干枣补肺煎 1-404
05671 干咽妙功丸 1-404
05672 干姜人参丸 1-405
05673 干姜人参汤 1-405
05674 干姜双黄汤 1-405
05675 干姜甘草汤 1-405
05676 干姜甘草汤 1-405
05677 干姜四物汤 1-405
05678 干姜白术散 1-405
05679 干姜地黄散 1-405
05680 干姜地黄散 1-405
05681 干姜芎䓖丸 1-405
05682 干姜附子汤 1-405
05683 干姜附子汤 1-405
05684 干姜附子汤 1-405
05685 干姜建脾散 1-406
05686 干姜茱萸汤 1-406
05687 干姜柴胡汤 1-406
05688 干姜胶艾汤 1-406
05689 干姜理中汤 1-406
05690 干姜黄连丸 1-406
05691 干姜黄连丸 1-406
05692 干姜黄连汤 1-406
05693 干葛平胃散 1-406
05694 干葛石膏汤 1-406
05695 干葛石膏汤 1-406
05696 干葛石膏汤 1-406
05697 干葛石膏汤 1-406
05698 干葛石膏汤 1-406
05699 干葛石膏汤 1-406
05700 干葛石膏汤 1-406
05701 干葛竹茹汤 1-406
05702 干葛防风汤 1-406
05703 干葛防风汤 1-406
05704 干葛防风汤 1-406
05705 干葛防风汤 1-407
05706 干葛防风汤 1-407
05707 干葛防风汤 1-407
05708 干葛麦冬汤 1-407
05709 干葛羌活汤 1-407
05710 干葛厚朴汤 1-407
05711 干葛神术汤 1-407
05712 干葛清胃汤 1-407
05713 干葛清胃汤 1-407
05714 干葛清胃汤 1-407
05715 干葛清胃汤 1-407
05716 干葛清胃汤 1-407
05717 干葛清胃汤 1-407
05718 干葛清胃散 1-407
05719 干葛续命汤 1-407
05720 干葛续命汤 1-407
05721 干葛解肌汤 1-407
05722 干葛解肌汤 1-407
05723 干葛解肌汤 1-407
05724 干葛解肌汤 1-407
05725 干葛解肌汤 1-407
05726 干嗽补肺膏 1-407
05727 干漆羌黄散 1-407
05728 干蝎天麻散 1-408
05729 干熟地黄丸 1-408
05730 干熟地黄散 1-408
05731 干地黄当归丸 1-408
05732 干姜人参半夏丸 1-408
05733 干姜人参半夏汤 1-408
05734 干姜五味甘草汤 1-408
05735 干姜芩连人参汤 1-408
05736 干姜黄连人参汤 1-408
05737 干姜黄连黄芩汤 1-408
05738 干葛半夏生姜汤 1-408
05739 干葛参苓白术散 1-408
05740 干葛黄芩黄连汤 1-408
05741 干姜黄芩黄连人参汤 1-408
05742 干地黄补虚益气能食资颜色长阳方 1-409

于

05743 于仙姑搜风丹 1-409

土

05744 土一 1-409
05745 土二 1-409
05746 土七 1-409
05747 土八 1-409
05748 土三 1-409
05749 土五 1-409
05750 土六 1-409
05751 土四 1-409
05752 土龙散 1-409
05753 土龙膏 1-409
05754 土瓜丸 1-409
05755 土瓜丸 1-409
05756 土瓜丸 1-410
05757 土瓜饮 1-410
05758 土瓜膏 1-410
05759 土朱散 1-410
05760 土朱散 1-410
05761 土朱散 1-410
05762 土质汗 1-410
05763 土狗散 1-410
05764 土砂散 1-410
05765 土鬼丹 1-410
05766 土黄散 1-410
05767 土槐饮 1-410
05768 土蜂丸 1-410
05769 土鳖酒 1-410
05770 土大黄膏 1-410
05771 土马鬃丸 1-411
05772 土马鬃丸 1-411
05773 土马鬃汤 1-411
05774 土木鳖膏 1-411
05775 土牛膝散 1-411
05776 土瓜根丸 1-411
05777 土瓜根丸 1-411
05778 土瓜根丸 1-411
05779 土瓜根汤 1-411
05780 土瓜根汤 1-411
05781 土瓜根汤 1-411
05782 土瓜根酒 1-411
05783 土瓜根散 1-411
05784 土瓜根散 1-411
05785 土瓜根散 1-411
05786 土瓜根散 1-412
05787 土瓜根散 1-412
05788 土瓜根散 1-412
05789 土瓜根散 1-412
05790 土瓜根散 1-412
05791 土荆皮散 1-412
05792 土茯苓丸 1-412
05793 土茯苓汤 1-412
05794 土茯苓汤 1-412
05795 土茯苓汤 1-412
05796 土茯苓汤 1-412
05797 土茯苓汤 1-412
05798 土茯苓酒 1-412
05799 土茯苓酒 1-412
05800 土茯苓散 1-412
05801 土茯苓露 1-412
05802 土骨皮汤 1-412
05803 土萆薢汤 1-413
05804 土蒺藜散 1-413
05805 土蜂窝散 1-413
05806 土槿皮酊 1-413
05807 土马鬃涂方 1-413
05808 土瓜根饮子 1-413
05809 土金双培汤 1-413
05810 土茯苓合剂 1-413
05811 土茯苓复方 1-413
05812 土茯苓煎剂 1-413

下

05813 下气丸 1-413
05814 下气方 1-413
05815 下气方 1-413
05816 下气汤 1-413
05817 下气汤 1-413
05818 下气汤 1-413
05819 下气汤 1-413
05820 下气汤 1-413
05821 下气散 1-413
05822 下甲丸 1-414
05823 下虫丸 1-414
05824 下虫丸 1-414
05825 下虫丸 1-414
05826 下虫方 1-414
05827 下虫散 1-414
05828 下虫散 1-414
05829 下虫煎 1-414
05830 下乳方 1-414
05831 下乳汤 1-414
05832 下乳散 1-414
05833 下乳散 1-414
05834 下胞煎 1-414
05835 下胎丸 1-414
05836 下胎方 1-414
05837 下胎散 1-414
05838 下积丸 1-414
05839 下疳散 1-415
05840 下疳散 1-415
05841 下疳膏 1-415
05842 下病散 1-415
05843 下消丸 1-415
05844 下番锭 1-415
05845 下痢丸 1-415
05846 下痰丸 1-415
05847 下痰丸 1-415
05848 下膈散 1-415
05849 下瘰丸 1-415
05850 下瘰锭 1-415
05851 下乳妙方 1-415
05852 下品锭子 1-415
05853 下品锭子 1-415
05854 下便毒方 1-416
05855 下瘀血方 1-416
05856 下瘀血汤 1-416
05857 下瘵虫方 1-416
05858 下气槟榔散 1-416
05859 下气橘皮汤 1-416
05860 下取通经丸 1-416
05861 下乳天浆饮 1-416
05862 下乳天浆散 1-416
05863 下乳涌泉散 1-416
05864 下乳涌泉散 1-416
05865 下乳涌泉膏 1-416
05866 下胞葵子汤 1-416
05867 下胎乌金散 1-417
05868 下胎蟹爪散 1-417
05869 下疳八宝丹 1-417
05870 下疳珍珠散 1-417
05871 下疳神效散 1-417
05872 下消六味汤 1-417
05873 下气海藻橘皮丸 1-417

大

05874 大丸 1-417
05875 大丸 1-417
05876 大丹 1-417
05877 大力丸 1-417
05878 大力丸 1-417
05879 大力丸 1-417
05880 大士膏 1-417
05881 大下汤 1-417
05882 大夫酒 1-418
05883 大牙散 1-418
05884 大中汤 1-418
05885 大乌散 1-418
05886 大风丸 1-418
05887 大风丸 1-418
05888 大风丸 1-418
05889 大风丸 1-418
05890 大风门 1-418
05891 大风丹 1-418
05892 大风油 1-418
05893 大风膏 1-418
05894 大风膏 1-418
05895 大风膏 1-418
05896 大风膏 1-418
05897 大风膏 1-418
05898 大风膏 1-419
05899 大风膏 1-419
05900 大风膏 1-419
05901 大风膏 1-419
05902 大功散 1-419
05903 大龙丹 1-419
05904 大归汤 1-419
05905 大甲丸 1-419
05906 大仙饮 1-419
05907 大生丸 1-419
05908 大白丸 1-419
05909 大白散 1-419
05910 大白膏 1-419
05911 大宁散 1-419
05912 大圣丸 1-419
05913 大圣丸 1-420
05914 大圣丸 1-420
05915 大圣丸 1-420
05916 大圣丸 1-420
05917 大圣丸 1-420
05918 大圣丹 1-420
05919 大圣散 1-420
05920 大圣散 1-420
05921 大圣散 1-420
05922 大圣散 1-420
05923 大圣散 1-420
05924 大圣散 1-420
05925 大圣散 1-420
05926 大圣散 1-420
05927 大圣散 1-420
05928 大圣散 1-421
05929 大圣散 1-421
05930 大圣散 1-421
05931 大圣散 1-421
05932 大圣膏 1-421
05933 大圣膏 1-421
05934 大朴散 1-421
05935 大芎丸 1-421
05936 大芎汤 1-421
05937 大成汤 1-421
05938 大成散 1-421
05939 大安丸 1-421
05940 大安丸 1-421
05941 大安丸 1-421
05942 大安丸 1-422
05943 大安汤 1-422
05944 大安汤 1-422
05945 大安汤 1-422
05946 大安散 1-422
05947 大安散 1-422
05948 大安散 1-422
05949 大安散 1-422
05950 大安散 1-422
05951 大安散 1-422
05952 大阳丹 1-422
05953 大红丸 1-422
05954 大红丸 1-423
05955 大红升 1-423
05956 大红膏 1-423
05957 大红膏 1-423
05958 大红膏 1-423
05959 大红膏 1-423
05960 大红膏 1-423
05961 大红膏 1-423
05962 大麦汤 1-423
05963 大麦汤 1-423
05964 大麦面 1-423
05965 大豆丸 1-423
05966 大豆方 1-423
05967 大豆汤 1-423
05968 大豆汤 1-423
05969 大豆汤 1-424
05970 大豆汤 1-424
05971 大豆汤 1-424
05972 大豆汤 1-424
05973 大豆饮 1-424
05974 大豆饮 1-424
05975 大豆饮 1-424
05976 大豆饮 1-424
05977 大豆酒 1-424
05978 大豆酒 1-424
05979 大豆酒 1-424
05980 大豆散 1-424
05981 大豆散 1-424
05982 大豆散 1-425
05983 大豆散 1-425
05984 大豆煎 1-425
05985 大豆煎 1-425
05986 大豆煎 1-425
05987 大豆煎 1-425
05988 大豆膏 1-425
05989 大志丸 1-425
05990 大苍散 1-425
05991 大还丹 1-425
05992 大皂丸 1-425
05993 大龟丸 1-425
05994 大应丸 1-425
05995 大冶汤 1-425
05996 大补丸 1-426
05997 大补丸 1-426
05998 大补丸 1-426
05999 大补丸 1-426
06000 大补丸 1-427
06001 大补丸 1-427
06002 大补丸 1-427
06003 大补丸 1-427
06004 大补丸 1-427
06005 大补丸 1-427
06006 大补汤 1-427
06007 大补汤 1-427
06008 大补汤 1-427
06009 大补汤 1-427
06010 大补汤 1-427
06011 大补汤 1-427
06012 大补汤 1-427
06013 大补汤 1-427
06014 大补汤 1-428
06015 大补汤 1-428
06016 大补汤 1-428
06017 大灵丹 1-428
06018 大灵丹 1-428
06019 大附丸 1-428
06020 大附方 1-428
06021 大附散 1-428
06022 大青丸 1-428
06023 大青丸 1-428

06024 大青丸 1-428
06025 大青丸 1-428
06026 大青丸 1-428
06027 大青丸 1-428
06028 大青丸 1-429
06029 大青丹 1-429
06030 大青丹 1-429
06031 大青汤 1-429
06032 大青汤 1-429
06033 大青汤 1-429
06034 大青汤 1-429
06035 大青汤 1-429
06036 大青汤 1-429
06037 大青汤 1-429
06038 大青汤 1-429
06039 大青汤 1-429
06040 大青汤 1-429
06041 大青汤 1-429
06042 大青汤 1-429
06043 大青汤 1-430
06044 大青汤 1-430
06045 大青汤 1-430
06046 大青汤 1-430
06047 大青汤 1-430
06048 大青饮 1-430
06049 大青饮 1-430
06050 大青散 1-430
06051 大青散 1-430
06052 大青散 1-430
06053 大青散 1-430
06054 大青散 1-430
06055 大青散 1-430
06056 大青散 1-430
06057 大青散 1-430
06058 大青散 1-430
06059 大青散 1-431
06060 大青散 1-431
06061 大青散 1-431
06062 大青散 1-431
06063 大青散 1-431
06064 大青散 1-431
06065 大青散 1-431
06066 大青散 1-431
06067 大青散 1-431
06068 大青散 1-431
06069 大青散 1-431
06070 大青散 1-431
06071 大青散 1-431
06072 大青煎 1-431
06073 大青煎 1-431
06074 大青膏 1-432
06075 大青膏 1-432
06076 大青膏 1-432
06077 大青膏 1-432
06078 大青膏 1-432
06079 大枣丸 1-432
06080 大枣丸 1-432
06081 大枣丸 1-432
06082 大枣丸 1-432
06083 大枣丸 1-432
06084 大枣汤 1-432
06085 大枣汤 1-433
06086 大枣汤 1-433
06087 大枣汤 1-433
06088 大枣汤 1-433
06089 大枣汤 1-433
06090 大枣汤 1-433
06091 大枣汤 1-433
06092 大枣汤 1-433
06093 大枣汤 1-433
06094 大枣汤 1-433
06095 大枣汤 1-433
06096 大枣饼 1-433
06097 大枣散 1-433
06098 大枣粥 1-433
06099 大枣煎 1-434
06100 大枣煎 1-434
06101 大枣膏 1-434
06102 大枣膏 1-434
06103 大枣膏 1-434
06104 大明散 1-434
06105 大易方 1-434
06106 大和汤 1-434
06107 大和散 1-434
06108 大金丹 1-434
06109 大金丹 1-434
06110 大金丹 1-434
06111 大金丹 1-434
06112 大金丹 1-434
06113 大金散 1-434
06114 大疟丹 1-435
06115 大泽汤 1-435
06116 大宝丹 1-435
06117 大荣煎 1-435
06118 大顺丸 1-435
06119 大顺汤 1-435
06120 大顺汤 1-435
06121 大顺汤 1-435
06122 大顺饮 1-435
06123 大顺饮 1-435
06124 大顺饮 1-435
06125 大顺散 1-435
06126 大衍丸 1-435
06127 大饼子 1-436
06128 大疯丸 1-436
06129 大神丸 1-436
06130 大神丸 1-436
06131 大桂汤 1-436
06132 大造丸 1-436
06133 大造丸 1-436
06134 大造丸 1-436
06135 大造丸 1-436
06136 大造丸 1-437
06137 大造丸 1-437
06138 大造丸 1-437
06139 大造丸 1-437
06140 大造丸 1-437
06141 大造丸 1-437
06142 大造丸 1-437
06143 大脏丸 1-437
06144 大脏丹 1-437
06145 大效丸 1-437
06146 大效丸 1-437
06147 大效丸 1-438
06148 大效丸 1-438
06149 大效散 1-438
06150 大效散 1-438
06151 大畜方 1-438
06152 大疳丸 1-438
06153 大通丸 1-438
06154 大通丸 1-438
06155 大通丸 1-438
06156 大通丸 1-438
06157 大通丸 1-439
06158 大通丸 1-439
06159 大通丸 1-439
06160 大通丸 1-439
06161 大通丹 1-439
06162 大通散 1-439
06163 大通散 1-439
06164 大通散 1-439
06165 大通散 1-439
06166 大通散 1-439
06167 大通膏 1-439
06168 大豉汤 1-439
06169 大营煎 1-439
06170 大营煎 1-440
06171 大黄丸 1-440
06172 大黄丸 1-440
06173 大黄丸 1-440
06174 大黄丸 1-440
06175 大黄丸 1-440
06176 大黄丸 1-440
06177 大黄丸 1-440
06178 大黄丸 1-440
06179 大黄丸 1-440
06180 大黄丸 1-441
06181 大黄丸 1-441
06182 大黄丸 1-441
06183 大黄丸 1-441
06184 大黄丸 1-441
06185 大黄丸 1-441
06186 大黄丸 1-441
06187 大黄丸 1-441
06188 大黄丸 1-441
06189 大黄丸 1-441
06190 大黄丸 1-441
06191 大黄丸 1-441
06192 大黄丸 1-441
06193 大黄丸 1-441
06194 大黄丸 1-441
06195 大黄丸 1-442
06196 大黄丸 1-442
06197 大黄丸 1-442
06198 大黄丸 1-442
06199 大黄丸 1-442
06200 大黄丸 1-442
06201 大黄丸 1-442
06202 大黄丸 1-442
06203 大黄丸 1-442
06204 大黄丸 1-442
06205 大黄丸 1-442
06206 大黄丸 1-442
06207 大黄丸 1-443
06208 大黄丸 1-443
06209 大黄丸 1-443
06210 大黄丸 1-443
06211 大黄丸 1-443
06212 大黄丸 1-443
06213 大黄丸 1-443
06214 大黄丸 1-443
06215 大黄丸 1-443
06216 大黄丸 1-443
06217 大黄丸 1-443
06218 大黄丸 1-443
06219 大黄丸 1-443
06220 大黄丸 1-444
06221 大黄丸 1-444
06222 大黄丸 1-444
06223 大黄丸 1-444
06224 大黄丸 1-444
06225 大黄丸 1-444
06226 大黄丸 1-444
06227 大黄丸 1-444
06228 大黄丸 1-444
06229 大黄丸 1-444
06230 大黄丸 1-444
06231 大黄丸 1-444
06232 大黄丸 1-445
06233 大黄丸 1-445
06234 大黄丸 1-445
06235 大黄丸 1-445
06236 大黄丸 1-445
06237 大黄丸 1-445
06238 大黄丸 1-445
06239 大黄丸 1-445

06240 大黄丸 1-445
06241 大黄丸 1-445
06242 大黄丸 1-445
06243 大黄丸 1-445
06244 大黄丸 1-445
06245 大黄丸 1-446
06246 大黄丸 1-446
06247 大黄丸 1-446
06248 大黄丸 1-446
06249 大黄丸 1-446
06250 大黄丸 1-446
06251 大黄丸 1-446
06252 大黄丸 1-446
06253 大黄丸 1-446
06254 大黄丸 1-446
06255 大黄丸 1-446
06256 大黄丸 1-446
06257 大黄丸 1-446
06258 大黄丸 1-446
06259 大黄丸 1-446
06260 大黄丸 1-447
06261 大黄丸 1-447
06262 大黄丸 1-447
06263 大黄丸 1-447
06264 大黄丸 1-447
06265 大黄丸 1-447
06266 大黄丸 1-447
06267 大黄丸 1-447
06268 大黄丸 1-447
06269 大黄丸 1-447
06270 大黄丸 1-447
06271 大黄丸 1-447
06272 大黄丸 1-447
06273 大黄丸 1-447
06274 大黄丸 1-448
06275 大黄丸 1-448
06276 大黄丸 1-448
06277 大黄丸 1-448
06278 大黄丸 1-448
06279 大黄汤 1-448
06280 大黄汤 1-448
06281 大黄汤 1-448
06282 大黄汤 1-448
06283 大黄汤 1-448
06284 大黄汤 1-448
06285 大黄汤 1-449
06286 大黄汤 1-449
06287 大黄汤 1-449
06288 大黄汤 1-449
06289 大黄汤 1-449
06290 大黄汤 1-449
06291 大黄汤 1-449
06292 大黄汤 1-449
06293 大黄汤 1-449
06294 大黄汤 1-449
06295 大黄汤 1-449
06296 大黄汤 1-449
06297 大黄汤 1-450
06298 大黄汤 1-450
06299 大黄汤 1-450
06300 大黄汤 1-450
06301 大黄汤 1-450
06302 大黄汤 1-450
06303 大黄汤 1-450
06304 大黄汤 1-450
06305 大黄汤 1-450
06306 大黄汤 1-450
06307 大黄汤 1-450
06308 大黄汤 1-450
06309 大黄汤 1-450
06310 大黄汤 1-450
06311 大黄汤 1-450
06312 大黄汤 1-450
06313 大黄汤 1-450
06314 大黄汤 1-451
06315 大黄汤 1-451
06316 大黄汤 1-451
06317 大黄汤 1-451
06318 大黄汤 1-451
06319 大黄汤 1-451
06320 大黄汤 1-451
06321 大黄汤 1-451
06322 大黄汤 1-451
06323 大黄汤 1-451
06324 大黄汤 1-451
06325 大黄汤 1-451
06326 大黄汤 1-451
06327 大黄汤 1-451
06328 大黄汤 1-451
06329 大黄汤 1-451
06330 大黄汤 1-452
06331 大黄汤 1-452
06332 大黄汤 1-452
06333 大黄汤 1-452
06334 大黄汤 1-452
06335 大黄汤 1-452
06336 大黄汤 1-452
06337 大黄汤 1-452
06338 大黄汤 1-452
06339 大黄汤 1-452
06340 大黄汤 1-452
06341 大黄汤 1-452
06342 大黄汤 1-452
06343 大黄汤 1-452
06344 大黄汤 1-452
06345 大黄汤 1-453
06346 大黄汤 1-453
06347 大黄汤 1-453
06348 大黄汤 1-453
06349 大黄汤 1-453
06350 大黄汤 1-453
06351 大黄汤 1-453
06352 大黄汤 1-453
06353 大黄汤 1-453
06354 大黄汤 1-453
06355 大黄汤 1-453
06356 大黄汤 1-453
06357 大黄汤 1-453
06358 大黄汤 1-453
06359 大黄汤 1-453
06360 大黄汤 1-453
06361 大黄汤 1-454
06362 大黄汤 1-454
06363 大黄汤 1-454
06364 大黄汤 1-454
06365 大黄汤 1-454
06366 大黄汤 1-454
06367 大黄汤 1-454
06368 大黄汤 1-454
06369 大黄汤 1-454
06370 大黄汤 1-454
06371 大黄汤 1-454
06372 大黄汤 1-454
06373 大黄汤 1-454
06374 大黄汤 1-454
06375 大黄饮 1-454
06376 大黄饮 1-454
06377 大黄饮 1-454
06378 大黄饮 1-454
06379 大黄饮 1-454
06380 大黄饮 1-455
06381 大黄饮 1-455
06382 大黄酊 1-455
06383 大黄散 1-455
06384 大黄散 1-455
06385 大黄散 1-455
06386 大黄散 1-455
06387 大黄散 1-455
06388 大黄散 1-455
06389 大黄散 1-455
06390 大黄散 1-455
06391 大黄散 1-455
06392 大黄散 1-455
06393 大黄散 1-455
06394 大黄散 1-455
06395 大黄散 1-456
06396 大黄散 1-456
06397 大黄散 1-456
06398 大黄散 1-456
06399 大黄散 1-456
06400 大黄散 1-456
06401 大黄散 1-456
06402 大黄散 1-456
06403 大黄散 1-456
06404 大黄散 1-456
06405 大黄散 1-456
06406 大黄散 1-456
06407 大黄散 1-456
06408 大黄散 1-456
06409 大黄散 1-456
06410 大黄散 1-457
06411 大黄散 1-457
06412 大黄散 1-457
06413 大黄散 1-457
06414 大黄散 1-457
06415 大黄散 1-457
06416 大黄散 1-457
06417 大黄散 1-457
06418 大黄散 1-457
06419 大黄散 1-457
06420 大黄散 1-457
06421 大黄散 1-457
06422 大黄散 1-457
06423 大黄散 1-457
06424 大黄散 1-458
06425 大黄散 1-458
06426 大黄散 1-458
06427 大黄散 1-458
06428 大黄散 1-458
06429 大黄散 1-458
06430 大黄散 1-458
06431 大黄散 1-458
06432 大黄散 1-458
06433 大黄散 1-458
06434 大黄散 1-458
06435 大黄散 1-458
06436 大黄散 1-458
06437 大黄散 1-458
06438 大黄散 1-458
06439 大黄散 1-458
06440 大黄散 1-459
06441 大黄散 1-459
06442 大黄散 1-459
06443 大黄散 1-459
06444 大黄散 1-459
06445 大黄散 1-459
06446 大黄散 1-459
06447 大黄散 1-459
06448 大黄散 1-459
06449 大黄散 1-459
06450 大黄散 1-459
06451 大黄散 1-459
06452 大黄散 1-459
06453 大黄散 1-459
06454 大黄散 1-459
06455 大黄散 1-460

06456 大黄散 1-460
06457 大黄散 1-460
06458 大黄散 1-460
06459 大黄散 1-460
06460 大黄散 1-460
06461 大黄散 1-460
06462 大黄散 1-460
06463 大黄散 1-460
06464 大黄散 1-460
06465 大黄散 1-460
06466 大黄散 1-460
06467 大黄散 1-460
06468 大黄散 1-460
06469 大黄散 1-460
06470 大黄散 1-461
06471 大黄散 1-461
06472 大黄散 1-461
06473 大黄散 1-461
06474 大黄散 1-461
06475 大黄散 1-461
06476 大黄散 1-461
06477 大黄散 1-461
06478 大黄散 1-461
06479 大黄散 1-461
06480 大黄散 1-461
06481 大黄散 1-461
06482 大黄散 1-461
06483 大黄散 1-461
06484 大黄散 1-461
06485 大黄散 1-461
06486 大黄散 1-461
06487 大黄散 1-461
06488 大黄散 1-462
06489 大黄散 1-462
06490 大黄散 1-462
06491 大黄散 1-462
06492 大黄散 1-462
06493 大黄散 1-462
06494 大黄散 1-462
06495 大黄散 1-462
06496 大黄散 1-462
06497 大黄散 1-462
06498 大黄散 1-462
06499 大黄散 1-462
06500 大黄散 1-462
06501 大黄散 1-462
06502 大黄散 1-462
06503 大黄散 1-462
06504 大黄散 1-462
06505 大黄散 1-462
06506 大黄散 1-462
06507 大黄散 1-462
06508 大黄煎 1-462
06509 大黄煎 1-462
06510 大黄膏 1-463
06511 大黄膏 1-463
06512 大黄膏 1-463
06513 大黄膏 1-463
06514 大黄膏 1-463
06515 大黄膏 1-463
06516 大黄膏 1-463
06517 大黄膏 1-463
06518 大黄膏 1-463
06519 大黄膏 1-463
06520 大黄膏 1-463
06521 大黄膏 1-463
06522 大黄膏 1-463
06523 大黄膏 1-463
06524 大偻丸 1-463
06525 大麻丸 1-463
06526 大麻膏 1-464
06527 大惊丸 1-464
06528 大惊丸 1-464
06529 大惊丸 1-464
06530 大惊丸 1-464
06531 大惊丸 1-464
06532 大清饮 1-464
06533 大椒丸 1-464
06534 大散方 1-464
06535 大戟丸 1-465
06536 大戟丸 1-465
06537 大戟丸 1-465
06538 大戟丸 1-465
06539 大戟丸 1-465
06540 大戟丸 1-465
06541 大戟丸 1-465
06542 大戟丸 1-465
06543 大戟丸 1-465
06544 大戟丸 1-465
06545 大戟丸 1-465
06546 大戟丸 1-465
06547 大戟丸 1-465
06548 大戟汤 1-466
06549 大戟汤 1-466
06550 大戟散 1-466
06551 大戟散 1-466
06552 大戟散 1-466
06553 大戟散 1-466
06554 大戟散 1-466
06555 大戟散 1-466
06556 大戟散 1-466
06557 大戟散 1-466
06558 大戟散 1-466
06559 大戟散 1-466
06560 大戟散 1-466
06561 大戟散 1-466
06562 大戟散 1-466
06563 大戟膏 1-466
06564 大黑丸 1-467
06565 大黑丸 1-467
06566 大黑膏 1-467
06567 大智丸 1-467
06568 大温丸 1-467
06569 大蒜丸 1-467
06570 大蒜丸 1-467
06571 大蒜丸 1-467
06572 大蒜丸 1-467
06573 大蒜丸 1-467
06574 大蒜汤 1-467
06575 大蒜酒 1-467
06576 大蒜酒 1-467
06577 大蒜煎 1-467
06578 大蒜膏 1-467
06579 大蒜膏 1-467
06580 大蒜膏 1-468
06581 大蒜膏 1-468
06582 大蓟饮 1-468
06583 大蓟饮 1-468
06584 大蓟饮 1-468
06585 大蓟饮 1-468
06586 大蓟散 1-468
06587 大蛾散 1-468
06588 大腹丸 1-468
06589 大腹汤 1-468
06590 大腹汤 1-468
06591 大腹汤 1-468
06592 大腹汤 1-468
06593 大腹汤 1-468
06594 大腹汤 1-468
06595 大腹汤 1-468
06596 大腹汤 1-469
06597 大腹汤 1-469
06598 大腹汤 1-469
06599 大腹汤 1-469
06600 大腹汤 1-469
06601 大腹汤 1-469
06602 大腹汤 1-469
06603 大腹汤 1-469
06604 大腹汤 1-469
06605 大腹汤 1-469
06606 大腹汤 1-469
06607 大腹汤 1-469
06608 大腹饮 1-469
06609 大腹饮 1-469
06610 大腹散 1-469
06611 大腹散 1-470
06612 大腹散 1-470
06613 大解散 1-470
06614 大僻汤 1-470
06615 大蟾丸 1-470
06616 大丁沉丸 1-470
06617 大丁香丸 1-470
06618 大七气汤 1-470
06619 大七气汤 1-470
06620 大七气汤 1-470
06621 大七宝散 1-470
06622 大七厘散 1-470
06623 大七香丸 1-470
06624 大七香丸 1-470
06625 大七香丸 1-470
06626 大八风汤 1-470
06627 大八风散 1-471
06628 大八宝丹 1-471
06629 大人参丸 1-471
06630 大人参丸 1-471
06631 大人参散 1-471
06632 大九宝饮 1-471
06633 大力子丸 1-471
06634 大力子汤 1-471
06635 大力药酒 1-471
06636 大三黄丸 1-471
06637 大三脘散 1-471
06638 大干葛汤 1-471
06639 大万病丸 1-471
06640 大山楂丸 1-471
06641 大山蓣丸 1-472
06642 大川乌丸 1-472
06643 大川芎丸 1-472
06644 大川芎丸 1-472
06645 大川芎汤 1-472
06646 大已寒丸 1-472
06647 大已寒丸 1-472
06648 大已寒丸 1-472
06649 大马齿膏 1-472
06650 大元门顶 1-472
06651 大元胡散 1-472
06652 大无比散 1-472
06653 大木香丸 1-472
06654 大木香散 1-472
06655 大木香散 1-473
06656 大五饮丸 1-473
06657 大五补丸 1-473
06658 大五补丸 1-473
06659 大五补汤 1-473
06660 大五香汤 1-473
06661 大五香汤 1-473
06662 大五柔丸 1-473
06663 大五柔丸 1-473
06664 大五积丸 1-473
06665 大五膈丸 1-474
06666 大车螯散 1-474
06667 大车螯散 1-474
06668 大车螯散 1-474
06669 大中风汤 1-474
06670 大内伤丸 1-474
06671 大化气汤 1-474

06672 大分清饮 1-474
06673 大牛黄丸 1-474
06674 大牛膝丸 1-474
06675 大乌头汤 1-474
06676 大乌头煎 1-474
06677 大乌鸡丸 1-474
06678 大乌鸡丸 1-474
06679 大乌金丸 1-474
06680 大乌金丸 1-475
06681 大乌金散 1-475
06682 大乌梅汤 1-475
06683 大乌犀散 1-475
06684 大丹砂丸 1-475
06685 大丹砂丸 1-475
06686 大风门顶 1-475
06687 大风门散 1-475
06688 大风子丸 1-475
06689 大风子油 1-475
06690 大风子油 1-475
06691 大风子膏 1-475
06692 大风子膏 1-476
06693 大风子膏 1-476
06694 大风引汤 1-476
06695 大风引汤 1-476
06696 大风引汤 1-476
06697 大风引汤 1-476
06698 大风引汤 1-476
06699 大风引汤 1-476
06700 大凤髓丹 1-476
06701 大凤髓丹 1-476
06702 大双解散 1-476
06703 大艾煎丸 1-476
06704 大正气汤 1-476
06705 大正气散 1-476
06706 大正气散 1-476
06707 大正气散 1-477
06708 大正气散 1-477
06709 大玉辰丹 1-477
06710 大玉柱丸 1-477
06711 大玉容丹 1-477
06712 大甘桔汤 1-477
06713 大甘遂丸 1-477
06714 大甘露饮 1-477
06715 大石斛丸 1-477
06716 大归芍汤 1-477
06717 大归命散 1-477
06718 大归神丹 1-477
06719 大四斤丸 1-477
06720 大四神丹 1-477
06721 大四神煎 1-478
06722 大生脉汤 1-478
06723 大白术丸 1-478
06724 大白术汤 1-478
06725 大白术散 1-478
06726 大白前汤 1-478
06727 大瓜蒌散 1-478
06728 大玄胡汤 1-478
06729 大宁肺汤 1-478
06730 大宁嗽汤 1-478
06731 大半夏丸 1-478
06732 大半夏丸 1-478
06733 大半夏丸 1-478
06734 大半夏丸 1-478
06735 大半夏丸 1-478
06736 大半夏汤 1-478
06737 大半夏汤 1-479
06738 大半夏汤 1-479
06739 大半夏汤 1-479
06740 大半夏汤 1-479
06741 大半夏汤 1-479
06742 大半夏汤 1-479
06743 大半夏汤 1-479
06744 大半夏汤 1-479
06745 大半夏汤 1-479
06746 大半夏汤 1-480
06747 大半夏汤 1-480
06748 大半夏汤 1-480
06749 大发表汤 1-480
06750 大地黄丸 1-480
06751 大芎辛汤 1-480
06752 大芎䓖散 1-480
06753 大芎黄汤 1-480
06754 大芎犀丸 1-480
06755 大达生散 1-480
06756 大百中饮 1-480
06757 大百风顶 1-480
06758 大百劳散 1-480
06759 大托里散 1-480
06760 大当归汤 1-480
06761 大当归汤 1-480
06762 大曲蘖丸 1-481
06763 大竹叶汤 1-481
06764 大竹沥汤 1-481
06765 大竹沥汤 1-481
06766 大朱砂丸 1-481
06767 大行谐散 1-481
06768 大杀鬼丸 1-481
06769 大交泰丹 1-481
06770 大决明散 1-481
06771 大决明散 1-481
06772 大壮气丸 1-482
06773 大安补散 1-482
06774 大安胎饮 1-482
06775 大安胎饮 1-482
06776 大安神丸 1-482
06777 大安营煎 1-482
06778 大羊肾汤 1-482
06779 大异功散 1-482
06780 大异香散 1-482
06781 大防风丸 1-482
06782 大防风汤 1-482
06783 大防风汤 1-483
06784 大防风汤 1-483
06785 大防风汤 1-483
06786 大防风汤 1-483
06787 大防风汤 1-483
06788 大如圣汤 1-483
06789 大如圣汤 1-483
06790 大红末子 1-483
06791 大红花丸 1-483
06792 大麦片粉 1-483
06793 大麦芽散 1-483
06794 大麦煎散 1-483
06795 大麦敷方 1-483
06796 大麦蘖丸 1-484
06797 大远志丸 1-484
06798 大豆子汤 1-484
06799 大豆帛方 1-484
06800 大豆卷散 1-484
06801 大豆卷散 1-484
06802 大豆浸酒 1-484
06803 大豆麨方 1-484
06804 大豆紫汤 1-484
06805 大豆紫汤 1-484
06806 大豆紫汤 1-484
06807 大豆紫酒 1-484
06808 大豆蔻丸 1-484
06809 大豆蘖散 1-484
06810 大芜荑汤 1-484
06811 大芦荟丸 1-484
06812 大芦荟丸 1-485
06813 大芦荟丸 1-485
06814 大芦荟丸 1-485
06815 大芦荟丸 1-485
06816 大芦荟丸 1-485
06817 大芦荟丸 1-485
06818 大辰砂丸 1-485
06819 大投杯汤 1-485
06820 大连翘汤 1-485
06821 大连翘汤 1-485
06822 大连翘饮 1-485
06823 大连翘饮 1-485
06824 大连翘饮 1-486
06825 大连翘饮 1-486
06826 大连翘饮 1-486
06827 大连翘饮 1-486
06828 大连翘饮 1-486
06829 大连翘饮 1-486
06830 大连翘饮 1-486
06831 大连翘饮 1-486
06832 大利惊丸 1-486
06833 大利膈丸 1-486
06834 大利膈丸 1-486
06835 大快斑丸 1-486
06836 大沉香丸 1-486
06837 大沉香丸 1-486
06838 大羌活丸 1-487
06839 大羌活丸 1-487
06840 大羌活汤 1-487
06841 大羌活汤 1-487
06842 大羌活汤 1-487
06843 大羌活汤 1-487
06844 大牢牙散 1-487
06845 大补元丸 1-487
06846 大补元汤 1-487
06847 大补元汤 1-487
06848 大补元煎 1-488
06849 大补元煎 1-488
06850 大补元煎 1-488
06851 大补天丸 1-488
06852 大补气方 1-488
06853 大补心丹 1-488
06854 大补心汤 1-488
06855 大补血丸 1-488
06856 大补阴丸 1-488
06857 大补阴丸 1-489
06858 大补阴丸 1-489
06859 大补阴汤 1-489
06860 大补阴膏 1-489
06861 大补肾汤 1-489
06862 大补经汤 1-489
06863 大补茶膏 1-489
06864 大补药酒 1-489
06865 大补益散 1-489
06866 大补脾丸 1-489
06867 大灵宝丹 1-489
06868 大灵砂丹 1-489
06869 大阿胶丸 1-489
06870 大阿胶丸 1-490
06871 大阿胶丸 1-490
06872 大阿胶丸 1-490
06873 大阿胶丸 1-490
06874 大阿胶丸 1-490
06875 大阿胶汤 1-490
06876 大阿胶汤 1-490
06877 大阿魏丸 1-490
06878 大阿魏丸 1-490
06879 大阿魏丸 1-490
06880 大阿魏丸 1-491
06881 大附子丸 1-491
06882 大附著散 1-491
06883 大附著散 1-491
06884 大鸡骨丸 1-491
06885 大驱风散 1-491
06886 大青龙汤 1-491
06887 大青龙散 1-491

06888 大青饮子 1-492
06889 大苦参丸 1-492
06890 大肾着汤 1-492
06891 大败毒膏 1-492
06892 大岩蜜丸 1-492
06893 大岩蜜汤 1-492
06894 大岩蜜汤 1-492
06895 大岩蜜汤 1-492
06896 大固阳汤 1-492
06897 大固肠丸 1-492
06898 大固肠汤 1-492
06899 大固脬丸 1-492
06900 大果蜜汤 1-492
06901 大和中丸 1-492
06902 大和中饮 1-493
06903 大和中饮 1-493
06904 大垂云膏 1-493
06905 大乳没散 1-493
06906 大金牙酒 1-493
06907 大金牙散 1-493
06908 大金牙散 1-493
06909 大金牙散 1-494
06910 大金花丸 1-494
06911 大金花丸 1-494
06912 大金针丸 1-494
06913 大金液丹 1-494
06914 大金粟丸 1-494
06915 大金箔丸 1-494
06916 大肥儿丸 1-494
06917 大肥儿丸 1-494
06918 大油煎散 1-494
06919 大油煎散 1-494
06920 大泽兰丸 1-494
06921 大泽兰丸 1-495
06922 大泽泻汤 1-495
06923 大定风丸 1-495
06924 大定风丸 1-495
06925 大定风珠 1-495
06926 大定心丸 1-496
06927 大定心汤 1-496
06928 大定心散 1-496
06929 大定志丸 1-496
06930 大建中汤 1-496
06931 大建中汤 1-497
06932 大建中汤 1-497
06933 大建中汤 1-498
06934 大建中汤 1-498
06935 大建中汤 1-498
06936 大建中汤 1-498
06937 大建中汤 1-498
06938 大建中汤 1-498
06939 大建中汤 1-498
06940 大建中汤 1-498
06941 大建中汤 1-498
06942 大建中散 1-498
06943 大建脾丸 1-498
06944 大建脾汤 1-498
06945 大建脾散 1-498
06946 大降气汤 1-499
06947 大承气汤 1-499
06948 大承气汤 1-500
06949 大承气汤 1-500
06950 大枳壳丸 1-500
06951 大胡连丸 1-500
06952 大胡连丸 1-501
06953 大胡麻散 1-501
06954 大荆芥方 1-501
06955 大荆芥散 1-501
06956 大荜茇丸 1-501
06957 大茵陈汤 1-501
06958 大茵陈汤 1-501
06959 大茵陈汤 1-501
06960 大茴香丸 1-501
06961 大茴香丸 1-501
06962 大茴香汤 1-501
06963 大茱萸丸 1-501
06964 大茱萸丸 1-501
06965 大茯苓丸 1-502
06966 大茯苓丸 1-502
06967 大茯苓丸 1-502
06968 大茯苓丸 1-502
06969 大茯苓丸 1-502
06970 大茯苓丸 1-502
06971 大茯苓丸 1-502
06972 大茯苓汤 1-502
06973 大荡胞汤 1-502
06974 大厚朴丸 1-502
06975 大省风汤 1-502
06976 大省风汤 1-503
06977 大省风汤 1-503
06978 大省风汤 1-503
06979 大省风汤 1-503
06980 大省风散 1-503
06981 大虻虫丸 1-503
06982 大星附汤 1-503
06983 大思食丸 1-503
06984 大钩藤饮 1-503
06985 大复苏饮 1-503
06986 大香甲散 1-503
06987 大香连丸 1-503
06988 大保元汤 1-504
06989 大保元汤 1-504
06990 大保元汤 1-504
06991 大保生丸 1-504
06992 大保生丸 1-504
06993 大保安汤 1-504
06994 大追风散 1-504
06995 大追风散 1-504
06996 大追毒散 1-504
06997 大胜金丸 1-504
06998 大度世丸 1-504
06999 大活血丸 1-504
07000 大活血丹 1-504
07001 大活血丹 1-505
07002 大活血汤 1-505
07003 大活络丹 1-505
07004 大活络丹 1-505
07005 大济阴汤 1-505
07006 大前胡汤 1-505
07007 大前胡汤 1-505
07008 大养胃汤 1-505
07009 大养脾丸 1-505
07010 大养脾丸 1-505
07011 大养脾丸 1-506
07012 大养脾丸 1-506
07013 大养脾丸 1-506
07014 大养脾丸 1-506
07015 大姜煎丸 1-506
07016 大祛风丹 1-506
07017 大神术汤 1-506
07018 大秦艽汤 1-506
07019 大秦艽汤 1-506
07020 大秦艽汤 1-507
07021 大秦艽散 1-507
07022 大桂皮汤 1-507
07023 大桂枝丸 1-507
07024 大桃花汤 1-507
07025 大真珠丸 1-507
07026 大莽草散 1-507
07027 大莽草散 1-507
07028 大莲心散 1-507
07029 大柴胡汤 1-507
07030 大柴胡汤 1-509
07031 大柴胡汤 1-509
07032 大柴胡汤 1-509
07033 大柴胡汤 1-509
07034 大柴胡汤 1-509
07035 大柴胡汤 1-509
07036 大柴胡汤 1-509
07037 大柴胡汤 1-509
07038 大柴胡散 1-509
07039 大铁弹丸 1-510
07040 大铁弹丸 1-510
07041 大铁箍散 1-510
07042 大透肌散 1-510
07043 大健步丸 1-510
07044 大健脾丸 1-510
07045 大健脾丸 1-510
07046 大健脾糕 1-510
07047 大射干汤 1-510
07048 大射干汤 1-510
07049 大胶艾汤 1-510
07050 大效双丸 1-510
07051 大效圣散 1-511
07052 大效疟丹 1-511
07053 大消风散 1-511
07054 大消石丸 1-511
07055 大消痞丸 1-511
07056 大消痞丸 1-511
07057 大海藻汤 1-511
07058 大润肠丸 1-511
07059 大粉草膏 1-511
07060 大益母丸 1-511
07061 大益智散 1-511
07062 大调中汤 1-511
07063 大调经丸 1-511
07064 大调经汤 1-511
07065 大调经散 1-512
07066 大陷胸丸 1-512
07067 大陷胸汤 1-512
07068 大陷胸汤 1-513
07069 大通真丸 1-513
07070 大理中丸 1-513
07071 大理中丸 1-513
07072 大理气丸 1-513
07073 大菖蒲散 1-513
07074 大萝皂丸 1-513
07075 大萆薢丸 1-513
07076 大萆薢散 1-513
07077 大菟丝丸 1-513
07078 大菟丝饼 1-514
07079 大黄龙丸 1-514
07080 大黄饮子 1-514
07081 大黄饮子 1-514
07082 大黄饮子 1-514
07083 大黄苦酒 1-514
07084 大黄拓汤 1-514
07085 大黄耆丸 1-514
07086 大黄耆汤 1-514
07087 大黄耆汤 1-514
07088 大黄耆酒 1-514
07089 大黄耆酒 1-514
07090 大黄耆散 1-515
07091 大黄涂方 1-515
07092 大黄豉汤 1-515
07093 大黄煎丸 1-515
07094 大黄煎丸 1-515
07095 大黄膏丸 1-515
07096 大黄膏子 1-515
07097 大黄蜜煎 1-515
07098 大黄敷方 1-515
07099 大黄薄贴 1-515
07100 大硇砂丸 1-515
07101 大排风汤 1-515
07102 大排风散 1-515
07103 大排风散 1-516

07104 大救生丸 1-516
07105 大麻子汤 1-516
07106 大麻子汤 1-517
07107 大麻子酒 1-517
07108 大麻子散 1-517
07109 大麻子膏 1-517
07110 大麻仁丸 1-517
07111 大麻仁丸 1-517
07112 大麻仁丸 1-517
07113 大麻仁丸 1-517
07114 大麻仁丸 1-517
07115 大麻仁丸 1-517
07116 大麻仁丸 1-517
07117 大麻仁丸 1-517
07118 大麻仁丸 1-517
07119 大麻仁汤 1-517
07120 大麻仁饮 1-518
07121 大麻仁酒 1-518
07122 大麻仁酒 1-518
07123 大麻仁散 1-518
07124 大麻仁散 1-518
07125 大麻仁散 1-518
07126 大麻仁散 1-518
07127 大麻风丸 1-518
07128 大麻风丸 1-518
07129 大麻风丸 1-518
07130 大清肺散 1-518
07131 大清凉散 1-519
07132 大断下丸 1-519
07133 大断下丸 1-519
07134 大续命汤 1-519
07135 大续命汤 1-519
07136 大续命汤 1-519
07137 大续命汤 1-519
07138 大续命汤 1-519
07139 大续命汤 1-519
07140 大续命汤 1-519
07141 大续命散 1-519
07142 大续命散 1-519
07143 大琥珀丸 1-520
07144 大琥珀散 1-520
07145 大戟枣子 1-520
07146 大戟饼子 1-520
07147 大戟洗汤 1-520
07148 大戟洗汤 1-520
07149 大葛根汤 1-520
07150 大葶苈丸 1-520
07151 大提毒丹 1-520
07152 大提药方 1-520
07153 大紫双丸 1-520
07154 大紫豆汤 1-521
07155 大紫豆汤 1-521
07156 大紫苏饮 1-521
07157 大紫菀丸 1-521
07158 大紫菀丸 1-521
07159 大掌中金 1-521
07160 大黑龙丸 1-521
07161 大黑虎丹 1-521
07162 大黑虎膏 1-521
07163 大黑神丸 1-521
07164 大黑神散 1-522
07165 大黑神膏 1-522
07166 大惺惺丸 1-522
07167 大温中丸 1-522
07168 大温中丸 1-522
07169 大温中丸 1-522
07170 大温中丸 1-522
07171 大温中丸 1-522
07172 大温中汤 1-523
07173 大温中饮 1-523
07174 大温白丸 1-523
07175 大温白丹 1-523
07176 大温经丸 1-523
07177 大温经汤 1-523
07178 大温经汤 1-523
07179 大温惊丸 1-523
07180 大温脾丸 1-523
07181 大温脾丹 1-524
07182 大温脾汤 1-524
07183 大尊重丸 1-524
07184 大犀角汤 1-524
07185 大犀角散 1-524
07186 大蒜糊剂 1-524
07187 大蓟饮子 1-524
07188 大蓟根散 1-524
07189 大硼砂散 1-524
07190 大蜈蚣散 1-524
07191 大愈风丹 1-524
07192 大愈风汤 1-524
07193 大腹子汤 1-524
07194 大腹子散 1-524
07195 大腹子散 1-524
07196 大腹子膏 1-524
07197 大腹皮丸 1-524
07198 大腹皮丸 1-525
07199 大腹皮丸 1-525
07200 大腹皮丸 1-525
07201 大腹皮汤 1-525
07202 大腹皮汤 1-525
07203 大腹皮汤 1-525
07204 大腹皮汤 1-525
07205 大腹皮汤 1-525
07206 大腹皮汤 1-525
07207 大腹皮汤 1-525
07208 大腹皮汤 1-525
07209 大腹皮汤 1-525
07210 大腹皮汤 1-525
07211 大腹皮汤 1-525
07212 大腹皮汤 1-525
07213 大腹皮汤 1-525
07214 大腹皮汤 1-525
07215 大腹皮汤 1-526
07216 大腹皮饮 1-526
07217 大腹皮饮 1-526
07218 大腹皮饮 1-526
07219 大腹皮饮 1-526
07220 大腹皮散 1-526
07221 大腹皮散 1-526
07222 大腹皮散 1-526
07223 大腹皮散 1-526
07224 大腹皮散 1-526
07225 大腹皮散 1-526
07226 大腹皮散 1-526
07227 大腹皮散 1-526
07228 大腹皮散 1-527
07229 大腹皮散 1-527
07230 大腹皮散 1-527
07231 大腹皮散 1-527
07232 大腹皮散 1-527
07233 大腹皮散 1-527
07234 大腹皮散 1-527
07235 大腹皮散 1-527
07236 大腹皮散 1-527
07237 大腹皮散 1-527
07238 大腹皮散 1-527
07239 大腹皮散 1-527
07240 大腹皮散 1-528
07241 大腹皮散 1-528
07242 大腹皮散 1-528
07243 大腹皮散 1-528
07244 大腹皮散 1-528
07245 大腹皮散 1-528
07246 大腹皮散 1-528
07247 大腹皮散 1-528
07248 大腹皮散 1-528
07249 大腹皮散 1-528
07250 大腹皮散 1-528
07251 大腹皮散 1-528
07252 大腹皮散 1-529
07253 大腹皮散 1-529
07254 大腹皮散 1-529
07255 大腹皮散 1-529
07256 大腹皮散 1-529
07257 大腹皮散 1-529
07258 大腹皮散 1-529
07259 大腹皮散 1-529
07260 大解毒汤 1-529
07261 大滚脓丹 1-529
07262 大辟瘟丹 1-529
07263 大槟榔丸 1-530
07264 大槟榔散 1-530
07265 大酸枣汤 1-530
07266 大增力丸 1-530
07267 大镇心丸 1-530
07268 大镇心丸 1-530
07269 大镇心丸 1-530
07270 大镇心丹 1-530
07271 大镇心散 1-530
07272 大镇心散 1-530
07273 大橘皮丸 1-530
07274 大橘皮丸 1-531
07275 大橘皮丸 1-531
07276 大橘皮汤 1-531
07277 大橘皮汤 1-531
07278 大橘皮汤 1-531
07279 大橘皮汤 1-531
07280 大橘皮汤 1-531
07281 大橘皮汤 1-531
07282 大橘皮汤 1-531
07283 大醒风汤 1-531
07284 大醒风汤 1-531
07285 大醒脾散 1-531
07286 大醒脾散 1-531
07287 大醒脾散 1-531
07288 大薯蓣丸 1-532
07289 大薯蓣丸 1-532
07290 大藿香散 1-532
07291 大藿香散 1-532
07292 大藿香散 1-532
07293 大藿香散 1-532
07294 大鳖甲丸 1-532
07295 大鳖甲丸 1-532
07296 大鳖甲汤 1-533
07297 大鳖甲汤 1-533
07298 大鳖甲煎 1-533
07299 大露宿丸 1-533
07300 大麝香丸 1-533
07301 大麝香丸 1-533
07302 大麝香丸 1-533
07303 大麝香丸 1-533
07304 大麝香丹 1-533
07305 大丁香煮散 1-533
07306 大力夺命丸 1-533
07307 大三五七散 1-533
07308 大三五七散 1-534
07309 大三棱煎丸 1-534
07310 大小茴香丸 1-534
07311 大飞扬洗剂 1-534
07312 大无肥儿丸 1-534
07313 大天南星丸 1-534
07314 大天南星散 1-534
07315 大五味子丸 1-534
07316 大乌金散丸 1-534
07317 大风水银膏 1-534
07318 大风龙胆膏 1-534
07319 大风神验方 1-534

07320 大风桃杏油 1-534
07321 大水银珠丹 1-535
07322 大白再生丸 1-535
07323 大圣人参散 1-535
07324 大圣万安散 1-535
07325 大圣枕中方 1-535
07326 大圣金真散 1-535
07327 大圣泽兰散 1-535
07328 大圣泽兰散 1-535
07329 大圣茯苓散 1-535
07330 大圣茯苓散 1-535
07331 大圣保命丹 1-535
07332 大圣浚川散 1-536
07333 大圣通真丸 1-536
07334 大圣通真丸 1-536
07335 大圣黑神丸 1-536
07336 大肉豆蔻丸 1-536
07337 大延胡索散 1-536
07338 大延胡索散 1-536
07339 大全内消散 1-536
07340 大全牛膝散 1-536
07341 大全宝光散 1-536
07342 大安汤饮子 1-536
07343 大安胎饮子 1-536
07344 大如圣饮子 1-537
07345 大红朱砂膏 1-537
07346 大进黑神散 1-537
07347 大豆甘草汤 1-537
07348 大豆甘草汤 1-537
07349 大豆汁涂方 1-537
07350 大豆茯苓散 1-537
07351 大连翘饮子 1-537
07352 大助气血汤 1-537
07353 大诃黎勒丸 1-537
07354 大补二天膏 1-537
07355 大补十全散 1-537
07356 大补元煎丸 1-537
07357 大补化毒汤 1-537
07358 大补地黄丸 1-537
07359 大补地黄丸 1-537
07360 大补延龄膏 1-537
07361 大补全鹿丸 1-538
07362 大补阴阳汤 1-538
07363 大补肝肾丸 1-538
07364 大补快斑汤 1-538
07365 大补快斑汤 1-538
07366 大补快斑汤 1-538
07367 大补肾气丸 1-538
07368 大补枳术丸 1-538
07369 大补保命汤 1-538
07370 大补养命汤 1-538
07371 大补真元汤 1-538
07372 大补真阴汤 1-538
07373 大补益母丸 1-538
07374 大补益摩膏 1-539
07375 大补调经汤 1-539
07376 大补营卫汤 1-539
07377 大补黄庭丸 1-539
07378 大补黄耆汤 1-539
07379 大补滋肾丸 1-539
07380 大灵明月丹 1-539
07381 大青四物汤 1-539
07382 大青消毒汤 1-539
07383 大青消毒散 1-539
07384 大枣七味汤 1-539
07385 大枣小麦汤 1-539
07386 大枣甘草汤 1-539
07387 大枣杏仁丸 1-539
07388 大枣葶苈丸 1-539
07389 大败毒胶囊 1-540
07390 大明复光散 1-540
07391 大剂归芍汤 1-540
07392 大宝红药方 1-540
07393 大胡黄连丸 1-540
07394 大胡黄连丸 1-540
07395 大荜澄茄丸 1-540
07396 大草乌头丸 1-540
07397 大药紫金丹 1-540
07398 大香甲丸散 1-540
07399 大造固真丹 1-540
07400 大造固真膏 1-541
07401 大造保童丸 1-541
07402 大效人参散 1-541
07403 大效小风丹 1-541
07404 大效内补丸 1-541
07405 大效内补丸 1-541
07406 大效牛膝丸 1-541
07407 大效四神丸 1-541
07408 大效牡丹散 1-541
07409 大效没药丸 1-541
07410 大效妙应丸 1-541
07411 大效虎骨散 1-541
07412 大效金丝膏 1-541
07413 大效油煎散 1-542
07414 大效拱辰丸 1-542
07415 大效点明膏 1-542
07416 大效香砂丸 1-542
07417 大效胜金丸 1-542
07418 大效洗轮散 1-542
07419 大效萝卜丸 1-542
07420 大效黄耆汤 1-542
07421 大效琥珀散 1-542
07422 大效琥珀散 1-542
07423 大效紫菀丸 1-542
07424 大效疏风散 1-543
07425 大海金砂散 1-543
07426 大通水银丸 1-543
07427 大通青金丹 1-543
07428 大梧桐律散 1-543
07429 大菟丝子丸 1-543
07430 大菟丝子散 1-543
07431 大黄一物汤 1-543
07432 大黄干漆汤 1-543
07433 大黄化毒汤 1-543
07434 大黄化毒汤 1-543
07435 大黄化毒汤 1-543
07436 大黄化瘀丸 1-543
07437 大黄六合汤 1-543
07438 大黄甘草丸 1-544
07439 大黄甘草汤 1-544
07440 大黄甘草汤 1-544
07441 大黄甘草汤 1-544
07442 大黄甘草汤 1-544
07443 大黄甘草饮 1-544
07444 大黄甘遂汤 1-544
07445 大黄左经汤 1-544
07446 大黄朴消汤 1-544
07447 大黄朴消汤 1-545
07448 大黄芍药汤 1-545
07449 大黄当归散 1-545
07450 大黄当归散 1-545
07451 大黄当归散 1-545
07452 大黄当归散 1-545
07453 大黄豆卷散 1-545
07454 大黄连翘汤 1-545
07455 大黄牡丹汤 1-545
07456 大黄牡蛎汤 1-546
07457 大黄没药煎 1-546
07458 大黄附子丸 1-546
07459 大黄附子汤 1-546
07460 大黄拓洗方 1-547
07461 大黄备急丸 1-547
07462 大黄泄热汤 1-547
07463 大黄泻火散 1-547
07464 大黄泻肝散 1-547
07465 大黄泻热汤 1-547
07466 大黄泻热汤 1-547
07467 大黄枳壳丸 1-547
07468 大黄栀子汤 1-547
07469 大黄茯苓丸 1-547
07470 大黄牵牛散 1-547
07471 大黄厚朴汤 1-547
07472 大黄蚀肉膏 1-547
07473 大黄活命丹 1-547
07474 大黄除热汤 1-547
07475 大黄桔梗汤 1-548
07476 大黄桔梗散 1-548
07477 大黄桃仁丸 1-548
07478 大黄桃仁汤 1-548
07479 大黄消石汤 1-548
07480 大黄通格丸 1-548
07481 大黄黄连汤 1-548
07482 大黄黄连酒 1-548
07483 大黄黄柏汤 1-548
07484 大黄清胃丸 1-548
07485 大黄散瘀汤 1-548
07486 大黄葶苈丸 1-548
07487 大黄葶苈丸 1-548
07488 大黄揭毒散 1-548
07489 大黄寒水散 1-549
07490 大黄槟榔丸 1-549
07491 大黄醋煎丸 1-549
07492 大黄䗪虫丸 1-549
07493 大黄䗪虫丸 1-549
07494 大黄䗪虫丸 1-549
07495 大蛇皮涂方 1-549
07496 大麻子涂方 1-549
07497 大麻仁敷方 1-549
07498 大戟芫花散 1-550
07499 大紫金皮散 1-550
07500 大紫荆皮散 1-550
07501 大道固肠丸 1-550
07502 大蒜平胃散 1-550
07503 大蒜鸡子方 1-550
07504 大蓟止血片 1-550
07505 大鼠粘子汤 1-550
07506 大腽肭脐丸 1-550
07507 大腹木香汤 1-550
07508 大腹木香汤 1-550
07509 大慎火草散 1-550
07510 大瓢李末药 1-550
07511 大瓢李遗丸 1-550
07512 大鳖头足丸 1-551
07513 大八风乌蛇散 1-551
07514 大人参白虎汤 1-551
07515 大人参半夏丸 1-551
07516 大干枣三味丸 1-551
07517 大川芎口服液 1-551
07518 大五石泽兰丸 1-551
07519 大五明狼毒丸 1-551
07520 大内塞排脓散 1-551
07521 大牛角中人散 1-552
07522 大牛黄清心丸 1-552
07523 大乌头桂枝汤 1-552
07524 大乌药顺气散 1-552
07525 大平胃泽兰丸 1-552
07526 大加减建中汤 1-552
07527 大圣一粒金丹 1-552
07528 大圣一粒金丹 1-552
07529 大圣夺命金丹 1-552
07530 大圣镇风金丹 1-553
07531 大虫魄五味散 1-553
07532 大安胎如胜饮 1-553
07533 大豆桑白皮汤 1-553
07534 大沉香降气汤 1-553
07535 大沉香尊重丸 1-553

07536 大沉香煨姜丸 1-553
07537 大补中当归汤 1-553
07538 大补内黄耆汤 1-553
07539 大补益石斛散 1-553
07540 大补益当归丸 1-553
07541 大附子当归散 1-554
07542 大青龙加味汤 1-554
07543 大建中黄耆汤 1-554
07544 大建中黄耆汤 1-554
07545 大贯众平胃散 1-554
07546 大承气加味汤 1-554
07547 大神效活络丹 1-554
07548 大神验木通散 1-554
07549 大柴胡鳖甲散 1-554
07550 大效五丁饮子 1-554
07551 大效牡丹皮散 1-554
07552 大效厚朴煎丸 1-554
07553 大理中露宿丸 1-554
07554 大黄五味子丸 1-554
07555 大黄车前子汤 1-555
07556 大黄甘草饮子 1-555
07557 大黄牡丹皮汤 1-555
07558 大黄䗪虫胶囊 1-555
07559 大排风天麻散 1-555
07560 大续筋接骨丹 1-555
07561 大蒜新汲水方 1-555
07562 大聪明枕中方 1-555
07563 大圣玉屑无忧散 1-555
07564 大圣花蛇牛黄丸 1-555
07565 大圣通中花蛇丸 1-555
07566 大圣通神乳香膏 1-555
07567 大青龙加黄芩汤 1-555
07568 大效人参枳实汤 1-555
07569 大效使君槟榔丸 1-556
07570 大效神功救生丹 1-556
07571 大效润肺杏仁散 1-556
07572 大效雄朱化痰丸 1-556
07573 大料神秘左经汤 1-556
07574 大通圣白花蛇散 1-556
07575 大黄芒消二味汤 1-556
07576 大黄附子细辛汤 1-556
07577 大黄黄连泻心汤 1-556
07578 大黄黄连泻心汤 1-556
07579 大黄黄连泻心汤 1-556
07580 大麻子赤小豆汤 1-557
07581 大水银硫黄紫粉丹 1-557
07582 大效至圣千金饮子 1-557
07583 大圣夺命玉雪无忧散 1-557
07584 大承气加生地茯蓉汤 1-557
07585 大承气加芍药地黄汤 1-557
07586 大承气加麦冬玄参汤 1-557
07587 大柴胡加玄参地黄汤 1-557
07588 大柴胡加萎蕤知母汤 1-557
07589 大效雄朱化痰定喘丸 1-557
07590 大黄黄柏栀子芒消汤 1-557
07591 大黄黄柏皮栀子消石汤 1-557

万

07592 万一丹 1-557
07593 万亿丸 1-557
07594 万亿丸 1-557
07595 万亿丸 1-557
07596 万化膏 1-558
07597 万圣丹 1-558
07598 万全丸 1-558
07599 万全丸 1-558
07600 万全汤 1-558
07601 万全饮 1-558
07602 万全散 1-558
07603 万全散 1-558
07604 万全散 1-558
07605 万全散 1-559
07606 万全散 1-559
07607 万全膏 1-559
07608 万全膏 1-559
07609 万安丸 1-559
07610 万安丸 1-559
07611 万安丸 1-559
07612 万安丸 1-559
07613 万安丸 1-559
07614 万安丸 1-559
07615 万安丸 1-559
07616 万安丸 1-559
07617 万安丸 1-559
07618 万安丸 1-560
07619 万安丸 1-560
07620 万安丸 1-560
07621 万安丹 1-560
07622 万安丹 1-560
07623 万安汤 1-560
07624 万安汤 1-560
07625 万安饮 1-560
07626 万安散 1-560
07627 万安散 1-560
07628 万安散 1-560
07629 万安散 1-560
07630 万安散 1-560
07631 万安散 1-560
07632 万安散 1-561
07633 万安散 1-561
07634 万安散 1-561
07635 万安散 1-561
07636 万安膏 1-561
07637 万安膏 1-561
07638 万安膏 1-561
07639 万安膏 1-561
07640 万字丸 1-561
07641 万寿丸 1-561
07642 万寿丸 1-561
07643 万寿方 1-561
07644 万应丸 1-562
07645 万应丸 1-562
07646 万应丸 1-562
07647 万应丸 1-562
07648 万应丸 1-562
07649 万应丸 1-562
07650 万应丸 1-562
07651 万应丸 1-562
07652 万应丸 1-563
07653 万应丸 1-563
07654 万应丸 1-563
07655 万应丸 1-563
07656 万应丸 1-563
07657 万应丸 1-563
07658 万应丸 1-563
07659 万应丸 1-563
07660 万应丸 1-563
07661 万应丸 1-563
07662 万应丹 1-563
07663 万应丹 1-563
07664 万应丹 1-564
07665 万应丹 1-564
07666 万应丹 1-564
07667 万应丹 1-564
07668 万应丹 1-564
07669 万应茶 1-564
07670 万应散 1-565
07671 万应散 1-565
07672 万应散 1-565
07673 万应锭 1-565
07674 万应锭 1-565
07675 万应锭 1-565
07676 万应锭 1-565
07677 万应锭 1-565
07678 万应膏 1-565
07679 万应膏 1-566
07680 万应膏 1-566
07681 万应膏 1-566
07682 万应膏 1-566
07683 万应膏 1-566
07684 万应膏 1-566
07685 万应膏 1-566
07686 万应膏 1-566
07687 万应膏 1-566
07688 万应膏 1-566
07689 万应膏 1-567
07690 万应膏 1-567
07691 万应膏 1-567
07692 万应膏 1-567
07693 万应膏 1-567
07694 万应膏 1-567
07695 万应膏 1-567
07696 万应膏 1-567
07697 万应膏 1-567
07698 万应膏 1-568
07699 万应膏 1-568
07700 万应膏 1-568
07701 万应膏 1-568
07702 万补丸 1-568
07703 万补丸 1-568
07704 万灵丸 1-568
07705 万灵丸 1-568
07706 万灵丸 1-568
07707 万灵丸 1-568
07708 万灵丸 1-568
07709 万灵丸 1-569
07710 万灵丸 1-569
07711 万灵丸 1-569
07712 万灵丸 1-569
07713 万灵丸 1-569
07714 万灵丸 1-569
07715 万灵丸 1-569
07716 万灵丸 1-569
07717 万灵丸 1-569
07718 万灵丸 1-569
07719 万灵丸 1-569

07720 万灵丸 1-570
07721 万灵丸 1-570
07722 万灵片 1-570
07723 万灵丹 1-570
07724 万灵丹 1-570
07725 万灵丹 1-570
07726 万灵丹 1-570
07727 万灵丹 1-570
07728 万灵丹 1-570
07729 万灵丹 1-570
07730 万灵丹 1-570
07731 万灵丹 1-570
07732 万灵丹 1-570
07733 万灵丹 1-571
07734 万灵汤 1-571
07735 万灵汤 1-571
07736 万灵油 1-571
07737 万灵散 1-571
07738 万灵散 1-571
07739 万灵散 1-571
07740 万灵散 1-571
07741 万灵膏 1-571
07742 万灵膏 1-571
07743 万灵膏 1-571
07744 万灵膏 1-572
07745 万灵膏 1-572
07746 万灵膏 1-572
07747 万灵膏 1-572
07748 万灵膏 1-572
07749 万灵膏 1-573
07750 万灵膏 1-573
07751 万灵膏 1-573
07752 万灵膏 1-573
07753 万灵膏 1-573
07754 万灵膏 1-573
07755 万灵膏 1-573
07756 万灵膏 1-573
07757 万灵膏 1-573
07758 万灵膏 1-574
07759 万和散 1-574
07760 万金丸 1-574
07761 万金丸 1-574
07762 万金丸 1-574
07763 万金丸 1-574
07764 万金丸 1-574
07765 万金丸 1-574
07766 万金丸 1-574
07767 万金丸 1-575
07768 万金丸 1-575
07769 万金丸 1-575
07770 万金丸 1-575
07771 万金丸 1-575
07772 万金丸 1-575
07773 万金丸 1-575
07774 万金丹 1-575
07775 万金丹 1-575
07776 万金丹 1-575
07777 万金丹 1-575
07778 万金丹 1-575
07779 万金丹 1-575
07780 万金丹 1-575
07781 万金汤 1-575
07782 万金汤 1-576
07783 万金汤 1-576
07784 万金汤 1-576
07785 万金饮 1-576
07786 万金散 1-576
07787 万金散 1-576
07788 万金散 1-576
07789 万金散 1-576
07790 万金散 1-576
07791 万金散 1-576
07792 万金散 1-576
07793 万金散 1-576
07794 万金散 1-576
07795 万金散 1-576
07796 万金散 1-576
07797 万金散 1-576
07798 万金散 1-577
07799 万金散 1-577
07800 万金散 1-577
07801 万金散 1-577
07802 万金散 1-577
07803 万金散 1-577
07804 万金散 1-577
07805 万金散 1-577
07806 万金散 1-577
07807 万金散 1-577
07808 万金散 1-577
07809 万金散 1-577
07810 万金散 1-577
07811 万金散 1-577
07812 万金散 1-577
07813 万金散 1-577
07814 万金膏 1-577
07815 万金膏 1-578
07816 万金膏 1-578
07817 万金膏 1-578
07818 万金膏 1-578
07819 万金膏 1-578
07820 万金膏 1-578
07821 万金膏 1-578
07822 万金膏 1-578
07823 万金膏 1-578
07824 万金膏 1-578
07825 万金膏 1-578
07826 万宝丹 1-578
07827 万参散 1-579
07828 万春膏 1-579
07829 万春膏 1-579
07830 万胜丸 1-579
07831 万胜散 1-579
07832 万胜散 1-579
07833 万病丸 1-579
07834 万病丸 1-579
07835 万病丸 1-579
07836 万病丸 1-579
07837 万病丸 1-579
07838 万病丸 1-580
07839 万病丸 1-580
07840 万病丸 1-580
07841 万病丸 1-580
07842 万病丸 1-580
07843 万病丸 1-580
07844 万病汤 1-580
07845 万病散 1-580
07846 万病散 1-580
07847 万病散 1-580
07848 万益丹 1-580
07849 万痊膏 1-580
07850 万露丹 1-581
07851 万生丸子 1-581
07852 万寿药酒 1-581
07853 万寿香面 1-581
07854 万寿香盒 1-581
07855 万应灵丹 1-581
07856 万应灵丹 1-581
07857 万应灵膏 1-581
07858 万应灵膏 1-581
07859 万应灵膏 1-582
07860 万应灵膏 1-582
07861 万应灵膏 1-582
07862 万应灵膏 1-582
07863 万应神曲 1-582
07864 万应神膏 1-582
07865 万灵神膏 1-582
07866 万版春酒 1-583
07867 万氏化斑汤 1-583
07868 万氏牛黄丸 1-583
07869 万氏润燥膏 1-583
07870 万氏清肺饮 1-583
07871 万圣神应丹 1-583
07872 万年延寿丹 1-583
07873 万全木通汤 1-583
07874 万全木通散 1-583
07875 万全不传方 1-583
07876 万全金花散 1-583
07877 万全茯苓散 1-583
07878 万全神应丹 1-583
07879 万全逍遥散 1-583
07880 万寿地芝丸 1-583
07881 万寿地芝丸 1-584
07882 万两黄金散 1-584
07883 万应山楂丸 1-584
07884 万应无忧散 1-584
07885 万应太乙膏 1-584
07886 万应太平丹 1-584
07887 万应内伤膏 1-584
07888 万应化毒膏 1-584
07889 万应午时茶 1-584
07890 万应甘和茶 1-584
07891 万应代针膏 1-584
07892 万应白玉丸 1-584
07893 万应头风膏 1-584
07894 万应夺命散 1-584
07895 万应至宝膏 1-584
07896 万应回生膏 1-585
07897 万应回生膏 1-585
07898 万应回春膏 1-585
07899 万应延寿丹 1-585
07900 万应延龄丹 1-585
07901 万应红毛膏 1-585
07902 万应红玉膏 1-585
07903 万应吹喉散 1-585
07904 万应吹喉散 1-585
07905 万应针头丸 1-586
07906 万应抵金散 1-586
07907 万应乳香膏 1-586
07908 万应宝珍膏 1-586
07909 万应宝珍膏 1-586
07910 万应宝珍膏 1-586
07911 万应保赤丹 1-586
07912 万应保赤散 1-586
07913 万应保胎丸 1-586
07914 万应神曲膏 1-587
07915 万应铁针丸 1-587
07916 万应清凉膏 1-587
07917 万应剪金丸 1-587
07918 万应剪金丹 1-587
07919 万应琥珀膏 1-587
07920 万应紫金膏 1-587
07921 万应紫金膏 1-587
07922 万应紫金膏 1-587
07923 万应紫菀丸 1-588
07924 万应喉中散 1-588
07925 万应喉症散 1-588
07926 万应黑虎膏 1-588
07927 万应痢疾丸 1-588
07928 万应愈风酒 1-588
07929 万应蝉花散 1-588
07930 万灵木香丸 1-588
07931 万灵五香膏 1-588
07932 万灵夺命丹 1-588
07933 万灵夺命丹 1-589
07934 万灵夺命丹 1-589
07935 万灵针头丸 1-589

07936 万灵黑虎丹 1-589
07937 万灵黑虎丹 1-589
07938 万灵筋骨酒 1-589
07939 万灵筋骨膏 1-589
07940 万灵筋骨膏 1-589
07941 万杯不醉丹 1-589
07942 万金一醉膏 1-589
07943 万金不换丹 1-589
07944 万金水澄膏 1-589
07945 万金钩藤散 1-590
07946 万金神效膏 1-590
07947 万金犀角丸 1-590
07948 万宝代针膏 1-590
07949 万宝回春汤 1-590
07950 万病无忧酒 1-590
07951 万病无忧酒 1-590
07952 万病无忧酒 1-590
07953 万病无忧散 1-590
07954 万病无忧散 1-590
07955 万病无忧散 1-590
07956 万病无忧散 1-590
07957 万病无忧膏 1-590
07958 万病回生丹 1-590
07959 万病回春丹 1-590
07960 万病回春丹 1-590
07961 万病黄精丸 1-590
07962 万病紫菀丸 1-591
07963 万病紫菀丸 1-591
07964 万病遇仙丹 1-591
07965 万病感应丸 1-591
07966 万病解毒丸 1-591
07967 万病解毒丸 1-591
07968 万病解毒丸 1-591
07969 万病解毒丸 1-591
07970 万病解毒丸 1-592
07971 万病解毒丹 1-592
07972 万病解毒丹 1-592
07973 万通炎康片 1-592
07974 万捶青云膏 1-592
07975 万山观芦吸散 1-592
07976 万灵九转还丹 1-592
07977 万灵至宝仙酒 1-592
07978 万氏牛黄清心丸 1-592
07979 万氏牛黄清心丸 1-592
07980 万氏牛黄清心片 1-592
07981 万应如意痢疾丸 1-592
07982 万应乳症内消丸 1-592
07983 万应济世救苦膏 1-592
07984 万金不传遇仙方 1-593
07985 万金不易妙灵丹 1-593
07986 万金不换抱龙丹 1-593
07987 万病太乙归魂散 1-593
07988 万应救急熊锭神丹 1-593
07989 万灵一粒九转还丹 1-593

兀

07990 兀子矾散 1-593

与

07991 与点丸 1-593

寸

07992 寸金 1-593
07993 寸气丸 1-593
07994 寸金丸 1-593
07995 寸金丸 1-594
07996 寸金丸 1-594
07997 寸金丸 1-594
07998 寸金丸 1-594
07999 寸金丹 1-594
08000 寸金丹 1-594
08001 寸金丹 1-594
08002 寸金丹 1-594
08003 寸金丹 1-594
08004 寸金丹 1-594
08005 寸金丹 1-594
08006 寸金丹 1-594
08007 寸金汤 1-594
08008 寸金散 1-594
08009 寸金散 1-595
08010 寸金散 1-595
08011 寸金散 1-595
08012 寸金散 1-595
08013 寸金散 1-595
08014 寸金散 1-595
08015 寸金散 1-595
08016 寸金散 1-595
08017 寸金散 1-595
08018 寸金散 1-595
08019 寸金散 1-595
08020 寸金散 1-595
08021 寸金散 1-595
08022 寸金锭子 1-595
08023 寸金锭子 1-595
08024 寸白虫饮子 1-595
08025 寸金塌气丸 1-595

上

08026 上丹 1-596
08027 上马丸 1-596
08028 上马散 1-596
08029 上气丸 1-596
08030 上池饮 1-596
08031 上青丸 1-596
08032 上青散 1-596
08033 上真散 1-596
08034 上清丸 1-596
08035 上清丸 1-596
08036 上清丸 1-596
08037 上清丸 1-596
08038 上清丸 1-597
08039 上清丸 1-597
08040 上清丸 1-597
08041 上清丸 1-597
08042 上清丸 1-597
08043 上清丸 1-597
08044 上清丸 1-597
08045 上清丸 1-597
08046 上清丸 1-597
08047 上清丸 1-597
08048 上清丸 1-597
08049 上清丸 1-597
08050 上清丸 1-597
08051 上清丸 1-597
08052 上清丸 1-597
08053 上清丹 1-597
08054 上清汤 1-598
08055 上清散 1-598
08056 上清散 1-598
08057 上清散 1-598
08058 上清散 1-598
08059 上清散 1-598
08060 上清散 1-598
08061 上清散 1-598
08062 上二黄丸 1-598
08063 上下甲丸 1-598
08064 上品锭子 1-598
08065 上品锭子 1-598
08066 上洞小丹 1-598
08067 上清饮子 1-598
08068 上清喉片 1-598
08069 上下两济丹 1-599
08070 上下两疏汤 1-599
08071 上下相资汤 1-599
08072 上下兼养丹 1-599
08073 上下清凉散 1-599
08074 上宫清化丸 1-599
08075 上消痈疮散 1-599
08076 上海蛇药片 1-599
08077 上清川芎丸 1-599
08078 上清龙脑散 1-599
08079 上清防风散 1-599
08080 上清连翘散 1-599
08081 上清拨云丸 1-599
08082 上清噙化丸 1-599
08083 上痛光明汤 1-599
08084 上清白附子丸 1-599
08085 上下分消导气汤 1-600
08086 上上龙虎如意丹 1-600

口

08087 口疮方 1-600
08088 口疮汤 1-600
08089 口疮煎 1-600
08090 口糜散 1-600
08091 口糜散 1-600
08092 口疳吹药 1-600
08093 口炎清冲剂 1-600
08094 口腔溃疡散 1-600
08095 口腔炎喷雾剂 1-600

山

08096 山牛汤 1-600
08097 山龙丸 1-600
08098 山甲汤 1-601
08099 山甲散 1-601
08100 山甲散 1-601
08101 山甲散 1-601
08102 山芋丸 1-601
08103 山芋丸 1-601
08104 山芋丸 1-601
08105 山芋丸 1-601
08106 山芋丸 1-601
08107 山芋丸 1-601
08108 山芋丸 1-601
08109 山芋丸 1-601
08110 山芋丸 1-601
08111 山芋丸 1-601
08112 山芋丸 1-601
08113 山芋丸 1-601
08114 山芋丸 1-602
08115 山芋丸 1-602
08116 山芋丸 1-602
08117 山芋汤 1-602
08118 山芋面 1-602
08119 山芋散 1-602
08120 山芋散 1-602
08121 山芋散 1-602
08122 山芋散 1-602
08123 山芋粥 1-602
08124 山羊酒 1-602
08125 山花晶 1-602

08126 山杏煎 1-602
08127 山虎汤 1-602
08128 山栀丸 1-602
08129 山栀汤 1-602
08130 山栀汤 1-603
08131 山栀汤 1-603
08132 山栀散 1-603
08133 山栀散 1-603
08134 山栀散 1-603
08135 山栀膏 1-603
08136 山药丸 1-603
08137 山药丸 1-603
08138 山药丸 1-603
08139 山药丸 1-603
08140 山药丸 1-603
08141 山药丸 1-603
08142 山药丸 1-603
08143 山药饦 1-603
08144 山药汤 1-604
08145 山药汤 1-604
08146 山药面 1-604
08147 山药酒 1-604
08148 山药散 1-604
08149 山药粥 1-604
08150 山药粥 1-604
08151 山药膏 1-604
08152 山药膏 1-604
08153 山柰汤 1-604
08154 山莲散 1-604
08155 山海丹 1-604
08156 山梅丸 1-604
08157 山鹿丸 1-604
08158 山麻膏 1-604
08159 山葛汤 1-604
08160 山楂丸 1-604
08161 山楂丸 1-604
08162 山楂汤 1-604
08163 山楂汤 1-604
08164 山楂饮 1-605
08165 山楂饮 1-605
08166 山楂粥 1-605
08167 山楂粥 1-605
08168 山蓟汤 1-605
08169 山蓟膏 1-605
08170 山蜂酒 1-605
08171 山精丸 1-605
08172 山精丸 1-605
08173 山精饼 1-605
08174 山蕲散 1-605
08175 山薯面 1-605
08176 山薯粥 1-605
08177 山鞠散 1-605
08178 山龙药酒 1-606
08179 山田摆药 1-606
08180 山白草丸 1-606
08181 山芋拨刀 1-606
08182 山豆根丸 1-606
08183 山豆根方 1-606
08184 山豆根方 1-606
08185 山豆根汤 1-606
08186 山豆根汤 1-606
08187 山豆根汤 1-606
08188 山豆根汤 1-606
08189 山豆根汤 1-606
08190 山玫胶囊 1-606
08191 山茄子散 1-606
08192 山栀子丸 1-606
08193 山栀子丸 1-606
08194 山栀子汤 1-607
08195 山栀子汤 1-607
08196 山栀子汤 1-607
08197 山栀子汤 1-607
08198 山栀子汤 1-607
08199 山栀子汤 1-607
08200 山栀子饮 1-607
08201 山栀子散 1-607
08202 山栀子散 1-607
08203 山栀子散 1-607
08204 山栀子散 1-607
08205 山栀子膏 1-607
08206 山栀仁汤 1-607
08207 山茵陈丸 1-607
08208 山茵陈汤 1-607
08209 山茵陈散 1-608
08210 山茵陈散 1-608
08211 山茵陈散 1-608
08212 山茵陈散 1-608
08213 山茱萸丸 1-608
08214 山茱萸丸 1-608
08215 山茱萸丸 1-608
08216 山茱萸丸 1-608
08217 山茱萸丸 1-608
08218 山茱萸丸 1-608
08219 山茱萸丸 1-608
08220 山茱萸丸 1-608
08221 山茱萸丸 1-608
08222 山茱萸丸 1-609
08223 山茱萸丸 1-609
08224 山茱萸汤 1-609
08225 山茱萸散 1-609
08226 山茱萸散 1-609
08227 山茱萸散 1-609
08228 山茱萸散 1-609
08229 山茱萸散 1-609
08230 山茱萸散 1-609
08231 山茱萸散 1-609
08232 山茱萸散 1-609
08233 山茱萸散 1-609
08234 山茱萸散 1-609
08235 山茱萸散 1-610
08236 山茱萸散 1-610
08237 山茱萸散 1-610
08238 山茱萸散 1-610
08239 山茱萸散 1-610
08240 山萸肉粥 1-610
08241 山楂子散 1-610
08242 山瘴疟酒 1-610
08243 山东阿胶膏 1-610
08244 山甲内消散 1-610
08245 山芋四倍丸 1-610
08246 山芋苁蓉丸 1-610
08247 山庄降脂片 1-611
08248 山李子煎丸 1-611
08249 山鸡大补酒 1-611
08250 山栀五苓散 1-611
08251 山栀地黄汤 1-611
08252 山栀香附丸 1-611
08253 山药地黄丸 1-611
08254 山药附子丸 1-611
08255 山海丹胶囊 1-611
08256 山菊降压片 1-611
08257 山楂内消丸 1-611
08258 山楂化滞丸 1-611
08259 山楂化滞丸 1-611
08260 山楂曲术丸 1-612
08261 山楂降压丸 1-612
08262 山楂健脾丸 1-612
08263 山楂调中丸 1-612
08264 山楂橘核丸 1-612
08265 山精寿子丸 1-612
08266 山绿茶降压片 1-612
08267 山楂益母草汤 1-612
08268 山甲白薇泽兰饮 1-612
08269 山楂降压袋泡茶 1-613

千

08270 千岁丹 1-613
08271 千年药 1-613
08272 千里马 1-613
08273 千里马 1-613
08274 千里浆 1-613
08275 千里散 1-613
08276 千里鞋 1-613
08277 千针散 1-613
08278 千针散 1-613
08279 千转丹 1-613
08280 千金丸 1-613
08281 千金丸 1-613
08282 千金丸 1-613
08283 千金丸 1-613
08284 千金丸 1-613
08285 千金丸 1-614
08286 千金丸 1-614
08287 千金丸 1-614
08288 千金丸 1-614
08289 千金丸 1-614
08290 千金丸 1-614
08291 千金丸 1-614
08292 千金丸 1-614
08293 千金丸 1-614
08294 千金丸 1-614
08295 千金丸 1-614
08296 千金丸 1-615
08297 千金丸 1-615
08298 千金丸 1-615
08299 千金丸 1-615
08300 千金丸 1-615
08301 千金丸 1-615
08302 千金丸 1-615
08303 千金丸 1-615
08304 千金丸 1-615
08305 千金丹 1-615
08306 千金汤 1-615
08307 千金汤 1-615
08308 千金汤 1-615
08309 千金汤 1-615
08310 千金汤 1-616
08311 千金饮 1-616
08312 千金饮 1-616
08313 千金茶 1-616
08314 千金散 1-616
08315 千金散 1-616
08316 千金散 1-616
08317 千金散 1-616
08318 千金散 1-616
08319 千金散 1-616
08320 千金散 1-616
08321 千金散 1-616
08322 千金散 1-616
08323 千金散 1-616
08324 千金散 1-616
08325 千金散 1-616
08326 千金散 1-617
08327 千金散 1-617
08328 千金散 1-617
08329 千金散 1-617
08330 千金散 1-617
08331 千金散 1-617
08332 千金散 1-617
08333 千金散 1-617
08334 千金散 1-617
08335 千金散 1-617
08336 千金散 1-617
08337 千金散 1-617

08338 千金散 1-617
08339 千金散 1-617
08340 千金散 1-617
08341 千金散 1-617
08342 千金散 1-617
08343 千金散 1-617
08344 千金散 1-618
08345 千金散 1-618
08346 千金散 1-618
08347 千金散 1-618
08348 千金散 1-618
08349 千金散 1-618
08350 千金散 1-618
08351 千金散 1-618
08352 千金膏 1-618
08353 千金膏 1-618
08354 千金膏 1-618
08355 千斧丸 1-618
08356 千秋丸 1-618
08357 千秋散 1-618
08358 千钟酒 1-618
08359 千捶纸 1-618
08360 千捶膏 1-619
08361 千捶膏 1-619
08362 千捶膏 1-619
08363 千捶膏 1-619
08364 千捶膏 1-619
08365 千捶膏 1-619
08366 千捶膏 1-619
08367 千捶膏 1-619
08368 千捶膏 1-619
08369 千捶膏 1-619
08370 千捶膏 1-619
08371 千捶膏 1-619
08372 千捶膏 1-619
08373 千捶膏 1-620
08374 千捶膏 1-620
08375 千捶膏 1-620
08376 千捶膏 1-620
08377 千捶膏 1-620
08378 千捶膏 1-620
08379 千捶膏 1-620
08380 千捶膏 1-620
08381 千捶膏 1-620
08382 千捶膏 1-620
08383 千捶膏 1-620
08384 千捶膏 1-620
08385 千喜片 1-620
08386 千缗汤 1-620
08387 千缗汤 1-621
08388 千缗汤 1-621
08389 千缗汤 1-621
08390 千两金丸 1-621
08391 千里马散 1-621
08392 千里水汤 1-621
08393 千里光汤 1-621
08394 千里光散 1-621
08395 千里光膏 1-621
08396 千里奔散 1-621
08397 千里望散 1-621
08398 千金盐汤 1-621
08399 千金秘方 1-621
08400 千金散子 1-621
08401 千锤草散 1-621
08402 千斤保命丸 1-621
08403 千年退斑汤 1-621
08404 千里水壶芦 1-621
08405 千里水葫芦 1-622
08406 千里光明汤 1-622
08407 千里光洗剂 1-622
08408 千里健步散 1-622
08409 千里流水汤 1-622
08410 千里梅花丸 1-622
08411 千金一笑散 1-622
08412 千金一笑散 1-622
08413 千金一笑散 1-622
08414 千金三黄汤 1-622
08415 千金广济丸 1-622
08416 千金不传散 1-622
08417 千金不易丹 1-622
08418 千金不换丹 1-622
08419 千金不换方 1-622
08420 千金不换饼 1-622
08421 千金五套丸 1-622
08422 千金止带丸 1-622
08423 千金止带散 1-623
08424 千金止咳丸 1-623
08425 千金内托汤 1-623
08426 千金内托散 1-623
08427 千金内托散 1-623
08428 千金内托散 1-623
08429 千金内托散 1-623
08430 千金内托散 1-623
08431 千金内托散 1-623
08432 千金内托散 1-623
08433 千金内托散 1-623
08434 千金内托散 1-623
08435 千金内托散 1-623
08436 千金内托散 1-624
08437 千金内托散 1-624
08438 千金内托散 1-624
08439 千金内补散 1-624
08440 千金内消散 1-624
08441 千金化气汤 1-624
08442 千金化毒丸 1-624
08443 千金化铁丸 1-624
08444 千金化积散 1-624
08445 千金化痰丸 1-624
08446 千金升麻散 1-624
08447 千金乌龙膏 1-624
08448 千金失笑散 1-624
08449 千金地黄丸 1-624
08450 千金托里散 1-625
08451 千金托里散 1-625
08452 千金托里散 1-625
08453 千金托里散 1-625
08454 千金竹茹汤 1-625
08455 千金导气汤 1-625
08456 千金进食丸 1-625
08457 千金苇茎汤 1-625
08458 千金豕膏丸 1-625
08459 千金吹喉散 1-625
08460 千金补肾丸 1-625
08461 千金补肾丸 1-625
08462 千金补脬饮 1-625
08463 千金坠降丹 1-625
08464 千金抱龙丸 1-625
08465 千金固肾丸 1-626
08466 千金肥儿丸 1-626
08467 千金肥儿饼 1-626
08468 千金备急丹 1-626
08469 千金定吼丸 1-626
08470 千金定喘汤 1-626
08471 千金枯痔散 1-626
08472 千金枳壳汤 1-626
08473 千金封脐膏 1-626
08474 千金封脐膏 1-626
08475 千金指迷丸 1-626
08476 千金贴痞膏 1-626
08477 千金种子丹 1-627
08478 千金保孕丸 1-627
08479 千金保孕丸 1-627
08480 千金保孕丹 1-627
08481 千金保孕方 1-627
08482 千金保孕汤 1-627
08483 千金保生丸 1-627
08484 千金保命丹 1-627
08485 千金保胎丸 1-627
08486 千金保胎膏 1-627
08487 千金保童丸 1-628
08488 千金活命丹 1-628
08489 千金神曲丸 1-628
08490 千金神曲丸 1-628
08491 千金神造汤 1-628
08492 千金射干汤 1-628
08493 千金消石丸 1-628
08494 千金消毒散 1-628
08495 千金消毒散 1-628
08496 千金消盐散 1-628
08497 千金消暑丸 1-628
08498 千金消癖丸 1-628
08499 千金流水汤 1-628
08500 千金润下丸 1-628
08501 千金调经散 1-628
08502 千金衔化丸 1-629
08503 千金稀痘丹 1-629
08504 千金犀角散 1-629
08505 千金腹痛方 1-629
08506 千金解毒丸 1-629
08507 千金磁朱丸 1-629
08508 千金漏芦汤 1-629
08509 千金漏芦汤 1-629
08510 千金漏芦汤 1-629
08511 千金漏芦汤 1-629
08512 千金鲤鱼汤 1-629
08513 千金藿香汤 1-629
08514 千柏鼻炎片 1-629
08515 千捶红玉膏 1-629
08516 千捶绿云膏 1-629
08517 千捶绿云膏 1-629
08518 千紫红颗粒 1-629
08519 千缗导痰汤 1-630
08520 千里水葫芦丸 1-630
08521 千里光白及膏 1-630
08522 千金大思食丸 1-630
08523 千金大养脾丸 1-630
08524 千金不易膏药 1-630
08525 千金麦门冬汤 1-630
08526 千金牡丹皮散 1-630
08527 千金保胎孕丸 1-630
08528 千柏鼻炎胶囊 1-630
08529 千金不易万明膏 1-630
08530 千金不换刀圭散 1-631
08531 千金不换内消丸 1-631
08532 千金不换挜痞膏 1-631
08533 千金夺命鳖牙膏 1-631
08534 千金神草熏药方 1-631
08535 千金秘授保睛丸 1-631
08536 千捶万应化痞膏 1-631
08537 千金不易比天助阳补精膏 1-631
08538 千金苇茎汤加滑石杏仁汤 1-632

乞

08539 乞马粥 1-632
08540 乞力伽丸 1-632
08541 乞力伽散 1-632

川

08542 川乌丸 1-632
08543 川乌丸 1-632
08544 川乌丸 1-632
08545 川乌丸 1-632
08546 川乌丸 1-632
08547 川乌丸 1-632
08548 川乌酒 1-632
08549 川乌散 1-632
08550 川乌散 1-632
08551 川乌散 1-632
08552 川乌散 1-632
08553 川乌散 1-633
08554 川乌散 1-633
08555 川乌散 1-633
08556 川乌散 1-633
08557 川乌散 1-633
08558 川乌粥 1-633
08559 川乌煎 1-633
08560 川归丸 1-633
08561 川归汤 1-633
08562 川归汤 1-633
08563 川朴散 1-633
08564 川芎丸 1-633
08565 川芎丸 1-633
08566 川芎丸 1-633
08567 川芎丸 1-633
08568 川芎丸 1-633
08569 川芎丸 1-633
08570 川芎丸 1-634
08571 川芎丸 1-634
08572 川芎丸 1-634
08573 川芎丸 1-634
08574 川芎汤 1-634
08575 川芎汤 1-634
08576 川芎汤 1-634
08577 川芎汤 1-634
08578 川芎汤 1-634
08579 川芎汤 1-634
08580 川芎汤 1-634
08581 川芎汤 1-634
08582 川芎汤 1-634
08583 川芎汤 1-634
08584 川芎饮 1-634
08585 川芎饮 1-634
08586 川芎茶 1-634
08587 川芎散 1-634
08588 川芎散 1-634
08589 川芎散 1-634
08590 川芎散 1-635
08591 川芎散 1-635
08592 川芎散 1-635
08593 川芎散 1-635
08594 川芎散 1-635
08595 川芎散 1-635
08596 川芎散 1-635
08597 川芎散 1-635
08598 川芎散 1-635
08599 川芎散 1-635
08600 川芎散 1-635
08601 川芎散 1-635
08602 川芎散 1-635
08603 川芎散 1-635
08604 川芎散 1-635
08605 川芎散 1-636
08606 川芎散 1-636
08607 川芎散 1-636
08608 川芎散 1-636
08609 川芎散 1-636
08610 川芎散 1-636
08611 川芎散 1-636
08612 川芎散 1-636
08613 川芎散 1-636
08614 川芎散 1-636
08615 川芎散 1-636
08616 川芎散 1-636
08617 川芎散 1-636
08618 川芎散 1-636
08619 川芎散 1-636
08620 川芎散 1-636
08621 川芎散 1-636
08622 川芎散 1-636
08623 川芎散 1-636
08624 川芎散 1-636
08625 川芎煎 1-637
08626 川芎膏 1-637
08627 川芎膏 1-637
08628 川连饮 1-637
08629 川连散 1-637
08630 川附丸 1-637
08631 川附散 1-637
08632 川草散 1-637
08633 川韭丸 1-637
08634 川活散 1-637
08635 川姜丸 1-637
08636 川桔散 1-637
08637 川消散 1-637
08638 川消散 1-637
08639 川粉散 1-637
08640 川黄散 1-637
08641 川椒丸 1-637
08642 川椒丸 1-637
08643 川椒丸 1-638
08644 川椒丸 1-638
08645 川椒丸 1-638
08646 川椒丸 1-638
08647 川椒丸 1-638
08648 川椒丸 1-638
08649 川椒丸 1-638
08650 川椒丸 1-638
08651 川椒丸 1-638
08652 川椒丸 1-638
08653 川椒丸 1-638
08654 川椒茶 1-638
08655 川椒散 1-638
08656 川椒散 1-639
08657 川椒散 1-639
08658 川椒散 1-639
08659 川椒散 1-639
08660 川椒散 1-639
08661 川楝丸 1-639
08662 川楝丸 1-639
08663 川楝丸 1-639
08664 川楝汤 1-639
08665 川楝汤 1-639
08666 川楝散 1-639
08667 川楝散 1-639
08668 川楝散 1-639
08669 川楝散 1-639
08670 川楝散 1-640
08671 川楝散 1-640
08672 川楝散 1-640
08673 川槿散 1-640
08674 川膝煎 1-640
08675 川大黄丸 1-640
08676 川大黄丸 1-640
08677 川大黄散 1-640
08678 川大黄散 1-640
08679 川大黄散 1-640
08680 川大黄散 1-640
08681 川大黄散 1-640
08682 川大黄散 1-640
08683 川山甲散 1-640
08684 川山甲散 1-640
08685 川山甲散 1-640
08686 川山甲散 1-641
08687 川木通汤 1-641
08688 川升麻散 1-641
08689 川升麻散 1-641
08690 川升麻散 1-641
08691 川升麻散 1-641
08692 川升麻散 1-641
08693 川升麻散 1-641
08694 川乌头丸 1-641
08695 川乌头丸 1-641
08696 川乌头丸 1-641
08697 川乌头丸 1-641
08698 川乌头丸 1-641
08699 川乌头汤 1-641
08700 川乌头散 1-641
08701 川乌头散 1-642
08702 川白姜散 1-642
08703 川朴消丸 1-642
08704 川当归散 1-642
08705 川苦楝散 1-642
08706 川黄连丸 1-642
08707 川甜消散 1-642
08708 川楝子丸 1-642
08709 川楝子丸 1-642
08710 川楝子丸 1-642
08711 川楝子汤 1-642
08712 川楝子散 1-642
08713 川槿皮锭 1-643
08714 川贝枇杷露 1-643
08715 川乌灵脂丸 1-643
08716 川乌通圣散 1-643
08717 川方五子丸 1-643
08718 川芎三黄汤 1-643
08719 川芎三黄散 1-643
08720 川芎天麻散 1-643
08721 川芎升麻汤 1-643
08722 川芎甘菊散 1-643
08723 川芎石膏汤 1-643
08724 川芎石膏汤 1-643
08725 川芎石膏散 1-643
08726 川芎石膏散 1-643
08727 川芎石膏散 1-643
08728 川芎当归汤 1-643
08729 川芎当归散 1-643
08730 川芎肉桂汤 1-644
08731 川芎行经散 1-644
08732 川芎防风散 1-644
08733 川芎牡丹散 1-644
08734 川芎羌活散 1-644
08735 川芎羌活散 1-644
08736 川芎阿胶汤 1-644
08737 川芎和解散 1-644
08738 川芎茯苓汤 1-644
08739 川芎茶调饮 1-644
08740 川芎茶调散 1-644
08741 川芎茶调散 1-644
08742 川芎茶调散 1-644
08743 川芎茶调散 1-644
08744 川芎香附汤 1-645
08745 川芎神功散 1-645
08746 川芎柴胡汤 1-645
08747 川芎通气散 1-645
08748 川芎黄耆汤 1-645
08749 川芎葱白汤 1-645
08750 川连戊己汤 1-645
08751 川连枳壳汤 1-645
08752 川连枳壳汤 1-645
08753 川连枳桔汤 1-645
08754 川连茯苓汤 1-645
08755 川羌肉桂汤 1-645

08756 川椒乌梅汤 1-645
08757 川椒白芷散 1-645
08758 川椒面拌粥 1-645
08759 川楝茴香散 1-645
08760 川楝茴香散 1-645
08761 川楝猬皮丸 1-645
08762 川贝清肺糖浆 1-645
08763 川升麻揩齿散 1-646
08764 川芎蒲黄黑神散 1-646
08765 川苏救心喷雾剂 1-646

久

08766 久疟丸 1-646
08767 久疟饮 1-646
08768 久疟饮 1-646
08769 久疟饮 1-646
08770 久泻丸 1-646
08771 久房散 1-646
08772 久咳汤 1-646
08773 久疮膏 1-646
08774 久痢丹 1-646
08775 久道汤 1-646
08776 久嗽丸 1-647
08777 久嗽丸子 1-647
08778 久嗽神膏 1-647
08779 久近烂脚膏 1-647
08780 久疟全消丸 1-647
08781 久疟全消方 1-647
08782 久泻断下汤 1-647
08783 久炼太素丹 1-647
08784 久嗽不止丸 1-647
08785 久嗽噙化丸 1-647

广

08786 广圣散 1-647
08787 广灵丹 1-647
08788 广泽汤 1-647
08789 广顺散 1-647
08790 广胤丹 1-647
08791 广疮膏 1-648
08792 广疮膏 1-648
08793 广济丹 1-648
08794 广济贴 1-648
08795 广羚散 1-648
08796 广嗣丸 1-648
08797 广东神曲 1-648
08798 广东凉茶 1-648
08799 广茂煮丸 1-648
08800 广茂煮散 1-648
08801 广嗣良方 1-648
08802 广嗣良方 1-649
08803 广大重明汤 1-649
08804 广大重明汤 1-649
08805 广大重明汤 1-649
08806 广丹白及膏 1-649
08807 广东蛇药片 1-649
08808 广茂化癖丸 1-649
08809 广茂溃坚丸 1-649
08810 广茂溃坚汤 1-649
08811 广毒至灵丹 1-649
08812 广济紫菀汤 1-649
08813 广笔牛子汤 1-649
08814 广笔鼠粘汤 1-649
08815 广效保命丹 1-650
08816 广福延龄丹 1-650
08817 广嗣既济丸 1-650
08818 广术香附桃仁丸 1-650
08819 广嗣延龄至宝丹 1-650

亡

08820 亡虫丸 1-650

门

08821 门冬丸 1-650
08822 门冬饮 1-650
08823 门冬粥 1-650
08824 门冬粥 1-650
08825 门冬膏 1-650
08826 门冬膏 1-650
08827 门冬膏 1-651
08828 门君汤 1-651
08829 门冬饮子 1-651
08830 门冬饮子 1-651
08831 门冬饮子 1-651
08832 门冬饮子 1-651
08833 门冬饮子 1-651
08834 门冬饮子 1-651
08835 门冬饮子 1-651
08836 门冬山药汤 1-651
08837 门冬甘露饮 1-651
08838 门冬安神丸 1-651
08839 门冬知母汤 1-651
08840 门冬清肺汤 1-651
08841 门冬清肺汤 1-651
08842 门冬清肺汤 1-651
08843 门冬清肺饮 1-651
08844 门冬清肺饮 1-651
08845 门冬清肺饮 1-651
08846 门冬茺蔚子汤 1-652

己

08847 己成丹 1-652
08848 己成丹 1-652
08849 己字化毒丸 1-652
08850 己椒苈黄丸 1-652

已

08851 已风丹 1-652
08852 已寒丸 1-652
08853 已寒丸 1-652
08854 已寒丸 1-652
08855 已寒丸 1-652
08856 已嗽丸 1-652
08857 已试鲤鱼汤 1-652

巳

08858 巳药 1-652

卫

08859 卫生丸 1-652
08860 卫元汤 1-653
08861 卫元汤 1-653
08862 卫生汤 1-653
08863 卫生汤 1-653
08864 卫生汤 1-653
08865 卫生汤 1-653
08866 卫生汤 1-653
08867 卫生汤 1-653
08868 卫生汤 1-653
08869 卫生汤 1-653
08870 卫生汤 1-653
08871 卫生汤 1-653
08872 卫生汤 1-653
08873 卫生宝 1-654
08874 卫生宝 1-654
08875 卫生散 1-654
08876 卫生膏 1-654
08877 卫产膏 1-654
08878 卫花饮 1-654
08879 卫君汤 1-654
08880 卫君汤 1-654
08881 卫经丹 1-654
08882 卫真汤 1-654
08883 卫睾丸 1-655
08884 卫臂散 1-655
08885 卫心仙丹 1-655
08886 卫心仙丹 1-655
08887 卫生宝丹 1-655
08888 卫生宝丹 1-655
08889 卫候青膏 1-655
08890 卫生济世汤 1-655
08891 卫生润肠丸 1-655
08892 卫生培元丸 1-655
08893 卫主生气汤 1-656
08894 卫阳生化汤 1-656
08895 卫生防疫宝丹 1-656

女

08896 女圣丸 1-656
08897 女贞丹 1-656
08898 女贞汤 1-656
08899 女贞散 1-656
08900 女贞膏 1-656
08901 女曲散 1-656
08902 女金丸 1-656
08903 女金丹 1-656
08904 女金丹 1-656
08905 女金丹 1-657
08906 女金丹 1-657
08907 女宝丹 1-657
08908 女经膏 1-657
08909 女真散 1-657
08910 女萎丸 1-657
08911 女萎丸 1-657
08912 女葳膏 1-657
08913 女贞皮酒 1-657
08914 女宝胶囊 1-657
08915 女科金丹 1-658
08916 女胜金丹 1-658
08917 女贞剪红丸 1-658
08918 女贞寄生汤 1-658
08919 女宝调经丸 1-658
08920 女科十珍丸 1-658
08921 女科八珍丸 1-658
08922 女科乌贼丸 1-658
08923 女科白凤丹 1-658
08924 女科地黄丸 1-658
08925 女科妇宝丹 1-659
08926 女萎石膏汤 1-659
08927 女服紫石英丸 1-659
08928 女科柏子仁丸 1-659
08929 女服益母胜金丹 1-659
08930 女科乌鸡白凤丸 1-659

小

08931 小丹 1-659
08932 小串 1-659
08933 小串 1-659
08934 小刀圭 1-659
08935 小下汤 1-659
08936 小元门 1-660
08937 小升丹 1-660
08938 小白汤 1-660
08939 小白降 1-660
08940 小圣散 1-660
08941 小曲散 1-660
08942 小虫丸 1-660
08943 小朱散 1-660

08944 小阴丹 1-660
08945 小红丸 1-660
08946 小红丸 1-661
08947 小红丸 1-661
08948 小红丸 1-661
08949 小红丸 1-661
08950 小红丸 1-661
08951 小红丸 1-661
08952 小红丸 1-661
08953 小红丸 1-661
08954 小红丸 1-661
08955 小红升 1-661
08956 小麦汤 1-661
08957 小麦汤 1-661
08958 小麦汤 1-661
08959 小麦汤 1-661
08960 小麦汤 1-662
08961 小麦汤 1-662
08962 小麦汤 1-662
08963 小麦汤 1-662
08964 小麦汤 1-662
08965 小麦汤 1-662
08966 小麦饮 1-662
08967 小麦饮 1-662
08968 小麦饮 1-662
08969 小麦饮 1-662
08970 小麦散 1-662
08971 小麦粥 1-662
08972 小麦粥 1-662
08973 小豆丸 1-662
08974 小豆汁 1-662
08975 小豆汤 1-662
08976 小豆饮 1-662
08977 小豆散 1-662
08978 小豆散 1-662
08979 小豆散 1-663
08980 小豆散 1-663
08981 小还丹 1-663
08982 小还丹 1-663
08983 小还丹 1-663
08984 小连丸 1-663
08985 小连丸 1-663
08986 小灵丹 1-663
08987 小灵丹 1-663
08988 小灵丹 1-663
08989 小灵丹 1-663
08990 小灵丹 1-663
08991 小灵丹 1-663
08992 小灵丹 1-663
08993 小灵丹 1-663
08994 小灵丹 1-664
08995 小青丸 1-664
08996 小青丸 1-664
08997 小青丸 1-664
08998 小青丸 1-664
08999 小枣丸 1-664
09000 小枣丹 1-664
09001 小金丸 1-664
09002 小金丹 1-664
09003 小金丹 1-664
09004 小金丹 1-664
09005 小金丹 1-664
09006 小金丹 1-665
09007 小金丹 1-665
09008 小金丹 1-665
09009 小金丹 1-665
09010 小金丹 1-665
09011 小毒膏 1-665
09012 小春膏 1-666
09013 小柏汤 1-666
09014 小柏散 1-666
09015 小茸丸 1-666
09016 小草丸 1-666
09017 小草汤 1-666
09018 小草散 1-666
09019 小品汤 1-666
09020 小胃丹 1-666
09021 小神丸 1-666
09022 小神丹 1-667
09023 小浴方 1-667
09024 小理丸 1-667
09025 小营煎 1-667
09026 小营煎 1-667
09027 小黄丸 1-667
09028 小黄丸 1-667
09029 小黄丸 1-667
09030 小黄丸 1-667
09031 小黄膏 1-667
09032 小接命 1-667
09033 小惊丸 1-667
09034 小惊药 1-668
09035 小紫丸 1-668
09036 小黑丸 1-668
09037 小黑丸 1-668
09038 小黑散 1-668
09039 小黑膏 1-668
09040 小锋顶 1-668
09041 小蒜汁 1-668
09042 小蓟汤 1-668
09043 小蓟汤 1-668
09044 小蓟汤 1-668
09045 小蓟汤 1-668
09046 小蓟汤 1-668
09047 小蓟汤 1-668
09048 小蓟汤 1-668
09049 小蓟饮 1-668
09050 小蓟饮 1-669
09051 小蓟散 1-669
09052 小蓟散 1-669
09053 小膏子 1-669
09054 小二龙串 1-669
09055 小丁沉丸 1-669
09056 小丁沉丸 1-669
09057 小丁香丸 1-669
09058 小丁香丸 1-669
09059 小丁香丸 1-669
09060 小丁香散 1-669
09061 小丁香煎 1-669
09062 小七气汤 1-669
09063 小七香丸 1-669
09064 小七香丸 1-670
09065 小七香丸 1-670
09066 小八风散 1-670
09067 小八风散 1-670
09068 小儿金丹 1-670
09069 小儿积散 1-670
09070 小三生丹 1-670
09071 小三黄丸 1-670
09072 小三黄汤 1-670
09073 小三棱丸 1-670
09074 小三棱煎 1-670
09075 小川芎丸 1-671
09076 小已寒丸 1-671
09077 小女曲散 1-671
09078 小元门顶 1-671
09079 小无比散 1-671
09080 小无比散 1-671
09081 小木香散 1-671
09082 小五饮丸 1-671
09083 小五香汤 1-671
09084 小五退散 1-671
09085 小车螯散 1-671
09086 小车螯散 1-671
09087 小车螯散 1-671
09088 小车螯散 1-671
09089 小太平丸 1-671
09090 小化癖丸 1-671
09091 小分气丸 1-672
09092 小分气丸 1-672
09093 小分气丸 1-672
09094 小分清饮 1-672
09095 小牛黄丸 1-672
09096 小牛黄丸 1-672
09097 小牛黄丸 1-672
09098 小牛黄丸 1-672
09099 小牛黄丸 1-672
09100 小牛黄丸 1-672
09101 小牛黄丸 1-672
09102 小牛黄丸 1-672
09103 小牛膝丸 1-672
09104 小乌玉丹 1-672
09105 小乌头丸 1-673
09106 小乌沉汤 1-673
09107 小乌沉汤 1-673
09108 小乌沉汤 1-673
09109 小乌鸡丸 1-673
09110 小乌金丸 1-673
09111 小乌犀丸 1-673
09112 小丹砂丸 1-673
09113 小丹搨方 1-673
09114 小风门顶 1-673
09115 小风门顶 1-673
09116 小风引汤 1-673
09117 小风引汤 1-673
09118 小风引汤 1-674
09119 小风引汤 1-674
09120 小风引汤 1-674
09121 小凤髓丹 1-674
09122 小艾叶汤 1-674
09123 小正气散 1-674
09124 小甘露饮 1-674
09125 小龙荟丸 1-674
09126 小龙胆丸 1-674
09127 小归命汤 1-674
09128 小归命散 1-674
09129 小生犀散 1-674
09130 小白术汤 1-674
09131 小白术散 1-674
09132 小白术散 1-674
09133 小白薇丸 1-675
09134 小半夏丸 1-675
09135 小半夏丸 1-675
09136 小半夏丸 1-675
09137 小半夏汤 1-675
09138 小半夏汤 1-675
09139 小半夏汤 1-675
09140 小半夏汤 1-676
09141 小半夏汤 1-676
09142 小半夏饮 1-676
09143 小半夏散 1-676
09144 小地黄丸 1-676
09145 小芎辛汤 1-676
09146 小芎黄汤 1-676
09147 小夺命丹 1-676
09148 小夺命散 1-676
09149 小百中饮 1-676
09150 小百劳散 1-676
09151 小托里散 1-676
09152 小至宝丸 1-676
09153 小当归丸 1-676
09154 小朱砂丸 1-676
09155 小朱砂丸 1-676
09156 小竹沥汤 1-676
09157 小竹沥汤 1-677
09158 小竹沥汤 1-677
09159 小延龄丹 1-677

09160 小决明散 1-677
09161 小安肾丸 1-677
09162 小安胃丸 1-677
09163 小安胎饮 1-677
09164 小安胎饮 1-677
09165 小羊肉汤 1-677
09166 小羊肾汤 1-677
09167 小异功散 1-677
09168 小异功散 1-677
09169 小异功散 1-677
09170 小防风汤 1-677
09171 小防风汤 1-677
09172 小如圣汤 1-677
09173 小红绵散 1-677
09174 小麦曲粥 1-677
09175 小麦煎汤 1-678
09176 小进食丸 1-678
09177 小豆叶羹 1-678
09178 小豆食方 1-678
09179 小芥子酒 1-678
09180 小芦荟丸 1-678
09181 小杏仁煎 1-678
09182 小投杯汤 1-678
09183 小皂角丸 1-678
09184 小龟甲散 1-678
09185 小沉香丸 1-678
09186 小沉香丸 1-678
09187 小沉香丸 1-678
09188 小沉香丸 1-678
09189 小羌活汤 1-678
09190 小羌活膏 1-678
09191 小诃子散 1-678
09192 小补心丸 1-679
09193 小补心丹 1-679
09194 小补血汤 1-679
09195 小补阴丸 1-679
09196 小补阴丸 1-679
09197 小补髓汤 1-679
09198 小灵宝丹 1-679
09199 小灵宝丹 1-679
09200 小灵脂丸 1-679
09201 小阿胶丸 1-679
09202 小阿胶散 1-679
09203 小阿魏丸 1-679
09204 小阿魏丸 1-679
09205 小阿魏丸 1-679
09206 小阿魏丸 1-679
09207 小陈皮汤 1-680
09208 小附著散 1-680
09209 小驱风散 1-680
09210 小青龙丹 1-680
09211 小青龙汤 1-680
09212 小青龙汤 1-681
09213 小青龙汤 1-681
09214 小青龙汤 1-681
09215 小青龙汤 1-681
09216 小青龙汤 1-681
09217 小青龙汤 1-682
09218 小刺蓟煎 1-682
09219 小抱龙丸 1-682
09220 小抱龙丸 1-682
09221 小拨云散 1-682
09222 小肾奇方 1-682
09223 小败毒膏 1-682
09224 小败毒膏 1-682
09225 小岩蜜汤 1-682
09226 小钩藤饮 1-682
09227 小和中饮 1-682
09228 小乳香丸 1-682
09229 小金牙酒 1-682
09230 小金牙散 1-682
09231 小金丝膏 1-683
09232 小金花丸 1-683
09233 小金莲方 1-683
09234 小金箔丸 1-683
09235 小泽兰丸 1-683
09236 小泽兰丸 1-683
09237 小泽兰丸 1-683
09238 小定风珠 1-683
09239 小定心汤 1-683
09240 小定志丸 1-683
09241 小定志丸 1-683
09242 小建中丸 1-683
09243 小建中汤 1-684
09244 小建中汤 1-685
09245 小建中汤 1-685
09246 小建中汤 1-685
09247 小建中汤 1-685
09248 小建脾丸 1-685
09249 小建脾散 1-685
09250 小降气汤 1-685
09251 小降气汤 1-685
09252 小降气汤 1-686
09253 小降气汤 1-686
09254 小参苏饮 1-686
09255 小驻车丸 1-686
09256 小驻车丸 1-686
09257 小驻车丸 1-686
09258 小承气汤 1-686
09259 小承气汤 1-687
09260 小承气汤 1-687
09261 小承气汤 1-687
09262 小承气汤 1-687
09263 小承气汤 1-687
09264 小承气汤 1-687
09265 小承气汤 1-687
09266 小承气汤 1-687
09267 小承气汤 1-687
09268 小珍珠丸 1-687
09269 小枳壳丸 1-688
09270 小柏叶汤 1-688
09271 小胡连丸 1-688
09272 小胡椒丸 1-688
09273 小草还丹 1-688
09274 小茵陈丸 1-688
09275 小茵陈汤 1-688
09276 小茴香丸 1-688
09277 小茴香丸 1-688
09278 小茴香丸 1-688
09279 小茴香汤 1-688
09280 小茴香酒 1-688
09281 小茯苓汤 1-688
09282 小茯苓汤 1-688
09283 小省风汤 1-688
09284 小省风汤 1-688
09285 小钟乳丸 1-688
09286 小复苏饮 1-688
09287 小香连丸 1-688
09288 小香连丸 1-689
09289 小香连丸 1-689
09290 小香连丸 1-689
09291 小香胶散 1-689
09292 小香薷丸 1-689
09293 小香薷汤 1-689
09294 小保安汤 1-689
09295 小保和丸 1-689
09296 小保和丸 1-689
09297 小追风散 1-689
09298 小独圣丸 1-689
09299 小独活汤 1-689
09300 小独活汤 1-689
09301 小洗肝散 1-689
09302 小活血丹 1-689
09303 小活血散 1-689
09304 小活络丸 1-689
09305 小活络丹 1-689
09306 小活络丹 1-690
09307 小前胡汤 1-690
09308 小姜香丸 1-690
09309 小神曲丸 1-690
09310 小秦艽散 1-690
09311 小桂枝丸 1-690
09312 小桃花丸 1-690
09313 小真珠丸 1-690
09314 小真珠散 1-690
09315 小莽草散 1-690
09316 小柴胡丸 1-690
09317 小柴胡片 1-690
09318 小柴胡汤 1-690
09319 小柴胡汤 1-692
09320 小柴胡汤 1-692
09321 小柴胡汤 1-692
09322 小柴胡汤 1-692
09323 小柴胡汤 1-692
09324 小柴胡汤 1-692
09325 小柴胡汤 1-692
09326 小柴胡汤 1-692
09327 小柴胡汤 1-692
09328 小柴胡汤 1-692
09329 小柴胡汤 1-692
09330 小柴胡汤 1-692
09331 小柴胡汤 1-692
09332 小柴胡汤 1-692
09333 小柴胡汤 1-692
09334 小柴胡汤 1-692
09335 小柴胡汤 1-692
09336 小柴胡汤 1-693
09337 小健脾丸 1-693
09338 小健脾丸 1-693
09339 小狼毒丸 1-693
09340 小胶艾汤 1-693
09341 小凉惊丸 1-693
09342 小消化丸 1-693
09343 小消风散 1-693
09344 小流气饮 1-693
09345 小流气饮 1-693
09346 小调中汤 1-693
09347 小调中汤 1-693
09348 小调经汤 1-693
09349 小调经散 1-693
09350 小调经散 1-693
09351 小调经散 1-693
09352 小调经散 1-694
09353 小调经散 1-694
09354 小陷胸丸 1-694
09355 小陷胸汤 1-694
09356 小陷胸汤 1-694
09357 小通气散 1-694
09358 小通圣散 1-694
09359 小理中丸 1-694
09360 小理中汤 1-694
09361 小理中煎 1-694
09362 小萝皂丸 1-695
09363 小菟丝丸 1-695
09364 小菟丝丸 1-695
09365 小菊花膏 1-695
09366 小黄龙丸 1-695
09367 小黄芩汤 1-695
09368 小黄连丸 1-695
09369 小黄耆丸 1-695
09370 小黄耆丸 1-695
09371 小黄耆丸 1-695
09372 小黄耆酒 1-695
09373 小黄耆散 1-695
09374 小排风散 1-695
09375 小接命丹 1-695

09376 小接骨散 1-695
09377 小银箔丸 1-696
09378 小鹿茸丸 1-696
09379 小鹿茸丸 1-696
09380 小鹿骨煎 1-696
09381 小麻仁丸 1-696
09382 小清空膏 1-696
09383 小清凉散 1-696
09384 小清脾汤 1-696
09385 小续命丸 1-696
09386 小续命丸 1-696
09387 小续命汤 1-696
09388 小续命汤 1-697
09389 小续命汤 1-697
09390 小续命汤 1-697
09391 小续命汤 1-697
09392 小续命汤 1-697
09393 小续命汤 1-697
09394 小续命汤 1-697
09395 小续命汤 1-697
09396 小续命饮 1-697
09397 小琥珀散 1-697
09398 小琥珀散 1-697
09399 小琥珀散 1-697
09400 小葶苈丸 1-698
09401 小葶苈汤 1-698
09402 小提毒丹 1-698
09403 小提盆散 1-698
09404 小紫双丸 1-698
09405 小紫苏饮 1-698
09406 小紫菀丸 1-698
09407 小蜥蜴丸 1-698
09408 小黑龙丸 1-698
09409 小黑龙丸 1-698
09410 小黑神丸 1-698
09411 小黑神散 1-698
09412 小腊茶煎 1-698
09413 小惺惺丸 1-698
09414 小温中丸 1-698
09415 小温中丸 1-699
09416 小温中丸 1-699
09417 小温中丸 1-699
09418 小温中丸 1-699
09419 小温中丸 1-699
09420 小温中丸 1-699
09421 小温中丸 1-699
09422 小温中丸 1-699
09423 小温金散 1-699
09424 小温肺汤 1-699
09425 小温经汤 1-699
09426 小温经汤 1-699
09427 小温经汤 1-699
09428 小温经汤 1-699
09429 小犀角丸 1-700
09430 小犀角丸 1-700
09431 小犀角汤 1-700
09432 小塌气丸 1-700
09433 小槐子丸 1-700
09434 小槐实丸 1-700
09435 小蓟饮子 1-700
09436 小蓟根汤 1-700
09437 小蓟根汤 1-700
09438 小硼砂散 1-700
09439 小硼砂散 1-700
09440 小蜈蚣散 1-700
09441 小解毒汤 1-700
09442 小滚脓丹 1-700
09443 小槟榔丸 1-701
09444 小槟榔丸 1-701
09445 小槟榔丸 1-701
09446 小酸枣汤 1-701
09447 小嘉禾散 1-701
09448 小箸头散 1-701
09449 小镇心丸 1-701
09450 小镇心丸 1-701
09451 小镇心丸 1-701
09452 小镇心丸 1-701
09453 小镇心散 1-701
09454 小橘皮丸 1-701
09455 小橘皮汤 1-701
09456 小藿香散 1-701
09457 小蟾酥丸 1-701
09458 小鳖甲汤 1-701
09459 小鳖甲散 1-702
09460 小麝香丸 1-702
09461 小麝香丸 1-702
09462 小麝香丸 1-702
09463 小儿一捻金 1-702
09464 小儿七珍丹 1-702
09465 小儿久嗽丸 1-702
09466 小儿太极丸 1-702
09467 小儿止泻片 1-702
09468 小儿止泻片 1-702
09469 小儿止泻散 1-702
09470 小儿止泻散 1-702
09471 小儿化毒散 1-702
09472 小儿化食丸 1-703
09473 小儿化食丹 1-703
09474 小儿化积膏 1-703
09475 小儿化滞散 1-703
09476 小儿化湿汤 1-703
09477 小儿化痰丸 1-703
09478 小儿牛黄散 1-703
09479 小儿四症丸 1-703
09480 小儿白术散 1-703
09481 小儿百寿丸 1-703
09482 小儿百寿丹 1-703
09483 小儿至宝丸 1-703
09484 小儿至宝丹 1-704
09485 小儿至宝丹 1-704
09486 小儿至宝锭 1-704
09487 小儿回春丹 1-704
09488 小儿回春丹 1-704
09489 小儿回春丹 1-704
09490 小儿安神丸 1-704
09491 小儿进食片 1-704
09492 小儿抗惊片 1-704
09493 小儿良友散 1-704
09494 小儿启脾丸 1-705
09495 小儿奇应丸 1-705
09496 小儿抽风散 1-705
09497 小儿明目丸 1-705
09498 小儿肺炎散 1-705
09499 小儿泻痢片 1-705
09500 小儿咳嗽锭 1-705
09501 小儿胃风丸 1-705
09502 小儿胃宝丸 1-705
09503 小儿胃宝片 1-705
09504 小儿香橘丹 1-705
09505 小儿保安丸 1-705
09506 小儿急惊丸 1-705
09507 小儿急惊粉 1-705
09508 小儿急惊散 1-705
09509 小儿珠黄散 1-706
09510 小儿健脾丸 1-706
09511 小儿健脾散 1-706
09512 小儿脐风散 1-706
09513 小儿疳积糖 1-706
09514 小儿消炎栓 1-706
09515 小儿消咳片 1-706
09516 小儿消食片 1-706
09517 小儿消积丸 1-706
09518 小儿调中丸 1-706
09519 小儿康颗粒 1-706
09520 小儿惊风片 1-706
09521 小儿惊风散 1-707
09522 小儿清心丸 1-707
09523 小儿清肺丸 1-707
09524 小儿清肺散 1-707
09525 小儿清热灵 1-707
09526 小儿清热散 1-707
09527 小儿琥珀丸 1-707
09528 小儿喜食片 1-707
09529 小儿葫芦散 1-707
09530 小儿感冒茶 1-707
09531 小儿腹泻散 1-707
09532 小儿解热丸 1-707
09533 小儿解颅煎 1-707
09534 小儿增食丸 1-708
09535 小儿镇惊丸 1-708
09536 小儿镇惊散 1-708
09537 小儿癖积丸 1-708
09538 小儿癖积丸 1-708
09539 小儿癖积膏 1-708
09540 小九转灵丹 1-708
09541 小三五七散 1-708
09542 小三棱煎丸 1-708
09543 小天南星丸 1-708
09544 小天南星丸 1-708
09545 小牛角鳃散 1-708
09546 小牛角鳃散 1-709
09547 小乌鸡煎丸 1-709
09548 小地黄煎丸 1-709
09549 小肉苁蓉散 1-709
09550 小伏龙肝散 1-709
09551 小防风引汤 1-709
09552 小麦门冬汤 1-709
09553 小豆末敷方 1-709
09554 小牡丹煎丸 1-709
09555 小沉香煎丸 1-709
09556 小沉麝煎丸 1-709
09557 小青木香丸 1-709
09558 小枇杷叶散 1-709
09559 小使君子汤 1-709
09560 小胡黄连丸 1-709
09561 小荜澄茄煎 1-709
09562 小消化水丸 1-709
09563 小料紫金膏 1-710
09564 小菟丝子丸 1-710
09565 小菊花膏丸 1-710
09566 小铜镜鼻汤 1-710
09567 小蓟琥珀散 1-710
09568 小解五毒散 1-710
09569 小橘皮煎丸 1-710
09570 小丁香半夏散 1-710
09571 小儿止嗽金丹 1-710
09572 小儿止嗽金丹 1-710
09573 小儿百日咳散 1-710
09574 小儿吐泻宁散 1-710
09575 小儿抗痫胶囊 1-710
09576 小儿肝炎颗粒 1-711
09577 小儿肾病合剂 1-711
09578 小儿咽扁颗粒 1-711
09579 小儿咳宁糖浆 1-711
09580 小儿咳喘冲剂 1-711
09581 小儿健脾颗粒 1-711
09582 小儿疳积冲剂 1-711
09583 小儿清咽颗粒 1-711
09584 小儿清热颗粒 1-711
09585 小儿清感灵片 1-711
09586 小儿喜食糖浆 1-711
09587 小儿解表颗粒 1-711
09588 小五石泽兰丸 1-712
09589 小半夏茯苓汤 1-712
09590 小半夏茯苓汤 1-712
09591 小半夏茯苓汤 1-712

09592 小灵宝三倍丸 1-712
09593 小茯苓半夏汤 1-712
09594 小柴胡加桂汤 1-712
09595 小柴胡加桂汤 1-712
09596 小柴胡加桂汤 1-712
09597 小柴胡加减汤 1-712
09598 小柴胡桂姜汤 1-712
09599 小菟丝石莲丸 1-712
09600 小黄连阿胶丸 1-712
09601 小黄连阿胶丸 1-712
09602 小儿七星茶颗粒 1-712
09603 小儿万病回春丹 1-712
09604 小儿止泻安颗粒 1-713
09605 小儿止泻灵胶囊 1-713
09606 小儿牛黄清肺片 1-713
09607 小儿肺热平胶囊 1-713
09608 小儿泻速停颗粒 1-713
09609 小儿宝泰康颗粒 1-713
09610 小儿泄泻停颗粒 1-713
09611 小儿咳喘灵颗粒 1-713
09612 小儿咳喘宁糖浆 1-713
09613 小儿咳嗽宁糖浆 1-713
09614 小儿急惊风锭子 1-713
09615 小儿退热口服液 1-714
09616 小儿热速清颗粒 1-714
09617 小儿健脾止泻丸 1-714
09618 小儿惊风七厘散 1-714
09619 小儿清肺止咳片 1-714
09620 小儿清热止咳丸 1-714
09621 小儿清热镇惊散 1-714
09622 小儿暑感宁糖浆 1-714
09623 小儿感冒口服液 1-714
09624 小儿感冒宁糖浆 1-714
09625 小儿腹泻外敷散 1-714
09626 小儿腹泻宁糖浆 1-715
09627 小半夏加茯苓汤 1-715
09628 小半夏加茯苓汤 1-715
09629 小半夏加茯苓汤 1-715
09630 小半夏加橘皮汤 1-715
09631 小麦面十四味煎 1-715
09632 小青龙加石膏汤 1-715
09633 小活络丹加味方 1-715
09634 小柴胡六君子汤 1-715
09635 小柴胡加大黄汤 1-716
09636 小柴胡加地黄汤 1-716
09637 小柴胡加芒消汤 1-716
09638 小柴胡加竹茹汤 1-716
09639 小柴胡加防风汤 1-716
09640 小柴胡加枳桔汤 1-716
09641 小柴胡加枳桔汤 1-716
09642 小柴胡加栀子汤 1-716
09643 小柴胡加茯苓汤 1-716
09644 小柴胡加香薷汤 1-716
09645 小柴胡加常山汤 1-716
09646 小柴胡加葛根汤 1-716
09647 小柴胡合四物汤 1-716
09648 小陷胸加大黄汤 1-716
09649 小陷胸加芩枳汤 1-716
09650 小陷胸加枳实汤 1-716
09651 小接命熏脐秘方 1-717
09652 小续命加姜汁汤 1-717
09653 小儿百部止咳糖浆 1-717
09654 小儿秃疮敛疮油药 1-717
09655 小儿复方鸡内金散 1-717
09656 小儿宣肺止咳颗粒 1-717
09657 小儿宣肺止嗽颗粒 1-717
09658 小儿清肺化痰颗粒 1-717
09659 小柴胡加五味子汤 1-717
09660 小柴胡加生地黄汤 1-717
09661 小柴胡加生地黄汤 1-717
09662 小柴胡加牡丹皮汤 1-717
09663 小柴胡合小陷胸汤 1-717
09664 小陷胸汤加枳梗汤 1-718
09665 小儿广朴止泻口服液 1-718
09666 小儿肺热咳喘口服液 1-718
09667 小儿消积止咳口服液 1-718
09668 小儿清热止咳口服液 1-718
09669 小儿清热利肺口服液 1-718
09670 小承气加生地苁蓉汤 1-718
09671 小承气加芍药地黄汤 1-718
09672 小承气加麦冬元参汤 1-718
09673 小柴胡去枣加牡蛎汤 1-718
09674 小柴胡去参加青皮汤 1-718
09675 小柴胡加干姜牡蛎汤 1-718
09676 小柴胡加干姜陈皮汤 1-718
09677 小柴胡加芒消大黄汤 1-718
09678 小柴胡加花粉芍药汤 1-718
09679 小青龙去麻黄加杏子汤 1-718
09680 小青龙去麻黄加杏仁汤 1-718
09681 小青龙去麻黄加附子汤 1-719
09682 小青龙去麻黄加茯苓汤 1-719
09683 小柴胡去半夏加栝楼汤 1-719
09684 小柴胡去黄芩加芍药汤 1-719
09685 小柴胡去黄芩加茯苓汤 1-719
09686 小柴胡加桃仁五灵脂汤 1-719
09687 小柴胡去半夏加栝楼根汤 1-719
09688 小柴胡加生姜橘皮竹茹汤 1-719
09689 小续命去附子减桂一半汤 1-719
09690 小柴胡去半夏加人参栝楼汤 1-719
09691 小柴胡去人参加芍药瓜蒌根汤 1-719
09692 小半夏加茯苓汤再加厚朴杏仁方 1-719
09693 小柴胡去参枣生姜加五味子干姜汤 1-719
09694 小续命去附子减桂一半加芍药一倍汤 1-719

飞

09695 飞乌散 1-719
09696 飞乌膏 1-719
09697 飞丹散 1-719
09698 飞龙丹 1-720
09699 飞生丸 1-720
09700 飞生丸 1-720
09701 飞白散 1-720
09702 飞步丸 1-720
09703 飞步丸 1-720
09704 飞步丸 1-720
09705 飞步丹 1-720
09706 飞步丹 1-720
09707 飞步饮 1-720
09708 飞补汤 1-720

09709 飞灵丹 1-720
09710 飞矾丹 1-720
09711 飞矾散 1-721
09712 飞虎散 1-721
09713 飞黄丹 1-721
09714 飞黄散 1-721
09715 飞黄散 1-721
09716 飞黄散 1-721
09717 飞雪汤 1-721
09718 飞雪汤 1-721
09719 飞蛇散 1-721
09720 飞霜丹 1-721
09721 飞马金丹 1-721
09722 飞水银霜 1-721
09723 飞鸱头丸 1-721
09724 飞尸走马汤 1-722
09725 飞龙化坚膏 1-722
09726 飞龙夺命丹 1-722
09727 飞龙夺命丹 1-722
09728 飞龙夺命丹 1-722
09729 飞龙夺命丹 1-722
09730 飞龙夺命丹 1-722
09731 飞龙夺命丹 1-722
09732 飞龙夺命丹 1-722
09733 飞龙夺命丹 1-723
09734 飞龙夺命丹 1-723
09735 飞龙夺命丹 1-723
09736 飞龙夺命丹 1-723
09737 飞龙夺命丹 1-723
09738 飞剑斩黄龙 1-723
09739 飞腾神骏膏 1-723
09740 飞龙阿魏化坚膏 1-723
09741 飞龙换骨还元水火仙丹 1-724

马

09742 马乞 1-724
09743 马土散 1-724
09744 马毛散 1-724
09745 马兰汤 1-724
09746 马兰膏 1-724
09747 马兰膏 1-724
09748 马苋散 1-724
09749 马苋膏 1-725
09750 马尾散 1-725
09751 马尾散 1-725
09752 马齿丹 1-725
09753 马齿汁 1-725
09754 马齿散 1-725
09755 马齿粥 1-725
09756 马齿煎 1-725
09757 马齿膏 1-725
09758 马鸣散 1-725
09759 马鸣散 1-725
09760 马明汤 1-725
09761 马勃丸 1-725
09762 马勃散 1-725
09763 马勃散 1-725
09764 马骨末 1-725
09765 马前散 1-725
09766 马前散 1-725
09767 马通汤 1-725
09768 马通汤 1-726
09769 马通散 1-726
09770 马衔汤 1-726
09771 马鼠膏 1-726
09772 马蔺丸 1-726
09773 马蔺汤 1-726
09774 马蔺汤 1-726
09775 马蔺散 1-726
09776 马蹄丸 1-726
09777 马蹄丸 1-726
09778 马蹄丸 1-726
09779 马蹄汤 1-726
09780 马蹄汤 1-726
09781 马蹄散 1-726
09782 马蹄散 1-727
09783 马蹄膏 1-727
09784 马鞭酒 1-727
09785 马鞭散 1-727
09786 马鞭散 1-727
09787 马牙消丸 1-727
09788 马牙消丸 1-727
09789 马牙消丸 1-727
09790 马牙消散 1-727
09791 马牙消散 1-727
09792 马牙消散 1-727
09793 马牙消散 1-727
09794 马牙消散 1-727
09795 马牙消散 1-727
09796 马牙消散 1-727
09797 马先蒿散 1-727
09798 马先蒿散 1-727
09799 马芹涂方 1-727
09800 马护干散 1-728
09801 马屁勃丸 1-728
09802 马屁勃散 1-728
09803 马齿苋汁 1-728
09804 马齿苋酒 1-728
09805 马齿苋粉 1-728
09806 马齿苋散 1-728
09807 马齿苋散 1-728
09808 马齿苋散 1-728
09809 马齿苋膏 1-728
09810 马齿苋膏 1-728
09811 马齿苋膏 1-728
09812 马齿苋膏 1-728
09813 马齿苋膏 1-728
09814 马齿苋羹 1-728
09815 马齿矾丸 1-728
09816 马齿实粥 1-728
09817 马齿菜方 1-729
09818 马齿菜方 1-729
09819 马齿菜汁 1-729
09820 马齿菜粥 1-729
09821 马绊绳散 1-729
09822 马通粟丸 1-729
09823 马兜铃丸 1-729
09824 马兜铃丸 1-729
09825 马兜铃丸 1-729
09826 马兜铃丹 1-729
09827 马兜铃汤 1-729
09828 马兜铃汤 1-729
09829 马兜铃汤 1-729
09830 马兜铃汤 1-729
09831 马兜铃汤 1-729
09832 马兜铃汤 1-729
09833 马兜铃饮 1-729
09834 马兜铃饮 1-730
09835 马兜铃散 1-730
09836 马兜铃散 1-730
09837 马兜铃散 1-730
09838 马兜铃散 1-730
09839 马兜铃散 1-730
09840 马兜铃散 1-730
09841 马兜铃散 1-730
09842 马兜铃散 1-730
09843 马兜铃散 1-730
09844 马兜铃散 1-730
09845 马兜铃散 1-730
09846 马兜铃散 1-730
09847 马兜铃散 1-731
09848 马兜铃散 1-731
09849 马兜铃散 1-731
09850 马兜铃散 1-731
09851 马脾风散 1-731
09852 马蔺子丸 1-731
09853 马蔺子饮 1-731
09854 马蔺子散 1-731
09855 马蔺子散 1-731
09856 马蔺子散 1-731
09857 马蔺花丸 1-731
09858 马蔺花丸 1-731
09859 马蔺根汤 1-731
09860 马蔺根散 1-731
09861 马蔺根散 1-731
09862 马蔺浴汤 1-731
09863 马蹄灰方 1-732
09864 马蹄屑汤 1-732
09865 马蹄屑散 1-732
09866 马缰灰散 1-732
09867 马鞭草散 1-732
09868 马鞭草散 1-732
09869 马鞭草散 1-732
09870 马应龙眼药 1-732
09871 马齿苋洗方 1-732
09872 马齿苋洗剂 1-732
09873 马齿苋涂方 1-732
09874 马齿苋敷方 1-732
09875 马齿矾石丸 1-732
09876 马齿菜汁粥 1-732
09877 马齿散熨方 1-732
09878 马思答吉汤 1-732
09879 马家五积丸 1-732
09880 马剥平胃散 1-732
09881 马通粟粒丸 1-733
09882 马兜铃根汤 1-733
09883 马兜铃根汤 1-733
09884 马蔺花煎丸 1-733
09885 马鬃蛇药酒 1-733
09886 马鞭草敷方 1-733
09887 马牙消点眼方 1-733
09888 马齿苋汁涂方 1-733
09889 马齿苋还黑散 1-733
09890 马齿苋涂敷方 1-733
09891 马齿实拌葱豉粥 1-733

子

09892 子药 1-733
09893 子午丸 1-733
09894 子丑散 1-733
09895 子龙丸 1-733
09896 子龙丸 1-733
09897 子母散 1-734
09898 子花煎 1-734
09899 子芩丸 1-734
09900 子芩丸 1-734
09901 子芩汤 1-734
09902 子芩汤 1-734
09903 子芩散 1-734
09904 子芩散 1-734
09905 子芩散 1-734
09906 子芩散 1-734
09907 子芩散 1-734
09908 子芩散 1-734
09909 子芩散 1-734
09910 子芩散 1-734
09911 子芩散 1-734
09912 子芩散 1-734
09913 子芩散 1-735
09914 子芩散 1-735
09915 子芩散 1-735
09916 子芩散 1-735
09917 子芩散 1-735

09918 子芩散 1-735
09919 子肝散 1-735
09920 子规丸 1-735
09921 子鸣散 1-735
09922 子悬汤 1-735
09923 子悬汤 1-735
09924 子淋散 1-735
09925 子淋散 1-735
09926 子油熏药 1-735
09927 子气退肿方 1-735
09928 子母两快汤 1-735
09929 子母两富汤 1-736
09930 子母两濡汤 1-736
09931 子芩防风散 1-736
09932 子肿子气汤 1-736
09933 子宫内灸丸 1-736
09934 子震落红丸 1-736
09935 子芩伏龙肝散 1-736
09936 子油熏药油膏 1-736
09937 子童桑白皮汤 1-736

四画

比

09938 比天膏 1-737
09939 比天膏 1-737
09940 比圣丸 1-737
09941 比圣丸 1-737
09942 比圣丹 1-737
09943 比圣汤 1-737
09944 比圣散 1-737
09945 比和饮 1-737
09946 比金丸 1-737
09947 比金丸 1-737
09948 比金丸 1-738
09949 比金丸 1-738
09950 比金丸 1-738
09951 比金丸 1-738
09952 比金丸 1-738
09953 比金丸 1-738
09954 比金丸 1-738
09955 比金丸 1-738
09956 比金丸 1-738
09957 比金丹 1-738
09958 比金散 1-738
09959 比金散 1-738
09960 比金散 1-738
09961 比金散 1-738
09962 比金散 1-739
09963 比金散 1-739
09964 比金散 1-739
09965 比金散 1-739
09966 比惊丸 1-739
09967 比圣饼子 1-739
09968 比天保贞膏 1-739

支

09969 支感丹 1-739

云

09970 云开散 1-739
09971 云台散 1-739
09972 云台膏 1-739
09973 云台膏 1-740
09974 云母丸 1-740
09975 云母丸 1-740
09976 云母丸 1-740
09977 云母丸 1-740
09978 云母水 1-740
09979 云母散 1-740
09980 云母散 1-740
09981 云母散 1-740
09982 云母膏 1-741
09983 云母膏 1-741
09984 云实丸 1-741
09985 云实丸 1-741
09986 云香精 1-741
09987 云雪散 1-741
09988 云母石散 1-741
09989 云母芎䓖散 1-741
09990 云林润身丸 1-741
09991 云盖三仙散 1-741
09992 云香祛风止痛酊 1-741

元

09993 元及散 1-742
09994 元女丹 1-742
09995 元归散 1-742
09996 元吉丹 1-742
09997 元朱丹 1-742
09998 元阳丹 1-742
09999 元红散 1-742
10000 元寿丹 1-742
10001 元灵散 1-742
10002 元妙饮 1-742
10003 元明醋 1-742
10004 元始膏 1-742
10005 元胡散 1-742
10006 元珠膏 1-742
10007 元戟膏 1-742
10008 元颖膏 1-742
10009 元精丹 1-742
10010 元霜丹 1-742
10011 元霜散 1-742
10012 元霜锭 1-743
10013 元胡索散 1-743
10014 元胡索散 1-743
10015 元胡索散 1-743
10016 元天苦救汤 1-743
10017 元阳秋石丹 1-743
10018 元胡止痛片 1-743
10019 元滑苓甘散 1-743
10020 元霜雪梨膏 1-743
10021 元霜紫雪膏 1-743
10022 元胡止痛胶囊 1-743
10023 元胡止痛口服液 1-743

无

10024 无上饮 1-743
10025 无比丸 1-743
10026 无比丸 1-743
10027 无比丸 1-743
10028 无比丸 1-743
10029 无比丸 1-744
10030 无比丸 1-744
10031 无比丸 1-744
10032 无比丸 1-744
10033 无比丸 1-744
10034 无比丸 1-744
10035 无比散 1-744
10036 无比散 1-744
10037 无比散 1-744
10038 无比散 1-744
10039 无比散 1-744
10040 无比散 1-744
10041 无比散 1-744
10042 无比散 1-744
10043 无比膏 1-744
10044 无比膏 1-744
10045 无心散 1-745
10046 无尘汤 1-745
10047 无回丹 1-745
10048 无价宝 1-745
10049 无价散 1-745
10050 无价散 1-745
10051 无价散 1-745
10052 无价散 1-745
10053 无价散 1-745
10054 无价散 1-745
10055 无价散 1-745
10056 无价散 1-745
10057 无名丸 1-745
10058 无名丹 1-745
10059 无名丹 1-746
10060 无名散 1-746
10061 无名散 1-746
10062 无名散 1-746
10063 无极丸 1-746
10064 无极丸 1-746
10065 无极丸 1-746
10066 无极丹 1-746
10067 无极膏 1-746
10068 无花汤 1-746
10069 无忧丸 1-746
10070 无忧丸 1-746
10071 无忧汤 1-746
10072 无忧酒 1-746
10073 无忧散 1-746
10074 无忧散 1-747
10075 无忧散 1-747
10076 无忧散 1-747
10077 无忧散 1-747
10078 无忧散 1-747
10079 无忧散 1-747
10080 无忧散 1-747
10081 无忧散 1-747
10082 无忧散 1-747
10083 无忧散 1-747
10084 无忧散 1-747
10085 无忧散 1-747
10086 无忧散 1-747
10087 无忧散 1-747
10088 无忧散 1-747
10089 无忧散 1-748
10090 无食膏 1-748
10091 无敌丸 1-748
10092 无敌丸 1-748
10093 无敌丸 1-748
10094 无敌丸 1-748
10095 无敌丹 1-748
10096 无射丸 1-748
10097 无痕散 1-748
10098 无惜散 1-748
10099 无碍丸 1-748
10100 无上仙丹 1-748
10101 无上神丹 1-748
10102 无比饮子 1-748
10103 无价金丹 1-748
10104 无价宝膏 1-749
10105 无名异散 1-749
10106 无名异散 1-749
10107 无名异散 1-749
10108 无名异膏 1-749
10109 无名异膏 1-749
10110 无定河饮 1-749
10111 无食子丸 1-749
10112 无食子丸 1-749
10113 无食子丸 1-749
10114 无食子散 1-749
10115 无食子散 1-749
10116 无食子散 1-750
10117 无烟灸条 1-750
10118 无上光明丹 1-750
10119 无比山药丸 1-750

天

10334 天麻散 1-767
10335 天麻散 1-767
10336 天麻散 1-767
10337 天麻散 1-767
10338 天麻散 1-767
10339 天麻散 1-768
10340 天麻散 1-768
10341 天麻散 1-768
10342 天麻散 1-768
10343 天麻散 1-768
10344 天麻散 1-768
10345 天麻散 1-768
10346 天麻散 1-768
10347 天麻散 1-768
10348 天麻散 1-768
10349 天麻散 1-768
10350 天麻散 1-768
10351 天麻散 1-768
10352 天麻散 1-768
10353 天麻散 1-769
10354 天麻散 1-769
10355 天麻散 1-769
10356 天麻散 1-769
10357 天麻散 1-769
10358 天麻散 1-769
10359 天麻散 1-769
10360 天麻散 1-769
10361 天麻散 1-769
10362 天麻散 1-769
10363 天麻散 1-769
10364 天麻散 1-769
10365 天麻散 1-769
10366 天麻散 1-769
10367 天麻煎 1-769
10368 天麻煎 1-769
10369 天麻煎 1-770
10370 天麻煎 1-770
10371 天麻膏 1-770
10372 天麻膏 1-770
10373 天麻膏 1-770
10374 天麻膏 1-770
10375 天麻膏 1-770
10376 天绿散 1-770
10377 天棚散 1-770
10378 天葵丸 1-770
10379 天葵饮 1-770
10380 天雄丸 1-770
10381 天雄丸 1-771
10382 天雄丸 1-771
10383 天雄丸 1-771
10384 天雄丸 1-771
10385 天雄丸 1-771
10386 天雄丸 1-771
10387 天雄丸 1-771
10388 天雄丸 1-771
10389 天雄丸 1-771
10390 天雄丸 1-771
10391 天雄丸 1-772
10392 天雄丸 1-772
10393 天雄丸 1-772
10394 天雄丸 1-772
10395 天雄丸 1-772
10396 天雄丸 1-772
10397 天雄丸 1-772
10398 天雄丸 1-772
10399 天雄丸 1-772
10400 天雄丸 1-772
10401 天雄丸 1-772
10402 天雄丸 1-773
10403 天雄丸 1-773
10404 天雄丸 1-773
10405 天雄丸 1-773
10406 天雄丸 1-773
10407 天雄丸 1-773
10408 天雄丸 1-773
10409 天雄丸 1-773
10410 天雄丸 1-773
10411 天雄汤 1-773
10412 天雄酒 1-773
10413 天雄散 1-773
10414 天雄散 1-774
10415 天雄散 1-774
10416 天雄散 1-774
10417 天雄散 1-774
10418 天雄散 1-774
10419 天雄散 1-774
10420 天雄散 1-774
10421 天雄散 1-774
10422 天雄散 1-775
10423 天雄散 1-775
10424 天雄散 1-775
10425 天雄散 1-775
10426 天雄散 1-775
10427 天雄散 1-775
10428 天雄散 1-775
10429 天雄散 1-775
10430 天雄散 1-775
10431 天雄散 1-775
10432 天雄散 1-775
10433 天雄散 1-775
10434 天雄散 1-775
10435 天雄散 1-776
10436 天雄散 1-776
10437 天雄散 1-776
10438 天雄散 1-776
10439 天雄散 1-776
10440 天雄散 1-776
10441 天雄散 1-776
10442 天雄散 1-776
10443 天雄散 1-776
10444 天雄散 1-776
10445 天雄散 1-776
10446 天雄膏 1-776
10447 天雄膏 1-776
10448 天赐膏 1-776
10449 天然散 1-776
10450 天魂汤 1-777
10451 天蛾散 1-777
10452 天蓼散 1-777
10453 天蓼粥 1-777
10454 天霜散 1-777
10455 天一水串 1-777
10456 天门冬丸 1-777
10457 天门冬丸 1-777
10458 天门冬丸 1-777
10459 天门冬丸 1-777
10460 天门冬丸 1-777
10461 天门冬丸 1-777
10462 天门冬丸 1-778
10463 天门冬丸 1-778
10464 天门冬丸 1-778
10465 天门冬丸 1-778
10466 天门冬丸 1-778
10467 天门冬丸 1-778
10468 天门冬丸 1-778
10469 天门冬丸 1-778
10470 天门冬丸 1-778
10471 天门冬丸 1-778
10472 天门冬丸 1-778
10473 天门冬丸 1-778
10474 天门冬丸 1-778
10475 天门冬丸 1-779
10476 天门冬丸 1-779
10477 天门冬丸 1-779
10478 天门冬丸 1-779
10479 天门冬丸 1-779
10480 天门冬丸 1-779
10481 天门冬丸 1-779
10482 天门冬丸 1-779
10483 天门冬丸 1-779
10484 天门冬丸 1-779
10485 天门冬丸 1-779
10486 天门冬丸 1-779
10487 天门冬丸 1-779
10488 天门冬丸 1-780
10489 天门冬汤 1-780
10490 天门冬汤 1-780
10491 天门冬汤 1-780
10492 天门冬汤 1-780
10493 天门冬汤 1-780
10494 天门冬汤 1-780
10495 天门冬汤 1-780
10496 天门冬汤 1-780
10497 天门冬饮 1-780
10498 天门冬酒 1-780
10499 天门冬酒 1-780
10500 天门冬酒 1-780
10501 天门冬酒 1-781
10502 天门冬散 1-781
10503 天门冬散 1-781
10504 天门冬散 1-781
10505 天门冬散 1-781
10506 天门冬散 1-781
10507 天门冬散 1-781
10508 天门冬散 1-781
10509 天门冬散 1-781
10510 天门冬散 1-781
10511 天门冬散 1-781
10512 天门冬散 1-782
10513 天门冬散 1-782
10514 天门冬粥 1-782
10515 天门冬煎 1-782
10516 天门冬煎 1-782
10517 天门冬煎 1-782
10518 天门冬煎 1-782
10519 天门冬煎 1-782
10520 天门冬煎 1-782
10521 天门冬煎 1-782
10522 天门冬煎 1-782
10523 天门冬煎 1-783
10524 天门冬煎 1-783
10525 天门冬煎 1-783
10526 天门冬煎 1-783
10527 天门冬煎 1-783
10528 天门冬膏 1-783
10529 天门冬膏 1-783
10530 天门冬膏 1-783
10531 天中药茶 1-783
10532 天仙子丸 1-783
10533 天仙藤汤 1-783
10534 天仙藤汤 1-783
10535 天仙藤饮 1-784
10536 天仙藤散 1-784
10537 天仙藤散 1-784
10538 天仙藤散 1-784
10539 天仙藤散 1-784
10540 天仙藤散 1-784
10541 天冬饮子 1-784
10542 天冬饮子 1-784
10543 天花粉丸 1-784
10544 天花粉丸 1-784
10545 天花粉酒 1-784
10546 天花粉散 1-784
10547 天花粉粥 1-784
10548 天灵盖丸 1-784
10549 天灵盖丸 1-784

10550 天灵盖丸 1-784
10551 天灵盖丸 1-785
10552 天灵盖丸 1-785
10553 天灵盖丸 1-785
10554 天灵盖丸 1-785
10555 天灵盖汤 1-785
10556 天灵盖汤 1-785
10557 天灵盖饮 1-785
10558 天灵盖散 1-785
10559 天灵盖散 1-785
10560 天灵盖散 1-785
10561 天灵盖散 1-785
10562 天灵盖散 1-786
10563 天灵盖散 1-786
10564 天灵盖散 1-786
10565 天灵盖散 1-786
10566 天灵盖散 1-786
10567 天灵盖散 1-786
10568 天灵盖散 1-786
10569 天灵盖膏 1-786
10570 天竺饮子 1-786
10571 天竺黄丸 1-786
10572 天竺黄丸 1-786
10573 天竺黄丸 1-786
10574 天竺黄丸 1-787
10575 天竺黄丸 1-787
10576 天竺黄丸 1-787
10577 天竺黄丸 1-787
10578 天竺黄丸 1-787
10579 天竺黄丸 1-787
10580 天竺黄丸 1-787
10581 天竺黄丸 1-787
10582 天竺黄丸 1-787
10583 天竺黄丸 1-787
10584 天竺黄丸 1-787
10585 天竺黄丹 1-787
10586 天竺黄汤 1-787
10587 天竺黄散 1-787
10588 天竺黄散 1-788
10589 天竺黄散 1-788
10590 天竺黄散 1-788
10591 天竺黄散 1-788
10592 天竺黄散 1-788
10593 天竺黄散 1-788
10594 天竺黄散 1-788
10595 天竺黄散 1-788
10596 天竺黄散 1-788
10597 天竺黄散 1-788
10598 天竺黄散 1-788
10599 天竺黄散 1-788
10600 天竺黄散 1-788
10601 天竺黄散 1-788
10602 天竺黄散 1-789
10603 天竺黄散 1-789
10604 天竺黄散 1-789
10605 天竺黄散 1-789
10606 天竺黄散 1-789
10607 天竺黄散 1-789
10608 天竺黄散 1-789
10609 天竺黄散 1-789
10610 天竺黄散 1-789
10611 天竺黄散 1-789
10612 天竺黄散 1-789
10613 天竺黄散 1-789
10614 天竺黄散 1-789
10615 天竺黄散 1-789
10616 天竺黄散 1-790
10617 天竺黄散 1-790
10618 天竺黄散 1-790
10619 天竺黄散 1-790
10620 天南星丸 1-790
10621 天南星丸 1-790
10622 天南星丸 1-790
10623 天南星丸 1-790
10624 天南星丸 1-790
10625 天南星丸 1-790
10626 天南星丸 1-790
10627 天南星丸 1-790
10628 天南星丸 1-790
10629 天南星丸 1-791
10630 天南星丸 1-791
10631 天南星丸 1-791
10632 天南星丸 1-791
10633 天南星丸 1-791
10634 天南星丸 1-791
10635 天南星丸 1-791
10636 天南星丸 1-791
10637 天南星丸 1-791
10638 天南星丸 1-791
10639 天南星丸 1-791
10640 天南星丸 1-792
10641 天南星丸 1-792
10642 天南星丸 1-792
10643 天南星丸 1-792
10644 天南星丸 1-792
10645 天南星丸 1-792
10646 天南星丸 1-792
10647 天南星丸 1-792
10648 天南星丸 1-792
10649 天南星丸 1-792
10650 天南星丸 1-792
10651 天南星丸 1-792
10652 天南星丸 1-792
10653 天南星丸 1-792
10654 天南星丸 1-792
10655 天南星丸 1-793
10656 天南星丸 1-793
10657 天南星丸 1-793
10658 天南星丸 1-793
10659 天南星散 1-793
10660 天南星散 1-793
10661 天南星散 1-793
10662 天南星散 1-793
10663 天南星散 1-793
10664 天南星散 1-793
10665 天南星散 1-793
10666 天南星散 1-793
10667 天南星散 1-794
10668 天南星散 1-794
10669 天南星散 1-794
10670 天南星散 1-794
10671 天南星散 1-794
10672 天南星散 1-794
10673 天南星散 1-794
10674 天南星散 1-794
10675 天南星散 1-794
10676 天南星散 1-794
10677 天南星散 1-794
10678 天南星散 1-794
10679 天南星散 1-794
10680 天南星散 1-794
10681 天南星散 1-794
10682 天南星散 1-794
10683 天南星散 1-794
10684 天南星散 1-795
10685 天南星粥 1-795
10686 天南星煎 1-795
10687 天南星膏 1-795
10688 天南星膏 1-795
10689 天南星膏 1-795
10690 天南星膏 1-795
10691 天香饮子 1-795
10692 天浆子丸 1-795
10693 天浆子丸 1-795
10694 天浆子丸 1-795
10695 天浆子丸 1-795
10696 天浆子丸 1-795
10697 天浆子散 1-795
10698 天浆子散 1-795
10699 天浆子散 1-795
10700 天萝饼子 1-796
10701 天麻饮子 1-796
10702 天麻草汤 1-796
10703 天麻饼子 1-796
10704 天麻浴汤 1-796
10705 天麻浸酒 1-796
10706 天麻煮散 1-796
10707 天麻煎丸 1-796
10708 天麻煎丸 1-796
10709 天麻煎丸 1-796
10710 天葵草膏 1-796
10711 天雄浸酒 1-796
10712 天雄浸酒 1-797
10713 天雄浸酒 1-797
10714 天雄煎丸 1-797
10715 天舒胶囊 1-797
10716 天蓼木丸 1-797
10717 天蓼木酒 1-797
10718 天蓼木粥 1-797
10719 天蓼木煎 1-797
10720 天一生水丸 1-797
10721 天一生津饮 1-797
10722 天一补真丹 1-797
10723 天下第一方 1-797
10724 天门冬大煎 1-797
10725 天门冬饮子 1-798
10726 天门冬煎丸 1-798
10727 天门冬煎丸 1-798
10728 天马夺命丹 1-798
10729 天元二仙丹 1-798
10730 天元浑元散 1-798
10731 天元接髓丹 1-798
10732 天元接髓散 1-798
10733 天王补心丸 1-798
10734 天王补心丸 1-798
10735 天王补心丸 1-799
10736 天王补心丸 1-799
10737 天王补心丹 1-799
10738 天王补心丹 1-799
10739 天王补心丹 1-799
10740 天王补心丹 1-799
10741 天王补心丹 1-800
10742 天王补心丹 1-800
10743 天王补心丹 1-800
10744 天王补心丹 1-801
10745 天王补心丹 1-801
10746 天王补心液 1-801
10747 天月闲来丹 1-801
10748 天水五苓散 1-801
10749 天水涤肠汤 1-801
10750 天仙圣化丹 1-801
10751 天仙换骨丹 1-801
10752 天冬钟乳酒 1-801
10753 天生白虎汤 1-801
10754 天台乌药丸 1-801
10755 天台乌药散 1-801
10756 天地苁蓉汤 1-802
10757 天师草还丹 1-802
10758 天麦二冬散 1-802
10759 天麦二冬膏 1-802
10760 天花青露散 1-802
10761 天花刮毒散 1-802
10762 天灵明月丹 1-802
10763 天灵盖饮子 1-803
10764 天茄青矾散 1-803
10765 天竺牙消散 1-803

10766 天竺黄饮子 1-803
10767 天竺黄饼子 1-803
10768 天南星贴方 1-803
10769 天南星煎丸 1-803
10770 天保采薇汤 1-803
10771 天保采薇汤 1-803
10772 天根月窟膏 1-803
10773 天真玉髓丸 1-803
10774 天真百畏丸 1-804
10775 天麻二陈汤 1-804
10776 天麻二陈汤 1-804
10777 天麻人参煎 1-804
10778 天麻化痰丸 1-804
10779 天麻乌蛇丸 1-804
10780 天麻白术丸 1-804
10781 天麻半夏汤 1-804
10782 天麻头痛片 1-804
10783 天麻地龙丸 1-805
10784 天麻地榆丸 1-805
10785 天麻防风丸 1-805
10786 天麻防风丸 1-805
10787 天麻防风丸 1-805
10788 天麻防风丸 1-805
10789 天麻防风丸 1-805
10790 天麻羌活丸 1-805
10791 天麻虎骨散 1-805
10792 天麻定喘汤 1-805
10793 天麻定喘饮 1-805
10794 天麻定喘饮 1-805
10795 天麻草洗方 1-805
10796 天麻钩藤汤 1-806
10797 天麻钩藤饮 1-806
10798 天麻首乌片 1-806
10799 天麻神妙丸 1-806
10800 天麻退翳散 1-806
10801 天麻除风丸 1-806
10802 天麻除湿汤 1-806
10803 天麻黄耆汤 1-807
10804 天麻琥珀丸 1-807
10805 天麻雄黄散 1-807
10806 天麻搜风汤 1-807
10807 天雄石斛丸 1-807
10808 天雄鸡子方 1-807
10809 天然透邪丹 1-807
10810 天慈夺命丹 1-807
10811 天蓼木浸酒 1-807
10812 天蓼木浸酒 1-807
10813 天门冬地黄膏 1-807
10814 天地人三才丸 1-807
10815 天菊脑安胶囊 1-807
10816 天麻六君子汤 1-808
10817 天麻四君子汤 1-808
10818 天麻四君子汤 1-808
10819 天麻苏合香丸 1-808
10820 天麻苏合香丸 1-808
10821 天雄沉香煎丸 1-808
10822 天麻祛风补片 1-808
10823 天下乌须第一方 1-808
10824 天下受拜平胃散 1-808
10825 天下第一乌须方 1-808
10826 天下第一金疮药 1-808
10827 天生一粒元珠丹 1-809
10828 天地父母七精散 1-809
10829 天紫红女金胶囊 1-809
10830 天下第一消发背方 1-809

专

10831 专翕大生膏 1-809

开

10832 开门散 1-809
10833 开牙散 1-809
10834 开牙散 1-809
10835 开气散 1-809
10836 开心丸 1-809
10837 开心散 1-809
10838 开邪散 1-810
10839 开闭丹 1-810
10840 开闭煎 1-810
10841 开关丹 1-810
10842 开关散 1-810
10843 开关散 1-810
10844 开关散 1-810
10845 开关散 1-810
10846 开关散 1-810
10847 开关散 1-810
10848 开关散 1-810
10849 开关散 1-810
10850 开关散 1-810
10851 开关散 1-810
10852 开关散 1-810
10853 开关散 1-811
10854 开关散 1-811
10855 开关散 1-811
10856 开关散 1-811
10857 开关散 1-811
10858 开关散 1-811
10859 开关散 1-811
10860 开关散 1-811
10861 开关散 1-811
10862 开关散 1-811
10863 开关散 1-811
10864 开关散 1-811
10865 开关散 1-811
10866 开关散 1-811
10867 开关散 1-811
10868 开关散 1-811
10869 开关膏 1-812
10870 开导汤 1-812
10871 开导散 1-812
10872 开阳汤 1-812
10873 开怀散 1-812
10874 开板丹 1-812
10875 开郁汤 1-812
10876 开郁汤 1-812
10877 开郁汤 1-812
10878 开郁汤 1-812
10879 开郁汤 1-812
10880 开郁散 1-812
10881 开郁散 1-812
10882 开郁散 1-812
10883 开明丸 1-812
10884 开明汤 1-813
10885 开明散 1-813
10886 开明膏 1-813
10887 开胃丸 1-813
10888 开胃丸 1-813
10889 开胃丸 1-813
10890 开胃散 1-813
10891 开胃散 1-813
10892 开胃散 1-813
10893 开胃散 1-813
10894 开胃散 1-813
10895 开骨丹 1-813
10896 开骨散 1-813
10897 开骨膏 1-813
10898 开骨膏 1-813
10899 开迷散 1-813
10900 开结丸 1-814
10901 开结汤 1-814
10902 开结散 1-814
10903 开结散 1-814
10904 开笑散 1-814
10905 开笑散 1-814
10906 开窍引 1-814
10907 开脬煎 1-814
10908 开脾汤 1-814
10909 开滞汤 1-814
10910 开滞散 1-814
10911 开滞膏 1-814
10912 开痰饮 1-814
10913 开膜丹 1-814
10914 开膈膏 1-814
10915 开噤汤 1-814
10916 开噤汤 1-814
10917 开噤散 1-814
10918 开壅汤 1-815
10919 开刀麻药 1-815
10920 开光锭子 1-815
10921 开关圣散 1-815
10922 开明饼子 1-815
10923 开元固气丸 1-815
10924 开元固气丸 1-815
10925 开气消痰汤 1-815
10926 开心肥健方 1-815
10927 开发腠理汤 1-815
10928 开光复明丸 1-815
10929 开光复明丸 1-815
10930 开关玉锁匙 1-815
10931 开关左右散 1-815
10932 开关立效散 1-816
10933 开关如圣散 1-816
10934 开关利膈丸 1-816
10935 开关利膈丸 1-816
10936 开关神应散 1-816
10937 开关神应散 1-816
10938 开青散黑汤 1-816
10939 开郁二陈汤 1-816
10940 开郁二陈汤 1-816
10941 开郁二陈汤 1-816
10942 开郁化痰汤 1-816
10943 开郁正元散 1-816
10944 开郁四物汤 1-816
10945 开郁至神汤 1-816
10946 开郁老蔻丸 1-816
10947 开郁导气汤 1-817
10948 开郁导饮丸 1-817
10949 开郁和中汤 1-817
10950 开郁降痰汤 1-817
10951 开郁种子汤 1-817
10952 开郁种玉汤 1-817
10953 开郁香连丸 1-817
10954 开郁顺气丸 1-817
10955 开郁逐瘀汤 1-817
10956 开郁消积膏 1-817
10957 开郁流气散 1-817
10958 开郁通络饮 1-817
10959 开郁理气汤 1-817
10960 开郁清痰丸 1-817
10961 开郁舒肝丸 1-817
10962 开明银海丹 1-818
10963 开肺解毒汤 1-818
10964 开胃山楂丸 1-818
10965 开胃正气散 1-818
10966 开胃正气散 1-818
10967 开胃生姜丸 1-818
10968 开胃进食汤 1-818
10969 开胃利膈丸 1-818

10970 开胃阿胶散 1-818
10971 开胃炒面方 1-818
10972 开胃健脾丸 1-818
10973 开胃健脾丸 1-818
10974 开胃健脾丸 1-818
10975 开胃通滞汤 1-818
10976 开胃救亡汤 1-818
10977 开胃填精汤 1-819
10978 开胃醒脾丸 1-819
10979 开骨芎归汤 1-819
10980 开结化痰汤 1-819
10981 开结导引丸 1-819
10982 开结导饮丸 1-819
10983 开结导饮丸 1-819
10984 开结导痰汤 1-819
10985 开结妙功丸 1-819
10986 开结枳术丸 1-819
10987 开结枳实丸 1-819
10988 开结枳实丸 1-819
10989 开结舒经汤 1-820
10990 开结舒筋汤 1-820
10991 开胸利气丸 1-820
10992 开胸顺气丸 1-820
10993 开胸顺气丸 1-820
10994 开胸顺气丸 1-820
10995 开胸理气丸 1-820
10996 开窍消痰汤 1-820
10997 开窍消痰饮 1-820
10998 开菀二陈汤 1-820
10999 开解六郁膏 1-820
11000 开痰安虫汤 1-820
11001 开痰降火汤 1-820
11002 开痰顺气汤 1-820
11003 开痰神应丹 1-821
11004 开障去翳散 1-821
11005 开膈利痰汤 1-821
11006 开豁腠理汤 1-821
11007 开疆扫雾丹 1-821
11008 开心薯蓣肾气丸 1-821
11009 开关润喉蓬莱雪 1-821
11010 开郁顺气解毒汤 1-821
11011 开骨千金不易汤 1-821

井

11012 井苔散 1-821
11013 井金散 1-821
11014 井金散 1-821
11015 井珠丸 1-821
11016 井黄煎 1-821
11017 井泉石散 1-822
11018 井泉石散 1-822

不

11019 不二丸 1-822
11020 不二丸 1-822
11021 不二丸 1-822
11022 不二丸 1-822
11023 不二饮 1-822
11024 不二饮 1-822
11025 不二饮 1-822
11026 不二散 1-822
11027 不二散 1-822
11028 不二散 1-822
11029 不二散 1-822
11030 不二散 1-822
11031 不二散 1-823
11032 不二散 1-823
11033 不二散 1-823
11034 不二散 1-823
11035 不二散 1-823
11036 不二散 1-823
11037 不二散 1-823
11038 不二膏 1-823
11039 不二膏 1-823
11040 不老丸 1-823
11041 不老丹 1-823
11042 不老丹 1-823
11043 不老丹 1-823
11044 不老汤 1-823
11045 不老汤 1-823
11046 不老汤 1-823
11047 不再散 1-823
11048 不夺散 1-823
11049 不传散 1-824
11050 不忘散 1-824
11051 不卧散 1-824
11052 不卧散 1-824
11053 不卧散 1-824
11054 不惊丸 1-824
11055 不惊丸 1-824
11056 不惊丹 1-824
11057 不醉丹 1-824
11058 不醉方 1-824
11059 不灰木散 1-824
11060 不灰木散 1-824
11061 不灰木散 1-824
11062 不灰木散 1-824
11063 不传妙方 1-824
11064 不龟手膏 1-824
11065 不换金丸 1-825
11066 不换金丸 1-825
11067 不换金丹 1-825
11068 不换金丹 1-825
11069 不换金散 1-825
11070 不换金散 1-825
11071 不换金散 1-825
11072 不换金散 1-825
11073 不换金散 1-825
11074 不换金散 1-825
11075 不换金散 1-825
11076 不换金散 1-825
11077 不止麒麟散 1-825
11078 不饥耐老方 1-825
11079 不老地仙丹 1-826
11080 不泻内消丸 1-826
11081 不泻内消丸 1-826
11082 不觉退管锭子 1-826
11083 不换金正气散 1-826
11084 不换金正气散 1-826
11085 不换金正气散 1-826
11086 不换金正气散 1-826
11087 不换金正气散 1-826
11088 不换金正气散 1-826
11089 不换金正气散 1-826
11090 不换金拨云丹 1-826
11091 不换金卷云丹 1-826
11092 不换金摩娑囊 1-827

木

11093 木一 1-827
11094 木二 1-827
11095 木七 1-827
11096 木八 1-827
11097 木三 1-827
11098 木五 1-827
11099 木六 1-827
11100 木四 1-827
11101 木瓜丸 1-827
11102 木瓜丸 1-827
11103 木瓜丸 1-827
11104 木瓜丸 1-827
11105 木瓜丸 1-827
11106 木瓜丸 1-827
11107 木瓜丸 1-827
11108 木瓜丸 1-828
11109 木瓜丸 1-828
11110 木瓜丸 1-828
11111 木瓜丸 1-828
11112 木瓜丸 1-828
11113 木瓜丸 1-828
11114 木瓜丸 1-828
11115 木瓜丸 1-828
11116 木瓜丸 1-828
11117 木瓜丸 1-828
11118 木瓜丸 1-829
11119 木瓜丸 1-829
11120 木瓜丸 1-829
11121 木瓜丸 1-829
11122 木瓜丸 1-829
11123 木瓜丸 1-829
11124 木瓜丸 1-829
11125 木瓜丸 1-829
11126 木瓜丸 1-829
11127 木瓜丸 1-829
11128 木瓜丸 1-829
11129 木瓜丸 1-829
11130 木瓜丸 1-830
11131 木瓜丸 1-830
11132 木瓜丸 1-830
11133 木瓜丸 1-830
11134 木瓜丸 1-830
11135 木瓜丸 1-830
11136 木瓜丸 1-830
11137 木瓜丸 1-830
11138 木瓜丸 1-830
11139 木瓜丸 1-830
11140 木瓜丸 1-830
11141 木瓜丸 1-830
11142 木瓜丸 1-830
11143 木瓜丹 1-830
11144 木瓜曲 1-831
11145 木瓜汤 1-831
11146 木瓜汤 1-831
11147 木瓜汤 1-831
11148 木瓜汤 1-831
11149 木瓜汤 1-831
11150 木瓜汤 1-831
11151 木瓜汤 1-831
11152 木瓜汤 1-831
11153 木瓜汤 1-831
11154 木瓜汤 1-831
11155 木瓜汤 1-831
11156 木瓜汤 1-831
11157 木瓜汤 1-831
11158 木瓜汤 1-831
11159 木瓜汤 1-831
11160 木瓜汤 1-831
11161 木瓜汤 1-832
11162 木瓜汤 1-832
11163 木瓜汤 1-832
11164 木瓜汤 1-832
11165 木瓜汤 1-832
11166 木瓜汤 1-832
11167 木瓜汤 1-832
11168 木瓜汤 1-832
11169 木瓜汤 1-832
11170 木瓜汤 1-832
11171 木瓜饮 1-832
11172 木瓜饮 1-832
11173 木瓜饮 1-832
11174 木瓜饮 1-832
11175 木瓜酒 1-832

11176 木瓜酒 1-832
11177 木瓜酒 1-832
11178 木瓜酒 1-833
11179 木瓜浆 1-833
11180 木瓜散 1-833
11181 木瓜散 1-833
11182 木瓜散 1-833
11183 木瓜散 1-833
11184 木瓜散 1-833
11185 木瓜散 1-833
11186 木瓜散 1-833
11187 木瓜散 1-833
11188 木瓜散 1-833
11189 木瓜散 1-833
11190 木瓜散 1-833
11191 木瓜散 1-833
11192 木瓜散 1-833
11193 木瓜散 1-834
11194 木瓜散 1-834
11195 木瓜煎 1-834
11196 木瓜煎 1-834
11197 木瓜煎 1-834
11198 木瓜煎 1-834
11199 木兰汤 1-834
11200 木兰散 1-834
11201 木兰膏 1-834
11202 木兰膏 1-834
11203 木兰膏 1-834
11204 木耳丸 1-834
11205 木耳丸 1-834
11206 木耳散 1-834
11207 木耳散 1-834
11208 木耳散 1-834
11209 木耳粥 1-834
11210 木耳粥 1-835
11211 木沉散 1-835
11212 木郁丹 1-835
11213 木果粥 1-835
11214 木乳丸 1-835
11215 木乳散 1-835
11216 木乳散 1-835
11217 木乳散 1-835
11218 木乳散 1-835
11219 木乳散 1-835
11220 木油汁 1-835
11221 木茱汤 1-835
11222 木炭散 1-835
11223 木香丸 1-835
11224 木香丸 1-835
11225 木香丸 1-836
11226 木香丸 1-836
11227 木香丸 1-836
11228 木香丸 1-836
11229 木香丸 1-836
11230 木香丸 1-836
11231 木香丸 1-836
11232 木香丸 1-836
11233 木香丸 1-836
11234 木香丸 1-836
11235 木香丸 1-836
11236 木香丸 1-836
11237 木香丸 1-837
11238 木香丸 1-837
11239 木香丸 1-837
11240 木香丸 1-837
11241 木香丸 1-837
11242 木香丸 1-837
11243 木香丸 1-837
11244 木香丸 1-837
11245 木香丸 1-837
11246 木香丸 1-837
11247 木香丸 1-837
11248 木香丸 1-837
11249 木香丸 1-837
11250 木香丸 1-837
11251 木香丸 1-838
11252 木香丸 1-838
11253 木香丸 1-838
11254 木香丸 1-838
11255 木香丸 1-838
11256 木香丸 1-838
11257 木香丸 1-838
11258 木香丸 1-838
11259 木香丸 1-838
11260 木香丸 1-838
11261 木香丸 1-838
11262 木香丸 1-838
11263 木香丸 1-839
11264 木香丸 1-839
11265 木香丸 1-839
11266 木香丸 1-839
11267 木香丸 1-839
11268 木香丸 1-839
11269 木香丸 1-839
11270 木香丸 1-839
11271 木香丸 1-839
11272 木香丸 1-839
11273 木香丸 1-839
11274 木香丸 1-839
11275 木香丸 1-840
11276 木香丸 1-840
11277 木香丸 1-840
11278 木香丸 1-840
11279 木香丸 1-840
11280 木香丸 1-840
11281 木香丸 1-840
11282 木香丸 1-840
11283 木香丸 1-840
11284 木香丸 1-840
11285 木香丸 1-840
11286 木香丸 1-840
11287 木香丸 1-840
11288 木香丸 1-841
11289 木香丸 1-841
11290 木香丸 1-841
11291 木香丸 1-841
11292 木香丸 1-841
11293 木香丸 1-841
11294 木香丸 1-841
11295 木香丸 1-841
11296 木香丸 1-841
11297 木香丸 1-841
11298 木香丸 1-842
11299 木香丸 1-842
11300 木香丸 1-842
11301 木香丸 1-842
11302 木香丸 1-842
11303 木香丸 1-842
11304 木香丸 1-842
11305 木香丸 1-842
11306 木香丸 1-842
11307 木香丸 1-842
11308 木香丸 1-842
11309 木香丸 1-842
11310 木香丸 1-843
11311 木香丸 1-843
11312 木香丸 1-843
11313 木香丸 1-843
11314 木香丸 1-843
11315 木香丸 1-843
11316 木香丸 1-843
11317 木香丸 1-843
11318 木香丸 1-843
11319 木香丸 1-843
11320 木香丸 1-843
11321 木香丸 1-843
11322 木香丸 1-843
11323 木香丸 1-844
11324 木香丸 1-844
11325 木香丸 1-844
11326 木香丸 1-844
11327 木香丸 1-844
11328 木香丸 1-844
11329 木香丸 1-844
11330 木香丸 1-844
11331 木香丸 1-844
11332 木香丸 1-844
11333 木香丸 1-844
11334 木香丸 1-844
11335 木香丸 1-844
11336 木香丸 1-844
11337 木香丸 1-844
11338 木香丸 1-845
11339 木香丸 1-845
11340 木香丸 1-845
11341 木香丸 1-845
11342 木香丸 1-845
11343 木香丸 1-845
11344 木香丸 1-845
11345 木香丸 1-845
11346 木香丸 1-845
11347 木香丸 1-845
11348 木香丸 1-845
11349 木香丸 1-845
11350 木香丸 1-845
11351 木香丸 1-845
11352 木香丸 1-846
11353 木香丸 1-846
11354 木香丸 1-846
11355 木香丸 1-846
11356 木香丸 1-846
11357 木香丸 1-846
11358 木香丸 1-846
11359 木香丸 1-846
11360 木香丸 1-846
11361 木香丸 1-846
11362 木香丸 1-846
11363 木香丸 1-846
11364 木香丸 1-846
11365 木香丸 1-847
11366 木香丸 1-847
11367 木香丸 1-847
11368 木香丸 1-847
11369 木香丸 1-847
11370 木香丸 1-847
11371 木香丸 1-847
11372 木香丸 1-847
11373 木香丸 1-847
11374 木香丸 1-847
11375 木香丸 1-847
11376 木香丸 1-847
11377 木香丸 1-847
11378 木香丸 1-848
11379 木香丸 1-848
11380 木香丸 1-848
11381 木香丸 1-848
11382 木香丸 1-848
11383 木香丸 1-848
11384 木香丸 1-848
11385 木香丸 1-848
11386 木香丸 1-848
11387 木香丸 1-848
11388 木香丸 1-848
11389 木香丸 1-848
11390 木香丸 1-848
11391 木香丸 1-848

11392 木香丸 1-848
11393 木香丸 1-849
11394 木香丸 1-849
11395 木香丸 1-849
11396 木香丸 1-849
11397 木香丸 1-849
11398 木香丸 1-849
11399 木香丸 1-849
11400 木香丸 1-849
11401 木香丸 1-849
11402 木香丸 1-849
11403 木香丸 1-849
11404 木香丹 1-849
11405 木香汤 1-849
11406 木香汤 1-849
11407 木香汤 1-849
11408 木香汤 1-850
11409 木香汤 1-850
11410 木香汤 1-850
11411 木香汤 1-850
11412 木香汤 1-850
11413 木香汤 1-850
11414 木香汤 1-850
11415 木香汤 1-850
11416 木香汤 1-850
11417 木香汤 1-850
11418 木香汤 1-850
11419 木香汤 1-850
11420 木香汤 1-850
11421 木香汤 1-850
11422 木香汤 1-850
11423 木香汤 1-850
11424 木香汤 1-851
11425 木香汤 1-851
11426 木香汤 1-851
11427 木香汤 1-851
11428 木香汤 1-851
11429 木香汤 1-851
11430 木香汤 1-851
11431 木香汤 1-851
11432 木香汤 1-851
11433 木香汤 1-851
11434 木香汤 1-851
11435 木香汤 1-851
11436 木香汤 1-851
11437 木香汤 1-851
11438 木香汤 1-852
11439 木香汤 1-852
11440 木香汤 1-852
11441 木香汤 1-852
11442 木香汤 1-852
11443 木香汤 1-852
11444 木香汤 1-852
11445 木香汤 1-852
11446 木香汤 1-852
11447 木香汤 1-852
11448 木香汤 1-852
11449 木香汤 1-852
11450 木香汤 1-852
11451 木香汤 1-852
11452 木香汤 1-853
11453 木香汤 1-853
11454 木香汤 1-853
11455 木香汤 1-853
11456 木香汤 1-853
11457 木香汤 1-853
11458 木香汤 1-853
11459 木香汤 1-853
11460 木香汤 1-853
11461 木香汤 1-853
11462 木香汤 1-853
11463 木香汤 1-853
11464 木香汤 1-853
11465 木香汤 1-853
11466 木香饮 1-853
11467 木香饮 1-853
11468 木香饮 1-853
11469 木香饮 1-853
11470 木香饮 1-854
11471 木香饮 1-854
11472 木香饼 1-854
11473 木香饼 1-854
11474 木香散 1-854
11475 木香散 1-854
11476 木香散 1-854
11477 木香散 1-854
11478 木香散 1-854
11479 木香散 1-854
11480 木香散 1-854
11481 木香散 1-854
11482 木香散 1-855
11483 木香散 1-855
11484 木香散 1-855
11485 木香散 1-855
11486 木香散 1-855
11487 木香散 1-855
11488 木香散 1-855
11489 木香散 1-855
11490 木香散 1-855
11491 木香散 1-855
11492 木香散 1-855
11493 木香散 1-855
11494 木香散 1-855
11495 木香散 1-856
11496 木香散 1-856
11497 木香散 1-856
11498 木香散 1-856
11499 木香散 1-856
11500 木香散 1-856
11501 木香散 1-856
11502 木香散 1-856
11503 木香散 1-856
11504 木香散 1-856
11505 木香散 1-856
11506 木香散 1-856
11507 木香散 1-856
11508 木香散 1-857
11509 木香散 1-857
11510 木香散 1-857
11511 木香散 1-857
11512 木香散 1-857
11513 木香散 1-857
11514 木香散 1-857
11515 木香散 1-857
11516 木香散 1-857
11517 木香散 1-857
11518 木香散 1-857
11519 木香散 1-857
11520 木香散 1-857
11521 木香散 1-857
11522 木香散 1-857
11523 木香散 1-858
11524 木香散 1-858
11525 木香散 1-858
11526 木香散 1-858
11527 木香散 1-858
11528 木香散 1-858
11529 木香散 1-858
11530 木香散 1-858
11531 木香散 1-858
11532 木香散 1-858
11533 木香散 1-858
11534 木香散 1-858
11535 木香散 1-858
11536 木香散 1-859
11537 木香散 1-859
11538 木香散 1-859
11539 木香散 1-859
11540 木香散 1-859
11541 木香散 1-859
11542 木香散 1-859
11543 木香散 1-859
11544 木香散 1-859
11545 木香散 1-859
11546 木香散 1-859
11547 木香散 1-859
11548 木香散 1-859
11549 木香散 1-859
11550 木香散 1-859
11551 木香散 1-860
11552 木香散 1-860
11553 木香散 1-860
11554 木香散 1-860
11555 木香散 1-860
11556 木香散 1-860
11557 木香散 1-860
11558 木香散 1-860
11559 木香散 1-860
11560 木香散 1-860
11561 木香散 1-861
11562 木香散 1-861
11563 木香散 1-861
11564 木香散 1-861
11565 木香散 1-861
11566 木香散 1-861
11567 木香散 1-861
11568 木香散 1-861
11569 木香散 1-861
11570 木香散 1-861
11571 木香散 1-861
11572 木香散 1-862
11573 木香散 1-862
11574 木香散 1-862
11575 木香散 1-862
11576 木香散 1-862
11577 木香散 1-862
11578 木香散 1-862
11579 木香散 1-862
11580 木香散 1-862
11581 木香散 1-862
11582 木香散 1-862
11583 木香散 1-862
11584 木香散 1-862
11585 木香散 1-862
11586 木香散 1-863
11587 木香散 1-863
11588 木香散 1-863
11589 木香散 1-863
11590 木香散 1-863
11591 木香散 1-863
11592 木香散 1-863
11593 木香散 1-863
11594 木香散 1-863
11595 木香散 1-863
11596 木香散 1-863
11597 木香散 1-863
11598 木香散 1-863
11599 木香散 1-863
11600 木香散 1-863
11601 木香散 1-864
11602 木香散 1-864
11603 木香散 1-864
11604 木香散 1-864
11605 木香散 1-864
11606 木香散 1-864
11607 木香散 1-864

11608 木香散 1-864
11609 木香散 1-864
11610 木香散 1-864
11611 木香散 1-864
11612 木香散 1-864
11613 木香散 1-864
11614 木香散 1-864
11615 木香散 1-864
11616 木香散 1-864
11617 木香散 1-864
11618 木香散 1-865
11619 木香散 1-865
11620 木香散 1-865
11621 木香散 1-865
11622 木香散 1-865
11623 木香散 1-865
11624 木香散 1-865
11625 木香散 1-865
11626 木香散 1-865
11627 木香散 1-865
11628 木香散 1-865
11629 木香散 1-865
11630 木香散 1-865
11631 木香散 1-865
11632 木香散 1-865
11633 木香散 1-866
11634 木香散 1-866
11635 木香散 1-866
11636 木香散 1-866
11637 木香散 1-866
11638 木香散 1-866
11639 木香散 1-866
11640 木香散 1-866
11641 木香散 1-866
11642 木香散 1-866
11643 木香散 1-866
11644 木香散 1-866
11645 木香散 1-866
11646 木香散 1-866
11647 木香散 1-866
11648 木香散 1-866
11649 木香散 1-867
11650 木香散 1-867
11651 木香散 1-867
11652 木香散 1-867
11653 木香散 1-867
11654 木香散 1-867
11655 木香散 1-867
11656 木香散 1-867
11657 木香散 1-867
11658 木香散 1-867
11659 木香散 1-867
11660 木香散 1-867
11661 木香散 1-867
11662 木香散 1-867
11663 木香散 1-867
11664 木香散 1-867
11665 木香散 1-867
11666 木香煎 1-867
11667 木香煎 1-867
11668 木香膏 1-867
11669 木香膏 1-868
11670 木香膏 1-868
11671 木香膏 1-868
11672 木香膏 1-868
11673 木香膏 1-868
11674 木香糁 1-868
11675 木贼丸 1-868
11676 木贼汤 1-868
11677 木贼散 1-868
11678 木贼散 1-868
11679 木贼散 1-868
11680 木贼散 1-868
11681 木贼散 1-868
11682 木贼散 1-868
11683 木贼散 1-868
11684 木贼散 1-868
11685 木贼散 1-869
11686 木贼煎 1-869
11687 木通丸 1-869
11688 木通丸 1-869
11689 木通丸 1-869
11690 木通丸 1-869
11691 木通丸 1-869
11692 木通丸 1-869
11693 木通丸 1-869
11694 木通丸 1-869
11695 木通丸 1-869
11696 木通丸 1-869
11697 木通丸 1-869
11698 木通丸 1-869
11699 木通汤 1-869
11700 木通汤 1-869
11701 木通汤 1-870
11702 木通汤 1-870
11703 木通汤 1-870
11704 木通汤 1-870
11705 木通汤 1-870
11706 木通汤 1-870
11707 木通汤 1-870
11708 木通汤 1-870
11709 木通汤 1-870
11710 木通汤 1-870
11711 木通汤 1-870
11712 木通汤 1-870
11713 木通汤 1-870
11714 木通汤 1-870
11715 木通汤 1-870
11716 木通汤 1-870
11717 木通汤 1-870
11718 木通汤 1-871
11719 木通汤 1-871
11720 木通汤 1-871
11721 木通汤 1-871
11722 木通汤 1-871
11723 木通汤 1-871
11724 木通汤 1-871
11725 木通汤 1-871
11726 木通汤 1-871
11727 木通汤 1-871
11728 木通汤 1-871
11729 木通汤 1-871
11730 木通汤 1-871
11731 木通汤 1-871
11732 木通汤 1-871
11733 木通汤 1-871
11734 木通汤 1-871
11735 木通汤 1-871
11736 木通汤 1-872
11737 木通汤 1-872
11738 木通汤 1-872
11739 木通汤 1-872
11740 木通汤 1-872
11741 木通饮 1-872
11742 木通饮 1-872
11743 木通饮 1-872
11744 木通饮 1-872
11745 木通饮 1-872
11746 木通饮 1-872
11747 木通饮 1-872
11748 木通饮 1-872
11749 木通饮 1-872
11750 木通饮 1-872
11751 木通散 1-872
11752 木通散 1-873
11753 木通散 1-873
11754 木通散 1-873
11755 木通散 1-873
11756 木通散 1-873
11757 木通散 1-873
11758 木通散 1-873
11759 木通散 1-873
11760 木通散 1-873
11761 木通散 1-873
11762 木通散 1-873
11763 木通散 1-873
11764 木通散 1-873
11765 木通散 1-873
11766 木通散 1-874
11767 木通散 1-874
11768 木通散 1-874
11769 木通散 1-874
11770 木通散 1-874
11771 木通散 1-874
11772 木通散 1-874
11773 木通散 1-874
11774 木通散 1-874
11775 木通散 1-874
11776 木通散 1-874
11777 木通散 1-874
11778 木通散 1-874
11779 木通散 1-875
11780 木通散 1-875
11781 木通散 1-875
11782 木通散 1-875
11783 木通散 1-875
11784 木通散 1-875
11785 木通散 1-875
11786 木通散 1-875
11787 木通散 1-875
11788 木通散 1-875
11789 木通散 1-875
11790 木通散 1-875
11791 木通散 1-875
11792 木通散 1-875
11793 木通散 1-875
11794 木通散 1-876
11795 木通散 1-876
11796 木通散 1-876
11797 木通散 1-876
11798 木通散 1-876
11799 木通散 1-876
11800 木通散 1-876
11801 木通散 1-876
11802 木通散 1-876
11803 木通散 1-876
11804 木通散 1-876
11805 木通散 1-876
11806 木通散 1-876
11807 木通散 1-876
11808 木通散 1-876
11809 木通散 1-877
11810 木通散 1-877
11811 木通散 1-877
11812 木通散 1-877
11813 木通散 1-877
11814 木通散 1-877
11815 木通散 1-877
11816 木通散 1-877
11817 木通粥 1-877
11818 木通膏 1-877
11819 木通膏 1-877
11820 木通膏 1-877
11821 木通膏 1-877
11822 木通膏 1-877
11823 木萸汤 1-877

11824 木萸散 1-877
11825 木犀煎 1-878
11826 木槟汤 1-878
11827 木槿散 1-878
11828 木槿膏 1-878
11829 木鳖丸 1-878
11830 木鳖蛋 1-878
11831 木鳖散 1-878
11832 木鳖膏 1-878
11833 木鳖膏 1-878
11834 木鳖膏 1-878
11835 木鳖膏 1-878
11836 木鳖膏 1-878
11837 木占斯散 1-878
11838 木占斯散 1-878
11839 木瓜煎丸 1-878
11840 木瓜煎丸 1-879
11841 木瓜煎丸 1-879
11842 木瓜煎丸 1-879
11843 木瓜煎丸 1-879
11844 木瓜煎丸 1-879
11845 木瓜煎丸 1-879
11846 木兰皮膏 1-879
11847 木兰皮膏 1-879
11848 木兰皮膏 1-879
11849 木防己丸 1-879
11850 木防己汤 1-879
11851 木防己汤 1-880
11852 木防己汤 1-880
11853 木防己汤 1-880
11854 木防己汤 1-880
11855 木防己汤 1-880
11856 木防己汤 1-880
11857 木防己汤 1-880
11858 木防己酒 1-880
11859 木防己散 1-880
11860 木防己膏 1-880
11861 木沉煎丸 1-880
11862 木星饮子 1-880
11863 木香饮子 1-880
11864 木香饮子 1-880
11865 木香饼子 1-880
11866 木香饼子 1-881
11867 木香饼子 1-881
11868 木香扁丸 1-881
11869 木香顿散 1-881
11870 木香顿散 1-881
11871 木香粗散 1-881
11872 木香煮散 1-881
11873 木香煮散 1-881
11874 木香煮散 1-881
11875 木香煮散 1-881
11876 木香煮散 1-881
11877 木香煮散 1-881
11878 木香煮散 1-881
11879 木香煮散 1-881
11880 木香搭方 1-882
11881 木香铿散 1-882
11882 木香煎丸 1-882
11883 木贼饮子 1-882
11884 木笔花散 1-882
11885 木通铿散 1-882
11886 木猪苓丸 1-882
11887 木馒头散 1-882
11888 木鳖子丸 1-882
11889 木鳖子汤 1-882
11890 木鳖子散 1-882
11891 木鳖子膏 1-882
11892 木鳖裹方 1-882
11893 木土两平汤 1-882
11894 木瓜万补丸 1-882
11895 木瓜分气丸 1-883
11896 木瓜牛膝丸 1-883
11897 木瓜牛膝丸 1-883
11898 木瓜虎骨丸 1-883
11899 木瓜败毒散 1-883
11900 木瓜茱萸汤 1-883
11901 木瓜茱萸汤 1-883
11902 木瓜茱萸汤 1-883
11903 木瓜除湿汤 1-883
11904 木瓜紫苏散 1-883
11905 木瓜粳米汤 1-883
11906 木瓜槟榔丸 1-883
11907 木瓜槟榔散 1-883
11908 木耳豆腐煎 1-884
11909 木舌金丝膏 1-884
11910 木连散痈汤 1-884
11911 木香二皮丸 1-884
11912 木香人参汤 1-884
11913 木香人参散 1-884
11914 木香三使汤 1-884
11915 木香三神丸 1-884
11916 木香三棱丸 1-884
11917 木香三棱丸 1-884
11918 木香三棱丸 1-884
11919 木香三棱丸 1-884
11920 木香三棱丸 1-884
11921 木香三棱丸 1-884
11922 木香三棱丸 1-885
11923 木香三棱丸 1-885
11924 木香三棱丸 1-885
11925 木香三棱丸 1-885
11926 木香三棱汤 1-885
11927 木香三棱散 1-885
11928 木香三棱散 1-885
11929 木香三棱散 1-885
11930 木香三棱散 1-885
11931 木香三棱煎 1-885
11932 木香干漆丸 1-885
11933 木香大安丸 1-885
11934 木香大腹丸 1-885
11935 木香万安丸 1-886
11936 木香不二丸 1-886
11937 木香五物汤 1-886
11938 木香五积丸 1-886
11939 木香内消丸 1-886
11940 木香内消丸 1-886
11941 木香见晛丸 1-886
11942 木香化气汤 1-886
11943 木香化虫丸 1-886
11944 木香化滞丸 1-886
11945 木香化滞丸 1-886
11946 木香化滞汤 1-886
11947 木香化滞汤 1-886
11948 木香化滞汤 1-887
11949 木香化滞汤 1-887
11950 木香化滞饮 1-887
11951 木香化滞散 1-887
11952 木香化滞散 1-887
11953 木香分气丸 1-887
11954 木香分气丸 1-887
11955 木香分气丸 1-887
11956 木香分气丸 1-887
11957 木香分气丸 1-887
11958 木香分气丸 1-887
11959 木香分气丸 1-887
11960 木香分气丸 1-887
11961 木香分气丸 1-887
11962 木香分气丸 1-888
11963 木香分气丸 1-888
11964 木香分气汤 1-888
11965 木香分气饮 1-888
11966 木香乌荆丸 1-888
11967 木香乌梅丸 1-888
11968 木香匀气散 1-888
11969 木香匀气散 1-888
11970 木香平气丸 1-888
11971 木香正气散 1-888
11972 木香甘连汤 1-888
11973 木香甘遂散 1-888
11974 木香归蝉散 1-888
11975 木香四七丸 1-888
11976 木香生化汤 1-889
11977 木香白术丸 1-889
11978 木香白术散 1-889
11979 木香白术散 1-889
11980 木香白术散 1-889
11981 木香白术散 1-889
11982 木香白术散 1-889
11983 木香白术散 1-889
11984 木香半夏丸 1-889
11985 木香半夏丸 1-889
11986 木香半夏丸 1-889
11987 木香半夏丹 1-889
11988 木香当归散 1-889
11989 木香行气散 1-889
11990 木香交加散 1-889
11991 木香灯草丸 1-889
11992 木香异功散 1-889
11993 木香导气丸 1-890
11994 木香导气丸 1-890
11995 木香导气丸 1-890
11996 木香导气汤 1-890
11997 木香导气汤 1-890
11998 木香导气汤 1-890
11999 木香导饮丸 1-890
12000 木香导滞丸 1-890
12001 木香导滞丸 1-890
12002 木香导滞丸 1-890
12003 木香导滞汤 1-890
12004 木香导滞汤 1-890
12005 木香如意丸 1-890
12006 木香豆蔻丸 1-891
12007 木香豆蔻丸 1-891
12008 木香豆蔻丸 1-891
12009 木香豆蔻丸 1-891
12010 木香豆蔻丸 1-891
12011 木香豆蔻丸 1-891
12012 木香豆蔻散 1-891
12013 木香豆蔻散 1-891
12014 木香芥粒丸 1-891
12015 木香利气丸 1-891
12016 木香利膈丸 1-891
12017 木香利膈丸 1-891
12018 木香快气丸 1-891
12019 木香快气散 1-891
12020 木香快斑汤 1-891
12021 木香快斑汤 1-891
12022 木香快斑散 1-892
12023 木香没药丸 1-892
12024 木香羌活散 1-892
12025 木香诃子散 1-892
12026 木香补肾丸 1-892
12027 木香启中汤 1-892
12028 木香附子汤 1-892
12029 木香青皮丸 1-892
12030 木香和中丸 1-892
12031 木香和中丸 1-892
12032 木香和中汤 1-892
12033 木香和脾饮 1-892
12034 木香使君丹 1-892
12035 木香金铃丸 1-892
12036 木香炒连丸 1-893
12037 木香泽泻汤 1-893
12038 木香定痛丸 1-893
12039 木香参苏饮 1-893

12040 木香承气丸 1-893
12041 木香枳术丸 1-893
12042 木香枳术丸 1-893
12043 木香枳壳丸 1-893
12044 木香枳壳丸 1-893
12045 木香枳壳丸 1-893
12046 木香枳壳丸 1-893
12047 木香枳壳丸 1-893
12048 木香枳壳丸 1-893
12049 木香枳壳汤 1-893
12050 木香枳壳汤 1-893
12051 木香枳壳散 1-894
12052 木香枳实丸 1-894
12053 木香枳实丸 1-894
12054 木香枳实丸 1-894
12055 木香枳黄丸 1-894
12056 木香茵陈汤 1-894
12057 木香厚朴汤 1-894
12058 木香保命丹 1-894
12059 木香顺气丸 1-894
12060 木香顺气丸 1-894
12061 木香顺气丸 1-894
12062 木香顺气丸 1-894
12063 木香顺气丸 1-894
12064 木香顺气丸 1-895
12065 木香顺气丸 1-895
12066 木香顺气丸 1-895
12067 木香顺气丸 1-895
12068 木香顺气丸 1-895
12069 木香顺气丸 1-895
12070 木香顺气丸 1-895
12071 木香顺气汤 1-895
12072 木香顺气汤 1-895
12073 木香顺气汤 1-895
12074 木香顺气汤 1-896
12075 木香顺气汤 1-896
12076 木香顺气散 1-896
12077 木香顺气散 1-896
12078 木香顺气散 1-896
12079 木香顺气散 1-896
12080 木香顺气散 1-896
12081 木香顺气散 1-896
12082 木香饼子丸 1-896
12083 木香神曲丸 1-896
12084 木香神曲丸 1-896
12085 木香神效散 1-896
12086 木香神效散 1-896
12087 木香桃仁丹 1-896
12088 木香真珠丸 1-896
12089 木香莪术丸 1-896
12090 木香破气散 1-897
12091 木香逐气丸 1-897
12092 木香热呷散 1-897
12093 木香消谷丸 1-897
12094 木香消胀丸 1-897
12095 木香消毒汤 1-897
12096 木香消痞丸 1-897
12097 木香消痞丸 1-897
12098 木香消痞汤 1-897
12099 木香流气饮 1-897
12100 木香流气饮 1-897
12101 木香流气饮 1-897
12102 木香流气饮 1-897
12103 木香流气饮 1-897
12104 木香流气饮 1-897
12105 木香流气饮 1-898
12106 木香流气饮 1-898
12107 木香流气散 1-898
12108 木香益黄散 1-898
12109 木香宽中散 1-898
12110 木香宽中散 1-898
12111 木香调中丸 1-898
12112 木香调气汤 1-898
12113 木香调气饮 1-898
12114 木香调气饮 1-898
12115 木香调气散 1-898
12116 木香调气散 1-898
12117 木香调气散 1-898
12118 木香调气散 1-898
12119 木香调气散 1-898
12120 木香调胃汤 1-898
12121 木香调胃散 1-898
12122 木香通气丸 1-898
12123 木香通气丸 1-899
12124 木香通气丸 1-899
12125 木香通气丸 1-899
12126 木香通气散 1-899
12127 木香通真散 1-899
12128 木香理中汤 1-899
12129 木香理中汤 1-899
12130 木香理中汤 1-899
12131 木香理气丸 1-899
12132 木香黄连丸 1-899
12133 木香黄连汤 1-899
12134 木香黄连散 1-899
12135 木香黄耆汤 1-899
12136 木香硇砂丸 1-900
12137 木香猪肚丸 1-900
12138 木香猪靥散 1-900
12139 木香断下丸 1-900
12140 木香硫黄丸 1-900
12141 木香蛤蚧丸 1-900
12142 木香犀角丸 1-900
12143 木香塌气丸 1-900
12144 木香塌气丸 1-900
12145 木香塌气丸 1-900
12146 木香塌气丸 1-900
12147 木香塌肿散 1-900
12148 木香楝子散 1-900
12149 木香溻肿汤 1-900
12150 木香槟榔丸 1-900
12151 木香槟榔丸 1-901
12152 木香槟榔丸 1-901
12153 木香槟榔丸 1-901
12154 木香槟榔丸 1-901
12155 木香槟榔丸 1-901
12156 木香槟榔丸 1-901
12157 木香槟榔丸 1-901
12158 木香槟榔丸 1-901
12159 木香槟榔丸 1-902
12160 木香槟榔丸 1-902
12161 木香槟榔丸 1-902
12162 木香槟榔丸 1-902
12163 木香槟榔丸 1-902
12164 木香槟榔丸 1-902
12165 木香槟榔丸 1-902
12166 木香槟榔丸 1-902
12167 木香槟榔丸 1-902
12168 木香槟榔汤 1-902
12169 木香槟榔汤 1-902
12170 木香槟榔散 1-902
12171 木香槟榔散 1-902
12172 木香槟榔散 1-902
12173 木香槟榔散 1-902
12174 木香槟榔煎 1-903
12175 木香缩砂散 1-903
12176 木香橘皮丸 1-903
12177 木香橘皮丸 1-903
12178 木香橘皮汤 1-903
12179 木香鳖甲汤 1-903
12180 木贼荣皮汤 1-903
12181 木通二陈汤 1-903
12182 木通川芎丸 1-903
12183 木通子芩汤 1-903
12184 木通车前汤 1-903
12185 木通芍药汤 1-903
12186 木通枳壳汤 1-903
12187 木通茴香丸 1-903
12188 木通桂枝汤 1-904
12189 木通黄芩汤 1-904
12190 木通犀角散 1-904
12191 木茯车前子汤 1-904
12192 木香诃黎勒丸 1-904
12193 木香诃黎勒汤 1-904
12194 木香郁李仁丸 1-904
12195 木香金铃子丸 1-904
12196 木香金铃子散 1-904
12197 木香荜澄茄丸 1-904
12198 木香通气饮子 1-904
12199 木香硇砂煎丸 1-904
12200 木香硇砂煎丸 1-905
12201 木鳖子贴熁膏 1-905
12202 木瓜桂心二物饮 1-905
12203 木香干姜枳术丸 1-905
12204 木香枳术干姜丸 1-905
12205 木香顺气枳壳丸 1-905
12206 木防己加茯苓芒消汤 1-905
12207 木香人参干姜枳术丸 1-905
12208 木香人参生姜枳术丸 1-905
12209 木防己汤去石膏加茯苓芒消汤 1-905

瓦

12210 瓦垄丸 1-905
12211 瓦垄子丸 1-905
12212 瓦垄子丸 1-905
12213 瓦粉瓜蒌丸 1-905

王

12214 王子汤 1-905
12215 王公汤 1-906
12216 王瓜酒 1-906
12217 王瓜散 1-906
12218 王瓜散 1-906
12219 王母桃 1-906
12220 王瓜根汤 1-906
12221 王师雨饮 1-906
12222 王倪丹砂 1-906
12223 王不留行汤 1-906
12224 王不留行汤 1-906
12225 王不留行汤 1-906
12226 王不留行散 1-906
12227 王不留行散 1-907
12228 王不留行散 1-907
12229 王不留行散 1-907
12230 王不留行散 1-907
12231 王不留行散 1-907
12232 王不留行散 1-907
12233 王不留行散 1-907
12234 王氏双解散 1-907
12235 王氏玉芝丸 1-907
12236 王氏玄明粉 1-907
12237 王氏连朴饮 1-907
12238 王氏麻黄汤 1-907
12239 王母四童散 1-907
12240 王乔轻身方 1-907
12241 王君河车方 1-907
12242 王监京墨丸 1-908

12243 王道无忧散 1-908
12244 王荆公妙香散 1-908

五

12245 五烹 2-1
12246 五九散 2-1
12247 五九散 2-1
12248 五尸丸 2-1
12249 五子丸 2-1
12250 五子丸 2-1
12251 五子丸 2-1
12252 五子丸 2-1
12253 五子丸 2-1
12254 五子丸 2-1
12255 五子散 2-1
12256 五子散 2-2
12257 五云膏 2-2
12258 五元散 2-2
12259 五五丹 2-2
12260 五五酒 2-2
12261 五仁丸 2-2
12262 五仁丸 2-2
12263 五仁丸 2-2
12264 五仁丸 2-2
12265 五仁汤 2-2
12266 五气丹 2-2
12267 五斤丸 2-2
12268 五乌丸 2-2
12269 五丹丸 2-2
12270 五凤丸 2-2
12271 五凤散 2-3
12272 五方丸 2-3
12273 五平散 2-3
12274 五石丸 2-3
12275 五石丸 2-3
12276 五石汤 2-3
12277 五石汤 2-3
12278 五石汤 2-3
12279 五石膏 2-3
12280 五龙丸 2-3
12281 五龙丹 2-3
12282 五龙汤 2-3
12283 五龙汤 2-4
12284 五龙针 2-4
12285 五龙散 2-4
12286 五龙散 2-4
12287 五龙膏 2-4
12288 五龙膏 2-4
12289 五龙膏 2-4
12290 五叶汤 2-4
12291 五叶汤 2-4
12292 五叶汤 2-4
12293 五叶散 2-4
12294 五仙丸 2-4
12295 五仙丸 2-4
12296 五仙丸 2-4
12297 五仙丸 2-4
12298 五仙丹 2-4
12299 五仙丹 2-4
12300 五仙汤 2-4
12301 五仙汤 2-4
12302 五仙酒 2-5
12303 五仙散 2-5
12304 五仙散 2-5
12305 五仙散 2-5
12306 五仙散 2-5
12307 五仙散 2-5
12308 五仙膏 2-5
12309 五生丸 2-5
12310 五生丸 2-5
12311 五生丸 2-5
12312 五生丸 2-5
12313 五生丸 2-5
12314 五生丸 2-5
12315 五生丸 2-5
12316 五生饮 2-5
12317 五生散 2-5
12318 五生膏 2-5
12319 五生膏 2-6
12320 五白散 2-6
12321 五白散 2-6
12322 五白散 2-6
12323 五白膏 2-6
12324 五汁丸 2-6
12325 五汁汤 2-6
12326 五汁饮 2-6
12327 五汁饮 2-6
12328 五汁饮 2-6
12329 五汁饮 2-6
12330 五汁饮 2-6
12331 五汁煎 2-6
12332 五汁膏 2-6
12333 五汁膏 2-6
12334 五汁膏 2-7
12335 五汁膏 2-7
12336 五汁膏 2-7
12337 五汁膏 2-7
12338 五玄散 2-7
12339 五加酒 2-7
12340 五加酒 2-7
12341 五加酒 2-7
12342 五加酒 2-7
12343 五加酒 2-7
12344 五加散 2-7
12345 五圣丸 2-7
12346 五圣丸 2-7
12347 五圣丸 2-7
12348 五圣丸 2-7
12349 五圣丸 2-8
12350 五圣丹 2-8
12351 五圣丹 2-8
12352 五圣丹 2-8
12353 五圣丹 2-8
12354 五圣汤 2-8
12355 五圣汤 2-8
12356 五圣汤 2-8
12357 五圣汤 2-8
12358 五圣汤 2-8
12359 五圣汤 2-8
12360 五圣饮 2-8
12361 五圣散 2-8
12362 五圣散 2-8
12363 五圣散 2-8
12364 五圣散 2-9
12365 五圣散 2-9
12366 五圣膏 2-9
12367 五皮丸 2-9
12368 五皮汤 2-9
12369 五皮汤 2-9
12370 五皮汤 2-9
12371 五皮汤 2-9
12372 五皮汤 2-9
12373 五皮汤 2-9
12374 五皮饮 2-9
12375 五皮饮 2-9
12376 五皮饮 2-9
12377 五皮饮 2-9
12378 五皮散 2-9
12379 五皮散 2-10
12380 五皮散 2-10
12381 五皮散 2-10
12382 五皮散 2-10
12383 五皮散 2-10
12384 五皮散 2-10
12385 五芝丸 2-10
12386 五灰散 2-10
12387 五灰散 2-10
12388 五灰散 2-10
12389 五灰散 2-10
12390 五灰煎 2-10
12391 五灰膏 2-10
12392 五灰膏 2-11
12393 五灰膏 2-11
12394 五灰膏 2-11
12395 五灰膏 2-11
12396 五灰膏 2-11
12397 五百丸 2-11
12398 五百丸 2-11
12399 五邪丸 2-11
12400 五邪丸 2-11
12401 五邪汤 2-11
12402 五邪汤 2-11
12403 五邪汤 2-11
12404 五伤丹 2-12
12405 五伤汤 2-12
12406 五行汤 2-12
12407 五行散 2-12
12408 五行散 2-12
12409 五全膏 2-12
12410 五色丸 2-12
12411 五色丸 2-12
12412 五色丸 2-12
12413 五色丸 2-12
12414 五色汤 2-12
12415 五色串 2-12
12416 五色膏 2-12
12417 五阴煎 2-12
12418 五红散 2-12
12419 五均汤 2-12
12420 五豆汤 2-12
12421 五豆饮 2-13
12422 五花丸 2-13
12423 五花丸 2-13
12424 五花丸 2-13
12425 五花汤 2-13
12426 五花散 2-13
12427 五劳丸 2-13
12428 五劳丸 2-13
12429 五牡丸 2-13
12430 五利汤 2-13
12431 五伯散 2-13
12432 五谷丹 2-13
12433 五谷精 2-13
12434 五谷露 2-13
12435 五饮丸 2-13
12436 五饮丸 2-13
12437 五饮丸 2-13
12438 五饮丸 2-14
12439 五饮汤 2-14
12440 五饮煎 2-14
12441 五辛丸 2-14
12442 五辛汤 2-14
12443 五补丸 2-14
12444 五补丸 2-14
12445 五补丸 2-14
12446 五补丸 2-14
12447 五补丸 2-15
12448 五补丸 2-15
12449 五补丸 2-15
12450 五补丸 2-15
12451 五补汤 2-15
12452 五补汤 2-15
12453 五补汤 2-15
12454 五补汤 2-15
12455 五补散 2-15
12456 五灵丸 2-15

12457 五灵丸 2-15
12458 五灵丸 2-15
12459 五灵丸 2-16
12460 五灵丹 2-16
12461 五灵丹 2-16
12462 五灵汤 2-16
12463 五灵汤 2-16
12464 五灵散 2-16
12465 五灵散 2-16
12466 五灵散 2-16
12467 五灵散 2-16
12468 五灵散 2-16
12469 五灵散 2-16
12470 五灵散 2-16
12471 五灵散 2-16
12472 五灵膏 2-16
12473 五妙丸 2-16
12474 五妙汤 2-16
12475 五妙散 2-16
12476 五妙散 2-17
12477 五纬丸 2-17
12478 五枝汤 2-17
12479 五枝汤 2-17
12480 五枝汤 2-17
12481 五枝汤 2-17
12482 五枝汤 2-17
12483 五枝酒 2-17
12484 五枝浴 2-17
12485 五枝散 2-17
12486 五枝散 2-17
12487 五枝散 2-17
12488 五枝煎 2-17
12489 五枝煎 2-18
12490 五枝煎 2-18
12491 五枝膏 2-18
12492 五枝膏 2-18
12493 五枝膏 2-18
12494 五若散 2-18
12495 五苓片 2-18
12496 五苓汤 2-18
12497 五苓散 2-18
12498 五苓散 2-19
12499 五苓散 2-19
12500 五苓散 2-19
12501 五苓散 2-19
12502 五苓散 2-19
12503 五苓散 2-19
12504 五苓散 2-19
12505 五苓散 2-19
12506 五苓散 2-19
12507 五苓散 2-19
12508 五苓散 2-19
12509 五苓散 2-19
12510 五苓散 2-19
12511 五苓散 2-19
12512 五苓散 2-19
12513 五苓散 2-19
12514 五苓散 2-19
12515 五矾散 2-20
12516 五郁汤 2-20
12517 五奇汤 2-20
12518 五拗汤 2-20
12519 五拗汤 2-20
12520 五拗散 2-20
12521 五虎丹 2-20
12522 五虎丹 2-20
12523 五虎丹 2-20
12524 五虎丹 2-20
12525 五虎丹 2-20
12526 五虎丹 2-20
12527 五虎汤 2-20
12528 五虎汤 2-20
12529 五虎汤 2-21
12530 五虎汤 2-21
12531 五虎汤 2-21
12532 五虎汤 2-21
12533 五虎汤 2-21
12534 五虎饮 2-21
12535 五虎顶 2-21
12536 五虎茶 2-21
12537 五虎粉 2-21
12538 五虎散 2-21
12539 五虎散 2-21
12540 五虎散 2-21
12541 五虎膏 2-21
12542 五肾丸 2-21
12543 五味丸 2-22
12544 五味丸 2-22
12545 五味丸 2-22
12546 五味丸 2-22
12547 五味丸 2-22
12548 五味汤 2-22
12549 五味汤 2-22
12550 五味汤 2-22
12551 五味汤 2-22
12552 五味汤 2-22
12553 五味汤 2-22
12554 五味汤 2-22
12555 五味饮 2-22
12556 五味散 2-22
12557 五味散 2-22
12558 五味膏 2-22
12559 五果茶 2-22
12560 五果膏 2-22
12561 五物汤 2-23
12562 五物汤 2-23
12563 五物汤 2-23
12564 五物汤 2-23
12565 五物汤 2-23
12566 五物汤 2-23
12567 五物散 2-23
12568 五物散 2-23
12569 五物煎 2-23
12570 五和汤 2-23
12571 五和汤 2-23
12572 五金膏 2-23
12573 五服丹 2-23
12574 五京丸 2-23
12575 五京丸 2-23
12576 五泻汤 2-23
12577 五宝丹 2-23
12578 五宝丹 2-24
12579 五宝丹 2-24
12580 五宝丹 2-24
12581 五宝丹 2-24
12582 五宝丹 2-24
12583 五宝丹 2-24
12584 五宝饮 2-24
12585 五宝散 2-24
12586 五宝散 2-24
12587 五宝散 2-24
12588 五宝散 2-24
12589 五宝散 2-24
12590 五宝霜 2-24
12591 五参丸 2-24
12592 五参丸 2-24
12593 五参丸 2-25
12594 五参丸 2-25
12595 五参丸 2-25
12596 五参丸 2-25
12597 五参丸 2-25
12598 五参丸 2-25
12599 五参散 2-25
12600 五参散 2-25
12601 五参散 2-25
12602 五参散 2-25
12603 五参散 2-25
12604 五参散 2-25
12605 五参散 2-25
12606 五参散 2-25
12607 五珍丸 2-26
12608 五珍丹 2-26
12609 五毒丹 2-26
12610 五毒锭 2-26
12611 五毒膏 2-26
12612 五毒膏 2-26
12613 五厘散 2-26
12614 五星丸 2-26
12615 五骨散 2-26
12616 五复丸 2-26
12617 五香丸 2-26
12618 五香丸 2-26
12619 五香丸 2-26
12620 五香丸 2-27
12621 五香丸 2-27
12622 五香丸 2-27
12623 五香丸 2-27
12624 五香丸 2-27
12625 五香丸 2-27
12626 五香丸 2-27
12627 五香丸 2-27
12628 五香丸 2-27
12629 五香丸 2-27
12630 五香丸 2-28
12631 五香丸 2-28
12632 五香丸 2-28
12633 五香丸 2-28
12634 五香丸 2-28
12635 五香丸 2-28
12636 五香丸 2-28
12637 五香丸 2-28
12638 五香丸 2-28
12639 五香汤 2-28
12640 五香汤 2-28
12641 五香汤 2-29
12642 五香汤 2-29
12643 五香汤 2-29
12644 五香汤 2-29
12645 五香汤 2-29
12646 五香汤 2-29
12647 五香汤 2-29
12648 五香汤 2-29
12649 五香汤 2-29
12650 五香汤 2-29
12651 五香汤 2-29
12652 五香汤 2-29
12653 五香串 2-29
12654 五香串 2-29
12655 五香饮 2-29
12656 五香饼 2-29
12657 五香鸭 2-30
12658 五香散 2-30
12659 五香散 2-30
12660 五香散 2-30
12661 五香散 2-30
12662 五香散 2-30
12663 五香散 2-30
12664 五香散 2-30
12665 五香散 2-30
12666 五香散 2-30
12667 五香散 2-30
12668 五香散 2-30
12669 五香散 2-30
12670 五香散 2-30
12671 五香散 2-30
12672 五香散 2-31

12673 五香散 2-31
12674 五香散 2-31
12675 五香散 2-31
12676 五香散 2-31
12677 五香散 2-31
12678 五香散 2-31
12679 五香散 2-31
12680 五香散 2-31
12681 五香煎 2-31
12682 五香膏 2-31
12683 五香膏 2-31
12684 五香膏 2-31
12685 五香膏 2-31
12686 五香膏 2-32
12687 五香膏 2-32
12688 五重膏 2-32
12689 五顺汤 2-32
12690 五食丸 2-32
12691 五胆丸 2-32
12692 五胆丸 2-32
12693 五胆丸 2-32
12694 五胆丸 2-32
12695 五胆膏 2-32
12696 五胆膏 2-32
12697 五胆膏 2-32
12698 五胜汤 2-33
12699 五胜散 2-33
12700 五音锭 2-33
12701 五洛散 2-33
12702 五将丸 2-33
12703 五养膏 2-33
12704 五宣散 2-33
12705 五美丹 2-33
12706 五美散 2-33
12707 五美散 2-33
12708 五神丸 2-33
12709 五神丸 2-33
12710 五神丹 2-33
12711 五神汤 2-34
12712 五神汤 2-34
12713 五神汤 2-34
12714 五神散 2-34
12715 五神散 2-34
12716 五神散 2-34
12717 五神散 2-34
12718 五神散 2-34
12719 五神散 2-34
12720 五神散 2-34
12721 五神膏 2-34
12722 五神膏 2-34
12723 五退散 2-34
12724 五退散 2-34
12725 五退散 2-34
12726 五退散 2-34
12727 五退散 2-35
12728 五柔丸 2-35
12729 五根汤 2-35
12730 五根汤 2-35
12731 五根饮 2-35
12732 五套丸 2-35
12733 五积丸 2-35
12734 五积丸 2-35
12735 五积丸 2-35
12736 五积丸 2-35
12737 五积丸 2-35
12738 五积丸 2-35
12739 五积丸 2-35
12740 五积丸 2-36
12741 五积丸 2-36
12742 五积丸 2-36
12743 五积丸 2-36
12744 五积丸 2-36
12745 五积丸 2-36
12746 五积丹 2-36
12747 五积汤 2-36
12748 五积饼 2-36
12749 五积酒 2-36
12750 五积散 2-36
12751 五积散 2-37
12752 五积散 2-37
12753 五积散 2-37
12754 五积散 2-37
12755 五积散 2-37
12756 五积散 2-37
12757 五积散 2-38
12758 五倍丸 2-38
12759 五倍丸 2-38
12760 五倍丸 2-38
12761 五倍丸 2-38
12762 五倍丹 2-38
12763 五倍汤 2-38
12764 五倍汤 2-38
12765 五倍散 2-38
12766 五倍散 2-38
12767 五倍散 2-38
12768 五倍散 2-38
12769 五倍散 2-38
12770 五倍膏 2-38
12771 五效丸 2-38
12772 五疳丸 2-38
12773 五疳丸 2-39
12774 五疳丸 2-39
12775 五疳丸 2-39
12776 五疳丸 2-39
12777 五疳丸 2-39
12778 五疳丸 2-39
12779 五疳丸 2-39
12780 五疳丸 2-39
12781 五疳散 2-39
12782 五痓丸 2-39
12783 五痓丸 2-39
12784 五痓汤 2-40
12785 五粉糕 2-40
12786 五益膏 2-40
12787 五通丸 2-40
12788 五通丸 2-40
12789 五通丸 2-40
12790 五通散 2-40
12791 五通散 2-40
12792 五通膏 2-40
12793 五黄丸 2-40
12794 五黄丸 2-40
12795 五黄丹 2-40
12796 五黄汤 2-40
12797 五黄散 2-41
12798 五黄散 2-41
12799 五黄散 2-41
12800 五黄散 2-41
12801 五黄散 2-41
12802 五黄膏 2-41
12803 五黄膏 2-41
12804 五黄膏 2-41
12805 五野丸 2-41
12806 五蛊丸 2-41
12807 五蛊汤 2-41
12808 五铢散 2-41
12809 五得汤 2-41
12810 五痔散 2-41
12811 五痔散 2-41
12812 五惊丸 2-42
12813 五淋汤 2-42
12814 五淋汤 2-42
12815 五淋散 2-42
12816 五淋散 2-42
12817 五淋散 2-42
12818 五淋散 2-42
12819 五淋散 2-42
12820 五淋散 2-42
12821 五淋散 2-42
12822 五淋散 2-42
12823 五淋散 2-42
12824 五兽饮 2-42
12825 五落散 2-42
12826 五黑散 2-43
12827 五黑散 2-43
12828 五等丸 2-43
12829 五痫丸 2-43
12830 五痫丸 2-43
12831 五痫丸 2-43
12832 五痫丸 2-43
12833 五痫丸 2-43
12834 五痫丸 2-43
12835 五痫丹 2-43
12836 五痫汤 2-43
12837 五痫煎 2-43
12838 五痫膏 2-44
12839 五痛丸 2-44
12840 五槐丸 2-44
12841 五蒸丸 2-44
12842 五蒸丸 2-44
12843 五蒸汤 2-44
12844 五蒸饮 2-44
12845 五蒸散 2-44
12846 五雷丹 2-44
12847 五雷丹 2-44
12848 五蜕散 2-44
12849 五愈丸 2-44
12850 五解汤 2-44
12851 五解汤 2-44
12852 五解汤 2-44
12853 五解散 2-45
12854 五痹丸 2-45
12855 五痹汤 2-45
12856 五痹汤 2-45
12857 五痹汤 2-45
12858 五痹汤 2-45
12859 五痹汤 2-45
12860 五痹汤 2-45
12861 五痹散 2-45
12862 五痹散 2-45
12863 五痿汤 2-45
12864 五煎膏 2-45
12865 五福丸 2-45
12866 五福丹 2-45
12867 五福饮 2-45
12868 五福散 2-46
12869 五福膏 2-46
12870 五嗽丸 2-46
12871 五嗽丹 2-46
12872 五膈丸 2-46
12873 五膈丸 2-46
12874 五膈丸 2-46
12875 五膈丸 2-46
12876 五膈丸 2-46
12877 五膈丸 2-46
12878 五膈丸 2-47
12879 五膈丸 2-47
12880 五膈汤 2-47
12881 五膈散 2-47
12882 五膈散 2-47
12883 五膈散 2-47
12884 五膈散 2-47
12885 五鲜饮 2-47
12886 五精丸 2-47
12887 五精丸 2-47
12888 五精酒 2-47

12889 五瘟丹 2-47
12890 五瘟丹 2-47
12891 五瘟丹 2-47
12892 五噎丸 2-48
12893 五噎丸 2-48
12894 五噎汤 2-48
12895 五噎散 2-48
12896 五噎散 2-48
12897 五噎散 2-48
12898 五德丸 2-48
12899 五德饮 2-48
12900 五蹄膏 2-48
12901 五磨饮 2-48
12902 五瘿丸 2-48
12903 五瘿丸 2-48
12904 五臌串 2-49
12905 五藏散 2-49
12906 五蟾丸 2-49
12907 五蟾丸 2-49
12908 五马破曹 2-49
12909 五分帛膏 2-49
12910 五方帛膏 2-49
12911 五石软膏 2-49
12912 五仙浴汤 2-49
12913 五瓜蒌散 2-49
12914 五汁饮子 2-49
12915 五汁肺丸 2-49
12916 五汁肺丸 2-49
12917 五加皮丸 2-49
12918 五加皮丸 2-50
12919 五加皮丸 2-50
12920 五加皮丸 2-50
12921 五加皮汤 2-50
12922 五加皮汤 2-50
12923 五加皮汤 2-50
12924 五加皮汤 2-50
12925 五加皮汤 2-50
12926 五加皮汤 2-50
12927 五加皮汤 2-50
12928 五加皮汤 2-50
12929 五加皮汤 2-50
12930 五加皮汤 2-50
12931 五加皮汤 2-50
12932 五加皮汤 2-50
12933 五加皮饮 2-50
12934 五加皮酒 2-51
12935 五加皮酒 2-51
12936 五加皮酒 2-51
12937 五加皮酒 2-51
12938 五加皮酒 2-51
12939 五加皮酒 2-51
12940 五加皮酒 2-51
12941 五加皮酒 2-51
12942 五加皮酒 2-51
12943 五加皮酒 2-51
12944 五加皮酒 2-51
12945 五加皮酒 2-51
12946 五加皮散 2-51
12947 五加皮散 2-51
12948 五加皮散 2-51
12949 五加皮散 2-51
12950 五加皮散 2-52
12951 五加皮散 2-52
12952 五加皮散 2-52
12953 五加皮散 2-52
12954 五加皮散 2-52
12955 五加皮散 2-52
12956 五加皮散 2-52
12957 五加皮散 2-52
12958 五加皮散 2-52
12959 五加皮散 2-52
12960 五加皮散 2-52
12961 五加皮散 2-52
12962 五加皮散 2-52
12963 五加皮散 2-52
12964 五加皮散 2-53
12965 五百丸子 2-53
12966 五色大串 2-53
12967 五色灵药 2-53
12968 五色粉霜 2-53
12969 五饮主方 2-53
12970 五灵脂丸 2-53
12971 五灵脂丸 2-53
12972 五灵脂丸 2-53
12973 五灵脂丸 2-53
12974 五灵脂丸 2-53
12975 五灵脂丸 2-53
12976 五灵脂丸 2-53
12977 五灵脂丸 2-54
12978 五灵脂丸 2-54
12979 五灵脂丸 2-54
12980 五灵脂丸 2-54
12981 五灵脂丸 2-54
12982 五灵脂丸 2-54
12983 五灵脂丸 2-54
12984 五灵脂丸 2-54
12985 五灵脂丸 2-54
12986 五灵脂丸 2-54
12987 五灵脂丸 2-54
12988 五灵脂丹 2-54
12989 五灵脂汤 2-54
12990 五灵脂汤 2-54
12991 五灵脂汤 2-54
12992 五灵脂汤 2-54
12993 五灵脂散 2-55
12994 五灵脂散 2-55
12995 五灵脂散 2-55
12996 五灵脂散 2-55
12997 五灵脂散 2-55
12998 五灵脂散 2-55
12999 五灵脂散 2-55
13000 五灵脂散 2-55
13001 五灵脂散 2-55
13002 五灵脂散 2-55
13003 五灵脂散 2-55
13004 五灵脂散 2-55
13005 五灵脂散 2-55
13006 五灵脂散 2-55
13007 五君子煎 2-55
13008 五枝洗剂 2-55
13009 五苓饮子 2-55
13010 五味子丸 2-55
13011 五味子丸 2-55
13012 五味子丸 2-56
13013 五味子丸 2-56
13014 五味子丸 2-56
13015 五味子丸 2-56
13016 五味子丸 2-56
13017 五味子丸 2-56
13018 五味子丸 2-56
13019 五味子丸 2-56
13020 五味子丸 2-56
13021 五味子丸 2-56
13022 五味子丸 2-56
13023 五味子丸 2-57
13024 五味子丸 2-57
13025 五味子丸 2-57
13026 五味子丸 2-57
13027 五味子丸 2-57
13028 五味子丸 2-57
13029 五味子丸 2-57
13030 五味子丸 2-57
13031 五味子丸 2-57
13032 五味子丸 2-57
13033 五味子丸 2-57
13034 五味子丸 2-57
13035 五味子丸 2-58
13036 五味子汤 2-58
13037 五味子汤 2-58
13038 五味子汤 2-58
13039 五味子汤 2-58
13040 五味子汤 2-58
13041 五味子汤 2-58
13042 五味子汤 2-58
13043 五味子汤 2-58
13044 五味子汤 2-58
13045 五味子汤 2-58
13046 五味子汤 2-58
13047 五味子汤 2-59
13048 五味子汤 2-59
13049 五味子汤 2-59
13050 五味子汤 2-59
13051 五味子汤 2-59
13052 五味子汤 2-59
13053 五味子汤 2-59
13054 五味子汤 2-59
13055 五味子汤 2-59
13056 五味子汤 2-59
13057 五味子汤 2-59
13058 五味子汤 2-59
13059 五味子汤 2-59
13060 五味子汤 2-59
13061 五味子汤 2-60
13062 五味子汤 2-60
13063 五味子汤 2-60
13064 五味子汤 2-60
13065 五味子汤 2-60
13066 五味子汤 2-60
13067 五味子汤 2-60
13068 五味子汤 2-60
13069 五味子汤 2-60
13070 五味子汤 2-60
13071 五味子汤 2-60
13072 五味子汤 2-60
13073 五味子汤 2-60
13074 五味子汤 2-60
13075 五味子汤 2-61
13076 五味子汤 2-61
13077 五味子汤 2-61
13078 五味子汤 2-61
13079 五味子汤 2-61
13080 五味子汤 2-61
13081 五味子汤 2-61
13082 五味子饮 2-61
13083 五味子酒 2-61
13084 五味子汤 2-61
13085 五味子散 2-61
13086 五味子散 2-61
13087 五味子散 2-61
13088 五味子散 2-61
13089 五味子散 2-61
13090 五味子散 2-61
13091 五味子散 2-62
13092 五味子散 2-62
13093 五味子散 2-62
13094 五味子散 2-62
13095 五味子散 2-62
13096 五味子散 2-62
13097 五味子散 2-62
13098 五味子散 2-62
13099 五味子散 2-62
13100 五味子散 2-62
13101 五味子散 2-62
13102 五味子散 2-62
13103 五味子散 2-62
13104 五味子散 2-62

13105 五味子散 2-62
13106 五味子散 2-63
13107 五味子散 2-63
13108 五味子散 2-63
13109 五味子散 2-63
13110 五味子煎 2-63
13111 五味子煎 2-63
13112 五味子煎 2-63
13113 五味子膏 2-63
13114 五味子膏 2-63
13115 五味实散 2-63
13116 五宝仙丹 2-63
13117 五毒神膏 2-63
13118 五毒锭子 2-63
13119 五香圣散 2-63
13120 五香串丸 2-63
13121 五香饭灰 2-64
13122 五柴胡饮 2-64
13123 五倍子丸 2-64
13124 五倍子汤 2-64
13125 五倍子汤 2-64
13126 五倍子粉 2-64
13127 五倍子散 2-64
13128 五倍子散 2-64
13129 五倍子散 2-64
13130 五倍子散 2-64
13131 五倍子散 2-64
13132 五倍子散 2-64
13133 五倍子散 2-64
13134 五倍子散 2-64
13135 五倍子散 2-64
13136 五倍子散 2-64
13137 五倍子散 2-64
13138 五倍子散 2-64
13139 五倍子散 2-65
13140 五倍子散 2-65
13141 五倍子散 2-65
13142 五倍子膏 2-65
13143 五倍子膏 2-65
13144 五倍子膏 2-65
13145 五倍子膏 2-65
13146 五疸神丹 2-65
13147 五烟神丹 2-65
13148 五蛊胀丸 2-65
13149 五蛊黄丸 2-65
13150 五粒松酒 2-65
13151 五兽饮子 2-65
13152 五痫风膏 2-65
13153 五福灵丹 2-65
13154 五膈要丸 2-66
13155 五精煎丸 2-66
13156 五磨饮子 2-66
13157 五七犀角饮 2-66
13158 五子十皮汤 2-66
13159 五子五皮汤 2-66
13160 五子五皮汤 2-66
13161 五子五皮汤 2-66
13162 五子五皮饮 2-66
13163 五子五皮饮 2-66
13164 五子五皮饮 2-66
13165 五子五皮饮 2-66
13166 五子五皮饮 2-66
13167 五子内消丸 2-66
13168 五子内消丸 2-67
13169 五子全鹿丸 2-67
13170 五子芥风丸 2-67
13171 五子衍宗丸 2-67
13172 五子衍宗片 2-67
13173 五牙稀痘丹 2-67
13174 五仁润肠丸 2-67
13175 五仁斑龙胶 2-67
13176 五仁橘皮汤 2-68
13177 五气朝元丹 2-68
13178 五石乌头丸 2-68
13179 五石乌头丸 2-68
13180 五石更生散 2-68
13181 五石更生散 2-68
13182 五石护命散 2-68
13183 五石护命散 2-69
13184 五石肾气丸 2-69
13185 五石黄耆丸 2-69
13186 五石镇心丸 2-69
13187 五龙软金丹 2-69
13188 五叶芦根汤 2-69
13189 五叶茅根汤 2-69
13190 五号观象方 2-69
13191 五仙助肾丹 2-69
13192 五白玉粉散 2-69
13193 五汁一枝煎 2-70
13194 五汁玉泉丸 2-70
13195 五汁安中饮 2-70
13196 五汁猪肺丸 2-70
13197 五加三皮散 2-70
13198 五加四灵散 2-70
13199 五加皮药酒 2-70
13200 五加皮药酒 2-70
13201 五加皮药酒 2-70
13202 五加皮浸酒 2-70
13203 五加皮浸酒 2-70
13204 五加皮浸酒 2-70
13205 五加灰涂方 2-71
13206 五圣不老散 2-71
13207 五圣还童散 2-71
13208 五皮渗湿汤 2-71
13209 五老还童丸 2-71
13210 五老还童丹 2-71
13211 五老朝元膏 2-71
13212 五百罗汉丸 2-71
13213 五邪菖蒲汤 2-71
13214 五邪菖蒲散 2-71
13215 五伤接骨丸 2-71
13216 五伤接骨膏 2-71
13217 五行神验丸 2-71
13218 五色戒烟丸 2-71
13219 五色兑金丸 2-71
13220 五色鸡肝散 2-71
13221 五色蟾酥墨 2-71
13222 五灯头草膏 2-72
13223 五花解酒汤 2-72
13224 五利大黄汤 2-72
13225 五利大黄汤 2-72
13226 五秀重明丸 2-72
13227 五辛宽膈汤 2-72
13228 五补七宣丸 2-72
13229 五补人参丸 2-72
13230 五补鹿茸煎 2-72
13231 五灵至圣散 2-72
13232 五灵脂饼子 2-72
13233 五灵蝉退丸 2-72
13234 五枝萍水汤 2-72
13235 五枝淋蘸方 2-72
13236 五苓五皮散 2-73
13237 五苓平胃汤 2-73
13238 五苓甘露饮 2-73
13239 五苓苏木汤 2-73
13240 五苓茵陈散 2-73
13241 五苔头草膏 2-73
13242 五虎二陈汤 2-73
13243 五虎下西川 2-73
13244 五虎下西川 2-73
13245 五虎下西川 2-73
13246 五虎下西川 2-73
13247 五虎拔毒丹 2-73
13248 五虎斩劳汤 2-73
13249 五虎定喘汤 2-73
13250 五虎追风散 2-73
13251 五虎神效膏 2-73
13252 五虎搜山方 2-74
13253 五虎搜毒丸 2-74
13254 五虎解瘟汤 2-74
13255 五味大黄丸 2-74
13256 五味子锉散 2-74
13257 五味子蜜丸 2-74
13258 五味天冬丸 2-74
13259 五味木香丸 2-74
13260 五味木香散 2-74
13261 五味五皮饮 2-74
13262 五味六两丸 2-74
13263 五味去湿散 2-74
13264 五味石膏汤 2-74
13265 五味白术散 2-74
13266 五味半夏汤 2-74
13267 五味当归散 2-74
13268 五味竹叶汤 2-74
13269 五味血竭散 2-75
13270 五味安胎丸 2-75
13271 五味异功散 2-75
13272 五味麦冬汤 2-75
13273 五味杏仁汤 2-75
13274 五味迎春膏 2-75
13275 五味沙棘散 2-75
13276 五味沉附汤 2-75
13277 五味虎睛丸 2-75
13278 五味败毒散 2-75
13279 五味泻白散 2-75
13280 五味细辛汤 2-75
13281 五味香薷饮 2-75
13282 五味活血汤 2-75
13283 五味桂枝汤 2-75
13284 五味消毒汤 2-75
13285 五味消毒饮 2-75
13286 五味理中丸 2-76
13287 五味黄耆散 2-76
13288 五味清浊散 2-76
13289 五味槟榔丸 2-76
13290 五味槟榔丸 2-76
13291 五味槟榔丸 2-76
13292 五味麝香丸 2-76
13293 五物人参汤 2-77
13294 五物人参饮 2-77
13295 五物人参散 2-77
13296 五物木香汤 2-77
13297 五物木香散 2-77
13298 五物香薷汤 2-77
13299 五物香薷饮 2-77
13300 五制黄柏丸 2-77
13301 五胀分消丸 2-77
13302 五炒川楝丸 2-77
13303 五油隔纸膏 2-77
13304 五宝圣灵丹 2-77
13305 五宝劫毒丹 2-77
13306 五草六木汤 2-77
13307 五种解毒丹 2-77
13308 五香大黄汤 2-77
13309 五香白术散 2-78
13310 五香半夏丸 2-78
13311 五香半夏丸 2-78
13312 五香夺命丹 2-78
13313 五香百消丸 2-78
13314 五香导气丸 2-78
13315 五香如圣丸 2-78
13316 五香连翘丸 2-78
13317 五香连翘汤 2-78
13318 五香连翘汤 2-78
13319 五香连翘汤 2-78
13320 五香连翘汤 2-78

13321 五香连翘汤 2-78
13322 五香连翘汤 2-79
13323 五香连翘汤 2-79
13324 五香连翘汤 2-79
13325 五香连翘汤 2-79
13326 五香连翘汤 2-79
13327 五香连翘汤 2-79
13328 五香连翘汤 2-79
13329 五香连翘汤 2-79
13330 五香连翘汤 2-79
13331 五香连翘汤 2-79
13332 五香连翘汤 2-79
13333 五香连翘散 2-80
13334 五香连翘散 2-80
13335 五香连翘散 2-80
13336 五香拈痛丸 2-80
13337 五香枳实汤 2-80
13338 五香追毒丸 2-80
13339 五香追毒丸 2-80
13340 五香流气饮 2-80
13341 五香流气饮 2-80
13342 五香麻黄汤 2-80
13343 五香感应散 2-80
13344 五香聚宝丸 2-81
13345 五香鳖甲饮 2-81
13346 五香鳖甲散 2-81
13347 五香蠲痛丸 2-81
13348 五香蠲痛丸 2-81
13349 五养保真膏 2-81
13350 五神还童丹 2-81
13351 五神返魂丹 2-81
13352 五退还光丸 2-81
13353 五绝透关散 2-81
13354 五根熏洗方 2-81
13355 五积匀气丸 2-81
13356 五积交加酒 2-81
13357 五积交加散 2-81
13358 五积交加散 2-82
13359 五积交加散 2-82
13360 五积交加散 2-82
13361 五倍子复方 2-82
13362 五倍苦矾散 2-82
13363 五疳芜荑丸 2-82
13364 五疳肥儿丸 2-82
13365 五疳肥儿丸 2-82
13366 五疳保童丸 2-82
13367 五疳保童丸 2-82
13368 五疳保童丸 2-82
13369 五疳保童丸 2-82
13370 五疳保童丸 2-82
13371 五疳保童丸 2-82
13372 五疳消食丸 2-82
13373 五疳消食丸 2-82
13374 五疳消食丸 2-83
13375 五疳消积丸 2-83
13376 五疳消积丸 2-83
13377 五疳消积丸 2-83
13378 五疳消积丸 2-83
13379 五疳消积散 2-83
13380 五疳消积散 2-83
13381 五海瘿瘤丸 2-83
13382 五黄青白散 2-83
13383 五停五积丸 2-83
13384 五淋二赤散 2-83
13385 五淋白浊丸 2-83
13386 五淋白浊丸 2-83
13387 五淋白浊散 2-84
13388 五淋绕治散 2-84
13389 五淋绛宫汤 2-84
13390 五粒回春丹 2-84
13391 五粒回春丹 2-84
13392 五兽三匮丸 2-84
13393 五兽三匮丹 2-84
13394 五痨麝香散 2-84
13395 五痫再生丸 2-84
13396 五痫再生丸 2-84
13397 五痫神应丸 2-84
13398 五痫通明丸 2-84
13399 五蜂石软膏 2-84
13400 五福化毒丸 2-84
13401 五福化毒丸 2-85
13402 五福化毒丹 2-85
13403 五福化毒丹 2-85
13404 五福化毒丹 2-85
13405 五福化毒丹 2-85
13406 五福化毒丹 2-85
13407 五福化毒丹 2-85
13408 五福化毒丹 2-85
13409 五福化毒丹 2-85
13410 五福化毒丹 2-85
13411 五福化毒丹 2-85
13412 五福化毒丹 2-86
13413 五福延寿丹 2-86
13414 五福延寿丹 2-86
13415 五福延龄丹 2-86
13416 五福寿命丹 2-86
13417 五福寿命丹 2-86
13418 五福还瞳丹 2-86
13419 五膈下气丸 2-86
13420 五膈宽中散 2-86
13421 五膈宽中散 2-86
13422 五膈宽中散 2-86
13423 五膈翻胃散 2-86
13424 五噎膈气丸 2-87
13425 五瘿昆布方 2-87
13426 五霞至宝丹 2-87
13427 五臓点眼方 2-87
13428 五十号复象方 2-87
13429 五加皮三骰酒 2-87
13430 五加减正气散 2-87
13431 五补麦门冬汤 2-87
13432 五灵脂含化丸 2-87
13433 五味人参饮子 2-87
13434 五味子黄耆散 2-87
13435 五味天浆子散 2-87
13436 五味麦门冬汤 2-87
13437 五味麦门冬汤 2-88
13438 五味补骨脂丸 2-88
13439 五味麝香饼子 2-88
13440 五粒松叶浸酒 2-88
13441 五十一号临象方 2-88
13442 五十二号泰象方 2-88
13443 五十七号兑象方 2-88
13444 五十八号困象方 2-88
13445 五十九号萃象方 2-88
13446 五十三号大壮方 2-88
13447 五十五号需象方 2-88
13448 五十六号比象方 2-88
13449 五十四号夬象方 2-88
13450 五子益肾补元丸 2-88
13451 五子益肾养心丸 2-88
13452 五斗安神各半散 2-88
13453 五芝地仙金髓丸 2-88
13454 五芝地仙金髓丹 2-88
13455 五芝地仙金髓膏 2-89
13456 五疔五发奇效丸 2-89
13457 五苓加茵陈蒿汤 2-89
13458 五苓散加葵子汤 2-89
13459 五炁朝元紫霞丹 2-89
13460 五炁朝元紫霞丹 2-89
13461 五虎红药神仙丹 2-89
13462 五味前胡枳壳汤 2-89
13463 五味消毒化疔饮 2-89
13464 五物甘草生摩膏 2-89
13465 五物雄黄茼茹膏 2-89
13466 五胆偃月坠翳丸 2-89
13467 五云宫秘授固真丹 2-90
13468 五苓去桂加香薷汤 2-90
13469 五苓去桂加滑石散 2-90
13470 五苓加附子商陆汤 2-90
13471 五香汤加茱萸犀角汤 2-90
13472 五苓散加防己桂枝薏仁方 2-90
13473 五苓散加附子苍术木瓜汤 2-90
13474 五香去大黄加人参黄耆犀角汤 2-90

牙

13475 牙仙丹 2-90
13476 牙皂散 2-90
13477 牙皂散 2-90
13478 牙宣药 2-90
13479 牙宣散 2-90
13480 牙宣膏 2-90
13481 牙疳散 2-90
13482 牙疳散 2-90
13483 牙疳散 2-90
13484 牙疳散 2-90
13485 牙疳散 2-91
13486 牙疳散 2-91
13487 牙疳膏 2-91
13488 牙疼饮 2-91
13489 牙疼药 2-91
13490 牙疼药 2-91
13491 牙疼药 2-91
13492 牙消散 2-91
13493 牙消散 2-91
13494 牙消散 2-91
13495 牙消散 2-91
13496 牙痛散 2-91
13497 牙科灵丹 2-91
13498 牙药紫金散 2-91
13499 牙药麝香散 2-91

13500 牙药麝香散 2-91
13501 牙疳回疳散 2-91
13502 牙疳速效散 2-92
13503 牙疼塞耳丸 2-92
13504 牙痛一笑散 2-92
13505 牙痛一粒丸 2-92
13506 牙痛一粒丹 2-92
13507 牙痛一粒笑 2-92
13508 牙痛玉带膏 2-92
13509 牙痛失笑散 2-92
13510 牙痛立止散 2-92
13511 牙痛金鞭散 2-92

车

13512 车术散 2-92
13513 车肝散 2-92
13514 车狗散 2-92
13515 车前汤 2-92
13516 车前汤 2-92
13517 车前汤 2-92
13518 车前汤 2-92
13519 车前汤 2-93
13520 车前饮 2-93
13521 车前饮 2-93
13522 车前散 2-93
13523 车前散 2-93
13524 车前散 2-93
13525 车前散 2-93
13526 车前散 2-93
13527 车前散 2-93
13528 车前散 2-93
13529 车前散 2-93
13530 车前散 2-93
13531 车前散 2-93
13532 车前散 2-93
13533 车前散 2-93
13534 车前粥 2-93
13535 车莲饮 2-93
13536 车脂方 2-93
13537 车脂膏 2-93
13538 车螯串 2-93
13539 车螯酒 2-94
13540 车螯酒 2-94
13541 车螯散 2-94
13542 车螯散 2-94
13543 车螯散 2-94
13544 车螯散 2-94
13545 车螯散 2-94
13546 车前子丸 2-94
13547 车前子丸 2-94
13548 车前子丸 2-94
13549 车前子丸 2-94
13550 车前子丸 2-94
13551 车前子丸 2-94
13552 车前子丸 2-94
13553 车前子丸 2-94
13554 车前子丸 2-94
13555 车前子丸 2-95
13556 车前子丸 2-95
13557 车前子汤 2-95
13558 车前子汤 2-95
13559 车前子汤 2-95
13560 车前子汤 2-95
13561 车前子汤 2-95
13562 车前子汤 2-95
13563 车前子汤 2-95
13564 车前子汤 2-95
13565 车前子汤 2-95
13566 车前子汤 2-95
13567 车前子汤 2-95
13568 车前子汤 2-95
13569 车前子饮 2-95
13570 车前子饮 2-95
13571 车前子饮 2-95
13572 车前子散 2-96
13573 车前子散 2-96
13574 车前子散 2-96
13575 车前子散 2-96
13576 车前子散 2-96
13577 车前子散 2-96
13578 车前子散 2-96
13579 车前子散 2-96
13580 车前子散 2-96
13581 车前子散 2-96
13582 车前子散 2-96
13583 车前子散 2-96
13584 车前子散 2-96
13585 车前子散 2-96
13586 车前子散 2-96
13587 车前子散 2-96
13588 车前子散 2-97
13589 车前子散 2-97
13590 车前子散 2-97
13591 车前子散 2-97
13592 车前子散 2-97
13593 车前子散 2-97
13594 车前子散 2-97
13595 车前子散 2-97
13596 车前子散 2-97
13597 车前子散 2-97
13598 车前子散 2-97
13599 车前子散 2-97
13600 车前子散 2-97
13601 车前子粥 2-97
13602 车前子煎 2-97
13603 车前叶汤 2-97
13604 车前叶散 2-97
13605 车前叶粥 2-97
13606 车前汁饮 2-97
13607 车前草方 2-97
13608 车前草汤 2-97
13609 车前草汤 2-97
13610 车前草汤 2-98
13611 车前草汤 2-98
13612 车前草饮 2-98
13613 车前草饮 2-98
13614 车前饼子 2-98
13615 车前饼子 2-98
13616 车膏涂方 2-98
13617 车前八珍散 2-98
13618 车前门冬丸 2-98
13619 车前子叶羹 2-98
13620 车前子草散 2-98
13621 车前子涂方 2-98
13622 车前木通汤 2-98
13623 车前四物汤 2-98
13624 车前利湿汤 2-98
13625 车前滑石散 2-98
13626 车螯转毒散 2-98

丰

13627 丰本汤 2-98

太

13628 太一丸 2-98
13629 太一丹 2-99
13630 太一丹 2-99
13631 太一丹 2-99
13632 太一丹 2-99
13633 太一丹 2-99
13634 太一散 2-99
13635 太一散 2-99
13636 太一散 2-99
13637 太一散 2-99
13638 太一散 2-99
13639 太一膏 2-99
13640 太一膏 2-100
13641 太乙丸 2-100
13642 太乙丹 2-100
13643 太乙丹 2-100
13644 太乙丹 2-100
13645 太乙丹 2-100
13646 太乙丹 2-100
13647 太乙丹 2-100
13648 太乙丹 2-100
13649 太乙丹 2-100
13650 太乙丹 2-100
13651 太乙丹 2-100
13652 太乙丹 2-100
13653 太乙散 2-100
13654 太乙散 2-100
13655 太乙散 2-100
13656 太乙散 2-100
13657 太乙煎 2-100
13658 太乙膏 2-100
13659 太乙膏 2-101
13660 太乙膏 2-101
13661 太乙膏 2-101
13662 太乙膏 2-101
13663 太乙膏 2-101
13664 太乙膏 2-101
13665 太乙膏 2-101
13666 太乙膏 2-101
13667 太乙膏 2-101
13668 太乙膏 2-101
13669 太乙膏 2-101
13670 太仓丸 2-101
13671 太仓丸 2-101
13672 太仓丸 2-101
13673 太仓丸 2-101
13674 太仓散 2-101
13675 太仓散 2-102
13676 太公丸 2-102
13677 太平丸 2-102
13678 太平丸 2-102
13679 太平丸 2-102
13680 太平丸 2-102
13681 太平散 2-102
13682 太平膏 2-102
13683 太平膏 2-102
13684 太平膏 2-102
13685 太白丸 2-102
13686 太白丸 2-102
13687 太白丸 2-103
13688 太白丹 2-103
13689 太白丹 2-103
13690 太白丹 2-103
13691 太白丹 2-103
13692 太白丹 2-103
13693 太白丹 2-103
13694 太白汤 2-103
13695 太白散 2-103
13696 太白散 2-103
13697 太白散 2-103
13698 太白散 2-103
13699 太白散 2-103
13700 太白散 2-103
13701 太白散 2-103
13702 太白散 2-103
13703 太白膏 2-103
13704 太玄丹 2-104
13705 太圣散 2-104
13706 太岁墨 2-104
13707 太阳丸 2-104
13708 太阳丹 2-104
13709 太阳丹 2-104

13710 太阳丹 2-104
13711 太阳丹 2-104
13712 太阳丹 2-104
13713 太阳汤 2-104
13714 太阳膏 2-104
13715 太阳膏 2-104
13716 太阴丸 2-105
13717 太极丸 2-105
13718 太极丸 2-105
13719 太极丸 2-105
13720 太极丸 2-105
13721 太极丸 2-105
13722 太极丹 2-105
13723 太极光 2-105
13724 太极膏 2-105
13725 太极膏 2-105
13726 太极霜 2-105
13727 太和丸 2-105
13728 太和丸 2-106
13729 太和丸 2-106
13730 太和丸 2-106
13731 太和丸 2-106
13732 太和丸 2-106
13733 太和丸 2-106
13734 太和汤 2-106
13735 太和饼 2-106
13736 太和散 2-106
13737 太和散 2-106
13738 太和散 2-106
13739 太和膏 2-106
13740 太府丹 2-107
13741 太保丹 2-107
13742 太素丹 2-107
13743 太素膏 2-107
13744 太真丸 2-107
13745 太清饮 2-107
13746 太清散 2-107
13747 太碧丹 2-107
13748 太一白丸 2-107
13749 太一赤丸 2-107
13750 太一神丹 2-107
13751 太一神膏 2-108
13752 太乙赤丸 2-108
13753 太乙灵丹 2-108
13754 太乙金丹 2-108
13755 太乙神丹 2-108
13756 太乙神丹 2-108
13757 太乙神针 2-108
13758 太乙神针 2-108
13759 太乙神针 2-108
13760 太乙神灸 2-109
13761 太乙神浆 2-109
13762 太乙膏丸 2-109
13763 太平丸酒 2-109
13764 太素神丹 2-109
13765 太傅白膏 2-109
13766 太一十神散 2-109
13767 太一万金丹 2-109
13768 太一归魂散 2-109
13769 太一守中丹 2-109
13770 太一护命丸 2-109
13771 太一护命丸 2-110
13772 太一金华散 2-110
13773 太一金锁丸 2-110
13774 太一金锁丹 2-110
13775 太一备急散 2-110
13776 太一保生丹 2-110
13777 太一追命丸 2-110
13778 太一追命丹 2-110
13779 太一神应膏 2-111
13780 太一神明丸 2-111
13781 太一神精丸 2-111
13782 太一神精丹 2-111
13783 太一流金散 2-112
13784 太一银朱丹 2-112
13785 太一麝香汤 2-112
13786 太乙十神散 2-112
13787 太乙无名丸 2-112
13788 太乙五行膏 2-112
13789 太乙玉枢丹 2-112
13790 太乙玉枢丹 2-112
13791 太乙吸毒膏 2-112
13792 太乙守中丹 2-112
13793 太乙还元丹 2-112
13794 太乙护命丸 2-112
13795 太乙灵应膏 2-113
13796 太乙灵应膏 2-113
13797 太乙明目丹 2-113
13798 太乙金华散 2-113
13799 太乙金锁丸 2-113
13800 太乙金锁丹 2-113
13801 太乙备急散 2-113
13802 太乙保生丹 2-113
13803 太乙保生丹 2-113
13804 太乙保生丹 2-113
13805 太乙保和汤 2-113
13806 太乙保安膏 2-113
13807 太乙种子丸 2-114
13808 太乙追命丸 2-114
13809 太乙神应丸 2-114
13810 太乙神应膏 2-114
13811 太乙神精丹 2-114
13812 太乙消毒丸 2-114
13813 太乙流金方 2-114
13814 太乙流金散 2-114
13815 太乙救主丹 2-114
13816 太乙救苦丹 2-114
13817 太乙救苦丹 2-114
13818 太乙救苦散 2-114
13819 太乙银朱丹 2-114
13820 太乙清凉膏 2-114
13821 太乙混元丹 2-114
13822 太乙紫金丹 2-115
13823 太乙紫金丹 2-115
13824 太乙紫金片 2-115
13825 太乙紫金锭 2-115
13826 太乙紫金锭 2-115
13827 太乙紫金锭 2-115
13828 太乙紫金锭 2-115
13829 太乙紫金锭 2-116
13830 太乙紫金锭 2-116
13831 太乙紫霞丹 2-116
13832 太乙聚宝丹 2-116
13833 太乙镇金丹 2-116
13834 太乙麝香汤 2-116
13835 太上五神茶 2-116
13836 太上五蛊丸 2-116
13837 太上青金丹 2-116
13838 太上混元丹 2-116
13839 太上紫霞丹 2-116
13840 太山盘石丸 2-116
13841 太山磐石散 2-116
13842 太无神功散 2-117
13843 太无神术散 2-117
13844 太平养肺丸 2-117
13845 太白再生丸 2-117
13846 太阳二妙丸 2-117
13847 太阳经嚏药 2-117
13848 太阳流珠丹 2-117
13849 太阳紫粉丹 2-117
13850 太阴玄精丸 2-117
13851 太阴玄精丸 2-117
13852 太极升降丸 2-117
13853 太极黑铅膏 2-117
13854 太医常山饮 2-117
13855 太岳活血丹 2-117
13856 太真红玉膏 2-118
13857 太清四扇丹 2-118
13858 太仓公蜂房散 2-118
13859 太仓公辟瘟丹 2-118
13860 太阴玄精石散 2-118
13861 太效紫苏饮子 2-118
13862 太一神明陷冰丸 2-118
13863 太一流金大道散 2-118
13864 太乙神明陷冰丸 2-118
13865 太乙救苦万珍膏 2-118
13866 太乙救苦辟瘟丹 2-119
13867 太乙救苦辟瘟丹 2-119
13868 太上老君守病丸 2-119
13869 太无神功助化散 2-119
13870 太白九转还元丹 2-119
13871 太乙神明再造感应丹 2-119
13872 太上无比灵应神异膏 2-119
13873 太上延年万胜追魂散 2-119
13874 太上灵应无比神异膏 2-119

犬

13875 犬骨灰涂方 2-120

廿

13876 廿四味流气饮 2-120

戈

13877 戈制半夏 2-120

巨

13878 巨用散 2-120
13879 巨圣散 2-120
13880 巨胜丸 2-120
13881 巨胜丸 2-120
13882 巨胜丸 2-120
13883 巨胜丸 2-120
13884 巨胜丸 2-120
13885 巨胜丸 2-120
13886 巨胜丹 2-120
13887 巨胜汤 2-120
13888 巨胜汤 2-121
13889 巨胜酒 2-121
13890 巨胜散 2-121
13891 巨胜粥 2-121
13892 巨胜煎 2-121
13893 巨胜子丸 2-121
13894 巨胜子丸 2-121
13895 巨胜子丸 2-121
13896 巨胜子丸 2-121
13897 巨胜浸酒 2-121
13898 巨胜七子丸 2-121
13899 巨胜七宝丸 2-121
13900 巨胜茯苓丸 2-121

止

13901 止气汤 2-122
13902 止失汤 2-122

13903 止吐汤 2-122
13904 止吐汤 2-122
13905 止吐散 2-122
13906 止吐散 2-122
13907 止传汤 2-122
13908 止血丸 2-122
13909 止血丹 2-122
13910 止血丹 2-122
13911 止血丹 2-122
13912 止血汤 2-122
13913 止血汤 2-122
13914 止血汤 2-122
13915 止血饮 2-122
13916 止血药 2-122
13917 止血粉 2-122
13918 止血粉 2-123
13919 止血散 2-123
13920 止血散 2-123
13921 止血散 2-123
13922 止血散 2-123
13923 止血散 2-123
13924 止血散 2-123
13925 止血散 2-123
13926 止血散 2-123
13927 止血散 2-123
13928 止血散 2-123
13929 止血散 2-123
13930 止血散 2-123
13931 止血散 2-123
13932 止血散 2-123
13933 止血散 2-123
13934 止血散 2-124
13935 止血膏 2-124
13936 止汗汤 2-124
13937 止汗汤 2-124
13938 止汗汤 2-124
13939 止汗粉 2-124
13940 止汗粉 2-124
13941 止汗散 2-124
13942 止汗散 2-124
13943 止汗散 2-124
13944 止汗散 2-124
13945 止汗散 2-124
13946 止汗散 2-124
13947 止红汤 2-124
13948 止红散 2-124
13949 止声汤 2-124
13950 止呃汤 2-124
13951 止呃汤 2-125
13952 止呕丸 2-125
13953 止呕汤 2-125
13954 止呕煎 2-125
13955 止鸣丹 2-125
13956 止疟丹 2-125
13957 止疟饮 2-125
13958 止疟果 2-125
13959 止泄丸 2-125
13960 止泪丹 2-125
13961 止泪汤 2-125
13962 止泪散 2-125
13963 止泻丸 2-125
13964 止泻丸 2-125
13965 止泻丹 2-125
13966 止泻汤 2-125
13967 止泻汤 2-125
13968 止泻散 2-125
13969 止泻散 2-126
13970 止沸汤 2-126
13971 止经丸 2-126
13972 止经汤 2-126
13973 止带丸 2-126
13974 止带丸 2-126
13975 止带汤 2-126
13976 止带汤 2-126
13977 止咯膏 2-126
13978 止咳丸 2-126
13979 止咳散 2-126
13980 止涎汤 2-126
13981 止迷汤 2-126
13982 止逆丸 2-126
13983 止逆汤 2-127
13984 止逆汤 2-127
13985 止逆饮 2-127
13986 止衄丹 2-127
13987 止衄汤 2-127
13988 止衄汤 2-127
13989 止衄散 2-127
13990 止衄散 2-127
13991 止衄散 2-127
13992 止衄散 2-127
13993 止射丹 2-127
13994 止息汤 2-127
13995 止疳散 2-127
13996 止疼丹 2-127
13997 止疼散 2-127
13998 止痉散 2-127
13999 止消丸 2-128
14000 止消汤 2-128
14001 止崩汤 2-128
14002 止崩汤 2-128
14003 止旋饮 2-128
14004 止痒丸 2-128
14005 止痒丹 2-128
14006 止痒汤 2-128
14007 止痒汤 2-128
14008 止痒散 2-128
14009 止淋散 2-128
14010 止喘丸 2-128
14011 止啼汤 2-128
14012 止啼汤 2-128
14013 止喧丹 2-128
14014 止遗汤 2-128
14015 止痘丹 2-129
14016 止痢丸 2-129
14017 止痢丸 2-129
14018 止痢散 2-129
14019 止痛丸 2-129
14020 止痛丸 2-129
14021 止痛丸 2-129
14022 止痛丸 2-129
14023 止痛丸 2-129
14024 止痛丸 2-129
14025 止痛汤 2-129
14026 止痛饮 2-129
14027 止痛药 2-129
14028 止痛散 2-129
14029 止痛散 2-129
14030 止痛散 2-129
14031 止痛散 2-130
14032 止痛散 2-130
14033 止痛散 2-130
14034 止痛散 2-130
14035 止痛散 2-130
14036 止痛散 2-130
14037 止痛散 2-130
14038 止痛散 2-130
14039 止痛膏 2-130
14040 止痛膏 2-130
14041 止痛膏 2-130
14042 止痛膏 2-130
14043 止痛膏 2-130
14044 止痛膏 2-130
14045 止痛膏 2-130
14046 止渴丸 2-130
14047 止渴汤 2-130
14048 止渴汤 2-131
14049 止渴散 2-131
14050 止渴散 2-131
14051 止嗽丸 2-131
14052 止嗽丸 2-131
14053 止嗽丸 2-131
14054 止嗽片 2-131
14055 止嗽丹 2-131
14056 止嗽饮 2-131
14057 止嗽散 2-131
14058 止嗽散 2-131
14059 止嗽散 2-131
14060 止嗽散 2-131
14061 止漏散 2-131
14062 止久泻丸 2-131
14063 止汗红粉 2-131
14064 止汗神丹 2-131
14065 止汗粉药 2-132
14066 止汗温粉 2-132
14067 止冷泪散 2-132
14068 止咳宝片 2-132
14069 止痒药粉 2-132
14070 止痒药膏 2-132
14071 止痒洗剂 2-132
14072 止痢神丸 2-132
14073 止痛仙丹 2-132
14074 止痛仙丹 2-132
14075 止渴锉散 2-132
14076 止嗽金丹 2-132
14077 止嗽神丹 2-132
14078 止嗽烟筒 2-132
14079 止久泻痢丸 2-132
14080 止吐速效汤 2-133
14081 止吐透格汤 2-133
14082 止血化瘀丹 2-133
14083 止血凤灵丹 2-133
14084 止血四生汤 2-133
14085 止血立应散 2-133
14086 止血立效散 2-133
14087 止血血竭散 2-133
14088 止血完肌散 2-133
14089 止血补伤丹 2-133
14090 止血定痛片 2-133
14091 止血定痛丹 2-133
14092 止血定痛散 2-133
14093 止血定痛散 2-133
14094 止血定痛散 2-133
14095 止血秘红丹 2-133
14096 止血益母丸 2-134
14097 止血黑绒絮 2-134
14098 止血痢疾丸 2-134
14099 止血蒲黄散 2-134
14100 止汗生血饮 2-134
14101 止汗定神丹 2-134
14102 止红肠澼丸 2-134
14103 止呕人参汤 2-134
14104 止呕四物汤 2-134
14105 止呕安胎饮 2-134
14106 止泪补肝散 2-134
14107 止泪补肝散 2-134
14108 止泻如神丸 2-134
14109 止泻定痛丹 2-135
14110 止泻胃苓丸 2-135
14111 止泻调中汤 2-135
14112 止泻温中散 2-135
14113 止泻暖脐膏 2-135
14114 止带妙应丸 2-135
14115 止咳化痰丸 2-135
14116 止咳化痰丸 2-135
14117 止咳化痰汤 2-135
14118 止咳定喘丸 2-135

14119 止咳橘红丸 2-135
14120 止逆奠安汤 2-135
14121 止疼没药散 2-135
14122 止疼消肿汤 2-136
14123 止痉愈风散 2-136
14124 止消润燥汤 2-136
14125 止脱救痢汤 2-136
14126 止麻消痰饮 2-136
14127 止麻清痰饮 2-136
14128 止痒永安汤 2-136
14129 止痒永安汤 2-136
14130 止焚安胎饮 2-136
14131 止痛二姜丸 2-136
14132 止痛太阳丹 2-136
14133 止痛灭瘢丹 2-136
14134 止痛出毒散 2-136
14135 止痛四物汤 2-136
14136 止痛四物汤 2-136
14137 止痛生肌丸 2-136
14138 止痛生肌散 2-137
14139 止痛生肌散 2-137
14140 止痛生肌膏 2-137
14141 止痛托里散 2-137
14142 止痛至圣丹 2-137
14143 止痛当归汤 2-137
14144 止痛当归散 2-137
14145 止痛当归散 2-137
14146 止痛当归散 2-137
14147 止痛如神汤 2-137
14148 止痛麦煎散 2-137
14149 止痛没药散 2-137
14150 止痛良附丸 2-137
14151 止痛灵宝散 2-137
14152 止痛附子汤 2-137
14153 止痛妙绝饮 2-137
14154 止痛拔毒散 2-137
14155 止痛拔毒膏 2-137
14156 止痛虎骨散 2-138
14157 止痛乳香丸 2-138
14158 止痛贴熁膏 2-138
14159 止痛活血散 2-138
14160 止痛神功散 2-138
14161 止痛紫金丸 2-138
14162 止痛雷火针 2-138
14163 止渴四物汤 2-138
14164 止渴四物汤 2-138
14165 止渴圣效散 2-138
14166 止渴润燥汤 2-138
14167 止渴润燥汤 2-138
14168 止嗽七汁膏 2-138
14169 止嗽太和丸 2-138
14170 止嗽化痰丸 2-138
14171 止嗽化痰丸 2-139
14172 止嗽化痰丸 2-139
14173 止嗽六君汤 2-139
14174 止嗽四物汤 2-139
14175 止嗽百花丸 2-139
14176 止嗽青果丸 2-139
14177 止嗽青果丸 2-139
14178 止嗽定喘丸 2-139
14179 止嗽保金丹 2-139
14180 止嗽清宣丹 2-139
14181 止嗽琼珠膏 2-140
14182 止漏绝神丹 2-140
14183 止血复脉合剂 2-140
14184 止泻痢四物汤 2-140
14185 止喘灵注射液 2-140
14186 止痛化癥胶囊 2-140
14187 止血定痛生肌散 2-140
14188 止痛排脓生肌神秘方 2-140

少

14189 少阳丸 2-140
14190 少阳丸 2-140
14191 少阳丹 2-140
14192 少阳丹 2-140
14193 少阳丹 2-140
14194 少阳汤 2-141
14195 少阴甘桔汤 2-141
14196 少林夺命丹 2-141
14197 少林截血丹 2-141
14198 少乳煮酒方 2-141
14199 少腹化瘀汤 2-141
14200 少腹逐瘀丸 2-141
14201 少腹逐瘀汤 2-141
14202 少腹逐瘀散 2-141
14203 少阳感冒颗粒 2-142
14204 少林风湿跌打膏 2-142

中

14205 中丹 2-142
14206 中丹 2-142
14207 中丹 2-142
14208 中九丸 2-142
14209 中九丸 2-142
14210 中久丸 2-142
14211 中分散 2-142
14212 中正丸 2-143
14213 中正汤 2-143
14214 中白散 2-143
14215 中白散 2-143
14216 中白散 2-143
14217 中行丸 2-143
14218 中和丸 2-143
14219 中和丸 2-143
14220 中和丸 2-143
14221 中和汤 2-143
14222 中和汤 2-143
14223 中和汤 2-143
14224 中和汤 2-143
14225 中和汤 2-143
14226 中和汤 2-144
14227 中和汤 2-144
14228 中和汤 2-144
14229 中和汤 2-144
14230 中和汤 2-144
14231 中和汤 2-144
14232 中和汤 2-144
14233 中和汤 2-144
14234 中和汤 2-144
14235 中和散 2-144
14236 中和散 2-144
14237 中和散 2-144
14238 中和散 2-144
14239 中和散 2-144
14240 中和散 2-144
14241 中岳汤 2-144
14242 中金丸 2-145
14243 中金丸 2-145
14244 中金丹 2-145
14245 中经丸 2-145
14246 中宫丸 2-145
14247 中结丸 2-145
14248 中黄丸 2-145
14249 中黄汤 2-145
14250 中黄散 2-145
14251 中黄膏 2-145
14252 中虚丹 2-145
14253 中暑汤 2-145
14254 中膈丸 2-145
14255 中国人丹 2-145
14256 中品锭子 2-146
14257 中品锭子 2-146
14258 中候黑丸 2-146
14259 中庸饮子 2-146
14260 中山还童酒 2-146
14261 中风回春丸 2-146
14262 中风回春片 2-146
14263 中华跌打丸 2-146
14264 中军候黑丸 2-146
14265 中和补心丹 2-146
14266 中和灵宝饮 2-146
14267 中和种子丸 2-146
14268 中和理阴汤 2-147
14269 中候姜黑丸 2-147
14270 中消黄耆汤 2-147
14271 中满分消丸 2-147
14272 中满分消丸 2-147
14273 中满分消丸 2-147
14274 中满分消汤 2-147
14275 中满分消汤 2-148

内

14276 内化丹 2-148
14277 内托散 2-148
14278 内托散 2-148
14279 内托散 2-148
14280 内托散 2-148
14281 内托散 2-148
14282 内托散 2-148
14283 内托散 2-148
14284 内托散 2-148
14285 内托散 2-148
14286 内托散 2-148
14287 内托散 2-148
14288 内托散 2-148
14289 内托散 2-148
14290 内托散 2-149
14291 内托散 2-149
14292 内托散 2-149
14293 内托散 2-149
14294 内托散 2-149
14295 内托散 2-149
14296 内托散 2-149
14297 内托散 2-149
14298 内托散 2-149
14299 内托散 2-149
14300 内托散 2-149
14301 内托散 2-149
14302 内托散 2-149
14303 内伤丸 2-149
14304 内伤膏 2-149
14305 内伤膏 2-149
14306 内助丹 2-150
14307 内助散 2-150
14308 内灸丸 2-150
14309 内灸丸 2-150
14310 内灸丸 2-150
14311 内灸丸 2-150
14312 内灸丸 2-150
14313 内灸丸 2-150
14314 内灸丸 2-150
14315 内灸丹 2-150
14316 内灸丹 2-150
14317 内灸散 2-150
14318 内灸散 2-150
14319 内应散 2-151
14320 内补丸 2-151
14321 内补丸 2-151
14322 内补丸 2-151
14323 内补丸 2-151
14324 内补丸 2-151
14325 内补丸 2-151

14326 内补丸 2-151
14327 内补丸 2-151
14328 内补丹 2-151
14329 内补方 2-151
14330 内补汤 2-151
14331 内补汤 2-152
14332 内补汤 2-152
14333 内补汤 2-152
14334 内补汤 2-152
14335 内补汤 2-152
14336 内补汤 2-152
14337 内补散 2-152
14338 内补散 2-152
14339 内补散 2-152
14340 内补散 2-152
14341 内补散 2-152
14342 内补散 2-152
14343 内补散 2-152
14344 内补散 2-152
14345 内补散 2-152
14346 内补散 2-153
14347 内补散 2-153
14348 内补散 2-153
14349 内补散 2-153
14350 内补散 2-153
14351 内补散 2-153
14352 内补散 2-153
14353 内补散 2-153
14354 内补散 2-153
14355 内补散 2-153
14356 内补散 2-153
14357 内固丸 2-153
14358 内固丸 2-153
14359 内固丸 2-153
14360 内固丸 2-154
14361 内固丹 2-154
14362 内金丸 2-154
14363 内金丸 2-154
14364 内金散 2-154
14365 内金散 2-154
14366 内河汤 2-154
14367 内养丸 2-154
14368 内痈煎 2-154
14369 内消丸 2-154
14370 内消丸 2-154
14371 内消丸 2-154
14372 内消丸 2-154
14373 内消丸 2-154
14374 内消丸 2-154
14375 内消丸 2-155
14376 内消丸 2-155
14377 内消丸 2-155
14378 内消丸 2-155
14379 内消丸 2-155
14380 内消丸 2-155
14381 内消丸 2-155
14382 内消丸 2-155
14383 内消丸 2-155
14384 内消丸 2-155
14385 内消方 2-155
14386 内消方 2-155
14387 内消方 2-155
14388 内消方 2-155
14389 内消方 2-155
14390 内消方 2-156
14391 内消方 2-156
14392 内消散 2-156
14393 内消散 2-156
14394 内消散 2-156
14395 内消散 2-156
14396 内消散 2-156
14397 内消散 2-156
14398 内消散 2-156
14399 内消散 2-156
14400 内消散 2-156
14401 内消散 2-156
14402 内消散 2-156
14403 内消散 2-156
14404 内消散 2-156
14405 内消散 2-156
14406 内消散 2-156
14407 内消散 2-156
14408 内消散 2-157
14409 内消散 2-157
14410 内消散 2-157
14411 内消散 2-157
14412 内消散 2-157
14413 内消散 2-157
14414 内消散 2-157
14415 内消散 2-157
14416 内消散 2-157
14417 内消散 2-157
14418 内消散 2-157
14419 内消散 2-157
14420 内消散 2-157
14421 内消散 2-157
14422 内消散 2-157
14423 内消散 2-157
14424 内消散 2-157
14425 内消散 2-158
14426 内消散 2-158
14427 内消散 2-158
14428 内消散 2-158
14429 内消散 2-158
14430 内消散 2-158
14431 内消膏 2-158
14432 内消膏 2-158
14433 内消膏 2-158
14434 内涤汤 2-158
14435 内救散 2-158
14436 内解散 2-158
14437 内解散 2-158
14438 内解散 2-158
14439 内塞散 2-158
14440 内塞散 2-158
14441 内塞散 2-159
14442 内塞散 2-159
14443 内塞散 2-159
14444 内塞散 2-159
14445 内塞散 2-159
14446 内障丸 2-159
14447 内障散 2-159
14448 内生肌丸 2-159
14449 内伤膏药 2-159
14450 内府仙方 2-159
14451 内府仙方 2-159
14452 内府仙方 2-159
14453 内府药酒 2-159
14454 内追毒丹 2-159
14455 内庭奇方 2-159
14456 内痈奇方 2-159
14457 内消毒散 2-159
14458 内消神丹 2-160
14459 内消神方 2-160
14460 内消浸酒 2-160
14461 内鹿髓丸 2-160
14462 内障神方 2-160
14463 内外两解汤 2-160
14464 内外复煎散 2-160
14465 内托十全散 2-160
14466 内托十宣散 2-160
14467 内托十宣散 2-160
14468 内托千金散 2-160
14469 内托千金散 2-160
14470 内托升麻汤 2-160
14471 内托升麻汤 2-160
14472 内托外消散 2-160
14473 内托生肌散 2-160
14474 内托白蔹散 2-161
14475 内托至奇汤 2-161
14476 内托安神汤 2-161
14477 内托安神散 2-161
14478 内托红散子 2-161
14479 内托均气散 2-161
14480 内托护心散 2-161
14481 内托护心散 2-161
14482 内托连翘散 2-161
14483 内托羌活汤 2-161
14484 内托羌活汤 2-161
14485 内托定痛散 2-161
14486 内托荣卫汤 2-161
14487 内托复煎汤 2-162
14488 内托复煎散 2-162
14489 内托香粉散 2-162
14490 内托追毒饮 2-162
14491 内托耆柴汤 2-162
14492 内托耆柴汤 2-162
14493 内托酒煎汤 2-162
14494 内托酒煎散 2-162
14495 内托消毒散 2-162
14496 内托流气饮 2-162
14497 内托流气饮 2-162
14498 内托流气饮 2-162
14499 内托流气饮 2-162
14500 内托流气饮 2-162
14501 内托流气饮 2-162
14502 内托流气饮 2-162
14503 内托黄耆丸 2-162
14504 内托黄耆汤 2-163
14505 内托黄耆汤 2-163
14506 内托黄耆汤 2-163
14507 内托黄耆汤 2-163
14508 内托黄耆饮 2-163
14509 内托黄耆散 2-163
14510 内托黄耆散 2-163
14511 内托黄耆散 2-163
14512 内托清气饮 2-163
14513 内托清气饮 2-163
14514 内托清肝饮 2-163
14515 内伤发热方 2-163
14516 内伤神效方 2-163
14517 内伤神效方 2-163
14518 内伤散邪汤 2-163
14519 内护排脓散 2-164
14520 内助调气汤 2-164
14521 内针牛黄丸 2-164
14522 内补十宣饮 2-164
14523 内补十宣散 2-164
14524 内补人仁丸 2-164
14525 内补五香丸 2-164
14526 内补石斛散 2-164
14527 内补宁神汤 2-164
14528 内补地黄丸 2-164
14529 内补地黄丸 2-164
14530 内补芍药汤 2-164
14531 内补芎归汤 2-164
14532 内补芎䓖汤 2-164
14533 内补芎䓖散 2-164
14534 内补当归丸 2-164
14535 内补当归丸 2-164
14536 内补当归丸 2-164
14537 内补当归汤 2-165
14538 内补当归汤 2-165
14539 内补当归散 2-165
14540 内补当归散 2-165
14541 内补防风散 2-165

14542 内补防风散 2-165
14543 内补苁蓉散 2-165
14544 内补泽兰散 2-165
14545 内补建中汤 2-165
14546 内补养荣丸 2-165
14547 内补养荣丸 2-165
14548 内补黄耆丸 2-165
14549 内补黄耆汤 2-165
14550 内补黄耆汤 2-165
14551 内补黄耆汤 2-165
14552 内补黄耆汤 2-166
14553 内补黄耆汤 2-166
14554 内补黄耆汤 2-166
14555 内补黄耆散 2-166
14556 内补黄耆散 2-166
14557 内补黄耆散 2-166
14558 内补黄耆散 2-166
14559 内补排脓散 2-166
14560 内补鹿茸丸 2-166
14561 内补鹿茸丸 2-166
14562 内固黄耆丸 2-166
14563 内固黄耆汤 2-166
14564 内固接骨丹 2-166
14565 内固清心散 2-166
14566 内固清心散 2-166
14567 内金鹿茸丸 2-166
14568 内府万灵膏 2-167
14569 内府牛黄丸 2-167
14570 内府玉红膏 2-167
14571 内府头风方 2-167
14572 内府亚圣膏 2-167
14573 内府绀珠膏 2-167
14574 内府神效方 2-167
14575 内府铁桶膏 2-167
14576 内府秘传方 2-167
14577 内府解瘟丹 2-167
14578 内府蟾酥丸 2-167
14579 内药续生丸 2-167
14580 内造大金丹 2-167
14581 内造伏虎丹 2-168
14582 内造蟾酥丸 2-168
14583 内消小豆散 2-168
14584 内消化积丸 2-168
14585 内消升麻汤 2-168
14586 内消地胆散 2-168
14587 内消百病汤 2-168
14588 内消托里散 2-168
14589 内消防风散 2-168
14590 内消赤豆散 2-168
14591 内消连翘丸 2-168
14592 内消牡蛎丸 2-168
14593 内消沃雪汤 2-168
14594 内消沃雪汤 2-169
14595 内消羌活散 2-169
14596 内消昆布散 2-169
14597 内消乳疬方 2-169
14598 内消肿毒方 2-169
14599 内消神效丸 2-169
14600 内消退管丸 2-169
14601 内消调经散 2-169
14602 内消痔漏丸 2-169
14603 内消痔漏丸 2-169
14604 内消蜗牛丸 2-169
14605 内消瘰疬丸 2-169
14606 内消瘰疬丸 2-170
14607 内消瘰疬方 2-170
14608 内疏黄连汤 2-170
14609 内疏黄连汤 2-170
14610 内障升麻汤 2-170
14611 内消痔管神方 2-170
14612 内消漏芦煮散 2-170
14613 内托耆柴酒煎汤 2-170
14614 内托黄耆柴胡汤 2-170
14615 内托黄耆酒煎汤 2-170
14616 内补石斛秦艽散 2-170
14617 内补托里流气饮 2-170
14618 内补当归建中汤 2-170
14619 内补竹叶黄耆汤 2-171
14620 内炙羌活木瓜丸 2-171
14621 内府秘传二黄膏 2-171
14622 内府秘授青麟丸 2-171
14623 内庭秘制白玉膏 2-172
14624 内消活关轻窍散 2-172
14625 内消瘰疬应验方 2-173
14626 内消瘰疬痰毒方 2-173
14627 内消湿痰流注神方 2-173
14628 内托长肉闭口收功丸 2-173

贝

14629 贝子散 2-173
14630 贝叶膏 2-173
14631 贝母丸 2-173
14632 贝母丸 2-173
14633 贝母丸 2-173
14634 贝母丸 2-173
14635 贝母丸 2-173
14636 贝母丸 2-173
14637 贝母丸 2-173
14638 贝母丸 2-173
14639 贝母丸 2-173
14640 贝母丸 2-174
14641 贝母丸 2-174
14642 贝母丸 2-174
14643 贝母丸 2-174
14644 贝母团 2-174
14645 贝母汤 2-174
14646 贝母汤 2-174
14647 贝母汤 2-174
14648 贝母汤 2-174
14649 贝母汤 2-174
14650 贝母汤 2-174
14651 贝母汤 2-174
14652 贝母汤 2-174
14653 贝母汤 2-174
14654 贝母汤 2-174
14655 贝母汤 2-175
14656 贝母汤 2-175
14657 贝母汤 2-175
14658 贝母汤 2-175
14659 贝母汤 2-175
14660 贝母汤 2-175
14661 贝母饮 2-175
14662 贝母饮 2-175
14663 贝母饮 2-175
14664 贝母散 2-175
14665 贝母散 2-175
14666 贝母散 2-175
14667 贝母散 2-175
14668 贝母散 2-175
14669 贝母散 2-176
14670 贝母散 2-176
14671 贝母散 2-176
14672 贝母散 2-176
14673 贝母散 2-176
14674 贝母散 2-176
14675 贝母散 2-176
14676 贝母散 2-176
14677 贝母散 2-176
14678 贝母散 2-176
14679 贝母散 2-176
14680 贝母散 2-176
14681 贝母散 2-176
14682 贝母散 2-176
14683 贝母散 2-176
14684 贝母散 2-176
14685 贝母散 2-176
14686 贝母散 2-177
14687 贝母散 2-177
14688 贝母散 2-177
14689 贝母散 2-177
14690 贝母散 2-177
14691 贝母散 2-177
14692 贝母散 2-177
14693 贝母粥 2-177
14694 贝母煎 2-177
14695 贝母煎 2-177
14696 贝母煎 2-177
14697 贝母煎 2-177
14698 贝母膏 2-177
14699 贝母膏 2-177
14700 贝齿汤 2-177
14701 贝齿散 2-177
14702 贝齿散 2-177
14703 贝齿散 2-177
14704 贝齿散 2-178
14705 贝齿散 2-178
14706 贝齿散 2-178
14707 贝齿散 2-178
14708 贝齿散 2-178
14709 贝齿散 2-178
14710 贝齿散 2-178
14711 贝齿散 2-178
14712 贝齿煎 2-178
14713 贝齿膏 2-178
14714 贝莲猪肺 2-178
14715 贝羚胶囊 2-178
14716 贝母元参汤 2-178
14717 贝母瓜蒌汤 2-178
14718 贝母瓜蒌散 2-178
14719 贝母瓜蒌散 2-178
14720 贝母瓜蒌散 2-179
14721 贝母瓜蒌散 2-179
14722 贝母瓜蒌散 2-179
14723 贝母麦冬饮 2-179
14724 贝母括痰丸 2-179
14725 贝母绝经汤 2-179
14726 贝母黄芩汤 2-179
14727 贝母升麻鳖甲汤 2-179
14728 贝母白芷内消散 2-179

见

14729 见天丸 2-179
14730 见龙散 2-179
14731 见晛丸 2-179
14732 见晛丸 2-179
14733 见晛丸 2-179
14734 见晛丹 2-179
14735 见晛膏 2-179

日

14736 日月丹 2-180
14737 日月丹 2-180
14738 日月散 2-180
14739 日生汤 2-180
14740 日应丹 2-180
14741 日精丹 2-180
14742 日月光明散 2-180
14743 日用仙酥丹 2-180
14744 日用仙酥汤 2-180
14745 日精月华丹 2-180
14746 日精月华光明膏 2-181
14747 日精月华光明膏 2-181
14748 日本国传巴豆涂方 2-181

仁

14749 仁丹 2-181
14750 仁寿丸 2-181
14751 仁香汤 2-181
14752 仁熟散 2-181

化

14753 化云汤 2-181
14754 化元汤 2-181
14755 化木汤 2-182
14756 化气丸 2-182
14757 化气丸 2-182
14758 化气丸 2-182
14759 化气丸 2-182
14760 化气丸 2-182
14761 化气汤 2-182
14762 化气汤 2-182
14763 化气汤 2-182
14764 化气汤 2-182
14765 化气散 2-182
14766 化气散 2-182
14767 化丹汤 2-182
14768 化风丸 2-182
14769 化风丸 2-183
14770 化风丸 2-183
14771 化风丸 2-183
14772 化风丹 2-183
14773 化风丹 2-183
14774 化风丹 2-183
14775 化风丹 2-183
14776 化风丹 2-183
14777 化风丹 2-183
14778 化风丹 2-183
14779 化凤膏 2-183
14780 化水丹 2-183
14781 化水汤 2-183
14782 化石汤 2-183
14783 化龙丹 2-184
14784 化龙丹 2-184
14785 化生丸 2-184
14786 化生丸 2-184
14787 化丝汤 2-184
14788 化老汤 2-184
14789 化虫丸 2-184
14790 化虫丸 2-184
14791 化虫丸 2-184
14792 化虫丸 2-184
14793 化虫丸 2-184
14794 化虫丸 2-184
14795 化虫丸 2-184
14796 化虫丸 2-185
14797 化虫丸 2-185
14798 化虫丸 2-185
14799 化虫丸 2-185
14800 化虫丸 2-185
14801 化虫丸 2-185
14802 化虫丸 2-185
14803 化虫丸 2-185
14804 化虫丸 2-185
14805 化虫丸 2-185
14806 化虫丸 2-185
14807 化虫丸 2-185
14808 化虫丸 2-185
14809 化虫丸 2-186
14810 化虫丸 2-186
14811 化虫丸 2-186
14812 化虫丸 2-186
14813 化虫丸 2-186
14814 化虫丸 2-186
14815 化虫丸 2-186
14816 化虫丸 2-186
14817 化虫丹 2-186
14818 化虫饮 2-186
14819 化虫散 2-186
14820 化虫散 2-186
14821 化虫散 2-186
14822 化虫散 2-186
14823 化虫散 2-187
14824 化虫散 2-187
14825 化虫散 2-187
14826 化虫散 2-187
14827 化肉膏 2-187
14828 化血丹 2-187
14829 化阳汤 2-187
14830 化阴煎 2-187
14831 化块丸 2-187
14832 化块丹 2-187
14833 化坚丸 2-187
14834 化坚丸 2-187
14835 化坚丸 2-187
14836 化坚汤 2-188
14837 化坚汤 2-188
14838 化坚汤 2-188
14839 化坚汤 2-188
14840 化坚油 2-188
14841 化坚膏 2-188
14842 化坚膏 2-188
14843 化坚膏 2-188
14844 化坚膏 2-188
14845 化针散 2-188
14846 化针散 2-188
14847 化狂丹 2-188
14848 化肝煎 2-189
14849 化肝煎 2-189
14850 化疔汤 2-189
14851 化沙汤 2-189
14852 化郁膏 2-189
14853 化肾汤 2-189
14854 化岩汤 2-189
14855 化岩汤 2-189
14856 化乳丹 2-189
14857 化乳汤 2-189
14858 化鱼汤 2-189
14859 化鱼汤 2-190
14860 化炎汤 2-190
14861 化毒丸 2-190
14862 化毒丸 2-190
14863 化毒丸 2-190
14864 化毒丸 2-190
14865 化毒丸 2-190
14866 化毒丸 2-190
14867 化毒丸 2-190
14868 化毒丸 2-190
14869 化毒丸 2-190
14870 化毒丸 2-190
14871 化毒丸 2-190
14872 化毒丹 2-190
14873 化毒丹 2-190
14874 化毒丹 2-190
14875 化毒丹 2-191
14876 化毒丹 2-191
14877 化毒丹 2-191
14878 化毒丹 2-191
14879 化毒丹 2-191
14880 化毒丹 2-191
14881 化毒丹 2-191
14882 化毒丹 2-191
14883 化毒丹 2-191
14884 化毒丹 2-191
14885 化毒丹 2-191
14886 化毒丹 2-191
14887 化毒丹 2-191
14888 化毒丹 2-191
14889 化毒汤 2-191
14890 化毒汤 2-192
14891 化毒汤 2-192
14892 化毒汤 2-192
14893 化毒汤 2-192
14894 化毒汤 2-192
14895 化毒汤 2-192
14896 化毒汤 2-192
14897 化毒汤 2-192
14898 化毒汤 2-192
14899 化毒汤 2-192
14900 化毒汤 2-192
14901 化毒汤 2-192
14902 化毒饮 2-192
14903 化毒饮 2-192
14904 化毒胶 2-192
14905 化毒散 2-192
14906 化毒散 2-192
14907 化毒散 2-193
14908 化毒散 2-193
14909 化毒散 2-193
14910 化毒散 2-193
14911 化毒散 2-193
14912 化毒散 2-193
14913 化毒散 2-193
14914 化毒散 2-193
14915 化毒散 2-193
14916 化毒散 2-193
14917 化毒散 2-193
14918 化毒散 2-193
14919 化毒膏 2-193
14920 化毒膏 2-193
14921 化茧散 2-193
14922 化荣散 2-193
14923 化骨丹 2-193
14924 化便丹 2-193
14925 化食丸 2-194
14926 化食丹 2-194
14927 化食丹 2-194
14928 化食方 2-194
14929 化食汤 2-194
14930 化痨丸 2-194
14931 化浊汤 2-194
14932 化涎丸 2-194
14933 化涎散 2-194
14934 化逆汤 2-194
14935 化核膏 2-194
14936 化铁丸 2-194
14937 化铁丸 2-194
14938 化铁丸 2-195
14939 化铁丹 2-195
14940 化铁丹 2-195
14941 化铁丹 2-195
14942 化铁丹 2-195

14943 化铁丹 2-195
14944 化铁丹 2-195
14945 化铁丹 2-195
14946 化铁散 2-195
14947 化铁膏 2-195
14948 化积丸 2-195
14949 化积丸 2-195
14950 化积丸 2-195
14951 化积丸 2-195
14952 化积丸 2-196
14953 化积丸 2-196
14954 化积丸 2-196
14955 化积串 2-196
14956 化积散 2-196
14957 化积散 2-196
14958 化积散 2-196
14959 化积散 2-196
14960 化息散 2-196
14961 化疳丸 2-196
14962 化疳丸 2-196
14963 化疸汤 2-196
14964 化疹汤 2-196
14965 化痈汤 2-196
14966 化雪丹 2-196
14967 化蛊丸 2-197
14968 化蛊丸 2-197
14969 化蛊丸 2-197
14970 化痒汤 2-197
14971 化斑汤 2-197
14972 化斑汤 2-197
14973 化斑汤 2-197
14974 化斑汤 2-197
14975 化斑汤 2-197
14976 化斑汤 2-197
14977 化斑汤 2-197
14978 化斑汤 2-197
14979 化斑汤 2-197
14980 化斑汤 2-197
14981 化斑汤 2-197
14982 化斑汤 2-197
14983 化斑汤 2-197
14984 化斑汤 2-197
14985 化斑汤 2-197
14986 化斑汤 2-198
14987 化斑汤 2-198
14988 化斑汤 2-198
14989 化斑汤 2-198
14990 化斑汤 2-198
14991 化斑汤 2-198
14992 化斑汤 2-198
14993 化斑散 2-198
14994 化散汤 2-198
14995 化硬散 2-198
14996 化痞丸 2-198
14997 化痞丸 2-198
14998 化痞丸 2-198
14999 化痞丸 2-199
15000 化痞丸 2-199
15001 化痞丹 2-199
15002 化痞方 2-199
15003 化痞散 2-199
15004 化痞膏 2-199
15005 化痞膏 2-199
15006 化痞膏 2-199
15007 化痞膏 2-199
15008 化痞膏 2-199
15009 化痞膏 2-199
15010 化痞膏 2-199
15011 化痞膏 2-199
15012 化痞膏 2-200
15013 化滞丸 2-200
15014 化滞丸 2-200
15015 化滞丸 2-200
15016 化滞丸 2-200
15017 化滞丸 2-200
15018 化滞丸 2-200
15019 化滞汤 2-200
15020 化滞汤 2-200
15021 化滞汤 2-200
15022 化滞汤 2-200
15023 化滞汤 2-200
15024 化滞汤 2-201
15025 化滞煎 2-201
15026 化湿饮 2-201
15027 化蛾丹 2-201
15028 化瘀丸 2-201
15029 化瘀丹 2-201
15030 化瘀方 2-201
15031 化瘀汤 2-201
15032 化瘀散 2-201
15033 化瘀散 2-201
15034 化痰丸 2-201
15035 化痰丸 2-201
15036 化痰丸 2-201
15037 化痰丸 2-201
15038 化痰丸 2-201
15039 化痰丸 2-202
15040 化痰丸 2-202
15041 化痰丸 2-202
15042 化痰丸 2-202
15043 化痰丸 2-202
15044 化痰丸 2-202
15045 化痰丸 2-202
15046 化痰丸 2-202
15047 化痰丸 2-202
15048 化痰丸 2-202
15049 化痰丸 2-202
15050 化痰丸 2-202
15051 化痰丸 2-202
15052 化痰丸 2-203
15053 化痰丸 2-203
15054 化痰丸 2-203
15055 化痰丸 2-203
15056 化痰丸 2-203
15057 化痰丸 2-203
15058 化痰丹 2-203
15059 化痰汤 2-203
15060 化痰饮 2-203
15061 化痰顶 2-203
15062 化痰膏 2-203
15063 化痰膏 2-203
15064 化管丸 2-203
15065 化腐丹 2-203
15066 化腐散 2-203
15067 化腐散 2-203
15068 化漏汤 2-203
15069 化精丹 2-203
15070 化瘤丹 2-203
15071 化瘤膏 2-204
15072 化䘌丸 2-204
15073 化䘌丸 2-204
15074 化䘌丸 2-204
15075 化䘌丸 2-204
15076 化䘌丸 2-204
15077 化瘿丹 2-204
15078 化瘿丹 2-204
15079 化凝汤 2-204
15080 化癌煎 2-204
15081 化𤻷锭 2-204
15082 化癖丸 2-204
15083 化癖丸 2-204
15084 化癖丸 2-204
15085 化癖丸 2-204
15086 化癖丸 2-205
15087 化癖丹 2-205
15088 化癖丹 2-205
15089 化癖膏 2-205
15090 化癖膏 2-205
15091 化癖膏 2-205
15092 化癖膏 2-205
15093 化鳖汤 2-205
15094 化鳖汤 2-205
15095 化癥丸 2-205
15096 化癥丸 2-205
15097 化耳蕈方 2-205
15098 化痨仙丹 2-205
15099 化毒饮子 2-206
15100 化毒神丹 2-206
15101 化骨神丹 2-206
15102 化涎饼子 2-206
15103 化铁金丹 2-206
15104 化酒饮子 2-206
15105 化瘀洗方 2-206
15106 化痰金丹 2-206
15107 化痰涎方 2-206
15108 化管药条 2-206
15109 化腐锭子 2-206
15110 化癖金丹 2-206
15111 化癣神丹 2-206
15112 化气四物汤 2-206
15113 化气沉香汤 2-206
15114 化气调经汤 2-206
15115 化水种子汤 2-207
15116 化水种玉丹 2-207
15117 化圣通滞汤 2-207
15118 化虫干漆丸 2-207
15119 化虫定痛丹 2-207
15120 化虫消毒丸 2-207
15121 化虫消疳散 2-207
15122 化坚二陈丸 2-207
15123 化肝消毒汤 2-207
15124 化疔内消散 2-207
15125 化疔救唇汤 2-207
15126 化疔漏芦汤 2-207
15127 化毒内托散 2-208
15128 化毒生肌散 2-208
15129 化毒成浆汤 2-208
15130 化毒托里散 2-208
15131 化毒除湿汤 2-208
15132 化毒桂枝汤 2-208
15133 化毒海上方 2-208
15134 化毒黄蜡丸 2-208
15135 化毒救生丹 2-208
15136 化毒清表汤 2-208
15137 化毒清表汤 2-208
15138 化毒散软膏 2-208
15139 化毒解毒汤 2-208
15140 化毒漏芦饮 2-208
15141 化骨至神丹 2-208
15142 化食养脾汤 2-209
15143 化涎水银丸 2-209
15144 化铁丹眼水 2-209
15145 化积口服液 2-209
15146 化积止痢汤 2-209
15147 化积四物汤 2-209
15148 化积保中丸 2-209
15149 化积健脾汤 2-209
15150 化脓生肌膏 2-209
15151 化酒止痢汤 2-209
15152 化淫消毒汤 2-209
15153 化斑解毒汤 2-209
15154 化斑解毒汤 2-209
15155 化斑解毒汤 2-209
15156 化斑解毒汤 2-210
15157 化斑解毒汤 2-210
15158 化痞反正膏 2-210

从

气

仓

公

分

15351 分气紫苏汤 2-223
15352 分气紫苏饮 2-223
15353 分气紫苏饮 2-223
15354 分心气饮子 2-224
15355 分水车前散 2-224
15356 分水止鸣汤 2-224
15357 分水止泻丹 2-224
15358 分水消肿散 2-224
15359 分阴理阳汤 2-224
15360 分利五苓散 2-224
15361 分利化滞汤 2-224
15362 分利顺元散 2-224
15363 分消导气汤 2-224
15364 分消泄浊丸 2-224
15365 分消宽中散 2-224
15366 分清五淋丸 2-224
15367 分清止淋丸 2-224
15368 分湿内化丹 2-224
15369 分湿消毒丹 2-225
15370 分解湿热汤 2-225
15371 分湿消毒至神丹 2-225

壬

15372 壬子丸 2-225
15373 壬子丸 2-225
15374 壬子丸 2-225
15375 壬子丸 2-225
15376 壬癸散 2-225
15377 壬水金丹 2-225
15378 壬字化毒丸 2-225

手

15379 手膏 2-226
15380 手膏 2-226
15381 手膏 2-226
15382 手阳丹 2-226
15383 手拈丸 2-226
15384 手拈散 2-226
15385 手拈散 2-226
15386 手拈散 2-226
15387 手拈散 2-226
15388 手拈散 2-226
15389 手背饮 2-226
15390 手捻散 2-226
15391 手握丹 2-226
15392 手握丹 2-226
15393 手摩丸 2-226

毛

15394 毛粉散 2-227
15395 毛姜浸酒 2-227

午

15396 午药 2-227
15397 午王丸 2-227
15398 午时茶 2-227
15399 午时茶 2-227
15400 午时茶 2-227
15401 午时茶 2-227
15402 午后年干漱口方 2-227

牛

15403 牛羹 2-227
15404 牛牙散 2-227
15405 牛车肉 2-228
15406 牛车散 2-228
15407 牛皮丸 2-228
15408 牛皮膏 2-228
15409 牛灰散 2-228
15410 牛肉脯 2-228
15411 牛肉羹 2-228
15412 牛李膏 2-228
15413 牛肝散 2-228
15414 牛角散 2-228
15415 牛角散 2-228
15416 牛角散 2-228
15417 牛角散 2-228
15418 牛齿散 2-228
15419 牛齿散 2-228
15420 牛齿膏 2-228
15421 牛肾粥 2-228
15422 牛乳丸 2-228
15423 牛乳方 2-228
15424 牛乳方 2-229
15425 牛乳方 2-229
15426 牛乳汤 2-229
15427 牛乳饮 2-229
15428 牛乳饮 2-229
15429 牛乳饮 2-229
15430 牛乳香 2-229
15431 牛乳粥 2-229
15432 牛郎串 2-229
15433 牛郎串 2-229
15434 牛郎顶 2-229
15435 牛郎散 2-229
15436 牛骨膏 2-229
15437 牛胆丸 2-229
15438 牛胆丸 2-229
15439 牛胆丸 2-229
15440 牛胆散 2-229
15441 牛胆煎 2-229
15442 牛胆膏 2-229
15443 牛涎丸 2-229
15444 牛涎方 2-230
15445 牛蚕散 2-230
15446 牛桔汤 2-230
15447 牛脂膏 2-230
15448 牛胶饮 2-230
15449 牛胶酒 2-230
15450 牛胶散 2-230
15451 牛胶散 2-230
15452 牛胶散 2-230
15453 牛胶散 2-230
15454 牛脑丸 2-230
15455 牛脑丸 2-230
15456 牛脑丹 2-230
15457 牛脑散 2-230
15458 牛桑饮 2-230
15459 牛菟丸 2-230
15460 牛黄丸 2-230
15461 牛黄丸 2-230
15462 牛黄丸 2-230
15463 牛黄丸 2-231
15464 牛黄丸 2-231
15465 牛黄丸 2-231
15466 牛黄丸 2-231
15467 牛黄丸 2-231
15468 牛黄丸 2-231
15469 牛黄丸 2-231
15470 牛黄丸 2-231
15471 牛黄丸 2-231
15472 牛黄丸 2-231
15473 牛黄丸 2-231
15474 牛黄丸 2-231
15475 牛黄丸 2-232
15476 牛黄丸 2-232
15477 牛黄丸 2-232
15478 牛黄丸 2-232
15479 牛黄丸 2-232
15480 牛黄丸 2-232
15481 牛黄丸 2-232
15482 牛黄丸 2-232
15483 牛黄丸 2-232
15484 牛黄丸 2-233
15485 牛黄丸 2-233
15486 牛黄丸 2-233
15487 牛黄丸 2-233
15488 牛黄丸 2-233
15489 牛黄丸 2-233
15490 牛黄丸 2-233
15491 牛黄丸 2-233
15492 牛黄丸 2-233
15493 牛黄丸 2-233
15494 牛黄丸 2-234
15495 牛黄丸 2-234
15496 牛黄丸 2-234
15497 牛黄丸 2-234
15498 牛黄丸 2-234
15499 牛黄丸 2-234
15500 牛黄丸 2-234
15501 牛黄丸 2-234
15502 牛黄丸 2-234
15503 牛黄丸 2-234
15504 牛黄丸 2-234
15505 牛黄丸 2-234
15506 牛黄丸 2-235
15507 牛黄丸 2-235
15508 牛黄丸 2-235
15509 牛黄丸 2-235
15510 牛黄丸 2-235
15511 牛黄丸 2-235
15512 牛黄丸 2-235
15513 牛黄丸 2-235
15514 牛黄丸 2-235
15515 牛黄丸 2-235
15516 牛黄丸 2-235
15517 牛黄丸 2-235
15518 牛黄丸 2-235
15519 牛黄丸 2-236
15520 牛黄丸 2-236
15521 牛黄丸 2-236
15522 牛黄丸 2-236
15523 牛黄丸 2-236
15524 牛黄丸 2-236
15525 牛黄丸 2-236
15526 牛黄丸 2-236
15527 牛黄丸 2-236
15528 牛黄丸 2-236
15529 牛黄丸 2-236
15530 牛黄丸 2-236
15531 牛黄丸 2-237
15532 牛黄丸 2-237
15533 牛黄丸 2-237
15534 牛黄丸 2-237
15535 牛黄丸 2-237
15536 牛黄丸 2-237
15537 牛黄丸 2-237
15538 牛黄丸 2-237
15539 牛黄丸 2-237
15540 牛黄丸 2-237
15541 牛黄丸 2-237
15542 牛黄丸 2-238
15543 牛黄丸 2-238
15544 牛黄丸 2-238
15545 牛黄丸 2-238
15546 牛黄丸 2-238
15547 牛黄丸 2-238
15548 牛黄丸 2-238
15549 牛黄丸 2-238
15550 牛黄丸 2-238
15551 牛黄丸 2-238
15552 牛黄丸 2-238

15553 牛黄丸 2-238
15554 牛黄丸 2-238
15555 牛黄丸 2-239
15556 牛黄丸 2-239
15557 牛黄丸 2-239
15558 牛黄丸 2-239
15559 牛黄丸 2-239
15560 牛黄丸 2-239
15561 牛黄丸 2-239
15562 牛黄丸 2-239
15563 牛黄丸 2-239
15564 牛黄丸 2-239
15565 牛黄丸 2-239
15566 牛黄丸 2-239
15567 牛黄丸 2-239
15568 牛黄丸 2-240
15569 牛黄丸 2-240
15570 牛黄丸 2-240
15571 牛黄丸 2-240
15572 牛黄丸 2-240
15573 牛黄丸 2-240
15574 牛黄丸 2-240
15575 牛黄丸 2-240
15576 牛黄丸 2-240
15577 牛黄丸 2-240
15578 牛黄丸 2-240
15579 牛黄丸 2-240
15580 牛黄丸 2-240
15581 牛黄丸 2-240
15582 牛黄丸 2-240
15583 牛黄丸 2-240
15584 牛黄丸 2-241
15585 牛黄丸 2-241
15586 牛黄丸 2-241
15587 牛黄丸 2-241
15588 牛黄丸 2-241
15589 牛黄丸 2-241
15590 牛黄丸 2-241
15591 牛黄丸 2-241
15592 牛黄丸 2-241
15593 牛黄丸 2-241
15594 牛黄丸 2-241
15595 牛黄丸 2-241
15596 牛黄丸 2-241
15597 牛黄丸 2-241
15598 牛黄丸 2-242
15599 牛黄丸 2-242
15600 牛黄丸 2-242
15601 牛黄丸 2-242
15602 牛黄丸 2-242
15603 牛黄丸 2-242
15604 牛黄丸 2-242
15605 牛黄丹 2-242
15606 牛黄丹 2-242
15607 牛黄丹 2-242
15608 牛黄串 2-242
15609 牛黄汤 2-242
15610 牛黄饮 2-242
15611 牛黄饮 2-243
15612 牛黄酒 2-243
15613 牛黄散 2-243
15614 牛黄散 2-243
15615 牛黄散 2-243
15616 牛黄散 2-243
15617 牛黄散 2-243
15618 牛黄散 2-243
15619 牛黄散 2-243
15620 牛黄散 2-243
15621 牛黄散 2-243
15622 牛黄散 2-243
15623 牛黄散 2-244
15624 牛黄散 2-244
15625 牛黄散 2-244
15626 牛黄散 2-244
15627 牛黄散 2-244
15628 牛黄散 2-244
15629 牛黄散 2-244
15630 牛黄散 2-244
15631 牛黄散 2-244
15632 牛黄散 2-244
15633 牛黄散 2-244
15634 牛黄散 2-244
15635 牛黄散 2-245
15636 牛黄散 2-245
15637 牛黄散 2-245
15638 牛黄散 2-245
15639 牛黄散 2-245
15640 牛黄散 2-245
15641 牛黄散 2-245
15642 牛黄散 2-245
15643 牛黄散 2-245
15644 牛黄散 2-245
15645 牛黄散 2-245
15646 牛黄散 2-245
15647 牛黄散 2-245
15648 牛黄散 2-246
15649 牛黄散 2-246
15650 牛黄散 2-246
15651 牛黄散 2-246
15652 牛黄散 2-246
15653 牛黄散 2-246
15654 牛黄散 2-246
15655 牛黄散 2-246
15656 牛黄散 2-246
15657 牛黄散 2-246
15658 牛黄散 2-246
15659 牛黄散 2-246
15660 牛黄散 2-246
15661 牛黄散 2-247
15662 牛黄散 2-247
15663 牛黄散 2-247
15664 牛黄散 2-247
15665 牛黄散 2-247
15666 牛黄散 2-247
15667 牛黄散 2-247
15668 牛黄散 2-247
15669 牛黄散 2-247
15670 牛黄散 2-247
15671 牛黄散 2-247
15672 牛黄散 2-247
15673 牛黄散 2-247
15674 牛黄散 2-247
15675 牛黄散 2-248
15676 牛黄散 2-248
15677 牛黄散 2-248
15678 牛黄散 2-248
15679 牛黄散 2-248
15680 牛黄散 2-248
15681 牛黄散 2-248
15682 牛黄散 2-248
15683 牛黄散 2-248
15684 牛黄散 2-248
15685 牛黄散 2-248
15686 牛黄散 2-248
15687 牛黄散 2-248
15688 牛黄散 2-248
15689 牛黄散 2-249
15690 牛黄散 2-249
15691 牛黄散 2-249
15692 牛黄散 2-249
15693 牛黄散 2-249
15694 牛黄散 2-249
15695 牛黄散 2-249
15696 牛黄散 2-249
15697 牛黄散 2-249
15698 牛黄散 2-249
15699 牛黄散 2-249
15700 牛黄散 2-249
15701 牛黄散 2-249
15702 牛黄散 2-249
15703 牛黄散 2-249
15704 牛黄散 2-249
15705 牛黄散 2-249
15706 牛黄散 2-249
15707 牛黄散 2-249
15708 牛黄散 2-249
15709 牛黄散 2-250
15710 牛黄散 2-250
15711 牛黄散 2-250
15712 牛黄散 2-250
15713 牛黄散 2-250
15714 牛黄散 2-250
15715 牛黄散 2-250
15716 牛黄煎 2-250
15717 牛黄煎 2-250
15718 牛黄膏 2-250
15719 牛黄膏 2-250
15720 牛黄膏 2-250
15721 牛黄膏 2-250
15722 牛黄膏 2-250
15723 牛黄膏 2-250
15724 牛黄膏 2-251
15725 牛黄膏 2-251
15726 牛黄膏 2-251
15727 牛黄膏 2-251
15728 牛黄膏 2-251
15729 牛黄膏 2-251
15730 牛黄膏 2-251
15731 牛黄膏 2-251
15732 牛黄膏 2-251
15733 牛黄膏 2-251
15734 牛黄膏 2-251
15735 牛黄膏 2-251
15736 牛黄膏 2-251
15737 牛黄膏 2-251
15738 牛黄膏 2-252
15739 牛黄膏 2-252
15740 牛黄膏 2-252
15741 牛黄膏 2-252
15742 牛椒丸 2-252
15743 牛椒散 2-252
15744 牛酥饮 2-252
15745 牛酥散 2-252
15746 牛酥煎 2-252
15747 牛酥膏 2-252
15748 牛脾粥 2-252
15749 牛粪散 2-252
15750 牛粪膏 2-252
15751 牛犀丸 2-252
15752 牛蒡丸 2-253
15753 牛蒡丹 2-253
15754 牛蒡汤 2-253
15755 牛蒡汤 2-253
15756 牛蒡汤 2-253
15757 牛蒡汤 2-253
15758 牛蒡酒 2-253
15759 牛蒡酒 2-253
15760 牛蒡散 2-253
15761 牛蒡散 2-253
15762 牛蒡散 2-253
15763 牛蒡散 2-253
15764 牛蒡散 2-253
15765 牛蒡散 2-253
15766 牛蒡散 2-253
15767 牛蒡粥 2-253
15768 牛蒡煎 2-253

15769 牛蒡膏 2-253
15770 牛膝丸 2-254
15771 牛膝丸 2-254
15772 牛膝丸 2-254
15773 牛膝丸 2-254
15774 牛膝丸 2-254
15775 牛膝丸 2-254
15776 牛膝丸 2-254
15777 牛膝丸 2-254
15778 牛膝丸 2-254
15779 牛膝丸 2-254
15780 牛膝丸 2-255
15781 牛膝丸 2-255
15782 牛膝丸 2-255
15783 牛膝丸 2-255
15784 牛膝丸 2-255
15785 牛膝丸 2-255
15786 牛膝丸 2-255
15787 牛膝丸 2-255
15788 牛膝丸 2-255
15789 牛膝丸 2-255
15790 牛膝丸 2-255
15791 牛膝丸 2-256
15792 牛膝丸 2-256
15793 牛膝丸 2-256
15794 牛膝丸 2-256
15795 牛膝丸 2-256
15796 牛膝丸 2-256
15797 牛膝丸 2-256
15798 牛膝丸 2-256
15799 牛膝丸 2-256
15800 牛膝丸 2-256
15801 牛膝丸 2-256
15802 牛膝丸 2-256
15803 牛膝丸 2-256
15804 牛膝丸 2-257
15805 牛膝丸 2-257
15806 牛膝丸 2-257
15807 牛膝丸 2-257
15808 牛膝丸 2-257
15809 牛膝丸 2-257
15810 牛膝丸 2-257
15811 牛膝丸 2-257
15812 牛膝丸 2-257
15813 牛膝丸 2-257
15814 牛膝丸 2-257
15815 牛膝丸 2-257
15816 牛膝丸 2-257
15817 牛膝丸 2-258
15818 牛膝丸 2-258
15819 牛膝丸 2-258
15820 牛膝汤 2-258
15821 牛膝汤 2-258
15822 牛膝汤 2-258
15823 牛膝汤 2-258
15824 牛膝汤 2-258
15825 牛膝汤 2-258
15826 牛膝汤 2-258
15827 牛膝汤 2-258
15828 牛膝汤 2-258
15829 牛膝汤 2-258
15830 牛膝汤 2-258
15831 牛膝汤 2-259
15832 牛膝汤 2-259
15833 牛膝汤 2-259
15834 牛膝汤 2-259
15835 牛膝汤 2-259
15836 牛膝汤 2-259
15837 牛膝汤 2-259
15838 牛膝汤 2-259
15839 牛膝汤 2-259
15840 牛膝汤 2-259
15841 牛膝汤 2-259
15842 牛膝汤 2-259
15843 牛膝汤 2-259
15844 牛膝汤 2-259
15845 牛膝汤 2-259
15846 牛膝汤 2-260
15847 牛膝汤 2-260
15848 牛膝汤 2-260
15849 牛膝汤 2-260
15850 牛膝汤 2-260
15851 牛膝汤 2-260
15852 牛膝饮 2-260
15853 牛膝饮 2-260
15854 牛膝饮 2-260
15855 牛膝酒 2-260
15856 牛膝酒 2-260
15857 牛膝酒 2-260
15858 牛膝酒 2-260
15859 牛膝酒 2-261
15860 牛膝酒 2-261
15861 牛膝酒 2-261
15862 牛膝酒 2-261
15863 牛膝酒 2-261
15864 牛膝酒 2-261
15865 牛膝酒 2-261
15866 牛膝散 2-261
15867 牛膝散 2-261
15868 牛膝散 2-261
15869 牛膝散 2-261
15870 牛膝散 2-261
15871 牛膝散 2-261
15872 牛膝散 2-261
15873 牛膝散 2-261
15874 牛膝散 2-262
15875 牛膝散 2-262
15876 牛膝散 2-262
15877 牛膝散 2-262
15878 牛膝散 2-262
15879 牛膝散 2-262
15880 牛膝散 2-262
15881 牛膝散 2-262
15882 牛膝散 2-262
15883 牛膝散 2-262
15884 牛膝散 2-262
15885 牛膝散 2-262
15886 牛膝散 2-263
15887 牛膝散 2-263
15888 牛膝散 2-263
15889 牛膝散 2-263
15890 牛膝散 2-263
15891 牛膝散 2-263
15892 牛膝散 2-263
15893 牛膝散 2-263
15894 牛膝散 2-263
15895 牛膝散 2-263
15896 牛膝散 2-263
15897 牛膝散 2-263
15898 牛膝散 2-264
15899 牛膝散 2-264
15900 牛膝散 2-264
15901 牛膝散 2-264
15902 牛膝散 2-264
15903 牛膝散 2-264
15904 牛膝散 2-264
15905 牛膝散 2-264
15906 牛膝散 2-264
15907 牛膝散 2-264
15908 牛膝散 2-264
15909 牛膝散 2-264
15910 牛膝散 2-264
15911 牛膝散 2-264
15912 牛膝散 2-264
15913 牛膝散 2-265
15914 牛膝粥 2-265
15915 牛膝煎 2-265
15916 牛膝煎 2-265
15917 牛膝煎 2-265
15918 牛膝煎 2-265
15919 牛膝煎 2-265
15920 牛膝膏 2-265
15921 牛膝膏 2-265
15922 牛膝膏 2-265
15923 牛膝膏 2-265
15924 牛膝膏 2-265
15925 牛膝膏 2-265
15926 牛鰓散 2-265
15927 牛髓丸 2-265
15928 牛髓汤 2-265
15929 牛髓膏 2-265
15930 牛髓膏 2-265
15931 牛李子丸 2-265
15932 牛李子丸 2-266
15933 牛李子散 2-266
15934 牛角鰓丸 2-266
15935 牛角鰓丸 2-266
15936 牛角鰓散 2-266
15937 牛角鰓散 2-266
15938 牛角鰓散 2-266
15939 牛角鰓散 2-266
15940 牛角鰓散 2-266
15941 牛角鰓散 2-266
15942 牛角鰓散 2-266
15943 牛角鰓散 2-266
15944 牛胆星丸 2-266
15945 牛屎熏方 2-266
15946 牛黄双丸 2-266
15947 牛黄双丸 2-266
15948 牛黄饮子 2-267
15949 牛黄散子 2-267
15950 牛黄散子 2-267
15951 牛蒡子丸 2-267
15952 牛蒡子丸 2-267
15953 牛蒡子丸 2-267
15954 牛蒡子汤 2-267
15955 牛蒡子汤 2-267
15956 牛蒡子汤 2-267
15957 牛蒡子汤 2-267
15958 牛蒡子汤 2-267
15959 牛蒡子汤 2-267
15960 牛蒡子汤 2-267
15961 牛蒡子饮 2-268
15962 牛蒡子饮 2-268
15963 牛蒡子酒 2-268
15964 牛蒡子散 2-268
15965 牛蒡子散 2-268
15966 牛蒡子散 2-268
15967 牛蒡子散 2-268
15968 牛蒡子散 2-268
15969 牛蒡子散 2-268
15970 牛蒡子散 2-268
15971 牛蒡子散 2-268
15972 牛蒡子散 2-268
15973 牛蒡子散 2-268
15974 牛蒡子膏 2-268
15975 牛蒡叶散 2-268
15976 牛蒡叶羹 2-269
15977 牛蒡饮子 2-269
15978 牛蒡根汁 2-269
15979 牛蒡根汤 2-269
15980 牛蒡根散 2-269
15981 牛蒡浸酒 2-269
15982 牛蒡馎饦 2-269
15983 牛膝叶粥 2-269
15984 牛膝叶羹 2-269

15985 牛膝酒煎 2-269
15986 牛膝浸酒 2-269
15987 牛膝浸酒 2-269
15988 牛膝浸酒 2-269
15989 牛膝浸酒 2-269
15990 牛膝浸酒 2-269
15991 牛膝煎丸 2-270
15992 牛膝煎丸 2-270
15993 牛膝煎丸 2-270
15994 牛髓煎丸 2-270
15995 牛髓膏子 2-270
15996 牛子解毒汤 2-270
15997 牛马二宝散 2-270
15998 牛皮癣药酒 2-270
15999 牛皮癣膏药 2-270
16000 牛角地黄散 2-270
16001 牛角鰓灰散 2-271
16002 牛虱稀痘丹 2-271
16003 牛屎汁涂方 2-271
16004 牛黄七宝膏 2-271
16005 牛黄八宝丸 2-271
16006 牛黄八宝丹 2-271
16007 牛黄八宝丹 2-271
16008 牛黄上清丸 2-271
16009 牛黄上清丸 2-271
16010 牛黄上清片 2-271
16011 牛黄口疳丹 2-271
16012 牛黄口疳散 2-272
16013 牛黄千金散 2-272
16014 牛黄小儿散 2-272
16015 牛黄天麻散 2-272
16016 牛黄五痫丸 2-272
16017 牛黄双解散 2-272
16018 牛黄化毒丸 2-272
16019 牛黄化毒丹 2-272
16020 牛黄化毒片 2-272
16021 牛黄甘露丸 2-272
16022 牛黄生肌散 2-272
16023 牛黄生金散 2-272
16024 牛黄生犀丸 2-272
16025 牛黄白术丸 2-272
16026 牛黄宁宫片 2-273
16027 牛黄夺命散 2-273
16028 牛黄夺命散 2-273
16029 牛黄至宝丸 2-273
16030 牛黄至宝丹 2-273
16031 牛黄至宝丹 2-273
16032 牛黄至宝丹 2-273
16033 牛黄至宝丹 2-273
16034 牛黄朱砂丸 2-273
16035 牛黄竹沥散 2-273
16036 牛黄安心丸 2-273
16037 牛黄安神丸 2-273
16038 牛黄冰连散 2-273
16039 牛黄攻积丸 2-273
16040 牛黄利膈丸 2-274
16041 牛黄利喉丸 2-274
16042 牛黄补心丸 2-274
16043 牛黄青黛散 2-274
16044 牛黄郁金丸 2-274
16045 牛黄抱龙丸 2-274
16046 牛黄抱龙丸 2-274
16047 牛黄抱龙丸 2-274
16048 牛黄抱龙丸 2-274
16049 牛黄抱龙丸 2-274
16050 牛黄抱龙丸 2-274
16051 牛黄抱龙丸 2-274
16052 牛黄抱龙丸 2-274
16053 牛黄抱龙丸 2-275
16054 牛黄抱龙片 2-275
16055 牛黄金花散 2-275
16056 牛黄金虎丹 2-275
16057 牛黄金露丸 2-275
16058 牛黄净脑片 2-275
16059 牛黄泻心汤 2-275
16060 牛黄泻心散 2-275
16061 牛黄定志丸 2-275
16062 牛黄定痛丸 2-275
16063 牛黄降压丸 2-275
16064 牛黄承气汤 2-275
16065 牛黄珍珠散 2-276
16066 牛黄点舌丹 2-276
16067 牛黄保命丹 2-276
16068 牛黄保命丹 2-276
16069 牛黄保胜丸 2-276
16070 牛黄宣毒丸 2-276
16071 牛黄神金丸 2-276
16072 牛黄神金丹 2-276
16073 牛黄桂枝丸 2-276
16074 牛黄真珠丸 2-276
16075 牛黄铁粉丸 2-276
16076 牛黄铁粉丸 2-276
16077 牛黄铁粉丹 2-276
16078 牛黄健步丹 2-277
16079 牛黄凉膈丸 2-277
16080 牛黄消炎丸 2-277
16081 牛黄消炎片 2-277
16082 牛黄消毒膏 2-277
16083 牛黄益金散 2-277
16084 牛黄通膈丸 2-277
16085 牛黄通膈汤 2-277
16086 牛黄雀屎丸 2-277
16087 牛黄猪乳膏 2-277
16088 牛黄豚血汤 2-277
16089 牛黄清火丸 2-277
16090 牛黄清心丸 2-278
16091 牛黄清心丸 2-278
16092 牛黄清心丸 2-278
16093 牛黄清心丸 2-278
16094 牛黄清心丸 2-278
16095 牛黄清心丸 2-278
16096 牛黄清心丸 2-279
16097 牛黄清心饮 2-279
16098 牛黄清火丸 2-279
16099 牛黄清肺片 2-279
16100 牛黄清胃丸 2-279
16101 牛黄清宫丸 2-279
16102 牛黄清宫丹 2-279
16103 牛黄琥珀丸 2-279
16104 牛黄搜风丸 2-279
16105 牛黄紫云丸 2-280
16106 牛黄紫金丹 2-280
16107 牛黄紫金丹 2-280
16108 牛黄犀角丸 2-280
16109 牛黄解毒丸 2-280
16110 牛黄解毒丸 2-280
16111 牛黄解毒丸 2-280
16112 牛黄解毒丸 2-280
16113 牛黄解毒丸 2-280
16114 牛黄解毒片 2-280
16115 牛黄解毒散 2-280
16116 牛黄噙化丸 2-280
16117 牛黄镇惊丸 2-281
16118 牛黄镇惊丸 2-281
16119 牛黄镇惊丸 2-281
16120 牛黄镇惊丸 2-281
16121 牛黄镇惊丸 2-281
16122 牛黄醒消丸 2-281
16123 牛黄豁痰丸 2-281
16124 牛黄豁痰散 2-281
16125 牛黄蟾酥丸 2-281
16126 牛黄鳖甲丸 2-281
16127 牛蒡子浸酒 2-281
16128 牛蒡甘草汤 2-281
16129 牛蒡甘桔汤 2-281
16130 牛蒡甘桔汤 2-282
16131 牛蒡甘桔汤 2-282
16132 牛蒡芩连汤 2-282
16133 牛蒡前胡汤 2-282
16134 牛蒡根敷方 2-282
16135 牛蒡羚羊散 2-282
16136 牛蒡槐花饮 2-282
16137 牛蒡解肌汤 2-282
16138 牛蒡僵蚕散 2-282
16139 牛膝大黄散 2-282
16140 牛膝天麻丸 2-282
16141 牛膝木瓜丸 2-282
16142 牛膝木瓜丸 2-282
16143 牛膝木瓜汤 2-282
16144 牛膝丹参酒 2-282
16145 牛膝归尾汤 2-283
16146 牛膝四物汤 2-283
16147 牛膝四物汤 2-283
16148 牛膝四物煎 2-283
16149 牛膝地黄散 2-283
16150 牛膝芒消汤 2-283
16151 牛膝灰敷方 2-283
16152 牛膝苁蓉丸 2-283
16153 牛膝益母汤 2-283
16154 牛膝葵子汤 2-283
16155 牛麝通淋散 2-283
16156 牛黄上清胶囊 2-283
16157 牛黄小乌犀丸 2-283
16158 牛黄天南星丸 2-284
16159 牛黄降压胶囊 2-284
16160 牛黄解毒胶囊 2-284
16161 牛黄镇惊锭子 2-284
16162 牛膝大豆浸酒 2-284
16163 牛膝附子煎丸 2-284
16164 牛膝海桐煎丸 2-284
16165 牛膝煮鹿蹄方 2-284
16166 牛髓补虚寒丸 2-284
16167 牛乳煮五英服方 2-284
16168 牛黄蛇胆川贝液 2-284
16169 牛黄蛇胆川贝散 2-284
16170 牛黄清心凉膈丸 2-284
16171 牛膝乌梅四物汤 2-285
16172 牛黄蛇胆川贝滴丸 2-285

升

16173 升丹 2-285
16174 升天散 2-285
16175 升天散 2-285
16176 升天散 2-285
16177 升气汤 2-285
16178 升气散 2-285
16179 升平散 2-285
16180 升发汤 2-285
16181 升发汤 2-285
16182 升芍汤 2-285
16183 升阳汤 2-285
16184 升阳汤 2-285
16185 升阳汤 2-285
16186 升阳汤 2-285
16187 升阳汤 2-286
16188 升阳汤 2-286
16189 升阳汤 2-286
16190 升阳汤 2-286
16191 升阳散 2-286
16192 升阴丸 2-286

16193 升阴汤 2-286
16194 升均汤 2-286
16195 升均汤 2-286
16196 升花散 2-286
16197 升苏散 2-286
16198 升连散 2-286
16199 升秀丸 2-286
16200 升肠汤 2-286
16201 升肠饮 2-286
16202 升君汤 2-287
16203 升明汤 2-287
16204 升和汤 2-287
16205 升降汤 2-287
16206 升降饮 2-287
16207 升降散 2-287
16208 升带汤 2-288
16209 升胃散 2-288
16210 升桔汤 2-288
16211 升桔汤 2-288
16212 升柴汤 2-288
16213 升消散 2-288
16214 升陷汤 2-288
16215 升陷汤 2-288
16216 升麻丸 2-289
16217 升麻丸 2-289
16218 升麻丸 2-289
16219 升麻丸 2-289
16220 升麻丸 2-289
16221 升麻丸 2-289
16222 升麻丸 2-289
16223 升麻丸 2-289
16224 升麻丸 2-289
16225 升麻丸 2-289
16226 升麻丸 2-289
16227 升麻丸 2-289
16228 升麻丸 2-290
16229 升麻丸 2-290
16230 升麻丸 2-290
16231 升麻汤 2-290
16232 升麻汤 2-290
16233 升麻汤 2-290
16234 升麻汤 2-290
16235 升麻汤 2-290
16236 升麻汤 2-290
16237 升麻汤 2-290
16238 升麻汤 2-290
16239 升麻汤 2-290
16240 升麻汤 2-290
16241 升麻汤 2-290
16242 升麻汤 2-290
16243 升麻汤 2-291
16244 升麻汤 2-291
16245 升麻汤 2-291
16246 升麻汤 2-291
16247 升麻汤 2-291
16248 升麻汤 2-291
16249 升麻汤 2-291
16250 升麻汤 2-291
16251 升麻汤 2-291
16252 升麻汤 2-291
16253 升麻汤 2-291
16254 升麻汤 2-291
16255 升麻汤 2-291
16256 升麻汤 2-291
16257 升麻汤 2-292
16258 升麻汤 2-292
16259 升麻汤 2-292
16260 升麻汤 2-292
16261 升麻汤 2-292
16262 升麻汤 2-292
16263 升麻汤 2-292
16264 升麻汤 2-292
16265 升麻汤 2-292
16266 升麻汤 2-292
16267 升麻汤 2-292
16268 升麻汤 2-292
16269 升麻汤 2-292
16270 升麻汤 2-292
16271 升麻汤 2-293
16272 升麻汤 2-293
16273 升麻汤 2-293
16274 升麻汤 2-293
16275 升麻汤 2-293
16276 升麻汤 2-293
16277 升麻汤 2-293
16278 升麻汤 2-293
16279 升麻汤 2-293
16280 升麻汤 2-293
16281 升麻汤 2-293
16282 升麻汤 2-293
16283 升麻汤 2-293
16284 升麻汤 2-293
16285 升麻汤 2-293
16286 升麻汤 2-294
16287 升麻汤 2-294
16288 升麻汤 2-294
16289 升麻汤 2-294
16290 升麻汤 2-294
16291 升麻汤 2-294
16292 升麻汤 2-294
16293 升麻汤 2-294
16294 升麻汤 2-294
16295 升麻汤 2-294
16296 升麻汤 2-294
16297 升麻汤 2-294
16298 升麻汤 2-294
16299 升麻汤 2-294
16300 升麻汤 2-294
16301 升麻汤 2-294
16302 升麻汤 2-294
16303 升麻汤 2-295
16304 升麻汤 2-295
16305 升麻汤 2-295
16306 升麻汤 2-295
16307 升麻汤 2-295
16308 升麻汤 2-295
16309 升麻汤 2-295
16310 升麻汤 2-295
16311 升麻汤 2-295
16312 升麻汤 2-295
16313 升麻汤 2-295
16314 升麻汤 2-295
16315 升麻汤 2-295
16316 升麻汤 2-295
16317 升麻汤 2-295
16318 升麻汤 2-296
16319 升麻汤 2-296
16320 升麻汤 2-296
16321 升麻汤 2-296
16322 升麻汤 2-296
16323 升麻汤 2-296
16324 升麻汤 2-296
16325 升麻汤 2-296
16326 升麻汤 2-296
16327 升麻汤 2-296
16328 升麻汤 2-296
16329 升麻汤 2-296
16330 升麻汤 2-296
16331 升麻汤 2-296
16332 升麻汤 2-296
16333 升麻汤 2-296
16334 升麻汤 2-296
16335 升麻汤 2-296
16336 升麻汤 2-296
16337 升麻饮 2-296
16338 升麻饮 2-296
16339 升麻饮 2-297
16340 升麻饮 2-297
16341 升麻饮 2-297
16342 升麻饮 2-297
16343 升麻饮 2-297
16344 升麻饮 2-297
16345 升麻饮 2-297
16346 升麻散 2-297
16347 升麻散 2-297
16348 升麻散 2-297
16349 升麻散 2-297
16350 升麻散 2-297
16351 升麻散 2-297
16352 升麻散 2-297
16353 升麻散 2-297
16354 升麻散 2-297
16355 升麻散 2-297
16356 升麻散 2-298
16357 升麻散 2-298
16358 升麻散 2-298
16359 升麻散 2-298
16360 升麻散 2-298
16361 升麻散 2-298
16362 升麻散 2-298
16363 升麻散 2-298
16364 升麻散 2-298
16365 升麻散 2-298
16366 升麻散 2-298
16367 升麻散 2-298
16368 升麻散 2-298
16369 升麻散 2-298
16370 升麻散 2-298
16371 升麻散 2-299
16372 升麻散 2-299
16373 升麻散 2-299
16374 升麻散 2-299
16375 升麻散 2-299
16376 升麻散 2-299
16377 升麻散 2-299
16378 升麻散 2-299
16379 升麻散 2-299
16380 升麻散 2-299
16381 升麻散 2-299
16382 升麻散 2-299
16383 升麻散 2-299
16384 升麻散 2-299
16385 升麻散 2-299
16386 升麻散 2-300
16387 升麻散 2-300
16388 升麻散 2-300
16389 升麻散 2-300
16390 升麻散 2-300
16391 升麻散 2-300
16392 升麻散 2-300
16393 升麻散 2-300
16394 升麻散 2-300
16395 升麻散 2-300
16396 升麻散 2-300
16397 升麻散 2-300
16398 升麻散 2-300
16399 升麻散 2-300
16400 升麻散 2-301
16401 升麻散 2-301
16402 升麻散 2-301
16403 升麻散 2-301
16404 升麻散 2-301
16405 升麻散 2-301
16406 升麻散 2-301
16407 升麻散 2-301
16408 升麻散 2-301

16409 升麻散 2-301
16410 升麻散 2-301
16411 升麻散 2-301
16412 升麻散 2-301
16413 升麻散 2-301
16414 升麻散 2-302
16415 升麻散 2-302
16416 升麻散 2-302
16417 升麻散 2-302
16418 升麻散 2-302
16419 升麻散 2-302
16420 升麻散 2-302
16421 升麻散 2-302
16422 升麻散 2-302
16423 升麻散 2-302
16424 升麻散 2-302
16425 升麻散 2-302
16426 升麻散 2-302
16427 升麻散 2-302
16428 升麻散 2-302
16429 升麻散 2-303
16430 升麻散 2-303
16431 升麻散 2-303
16432 升麻散 2-303
16433 升麻散 2-303
16434 升麻散 2-303
16435 升麻散 2-303
16436 升麻散 2-303
16437 升麻散 2-303
16438 升麻散 2-303
16439 升麻散 2-303
16440 升麻散 2-303
16441 升麻散 2-303
16442 升麻散 2-303
16443 升麻散 2-303
16444 升麻散 2-303
16445 升麻散 2-304
16446 升麻散 2-304
16447 升麻散 2-304
16448 升麻散 2-304
16449 升麻散 2-304
16450 升麻散 2-304
16451 升麻散 2-304
16452 升麻散 2-304
16453 升麻散 2-304
16454 升麻散 2-304
16455 升麻散 2-304
16456 升麻散 2-304
16457 升麻煎 2-304
16458 升麻煎 2-304
16459 升麻煎 2-304
16460 升麻煎 2-304
16461 升麻膏 2-304
16462 升麻膏 2-304
16463 升麻膏 2-304
16464 升麻膏 2-305
16465 升麻膏 2-305
16466 升麻膏 2-305
16467 升麻膏 2-305
16468 升麻膏 2-305
16469 升麻膏 2-305
16470 升麻膏 2-305
16471 升麻薄 2-305
16472 升麻薄 2-305
16473 升朝汤 2-305
16474 升朝散 2-305
16475 升朝散 2-305
16476 升葛汤 2-305
16477 升葛散 2-305
16478 升提汤 2-306
16479 升提汤 2-306
16480 升湿汤 2-306
16481 升犀汤 2-306
16482 升解散 2-306
16483 升解散 2-306
16484 升解散 2-306
16485 升膏散 2-306
16486 升血颗粒 2-306
16487 升灵砂丹 2-306
16488 升麻大丸 2-306
16489 升麻子散 2-306
16490 升麻含丸 2-306
16491 升麻饮子 2-306
16492 升麻饮子 2-306
16493 升麻饮子 2-306
16494 升麻拓汤 2-306
16495 升元大补汤 2-306
16496 升气去湿汤 2-307
16497 升气和中汤 2-307
16498 升气实脏丸 2-307
16499 升玄清胃饮 2-307
16500 升发二陈汤 2-307
16501 升华红黑丸 2-307
16502 升血灵颗粒 2-307
16503 升血调元汤 2-307
16504 升阳化湿汤 2-307
16505 升阳四物汤 2-307
16506 升阳发表汤 2-307
16507 升阳防风汤 2-307
16508 升阳抑火汤 2-307
16509 升阳利湿汤 2-307
16510 升阳利湿汤 2-307
16511 升阳彻顶汤 2-308
16512 升阳补气汤 2-308
16513 升阳补气汤 2-308
16514 升阳补胃汤 2-308
16515 升阳补胃汤 2-308
16516 升阳和中汤 2-308
16517 升阳和血汤 2-308
16518 升阳泄火汤 2-308
16519 升阳泄阴丸 2-308
16520 升阳泄阴汤 2-308
16521 升阳泻热汤 2-308
16522 升阳泻热汤 2-308
16523 升阳泻湿汤 2-308
16524 升阳降气汤 2-308
16525 升阳降火汤 2-308
16526 升阳降火汤 2-308
16527 升阳降浊汤 2-308
16528 升阳顺气汤 2-308
16529 升阳顺气汤 2-309
16530 升阳胜湿汤 2-309
16531 升阳举气汤 2-309
16532 升阳举经汤 2-309
16533 升阳举经汤 2-309
16534 升阳除湿汤 2-309
16535 升阳除湿汤 2-309
16536 升阳除湿汤 2-310
16537 升阳除湿汤 2-310
16538 升阳除湿汤 2-310
16539 升阳除湿汤 2-310
16540 升阳除湿汤 2-310
16541 升阳除湿汤 2-310
16542 升阳除湿汤 2-310
16543 升阳除湿汤 2-310
16544 升阳除湿汤 2-310
16545 升阳除湿汤 2-310
16546 升阳除湿汤 2-310
16547 升阳除湿汤 2-310
16548 升阳除湿汤 2-310
16549 升阳柴胡汤 2-310
16550 升阳益气汤 2-311
16551 升阳益气汤 2-311
16552 升阳益血汤 2-311
16553 升阳益胃汤 2-311
16554 升阳益胃汤 2-311
16555 升阳益胃汤 2-312
16556 升阳益胃汤 2-312
16557 升阳益胃汤 2-312
16558 升阳益胃汤 2-312
16559 升阳益胃散 2-312
16560 升阳益胃散 2-312
16561 升阳益精汤 2-312
16562 升阳调元汤 2-312
16563 升阳调经丸 2-312
16564 升阳调经汤 2-312
16565 升阳调经汤 2-313
16566 升阳调经汤 2-313
16567 升阳清胃汤 2-313
16568 升阳散火方 2-313
16569 升阳散火汤 2-313
16570 升阳散火汤 2-313
16571 升阳散火汤 2-314
16572 升阳散火汤 2-314
16573 升阳散火汤 2-314
16574 升阳散火汤 2-314
16575 升阳滋血汤 2-314
16576 升阳解表汤 2-314
16577 升阳解毒汤 2-314
16578 升阳解热汤 2-314
16579 升阳燥湿汤 2-314
16580 升阳燥湿汤 2-314
16581 升苍荷叶散 2-314
16582 升连清胃饮 2-314
16583 升肝舒郁汤 2-314
16584 升补中和汤 2-315
16585 升降六一汤 2-315
16586 升降败毒丸 2-315
16587 升药五灵散 2-315
16588 升炼玉露霜 2-315
16589 升炼灵光药 2-315
16590 升举大补汤 2-315
16591 升举大补汤 2-315
16592 升耆益阴煎 2-315
16593 升柴拔陷汤 2-315
16594 升消平胃散 2-315
16595 升消平胃散 2-316
16596 升消平胃散 2-316
16597 升陷固血汤 2-316
16598 升麻二陈汤 2-316
16599 升麻干葛汤 2-316
16600 升麻大黄汤 2-316
16601 升麻化毒汤 2-316
16602 升麻六合汤 2-316
16603 升麻六物汤 2-316
16604 升麻六物汤 2-316
16605 升麻甘草汤 2-316
16606 升麻石膏汤 2-316
16607 升麻龙胆饮 2-316
16608 升麻四物汤 2-316
16609 升麻白芷汤 2-316
16610 升麻白虎汤 2-316
16611 升麻白蔹膏 2-316
16612 升麻玄参汤 2-316
16613 升麻玄参汤 2-316
16614 升麻发表汤 2-317
16615 升麻发表汤 2-317
16616 升麻地黄散 2-317
16617 升麻托里汤 2-317
16618 升麻导痰汤 2-317
16619 升麻防风汤 2-317
16620 升麻防风散 2-317
16621 升麻防荆汤 2-317
16622 升麻芷葛汤 2-317
16623 升麻苍术汤 2-317
16624 升麻附子汤 2-317

16625 升麻连翘汤 2-317
16626 升麻连翘汤 2-317
16627 升麻含汁方 2-317
16628 升麻补胃汤 2-317
16629 升麻补胃汤 2-317
16630 升麻苦梗汤 2-318
16631 升麻拈痛汤 2-318
16632 升麻和气饮 2-318
16633 升麻和气饮 2-318
16634 升麻和气饮 2-318
16635 升麻和血汤 2-318
16636 升麻泄热散 2-318
16637 升麻泄热煎 2-318
16638 升麻泻湿汤 2-318
16639 升麻泽泻汤 2-318
16640 升麻细辛汤 2-318
16641 升麻细辛散 2-318
16642 升麻栀子汤 2-318
16643 升麻胃风汤 2-318
16644 升麻顺气汤 2-319
16645 升麻前胡汤 2-319
16646 升麻前胡汤 2-319
16647 升麻除湿汤 2-319
16648 升麻桔梗汤 2-319
16649 升麻荷叶汤 2-319
16650 升麻荷叶散 2-319
16651 升麻柴胡汤 2-319
16652 升麻柴胡汤 2-319
16653 升麻透斑汤 2-319
16654 升麻消毒饮 2-319
16655 升麻消毒散 2-319
16656 升麻消毒散 2-319
16657 升麻调经汤 2-319
16658 升麻黄芩汤 2-319
16659 升麻黄芩汤 2-319
16660 升麻黄连丸 2-319
16661 升麻黄连汤 2-319
16662 升麻黄连汤 2-320
16663 升麻黄连汤 2-320
16664 升麻黄耆汤 2-320
16665 升麻清胃汤 2-320
16666 升麻清胃散 2-320
16667 升麻常山汤 2-320
16668 升麻散火汤 2-320
16669 升麻散坚汤 2-320
16670 升麻散毒汤 2-320
16671 升麻葛根汤 2-320
16672 升麻葛根汤 2-321
16673 升麻葛根汤 2-321
16674 升麻葛根汤 2-321
16675 升麻葛根汤 2-321
16676 升麻葛根汤 2-321
16677 升麻葛根汤 2-321
16678 升麻葛根汤 2-321
16679 升麻葛根汤 2-321
16680 升麻葛根汤 2-321
16681 升麻葛根汤 2-321
16682 升麻葛根汤 2-321
16683 升麻葛根汤 2-321
16684 升麻葛根汤 2-321
16685 升麻揩齿方 2-321
16686 升麻犀角丸 2-321
16687 升麻犀角膏 2-321
16688 升麻疏解散 2-321
16689 升麻解表汤 2-322
16690 升麻解毒汤 2-322
16691 升麻解毒汤 2-322
16692 升麻解毒汤 2-322
16693 升麻解毒汤 2-322
16694 升麻解毒汤 2-322
16695 升麻解毒汤 2-322
16696 升麻解毒汤 2-322
16697 升麻溻肿汤 2-322
16698 升麻鳖甲汤 2-322
16699 升清固外汤 2-322
16700 升清降浊汤 2-322
16701 升清消毒饮 2-322
16702 升葛补中汤 2-323
16703 升翘六合汤 2-323
16704 升槐升降汤 2-323
16705 升气养元糖浆 2-323
16706 升降气六一汤 2-323
16707 升降麦门冬汤 2-323
16708 升麻牛蒡子散 2-323
16709 升麻牛蒡子散 2-323
16710 升麻加附子汤 2-323
16711 升麻加黄连汤 2-323
16712 升麻加紫草汤 2-323
16713 升阳去热和血汤 2-323
16714 升阳去湿和血汤 2-324
16715 升阳除湿防风汤 2-324
16716 升阳除湿防风汤 2-324
16717 升阳除湿和血汤 2-324
16718 升阳除湿智半汤 2-324
16719 升阳益气复阴汤 2-324
16720 升阳益胃养荣汤 2-324
16721 升麻去湿和血散 2-324
16722 升麻龙胆草饮子 2-324
16723 升麻汤合小柴胡汤 2-324
16724 升麻润色消痹止热极汤 2-324
16725 升麻葛根合人参白虎汤 2-324
16726 升阳泄阴羌活柴胡补阳汤 2-324
16727 升麻葛根汤合消毒犀角饮 2-324
16728 升麻鳖甲汤去雄黄蜀椒方 2-324
16729 升麻鳖甲汤去蜀椒雄黄方 2-325

长

16730 长生丸 2-325
16731 长生丸 2-325
16732 长生丹 2-325
16733 长生丹 2-325
16734 长生丹 2-325
16735 长生汤 2-325
16736 长生酒 2-325
16737 长生酒 2-325
16738 长发膏 2-325
16739 长发膏 2-325
16740 长肉散 2-325
16741 长肉膏 2-325
16742 长肉膏 2-325
16743 长肉膏 2-326
16744 长肉膏 2-326
16745 长肉膏 2-326
16746 长肌丸 2-326
16747 长肌散 2-326
16748 长肌散 2-326
16749 长肌散 2-326
16750 长肌膏 2-326
16751 长寿丸 2-326
16752 长寿丹 2-326
16753 长寿粉 2-326
16754 长寿散 2-326
16755 长寿膏 2-326
16756 长松酒 2-326
16757 长明酒 2-327
16758 长春丸 2-327
16759 长春丸 2-327
16760 长春丸 2-327
16761 长春丹 2-327
16762 长春丹 2-327
16763 长春方 2-327
16764 长春酒 2-327
16765 长春散 2-327
16766 长春散 2-327
16767 长春散 2-327
16768 长春膏 2-327
16769 长荣汤 2-327
16770 长将散 2-327
16771 长将散 2-327
16772 长德散 2-327
16773 长春宝丸 2-328
16774 长春药酒 2-328
16775 长春药酒 2-328
16776 长春浸酒 2-328
16777 长生不老丹 2-328
16778 长生不老丹 2-328
16779 长生不老丹 2-328
16780 长生固本方 2-328
16781 长生保命丹 2-328
16782 长生活命丹 2-328
16783 长生活命丹 2-328
16784 长生活命饮 2-329
16785 长生神芝膏 2-329
16786 长生聚宝丹 2-329
16787 长发滋荣散 2-329
16788 长肉八宝丹 2-329
16789 长肉生肌药 2-329
16790 长肉生肌散 2-329
16791 长肉商红膏 2-329
16792 长春广嗣丹 2-329
16793 长春至宝丹 2-330
16794 长春至宝丹 2-330
16795 长春红药片 2-330
16796 长春牢牙散 2-330
16797 长春牢牙散 2-330
16798 长春补药方 2-330
16799 长春益寿丹 2-330
16800 长春益寿膏 2-330
16801 长春烫伤膏 2-330
16802 长春绿袍散 2-330
16803 长胎白术丸 2-330
16804 长春不老仙丹 2-331
16805 长春宝口服液 2-331
16806 长葫芦万安散 2-331
16807 长生不老辟谷丹 2-331
16808 长生斑龙飞步丹 2-331
16809 长春真人保命丹 2-331
16810 长春益寿广嗣丹 2-331
16811 长春真人保命服食方 2-331

片

16812 片仔癀 2-332
16813 片连散 2-332
16814 片根散 2-332

16815 片脑膏 2-332

反

16816 反经丸 2-332
16817 反魂丹 2-332
16818 反鼻丸 2-332
16819 反胃降逆丹 2-332
16820 反鼻化毒散 2-332

乌

16821 乌膏 2-332
16822 乌膏 2-332
16823 乌膏 2-332
16824 乌膏 2-332
16825 乌丸子 2-332
16826 乌及散 2-333
16827 乌云油 2-333
16828 乌云散 2-333
16829 乌云散 2-333
16830 乌云散 2-333
16831 乌云散 2-333
16832 乌云煎 2-333
16833 乌云膏 2-333
16834 乌云膏 2-333
16835 乌木丹 2-333
16836 乌贝散 2-333
16837 乌巴丸 2-333
16838 乌巴丸 2-333
16839 乌玉丸 2-333
16840 乌玉丸 2-334
16841 乌玉丹 2-334
16842 乌艾丸 2-334
16843 乌术丸 2-334
16844 乌术丸 2-334
16845 乌术丸 2-334
16846 乌术丸 2-334
16847 乌术丸 2-334
16848 乌术散 2-334
16849 乌石散 2-334
16850 乌龙丸 2-334
16851 乌龙丸 2-334
16852 乌龙丸 2-334
16853 乌龙丸 2-334
16854 乌龙丸 2-334
16855 乌龙丸 2-334
16856 乌龙丸 2-335
16857 乌龙丸 2-335
16858 乌龙丸 2-335
16859 乌龙丸 2-335
16860 乌龙丸 2-335
16861 乌龙丸 2-335
16862 乌龙丸 2-335
16863 乌龙丸 2-335
16864 乌龙丸 2-335
16865 乌龙丸 2-335
16866 乌龙丸 2-335
16867 乌龙丸 2-335
16868 乌龙丹 2-335
16869 乌龙丹 2-336
16870 乌龙丹 2-336
16871 乌龙丹 2-336
16872 乌龙丹 2-336
16873 乌龙丹 2-336
16874 乌龙汤 2-336
16875 乌龙汤 2-336
16876 乌龙串 2-336
16877 乌龙角 2-336
16878 乌龙胆 2-336
16879 乌龙散 2-336
16880 乌龙散 2-336
16881 乌龙散 2-336
16882 乌龙散 2-336
16883 乌龙散 2-336
16884 乌龙散 2-336
16885 乌龙散 2-336
16886 乌龙散 2-336
16887 乌龙散 2-336
16888 乌龙散 2-337
16889 乌龙散 2-337
16890 乌龙锭 2-337
16891 乌龙膏 2-337
16892 乌龙膏 2-337
16893 乌龙膏 2-337
16894 乌龙膏 2-337
16895 乌龙膏 2-337
16896 乌龙膏 2-337
16897 乌龙膏 2-337
16898 乌龙膏 2-337
16899 乌龙膏 2-337
16900 乌龙膏 2-337
16901 乌龙膏 2-338
16902 乌龙膏 2-338
16903 乌龙膏 2-338
16904 乌龙膏 2-338
16905 乌龙膏 2-338
16906 乌龙膏 2-338
16907 乌龙膏 2-338
16908 乌龙膏 2-338
16909 乌龙膏 2-338
16910 乌龙膏 2-338
16911 乌龙髓 2-338
16912 乌仙散 2-338
16913 乌白丸 2-338
16914 乌白丸 2-339
16915 乌白丸 2-339
16916 乌白散 2-339
16917 乌白散 2-339
16918 乌玄汤 2-339
16919 乌头丸 2-339
16920 乌头丸 2-339
16921 乌头丸 2-339
16922 乌头丸 2-339
16923 乌头丸 2-339
16924 乌头丸 2-339
16925 乌头丸 2-339
16926 乌头丸 2-339
16927 乌头丸 2-340
16928 乌头丸 2-340
16929 乌头丸 2-340
16930 乌头丸 2-340
16931 乌头丸 2-340
16932 乌头丸 2-340
16933 乌头丸 2-340
16934 乌头丸 2-340
16935 乌头丸 2-340
16936 乌头丸 2-340
16937 乌头丸 2-340
16938 乌头丸 2-341
16939 乌头丸 2-341
16940 乌头丸 2-341
16941 乌头丸 2-341
16942 乌头丸 2-341
16943 乌头丸 2-341
16944 乌头丸 2-341
16945 乌头丸 2-341
16946 乌头丸 2-341
16947 乌头丸 2-341
16948 乌头丸 2-341
16949 乌头丸 2-342
16950 乌头丸 2-342
16951 乌头丸 2-342
16952 乌头丸 2-342
16953 乌头丸 2-342
16954 乌头丸 2-342
16955 乌头丸 2-342
16956 乌头丸 2-342
16957 乌头丸 2-342
16958 乌头丸 2-342
16959 乌头丸 2-342
16960 乌头丸 2-342
16961 乌头丸 2-342
16962 乌头丸 2-343
16963 乌头丸 2-343
16964 乌头丸 2-343
16965 乌头丸 2-343
16966 乌头丸 2-343
16967 乌头丸 2-343
16968 乌头丸 2-343
16969 乌头丸 2-343
16970 乌头丸 2-343
16971 乌头丸 2-343
16972 乌头丸 2-343
16973 乌头丸 2-343
16974 乌头方 2-343
16975 乌头汤 2-343
16976 乌头汤 2-344
16977 乌头汤 2-344
16978 乌头汤 2-344
16979 乌头汤 2-344
16980 乌头汤 2-344
16981 乌头汤 2-344
16982 乌头汤 2-344
16983 乌头汤 2-344
16984 乌头汤 2-344
16985 乌头汤 2-345
16986 乌头汤 2-345
16987 乌头汤 2-345
16988 乌头汤 2-345
16989 乌头汤 2-345
16990 乌头汤 2-345
16991 乌头汤 2-345
16992 乌头汤 2-345
16993 乌头药 2-345
16994 乌头药 2-345
16995 乌头粉 2-345
16996 乌头散 2-345
16997 乌头散 2-345
16998 乌头散 2-345
16999 乌头散 2-345
17000 乌头散 2-345
17001 乌头散 2-345
17002 乌头散 2-346
17003 乌头散 2-346
17004 乌头散 2-346
17005 乌头散 2-346
17006 乌头散 2-346
17007 乌头散 2-346
17008 乌头散 2-346
17009 乌头散 2-346
17010 乌头散 2-346
17011 乌头散 2-346
17012 乌头散 2-346
17013 乌头散 2-346
17014 乌头散 2-346
17015 乌头散 2-346
17016 乌头散 2-346
17017 乌头散 2-346
17018 乌头散 2-346
17019 乌头散 2-347
17020 乌头粥 2-347
17021 乌头煎 2-347
17022 乌头煎 2-347
17023 乌头煎 2-347
17024 乌头膏 2-347
17025 乌头膏 2-347
17026 乌头膏 2-347

17027 乌头膏 2-347
17028 乌发丸 2-347
17029 乌发丸 2-347
17030 乌芋粉 2-347
17031 乌羊膏 2-347
17032 乌豆丸 2-348
17033 乌豆丸 2-348
17034 乌豆方 2-348
17035 乌豆仙 2-348
17036 乌豆汤 2-348
17037 乌豆汤 2-348
17038 乌豆汤 2-348
17039 乌豆散 2-348
17040 乌豆煎 2-348
17041 乌豆煎 2-348
17042 乌苏丸 2-348
17043 乌连汤 2-348
17044 乌饭膏 2-348
17045 乌肝汤 2-348
17046 乌辛茶 2-348
17047 乌沙散 2-349
17048 乌沉丸 2-349
17049 乌沉汤 2-349
17050 乌沉汤 2-349
17051 乌沉汤 2-349
17052 乌沉汤 2-349
17053 乌沉散 2-349
17054 乌灵丸 2-349
17055 乌灵丸 2-349
17056 乌灵丸 2-349
17057 乌附丸 2-349
17058 乌附丸 2-349
17059 乌附汤 2-349
17060 乌附汤 2-349
17061 乌附膏 2-349
17062 乌鸡丸 2-349
17063 乌鸡丸 2-350
17064 乌鸡丸 2-350
17065 乌鸡丸 2-350
17066 乌鸡丸 2-350
17067 乌鸡丸 2-350
17068 乌鸡丸 2-350
17069 乌鸡丸 2-350
17070 乌鸡丸 2-350
17071 乌鸡丸 2-350
17072 乌鸡丸 2-350
17073 乌鸡丸 2-351
17074 乌鸡丸 2-351
17075 乌鸡丸 2-351
17076 乌鸡丸 2-351
17077 乌鸡丸 2-351
17078 乌鸡丸 2-351
17079 乌鸡丸 2-351
17080 乌鸡丸 2-351
17081 乌鸡丸 2-351
17082 乌鸡丸 2-351
17083 乌鸡丸 2-352
17084 乌鸡汤 2-352
17085 乌鸡汤 2-352
17086 乌鸡汤 2-352
17087 乌鸡汤 2-352
17088 乌鸡汤 2-352
17089 乌鸡汤 2-352
17090 乌鸡汤 2-352
17091 乌鸡饮 2-352
17092 乌鸡酒 2-352
17093 乌鸡散 2-352
17094 乌鸡散 2-352
17095 乌鸡煎 2-352
17096 乌鸡煎 2-353
17097 乌鸡煎 2-353
17098 乌鸡煎 2-353
17099 乌鸡羹 2-353
17100 乌鸡臛 2-353
17101 乌矾散 2-353
17102 乌金丸 2-353
17103 乌金丸 2-353
17104 乌金丸 2-353
17105 乌金丸 2-353
17106 乌金丸 2-353
17107 乌金丸 2-353
17108 乌金丸 2-354
17109 乌金丸 2-354
17110 乌金丸 2-354
17111 乌金丸 2-354
17112 乌金丸 2-354
17113 乌金丸 2-354
17114 乌金丸 2-354
17115 乌金丸 2-354
17116 乌金丸 2-354
17117 乌金丸 2-354
17118 乌金丸 2-354
17119 乌金丸 2-354
17120 乌金丸 2-354
17121 乌金丸 2-354
17122 乌金丸 2-354
17123 乌金丸 2-355
17124 乌金丸 2-355
17125 乌金丸 2-355
17126 乌金丸 2-355
17127 乌金丸 2-355
17128 乌金丸 2-355
17129 乌金片 2-355
17130 乌金丹 2-355
17131 乌金丹 2-355
17132 乌金散 2-355
17133 乌金散 2-355
17134 乌金散 2-355
17135 乌金散 2-355
17136 乌金散 2-356
17137 乌金散 2-356
17138 乌金散 2-356
17139 乌金散 2-356
17140 乌金散 2-356
17141 乌金散 2-356
17142 乌金散 2-356
17143 乌金散 2-356
17144 乌金散 2-356
17145 乌金散 2-356
17146 乌金散 2-356
17147 乌金散 2-356
17148 乌金散 2-356
17149 乌金散 2-357
17150 乌金散 2-357
17151 乌金散 2-357
17152 乌金散 2-357
17153 乌金散 2-357
17154 乌金散 2-357
17155 乌金散 2-357
17156 乌金散 2-357
17157 乌金散 2-357
17158 乌金散 2-357
17159 乌金散 2-357
17160 乌金散 2-357
17161 乌金散 2-357
17162 乌金散 2-357
17163 乌金散 2-358
17164 乌金散 2-358
17165 乌金散 2-358
17166 乌金散 2-358
17167 乌金散 2-358
17168 乌金散 2-358
17169 乌金散 2-358
17170 乌金散 2-358
17171 乌金散 2-358
17172 乌金散 2-358
17173 乌金散 2-358
17174 乌金散 2-358
17175 乌金散 2-358
17176 乌金散 2-359
17177 乌金散 2-359
17178 乌金散 2-359
17179 乌金散 2-359
17180 乌金散 2-359
17181 乌金散 2-359
17182 乌金散 2-359
17183 乌金散 2-359
17184 乌金散 2-359
17185 乌金散 2-359
17186 乌金散 2-359
17187 乌金散 2-359
17188 乌金散 2-359
17189 乌金散 2-359
17190 乌金散 2-359
17191 乌金散 2-360
17192 乌金散 2-360
17193 乌金散 2-360
17194 乌金散 2-360
17195 乌金散 2-360
17196 乌金散 2-360
17197 乌金散 2-360
17198 乌金散 2-360
17199 乌金散 2-360
17200 乌金散 2-360
17201 乌金散 2-360
17202 乌金散 2-360
17203 乌金散 2-360
17204 乌金散 2-360
17205 乌金散 2-360
17206 乌金散 2-360
17207 乌金散 2-360
17208 乌金散 2-361
17209 乌金散 2-361
17210 乌金散 2-361
17211 乌金散 2-361
17212 乌金散 2-361
17213 乌金散 2-361
17214 乌金散 2-361
17215 乌金散 2-361
17216 乌金散 2-361
17217 乌金散 2-361
17218 乌金散 2-361
17219 乌金散 2-361
17220 乌金散 2-361
17221 乌金锭 2-361
17222 乌金煎 2-362
17223 乌金煎 2-362
17224 乌金煎 2-362
17225 乌金煎 2-362
17226 乌金煎 2-362
17227 乌金煎 2-362
17228 乌金煎 2-362
17229 乌金膏 2-362
17230 乌金膏 2-362
17231 乌金膏 2-362
17232 乌金膏 2-362
17233 乌金膏 2-362
17234 乌金膏 2-363
17235 乌金膏 2-363
17236 乌金膏 2-363
17237 乌金膏 2-363
17238 乌金膏 2-363
17239 乌金膏 2-363
17240 乌金膏 2-363
17241 乌金膏 2-363
17242 乌金膏 2-363

17243 乌金膏 2-363
17244 乌金膏 2-363
17245 乌金膏 2-363
17246 乌鱼散 2-363
17247 乌鱼煎 2-363
17248 乌珀散 2-363
17249 乌荆丸 2-364
17250 乌茜汤 2-364
17251 乌茶酒 2-364
17252 乌药丸 2-364
17253 乌药丸 2-364
17254 乌药丸 2-364
17255 乌药汤 2-364
17256 乌药汤 2-364
17257 乌药汤 2-364
17258 乌药酒 2-364
17259 乌药散 2-364
17260 乌药散 2-364
17261 乌药散 2-365
17262 乌药散 2-365
17263 乌药散 2-365
17264 乌药散 2-365
17265 乌药散 2-365
17266 乌药散 2-365
17267 乌药散 2-365
17268 乌药散 2-365
17269 乌药散 2-365
17270 乌药散 2-365
17271 乌药膏 2-365
17272 乌鸦丸 2-365
17273 乌鸦散 2-365
17274 乌鸦散 2-365
17275 乌鸦散 2-366
17276 乌鸦散 2-366
17277 乌鸦散 2-366
17278 乌星散 2-366
17279 乌星膏 2-366
17280 乌骨散 2-366
17281 乌香散 2-366
17282 乌香散 2-366
17283 乌须丸 2-366
17284 乌须方 2-366
17285 乌须方 2-366
17286 乌须方 2-366
17287 乌须方 2-366
17288 乌须方 2-366
17289 乌须方 2-366
17290 乌须酒 2-366
17291 乌姜丸 2-367
17292 乌姜丸 2-367
17293 乌姜散 2-367
17294 乌姜散 2-367
17295 乌神散 2-367
17296 乌桂汤 2-367
17297 乌柏汤 2-367
17298 乌柏膏 2-367
17299 乌贼丸 2-367
17300 乌倍散 2-367
17301 乌烬散 2-367
17302 乌扇丸 2-367
17303 乌扇丸 2-367
17304 乌扇膏 2-367
17305 乌梢丹 2-367
17306 乌梢丹 2-368
17307 乌梢散 2-368
17308 乌梅丸 2-368
17309 乌梅丸 2-369
17310 乌梅丸 2-369
17311 乌梅丸 2-369
17312 乌梅丸 2-369
17313 乌梅丸 2-369
17314 乌梅丸 2-369
17315 乌梅丸 2-369
17316 乌梅丸 2-370
17317 乌梅丸 2-370
17318 乌梅丸 2-370
17319 乌梅丸 2-370
17320 乌梅丸 2-370
17321 乌梅丸 2-370
17322 乌梅丸 2-370
17323 乌梅丸 2-370
17324 乌梅丸 2-370
17325 乌梅丸 2-370
17326 乌梅丸 2-370
17327 乌梅丸 2-371
17328 乌梅丸 2-371
17329 乌梅丸 2-371
17330 乌梅丸 2-371
17331 乌梅丸 2-371
17332 乌梅丸 2-371
17333 乌梅丸 2-371
17334 乌梅丸 2-371
17335 乌梅丸 2-371
17336 乌梅丸 2-371
17337 乌梅丸 2-371
17338 乌梅丸 2-371
17339 乌梅丸 2-372
17340 乌梅丸 2-372
17341 乌梅丸 2-372
17342 乌梅丸 2-372
17343 乌梅丸 2-372
17344 乌梅丸 2-372
17345 乌梅丸 2-372
17346 乌梅丸 2-372
17347 乌梅丸 2-372
17348 乌梅丸 2-372
17349 乌梅丸 2-372
17350 乌梅丸 2-372
17351 乌梅丸 2-372
17352 乌梅丸 2-372
17353 乌梅丸 2-372
17354 乌梅丸 2-373
17355 乌梅丸 2-373
17356 乌梅丸 2-373
17357 乌梅丸 2-373
17358 乌梅丸 2-373
17359 乌梅丸 2-373
17360 乌梅丸 2-373
17361 乌梅丸 2-373
17362 乌梅丸 2-373
17363 乌梅丸 2-373
17364 乌梅丹 2-373
17365 乌梅丹 2-373
17366 乌梅汤 2-373
17367 乌梅汤 2-373
17368 乌梅汤 2-373
17369 乌梅汤 2-373
17370 乌梅汤 2-373
17371 乌梅汤 2-374
17372 乌梅汤 2-374
17373 乌梅汤 2-374
17374 乌梅汤 2-374
17375 乌梅汤 2-374
17376 乌梅汤 2-374
17377 乌梅汤 2-374
17378 乌梅汤 2-374
17379 乌梅汤 2-374
17380 乌梅汤 2-374
17381 乌梅汤 2-374
17382 乌梅汤 2-374
17383 乌梅汤 2-374
17384 乌梅汤 2-374
17385 乌梅汤 2-374
17386 乌梅饮 2-374
17387 乌梅饮 2-374
17388 乌梅饮 2-374
17389 乌梅饮 2-375
17390 乌梅饮 2-375
17391 乌梅饮 2-375
17392 乌梅饮 2-375
17393 乌梅顶 2-375
17394 乌梅酒 2-375
17395 乌梅散 2-375
17396 乌梅散 2-375
17397 乌梅散 2-375
17398 乌梅散 2-375
17399 乌梅散 2-375
17400 乌梅散 2-375
17401 乌梅散 2-375
17402 乌梅散 2-375
17403 乌梅散 2-375
17404 乌梅散 2-375
17405 乌梅散 2-376
17406 乌梅散 2-376
17407 乌梅散 2-376
17408 乌梅散 2-376
17409 乌梅散 2-376
17410 乌梅散 2-376
17411 乌梅散 2-376
17412 乌梅散 2-376
17413 乌梅散 2-376
17414 乌梅散 2-376
17415 乌梅散 2-376
17416 乌梅散 2-376
17417 乌梅散 2-376
17418 乌梅粥 2-376
17419 乌梅煎 2-376
17420 乌梅煎 2-376
17421 乌梅煎 2-376
17422 乌梅煎 2-376
17423 乌梅膏 2-376
17424 乌梅膏 2-377
17425 乌梅膏 2-377
17426 乌梅膏 2-377
17427 乌豉膏 2-377
17428 乌黄散 2-377
17429 乌蛇丸 2-377
17430 乌蛇丸 2-377
17431 乌蛇丸 2-377
17432 乌蛇丸 2-377
17433 乌蛇丸 2-377
17434 乌蛇丸 2-377
17435 乌蛇丸 2-377
17436 乌蛇丸 2-377
17437 乌蛇丸 2-378
17438 乌蛇丸 2-378
17439 乌蛇丸 2-378
17440 乌蛇丸 2-378
17441 乌蛇丸 2-378
17442 乌蛇丸 2-378
17443 乌蛇丸 2-378
17444 乌蛇丸 2-378
17445 乌蛇丸 2-378
17446 乌蛇丸 2-378
17447 乌蛇丸 2-379
17448 乌蛇丸 2-379
17449 乌蛇丸 2-379
17450 乌蛇丸 2-379
17451 乌蛇丸 2-379
17452 乌蛇丸 2-379
17453 乌蛇丸 2-379
17454 乌蛇丸 2-379
17455 乌蛇丸 2-379
17456 乌蛇丸 2-380
17457 乌蛇丸 2-380
17458 乌蛇丸 2-380

17459 乌蛇丸 2-380
17460 乌蛇汤 2-380
17461 乌蛇汤 2-380
17462 乌蛇汤 2-380
17463 乌蛇酒 2-380
17464 乌蛇散 2-380
17465 乌蛇散 2-380
17466 乌蛇散 2-380
17467 乌蛇散 2-380
17468 乌蛇散 2-380
17469 乌蛇散 2-380
17470 乌蛇散 2-381
17471 乌蛇散 2-381
17472 乌蛇散 2-381
17473 乌蛇散 2-381
17474 乌蛇散 2-381
17475 乌蛇散 2-381
17476 乌蛇散 2-381
17477 乌蛇散 2-381
17478 乌蛇散 2-381
17479 乌蛇散 2-381
17480 乌蛇散 2-381
17481 乌蛇散 2-381
17482 乌蛇散 2-381
17483 乌蛇散 2-382
17484 乌蛇散 2-382
17485 乌蛇散 2-382
17486 乌蛇散 2-382
17487 乌蛇散 2-382
17488 乌蛇散 2-382
17489 乌蛇散 2-382
17490 乌蛇散 2-382
17491 乌蛇散 2-382
17492 乌蛇散 2-382
17493 乌蛇散 2-382
17494 乌蛇散 2-382
17495 乌蛇膏 2-382
17496 乌蛇膏 2-382
17497 乌蛇膏 2-383
17498 乌蛇膏 2-383
17499 乌蛇膏 2-383
17500 乌蛇膏 2-383
17501 乌银丸 2-383
17502 乌银丸 2-383
17503 乌翎散 2-383
17504 乌麻酒 2-383
17505 乌麻酒 2-383
17506 乌麻散 2-383
17507 乌麻膏 2-383
17508 乌麻膏 2-383
17509 乌椒汤 2-384
17510 乌椒汤 2-384
17511 乌椒煎 2-384
17512 乌雄散 2-384
17513 乌喙丸 2-384
17514 乌喙丸 2-384
17515 乌喙汤 2-384
17516 乌喙膏 2-384
17517 乌犀丸 2-384
17518 乌犀丸 2-384
17519 乌犀丸 2-384
17520 乌犀丸 2-384
17521 乌犀丸 2-385
17522 乌犀丸 2-385
17523 乌犀丸 2-385
17524 乌犀丸 2-385
17525 乌犀丸 2-385
17526 乌犀丸 2-385
17527 乌犀丸 2-385
17528 乌犀丸 2-385
17529 乌犀丸 2-385
17530 乌犀丸 2-385
17531 乌犀丸 2-386
17532 乌犀丸 2-386
17533 乌犀丸 2-386
17534 乌犀丸 2-386
17535 乌犀丸 2-386
17536 乌犀丸 2-386
17537 乌犀丸 2-386
17538 乌犀丸 2-386
17539 乌犀丸 2-386
17540 乌犀汤 2-387
17541 乌犀汤 2-387
17542 乌犀汤 2-387
17543 乌犀散 2-387
17544 乌犀散 2-387
17545 乌犀散 2-387
17546 乌犀散 2-387
17547 乌犀散 2-387
17548 乌犀散 2-387
17549 乌犀煎 2-387
17550 乌犀膏 2-387
17551 乌犀膏 2-387
17552 乌犀膏 2-387
17553 乌犀膏 2-388
17554 乌犀膏 2-388
17555 乌犀膏 2-388
17556 乌犀膏 2-388
17557 乌犀膏 2-388
17558 乌犀膏 2-388
17559 乌槐散 2-388
17560 乌罂散 2-388
17561 乌蜜煎 2-388
17562 乌翣膏 2-388
17563 乌樗散 2-388
17564 乌蝎丸 2-388
17565 乌蝎汤 2-388
17566 乌蝎散 2-388
17567 乌蟾丹 2-389
17568 乌麝汤 2-389
17569 乌子肝丸 2-389
17570 乌牛尿膏 2-389
17571 乌龙锭子 2-389
17572 乌头赤散 2-389
17573 乌头饼子 2-389
17574 乌头煮散 2-389
17575 乌头锉散 2-389
17576 乌头煎丸 2-389
17577 乌头煎丸 2-389
17578 乌头煎丸 2-389
17579 乌头煎丸 2-389
17580 乌头煎丸 2-389
17581 乌羊肝丸 2-390
17582 乌鸡子膏 2-390
17583 乌鸡子膏 2-390
17584 乌鸡肝粥 2-390
17585 乌鸡脂粥 2-390
17586 乌鸡煎丸 2-390
17587 乌鸡煎丸 2-390
17588 乌鸡煎丸 2-390
17589 乌鸡煎丸 2-390
17590 乌鸡煎丸 2-390
17591 乌鸡酿酒 2-390
17592 乌驴头方 2-390
17593 乌纱帽散 2-390
17594 乌金石散 2-391
17595 乌金饼子 2-391
17596 乌金浸酒 2-391
17597 乌金煎丸 2-391
17598 乌鱼骨丸 2-391
17599 乌鱼骨丸 2-391
17600 乌鱼骨散 2-391
17601 乌药煮散 2-391
17602 乌药煎散 2-391
17603 乌骨鸡丸 2-391
17604 乌骨鸡丸 2-391
17605 乌骨鸡丸 2-391
17606 乌骨鸡丸 2-392
17607 乌骨鸡丸 2-392
17608 乌骨鸡丸 2-392
17609 乌须发酒 2-392
17610 乌须药酒 2-392
17611 乌须捻药 2-392
17612 乌贼鱼丸 2-392
17613 乌贼骨汤 2-392
17614 乌贼骨散 2-392
17615 乌贼骨散 2-392
17616 乌贼骨散 2-392
17617 乌贼骨膏 2-392
17618 乌贼骨膏 2-392
17619 乌梢蛇片 2-392
17620 乌梢蛇散 2-392
17621 乌梅肉丸 2-393
17622 乌梅肉丸 2-393
17623 乌梅肉丸 2-393
17624 乌梅饮子 2-393
17625 乌梅豉汤 2-393
17626 乌梅醋法 2-393
17627 乌蛇胆汁 2-393
17628 乌蛇浸酒 2-393
17629 乌蛇浸酒 2-393
17630 乌麻子丸 2-393
17631 乌麻油膏 2-393
17632 乌雄鸡汤 2-393
17633 乌紫金丸 2-393
17634 乌犀角丸 2-393
17635 乌犀角丸 2-393
17636 乌犀角散 2-394
17637 乌犀角膏 2-394
17638 乌雌鸡汤 2-394
17639 乌雌鸡羹 2-394
17640 乌鲗骨丸 2-394
17641 乌鲗骨散 2-394
17642 乌鲤鱼汤 2-394
17643 乌髭药方 2-394
17644 乌蠡鱼汤 2-394
17645 乌风决明丸 2-394
17646 乌风补肝散 2-394
17647 乌术保真丸 2-394
17648 乌龙扫毒膏 2-394
17649 乌龙解毒散 2-394
17650 乌龙德生膏 2-395
17651 乌头七枣汤 2-395
17652 乌头当归汤 2-395
17653 乌头苁蓉丸 2-395
17654 乌头建脾散 2-395
17655 乌头细辛散 2-395
17656 乌头栀子汤 2-395
17657 乌头桂枝汤 2-395
17658 乌头桂枝汤 2-395
17659 乌头涂敷方 2-395
17660 乌头续命丸 2-395
17661 乌头煮盐丸 2-396
17662 乌头槟榔汤 2-396
17663 乌头摩风膏 2-396
17664 乌头摩风膏 2-396
17665 乌头摩风膏 2-396
17666 乌头麝香油 2-396
17667 乌头怀香丸 2-396
17668 乌发固齿方 2-396
17669 乌军治胆片 2-396
17670 乌豆渫脚汤 2-396
17671 乌沉降气汤 2-396
17672 乌附苁蓉丸 2-396
17673 乌附星香汤 2-396
17674 乌附通气汤 2-397

方名总目录

四画 乌 匀 丹

17675 乌附椒姜汤 2-397
17676 乌鸡白凤丸 2-397
17677 乌鸡白凤丸 2-397
17678 乌鸡白凤丸 2-397
17679 乌鸡白凤片 2-397
17680 乌驴皮食方 2-397
17681 乌苓通气汤 2-397
17682 乌苓通气散 2-397
17683 乌金止痛丸 2-397
17684 乌金益母丸 2-397
17685 乌金擦牙药 2-397
17686 乌药平气汤 2-397
17687 乌药平气散 2-398
17688 乌药半夏汤 2-398
17689 乌药沉香丸 2-398
17690 乌药沉香汤 2-398
17691 乌药沉香散 2-398
17692 乌药泽兰汤 2-398
17693 乌药顺气汤 2-398
17694 乌药顺气汤 2-398
17695 乌药顺气散 2-398
17696 乌药顺气散 2-398
17697 乌药顺气散 2-398
17698 乌药顺气散 2-399
17699 乌药顺气散 2-399
17700 乌药顺气散 2-399
17701 乌药顺气散 2-399
17702 乌药顺气散 2-399
17703 乌药顺气散 2-399
17704 乌药顺风散 2-399
17705 乌香正气散 2-399
17706 乌须大补丹 2-399
17707 乌须至补丹 2-399
17708 乌须延年豆 2-399
17709 乌须羊肝丸 2-399
17710 乌须还少丹 2-399
17711 乌须明目丸 2-400
17712 乌须明目丸 2-400
17713 乌须固本丸 2-400
17714 乌须固齿方 2-400
17715 乌须固齿方 2-400
17716 乌须种子方 2-400
17717 乌须神妙方 2-400
17718 乌须健阳丹 2-400
17719 乌获追脓散 2-400
17720 乌贼鱼骨丸 2-400
17721 乌贼鱼骨丸 2-400
17722 乌贼鱼骨丸 2-400
17723 乌贼鱼骨丸 2-400
17724 乌贼鱼骨丸 2-401
17725 乌贼鱼骨丸 2-401
17726 乌贼鱼骨散 2-401
17727 乌贼鱼骨散 2-401
17728 乌贼鱼骨膏 2-401
17729 乌贼藘茹丸 2-401
17730 乌梅八珍汤 2-401
17731 乌梅三物散 2-401
17732 乌梅山萸汤 2-401
17733 乌梅木瓜汤 2-401
17734 乌梅五补丸 2-401
17735 乌梅五味汤 2-401
17736 乌梅丹砂丸 2-401
17737 乌梅甘草汤 2-401
17738 乌梅北枣丸 2-401
17739 乌梅四物汤 2-401
17740 乌梅四物汤 2-401
17741 乌梅四物汤 2-401
17742 乌梅四物汤 2-402
17743 乌梅四物汤 2-402
17744 乌梅安胃丸 2-402
17745 乌梅苁蓉丸 2-402
17746 乌梅肾气丸 2-402
17747 乌梅败酱方 2-402
17748 乌梅定痛汤 2-402
17749 乌梅黄连丸 2-402
17750 乌梅黄连散 2-402
17751 乌蛇止痒丸 2-402
17752 乌蛇牛黄散 2-402
17753 乌蛇驱风汤 2-402
17754 乌蛇苦参丸 2-403
17755 乌蛇黄耆丸 2-403
17756 乌蛇搜风汤 2-403
17757 乌麻地黄酒 2-403
17758 乌犀天麻丸 2-403
17759 乌雌鸡肉粥 2-403
17760 乌髭石燕散 2-403
17761 乌髭牢牙散 2-403
17762 乌髭借春散 2-403
17763 乌髭揩牙药 2-403
17764 乌髭揩牙药 2-403
17765 乌癞白癞丸 2-403
17766 乌头五灵脂丸 2-404
17767 乌头赤石脂丸 2-404
17768 乌头赤石脂丸 2-404
17769 乌头怀香子丸 2-404
17770 乌豆麦门冬汤 2-404
17771 乌鸡桂圆补酒 2-404
17772 乌金硇砂饼子 2-404
17773 乌须搽牙齿方 2-404
17774 乌须黑发药酒 2-404
17775 乌蝎六君子汤 2-404
17776 乌蝎四君子汤 2-404
17777 乌雌鸡切面羹 2-404
17778 乌髭鬓复容方 2-404
17779 乌髭鬓揩牙药 2-404
17780 乌头桂枝加味汤 2-405
17781 乌须固齿还少丹 2-405
17782 乌须固齿补肾方 2-405
17783 乌须固齿神妙散 2-405
17784 乌须固齿擦牙散 2-405
17785 乌梅白薇细辛丸 2-405

匀

17786 匀气丸 2-405
17787 匀气丸 2-405
17788 匀气汤 2-405
17789 匀气汤 2-405
17790 匀气汤 2-405
17791 匀气汤 2-405
17792 匀气汤 2-405
17793 匀气汤 2-406
17794 匀气汤 2-406
17795 匀气饮 2-406
17796 匀气散 2-406
17797 匀气散 2-406
17798 匀气散 2-406
17799 匀气散 2-406
17800 匀气散 2-406
17801 匀气散 2-406
17802 匀气散 2-406
17803 匀气散 2-406
17804 匀气散 2-406
17805 匀气散 2-406
17806 匀气散 2-406
17807 匀气散 2-406
17808 匀气散 2-406
17809 匀气散 2-406
17810 匀气散 2-407
17811 匀气散 2-407
17812 匀气散 2-407
17813 匀气散 2-407
17814 匀气散 2-407
17815 匀气散 2-407
17816 匀血汤 2-407
17817 匀胃散 2-407
17818 匀理汤 2-407
17819 匀气团参散 2-407

丹

17820 丹七片 2-407
17821 丹平散 2-407
17822 丹石散 2-407
17823 丹皮汤 2-407
17824 丹皮汤 2-407
17825 丹皮散 2-407
17826 丹皮散 2-408
17827 丹皮散 2-408
17828 丹皮散 2-408
17829 丹发散 2-408
17830 丹朱膏 2-408
17831 丹字丸 2-408
17832 丹米汤 2-408
17833 丹青饮 2-408
17834 丹青饮 2-408
17835 丹青散 2-408
17836 丹矾丸 2-408
17837 丹矾丸 2-408
17838 丹矾散 2-408
17839 丹金散 2-408
17840 丹油膏 2-408
17841 丹油膏 2-408
17842 丹参丸 2-408
17843 丹参丸 2-409
17844 丹参丸 2-409
17845 丹参丸 2-409
17846 丹参丸 2-409
17847 丹参丸 2-409
17848 丹参汤 2-409
17849 丹参汤 2-409
17850 丹参汤 2-409
17851 丹参汤 2-409
17852 丹参汤 2-409
17853 丹参汤 2-409
17854 丹参汤 2-409
17855 丹参汤 2-409
17856 丹参汤 2-409
17857 丹参汤 2-410
17858 丹参饮 2-410
17859 丹参酒 2-410
17860 丹参酒 2-410
17861 丹参酒 2-410
17862 丹参酒 2-410
17863 丹参散 2-410
17864 丹参散 2-410
17865 丹参散 2-410
17866 丹参散 2-410
17867 丹参散 2-410
17868 丹参散 2-411
17869 丹参散 2-411
17870 丹参散 2-411
17871 丹参散 2-411
17872 丹参散 2-411
17873 丹参散 2-411
17874 丹参散 2-411
17875 丹参散 2-411
17876 丹参散 2-411
17877 丹参煎 2-411
17878 丹参膏 2-411
17879 丹参膏 2-411
17880 丹参膏 2-411

17881 丹参膏 2-411
17882 丹参膏 2-412
17883 丹参膏 2-412
17884 丹参膏 2-412
17885 丹参膏 2-412
17886 丹参膏 2-412
17887 丹参膏 2-412
17888 丹参膏 2-412
17889 丹参膏 2-412
17890 丹毒饮 2-412
17891 丹栀饮 2-412
17892 丹垩散 2-412
17893 丹砂丸 2-412
17894 丹砂丸 2-413
17895 丹砂丸 2-413
17896 丹砂丸 2-413
17897 丹砂丸 2-413
17898 丹砂丸 2-413
17899 丹砂丸 2-413
17900 丹砂丸 2-413
17901 丹砂丸 2-413
17902 丹砂丸 2-413
17903 丹砂丸 2-413
17904 丹砂丸 2-413
17905 丹砂丸 2-414
17906 丹砂丸 2-414
17907 丹砂丸 2-414
17908 丹砂丸 2-414
17909 丹砂丸 2-414
17910 丹砂丸 2-414
17911 丹砂丸 2-414
17912 丹砂丸 2-414
17913 丹砂丸 2-414
17914 丹砂丸 2-414
17915 丹砂丸 2-414
17916 丹砂丸 2-415
17917 丹砂丸 2-415
17918 丹砂丸 2-415
17919 丹砂丸 2-415
17920 丹砂丸 2-415
17921 丹砂丸 2-415
17922 丹砂丸 2-415
17923 丹砂丸 2-415
17924 丹砂丸 2-415
17925 丹砂丸 2-415
17926 丹砂丸 2-415
17927 丹砂丸 2-415
17928 丹砂丸 2-415
17929 丹砂丸 2-415
17930 丹砂丸 2-415
17931 丹砂丸 2-416
17932 丹砂丸 2-416
17933 丹砂丸 2-416
17934 丹砂丸 2-416
17935 丹砂丸 2-416
17936 丹砂丸 2-416
17937 丹砂丸 2-416
17938 丹砂丸 2-416
17939 丹砂丸 2-416
17940 丹砂丸 2-416
17941 丹砂丸 2-416
17942 丹砂丸 2-416
17943 丹砂丸 2-416
17944 丹砂丸 2-416
17945 丹砂丸 2-416
17946 丹砂丸 2-417
17947 丹砂丸 2-417
17948 丹砂丸 2-417
17949 丹砂丸 2-417
17950 丹砂丸 2-417
17951 丹砂丸 2-417
17952 丹砂丸 2-417
17953 丹砂丸 2-417
17954 丹砂丸 2-417
17955 丹砂丸 2-417
17956 丹砂丸 2-417
17957 丹砂方 2-417
17958 丹砂饮 2-417
17959 丹砂油 2-417
17960 丹砂酒 2-417
17961 丹砂酒 2-417
17962 丹砂椒 2-418
17963 丹砂散 2-418
17964 丹砂散 2-418
17965 丹砂散 2-418
17966 丹砂散 2-418
17967 丹砂散 2-418
17968 丹砂散 2-418
17969 丹砂散 2-418
17970 丹砂散 2-418
17971 丹砂散 2-418
17972 丹砂散 2-418
17973 丹砂散 2-418
17974 丹砂散 2-418
17975 丹砂散 2-418
17976 丹砂散 2-418
17977 丹砂散 2-418
17978 丹砂散 2-418
17979 丹砂散 2-419
17980 丹砂散 2-419
17981 丹砂散 2-419
17982 丹砂散 2-419
17983 丹砂散 2-419
17984 丹砂散 2-419
17985 丹砂煎 2-419
17986 丹砂煎 2-419
17987 丹砂煎 2-419
17988 丹砂膏 2-419
17989 丹砂膏 2-419
17990 丹砂膏 2-419
17991 丹砂膏 2-420
17992 丹砂膏 2-420
17993 丹砂膏 2-420
17994 丹砂膏 2-420
17995 丹砂膏 2-420
17996 丹砂膏 2-420
17997 丹砂膏 2-420
17998 丹砂膏 2-420
17999 丹砂膏 2-420
18000 丹胞散 2-420
18001 丹素丹 2-420
18002 丹桂散 2-421
18003 丹脂散 2-421
18004 丹粉丸 2-421
18005 丹粉散 2-421
18006 丹粉散 2-421
18007 丹粉散 2-421
18008 丹粉散 2-421
18009 丹粉膏 2-421
18010 丹黄汤 2-421
18011 丹硫丸 2-421
18012 丹雄丸 2-421
18013 丹铅丹 2-421
18014 丹蒜丸 2-421
18015 丹蒿汤 2-421
18016 丹蒿饮 2-421
18017 丹蜜煎 2-421
18018 丹蜜膏 2-421
18019 丹霞条 2-422
18020 丹鸡索饼 2-422
18021 丹参赤膏 2-422
18022 丹参赤膏 2-422
18023 丹参饮子 2-422
18024 丹参煮散 2-422
18025 丹砂双丸 2-422
18026 丹砂饼子 2-422
18027 丹砂饼子 2-422
18028 丹田降脂丸 2-422
18029 丹白生母汤 2-422
18030 丹皮逍遥散 2-422
18031 丹地四物汤 2-423
18032 丹花口服液 2-423
18033 丹矾取汗方 2-423
18034 丹矾蜡榴丸 2-423
18035 丹参归脾汤 2-423
18036 丹参泽兰饮 2-423
18037 丹参散结汤 2-423
18038 丹参滑石汤 2-423
18039 丹参蠲痛丹 2-423
18040 丹毒至效散 2-423
18041 丹栀射郁汤 2-423
18042 丹栀逍遥丸 2-423
18043 丹栀逍遥片 2-424
18044 丹栀逍遥散 2-424
18045 丹砂天麻丸 2-424
18046 丹砂牛黄丸 2-424
18047 丹砂牛黄丸 2-424
18048 丹砂乌梅丸 2-424
18049 丹砂半夏丸 2-424
18050 丹砂沉香丸 2-424
18051 丹砂沉香煎 2-424
18052 丹砂玫瑰丸 2-424
18053 丹砂虎睛丸 2-424
18054 丹砂茯神丸 2-424
18055 丹砂茯神丸 2-424
18056 丹砂涂敷方 2-425
18057 丹砂银箔丸 2-425
18058 丹砂敛毒丹 2-425
18059 丹砂镇心丸 2-425
18060 丹砂礞石丸 2-425
18061 丹桂止氛汤 2-425
18062 丹桂香颗粒 2-425
18063 丹参牛膝煮散 2-425
18064 丹砂沉香煎丸 2-425
18065 丹香清脂颗粒 2-425
18066 丹雄鸡肉索饼 2-425
18067 丹皮柴胡犀角汤 2-425
18068 丹地乌梅四物汤 2-426
18069 丹红化瘀口服液 2-426

月

18070 月华丸 2-426
18071 月华丹 2-426
18072 月黄膏 2-426
18073 月蟾丸 2-426
18074 月蟾丸 2-426
18075 月白珍珠散 2-426
18076 月白珍珠散 2-426

风

18077 风丸 2-426
18078 风顶 2-426
18079 风门顶 2-426
18080 风化散 2-426
18081 风气膏 2-427
18082 风引汤 2-427
18083 风引汤 2-427
18084 风引汤 2-427
18085 风引汤 2-427
18086 风引汤 2-427
18087 风引汤 2-427
18088 风饮汤 2-427
18089 风油膏 2-427

18090 风热散 2-427
18091 风疳丸 2-427
18092 风疳丹 2-427
18093 风流散 2-428
18094 风流散 2-428
18095 风捲云 2-428
18096 风捲帘 2-428
18097 风痫汤 2-428
18098 风痫汤 2-428
18099 风痛丸 2-428
18100 风湿片 2-428
18101 风湿汤 2-428
18102 风湿汤 2-428
18103 风湿酒 2-428
18104 风湿膏 2-428
18105 风温汤 2-428
18106 风缓汤 2-429
18107 风缓汤 2-429
18108 风痹散 2-429
18109 风藤散 2-429
18110 风癣汤 2-429
18111 风癣药 2-429
18112 风化消丸 2-429
18113 风气药酒 2-429
18114 风气痛膏 2-429
18115 风六合汤 2-429
18116 风六合汤 2-429
18117 风火眼药 2-429
18118 风损膏药 2-429
18119 风痛宁片 2-430
18120 风湿气膏 2-430
18121 风湿灵片 2-430
18122 风湿定片 2-430
18123 风湿药丸 2-430
18124 风湿药酒 2-430
18125 风湿药膏 2-430
18126 风痹药酒 2-430
18127 风火双解散 2-430
18128 风火并治汤 2-430
18129 风火两消汤 2-430
18130 风引大豆汤 2-430
18131 风引独活汤 2-430
18132 风水散斑汤 2-431
18133 风药一字散 2-431
18134 风药圣饼子 2-431
18135 风热咳嗽丸 2-431
18136 风热凉散方 2-431
18137 风痫抵住丸 2-431
18138 风痛安胶囊 2-431
18139 风湿马钱片 2-431
18140 风湿止痛膏 2-431
18141 风湿六合汤 2-431
18142 风湿宁药酒 2-431
18143 风湿安泰片 2-431
18144 风湿关节酒 2-432
18145 风湿两祛散 2-432
18146 风湿灵仙液 2-432
18147 风湿药酒料 2-432
18148 风湿骨痛丸 2-432
18149 风湿续断汤 2-432
18150 风湿痛药酒 2-432
18151 风湿寒痛片 2-432
18152 风湿痹证方 2-432
18153 风湿镇痛丸 2-433
18154 风湿镇痛膏 2-433
18155 风寒咳嗽丸 2-433
18156 风寒温散方 2-433
18157 风热咳嗽胶囊 2-433
18158 风热清口服液 2-433
18159 风热感冒颗粒 2-433
18160 风湿止痛药酒 2-433
18161 风湿关节炎丸 2-433
18162 风湿关节炎片 2-433
18163 风湿骨痛药酒 2-433
18164 风湿骨痛胶囊 2-433
18165 风寒咳嗽颗粒 2-433
18166 风寒双离拐片 2-433
18167 风寒感冒颗粒 2-433
18168 风痹瘫痪药酒 2-433
18169 风寒感冒宁颗粒 2-434
18170 风气跌扑膏药神方 2-434
18171 风痰麻木风湿药酒 2-434

凤

18172 凤爪散 2-434
18173 凤龙膏 2-434
18174 凤仙酒 2-434
18175 凤仙酒 2-434
18176 凤仙膏 2-434
18177 凤衣散 2-434
18178 凤衣散 2-434
18179 凤衣散 2-434
18180 凤衣散 2-434
18181 凤衣散 2-434
18182 凤衣散 2-434
18183 凤珠丹 2-434
18184 凤眼丹 2-434
18185 凤凰油 2-435
18186 凤凰散 2-435
18187 凤凰散 2-435
18188 凤凰散 2-435
18189 凤凰散 2-435
18190 凤凰散 2-435
18191 凤凰煎 2-435
18192 凤凰露 2-435
18193 凤雏丸 2-435
18194 凤雏膏 2-435
18195 凤雏膏 2-435
18196 凤髓丹 2-435
18197 凤髓丹 2-435
18198 凤髓丹 2-435
18199 凤髓汤 2-435
18200 凤髓膏 2-435
18201 凤髓膏 2-435
18202 凤麟膏 2-436
18203 凤麟膏 2-436
18204 凤眼草散 2-436

六

18205 六一丸 2-436
18206 六一丸 2-436
18207 六一汤 2-436
18208 六一汤 2-436
18209 六一汤 2-436
18210 六一汤 2-436
18211 六一汤 2-436
18212 六一汤 2-436
18213 六一散 2-437
18214 六一散 2-437
18215 六一散 2-437
18216 六一散 2-437
18217 六丁丸 2-437
18218 六丁饮 2-437
18219 六丁散 2-437
18220 六子丸 2-437
18221 六化丹 2-437
18222 六气汤 2-437
18223 六气散 2-437
18224 六气煎 2-437
18225 六斤丸 2-437
18226 六六丸 2-437
18227 六龙丹 2-437
18228 六甲丸 2-437
18229 六甲散 2-437
18230 六仙散 2-438
18231 六仙散 2-438
18232 六仙散 2-438
18233 六仙散 2-438
18234 六仙散 2-438
18235 六生散 2-438
18236 六生散 2-438
18237 六半汤 2-438
18238 六圣丸 2-438
18239 六圣散 2-438
18240 六圣散 2-438
18241 六圣散 2-438
18242 六圣散 2-438
18243 六圣散 2-438
18244 六灰丸 2-438
18245 六灰膏 2-439
18246 六成汤 2-439
18247 六曲丸 2-439
18248 六合丹 2-439
18249 六合汤 2-439
18250 六合汤 2-439
18251 六合汤 2-439
18252 六合汤 2-439
18253 六合汤 2-439
18254 六合汤 2-439
18255 六合汤 2-439
18256 六合汤 2-439
18257 六合汤 2-439
18258 六合汤 2-439
18259 六合汤 2-439
18260 六合散 2-439
18261 六合散 2-439
18262 六合散 2-439
18263 六合散 2-439
18264 六合散 2-440
18265 六安煎 2-440
18266 六军丸 2-440
18267 六攻散 2-440
18268 六均丸 2-440
18269 六时散 2-440
18270 六应丸 2-440
18271 六应散 2-440
18272 六灵丸 2-440
18273 六陈汤 2-440
18274 六陈顶 2-440
18275 六妙丸 2-440
18276 六妙汤 2-440
18277 六妙饮 2-441
18278 六枝膏 2-441
18279 六郁丸 2-441
18280 六郁汤 2-441
18281 六郁汤 2-441
18282 六郁汤 2-441
18283 六郁汤 2-441
18284 六奇汤 2-441
18285 六味丸 2-441
18286 六味汤 2-441
18287 六味汤 2-441
18288 六味汤 2-441
18289 六味汤 2-441
18290 六味汤 2-441
18291 六味汤 2-441
18292 六味汤 2-441
18293 六味汤 2-441
18294 六味饮 2-442
18295 六味脍 2-442
18296 六物丸 2-442
18297 六物汤 2-442
18298 六物汤 2-442

18299 六物汤 2-442
18300 六物汤 2-442
18301 六物汤 2-442
18302 六物汤 2-442
18303 六物汤 2-442
18304 六物汤 2-442
18305 六物汤 2-442
18306 六物汤 2-442
18307 六物饮 2-443
18308 六物散 2-443
18309 六物散 2-443
18310 六物煎 2-443
18311 六和汤 2-443
18312 六和汤 2-443
18313 六和汤 2-443
18314 六和汤 2-443
18315 六和汤 2-443
18316 六和汤 2-443
18317 六和汤 2-443
18318 六和汤 2-443
18319 六和汤 2-443
18320 六和汤 2-443
18321 六和茶 2-443
18322 六和茶 2-444
18323 六和散 2-444
18324 六和膏 2-444
18325 六宝散 2-444
18326 六珍丹 2-444
18327 六珍丹 2-444
18328 六珍汤 2-444
18329 六柱汤 2-444
18330 六柱饮 2-444
18331 六柱散 2-444
18332 六柱散 2-444
18333 六匣散 2-444
18334 六星丹 2-444
18335 六星散 2-444
18336 六香散 2-444
18337 六香膏 2-444
18338 六胆汤 2-444
18339 六度煎 2-445
18340 六神丸 2-445
18341 六神丸 2-445
18342 六神丸 2-445
18343 六神丸 2-445
18344 六神丸 2-445
18345 六神丸 2-445
18346 六神丸 2-445
18347 六神丸 2-445
18348 六神丸 2-445
18349 六神丸 2-445
18350 六神丸 2-445
18351 六神丸 2-445
18352 六神丸 2-445
18353 六神丸 2-446
18354 六神丸 2-446
18355 六神丸 2-446
18356 六神丸 2-446
18357 六神丸 2-446
18358 六神丹 2-446
18359 六神丹 2-446
18360 六神丹 2-446
18361 六神丹 2-446
18362 六神曲 2-446
18363 六神汤 2-447
18364 六神汤 2-447
18365 六神汤 2-447
18366 六神汤 2-447
18367 六神汤 2-447
18368 六神汤 2-447
18369 六神汤 2-447
18370 六神汤 2-447
18371 六神汤 2-447
18372 六神汤 2-447
18373 六神汤 2-447
18374 六神汤 2-447
18375 六神汤 2-447
18376 六神饮 2-447
18377 六神散 2-447
18378 六神散 2-447
18379 六神散 2-448
18380 六神散 2-448
18381 六神散 2-448
18382 六神散 2-448
18383 六神散 2-448
18384 六神散 2-448
18385 六神散 2-448
18386 六神散 2-448
18387 六神散 2-448
18388 六神散 2-448
18389 六神散 2-448
18390 六神散 2-448
18391 六神散 2-449
18392 六神散 2-449
18393 六神散 2-449
18394 六神散 2-449
18395 六神散 2-449
18396 六神散 2-449
18397 六神粥 2-449
18398 六根散 2-449
18399 六真膏 2-449
18400 六益丸 2-449
18401 六黄汤 2-449
18402 六黑丸 2-449
18403 六黑丸 2-449
18404 六黑丸 2-449
18405 六精膏 2-449
18406 六磨汤 2-449
18407 六磨汤 2-449
18408 六磨饮 2-449
18409 六藏丹 2-450
18410 六一泥饮 2-450
18411 六丁神散 2-450
18412 六甲神丹 2-450
18413 六灰煎膏 2-450
18414 六君子丸 2-450
18415 六君子汤 2-450
18416 六君子汤 2-451
18417 六君子汤 2-451
18418 六君子汤 2-451
18419 六君子汤 2-451
18420 六君子汤 2-451
18421 六君子汤 2-451
18422 六君子汤 2-451
18423 六君子汤 2-451
18424 六君子汤 2-451
18425 六君子汤 2-451
18426 六君子汤 2-451
18427 六君子汤 2-451
18428 六君子汤 2-451
18429 六君子汤 2-452
18430 六君子煎 2-452
18431 六灵含片 2-452
18432 六味青散 2-452
18433 六物青散 2-452
18434 六物敷方 2-452
18435 六磨饮子 2-452
18436 六一木通汤 2-452
18437 六一甘露散 2-452
18438 六一顺气汤 2-452
18439 六一顺气汤 2-452
18440 六一退火丹 2-452
18441 六五地黄汤 2-452
18442 六气经纬丸 2-452
18443 六龙固本丸 2-452
18444 六龙固本丸 2-453
18445 六龙御天膏 2-453
18446 六号剥象方 2-453
18447 六皮四子汤 2-453
18448 六合夺命散 2-453
18449 六合回生丹 2-453
18450 六合金针散 2-453
18451 六合定中丸 2-453
18452 六合定中丸 2-453
18453 六合定中丸 2-453
18454 六合定中丸 2-453
18455 六合定中丸 2-453
18456 六合定中丸 2-454
18457 六合定中丸 2-454
18458 六合定中丸 2-454
18459 六灵解毒片 2-454
18460 六君贝母丸 2-454
18461 六君加味汤 2-454
18462 六君加味汤 2-454
18463 六君健脾汤 2-454
18464 六君温脾汤 2-454
18465 六枝乌金膏 2-454
18466 六味人参汤 2-454
18467 六味三棱丸 2-454
18468 六味木香散 2-455
18469 六味车鳌散 2-455
18470 六味止泻散 2-455
18471 六味平胃散 2-455
18472 六味归芍汤 2-455
18473 六味生脉汤 2-455
18474 六味地黄丸 2-455
18475 六味地黄丸 2-455
18476 六味地黄片 2-455
18477 六味地黄汤 2-455
18478 六味地黄汤 2-455
18479 六味地黄膏 2-455
18480 六味回阳饮 2-455
18481 六味回阳饮 2-456
18482 六味回阳饮 2-456
18483 六味回阳煎 2-456
18484 六味安消散 2-456
18485 六味异功煎 2-456
18486 六味沉香饮 2-456
18487 六味补肾丸 2-456
18488 六味拨云散 2-456
18489 六味肥儿丸 2-456
18490 六味肥儿丸 2-456
18491 六味参附汤 2-456
18492 六味茯苓汤 2-456
18493 六味香薷饮 2-456
18494 六味顺气散 2-456
18495 六味追风散 2-456
18496 六味活血散 2-456
18497 六味桂枝汤 2-456
18498 六味柴胡汤 2-457
18499 六味柴胡散 2-457
18500 六味消毒饮 2-457
18501 六味消痔片 2-457
18502 六味鹿茸丸 2-457
18503 六味清凉汤 2-457
18504 六味清凉饮 2-457
18505 六味稀痘饮 2-457
18506 六味解毒汤 2-457
18507 六物灭瘢膏 2-457
18508 六物附子汤 2-457
18509 六物胡粉膏 2-457
18510 六物莽草汤 2-457
18511 六物黄芩汤 2-457
18512 六物麻黄汤 2-457
18513 六物解肌汤 2-457
18514 六物解毒汤 2-457

18515 六和生化汤 2-457
18516 六和半夏汤 2-457
18517 六和定风散 2-458
18518 六制苍术散 2-458
18519 六胜七应丸 2-458
18520 六神开瞽散 2-458
18521 六神全蝎丸 2-458
18522 六神汤解散 2-458
18523 六神祛暑水 2-458
18524 六神通圣散 2-458
18525 六神通解散 2-458
18526 六神通解散 2-458
18527 六神通解散 2-458
18528 六神辅圣丸 2-458
18529 六般芍药饮 2-458
18530 六十号咸象方 2-458
18531 六味加肉桂汤 2-458
18532 六味合五子丸 2-458
18533 六味合四神丸 2-459
18534 六味栀子仁汤 2-459
18535 六味消风痰散 2-459
18536 六味能消胶囊 2-459
18537 六物胡粉敷方 2-459
18538 六十一号蹇象方 2-459
18539 六十二号谦象方 2-459
18540 六十三号小过方 2-459
18541 六十四号归妹方 2-459
18542 六味枸杞口服液 2-459
18543 六味竹叶石膏汤 2-459
18544 六味柴胡麦冬散 2-459
18545 六味凉血消毒散 2-459
18546 六味人参麦门冬散 2-459
18547 六味去丹皮加黄柏知母汤 2-460
18548 六味地黄丸加黄柏知母方 2-460

文

18549 文圣散 2-460
18550 文武膏 2-460
18551 文武膏 2-460
18552 文星丹 2-460
18553 文蛤汤 2-460
18554 文蛤汤 2-460
18555 文蛤散 2-460
18556 文蛤散 2-460
18557 文蛤散 2-460
18558 文蛤散 2-461
18559 文蛤散 2-461
18560 文蛤散 2-461
18561 文蛤散 2-461
18562 文蛤散 2-461
18563 文蛤散 2-461
18564 文蛤散 2-461
18565 文蛤散 2-461
18566 文蛤膏 2-461
18567 文蛤膏 2-461
18568 文八将丹 2-461
18569 文蛤津脐膏 2-461

方

18570 方脉流气饮 2-461

火

18571 火土丹 2-461
18572 火门串 2-461
18573 火丹散 2-461
18574 火龙丸 2-461
18575 火龙丹 2-461
18576 火龙丹 2-462
18577 火龙丹 2-462
18578 火龙丹 2-462
18579 火龙丹 2-462
18580 火龙丹 2-462
18581 火龙丹 2-462
18582 火龙丹 2-462
18583 火龙丹 2-462
18584 火龙丹 2-462
18585 火龙汤 2-462
18586 火龙散 2-462
18587 火龙散 2-462
18588 火龙散 2-462
18589 火龙膏 2-462
18590 火龙膏 2-462
18591 火齐汤 2-462
18592 火齐汤 2-462
18593 火花膏 2-463
18594 火坠散 2-463
18595 火枕丸 2-463
18596 火枣散 2-463
18597 火郁汤 2-463
18598 火郁汤 2-463
18599 火郁汤 2-463
18600 火郁汤 2-463
18601 火郁汤 2-463
18602 火轮丸 2-463
18603 火轮丹 2-463
18604 火轮散 2-463
18605 火剂汤 2-463
18606 火府丸 2-463
18607 火府丸 2-463
18608 火府丹 2-463
18609 火府丹 2-463
18610 火府丹 2-464
18611 火府丹 2-464
18612 火府丹 2-464
18613 火府丹 2-464
18614 火府丹 2-464
18615 火府散 2-464
18616 火府散 2-464
18617 火线膏 2-464
18618 火毒丹 2-464
18619 火食丸 2-464
18620 火炮汤 2-464
18621 火珠浆 2-464
18622 火痊丹 2-464
18623 火眼煎 2-464
18624 火筒散 2-464
18625 火焰散 2-464
18626 火照散 2-464
18627 火精散 2-464
18628 火刺仙丹 2-465
18629 火麻仁丸 2-465
18630 火麻仁丸 2-465
18631 火醋锭子 2-465
18632 火土两培丹 2-465
18633 火郁越鞠丸 2-465
18634 火疡洗心散 2-465
18635 火硝排石汤 2-465
18636 火腿红曲散 2-465
18637 火毒加味四物汤 2-465

斗

18638 斗门丸 2-465
18639 斗门丸 2-465
18640 斗门散 2-465
18641 斗门散 2-465
18642 斗门散 2-465
18643 斗门散 2-466
18644 斗门散 2-466
18645 斗门散 2-466
18646 斗门散 2-466
18647 斗肚丸 2-466
18648 斗肚丸 2-466
18649 斗金丸 2-466

心

18650 心丹 2-466
18651 心力丸 2-466
18652 心气饮 2-466
18653 心宁片 2-466
18654 心红散 2-466
18655 心肾丸 2-467
18656 心肾丸 2-467
18657 心肾丸 2-467
18658 心肾丸 2-467
18659 心宝丸 2-467
18660 心舒丸 2-467
18661 心咳汤 2-467
18662 心疼丸 2-467
18663 心救汤 2-467
18664 心脾散 2-467
18665 心痛汤 2-468
18666 心痛汤 2-468
18667 心痛汤 2-468
18668 心无忧片 2-468
18669 心可舒片 2-468
18670 心安宁片 2-468
18671 心脉通片 2-468
18672 心脑静片 2-468
18673 心益好片 2-468
18674 心舒宁片 2-468
18675 心舒宝片 2-469
18676 心肝双解饮 2-469
18677 心可宁胶囊 2-469
18678 心可舒胶囊 2-469
18679 心肾同补丹 2-469
18680 心肾交补丸 2-469
18681 心安口服液 2-469
18682 心肾两交汤 2-469
18683 心肾两交汤 2-469
18684 心肾两补汤 2-469
18685 心肾两资汤 2-469
18686 心肾种子丸 2-469
18687 心荣口服液 2-470
18688 心脑康胶囊 2-470
18689 心通口服液 2-470
18690 心脾双补丸 2-470
18691 心痛宁滴丸 2-470
18692 心痛康胶囊 2-470
18693 心脑舒口服液 2-470
18694 心痛舒喷雾剂 2-470
18695 心舒静吸入剂 2-470

邓

18696 邓山感应丸 2-471
18697 邓山房感应丸 2-471

双

18698 双丸 2-471
18699 双丸 2-471
18700 双丸子 2-471
18701 双丸子 2-471
18702 双仁丸 2-471
18703 双牛串 2-471
18704 双乌散 2-471

18705 双乌散 2-471
18706 双玉丸 2-471
18707 双玉散 2-471
18708 双石散 2-471
18709 双龙膏 2-471
18710 双叶汤 2-471
18711 双甲散 2-472
18712 双仙散 2-472
18713 双白丸 2-472
18714 双白丸 2-472
18715 双白丹 2-472
18716 双圣丸 2-472
18717 双圣丸 2-472
18718 双圣丹 2-472
18719 双圣丹 2-472
18720 双圣散 2-472
18721 双芝丸 2-472
18722 双芝丸 2-472
18723 双芎散 2-472
18724 双全散 2-472
18725 双合汤 2-472
18726 双花散 2-472
18727 双连丸 2-472
18728 双连丹 2-473
18729 双补丸 2-473
18730 双补丸 2-473
18731 双补丸 2-473
18732 双补汤 2-473
18733 双补汤 2-473
18734 双灵膏 2-473
18735 双妙散 2-473
18736 双枝散 2-473
18737 双枣汤 2-473
18738 双枣散 2-473
18739 双和汤 2-473
18740 双和汤 2-473
18741 双和汤 2-473
18742 双和汤 2-473
18743 双和饮 2-474
18744 双和散 2-474
18745 双和散 2-474
18746 双和散 2-474
18747 双金丸 2-474
18748 双金丸 2-474
18749 双金饮 2-474
18750 双金饮 2-474
18751 双金散 2-474
18752 双金散 2-474
18753 双金散 2-474
18754 双金散 2-474
18755 双金散 2-474
18756 双治汤 2-474
18757 双珍散 2-474
18758 双柏散 2-474
18759 双砂汤 2-474
18760 双香散 2-475
18761 双剑金 2-475
18762 双美丸 2-475
18763 双神丸 2-475
18764 双桂汤 2-475
18765 双荷散 2-475
18766 双俱散 2-475
18767 双鸳汤 2-475
18768 双粉丸 2-475
18769 双粉散 2-475
18770 双荚散 2-475
18771 双黄丸 2-475
18772 双黄丸 2-475
18773 双黄散 2-475
18774 双蛇丸 2-475
18775 双清力 2-475
18776 双解丸 2-475
18777 双解汤 2-475
18778 双解散 2-475
18779 双解散 2-476
18780 双解散 2-476
18781 双解散 2-476
18782 双解散 2-476
18783 双解散 2-476
18784 双解散 2-476
18785 双解散 2-476
18786 双解散 2-476
18787 双解散 2-476
18788 双解散 2-476
18789 双解散 2-476
18790 双解散 2-477
18791 双解散 2-477
18792 双解散 2-477
18793 双解散 2-477
18794 双解散 2-477
18795 双解散 2-477
18796 双解散 2-477
18797 双鳖丸 2-477
18798 双黄连片 2-477
18799 双黄连栓 2-477
18800 双解饮子 2-477
18801 双丹口服液 2-477
18802 双仙化毒膏 2-477
18803 双壳涤球汤 2-477
18804 双补内托散 2-477
18805 双补化毒汤 2-478
18806 双补分消丸 2-478
18807 双补地黄丸 2-478
18808 双补至神丹 2-478
18809 双金自然液 2-478
18810 双炼百草膏 2-478
18811 双根沙皮饮 2-478
18812 双解风湿汤 2-478
18813 双解金桂丸 2-478
18814 双解泻心汤 2-478
18815 双解贵金丸 2-478
18816 双解复生散 2-478
18817 双解香苏丸 2-478
18818 双解凉膈散 2-479
18819 双解消毒散 2-479
18820 双解通圣汤 2-479
18821 双解通圣散 2-479
18822 双解通圣散 2-479
18823 双黄连口服液 2-479
18824 双虎清肝颗粒 2-479
18825 双解散加解毒汤 2-479

引

18826 引下汤 2-479
18827 引子方 2-479
18828 引气丸 2-479
18829 引气丸 2-479
18830 引气丹 2-479
18831 引气汤 2-479
18832 引风汤 2-480
18833 引火汤 2-480
18834 引火汤 2-480
18835 引火汤 2-480
18836 引水散 2-480
18837 引水散 2-480
18838 引龙汤 2-480
18839 引血汤 2-480
18840 引交汤 2-480
18841 引阳汤 2-480
18842 引经散 2-480
18843 引胃汤 2-480
18844 引神丹 2-480
18845 引脓散 2-480
18846 引脓散 2-480
18847 引痔丹 2-481
18848 引寐汤 2-481
18849 引竭煎 2-481
18850 引兵先锋 2-481
18851 引气归血汤 2-481
18852 引方六郁汤 2-481
18853 引火两安汤 2-481
18854 引龙归海散 2-481
18855 引血归经汤 2-481
18856 引阳潜阴汤 2-481
18857 引阴夺命丹 2-481
18858 引神归舍丹 2-481
18859 引精止血汤 2-481

孔

18860 孔方兄饮 2-481
18861 孔子枕中散 2-482
18862 孔圣枕中丹 2-482
18863 孔子大圣枕中方 2-482
18864 孔子大圣枕中汤 2-482
18865 孔子枕中神效方 2-482
18866 孔子大圣知枕中方 2-482
18867 孔子练精神聪明不忘开心方 2-482

丑

18868 丑药 2-482
18869 丑午丹 2-482
18870 丑补散 2-482
18871 丑宝丸 2-482

巴

18872 巴膏 2-482
18873 巴膏 2-482
18874 巴膏 2-482
18875 巴石丸 2-483
18876 巴豆丸 2-483
18877 巴豆丸 2-483
18878 巴豆丸 2-483
18879 巴豆丸 2-483
18880 巴豆丸 2-483
18881 巴豆丸 2-483
18882 巴豆丸 2-483
18883 巴豆丸 2-483
18884 巴豆丸 2-483
18885 巴豆丸 2-483
18886 巴豆丸 2-483
18887 巴豆丸 2-483
18888 巴豆丸 2-483
18889 巴豆丸 2-484
18890 巴豆丸 2-484
18891 巴豆丸 2-484
18892 巴豆丸 2-484
18893 巴豆丸 2-484
18894 巴豆丸 2-484
18895 巴豆丸 2-484
18896 巴豆丸 2-484
18897 巴豆丸 2-484
18898 巴豆丸 2-484
18899 巴豆丸 2-484
18900 巴豆丸 2-484
18901 巴豆丸 2-484
18902 巴豆方 2-484
18903 巴豆方 2-484
18904 巴豆方 2-485
18905 巴豆线 2-485
18906 巴豆烟 2-485

18907 巴豆散 2-485
18908 巴豆蒜 2-485
18909 巴豆膏 2-485
18910 巴豆膏 2-485
18911 巴豆膏 2-485
18912 巴豆膏 2-485
18913 巴豆膏 2-485
18914 巴附丸 2-485
18915 巴附丸 2-485
18916 巴矾丸 2-485
18917 巴油膏 2-485
18918 巴黄丸 2-485
18919 巴黄散 2-485
18920 巴椒丸 2-485
18921 巴戟丸 2-485
18922 巴戟丸 2-486
18923 巴戟丸 2-486
18924 巴戟丸 2-486
18925 巴戟丸 2-486
18926 巴戟丸 2-486
18927 巴戟丸 2-486
18928 巴戟丸 2-486
18929 巴戟丸 2-486
18930 巴戟丸 2-486
18931 巴戟丸 2-486
18932 巴戟丸 2-486
18933 巴戟丸 2-487
18934 巴戟丸 2-487
18935 巴戟丸 2-487
18936 巴戟丸 2-487
18937 巴戟丸 2-487
18938 巴戟丸 2-487
18939 巴戟丸 2-487
18940 巴戟丸 2-487
18941 巴戟丸 2-487
18942 巴戟丸 2-487
18943 巴戟丸 2-488
18944 巴戟丸 2-488
18945 巴戟丸 2-488
18946 巴戟汤 2-488
18947 巴戟汤 2-488
18948 巴戟汤 2-488
18949 巴戟汤 2-488
18950 巴戟汤 2-488
18951 巴戟酒 2-488
18952 巴戟散 2-488
18953 巴戟散 2-488
18954 巴戟散 2-488
18955 巴戟散 2-488
18956 巴戟散 2-488
18957 巴戟散 2-488
18958 巴鲫膏 2-488
18959 巴橘散 2-489
18960 巴霜顶 2-489
18961 巴豆白膏 2-489
18962 巴豆灵膏 2-489
18963 巴豆油膏 2-489
18964 巴豆油膏 2-489
18965 巴豆涂方 2-489
18966 巴戟天丸 2-489
18967 巴戟天丸 2-489
18968 巴戟天丸 2-489
18969 巴戟天丸 2-489
18970 巴戟天丸 2-489
18971 巴戟天丸 2-489
18972 巴戟天丸 2-489
18973 巴戟天丸 2-489
18974 巴戟天丸 2-489
18975 巴戟天汤 2-490
18976 巴戟天汤 2-490
18977 巴戟天汤 2-490
18978 巴戟天饮 2-490
18979 巴戟天酒 2-490
18980 巴戟天酒 2-490
18981 巴戟天散 2-490
18982 巴戟天散 2-490
18983 巴戟天散 2-490
18984 巴戟浸酒 2-490
18985 巴戟煎丸 2-490
18986 巴豆三味丸 2-490
18987 巴豆三棱丸 2-490
18988 巴豆丹砂丸 2-490
18989 巴豆桃仁丸 2-491
18990 巴豆涂敷方 2-491
18991 巴豆蜘蛛线 2-491
18992 巴菊枸杞丸 2-491
18993 巴霜黄蜡丸 2-491

水

18994 水茶 2-491
18995 水膏 2-491
18996 水门串 2-491
18997 水门顶 2-491
18998 水马散 2-491
18999 水云膏 2-491
19000 水火丸 2-491
19001 水火散 2-491
19002 水玉汤 2-491
19003 水石散 2-491
19004 水龙丹 2-491
19005 水龙散 2-491
19006 水龙膏 2-491
19007 水龙膏 2-492
19008 水甲散 2-492
19009 水仙丹 2-492
19010 水仙丹 2-492
19011 水仙散 2-492
19012 水仙散 2-492
19013 水仙散 2-492
19014 水仙散 2-492
19015 水仙膏 2-492
19016 水仙膏 2-492
19017 水瓜散 2-492
19018 水圣散 2-492
19019 水芝丸 2-492
19020 水芝丸 2-492
19021 水芝丹 2-492
19022 水芝丹 2-493
19023 水芝汤 2-493
19024 水成膏 2-493
19025 水朱丸 2-493
19026 水导散 2-493
19027 水杨汤 2-493
19028 水杨汤 2-493
19029 水杨膏 2-493
19030 水苏丸 2-493
19031 水苏方 2-493
19032 水沉汤 2-493
19033 水沉散 2-493
19034 水沉膏 2-493
19035 水沉膏 2-493
19036 水沉膏 2-493
19037 水沉膏 2-493
19038 水陆丹 2-493
19039 水轮散 2-494
19040 水金丹 2-494
19041 水肿串 2-494
19042 水肿饮 2-494
19043 水胀丸 2-494
19044 水府丹 2-494
19045 水底冰 2-494
19046 水疝汤 2-494
19047 水宝散 2-494
19048 水柏丸 2-494
19049 水柳膏 2-494
19050 水骨丸 2-494
19051 水香丸 2-495
19052 水疮汤 2-495
19053 水积丸 2-495
19054 水润膏 2-495
19055 水浸丹 2-495
19056 水粉膏 2-495
19057 水调散 2-495
19058 水调膏 2-495
19059 水调膏 2-495
19060 水调膏 2-495
19061 水调膏 2-495
19062 水调膏 2-495
19063 水调膏 2-495
19064 水调膏 2-495
19065 水通散 2-495
19066 水梅丸 2-495
19067 水梅丸 2-495
19068 水梅丸 2-496
19069 水萍散 2-496
19070 水黄散 2-496
19071 水黄膏 2-496
19072 水黄膏 2-496
19073 水眼药 2-496
19074 水眼药 2-496
19075 水眼药 2-496
19076 水蛇丸 2-496
19077 水银丸 2-496
19078 水银丸 2-496
19079 水银丸 2-496
19080 水银丸 2-496
19081 水银丸 2-497
19082 水银丸 2-497
19083 水银丸 2-497
19084 水银丸 2-497
19085 水银丸 2-497
19086 水银丸 2-497
19087 水银丸 2-497
19088 水银丸 2-497
19089 水银丸 2-497
19090 水银丸 2-497
19091 水银丸 2-497
19092 水银丸 2-497
19093 水银丸 2-497
19094 水银丸 2-498
19095 水银丸 2-498
19096 水银丸 2-498
19097 水银丸 2-498
19098 水银丸 2-498
19099 水银丸 2-498
19100 水银丸 2-498
19101 水银丸 2-498
19102 水银丸 2-498
19103 水银丸 2-498
19104 水银丸 2-498
19105 水银丸 2-498
19106 水银丸 2-498
19107 水银丸 2-498
19108 水银丸 2-499
19109 水银丸 2-499
19110 水银丸 2-499
19111 水银丸 2-499
19112 水银丸 2-499
19113 水银丸 2-499
19114 水银丸 2-499
19115 水银丸 2-499
19116 水银丹 2-499
19117 水银方 2-499
19118 水银散 2-499
19119 水银煎 2-499
19120 水银膏 2-499

19121 水银膏 2-499
19122 水银膏 2-499
19123 水银膏 2-500
19124 水银膏 2-500
19125 水银膏 2-500
19126 水银膏 2-500
19127 水银膏 2-500
19128 水银膏 2-500
19129 水银膏 2-500
19130 水银膏 2-500
19131 水银膏 2-500
19132 水银膏 2-500
19133 水银膏 2-500
19134 水银膏 2-500
19135 水银膏 2-500
19136 水银膏 2-500
19137 水银膏 2-501
19138 水银膏 2-501
19139 水银膏 2-501
19140 水银膏 2-501
19141 水银膏 2-501
19142 水银膏 2-501
19143 水银膏 2-501
19144 水银膏 2-501
19145 水银膏 2-501
19146 水葫芦 2-501
19147 水煮丸 2-501
19148 水煮丸 2-501
19149 水蛭丸 2-501
19150 水蛭丸 2-501
19151 水蛭丸 2-502
19152 水蛭饮 2-502
19153 水蛭散 2-502
19154 水晶丸 2-502
19155 水晶丹 2-502
19156 水晶丹 2-502
19157 水晶汤 2-502
19158 水晶桃 2-502
19159 水晶膏 2-502
19160 水痘汤 2-502
19161 水登膏 2-502
19162 水蓬膏 2-502
19163 水照丸 2-502
19164 水照丸 2-503
19165 水照丹 2-503
19166 水照丹 2-503
19167 水解丸 2-503
19168 水解丸 2-503
19169 水解散 2-503
19170 水解散 2-503
19171 水解散 2-503
19172 水解散 2-503
19173 水解散 2-503
19174 水解散 2-503
19175 水蓼丹 2-503
19176 水蓼饮 2-503
19177 水蓼酒 2-503
19178 水蓼散 2-503
19179 水膏药 2-504
19180 水膏药 2-504
19181 水精丹 2-504
19182 水澄膏 2-504
19183 水澄膏 2-504
19184 水澄膏 2-504
19185 水澄膏 2-504
19186 水澄膏 2-504
19187 水澄膏 2-504
19188 水澄膏 2-504
19189 水澄膏 2-504
19190 水澄膏 2-504
19191 水澄膏 2-504
19192 水澄膏 2-504
19193 水瓢丸 2-504
19194 水瓢丸 2-505
19195 水瓢丸 2-505
19196 水磨膏 2-505
19197 水中金丹 2-505
19198 水牛头方 2-505
19199 水牛皮方 2-505
19200 水火金丹 2-505
19201 水龙祺子 2-505
19202 水圣散子 2-505
19203 水师晶明 2-505
19204 水师精明 2-505
19205 水红花饮 2-505
19206 水红花膏 2-505
19207 水杨浴法 2-505
19208 水杨梅汤 2-505
19209 水沃雪丹 2-505
19210 水调饮子 2-505
19211 水银丸子 2-505
19212 水银拓方 2-506
19213 水银雷丸 2-506
19214 水银膏子 2-506
19215 水葫芦丸 2-506
19216 水葫芦丸 2-506
19217 水葫芦丸 2-506
19218 水晶膏药 2-506
19219 水土交济汤 2-506
19220 水木华滋汤 2-506
19221 水木两生汤 2-506
19222 水木两滋汤 2-506
19223 水火分清饮 2-506
19224 水火分清饮 2-506
19225 水火分清饮 2-506
19226 水火两补汤 2-507
19227 水火两治汤 2-507
19228 水火两通丹 2-507
19229 水火两滋汤 2-507
19230 水火既济丸 2-507
19231 水火既济丹 2-507
19232 水火既济膏 2-507
19233 水沉金丝膏 2-507
19234 水陆二仙丸 2-507
19235 水陆二仙丹 2-507
19236 水陆三仙膏 2-507
19237 水制黄香丸 2-507
19238 水肿至神汤 2-507
19239 水浸鳖甲汤 2-507
19240 水银枣子膏 2-508
19241 水银扁丸子 2-508
19242 水银葶苈丸 2-508
19243 水煮木香丸 2-508
19244 水煮木香丸 2-508
19245 水煮木香丸 2-508
19246 水煮木香丸 2-508
19247 水煮木香丸 2-508
19248 水煮木香丸 2-508
19249 水煮平胃散 2-508
19250 水煮半夏丸 2-508
19251 水煮沉香丸 2-508
19252 水煮青盐丸 2-508
19253 水煮金花丸 2-509
19254 水煮金花丸 2-509
19255 水煮金花汤 2-509
19256 水煮桃红丸 2-509
19257 水煮桃花丸 2-509
19258 水溶金丝膏 2-509

书

19259 书墨丸 2-509

五画

功

19260 功劳去火片 2-510

打

19261 打虫丸 2-510
19262 打脓散 2-510
19263 打老儿丸 2-510
19264 打老儿丸 2-510
19265 打虫化积丸 2-510
19266 打伤八味散 2-510
19267 打虎壮元丸 2-510

扑

19268 扑粉 2-511
19269 扑肌散 2-511
19270 扑汗方 2-511
19271 扑汗方 2-511
19272 扑汗方 2-511
19273 扑汗方 2-511
19274 扑汗方 2-511
19275 扑身止汗散 2-511

艾

19276 艾汤 2-511
19277 艾汤 2-511
19278 艾汤 2-511
19279 艾汤 2-511
19280 艾叶丸 2-511
19281 艾叶丸 2-511
19282 艾叶丸 2-511
19283 艾叶丸 2-511
19284 艾叶丸 2-512
19285 艾叶丸 2-512
19286 艾叶丸 2-512
19287 艾叶汤 2-512
19288 艾叶汤 2-512
19289 艾叶汤 2-512
19290 艾叶汤 2-512
19291 艾叶汤 2-512
19292 艾叶汤 2-512
19293 艾叶汤 2-512
19294 艾叶汤 2-512
19295 艾叶汤 2-512
19296 艾叶汤 2-512
19297 艾叶汤 2-512
19298 艾叶汤 2-512
19299 艾叶汤 2-512
19300 艾叶汤 2-512
19301 艾叶汤 2-513
19302 艾叶汤 2-513
19303 艾叶汤 2-513
19304 艾叶汤 2-513
19305 艾叶饮 2-513
19306 艾叶饮 2-513
19307 艾叶饮 2-513
19308 艾叶酒 2-513
19309 艾叶散 2-513
19310 艾叶散 2-513
19311 艾叶散 2-513
19312 艾叶散 2-513
19313 艾叶散 2-513
19314 艾叶散 2-513
19315 艾叶散 2-513
19316 艾叶散 2-513
19317 艾叶散 2-513
19318 艾叶散 2-514
19319 艾叶散 2-514
19320 艾叶散 2-514
19321 艾叶散 2-514
19322 艾叶散 2-514
19323 艾叶散 2-514
19324 艾叶散 2-514

19325 艾汁方 2-514
19326 艾灰散 2-514
19327 艾曲散 2-514
19328 艾麦丸 2-514
19329 艾肠泥 2-514
19330 艾附丸 2-514
19331 艾附丸 2-514
19332 艾附丸 2-514
19333 艾附丸 2-514
19334 艾附丸 2-515
19335 艾附丸 2-515
19336 艾附丸 2-515
19337 艾附丸 2-515
19338 艾附汤 2-515
19339 艾柏饮 2-515
19340 艾茸丸 2-515
19341 艾茸丸 2-515
19342 艾茱丸 2-515
19343 艾香散 2-515
19344 艾姜丸 2-515
19345 艾姜汤 2-515
19346 艾胶汤 2-515
19347 艾胶汤 2-515
19348 艾胶散 2-515
19349 艾烟丸 2-515
19350 艾梅饮 2-516
19351 艾馄饨 2-516
19352 艾硫丸 2-516
19353 艾蒿酒 2-516
19354 艾煎丸 2-516
19355 艾煎丸 2-516
19356 艾煎丸 2-516
19357 艾煎丸 2-516
19358 艾煎丸 2-516
19359 艾煎丸 2-516
19360 艾煎丸 2-516
19361 艾煎丸 2-516
19362 艾煎丸 2-516
19363 艾煎丸 2-517
19364 艾煎丸 2-517
19365 艾煎丸 2-517
19366 艾煎丸 2-517
19367 艾煎丸 2-517
19368 艾煎丸 2-517
19369 艾煎方 2-517
19370 艾煎散 2-517
19371 艾煎膏 2-517
19372 艾醋汤 2-517
19373 艾叶洗剂 2-517
19374 艾叶煎丸 2-517
19375 艾叶煎丸 2-517
19376 艾叶敷方 2-517
19377 艾汁涂方 2-518
19378 艾灰饼子 2-518
19379 艾茸敷法 2-518
19380 艾蒿酝酒 2-518
19381 艾叶地黄汤 2-518
19382 艾叶回阳散 2-518
19383 艾附女珍丸 2-518
19384 艾附四神丸 2-518
19385 艾附暖宫丸 2-518
19386 艾附暖宫丸 2-518
19387 艾附暖宫丸 2-518
19388 艾附暖宫丸 2-518
19389 艾附暖宫丸 2-518
19390 艾煎茯苓散 2-519

芁

19391 芁黄散 2-519

节

19392 节金饮子 2-519
19393 节斋化痰丸 2-519

平

19394 平木汤 2-519
19395 平中饮 2-519
19396 平气丸 2-519
19397 平气丸 2-519
19398 平气丸 2-519
19399 平气汤 2-519
19400 平气汤 2-519
19401 平气饮 2-519
19402 平气饮 2-519
19403 平气散 2-519
19404 平气散 2-519
19405 平气散 2-520
19406 平气散 2-520
19407 平火汤 2-520
19408 平火散 2-520
19409 平水丸 2-520
19410 平邪汤 2-520
19411 平肉散 2-520
19412 平血饮 2-520
19413 平血饮 2-520
19414 平血饮 2-520
19415 平血饮 2-520
19416 平肌散 2-520
19417 平肌散 2-520
19418 平肌散 2-520
19419 平肌散 2-520
19420 平肌散 2-521
19421 平安丸 2-521
19422 平安丸 2-521
19423 平安丹 2-521
19424 平安丹 2-521
19425 平安饮 2-521
19426 平安饼 2-521
19427 平安散 2-521
19428 平安散 2-521
19429 平安散 2-521
19430 平安散 2-521
19431 平安散 2-521
19432 平安散 2-521
19433 平安散 2-521
19434 平安散 2-521
19435 平安散 2-522
19436 平安散 2-522
19437 平阳汤 2-522
19438 平阳汤 2-522
19439 平阳汤 2-522
19440 平呃散 2-522
19441 平肝汤 2-522
19442 平肝汤 2-522
19443 平肝饮 2-522
19444 平肝散 2-522
19445 平肝散 2-522
19446 平肝散 2-522
19447 平肝散 2-522
19448 平肝散 2-522
19449 平沙丸 2-522
19450 平补丸 2-523
19451 平补汤 2-523
19452 平补汤 2-523
19453 平补散 2-523
19454 平陈汤 2-523
19455 平肾散 2-523
19456 平和汤 2-523
19457 平肺丸 2-523
19458 平肺汤 2-523
19459 平肺汤 2-523
19460 平肺汤 2-523
19461 平肺汤 2-523
19462 平肺汤 2-523
19463 平肺汤 2-523
19464 平肺汤 2-524
19465 平肺汤 2-524
19466 平肺汤 2-524
19467 平肺汤 2-524
19468 平肺汤 2-524
19469 平肺汤 2-524
19470 平肺饮 2-524
19471 平肺饮 2-524
19472 平肺散 2-524
19473 平肺散 2-524
19474 平肺散 2-524
19475 平肺散 2-524
19476 平肺散 2-524
19477 平肺散 2-524
19478 平泻汤 2-524
19479 平治汤 2-524
19480 平胃丸 2-524
19481 平胃丸 2-524
19482 平胃丸 2-525
19483 平胃丸 2-525
19484 平胃丸 2-525
19485 平胃丸 2-525
19486 平胃丸 2-525
19487 平胃丸 2-525
19488 平胃丸 2-525
19489 平胃丸 2-525
19490 平胃丸 2-525
19491 平胃丸 2-525
19492 平胃丹 2-525
19493 平胃汤 2-525
19494 平胃汤 2-525
19495 平胃汤 2-526
19496 平胃汤 2-526
19497 平胃散 2-526
19498 平胃散 2-526
19499 平胃散 2-527
19500 平胃散 2-527
19501 平胃散 2-527
19502 平胃散 2-527
19503 平胃散 2-527
19504 平胃散 2-527
19505 平胃散 2-527
19506 平胃散 2-527
19507 平胃散 2-527
19508 平胃散 2-527
19509 平胃散 2-527
19510 平胃散 2-527
19511 平胃散 2-527
19512 平胃散 2-527
19513 平胃散 2-527
19514 平胃散 2-527
19515 平胃散 2-527
19516 平胃散 2-527
19517 平胃散 2-527
19518 平胃膏 2-527
19519 平顺散 2-528
19520 平疮散 2-528
19521 平怒汤 2-528
19522 平怒散 2-528
19523 平热汤 2-528
19524 平脏丸 2-528
19525 平痞散 2-528
19526 平消片 2-528
19527 平祟散 2-528
19528 平惊丸 2-528
19529 平胬丹 2-528
19530 平胬散 2-528
19531 平喘丸 2-528
19532 平喘片 2-528
19533 平喘宁 2-529
19534 平喘汤 2-529

19535 平痢散 2-529
19536 平解汤 2-529
19537 平瘀散 2-529
19538 平嗽丸 2-529
19539 平鲫丸 2-529
19540 平肝饮子 2-529
19541 平和饮子 2-529
19542 平胡饮子 2-529
19543 平胃煮散 2-529
19544 平消胶囊 2-529
19545 平喘仙丹 2-529
19546 平肌追脓散 2-529
19547 平安如意丹 2-530
19548 平阳清里汤 2-530
19549 平时擦牙散 2-530
19550 平肝上清丸 2-530
19551 平肝止血汤 2-530
19552 平肝止血散 2-530
19553 平肝止痢汤 2-530
19554 平肝补脾汤 2-530
19555 平肝泻火汤 2-530
19556 平肝顺气丸 2-530
19557 平肝养肺汤 2-530
19558 平肝消毒饮 2-530
19559 平肝消瘕汤 2-530
19560 平肝流气饮 2-530
19561 平肝救血汤 2-530
19562 平肝清火汤 2-530
19563 平肝清肺汤 2-530
19564 平肝清胃丸 2-531
19565 平肝清脑汤 2-531
19566 平肝舒络丸 2-531
19567 平肝舒络丹 2-531
19568 平肝舒筋汤 2-531
19569 平肝潜阳汤 2-531
19570 平肝潜阳汤 2-531
19571 平补心脾汤 2-531
19572 平补正心丹 2-532
19573 平补仙术丸 2-532
19574 平补地榆汤 2-532
19575 平补苁蓉煎 2-532
19576 平补固胎汤 2-532
19577 平补固真丹 2-532
19578 平补枳术丸 2-532
19579 平补理痨煎 2-532
19580 平补萆薢丸 2-532
19581 平补虚弱汤 2-532
19582 平补鹿茸丸 2-532
19583 平补镇心丸 2-532
19584 平补镇心丹 2-532
19585 平补镇心丹 2-532
19586 平补镇心丹 2-533
19587 平补镇心丹 2-533
19588 平肺宁嗽饮 2-533
19589 平肺宁嗽散 2-533
19590 平肺绿云散 2-533
19591 平疟养脾丸 2-533
19592 平疟养脾丸 2-533
19593 平疟第一方 2-533
19594 平疟第二方 2-533
19595 平疟第三方 2-533
19596 平胃二陈汤 2-533
19597 平胃二陈汤 2-533
19598 平胃五苓散 2-533
19599 平胃分消饮 2-533
19600 平胃六一散 2-533
19601 平胃正气丸 2-533
19602 平胃四苓散 2-534
19603 平胃生化汤 2-534
19604 平胃生漆丸 2-534
19605 平胃加消汤 2-534
19606 平胃发表汤 2-534
19607 平胃地榆汤 2-534
19608 平胃地榆汤 2-534
19609 平胃快斑汤 2-534
19610 平胃快斑散 2-534
19611 平胃败毒散 2-534
19612 平胃枳术丸 2-534
19613 平胃香连丸 2-534
19614 平胃保和汤 2-534
19615 平胃保和汤 2-534
19616 平胃保和散 2-534
19617 平胃前胡汤 2-534
19618 平胃调中散 2-534
19619 平胃敛阴汤 2-535
19620 平胃渗湿汤 2-535
19621 平胃滋肾汤 2-535
19622 平胃蒜肚丸 2-535
19623 平顺清解饮 2-535
19624 平险如意散 2-535
19625 平惊通圣散 2-535
19626 平喘化痰汤 2-535
19627 平喘固本汤 2-535
19628 平喘定气方 2-535
19629 平喘定哮方 2-536
19630 平喘祛寒散 2-536
19631 平安如意灵丹 2-536
19632 平肌贴瘰疬膏 2-536
19633 平补干地黄丸 2-536
19634 平补枸杞子丸 2-536
19635 平肝开郁止血汤 2-536
19636 平肝顺气保中丸 2-536
19637 平肝清热代茶饮 2-536
19638 平补熟干地黄丸 2-537
19639 平胃加桂枝生姜汤 2-537
19640 平胃煮散加青橘皮方 2-537

灭

19641 灭火汤 2-537
19642 灭邪汤 2-537
19643 灭虫汤 2-537
19644 灭毒丹 2-537
19645 灭疥膏 2-537
19646 灭痕散 2-537
19647 灭痕膏 2-537
19648 灭痕膏 2-537
19649 灭痕膏 2-537
19650 灭瘢丹 2-537
19651 灭瘢散 2-537
19652 灭瘢散 2-537
19653 灭瘢散 2-538
19654 灭瘢散 2-538
19655 灭瘢膏 2-538
19656 灭瘢膏 2-538
19657 灭瘢膏 2-538
19658 灭澳灵片 2-538
19659 灭瘢救苦散 2-538

丙

19660 丙丁丸 2-538
19661 丙丁散 2-538
19662 丙丁膏 2-538
19663 丙字化毒丸 2-538
19664 丙种宝月丹 2-538

正

19665 正一丹 2-538
19666 正元丹 2-538
19667 正元丹 2-539
19668 正元丹 2-539
19669 正元丹 2-539
19670 正元丹 2-539
19671 正元丹 2-539
19672 正元汤 2-539
19673 正元汤 2-539
19674 正元汤 2-539
19675 正元汤 2-539
19676 正元饮 2-539
19677 正元饮 2-539
19678 正元散 2-539
19679 正元散 2-539
19680 正元散 2-539
19681 正元散 2-539
19682 正元散 2-540
19683 正天丸 2-540
19684 正中丸 2-540
19685 正气丸 2-540
19686 正气丸 2-540
19687 正气丸 2-540
19688 正气丸 2-540
19689 正气丸 2-540
19690 正气丸 2-540
19691 正气丹 2-540
19692 正气丹 2-540
19693 正气丹 2-541
19694 正气汤 2-541
19695 正气汤 2-541
19696 正气汤 2-541
19697 正气汤 2-541
19698 正气汤 2-541
19699 正气汤 2-541
19700 正气汤 2-541
19701 正气汤 2-541
19702 正气汤 2-541
19703 正气饮 2-541
19704 正气散 2-541
19705 正气散 2-541
19706 正气散 2-541
19707 正气散 2-542
19708 正气散 2-542
19709 正气散 2-542
19710 正气散 2-542
19711 正气散 2-542
19712 正气散 2-542
19713 正气散 2-542
19714 正气散 2-542
19715 正气散 2-542
19716 正气散 2-542
19717 正气散 2-542
19718 正气散 2-542
19719 正气散 2-542
19720 正气散 2-542
19721 正气散 2-542
19722 正气散 2-542
19723 正心丸 2-543
19724 正心汤 2-543
19725 正心汤 2-543
19726 正心汤 2-543
19727 正本丸 2-543
19728 正舌汤 2-543
19729 正舌散 2-543
19730 正舌散 2-543
19731 正舌散 2-543
19732 正舌膏 2-543
19733 正阳丸 2-543
19734 正阳丸 2-543
19735 正阳丸 2-543
19736 正阳丸 2-543
19737 正阳丹 2-543
19738 正阳丹 2-543

19739 正阳丹 2-544
19740 正阳丹 2-544
19741 正阳丹 2-544
19742 正阳丹 2-544
19743 正阳丹 2-544
19744 正阳丹 2-544
19745 正阳汤 2-544
19746 正阳汤 2-544
19747 正阳散 2-544
19748 正阳散 2-544
19749 正阳散 2-544
19750 正阳散 2-544
19751 正金丹 2-544
19752 正治汤 2-544
19753 正诚丹 2-544
19754 正经汤 2-544
19755 正经汤 2-545
19756 正胃汤 2-545
19757 正胃汤 2-545
19758 正胃散 2-545
19759 正胃散 2-545
19760 正胃散 2-545
19761 正骨水 2-545
19762 正骨散 2-545
19763 正骨散 2-545
19764 正骨散 2-545
19765 正骨膏 2-545
19766 正真丹 2-545
19767 正真汤 2-545
19768 正笑丹 2-546
19769 正容汤 2-546
19770 正容散 2-546
19771 正容膏 2-546
19772 正脘散 2-546
19773 正液丹 2-546
19774 正脾丸 2-546
19775 正脾散 2-546
19776 正脾散 2-546
19777 正禅方 2-546
19778 正颜丹 2-546
19779 正颜汤 2-546
19780 正翻散 2-546
19781 正元煮散 2-547
19782 正气煮散 2-547
19783 正凤髓丹 2-547
19784 正心泰片 2-547
19785 正骨烫药 2-547
19786 正骨膏药 2-547
19787 正柴胡饮 2-547
19788 正铁箍散 2-547
19789 正气人参膏 2-547
19790 正气三和散 2-547
19791 正气天香汤 2-547
19792 正气天香散 2-547
19793 正气天香散 2-548
19794 正气太平丸 2-548
19795 正气回生汤 2-548
19796 正气快斑汤 2-548
19797 正气补虚汤 2-548
19798 正气和解汤 2-548
19799 正气活命散 2-548
19800 正气宽中散 2-548
19801 正气调胃散 2-548
19802 正气趁痛散 2-548
19803 正气温中汤 2-548
19804 正心降脂片 2-548
19805 正阳茴香丸 2-548
19806 正金油软膏 2-549
19807 正诚露珠丹 2-549
19808 正经四物汤 2-549
19809 正经养血汤 2-549
19810 正骨顺气汤 2-549
19811 正骨紫金丸 2-549
19812 正骨紫金丹 2-549
19813 正料生犀散 2-549
19814 正料治中汤 2-549
19815 正料消风散 2-549
19816 正元荜澄茄汤 2-549

玉

19817 玉饮 2-549
19818 玉女英 2-549
19819 玉女英 2-549
19820 玉女砂 2-549
19821 玉女粉 2-550
19822 玉女散 2-550
19823 玉女散 2-550
19824 玉女煎 2-550
19825 玉井散 2-550
19826 玉仁膏 2-550
19827 玉正散 2-550
19828 玉龙丸 2-550
19829 玉龙丸 2-550
19830 玉龙丸 2-550
19831 玉龙丸 2-550
19832 玉龙丹 2-550
19833 玉龙丹 2-551
19834 玉龙汤 2-551
19835 玉龙散 2-551
19836 玉龙散 2-551
19837 玉龙散 2-551
19838 玉龙膏 2-551
19839 玉龙膏 2-551
19840 玉龙膏 2-551
19841 玉龙膏 2-551
19842 玉龙膏 2-551
19843 玉龙膏 2-551
19844 玉龙膏 2-551
19845 玉龙膏 2-551
19846 玉龙膏 2-552
19847 玉仙散 2-552
19848 玉仙散 2-552
19849 玉仙散 2-552
19850 玉兰丸 2-552
19851 玉芝丸 2-552
19852 玉芝丹 2-552
19853 玉芝饮 2-552
19854 玉芝散 2-552
19855 玉芝散 2-552
19856 玉灰散 2-552
19857 玉贞散 2-552
19858 玉尘散 2-552
19859 玉尘散 2-552
19860 玉尘散 2-552
19861 玉竹汤 2-553
19862 玉竹粥 2-553
19863 玉竹膏 2-553
19864 玉华丸 2-553
19865 玉华丹 2-553
19866 玉华丹 2-553
19867 玉华散 2-553
19868 玉华煎 2-553
19869 玉合丹 2-553
19870 玉肌丹 2-553
19871 玉肌散 2-553
19872 玉肌散 2-553
19873 玉池汤 2-554
19874 玉池散 2-554
19875 玉池散 2-554
19876 玉池散 2-554
19877 玉池散 2-554
19878 玉池散 2-554
19879 玉关丸 2-554
19880 玉关丸 2-554
19881 玉关丸 2-554
19882 玉红散 2-554
19883 玉红散 2-554
19884 玉红散 2-554
19885 玉红膏 2-554
19886 玉红膏 2-554
19887 玉红膏 2-554
19888 玉红膏 2-554
19889 玉红膏 2-554
19890 玉杖丸 2-555
19891 玉连丸 2-555
19892 玉连环 2-555
19893 玉肠散 2-555
19894 玉灵丹 2-555
19895 玉灵膏 2-555
19896 玉灵膏 2-555
19897 玉阿散 2-555
19898 玉环丸 2-555
19899 玉环丹 2-555
19900 玉环煎 2-555
19901 玉枝散 2-555
19902 玉枢丹 2-555
19903 玉枢丹 2-555
19904 玉枢丹 2-555
19905 玉枢丹 2-555
19906 玉枢丹 2-556
19907 玉枢丹 2-556
19908 玉枢丹 2-556
19909 玉枢丹 2-556
19910 玉枢散 2-556
19911 玉矾汤 2-556
19912 玉抱肚 2-556
19913 玉抱肚 2-556
19914 玉抱肚 2-556
19915 玉乳丹 2-556
19916 玉乳散 2-556
19917 玉命丹 2-556
19918 玉兔散 2-556
19919 玉珍散 2-556
19920 玉珍散 2-557
19921 玉柱杖 2-557
19922 玉柱散 2-557
19923 玉柱膏 2-557
19924 玉树油 2-557
19925 玉药丹 2-557
19926 玉带膏 2-557
19927 玉带膏 2-557
19928 玉带膏 2-557
19929 玉钥匙 2-557
19930 玉钥匙 2-557
19931 玉钥匙 2-557
19932 玉泉丸 2-557
19933 玉泉丸 2-557
19934 玉泉丸 2-557
19935 玉泉片 2-557
19936 玉泉散 2-558
19937 玉泉散 2-558
19938 玉泉散 2-558
19939 玉泉散 2-558
19940 玉泉煎 2-558
19941 玉饼子 2-558
19942 玉饼子 2-558
19943 玉饼子 2-558
19944 玉饼子 2-558
19945 玉饼子 2-558
19946 玉饼子 2-558
19947 玉津丸 2-558
19948 玉屏散 2-558
19949 玉珠丸 2-558
19950 玉珠散 2-558
19951 玉真丸 2-558
19952 玉真丸 2-558

19953 玉真丸 2-558
19954 玉真丹 2-559
19955 玉真丹 2-559
19956 玉真丹 2-559
19957 玉真汤 2-559
19958 玉真散 2-559
19959 玉真散 2-559
19960 玉真散 2-559
19961 玉真散 2-559
19962 玉真散 2-559
19963 玉真散 2-560
19964 玉真散 2-560
19965 玉壶丸 2-560
19966 玉壶丸 2-560
19967 玉壶丸 2-560
19968 玉壶丸 2-560
19969 玉壶丸 2-560
19970 玉壶丸 2-560
19971 玉壶丸 2-560
19972 玉壶丸 2-560
19973 玉壶丸 2-560
19974 玉壶丸 2-560
19975 玉壶丸 2-560
19976 玉壶丸 2-560
19977 玉壶丹 2-561
19978 玉壶丹 2-561
19979 玉壶丹 2-561
19980 玉壶丹 2-561
19981 玉壶冰 2-561
19982 玉壶饮 2-561
19983 玉壶散 2-561
19984 玉振丸 2-561
19985 玉脂散 2-561
19986 玉脂膏 2-561
19987 玉烛汤 2-561
19988 玉烛汤 2-561
19989 玉烛散 2-561
19990 玉烛散 2-561
19991 玉烛散 2-562
19992 玉烛散 2-562
19993 玉烛散 2-562
19994 玉浮丸 2-562
19995 玉浮丸 2-562
19996 玉粉丸 2-562
19997 玉粉丸 2-562
19998 玉粉丸 2-562
19999 玉粉丸 2-562
20000 玉粉丸 2-562
20001 玉粉丸 2-562
20002 玉粉丸 2-562
20003 玉粉丸 2-562
20004 玉粉丹 2-562
20005 玉粉丹 2-563
20006 玉粉丹 2-563
20007 玉粉丹 2-563
20008 玉粉丹 2-563
20009 玉粉丹 2-563
20010 玉粉散 2-563
20011 玉粉散 2-563
20012 玉粉散 2-563
20013 玉粉散 2-563
20014 玉粉散 2-563
20015 玉粉散 2-563
20016 玉粉散 2-563
20017 玉粉散 2-563
20018 玉粉散 2-563
20019 玉粉散 2-563
20020 玉粉散 2-563
20021 玉粉散 2-564
20022 玉粉散 2-564
20023 玉粉散 2-564
20024 玉粉散 2-564
20025 玉粉散 2-564
20026 玉粉膏 2-564
20027 玉粉锭 2-564
20028 玉容丸 2-564
20029 玉容丸 2-564
20030 玉容丸 2-564
20031 玉容粉 2-564
20032 玉容粉 2-564
20033 玉容散 2-564
20034 玉容散 2-564
20035 玉容散 2-564
20036 玉容散 2-564
20037 玉容散 2-564
20038 玉容散 2-564
20039 玉容散 2-564
20040 玉容散 2-565
20041 玉容散 2-565
20042 玉容散 2-565
20043 玉容散 2-565
20044 玉容膏 2-565
20045 玉容膏 2-565
20046 玉容膏 2-565
20047 玉浆散 2-565
20048 玉浆散 2-565
20049 玉浆散 2-565
20050 玉屑丸 2-565
20051 玉屑丸 2-565
20052 玉屑饭 2-565
20053 玉屑散 2-566
20054 玉屑散 2-566
20055 玉屑散 2-566
20056 玉屑散 2-566
20057 玉屑散 2-566
20058 玉屑散 2-566
20059 玉屑膏 2-566
20060 玉屑膏 2-566
20061 玉屑膏 2-566
20062 玉屑膏 2-566
20063 玉绣球 2-566
20064 玉绣球 2-566
20065 玉黄膏 2-566
20066 玉雪丹 2-566
20067 玉雪散 2-566
20068 玉匮丸 2-567
20069 玉堂丸 2-567
20070 玉匙散 2-567
20071 玉盘散 2-567
20072 玉盘散 2-567
20073 玉液丸 2-567
20074 玉液丸 2-567
20075 玉液丸 2-567
20076 玉液丸 2-567
20077 玉液丸 2-567
20078 玉液丸 2-567
20079 玉液丸 2-567
20080 玉液丹 2-567
20081 玉液丹 2-567
20082 玉液丹 2-567
20083 玉液丹 2-568
20084 玉液汤 2-568
20085 玉液汤 2-568
20086 玉液汤 2-568
20087 玉液汤 2-568
20088 玉液汤 2-568
20089 玉液饮 2-568
20090 玉液散 2-568
20091 玉液散 2-568
20092 玉液散 2-568
20093 玉液散 2-568
20094 玉液散 2-568
20095 玉液散 2-568
20096 玉液煎 2-569
20097 玉液膏 2-569
20098 玉液膏 2-569
20099 玉液膏 2-569
20100 玉散子 2-569
20101 玉锁丸 2-569
20102 玉锁丹 2-569
20103 玉锁丹 2-569
20104 玉锁丹 2-569
20105 玉锁丹 2-569
20106 玉锁匙 2-569
20107 玉锁匙 2-569
20108 玉锁匙 2-569
20109 玉锁匙 2-569
20110 玉锁匙 2-569
20111 玉锁匙 2-569
20112 玉锁散 2-570
20113 玉鋌散 2-570
20114 玉错散 2-570
20115 玉鼠散 2-570
20116 玉蝉散 2-570
20117 玉箸消 2-570
20118 玉箸散 2-570
20119 玉箸煎 2-570
20120 玉蕊丸 2-570
20121 玉蕊丸 2-570
20122 玉蕊丸 2-570
20123 玉蕊丸 2-570
20124 玉蕊丹 2-570
20125 玉蕊散 2-570
20126 玉颜膏 2-570
20127 玉糊膏 2-570
20128 玉燕膏 2-570
20129 玉霜丸 2-571
20130 玉霜丸 2-571
20131 玉霜丸 2-571
20132 玉霜丸 2-571
20133 玉霜丸 2-571
20134 玉霜丹 2-571
20135 玉霜散 2-571
20136 玉霜膏 2-571
20137 玉螺丸 2-571
20138 玉蟾散 2-571
20139 玉襮丸 2-571
20140 玉襮肚 2-571
20141 玉露丸 2-571
20142 玉露丸 2-572
20143 玉露汤 2-572
20144 玉露饮 2-572
20145 玉露饮 2-572
20146 玉露饮 2-572
20147 玉露饮 2-572
20148 玉露饮 2-572
20149 玉露饮 2-572
20150 玉露酒 2-572
20151 玉露散 2-572
20152 玉露散 2-572
20153 玉露散 2-572
20154 玉露散 2-572
20155 玉露散 2-572
20156 玉露散 2-572
20157 玉露散 2-572
20158 玉露散 2-572
20159 玉露散 2-572
20160 玉露散 2-573
20161 玉露散 2-573
20162 玉露膏 2-573
20163 玉露膏 2-573
20164 玉露霜 2-573
20165 玉髓丹 2-573
20166 玉髓膏 2-573
20167 玉竹饮子 2-573
20168 玉竹颗粒 2-573

20169 玉华白丹 2-573
20170 玉华白丹 2-573
20171 玉米粉粥 2-573
20172 玉柱杖丸 2-573
20173 玉柱杖散 2-573
20174 玉柱杖散 2-573
20175 玉柱杖散 2-574
20176 玉带仙膏 2-574
20177 玉钥匙散 2-574
20178 玉屏风丸 2-574
20179 玉屏风散 2-574
20180 玉屏风散 2-574
20181 玉屏风散 2-574
20182 玉桂杖丸 2-575
20183 玉粉锭儿 2-575
20184 玉容肥皂 2-575
20185 玉容肥皂 2-575
20186 玉容香粉 2-575
20187 玉屑面脂 2-575
20188 玉屑面膏 2-575
20189 玉绣球丹 2-575
20190 玉液金丸 2-575
20191 玉液金丹 2-575
20192 玉液金丹 2-576
20193 玉液金丹 2-576
20194 玉楂冲剂 2-576
20195 玉女飞花散 2-576
20196 玉开金钥匙 2-576
20197 玉石清胃汤 2-576
20198 玉龙软金丹 2-576
20199 玉芝徐老丸 2-576
20200 玉竹长寿酒 2-576
20201 玉竹高龄酒 2-576
20202 玉肌还少散 2-577
20203 玉红夹纸膏 2-577
20204 玉环来笑丹 2-577
20205 玉枢正气丹 2-577
20206 玉面桃花粉 2-577
20207 玉钥启荣丸 2-577
20208 玉屏风胶囊 2-577
20209 玉真散胶囊 2-577
20210 玉容西施散 2-577
20211 玉容西施膏 2-577
20212 玉容肥皂丸 2-577
20213 玉屑无忧散 2-577
20214 玉屑无忧散 2-577
20215 玉屑妙灵散 2-578
20216 玉屑妙灵散 2-578
20217 玉屑润金丸 2-578
20218 玉雪救苦丹 2-578
20219 玉匙开关散 2-578
20220 玉液上清丸 2-578
20221 玉液化痰丸 2-578
20222 玉液至宝丹 2-578
20223 玉液春膏饮 2-578
20224 玉锁九真丹 2-579
20225 玉锁固真丹 2-579
20226 玉蕊托里散 2-579
20227 玉翳泻肝散 2-579
20228 玉蟾生肌散 2-579
20229 玉蟾利风丹 2-579
20230 玉露保肺丸 2-579
20231 玉露养肺丸 2-579
20232 玉露养肺丸 2-579
20233 玉露通真丸 2-579
20234 玉髓定喘丸 2-580
20235 玉叶解毒糖浆 2-580
20236 玉竹麦门冬汤 2-580
20237 玉女长春不老丹 2-580
20238 玉女煎去牛膝熟地加细生地玄参方 2-580

古

20239 古瓦汤 2-580
20240 古瓦汤 2-580
20241 古月粉 2-580
20242 古圣散 2-580
20243 古拜散 2-580
20244 古墨霜 2-580
20245 古汉养生精 2-580
20246 古钱接骨方 2-580
20247 古庵心肾丸 2-581
20248 古卿古败散 2-581
20249 古汉养生精片 2-581
20250 古楼山跌打丸 2-581
20251 古楼山跌打酒 2-581
20252 古汉养生精颗粒 2-581
20253 古汉养生精口服液 2-581

去

20254 去风丹 2-581
20255 去风散 2-581
20256 去斗丸 2-581
20257 去水膏 2-581
20258 去血汤 2-581
20259 去杖汤 2-581
20260 去来汤 2-581
20261 去妒丸 2-581
20262 去苦散 2-581
20263 去毒丸 2-582
20264 去毒丸 2-582
20265 去毒丹 2-582
20266 去毒散 2-582
20267 去毒散 2-582
20268 去毒散 2-582
20269 去烂丹 2-582
20270 去恶散 2-582
20271 去热散 2-582
20272 去铃丸 2-582
20273 去铃丸 2-582
20274 去斑膏 2-582
20275 去解丹 2-582
20276 去瘀饮 2-582
20277 去膜丹 2-583
20278 去腐丹 2-583
20279 去腐丹 2-583
20280 去腐散 2-583
20281 去腐散 2-583
20282 去腐散 2-583
20283 去薪汤 2-583
20284 去翳散 2-583
20285 去翳散 2-583
20286 去翳散 2-583
20287 去翳散 2-583
20288 去三虫丸 2-583
20289 去三虫方 2-583
20290 去老膜丹 2-583
20291 去星翳丸 2-583
20292 去腐灵药 2-583
20293 去翳膜丸 2-584
20294 去翳膜丹 2-584
20295 去术平胃散 2-584
20296 去邪如扫汤 2-584
20297 去刺全目丹 2-584
20298 去势补肾汤 2-584
20299 去毒化虫汤 2-584
20300 去毒玫瑰丸 2-584
20301 去桂五苓散 2-584
20302 去恶平胃散 2-584
20303 去恶清心汤 2-584
20304 去恶清肺汤 2-584
20305 去积阿胶丸 2-584
20306 去湿化痰汤 2-585
20307 去湿生肌散 2-585
20308 去湿健脾汤 2-585
20309 去湿清热散 2-585
20310 去湿散邪汤 2-585
20311 去腐万金丹 2-585
20312 去腐白玉膏 2-585
20313 去腐定痛生肌散 2-585

未

20314 未药 2-585
20315 未央丸 2-585
20316 未沤麻散 2-585

术

20317 术汤 2-585
20318 术酒 2-586
20319 术酒 2-586
20320 术酒 2-586
20321 术散 2-586
20322 术酥 2-586
20323 术煎 2-586
20324 术膏 2-586
20325 术曲丸 2-586
20326 术米汤 2-586
20327 术苓汤 2-586
20328 术连丸 2-586
20329 术连丸 2-586
20330 术附丸 2-586
20331 术附丸 2-586
20332 术附丸 2-586
20333 术附汤 2-586
20334 术附汤 2-587
20335 术附汤 2-587
20336 术附汤 2-587
20337 术附汤 2-587
20338 术附汤 2-587
20339 术附汤 2-587
20340 术附汤 2-587
20341 术附汤 2-587
20342 术附汤 2-587
20343 术附汤 2-587
20344 术附汤 2-587
20345 术附汤 2-587
20346 术附汤 2-587
20347 术附汤 2-587
20348 术附汤 2-588
20349 术附汤 2-588
20350 术附汤 2-588
20351 术附汤 2-588
20352 术附膏 2-588
20353 术苓汤 2-588
20354 术苓汤 2-588
20355 术苓汤 2-588
20356 术苓汤 2-588
20357 术苓汤 2-588
20358 术苓汤 2-588
20359 术苓散 2-588
20360 术砂散 2-588
20361 术香散 2-588
20362 术桂汤 2-588
20363 术桂汤 2-588
20364 术桂汤 2-588
20365 术桂散 2-588
20366 术豉汤 2-588
20367 术膏酒 2-589
20368 术蔻面 2-589

20369 术蔻散 2-589
20370 术汤浴方 2-589
20371 术归桂草汤 2-589
20372 术附防风汤 2-589
20373 术附姜苓汤 2-589
20374 术附理中丸 2-589
20375 术苓加桂汤 2-589
20376 术苓加桂汤 2-589
20377 术苓固脾饮 2-589
20378 术苓调中汤 2-589
20379 术苓调脾散 2-589
20380 术香启中汤 2-589
20381 术桂干姜汤 2-590
20382 术桂防豨汤 2-590
20383 术桂豆苓汤 2-590
20384 术桂草玄丹 2-590
20385 术桂加泽泻汤 2-590
20386 术茯车前子汤 2-590

本

20387 本药 2-590
20388 本末丸 2-590

世

20389 世宝丸 2-590
20390 世传地黄丸 2-590
20391 世传苍术散 2-590
20392 世传茯苓丸 2-590
20393 世传通关散 2-590
20394 世秘资生丹 2-591
20395 世传方地黄丸 2-591
20396 世传白花蛇酒 2-591
20397 世传密陀僧散 2-591

甘

20398 甘醴 2-591
20399 甘石散 2-591
20400 甘石散 2-591
20401 甘石散 2-591
20402 甘石膏 2-591
20403 甘白丹 2-591
20404 甘瓜散 2-591
20405 甘芎散 2-591
20406 甘竹汤 2-591
20407 甘麦散 2-591
20408 甘豆汤 2-592
20409 甘豆汤 2-592
20410 甘豆汤 2-592
20411 甘豆汤 2-592
20412 甘豆汤 2-592
20413 甘豆散 2-592
20414 甘连汤 2-592
20415 甘连汤 2-592
20416 甘连散 2-592
20417 甘松丸 2-592
20418 甘松汤 2-592
20419 甘松散 2-592
20420 甘松粥 2-592
20421 甘松膏 2-592
20422 甘矾散 2-592
20423 甘和茶 2-592
20424 甘乳散 2-592
20425 甘乳膏 2-592
20426 甘泽饮 2-592
20427 甘草丸 2-593
20428 甘草丸 2-593
20429 甘草丸 2-593
20430 甘草丸 2-593
20431 甘草丸 2-593
20432 甘草丸 2-593
20433 甘草丸 2-593
20434 甘草丸 2-593
20435 甘草丸 2-593
20436 甘草丸 2-593
20437 甘草丸 2-593
20438 甘草丸 2-593
20439 甘草丸 2-593
20440 甘草丸 2-593
20441 甘草丸 2-594
20442 甘草丸 2-594
20443 甘草水 2-594
20444 甘草汤 2-594
20445 甘草汤 2-594
20446 甘草汤 2-594
20447 甘草汤 2-594
20448 甘草汤 2-594
20449 甘草汤 2-594
20450 甘草汤 2-594
20451 甘草汤 2-594
20452 甘草汤 2-595
20453 甘草汤 2-595
20454 甘草汤 2-595
20455 甘草汤 2-595
20456 甘草汤 2-595
20457 甘草汤 2-595
20458 甘草汤 2-595
20459 甘草汤 2-595
20460 甘草汤 2-595
20461 甘草汤 2-595
20462 甘草汤 2-595
20463 甘草汤 2-595
20464 甘草汤 2-595
20465 甘草汤 2-595
20466 甘草汤 2-596
20467 甘草汤 2-596
20468 甘草汤 2-596
20469 甘草汤 2-596
20470 甘草汤 2-596
20471 甘草汤 2-596
20472 甘草汤 2-596
20473 甘草汤 2-596
20474 甘草汤 2-596
20475 甘草汤 2-596
20476 甘草汤 2-596
20477 甘草汤 2-596
20478 甘草汤 2-596
20479 甘草汤 2-596
20480 甘草汤 2-596
20481 甘草汤 2-597
20482 甘草汤 2-597
20483 甘草汤 2-597
20484 甘草汤 2-597
20485 甘草汤 2-597
20486 甘草汤 2-597
20487 甘草汤 2-597
20488 甘草汤 2-597
20489 甘草汤 2-597
20490 甘草汤 2-597
20491 甘草汤 2-597
20492 甘草汤 2-597
20493 甘草汤 2-597
20494 甘草汤 2-597
20495 甘草汤 2-597
20496 甘草汤 2-597
20497 甘草汤 2-597
20498 甘草汤 2-598
20499 甘草汤 2-598
20500 甘草汤 2-598
20501 甘草汤 2-598
20502 甘草汤 2-598
20503 甘草汤 2-598
20504 甘草汤 2-598
20505 甘草汤 2-598
20506 甘草汤 2-598
20507 甘草汤 2-598
20508 甘草汤 2-598
20509 甘草汤 2-598
20510 甘草汤 2-598
20511 甘草饮 2-598
20512 甘草饮 2-598
20513 甘草饮 2-598
20514 甘草饮 2-598
20515 甘草饮 2-598
20516 甘草饮 2-598
20517 甘草饮 2-598
20518 甘草饮 2-598
20519 甘草饮 2-598
20520 甘草饮 2-599
20521 甘草饮 2-599
20522 甘草饮 2-599
20523 甘草法 2-599
20524 甘草油 2-599
20525 甘草酒 2-599
20526 甘草酒 2-599
20527 甘草散 2-599
20528 甘草散 2-599
20529 甘草散 2-599
20530 甘草散 2-599
20531 甘草散 2-599
20532 甘草散 2-599
20533 甘草散 2-599
20534 甘草散 2-599
20535 甘草散 2-599
20536 甘草散 2-599
20537 甘草散 2-600
20538 甘草散 2-600
20539 甘草散 2-600
20540 甘草散 2-600
20541 甘草散 2-600
20542 甘草散 2-600
20543 甘草散 2-600
20544 甘草散 2-600
20545 甘草散 2-600
20546 甘草散 2-600
20547 甘草散 2-600
20548 甘草散 2-600
20549 甘草散 2-600
20550 甘草散 2-600
20551 甘草散 2-600
20552 甘草散 2-600
20553 甘草散 2-600
20554 甘草散 2-601
20555 甘草散 2-601
20556 甘草散 2-601
20557 甘草煎 2-601
20558 甘草膏 2-601
20559 甘草膏 2-601
20560 甘草膏 2-601
20561 甘草膏 2-601
20562 甘草膏 2-601
20563 甘草膏 2-601
20564 甘草膏 2-601
20565 甘草蜜 2-601
20566 甘枳汤 2-601
20567 甘柏散 2-601
20568 甘胆丸 2-601
20569 甘胆汤 2-601
20570 甘蚕豆 2-601
20571 甘桂汤 2-601
20572 甘桂汤 2-601
20573 甘桔汤 2-602
20574 甘桔汤 2-602
20575 甘桔汤 2-602
20576 甘桔汤 2-602
20577 甘桔汤 2-602
20578 甘桔汤 2-602

20579 甘桔汤 2-602
20580 甘桔汤 2-602
20581 甘桔汤 2-602
20582 甘桔汤 2-602
20583 甘桔汤 2-602
20584 甘桔汤 2-602
20585 甘桔汤 2-602
20586 甘桔汤 2-602
20587 甘桔汤 2-602
20588 甘桔汤 2-602
20589 甘桔汤 2-602
20590 甘桔汤 2-603
20591 甘桔汤 2-603
20592 甘桔汤 2-603
20593 甘桔汤 2-603
20594 甘桔汤 2-603
20595 甘桔汤 2-603
20596 甘桔汤 2-603
20597 甘桔汤 2-603
20598 甘桔汤 2-603
20599 甘桔汤 2-603
20600 甘桔散 2-603
20601 甘莲散 2-603
20602 甘粉散 2-603
20603 甘理散 2-603
20604 甘菊丸 2-603
20605 甘菊丸 2-603
20606 甘菊汤 2-603
20607 甘菊汤 2-603
20608 甘菊汤 2-603
20609 甘菊汤 2-603
20610 甘菊汤 2-603
20611 甘菊汤 2-603
20612 甘菊汤 2-604
20613 甘菊散 2-604
20614 甘菊散 2-604
20615 甘菊散 2-604
20616 甘菊散 2-604
20617 甘菊膏 2-604
20618 甘黄饮 2-604
20619 甘甜丸 2-604
20620 甘葱煎 2-604
20621 甘葶散 2-604
20622 甘湿散 2-604
20623 甘遂丸 2-604
20624 甘遂丸 2-604
20625 甘遂丸 2-604
20626 甘遂丸 2-605
20627 甘遂丸 2-605
20628 甘遂丸 2-605
20629 甘遂丸 2-605
20630 甘遂丸 2-605
20631 甘遂丸 2-605
20632 甘遂丸 2-605
20633 甘遂丸 2-605
20634 甘遂丸 2-605
20635 甘遂丸 2-605
20636 甘遂丸 2-605
20637 甘遂丸 2-605
20638 甘遂丸 2-605
20639 甘遂方 2-605
20640 甘遂汤 2-605
20641 甘遂汤 2-605
20642 甘遂汤 2-605
20643 甘遂汤 2-606
20644 甘遂饼 2-606
20645 甘遂散 2-606
20646 甘遂散 2-606
20647 甘遂散 2-606
20648 甘遂散 2-606
20649 甘遂散 2-606
20650 甘遂散 2-606
20651 甘遂散 2-606
20652 甘遂散 2-606
20653 甘遂散 2-606
20654 甘遂散 2-606
20655 甘遂散 2-606
20656 甘遂散 2-606
20657 甘遂散 2-606
20658 甘遂散 2-606
20659 甘遂散 2-607
20660 甘缓汤 2-607
20661 甘硼水 2-607
20662 甘蔗粥 2-607
20663 甘薯粳 2-607
20664 甘鳖散 2-607
20665 甘露丸 2-607
20666 甘露丸 2-607
20667 甘露丸 2-607
20668 甘露丸 2-607
20669 甘露丸 2-607
20670 甘露丹 2-608
20671 甘露饧 2-608
20672 甘露汤 2-608
20673 甘露汤 2-608
20674 甘露汤 2-608
20675 甘露汤 2-608
20676 甘露饮 2-608
20677 甘露饮 2-608
20678 甘露饮 2-608
20679 甘露饮 2-608
20680 甘露饮 2-608
20681 甘露饮 2-608
20682 甘露饮 2-608
20683 甘露饮 2-608
20684 甘露饮 2-608
20685 甘露饮 2-608
20686 甘露饮 2-608
20687 甘露饮 2-608
20688 甘露饮 2-608
20689 甘露饮 2-608
20690 甘露饮 2-609
20691 甘露饮 2-609
20692 甘露饮 2-609
20693 甘露茶 2-609
20694 甘露茶 2-609
20695 甘露酒 2-609
20696 甘露散 2-609
20697 甘露散 2-609
20698 甘露散 2-609
20699 甘露散 2-609
20700 甘露散 2-609
20701 甘露散 2-609
20702 甘露散 2-609
20703 甘露散 2-609
20704 甘露散 2-609
20705 甘露散 2-609
20706 甘露散 2-610
20707 甘露膏 2-610
20708 甘露膏 2-610
20709 甘露膏 2-610
20710 甘氏乌膏 2-610
20711 甘竹沥汤 2-610
20712 甘竹茹汤 2-610
20713 甘竹茹汤 2-610
20714 甘李根汤 2-610
20715 甘李根散 2-610
20716 甘松香丸 2-610
20717 甘松香散 2-610
20718 甘乳药捻 2-610
20719 甘草豆方 2-610
20720 甘草饮子 2-610
20721 甘草饮子 2-611
20722 甘草敷方 2-611
20723 甘草摩膏 2-611
20724 甘菊花丸 2-611
20725 甘菊花丸 2-611
20726 甘菊花丸 2-611
20727 甘菊花丸 2-611
20728 甘菊花汤 2-611
20729 甘菊花汤 2-611
20730 甘菊花汤 2-611
20731 甘菊花汤 2-611
20732 甘菊花散 2-611
20733 甘菊花散 2-611
20734 甘菊花散 2-612
20735 甘菊花散 2-612
20736 甘菊花散 2-612
20737 甘菊花散 2-612
20738 甘菊花散 2-612
20739 甘菊花散 2-612
20740 甘菊花散 2-612
20741 甘菊花散 2-612
20742 甘菊花散 2-612
20743 甘菊花散 2-612
20744 甘菊花散 2-612
20745 甘菊花散 2-612
20746 甘菊花散 2-612
20747 甘菊花散 2-612
20748 甘菊花散 2-612
20749 甘霖洗剂 2-612
20750 甘露饮子 2-613
20751 甘露饮子 2-613
20752 甘露神膏 2-613
20753 甘风丹荆汤 2-614
20754 甘芍附子汤 2-614
20755 甘麦大枣汤 2-614
20756 甘豆竹叶汤 2-614
20757 甘连大黄丸 2-614
20758 甘羌麻附饮 2-614
20759 甘草干姜汤 2-614
20760 甘草干姜汤 2-614
20761 甘草干姜汤 2-614
20762 甘草大豆汤 2-614
20763 甘草大枣汤 2-615
20764 甘草乌梅丸 2-615
20765 甘草石膏汤 2-615
20766 甘草归地汤 2-615
20767 甘草归蜡膏 2-615
20768 甘草芍药汤 2-615
20769 甘草芍药汤 2-615
20770 甘草芍药汤 2-615
20771 甘草芍药汤 2-615
20772 甘草防风汤 2-615
20773 甘草附子汤 2-615
20774 甘草附子汤 2-616
20775 甘草附子汤 2-616
20776 甘草青盐丸 2-616
20777 甘草泻心汤 2-616
20778 甘草泻心汤 2-617
20779 甘草泻心汤 2-617
20780 甘草茵陈汤 2-617
20781 甘草茱萸丸 2-617
20782 甘草炮姜汤 2-617
20783 甘草桔梗汤 2-617
20784 甘草涂敷方 2-617
20785 甘草粉蜜汤 2-617
20786 甘草黄芩汤 2-618
20787 甘草营实汤 2-618
20788 甘草麻桂汤 2-618
20789 甘草麻黄汤 2-618
20790 甘草黑豆汤 2-618
20791 甘草滑石散 2-618
20792 甘草鼠黏汤 2-618
20793 甘姜苓术汤 2-618

20794 甘桔元射汤 2-618
20795 甘桔牛蒡汤 2-618
20796 甘桔牛蒡汤 2-618
20797 甘桔升麻汤 2-618
20798 甘桔化毒汤 2-618
20799 甘桔化毒汤 2-618
20800 甘桔玄参汤 2-618
20801 甘桔防风汤 2-618
20802 甘桔防风汤 2-618
20803 甘桔泻肺汤 2-618
20804 甘桔柴芩汤 2-618
20805 甘桔射干汤 2-619
20806 甘桔消痰饮 2-619
20807 甘桔清金散 2-619
20808 甘桔散瘘汤 2-619
20809 甘桔黑豆汤 2-619
20810 甘家松脂膏 2-619
20811 甘润清肺汤 2-619
20812 甘菊花饮子 2-619
20813 甘菊荆芥汤 2-619
20814 甘寒补气汤 2-619
20815 甘寒通络饮 2-619
20816 甘遂半夏汤 2-619
20817 甘遂破结散 2-620
20818 甘遂通结汤 2-620
20819 甘遂麻黄散 2-620
20820 甘遂槟榔散 2-620
20821 甘露内消丸 2-620
20822 甘露回天汤 2-620
20823 甘露回天饮 2-620
20824 甘露消毒丸 2-620
20825 甘露消毒丹 2-620
20826 甘露解毒汤 2-621
20827 甘露解毒汤 2-621
20828 甘草梢黑豆汤 2-621
20829 甘桔加栀子汤 2-621
20830 甘菊花荆芥汤 2-621
20831 甘遂牵牛子丸 2-621
20832 甘露消渴胶囊 2-621
20833 甘麦龙胆解郁汤 2-621
20834 甘草干姜人参汤 2-621
20835 甘草小麦大枣汤 2-621
20836 甘草知母鳖甲丸 2-622
20837 甘草桔梗升麻汤 2-622
20838 甘草桔梗射干汤 2-622
20839 甘露解热口服液 2-622
20840 甘桔加阿胶紫菀汤 2-622
20841 甘草干姜茯苓白术汤 2-622

东

20842 东山丸 2-623
20843 东风散 2-623
20844 东风散 2-623
20845 东瓜汤 2-623
20846 东邻饮 2-623
20847 东矾散 2-623
20848 东封丹 2-623
20849 东流饮 2-623
20850 东篱散 2-623
20851 东瓜皮散 2-623
20852 东华玉髓 2-623
20853 东方一号膏 2-624
20854 东方甲乙丹 2-624
20855 东方活血膏 2-624
20856 东华解毒膏 2-624
20857 东实西虚泻南补北汤 2-624

厉

20858 厉风膏 2-624

布

20859 布海丸 2-624
20860 布袋丸 2-625
20861 布膏药 2-625
20862 布精起痿汤 2-625

石

20863 石一 2-625
20864 石二 2-625
20865 石七 2-625
20866 石八 2-625
20867 石三 2-625
20868 石五 2-625
20869 石六 2-625
20870 石四 2-625
20871 石散 2-625
20872 石干散 2-625
20873 石干散 2-625
20874 石干散 2-625
20875 石子汤 2-625
20876 石子汤 2-626
20877 石韦丸 2-626
20878 石韦丸 2-626
20879 石韦丸 2-626
20880 石韦丸 2-626
20881 石韦汤 2-626
20882 石韦汤 2-626
20883 石韦汤 2-626
20884 石韦汤 2-626
20885 石韦汤 2-626
20886 石韦汤 2-626
20887 石韦汤 2-626
20888 石韦汤 2-626
20889 石韦汤 2-626
20890 石韦汤 2-626
20891 石韦汤 2-627
20892 石韦汤 2-627
20893 石韦汤 2-627
20894 石韦汤 2-627
20895 石韦汤 2-627
20896 石韦汤 2-627
20897 石韦汤 2-627
20898 石韦汤 2-627
20899 石韦饮 2-627
20900 石韦饮 2-627
20901 石韦散 2-627
20902 石韦散 2-627
20903 石韦散 2-627
20904 石韦散 2-627
20905 石韦散 2-627
20906 石韦散 2-627
20907 石韦散 2-628
20908 石韦散 2-628
20909 石韦散 2-628
20910 石韦散 2-628
20911 石韦散 2-628
20912 石韦散 2-628
20913 石韦散 2-628
20914 石韦散 2-628
20915 石韦散 2-628
20916 石韦散 2-628
20917 石韦散 2-628
20918 石韦散 2-628
20919 石韦散 2-628
20920 石韦散 2-628
20921 石韦散 2-628
20922 石韦散 2-628
20923 石韦散 2-628
20924 石韦散 2-629
20925 石韦散 2-629
20926 石韦散 2-629
20927 石韦散 2-629
20928 石贝丸 2-629
20929 石击散 2-629
20930 石龙丹 2-629
20931 石灰方 2-629
20932 石灰汤 2-629
20933 石灰酒 2-629
20934 石灰酒 2-629
20935 石灰散 2-629
20936 石灰散 2-629
20937 石灰散 2-629
20938 石灰散 2-629
20939 石灰散 2-630
20940 石灰散 2-630
20941 石灰散 2-630
20942 石灰散 2-630
20943 石灰散 2-630
20944 石灰散 2-630
20945 石灰散 2-630
20946 石灰散 2-630
20947 石灰散 2-630
20948 石灰散 2-630
20949 石灰煎 2-630
20950 石灰膏 2-630
20951 石灰膏 2-630
20952 石花汤 2-630
20953 石杏膏 2-630
20954 石连散 2-630
20955 石辛散 2-630
20956 石英酒 2-630
20957 石英粉 2-630
20958 石英散 2-630
20959 石英煎 2-630
20960 石茎散 2-631
20961 石刻方 2-631
20962 石珍散 2-631
20963 石珍散 2-631
20964 石珍散 2-631
20965 石珍散 2-631
20966 石柏散 2-631
20967 石南丸 2-631
20968 石南丸 2-631
20969 石南丸 2-631
20970 石南丸 2-631
20971 石南丸 2-631
20972 石南丸 2-632
20973 石南汤 2-632
20974 石南汤 2-632
20975 石南汤 2-632
20976 石南酒 2-632
20977 石南酒 2-632
20978 石南散 2-632
20979 石南散 2-632
20980 石南散 2-632
20981 石南散 2-632
20982 石南散 2-632
20983 石南散 2-632
20984 石草散 2-633
20985 石点膏 2-633
20986 石炭散 2-633
20987 石钟鸣 2-633
20988 石胆丸 2-633
20989 石胆丸 2-633
20990 石胆丸 2-633

20991 石胆丸 2-633
20992 石胆丸 2-633
20993 石胆丸 2-633
20994 石胆丸 2-633
20995 石胆水 2-633
20996 石胆散 2-633
20997 石胆散 2-633
20998 石胆散 2-633
20999 石胆散 2-633
21000 石胆散 2-634
21001 石胆散 2-634
21002 石胆散 2-634
21003 石胆散 2-634
21004 石胆散 2-634
21005 石胆散 2-634
21006 石胆散 2-634
21007 石胆散 2-634
21008 石胆散 2-634
21009 石胆散 2-634
21010 石胆散 2-634
21011 石胆散 2-634
21012 石胆散 2-634
21013 石胆散 2-634
21014 石胆煎 2-634
21015 石胆膏 2-634
21016 石胆膏 2-634
21017 石亭丸 2-634
21018 石室丹 2-635
21019 石室丹 2-635
21020 石蚕散 2-635
21021 石莲丸 2-635
21022 石莲丸 2-635
21023 石莲汤 2-635
21024 石莲汤 2-635
21025 石莲散 2-635
21026 石莲散 2-635
21027 石莲散 2-635
21028 石莲散 2-635
21029 石莲散 2-635
21030 石莲散 2-635
21031 石莲散 2-635
21032 石莲散 2-635
21033 石盐膏 2-635
21034 石夏丸 2-635
21035 石脂丸 2-636
21036 石脂丸 2-636
21037 石脂散 2-636
21038 石脂散 2-636
21039 石脂散 2-636
21040 石脂膏 2-636
21041 石粉散 2-636
21042 石粉散 2-636
21043 石黄散 2-636
21044 石黄散 2-636
21045 石斛丸 2-636
21046 石斛丸 2-636
21047 石斛丸 2-636
21048 石斛丸 2-636
21049 石斛丸 2-636
21050 石斛丸 2-637
21051 石斛丸 2-637
21052 石斛丸 2-637
21053 石斛丸 2-637
21054 石斛丸 2-637
21055 石斛丸 2-637
21056 石斛丸 2-637
21057 石斛丸 2-637
21058 石斛丸 2-637
21059 石斛丸 2-637
21060 石斛丸 2-638
21061 石斛丸 2-638
21062 石斛丸 2-638
21063 石斛丸 2-638
21064 石斛丸 2-638
21065 石斛丸 2-638
21066 石斛丸 2-638
21067 石斛丸 2-638
21068 石斛丸 2-638
21069 石斛丸 2-638
21070 石斛丸 2-638
21071 石斛汤 2-638
21072 石斛汤 2-639
21073 石斛汤 2-639
21074 石斛汤 2-639
21075 石斛饮 2-639
21076 石斛酒 2-639
21077 石斛酒 2-639
21078 石斛酒 2-639
21079 石斛酒 2-639
21080 石斛酒 2-639
21081 石斛酒 2-639
21082 石斛散 2-639
21083 石斛散 2-639
21084 石斛散 2-640
21085 石斛散 2-640
21086 石斛散 2-640
21087 石斛散 2-640
21088 石斛散 2-640
21089 石斛散 2-640
21090 石斛散 2-640
21091 石斛散 2-640
21092 石斛散 2-640
21093 石斛散 2-640
21094 石斛散 2-641
21095 石斛散 2-641
21096 石斛散 2-641
21097 石斛散 2-641
21098 石斛散 2-641
21099 石斛散 2-641
21100 石斛散 2-641
21101 石斛散 2-641
21102 石斛露 2-641
21103 石淋散 2-641
21104 石绿散 2-641
21105 石葛汤 2-641
21106 石粟膏 2-641
21107 石榴丸 2-642
21108 石榴汁 2-642
21109 石榴汤 2-642
21110 石榴汤 2-642
21111 石榴汤 2-642
21112 石榴浆 2-642
21113 石榴散 2-642
21114 石榴散 2-642
21115 石榴散 2-642
21116 石榴散 2-642
21117 石榴煎 2-642
21118 石碱丸 2-642
21119 石碱丸 2-642
21120 石碱丸 2-642
21121 石碱膏 2-642
21122 石膈散 2-642
21123 石膏丸 2-643
21124 石膏丸 2-643
21125 石膏丸 2-643
21126 石膏丸 2-643
21127 石膏丸 2-643
21128 石膏丸 2-643
21129 石膏丸 2-643
21130 石膏丸 2-643
21131 石膏丸 2-643
21132 石膏丸 2-643
21133 石膏丸 2-643
21134 石膏丸 2-643
21135 石膏汤 2-643
21136 石膏汤 2-644
21137 石膏汤 2-644
21138 石膏汤 2-644
21139 石膏汤 2-644
21140 石膏汤 2-644
21141 石膏汤 2-644
21142 石膏汤 2-644
21143 石膏汤 2-644
21144 石膏汤 2-644
21145 石膏汤 2-644
21146 石膏汤 2-644
21147 石膏汤 2-644
21148 石膏汤 2-644
21149 石膏汤 2-644
21150 石膏汤 2-645
21151 石膏汤 2-645
21152 石膏汤 2-645
21153 石膏汤 2-645
21154 石膏汤 2-645
21155 石膏汤 2-645
21156 石膏汤 2-645
21157 石膏汤 2-645
21158 石膏汤 2-645
21159 石膏汤 2-645
21160 石膏汤 2-645
21161 石膏汤 2-645
21162 石膏汤 2-645
21163 石膏汤 2-645
21164 石膏汤 2-645
21165 石膏汤 2-645
21166 石膏汤 2-646
21167 石膏汤 2-646
21168 石膏汤 2-646
21169 石膏汤 2-646
21170 石膏汤 2-646
21171 石膏汤 2-646
21172 石膏汤 2-646
21173 石膏汤 2-646
21174 石膏汤 2-646
21175 石膏汤 2-646
21176 石膏汤 2-646
21177 石膏汤 2-646
21178 石膏汤 2-646
21179 石膏汤 2-646
21180 石膏汤 2-646
21181 石膏汤 2-646
21182 石膏汤 2-646
21183 石膏汤 2-647
21184 石膏饮 2-647
21185 石膏茶 2-647
21186 石膏茶 2-647
21187 石膏散 2-647
21188 石膏散 2-647
21189 石膏散 2-647
21190 石膏散 2-647
21191 石膏散 2-647
21192 石膏散 2-647
21193 石膏散 2-647
21194 石膏散 2-647
21195 石膏散 2-647
21196 石膏散 2-647
21197 石膏散 2-648
21198 石膏散 2-648
21199 石膏散 2-648
21200 石膏散 2-648
21201 石膏散 2-648
21202 石膏散 2-648
21203 石膏散 2-648
21204 石膏散 2-648
21205 石膏散 2-648
21206 石膏散 2-648

21207 石膏散 2-648
21208 石膏散 2-648
21209 石膏散 2-648
21210 石膏散 2-648
21211 石膏散 2-648
21212 石膏散 2-649
21213 石膏散 2-649
21214 石膏散 2-649
21215 石膏散 2-649
21216 石膏散 2-649
21217 石膏散 2-649
21218 石膏散 2-649
21219 石膏散 2-649
21220 石膏散 2-649
21221 石膏散 2-649
21222 石膏散 2-649
21223 石膏散 2-649
21224 石膏散 2-649
21225 石膏散 2-649
21226 石膏散 2-650
21227 石膏散 2-650
21228 石膏散 2-650
21229 石膏散 2-650
21230 石膏散 2-650
21231 石膏散 2-650
21232 石膏散 2-650
21233 石膏散 2-650
21234 石膏散 2-650
21235 石膏散 2-650
21236 石膏散 2-650
21237 石膏散 2-650
21238 石膏散 2-650
21239 石膏散 2-650
21240 石膏散 2-650
21241 石膏散 2-650
21242 石膏散 2-651
21243 石膏散 2-651
21244 石膏散 2-651
21245 石膏散 2-651
21246 石膏散 2-651
21247 石膏散 2-651
21248 石膏散 2-651
21249 石膏散 2-651
21250 石膏散 2-651
21251 石膏散 2-651
21252 石膏散 2-651
21253 石膏散 2-651
21254 石膏散 2-651
21255 石膏散 2-651
21256 石膏散 2-651
21257 石膏散 2-651
21258 石膏散 2-651
21259 石膏散 2-651
21260 石膏粥 2-651
21261 石膏粥 2-652
21262 石膏煎 2-652
21263 石膏煎 2-652
21264 石膏煎 2-652
21265 石燕丸 2-652
21266 石燕丸 2-652
21267 石燕丸 2-652
21268 石燕丹 2-652
21269 石燕丹 2-652
21270 石燕丹 2-652
21271 石燕酒 2-652
21272 石燕散 2-652
21273 石燕散 2-652
21274 石燕散 2-652
21275 石燕散 2-653
21276 石燕散 2-653
21277 石霜膏 2-653
21278 石黛散 2-653
21279 石蟹丸 2-653
21280 石蟹散 2-653
21281 石髓丸 2-653
21282 石韦饮子 2-653
21283 石中黄丸 2-653
21284 石中黄散 2-653
21285 石中黄散 2-653
21286 石长生丸 2-653
21287 石龙芮丸 2-653
21288 石龙芮汤 2-653
21289 石竹花汤 2-653
21290 石决明丸 2-653
21291 石决明丸 2-654
21292 石决明丸 2-654
21293 石决明丸 2-654
21294 石决明丸 2-654
21295 石决明丸 2-654
21296 石决明丸 2-654
21297 石决明丸 2-654
21298 石决明丸 2-654
21299 石决明丸 2-654
21300 石决明丸 2-654
21301 石决明汤 2-654
21302 石决明散 2-654
21303 石决明散 2-654
21304 石决明散 2-654
21305 石决明散 2-655
21306 石决明散 2-655
21307 石决明散 2-655
21308 石决明散 2-655
21309 石决明散 2-655
21310 石决明散 2-655
21311 石决明散 2-655
21312 石决明散 2-655
21313 石英水粥 2-655
21314 石南叶散 2-655
21315 石南芽茶 2-655
21316 石南煎丸 2-655
21317 石钟乳丸 2-655
21318 石钟乳丸 2-655
21319 石钟乳丸 2-655
21320 石钟乳汤 2-655
21321 石钟乳汤 2-655
21322 石胆矾丸 2-655
21323 石胆敷方 2-656
21324 石亭脂丸 2-656
21325 石亭脂丸 2-656
21326 石亭脂散 2-656
21327 石亭脂散 2-656
21328 石室秘丹 2-656
21329 石莲子汤 2-656
21330 石莲子散 2-656
21331 石脂馎饦 2-656
21332 石菖蒲丸 2-656
21333 石菖蒲丸 2-656
21334 石菖蒲丸 2-656
21335 石菖蒲丸 2-656
21336 石菖蒲丸 2-656
21337 石菖蒲丸 2-656
21338 石菖蒲汤 2-656
21339 石菖蒲酒 2-657
21340 石菖蒲散 2-657
21341 石菖蒲散 2-657
21342 石菖蒲散 2-657
21343 石菖蒲散 2-657
21344 石菖蒲散 2-657
21345 石菖蒲散 2-657
21346 石斛浸酒 2-657
21347 石斛浸酒 2-657
21348 石斛浸酒 2-657
21349 石斛浸酒 2-657
21350 石斛浸酒 2-657
21351 石斛浸酒 2-657
21352 石斛浸酒 2-657
21353 石淋通片 2-658
21354 石硫黄丸 2-658
21355 石硫黄汤 2-658
21356 石硫黄散 2-658
21357 石硫黄膏 2-658
21358 石硫黄膏 2-658
21359 石榴皮汤 2-658
21360 石榴皮汤 2-658
21361 石榴皮汤 2-658
21362 石榴皮汤 2-658
21363 石榴皮散 2-658
21364 石榴皮散 2-658
21365 石榴皮散 2-658
21366 石榴皮散 2-658
21367 石榴皮散 2-658
21368 石榴皮煎 2-658
21369 石榴花散 2-658
21370 石榴枝汤 2-658
21371 石榴根汤 2-659
21372 石榴根汤 2-659
21373 石榴根汤 2-659
21374 石榴根散 2-659
21375 石榴根散 2-659
21376 石榴浸酒 2-659
21377 石膏饮子 2-659
21378 石膏饮子 2-659
21379 石膏饮子 2-659
21380 石膏煮散 2-659
21381 石膏蜜煎 2-659
21382 石燕子丸 2-659
21383 石燕子丸 2-659
21384 石燕子丸 2-659
21385 石燕子散 2-659
21386 石燕子散 2-660
21387 石燕子散 2-660
21388 石燕子煎 2-660
21389 石子荠苨汤 2-660
21390 石韦瞿麦散 2-660
21391 石中黄子散 2-660
21392 石母降炎汤 2-660
21393 石连光明散 2-660
21394 石青解毒丸 2-660
21395 石英水煮粥 2-660
21396 石歧外感茶 2-660
21397 石刻安肾丸 2-660
21398 石刻安肾丸 2-660
21399 石刻安肾丸 2-660
21400 石南根饮子 2-661
21401 石首鱼脑汤 2-661
21402 石室神效膏 2-661
21403 石脂泽兰散 2-661
21404 石脂神砂丹 2-661
21405 石斛万病散 2-661
21406 石斛万病散 2-661
21407 石斛牛膝汤 2-661
21408 石斛玄参汤 2-661
21409 石斛地黄煎 2-661
21410 石斛防风汤 2-661
21411 石斛苁蓉散 2-661
21412 石斛青蒿汤 2-661
21413 石斛明目丸 2-661
21414 石斛夜光丸 2-662
21415 石斛夜光丸 2-662
21416 石斛泽兰丸 2-662
21417 石斛黄耆丸 2-662
21418 石斛清胃散 2-662
21419 石淋通颗粒 2-662
21420 石榴健胃散 2-662
21421 石膏二川汤 2-662
21422 石膏二母汤 2-662

21423 石膏大青汤 2-662
21424 石膏川芎汤 2-662
21425 石膏升麻散 2-662
21426 石膏化瘢汤 2-662
21427 石膏六合汤 2-662
21428 石膏甘草散 2-662
21429 石膏白及膏 2-662
21430 石膏芍药汤 2-662
21431 石膏竹叶汤 2-662
21432 石膏竹茹汤 2-662
21433 石膏牡蛎丸 2-662
21434 石膏杏仁汤 2-663
21435 石膏羌活散 2-663
21436 石膏建中汤 2-663
21437 石膏知母汤 2-663
21438 石膏泻白散 2-663
21439 石膏泻白散 2-663
21440 石膏枯矾膏 2-663
21441 石膏茵陈散 2-663
21442 石膏独活汤 2-663
21443 石膏神术汤 2-663
21444 石膏栝楼汤 2-663
21445 石膏柴胡汤 2-663
21446 石膏理中汤 2-663
21447 石膏黄芩汤 2-663
21448 石膏黄芩散 2-663
21449 石膏菊花散 2-663
21450 石膏崇命汤 2-663
21451 石膏麻桂汤 2-663
21452 石膏清燥汤 2-663
21453 石膏葱白汤 2-664
21454 石膏解毒汤 2-664
21455 石膏粳米汤 2-664
21456 石膏熟艾汤 2-664
21457 石髓平渊散 2-664
21458 石氏颈椎病方 2-664
21459 石英磁石浸酒 2-664
21460 石室紫药神丸 2-664
21461 石斛生地黄煎 2-664
21462 石斛麦门冬散 2-664
21463 石膏鼠黏子散 2-665
21464 石蜜煎点眼方 2-665
21465 石岐外感茶颗粒 2-665
21466 石旻山人甘露饭 2-665
21467 石膏人参解肌汤 2-665
21468 石膏知母化斑散 2-665
21469 石膏知母竹叶汤 2-665

右

21470 右归丸 2-665
21471 右归丸 2-666
21472 右归饮 2-666
21473 右归饮 2-666
21474 右归饮 2-666
21475 右军方 2-666
21476 右归饮加减汤 2-667

左

21477 左龙丸 2-667
21478 左龙丸 2-667
21479 左归丸 2-667
21480 左归饮 2-668
21481 左归饮 2-668
21482 左关煎 2-668
21483 左金丸 2-668
21484 左金汤 2-669
21485 左金汤 2-669
21486 左经丸 2-669
21487 左经丸 2-669
21488 左经汤 2-669
21489 左经汤 2-669
21490 左金胶囊 2-669
21491 左盘龙丸 2-669
21492 左金地骨饮 2-669
21493 左归麦门冬汤 2-669
21494 左金加陈米汤 2-669

龙

21495 龙砂 2-669
21496 龙胶 2-670
21497 龙马丹 2-670
21498 龙牙散 2-670
21499 龙车散 2-670
21500 龙化丹 2-670
21501 龙爪散 2-670
21502 龙凤丸 2-670
21503 龙凤丹 2-670
21504 龙凤膏 2-670
21505 龙凤膏 2-670
21506 龙火汤 2-670
21507 龙石散 2-670
21508 龙石散 2-670
21509 龙石散 2-670
21510 龙石散 2-670
21511 龙生丸 2-670
21512 龙朱散 2-670
21513 龙朱散 2-671
21514 龙华散 2-671
21515 龙衣粉 2-671
21516 龙衣散 2-671
21517 龙连膏 2-671
21518 龙肝散 2-671
21519 龙肝散 2-671
21520 龙肝散 2-671
21521 龙肝膏 2-671
21522 龙角丸 2-671
21523 龙角丸 2-671
21524 龙角散 2-671
21525 龙角散 2-671
21526 龙沙丸 2-671
21527 龙齿丸 2-672
21528 龙齿丸 2-672
21529 龙齿丸 2-672
21530 龙齿丸 2-672
21531 龙齿丸 2-672
21532 龙齿丸 2-672
21533 龙齿丸 2-672
21534 龙齿丸 2-672
21535 龙齿丸 2-672
21536 龙齿丸 2-672
21537 龙齿丸 2-672
21538 龙齿丸 2-672
21539 龙齿丸 2-673
21540 龙齿丹 2-673
21541 龙齿丹 2-673
21542 龙齿汤 2-673
21543 龙齿汤 2-673
21544 龙齿汤 2-673
21545 龙齿汤 2-673
21546 龙齿汤 2-673
21547 龙齿汤 2-673
21548 龙齿汤 2-673
21549 龙齿汤 2-673
21550 龙齿饮 2-673
21551 龙齿饮 2-673
21552 龙齿饮 2-673
21553 龙齿散 2-673
21554 龙齿散 2-674
21555 龙齿散 2-674
21556 龙齿散 2-674
21557 龙齿散 2-674
21558 龙齿散 2-674
21559 龙齿散 2-674
21560 龙齿散 2-674
21561 龙齿散 2-674
21562 龙齿散 2-674
21563 龙齿散 2-674
21564 龙齿散 2-674
21565 龙齿散 2-674
21566 龙齿散 2-674
21567 龙齿散 2-674
21568 龙齿散 2-675
21569 龙齿散 2-675
21570 龙齿散 2-675
21571 龙齿散 2-675
21572 龙齿散 2-675
21573 龙齿散 2-675
21574 龙齿散 2-675
21575 龙齿散 2-675
21576 龙齿散 2-675
21577 龙齿散 2-675
21578 龙齿散 2-675
21579 龙齿散 2-675
21580 龙齿散 2-675
21581 龙齿散 2-675
21582 龙齿散 2-675
21583 龙齿散 2-676
21584 龙齿散 2-676
21585 龙齿散 2-676
21586 龙虎丸 2-676
21587 龙虎丸 2-676
21588 龙虎丸 2-676
21589 龙虎丸 2-676
21590 龙虎丸 2-676
21591 龙虎丹 2-676
21592 龙虎丹 2-676
21593 龙虎丹 2-677
21594 龙虎丹 2-677
21595 龙虎丹 2-677
21596 龙虎丹 2-677
21597 龙虎丹 2-677
21598 龙虎丹 2-677
21599 龙虎丹 2-677
21600 龙虎丹 2-677
21601 龙虎丹 2-677
21602 龙虎丹 2-677
21603 龙虎丹 2-677
21604 龙虎汤 2-677
21605 龙虎汤 2-678
21606 龙虎饮 2-678
21607 龙虎散 2-678
21608 龙虎散 2-678
21609 龙虎膏 2-678
21610 龙虎膏 2-678
21611 龙乳膏 2-678
21612 龙肤散 2-678
21613 龙实散 2-678
21614 龙参丸 2-678
21615 龙荟丸 2-678
21616 龙荟丸 2-678
21617 龙荟丸 2-678
21618 龙荟丸 2-678
21619 龙荟锭 2-678
21620 龙砂汤 2-679
21621 龙星丹 2-679
21622 龙骨丸 2-679
21623 龙骨丸 2-679
21624 龙骨丸 2-679
21625 龙骨丸 2-679

21626 龙骨丸 2-679
21627 龙骨丸 2-679
21628 龙骨丸 2-679
21629 龙骨丸 2-679
21630 龙骨丸 2-679
21631 龙骨丸 2-679
21632 龙骨丸 2-679
21633 龙骨丸 2-680
21634 龙骨丸 2-680
21635 龙骨丸 2-680
21636 龙骨丸 2-680
21637 龙骨丸 2-680
21638 龙骨丸 2-680
21639 龙骨丸 2-680
21640 龙骨丸 2-680
21641 龙骨丸 2-680
21642 龙骨丸 2-680
21643 龙骨丸 2-680
21644 龙骨丸 2-680
21645 龙骨丸 2-680
21646 龙骨丸 2-681
21647 龙骨丸 2-681
21648 龙骨丸 2-681
21649 龙骨丸 2-681
21650 龙骨丸 2-681
21651 龙骨汤 2-681
21652 龙骨汤 2-681
21653 龙骨汤 2-681
21654 龙骨汤 2-681
21655 龙骨汤 2-681
21656 龙骨汤 2-681
21657 龙骨汤 2-681
21658 龙骨汤 2-681
21659 龙骨汤 2-681
21660 龙骨汤 2-681
21661 龙骨汤 2-681
21662 龙骨汤 2-682
21663 龙骨汤 2-682
21664 龙骨汤 2-682
21665 龙骨汤 2-682
21666 龙骨汤 2-682
21667 龙骨汤 2-682
21668 龙骨汤 2-682
21669 龙骨汤 2-682
21670 龙骨汤 2-682
21671 龙骨汤 2-682
21672 龙骨饮 2-682
21673 龙骨饮 2-682
21674 龙骨散 2-682
21675 龙骨散 2-682
21676 龙骨散 2-682
21677 龙骨散 2-683
21678 龙骨散 2-683
21679 龙骨散 2-683
21680 龙骨散 2-683
21681 龙骨散 2-683
21682 龙骨散 2-683
21683 龙骨散 2-683
21684 龙骨散 2-683
21685 龙骨散 2-683
21686 龙骨散 2-683
21687 龙骨散 2-683
21688 龙骨散 2-683
21689 龙骨散 2-684
21690 龙骨散 2-684
21691 龙骨散 2-684
21692 龙骨散 2-684
21693 龙骨散 2-684
21694 龙骨散 2-684
21695 龙骨散 2-684
21696 龙骨散 2-684
21697 龙骨散 2-684
21698 龙骨散 2-684
21699 龙骨散 2-684
21700 龙骨散 2-684
21701 龙骨散 2-684
21702 龙骨散 2-684
21703 龙骨散 2-684
21704 龙骨散 2-684
21705 龙骨散 2-685
21706 龙骨散 2-685
21707 龙骨散 2-685
21708 龙骨散 2-685
21709 龙骨散 2-685
21710 龙骨散 2-685
21711 龙骨散 2-685
21712 龙骨散 2-685
21713 龙骨散 2-685
21714 龙骨散 2-685
21715 龙骨散 2-685
21716 龙骨散 2-685
21717 龙骨散 2-685
21718 龙骨散 2-685
21719 龙骨散 2-685
21720 龙骨散 2-685
21721 龙骨散 2-685
21722 龙骨散 2-685
21723 龙骨散 2-686
21724 龙骨散 2-686
21725 龙骨散 2-686
21726 龙骨散 2-686
21727 龙骨散 2-686
21728 龙骨散 2-686
21729 龙骨散 2-686
21730 龙骨散 2-686
21731 龙骨散 2-686
21732 龙骨散 2-686
21733 龙骨散 2-686
21734 龙骨散 2-686
21735 龙骨散 2-686
21736 龙骨散 2-686
21737 龙骨散 2-686
21738 龙骨散 2-686
21739 龙骨散 2-686
21740 龙骨散 2-686
21741 龙骨散 2-687
21742 龙骨散 2-687
21743 龙骨散 2-687
21744 龙骨散 2-687
21745 龙骨散 2-687
21746 龙骨散 2-687
21747 龙骨散 2-687
21748 龙骨散 2-687
21749 龙骨散 2-687
21750 龙骨散 2-687
21751 龙骨散 2-687
21752 龙骨散 2-687
21753 龙骨散 2-687
21754 龙骨散 2-687
21755 龙骨散 2-687
21756 龙骨散 2-687
21757 龙骨散 2-687
21758 龙骨散 2-687
21759 龙骨膏 2-687
21760 龙骨膏 2-688
21761 龙香丸 2-688
21762 龙香丸 2-688
21763 龙香散 2-688
21764 龙香散 2-688
21765 龙香散 2-688
21766 龙泉散 2-688
21767 龙泉散 2-688
21768 龙须汤 2-688
21769 龙须散 2-688
21770 龙胆丸 2-688
21771 龙胆丸 2-688
21772 龙胆丸 2-688
21773 龙胆丸 2-688
21774 龙胆丸 2-688
21775 龙胆丸 2-689
21776 龙胆丸 2-689
21777 龙胆丸 2-689
21778 龙胆丸 2-689
21779 龙胆丸 2-689
21780 龙胆丸 2-689
21781 龙胆丸 2-689
21782 龙胆丸 2-689
21783 龙胆丸 2-689
21784 龙胆丸 2-689
21785 龙胆丸 2-689
21786 龙胆丸 2-689
21787 龙胆丸 2-689
21788 龙胆丸 2-690
21789 龙胆丸 2-690
21790 龙胆丸 2-690
21791 龙胆丸 2-690
21792 龙胆丸 2-690
21793 龙胆丸 2-690
21794 龙胆丸 2-690
21795 龙胆丸 2-690
21796 龙胆丸 2-690
21797 龙胆丸 2-690
21798 龙胆丸 2-690
21799 龙胆丸 2-690
21800 龙胆丸 2-690
21801 龙胆丸 2-690
21802 龙胆丸 2-690
21803 龙胆丸 2-690
21804 龙胆丸 2-691
21805 龙胆丸 2-691
21806 龙胆水 2-691
21807 龙胆汤 2-691
21808 龙胆汤 2-691
21809 龙胆汤 2-691
21810 龙胆汤 2-691
21811 龙胆汤 2-691
21812 龙胆汤 2-691
21813 龙胆汤 2-691
21814 龙胆汤 2-691
21815 龙胆汤 2-691
21816 龙胆汤 2-691
21817 龙胆汤 2-691
21818 龙胆汤 2-692
21819 龙胆汤 2-692
21820 龙胆汤 2-692
21821 龙胆汤 2-692
21822 龙胆汤 2-692
21823 龙胆汤 2-692
21824 龙胆汤 2-692
21825 龙胆汤 2-692
21826 龙胆汤 2-692
21827 龙胆汤 2-692
21828 龙胆汤 2-692
21829 龙胆饮 2-692
21830 龙胆饮 2-692
21831 龙胆饮 2-692
21832 龙胆饮 2-692
21833 龙胆饮 2-692
21834 龙胆饮 2-692
21835 龙胆散 2-692
21836 龙胆散 2-692
21837 龙胆散 2-693
21838 龙胆散 2-693
21839 龙胆散 2-693
21840 龙胆散 2-693
21841 龙胆散 2-693

21842 龙胆散 2-693
21843 龙胆散 2-693
21844 龙胆散 2-693
21845 龙胆散 2-693
21846 龙胆散 2-693
21847 龙胆散 2-693
21848 龙胆散 2-693
21849 龙胆散 2-693
21850 龙胆散 2-693
21851 龙胆煎 2-693
21852 龙胆煎 2-693
21853 龙胆煎 2-693
21854 龙胆膏 2-694
21855 龙胆膏 2-694
21856 龙胆膏 2-694
21857 龙胆膏 2-694
21858 龙涎丸 2-694
21859 龙涎汤 2-694
21860 龙涎散 2-694
21861 龙涎膏 2-694
21862 龙宫汤 2-694
21863 龙珠丸 2-694
21864 龙珠丹 2-694
21865 龙珠丹 2-694
21866 龙珠散 2-694
21867 龙珠散 2-694
21868 龙珠膏 2-694
21869 龙珠膏 2-695
21870 龙盐膏 2-695
21871 龙射丸 2-695
21872 龙脂丸 2-695
21873 龙脑丸 2-695
21874 龙脑丸 2-695
21875 龙脑丸 2-695
21876 龙脑丸 2-695
21877 龙脑丸 2-695
21878 龙脑丸 2-695
21879 龙脑丸 2-696
21880 龙脑丸 2-696
21881 龙脑丸 2-696
21882 龙脑丸 2-696
21883 龙脑丸 2-696
21884 龙脑丸 2-696
21885 龙脑丸 2-696
21886 龙脑丸 2-696
21887 龙脑丸 2-696
21888 龙脑丸 2-696
21889 龙脑丸 2-696
21890 龙脑丸 2-696
21891 龙脑丸 2-696
21892 龙脑丸 2-697
21893 龙脑丸 2-697
21894 龙脑丸 2-697
21895 龙脑丸 2-697
21896 龙脑丸 2-697
21897 龙脑丸 2-697
21898 龙脑丸 2-697
21899 龙脑丸 2-697
21900 龙脑丸 2-697
21901 龙脑丸 2-697
21902 龙脑丸 2-697
21903 龙脑丸 2-697
21904 龙脑丸 2-697
21905 龙脑丸 2-698
21906 龙脑丸 2-698
21907 龙脑丸 2-698
21908 龙脑丸 2-698
21909 龙脑汤 2-698
21910 龙脑饮 2-698
21911 龙脑饮 2-698
21912 龙脑粉 2-698
21913 龙脑散 2-698
21914 龙脑散 2-698
21915 龙脑散 2-699
21916 龙脑散 2-699
21917 龙脑散 2-699
21918 龙脑散 2-699
21919 龙脑散 2-699
21920 龙脑散 2-699
21921 龙脑散 2-699
21922 龙脑散 2-699
21923 龙脑散 2-699
21924 龙脑散 2-699
21925 龙脑散 2-699
21926 龙脑散 2-699
21927 龙脑散 2-699
21928 龙脑散 2-699
21929 龙脑散 2-700
21930 龙脑散 2-700
21931 龙脑散 2-700
21932 龙脑散 2-700
21933 龙脑散 2-700
21934 龙脑散 2-700
21935 龙脑散 2-700
21936 龙脑散 2-700
21937 龙脑散 2-700
21938 龙脑散 2-700
21939 龙脑散 2-700
21940 龙脑散 2-700
21941 龙脑散 2-700
21942 龙脑散 2-700
21943 龙脑散 2-700
21944 龙脑散 2-700
21945 龙脑散 2-701
21946 龙脑散 2-701
21947 龙脑散 2-701
21948 龙脑煎 2-701
21949 龙脑煎 2-701
21950 龙脑煎 2-701
21951 龙脑煎 2-701
21952 龙脑煎 2-701
21953 龙脑煎 2-701
21954 龙脑煎 2-701
21955 龙脑膏 2-701
21956 龙脑膏 2-701
21957 龙脑膏 2-701
21958 龙脑膏 2-701
21959 龙脑膏 2-701
21960 龙脑膏 2-702
21961 龙脑膏 2-702
21962 龙脑膏 2-702
21963 龙脑膏 2-702
21964 龙脑膏 2-702
21965 龙脑膏 2-702
21966 龙脑膏 2-702
21967 龙脑膏 2-702
21968 龙脑膏 2-702
21969 龙脑膏 2-702
21970 龙脑膏 2-702
21971 龙脑膏 2-702
21972 龙脑膏 2-702
21973 龙脑膏 2-702
21974 龙脑膏 2-702
21975 龙脑膏 2-702
21976 龙脑膏 2-702
21977 龙脑膏 2-702
21978 龙脑膏 2-703
21979 龙脑膏 2-703
21980 龙脑膏 2-703
21981 龙烟汤 2-703
21982 龙消散 2-703
21983 龙粉丸 2-703
21984 龙粉散 2-703
21985 龙黄散 2-703
21986 龙眼汤 2-703
21987 龙眼酒 2-703
21988 龙眼膏 2-703
21989 龙蛎丸 2-703
21990 龙蛇丸 2-703
21991 龙蛇散 2-703
21992 龙蛇散 2-703
21993 龙衔膏 2-703
21994 龙旋散 2-703
21995 龙液膏 2-703
21996 龙葱散 2-703
21997 龙葵散 2-703
21998 龙葵散 2-703
21999 龙葵膏 2-704
22000 龙蛤散 2-704
22001 龙游串 2-704
22002 龙翔饮 2-704
22003 龙犀丸 2-704
22004 龙硼丹 2-704
22005 龙硼散 2-704
22006 龙睛丹 2-704
22007 龙蛾酒 2-704
22008 龙蜕散 2-704
22009 龙腾饮 2-704
22010 龙蟠饮 2-704
22011 龙鬓丸 2-704
22012 龙鳞丸 2-704
22013 龙鳞散 2-704
22014 龙麝丹 2-704
22015 龙麝散 2-704
22016 龙麝散 2-705
22017 龙花蕊散 2-705
22018 龙花蕊散 2-705
22019 龙花蕊散 2-705
22020 龙尾神针 2-705
22021 龙骨皮丸 2-705
22022 龙骨饮子 2-705
22023 龙骨饼子 2-705
22024 龙骨粉膏 2-705
22025 龙胆饮子 2-705
22026 龙胆饮子 2-705
22027 龙胆草丸 2-705
22028 龙胆草汤 2-705
22029 龙胆草汤 2-705
22030 龙胆草汤 2-705
22031 龙胆草饮 2-705
22032 龙胆草散 2-706
22033 龙胆草散 2-706
22034 龙胆草散 2-706
22035 龙胆草散 2-706
22036 龙胆草散 2-706
22037 龙胆煮散 2-706
22038 龙珠软膏 2-706
22039 龙脑双丸 2-706
22040 龙脑饮子 2-706
22041 龙脑饮子 2-706
22042 龙脑膏子 2-706
22043 龙脑膏子 2-706
22044 龙眼肉粥 2-706
22045 龙葵根散 2-706
22046 龙蜕饼子 2-706
22047 龙马自来丹 2-706
22048 龙牙清魂散 2-707
22049 龙凤宝胶囊 2-707
22050 龙火拔毒散 2-707
22051 龙芽一醉饮 2-707
22052 龙牡复脉汤 2-707
22053 龙牡菟韭丸 2-707
22054 龙肝凤髓丸 2-707
22055 龙苓春药酒 2-707
22056 龙齿牛膝散 2-707
22057 龙齿壮胆汤 2-707

22058 龙齿安神丹 2-707
22059 龙齿补心汤 2-707
22060 龙齿补心汤 2-707
22061 龙齿清魂散 2-708
22062 龙齿清魂散 2-708
22063 龙齿琥柏散 2-708
22064 龙齿犀角汤 2-708
22065 龙齿镇心丹 2-708
22066 龙虎二仙丹 2-708
22067 龙虎二仙汤 2-708
22068 龙虎二汁饮 2-708
22069 龙虎卫生膏 2-708
22070 龙虎小还丹 2-708
22071 龙虎太一丹 2-708
22072 龙虎止�F散 2-708
22073 龙虎化毒丹 2-708
22074 龙虎双降散 2-709
22075 龙虎交加散 2-709
22076 龙虎如意丹 2-709
22077 龙虎寿生丹 2-709
22078 龙虎济阴丹 2-709
22079 龙虎救生丹 2-709
22080 龙虎续断丸 2-709
22081 龙虱补肾酒 2-709
22082 龙骨远志丸 2-709
22083 龙骨牡蛎汤 2-709
22084 龙骨阿胶散 2-709
22085 龙骨厚朴汤 2-709
22086 龙骨韭子汤 2-710
22087 龙骨海蛤散 2-710
22088 龙骨黄连丸 2-710
22089 龙骨黄连汤 2-710
22090 龙骨救逆汤 2-710
22091 龙骨续断丸 2-710
22092 龙香犀角丸 2-710
22093 龙胆四物汤 2-710
22094 龙胆安神丸 2-710
22095 龙胆芦荟丸 2-710
22096 龙胆苦参丸 2-710
22097 龙胆泻火汤 2-710
22098 龙胆泻肝丸 2-710
22099 龙胆泻肝丸 2-710
22100 龙胆泻肝丸 2-710
22101 龙胆泻肝汤 2-710
22102 龙胆泻肝汤 2-711
22103 龙胆泻肝汤 2-712
22104 龙胆泻肝汤 2-712
22105 龙胆泻肝汤 2-712
22106 龙胆泻肝汤 2-712
22107 龙胆泻肝汤 2-712
22108 龙胆泻肝汤 2-712
22109 龙胆泻肝汤 2-712
22110 龙胆泻肝汤 2-712
22111 龙胆泻肝汤 2-712
22112 龙胆泻肝汤 2-712
22113 龙胆泻肝汤 2-713
22114 龙胆泻肝汤 2-713
22115 龙胆泻肝汤 2-713
22116 龙胆泻肝汤 2-713
22117 龙胆泻肝汤 2-713
22118 龙胆泻肝汤 2-713
22119 龙胆泻肝汤 2-713
22120 龙胆泻肝汤 2-713
22121 龙胆泻肝汤 2-713
22122 龙胆泻肝汤 2-713
22123 龙胆泻肝汤 2-713
22124 龙胆泻肝汤 2-713
22125 龙胆泻肝汤 2-713
22126 龙胆泻肝汤 2-713
22127 龙胆泻肝汤 2-713
22128 龙胆泻毒汤 2-713
22129 龙胆草擦剂 2-713
22130 龙胆茯神丸 2-714
22131 龙胆清肝汤 2-714
22132 龙胆清肝饮 2-714
22133 龙胆清肝散 2-714
22134 龙宫救苦丹 2-714
22135 龙蚤清渗汤 2-714
22136 龙莲芡实丸 2-714
22137 龙蚝理痰汤 2-714
22138 龙射破棺散 2-714
22139 龙脑川芎丸 2-714
22140 龙脑川芎丸 2-714
22141 龙脑天麻煎 2-714
22142 龙脑牛黄丸 2-715
22143 龙脑丹砂丸 2-715
22144 龙脑水银丸 2-715
22145 龙脑玉壶丸 2-715
22146 龙脑甘露丸 2-715
22147 龙脑地黄膏 2-715
22148 龙脑芎辛丸 2-715
22149 龙脑芎犀丸 2-715
22150 龙脑安神丸 2-715
22151 龙脑安神丸 2-715
22152 龙脑鸡苏丸 2-716
22153 龙脑鸡苏丸 2-716
22154 龙脑鸡苏丸 2-716
22155 龙脑青金丸 2-716
22156 龙脑青金散 2-716
22157 龙脑青葙丸 2-716
22158 龙脑金水膏 2-716
22159 龙脑破毒散 2-716
22160 龙脑破毒散 2-716
22161 龙脑润肌散 2-717
22162 龙脑黄连膏 2-717
22163 龙脑黄连膏 2-717
22164 龙脑清膈汤 2-717
22165 龙脑硼砂散 2-717
22166 龙蛎救逆汤 2-717
22167 龙蛇换骨丹 2-717
22168 龙鲤宣痹丸 2-717
22169 龙燕补肾酒 2-717
22170 龙麝青金丸 2-717
22171 龙麝追毒丹 2-717
22172 龙麝追毒散 2-717
22173 龙麝追毒散 2-717
22174 龙麝紫芝煎 2-717
22175 龙麝紫芝煎 2-717
22176 龙麝蛜蝌丸 2-718
22177 龙麝聚圣丹 2-718
22178 龙牡壮骨颗粒 2-718
22179 龙泽熊胆胶囊 2-718
22180 龙胆羚羊角汤 2-718
22181 龙脑麝香锭子 2-718
22182 龙牡百合梦遗灵 2-718

戊

22183 戊己丸 2-718
22184 戊己丸 2-718
22185 戊己丸 2-718
22186 戊己丸 2-719
22187 戊己丸 2-719
22188 戊己丸 2-719
22189 戊己汤 2-719
22190 戊己汤 2-719
22191 戊己散 2-719
22192 戊戌丸 2-719
22193 戊戌酒 2-719
22194 戊字化毒丸 2-719

可

22195 可达灵片 2-719
22196 可保立苏汤 2-719
22197 可利肝颗粒 2-719

归

22198 归元汤 2-719
22199 归元散 2-719
22200 归牛散 2-720
22201 归气汤 2-720
22202 归气汤 2-720
22203 归气饮 2-720
22204 归气散 2-720
22205 归艾丸 2-720
22206 归艾饮 2-720
22207 归术汤 2-720
22208 归术散 2-720
22209 归龙酒 2-720
22210 归芍汤 2-720
22211 归芍汤 2-720
22212 归芍汤 2-720
22213 归芍汤 2-720
22214 归芍汤 2-720
22215 归芍饮 2-721
22216 归芍饮 2-721
22217 归芍饮 2-721
22218 归芍散 2-721
22219 归芍煎 2-721
22220 归芎丸 2-721
22221 归芎汤 2-721
22222 归芎汤 2-721
22223 归血散 2-721
22224 归花汤 2-721
22225 归杞汤 2-721
22226 归芪片 2-721
22227 归连丸 2-721
22228 归连丸 2-721
22229 归连汤 2-721
22230 归连汤 2-721
22231 归连汤 2-721
22232 归连散 2-722
22233 归肠汤 2-722
22234 归肠散 2-722
22235 归灵汤 2-722
22236 归灵散 2-722
22237 归尾丸 2-722
22238 归附丸 2-722
22239 归附丸 2-722
22240 归附丸 2-722
22241 归附丸 2-722
22242 归附汤 2-722
22243 归表汤 2-722
22244 归苓散 2-722
22245 归苓散 2-722
22246 归肾丸 2-722
22247 归命丸 2-722
22248 归命丸 2-722
22249 归命丹 2-723
22250 归命丹 2-723
22251 归命丹 2-723
22252 归命丹 2-723
22253 归命散 2-723
22254 归命膏 2-723
22255 归沫汤 2-723
22256 归宗汤 2-723
22257 归承汤 2-723
22258 归参丸 2-723
22259 归参丸 2-723
22260 归参汤 2-723
22261 归参汤 2-723
22262 归经汤 2-723
22263 归荆汤 2-724
22264 归荆散 2-724
22265 归茸丸 2-724
22266 归茸丸 2-724

22267 归茸丸 2-724
22268 归茸丸 2-724
22269 归茸汤 2-724
22270 归茸酒 2-724
22271 归茸散 2-724
22272 归须汤 2-724
22273 归姜汤 2-724
22274 归神丸 2-724
22275 归神丹 2-724
22276 归神丹 2-724
22277 归神丹 2-725
22278 归神丹 2-725
22279 归神汤 2-725
22280 归神汤 2-725
22281 归真散 2-725
22282 归耆汤 2-725
22283 归耆汤 2-725
22284 归耆汤 2-725
22285 归耆汤 2-725
22286 归耆汤 2-725
22287 归耆汤 2-725
22288 归耆汤 2-725
22289 归耆饮 2-725
22290 归原散 2-726
22291 归柴饮 2-726
22292 归圆酒 2-726
22293 归圆酒 2-726
22294 归胶饮 2-726
22295 归梢汤 2-726
22296 归黄散 2-726
22297 归黄膏 2-726
22298 归葛饮 2-726
22299 归葛煎 2-726
22300 归葵汤 2-726
22301 归脾丸 2-726
22302 归脾丸 2-726
22303 归脾片 2-726
22304 归脾汤 2-726
22305 归脾汤 2-726
22306 归脾汤 2-728
22307 归脾汤 2-728
22308 归脾汤 2-728
22309 归脾汤 2-728
22310 归脾汤 2-728
22311 归脾饮 2-728
22312 归脾散 2-728
22313 归脾膏 2-728
22314 归魂丸 2-728
22315 归魂丸 2-728
22316 归魂饮 2-728
22317 归魂散 2-728
22318 归魂散 2-729
22319 归魂散 2-729
22320 归魂散 2-729
22321 归榆汤 2-729
22322 归睛散 2-729
22323 归源汤 2-729
22324 归源汤 2-729
22325 归竭丸 2-729
22326 归漆丸 2-729
22327 归鳢饮 2-729
22328 归姜枣汤 2-729
22329 归气定喘汤 2-729
22330 归气救产汤 2-729
22331 归术降胞汤 2-729
22332 归术保产汤 2-729
22333 归术破瘕汤 2-730
22334 归术破癥汤 2-730
22335 归母苦参丸 2-730
22336 归地阿胶汤 2-730
22337 归地参术汤 2-730
22338 归地养荣汤 2-730
22339 归地养营汤 2-730
22340 归地滋血汤 2-730
22341 归地滋阴汤 2-730
22342 归芍二陈汤 2-730
22343 归芍二黄汤 2-730
22344 归芍大黄汤 2-730
22345 归芍天地煎 2-730
22346 归芍六君丸 2-730
22347 归芍六君汤 2-730
22348 归芍六味丸 2-730
22349 归芍甘麦汤 2-730
22350 归芍地黄丸 2-730
22351 归芍地黄汤 2-730
22352 归芍地黄汤 2-731
22353 归芍异功汤 2-731
22354 归芍异功散 2-731
22355 归芍红花散 2-731
22356 归芍连壳饮 2-731
22357 归芍利导汤 2-731
22358 归芍香连丸 2-731
22359 归芍活血散 2-731
22360 归芍柴胡汤 2-731
22361 归芍柴胡汤 2-731
22362 归芍柴胡汤 2-731
22363 归芍润燥汤 2-731
22364 归芍调血汤 2-731
22365 归芍理中丸 2-731
22366 归芍葛芩汤 2-731
22367 归血凉荣汤 2-731
22368 归红跌打丸 2-732
22369 归麦榆草汤 2-732
22370 归苓参附汤 2-732
22371 归芪莪甲丸 2-732
22372 归连石斛汤 2-732
22373 归身生地汤 2-732
22374 归灵内托散 2-732
22375 归尾牛膝汤 2-732
22376 归尾泽兰汤 2-732
22377 归附地黄丸 2-732
22378 归经两安汤 2-732
22379 归经佛手散 2-732
22380 归荆安枕汤 2-732
22381 归养心肾丸 2-732
22382 归养心脾汤 2-733
22383 归姜羊肉汤 2-733
22384 归活温经汤 2-733
22385 归神定志丸 2-733
22386 归桂化逆汤 2-733
22387 归耆止血汤 2-733
22388 归圆杞菊酒 2-733
22389 归凉节命饮 2-733
22390 归凉节命散 2-733
22391 归凉接命散 2-733
22392 归脾养荣汤 2-733
22393 归脾养营汤 2-733
22394 归掌地黄丸 2-733
22395 归芍六君子丸 2-733
22396 归芍六君子汤 2-733
22397 归芪养血糖浆 2-734
22398 归芎参芪麦味汤 2-734
22399 归采轩毡道人风药 2-734

北

22400 北艾汤 2-734
22401 北枣丹 2-734
22402 北枣散 2-734
22403 北亭丸 2-734
22404 北亭丸 2-734
22405 北亭丸 2-734
22406 北亭散 2-734
22407 北庭丸 2-735
22408 北庭丹 2-735
22409 北梗散 2-735
22410 北地太守酒 2-735
22411 北味吴萸汤 2-735
22412 北京盐水锭 2-735
22413 北平太守八味散 2-735

叶

22414 叶灵神丹 2-735
22415 叶氏痫症丸 2-735

叭

22416 叭哒杏仁粉 2-735
22417 叭哒润嗽膏 2-735

卢

22418 卢同散 2-735
22419 卢氏元菟丹 2-735
22420 卢氏感应丸 2-735
22421 卢氏异方感应丸 2-735
22422 卢氏益肾通关汤 2-736
22423 卢祖师解毒辟瘟丹 2-736

占

22424 占斯散 2-736
22425 占斯散 2-736
22426 占斯散 2-736

只

22427 只金丹 2-736

出

22428 出毛丸 2-736
22429 出虫丸 2-736
22430 出虫膏 2-736
22431 出声散 2-736
22432 出虫芦荟散 2-736
22433 出声消肺散 2-737
22434 出牙齿乌头散 2-737
22435 出血热预防片 2-737

田

22436 田父丸 2-737
22437 田父丸 2-737
22438 田季散 2-737
22439 田姜散 2-737
22440 田螺水 2-737
22441 田螺饮 2-737
22442 田螺散 2-737
22443 田螺膏 2-737
22444 田螺膏 2-737
22445 田七花精 2-737
22446 田七补丸 2-738
22447 田七颗粒 2-738
22448 田螺捻子 2-738
22449 田七跌打丸 2-738
22450 田七痛经散 2-738
22451 田单火牛汤 2-738
22452 田七花叶颗粒 2-738
22453 田螺解胀敷脐方 2-738
22454 田螺解胀敷脐方 2-738
22455 田七跌打风湿软膏 2-738

申

22456 申药 2-738

甲

22457 甲乙饼 2-738
22458 甲牛酒 2-738
22459 甲灰丸 2-738
22460 甲字丸 2-738
22461 甲香散 2-738
22462 甲胶煎 2-739
22463 甲亢2号 2-739
22464 甲煎口脂 2-739
22465 甲煎唇脂 2-739
22466 甲乙化土汤 2-739
22467 甲乙归藏汤 2-739
22468 甲亢平复汤 2-739
22469 甲术消臌汤 2-739
22470 甲字化毒丸 2-740
22471 甲鱼软坚膏 2-740
22472 甲字提毒药捻 2-740

电

22473 电制膏 2-740

四

22474 四七汤 2-740
22475 四七汤 2-740
22476 四七汤 2-740
22477 四七汤 2-740
22478 四七汤 2-740
22479 四七汤 2-740
22480 四七汤 2-740
22481 四七饮 2-740
22482 四川丸 2-740
22483 四川散 2-740
22484 四五汤 2-741
22485 四牙散 2-741
22486 四仁汤 2-741
22487 四仁膏 2-741
22488 四分散 2-741
22489 四片金 2-741
22490 四斤丸 2-741
22491 四斤丸 2-741
22492 四斤丸 2-741
22493 四斤丸 2-741
22494 四斤丸 2-741
22495 四斤丸 2-741
22496 四斤丸 2-742
22497 四乌汤 2-742
22498 四乌汤 2-742
22499 四乌汤 2-742
22500 四六丹 2-742
22501 四六汤 2-742
22502 四方散 2-742
22503 四平散 2-742
22504 四正丸 2-742
22505 四正汤 2-742
22506 四正散 2-742
22507 四石丸 2-742
22508 四石汤 2-742
22509 四龙丹 2-742
22510 四仙丸 2-742
22511 四仙丹 2-743
22512 四仙丹 2-743
22513 四仙丹 2-743
22514 四仙丹 2-743
22515 四仙汤 2-743
22516 四仙汤 2-743
22517 四仙饮 2-743
22518 四仙散 2-743
22519 四仙散 2-743
22520 四仙散 2-743
22521 四生丸 2-743
22522 四生丸 2-743
22523 四生丸 2-743
22524 四生丸 2-743
22525 四生丸 2-743
22526 四生丸 2-743
22527 四生丸 2-744
22528 四生丸 2-744
22529 四生丸 2-744
22530 四生丸 2-744
22531 四生丸 2-744
22532 四生饮 2-744
22533 四生饮 2-744
22534 四生散 2-744
22535 四生散 2-744
22536 四生散 2-744
22537 四生散 2-744
22538 四白丸 2-744
22539 四白丹 2-744
22540 四白头 2-744
22541 四白汤 2-745
22542 四白汤 2-745
22543 四白散 2-745
22544 四白散 2-745
22545 四白散 2-745
22546 四白散 2-745
22547 四白散 2-745
22548 四汁饮 2-745
22549 四汁饮 2-745
22550 四汁饮 2-745
22551 四汁饮 2-745
22552 四汁散 2-745
22553 四汁煎 2-745
22554 四汁膏 2-745
22555 四汁膏 2-746
22556 四汁膏 2-746
22557 四玄散 2-746
22558 四加丸 2-746
22559 四圣丸 2-746
22560 四圣丸 2-746
22561 四圣丸 2-746
22562 四圣丸 2-746
22563 四圣丸 2-746
22564 四圣丸 2-746
22565 四圣丸 2-746
22566 四圣丸 2-746
22567 四圣丸 2-746
22568 四圣丸 2-746
22569 四圣丸 2-746
22570 四圣丸 2-746
22571 四圣丹 2-746
22572 四圣丹 2-747
22573 四圣丹 2-747
22574 四圣丹 2-747
22575 四圣丹 2-747
22576 四圣丹 2-747
22577 四圣丹 2-747
22578 四圣丹 2-747
22579 四圣丹 2-747
22580 四圣汤 2-747
22581 四圣汤 2-747
22582 四圣汤 2-747
22583 四圣汤 2-747
22584 四圣汤 2-747
22585 四圣汤 2-747
22586 四圣串 2-747
22587 四圣饮 2-747
22588 四圣饮 2-747
22589 四圣散 2-747
22590 四圣散 2-748
22591 四圣散 2-748
22592 四圣散 2-748
22593 四圣散 2-748
22594 四圣散 2-748
22595 四圣散 2-748
22596 四圣散 2-748
22597 四圣散 2-748
22598 四圣散 2-748
22599 四圣散 2-748
22600 四圣散 2-748
22601 四圣散 2-748
22602 四圣散 2-748
22603 四圣散 2-748
22604 四圣散 2-748
22605 四圣散 2-748
22606 四圣散 2-749
22607 四圣散 2-749
22608 四圣散 2-749
22609 四圣散 2-749
22610 四圣散 2-749
22611 四圣散 2-749
22612 四圣散 2-749
22613 四圣散 2-749
22614 四圣散 2-749
22615 四圣散 2-749
22616 四圣散 2-749
22617 四圣散 2-749
22618 四圣散 2-749
22619 四圣散 2-749
22620 四圣散 2-749
22621 四圣散 2-749
22622 四圣散 2-749
22623 四圣散 2-750
22624 四圣散 2-750
22625 四圣散 2-750
22626 四圣散 2-750
22627 四圣散 2-750
22628 四圣散 2-750
22629 四圣散 2-750
22630 四圣散 2-750
22631 四圣散 2-750
22632 四圣膏 2-750
22633 四圣膏 2-750
22634 四圣膏 2-750
22635 四圣膏 2-750
22636 四圣膏 2-750
22637 四圣膏 2-750
22638 四圣膏 2-750
22639 四圣膏 2-750
22640 四圣膏 2-750
22641 四圣膏 2-750
22642 四皮汤 2-750
22643 四皮汤 2-750
22644 四皮饮 2-751
22645 四灰散 2-751
22646 四灰散 2-751
22647 四虫丹 2-751
22648 四血散 2-751
22649 四合汤 2-751
22650 四合汤 2-751
22651 四合汤 2-751
22652 四合饮 2-751
22653 四色丸 2-751
22654 四色散 2-751
22655 四米汤 2-751
22656 四阴煎 2-751
22657 四红丸 2-752
22658 四红丸 2-752
22659 四红丹 2-752
22660 四红丹 2-752
22661 四红丹 2-752
22662 四时散 2-752
22663 四应膏 2-752
22664 四疗散 2-752

22665 四补丸 2-752
22666 四补丹 2-752
22667 四灵丸 2-752
22668 四灵丸 2-752
22669 四灵丹 2-752
22670 四灵丹 2-753
22671 四灵丹 2-753
22672 四灵散 2-753
22673 四灵散 2-753
22674 四灵散 2-753
22675 四君丸 2-753
22676 四君汤 2-753
22677 四陈汤 2-753
22678 四陈散 2-753
22679 四妙丸 2-753
22680 四妙丸 2-753
22681 四妙丸 2-753
22682 四妙丸 2-753
22683 四妙丸 2-753
22684 四妙丹 2-753
22685 四妙汤 2-754
22686 四妙汤 2-754
22687 四妙散 2-754
22688 四妙散 2-754
22689 四妙散 2-754
22690 四妙散 2-754
22691 四妙散 2-754
22692 四妙散 2-754
22693 四妙散 2-754
22694 四妙煎 2-754
22695 四妙膏 2-754
22696 四苓丸 2-754
22697 四苓汤 2-754
22698 四苓汤 2-754
22699 四苓汤 2-754
22700 四苓汤 2-754
22701 四苓散 2-754
22702 四苓散 2-755
22703 四苓散 2-755
22704 四苓散 2-755
22705 四奇汤 2-755
22706 四齿散 2-755
22707 四虎饮 2-755
22708 四虎散 2-755
22709 四虎散 2-755
22710 四虎散 2-755
22711 四贤串 2-755
22712 四贤散 2-755
22713 四明丸 2-755
22714 四明饮 2-755
22715 四味丸 2-755
22716 四味丸 2-755
22717 四味丸 2-755
22718 四味丸 2-756
22719 四味汤 2-756
22720 四味汤 2-756
22721 四味汤 2-756
22722 四味汤 2-756
22723 四味散 2-756
22724 四味散 2-756
22725 四味散 2-756
22726 四味散 2-756
22727 四季丹 2-756
22728 四物丸 2-756
22729 四物丸 2-756
22730 四物丸 2-757
22731 四物方 2-757
22732 四物汤 2-757
22733 四物汤 2-757
22734 四物汤 2-757
22735 四物汤 2-758
22736 四物汤 2-758
22737 四物汤 2-758
22738 四物汤 2-758
22739 四物汤 2-758
22740 四物汤 2-758
22741 四物汤 2-759
22742 四物汤 2-759
22743 四物汤 2-759
22744 四物汤 2-759
22745 四物汤 2-759
22746 四物汤 2-759
22747 四物汤 2-759
22748 四物汤 2-759
22749 四物汤 2-759
22750 四物汤 2-759
22751 四物饮 2-759
22752 四物散 2-759
22753 四和汤 2-759
22754 四和汤 2-759
22755 四和膏 2-759
22756 四制丸 2-759
22757 四制丸 2-759
22758 四制丸 2-759
22759 四金丸 2-760
22760 四金丸 2-760
22761 四金丹 2-760
22762 四金散 2-760
22763 四金刚 2-760
22764 四疟散 2-760
22765 四炒丸 2-760
22766 四炒丸 2-760
22767 四炒丸 2-760
22768 四炒丹 2-760
22769 四治汤 2-760
22770 四宝丸 2-760
22771 四宝丹 2-760
22772 四宝丹 2-760
22773 四宝丹 2-760
22774 四宝丹 2-760
22775 四宝丹 2-760
22776 四宝丹 2-761
22777 四宝汤 2-761
22778 四宝顶 2-761
22779 四参汤 2-761
22780 四珍丸 2-761
22781 四珍丹 2-761
22782 四珍膏 2-761
22783 四柱丸 2-761
22784 四柱饮 2-761
22785 四柱散 2-761
22786 四柱散 2-761
22787 四草饮 2-761
22788 四骨散 2-761
22789 四香汤 2-761
22790 四香饮 2-761
22791 四香散 2-761
22792 四香散 2-761
22793 四香散 2-761
22794 四顺丸 2-762
22795 四顺汤 2-762
22796 四顺汤 2-762
22797 四顺汤 2-762
22798 四顺汤 2-762
22799 四顺汤 2-762
22800 四顺汤 2-762
22801 四顺饮 2-762
22802 四顺饮 2-762
22803 四顺饮 2-762
22804 四顺饮 2-762
22805 四顺饮 2-762
22806 四顺饮 2-762
22807 四顺散 2-762
22808 四顺散 2-762
22809 四顺散 2-762
22810 四顺散 2-762
22811 四顺散 2-762
22812 四顺散 2-762
22813 四顺散 2-762
22814 四顺散 2-763
22815 四顺散 2-763
22816 四顺煎 2-763
22817 四胆丸 2-763
22818 四胆丸 2-763
22819 四胜丸 2-763
22820 四胜饮 2-763
22821 四胜散 2-763
22822 四逆汤 2-763
22823 四逆汤 2-765
22824 四逆汤 2-765
22825 四逆汤 2-765
22826 四逆汤 2-765
22827 四逆散 2-765
22828 四逆散 2-767
22829 四逆散 2-767
22830 四逆散 2-767
22831 四神丸 2-767
22832 四神丸 2-767
22833 四神丸 2-767
22834 四神丸 2-767
22835 四神丸 2-767
22836 四神丸 2-767
22837 四神丸 2-767
22838 四神丸 2-767
22839 四神丸 2-768
22840 四神丸 2-768
22841 四神丸 2-768
22842 四神丸 2-768
22843 四神丸 2-768
22844 四神丸 2-769
22845 四神丸 2-769
22846 四神丸 2-769
22847 四神丸 2-769
22848 四神丸 2-769
22849 四神丸 2-769
22850 四神片 2-769
22851 四神丹 2-769
22852 四神丹 2-769
22853 四神丹 2-769
22854 四神丹 2-769
22855 四神丹 2-769
22856 四神丹 2-770
22857 四神丹 2-770
22858 四神丹 2-770
22859 四神汤 2-770
22860 四神汤 2-770
22861 四神汤 2-770
22862 四神汤 2-770
22863 四神汤 2-770
22864 四神汤 2-770
22865 四神汤 2-770
22866 四神汤 2-770
22867 四神汤 2-770
22868 四神汤 2-770
22869 四神饮 2-770
22870 四神散 2-770
22871 四神散 2-771
22872 四神散 2-771
22873 四神散 2-771
22874 四神散 2-771
22875 四神散 2-771
22876 四神散 2-771
22877 四神散 2-771
22878 四神散 2-771
22879 四神散 2-771
22880 四神散 2-771

22881 四神散 2-771
22882 四神散 2-771
22883 四神散 2-771
22884 四神散 2-771
22885 四神散 2-771
22886 四神散 2-771
22887 四神散 2-771
22888 四神散 2-772
22889 四神散 2-772
22890 四神散 2-772
22891 四神散 2-772
22892 四神散 2-772
22893 四神散 2-772
22894 四神散 2-772
22895 四神煎 2-772
22896 四神煎 2-772
22897 四神煎 2-772
22898 四神膏 2-772
22899 四神膏 2-772
22900 四退散 2-772
22901 四根散 2-772
22902 四真丸 2-772
22903 四倍丸 2-772
22904 四倍丸 2-772
22905 四倍丸 2-773
22906 四倍丸 2-773
22907 四倍丸 2-773
22908 四倍汤 2-773
22909 四倍散 2-773
22910 四效散 2-773
22911 四症丸 2-773
22912 四消丸 2-773
22913 四消丸 2-773
22914 四消丸 2-773
22915 四消丸 2-773
22916 四润煎 2-773
22917 四调膏 2-773
22918 四扇散 2-773
22919 四通汤 2-773
22920 四黄丸 2-773
22921 四黄丸 2-774
22922 四黄汤 2-774
22923 四黄散 2-774
22924 四黄散 2-774
22925 四黄散 2-774
22926 四黄散 2-774
22927 四黄散 2-774
22928 四黄散 2-774
22929 四黄散 2-774
22930 四黄散 2-774
22931 四黄散 2-774
22932 四黄散 2-774
22933 四黄散 2-774
22934 四黄煎 2-774
22935 四黄膏 2-774
22936 四虚丹 2-774
22937 四脱丹 2-774
22938 四兽汤 2-774
22939 四兽饮 2-774
22940 四续丸 2-775
22941 四维散 2-775
22942 四雄丸 2-775
22943 四等丸 2-775
22944 四等散 2-775
22945 四皓饮 2-775
22946 四粪散 2-775
22947 四温丹 2-775
22948 四温汤 2-775
22949 四温散 2-775
22950 四蒸丸 2-775
22951 四蜕丹 2-775
22952 四蜕散 2-776
22953 四满丸 2-776
22954 四满丸 2-776
22955 四箍散 2-776
22956 四精丸 2-776
22957 四精丸 2-776
22958 四精膏 2-776
22959 四精膏 2-776
22960 四精膏 2-776
22961 四精膏 2-776
22962 四磨汤 2-776
22963 四磨汤 2-777
22964 四磨汤 2-777
22965 四磨汤 2-777
22966 四磨饮 2-777
22967 四磨饮 2-777
22968 四霜丸 2-777
22969 四魔丹 2-777
22970 四魔粉 2-777
22971 四七气汤 2-777
22972 四七气汤 2-777
22973 四七气汤 2-777
22974 四方胃片 2-777
22975 四圣金丹 2-777
22976 四合一方 2-777
22977 四时药茶 2-778
22978 四君子丸 2-778
22979 四君子丸 2-778
22980 四君子丸 2-778
22981 四君子丸 2-778
22982 四君子汤 2-778
22983 四君子汤 2-778
22984 四君子汤 2-778
22985 四君子汤 2-778
22986 四君子汤 2-778
22987 四君子汤 2-779
22988 四君子汤 2-779
22989 四味紫丸 2-779
22990 四季青片 2-779
22991 四金匮丸 2-779
22992 四宝花散 2-779
22993 四面楚歌 2-779
22994 四顺饮子 2-779
22995 四顺饮子 2-779
22996 四将军汤 2-779
22997 四将军饮 2-779
22998 四将军散 2-779
22999 四柴胡饮 2-779
23000 四症神方 2-779
23001 四磨饮子 2-779
23002 四二五合方 2-779
23003 四七益气汤 2-780
23004 四七调气汤 2-780
23005 四子平喘汤 2-780
23006 四子明目散 2-780
23007 四子调中汤 2-780
23008 四五培元粉 2-780
23009 四牙无价散 2-780
23010 四六神遗散 2-780
23011 四方胃胶囊 2-780
23012 四号否象方 2-780
23013 四仙求志膏 2-780
23014 四生化痰丸 2-780
23015 四生地黄汤 2-780
23016 四白灭瘢散 2-780
23017 四白烧肝散 2-781
23018 四主二佐丸 2-781
23019 四加生化汤 2-781
23020 四圣不老丹 2-781
23021 四圣化毒汤 2-781
23022 四圣快斑汤 2-781
23023 四圣快斑散 2-781
23024 四圣珍珠散 2-781
23025 四圣挑疔丹 2-781
23026 四圣挑疔散 2-781
23027 四圣保命丹 2-781
23028 四圣保命丹 2-781
23029 四圣旋丁散 2-781
23030 四圣朝元丹 2-781
23031 四圣紫金丹 2-781
23032 四圣解毒汤 2-782
23033 四色断痫丸 2-782
23034 四时甘和茶 2-782
23035 四时贴护方 2-782
23036 四灵无价散 2-782
23037 四君归芎汤 2-782
23038 四君加味汤 2-782
23039 四君加味汤 2-782
23040 四君芎归汤 2-782
23041 四君防风汤 2-782
23042 四君快斑汤 2-782
23043 四妙勇安汤 2-782
23044 四妙健脾散 2-783
23045 四苓五皮汤 2-783
23046 四苓五皮饮 2-783
23047 四苓五皮散 2-783
23048 四苓六一散 2-783
23049 四苓解毒汤 2-783
23050 四苓新加汤 2-783
23051 四奇种子丸 2-783
23052 四奇毓麟丸 2-783
23053 四味人参汤 2-783
23054 四味大黄汤 2-783
23055 四味升葛汤 2-784
23056 四味乌沉汤 2-784
23057 四味白术汤 2-784
23058 四味半夏丸 2-784
23059 四味地黄丸 2-784
23060 四味地榆散 2-784
23061 四味芍药散 2-784
23062 四味当归汤 2-784
23063 四味当归汤 2-784
23064 四味回阳饮 2-784
23065 四味回阳饮 2-784
23066 四味防风散 2-784
23067 四味如圣汤 2-784
23068 四味异功散 2-784
23069 四味连香丸 2-784
23070 四味补心丸 2-784
23071 四味阿胶丸 2-784
23072 四味阿魏丸 2-784
23073 四味拔毒散 2-784
23074 四味肥儿丸 2-785
23075 四味承气汤 2-785
23076 四味枳实散 2-785
23077 四味茴香散 2-785
23078 四味茱连丸 2-785
23079 四味茱连丸 2-785
23080 四味茯苓汤 2-785
23081 四味香连丸 2-785
23082 四味香薷饮 2-785
23083 四味换肠丸 2-785
23084 四味消毒饮 2-785
23085 四味理中丸 2-785
23086 四味萸连丸 2-785
23087 四味萸连丸 2-785
23088 四味黄芩汤 2-785
23089 四味排脓散 2-785
23090 四味鹿茸丸 2-785
23091 四味清洗剂 2-785
23092 四味散惊丸 2-786
23093 四味葵根汤 2-786
23094 四味舒筋汤 2-786
23095 四味舒筋汤 2-786
23096 四味粱米汤 2-786

23097 四味截疟汤 2-786
23098 四味藿叶汤 2-786
23099 四味藿香汤 2-786
23100 四物一黄散 2-786
23101 四物二连汤 2-786
23102 四物二陈汤 2-786
23103 四物二陈汤 2-786
23104 四物二妙丸 2-786
23105 四物三补丸 2-786
23106 四物三黄汤 2-786
23107 四物干姜汤 2-786
23108 四物大黄汤 2-786
23109 四物五子丸 2-786
23110 四物五子丸 2-786
23111 四物五苓散 2-786
23112 四物止经汤 2-786
23113 四物止痛汤 2-787
23114 四物内托饮 2-787
23115 四物化郁汤 2-787
23116 四物化毒汤 2-787
23117 四物艽活汤 2-787
23118 四物甘草汤 2-787
23119 四物龙胆汤 2-787
23120 四物白通汤 2-787
23121 四物瓜藤散 2-787
23122 四物玄明饮 2-787
23123 四物玄胡汤 2-787
23124 四物玄胡汤 2-787
23125 四物加曲汤 2-787
23126 四物加味汤 2-787
23127 四物加味汤 2-787
23128 四物加桂汤 2-787
23129 四物加桂汤 2-787
23130 四物加减汤 2-788
23131 四物地榆汤 2-788
23132 四物当归汤 2-788
23133 四物当归汤 2-788
23134 四物安神汤 2-788
23135 四物安神汤 2-788
23136 四物导赤散 2-788
23137 四物导痰汤 2-788
23138 四物红花汤 2-788
23139 四物芩连汤 2-788
23140 四物坎离丸 2-788
23141 四物连附汤 2-788
23142 四物快斑汤 2-788
23143 四物补心汤 2-788
23144 四物补心汤 2-788
23145 四物补血汤 2-788
23146 四物补肝汤 2-788
23147 四物补肝散 2-788
23148 四物补经汤 2-789
23149 四物补经汤 2-789
23150 四物补经汤 2-789
23151 四物阿胶汤 2-789
23152 四物附子汤 2-789
23153 四物驱风汤 2-789
23154 四物青黛汤 2-789
23155 四物苦楝汤 2-789
23156 四物苦楝汤 2-789
23157 四物鸢头散 2-789
23158 四物知柏汤 2-789
23159 四物和真汤 2-789
23160 四物泻火汤 2-789
23161 四物柏皮汤 2-789
23162 四物茶调散 2-789
23163 四物钩藤汤 2-789
23164 四物香附丸 2-790
23165 四物香薷饮 2-790
23166 四物保元汤 2-790
23167 四物绛覆汤 2-790
23168 四物桂枝汤 2-790
23169 四物桔梗汤 2-790
23170 四物桃仁汤 2-790
23171 四物逍遥散 2-790
23172 四物胶薄贴 2-790
23173 四物益母丸 2-790
23174 四物益母丸 2-790
23175 四物益母丸 2-790
23176 四物益母膏 2-790
23177 四物凉膈散 2-790
23178 四物消风汤 2-790
23179 四物消风饮 2-790
23180 四物消风饮 2-790
23181 四物消风散 2-791
23182 四物消风散 2-791
23183 四物润导汤 2-791
23184 四物调经汤 2-791
23185 四物调经散 2-791
23186 四物排风散 2-791
23187 四物麻仁丸 2-791
23188 四物麻仁丸 2-791
23189 四物麻仁汤 2-791
23190 四物鹿胶汤 2-791
23191 四物清肺汤 2-791
23192 四物葵花汤 2-791
23193 四物款冬丸 2-791
23194 四物滋阴汤 2-791
23195 四物解肌汤 2-791
23196 四物解毒汤 2-791
23197 四物解毒汤 2-791
23198 四物解毒汤 2-792
23199 四物粱米汤 2-792
23200 四物澄波散 2-792
23201 四和丁香散 2-792
23202 四制川楝丸 2-792
23203 四制化痰丸 2-792
23204 四制乌附丸 2-792
23205 四制白术丸 2-792
23206 四制白术散 2-792
23207 四制白术散 2-792
23208 四制白术散 2-792
23209 四制仙术散 2-792
23210 四制苍术丸 2-792
23211 四制苍术丸 2-793
23212 四制苍柏丸 2-793
23213 四制良姜丸 2-793
23214 四制抱龙丸 2-793
23215 四制枳壳丸 2-793
23216 四制柏术丸 2-793
23217 四制茱萸丸 2-793
23218 四制香附丸 2-793
23219 四制香附丸 2-793
23220 四制香附丸 2-793
23221 四制香附丸 2-793
23222 四制香附丸 2-793
23223 四制香附丸 2-793
23224 四制香附丸 2-793
23225 四制香附丸 2-793
23226 四制香附丸 2-794
23227 四制香附丸 2-794
23228 四制香附丸 2-794
23229 四制益母丸 2-794
23230 四制益母丸 2-794
23231 四制益母丸 2-794
23232 四制益母丸 2-794
23233 四制黄芩丸 2-794
23234 四制黄柏丸 2-794
23235 四制黄柏丸 2-794
23236 四制楝实丸 2-794
23237 四制醋附丸 2-794
23238 四制鲮鲤丸 2-795
23239 四季三黄丸 2-795
23240 四季侧柏散 2-795
23241 四季感冒片 2-795
23242 四炒川楝丸 2-795
23243 四炒固真丹 2-795
23244 四炒枳壳丸 2-795
23245 四炒枳壳丸 2-795
23246 四炒健脾散 2-795
23247 四炒楝实丸 2-795
23248 四治黄连丸 2-795
23249 四宝大神丹 2-795
23250 四草定痛汤 2-795
23251 四炭阿胶汤 2-795
23252 四香三米饮 2-795
23253 四顺附子汤 2-796
23254 四顺制蛔汤 2-796
23255 四顺凉肝散 2-796
23256 四顺理中丸 2-796
23257 四顺理中丸 2-796
23258 四顺理中汤 2-796
23259 四顺理中汤 2-796
23260 四顺清凉饮 2-796
23261 四顺清凉饮 2-796
23262 四顺清凉饮 2-796
23263 四顺清凉饮 2-796
23264 四顺清凉饮 2-796
23265 四顺清凉散 2-796
23266 四顺清凉膏 2-796
23267 四将军饮子 2-796
23268 四逆双解散 2-796
23269 四逆承气汤 2-796
23270 四逆茱萸汤 2-796
23271 四逆茱萸汤 2-796
23272 四逆萸姜汤 2-797
23273 四逆理中汤 2-797
23274 四神附子丹 2-797
23275 四神附子煎 2-797
23276 四神治痢丸 2-797
23277 四神消积丸 2-797
23278 四神理中汤 2-797
23279 四配清中饮 2-797
23280 四海舒郁丸 2-797
23281 四黄夺命丹 2-797
23282 四黄涤痰丸 2-797
23283 四蒸木瓜丸 2-797
23284 四壁橛朱砂 2-797
23285 四藤一仙汤 2-798
23286 四十号蛊象方 2-798
23287 四加减正气散 2-798
23288 四君子加味汤 2-798
23289 四君子快斑汤 2-798
23290 四君子袋泡剂 2-798
23291 四君加姜附汤 2-798
23292 四苓合芩芍汤 2-798
23293 四味土木香散 2-798
23294 四味大黄饮子 2-798
23295 四味万两金丹 2-798
23296 四味石钟乳散 2-798
23297 四味肉苁蓉丸 2-798
23298 四味鼠黏子汤 2-798
23299 四制川楝子丸 2-799
23300 四物龙胆草汤 2-799
23301 四物加二活汤 2-799
23302 四物加人参汤 2-799
23303 四物加大黄汤 2-799
23304 四物加地榆汤 2-799
23305 四物加竹沥汤 2-799
23306 四物加苓术汤 2-799
23307 四物加芩连汤 2-799
23308 四物加芩连汤 2-799
23309 四物加泽兰汤 2-799
23310 四物加参术汤 2-799
23311 四物加荆防汤 2-799
23312 四物加柴胡汤 2-799

23313 四物加通草汤 2-799
23314 四物加黄芩汤 2-799
23315 四物加葵花汤 2-799
23316 四物加黑姜汤 2-800
23317 四物合二陈汤 2-800
23318 四物合匀气散 2-800
23319 四物合导赤散 2-800
23320 四物黄连薄贴 2-800
23321 四物清凉饮子 2-800
23322 四顺清凉饮子 2-800
23323 四逆加人参汤 2-800
23324 四逆加茯苓散 2-800
23325 四逆加猪胆汤 2-801
23326 四逆散加味方 2-801
23327 四十一号离象方 2-801
23328 四十二号旅象方 2-801
23329 四十七号讼象方 2-801
23330 四十八号同人方 2-801
23331 四十八候三黄散 2-801
23332 四十九号坤象方 2-801
23333 四十三号鼎象方 2-801
23334 四十五号蒙象方 2-801
23335 四十六号涣象方 2-801
23336 四十四号未济方 2-801
23337 四时加减柴胡汤 2-801
23338 四君子加竹沥汤 2-801
23339 四君子加远志汤 2-801
23340 四苓散加木瓜汤 2-801
23341 四味升麻葛根汤 2-801
23342 四味调经止痛散 2-801
23343 四味紫苏和胎饮 2-801
23344 四物人参知母汤 2-801
23345 四物三黄泻心汤 2-802
23346 四物加黑小豆汤 2-802
23347 四物合小乌沉汤 2-802
23348 四物合小柴胡汤 2-802
23349 四物汤倍芎归汤 2-802
23350 四物苍术各半汤 2-802
23351 四物理中各半汤 2-802
23352 四物黄柏知母汤 2-802
23353 四制茱萸香炼丹 2-802
23354 四制茱楝香壳丹 2-802
23355 四季三黄泻心丸 2-802
23356 四季加减百解散 2-802
23357 四季理脾肥儿丸 2-802
23358 四逆加吴茱萸汤 2-802
23359 四逆加猪胆汁汤 2-802
23360 四逆汤加生姜方 2-802
23361 四十八候贴项药方 2-802
23362 四乌鲗骨一藘茹丸 2-803
23363 四时加减柴胡饮子 2-803
23364 四君合四神加减方 2-803
23365 四苓加厚朴秦皮汤 2-803
23366 四物加元胡干姜汤 2-803
23367 四物加天麻钩藤汤 2-803
23368 四物加生姜葱白汤 2-803
23369 四物加远志石斛汤 2-804
23370 四物加芩连知柏汤 2-804
23371 四物加芩连姜夏汤 2-804
23372 四物加香附黄连汤 2-804
23373 四物加香薷厚朴汤 2-804
23374 四物加桃仁红花汤 2-804
23375 四物加柴胡丹皮汤 2-804
23376 四物加黄芩白术汤 2-804
23377 四物加黄芩泽泻汤 2-804
23378 四物加黄芩黄连汤 2-804
23379 四物加黄耆芍药汤 2-804
23380 四物加熟地当归汤 2-804
23381 四物合黄连解毒汤 2-804
23382 四乌贼一藘茹二妙丸 2-804
23383 四君子加竹沥姜汁方 2-804
23384 四君子加姜汁竹沥方 2-804
23385 四君子加姜附厚朴汤 2-804
23386 四味珍层冰硼滴眼液 2-804
23387 四物汤加芩连姜夏方 2-804
23388 四物柴胡苦楝附子汤 2-804
23389 四逆加吴茱萸生姜汤 2-805
23390 四逆散加五味干姜汤 2-805
23391 四君子加芍药高良姜汤 2-805
23392 四君子汤加竹沥姜汁方 2-805
23393 四苓加木瓜厚朴草果汤 2-805
23394 四物加六君山楂神曲汤 2-805
23395 四物加苦楝附子柏皮汤 2-805
23396 四物汤加熟地黄当归汤 2-805
23397 四逆散加五味子干姜汤 2-805
23398 四君子加白芍药高良姜汤 2-805
23399 四物汤加黄芩黄柏槐花方 2-805
23400 四物加桃仁红花竹沥姜汁方 2-805
23401 四物汤加桃仁红花竹沥姜汁方 2-805

史

23402 史国公酒 2-805
23403 史氏痹痛散 2-805
23404 史国公药酒 2-806
23405 史国公药酒 2-806
23406 史国公药酒丸 2-806
23407 史国公浸酒良方 2-806
23408 史国公万病无忧药酒 2-806
23409 史国公百病无忧药酒 2-806

代

23410 代刀丸 2-806
23411 代刀散 2-806
23412 代刀散 2-806
23413 代刀散 2-806
23414 代刀散 2-806
23415 代刀散 2-806
23416 代杖丹 2-806
23417 代杖汤 2-806
23418 代杖汤 2-807
23419 代杖散 2-807
23420 代针散 2-807
23421 代针散 2-807
23422 代针散 2-807
23423 代针散 2-807
23424 代针散 2-807
23425 代针散 2-807
23426 代针散 2-807
23427 代针膏 2-807
23428 代针膏 2-807
23429 代谷丸 2-807
23430 代灸散 2-807
23431 代灸散 2-807
23432 代灸膏 2-807
23433 代灸膏 2-807
23434 代灸膏 2-807
23435 代参膏 2-807
23436 代参膏 2-808
23437 代参膏 2-808
23438 代参膏 2-808
23439 代茶汤 2-808
23440 代茶饮 2-808
23441 代指膏 2-808
23442 代匙散 2-808
23443 代痛散 2-808
23444 代痛散 2-808
23445 代赭丸 2-808

23446 代赭丸 2-808
23447 代赭丸 2-808
23448 代赭丸 2-808
23449 代赭丸 2-808
23450 代赭丸 2-808
23451 代赭丸 2-808
23452 代赭丸 2-809
23453 代赭丸 2-809
23454 代赭丸 2-809
23455 代赭丸 2-809
23456 代赭丸 2-809
23457 代赭丸 2-809
23458 代赭丸 2-809
23459 代赭丸 2-809
23460 代赭丸 2-809
23461 代赭散 2-809
23462 代赭散 2-809
23463 代赭膏 2-809
23464 代五宝散 2-809
23465 代抵当丸 2-810
23466 代抵当丸 2-810
23467 代抵当丸 2-810
23468 代抵当汤 2-810
23469 代抵当汤 2-810
23470 代抵当汤 2-810
23471 代茶新饮 2-810
23472 代赭石丸 2-810
23473 代赭石丸 2-810
23474 代赭石汤 2-810
23475 代赭石散 2-810
23476 代赭石散 2-810
23477 代赭石散 2-810
23478 代天宣化丸 2-811
23479 代天宣化丸 2-811
23480 代天宣化丸 2-811
23481 代天宣化丸 2-811
23482 代天宣化丹 2-811
23483 代天宣化丹 2-811
23484 代针透脓散 2-811
23485 代灸明脐膏 2-811
23486 代灸涂脐膏 2-811
23487 代抵当汤丸 2-811
23488 代赭扶脾汤 2-811
23489 代赭旋覆汤 2-811
23490 代赭旋覆汤 2-811
23491 代劳鬼哭饮子 2-811
23492 代赭石挨癖丸 2-811
23493 代赭旋覆花汤 2-811

仙

23494 仙枣 2-811
23495 仙酒 2-811
23496 仙酒 2-812
23497 仙酒 2-812
23498 仙膏 2-812
23499 仙人饭 2-812
23500 仙人饮 2-812
23501 仙人散 2-812
23502 仙人散 2-812
23503 仙人粥 2-812
23504 仙人粮 2-812
23505 仙子散 2-812
23506 仙乌豆 2-812
23507 仙丹膏 2-812
23508 仙方膏 2-812
23509 仙正散 2-812
23510 仙术丸 2-813
23511 仙术丸 2-813
23512 仙术丸 2-813
23513 仙术汤 2-813
23514 仙术汤 2-813
23515 仙术饮 2-813
23516 仙术散 2-813
23517 仙术散 2-813
23518 仙术散 2-813
23519 仙圣散 2-813
23520 仙传方 2-813
23521 仙传膏 2-813
23522 仙传膏 2-813
23523 仙传膏 2-813
23524 仙花散 2-813
23525 仙花膏 2-814
23526 仙饭丸 2-814
23527 仙灵丸 2-814
23528 仙灵丸 2-814
23529 仙灵丹 2-814
23530 仙灵酒 2-814
23531 仙灵酒 2-814
23532 仙灵散 2-814
23533 仙灵散 2-814
23534 仙灵散 2-814
23535 仙灵膏 2-814
23536 仙茅丸 2-814
23537 仙茅丸 2-814
23538 仙茅丸 2-814
23539 仙茅丸 2-814
23540 仙茅丸 2-815
23541 仙茅丸 2-815
23542 仙茅丸 2-815
23543 仙茅丸 2-815
23544 仙茅丸 2-815
23545 仙茅酒 2-815
23546 仙茅酒 2-815
23547 仙茅酒 2-815
23548 仙茅散 2-815
23549 仙拈散 2-815
23550 仙乳丸 2-815
23551 仙炉脂 2-815
23552 仙药散 2-815
23553 仙砂散 2-815
23554 仙胜散 2-816
23555 仙退散 2-816
23556 仙桔汤 2-816
23557 仙桃丸 2-816
23558 仙桃散 2-816
23559 仙家酒 2-816
23560 仙梅丸 2-816
23561 仙菊饮 2-816
23562 仙雪丸 2-816
23563 仙授散 2-816
23564 仙鸾方 2-816
23565 仙掌丸 2-816
23566 仙鲜散 2-816
23567 仙螺胶 2-817
23568 仙螺膏 2-817
23569 仙藤散 2-817
23570 仙露汤 2-817
23571 仙露汤 2-817
23572 仙露饮 2-817
23573 仙露梅 2-817
23574 仙人杖散 2-817
23575 仙人肢丸 2-817
23576 仙术芎散 2-817
23577 仙传齿药 2-817
23578 仙传药纸 2-817
23579 仙传药酒 2-817
23580 仙灵脾丸 2-818
23581 仙灵脾丸 2-818
23582 仙灵脾丸 2-818
23583 仙灵脾丸 2-818
23584 仙灵脾丸 2-818
23585 仙灵脾酒 2-818
23586 仙灵脾酒 2-818
23587 仙灵脾散 2-818
23588 仙灵脾散 2-818
23589 仙灵脾散 2-818
23590 仙灵脾散 2-818
23591 仙灵脾散 2-818
23592 仙灵脾散 2-819
23593 仙灵脾散 2-819
23594 仙灵脾散 2-819
23595 仙灵脾散 2-819
23596 仙灵脾散 2-819
23597 仙灵脾散 2-819
23598 仙灵脾散 2-819
23599 仙灵脾煎 2-819
23600 仙灵脾煎 2-819
23601 仙黄花膏 2-819
23602 仙遗粮丸 2-819
23603 仙遗粮汤 2-819
23604 仙遗粮汤 2-819
23605 仙遗粮汤 2-819
23606 仙遗粮汤 2-820
23607 仙遗粮散 2-820
23608 仙鹤草膏 2-820
23609 仙鹤胶囊 2-820
23610 仙人玉壶丸 2-820
23611 仙人杖浸酒 2-820
23612 仙人炼绛雪 2-820
23613 仙人掌草方 2-820
23614 仙方三补丸 2-820
23615 仙方万安散 2-820
23616 仙方万金丸 2-820
23617 仙方内消丸 2-820
23618 仙方化痰丹 2-821
23619 仙方牛黄丸 2-821
23620 仙方地黄散 2-821
23621 仙方夺命丹 2-821
23622 仙方羊肉丹 2-821
23623 仙方沉麝丸 2-821
23624 仙方固真丹 2-821
23625 仙方刷牙药 2-821
23626 仙方香壳丸 2-821
23627 仙方香棱丸 2-821
23628 仙方活命片 2-821
23629 仙方活命饮 2-821
23630 仙方脑麝丸 2-821
23631 仙方救命汤 2-821
23632 仙方椒苓丸 2-821
23633 仙方隔纸膏 2-822
23634 仙方鲮鲤散 2-822
23635 仙方凝灵膏 2-822
23636 仙术木瓜丸 2-822
23637 仙术茯苓丸 2-822
23638 仙术通神散 2-822
23639 仙乐雄胶囊 2-822
23640 仙传三妙膏 2-822
23641 仙传万灵膏 2-822
23642 仙传化毒汤 2-823
23643 仙传化毒汤 2-823
23644 仙传化痞丸 2-823
23645 仙传化瘰锭 2-823
23646 仙传午时茶 2-823
23647 仙传玉露丸 2-823
23648 仙传生牙丹 2-823
23649 仙传夺命膏 2-823
23650 仙传至宝丹 2-823
23651 仙传延寿丹 2-823
23652 仙传草还丹 2-824
23653 仙传砂雪丸 2-824
23654 仙传保命丹 2-824
23655 仙传急惊散 2-824
23656 仙传神效方 2-824
23657 仙传桑叶水 2-824
23658 仙传黄金丹 2-824
23659 仙传救苦丹 2-824

23660 仙传救苦汤 2-824
23661 仙传救命丹 2-824
23662 仙传惊风丸 2-824
23663 仙传斑龙丸 2-824
23664 仙传斑龙丸 2-824
23665 仙传紫金膏 2-824
23666 仙传黑虎丹 2-824
23667 仙传蟠桃丸 2-824
23668 仙灵脾浸酒 2-825
23669 仙灵脾浸酒 2-825
23670 仙灵脾浸酒 2-825
23671 仙灵脾浸酒 2-825
23672 仙灵脾煎丸 2-825
23673 仙茅大益丸 2-825
23674 仙授灵宝膏 2-825
23675 仙鸾催生方 2-825
23676 仙露还魂饮 2-825
23677 仙方如圣饼子 2-825
23678 仙传一块气丸 2-825
23679 仙传百草霜丸 2-825
23680 仙传种子药酒 2-826
23681 仙授神效药纸 2-826
23682 仙方点白还黑丹 2-826
23683 仙传火龙行气法 2-826
23684 仙传火龙行气散 2-826
23685 仙传甘露回生丹 2-826
23686 仙传四急保生丹 2-826
23687 仙传史国公浸酒 2-826
23688 仙传珊瑚紫金膏 2-826
23689 仙传保产无忧散 2-827
23690 仙传保产回生丹 2-827
23691 仙传神秘药肚子 2-827
23692 仙传神效点眼方 2-827
23693 仙传神效梅花丸 2-827
23694 仙传救急惊神方 2-827
23695 仙授立刻回生丹 2-827
23696 仙授外伤见血主方 2-827
23697 仙方解毒生肌定痛散 2-828
23698 仙传通津救命至灵丹 2-828
23699 仙传通津救命至灵汤 2-828
23700 仙传秋石配合十精五子丸 2-828

外

23701 外正膏 2-828
23702 外伤散 2-828
23703 外贡丹 2-828
23704 外护丹 2-829
23705 外灸方 2-829
23706 外灸膏 2-829
23707 外应散 2-829
23708 外表汤 2-829
23709 外贴散 2-829
23710 外食散 2-829
23711 外消散 2-829
23712 外消膏 2-829
23713 外涂膏 2-829
23714 外痹汤 2-829
23715 外敷膏 2-829
23716 外科膏子 2-829
23717 外鹿髓丸 2-829
23718 外敷神膏 2-829
23719 外敷麻药 2-829
23720 外用万应膏 2-829
23721 外用无敌膏 2-830
23722 外用消毒药 2-830
23723 外台走马汤 2-830
23724 外台茯苓饮 2-830
23725 外伤如意膏 2-830
23726 外证败毒散 2-830
23727 外治异功散 2-830
23728 外贴异功散 2-830
23729 外科黄连膏 2-830
23730 外科硇砂膏 2-830
23731 外科清心汤 2-830
23732 外科蟾酥锭 2-830
23733 外染乌云膏 2-830
23734 外浴忍冬汤 2-830
23735 外痔神消散 2-831
23736 外感风痧片 2-831
23737 外感祛邪汤 2-831
23738 外障皂角丸 2-831
23739 外敷生肌散 2-831
23740 外敷朴消散 2-831
23741 外敷接骨散 2-831
23742 外接回生神膏 2-831
23743 外感风痧颗粒 2-831
23744 外感风寒颗粒 2-831
23745 外科至宝千槌膏 2-831

卯

23746 卯药 2-831
23747 卯戌丸 2-831

令

23748 令行吴宫散 2-831

孕

23749 孕康合剂 2-831
23750 孕康颗粒 2-832
23751 孕妇金花丸 2-832
23752 孕妇金花片 2-832
23753 孕妇清火丸 2-832
23754 孕康口服液 2-832

冬

23755 冬瓜丸 2-832
23756 冬瓜汤 2-832
23757 冬瓜汤 2-832
23758 冬瓜汤 2-832
23759 冬瓜汤 2-832
23760 冬瓜饮 2-832
23761 冬瓜饮 2-832
23762 冬瓜饮 2-832
23763 冬瓜粥 2-833
23764 冬瓜粥 2-833
23765 冬瓜羹 2-833
23766 冬瓜羹 2-833
23767 冬阴散 2-833
23768 冬花烟 2-833
23769 冬花散 2-833
23770 冬青方 2-833
23771 冬青汁 2-833
23772 冬青汤 2-833
23773 冬青汤 2-833
23774 冬青散 2-833
23775 冬荣散 2-833
23776 冬除散 2-833
23777 冬葵汤 2-833
23778 冬葵散 2-833
23779 冬葵散 2-833
23780 冬葵散 2-833
23781 冬白梅片 2-833
23782 冬瓜子汤 2-833
23783 冬瓜子散 2-834
23784 冬瓜子散 2-834
23785 冬瓜仁丸 2-834
23786 冬瓜饮子 2-834
23787 冬瓜饮子 2-834
23788 冬瓜拨刀 2-834
23789 冬青叶煎 2-834
23790 冬青补汁 2-834
23791 冬青补汁 2-834
23792 冬青糖浆 2-834
23793 冬茄冲剂 2-834
23794 冬凌草片 2-834
23795 冬麻子粥 2-834
23796 冬麻子粥 2-834
23797 冬麻子粥 2-835
23798 冬麻子粥 2-835
23799 冬麻子粥 2-835
23800 冬葵子汤 2-835
23801 冬葵子汤 2-835
23802 冬葵子汤 2-835
23803 冬葵子汤 2-835
23804 冬葵子汤 2-835
23805 冬葵子汤 2-835
23806 冬葵子汤 2-835
23807 冬葵子汤 2-835
23808 冬葵子汤 2-835
23809 冬葵子汤 2-835
23810 冬葵子汤 2-835
23811 冬葵子汤 2-835
23812 冬葵子散 2-835
23813 冬葵子散 2-835
23814 冬葵子散 2-836
23815 冬葵子散 2-836
23816 冬葵子散 2-836
23817 冬葵子散 2-836
23818 冬葵子散 2-836
23819 冬葵子散 2-836
23820 冬葵子散 2-836
23821 冬葵子散 2-836
23822 冬葵子散 2-836
23823 冬葵子散 2-836
23824 冬葵根汁 2-836
23825 冬葵根汤 2-836
23826 冬葵根汤 2-836
23827 冬令咳喘膏 2-836
23828 冬瓜子仁散 2-837
23829 冬瓜洗面药 2-837
23830 冬地三黄汤 2-837
23831 冬地百部饮 2-837
23832 冬虫夏草酒 2-837
23833 冬青槐角丸 2-837
23834 冬味地黄丸 2-837
23835 冬味地黄汤 2-837
23836 冬茯苏贝汤 2-837
23837 冬疫五仙膏 2-837
23838 冬葵萆薢散 2-837
23839 冬季补肾肾沥汤 2-837

务

23840 务成子萤火丸 2-837

24053 生肌膏 2-853
24054 生肌膏 2-854
24055 生肌膏 2-854
24056 生肌膏 2-854
24057 生肌膏 2-854
24058 生肌膏 2-854
24059 生肌膏 2-854
24060 生肌膏 2-854
24061 生肌膏 2-854
24062 生肌膏 2-854
24063 生肌膏 2-854
24064 生肌膏 2-854
24065 生肌膏 2-854
24066 生肌膏 2-855
24067 生肌膏 2-855
24068 生肌膏 2-855
24069 生肌膏 2-855
24070 生肌膏 2-855
24071 生肌膏 2-855
24072 生军散 2-855
24073 生阳丹 2-855
24074 生阳汤 2-855
24075 生肝饮 2-855
24076 生附汤 2-855
24077 生附汤 2-855
24078 生附汤 2-855
24079 生附散 2-855
24080 生附散 2-855
24081 生枣汤 2-855
24082 生势丹 2-855
24083 生明丸 2-855
24084 生明散 2-855
24085 生乳丸 2-856
24086 生乳片 2-856
24087 生乳丹 2-856
24088 生乳汁 2-856
24089 生乳灵 2-856
24090 生乳灵 2-856
24091 生金丸 2-856
24092 生金汤 2-856
24093 生金散 2-856
24094 生金散 2-856
24095 生肤散 2-856
24096 生肥散 2-856
24097 生鱼汤 2-856
24098 生鱼簿 2-856
24099 生油方 2-856
24100 生油方 2-857
24101 生油汤 2-857
24102 生油剂 2-857
24103 生茶散 2-857
24104 生韭饮 2-857
24105 生韭饮 2-857
24106 生胃丸 2-857
24107 生胃丸 2-857
24108 生胃丹 2-857
24109 生胃丹 2-857
24110 生胃丹 2-857
24111 生胃散 2-857
24112 生香散 2-857
24113 生香膏 2-857
24114 生香膏 2-857
24115 生脉汤 2-857
24116 生脉饮 2-857
24117 生脉散 2-858
24118 生脉散 2-859
24119 生脉散 2-859
24120 生脉散 2-860
24121 生脉散 2-860
24122 生津丸 2-860
24123 生津丸 2-860
24124 生津方 2-860
24125 生津汤 2-860
24126 生津汤 2-860
24127 生津汤 2-860
24128 生津饮 2-860
24129 生津饮 2-860
24130 生津饮 2-860
24131 生津散 2-860
24132 生津散 2-860
24133 生姜丸 2-860
24134 生姜丸 2-860
24135 生姜丸 2-860
24136 生姜丸 2-861
24137 生姜丸 2-861
24138 生姜丸 2-861
24139 生姜丹 2-861
24140 生姜汤 2-861
24141 生姜汤 2-861
24142 生姜汤 2-861
24143 生姜汤 2-861
24144 生姜汤 2-861
24145 生姜汤 2-861
24146 生姜汤 2-861
24147 生姜汤 2-861
24148 生姜汤 2-861
24149 生姜汤 2-861
24150 生姜汤 2-861
24151 生姜汤 2-861
24152 生姜汤 2-862
24153 生姜汤 2-862
24154 生姜汤 2-862
24155 生姜汤 2-862
24156 生姜汤 2-862
24157 生姜汤 2-862
24158 生姜汤 2-862
24159 生姜饮 2-862
24160 生姜饮 2-862
24161 生姜饮 2-862
24162 生姜饮 2-862
24163 生姜饮 2-862
24164 生姜饮 2-862
24165 生姜饮 2-862
24166 生姜酒 2-862
24167 生姜酒 2-862
24168 生姜酒 2-862
24169 生姜散 2-862
24170 生姜散 2-862
24171 生姜散 2-862
24172 生姜散 2-862
24173 生姜散 2-863
24174 生姜粥 2-863
24175 生姜粥 2-863
24176 生姜粥 2-863
24177 生姜煎 2-863
24178 生姜煎 2-863
24179 生姜煎 2-863
24180 生姜煎 2-863
24181 生姜煎 2-863
24182 生姜煎 2-863
24183 生姜煎 2-863
24184 生姜膏 2-863
24185 生眉散 2-863
24186 生眉散 2-863
24187 生眉膏 2-863
24188 生珠散 2-863
24189 生珠膏 2-863
24190 生铁酒 2-863
24191 生黄散 2-863
24192 生黄膏 2-863
24193 生银丸 2-864
24194 生银丸 2-864
24195 生银丸 2-864
24196 生银汤 2-864
24197 生银散 2-864
24198 生液丹 2-864
24199 生葛散 2-864
24200 生硫饮 2-864
24201 生筋散 2-864
24202 生滑汤 2-864
24203 生犀丸 2-864
24204 生犀丸 2-864
24205 生犀丸 2-864
24206 生犀丸 2-864
24207 生犀丸 2-865
24208 生犀丸 2-865
24209 生犀丸 2-865
24210 生犀丸 2-865
24211 生犀丸 2-865
24212 生犀汤 2-865
24213 生犀汤 2-865
24214 生犀饮 2-865
24215 生犀饮 2-865
24216 生犀饮 2-865
24217 生犀饮 2-865
24218 生犀饮 2-865
24219 生犀饮 2-865
24220 生犀散 2-866
24221 生犀散 2-866
24222 生犀散 2-866
24223 生犀散 2-866
24224 生犀散 2-866
24225 生犀散 2-866
24226 生犀散 2-866
24227 生屡散 2-866
24228 生犀散 2-866
24229 生犀散 2-866
24230 生犀散 2-866
24231 生犀散 2-867
24232 生犀散 2-867
24233 生犀散 2-867
24234 生犀散 2-867
24235 生鲈泥 2-867
24236 生新汤 2-867
24237 生漆丸 2-867
24238 生漆汤 2-867
24239 生漆膏 2-867
24240 生慧汤 2-867
24241 生熟水 2-867
24242 生熟汤 2-867
24243 生熟饮 2-867
24244 生熟饮 2-868
24245 生熟饮 2-868
24246 生熟散 2-868
24247 生摩膏 2-868
24248 生獾散 2-868
24249 生髓丹 2-868
24250 生力胶囊 2-868
24251 生木瓜丸 2-868
24252 生木瓜汤 2-868
24253 生牛膝酒 2-868
24254 生甘草膏 2-868
24255 生石斛酒 2-868
24256 生四物汤 2-868
24257 生四物汤 2-868
24258 生四物汤 2-868
24259 生半夏丸 2-868
24260 生半夏汤 2-868
24261 生发软膏 2-869
24262 生发须膏 2-869
24263 生发搽剂 2-869
24264 生地制散 2-869
24265 生地黄丸 2-869
24266 生地黄丸 2-869
24267 生地黄丸 2-869
24268 生地黄丸 2-869

24269 生地黄丸 2-869
24270 生地黄丸 2-869
24271 生地黄丸 2-869
24272 生地黄丸 2-869
24273 生地黄汤 2-869
24274 生地黄汤 2-870
24275 生地黄汤 2-870
24276 生地黄汤 2-870
24277 生地黄汤 2-870
24278 生地黄汤 2-870
24279 生地黄汤 2-870
24280 生地黄汤 2-870
24281 生地黄汤 2-870
24282 生地黄汤 2-870
24283 生地黄汤 2-870
24284 生地黄汤 2-871
24285 生地黄汤 2-871
24286 生地黄汤 2-871
24287 生地黄汤 2-871
24288 生地黄汤 2-871
24289 生地黄汤 2-871
24290 生地黄汤 2-871
24291 生地黄汤 2-871
24292 生地黄汤 2-871
24293 生地黄汤 2-871
24294 生地黄汤 2-871
24295 生地黄汤 2-871
24296 生地黄汤 2-871
24297 生地黄汤 2-871
24298 生地黄汤 2-872
24299 生地黄汤 2-872
24300 生地黄汤 2-872
24301 生地黄汤 2-872
24302 生地黄汤 2-872
24303 生地黄汤 2-872
24304 生地黄汤 2-872
24305 生地黄汤 2-872
24306 生地黄汤 2-872
24307 生地黄汤 2-872
24308 生地黄汤 2-872
24309 生地黄汤 2-872
24310 生地黄汤 2-872
24311 生地黄汤 2-872
24312 生地黄汤 2-872
24313 生地黄汤 2-872
24314 生地黄汤 2-872
24315 生地黄汤 2-873
24316 生地黄汤 2-873
24317 生地黄汤 2-873
24318 生地黄汤 2-873
24319 生地黄汤 2-873
24320 生地黄汤 2-873
24321 生地黄汤 2-873
24322 生地黄饮 2-873
24323 生地黄饮 2-873
24324 生地黄饮 2-873
24325 生地黄饮 2-873
24326 生地黄饮 2-873
24327 生地黄饮 2-873
24328 生地黄饮 2-873
24329 生地黄饮 2-873
24330 生地黄饮 2-874
24331 生地黄饮 2-874
24332 生地黄饮 2-874
24333 生地黄饮 2-874
24334 生地黄饮 2-874
24335 生地黄鸡 2-874
24336 生地黄酒 2-874
24337 生地黄散 2-874
24338 生地黄散 2-874
24339 生地黄散 2-874
24340 生地黄散 2-874
24341 生地黄散 2-874
24342 生地黄散 2-874
24343 生地黄散 2-874
24344 生地黄散 2-874
24345 生地黄散 2-874
24346 生地黄散 2-875
24347 生地黄散 2-875
24348 生地黄散 2-875
24349 生地黄散 2-875
24350 生地黄散 2-875
24351 生地黄散 2-875
24352 生地黄散 2-875
24353 生地黄散 2-875
24354 生地黄散 2-875
24355 生地黄散 2-875
24356 生地黄散 2-875
24357 生地黄散 2-875
24358 生地黄散 2-875
24359 生地黄散 2-875
24360 生地黄散 2-875
24361 生地黄散 2-875
24362 生地黄粥 2-875
24363 生地黄粥 2-875
24364 生地黄粥 2-876
24365 生地黄粥 2-876
24366 生地黄粥 2-876
24367 生地黄粥 2-876
24368 生地黄煎 2-876
24369 生地黄煎 2-876
24370 生地黄煎 2-876
24371 生地黄煎 2-876
24372 生地黄煎 2-876
24373 生地黄煎 2-876
24374 生地黄煎 2-876
24375 生地黄煎 2-876
24376 生地黄煎 2-876
24377 生地黄煎 2-876
24378 生地黄煎 2-877
24379 生地黄煎 2-877
24380 生地黄煎 2-877
24381 生地黄煎 2-877
24382 生地黄煎 2-877
24383 生地黄煎 2-877
24384 生地黄煎 2-877
24385 生地黄煎 2-877
24386 生地黄煎 2-877
24387 生地黄煎 2-877
24388 生地黄煎 2-877
24389 生地黄煎 2-877
24390 生地黄煎 2-878
24391 生地黄煎 2-878
24392 生地黄煎 2-878
24393 生地黄膏 2-878
24394 生地黄膏 2-878
24395 生地黄膏 2-878
24396 生地黄膏 2-878
24397 生地黄膏 2-878
24398 生地黄膏 2-878
24399 生地黄膏 2-878
24400 生地黄膏 2-878
24401 生地黄膏 2-878
24402 生地黄膏 2-878
24403 生地黄膏 2-878
24404 生地黄膏 2-878
24405 生地黄膏 2-878
24406 生舌仙丹 2-878
24407 生肌白膏 2-878
24408 生肌肉散 2-878
24409 生肌药丁 2-879
24410 生肌神散 2-879
24411 生苎根散 2-879
24412 生芦根汤 2-879
24413 生芦根饮 2-879
24414 生芦根粥 2-879
24415 生附子汤 2-879
24416 生附子散 2-879
24417 生鸡子酒 2-879
24418 生枣仁汤 2-879
24419 生虎骨丸 2-879
24420 生乳糖浆 2-879
24421 生南星汤 2-879
24422 生姜汁酒 2-879
24423 生姜汁煎 2-879
24424 生姜汁煎 2-879
24425 生姜枣汤 2-879
24426 生姜拨刀 2-879
24427 生姜浴汤 2-879
24428 生姜煎丸 2-880
24429 生姜煎丸 2-880
24430 生姜醋浆 2-880
24431 生眉毛方 2-880
24432 生铁落汤 2-880
24433 生铁落饮 2-880
24434 生铁落饮 2-880
24435 生铁落饮 2-880
24436 生铁落饮 2-880
24437 生菖蒲酒 2-880
24438 生萝卜粥 2-880
24439 生庵金汁 2-880
24440 生葛汁饮 2-880
24441 生葛饮子 2-880
24442 生葛根汤 2-880
24443 生硫黄丸 2-881
24444 生犀饮子 2-881
24445 生犀角丸 2-881
24446 生犀角丸 2-881
24447 生犀角丸 2-881
24448 生犀角散 2-881
24449 生犀角散 2-881
24450 生犀角散 2-881
24451 生蒲黄汤 2-881
24452 生嘉禾散 2-881
24453 生蜜粉方 2-881
24454 生蜜涂方 2-881
24455 生鲤鱼汤 2-881
24456 生熟地汤 2-881
24457 生熟饮子 2-881
24458 生熟饮子 2-881
24459 生熟饮子 2-881
24460 生薯药酒 2-882
24461 生薯药酒 2-882
24462 生薯药羹 2-882
24463 生藕汁饮 2-882
24464 生藕汁饮 2-882
24465 生干地黄丸 2-882
24466 生干地黄丸 2-882
24467 生干地黄丸 2-882
24468 生干地黄丸 2-882
24469 生干地黄丸 2-882
24470 生干地黄丸 2-882
24471 生干地黄丸 2-882
24472 生干地黄汤 2-882
24473 生干地黄酒 2-882
24474 生干地黄散 2-883
24475 生干地黄散 2-883
24476 生干地黄散 2-883
24477 生干地黄散 2-883
24478 生干地黄散 2-883
24479 生干地黄散 2-883
24480 生干地黄散 2-883
24481 生干地黄散 2-883
24482 生干地黄散 2-883
24483 生干地黄散 2-883
24484 生干地黄散 2-883

24485 生干地黄散 2-883
24486 生干地黄散 2-883
24487 生干地黄散 2-883
24488 生干地黄散 2-884
24489 生干地黄散 2-884
24490 生干地黄散 2-884
24491 生干地黄散 2-884
24492 生干地黄散 2-884
24493 生干地黄散 2-884
24494 生干地黄散 2-884
24495 生干地黄散 2-884
24496 生干地黄散 2-884
24497 生干地黄散 2-884
24498 生干地黄散 2-884
24499 生干地黄散 2-884
24500 生干地黄散 2-884
24501 生干地黄散 2-885
24502 生干地黄散 2-885
24503 生干地黄散 2-885
24504 生干地黄散 2-885
24505 生干地黄散 2-885
24506 生干地黄散 2-885
24507 生干地黄散 2-885
24508 生车前草饮 2-885
24509 生化六和汤 2-885
24510 生化夺命汤 2-885
24511 生化安神汤 2-885
24512 生化补元汤 2-885
24513 生化消食汤 2-885
24514 生化益气汤 2-885
24515 生化通经汤 2-885
24516 生气养胃丸 2-886
24517 生气救脱汤 2-886
24518 生尔发糖浆 2-886
24519 生白口服液 2-886
24520 生发一号丸 2-886
24521 生发二号丸 2-886
24522 生发泽兰膏 2-886
24523 生发墙衣散 2-886
24524 生地八味汤 2-886
24525 生地八物汤 2-886
24526 生地车前散 2-886
24527 生地化毒汤 2-886
24528 生地升麻汤 2-886
24529 生地丹皮汤 2-886
24530 生地丹参汤 2-886
24531 生地四物汤 2-886
24532 生地四物汤 2-887
24533 生地冬芩汤 2-887
24534 生地玄参汤 2-887
24535 生地玄参汤 2-887
24536 生地芍药汤 2-887
24537 生地芍药汤 2-887
24538 生地麦冬饮 2-887
24539 生地芩连汤 2-887
24540 生地芩连汤 2-887
24541 生地芩连汤 2-887
24542 生地芩连汤 2-887
24543 生地芩连汤 2-887
24544 生地连翘散 2-887
24545 生地败毒散 2-887
24546 生地栀子汤 2-887
24547 生地骨皮汤 2-887
24548 生地养阴汤 2-887
24549 生地益阴煎 2-887
24550 生地黄汁汤 2-888
24551 生地黄汁散 2-888
24552 生地黄连汤 2-888
24553 生地黄连汤 2-888
24554 生地黄饮子 2-888
24555 生地黄饮子 2-888
24556 生地黄饮子 2-888
24557 生地黄饮子 2-888
24558 生地黄饮子 2-888
24559 生地黄饮子 2-888
24560 生地黄饮子 2-888
24561 生地黄饮子 2-888
24562 生地黄饮子 2-888
24563 生地黄饮子 2-888
24564 生地黄饮子 2-888
24565 生地黄饮子 2-888
24566 生地黄饮子 2-888
24567 生地黄饮子 2-888
24568 生地黄饮子 2-889
24569 生地黄饮子 2-889
24570 生地黄饮子 2-889
24571 生地黄煎丸 2-889
24572 生地黄煎丸 2-889
24573 生地黄煎丸 2-889
24574 生地清肺饮 2-889
24575 生地清肺饮 2-889
24576 生地榆根汤 2-889
24577 生肉地黄膏 2-889
24578 生肉芎藭散 2-889
24579 生肉神异膏 2-889
24580 生肉黄耆膏 2-889
24581 生肉黄耆膏 2-889
24582 生血止崩汤 2-890
24583 生血补气汤 2-890
24584 生血补髓汤 2-890
24585 生血补髓汤 2-890
24586 生血宝颗粒 2-890
24587 生血起废汤 2-890
24588 生血润肤汤 2-890
24589 生血润肤饮 2-890
24590 生血润燥汤 2-890
24591 生血润燥饮 2-890
24592 生血增白汤 2-890
24593 生肌丁香膏 2-890
24594 生肌七宝丹 2-891
24595 生肌八宝丹 2-891
24596 生肌八宝丹 2-891
24597 生肌干脓散 2-891
24598 生肌五宝丹 2-891
24599 生肌太乙膏 2-891
24600 生肌长肉膏 2-891
24601 生肌长肉膏 2-891
24602 生肌长肉膏 2-891
24603 生肌凤雏膏 2-891
24604 生肌玉红丹 2-891
24605 生肌玉红膏 2-891
24606 生肌地栗粉 2-892
24607 生肌收口膏 2-892
24608 生肌红玉丹 2-892
24609 生肌完肤散 2-892
24610 生肌青龙散 2-892
24611 生肌拔毒散 2-892
24612 生肌定痛散 2-892
24613 生肌定痛散 2-892
24614 生肌定痛散 2-892
24615 生肌珍珠散 2-892
24616 生肌保肤膏 2-892
24617 生肌神秘散 2-892
24618 生肌桃红散 2-893
24619 生肌桃花散 2-893
24620 生肌桃花散 2-893
24621 生肌梅花散 2-893
24622 生肌蛇衔膏 2-893
24623 生阴开结汤 2-893
24624 生阴止泻丹 2-893
24625 生阴止泻汤 2-893
24626 生阴壮髓丹 2-893
24627 生麦门冬汤 2-893
24628 生麦门冬汤 2-893
24629 生麦门冬汤 2-893
24630 生麦门冬煎 2-893
24631 生麦门冬煎 2-893
24632 生麦益阴煎 2-893
24633 生秃乌云油 2-893
24634 生附四君汤 2-893
24635 生附白术汤 2-893
24636 生附除湿汤 2-894
24637 生鸡桃花散 2-894
24638 生茂午时茶 2-894
24639 生金牛黄汤 2-894
24640 生金滋水饮 2-894
24641 生枸杞子酒 2-894
24642 生胃进食汤 2-894
24643 生脉六均汤 2-894
24644 生脉地黄汤 2-894
24645 生脉补中汤 2-894
24646 生脉补精汤 2-894
24647 生脉建中汤 2-894
24648 生脉保元汤 2-894
24649 生脉健脾汤 2-894
24650 生脉袋泡茶 2-895
24651 生津止渴丸 2-895
24652 生津止渴汤 2-895
24653 生津止嗽膏 2-895
24654 生津去燥汤 2-895
24655 生津甘露汤 2-895
24656 生津甘露饮 2-895
24657 生津甘露饮 2-895
24658 生津甘露饮 2-895
24659 生津四物汤 2-895
24660 生津四物汤 2-895
24661 生津代茶饮 2-895
24662 生津地黄汤 2-895
24663 生津麦冬汤 2-895
24664 生津利水饮 2-895
24665 生津补血汤 2-896
24666 生津和胃方 2-896
24667 生津养血汤 2-896
24668 生津起痿汤 2-896
24669 生津润肺丸 2-896
24670 生津益液汤 2-896
24671 生津葛根汤 2-896
24672 生姜五苓汤 2-896
24673 生姜平胃散 2-896
24674 生姜甘草汤 2-896
24675 生姜甘桔汤 2-896
24676 生姜生附汤 2-896
24677 生姜白糖汤 2-896
24678 生姜半夏汤 2-896
24679 生姜半夏汤 2-897
24680 生姜半夏汤 2-897
24681 生姜竹茹汤 2-897
24682 生姜竹茹汤 2-897
24683 生姜附子汤 2-897
24684 生姜和中汤 2-897
24685 生姜泄心片 2-897
24686 生姜泄肠汤 2-897
24687 生姜泻心片 2-897
24688 生姜泻心汤 2-897
24689 生姜泻心汤 2-898
24690 生姜枳壳汤 2-898
24691 生姜枳实汤 2-898
24692 生姜香薷汤 2-898
24693 生姜益元煎 2-898
24694 生姜理中汤 2-898
24695 生姜橘皮丸 2-898
24696 生姜橘皮丸 2-898
24697 生姜橘皮汤 2-898
24698 生耆灵仙汤 2-898
24699 生料五苓散 2-898
24700 生料五积散 2-898

24701 生料五积散 2-898
24702 生料平胃散 2-899
24703 生料平胃散 2-899
24704 生料正元饮 2-899
24705 生料四物汤 2-899
24706 生料鸡苏散 2-899
24707 生料固本丸 2-899
24708 生料健脾丸 2-899
24709 生料调气散 2-899
24710 生料鹿茸丸 2-899
24711 生料鹿茸丸 2-899
24712 生益母草饮 2-899
24713 生商陆汁方 2-899
24714 生液寄生散 2-899
24715 生葛汁饮子 2-899
24716 生脾助阳汤 2-899
24717 生犀天麻丸 2-899
24718 生犀天麻丸 2-899
24719 生犀牛黄丸 2-899
24720 生犀升麻汤 2-900
24721 生犀半夏丸 2-900
24722 生犀地黄汤 2-900
24723 生犀角饮子 2-900
24724 生犀鸡苏丸 2-900
24725 生犀复明散 2-900
24726 生犀香芎丸 2-900
24727 生犀葡萄酒 2-900
24728 生精助育汤 2-900
24729 生精助育汤 2-900
24730 生精灵药酒 2-900
24731 生精种子丸 2-900
24732 生熟二地汤 2-900
24733 生熟三黄汤 2-901
24734 生熟地黄丸 2-901
24735 生熟地黄丸 2-901
24736 生熟地黄丸 2-901
24737 生熟地黄丸 2-901
24738 生熟地黄丸 2-901
24739 生熟地黄丸 2-901
24740 生熟地黄丸 2-901
24741 生熟地黄丸 2-901
24742 生熟地黄丸 2-901
24743 生熟地黄汤 2-901
24744 生熟地黄汤 2-901
24745 生熟地黄汤 2-902
24746 生熟地黄汤 2-902
24747 生熟地黄汤 2-902
24748 生熟地黄汤 2-902
24749 生熟地黄汤 2-902
24750 生熟地黄散 2-902
24751 生熟地黄散 2-902
24752 生熟附子汤 2-902
24753 生熟解毒丸 2-902
24754 生熟罂粟丸 2-902
24755 生蟹足敷方 2-902
24756 生髓育麟丹 2-902
24757 生干地黄浸酒 2-902
24758 生牛膝漱口煎 2-902
24759 生地黄七味汤 2-902
24760 生地黄汁饮子 2-903
24761 生地黄涂敷方 2-903
24762 生地黄黄连汤 2-903
24763 生血康口服液 2-903
24764 生肌麒麟竭散 2-903
24765 生芦根五味饮 2-903
24766 生附四君子汤 2-903
24767 生附四君子汤 2-903
24768 生津甘露饮子 2-903
24769 生津地黄饮子 2-903
24770 生姜小便饮子 2-903
24771 生姜五味子汤 2-903
24772 生姜汁半夏汤 2-903
24773 生姜汁灌耳方 2-903
24774 生葛根三味汤 2-904
24775 生精种子奇方 2-904
24776 生发神效黑豆膏 2-904
24777 生地龙胆五草汤 2-904
24778 生地黄煎破血丸 2-904
24779 生血地黄百花丸 2-904
24780 生肌乌贼鱼骨散 2-904
24781 生芦根八味饮子 2-904
24782 生脉散加香薷方 2-904
24783 生脉散合甘桔汤 2-904
24784 生津止渴益水饮 2-904
24785 生津凉血葛根汤 2-905
24786 生姜半夏泻心汤 2-905
24787 生姜温中下气汤 2-905
24788 生料木香匀气散 2-905
24789 生萝摩汁涂敷方 2-905

白

24790 白丸 3-1
24791 白丸 3-1
24792 白丸 3-1
24793 白丹 3-1
24794 白丹 3-1
24795 白丹 3-1
24796 白丹 3-1
24797 白丹 3-1
24798 白药 3-1
24799 白散 3-1
24800 白散 3-2
24801 白膏 3-2
24802 白膏 3-3
24803 白膏 3-3
24804 白膏 3-3
24805 白膏 3-3
24806 白膏 3-3
24807 白膏 3-3
24808 白膏 3-3
24809 白膏 3-3
24810 白膏 3-3
24811 白膏 3-3
24812 白丁散 3-3
24813 白丸子 3-3
24814 白丸子 3-3
24815 白丸子 3-3
24816 白丸子 3-3
24817 白丸子 3-3
24818 白丸子 3-4
24819 白丸子 3-4
24820 白丸子 3-4
24821 白丸子 3-4
24822 白丸子 3-4
24823 白丸子 3-4
24824 白丸子 3-4
24825 白丸子 3-4
24826 白丸子 3-4
24827 白丸子 3-4
24828 白丸子 3-4
24829 白丸子 3-4
24830 白丸子 3-4
24831 白丸子 3-4
24832 白丸子 3-4
24833 白丸子 3-4
24834 白丸散 3-5
24835 白及丸 3-5
24836 白及片 3-5
24837 白及汤 3-5
24838 白及肺 3-5
24839 白及散 3-5
24840 白及散 3-5
24841 白及散 3-5
24842 白及散 3-5
24843 白及散 3-5
24844 白及散 3-5
24845 白及散 3-5
24846 白及散 3-5
24847 白及散 3-5
24848 白及散 3-5
24849 白及散 3-5
24850 白及散 3-5
24851 白及散 3-5
24852 白及散 3-6
24853 白及散 3-6
24854 白及锭 3-6
24855 白及膏 3-6
24856 白及膏 3-6
24857 白及膏 3-6
24858 白及膏 3-6
24859 白及膏 3-6
24860 白及膏 3-6
24861 白马饮 3-6
24862 白马饮 3-6
24863 白云丸 3-6
24864 白云丹 3-6
24865 白云丹 3-6
24866 白云散 3-6
24867 白云散 3-6
24868 白云散 3-6
24869 白王丹 3-6
24870 白牙药 3-6
24871 白牙药 3-7
24872 白牙散 3-7
24873 白牙散 3-7
24874 白牙散 3-7
24875 白牙散 3-7
24876 白牙散 3-7
24877 白牙散 3-7
24878 白牙散 3-7
24879 白凤丸 3-7
24880 白凤丸 3-7
24881 白凤丸 3-7
24882 白凤丹 3-7
24883 白凤丹 3-8
24884 白凤饮 3-8
24885 白凤饮 3-8
24886 白凤散 3-8
24887 白凤膏 3-8
24888 白凤膏 3-8
24889 白丑散 3-8
24890 白玉丸 3-8
24891 白玉丸 3-8
24892 白玉丸 3-8
24893 白玉丸 3-9
24894 白玉丸 3-9
24895 白玉丹 3-9
24896 白玉丹 3-9
24897 白玉丹 3-9
24898 白玉丹 3-9
24899 白玉丹 3-9
24900 白玉汤 3-9

24901 白玉顶 3-9
24902 白玉饼 3-9
24903 白玉散 3-9
24904 白玉散 3-9
24905 白玉散 3-9
24906 白玉散 3-9
24907 白玉散 3-9
24908 白玉散 3-9
24909 白玉散 3-10
24910 白玉锭 3-10
24911 白玉膏 3-10
24912 白玉膏 3-10
24913 白玉膏 3-10
24914 白玉膏 3-10
24915 白玉膏 3-10
24916 白玉膏 3-10
24917 白玉膏 3-10
24918 白玉膏 3-10
24919 白玉膏 3-10
24920 白玉膏 3-11
24921 白玉膏 3-11
24922 白玉膏 3-11
24923 白玉膏 3-11
24924 白玉膏 3-11
24925 白玉膏 3-11
24926 白玉膏 3-11
24927 白玉膏 3-11
24928 白玉膏 3-11
24929 白玉膏 3-11
24930 白玉膏 3-11
24931 白玉膏 3-11
24932 白玉膏 3-11
24933 白玉膏 3-11
24934 白玉膏 3-11
24935 白玉膏 3-12
24936 白玉霜 3-12
24937 白玉露 3-12
24938 白末子 3-12
24939 白末药 3-12
24940 白术丸 3-12
24941 白术丸 3-12
24942 白术丸 3-12
24943 白术丸 3-12
24944 白术丸 3-12
24945 白术丸 3-12
24946 白术丸 3-13
24947 白术丸 3-13
24948 白术丸 3-13
24949 白术丸 3-13
24950 白术丸 3-13
24951 白术丸 3-13
24952 白术丸 3-13
24953 白术丸 3-13
24954 白术丸 3-13
24955 白术丸 3-13
24956 白术丸 3-14
24957 白术丸 3-14
24958 白术丸 3-14
24959 白术丸 3-14
24960 白术丸 3-14
24961 白术丸 3-14
24962 白术丸 3-14
24963 白术丸 3-14
24964 白术丸 3-14
24965 白术丸 3-14
24966 白术丸 3-14
24967 白术丸 3-14
24968 白术丸 3-15
24969 白术丸 3-15
24970 白术丸 3-15
24971 白术丸 3-15
24972 白术丸 3-15
24973 白术丸 3-15
24974 白术丸 3-15
24975 白术丸 3-15
24976 白术丸 3-15
24977 白术丸 3-15
24978 白术丸 3-15
24979 白术丸 3-15
24980 白术丸 3-15
24981 白术丸 3-16
24982 白术丸 3-16
24983 白术丸 3-16
24984 白术丸 3-16
24985 白术丸 3-16
24986 白术丸 3-16
24987 白术丸 3-16
24988 白术丸 3-16
24989 白术丸 3-16
24990 白术丸 3-16
24991 白术丸 3-16
24992 白术丸 3-16
24993 白术丸 3-16
24994 白术丸 3-16
24995 白术丸 3-16
24996 白术丸 3-16
24997 白术丸 3-17
24998 白术丸 3-17
24999 白术丸 3-17
25000 白术丸 3-17
25001 白术丸 3-17
25002 白术丸 3-17
25003 白术丸 3-17
25004 白术丸 3-17
25005 白术丸 3-17
25006 白术丸 3-17
25007 白术丸 3-17
25008 白术丸 3-17
25009 白术丸 3-17
25010 白术丸 3-17
25011 白术丸 3-17
25012 白术丸 3-17
25013 白术丸 3-18
25014 白术丸 3-18
25015 白术丸 3-18
25016 白术汤 3-18
25017 白术汤 3-18
25018 白术汤 3-18
25019 白术汤 3-18
25020 白术汤 3-18
25021 白术汤 3-18
25022 白术汤 3-18
25023 白术汤 3-18
25024 白术汤 3-18
25025 白术汤 3-18
25026 白术汤 3-19
25027 白术汤 3-19
25028 白术汤 3-19
25029 白术汤 3-19
25030 白术汤 3-19
25031 白术汤 3-19
25032 白术汤 3-19
25033 白术汤 3-19
25034 白术汤 3-19
25035 白术汤 3-19
25036 白术汤 3-19
25037 白术汤 3-19
25038 白术汤 3-19
25039 白术汤 3-19
25040 白术汤 3-19
25041 白术汤 3-20
25042 白术汤 3-20
25043 白术汤 3-20
25044 白术汤 3-20
25045 白术汤 3-20
25046 白术汤 3-22
25047 白术汤 3-22
25048 白术汤 3-22
25049 白术汤 3-22
25050 白术汤 3-22
25051 白术汤 3-22
25052 白术汤 3-22
25053 白术汤 3-22
25054 白术汤 3-22
25055 白术汤 3-22
25056 白术汤 3-22
25057 白术汤 3-22
25058 白术汤 3-22
25059 白术汤 3-22
25060 白术汤 3-22
25061 白术汤 3-22
25062 白术汤 3-23
25063 白术汤 3-23
25064 白术汤 3-23
25065 白术汤 3-23
25066 白术汤 3-23
25067 白术汤 3-23
25068 白术汤 3-23
25069 白术汤 3-23
25070 白术汤 3-23
25071 白术汤 3-23
25072 白术汤 3-23
25073 白术汤 3-23
25074 白术汤 3-23
25075 白术汤 3-23
25076 白术汤 3-24
25077 白术汤 3-24
25078 白术汤 3-24
25079 白术汤 3-24
25080 白术汤 3-24
25081 白术汤 3-24
25082 白术汤 3-24
25083 白术汤 3-24
25084 白术汤 3-24
25085 白术汤 3-24
25086 白术汤 3-24
25087 白术汤 3-24
25088 白术汤 3-24
25089 白术汤 3-24
25090 白术汤 3-24
25091 白术汤 3-25
25092 白术汤 3-25
25093 白术汤 3-25
25094 白术汤 3-25
25095 白术汤 3-25
25096 白术汤 3-25
25097 白术汤 3-25
25098 白术汤 3-25
25099 白术汤 3-25
25100 白术汤 3-25
25101 白术汤 3-25
25102 白术汤 3-25
25103 白术汤 3-25
25104 白术汤 3-25
25105 白术汤 3-25
25106 白术汤 3-25
25107 白术汤 3-25
25108 白术汤 3-25
25109 白术汤 3-25
25110 白术汤 3-25
25111 白术饮 3-25
25112 白术饮 3-25
25113 白术饮 3-26
25114 白术饮 3-26
25115 白术饮 3-26
25116 白术饮 3-26

25117 白术饮 3-26
25118 白术酒 3-26
25119 白术酒 3-26
25120 白术酒 3-26
25121 白术酒 3-26
25122 白术酒 3-26
25123 白术酒 3-26
25124 白术酒 3-26
25125 白术散 3-26
25126 白术散 3-27
25127 白术散 3-27
25128 白术散 3-27
25129 白术散 3-27
25130 白术散 3-27
25131 白术散 3-27
25132 白术散 3-27
25133 白术散 3-27
25134 白术散 3-27
25135 白术散 3-28
25136 白术散 3-28
25137 白术散 3-28
25138 白术散 3-28
25139 白术散 3-28
25140 白术散 3-28
25141 白术散 3-28
25142 白术散 3-28
25143 白术散 3-28
25144 白术散 3-28
25145 白术散 3-28
25146 白术散 3-28
25147 白术散 3-28
25148 白术散 3-29
25149 白术散 3-29
25150 白术散 3-29
25151 白术散 3-29
25152 白术散 3-29
25153 白术散 3-29
25154 白术散 3-29
25155 白术散 3-29
25156 白术散 3-29
25157 白术散 3-29
25158 白术散 3-29
25159 白术散 3-29
25160 白术散 3-30
25161 白术散 3-30
25162 白术散 3-30
25163 白术散 3-30
25164 白术散 3-30
25165 白术散 3-30
25166 白术散 3-30
25167 白术散 3-30
25168 白术散 3-30
25169 白术散 3-30
25170 白术散 3-30
25171 白术散 3-30
25172 白术散 3-30
25173 白术散 3-31
25174 白术散 3-31
25175 白术散 3-31
25176 白术散 3-31
25177 白术散 3-31
25178 白术散 3-31
25179 白术散 3-31
25180 白术散 3-31
25181 白术散 3-31
25182 白术散 3-31
25183 白术散 3-31
25184 白术散 3-31
25185 白术散 3-31
25186 白术散 3-32
25187 白术散 3-32
25188 白术散 3-32
25189 白术散 3-32
25190 白术散 3-32
25191 白术散 3-32
25192 白术散 3-32
25193 白术散 3-32
25194 白术散 3-32
25195 白术散 3-32
25196 白术散 3-32
25197 白术散 3-32
25198 白术散 3-33
25199 白术散 3-33
25200 白术散 3-33
25201 白术散 3-33
25202 白术散 3-33
25203 白术散 3-33
25204 白术散 3-33
25205 白术散 3-33
25206 白术散 3-33
25207 白术散 3-33
25208 白术散 3-33
25209 白术散 3-33
25210 白术散 3-33
25211 白术散 3-34
25212 白术散 3-34
25213 白术散 3-34
25214 白术散 3-34
25215 白术散 3-34
25216 白术散 3-34
25217 白术散 3-34
25218 白术散 3-34
25219 白术散 3-34
25220 白术散 3-34
25221 白术散 3-34
25222 白术散 3-34
25223 白术散 3-35
25224 白术散 3-35
25225 白术散 3-35
25226 白术散 3-35
25227 白术散 3-35
25228 白术散 3-35
25229 白术散 3-35
25230 白术散 3-35
25231 白术散 3-35
25232 白术散 3-35
25233 白术散 3-35
25234 白术散 3-35
25235 白术散 3-36
25236 白术散 3-36
25237 白术散 3-36
25238 白术散 3-36
25239 白术散 3-36
25240 白术散 3-36
25241 白术散 3-36
25242 白术散 3-36
25243 白术散 3-37
25244 白术散 3-37
25245 白术散 3-37
25246 白术散 3-37
25247 白术散 3-37
25248 白术散 3-37
25249 白术散 3-37
25250 白术散 3-37
25251 白术散 3-38
25252 白术散 3-38
25253 白术散 3-38
25254 白术散 3-38
25255 白术散 3-38
25256 白术散 3-38
25257 白术散 3-38
25258 白术散 3-38
25259 白术散 3-38
25260 白术散 3-38
25261 白术散 3-38
25262 白术散 3-39
25263 白术散 3-39
25264 白术散 3-39
25265 白术散 3-39
25266 白术散 3-39
25267 白术散 3-39
25268 白术散 3-39
25269 白术散 3-39
25270 白术散 3-39
25271 白术散 3-39
25272 白术散 3-39
25273 白术散 3-39
25274 白术散 3-39
25275 白术散 3-39
25276 白术散 3-39
25277 白术散 3-39
25278 白术散 3-39
25279 白术散 3-40
25280 白术散 3-40
25281 白术散 3-40
25282 白术散 3-40
25283 白术散 3-40
25284 白术散 3-40
25285 白术散 3-40
25286 白术散 3-40
25287 白术散 3-40
25288 白术散 3-40
25289 白术散 3-40
25290 白术散 3-40
25291 白术散 3-40
25292 白术散 3-40
25293 白术散 3-40
25294 白术散 3-40
25295 白术散 3-40
25296 白术散 3-40
25297 白术散 3-41
25298 白术散 3-41
25299 白术散 3-41
25300 白术散 3-41
25301 白术散 3-41
25302 白术煎 3-41
25303 白术煎 3-41
25304 白术膏 3-41
25305 白术膏 3-41
25306 白术膏 3-41
25307 白术膏 3-41
25308 白术膏 3-41
25309 白术膏 3-41
25310 白术膏 3-41
25311 白石方 3-41
25312 白龙丸 3-42
25313 白龙丸 3-42
25314 白龙丸 3-42
25315 白龙丸 3-42
25316 白龙丸 3-42
25317 白龙丸 3-42
25318 白龙丸 3-42
25319 白龙丸 3-42
25320 白龙丸 3-42
25321 白龙丸 3-42
25322 白龙丸 3-42
25323 白龙丸 3-42
25324 白龙丸 3-43
25325 白龙丸 3-43
25326 白龙丸 3-43
25327 白龙丸 3-43
25328 白龙丸 3-43
25329 白龙丹 3-43
25330 白龙丹 3-43
25331 白龙丹 3-43
25332 白龙丹 3-43

25333 白龙丹 3-43
25334 白龙丹 3-43
25335 白龙汤 3-43
25336 白龙散 3-43
25337 白龙散 3-43
25338 白龙散 3-43
25339 白龙散 3-44
25340 白龙散 3-44
25341 白龙散 3-44
25342 白龙散 3-44
25343 白龙散 3-44
25344 白龙散 3-44
25345 白龙散 3-44
25346 白龙散 3-44
25347 白龙散 3-44
25348 白龙散 3-44
25349 白龙散 3-44
25350 白龙散 3-44
25351 白龙散 3-44
25352 白龙膏 3-44
25353 白龙膏 3-44
25354 白龙膏 3-44
25355 白龙膏 3-44
25356 白龙膏 3-45
25357 白龙膏 3-45
25358 白龙膏 3-45
25359 白龙膏 3-45
25360 白归汤 3-45
25361 白瓜丸 3-45
25362 白头兵 3-45
25363 白圣散 3-45
25364 白圣散 3-45
25365 白皮散 3-45
25366 白芍汤 3-45
25367 白芍汤 3-45
25368 白芍汤 3-45
25369 白灰散 3-45
25370 白灰散 3-45
25371 白灰散 3-45
25372 白吊药 3-45
25373 白华散 3-46
25374 白衣丸 3-46
25375 白灯散 3-46
25376 白米饮 3-46
25377 白米粉 3-46
25378 白杨汤 3-46
25379 白杨醋 3-46
25380 白豆顶 3-46
25381 白豆散 3-46
25382 白豆散 3-46
25383 白芷丸 3-46
25384 白芷丸 3-46
25385 白芷丸 3-46
25386 白芷丸 3-46
25387 白芷丸 3-46
25388 白芷丸 3-46
25389 白芷丸 3-47
25390 白芷丸 3-47
25391 白芷汤 3-47
25392 白芷汤 3-47
25393 白芷汤 3-47
25394 白芷汤 3-47
25395 白芷汤 3-47
25396 白芷散 3-47
25397 白芷散 3-47
25398 白芷散 3-47
25399 白芷散 3-47
25400 白芷散 3-47
25401 白芷散 3-47
25402 白芷散 3-47
25403 白芷散 3-47
25404 白芷散 3-48
25405 白芷散 3-48
25406 白芷散 3-48
25407 白芷散 3-48
25408 白芷散 3-48
25409 白芷散 3-48
25410 白芷散 3-48
25411 白芷散 3-48
25412 白芷散 3-48
25413 白芷散 3-48
25414 白芷散 3-48
25415 白芷散 3-48
25416 白芷散 3-48
25417 白芷散 3-48
25418 白芷散 3-48
25419 白芷散 3-48
25420 白芷散 3-49
25421 白芷散 3-49
25422 白芷散 3-49
25423 白芷散 3-49
25424 白芷散 3-49
25425 白芷散 3-49
25426 白芷散 3-49
25427 白芷散 3-49
25428 白芷散 3-49
25429 白芷散 3-49
25430 白芷散 3-49
25431 白芷散 3-49
25432 白芷散 3-49
25433 白芷散 3-49
25434 白芷散 3-49
25435 白芷散 3-49
25436 白芷散 3-49
25437 白芷膏 3-49
25438 白芷膏 3-49
25439 白芷膏 3-49
25440 白芷膏 3-49
25441 白芷膏 3-50
25442 白芷膏 3-50
25443 白芷膏 3-50
25444 白芷膏 3-50
25445 白芷膏 3-50
25446 白芷膏 3-50
25447 白芷膏 3-50
25448 白花饮 3-50
25449 白花散 3-50
25450 白花散 3-50
25451 白花散 3-50
25452 白花膏 3-50
25453 白花膏 3-50
25454 白芥丸 3-50
25455 白芥丸 3-50
25456 白杏膏 3-51
25457 白连散 3-51
25458 白吹药 3-51
25459 白围药 3-51
25460 白疔散 3-51
25461 白疕丸 3-51
25462 白沙丹 3-51
25463 白灵片 3-51
25464 白灵丹 3-51
25465 白灵丹 3-51
25466 白灵药 3-51
25467 白灵药 3-51
25468 白灵药 3-51
25469 白灵药 3-51
25470 白附丸 3-51
25471 白附丸 3-52
25472 白附丸 3-52
25473 白附丸 3-52
25474 白附丸 3-52
25475 白附丹 3-52
25476 白附汤 3-52
25477 白附饮 3-52
25478 白附饮 3-52
25479 白附散 3-52
25480 白附散 3-52
25481 白附散 3-52
25482 白鸡汤 3-52
25483 白驳片 3-52
25484 白英丸 3-52
25485 白英丹 3-52
25486 白英散 3-53
25487 白苓汤 3-53
25488 白茅汤 3-53
25489 白茅汤 3-53
25490 白茅汤 3-53
25491 白茅散 3-53
25492 白茅煎 3-53
25493 白矾丸 3-53
25494 白矾丸 3-53
25495 白矾丸 3-53
25496 白矾丸 3-53
25497 白矾丸 3-53
25498 白矾丸 3-53
25499 白矾丸 3-53
25500 白矾丸 3-53
25501 白矾丸 3-54
25502 白矾丸 3-54
25503 白矾丸 3-54
25504 白矾丸 3-54
25505 白矾丸 3-54
25506 白矾丸 3-54
25507 白矾丸 3-54
25508 白矾丸 3-54
25509 白矾丸 3-54
25510 白矾丸 3-54
25511 白矾丸 3-54
25512 白矾丸 3-54
25513 白矾丸 3-54
25514 白矾汤 3-54
25515 白矾汤 3-54
25516 白矾汤 3-54
25517 白矾酊 3-55
25518 白矾散 3-55
25519 白矾散 3-55
25520 白矾散 3-55
25521 白矾散 3-55
25522 白矾散 3-55
25523 白矾散 3-55
25524 白矾散 3-55
25525 白矾散 3-55
25526 白矾散 3-55
25527 白矾散 3-55
25528 白矾散 3-55
25529 白矾散 3-55
25530 白矾散 3-55
25531 白矾散 3-55
25532 白矾散 3-55
25533 白矾散 3-56
25534 白矾散 3-56
25535 白矾散 3-56
25536 白矾散 3-56
25537 白矾散 3-56
25538 白矾散 3-56
25539 白矾散 3-56
25540 白矾散 3-56
25541 白矾散 3-56
25542 白矾散 3-56
25543 白矾散 3-56
25544 白矾散 3-56
25545 白矾散 3-56
25546 白矾散 3-56
25547 白矾散 3-56
25548 白矾散 3-57

25549 白矾散 3-57
25550 白矾散 3-57
25551 白矾散 3-57
25552 白矾散 3-57
25553 白矾散 3-57
25554 白矾散 3-57
25555 白矾散 3-57
25556 白矾散 3-57
25557 白矾散 3-57
25558 白矾散 3-57
25559 白矾散 3-57
25560 白矾散 3-57
25561 白矾散 3-57
25562 白矾煎 3-57
25563 白矾煎 3-57
25564 白矾煎 3-57
25565 白矾膏 3-57
25566 白矾膏 3-57
25567 白虎丸 3-57
25568 白虎丸 3-57
25569 白虎丸 3-58
25570 白虎丸 3-58
25571 白虎丹 3-58
25572 白虎丹 3-58
25573 白虎丹 3-58
25574 白虎丹 3-58
25575 白虎汤 3-58
25576 白虎汤 3-59
25577 白虎汤 3-59
25578 白虎汤 3-59
25579 白虎汤 3-59
25580 白虎汤 3-59
25581 白虎汤 3-59
25582 白虎汤 3-59
25583 白虎散 3-59
25584 白虎散 3-59
25585 白虎膏 3-59
25586 白果汤 3-60
25587 白果浆 3-60
25588 白乳汤 3-60
25589 白乳散 3-60
25590 白金丸 3-60
25591 白金丹 3-60
25592 白金丹 3-60
25593 白金丹 3-60
25594 白金汤 3-60
25595 白金散 3-60
25596 白金散 3-60
25597 白金散 3-60
25598 白金散 3-60
25599 白金散 3-61
25600 白金散 3-61
25601 白金散 3-61
25602 白金散 3-61
25603 白金散 3-61
25604 白金散 3-61
25605 白金膏 3-61
25606 白鱼酒 3-61
25607 白鱼膏 3-61
25608 白鱼膏 3-61
25609 白兔丸 3-61
25610 白油膏 3-61
25611 白沸汤 3-61
25612 白泽丸 3-61
25613 白降丹 3-61
25614 白降丹 3-62
25615 白降丹 3-62
25616 白降丹 3-62
25617 白珏膏 3-62
25618 白垢散 3-63
25619 白栝汤 3-63
25620 白柏丸 3-63
25621 白柿粥 3-63
25622 白草散 3-63
25623 白药丸 3-63
25624 白药末 3-63
25625 白药酒 3-63
25626 白药散 3-63
25627 白药散 3-63
25628 白药散 3-63
25629 白带丸 3-63
25630 白带丸 3-63
25631 白带丸 3-63
25632 白带丸 3-63
25633 白带丸 3-64
25634 白带丸 3-64
25635 白带丸 3-64
25636 白带丸 3-64
25637 白带丸 3-64
25638 白带丸 3-64
25639 白带片 3-64
25640 白带丹 3-64
25641 白带散 3-64
25642 白垩丸 3-64
25643 白垩丸 3-65
25644 白垩丸 3-65
25645 白垩丸 3-65
25646 白垩丸 3-65
25647 白垩丸 3-65
25648 白垩丸 3-65
25649 白垩丹 3-65
25650 白垩散 3-65
25651 白砂丹 3-65
25652 白砂丹 3-65
25653 白面丸 3-66
25654 白面饼 3-66
25655 白骨膏 3-66
25656 白香丸 3-66
25657 白香散 3-66
25658 白香散 3-66
25659 白狮丹 3-66
25660 白蚀丸 3-66
25661 白饼子 3-66
25662 白饼子 3-66
25663 白饼子 3-66
25664 白前丸 3-66
25665 白前汤 3-66
25666 白前汤 3-67
25667 白前汤 3-67
25668 白前汤 3-67
25669 白前汤 3-67
25670 白前汤 3-67
25671 白前汤 3-67
25672 白前汤 3-67
25673 白前汤 3-67
25674 白前汤 3-67
25675 白前汤 3-67
25676 白前汤 3-67
25677 白前汤 3-67
25678 白前饮 3-68
25679 白前散 3-68
25680 白前散 3-68
25681 白前散 3-68
25682 白前散 3-68
25683 白前散 3-68
25684 白前散 3-68
25685 白姜散 3-68
25686 白姜散 3-68
25687 白姜散 3-68
25688 白扁饮 3-68
25689 白神丸 3-68
25690 白神散 3-68
25691 白蚕丸 3-68
25692 白蚕散 3-68
25693 白盐方 3-69
25694 白莲散 3-69
25695 白鸭方 3-69
25696 白胶汤 3-69
25697 白胶汤 3-69
25698 白胶散 3-69
25699 白胶散 3-69
25700 白胶煎 3-69
25701 白酒煎 3-69
25702 白粉散 3-69
25703 白粉霜 3-69
25704 白粉霜 3-69
25705 白屑膏 3-69
25706 白通汤 3-69
25707 白通汤 3-70
25708 白通汤 3-70
25709 白通汤 3-70
25710 白梅丸 3-70
25711 白梅丸 3-70
25712 白梅丸 3-70
25713 白梅汤 3-70
25714 白梅饮 3-70
25715 白梅散 3-70
25716 白黄散 3-70
25717 白黄散 3-70
25718 白雪丸 3-70
25719 白雪丸 3-70
25720 白雪丸 3-70
25721 白雪丹 3-70
25722 白雪丹 3-71
25723 白雪丹 3-71
25724 白雪丹 3-71
25725 白雪汤 3-71
25726 白雪糕 3-71
25727 白雪糕 3-71
25728 白眼药 3-71
25729 白蛇丸 3-71
25730 白蛇汤 3-71
25731 白蛇散 3-71
25732 白蛇散 3-71
25733 白银丹 3-71
25734 白银汤 3-71
25735 白鸽肉 3-71
25736 白鸽煎 3-72
25737 白绿丹 3-72
25738 白绿散 3-72
25739 白斑散 3-72
25740 白散子 3-72
25741 白散子 3-72
25742 白散子 3-72
25743 白散子 3-72
25744 白散子 3-72
25745 白散子 3-72
25746 白散子 3-72
25747 白散子 3-72
25748 白葱散 3-72
25749 白雄散 3-72
25750 白痧药 3-72
25751 白痧药 3-72
25752 白痧散 3-73
25753 白善方 3-73
25754 白善散 3-73
25755 白锭子 3-73
25756 白蔹丸 3-73
25757 白蔹丸 3-73
25758 白蔹丸 3-73
25759 白蔹汤 3-73
25760 白蔹汤 3-73
25761 白蔹汤 3-73
25762 白蔹汤 3-73
25763 白蔹贴 3-73
25764 白蔹贴 3-73

25765 白蔹散 3-73
25766 白蔹散 3-73
25767 白蔹散 3-74
25768 白蔹散 3-74
25769 白蔹散 3-74
25770 白蔹散 3-74
25771 白蔹散 3-74
25772 白蔹散 3-74
25773 白蔹散 3-74
25774 白蔹散 3-74
25775 白蔹散 3-74
25776 白蔹散 3-74
25777 白蔹散 3-74
25778 白蔹散 3-74
25779 白蔹散 3-74
25780 白蔹散 3-74
25781 白蔹散 3-74
25782 白蔹散 3-74
25783 白蔹散 3-74
25784 白蔹散 3-74
25785 白蔹散 3-75
25786 白蔹膏 3-75
25787 白蔹膏 3-75
25788 白蔹膏 3-75
25789 白蔹膏 3-75
25790 白蔹膏 3-75
25791 白蔹膏 3-75
25792 白蔹膏 3-75
25793 白蔹膏 3-75
25794 白蔹膏 3-75
25795 白蔹膏 3-75
25796 白蔹膏 3-75
25797 白蔹薄 3-75
25798 白蔹薄 3-75
25799 白蔻散 3-75
25800 白蜡膏 3-75
25801 白蜡膏 3-76
25802 白鲜汤 3-76
25803 白膏子 3-76
25804 白膏子 3-76
25805 白膏药 3-76
25806 白膏药 3-76
25807 白膏药 3-76
25808 白膏药 3-76
25809 白膏药 3-76
25810 白膏药 3-76
25811 白膏药 3-76
25812 白膏药 3-76
25813 白膏药 3-76
25814 白膏药 3-76
25815 白蜜汤 3-76
25816 白蜜汤 3-76
25817 白蜜饮 3-77
25818 白蜜酒 3-77
25819 白蜜酒 3-77
25820 白蜜膏 3-77
25821 白敷药 3-77
25822 白鹤丹 3-77
25823 白鹤散 3-77
25824 白薇丸 3-77
25825 白薇丸 3-77
25826 白薇丸 3-77
25827 白薇丸 3-77
25828 白薇丸 3-77
25829 白薇丸 3-78
25830 白薇丸 3-78
25831 白薇丸 3-78
25832 白薇丸 3-78
25833 白薇丸 3-78
25834 白薇丸 3-78
25835 白薇丸 3-78
25836 白薇丸 3-78
25837 白薇丸 3-78
25838 白薇丸 3-79
25839 白薇丸 3-79
25840 白薇丸 3-79
25841 白薇丸 3-79
25842 白薇丸 3-79
25843 白薇汤 3-79
25844 白薇汤 3-79
25845 白薇汤 3-79
25846 白薇汤 3-79
25847 白薇汤 3-79
25848 白薇汤 3-79
25849 白薇散 3-79
25850 白薇散 3-79
25851 白薇散 3-79
25852 白薇散 3-80
25853 白薇散 3-80
25854 白薇散 3-80
25855 白薇散 3-80
25856 白薇散 3-80
25857 白薇散 3-80
25858 白薇散 3-80
25859 白薇散 3-80
25860 白薇散 3-80
25861 白薇煎 3-80
25862 白薇膏 3-80
25863 白糖饮 3-81
25864 白壁膏 3-81
25865 白霜丸 3-81
25866 白螺丸 3-81
25867 白螺散 3-81
25868 白螺散 3-81
25869 白癞方 3-81
25870 白瘕膏 3-81
25871 白糯丸 3-81
25872 白丁香丸 3-81
25873 白丁香丸 3-81
25874 白丁香丸 3-81
25875 白丁香散 3-81
25876 白丁香散 3-81
25877 白丁香散 3-81
25878 白丁香散 3-81
25879 白大通丸 3-81
25880 白丸子散 3-82
25881 白马毛散 3-82
25882 白马茎丸 3-82
25883 白马蹄丸 3-82
25884 白马蹄散 3-82
25885 白马蹄散 3-82
25886 白马蹄散 3-82
25887 白马蹄散 3-82
25888 白牛毛散 3-82
25889 白氏眼药 3-82
25890 白凤饮子 3-82
25891 白平安散 3-82
25892 白平安散 3-83
25893 白玉饼子 3-83
25894 白玉神膏 3-83
25895 白玉膏药 3-83
25896 白玉蟾丸 3-83
25897 白末眼药 3-83
25898 白术香散 3-83
25899 白术浴汤 3-83
25900 白术酝酒 3-83
25901 白术煎丸 3-83
25902 白术酿酒 3-83
25903 白术膏酒 3-83
25904 白石英丸 3-83
25905 白石英丸 3-84
25906 白石英丸 3-84
25907 白石英丸 3-84
25908 白石英丸 3-84
25909 白石英汤 3-84
25910 白石英汤 3-84
25911 白石英汤 3-84
25912 白石英酒 3-84
25913 白石英酒 3-84
25914 白石英酒 3-84
25915 白石英散 3-84
25916 白石英散 3-85
25917 白石英散 3-85
25918 白石英散 3-85
25919 白石英散 3-85
25920 白石英粥 3-85
25921 白石脂丸 3-85
25922 白石脂丸 3-85
25923 白石脂丸 3-85
25924 白石脂丸 3-85
25925 白石脂丸 3-85
25926 白石脂汤 3-85
25927 白石脂汤 3-85
25928 白石脂散 3-86
25929 白石脂散 3-86
25930 白石脂散 3-86
25931 白石脂散 3-86
25932 白石脂散 3-86
25933 白石脂散 3-86
25934 白龙骨丸 3-86
25935 白龙骨丸 3-86
25936 白龙骨丸 3-86
25937 白龙骨丸 3-86
25938 白龙骨散 3-86
25939 白归脾丸 3-86
25940 白瓜子丸 3-86
25941 白头翁丸 3-86
25942 白头翁丸 3-86
25943 白头翁丸 3-86
25944 白头翁丸 3-86
25945 白头翁丸 3-87
25946 白头翁丸 3-87
25947 白头翁汤 3-87
25948 白头翁汤 3-87
25949 白头翁汤 3-87
25950 白头翁汤 3-87
25951 白头翁汤 3-87
25952 白头翁汤 3-87
25953 白头翁汤 3-88
25954 白头翁汤 3-88
25955 白头翁汤 3-88
25956 白头翁酒 3-88
25957 白头翁酒 3-88
25958 白头翁酒 3-88
25959 白头翁散 3-88
25960 白头翁散 3-88
25961 白头翁煎 3-88
25962 白母丁散 3-88
25963 白芍药丸 3-88
25964 白芍药丸 3-88
25965 白芍药汤 3-88
25966 白芍药汤 3-89
25967 白芍药汤 3-89
25968 白芍药散 3-89
25969 白芍药散 3-89
25970 白芍药散 3-89
25971 白芍药散 3-89
25972 白芍药散 3-89
25973 白芍药散 3-89
25974 白芍药散 3-89
25975 白芍药散 3-89
25976 白朱砂散 3-89
25977 白朱砂散 3-89
25978 白华玉丹 3-89
25979 白羊心汤 3-89
25980 白羊肉汤 3-89

25981 白羊肉汤 3-90
25982 白羊肾丸 3-90
25983 白羊肾羹 3-90
25984 白羊肾羹 3-90
25985 白羊鲜汤 3-90
25986 白杨皮汤 3-90
25987 白杨皮汤 3-90
25988 白杨皮酒 3-90
25989 白杨皮散 3-90
25990 白杨皮散 3-90
25991 白杨皮散 3-90
25992 白芜荑散 3-90
25993 白芜荑散 3-90
25994 白芷洗方 3-90
25995 白芷摩膏 3-91
25996 白花蛇丸 3-91
25997 白花蛇丸 3-91
25998 白花蛇丸 3-91
25999 白花蛇丸 3-91
26000 白花蛇丸 3-91
26001 白花蛇丸 3-91
26002 白花蛇丸 3-91
26003 白花蛇丸 3-91
26004 白花蛇丸 3-91
26005 白花蛇丸 3-91
26006 白花蛇丸 3-92
26007 白花蛇丸 3-92
26008 白花蛇丸 3-92
26009 白花蛇丸 3-92
26010 白花蛇丸 3-92
26011 白花蛇药 3-92
26012 白花蛇酒 3-92
26013 白花蛇酒 3-92
26014 白花蛇酒 3-92
26015 白花蛇酒 3-92
26016 白花蛇散 3-92
26017 白花蛇散 3-93
26018 白花蛇散 3-93
26019 白花蛇散 3-93
26020 白花蛇散 3-93
26021 白花蛇散 3-93
26022 白花蛇散 3-93
26023 白花蛇散 3-93
26024 白花蛇散 3-93
26025 白花蛇散 3-93
26026 白花蛇散 3-93
26027 白花蛇散 3-93
26028 白花蛇散 3-94
26029 白花蛇散 3-94
26030 白花蛇散 3-94
26031 白花蛇散 3-94
26032 白花蛇散 3-94
26033 白花蛇散 3-94
26034 白花蛇散 3-94
26035 白花蛇散 3-94
26036 白花蛇煎 3-94
26037 白花蛇煎 3-94
26038 白花蛇膏 3-94
26039 白花蛇膏 3-94
26040 白花蛇膏 3-94
26041 白花蛇膏 3-94
26042 白芥子丸 3-94
26043 白芥子丸 3-94
26044 白芥子丸 3-95
26045 白芥子散 3-95
26046 白芥子散 3-95
26047 白豆蔻丸 3-95
26048 白豆蔻丸 3-95
26049 白豆蔻丸 3-95
26050 白豆蔻丸 3-95
26051 白豆蔻丸 3-95
26052 白豆蔻丸 3-95
26053 白豆蔻丸 3-95
26054 白豆蔻丸 3-95
26055 白豆蔻丸 3-95
26056 白豆蔻丸 3-95
26057 白豆蔻丸 3-96
26058 白豆蔻丸 3-96
26059 白豆蔻丸 3-96
26060 白豆蔻丸 3-96
26061 白豆蔻丸 3-96
26062 白豆蔻汤 3-96
26063 白豆蔻汤 3-96
26064 白豆蔻汤 3-96
26065 白豆蔻汤 3-96
26066 白豆蔻汤 3-96
26067 白豆蔻汤 3-96
26068 白豆蔻汤 3-96
26069 白豆蔻汤 3-96
26070 白豆蔻汤 3-96
26071 白豆蔻汤 3-96
26072 白豆蔻散 3-96
26073 白豆蔻散 3-97
26074 白豆蔻散 3-97
26075 白豆蔻散 3-97
26076 白豆蔻散 3-97
26077 白豆蔻散 3-97
26078 白豆蔻散 3-97
26079 白豆蔻散 3-97
26080 白豆蔻散 3-97
26081 白豆蔻散 3-97
26082 白豆蔻散 3-97
26083 白豆蔻散 3-97
26084 白豆蔻散 3-98
26085 白豆蔻散 3-98
26086 白豆蔻散 3-98
26087 白豆蔻散 3-98
26088 白豆蔻散 3-98
26089 白豆蔻散 3-98
26090 白豆蔻散 3-98
26091 白豆蔻散 3-98
26092 白豆蔻散 3-98
26093 白豆蔻散 3-98
26094 白豆蔻散 3-98
26095 白豆蔻散 3-98
26096 白豆蔻散 3-98
26097 白豆蔻散 3-98
26098 白豆蔻散 3-99
26099 白沉香散 3-99
26100 白附子丸 3-99
26101 白附子丸 3-99
26102 白附子丸 3-99
26103 白附子丸 3-99
26104 白附子丸 3-99
26105 白附子丸 3-99
26106 白附子丸 3-99
26107 白附子丸 3-99
26108 白附子丸 3-99
26109 白附子丸 3-99
26110 白附子丸 3-99
26111 白附子汤 3-100
26112 白附子散 3-100
26113 白附子散 3-100
26114 白附子散 3-100
26115 白附子散 3-100
26116 白附子散 3-100
26117 白附子散 3-100
26118 白附子散 3-100
26119 白附子散 3-100
26120 白附子散 3-100
26121 白附子散 3-100
26122 白附子散 3-100
26123 白附子散 3-100
26124 白附子散 3-100
26125 白附子膏 3-101
26126 白附子膏 3-101
26127 白茅根汤 3-101
26128 白茅根汤 3-101
26129 白茅根汤 3-101
26130 白茅根汤 3-101
26131 白茅根汤 3-101
26132 白茅根汤 3-101
26133 白茅根散 3-101
26134 白茅根散 3-101
26135 白茅根散 3-101
26136 白茅根散 3-101
26137 白茅根散 3-101
26138 白茅藤酒 3-101
26139 白矾灰散 3-101
26140 白矾灰散 3-102
26141 白矾涂方 3-102
26142 白矾涂方 3-102
26143 白矾煮散 3-102
26144 白虎骨酒 3-102
26145 白果叶散 3-102
26146 白果蛋方 3-102
26147 白物神散 3-102
26148 白狗肺汤 3-102
26149 白鱼灰散 3-102
26150 白定眼药 3-102
26151 白降雪丹 3-102
26152 白降雪散 3-102
26153 白树鸡粥 3-102
26154 白荆花丸 3-102
26155 白带净丸 3-102
26156 白茯苓丸 3-103
26157 白茯苓丸 3-103
26158 白茯苓丸 3-103
26159 白茯苓丸 3-103
26160 白茯苓丸 3-103
26161 白茯苓丸 3-103
26162 白茯苓丸 3-103
26163 白茯苓丸 3-103
26164 白茯苓丸 3-103
26165 白茯苓丸 3-103
26166 白茯苓丸 3-103
26167 白茯苓汤 3-103
26168 白茯苓汤 3-104
26169 白茯苓汤 3-104
26170 白茯苓汤 3-104
26171 白茯苓汤 3-104
26172 白茯苓汤 3-104
26173 白茯苓汤 3-104
26174 白茯苓汤 3-104
26175 白茯苓散 3-104
26176 白茯苓散 3-104
26177 白茯苓散 3-104
26178 白茯苓散 3-104
26179 白茯苓散 3-104
26180 白茯苓散 3-104
26181 白茯苓散 3-104
26182 白茯苓散 3-104
26183 白茯苓散 3-105
26184 白茯苓散 3-105
26185 白茯苓散 3-105
26186 白茯苓散 3-105
26187 白茯苓散 3-105
26188 白茯苓散 3-105
26189 白茯苓散 3-105
26190 白茯苓散 3-105
26191 白茯苓散 3-105
26192 白茯苓散 3-105
26193 白茯苓散 3-105
26194 白茯苓散 3-105
26195 白茯苓粥 3-105
26196 白茯神散 3-105

26197 白药子散 3-106
26198 白药子散 3-106
26199 白药子膏 3-106
26200 白牵牛散 3-106
26201 白牵牛散 3-106
26202 白扁豆丸 3-106
26203 白扁豆饮 3-106
26204 白扁豆散 3-106
26205 白扁豆散 3-106
26206 白扁豆粥 3-106
26207 白荷花露 3-106
26208 白蚬壳散 3-106
26209 白胶香散 3-106
26210 白胶香散 3-106
26211 白胶香散 3-106
26212 白胶香膏 3-106
26213 白凉散煎 3-107
26214 白酒药曲 3-107
26215 白粉灵丹 3-107
26216 白粉霜丸 3-107
26217 白瓷药散 3-107
26218 白梅饮子 3-107
26219 白菊花酒 3-107
26220 白菊花散 3-107
26221 白菊花散 3-107
26222 白蛇浸酒 3-107
26223 白银锭子 3-107
26224 白鹿洞方 3-107
26225 白清胃散 3-107
26226 白蔄茹散 3-107
26227 白雄鸡羹 3-107
26228 白提毒散 3-108
26229 白鹅膏粥 3-108
26230 白填鸭散 3-108
26231 白蓝脂方 3-108
26232 白蒺藜丸 3-108
26233 白蒺藜丸 3-108
26234 白蒺藜丸 3-108
26235 白蒺藜丸 3-108
26236 白蒺藜丸 3-108
26237 白蒺藜丸 3-108
26238 白蒺藜汤 3-108
26239 白蒺藜汤 3-108
26240 白蒺藜散 3-108
26241 白蒺藜散 3-109
26242 白蒺藜散 3-109
26243 白蒺藜散 3-109
26244 白蒺藜散 3-109
26245 白蒺藜散 3-109
26246 白蒺藜散 3-109
26247 白蒺藜散 3-109
26248 白蒺藜散 3-109
26249 白蒺藜散 3-109
26250 白蒺藜散 3-109
26251 白蒺藜散 3-109
26252 白蒺藜散 3-109
26253 白蒲黄片 3-109
26254 白槟榔散 3-110
26255 白蔹薄贴 3-110
26256 白雌鸡汤 3-110
26257 白鲜皮丸 3-110
26258 白鲜皮汤 3-110
26259 白鲜皮汤 3-110
26260 白鲜皮汤 3-110
26261 白鲜皮汤 3-110
26262 白鲜皮汤 3-110
26263 白鲜皮汤 3-110
26264 白鲜皮汤 3-110
26265 白鲜皮汤 3-110
26266 白鲜皮汤 3-110
26267 白鲜皮汤 3-111
26268 白鲜皮汤 3-111
26269 白鲜皮汤 3-111
26270 白鲜皮汤 3-111
26271 白鲜皮汤 3-111
26272 白鲜皮汤 3-111
26273 白鲜皮汤 3-111
26274 白鲜皮汤 3-111
26275 白鲜皮酊 3-111
26276 白鲜皮酒 3-111
26277 白鲜皮散 3-111
26278 白鲜皮散 3-111
26279 白鲜皮散 3-111
26280 白鲜皮散 3-111
26281 白鲜皮散 3-111
26282 白鲜皮散 3-111
26283 白鲜皮散 3-111
26284 白鲜皮散 3-112
26285 白鲜皮散 3-112
26286 白鲜皮散 3-112
26287 白鲜皮散 3-112
26288 白鲜皮散 3-112
26289 白鲜皮散 3-112
26290 白鲜皮散 3-112
26291 白鲜皮散 3-112
26292 白鲜皮散 3-112
26293 白鲜皮散 3-112
26294 白蜜煎丸 3-112
26295 白僵蚕丸 3-112
26296 白僵蚕丸 3-113
26297 白僵蚕丸 3-113
26298 白僵蚕丸 3-113
26299 白僵蚕丸 3-113
26300 白僵蚕丸 3-113
26301 白僵蚕丸 3-113
26302 白僵蚕丸 3-113
26303 白僵蚕丸 3-113
26304 白僵蚕丸 3-113
26305 白僵蚕丹 3-113
26306 白僵蚕散 3-113
26307 白僵蚕散 3-113
26308 白僵蚕散 3-113
26309 白僵蚕散 3-114
26310 白僵蚕散 3-114
26311 白僵蚕散 3-114
26312 白僵蚕散 3-114
26313 白僵蚕散 3-114
26314 白僵蚕散 3-114
26315 白僵蚕散 3-114
26316 白僵蚕散 3-114
26317 白僵蚕散 3-114
26318 白僵蚕散 3-114
26319 白僵蚕膏 3-114
26320 白鲫鱼膏 3-114
26321 白避瘟散 3-114
26322 白避瘟散 3-114
26323 白螺壳丸 3-115
26324 白簕洗剂 3-115
26325 白藕汁膏 3-115
26326 白鹰粪散 3-115
26327 白癜风丸 3-115
26328 白癜风酒 3-115
26329 白及枇杷丸 3-115
26330 白及莲须散 3-115
26331 白及雄黄散 3-115
26332 白云平安散 3-115
26333 白云换肺丸 3-115
26334 白艾蒿酿酒 3-115
26335 白玉化痰丸 3-115
26336 白玉夹纸膏 3-115
26337 白玉霜药酒 3-115
26338 白玉蟾末药 3-115
26339 白玉蟾浴汤 3-115
26340 白玉蟾遗方 3-116
26341 白玉蟾擦药 3-116
26342 白术丁香丸 3-116
26343 白术丁香散 3-116
26344 白术八味散 3-116
26345 白术八宝丹 3-116
26346 白术木香散 3-116
26347 白术五味汤 3-116
26348 白术止痢丸 3-116
26349 白术升麻汤 3-116
26350 白术六一汤 3-116
26351 白术甘草散 3-116
26352 白术石斛汤 3-116
26353 白术四逆汤 3-116
26354 白术生犀散 3-116
26355 白术半夏丸 3-116
26356 白术半夏丸 3-116
26357 白术半夏汤 3-117
26358 白术加减汤 3-117
26359 白术圣散子 3-117
26360 白术芍药汤 3-117
26361 白术芍药散 3-117
26362 白术当归汤 3-117
26363 白术安胃散 3-117
26364 白术防风汤 3-117
26365 白术防风汤 3-117
26366 白术苡仁汤 3-117
26367 白术助胃丹 3-117
26368 白术沉香散 3-117
26369 白术陈皮汤 3-117
26370 白术附子汤 3-117
26371 白术附子汤 3-117
26372 白术附子汤 3-117
26373 白术附子汤 3-117
26374 白术附子汤 3-117
26375 白术妙功丸 3-118
26376 白术苦参汤 3-118
26377 白术和中汤 3-118
26378 白术和中汤 3-118
26379 白术和中汤 3-118
26380 白术和胃丸 3-118
26381 白术泽泻散 3-118
26382 白术枳壳丸 3-118
26383 白术枳实散 3-118
26384 白术胡椒丸 3-118
26385 白术茯苓丸 3-118
26386 白术茯苓丸 3-118
26387 白术茯苓汤 3-118
26388 白术茯苓汤 3-118
26389 白术茯苓汤 3-118
26390 白术茯苓汤 3-119
26391 白术茯苓汤 3-119
26392 白术茯苓散 3-119
26393 白术茯苓散 3-119
26394 白术厚朴汤 3-119
26395 白术厚朴汤 3-119
26396 白术厚朴汤 3-119
26397 白术姜黄汤 3-119
26398 白术神曲丸 3-119
26399 白术神曲丸 3-119
26400 白术除眩汤 3-119
26401 白术除湿汤 3-119
26402 白术桂枝汤 3-120
26403 白术健脾饮 3-120
26404 白术消肿散 3-120
26405 白术调元散 3-120
26406 白术调中丸 3-120
26407 白术调中丸 3-120
26408 白术调中汤 3-120
26409 白术调中汤 3-120
26410 白术理中汤 3-120
26411 白术菊花散 3-120
26412 白术黄芩汤 3-120

26413 白术黄芩散 3-120
26414 白术黄耆汤 3-120
26415 白术黄耆汤 3-121
26416 白术黄耆汤 3-121
26417 白术黄耆散 3-121
26418 白术猪肚粥 3-121
26419 白术麻黄散 3-121
26420 白术舒脾散 3-121
26421 白术截疟饮 3-121
26422 白术橘香散 3-121
26423 白术藿香汤 3-121
26424 白术蠲暑饮 3-121
26425 白石英浸酒 3-121
26426 白龙捧疮膏 3-121
26427 白皮小豆散 3-121
26428 白芍甘草汤 3-121
26429 白防活命饮 3-121
26430 白芷升麻汤 3-121
26431 白芷升麻汤 3-122
26432 白芷升麻汤 3-122
26433 白芷升麻汤 3-122
26434 白芷升麻散 3-122
26435 白芷石膏汤 3-122
26436 白芷立效散 3-122
26437 白芷防风膏 3-122
26438 白芷护心散 3-122
26439 白芷胃风汤 3-122
26440 白芷独活汤 3-122
26441 白芷黄连汤 3-122
26442 白芷黄连汤 3-122
26443 白芷暖宫丸 3-122
26444 白芷螵蛸丸 3-122
26445 白花蛇浸酒 3-123
26446 白花蛇煮酒 3-123
26447 白疕一号方 3-123
26448 白疕二号方 3-123
26449 白沙草灵丹 3-123
26450 白附香连丸 3-123
26451 白玫瑰露酒 3-123
26452 白茅根饮子 3-123
26453 白茅根饮子 3-123
26454 白矾半夏散 3-123
26455 白虎人参汤 3-123
26456 白虎化斑汤 3-123
26457 白虎化斑汤 3-123
26458 白虎加苍汤 3-123
26459 白虎加味汤 3-123
26460 白虎加参汤 3-124
26461 白虎加桂汤 3-124
26462 白虎地黄汤 3-124
26463 白虎苍术汤 3-124
26464 白虎快斑汤 3-124
26465 白虎抱龙丸 3-124
26466 白虎承气汤 3-124
26467 白虎续命汤 3-124
26468 白虎葛根汤 3-124
26469 白虎解毒汤 3-124
26470 白虎解毒汤 3-124
26471 白果定喘汤 3-124
26472 白果定喘汤 3-124
26473 白带净胶囊 3-124
26474 白牵牛子散 3-124
26475 白蚕黄柏散 3-124
26476 白益镇惊丸 3-124
26477 白银透罗丹 3-124
26478 白麻黠皮散 3-125
26479 白敬宇眼药 3-125
26480 白塞减消汤 3-125
26481 白蔹熔药方 3-125
26482 白蔹薏苡汤 3-125
26483 白蔻调中丸 3-125
26484 白薇十味丸 3-125
26485 白薇人参丸 3-125
26486 白薇芍药散 3-125
26487 白螺蛳壳丸 3-125
26488 白癜风胶囊 3-125
26489 白牙药升麻散 3-125
26490 白牙药真珠散 3-125
26491 白玉蟾蜍遗方 3-125
26492 白术五味子汤 3-126
26493 白术当归煎丸 3-126
26494 白头翁根敷方 3-126
26495 白花蛇造酒方 3-126
26496 白芥子吹鼻散 3-126
26497 白附子化痰丸 3-126
26498 白附子香连丸 3-126
26499 白附子黄连丸 3-126
26500 白虎加人参汤 3-126
26501 白虎加元麦汤 3-127
26502 白虎加元参汤 3-127
26503 白虎加白芷汤 3-127
26504 白虎加苍术汤 3-127
26505 白虎加苍术汤 3-127
26506 白虎加栀子汤 3-127
26507 白虎加桂枝汤 3-127
26508 白虎加葛根方 3-128
26509 白虎合六一散 3-128
26510 白虎合解毒汤 3-128
26511 白茯苓陈皮丸 3-128
26512 白鲜皮七味汤 3-128
26513 白术半夏天麻汤 3-128
26514 白术茯苓干姜汤 3-128
26515 白术茯苓泽泻汤 3-128
26516 白芍黄芩木通汤 3-128
26517 白芷石膏三物汤 3-128
26518 白芷细辛吹鼻散 3-128
26519 白虎青龙各半汤 3-128
26520 白虎桂枝柴胡汤 3-129
26521 白虎解毒养阴汤 3-129
26522 白通加猪胆汁汤 3-129
26523 白通加猪胆汁汤 3-129
26524 白虎加人参竹叶汤 3-129
26525 白虎加元麦青萍汤 3-129
26526 白虎加元麦紫苏汤 3-129
26527 白虎加青萍地黄汤 3-129
26528 白虎加犀角升麻汤 3-129
26529 白虎合黄连解毒汤 3-129
26530 白头翁加甘草阿胶汤 3-129
26531 白通加入尿猪胆汁汤 3-130
26532 白头翁加甘草阿胶苓桂汤 3-130
26533 白虎加人参以山药代粳米汤 3-130
26534 白虎去石膏加首乌当归和疟饮 3-130

瓜

26535 瓜饮 3-130
26536 瓜丁散 3-130
26537 瓜丁散 3-130
26538 瓜丁散 3-130
26539 瓜子汤 3-130
26540 瓜子汤 3-130
26541 瓜子散 3-130
26542 瓜子散 3-130
26543 瓜子散 3-131
26544 瓜子散 3-131
26545 瓜子锭 3-131
26546 瓜石汤 3-131
26547 瓜石汤 3-131
26548 瓜皮散 3-131
26549 瓜皮散 3-131
26550 瓜皮煎 3-131
26551 瓜竹汤 3-131
26552 瓜豆散 3-131
26553 瓜连丸 3-131
26554 瓜连丸 3-131
26555 瓜矾散 3-131
26556 瓜砂丹 3-131
26557 瓜桂散 3-132
26558 瓜莲丸 3-132
26559 瓜盐煎 3-132
26560 瓜蒂丸 3-132
26561 瓜蒂丸 3-132
26562 瓜蒂汤 3-132
26563 瓜蒂汤 3-132
26564 瓜蒂散 3-132
26565 瓜蒂散 3-132
26566 瓜蒂散 3-133
26567 瓜蒂散 3-133
26568 瓜蒂散 3-133
26569 瓜蒂散 3-133
26570 瓜蒂散 3-133
26571 瓜蒂散 3-133
26572 瓜蒂散 3-133
26573 瓜蒂散 3-133
26574 瓜蒂散 3-133
26575 瓜蒂散 3-133
26576 瓜蒂散 3-133
26577 瓜蒂散 3-133
26578 瓜蒂散 3-134
26579 瓜蒂散 3-134
26580 瓜蒂散 3-134
26581 瓜蒂散 3-134
26582 瓜蒂散 3-134
26583 瓜蒂散 3-134
26584 瓜蒂散 3-134
26585 瓜蒂散 3-134
26586 瓜蒂散 3-134
26587 瓜蒂散 3-134
26588 瓜蒂散 3-134
26589 瓜蒂散 3-134
26590 瓜蒂散 3-134
26591 瓜蒂散 3-134
26592 瓜蒂散 3-134
26593 瓜蒂膏 3-134
26594 瓜蒌丸 3-134
26595 瓜蒌丸 3-134
26596 瓜蒌丸 3-135
26597 瓜蒌丸 3-135
26598 瓜蒌丸 3-135
26599 瓜蒌丸 3-135
26600 瓜蒌方 3-135
26601 瓜蒌汤 3-135
26602 瓜蒌汤 3-135
26603 瓜蒌汤 3-135

26604 瓜蒌汤 3-135
26605 瓜蒌汤 3-135
26606 瓜蒌汤 3-135
26607 瓜蒌汤 3-135
26608 瓜蒌汤 3-135
26609 瓜蒌汤 3-135
26610 瓜蒌酒 3-135
26611 瓜蒌酒 3-135
26612 瓜蒌酒 3-135
26613 瓜蒌散 3-135
26614 瓜蒌散 3-136
26615 瓜蒌散 3-136
26616 瓜蒌散 3-136
26617 瓜蒌散 3-136
26618 瓜蒌散 3-136
26619 瓜蒌散 3-136
26620 瓜蒌散 3-136
26621 瓜蒌散 3-136
26622 瓜蒌散 3-136
26623 瓜蒌散 3-136
26624 瓜蒌散 3-136
26625 瓜蒌散 3-136
26626 瓜蒌散 3-136
26627 瓜蒌散 3-136
26628 瓜蒌散 3-136
26629 瓜蒌散 3-136
26630 瓜蒌煎 3-136
26631 瓜蒌煎 3-137
26632 瓜蒌膏 3-137
26633 瓜霜散 3-137
26634 瓜子仁汁 3-137
26635 瓜子仁汤 3-137
26636 瓜子眼药 3-137
26637 瓜子眼药 3-137
26638 瓜蒌子汤 3-137
26639 瓜蒌子散 3-137
26640 瓜蒌仁汤 3-137
26641 瓜蒌仁汤 3-137
26642 瓜蒌仁汤 3-137
26643 瓜蒌实丸 3-137
26644 瓜蒌实丸 3-138
26645 瓜蒌根丸 3-138
26646 瓜蒌根汤 3-138
26647 瓜蒌根汤 3-138
26648 瓜蒌根汤 3-138
26649 瓜蒌煎丸 3-138
26650 瓜贝去瘀汤 3-138
26651 瓜贝养荣汤 3-138
26652 瓜石六味汤 3-138
26653 瓜蒂二陈汤 3-138
26654 瓜蒂三味散 3-138
26655 瓜蒂牙消散 3-138
26656 瓜蒂甘遂丸 3-138
26657 瓜蒂吹鼻散 3-138
26658 瓜蒂神妙散 3-138
26659 瓜蒌大麦饼 3-138
26660 瓜蒌贝母饮 3-139
26661 瓜蒌内托散 3-139
26662 瓜蒌半夏丸 3-139
26663 瓜蒌半夏丸 3-139
26664 瓜蒌必效散 3-139
26665 瓜蒌托里散 3-139
26666 瓜蒌竹茹汤 3-139
26667 瓜蒌杏连丸 3-139
26668 瓜蒌牡蛎散 3-139
26669 瓜蒌青黛丸 3-139
26670 瓜蒌乳没散 3-139
26671 瓜蒌乳香散 3-139
26672 瓜蒌乳香散 3-139
26673 瓜蒌泻心汤 3-139
26674 瓜蒌枳壳汤 3-139
26675 瓜蒌枳实汤 3-139
26676 瓜蒌枳实汤 3-139
26677 瓜蒌桂枝汤 3-140
26678 瓜蒌犀角汤 3-140
26679 瓜蒌薤白汤 3-140
26680 瓜蒌瞿麦丸 3-140
26681 瓜消拔毒丹 3-140
26682 瓜霜紫雪丹 3-140
26683 瓜蒌根桂枝汤 3-140
26684 瓜蒌半夏白酒汤 3-140
26685 瓜蒌薤白半夏汤 3-140
26686 瓜蒌薤白白酒汤 3-140
26687 瓜霜退热灵胶囊 3-140

用

26688 用效润肠丸 3-140

乐

26689 乐令汤 3-140
26690 乐脉颗粒 3-140
26691 乐儿康糖浆 3-140
26692 乐令建中汤 3-140
26693 乐令黄耆汤 3-140
26694 乐令黄耆汤 3-141
26695 乐令大黄耆汤 3-141

冯

26696 冯夷琼浆 3-141
26697 冯氏秘传膏药 3-141
26698 冯了性风湿跌打药酒 3-141

汉

26699 汉椒丸 3-141
26700 汉椒散 3-141
26701 汉防己丸 3-141
26702 汉防己丸 3-141
26703 汉防己丸 3-141
26704 汉防己丸 3-141
26705 汉防己丸 3-141
26706 汉防己汤 3-142
26707 汉防己汤 3-142
26708 汉防己汤 3-142
26709 汉防己散 3-142
26710 汉防己散 3-142
26711 汉防己散 3-142
26712 汉防己散 3-142
26713 汉防己散 3-142
26714 汉防己散 3-142
26715 汉防己散 3-142
26716 汉防己散 3-142
26717 汉防己散 3-142
26718 汉防己散 3-142
26719 汉防己散 3-142
26720 汉防己散 3-143
26721 汉防己散 3-143
26722 汉防己散 3-143
26723 汉防己散 3-143
26724 汉防己散 3-143
26725 汉防己散 3-143
26726 汉防己散 3-143
26727 汉防己散 3-143
26728 汉防己散 3-143
26729 汉防己散 3-143
26730 汉防己散 3-143
26731 汉防己散 3-143
26732 汉防己散 3-144
26733 汉防己散 3-144
26734 汉防己散 3-144
26735 汉防己散 3-144
26736 汉防己散 3-144
26737 汉防己散 3-144
26738 汉防己散 3-144
26739 汉防己散 3-144
26740 汉防己散 3-144
26741 汉防己散 3-144
26742 汉防己膏 3-144
26743 汉防己煮散 3-144

立

26744 立马乌 3-144
26745 立马消 3-145
26746 立马消 3-145
26747 立止丸 3-145
26748 立止散 3-145
26749 立止散 3-145
26750 立生丹 3-145
26751 立圣丸 3-145
26752 立圣丹 3-145
26753 立圣散 3-145
26754 立圣散 3-145
26755 立圣散 3-145
26756 立圣散 3-145
26757 立圣散 3-145
26758 立圣散 3-145
26759 立圣膏 3-146
26760 立圣膏 3-146
26761 立竹汤 3-146
26762 立行饮 3-146
26763 立安丸 3-146
26764 立安丸 3-146
26765 立安丸 3-146
26766 立安丸 3-146
26767 立安饮 3-146
26768 立安散 3-146
26769 立安散 3-146
26770 立安散 3-146
26771 立安散 3-146
26772 立安散 3-146
26773 立极汤 3-146
26774 立苏散 3-147
26775 立住散 3-147
26776 立应丸 3-147
26777 立应丸 3-147
26778 立应丸 3-147
26779 立应汤 3-147
26780 立应汤 3-147
26781 立应汤 3-147
26782 立应散 3-147
26783 立应散 3-147
26784 立应散 3-147
26785 立应散 3-147
26786 立应散 3-147
26787 立应散 3-147
26788 立应散 3-147
26789 立应散 3-147
26790 立应散 3-148
26791 立应散 3-148
26792 立应散 3-148
26793 立应散 3-148
26794 立应散 3-148
26795 立应散 3-148
26796 立应散 3-148
26797 立应散 3-148
26798 立应散 3-148
26799 立应散 3-148
26800 立应散 3-148
26801 立应散 3-148
26802 立应散 3-148

26803 立应散 3-148
26804 立应膏 3-148
26805 立应膏 3-148
26806 立灵散 3-148
26807 立金汤 3-148
26808 立定散 3-148
26809 立胜散 3-149
26810 立胜散 3-149
26811 立胜散 3-149
26812 立胜散 3-149
26813 立胜散 3-149
26814 立胜散 3-149
26815 立胜煎 3-149
26816 立神丹 3-149
26817 立神丹 3-149
26818 立退丸 3-149
26819 立效丸 3-149
26820 立效丸 3-149
26821 立效丸 3-149
26822 立效丸 3-149
26823 立效丸 3-149
26824 立效丸 3-149
26825 立效丸 3-150
26826 立效丸 3-150
26827 立效丸 3-150
26828 立效丹 3-150
26829 立效丹 3-150
26830 立效丹 3-150
26831 立效丹 3-150
26832 立效方 3-150
26833 立效方 3-150
26834 立效方 3-150
26835 立效汤 3-150
26836 立效汤 3-150
26837 立效汤 3-150
26838 立效汤 3-150
26839 立效汤 3-150
26840 立效汤 3-150
26841 立效饮 3-151
26842 立效饮 3-151
26843 立效饮 3-151
26844 立效饮 3-151
26845 立效饮 3-151
26846 立效饮 3-151
26847 立效散 3-151
26848 立效散 3-151
26849 立效散 3-151
26850 立效散 3-151
26851 立效散 3-151
26852 立效散 3-151
26853 立效散 3-151
26854 立效散 3-151
26855 立效散 3-151
26856 立效散 3-151
26857 立效散 3-151
26858 立效散 3-151
26859 立效散 3-152
26860 立效散 3-152
26861 立效散 3-152
26862 立效散 3-152
26863 立效散 3-152
26864 立效散 3-152
26865 立效散 3-152
26866 立效散 3-152
26867 立效散 3-152
26868 立效散 3-152
26869 立效散 3-152
26870 立效散 3-152
26871 立效散 3-152
26872 立效散 3-152
26873 立效散 3-152
26874 立效散 3-152
26875 立效散 3-152
26876 立效散 3-153
26877 立效散 3-153
26878 立效散 3-153
26879 立效散 3-153
26880 立效散 3-153
26881 立效散 3-153
26882 立效散 3-153
26883 立效散 3-153
26884 立效散 3-153
26885 立效散 3-153
26886 立效散 3-153
26887 立效散 3-153
26888 立效散 3-153
26889 立效散 3-153
26890 立效散 3-153
26891 立效散 3-153
26892 立效散 3-153
26893 立效散 3-153
26894 立效散 3-153
26895 立效散 3-154
26896 立效散 3-154
26897 立效散 3-154
26898 立效散 3-154
26899 立效散 3-154
26900 立效散 3-154
26901 立效散 3-154
26902 立效散 3-154
26903 立效散 3-154
26904 立效散 3-154
26905 立效散 3-154
26906 立效散 3-154
26907 立效散 3-154
26908 立效散 3-154
26909 立效散 3-154
26910 立效散 3-154
26911 立效散 3-154
26912 立效散 3-154
26913 立效散 3-154
26914 立效散 3-154
26915 立效散 3-154
26916 立效散 3-155
26917 立效散 3-155
26918 立效散 3-155
26919 立效散 3-155
26920 立效散 3-155
26921 立效散 3-155
26922 立效散 3-155
26923 立效散 3-155
26924 立效散 3-155
26925 立效散 3-155
26926 立效散 3-155
26927 立效散 3-155
26928 立效散 3-155
26929 立效散 3-155
26930 立效散 3-155
26931 立效散 3-155
26932 立效散 3-155
26933 立效散 3-155
26934 立效散 3-155
26935 立效散 3-155
26936 立效散 3-155
26937 立效散 3-156
26938 立消丸 3-156
26939 立消丹 3-156
26940 立消汤 3-156
26941 立消汤 3-156
26942 立消散 3-156
26943 立消散 3-156
26944 立消散 3-156
26945 立消散 3-156
26946 立消散 3-156
26947 立消散 3-156
26948 立消散 3-156
26949 立消散 3-156
26950 立消散 3-156
26951 立消散 3-156
26952 立消散 3-156
26953 立消散 3-156
26954 立消散 3-156
26955 立消散 3-157
26956 立消散 3-157
26957 立消膏 3-157
26958 立消膏 3-157
26959 立通丸 3-157
26960 立通饮 3-157
26961 立通散 3-157
26962 立验丸 3-157
26963 立验散 3-157
26964 立验膏 3-157
26965 立患丹 3-157
26966 立愈丸 3-157
26967 立愈汤 3-157
26968 立愈饮 3-157
26969 立止灵丹 3-157
26970 立效饼子 3-157
26971 立效神散 3-158
26972 立马开关饮 3-158
26973 立马回疔丹 3-158
26974 立马回疔丹 3-158
26975 立止牙疼药 3-158
26976 立止牙痛散 3-158
26977 立止水泻方 3-158
26978 立止头痛散 3-158
26979 立止吐血散 3-158
26980 立止吐血膏 3-158
26981 立止咳血膏 3-158
26982 立止咳嗽丸 3-158
26983 立止哮喘烟 3-158
26984 立生酥葵膏 3-158
26985 立圣茵草散 3-159
26986 立圣鹤顶丹 3-159
26987 立应四物汤 3-159
26988 立应金丝膏 3-159
26989 立应绀珠丹 3-159
26990 立命开阳汤 3-159
26991 立竿见影方 3-159
26992 立除冷哮散 3-159
26993 立候下胎散 3-159
26994 立效木香散 3-159
26995 立效咽喉散 3-159
26996 立效济众丹 3-159
26997 立消神效膏 3-160
26998 立验大圣散 3-160
26999 立溃拔毒膏 3-160
27000 立催芎归汤 3-160
27001 立马回疔夺命散 3-160
27002 立止牙痛即安丹 3-160
27003 立消斗大疝气方 3-160
27004 立解咽喉肿塞方 3-160
27005 立消疔疮外治神效方 3-160

玄

27006 玄霜 3-160
27007 玄霜 3-160
27008 玄霜 3-160
27009 玄及膏 3-161
27010 玄门丹 3-161
27011 玄天散 3-161

27012 玄车丹 3-161
27013 玄归散 3-161
27014 玄归散 3-161
27015 玄冬汤 3-161
27016 玄白丸 3-161
27017 玄白散 3-161
27018 玄玄膏 3-161
27019 玄麦饮 3-162
27020 玄豆丸 3-162
27021 玄应丸 3-162
27022 玄灵散 3-162
27023 玄灵散 3-162
27024 玄附汤 3-162
27025 玄妙饮 3-162
27026 玄妙饮 3-162
27027 玄妙散 3-162
27028 玄青丸 3-162
27029 玄青丹 3-162
27030 玄武丹 3-162
27031 玄武汤 3-162
27032 玄武豆 3-162
27033 玄武膏 3-162
27034 玄武膏 3-163
27035 玄直散 3-163
27036 玄英丸 3-163
27037 玄英丸 3-163
27038 玄英丹 3-163
27039 玄英汤 3-163
27040 玄英散 3-163
27041 玄明散 3-163
27042 玄参丸 3-163
27043 玄参丸 3-163
27044 玄参丸 3-163
27045 玄参丸 3-163
27046 玄参丸 3-164
27047 玄参丸 3-164
27048 玄参丸 3-164
27049 玄参丸 3-164
27050 玄参丸 3-164
27051 玄参丸 3-164
27052 玄参汤 3-164
27053 玄参汤 3-164
27054 玄参汤 3-164
27055 玄参汤 3-164
27056 玄参汤 3-164
27057 玄参汤 3-164
27058 玄参汤 3-164
27059 玄参汤 3-164
27060 玄参汤 3-164
27061 玄参汤 3-165
27062 玄参汤 3-165
27063 玄参汤 3-165
27064 玄参汤 3-165
27065 玄参汤 3-165
27066 玄参汤 3-165
27067 玄参汤 3-165
27068 玄参汤 3-165
27069 玄参汤 3-165
27070 玄参汤 3-165
27071 玄参汤 3-165
27072 玄参饮 3-165
27073 玄参饮 3-165
27074 玄参饮 3-165
27075 玄参饮 3-165
27076 玄参剂 3-165
27077 玄参剂 3-165
27078 玄参酒 3-166
27079 玄参散 3-166
27080 玄参散 3-166
27081 玄参散 3-166
27082 玄参散 3-166
27083 玄参散 3-166
27084 玄参散 3-166
27085 玄参散 3-166
27086 玄参散 3-166
27087 玄参散 3-166
27088 玄参散 3-166
27089 玄参散 3-166
27090 玄参散 3-166
27091 玄参散 3-167
27092 玄参散 3-167
27093 玄参散 3-167
27094 玄参散 3-167
27095 玄参散 3-167
27096 玄参散 3-167
27097 玄参散 3-167
27098 玄参散 3-167
27099 玄参散 3-167
27100 玄参散 3-167
27101 玄参散 3-167
27102 玄参散 3-167
27103 玄参散 3-168
27104 玄参散 3-168
27105 玄参散 3-168
27106 玄参煎 3-168
27107 玄参煎 3-168
27108 玄参膏 3-168
27109 玄参膏 3-168
27110 玄胡丸 3-168
27111 玄胡丸 3-168
27112 玄胡饼 3-168
27113 玄胡酒 3-168
27114 玄胡散 3-168
27115 玄胡散 3-168
27116 玄胡散 3-168
27117 玄胡散 3-168
27118 玄胡散 3-169
27119 玄胡散 3-169
27120 玄胡散 3-169
27121 玄胡散 3-169
27122 玄胡散 3-169
27123 玄胡散 3-169
27124 玄荆汤 3-169
27125 玄剑散 3-169
27126 玄珠膏 3-169
27127 玄素散 3-169
27128 玄桂丸 3-169
27129 玄桔汤 3-169
27130 玄梅散 3-169
27131 玄菟丸 3-169
27132 玄菟丹 3-169
27133 玄菟丹 3-169
27134 玄菟散 3-170
27135 玄菟煎 3-170
27136 玄黄丹 3-170
27137 玄黄散 3-170
27138 玄椒散 3-170
27139 玄犀饮 3-170
27140 玄精丸 3-170
27141 玄精丹 3-170
27142 玄精汤 3-170
27143 玄蝎散 3-170
27144 玄霜散 3-170
27145 玄霜散 3-170
27146 玄霜膏 3-170
27147 玄霜膏 3-170
27148 玄霜膏 3-171
27149 玄明粉丸 3-171
27150 玄明粉散 3-171
27151 玄明粉散 3-171
27152 玄明粉散 3-171
27153 玄胡索丸 3-171
27154 玄胡索丸 3-171
27155 玄胡索汤 3-171
27156 玄胡索汤 3-171
27157 玄胡索汤 3-171
27158 玄胡索散 3-171
27159 玄胡索散 3-171
27160 玄胡索散 3-171
27161 玄胡索散 3-171
27162 玄胡索散 3-171
27163 玄胡索散 3-171
27164 玄胡索散 3-171
27165 玄胡索散 3-171
27166 玄胡索散 3-171
27167 玄胡索散 3-172
27168 玄胡索散 3-172
27169 玄胡索散 3-172
27170 玄精石方 3-172
27171 玄精石散 3-172
27172 玄精石散 3-172
27173 玄精石散 3-172
27174 玄精石散 3-172
27175 玄丹升麻汤 3-172
27176 玄丹麦冬汤 3-172
27177 玄石花粉散 3-172
27178 玄石紫粉丹 3-172
27179 玄母菊英汤 3-172
27180 玄牝太极丸 3-172
27181 玄麦地黄汤 3-172
27182 玄麦至神汤 3-172
27183 玄苓二陈汤 3-173
27184 玄武天地煎 3-173
27185 玄明春雪膏 3-173
27186 玄参贝母汤 3-173
27187 玄参化毒汤 3-173
27188 玄参化毒汤 3-173
27189 玄参化毒饮 3-173
27190 玄参升麻汤 3-173
27191 玄参升麻汤 3-173
27192 玄参升麻汤 3-173
27193 玄参升麻汤 3-173
27194 玄参升麻汤 3-173
27195 玄参升麻汤 3-173
27196 玄参升麻汤 3-174
27197 玄参甘草汤 3-174
27198 玄参甘草汤 3-174
27199 玄参甘桔汤 3-174
27200 玄参甘桔茶 3-174
27201 玄参地黄汤 3-174
27202 玄参地黄汤 3-174
27203 玄参地黄汤 3-174
27204 玄参泻肝散 3-174
27205 玄参莲枣饮 3-174
27206 玄参救苦膏 3-174
27207 玄参清肺饮 3-174
27208 玄参犀角汤 3-174
27209 玄参解毒汤 3-174
27210 玄参解毒汤 3-174
27211 玄参解毒汤 3-174
27212 玄参解毒饮 3-174
27213 玄参解毒散 3-175
27214 玄参解毒散 3-175
27215 玄胡六合汤 3-175
27216 玄胡四物汤 3-175
27217 玄胡当归散 3-175
27218 玄胡苦楝汤 3-175
27219 玄胡琥珀散 3-175
27220 玄菟固本丸 3-175
27221 玄黄解热散 3-175
27222 玄黄辟毒散 3-175
27223 玄黄避毒丹 3-175
27224 玄霜雪梨膏 3-175
27225 玄霜紫雪膏 3-175
27226 玄七通痹胶囊 3-175
27227 玄麦甘桔含片 3-176

27228 玄麦甘桔颗粒 3-176
27229 玄参寒水石汤 3-176
27230 玄参羚羊角汤 3-176
27231 玄胡索苦楝汤 3-176

主

27232 主气散 3-176
27233 主肾丸 3-176
27234 主胜丸 3-176
27235 主眼汤 3-176
27236 主聪汤 3-176

兰

27237 兰台散 3-176
27238 兰草汤 3-176
27239 兰香散 3-176
27240 兰香散 3-176
27241 兰香散 3-176
27242 兰香散 3-176
27243 兰香散 3-176
27244 兰覆散 3-177
27245 兰香饮子 3-177
27246 兰洱延馨饮 3-177

宁

27247 宁元散 3-177
27248 宁中膏 3-177
27249 宁气丸 3-177
27250 宁气汤 3-177
27251 宁气汤 3-177
27252 宁气散 3-177
27253 宁火丹 3-177
27254 宁心丸 3-177
27255 宁心片 3-177
27256 宁心丹 3-178
27257 宁心汤 3-178
27258 宁心汤 3-178
27259 宁心散 3-178
27260 宁心膏 3-178
27261 宁心膏 3-178
27262 宁生汤 3-178
27263 宁血汤 3-178
27264 宁血汤 3-178
27265 宁志丸 3-178
27266 宁志丸 3-178
27267 宁志丸 3-178
27268 宁志膏 3-179
27269 宁志膏 3-179
27270 宁志膏 3-179
27271 宁志膏 3-179
27272 宁坤丸 3-179
27273 宁坤丸 3-179
27274 宁坤锭 3-179
27275 宁肺丸 3-179
27276 宁肺汤 3-179
27277 宁肺汤 3-179
27278 宁肺汤 3-180
27279 宁肺汤 3-180
27280 宁肺汤 3-180
27281 宁肺汤 3-180
27282 宁肺饮 3-180
27283 宁肺散 3-180
27284 宁肺散 3-180
27285 宁肺散 3-180
27286 宁肺散 3-180
27287 宁肺散 3-180
27288 宁肺散 3-180
27289 宁肺散 3-180
27290 宁肺膏 3-180
27291 宁沸汤 3-180
27292 宁波汤 3-180
27293 宁葶丸 3-180
27294 宁葶丸 3-181
27295 宁胃汤 3-181
27296 宁胃散 3-181
27297 宁神丸 3-181
27298 宁神丸 3-181
27299 宁神丸 3-181
27300 宁神丹 3-181
27301 宁神丹 3-181
27302 宁神丹 3-181
27303 宁神丹 3-181
27304 宁神丹 3-181
27305 宁神汤 3-181
27306 宁神汤 3-181
27307 宁神汤 3-182
27308 宁神汤 3-182
27309 宁神汤 3-182
27310 宁神汤 3-182
27311 宁神饮 3-182
27312 宁神散 3-182
27313 宁神散 3-182
27314 宁神散 3-182
27315 宁神散 3-182
27316 宁神膏 3-182
27317 宁神膏 3-182
27318 宁神膏 3-182
27319 宁神膏 3-182
27320 宁眠散 3-182
27321 宁眠膏 3-182
27322 宁眠膏 3-182
27323 宁静汤 3-182
27324 宁嗽丸 3-183
27325 宁嗽丸 3-183
27326 宁嗽丸 3-183
27327 宁嗽丹 3-183
27328 宁嗽丹 3-183
27329 宁嗽汤 3-183
27330 宁嗽汤 3-183
27331 宁嗽汤 3-183
27332 宁嗽汤 3-183
27333 宁嗽煎 3-183
27334 宁嗽膏 3-183
27335 宁嗽膏 3-183
27336 宁嗽膏 3-183
27337 宁嗽膏 3-184
27338 宁嗽糖 3-184
27339 宁嗽露 3-184
27340 宁嗽金丹 3-184
27341 宁心止咳饮 3-184
27342 宁心生一散 3-184
27343 宁心补肾丸 3-184
27344 宁心益志丸 3-184
27345 宁志内托散 3-184
27346 宁志化痰汤 3-184
27347 宁坤至宝丹 3-184
27348 宁坤至宝丹 3-185
27349 宁坤至宝丹 3-185
27350 宁坤养血丹 3-185
27351 宁肺止嗽饮 3-185
27352 宁肺止嗽散 3-185
27353 宁肺生化汤 3-185
27354 宁肺桔梗汤 3-185
27355 宁肺清金丸 3-185
27356 宁神内托散 3-185
27357 宁神化毒汤 3-185
27358 宁神生化汤 3-185
27359 宁神生化汤 3-186
27360 宁神安卧丸 3-186
27361 宁神导痰汤 3-186
27362 宁神灵颗粒 3-186
27363 宁神固精丸 3-186
27364 宁神定志丸 3-186
27365 宁神定志丸 3-186
27366 宁嗽太平丸 3-186
27367 宁嗽化痰丸 3-186
27368 宁嗽化痰丸 3-186
27369 宁嗽化痰丸 3-186
27370 宁嗽化痰汤 3-186
27371 宁嗽百花膏 3-186
27372 宁嗽抑火汤 3-186
27373 宁嗽定喘饮 3-186
27374 宁嗽润肺丸 3-187
27375 宁嗽琼玉散 3-187
27376 宁心安神胶囊 3-187
27377 宁心志济经丹 3-187
27378 宁和堂暖脐膏 3-187
27379 宁心定魄茯神汤 3-187

永

27380 永安汤 3-187
27381 永寿丹 3-187
27382 永固孕汤 3-187
27383 永盛合阿胶 3-187
27384 永和公主药澡豆 3-187

必

27385 必孕汤 3-187
27386 必圣膏 3-187
27387 必应汤 3-187
27388 必应散 3-187
27389 必应散 3-188
27390 必应散 3-188
27391 必应散 3-188
27392 必胜丸 3-188
27393 必胜汤 3-188
27394 必胜汤 3-188
27395 必胜汤 3-188
27396 必胜饮 3-188
27397 必胜饮 3-188
27398 必胜饮 3-188
27399 必胜散 3-188
27400 必胜散 3-188
27401 必胜散 3-188
27402 必胜散 3-188
27403 必胜散 3-188
27404 必胜散 3-189
27405 必胜散 3-189
27406 必胜散 3-189
27407 必胜散 3-189
27408 必胜散 3-189
27409 必胜散 3-189
27410 必胜散 3-189
27411 必胜散 3-189
27412 必胜散 3-189
27413 必胜膏 3-189
27414 必胜膏 3-189
27415 必胜膏 3-189
27416 必胜膏 3-189
27417 必胜膏 3-189
27418 必效丸 3-189
27419 必效丸 3-190
27420 必效丸 3-190
27421 必效丸 3-190
27422 必效丸 3-190
27423 必效丸 3-190
27424 必效丹 3-190
27425 必效丹 3-190
27426 必效酒 3-190
27427 必效散 3-190
27428 必效散 3-190
27429 必效散 3-190
27430 必效散 3-190
27431 必效散 3-190

27432 必效散 3-190
27433 必效散 3-190
27434 必效散 3-191
27435 必效散 3-191
27436 必效散 3-191
27437 必效散 3-191
27438 必效散 3-191
27439 必效散 3-191
27440 必效散 3-191
27441 必效散 3-191
27442 必效散 3-191
27443 必效散 3-191
27444 必效散 3-191
27445 必效散 3-191
27446 必效散 3-191
27447 必效散 3-191
27448 必效散 3-191
27449 必效散 3-192
27450 必效散 3-192
27451 必效煎 3-192
27452 必效膏 3-192
27453 必消散 3-192
27454 必救丹 3-192
27455 必捷丸 3-192
27456 必捷散 3-192
27457 必效饮子 3-192
27458 必效饮子 3-192
27459 必用四圣散 3-192
27460 必用四神散 3-192
27461 必效四物汤 3-192

头

27462 头风散 3-192
27463 头风膏 3-192
27464 头瓶糁 3-193
27465 头痛丸 3-193
27466 头瘟汤 3-193
27467 头风饼子 3-193
27468 头风痛丸 3-193
27469 头风痛膏 3-193
27470 头风摩散 3-193
27471 头号化毒丹 3-193
27472 头号虚痰丸 3-193
27473 头痛定糖浆 3-193

半

27474 半丁丸 3-193
27475 半天丸 3-193
27476 半贝丸 3-193
27477 半贝散 3-193
27478 半仙丸 3-194
27479 半白散 3-194
27480 半瓜丸 3-194
27481 半边散 3-194
27482 半字散 3-194
27483 半苏丸 3-194
27484 半杏丸 3-194
27485 半两丸 3-194
27486 半角丸 3-194
27487 半附汤 3-194
27488 半苓丸 3-194
27489 半苓丸 3-194
27490 半苓汤 3-194
27491 半金丹 3-194
27492 半金散 3-194
27493 半金散 3-194
27494 半夜散 3-195
27495 半星丸 3-195
27496 半星丸 3-195
27497 半桂汤 3-195
27498 半桃丸 3-195
27499 半夏丸 3-195
27500 半夏丸 3-195
27501 半夏丸 3-195
27502 半夏丸 3-195
27503 半夏丸 3-195
27504 半夏丸 3-195
27505 半夏丸 3-195
27506 半夏丸 3-195
27507 半夏丸 3-195
27508 半夏丸 3-195
27509 半夏丸 3-195
27510 半夏丸 3-196
27511 半夏丸 3-196
27512 半夏丸 3-196
27513 半夏丸 3-196
27514 半夏丸 3-196
27515 半夏丸 3-196
27516 半夏丸 3-196
27517 半夏丸 3-196
27518 半夏丸 3-196
27519 半夏丸 3-196
27520 半夏丸 3-196
27521 半夏丸 3-196
27522 半夏丸 3-196
27523 半夏丸 3-196
27524 半夏丸 3-196
27525 半夏丸 3-196
27526 半夏丸 3-197
27527 半夏丸 3-197
27528 半夏丸 3-197
27529 半夏丸 3-197
27530 半夏丸 3-197
27531 半夏丸 3-197
27532 半夏丸 3-197
27533 半夏丸 3-197
27534 半夏丸 3-197
27535 半夏丸 3-197
27536 半夏丸 3-197
27537 半夏丸 3-197
27538 半夏丸 3-197
27539 半夏丸 3-197
27540 半夏丸 3-197
27541 半夏丸 3-198
27542 半夏丸 3-198
27543 半夏丸 3-198
27544 半夏丸 3-198
27545 半夏丸 3-198
27546 半夏丸 3-198
27547 半夏丸 3-198
27548 半夏丸 3-198
27549 半夏丸 3-198
27550 半夏丸 3-198
27551 半夏丸 3-198
27552 半夏丸 3-198
27553 半夏丸 3-198
27554 半夏丸 3-198
27555 半夏丸 3-198
27556 半夏丸 3-198
27557 半夏丸 3-198
27558 半夏丸 3-198
27559 半夏丸 3-199
27560 半夏丸 3-199
27561 半夏丸 3-199
27562 半夏曲 3-199
27563 半夏曲 3-199
27564 半夏曲 3-199
27565 半夏汤 3-199
27566 半夏汤 3-199
27567 半夏汤 3-199
27568 半夏汤 3-199
27569 半夏汤 3-200
27570 半夏汤 3-200
27571 半夏汤 3-200
27572 半夏汤 3-200
27573 半夏汤 3-200
27574 半夏汤 3-200
27575 半夏汤 3-200
27576 半夏汤 3-200
27577 半夏汤 3-200
27578 半夏汤 3-200
27579 半夏汤 3-201
27580 半夏汤 3-201
27581 半夏汤 3-201
27582 半夏汤 3-201
27583 半夏汤 3-201
27584 半夏汤 3-201
27585 半夏汤 3-201
27586 半夏汤 3-201
27587 半夏汤 3-201
27588 半夏汤 3-201
27589 半夏汤 3-201
27590 半夏汤 3-201
27591 半夏汤 3-201
27592 半夏汤 3-202
27593 半夏汤 3-202
27594 半夏汤 3-202
27595 半夏汤 3-202
27596 半夏汤 3-202
27597 半夏汤 3-202
27598 半夏汤 3-202
27599 半夏汤 3-202
27600 半夏汤 3-202
27601 半夏汤 3-202
27602 半夏汤 3-202
27603 半夏汤 3-202
27604 半夏汤 3-202
27605 半夏汤 3-202
27606 半夏汤 3-202
27607 半夏汤 3-203
27608 半夏汤 3-203
27609 半夏汤 3-203
27610 半夏汤 3-203
27611 半夏汤 3-203
27612 半夏汤 3-203
27613 半夏汤 3-203
27614 半夏汤 3-203
27615 半夏汤 3-203
27616 半夏汤 3-203
27617 半夏汤 3-203
27618 半夏汤 3-203
27619 半夏汤 3-203
27620 半夏汤 3-203
27621 半夏汤 3-203
27622 半夏汤 3-203
27623 半夏汤 3-204
27624 半夏汤 3-204
27625 半夏汤 3-204
27626 半夏汤 3-204
27627 半夏汤 3-204
27628 半夏汤 3-204
27629 半夏汤 3-204
27630 半夏汤 3-204
27631 半夏汤 3-204
27632 半夏汤 3-204
27633 半夏汤 3-204
27634 半夏汤 3-204
27635 半夏汤 3-204
27636 半夏汤 3-204
27637 半夏汤 3-205
27638 半夏汤 3-205
27639 半夏汤 3-205
27640 半夏汤 3-205
27641 半夏汤 3-205
27642 半夏汤 3-205
27643 半夏汤 3-205

27644 半夏汤 3-205
27645 半夏汤 3-205
27646 半夏汤 3-205
27647 半夏汤 3-205
27648 半夏汤 3-205
27649 半夏汤 3-206
27650 半夏汤 3-206
27651 半夏汤 3-206
27652 半夏汤 3-206
27653 半夏汤 3-206
27654 半夏汤 3-206
27655 半夏汤 3-206
27656 半夏汤 3-206
27657 半夏汤 3-206
27658 半夏汤 3-206
27659 半夏汤 3-206
27660 半夏汤 3-206
27661 半夏汤 3-206
27662 半夏汤 3-206
27663 半夏汤 3-206
27664 半夏汤 3-206
27665 半夏汤 3-206
27666 半夏汤 3-207
27667 半夏汤 3-207
27668 半夏汤 3-207
27669 半夏汤 3-207
27670 半夏汤 3-207
27671 半夏汤 3-207
27672 半夏汤 3-207
27673 半夏汤 3-207
27674 半夏汤 3-207
27675 半夏汤 3-207
27676 半夏汤 3-207
27677 半夏汤 3-207
27678 半夏汤 3-207
27679 半夏汤 3-207
27680 半夏饮 3-207
27681 半夏饮 3-207
27682 半夏饮 3-207
27683 半夏饮 3-207
27684 半夏饮 3-208
27685 半夏饮 3-208
27686 半夏饮 3-208
27687 半夏饮 3-208
27688 半夏饮 3-208
27689 半夏酒 3-208
27690 半夏酒 3-208
27691 半夏散 3-208
27692 半夏散 3-208
27693 半夏散 3-208
27694 半夏散 3-208
27695 半夏散 3-208
27696 半夏散 3-208
27697 半夏散 3-209
27698 半夏散 3-209
27699 半夏散 3-209
27700 半夏散 3-209
27701 半夏散 3-209
27702 半夏散 3-209
27703 半夏散 3-209
27704 半夏散 3-209
27705 半夏散 3-209
27706 半夏散 3-209
27707 半夏散 3-209
27708 半夏散 3-209
27709 半夏散 3-209
27710 半夏散 3-210
27711 半夏散 3-210
27712 半夏散 3-210
27713 半夏散 3-210
27714 半夏散 3-210
27715 半夏散 3-210
27716 半夏散 3-210
27717 半夏散 3-210
27718 半夏散 3-210
27719 半夏散 3-210
27720 半夏散 3-210
27721 半夏散 3-210
27722 半夏散 3-211
27723 半夏散 3-211
27724 半夏散 3-211
27725 半夏散 3-211
27726 半夏散 3-211
27727 半夏散 3-211
27728 半夏散 3-211
27729 半夏散 3-211
27730 半夏散 3-211
27731 半夏散 3-211
27732 半夏散 3-211
27733 半夏散 3-211
27734 半夏散 3-211
27735 半夏散 3-212
27736 半夏散 3-212
27737 半夏散 3-212
27738 半夏散 3-212
27739 半夏散 3-212
27740 半夏散 3-212
27741 半夏散 3-212
27742 半夏散 3-212
27743 半夏散 3-212
27744 半夏散 3-212
27745 半夏散 3-212
27746 半夏散 3-212
27747 半夏散 3-213
27748 半夏散 3-213
27749 半夏散 3-213
27750 半夏散 3-213
27751 半夏散 3-213
27752 半夏散 3-213
27753 半夏散 3-213
27754 半夏散 3-213
27755 半夏散 3-213
27756 半夏散 3-213
27757 半夏散 3-213
27758 半夏散 3-213
27759 半夏散 3-213
27760 半夏散 3-214
27761 半夏散 3-214
27762 半夏散 3-214
27763 半夏散 3-214
27764 半夏散 3-214
27765 半夏散 3-214
27766 半夏散 3-214
27767 半夏散 3-214
27768 半夏散 3-214
27769 半夏散 3-214
27770 半夏散 3-214
27771 半夏散 3-214
27772 半夏散 3-214
27773 半夏散 3-215
27774 半夏散 3-215
27775 半夏散 3-215
27776 半夏散 3-215
27777 半夏散 3-215
27778 半夏散 3-215
27779 半夏散 3-215
27780 半夏散 3-215
27781 半夏散 3-215
27782 半夏散 3-215
27783 半夏散 3-215
27784 半夏散 3-215
27785 半夏散 3-215
27786 半夏散 3-215
27787 半夏散 3-215
27788 半夏散 3-216
27789 半夏散 3-216
27790 半夏散 3-216
27791 半夏散 3-216
27792 半夏散 3-216
27793 半夏散 3-216
27794 半夏散 3-216
27795 半夏散 3-216
27796 半夏散 3-216
27797 半夏散 3-216
27798 半夏散 3-216
27799 半夏散 3-216
27800 半夏散 3-216
27801 半夏散 3-216
27802 半夏膏 3-216
27803 半钱散 3-216
27804 半消丸 3-217
27805 半黄丸 3-217
27806 半粟散 3-217
27807 半硫丸 3-217
27808 半提丹 3-217
27809 半解汤 3-217
27810 半豆饮子 3-217
27811 半枝莲饮 3-217
27812 半夏汤散 3-217
27813 半夏饮子 3-217
27814 半夏饮子 3-217
27815 半夏饪 3-217
27816 半夏拨刀 3-217
27817 半夏拨刀 3-218
27818 半夏根散 3-218
27819 半夏煮散 3-218
27820 半夏熨方 3-218
27821 半贝姜茶饮 3-218
27822 半术天麻汤 3-218
27823 半附理中汤 3-218
27824 半苓平胃散 3-218
27825 半枫荷药酒 3-218
27826 半夏二味丸 3-218
27827 半夏十味汤 3-218
27828 半夏丁香丸 3-218
27829 半夏丁香丸 3-218
27830 半夏人参汤 3-218
27831 半夏干姜汤 3-218
27832 半夏干姜汤 3-219
27833 半夏干姜散 3-219
27834 半夏天麻丸 3-219
27835 半夏天麻汤 3-219
27836 半夏木通汤 3-219
27837 半夏木通汤 3-219
27838 半夏五香丸 3-219
27839 半夏中和汤 3-219
27840 半夏化痰丸 3-219
27841 半夏平胃散 3-219
27842 半夏正气丹 3-219
27843 半夏甘桂汤 3-219
27844 半夏左金汤 3-219
27845 半夏左经汤 3-219
27846 半夏生姜汤 3-220
27847 半夏生姜汤 3-220
27848 半夏生姜汤 3-220
27849 半夏白术丸 3-220
27850 半夏白芷散 3-220
27851 半夏曲芽汤 3-220
27852 半夏曲芽汤 3-220
27853 半夏竹茹汤 3-220
27854 半夏苍术汤 3-220
27855 半夏苍术汤 3-220
27856 半夏苏子汤 3-220
27857 半夏杏仁汤 3-220
27858 半夏利膈丸 3-220
27859 半夏利膈丸 3-220

27860 半夏利膈丸 3-220
27861 半夏补心汤 3-220
27862 半夏苦酒汤 3-220
27863 半夏苓术汤 3-220
27864 半夏肺痿汤 3-221
27865 半夏泻心汤 3-221
27866 半夏枳术丸 3-222
27867 半夏草果散 3-222
27868 半夏茯苓丸 3-222
27869 半夏茯苓汤 3-222
27870 半夏茯苓汤 3-222
27871 半夏茯苓汤 3-222
27872 半夏茯苓汤 3-223
27873 半夏茯苓汤 3-223
27874 半夏茯苓汤 3-223
27875 半夏茯苓汤 3-223
27876 半夏茯苓汤 3-223
27877 半夏茯苓汤 3-223
27878 半夏茯苓汤 3-223
27879 半夏茯苓汤 3-223
27880 半夏茯苓汤 3-223
27881 半夏茯神散 3-223
27882 半夏茯神散 3-223
27883 半夏厚朴汤 3-223
27884 半夏厚朴汤 3-224
27885 半夏厚朴汤 3-224
27886 半夏神曲汤 3-224
27887 半夏桂甘汤 3-224
27888 半夏桂枝汤 3-224
27889 半夏桔梗汤 3-224
27890 半夏栝楼丸 3-224
27891 半夏秫米汤 3-224
27892 半夏涤痰汤 3-225
27893 半夏通气散 3-225
27894 半夏麻黄丸 3-225
27895 半夏棋子粥 3-225
27896 半夏温肺汤 3-225
27897 半夏解毒汤 3-225
27898 半夏橘皮汤 3-225
27899 半夏橘皮汤 3-225
27900 半夏橘皮汤 3-225
27901 半夏橘皮汤 3-225
27902 半夏橘皮汤 3-225
27903 半夏橘皮汤 3-225
27904 半夏橘皮饮 3-225
27905 半夏礞石丸 3-225
27906 半夏藿香丸 3-226
27907 半夏藿香汤 3-226
27908 半湿半热汤 3-226
27909 半温半热汤 3-226
27910 半夏东流水汤 3-226
27911 半夏加茯苓汤 3-226
27912 半夏茯苓饮子 3-226
27913 半夏羚羊角散 3-226
27914 半表半里中和汤 3-226
27915 半夏千里流水汤 3-226
27916 半夏千里流水汤 3-226
27917 半夏天麻白术汤 3-226
27918 半夏生姜大黄汤 3-226
27919 半夏白术天麻汤 3-226
27920 半夏白术天麻汤 3-227
27921 半夏白术天麻汤 3-227
27922 半夏白术天麻汤 3-227
27923 半夏南星白附丸 3-228
27924 半夏茯苓天麻汤 3-228
27925 半夏茯苓陈皮汤 3-228
27926 半夏桂枝甘草汤 3-228
27927 半夏黄连解毒汤 3-228
27928 半夏茯苓汤加丁香汤 3-228
27929 半夏理中续膈破寒汤 3-228
27930 半夏泻心汤去干姜甘草加枳实杏仁方 3-228
27931 半夏泻心汤去人参甘草干姜大枣加枳实生姜方 3-228

闪

27932 闪痛煎 3-228

阡

27933 阡张膏 3-228

加

27934 加干散 3-228
27935 加皮酒 3-228
27936 加皮露 3-228
27937 加吊蔯散 3-228
27938 加生化肾汤 3-229
27939 加连生化汤 3-229
27940 加苓调脾散 3-229
27941 加味一贯煎 3-229
27942 加味一贯煎 3-229
27943 加味二仙汤 3-229
27944 加味二冬汤 3-229
27945 加味二母丸 3-229
27946 加味二陈汤 3-229
27947 加味二陈汤 3-229
27948 加味二陈汤 3-230
27949 加味二陈汤 3-230
27950 加味二陈汤 3-230
27951 加味二陈汤 3-230
27952 加味二陈汤 3-230
27953 加味二陈汤 3-230
27954 加味二陈汤 3-230
27955 加味二陈汤 3-230
27956 加味二陈汤 3-230
27957 加味二陈汤 3-230
27958 加味二陈汤 3-230
27959 加味二陈汤 3-230
27960 加味二陈汤 3-230
27961 加味二陈汤 3-231
27962 加味二陈汤 3-231
27963 加味二陈汤 3-231
27964 加味二陈汤 3-231
27965 加味二陈汤 3-231
27966 加味二陈汤 3-231
27967 加味二陈汤 3-231
27968 加味二陈汤 3-231
27969 加味二陈汤 3-231
27970 加味二陈汤 3-231
27971 加味二陈汤 3-231
27972 加味二陈汤 3-231
27973 加味二陈汤 3-231
27974 加味二陈汤 3-231
27975 加味二陈汤 3-231
27976 加味二陈汤 3-232
27977 加味二陈汤 3-232
27978 加味二陈汤 3-232
27979 加味二陈汤 3-232
27980 加味二陈汤 3-232
27981 加味二陈汤 3-232
27982 加味二陈汤 3-232
27983 加味二陈汤 3-232
27984 加味二陈汤 3-232
27985 加味二陈汤 3-232
27986 加味二陈汤 3-232
27987 加味二陈汤 3-232
27988 加味二陈汤 3-232
27989 加味二陈汤 3-232
27990 加味二陈汤 3-232
27991 加味二陈汤 3-232
27992 加味二陈汤 3-232
27993 加味二陈汤 3-233
27994 加味二陈汤 3-233
27995 加味二陈汤 3-233
27996 加味二陈汤 3-233
27997 加味二陈汤 3-233
27998 加味二陈汤 3-233
27999 加味二陈汤 3-233
28000 加味二陈汤 3-233
28001 加味二陈汤 3-233
28002 加味二陈汤 3-233
28003 加味二陈汤 3-233
28004 加味二陈汤 3-233
28005 加味二陈汤 3-233
28006 加味二陈汤 3-233
28007 加味二陈汤 3-233
28008 加味二陈汤 3-233
28009 加味二陈汤 3-233
28010 加味二陈汤 3-234
28011 加味二陈汤 3-234
28012 加味二陈汤 3-234
28013 加味二陈汤 3-234
28014 加味二陈汤 3-234
28015 加味二陈汤 3-234
28016 加味二妙丸 3-234
28017 加味二妙丸 3-234
28018 加味二妙丸 3-234
28019 加味二妙汤 3-234
28020 加味二妙汤 3-234
28021 加味二妙散 3-234
28022 加味二妙散 3-234
28023 加味二妙散 3-234
28024 加味二妙散 3-234
28025 加味二黄散 3-235
28026 加味十全汤 3-235
28027 加味十奇散 3-235
28028 加味十宣散 3-235
28029 加味七子丸 3-235
28030 加味七气汤 3-235
28031 加味七气汤 3-235
28032 加味七气汤 3-235
28033 加味七味丸 3-235
28034 加味七厘散 3-235
28035 加味七神丸 3-235
28036 加味七福饮 3-235
28037 加味八正散 3-236
28038 加味八正散 3-236
28039 加味八正散 3-236
28040 加味八正散 3-236
28041 加味八正散 3-236
28042 加味八仙汤 3-236
28043 加味八仙膏 3-236
28044 加味八味丸 3-236
28045 加味八味丸 3-236
28046 加味八味丸 3-236
28047 加味八味汤 3-236
28048 加味八物汤 3-236

28049 加味八物汤 3-237
28050 加味八物汤 3-237
28051 加味八物汤 3-237
28052 加味八物汤 3-237
28053 加味八物汤 3-237
28054 加味八宝丹 3-237
28055 加味八珍丸 3-237
28056 加味八珍汤 3-237
28057 加味八珍汤 3-237
28058 加味八珍汤 3-237
28059 加味八珍汤 3-237
28060 加味八珍汤 3-237
28061 加味八珍汤 3-237
28062 加味八珍汤 3-237
28063 加味八珍汤 3-237
28064 加味八珍汤 3-237
28065 加味八珍汤 3-238
28066 加味八珍汤 3-238
28067 加味八珍汤 3-238
28068 加味八珍汤 3-238
28069 加味八珍汤 3-238
28070 加味八珍汤 3-238
28071 加味八将丹 3-238
28072 加味人地汤 3-238
28073 加味三才汤 3-238
28074 加味三才汤 3-238
28075 加味三仙饮 3-238
28076 加味三仙饮 3-238
28077 加味三仙饮 3-238
28078 加味三仙饮 3-238
28079 加味三仙饮 3-238
28080 加味三仙饮 3-238
28081 加味三仙饮 3-238
28082 加味三仙饮 3-238
28083 加味三仙饮 3-238
28084 加味三生丸 3-238
28085 加味三生饮 3-239
28086 加味三白丹 3-239
28087 加味三白散 3-239
28088 加味三白散 3-239
28089 加味三圣丸 3-239
28090 加味三圣丸 3-239
28091 加味三豆饮 3-239
28092 加味三花汤 3-239
28093 加味三补丸 3-239
28094 加味三补丸 3-239
28095 加味三补丸 3-239
28096 加味三补丸 3-239
28097 加味三妙丸 3-239
28098 加味三妙丸 3-239
28099 加味三苓散 3-239
28100 加味三拗汤 3-239
28101 加味三拗汤 3-240
28102 加味三拗汤 3-240
28103 加味三建汤 3-240
28104 加味三星汤 3-240
28105 加味三星汤 3-240
28106 加味三星汤 3-240
28107 加味三黄丸 3-240
28108 加味三黄丸 3-240
28109 加味三黄丸 3-240
28110 加味三黄汤 3-240
28111 加味大补汤 3-240
28112 加味大补汤 3-240
28113 加味大造丸 3-240
28114 加味大造丸 3-240
28115 加味大造丸 3-240
28116 加味大造汤 3-240
28117 加味上清丸 3-241
28118 加味小承汤 3-241
28119 加味小胃丹 3-241
28120 加味元冬汤 3-241
28121 加味天水散 3-241
28122 加味天地散 3-241
28123 加味天麻散 3-241
28124 加味天麻散 3-241
28125 加味天然散 3-241
28126 加味木通汤 3-241
28127 加味木通汤 3-241
28128 加味五仙散 3-241
28129 加味五仙散 3-241
28130 加味五皮汤 3-241
28131 加味五皮汤 3-242
28132 加味五皮汤 3-242
28133 加味五皮汤 3-242
28134 加味五皮饮 3-242
28135 加味五皮散 3-242
28136 加味五苓汤 3-242
28137 加味五苓汤 3-242
28138 加味五苓散 3-242
28139 加味五苓散 3-242
28140 加味五苓散 3-242
28141 加味五苓散 3-242
28142 加味五苓散 3-242
28143 加味五苓散 3-242
28144 加味五苓散 3-242
28145 加味五苓散 3-242
28146 加味五苓散 3-242
28147 加味五苓散 3-243
28148 加味五苓散 3-243
28149 加味五苓散 3-243
28150 加味五苓散 3-243
28151 加味五苓散 3-243
28152 加味五苓散 3-243
28153 加味五金汤 3-243
28154 加味五宝丹 3-243
28155 加味五积饮 3-243
28156 加味五积散 3-243
28157 加味五积散 3-244
28158 加味五积散 3-244
28159 加味五积散 3-244
28160 加味五积散 3-244
28161 加味五益膏 3-244
28162 加味五黄锭 3-244
28163 加味五淋散 3-244
28164 加味五痹汤 3-244
28165 加味太一膏 3-244
28166 加味太乙膏 3-244
28167 加味太乙膏 3-244
28168 加味太乙膏 3-245
28169 加味太极丸 3-245
28170 加味太极丸 3-245
28171 加味化肾汤 3-245
28172 加味化毒丹 3-245
28173 加味化毒饮 3-245
28174 加味化斑汤 3-245
28175 加味化斑汤 3-245
28176 加味化痰丸 3-245
28177 加味化痰丸 3-245
28178 加味牛黄散 3-245
28179 加味升降散 3-245
28180 加味升麻汤 3-246
28181 加味升麻汤 3-246
28182 加味升麻汤 3-246
28183 加味升麻汤 3-246
28184 加味升麻汤 3-246
28185 加味升麻汤 3-246
28186 加味升葛汤 3-246
28187 加味乌头汤 3-246
28188 加味乌沉汤 3-246
28189 加味乌沉汤 3-246
28190 加味乌金散 3-246
28191 加味乌荆丸 3-246
28192 加味乌荆丸 3-246
28193 加味乌药汤 3-247
28194 加味乌药汤 3-247
28195 加味匀气散 3-247
28196 加味丹栀汤 3-247
28197 加味风流饮 3-247
28198 加味六一散 3-247
28199 加味六一散 3-247
28200 加味六一散 3-247
28201 加味六一散 3-247
28202 加味六子丸 3-247
28203 加味六皮煎 3-247
28204 加味六合汤 3-247
28205 加味六君汤 3-247
28206 加味六君汤 3-247
28207 加味六君汤 3-247
28208 加味六君汤 3-247
28209 加味六君汤 3-248
28210 加味六郁汤 3-248
28211 加味六神汤 3-248
28212 加味火枕丸 3-248
28213 加味火轮丸 3-248
28214 加味火府汤 3-248
28215 加味双和汤 3-248
28216 加味艾附丸 3-248
28217 加味平胃散 3-248
28218 加味平胃散 3-248
28219 加味平胃散 3-248
28220 加味平胃散 3-248
28221 加味平胃散 3-248
28222 加味平胃散 3-248
28223 加味平胃散 3-248
28224 加味平胃散 3-248
28225 加味平胃散 3-249
28226 加味平胃散 3-249
28227 加味平胃散 3-249
28228 加味平胃散 3-249
28229 加味平胃散 3-249
28230 加味平胃散 3-249
28231 加味平胃散 3-249
28232 加味平胃散 3-249
28233 加味平胃散 3-249
28234 加味平胃散 3-249
28235 加味平胃散 3-249
28236 加味平胃散 3-249
28237 加味平胃散 3-249
28238 加味平胃散 3-249
28239 加味平胃散 3-249
28240 加味平胃散 3-249
28241 加味平胃散 3-249
28242 加味平胃散 3-249
28243 加味平胃散 3-249
28244 加味平胃散 3-249
28245 加味平胃散 3-250
28246 加味平胃散 3-250
28247 加味平胃散 3-250
28248 加味平胃散 3-250
28249 加味平胃散 3-250
28250 加味玉泉散 3-250
28251 加味玉烛散 3-250
28252 加味玉露散 3-250
28253 加味术附汤 3-250
28254 加味术附汤 3-250
28255 加味术附汤 3-250
28256 加味术苓汤 3-250
28257 加味术苓汤 3-250
28258 加味术苓汤 3-250
28259 加味术苓汤 3-250
28260 加味术桂汤 3-251
28261 加味甘桔汤 3-251
28262 加味甘桔汤 3-251
28263 加味甘桔汤 3-251
28264 加味甘桔汤 3-251

28265 加味甘桔汤 3-251
28266 加味甘桔汤 3-251
28267 加味甘桔汤 3-251
28268 加味甘桔汤 3-251
28269 加味甘桔汤 3-251
28270 加味甘桔汤 3-251
28271 加味甘桔汤 3-251
28272 加味甘桔汤 3-251
28273 加味甘桔汤 3-251
28274 加味甘桔汤 3-251
28275 加味甘桔汤 3-252
28276 加味甘桔汤 3-252
28277 加味甘桔汤 3-252
28278 加味甘桔汤 3-252
28279 加味甘桔汤 3-252
28280 加味甘桔汤 3-252
28281 加味甘桔汤 3-252
28282 加味甘桔汤 3-252
28283 加味甘露饮 3-252
28284 加味甘露饮 3-252
28285 加味石膏汤 3-252
28286 加味石膏汤 3-252
28287 加味右归饮 3-252
28288 加味左归饮 3-252
28289 加味左金丸 3-252
28290 加味左金丸 3-252
28291 加味左金丸 3-253
28292 加味左金丸 3-253
28293 加味左金汤 3-253
28294 加味龙石散 3-253
28295 加味龙石散 3-253
28296 加味龙虎散 3-253
28297 加味龙胆汤 3-253
28298 加味戊己汤 3-253
28299 加味归芍汤 3-253
28300 加味归芎汤 3-253
28301 加味归芎饮 3-253
28302 加味归芪片 3-253
28303 加味归宗汤 3-253
28304 加味归宗汤 3-253
28305 加味归宗汤 3-253
28306 加味归脾丸 3-253
28307 加味归脾汤 3-254
28308 加味归脾汤 3-254
28309 加味归脾汤 3-254
28310 加味归脾汤 3-254
28311 加味归脾汤 3-254
28312 加味归脾汤 3-254
28313 加味归脾汤 3-254
28314 加味归脾汤 3-254
28315 加味归脾汤 3-254
28316 加味归脾汤 3-254
28317 加味归脾汤 3-254
28318 加味归脾汤 3-254
28319 加味归脾汤 3-254
28320 加味归脾汤 3-254
28321 加味归脾汤 3-254
28322 加味四七汤 3-254
28323 加味四七汤 3-255
28324 加味四七汤 3-255
28325 加味四七汤 3-255
28326 加味四七汤 3-255
28327 加味四七汤 3-255
28328 加味四七汤 3-255
28329 加味四七汤 3-255
28330 加味四斤丸 3-255
28331 加味四斤丸 3-255
28332 加味四生饮 3-255
28333 加味四圣饮 3-255
28334 加味四圣散 3-255
28335 加味四圣散 3-255
28336 加味四圣散 3-256
28337 加味四圣散 3-256
28338 加味四圣膏 3-256
28339 加味四君汤 3-256
28340 加味四君汤 3-256
28341 加味四君汤 3-256
28342 加味四君汤 3-256
28343 加味四君汤 3-256
28344 加味四君汤 3-256
28345 加味四君汤 3-256
28346 加味四君汤 3-256
28347 加味四君汤 3-256
28348 加味四妙汤 3-256
28349 加味四苓汤 3-256
28350 加味四苓汤 3-256
28351 加味四苓散 3-257
28352 加味四苓散 3-257
28353 加味四苓散 3-257
28354 加味四苓散 3-257
28355 加味四苓散 3-257
28356 加味四苓散 3-257
28357 加味四苓散 3-257
28358 加味四苓散 3-257
28359 加味四苓散 3-257
28360 加味四苓散 3-257
28361 加味四味汤 3-257
28362 加味四物汤 3-257
28363 加味四物汤 3-257
28364 加味四物汤 3-257
28365 加味四物汤 3-257
28366 加味四物汤 3-258
28367 加味四物汤 3-258
28368 加味四物汤 3-258
28369 加味四物汤 3-258
28370 加味四物汤 3-258
28371 加味四物汤 3-258
28372 加味四物汤 3-258
28373 加味四物汤 3-258
28374 加味四物汤 3-258
28375 加味四物汤 3-258
28376 加味四物汤 3-258
28377 加味四物汤 3-258
28378 加味四物汤 3-258
28379 加味四物汤 3-258
28380 加味四物汤 3-258
28381 加味四物汤 3-258
28382 加味四物汤 3-258
28383 加味四物汤 3-259
28384 加味四物汤 3-259
28385 加味四物汤 3-259
28386 加味四物汤 3-259
28387 加味四物汤 3-259
28388 加味四物汤 3-259
28389 加味四物汤 3-259
28390 加味四物汤 3-259
28391 加味四物汤 3-259
28392 加味四物汤 3-259
28393 加味四物汤 3-259
28394 加味四物汤 3-259
28395 加味四物汤 3-259
28396 加味四物汤 3-259
28397 加味四物汤 3-260
28398 加味四物汤 3-260
28399 加味四物汤 3-260
28400 加味四物汤 3-260
28401 加味四物汤 3-260
28402 加味四物汤 3-260
28403 加味四物汤 3-260
28404 加味四物汤 3-260
28405 加味四物汤 3-260
28406 加味四物汤 3-260
28407 加味四物汤 3-260
28408 加味四物汤 3-260
28409 加味四物汤 3-260
28410 加味四物汤 3-260
28411 加味四物汤 3-260
28412 加味四物汤 3-260
28413 加味四物汤 3-260
28414 加味四物汤 3-260
28415 加味四物汤 3-261
28416 加味四物汤 3-261
28417 加味四物汤 3-261
28418 加味四物汤 3-261
28419 加味四物汤 3-261
28420 加味四物汤 3-261
28421 加味四物汤 3-261
28422 加味四物汤 3-261
28423 加味四物汤 3-261
28424 加味四物汤 3-261
28425 加味四物汤 3-261
28426 加味四物汤 3-261
28427 加味四物汤 3-261
28428 加味四物汤 3-261
28429 加味四物汤 3-261
28430 加味四物汤 3-261
28431 加味四物汤 3-261
28432 加味四物汤 3-261
28433 加味四物汤 3-262
28434 加味四物汤 3-262
28435 加味四物汤 3-262
28436 加味四物汤 3-262
28437 加味四物汤 3-262
28438 加味四物汤 3-262
28439 加味四物汤 3-262
28440 加味四物汤 3-262
28441 加味四物汤 3-262
28442 加味四物汤 3-262
28443 加味四物汤 3-262
28444 加味四物汤 3-262
28445 加味四物汤 3-262
28446 加味四物汤 3-262
28447 加味四物汤 3-262
28448 加味四物汤 3-262
28449 加味四物汤 3-262
28450 加味四物汤 3-262
28451 加味四物汤 3-262
28452 加味四物汤 3-262
28453 加味四物汤 3-263
28454 加味四物汤 3-263
28455 加味四物汤 3-263
28456 加味四物汤 3-263
28457 加味四物汤 3-263
28458 加味四物汤 3-263
28459 加味四物汤 3-263
28460 加味四物汤 3-263
28461 加味四物汤 3-263
28462 加味四物汤 3-263
28463 加味四物汤 3-263
28464 加味四物汤 3-263
28465 加味四物汤 3-263
28466 加味四物汤 3-263
28467 加味四物汤 3-263
28468 加味四物汤 3-264
28469 加味四物汤 3-264
28470 加味四物汤 3-264
28471 加味四物汤 3-264
28472 加味四物汤 3-264
28473 加味四物汤 3-264
28474 加味四物汤 3-264
28475 加味四物汤 3-264
28476 加味四物汤 3-264
28477 加味四物汤 3-264
28478 加味四物汤 3-264
28479 加味四物汤 3-264
28480 加味四物汤 3-264

28481 加味四柱散 3-264
28482 加味四柱散 3-264
28483 加味四逆汤 3-265
28484 加味四逆汤 3-265
28485 加味四逆汤 3-265
28486 加味四逆汤 3-265
28487 加味四逆散 3-265
28488 加味四神丸 3-265
28489 加味四消丸 3-265
28490 加味失笑散 3-265
28491 加味失笑散 3-265
28492 加味失笑散 3-265
28493 加味生化汤 3-265
28494 加味生化汤 3-265
28495 加味生化汤 3-265
28496 加味生化汤 3-266
28497 加味生化汤 3-266
28498 加味生化汤 3-266
28499 加味生化汤 3-266
28500 加味生化汤 3-266
28501 加味生化汤 3-266
28502 加味生化汤 3-266
28503 加味生化汤 3-266
28504 加味生化汤 3-266
28505 加味生化汤 3-266
28506 加味生化汤 3-266
28507 加味生化汤 3-266
28508 加味生化汤 3-266
28509 加味生化汤 3-267
28510 加味生化汤 3-267
28511 加味生化汤 3-267
28512 加味生化汤 3-267
28513 加味生化汤 3-267
28514 加味生化汤 3-267
28515 加味生脉散 3-267
28516 加味生脉散 3-267
28517 加味生脉散 3-267
28518 加味生脉散 3-267
28519 加味生脉散 3-267
28520 加味白丸子 3-267
28521 加味白术散 3-267
28522 加味白术散 3-267
28523 加味白虎汤 3-267
28524 加味白虎汤 3-267
28525 加味白虎汤 3-267
28526 加味白虎汤 3-267
28527 加味白虎汤 3-267
28528 加味白虎汤 3-268
28529 加味白金丸 3-268
28530 加味白蔻散 3-268
28531 加味白蔻散 3-268
28532 加味白薇丸 3-268
28533 加味白薇汤 3-268
28534 加味瓜蒂散 3-268
28535 加味宁志丸 3-268
28536 加味宁神丸 3-268
28537 加味宁神丸 3-268
28538 加味半硫丸 3-268
28539 加味圣愈汤 3-268
28540 加味圣愈汤 3-268
28541 加味发表汤 3-268
28542 加味地黄丸 3-268
28543 加味地黄丸 3-269
28544 加味地黄丸 3-269
28545 加味地黄丸 3-269
28546 加味地黄丸 3-269
28547 加味地黄丸 3-269
28548 加味地黄丸 3-269
28549 加味地黄丸 3-269
28550 加味地黄丸 3-269
28551 加味地黄丸 3-269
28552 加味地黄丸 3-269
28553 加味地黄丸 3-269
28554 加味地黄丸 3-269
28555 加味地黄丸 3-270
28556 加味地黄丸 3-270
28557 加味地黄丸 3-270
28558 加味地黄丸 3-270
28559 加味地黄丸 3-270
28560 加味地黄丸 3-270
28561 加味地黄丸 3-270
28562 加味地黄丸 3-270
28563 加味地黄丸 3-270
28564 加味地黄丸 3-270
28565 加味地黄丸 3-270
28566 加味地黄丸 3-270
28567 加味地黄丸 3-270
28568 加味地黄丸 3-270
28569 加味地黄丸 3-271
28570 加味地黄丸 3-271
28571 加味地黄汤 3-271
28572 加味地黄汤 3-271
28573 加味地黄汤 3-271
28574 加味地黄汤 3-271
28575 加味地黄汤 3-271
28576 加味地黄汤 3-271
28577 加味地黄汤 3-271
28578 加味地黄汤 3-271
28579 加味地黄汤 3-271
28580 加味地黄汤 3-271
28581 加味地黄汤 3-271
28582 加味地黄汤 3-272
28583 加味地黄汤 3-272
28584 加味地黄汤 3-272
28585 加味地黄汤 3-272
28586 加味地黄汤 3-272
28587 加味地黄汤 3-272
28588 加味地黄汤 3-272
28589 加味地黄汤 3-272
28590 加味地黄汤 3-272
28591 加味朴黄丸 3-272
28592 加味芍药汤 3-272
28593 加味芎归汤 3-272
28594 加味芎归汤 3-272
28595 加味芎归汤 3-273
28596 加味芎归汤 3-273
28597 加味芎归汤 3-273
28598 加味芎归汤 3-273
28599 加味芎归汤 3-273
28600 加味芎归汤 3-273
28601 加味芎归汤 3-273
28602 加味芎归汤 3-273
28603 加味芎归汤 3-273
28604 加味芎归汤 3-273
28605 加味芎归饮 3-273
28606 加味芎归饮 3-273
28607 加味芎苏饮 3-273
28608 加味芎苏散 3-273
28609 加味芎䓖汤 3-273
28610 加味芎䓖汤 3-273
28611 加味芎䓖汤 3-273
28612 加味西黄丸 3-273
28613 加味达原饮 3-274
28614 加味百合汤 3-274
28615 加味百花丸 3-274
28616 加味百花膏 3-274
28617 加味百顺丸 3-274
28618 加味托里散 3-274
28619 加味托里散 3-274
28620 加味至宝丹 3-274
28621 加味贞元饮 3-274
28622 加味当归汤 3-274
28623 加味当归饮 3-274
28624 加味当归散 3-274
28625 加味当归散 3-274
28626 加味当归散 3-275
28627 加味当归膏 3-275
28628 加味回阳散 3-275
28629 加味竹叶汤 3-275
28630 加味竹叶汤 3-275
28631 加味竹叶汤 3-275
28632 加味竹叶汤 3-275
28633 加味竹沥汤 3-275
28634 加味竹沥汤 3-275
28635 加味竹茹汤 3-275
28636 加味华盖散 3-275
28637 加味华盖散 3-275
28638 加味交加散 3-275
28639 加味交加散 3-275
28640 加味冲和汤 3-276
28641 加味冰硼散 3-276
28642 加味冰硼散 3-276
28643 加味汤泡散 3-276
28644 加味守效丸 3-276
28645 加味守效丸 3-276
28646 加味安志丸 3-276
28647 加味安胎饮 3-276
28648 加味安胎饮 3-276
28649 加味安胎饮 3-276
28650 加味安胎饮 3-276
28651 加味安胎饮 3-276
28652 加味安胎饮 3-276
28653 加味安胎饮 3-276
28654 加味安胎饮 3-276
28655 加味羊肝丸 3-277
28656 加味羊肝丸 3-277
28657 加味羊肝丸 3-277
28658 加味异功汤 3-277
28659 加味异功散 3-277
28660 加味异功散 3-277
28661 加味异功散 3-277
28662 加味异功散 3-277
28663 加味异功散 3-277
28664 加味异功散 3-277
28665 加味异功散 3-277
28666 加味异功散 3-277
28667 加味异功散 3-277
28668 加味异功散 3-277
28669 加味异香散 3-278
28670 加味导气汤 3-278
28671 加味导赤汤 3-278
28672 加味导赤饮 3-278
28673 加味导赤散 3-278
28674 加味导赤散 3-278
28675 加味导赤散 3-278
28676 加味导赤散 3-278
28677 加味导赤散 3-278
28678 加味导赤散 3-278
28679 加味导赤散 3-278
28680 加味导赤散 3-279
28681 加味导赤散 3-279
28682 加味导赤散 3-279
28683 加味导痰汤 3-279
28684 加味导痰汤 3-279
28685 加味导痰汤 3-279
28686 加味导痰汤 3-279
28687 加味导痰汤 3-279
28688 加味导痰汤 3-279
28689 加味导痰汤 3-279
28690 加味导痰饮 3-279
28691 加味阴阳散 3-280
28692 加味阴阳散 3-280
28693 加味防风汤 3-280
28694 加味防风汤 3-280
28695 加味如圣汤 3-280
28696 加味如圣散 3-280

28697 加味如神散 3-280
28698 加味妇沉汤 3-280
28699 加味观音散 3-280
28700 加味红花散 3-280
28701 加味红绵散 3-280
28702 加味麦冬汤 3-280
28703 加味寿星丸 3-281
28704 加味寿胎丸 3-281
28705 加味坎离丸 3-281
28706 加味坎离丸 3-281
28707 加味苇茎汤 3-281
28708 加味芷贝散 3-281
28709 加味苍术膏 3-281
28710 加味苍柏汤 3-281
28711 加味苍柏散 3-281
28712 加味芦荟丸 3-281
28713 加味两仪膏 3-282
28714 加味扶桑饮 3-282
28715 加味连壳丸 3-282
28716 加味连草汤 3-282
28717 加味连理汤 3-282
28718 加味佛手散 3-282
28719 加味佛手散 3-282
28720 加味佛手散 3-282
28721 加味佛手散 3-282
28722 加味佛手散 3-282
28723 加味佛手散 3-282
28724 加味佛手散 3-282
28725 加味佛手散 3-282
28726 加味佛手散 3-282
28727 加味佛手散 3-282
28728 加味辛夷散 3-283
28729 加味羌活汤 3-283
28730 加味羌活饮 3-283
28731 加味羌活散 3-283
28732 加味羌活散 3-283
28733 加味沉香散 3-283
28734 加味羌活散 3-283
28735 加味补中汤 3-283
28736 加味补血汤 3-283
28737 加味补血汤 3-283
28738 加味补血汤 3-283
28739 加味补血汤 3-283
28740 加味补血汤 3-283
28741 加味补血汤 3-283
28742 加味补血汤 3-283
28743 加味补血汤 3-283
28744 加味补阴丸 3-284
28745 加味补阴丸 3-284
28746 加味补阴丸 3-284
28747 加味补阴丸 3-284
28748 加味补阴丸 3-284
28749 加味补阴丸 3-284
28750 加味补肝散 3-284
28751 加味纯阴汤 3-284
28752 加味青龙汤 3-284
28753 加味青金丹 3-284
28754 加味青娥丸 3-285
28755 加味青娥丸 3-285
28756 加味青娥丸 3-285
28757 加味青娥丸 3-285
28758 加味青蛾丸 3-285
28759 加味枇杷膏 3-285
28760 加味苦参丸 3-285
28761 加味苦参丸 3-285
28762 加味抵当丸 3-285
28763 加味转舌膏 3-285
28764 加味虎潜丸 3-285
28765 加味虎潜丸 3-286
28766 加味虎潜丸 3-286
28767 加味虎潜丸 3-286
28768 加味肾气丸 3-286
28769 加味肾热汤 3-286
28770 加味肾着汤 3-286
28771 加味败毒散 3-286
28772 加味败毒散 3-286
28773 加味败毒散 3-286
28774 加味败毒散 3-286
28775 加味败毒散 3-287
28776 加味败毒散 3-287
28777 加味败毒散 3-287
28778 加味败毒散 3-287
28779 加味败毒散 3-287
28780 加味败毒散 3-287
28781 加味败毒散 3-287
28782 加味固本丸 3-287
28783 加味固本胶 3-287
28784 加味固阴煎 3-287
28785 加味和中饮 3-287
28786 加味和中散 3-287
28787 加味知母散 3-287
28788 加味金龙丸 3-287
28789 加味金刚丸 3-287
28790 加味金花丸 3-287
28791 加味金花丸 3-287
28792 加味金锁匙 3-288
28793 加味肥儿丸 3-288
28794 加味肥儿丸 3-288
28795 加味泻心汤 3-288
28796 加味泻白散 3-288
28797 加味泻白散 3-288
28798 加味泻白散 3-288
28799 加味泻白散 3-288
28800 加味泻白散 3-288
28801 加味泻白散 3-288
28802 加味泻白散 3-288
28803 加味泻白散 3-288
28804 加味泻白散 3-288
28805 加味泻白散 3-288
28806 加味泻肝汤 3-288
28807 加味泻黄散 3-288
28808 加味泽兰汤 3-288
28809 加味泽泻汤 3-288
28810 加味治中汤 3-289
28811 加味治中汤 3-289
28812 加味治中汤 3-289
28813 加味治中汤 3-289
28814 加味治中汤 3-289
28815 加味宝华散 3-289
28816 加味定风珠 3-289
28817 加味定志丸 3-289
28818 加味定志丸 3-289
28819 加味定志丸 3-289
28820 加味定志丸 3-289
28821 加味定志丸 3-289
28822 加味定志丸 3-289
28823 加味定喘汤 3-290
28824 加味建中汤 3-290
28825 加味建中汤 3-290
28826 加味建中汤 3-290
28827 加味建中汤 3-290
28828 加味建中汤 3-290
28829 加味建中汤 3-290
28830 加味降气汤 3-290
28831 加味参术汤 3-290
28832 加味参术汤 3-290
28833 加味参麦饮 3-290
28834 加味参麦散 3-290
28835 加味参苏饮 3-290
28836 加味参苏饮 3-290
28837 加味参苏饮 3-290
28838 加味参苏饮 3-291
28839 加味参苏散 3-291
28840 加味参附汤 3-291
28841 加味参茯饮 3-291
28842 加味参耆汤 3-291
28843 加味参耆汤 3-291
28844 加味参夏汤 3-291
28845 加味参橘饮 3-291
28846 加味参橘饮 3-291
28847 加味承气汤 3-291
28848 加味承气汤 3-291
28849 加味承气汤 3-291
28850 加味春雪膏 3-291
28851 加味枳术丸 3-291
28852 加味枳术丸 3-292
28853 加味枳术丸 3-292
28854 加味枳术丸 3-292
28855 加味枳术丸 3-292
28856 加味枳术丸 3-292
28857 加味枳术丸 3-292
28858 加味枳术汤 3-292
28859 加味枳术汤 3-292
28860 加味枳壳汤 3-292
28861 加味枳壳汤 3-292
28862 加味胡麻散 3-292
28863 加味荆芥散 3-292
28864 加味荆黄汤 3-293
28865 加味草金丹 3-293
28866 加味茵陈汤 3-293
28867 加味茯苓汤 3-293
28868 加味茯苓汤 3-293
28869 加味茯苓饮 3-293
28870 加味茯神散 3-293
28871 加味茯菟汤 3-293
28872 加味茶汤方 3-293
28873 加味茶调散 3-293
28874 加味赴筵散 3-293
28875 加味威喜丸 3-293
28876 加味贵金汤 3-293
28877 加味胃苓丸 3-293
28878 加味胃苓丸 3-293
28879 加味胃苓汤 3-294
28880 加味复元丹 3-294
28881 加味香归饮 3-294
28882 加味香苏饮 3-294
28883 加味香苏饮 3-294
28884 加味香苏饮 3-294
28885 加味香苏散 3-294
28886 加味香苏散 3-294
28887 加味香苏散 3-294
28888 加味香苏散 3-294
28889 加味香苏散 3-295
28890 加味香苏散 3-295
28891 加味香苏散 3-295
28892 加味香苏散 3-295
28893 加味香连丸 3-295
28894 加味香连丸 3-295
28895 加味香连丸 3-295
28896 加味香连丸 3-295
28897 加味香连丸 3-295
28898 加味香连丸 3-295
28899 加味香连丸 3-295
28900 加味香连丸 3-295
28901 加味香连丸 3-296
28902 加味香连丸 3-296
28903 加味香连丸 3-296
28904 加味香连汤 3-296
28905 加味香连散 3-296
28906 加味香附丸 3-296
28907 加味香薷丸 3-296
28908 加味香薷饮 3-296
28909 加味香薷饮 3-296
28910 加味香薷饮 3-296
28911 加味香薷饮 3-296
28912 加味香薷饮 3-296

28913 加味修肝散 3-296
28914 加味修肝散 3-296
28915 加味修肝散 3-297
28916 加味保元汤 3-297
28917 加味保元汤 3-297
28918 加味保元汤 3-297
28919 加味保元汤 3-297
28920 加味保元汤 3-297
28921 加味保元汤 3-297
28922 加味保元汤 3-297
28923 加味保元汤 3-297
28924 加味保和丸 3-297
28925 加味保和丸 3-297
28926 加味保和丸 3-297
28927 加味保和丸 3-297
28928 加味保和丸 3-297
28929 加味信枣丹 3-298
28930 加味顺气散 3-298
28931 加味顺气散 3-298
28932 加味独圣散 3-298
28933 加味胜金丸 3-298
28934 加味胜湿汤 3-298
28935 加味烂积丸 3-298
28936 加味洞下丸 3-298
28937 加味活命饮 3-298
28938 加味活命散 3-298
28939 加味济川煎 3-298
28940 加味济生汤 3-298
28941 加味将军汤 3-298
28942 加味养元粉 3-298
28943 加味养心汤 3-299
28944 加味养心汤 3-299
28945 加味养生方 3-299
28946 加味养血汤 3-299
28947 加味养血汤 3-299
28948 加味养血汤 3-299
28949 加味养荣丸 3-299
28950 加味养荣丸 3-299
28951 加味养荣丸 3-299
28952 加味养脏汤 3-299
28953 加味宣风散 3-299
28954 加味宣风散 3-299
28955 加味姜附汤 3-299
28956 加味姜附汤 3-299
28957 加味姜附汤 3-299
28958 加味祛风散 3-299
28959 加味神功丸 3-300
28960 加味神术汤 3-300
28961 加味神应丸 3-300
28962 加味神柞饮 3-300
28963 加味神香散 3-300
28964 加味除湿丸 3-300
28965 加味除湿汤 3-300
28966 加味珠黄散 3-300
28967 加味桂附汤 3-300
28968 加味桂枝汤 3-300
28969 加味桂枝汤 3-300
28970 加味桔梗汤 3-300
28971 加味真武汤 3-300
28972 加味莲湖丸 3-300
28973 加味耆桂汤 3-300
28974 加味柴平汤 3-301
28975 加味柴陈汤 3-301
28976 加味柴苓汤 3-301
28977 加味柴胡汤 3-301
28978 加味柴物汤 3-301
28979 加味柴胡汤 3-301
28980 加味柴胡汤 3-301
28981 加味柴胡汤 3-301
28982 加味柴胡汤 3-301
28983 加味柴胡汤 3-301
28984 加味柴胡汤 3-301
28985 加味柴胡汤 3-301
28986 加味柴胡汤 3-301
28987 加味柴胡汤 3-301
28988 加味柴胡汤 3-301
28989 加味柴胡汤 3-301
28990 加味柴胡汤 3-301
28991 加味柴胡饮 3-301
28992 加味逍遥丸 3-302
28993 加味逍遥饮 3-302
28994 加味逍遥散 3-302
28995 加味逍遥散 3-302
28996 加味逍遥散 3-302
28997 加味逍遥散 3-302
28998 加味逍遥散 3-302
28999 加味逍遥散 3-302
29000 加味逍遥散 3-302
29001 加味逍遥散 3-303
29002 加味逍遥散 3-303
29003 加味逍遥散 3-303
29004 加味逍遥散 3-303
29005 加味逍遥散 3-303
29006 加味逍遥散 3-303
29007 加味逍遥散 3-303
29008 加味逍遥散 3-303
29009 加味逍遥散 3-303
29010 加味逍遥散 3-303
29011 加味逍遥散 3-303
29012 加味逍遥散 3-303
29013 加味逍遥散 3-303
29014 加味逍遥散 3-303
29015 加味逍遥散 3-304
29016 加味逍遥散 3-304
29017 加味逍遥散 3-304
29018 加味逍遥散 3-304
29019 加味逍遥散 3-304
29020 加味逍遥散 3-304
29021 加味逍遥散 3-304
29022 加味逍遥散 3-304
29023 加味逍遥散 3-304
29024 加味逍遥散 3-304
29025 加味逍遥散 3-304
29026 加味逍遥散 3-304
29027 加味逍遥散 3-304
29028 加味逍遥散 3-304
29029 加味逍遥散 3-304
29030 加味逍遥散 3-304
29031 加味逍遥散 3-304
29032 加味逍遥散 3-305
29033 加味铁落饮 3-305
29034 加味铁落饮 3-305
29035 加味秘元煎 3-305
29036 加味透肌汤 3-305
29037 加味透肌散 3-305
29038 加味健脾丸 3-305
29039 加味健脾丸 3-305
29040 加味射干汤 3-305
29041 加味脏连丸 3-305
29042 加味脏连丸 3-305
29043 加味脏连丸 3-305
29044 加味凉膈散 3-306
29045 加味凉膈散 3-306
29046 加味凉膈散 3-306
29047 加味凉膈散 3-306
29048 加味凉膈散 3-306
29049 加味凉膈散 3-306
29050 加味凉膈散 3-306
29051 加味凉膈散 3-306
29052 加味凉膈煎 3-306
29053 加味消风散 3-306
29054 加味消毒饮 3-306
29055 加味消毒饮 3-306
29056 加味消毒饮 3-306
29057 加味消黄散 3-306
29058 加味流气饮 3-306
29059 加味润下丸 3-307
29060 加味益元散 3-307
29061 加味益元散 3-307
29062 加味益气汤 3-307
29063 加味益气汤 3-307
29064 加味益气汤 3-307
29065 加味益气汤 3-307
29066 加味益气汤 3-307
29067 加味益气汤 3-307
29068 加味益气汤 3-307
29069 加味益气汤 3-307
29070 加味益心汤 3-307
29071 加味益母丸 3-307
29072 加味益母丸 3-308
29073 加味益母散 3-308
29074 加味益营煎 3-308
29075 加味调中汤 3-308
29076 加味调中饮 3-308
29077 加味调中饮 3-308
29078 加味调肝汤 3-308
29079 加味调经丸 3-308
29080 加味调经散 3-308
29081 加味陷胸丸 3-308
29082 加味陷胸汤 3-308
29083 加味桑菊饮 3-308
29084 加味通气汤 3-309
29085 加味通心饮 3-309
29086 加味通心散 3-309
29087 加味通心散 3-309
29088 加味通心散 3-309
29089 加味通圣散 3-309
29090 加味通关丸 3-309
29091 加味理中丸 3-309
29092 加味理中丸 3-309
29093 加味理中汤 3-309
29094 加味理中汤 3-309
29095 加味理中汤 3-309
29096 加味理中汤 3-310
29097 加味理中汤 3-310
29098 加味理中汤 3-310
29099 加味理中汤 3-310
29100 加味理中汤 3-310
29101 加味理中汤 3-310
29102 加味理中汤 3-310
29103 加味理中汤 3-310
29104 加味理中汤 3-310
29105 加味理中汤 3-310
29106 加味理中汤 3-310
29107 加味理中汤 3-310
29108 加味理中汤 3-310
29109 加味理中汤 3-310
29110 加味理中汤 3-310
29111 加味理中汤 3-310
29112 加味理中汤 3-311
29113 加味理中汤 3-311
29114 加味理中汤 3-311
29115 加味理中汤 3-311
29116 加味理中汤 3-311
29117 加味理中汤 3-311
29118 加味理中汤 3-311
29119 加味理中饮 3-311
29120 加味理建汤 3-311
29121 加味黄玉膏 3-311
29122 加味黄芩汤 3-311
29123 加味黄芩汤 3-311
29124 加味黄芩汤 3-311
29125 加味黄芩汤 3-311
29126 加味黄芩汤 3-312
29127 加味黄耆汤 3-312
29128 加味黄精汤 3-312

29129 加味推气散 3-312
29130 加味控涎丸 3-312
29131 加味控涎丹 3-312
29132 加味救肺饮 3-312
29133 加味救肺散 3-312
29134 加味铜绿散 3-312
29135 加味银翘片 3-312
29136 加味银翘散 3-312
29137 加味猪苓汤 3-313
29138 加味脱花煎 3-313
29139 加味麻仁丸 3-313
29140 加味麻仁丸 3-313
29141 加味麻风丸 3-313
29142 加味麻黄汤 3-313
29143 加味麻黄汤 3-313
29144 加味麻黄汤 3-313
29145 加味麻黄汤 3-313
29146 加味麻黄汤 3-313
29147 加味麻黄散 3-313
29148 加味清中散 3-313
29149 加味清六丸 3-313
29150 加味清心饮 3-313
29151 加味清宁膏 3-314
29152 加味清肺饮 3-314
29153 加味清胃汤 3-314
29154 加味清胃汤 3-314
29155 加味清胃汤 3-314
29156 加味清胃汤 3-314
29157 加味清胃汤 3-314
29158 加味清胃汤 3-314
29159 加味清胃汤 3-314
29160 加味清胃散 3-314
29161 加味清胃散 3-314
29162 加味清胃散 3-314
29163 加味清胃散 3-314
29164 加味清胃散 3-314
29165 加味清胃散 3-315
29166 加味清胃散 3-315
29167 加味清胃散 3-315
29168 加味清室汤 3-315
29169 加味清宫汤 3-315
29170 加味清凉饮 3-315
29171 加味清凉饮 3-315
29172 加味清凉饮 3-315
29173 加味清凉饮 3-315
29174 加味清营汤 3-315
29175 加味清喉煎 3-315
29176 加味清脾饮 3-315
29177 加味清震汤 3-315
29178 加味续命汤 3-315
29179 加味续命汤 3-315
29180 加味绿矾丸 3-315
29181 加味琼玉膏 3-315
29182 加味散偏汤 3-316
29183 加味椒红丸 3-316
29184 加味款冬散 3-316
29185 加味葛根汤 3-316
29186 加味葛根汤 3-316
29187 加味葛根汤 3-316
29188 加味葱豉汤 3-316
29189 加味葱豉汤 3-317
29190 加味葱豉汤 3-317
29191 加味葵子散 3-317
29192 加味越鞠丸 3-317
29193 加味越鞠丸 3-317
29194 加味越鞠丸 3-317
29195 加味越鞠丸 3-317
29196 加味紫金丹 3-317
29197 加味紫草饮 3-317
29198 加味紫菀汤 3-317
29199 加味遗粮汤 3-317
29200 加味遗粮汤 3-317
29201 加味滞下丸 3-317
29202 加味温风汤 3-318
29203 加味温经汤 3-318
29204 加味温胆汤 3-318
29205 加味温胆汤 3-318
29206 加味温胆汤 3-318
29207 加味温胆汤 3-318
29208 加味温胆汤 3-318
29209 加味温胆汤 3-318
29210 加味温胆汤 3-318
29211 加味温胆汤 3-318
29212 加味温养汤 3-318
29213 加味滋阴丸 3-318
29214 加味滋阴散 3-318
29215 加味滋肾丸 3-319
29216 加味滋肾丸 3-319
29217 加味滋肾汤 3-319
29218 加味犀角汤 3-319
29219 加味犀角汤 3-319
29220 加味犀角饮 3-319
29221 加味犀角饮 3-319
29222 加味槐花散 3-319
29223 加味槐角丸 3-319
29224 加味槐角丸 3-319
29225 加味感冒丸 3-319
29226 加味蜈蚣散 3-319
29227 加味解毒丹 3-319
29228 加味解毒汤 3-319
29229 加味解毒汤 3-319
29230 加味解毒汤 3-320
29231 加味解毒汤 3-320
29232 加味解毒饮 3-320
29233 加味解毒散 3-320
29234 加味解毒散 3-320
29235 加味解毒散 3-320
29236 加味解醒汤 3-320
29237 加味滚痰丸 3-320
29238 加味磁朱丸 3-320
29239 加味磁朱丸 3-320
29240 加味磁朱丸 3-320
29241 加味蜡矾丸 3-320
29242 加味蜡矾丸 3-320
29243 加味蜡矾丸 3-321
29244 加味樗皮丸 3-321
29245 加味震灵丹 3-321
29246 加味僵黄丸 3-321
29247 加味橘核丸 3-321
29248 加味薷苓汤 3-321
29249 加味豁痰汤 3-321
29250 加味豁痰汤 3-321
29251 加味藿香饮 3-321
29252 加味藿香散 3-321
29253 加味露姜饮 3-321
29254 加剂四物汤 3-321
29255 加剂除湿汤 3-321
29256 加宝平安散 3-321
29257 加参八味丸 3-321
29258 加参平胃散 3-321
29259 加参生化汤 3-321
29260 加参生化汤 3-322
29261 加参生化汤 3-322
29262 加参瓜蒂散 3-322
29263 加参宁肺汤 3-322
29264 加桂芎归汤 3-322
29265 加料十全汤 3-322
29266 加料平胃散 3-322
29267 加料四物汤 3-322
29268 加料佛手散 3-322
29269 加料荷叶丸 3-322
29270 加料舒肝丸 3-323
29271 加减一阴煎 3-323
29272 加减一阴煎 3-323
29273 加减二陈汤 3-323
29274 加减二陈汤 3-323
29275 加减二陈汤 3-323
29276 加减二陈汤 3-323
29277 加减二陈汤 3-323
29278 加减二陈汤 3-323
29279 加减二陈汤 3-323
29280 加减二陈汤 3-323
29281 加减二陈汤 3-323
29282 加减二陈汤 3-324
29283 加减二陈汤 3-324
29284 加减二陈汤 3-324
29285 加减二陈汤 3-324
29286 加减二陈汤 3-324
29287 加减二陈汤 3-324
29288 加减十皮饮 3-324
29289 加减十全汤 3-324
29290 加减十全汤 3-324
29291 加减十宝汤 3-324
29292 加减七气汤 3-324
29293 加减七气汤 3-324
29294 加减七气汤 3-324
29295 加减七气汤 3-324
29296 加减七宝饮 3-325
29297 加减七宝散 3-325
29298 加减八风散 3-325
29299 加减八正散 3-325
29300 加减八正散 3-325
29301 加减八正散 3-325
29302 加减八味丸 3-325
29303 加减八味丸 3-326
29304 加减八味丸 3-326
29305 加减八味丸 3-326
29306 加减八味汤 3-326
29307 加减八味汤 3-326
29308 加减八味汤 3-326
29309 加减八物汤 3-326
29310 加减八物汤 3-326
29311 加减八物汤 3-326
29312 加减八物汤 3-326
29313 加减八物汤 3-326
29314 加减八物汤 3-326
29315 加减八物汤 3-326
29316 加减八物汤 3-326
29317 加减八珍丸 3-327
29318 加减八珍汤 3-327
29319 加减八珍汤 3-327
29320 加减八珍汤 3-327
29321 加减八珍汤 3-327
29322 加减八珍汤 3-327
29323 加减人参丸 3-327
29324 加减三气饮 3-327
29325 加减三奇汤 3-327
29326 加减三奇汤 3-327
29327 加减三奇散 3-327
29328 加减三拗汤 3-327
29329 加减三拗汤 3-327
29330 加减三拗汤 3-327
29331 加减三黄丸 3-328
29332 加减三黄丸 3-328
29333 加减三黄丸 3-328
29334 加减三黄丸 3-328
29335 加减三黄汤 3-328
29336 加减三黄汤 3-328
29337 加减大安丸 3-328
29338 加减天麻汤 3-328
29339 加减开邪散 3-328
29340 加减木香丸 3-328
29341 加减木香散 3-328
29342 加减五皮饮 3-328
29343 加减五皮饮 3-328
29344 加减五苓汤 3-328

29345 加减五苓汤 3-328
29346 加减五苓散 3-328
29347 加减五苓散 3-328
29348 加减五苓散 3-329
29349 加减五苓散 3-329
29350 加减五苓散 3-329
29351 加减五苓散 3-329
29352 加减五苓散 3-329
29353 加减五苓散 3-329
29354 加减五苓散 3-329
29355 加减五苓散 3-329
29356 加减五苓散 3-329
29357 加减五拗汤 3-329
29358 加减五味汤 3-329
29359 加减五积散 3-329
29360 加减五积散 3-329
29361 加减五积散 3-330
29362 加减五积散 3-330
29363 加减五痹汤 3-330
29364 加减止嗽散 3-330
29365 加减内固丸 3-330
29366 加减分消丸 3-330
29367 加减牛膝汤 3-330
29368 加减升麻汤 3-330
29369 加减升麻汤 3-330
29370 加减升麻汤 3-330
29371 加减升葛汤 3-330
29372 加减化斑汤 3-330
29373 加减乌金散 3-331
29374 加减乌金散 3-331
29375 加减乌金散 3-331
29376 加减乌药汤 3-331
29377 加减六合汤 3-331
29378 加减六君汤 3-331
29379 加减六君汤 3-331
29380 加减六味丸 3-331
29381 加减六味丸 3-331
29382 加减六味丸 3-331
29383 加减六味丸 3-331
29384 加减六味丸 3-332
29385 加减六味汤 3-332
29386 加减六物丸 3-332
29387 加减六物汤 3-332
29388 加减六柱饮 3-332
29389 加减火府丸 3-332
29390 加减双解散 3-332
29391 加减双解散 3-332
29392 加减平阳汤 3-332
29393 加减平胃散 3-332
29394 加减平胃散 3-332
29395 加减平胃散 3-332
29396 加减平胃散 3-333
29397 加减平胃散 3-333
29398 加减平胃散 3-333
29399 加减正元丹 3-333
29400 加减正气散 3-333
29401 加减正气散 3-333
29402 加减玉女煎 3-333
29403 加减玉容散 3-333
29404 加减术苓汤 3-333
29405 加减甘桔汤 3-333
29406 加减甘桔汤 3-333
29407 加减甘露饮 3-333
29408 加减甘露饮 3-333
29409 加减右归饮 3-334
29410 加减右归饮 3-334
29411 加减左归饮 3-334
29412 加减左归饮 3-334
29413 加减左归饮 3-334
29414 加减龙荟丸 3-334
29415 加减龙荟丸 3-334
29416 加减龙胆汤 3-334
29417 加减归芍汤 3-334
29418 加减归脾汤 3-334
29419 加减归脾汤 3-334
29420 加减归脾汤 3-334
29421 加减归脾汤 3-334
29422 加减归脾汤 3-334
29423 加减归脾汤 3-334
29424 加减四七汤 3-335
29425 加减四斤丸 3-335
29426 加减四物汤 3-335
29427 加减四物汤 3-335
29428 加减四物汤 3-335
29429 加减四物汤 3-335
29430 加减四物汤 3-335
29431 加减四物汤 3-335
29432 加减四物汤 3-335
29433 加减四物汤 3-335
29434 加减四物汤 3-335
29435 加减四物汤 3-336
29436 加减四物汤 3-336
29437 加减四物汤 3-336
29438 加减四物汤 3-336
29439 加减四物汤 3-336
29440 加减四物汤 3-336
29441 加减四物汤 3-336
29442 加减四物汤 3-336
29443 加减四物汤 3-336
29444 加减四物汤 3-336
29445 加减四物汤 3-336
29446 加减四物汤 3-336
29447 加减四物汤 3-336
29448 加减四物汤 3-336
29449 加减四物汤 3-336
29450 加减四物汤 3-336
29451 加减四物汤 3-336
29452 加减四物汤 3-337
29453 加减四物汤 3-337
29454 加减四物汤 3-337
29455 加减四物汤 3-337
29456 加减四物汤 3-337
29457 加减四物汤 3-337
29458 加减四物汤 3-337
29459 加减四物汤 3-337
29460 加减四物汤 3-337
29461 加减四物汤 3-337
29462 加减四物汤 3-337
29463 加减四物汤 3-337
29464 加减四物汤 3-337
29465 加减四顺饮 3-337
29466 加减四逆汤 3-337
29467 加减仙茅丸 3-338
29468 加减生化汤 3-338
29469 加减生化汤 3-338
29470 加减生化汤 3-338
29471 加减生化汤 3-338
29472 加减生化汤 3-338
29473 加减生化汤 3-338
29474 加减生化汤 3-338
29475 加减生化汤 3-338
29476 加减生化汤 3-338
29477 加减生脉散 3-338
29478 加减白术散 3-338
29479 加减白术散 3-338
29480 加减白术散 3-338
29481 加减白术膏 3-338
29482 加减白虎汤 3-338
29483 加减白虎汤 3-338
29484 加减白通汤 3-339
29485 加减瓜蒌散 3-339
29486 加减瓜蒂散 3-339
29487 加减玄武汤 3-339
29488 加减圣功散 3-339
29489 加减圣神汤 3-339
29490 加减圣效散 3-339
29491 加减圣愈汤 3-339
29492 加减发郁汤 3-339
29493 加减地仙丹 3-339
29494 加减地芝丸 3-339
29495 加减地黄丸 3-339
29496 加减地黄丸 3-339
29497 加减地黄丸 3-340
29498 加减地黄丸 3-340
29499 加减地黄丸 3-340
29500 加减地黄丸 3-340
29501 加减地黄丸 3-340
29502 加减地黄方 3-340
29503 加减地黄汤 3-340
29504 加减地黄汤 3-340
29505 加减地黄汤 3-340
29506 加减地黄汤 3-340
29507 加减地黄汤 3-340
29508 加减芍药汤 3-340
29509 加减芎辛汤 3-340
29510 加减芎活汤 3-340
29511 加减托里汤 3-340
29512 加减至宝丹 3-341
29513 加减当归散 3-341
29514 加减当归散 3-341
29515 加减当归散 3-341
29516 加减回阳汤 3-341
29517 加减全虫方 3-341
29518 加减全虫汤 3-341
29519 加减冲和汤 3-341
29520 加减冲和汤 3-341
29521 加减冲和汤 3-341
29522 加减冲和汤 3-341
29523 加减守效丸 3-341
29524 加减守病丸 3-341
29525 加减安肾丸 3-341
29526 加减安荣散 3-342
29527 加减安胃汤 3-342
29528 加减安胃汤 3-342
29529 加减安胎饮 3-342
29530 加减安胎饮 3-342
29531 加减安胎饮 3-342
29532 加减安胎饮 3-342
29533 加减安胎饮 3-342
29534 加减安神丸 3-342
29535 加减安神丸 3-342
29536 加减异功散 3-342
29537 加减异功散 3-342
29538 加减异功散 3-342
29539 加减导气丸 3-342
29540 加减导气汤 3-342
29541 加减导赤散 3-343
29542 加减导痰汤 3-343
29543 加减导痰汤 3-343
29544 加减导痰汤 3-343
29545 加减阴疽汤 3-343
29546 加减防风汤 3-343
29547 加减防风汤 3-343
29548 加减防风汤 3-343
29549 加减观音散 3-343
29550 加减观音散 3-343
29551 加减红绵散 3-343
29552 加减寿星汤 3-343
29553 加减寿脾煎 3-343
29554 加减运痰汤 3-343
29555 加减攻毒散 3-343
29556 加减苇茎汤 3-343
29557 加减芩芍汤 3-344
29558 加减苍莎饮 3-344
29559 加减芦荟丸 3-344
29560 加减两地汤 3-344

29561 加减连翘饮 3-344
29562 加减利惊丸 3-344
29563 加减辛夷散 3-344
29564 加减羌活汤 3-344
29565 加减羌活汤 3-344
29566 加减羌活汤 3-344
29567 加减羌活汤 3-344
29568 加减完带汤 3-344
29569 加减补中汤 3-344
29570 加减补中汤 3-345
29571 加减补心丹 3-345
29572 加减补心汤 3-345
29573 加减补阴丸 3-345
29574 加减补益汤 3-345
29575 加减补筋丸 3-345
29576 加减阿胶汤 3-345
29577 加减阿胶汤 3-345
29578 加减阿胶散 3-345
29579 加减鸡苏散 3-345
29580 加减青娥丸 3-345
29581 加减青蒿丸 3-345
29582 加减茅根汤 3-345
29583 加减抱龙丸 3-345
29584 加减拨云散 3-345
29585 加减拨云散 3-346
29586 加减拨云散 3-346
29587 加减拨云散 3-346
29588 加减虎骨散 3-346
29589 加减肾气丸 3-346
29590 加减肾气汤 3-346
29591 加减肾气汤 3-346
29592 加减肾沥汤 3-346
29593 加减败毒散 3-346
29594 加减固本丸 3-346
29595 加减固本丸 3-346
29596 加减和胃汤 3-346
29597 加减知母汤 3-346
29598 加减肥儿丸 3-346
29599 加减肥气丸 3-346
29600 加减泻心汤 3-347
29601 加减泻白汤 3-347
29602 加减泻白汤 3-347
29603 加减泻白散 3-347
29604 加减泻白散 3-347
29605 加减泻白散 3-347
29606 加减泻白散 3-347
29607 加减泻白散 3-347
29608 加减泻白散 3-347
29609 加减泻肝汤 3-347
29610 加减泻青丸 3-347
29611 加减泻黄散 3-347
29612 加减泻黄散 3-347
29613 加减泽漆汤 3-347
29614 加减定命丹 3-348
29615 加减定喘汤 3-348
29616 加减定喘汤 3-348
29617 加减穹合汤 3-348
29618 加减建中汤 3-348
29619 加减建中汤 3-348
29620 加减建中汤 3-348
29621 加减建中汤 3-348
29622 加减参麦汤 3-348
29623 加减参苏饮 3-348
29624 加减参苏饮 3-348
29625 加减参苏饮 3-348
29626 加减参苏饮 3-348
29627 加减参苏饮 3-349
29628 加减参苏饮 3-349
29629 加减参苏饮 3-349
29630 加减参苏饮 3-349
29631 加减参苏饮 3-349
29632 加减参苏饮 3-349
29633 加减参附汤 3-349
29634 加减参紫饮 3-349
29635 加减驻景丸 3-349
29636 加减枳术汤 3-349
29637 加减栀子汤 3-349
29638 加减茱萸汤 3-349
29639 加减茱萸汤 3-349
29640 加减茯苓丸 3-349
29641 加减茯苓汤 3-349
29642 加减茯神汤 3-350
29643 加减茯菟汤 3-350
29644 加减茹苓汤 3-350
29645 加减胃风汤 3-350
29646 加减胃风汤 3-350
29647 加减胃苓汤 3-350
29648 加减胃苓汤 3-350
29649 加减胃苓汤 3-350
29650 加减胃苓汤 3-350
29651 加减胃苓汤 3-350
29652 加减胃苓汤 3-350
29653 加减胃苓汤 3-350
29654 加减胃苓汤 3-350
29655 加减思食丸 3-350
29656 加减复脉汤 3-351
29657 加减复脉汤 3-351
29658 加减香苏饮 3-351
29659 加减香苏散 3-351
29660 加减香连汤 3-351
29661 加减香苓散 3-351
29662 加减香棱丸 3-351
29663 加减香薷饮 3-351
29664 加减香薷饮 3-352
29665 加减保阴煎 3-352
29666 加减保和丸 3-352
29667 加减保和丸 3-352
29668 加减顺气散 3-352
29669 加减顺气散 3-352
29670 加减追疟饮 3-352
29671 加减胜湿丸 3-352
29672 加减洗心散 3-352
29673 加减活命饮 3-352
29674 加减济心丹 3-352
29675 加减养心丸 3-353
29676 加减养心汤 3-353
29677 加减养心汤 3-353
29678 加减养荣汤 3-353
29679 加减养荣汤 3-353
29680 加减养胃汤 3-353
29681 加减养胃汤 3-353
29682 加减养脏汤 3-353
29683 加减养脏汤 3-353
29684 加减姜黄丸 3-353
29685 加减神功丸 3-353
29686 加减神术散 3-353
29687 加减退赤散 3-353
29688 加减除湿汤 3-354
29689 加减珠粉丸 3-354
29690 加减秦艽汤 3-354
29691 加减秦艽散 3-354
29692 加减桂枝汤 3-354
29693 加减桂枝汤 3-354
29694 加减桂枝汤 3-354
29695 加减真武汤 3-354
29696 加减真武汤 3-354
29697 加减真武汤 3-354
29698 加减莪术散 3-354
29699 加减柴苓汤 3-355
29700 加减柴苓汤 3-355
29701 加减柴陈汤 3-355
29702 加减柴苓汤 3-355
29703 加减柴苓汤 3-355
29704 加减柴胡汤 3-355
29705 加减柴胡汤 3-355
29706 加减柴胡汤 3-355
29707 加减柴胡汤 3-355
29708 加减柴胡汤 3-355
29709 加减柴胡汤 3-355
29710 加减柴胡汤 3-355
29711 加减柴胡汤 3-355
29712 加减柴胡汤 3-355
29713 加减柴葛汤 3-355
29714 加减逍遥散 3-355
29715 加减逍遥散 3-356
29716 加减逍遥散 3-356
29717 加减逍遥散 3-356
29718 加减逍遥散 3-356
29719 加减逍遥散 3-356
29720 加减逍遥散 3-356
29721 加减逍遥散 3-356
29722 加减逍遥散 3-356
29723 加减逍遥散 3-356
29724 加减逍遥散 3-356
29725 加减逍遥散 3-356
29726 加减逍遥散 3-356
29727 加减逍遥散 3-356
29728 加减逍遥散 3-356
29729 加减息奔丸 3-357
29730 加减胶艾汤 3-357
29731 加减凉膈散 3-357
29732 加减凉膈散 3-357
29733 加减凉膈散 3-357
29734 加减凉膈散 3-357
29735 加减凉膈散 3-357
29736 加减凉膈散 3-357
29737 加减消毒饮 3-357
29738 加减消毒饮 3-357
29739 加减消毒散 3-357
29740 加减流气饮 3-357
29741 加减流气饮 3-357
29742 加减流气饮 3-358
29743 加减润肠丸 3-358
29744 加减润燥汤 3-358
29745 加减益元汤 3-358
29746 加减益气汤 3-358
29747 加减益气汤 3-358
29748 加减益黄散 3-358
29749 加减益黄散 3-358
29750 加减调中汤 3-358
29751 加减调中汤 3-358
29752 加减调中汤 3-358
29753 加减调中饮 3-358
29754 加减通气散 3-358
29755 加减通圣丸 3-358
29756 加减通圣散 3-359
29757 加减通圣散 3-359
29758 加减通圣散 3-359
29759 加减理中丸 3-359
29760 加减理中丸 3-359
29761 加减理中丸 3-359
29762 加减理中汤 3-359
29763 加减理中汤 3-359
29764 加减理中汤 3-359
29765 加减理中汤 3-359
29766 加减理阴煎 3-359
29767 加减理阴煎 3-359
29768 加减黄土汤 3-359
29769 加减黄芩汤 3-359
29770 加减黄芩汤 3-360
29771 加减黄连散 3-360
29772 加减黄耆汤 3-360
29773 加减排风汤 3-360
29774 加减排脓汤 3-360
29775 加减银翘散 3-360
29776 加减银翘散 3-360

29777 加减徙薪饮 3-360
29778 加减麻仁丸 3-360
29779 加减麻黄汤 3-360
29780 加减麻黄汤 3-360
29781 加减麻黄汤 3-360
29782 加减麻黄汤 3-360
29783 加减清心饮 3-361
29784 加减清肌汤 3-361
29785 加减清肺汤 3-361
29786 加减清肺饮 3-361
29787 加减清经散 3-361
29788 加减清胃汤 3-361
29789 加减清胃饮 3-361
29790 加减清胃散 3-361
29791 加减清宫汤 3-361
29792 加减清海丸 3-361
29793 加减清脾汤 3-361
29794 加减清脾饮 3-361
29795 加减清脾饮 3-361
29796 加减清脾饮 3-361
29797 加减渗湿汤 3-361
29798 加减断下汤 3-362
29799 加减续命汤 3-362
29800 加减续命汤 3-362
29801 加减续命汤 3-362
29802 加减续命汤 3-362
29803 加减续命汤 3-362
29804 加减续命汤 3-362
29805 加减葳蕤汤 3-362
29806 加减葛花汤 3-362
29807 加减葛根汤 3-363
29808 加减葛根汤 3-363
29809 加减葛根汤 3-363
29810 加减葶苈丸 3-363
29811 加减紫金丹 3-363
29812 加减紫菀汤 3-363
29813 加减黑神散 3-363
29814 加减黑神散 3-363
29815 加减黑膏汤 3-363
29816 加减黑膏汤 3-363
29817 加减集圣丸 3-363
29818 加减痞气丸 3-363
29819 加减痛风方 3-363
29820 加减惺惺散 3-364
29821 加减惺惺散 3-364
29822 加减惺惺散 3-364
29823 加减温经汤 3-364
29824 加减温胆汤 3-364
29825 加减瑞莲丸 3-364
29826 加减塌气汤 3-364
29827 加减槐花散 3-364
29828 加减愈风汤 3-364
29829 加减解毒丸 3-364
29830 加减解毒汤 3-364
29831 加减槟榔汤 3-364
29832 加减槟榔汤 3-364
29833 加减磁石散 3-365
29834 加减镇心丹 3-365
29835 加减镇阴煎 3-365
29836 加减镇阴煎 3-365
29837 加减薷苓汤 3-365
29838 加血竭大红膏 3-365
29839 加诃子四柱散 3-365
29840 加味大建中汤 3-365
29841 加味大承气汤 3-365
29842 加味大承气汤 3-365
29843 加味大醒脾散 3-365
29844 加味小青龙汤 3-365
29845 加味小建中汤 3-365
29846 加味小柴胡汤 3-366
29847 加味小柴胡汤 3-366
29848 加味小柴胡汤 3-366
29849 加味小柴胡汤 3-366
29850 加味小柴胡汤 3-366
29851 加味小柴胡汤 3-366
29852 加味小柴胡汤 3-366
29853 加味小柴胡汤 3-366
29854 加味小柴胡汤 3-366
29855 加味小柴胡汤 3-366
29856 加味小柴胡汤 3-366
29857 加味小柴胡汤 3-366
29858 加味小柴胡汤 3-366
29859 加味小柴胡汤 3-366
29860 加味小柴胡汤 3-367
29861 加味小柴胡汤 3-367
29862 加味小调经散 3-367
29863 加味小续命汤 3-367
29864 加味小蓟饮子 3-367
29865 加味天仙藤散 3-367
29866 加味天麻胶囊 3-367
29867 加味六君子汤 3-367
29868 加味六君子汤 3-367
29869 加味六君子汤 3-367
29870 加味六君子汤 3-367
29871 加味六君子汤 3-367
29872 加味六君子汤 3-367
29873 加味六君子汤 3-367
29874 加味六君子汤 3-368
29875 加味六君子汤 3-368
29876 加味六君子汤 3-368
29877 加味六君子汤 3-368
29878 加味六君子汤 3-368
29879 加味六君子汤 3-368
29880 加味六君子汤 3-368
29881 加味六君子汤 3-368
29882 加味六君子汤 3-368
29883 加味六君子汤 3-368
29884 加味六君子汤 3-368
29885 加味六君子汤 3-368
29886 加味六君子汤 3-368
29887 加味六君子汤 3-368
29888 加味六君子汤 3-368
29889 加味六君子汤 3-368
29890 加味六君子汤 3-368
29891 加味玉屏风散 3-369
29892 加味玉屏风散 3-369
29893 加味玉屏风散 3-369
29894 加味玉屏风散 3-369
29895 加味归术芎散 3-369
29896 加味四君子丸 3-369
29897 加味四君子汤 3-369
29898 加味四君子汤 3-369
29899 加味四君子汤 3-369
29900 加味四君子汤 3-369
29901 加味四君子汤 3-369
29902 加味四君子汤 3-369
29903 加味四君子汤 3-369
29904 加味四君子汤 3-369
29905 加味四君子汤 3-369
29906 加味四君子汤 3-369
29907 加味四君子汤 3-369
29908 加味四君子汤 3-370
29909 加味四君子汤 3-370
29910 加味四君子汤 3-370
29911 加味四君子汤 3-370
29912 加味四君子汤 3-370
29913 加味四君子汤 3-370
29914 加味四君子汤 3-370
29915 加味四君子汤 3-370
29916 加味四君子汤 3-370
29917 加味四君子汤 3-370
29918 加味四君子汤 3-370
29919 加味四君子汤 3-370
29920 加味四君子汤 3-370
29921 加味四君子汤 3-370
29922 加味四君子汤 3-370
29923 加味四君子汤 3-370
29924 加味四君子汤 3-370
29925 加味四君子汤 3-371
29926 加味四君子汤 3-371
29927 加味四君子汤 3-371
29928 加味四君子汤 3-371
29929 加味四君子汤 3-371
29930 加味四君子汤 3-371
29931 加味四君子汤 3-371
29932 加味四君子汤 3-371
29933 加味四君子汤 3-371
29934 加味四君子汤 3-371
29935 加味四君子汤 3-371
29936 加味四君子汤 3-371
29937 加味四君子汤 3-371
29938 加味四君子汤 3-371
29939 加味四君子汤 3-371
29940 加味四君子汤 3-371
29941 加味四君子汤 3-371
29942 加味四君子汤 3-372
29943 加味四君子汤 3-372
29944 加味生铁落饮 3-372
29945 加味生化颗粒 3-372
29946 加味仙遗粮散 3-372
29947 加味白头翁汤 3-372
29948 加味白头翁汤 3-372
29949 加味白头翁汤 3-372
29950 加味地骨皮饮 3-372
29951 加味地骨皮散 3-372
29952 加味当归饮子 3-372
29953 加味麦门冬汤 3-372
29954 加味吴茱萸汤 3-372
29955 加味青木香丸 3-372
29956 加味青州白丸 3-373
29957 加味金沸草散 3-373
29958 加味金铃子片 3-373
29959 加味金铃子散 3-373
29960 加味胡黄连丸 3-373
29961 加味香肥皂方 3-373
29962 加味消毒饮子 3-373
29963 加味羚羊角散 3-373
29964 加味羚羊角散 3-373
29965 加味鼠黏子汤 3-373
29966 加味鼠黏子散 3-373
29967 加脑子收阳粉 3-373
29968 加料五加皮散 3-373
29969 加减八味丸汤 3-373
29970 加减三五七散 3-374
29971 加减大补元煎 3-374
29972 加减大青龙汤 3-374
29973 加减大青龙汤 3-374
29974 加减大青龙汤 3-374
29975 加减大建中汤 3-374
29976 加减大建中汤 3-374
29977 加减大建中汤 3-374
29978 加减大承气汤 3-374
29979 加减大承气汤 3-374
29980 加减大承气汤 3-374
29981 加减大柴胡汤 3-374
29982 加减大柴胡汤 3-375
29983 加减大紫草散 3-375
29984 加减小白虎汤 3-375
29985 加减小青龙汤 3-375
29986 加减小青龙汤 3-375
29987 加减小建中汤 3-375
29988 加减小承气汤 3-375
29989 加减小柴胡汤 3-375
29990 加减小柴胡汤 3-375
29991 加减小柴胡汤 3-375
29992 加减小柴胡汤 3-375

29993 加减小柴胡汤 3-375
29994 加减小柴胡汤 3-375
29995 加减小柴胡汤 3-375
29996 加减小柴胡汤 3-376
29997 加减小柴胡汤 3-376
29998 加减小柴胡汤 3-376
29999 加减小柴胡汤 3-376
30000 加减小柴胡汤 3-376
30001 加减小柴胡汤 3-376
30002 加减小柴胡汤 3-376
30003 加减小续命汤 3-376
30004 加减小续命汤 3-376
30005 加减小续命汤 3-376
30006 加减小续命汤 3-377
30007 加减木防己汤 3-377
30008 加减木香煮散 3-377
30009 加减六君子汤 3-377
30010 加减六君子汤 3-377
30011 加减六君子汤 3-377
30012 加减六君子汤 3-377
30013 加减玉竹饮子 3-377
30014 加减四君子汤 3-377
30015 加减四君子汤 3-377
30016 加减四君子汤 3-377
30017 加减四君子汤 3-377
30018 加减四味饮子 3-377
30019 加减生四物汤 3-378
30020 加减生地黄汤 3-378
30021 加减白茯苓丸 3-378
30022 加减地骨皮饮 3-378
30023 加减地骨皮散 3-378
30024 加减当归饮子 3-378
30025 加减吴茱萸汤 3-378
30026 加减吴茱萸汤 3-378
30027 加减何首乌散 3-378
30028 加减青木香丸 3-378
30029 加减固胎饮子 3-378
30030 加减桑螵蛸散 3-378
30031 加减桑螵蛸散 3-379
30032 加减羚羊角散 3-379
30033 加减羚羊角散 3-379
30034 加减羚羊角散 3-379
30035 加减黑逍遥散 3-379
30036 加减鼠黏子汤 3-379
30037 加减薄荷煎丸 3-379
30038 加减藤黄饮子 3-379
30039 加味二陈和中汤 3-379
30040 加味十全大补汤 3-379
30041 加味十全大补汤 3-380
30042 加味十全大补汤 3-380
30043 加味十全大补汤 3-380
30044 加味十全大补汤 3-380
30045 加味十全大补汤 3-380
30046 加味十全大补汤 3-380
30047 加味十全大补汤 3-380
30048 加味十全大补汤 3-380
30049 加味十全大补汤 3-380
30050 加味十全大补汤 3-380
30051 加味七子衍宗汤 3-380
30052 加味七粒紫金丹 3-380
30053 加味八珍益母膏 3-380
30054 加味八珍猪蹄汤 3-381
30055 加味人参白虎汤 3-381
30056 加味人参白虎汤 3-381
30057 加味人参麦冬汤 3-381
30058 加味人参养荣汤 3-381
30059 加味人参养胃汤 3-381
30060 加味人参养胃汤 3-381
30061 加味人参款花膏 3-381
30062 加味人参紫菀散 3-381
30063 加味三才封髓丹 3-381
30064 加味三仁葱豉汤 3-381
30065 加味千金内托散 3-381
30066 加味五子明目丸 3-382
30067 加味止痛没药散 3-382
30068 加味内托十宣散 3-382
30069 加味化瘀消坚汤 3-382
30070 加味牛膝逐瘀散 3-382
30071 加味升阳除湿汤 3-382
30072 加味升阳散火汤 3-382
30073 加味升麻葛根汤 3-382
30074 加味升麻葛根汤 3-382
30075 加味升麻葛根汤 3-382
30076 加味升麻葛根汤 3-382
30077 加味升麻葛根汤 3-382
30078 加味乌药顺气散 3-382
30079 加味乌梅四物汤 3-382
30080 加味六一顺气汤 3-383
30081 加味六味地黄丸 3-383
30082 加味六味地黄丸 3-383
30083 加味六味地黄丸 3-383
30084 加味六味地黄汤 3-383
30085 加味六神通解散 3-383
30086 加味平补枳术丸 3-383
30087 加味甘麦大枣汤 3-383
30088 加味甘草泻心汤 3-383
30089 加味龙胆泻肝丸 3-383
30090 加味龙胆泻肝汤 3-383
30091 加味龙胆泻肝汤 3-384
30092 加味龙胆泻肝汤 3-384
30093 加味龙麝紫金饼 3-384
30094 加味归身生地汤 3-384
30095 加味四圣解毒汤 3-384
30096 加味四妙勇安汤 3-384
30097 加味四物二陈汤 3-384
30098 加味四物六君汤 3-384
30099 加味四物安神汤 3-384
30100 加味四制香附丸 3-384
30101 加味四制黄柏丸 3-384
30102 加味史国公药酒 3-384
30103 加味生化安神汤 3-385
30104 加味生化理中汤 3-385
30105 加味生脉补血汤 3-385
30106 加味生姜理中汤 3-385
30107 加味生料五积散 3-385
30108 加味白术芍药汤 3-385
30109 加味半夏泻心汤 3-385
30110 加味半夏茯苓汤 3-385
30111 加味半夏茯苓汤 3-385
30112 加味芍药甘草汤 3-386
30113 加味托里消毒散 3-386
30114 加味当归六黄汤 3-386
30115 加味当归补血汤 3-386
30116 加味当归补血汤 3-386
30117 加味当归补血汤 3-386
30118 加味当归补血汤 3-386
30119 加味当归建中汤 3-386
30120 加味当归活血汤 3-386
30121 加味朱砂安神丸 3-386
30122 加味血府逐瘀汤 3-386
30123 加味血府逐瘀汤 3-386

30124 加味行血助浆汤 3-386
30125 加味安神生化汤 3-386
30126 加味阴痛四物汤 3-386
30127 加味防己黄耆汤 3-387
30128 加味防风通圣散 3-387
30129 加味麦冬养荣汤 3-387
30130 加味麦味地黄汤 3-387
30131 加味丽泽通气散 3-387
30132 加味芩连四物汤 3-387
30133 加味连芩升麻汤 3-387
30134 加味连翘升麻汤 3-387
30135 加味羌活胜湿汤 3-387
30136 加味补中安胎饮 3-387
30137 加味补中益气汤 3-387
30138 加味补中益气汤 3-387
30139 加味补中益气汤 3-388
30140 加味补中益气汤 3-388
30141 加味补中益气汤 3-388
30142 加味补中益气汤 3-388
30143 加味补中益气汤 3-388
30144 加味补中益气汤 3-388
30145 加味补中益气汤 3-388
30146 加味补中益气汤 3-388
30147 加味补中益气汤 3-388
30148 加味补中益气汤 3-388
30149 加味补中益气汤 3-388
30150 加味补中益气汤 3-388
30151 加味补中益气汤 3-388
30152 加味补中益气汤 3-388
30153 加味补中益气汤 3-388
30154 加味补中益气汤 3-388
30155 加味补中益气汤 3-389
30156 加味补中益气汤 3-389
30157 加味补中益气汤 3-389
30158 加味补中益气汤 3-389
30159 加味补中益气汤 3-389
30160 加味补中益气汤 3-389
30161 加味补中益气汤 3-389
30162 加味补阳还五汤 3-389
30163 加味补养心肾方 3-389
30164 加味补益败毒散 3-389
30165 加味补益养血汤 3-390
30166 加味附子理中汤 3-390
30167 加味附子理中汤 3-390
30168 加味附桂地黄汤 3-390
30169 加味附桂地黄汤 3-390
30170 加味青州白丸子 3-390
30171 加味松肌透表汤 3-390
30172 加味苦参熏洗剂 3-390
30173 加味苓桂术甘丸 3-390
30174 加味苓桂术甘汤 3-390
30175 加味明目地黄丸 3-390
30176 加味明目地黄丸 3-391
30177 加味明目流气饮 3-391
30178 加味固阳散火汤 3-391
30179 加味和中益气汤 3-391
30180 加味和胃止痉汤 3-391
30181 加味知柏地黄汤 3-391
30182 加味知柏地黄汤 3-391
30183 加味金匮肾气汤 3-391
30184 加味育阴止血汤 3-391
30185 加味育阴润燥饮 3-391
30186 加味参术附姜汤 3-391
30187 加味参术苓附汤 3-392
30188 加味参术苓桂汤 3-392
30189 加味参归鹿茸汤 3-392
30190 加味参附正气散 3-392
30191 加味参苓生化汤 3-392
30192 加味参苓白术散 3-392
30193 加味参苓白术散 3-392
30194 加味参苓白术散 3-392
30195 加味参耆术附汤 3-392
30196 加味枳马二仙丹 3-392
30197 加味枳壳半夏汤 3-392
30198 加味枳桔二陈汤 3-393
30199 加味荆防败毒散 3-393
30200 加味荆防败毒散 3-393
30201 加味荆防败毒散 3-393
30202 加味荆防葛根汤 3-393
30203 加味荆芥止崩汤 3-393
30204 加味茱萸内消丸 3-393
30205 加味茯苓半夏汤 3-393
30206 加味胃苓半夏汤 3-393
30207 加味种子四物汤 3-393
30208 加味复元通气散 3-393
30209 加味香砂六君汤 3-393
30210 加味香砂生化汤 3-393
30211 加味香砂枳术丸 3-394
30212 加味顺气化痰汤 3-394
30213 加味独活寄生汤 3-394
30214 加味活血消痈汤 3-394
30215 加味济坤大造丸 3-394
30216 加味养血生发汤 3-394
30217 加味养血凉血汤 3-394
30218 加味举轻古拜散 3-394
30219 加味祛邪补气散 3-394
30220 加味神芎导水汤 3-394
30221 加味桂枝代粥汤 3-395
30222 加味桂苓甘露饮 3-395
30223 加味桃仁承气汤 3-395
30224 加味耆桂五物汤 3-395
30225 加味柴胡桂枝汤 3-395
30226 加味逍遥口服液 3-395
30227 加味钱氏白术散 3-395
30228 加味钱氏异功散 3-395
30229 加味健步虎潜丸 3-395
30230 加味胶艾四物汤 3-395
30231 加味益脾镇惊散 3-395

30232 加味凉血利湿汤 3-395
30233 加味凉血退斑汤 3-395
30234 加味消毒犀角饮 3-396
30235 加味调中健脾汤 3-396
30236 加味调中益气汤 3-396
30237 加味调中益气汤 3-396
30238 加味调胃承气汤 3-396
30239 加味通元二八丹 3-396
30240 加味理中地黄汤 3-396
30241 加味理中地黄汤 3-396
30242 加味黄芩芍药汤 3-396
30243 加味黄连香薷饮 3-396
30244 加味黄连香薷饮 3-396
30245 加味黄连温胆汤 3-397
30246 加味黄连解毒汤 3-397
30247 加味黄连解毒汤 3-397
30248 加味黄连解毒汤 3-397
30249 加味黄耆五物汤 3-397
30250 加味黄耆建中汤 3-397
30251 加味蛇胆陈皮片 3-397
30252 加味银花甘草汤 3-397
30253 加味麻杏石甘汤 3-397
30254 加味清地退火汤 3-397
30255 加味清肝开窍汤 3-397
30256 加味清肺降火汤 3-398
30257 加味清毒化斑汤 3-398
30258 加味清咽利膈汤 3-398
30259 加味清热消痈汤 3-398
30260 加味清热渗湿汤 3-398
30261 加味清暑益气汤 3-398
30262 加味渗湿消痰饮 3-398
30263 加味葛花解酲汤 3-398
30264 加味葛根芩连汤 3-398
30265 加味葵子茯苓汤 3-398
30266 加味葵子茯苓散 3-398
30267 加味紫苏和胎饮 3-398
30268 加味黑虎保安丹 3-398
30269 加味痛泻四逆散 3-399
30270 加味温阳风心汤 3-399
30271 加味温补通阳方 3-399
30272 加味滋阴大补丸 3-399
30273 加味滋阴润燥方 3-399
30274 加味普济消毒饮 3-399
30275 加味犀角地黄汤 3-399
30276 加味犀角地黄汤 3-399
30277 加味犀角地黄汤 3-400
30278 加味犀角地黄汤 3-400
30279 加味犀角地黄汤 3-400
30280 加味犀角地黄汤 3-400
30281 加味犀角地黄汤 3-400
30282 加味犀角地黄汤 3-400
30283 加味犀角消毒饮 3-400
30284 加味犀羚白虎汤 3-400
30285 加味疏风祛疹汤 3-400
30286 加味疏风凉血饮 3-400
30287 加味解毒内托饮 3-400
30288 加味解毒生脉散 3-400
30289 加味解毒散结汤 3-400
30290 加味橘皮竹茹汤 3-400
30291 加味藿香正气丸 3-400
30292 加味藿香正气散 3-400
30293 加味藿香正气散 3-401
30294 加味藿香正气散 3-401
30295 加味蠲饮六神汤 3-401
30296 加参生化万安汤 3-401
30297 加参生化止崩汤 3-401
30298 加参生化理中汤 3-401
30299 加参安肺生化汤 3-401
30300 加料神异透骨膏 3-401
30301 加料羚珀明目丸 3-401
30302 加减二母宁嗽汤 3-401
30303 加减十全大补汤 3-402
30304 加减十全大补汤 3-402
30305 加减十全大补汤 3-402
30306 加减十全大补汤 3-402
30307 加减十全大补汤 3-402
30308 加减十全大补汤 3-402
30309 加减十味香薷汤 3-402
30310 加减七味白术散 3-402
30311 加减八味地黄丸 3-402
30312 加减八味地黄汤 3-402
30313 加减八物柴胡汤 3-402
30314 加减八珍化毒丹 3-402
30315 加减人参泻心汤 3-402
30316 加减人参养营汤 3-402
30317 加减人参养营汤 3-403
30318 加减人参黄耆汤 3-403
30319 加减三花五子丸 3-403
30320 加减三黄二香散 3-403
30321 加减三黄石膏汤 3-403
30322 加减大造苦参丸 3-403
30323 加减大黄当归散 3-403
30324 加减大橘皮煎丸 3-403
30325 加减千金固胎饮 3-403
30326 加减千金思食丸 3-403
30327 加减广茂溃坚汤 3-403
30328 加减天王补心丹 3-403
30329 加减开郁二陈汤 3-404
30330 加减木香流气饮 3-404
30331 加减牙药麝香散 3-404
30332 加减太乙金锁丹 3-404
30333 加减止痒全虫方 3-404
30334 加减仓公下气汤 3-404
30335 加减牛黄清心丸 3-404
30336 加减升麻葛根汤 3-404
30337 加减升麻葛根汤 3-404
30338 加减升麻葛根汤 3-404
30339 加减升麻葛根汤 3-404

30340 加减升麻解毒汤 3-404
30341 加减乌药顺气丸 3-404
30342 加减乌药顺气饮 3-404
30343 加减丹栀逍遥散 3-405
30344 加减丹溪安胎饮 3-405
30345 加减六味地黄丸 3-405
30346 加减六味地黄丸 3-405
30347 加减六味地黄丸 3-405
30348 加减平疟养脾丸 3-405
30349 加减古方五汁饮 3-405
30350 加减甘露消毒丹 3-405
30351 加减龙胆泻肝汤 3-405
30352 加减龙胆泻肝汤 3-405
30353 加减龙胆泻肝汤 3-406
30354 加减龙胆泻肝汤 3-406
30355 加减归芍地黄汤 3-406
30356 加减四味升麻汤 3-406
30357 加减四物天香汤 3-406
30358 加减生熟二地汤 3-406
30359 加减白虎加桂汤 3-406
30360 加减半夏茯苓汤 3-406
30361 加减芎芷香苏散 3-406
30362 加减托里消毒散 3-406
30363 加减托里消毒散 3-407
30364 加减托里消毒散 3-407
30365 加减当归六黄汤 3-407
30366 加减当归六黄汤 3-407
30367 加减当归龙荟丸 3-407
30368 加减当归龙荟丸 3-407
30369 加减当归龙荟丸 3-407
30370 加减当归龙荟丸 3-407
30371 加减当归地榆散 3-407
30372 加减当归补血汤 3-407
30373 加减当归菊连汤 3-407
30374 加减回阳救急汤 3-407
30375 加减竹叶石膏汤 3-408
30376 加减导赤泻白散 3-408
30377 加减防风通圣散 3-408
30378 加减防风通圣散 3-408
30379 加减丽泽通气汤 3-408
30380 加减苏子降气汤 3-408
30381 加减苏子降气汤 3-408
30382 加减苏子桃仁汤 3-408
30383 加减扶元和中膏 3-408
30384 加减扶元益阴膏 3-408
30385 加减辛芎导痰汤 3-408
30386 加减羌活五积散 3-408
30387 加减羌活胜湿汤 3-408
30388 加减羌活桂枝汤 3-409
30389 加减补天大造丸 3-409
30390 加减补中和疟饮 3-409
30391 加减补中益气汤 3-409
30392 加减补中益气汤 3-409
30393 加减补中益气汤 3-409
30394 加减补中益气汤 3-409
30395 加减补中益气汤 3-409
30396 加减补中益气汤 3-409
30397 加减补中益气汤 3-409
30398 加减补中益气汤 3-409
30399 加减补中益气汤 3-409
30400 加减补中益气汤 3-409
30401 加减补中益气汤 3-410
30402 加减补中益气汤 3-410
30403 加减补中益气汤 3-410
30404 加减补中益气汤 3-410
30405 加减补中益气汤 3-410
30406 加减补中益气汤 3-410
30407 加减补中益气汤 3-410
30408 加减补中益气汤 3-410
30409 加减补中益气汤 3-410
30410 加减补中益气汤 3-410
30411 加减补中益气汤 3-410
30412 加减补中益气汤 3-411
30413 加减补中益气汤 3-411
30414 加减补中益气汤 3-411
30415 加减补中益气汤 3-411
30416 加减补中益气汤 3-411
30417 加减补中益气汤 3-411
30418 加减补中益气汤 3-411
30419 加减补中益气汤 3-411
30420 加减补中益气汤 3-411
30421 加减补中益气汤 3-411
30422 加减补阴益气汤 3-411
30423 加减补肝祛疟汤 3-411
30424 加减补肾安胎饮 3-411
30425 加减局方五苓散 3-412
30426 加减陈氏木香散 3-412
30427 加减附子理中汤 3-412
30428 加减附子理中汤 3-412
30429 加减附子理中汤 3-412
30430 加减青州白丸子 3-412
30431 加减青州白丸子 3-412
30432 加减青蒿鳖甲汤 3-412
30433 加减肾气大补汤 3-412
30434 加减金豆解毒汤 3-412
30435 加减金匮肾气丸 3-412
30436 加减金匮肾气丸 3-412
30437 加减金匮肾气汤 3-413
30438 加减金锁固精汤 3-413
30439 加减参苓白术丸 3-413
30440 加减参苓白术散 3-413
30441 加减参苓白术散 3-413
30442 加减参苓白术散 3-413
30443 加减参苓白术散 3-413
30444 加减参苓白术散 3-413
30445 加减参赭培气汤 3-413
30446 加减枳术二陈汤 3-413
30447 加减栀子五物汤 3-413

30448 加减胃苓五皮汤 3-413
30449 加减香砂养胃汤 3-413
30450 加减追疔夺命汤 3-414
30451 加减独活寄生汤 3-414
30452 加减活血住痛散 3-414
30453 加减济生肾气丸 3-414
30454 加减神仙既济丸 3-414
30455 加减神效活络丹 3-414
30456 加减除湿胃苓汤 3-414
30457 加减桂麻各半汤 3-414
30458 加减桃仁承气汤 3-414
30459 加减桃仁承气汤 3-414
30460 加减桃仁承气汤 3-414
30461 加减真人活命饮 3-414
30462 加减柴胡二陈汤 3-414
30463 加减柴胡桂姜汤 3-415
30464 加减钱氏白术散 3-415
30465 加减健脾阳和膏 3-415
30466 加减射干鼠黏汤 3-415
30467 加减消风百解散 3-415
30468 加减调中益气汤 3-415
30469 加减调中益气汤 3-415
30470 加减调胃承气汤 3-415
30471 加减黄芩知母汤 3-415
30472 加减黄连阿胶汤 3-415
30473 加减黄连解毒丸 3-415
30474 加减黄连解毒汤 3-415
30475 加减黄耆建中汤 3-415
30476 加减黄耆建中汤 3-415
30477 加减黄耆建中汤 3-415
30478 加减麻杏石甘汤 3-416
30479 加减清心莲子汤 3-416
30480 加减清心莲子饮 3-416
30481 加减清毒拨翳汤 3-416
30482 加减清毒活血汤 3-416
30483 加减清热导滞汤 3-416
30484 加减清热除湿膏 3-416
30485 加减清膈化痰丸 3-416
30486 加减清瘟败毒饮 3-416
30487 加减散花去癫汤 3-416
30488 加减散肿溃坚汤 3-416
30489 加减葛根麻黄汤 3-416
30490 加减葱白香豉汤 3-417
30491 加减普济消毒饮 3-417
30492 加减普济消毒饮 3-417
30493 加减普济消毒饮 3-417
30494 加减温脾祛疟汤 3-417
30495 加减滋阴清肺汤 3-417
30496 加减犀角地黄汤 3-417
30497 加减犀角地黄汤 3-417
30498 加减疏风清上散 3-417
30499 加减解毒活血汤 3-417
30500 加减藿朴夏苓汤 3-417
30501 加减藿香正气丸 3-417
30502 加减藿香正气散 3-418
30503 加减藿香正气散 3-418
30504 加味不换金正气散 3-418
30505 加味四物六君子汤 3-418
30506 加味香砂六君子汤 3-418
30507 加味铁叫子如圣汤 3-418
30508 加味越婢加半夏汤 3-418
30509 加减二陈合四物汤 3-418
30510 加减千金牡丹皮饮 3-418
30511 加减不换金正气散 3-418
30512 加减不换金正气散 3-418
30513 加减代赭旋覆花汤 3-418
30514 加减定血黑逍遥散 3-418
30515 加减星附六君子汤 3-419
30516 加减香砂六君子汤 3-419
30517 加味小柴胡合四物汤 3-419
30518 加味乌须固齿补肾方 3-419
30519 加味平肝解毒退翳丸 3-419
30520 加味四味紫苏和胎饮 3-419
30521 加味生化补中益气汤 3-419
30522 加味连翘升麻葛根汤 3-419
30523 加味活血透肌解毒汤 3-419
30524 加味益气养血救脱汤 3-419
30525 加味救肺饮加郁金汤 3-419
30526 加味清热凉血驱敏汤 3-419
30527 加参宁肺止嗽生化汤 3-420
30528 加减二十四味流气饮 3-420
30529 加减统旨木香顺气散 3-420
30530 加减益胃升阳渗湿汤 3-420
30531 加减理脾清热除湿膏 3-420
30532 加减滋阴益肾暖精丸 3-420
30533 加减犀角地黄茅花汤 3-420
30534 加脑子白豆蔻薄荷煎丸 3-420
30535 加减小柴胡合龙胆泻肝汤 3-420

对

30536 对丹 3-420
30537 对金丸 3-420
30538 对金丸 3-420
30539 对金饮 3-420
30540 对金饮 3-420
30541 对金散 3-420
30542 对金散 3-421
30543 对姜丸 3-421
30544 对口仙方 3-421
30545 对金饮子 3-421
30546 对金饮子 3-421
30547 对金饮子 3-421
30548 对金饮子 3-421
30549 对金饮子 3-421
30550 对金饮子 3-421
30551 对星香散 3-421
30552 对口背痈仙方 3-421

弘

30553 弘济膏 3-421

奶

30554 奶豆膏 3-421

幼

30555 幼泻宁冲剂 3-421
30556 幼婴延龄解毒丹 3-422

驭

30557 驭中汤 3-422

台

30558 台苗羹 3-422

圣

30559 圣丸 3-422
30560 圣汤 3-422

30561 圣酒 3-422
30562 圣散 3-422
30563 圣力丸 3-422
30564 圣力丹 3-422
30565 圣力散 3-422
30566 圣力散 3-422
30567 圣丸子 3-422
30568 圣丸子 3-422
30569 圣化丹 3-422
30570 圣功丸 3-423
30571 圣功丸 3-423
30572 圣功丸 3-423
30573 圣功丹 3-423
30574 圣功丹 3-423
30575 圣功散 3-423
30576 圣功散 3-423
30577 圣功散 3-423
30578 圣功散 3-423
30579 圣功散 3-423
30580 圣功散 3-423
30581 圣术丸 3-423
30582 圣术煎 3-423
30583 圣石丹 3-423
30584 圣石散 3-424
30585 圣白丸 3-424
30586 圣白散 3-424
30587 圣灰散 3-424
30588 圣灰散 3-424
30589 圣后丹 3-424
30590 圣红丸 3-424
30591 圣红散 3-424
30592 圣麦散 3-424
30593 圣应膏 3-424
30594 圣灵丸 3-424
30595 圣灵丹 3-424
30596 圣灵丹 3-424
30597 圣灵丹 3-424
30598 圣灵丹 3-425
30599 圣灵丹 3-425
30600 圣灵丹 3-425
30601 圣灵丹 3-425
30602 圣灵散 3-425
30603 圣妙散 3-425
30604 圣枣丸 3-425
30605 圣枣子 3-425
30606 圣枣子 3-425
30607 圣枣散 3-425
30608 圣明散 3-425
30609 圣和丸 3-425
30610 圣制汤 3-425
30611 圣金丸 3-425
30612 圣金丸 3-426
30613 圣金丹 3-426
30614 圣金丹 3-426
30615 圣金散 3-426
30616 圣金散 3-426
30617 圣金散 3-426
30618 圣金散 3-426
30619 圣金散 3-426
30620 圣泽汤 3-426
30621 圣治丸 3-426
30622 圣柳散 3-426
30623 圣草散 3-426
30624 圣药丸 3-426
30625 圣星丹 3-426
30626 圣饼子 3-427
30627 圣饼子 3-427
30628 圣饼子 3-427
30629 圣饼子 3-427
30630 圣饼子 3-427
30631 圣饼子 3-427
30632 圣饼子 3-427
30633 圣饼子 3-427
30634 圣饼子 3-427
30635 圣饼子 3-427
30636 圣饼子 3-427
30637 圣饼子 3-427
30638 圣饼子 3-428
30639 圣饼子 3-428
30640 圣饼子 3-428
30641 圣饼子 3-428
30642 圣饼子 3-428
30643 圣饼子 3-428
30644 圣饼子 3-428
30645 圣饼子 3-428
30646 圣饼子 3-428
30647 圣济汤 3-428
30648 圣神汤 3-428
30649 圣神散 3-428
30650 圣神散 3-428
30651 圣蚕丸 3-428
30652 圣核子 3-428
30653 圣效丹 3-429
30654 圣效方 3-429
30655 圣效散 3-429
30656 圣效散 3-429
30657 圣效散 3-429
30658 圣效散 3-429
30659 圣效散 3-429
30660 圣效散 3-429
30661 圣效散 3-429
30662 圣烟筒 3-429
30663 圣烟筒 3-429
30664 圣涂散 3-429
30665 圣粉散 3-429
30666 圣授丹 3-429
30667 圣散子 3-429
30668 圣散子 3-429
30669 圣散子 3-429
30670 圣散子 3-430
30671 圣散子 3-430
30672 圣散子 3-430
30673 圣散子 3-430
30674 圣散子 3-430
30675 圣散子 3-430
30676 圣散子 3-430
30677 圣散子 3-430
30678 圣散子 3-430
30679 圣惠丸 3-430
30680 圣惠散 3-430
30681 圣脾散 3-430
30682 圣愈汤 3-430
30683 圣愈汤 3-430
30684 圣愈汤 3-431
30685 圣愈汤 3-431
30686 圣箬皮 3-431
30687 圣僧丸 3-431
30688 圣僧散 3-431
30689 圣僧散 3-431
30690 圣蟾散 3-431
30691 圣化仙丹 3-431
30692 圣方痔药 3-431
30693 圣功川芎汤 3-431
30694 圣佛催生散 3-431
30695 圣灵接骨丹 3-431
30696 圣灵解毒丸 3-431
30697 圣灵解毒丸 3-431
30698 圣妙寸金散 3-431
30699 圣济鳖甲丸 3-432
30700 圣效透肌散 3-432
30701 圣验黑神丸 3-432
30702 圣授夺命丹 3-432
30703 圣僧慈救膏 3-432

丝

30704 丝一 3-432
30705 丝二 3-432
30706 丝七 3-432
30707 丝八 3-433
30708 丝三 3-433
30709 丝五 3-433
30710 丝六 3-433
30711 丝四 3-433
30712 丝瓜汤 3-433
30713 丝瓜汤 3-433
30714 丝瓜汤 3-433
30715 丝瓜汤 3-433
30716 丝瓜汤 3-433
30717 丝瓜酒 3-433
30718 丝瓜散 3-433
30719 丝瓜散 3-433
30720 丝瓜散 3-433
30721 丝瓜散 3-433
30722 丝瓜散 3-433
30723 丝瓜散 3-433
30724 丝瓜散 3-433
30725 丝朱散 3-433
30726 丝瓜叶膏 3-433
30727 丝瓜化毒汤 3-434
30728 丝瓜化毒汤 3-434
30729 丝瓜白梅方 3-434
30730 丝瓜稀痘方 3-434

皮

30731 皮矾散 3-434
30732 皮金膏 3-434
30733 皮炎汤 3-434
30734 皮炎膏 3-434
30735 皮枯膏 3-434
30736 皮脂散 3-434
30737 皮脂膏 3-434
30738 皮癣水 3-434
30739 皮癣汤 3-434
30740 皮癣膏 3-434
30741 皮湿一膏 3-435
30742 皮湿二膏 3-435
30743 皮湿一号膏 3-435
30744 皮湿二号膏 3-435
30745 皮鞋轻粉散 3-435
30746 皮肤病血毒丸 3-435

发

30747 发火汤 3-435
30748 发机汤 3-435
30749 发灰丸 3-435
30750 发灰汤 3-435
30751 发灰饮 3-435
30752 发灰酒 3-435
30753 发灰散 3-435
30754 发灰散 3-435
30755 发灰散 3-435
30756 发灰散 3-436
30757 发灰散 3-436
30758 发灰散 3-436
30759 发灰散 3-436
30760 发灰散 3-436
30761 发灰散 3-436
30762 发灰煎 3-436
30763 发动汤 3-436
30764 发汗散 3-436
30765 发汗散 3-436
30766 发汗散 3-436
30767 发汗散 3-436
30768 发声汤 3-436
30769 发声散 3-436
30770 发声散 3-436

30771 发声散 3-436
30772 发补丹 3-436
30773 发际散 3-437
30774 发表丸 3-437
30775 发表汤 3-437
30776 发表汤 3-437
30777 发表汤 3-437
30778 发表散 3-437
30779 发郁汤 3-437
30780 发泡膏 3-437
30781 发毒散 3-437
30782 发背膏 3-437
30783 发背膏 3-437
30784 发背膏 3-437
30785 发疮膏 3-437
30786 发疱膏 3-437
30787 发散汤 3-437
30788 发散煎 3-437
30789 发越汤 3-437
30790 发痘散 3-438
30791 发痛汤 3-438
30792 发曚丸 3-438
30793 发汗灵方 3-438
30794 发汗豉粥 3-438
30795 发背熏药 3-438
30796 发背膏药 3-438
30797 发汗桂心散 3-438
30798 发汗麻黄汤 3-438
30799 发汗解热丸 3-438
30800 发阳通阴汤 3-438
30801 发表攻里散 3-438
30802 发表附子散 3-438
30803 发表消毒汤 3-438
30804 发表清里汤 3-439
30805 发表渗湿汤 3-439
30806 发表雄黄散 3-439
30807 发背对口膏 3-439
30808 发背神验方 3-439
30809 发脑内消散 3-439
30810 发疹紫草散 3-439
30811 发斑紫草散 3-439
30812 发散醒醒散 3-439
30813 发表解表升麻汤 3-439
30814 发毒攻里五香连翘饮 3-439

司

30815 司肾丸 3-439
30816 司命丸 3-439
30817 司马灵通膏 3-439
30818 司马温公解毒膏 3-439

辽

30819 辽源七厘散 3-440
30820 辽东都尉所上丸 3-440

边

30821 边臣十八味 3-440
30822 边城十二味饮 3-440

母

30823 母鸡汤 3-440
30824 母鸡汤 3-440
30825 母鸡散 3-440
30826 母姜酒 3-440
30827 母蛎散 3-440
30828 母丁香丸 3-440
30829 母丁香膏 3-440
30830 母猪蹄汤 3-440
30831 母乳多颗粒 3-440

六画

戎

30832 戎盐丸 3-441
30833 戎盐丸 3-441
30834 戎盐方 3-441
30835 戎盐汤 3-441
30836 戎盐汤 3-441
30837 戎盐汤 3-441
30838 戎盐汤 3-441
30839 戎盐散 3-441
30840 戎盐散 3-441
30841 戎盐散 3-441
30842 戎盐散 3-441
30843 戎盐涂敷方 3-441
30844 戎盐涂敷方 3-441

巩

30845 巩堤丸 3-441

地

30846 地丁汤 3-442
30847 地丁饮 3-442
30848 地丁饮 3-442
30849 地丁饮 3-442
30850 地丁散 3-442
30851 地丁散 3-442
30852 地丁膏 3-442
30853 地干丸 3-442
30854 地六汤 3-442
30855 地龙丸 3-442
30856 地龙丸 3-442
30857 地龙丸 3-442
30858 地龙丸 3-442
30859 地龙丸 3-443
30860 地龙丸 3-443
30861 地龙片 3-443
30862 地龙水 3-443
30863 地龙汤 3-443
30864 地龙汤 3-443
30865 地龙汤 3-443
30866 地龙饮 3-443
30867 地龙油 3-443
30868 地龙酒 3-443
30869 地龙散 3-443
30870 地龙散 3-443
30871 地龙散 3-443
30872 地龙散 3-443
30873 地龙散 3-443
30874 地龙散 3-443
30875 地龙散 3-443
30876 地龙散 3-443
30877 地龙散 3-443
30878 地龙散 3-444
30879 地龙散 3-444
30880 地龙散 3-444
30881 地龙散 3-444
30882 地龙散 3-444
30883 地龙散 3-444
30884 地龙散 3-444
30885 地龙散 3-444
30886 地龙散 3-444
30887 地龙散 3-444
30888 地龙散 3-444
30889 地龙散 3-444
30890 地龙散 3-444
30891 地龙散 3-444
30892 地龙膏 3-444
30893 地龙膏 3-444
30894 地龙膏 3-444
30895 地龙膏 3-444
30896 地龙膏 3-444
30897 地仙丸 3-445
30898 地仙丸 3-445
30899 地仙丸 3-445
30900 地仙丹 3-445
30901 地仙丹 3-445
30902 地仙丹 3-445
30903 地仙丹 3-445
30904 地仙丹 3-445
30905 地仙饮 3-445
30906 地仙酒 3-445
30907 地仙散 3-445
30908 地仙散 3-445
30909 地仙散 3-445
30910 地仙散 3-445
30911 地仙散 3-446
30912 地仙煎 3-446
30913 地仙膏 3-446
30914 地芝丸 3-446
30915 地芝丸 3-446
30916 地耳散 3-446
30917 地血散 3-446
30918 地血散 3-446
30919 地苓饮 3-446
30920 地连丸 3-446
30921 地连散 3-446
30922 地罗汤 3-446
30923 地金丸 3-446
30924 地金汤 3-447
30925 地肤丸 3-447
30926 地肤汤 3-447
30927 地肤汤 3-447
30928 地肤汤 3-447
30929 地肤饮 3-447
30930 地肤饮 3-447
30931 地肤酒 3-447
30932 地肤散 3-447
30933 地肤煎 3-447
30934 地柏散 3-447
30935 地骨酒 3-447
30936 地骨酒 3-447
30937 地骨散 3-447
30938 地骨散 3-447
30939 地骨散 3-447
30940 地骨散 3-448
30941 地骨膏 3-448
30942 地胆丸 3-448
30943 地胆散 3-448
30944 地胆膏 3-448
30945 地黄丸 3-448
30946 地黄丸 3-448
30947 地黄丸 3-448
30948 地黄丸 3-448
30949 地黄丸 3-448
30950 地黄丸 3-448
30951 地黄丸 3-449
30952 地黄丸 3-449
30953 地黄丸 3-449
30954 地黄丸 3-449
30955 地黄丸 3-449
30956 地黄丸 3-449
30957 地黄丸 3-449
30958 地黄丸 3-449
30959 地黄丸 3-451
30960 地黄丸 3-451
30961 地黄丸 3-451
30962 地黄丸 3-451
30963 地黄丸 3-451
30964 地黄丸 3-451
30965 地黄丸 3-451

30966 地黄丸 3-452
30967 地黄丸 3-452
30968 地黄丸 3-452
30969 地黄丸 3-452
30970 地黄丸 3-452
30971 地黄丸 3-452
30972 地黄丸 3-452
30973 地黄丸 3-452
30974 地黄丸 3-452
30975 地黄丸 3-452
30976 地黄丸 3-452
30977 地黄丸 3-452
30978 地黄丸 3-452
30979 地黄丸 3-452
30980 地黄丸 3-453
30981 地黄丸 3-453
30982 地黄丸 3-453
30983 地黄丸 3-453
30984 地黄丸 3-453
30985 地黄丸 3-453
30986 地黄丸 3-454
30987 地黄丸 3-454
30988 地黄丸 3-454
30989 地黄丸 3-454
30990 地黄丸 3-454
30991 地黄丸 3-454
30992 地黄丸 3-454
30993 地黄丸 3-454
30994 地黄丸 3-454
30995 地黄丸 3-454
30996 地黄丸 3-454
30997 地黄丸 3-454
30998 地黄丸 3-454
30999 地黄丸 3-454
31000 地黄丸 3-455
31001 地黄丸 3-455
31002 地黄丸 3-455
31003 地黄丸 3-455
31004 地黄丸 3-455
31005 地黄丸 3-455
31006 地黄丸 3-455
31007 地黄丸 3-455
31008 地黄丸 3-455
31009 地黄丸 3-455
31010 地黄丸 3-455
31011 地黄丸 3-455
31012 地黄丸 3-455
31013 地黄丸 3-455
31014 地黄丸 3-455
31015 地黄丸 3-455
31016 地黄丸 3-455
31017 地黄丸 3-455
31018 地黄丸 3-456
31019 地黄丸 3-456
31020 地黄丸 3-456
31021 地黄丸 3-456
31022 地黄丸 3-456
31023 地黄丸 3-456
31024 地黄汁 3-456
31025 地黄汤 3-456
31026 地黄汤 3-456
31027 地黄汤 3-456
31028 地黄汤 3-456
31029 地黄汤 3-456
31030 地黄汤 3-456
31031 地黄汤 3-456
31032 地黄汤 3-456
31033 地黄汤 3-456
31034 地黄汤 3-457
31035 地黄汤 3-457
31036 地黄汤 3-457
31037 地黄汤 3-457
31038 地黄汤 3-457
31039 地黄汤 3-457
31040 地黄汤 3-457
31041 地黄汤 3-457
31042 地黄汤 3-457
31043 地黄汤 3-457
31044 地黄汤 3-457
31045 地黄汤 3-457
31046 地黄汤 3-457
31047 地黄汤 3-457
31048 地黄汤 3-458
31049 地黄汤 3-458
31050 地黄汤 3-458
31051 地黄汤 3-458
31052 地黄汤 3-458
31053 地黄汤 3-458
31054 地黄汤 3-458
31055 地黄汤 3-458
31056 地黄汤 3-458
31057 地黄汤 3-458
31058 地黄汤 3-458
31059 地黄汤 3-458
31060 地黄汤 3-458
31061 地黄汤 3-458
31062 地黄汤 3-458
31063 地黄汤 3-459
31064 地黄汤 3-459
31065 地黄汤 3-459
31066 地黄汤 3-459
31067 地黄汤 3-459
31068 地黄汤 3-459
31069 地黄汤 3-459
31070 地黄汤 3-459
31071 地黄汤 3-459
31072 地黄汤 3-459
31073 地黄汤 3-459
31074 地黄汤 3-459
31075 地黄汤 3-459
31076 地黄汤 3-459
31077 地黄汤 3-460
31078 地黄汤 3-460
31079 地黄汤 3-460
31080 地黄汤 3-460
31081 地黄汤 3-460
31082 地黄汤 3-460
31083 地黄汤 3-460
31084 地黄汤 3-460
31085 地黄汤 3-460
31086 地黄汤 3-460
31087 地黄汤 3-460
31088 地黄汤 3-460
31089 地黄汤 3-460
31090 地黄汤 3-460
31091 地黄汤 3-460
31092 地黄汤 3-460
31093 地黄汤 3-460
31094 地黄汤 3-460
31095 地黄汤 3-460
31096 地黄汤 3-460
31097 地黄汤 3-460
31098 地黄汤 3-460
31099 地黄汤 3-460
31100 地黄汤 3-461
31101 地黄汤 3-461
31102 地黄汤 3-461
31103 地黄饮 3-461
31104 地黄饮 3-461
31105 地黄饮 3-461
31106 地黄饮 3-461
31107 地黄饮 3-461
31108 地黄饮 3-461
31109 地黄饮 3-462
31110 地黄饮 3-462
31111 地黄饮 3-462
31112 地黄饮 3-462
31113 地黄饮 3-462
31114 地黄饮 3-462
31115 地黄饮 3-462
31116 地黄饮 3-462
31117 地黄饮 3-462
31118 地黄饮 3-462
31119 地黄饮 3-462
31120 地黄饮 3-462
31121 地黄饮 3-462
31122 地黄饮 3-462
31123 地黄饮 3-462
31124 地黄饮 3-463
31125 地黄饮 3-463
31126 地黄饮 3-463
31127 地黄面 3-463
31128 地黄饼 3-463
31129 地黄酒 3-463
31130 地黄酒 3-463
31131 地黄酒 3-463
31132 地黄酒 3-463
31133 地黄酒 3-463
31134 地黄酒 3-463
31135 地黄酒 3-463
31136 地黄酒 3-463
31137 地黄酒 3-463
31138 地黄酒 3-463
31139 地黄酒 3-464
31140 地黄酒 3-464
31141 地黄酒 3-464
31142 地黄酒 3-464
31143 地黄散 3-464
31144 地黄散 3-464
31145 地黄散 3-464
31146 地黄散 3-464
31147 地黄散 3-464
31148 地黄散 3-464
31149 地黄散 3-464
31150 地黄散 3-464
31151 地黄散 3-464
31152 地黄散 3-464
31153 地黄散 3-464
31154 地黄散 3-465
31155 地黄散 3-465
31156 地黄散 3-465
31157 地黄散 3-465
31158 地黄散 3-465
31159 地黄散 3-465
31160 地黄散 3-465
31161 地黄散 3-465
31162 地黄散 3-465
31163 地黄散 3-465
31164 地黄散 3-465
31165 地黄散 3-465
31166 地黄散 3-465
31167 地黄散 3-465
31168 地黄散 3-465
31169 地黄散 3-466
31170 地黄散 3-466
31171 地黄散 3-466
31172 地黄散 3-466
31173 地黄散 3-466
31174 地黄散 3-466
31175 地黄散 3-466
31176 地黄散 3-466
31177 地黄散 3-466
31178 地黄散 3-466
31179 地黄散 3-466
31180 地黄散 3-466
31181 地黄散 3-466

31182 地黄散 3-466
31183 地黄散 3-466
31184 地黄散 3-466
31185 地黄散 3-467
31186 地黄散 3-467
31187 地黄散 3-467
31188 地黄散 3-467
31189 地黄散 3-467
31190 地黄散 3-467
31191 地黄散 3-467
31192 地黄散 3-467
31193 地黄散 3-467
31194 地黄散 3-467
31195 地黄散 3-467
31196 地黄散 3-467
31197 地黄散 3-467
31198 地黄散 3-467
31199 地黄散 3-467
31200 地黄散 3-467
31201 地黄散 3-467
31202 地黄散 3-467
31203 地黄散 3-467
31204 地黄散 3-467
31205 地黄散 3-468
31206 地黄散 3-468
31207 地黄散 3-468
31208 地黄散 3-468
31209 地黄散 3-468
31210 地黄散 3-468
31211 地黄散 3-468
31212 地黄散 3-468
31213 地黄粥 3-468
31214 地黄粥 3-468
31215 地黄粥 3-468
31216 地黄粥 3-468
31217 地黄粥 3-468
31218 地黄粥 3-468
31219 地黄粥 3-468
31220 地黄煎 3-468
31221 地黄煎 3-469
31222 地黄煎 3-469
31223 地黄煎 3-469
31224 地黄煎 3-469
31225 地黄煎 3-469
31226 地黄煎 3-469
31227 地黄煎 3-469
31228 地黄煎 3-469
31229 地黄煎 3-469
31230 地黄煎 3-469
31231 地黄煎 3-470
31232 地黄煎 3-470
31233 地黄煎 3-470
31234 地黄煎 3-470
31235 地黄煎 3-470
31236 地黄煎 3-470
31237 地黄煎 3-470
31238 地黄煎 3-470
31239 地黄煎 3-470
31240 地黄煎 3-470
31241 地黄煎 3-470
31242 地黄煎 3-470
31243 地黄煎 3-470
31244 地黄煎 3-471
31245 地黄煎 3-471
31246 地黄煎 3-471
31247 地黄煎 3-471
31248 地黄煎 3-471
31249 地黄煎 3-471
31250 地黄煎 3-471
31251 地黄煎 3-471
31252 地黄煎 3-471
31253 地黄煎 3-471
31254 地黄煎 3-471
31255 地黄煎 3-471
31256 地黄煎 3-472
31257 地黄煎 3-472
31258 地黄煎 3-472
31259 地黄煎 3-472
31260 地黄煎 3-472
31261 地黄煎 3-472
31262 地黄煎 3-472
31263 地黄煎 3-472
31264 地黄煎 3-472
31265 地黄膏 3-472
31266 地黄膏 3-472
31267 地黄膏 3-472
31268 地黄膏 3-472
31269 地黄膏 3-472
31270 地黄膏 3-472
31271 地黄膏 3-473
31272 地黄膏 3-473
31273 地黄膏 3-473
31274 地黄膏 3-473
31275 地黄膏 3-473
31276 地黄膏 3-473
31277 地黄膏 3-473
31278 地黄膏 3-473
31279 地黄膏 3-473
31280 地黄膏 3-473
31281 地黄膏 3-473
31282 地黄膏 3-473
31283 地黄膏 3-473
31284 地黄膏 3-473
31285 地黄膏 3-473
31286 地黄膏 3-473
31287 地黄膏 3-474
31288 地黄膏 3-474
31289 地黄膏 3-474
31290 地黄膏 3-474
31291 地黄膏 3-474
31292 地黄膏 3-474
31293 地黄醴 3-474
31294 地榆丸 3-474
31295 地榆丸 3-474
31296 地榆丸 3-474
31297 地榆丸 3-474
31298 地榆丸 3-474
31299 地榆丸 3-474
31300 地榆丸 3-474
31301 地榆丸 3-474
31302 地榆丸 3-475
31303 地榆丹 3-475
31304 地榆水 3-475
31305 地榆汤 3-475
31306 地榆汤 3-475
31307 地榆汤 3-475
31308 地榆汤 3-475
31309 地榆汤 3-475
31310 地榆汤 3-475
31311 地榆汤 3-475
31312 地榆汤 3-475
31313 地榆汤 3-475
31314 地榆汤 3-475
31315 地榆汤 3-475
31316 地榆汤 3-475
31317 地榆汤 3-476
31318 地榆汤 3-476
31319 地榆汤 3-476
31320 地榆汤 3-476
31321 地榆汤 3-476
31322 地榆汤 3-476
31323 地榆汤 3-476
31324 地榆汤 3-476
31325 地榆汤 3-476
31326 地榆汤 3-476
31327 地榆汤 3-476
31328 地榆饮 3-476
31329 地榆饮 3-476
31330 地榆饮 3-476
31331 地榆饮 3-476
31332 地榆饮 3-476
31333 地榆饮 3-476
31334 地榆饮 3-476
31335 地榆饮 3-477
31336 地榆饮 3-477
31337 地榆散 3-477
31338 地榆散 3-477
31339 地榆散 3-477
31340 地榆散 3-477
31341 地榆散 3-477
31342 地榆散 3-477
31343 地榆散 3-477
31344 地榆散 3-477
31345 地榆散 3-477
31346 地榆散 3-477
31347 地榆散 3-477
31348 地榆散 3-477
31349 地榆散 3-477
31350 地榆散 3-477
31351 地榆散 3-478
31352 地榆散 3-478
31353 地榆散 3-478
31354 地榆散 3-478
31355 地榆散 3-478
31356 地榆散 3-478
31357 地榆散 3-478
31358 地榆散 3-478
31359 地榆散 3-478
31360 地榆散 3-478
31361 地榆散 3-478
31362 地榆散 3-478
31363 地榆散 3-478
31364 地榆散 3-478
31365 地榆散 3-478
31366 地榆散 3-479
31367 地榆散 3-479
31368 地榆散 3-479
31369 地榆散 3-479
31370 地榆散 3-479
31371 地榆散 3-479
31372 地榆散 3-479
31373 地榆散 3-479
31374 地榆散 3-479
31375 地榆散 3-479
31376 地榆散 3-479
31377 地榆散 3-479
31378 地榆散 3-479
31379 地榆散 3-479
31380 地榆散 3-479
31381 地榆散 3-479
31382 地榆散 3-479
31383 地榆散 3-479
31384 地榆散 3-480
31385 地榆散 3-480
31386 地榆散 3-480
31387 地榆散 3-480
31388 地榆散 3-480
31389 地榆散 3-480
31390 地榆膏 3-480
31391 地锦汤 3-480
31392 地熏散 3-480
31393 地魄汤 3-480
31394 地鳖散 3-480
31395 地髓汤 3-480
31396 地髓汤 3-480
31397 地髓汤 3-480

31398 地髓汤 3-480
31399 地髓散 3-480
31400 地髓煎 3-480
31401 地龙饼子 3-480
31402 地龙浸液 3-481
31403 地龙粪散 3-481
31404 地龙粪散 3-481
31405 地松涂方 3-481
31406 地肤子丸 3-481
31407 地肤子丸 3-481
31408 地肤子丸 3-481
31409 地肤子丸 3-481
31410 地肤子丸 3-481
31411 地肤子丸 3-481
31412 地肤子汤 3-481
31413 地肤子汤 3-481
31414 地肤子汤 3-481
31415 地肤子汤 3-481
31416 地肤子散 3-481
31417 地肤子散 3-481
31418 地肤子散 3-482
31419 地肤子散 3-482
31420 地肤子散 3-482
31421 地肤子散 3-482
31422 地肤草汤 3-482
31423 地骨皮丸 3-482
31424 地骨皮丸 3-482
31425 地骨皮丸 3-482
31426 地骨皮丸 3-482
31427 地骨皮丸 3-482
31428 地骨皮丸 3-482
31429 地骨皮丸 3-482
31430 地骨皮丸 3-482
31431 地骨皮丸 3-482
31432 地骨皮汤 3-482
31433 地骨皮汤 3-483
31434 地骨皮汤 3-483
31435 地骨皮汤 3-483
31436 地骨皮汤 3-483
31437 地骨皮汤 3-483
31438 地骨皮汤 3-483
31439 地骨皮汤 3-483
31440 地骨皮汤 3-483
31441 地骨皮汤 3-483
31442 地骨皮汤 3-483
31443 地骨皮汤 3-483
31444 地骨皮汤 3-483
31445 地骨皮汤 3-483
31446 地骨皮汤 3-483
31447 地骨皮汤 3-483
31448 地骨皮汤 3-483
31449 地骨皮汤 3-484
31450 地骨皮汤 3-484
31451 地骨皮汤 3-484
31452 地骨皮汤 3-484
31453 地骨皮汤 3-484
31454 地骨皮汤 3-484
31455 地骨皮汤 3-484
31456 地骨皮汤 3-484
31457 地骨皮汤 3-484
31458 地骨皮汤 3-484
31459 地骨皮汤 3-484
31460 地骨皮汤 3-484
31461 地骨皮汤 3-484
31462 地骨皮汤 3-484
31463 地骨皮汤 3-484
31464 地骨皮汤 3-485
31465 地骨皮汤 3-485
31466 地骨皮汤 3-485
31467 地骨皮汤 3-485
31468 地骨皮汤 3-485
31469 地骨皮汤 3-485
31470 地骨皮饮 3-485
31471 地骨皮饮 3-485
31472 地骨皮饮 3-485
31473 地骨皮饮 3-485
31474 地骨皮饮 3-485
31475 地骨皮饮 3-485
31476 地骨皮散 3-485
31477 地骨皮散 3-485
31478 地骨皮散 3-485
31479 地骨皮散 3-485
31480 地骨皮散 3-486
31481 地骨皮散 3-486
31482 地骨皮散 3-486
31483 地骨皮散 3-486
31484 地骨皮散 3-486
31485 地骨皮散 3-486
31486 地骨皮散 3-486
31487 地骨皮散 3-486
31488 地骨皮散 3-486
31489 地骨皮散 3-486
31490 地骨皮散 3-486
31491 地骨皮散 3-486
31492 地骨皮散 3-486
31493 地骨皮散 3-487
31494 地骨皮散 3-487
31495 地骨皮散 3-487
31496 地骨皮散 3-487
31497 地骨皮散 3-487
31498 地骨皮散 3-487
31499 地骨皮散 3-487
31500 地骨皮散 3-487
31501 地骨皮散 3-487
31502 地骨皮散 3-487
31503 地骨皮散 3-487
31504 地骨皮散 3-487
31505 地骨皮散 3-487
31506 地骨皮散 3-487
31507 地骨皮散 3-488
31508 地骨皮散 3-488
31509 地骨皮散 3-488
31510 地骨皮散 3-488
31511 地骨皮散 3-488
31512 地骨皮散 3-488
31513 地骨皮散 3-488
31514 地骨皮散 3-488
31515 地骨皮散 3-488
31516 地骨皮散 3-488
31517 地骨皮散 3-488
31518 地骨皮散 3-488
31519 地骨皮散 3-488
31520 地骨皮散 3-488
31521 地骨皮散 3-488
31522 地骨皮散 3-489
31523 地骨皮散 3-489
31524 地骨皮散 3-489
31525 地骨皮散 3-489
31526 地骨皮散 3-489
31527 地骨皮散 3-489
31528 地骨皮散 3-489
31529 地骨皮散 3-489
31530 地骨皮散 3-489
31531 地骨皮散 3-489
31532 地骨皮散 3-489
31533 地骨皮散 3-489
31534 地骨皮散 3-489
31535 地骨皮散 3-489
31536 地骨皮散 3-489
31537 地骨皮散 3-489
31538 地骨皮散 3-489
31539 地骨皮散 3-489
31540 地骨皮露 3-490
31541 地扁竹散 3-490
31542 地菘苗散 3-490
31543 地黄小煎 3-490
31544 地黄汁汤 3-490
31545 地黄汁汤 3-490
31546 地黄花粥 3-490
31547 地黄饮子 3-490
31548 地黄饮子 3-490
31549 地黄饮子 3-490
31550 地黄饮子 3-490
31551 地黄饮子 3-490
31552 地黄饮子 3-490
31553 地黄饮子 3-490
31554 地黄饮子 3-491
31555 地黄饮子 3-491
31556 地黄饼子 3-491
31557 地黄酒酥 3-491
31558 地黄蒸丸 3-491
31559 地黄罨方 3-491
31560 地黄馎饦 3-491
31561 地黄煎丸 3-491
31562 地黄煎丸 3-491
31563 地黄煎丸 3-491
31564 地黄煎丸 3-491
31565 地黄煎丸 3-492
31566 地黄煎丸 3-492
31567 地黄煎丸 3-492
31568 地黄煎丸 3-492
31569 地黄煎丸 3-492
31570 地黄煎丸 3-492
31571 地黄煎丸 3-492
31572 地黄煎丸 3-492
31573 地黄煎丸 3-492
31574 地黄煎丸 3-492
31575 地黄煎丸 3-492
31576 地黄煎丸 3-493
31577 地黄煎丸 3-493
31578 地黄煎丸 3-493
31579 地黄煎丸 3-493
31580 地黄煎丸 3-493
31581 地黄煎丸 3-493
31582 地黄煎丸 3-493
31583 地黄煎丸 3-493
31584 地黄煎丸 3-493
31585 地黄膏子 3-493
31586 地黄膏子 3-494
31587 地黄敷方 3-494
31588 地黄敷方 3-494
31589 地萹蓄散 3-494
31590 地榆合剂 3-494
31591 地榆饮子 3-494
31592 地榆饮子 3-494
31593 地榆油膏 3-494
31594 地榆绢煎 3-494
31595 地髓煎丸 3-494
31596 地髓煎丸 3-494
31597 地王止血散 3-494
31598 地龙粉霜丹 3-494
31599 地龙舒腰汤 3-494
31600 地龙粪饼子 3-494
31601 地苓芍桂汤 3-494
31602 地肤大黄汤 3-494
31603 地肤子洗剂 3-495
31604 地肤子煎剂 3-495
31605 地参菊花汤 3-495
31606 地柏清肠汤 3-495
31607 地骨白皮汤 3-495
31608 地骨皮饮子 3-495
31609 地胆甘草散 3-495
31610 地黄二至丸 3-495
31611 地黄人参汤 3-495
31612 地黄干漆丸 3-495
31613 地黄大补丸 3-495

31614 地黄门冬汤 3-495
31615 地黄门冬酒 3-496
31616 地黄五味丸 3-496
31617 地黄双桂汤 3-496
31618 地黄艾叶汤 3-496
31619 地黄石斛丸 3-496
31620 地黄加减汤 3-496
31621 地黄芍药汤 3-496
31622 地黄芎䓖丸 3-496
31623 地黄当归汤 3-496
31624 地黄当归汤 3-496
31625 地黄当归汤 3-496
31626 地黄肉桂汤 3-496
31627 地黄竹茹汤 3-496
31628 地黄羊脂煎 3-496
31629 地黄豆豉汤 3-497
31630 地黄赤茯散 3-497
31631 地黄余粮汤 3-497
31632 地黄沉香丸 3-497
31633 地黄阿胶散 3-497
31634 地黄青娥汤 3-497
31635 地黄金粉散 3-497
31636 地黄金粉煎 3-497
31637 地黄茵陈汤 3-497
31638 地黄养血汤 3-497
31639 地黄益母汤 3-497
31640 地黄通经丸 3-497
31641 地黄黄芩汤 3-497
31642 地黄黄连汤 3-497
31643 地黄鹿茸丸 3-498
31644 地黄鹿茸丸 3-498
31645 地黄清肺饮 3-498
31646 地黄雄黄饮 3-498
31647 地黄雄黄散 3-498
31648 地黄紫苏煎 3-498
31649 地黄滋阴汤 3-498
31650 地黄膏子丸 3-498
31651 地黄薄荷汤 3-498
31652 地黄糟裹方 3-498
31653 地榆甘草汤 3-498
31654 地榆芍药汤 3-498
31655 地榆当归散 3-498
31656 地榆防风汤 3-498
31657 地榆防风散 3-498
31658 地榆苦酒煎 3-498
31659 地榆败毒散 3-498
31660 地榆黄连散 3-499
31661 地榆槐角丸 3-499
31662 地榆槐角丸 3-499
31663 地榆槐角丸 3-499
31664 地榆解热汤 3-499
31665 地榆樗皮丸 3-499
31666 地鳖紫金丹 3-499
31667 地鳖紫金丹 3-499
31668 地骨皮枳壳散 3-499
31669 地黄石英酒丸 3-499
31670 地黄叶猪肾羹 3-499
31671 地黄生姜煎丸 3-499
31672 地黄麦门冬煎 3-500
31673 地榆降血饮子 3-500
31674 地罗甘桔玄冬汤 3-500
31675 地骨皮鼠黏子汤 3-500
31676 地黄龙牡榴梅散 3-500
31677 地黄芍药芩柏汤 3-500
31678 地骨白皮五味饮子 3-500

杇

31679 杇木汤 3-500

朴

31680 朴连汤 3-500
31681 朴沉汤 3-500
31682 朴附丸 3-500
31683 朴附丸 3-500
31684 朴附丸 3-500
31685 朴附丸 3-500
31686 朴附丸 3-500
31687 朴附丸 3-501
31688 朴附丸 3-501
31689 朴附丸 3-501
31690 朴附丸 3-501
31691 朴附丸 3-501
31692 朴附丹 3-501
31693 朴附汤 3-501
31694 朴栀散 3-501
31695 朴香丸 3-501
31696 朴姜汤 3-501
31697 朴消丸 3-501
31698 朴消丸 3-501
31699 朴消丸 3-501
31700 朴消丸 3-502
31701 朴消丸 3-502
31702 朴消汤 3-502
31703 朴消汤 3-502
31704 朴消汤 3-502
31705 朴消汤 3-502
31706 朴消汤 3-502
31707 朴消散 3-502
31708 朴消散 3-502
31709 朴消散 3-502
31710 朴消散 3-502
31711 朴消散 3-502
31712 朴消散 3-502
31713 朴消散 3-502
31714 朴消散 3-502
31715 朴消散 3-502
31716 朴消散 3-503
31717 朴消散 3-503
31718 朴消散 3-503
31719 朴消散 3-503
31720 朴消散 3-503
31721 朴消散 3-503
31722 朴消煎 3-503
31723 朴消膏 3-503
31724 朴消膏 3-503
31725 朴消膏 3-503
31726 朴黄丸 3-503
31727 朴黄丸 3-503
31728 朴黄丸 3-503
31729 朴黄汤 3-503
31730 朴黄汤 3-503
31731 朴黄汤 3-503
31732 朴橐丸 3-503
31733 朴麝散 3-503
31734 朴沉化郁丸 3-504
31735 朴附二陈汤 3-504
31736 朴果四皮饮 3-504
31737 朴实六合汤 3-504
31738 朴消大黄煎 3-504
31739 朴消牛膝汤 3-504
31740 朴消荡胞汤 3-504
31741 朴消急救饮 3-504

权

31742 权木丸 3-504

芋

31743 芋粥 3-504
31744 芋艿丸 3-504
31745 芋艿粥 3-505

芍

31746 芍甘汤 3-505
31747 芍芩汤 3-505
31748 芍药丸 3-505
31749 芍药丸 3-505
31750 芍药丸 3-505
31751 芍药丸 3-505
31752 芍药丸 3-505
31753 芍药丸 3-505
31754 芍药丸 3-505
31755 芍药丸 3-505
31756 芍药丸 3-505
31757 芍药丸 3-505
31758 芍药丸 3-505
31759 芍药丸 3-506
31760 芍药丸 3-506
31761 芍药丸 3-506
31762 芍药丸 3-506
31763 芍药丸 3-506
31764 芍药丸 3-506
31765 芍药丸 3-506
31766 芍药汤 3-506
31767 芍药汤 3-506
31768 芍药汤 3-506
31769 芍药汤 3-506
31770 芍药汤 3-506
31771 芍药汤 3-506
31772 芍药汤 3-507
31773 芍药汤 3-507
31774 芍药汤 3-507
31775 芍药汤 3-507
31776 芍药汤 3-507
31777 芍药汤 3-507
31778 芍药汤 3-507
31779 芍药汤 3-507
31780 芍药汤 3-507
31781 芍药汤 3-507
31782 芍药汤 3-507
31783 芍药汤 3-507
31784 芍药汤 3-507
31785 芍药汤 3-507
31786 芍药汤 3-507
31787 芍药汤 3-508
31788 芍药汤 3-508
31789 芍药汤 3-508
31790 芍药汤 3-508
31791 芍药汤 3-508
31792 芍药汤 3-508
31793 芍药汤 3-508
31794 芍药汤 3-508
31795 芍药汤 3-508
31796 芍药汤 3-508
31797 芍药汤 3-508
31798 芍药汤 3-508
31799 芍药汤 3-508
31800 芍药汤 3-508
31801 芍药汤 3-509
31802 芍药汤 3-509
31803 芍药汤 3-509
31804 芍药汤 3-509
31805 芍药汤 3-509
31806 芍药汤 3-509
31807 芍药汤 3-509
31808 芍药汤 3-509
31809 芍药汤 3-509
31810 芍药汤 3-509
31811 芍药汤 3-509
31812 芍药汤 3-509
31813 芍药汤 3-509
31814 芍药汤 3-509

31815 芍药汤 3-510
31816 芍药汤 3-510
31817 芍药汤 3-510
31818 芍药汤 3-510
31819 芍药汤 3-510
31820 芍药汤 3-510
31821 芍药汤 3-510
31822 芍药汤 3-510
31823 芍药汤 3-510
31824 芍药汤 3-510
31825 芍药汤 3-510
31826 芍药汤 3-510
31827 芍药汤 3-510
31828 芍药汤 3-510
31829 芍药汤 3-511
31830 芍药汤 3-511
31831 芍药汤 3-511
31832 芍药汤 3-511
31833 芍药汤 3-511
31834 芍药汤 3-511
31835 芍药汤 3-511
31836 芍药汤 3-512
31837 芍药汤 3-512
31838 芍药汤 3-512
31839 芍药汤 3-512
31840 芍药汤 3-512
31841 芍药汤 3-512
31842 芍药汤 3-512
31843 芍药汤 3-512
31844 芍药汤 3-512
31845 芍药汤 3-512
31846 芍药汤 3-512
31847 芍药汤 3-512
31848 芍药汤 3-512
31849 芍药汤 3-512
31850 芍药汤 3-512
31851 芍药汤 3-512
31852 芍药汤 3-512
31853 芍药汤 3-512
31854 芍药汤 3-513
31855 芍药汤 3-513
31856 芍药汤 3-513
31857 芍药汤 3-513
31858 芍药饮 3-513
31859 芍药饮 3-513
31860 芍药饮 3-513
31861 芍药饮 3-513
31862 芍药饮 3-513
31863 芍药饮 3-513
31864 芍药散 3-513
31865 芍药散 3-513
31866 芍药散 3-513
31867 芍药散 3-513
31868 芍药散 3-513
31869 芍药散 3-513
31870 芍药散 3-514
31871 芍药散 3-514
31872 芍药散 3-514
31873 芍药散 3-514
31874 芍药散 3-514
31875 芍药散 3-514
31876 芍药散 3-514
31877 芍药散 3-514
31878 芍药散 3-514
31879 芍药散 3-514
31880 芍药散 3-514
31881 芍药散 3-514
31882 芍药散 3-514
31883 芍药散 3-514
31884 芍药散 3-514
31885 芍药散 3-515
31886 芍药散 3-515
31887 芍药散 3-515
31888 芍药散 3-515
31889 芍药散 3-515
31890 芍药散 3-515
31891 芍药散 3-515
31892 芍药散 3-515
31893 芍药散 3-515
31894 芍药散 3-515
31895 芍药散 3-515
31896 芍药散 3-515
31897 芍药散 3-515
31898 芍药散 3-515
31899 芍药散 3-515
31900 芍药膏 3-515
31901 芍药饮子 3-515
31902 芍药浸酒 3-515
31903 芍药干姜汤 3-515
31904 芍药木香汤 3-515
31905 芍药化毒汤 3-515
31906 芍药六合汤 3-516
31907 芍药甘草汤 3-516
31908 芍药甘草汤 3-517
31909 芍药甘草汤 3-517
31910 芍药甘草汤 3-517
31911 芍药地黄汤 3-517
31912 芍药地黄汤 3-518
31913 芍药地黄汤 3-518
31914 芍药地榆汤 3-518
31915 芍药竹茹汤 3-518
31916 芍药防风汤 3-518
31917 芍药防风汤 3-518
31918 芍药补气汤 3-518
31919 芍药虎骨散 3-518
31920 芍药和中汤 3-518
31921 芍药知母汤 3-518
31922 芍药枳术丸 3-518
31923 芍药枳实散 3-518
31924 芍药柏皮丸 3-518
31925 芍药柏皮丸 3-518
31926 芍药柏皮丸 3-519
31927 芍药柏皮丸 3-519
31928 芍药栀豉汤 3-519
31929 芍药香连汤 3-519
31930 芍药香附丸 3-519
31931 芍药香附汤 3-519
31932 芍药健脾汤 3-519
31933 芍药润燥丹 3-519
31934 芍药黄土汤 3-519
31935 芍药黄芩汤 3-519
31936 芍药黄芩汤 3-519
31937 芍药黄连汤 3-519
31938 芍药黄连汤 3-519
31939 芍药黄连汤 3-519
31940 芍药黄耆汤 3-519
31941 芍药黄耆汤 3-519
31942 芍药黄耆汤 3-519
31943 芍药黄耆汤 3-520
31944 芍药黄耆汤 3-520
31945 芍药黄耆散 3-520
31946 芍药清肝散 3-520
31947 芍药蒺藜煎 3-520
31948 芍药解肌汤 3-520
31949 芍药槟榔散 3-520
31950 芍药甘草附子汤 3-520
31951 芍药四物解肌汤 3-520
31952 芍药汤加芒消方 3-520
31953 芍药芩连葛根汤 3-520
31954 芍药附子甘草汤 3-520
31955 芍药枣仁柴胡汤 3-520
31956 芍药桂苓胶地汤 3-521

芨

31957 芨柏散 3-521

芒

31958 芒消丸 3-521
31959 芒消丸 3-521
31960 芒消丸 3-521
31961 芒消丸 3-521
31962 芒消汤 3-521
31963 芒消汤 3-521
31964 芒消汤 3-521
31965 芒消汤 3-521
31966 芒消汤 3-521
31967 芒消汤 3-521
31968 芒消汤 3-521
31969 芒消汤 3-521
31970 芒消汤 3-522
31971 芒消饮 3-522
31972 芒消散 3-522
31973 芒消散 3-522
31974 芒消散 3-522
31975 芒消散 3-522
31976 芒消散 3-522
31977 芒消散 3-522
31978 芒消散 3-522
31979 芒消紫丸 3-522
31980 芒消甘草汤 3-522
31981 芒消猪胆膏 3-522

芝

31982 芝麻酒 3-522
31983 芝麻仁汤 3-522

芎

31984 芎汤 3-522
31985 芎乌散 3-523
31986 芎乌散 3-523
31987 芎术丸 3-523
31988 芎术丸 3-523
31989 芎术丹 3-523
31990 芎术汤 3-523
31991 芎术汤 3-523
31992 芎术汤 3-523
31993 芎术汤 3-523
31994 芎术汤 3-523
31995 芎术散 3-523
31996 芎术散 3-523
31997 芎术散 3-523
31998 芎术散 3-523
31999 芎归丸 3-523
32000 芎归汤 3-523
32001 芎归汤 3-524
32002 芎归汤 3-524
32003 芎归汤 3-524
32004 芎归汤 3-524
32005 芎归汤 3-524
32006 芎归汤 3-524
32007 芎归汤 3-524
32008 芎归汤 3-524
32009 芎归汤 3-524
32010 芎归汤 3-524
32011 芎归汤 3-524
32012 芎归汤 3-524
32013 芎归汤 3-524
32014 芎归汤 3-524
32015 芎归汤 3-524

32232 芎藭散 3-540
32233 芎藭散 3-540
32234 芎藭散 3-540
32235 芎藭散 3-540
32236 芎藭散 3-540
32237 芎藭散 3-540
32238 芎藭散 3-540
32239 芎藭散 3-540
32240 芎藭散 3-540
32241 芎藭散 3-541
32242 芎藭散 3-541
32243 芎藭散 3-541
32244 芎藭散 3-541
32245 芎藭散 3-541
32246 芎藭散 3-541
32247 芎藭散 3-541
32248 芎藭散 3-541
32249 芎藭散 3-541
32250 芎藭散 3-541
32251 芎藭散 3-541
32252 芎藭散 3-541
32253 芎藭散 3-541
32254 芎藭散 3-541
32255 芎藭散 3-541
32256 芎藭散 3-541
32257 芎藭散 3-541
32258 芎藭膏 3-541
32259 芎藭膏 3-541
32260 芎藭膏 3-541
32261 芎藭膏 3-542
32262 芎耆丸 3-542
32263 芎夏汤 3-542
32264 芎胶散 3-542
32265 芎粉丸 3-542
32266 芎菊汤 3-542
32267 芎菊散 3-542
32268 芎菊散 3-542
32269 芎菊散 3-542
32270 芎黄丸 3-542
32271 芎黄汤 3-542
32272 芎黄汤 3-542
32273 芎黄汤 3-542
32274 芎黄汤 3-542
32275 芎黄汤 3-542
32276 芎黄汤 3-543
32277 芎黄散 3-543
32278 芎黄散 3-543
32279 芎黄散 3-543
32280 芎黄散 3-543
32281 芎黄散 3-543
32282 芎黄散 3-543
32283 芎黄散 3-543
32284 芎麻汤 3-543
32285 芎葛汤 3-543
32286 芎粟散 3-543
32287 芎犀丸 3-543
32288 芎犀丸 3-543
32289 芎犀散 3-543
32290 芎犀散 3-543
32291 芎蝎散 3-544
32292 芎藭饮子 3-544
32293 芎藭饮子 3-544
32294 芎藭煮散 3-544
32295 芎术香苏散 3-544
32296 芎术香连丸 3-544
32297 芎术除眩汤 3-544
32298 芎术除眩散 3-544
32299 芎术除湿汤 3-544
32300 芎归二术汤 3-544
32301 芎归二陈汤 3-544
32302 芎归二陈汤 3-544
32303 芎归人参散 3-544
32304 芎归内托散 3-544
32305 芎归加桂汤 3-544
32306 芎归芍药汤 3-544
32307 芎归百草饮 3-545
32308 芎归托里散 3-545
32309 芎归血余散 3-545
32310 芎归安心汤 3-545
32311 芎归均气饮 3-545
32312 芎归苏苓汤 3-545
32313 芎归两和汤 3-545
32314 芎归补中汤 3-545
32315 芎归补中汤 3-545
32316 芎归补中汤 3-545
32317 芎归补血汤 3-545
32318 芎归补血汤 3-545
32319 芎归补血汤 3-545
32320 芎归补血饮 3-545
32321 芎归阿胶汤 3-545
32322 芎归枣仁汤 3-545
32323 芎归明目丸 3-545
32324 芎归泻心汤 3-546
32325 芎归泻肝汤 3-546
32326 芎归定喘汤 3-546
32327 芎归保元汤 3-546
32328 芎归独活汤 3-546
32329 芎归首乌饮 3-546
32330 芎归养荣汤 3-546
32331 芎归养荣汤 3-546
32332 芎归养荣汤 3-546
32333 芎归养荣汤 3-546
32334 芎归桂朴汤 3-546
32335 芎归桂朴汤 3-546
32336 芎归胶艾汤 3-546
32337 芎归胶艾汤 3-547
32338 芎归益母丸 3-547
32339 芎归调血饮 3-547
32340 芎归理中汤 3-547
32341 芎归理中汤 3-547
32342 芎归寄生汤 3-547
32343 芎归寄生散 3-547
32344 芎归葱白汤 3-547
32345 芎归疏肝汤 3-547
32346 芎归愈痛汤 3-547
32347 芎归鳖甲汤 3-547
32348 芎归鳖甲饮 3-547
32349 芎归鳖甲散 3-548
32350 芎归鳖甲散 3-548
32351 芎当泻心汤 3-548
32352 芎芷正气散 3-548
32353 芎芷石膏汤 3-548
32354 芎芷香苏饮 3-548
32355 芎芷香苏饮 3-548
32356 芎芷香苏散 3-548
32357 芎芷香苏散 3-548
32358 芎芷香苏散 3-548
32359 芎芷香苏散 3-548
32360 芎芷香苏散 3-548
32361 芎芷香苏散 3-548
32362 芎芷香苏散 3-548
32363 芎芷透毒汤 3-548
32364 芎芷藿苏散 3-549
32365 芎苏五苓饮 3-549
32366 芎苏五苓饮 3-549
32367 芎苏泻白散 3-549
32368 芎苏香葛散 3-549
32369 芎苏柴陈汤 3-549
32370 芎辛导痰汤 3-549
32371 芎辛益气汤 3-549
32372 芎辛菊花散 3-549
32373 芎藭三棱汤 3-549
32374 芎藭天麻丸 3-549
32375 芎藭补中汤 3-549
32376 芎藭补血汤 3-550
32377 芎藭附子汤 3-550
32378 芎藭前胡汤 3-550
32379 芎藭温中汤 3-550
32380 芎菊上清丸 3-550
32381 芎菊上清丸 3-550
32382 芎菊上清片 3-550
32383 芎菊茶调散 3-550
32384 芎菊茶调散 3-550
32385 芎椒白术散 3-550
32386 芎归六君子汤 3-550
32387 芎归四君子汤 3-550
32388 芎归加古拜汤 3-550
32389 芎归加芍药汤 3-550
32390 芎归加黑豆汤 3-550
32391 芎芷香苏灵散 3-550
32392 芎藭加芍药汤 3-550
32393 芎术姜栀二陈汤 3-550
32394 芎藭汤加芍药方 3-551
32395 芎藭当归加芍药汤 3-551

吉

32396 吉利散 3-551
32397 吉利散 3-551
32398 吉祥丸 3-551
32399 吉祥丸 3-551
32400 吉祥油 3-551
32401 吉州醒脾散 3-551
32402 吉州醒脾散 3-551

老

32403 老龙丸 3-551
32404 老奴丸 3-551
32405 老军散 3-552
32406 老君丹 3-552
32407 老君丹 3-552
32408 老鸡丸 3-552
32409 老疟丸 3-552
32410 老疟丹 3-552
32411 老疟丹 3-552
32412 老疟饮 3-552
32413 老鸦丹 3-552
32414 老姜丸 3-552
32415 老鸭果 3-552
32416 老鼠屎 3-552
32417 老痰丸 3-552
32418 老蔻丸 3-552
32419 老膜散 3-553
32420 老膜散 3-553
32421 老子乳丹 3-553
32422 老柏皮散 3-553
32423 老鹳草膏 3-553
32424 老人便秘方 3-553
32425 老年白带方 3-553
32426 老年延寿丹 3-553
32427 老年阴痒方 3-553
32428 老年咳喘片 3-553
32429 老君长命丹 3-553
32430 老君神白散 3-553
32431 老君神明散 3-553
32432 老君益寿散 3-553
32433 老翁神杖散 3-554
32434 老君神明白散 3-554
32435 老君神明白术散 3-554
32436 老范志万应神曲 3-554

西

32437 西瓜膏 3-554
32438 西瓜霜 3-554
32439 西瓜霜 3-554
32440 西瓜霜 3-554
32441 西瓜霜 3-554
32442 西羚丸 3-554
32443 西羚丹 3-555
32444 西圣丸 3-555
32445 西来方 3-555
32446 西黄丸 3-555
32447 西黄丸 3-555
32448 西清汤 3-555
32449 西硼散 3-555
32450 西汉古酒 3-555
32451 西台金丹 3-555
32452 西洋参酒 3-555
32453 西洋药酒 3-555
32454 西黄胶囊 3-555
32455 西风暴雨方 3-555
32456 西圣复煎丸 3-555
32457 西州续命汤 3-556
32458 西州续命汤 3-556
32459 西州续命汤 3-556
32460 西州续命汤 3-556
32461 西来甘露饮 3-556
32462 西园喉药散 3-556
32463 西岳华峰方 3-556
32464 西洋十宝散 3-556
32465 西域黄灵膏 3-556
32466 西黄化毒丹 3-556
32467 西黄化毒丹 3-556
32468 西黄清醒丸 3-557
32469 西黄醒消丸 3-557
32470 西王母四童散 3-557
32471 西川石刻安肾丸 3-557
32472 西王母玉壶赤丸 3-557
32473 西岳真人灵飞散 3-558
32474 西蜀石刻安肾丸 3-558
32475 西川罗赤脚仙还少丹 3-558
32476 西岳莲华峰神传齿药 3-558

亚

32477 亚圣膏 3-558

再

32478 再生丸 3-558
32479 再生丸 3-558
32480 再生丸 3-558
32481 再生丹 3-558
32482 再生丹 3-559
32483 再生丹 3-559
32484 再生丹 3-559
32485 再生丹 3-559
32486 再生丹 3-559
32487 再生散 3-559
32488 再生散 3-559
32489 再生散 3-559
32490 再仙丹 3-559
32491 再攻饮 3-559
32492 再苏丸 3-559
32493 再苏丹 3-559
32494 再苏丹 3-559
32495 再苏散 3-559
32496 再造丸 3-559
32497 再造丸 3-559
32498 再造丸 3-560
32499 再造丸 3-560
32500 再造丸 3-560
32501 再造丸 3-560
32502 再造丹 3-560
32503 再造丹 3-561
32504 再造汤 3-561
32505 再造汤 3-561
32506 再造饮 3-561
32507 再造散 3-561
32508 再造散 3-561
32509 再造散 3-561
32510 再造膏 3-561
32511 再造膏 3-561
32512 再黑膏 3-562
32513 再合宁心丹 3-562
32514 再造生血片 3-562
32515 再造至宝丹 3-562
32516 再造还明丸 3-562
32517 再造紫金丹 3-562
32518 再生活血止痛散 3-562

耳

32519 耳膏 3-562
32520 耳疖散 3-562
32521 耳鸣丸 3-562
32522 耳鸣丸 3-562
32523 耳底油 3-562
32524 耳底散 3-562
32525 耳炎散 3-563
32526 耳桃煎 3-563
32527 耳脓散 3-563
32528 耳疳散 3-563
32529 耳疳散 3-563
32530 耳疳散 3-563
32531 耳聋丸 3-563
32532 耳聋丸 3-563
32533 耳聋丸 3-563
32534 耳痛散 3-563
32535 耳聋神丹 3-563
32536 耳底八宝油 3-563
32537 耳底白龙散 3-563
32538 耳脓独龙丹 3-563
32539 耳聋左慈丸 3-563
32540 耳聋左慈丸 3-564
32541 耳聋故纸丸 3-564
32542 耳聋烧肾散 3-564
32543 耳聋通窍丸 3-564
32544 耳聋鼠胆丹 3-564
32545 耳聋开窍神效丹 3-564

共

32546 共殿香 3-564

列

32547 列节浸酒 3-564

夺

32548 夺门丹 3-564
32549 夺天丹 3-564
32550 夺关散 3-565
32551 夺郁汤 3-565
32552 夺命丸 3-565
32553 夺命丸 3-565
32554 夺命丸 3-565
32555 夺命丸 3-565
32556 夺命丸 3-565
32557 夺命丸 3-565
32558 夺命丸 3-565
32559 夺命丸 3-565
32560 夺命丸 3-565
32561 夺命丹 3-565
32562 夺命丹 3-565
32563 夺命丹 3-565
32564 夺命丹 3-565
32565 夺命丹 3-565
32566 夺命丹 3-566
32567 夺命丹 3-566
32568 夺命丹 3-566
32569 夺命丹 3-566
32570 夺命丹 3-566
32571 夺命丹 3-566
32572 夺命丹 3-566
32573 夺命丹 3-566
32574 夺命丹 3-566
32575 夺命丹 3-566
32576 夺命丹 3-566
32577 夺命丹 3-566
32578 夺命丹 3-566
32579 夺命丹 3-567
32580 夺命丹 3-567
32581 夺命丹 3-567
32582 夺命丹 3-567
32583 夺命丹 3-567
32584 夺命丹 3-567
32585 夺命丹 3-567
32586 夺命丹 3-567
32587 夺命丹 3-567
32588 夺命丹 3-567
32589 夺命丹 3-567
32590 夺命丹 3-567
32591 夺命丹 3-568
32592 夺命丹 3-568
32593 夺命丹 3-568
32594 夺命丹 3-568
32595 夺命丹 3-568
32596 夺命丹 3-568
32597 夺命丹 3-568
32598 夺命丹 3-568
32599 夺命丹 3-568
32600 夺命丹 3-568
32601 夺命丹 3-568
32602 夺命丹 3-568
32603 夺命丹 3-569
32604 夺命丹 3-569
32605 夺命丹 3-569
32606 夺命丹 3-569
32607 夺命丹 3-569
32608 夺命丹 3-569
32609 夺命丹 3-569
32610 夺命丹 3-569
32611 夺命丹 3-569
32612 夺命丹 3-569
32613 夺命丹 3-569
32614 夺命丹 3-569
32615 夺命丹 3-569
32616 夺命丹 3-569
32617 夺命丹 3-570
32618 夺命丹 3-570
32619 夺命丹 3-570
32620 夺命丹 3-570
32621 夺命丹 3-570
32622 夺命丹 3-570
32623 夺命丹 3-570
32624 夺命丹 3-570
32625 夺命丹 3-570
32626 夺命丹 3-570
32627 夺命丹 3-570
32628 夺命汤 3-570
32629 夺命汤 3-570
32630 夺命汤 3-570

32631 夺命汤 3-570
32632 夺命饮 3-571
32633 夺命饮 3-571
32634 夺命散 3-571
32635 夺命散 3-571
32636 夺命散 3-571
32637 夺命散 3-571
32638 夺命散 3-571
32639 夺命散 3-571
32640 夺命散 3-571
32641 夺命散 3-571
32642 夺命散 3-571
32643 夺命散 3-571
32644 夺命散 3-571
32645 夺命散 3-571
32646 夺命散 3-571
32647 夺命散 3-571
32648 夺命散 3-571
32649 夺命散 3-572
32650 夺命散 3-572
32651 夺命散 3-572
32652 夺命散 3-572
32653 夺命散 3-572
32654 夺命散 3-572
32655 夺命散 3-572
32656 夺命散 3-572
32657 夺命散 3-572
32658 夺命散 3-572
32659 夺命散 3-572
32660 夺命散 3-572
32661 夺命散 3-572
32662 夺命散 3-573
32663 夺命散 3-573
32664 夺命散 3-573
32665 夺命散 3-573
32666 夺命散 3-573
32667 夺命散 3-573
32668 夺命散 3-573
32669 夺命散 3-573
32670 夺命散 3-573
32671 夺命散 3-573
32672 夺命散 3-573
32673 夺命散 3-573
32674 夺命散 3-573
32675 夺命散 3-573
32676 夺命散 3-573
32677 夺命散 3-573
32678 夺命散 3-574
32679 夺命煎 3-574
32680 夺命膏 3-574
32681 夺命膏 3-574
32682 夺真丹 3-574
32683 夺痒散 3-574
32684 夺魂汤 3-574
32685 夺魂散 3-574
32686 夺魂散 3-574
32687 夺魄散 3-574
32688 夺命方丹 3-574
32689 夺命坐丹 3-574
32690 夺命金丹 3-574
32691 夺天造化丸 3-575
32692 夺关将军散 3-575
32693 夺命川附汤 3-575
32694 夺命无忧散 3-575
32695 夺命五毒丹 3-575
32696 夺命回生散 3-575
32697 夺命红枣丹 3-575
32698 夺命更生散 3-575
32699 夺命还真丹 3-575
32700 夺命返魂散 3-576
32701 夺命沉香散 3-576
32702 夺命抽刀散 3-576
32703 夺命轻粉散 3-576
32704 夺命保生丹 3-576
32705 夺命追魂散 3-576
32706 夺命独参汤 3-576
32707 夺命神效膏 3-576
32708 夺命神蛇散 3-576
32709 夺命通关散 3-576
32710 夺命通关散 3-576
32711 夺命接骨丹 3-576
32712 夺命救生散 3-576
32713 夺命救痢饮 3-577
32714 夺命象皮丸 3-577
32715 夺命雄朱丹 3-577
32716 夺命紫金丹 3-577
32717 夺命箸头散 3-577
32718 夺命褐散子 3-577
32719 夺命大青金丹 3-577
32720 夺命将军一枝花 3-577

压

32721 压气散 3-577
32722 压风汤 3-577
32723 压惊丸 3-577
32724 压惊汤 3-578
32725 压掌散 3-578
32726 压热饮子 3-578
32727 压热饮子 3-578
32728 压气木香丸 3-578
32729 压热抱龙丸 3-578
32730 压热神白膏 3-578
32731 压惊茯神散 3-578
32732 压惊犀角饮子 3-578

厌

32733 厌生方 3-578
32734 厌红温胃饮 3-578

有

32735 有名漏浆散 3-578
32736 有腐生肌散 3-578

灰

32737 灰煎 3-578
32738 灰水膏 3-579
32739 灰米膏 3-579
32740 灰皂散 3-579
32741 灰矿散 3-579
32742 灰草散 3-579
32743 灰韭散 3-579
32744 灰浆膏 3-579
32745 灰弹散 3-579
32746 灰糖水 3-579
32747 灰藋膏 3-579
32748 灰藋涂方 3-579

存

32749 存安曲 3-579
32750 存阴汤 3-579
32751 存命汤 3-579
32752 存注丹 3-579

达

32753 达生丹 3-580
32754 达生汤 3-580
32755 达生散 3-580
32756 达生散 3-580
32757 达生散 3-580
32758 达生散 3-580
32759 达生散 3-580
32760 达生散 3-580
32761 达生散 3-581
32762 达生散 3-581
32763 达生散 3-581
32764 达郁汤 3-581
32765 达郁汤 3-581
32766 达郁汤 3-581
32767 达肺草 3-581
32768 达原丸 3-581
32769 达原饮 3-581
32770 达原饮 3-581
32771 达原散 3-581
32772 达营丸 3-581
32773 达营汤 3-581
32774 达气和中汤 3-582
32775 达气养营汤 3-582
32776 达原败毒散 3-582
32777 达原柴胡饮 3-582
32778 达原解毒汤 3-582

戍

32779 戍药 3-582
32780 戍油膏 3-582
32781 戍毒丹 3-582
32782 戍骨丹 3-582
32783 戍粮至宝丹 3-582

成

32784 成膏 3-582
32785 成炼钟乳粉 3-582
32786 成炼钟乳散 3-583

百

32787 百一膏 3-583
32788 百二散 3-583
32789 百子酒 3-583
32790 百五散 3-583
32791 百中汤 3-583
32792 百中饮 3-583
32793 百中散 3-583
32794 百中散 3-583
32795 百中散 3-583
32796 百中散 3-583
32797 百风汤 3-583
32798 百水散 3-584
32799 百生丸 3-584
32800 百生方 3-584
32801 百当膏 3-584
32802 百岁丸 3-584
32803 百岁酒 3-584
32804 百伤饮 3-584
32805 百全丸 3-584
32806 百合丸 3-584
32807 百合丸 3-584
32808 百合丸 3-584
32809 百合丹 3-584
32810 百合丹 3-584
32811 百合汤 3-584
32812 百合汤 3-585
32813 百合汤 3-585
32814 百合汤 3-585
32815 百合汤 3-585
32816 百合汤 3-585
32817 百合汤 3-585
32818 百合汤 3-585
32819 百合汤 3-585
32820 百合汤 3-585
32821 百合汤 3-585
32822 百合汤 3-585
32823 百合汤 3-585
32824 百合汤 3-585
32825 百合汤 3-585
32826 百合汤 3-586

32827 百合汤 3-586
32828 百合饮 3-586
32829 百合饮 3-586
32830 百合散 3-586
32831 百合散 3-586
32832 百合散 3-586
32833 百合散 3-586
32834 百合散 3-586
32835 百合散 3-586
32836 百合散 3-586
32837 百合散 3-586
32838 百合散 3-586
32839 百合散 3-586
32840 百合散 3-587
32841 百合散 3-587
32842 百合散 3-587
32843 百合散 3-587
32844 百合散 3-587
32845 百合散 3-587
32846 百合散 3-587
32847 百合散 3-587
32848 百合粥 3-587
32849 百合煎 3-587
32850 百问方 3-587
32851 百寿丸 3-587
32852 百寿散 3-587
32853 百花丸 3-587
32854 百花丸 3-587
32855 百花丸 3-587
32856 百花丸 3-588
32857 百花汤 3-588
32858 百花散 3-588
32859 百花散 3-588
32860 百花散 3-588
32861 百花散 3-588
32862 百花煎 3-588
32863 百花煎 3-588
32864 百花煎 3-588
32865 百花膏 3-588
32866 百花膏 3-588
32867 百花膏 3-588
32868 百花膏 3-589
32869 百花膏 3-589
32870 百花膏 3-589
32871 百劳丸 3-589
32872 百劳散 3-589
32873 百劳散 3-589
32874 百劳煎 3-589
32875 百两金 3-589
32876 百足散 3-589
32877 百谷丸 3-589
32878 百应丸 3-589
32879 百应膏 3-589
32880 百补丸 3-589
32881 百补汤 3-589
32882 百补汤 3-589
32883 百补酒 3-589
32884 百补膏 3-590
32885 百灵丸 3-590
32886 百灵丸 3-590
32887 百灵丸 3-590
32888 百灵丸 3-590
32889 百灵丹 3-590
32890 百灵丹 3-590
32891 百灵丹 3-590
32892 百灵汤 3-590
32893 百灵粉 3-590
32894 百灵散 3-590
32895 百灵膏 3-590
32896 百灵膏 3-590
32897 百枝膏 3-590
32898 百枝膏 3-591
32899 百杯丸 3-591
32900 百杯丸 3-591
32901 百杯丸 3-591
32902 百杯丸 3-591
32903 百杯散 3-591
32904 百枣丹 3-591
32905 百果酒 3-591
32906 百和汤 3-591
32907 百和香 3-591
32908 百沸汤 3-591
32909 百宝丸 3-591
32910 百宝散 3-591
32911 百草丸 3-591
32912 百草散 3-591
32913 百草散 3-592
32914 百草煎 3-592
32915 百草膏 3-592
32916 百草膏 3-592
32917 百草膏 3-592
32918 百草霜 3-592
32919 百药长 3-592
32920 百药散 3-592
32921 百药煎 3-592
32922 百点膏 3-592
32923 百畏丸 3-592
32924 百钟丸 3-593
32925 百钟丸 3-593
32926 百顺丸 3-593
32927 百顺散 3-593
32928 百顺散 3-593
32929 百顺膏 3-593
32930 百神散 3-593
32931 百损丸 3-593
32932 百倍丸 3-593
32933 百效丸 3-593
32934 百效丸 3-593
32935 百效丸 3-593
32936 百效丸 3-594
32937 百效丸 3-594
32938 百效汤 3-594
32939 百效饮 3-594
32940 百效散 3-594
32941 百效膏 3-594
32942 百效膏 3-594
32943 百部丸 3-594
32944 百部丸 3-595
32945 百部丸 3-595
32946 百部丸 3-595
32947 百部丸 3-595
32948 百部丸 3-595
32949 百部丸 3-595
32950 百部丸 3-595
32951 百部丸 3-595
32952 百部汤 3-595
32953 百部汤 3-595
32954 百部汤 3-595
32955 百部汤 3-595
32956 百部汤 3-595
32957 百部汤 3-595
32958 百部汤 3-595
32959 百部汤 3-595
32960 百部汤 3-596
32961 百部饮 3-596
32962 百部饮 3-596
32963 百部饮 3-596
32964 百部酊 3-596
32965 百部酒 3-596
32966 百部酒 3-596
32967 百部散 3-596
32968 百部散 3-596
32969 百部散 3-596
32970 百部散 3-596
32971 百部散 3-596
32972 百部散 3-596
32973 百部散 3-596
32974 百部散 3-596
32975 百部散 3-596
32976 百部散 3-596
32977 百部散 3-597
32978 百部散 3-597
32979 百部煎 3-597
32980 百部膏 3-597
32981 百部膏 3-597
32982 百部膏 3-597
32983 百病丹 3-597
32984 百病汤 3-597
32985 百消丸 3-597
32986 百消丸 3-597
32987 百消丸 3-597
32988 百消丸 3-597
32989 百消散 3-597
32990 百粉丸 3-597
32991 百祥丸 3-597
32992 百祥丸 3-598
32993 百粒丸 3-598
32994 百粒丸 3-598
32995 百御丸 3-598
32996 百解丸 3-598
32997 百解汤 3-598
32998 百解散 3-598
32999 百解散 3-598
33000 百解散 3-598
33001 百解散 3-598
33002 百解散 3-599
33003 百解散 3-599
33004 百解散 3-599
33005 百解散 3-599
33006 百解散 3-599
33007 百霜丸 3-599
33008 百嚼丸 3-599
33009 百嚼丸 3-599
33010 百日还丹 3-599
33011 百艾洗液 3-599
33012 百发神针 3-599
33013 百合饮子 3-599
33014 百合洗方 3-599
33015 百花煎丸 3-600
33016 百应神膏 3-600
33017 百灵藤酒 3-600
33018 百灵藤粥 3-600
33019 百灵藤煎 3-600
33020 百果仙胶 3-600
33021 百草霜丸 3-600
33022 百草霜方 3-600
33023 百草霜散 3-600
33024 百草霜散 3-600
33025 百草霜散 3-600
33026 百草霜散 3-600
33027 百草霜散 3-600
33028 百草霜散 3-600
33029 百草霜膏 3-600
33030 百药煎散 3-600
33031 百咳宁片 3-601
33032 百段锦散 3-601
33033 百部洗方 3-601
33034 百部洗剂 3-601
33035 百部根方 3-601
33036 百部根汤 3-601
33037 百部根饮 3-601
33038 百部根酒 3-601
33039 百病饮子 3-601
33040 百疾消散 3-601
33041 百一快斑汤 3-601
33042 百一羌活饼 3-601

33043 百子归附丸 3-601
33044 百子附归丸 3-601
33045 百子建中丸 3-601
33046 百子建中丸 3-601
33047 百日咳病方 3-602
33048 百日咳新药 3-602
33049 百日咳新药 3-602
33050 百岁铁娃丹 3-602
33051 百合二母汤 3-602
33052 百合五味汤 3-602
33053 百合代赭汤 3-602
33054 百合半夏汤 3-602
33055 百合地黄汤 3-602
33056 百合鸡子汤 3-602
33057 百合茅根汤 3-602
33058 百合固金丸 3-603
33059 百合固金丸 3-603
33060 百合固金汤 3-603
33061 百合知母汤 3-603
33062 百合前胡汤 3-603
33063 百合柴胡汤 3-603
33064 百合消胀汤 3-604
33065 百合紫菀汤 3-604
33066 百合滑石散 3-604
33067 百合滑赭汤 3-604
33068 百麦安神饮 3-604
33069 百花拔毒散 3-604
33070 百花定喘丸 3-604
33071 百花定喘片 3-604
33072 百劳猪肚丸 3-604
33073 百补全鹿丸 3-604
33074 百补交精丸 3-604
33075 百补构精丸 3-604
33076 百补保真丸 3-604
33077 百补养原丸 3-605
33078 百补济阴丸 3-605
33079 百补鹿胎丸 3-605
33080 百补增力丸 3-605
33081 百补增力丹 3-605
33082 百灵藤酿酒 3-605
33083 百药煎油膏 3-605
33084 百咳静糖浆 3-605
33085 百选肥儿丸 3-605
33086 百部清金汤 3-605
33087 百部紫菀丸 3-605
33088 百病无忧散 3-605
33089 百病钦丹丸 3-605
33090 百疾薯蓣丸 3-606
33091 百益镇惊丸 3-606
33092 百解发汗散 3-606
33093 百解绿蜡丸 3-606
33094 百合生地黄汤 3-606
33095 百合鸡子黄汤 3-606
33096 百灵藤牛膝煎 3-606
33097 百合五味姜附汤 3-606
33098 百合桔梗鸡子汤 3-606
33099 百合滑石代赭汤 3-606
33100 百花如意酣春酝 3-606
33101 百草血余棕灰散 3-606

死

33102 死鼠膏 3-606
33103 死人枕煎 3-606
33104 死蛇鼠膏 3-606

夹

33105 夹攻饮 3-606
33106 夹纸膏 3-606
33107 夹纸膏 3-606
33108 夹纸膏 3-606
33109 夹纸膏 3-606
33110 夹纸膏 3-607
33111 夹纸膏 3-607
33112 夹纸膏 3-607
33113 夹纸膏 3-607
33114 夹纸膏 3-607
33115 夹纸膏 3-607
33116 夹纸膏 3-607
33117 夹纸膏 3-607
33118 夹纸膏 3-607
33119 夹纸膏 3-607
33120 夹纸膏 3-607
33121 夹纸膏 3-607
33122 夹纸膏 3-607
33123 夹钟丸 3-608
33124 夹食丸 3-608
33125 夹盐散 3-608
33126 夹袋散 3-608
33127 夹棍神方 3-608
33128 夹棍软骨神方 3-608

托

33129 托药 3-608
33130 托中散 3-608
33131 托外膏 3-608
33132 托邪饮 3-608
33133 托里汤 3-608
33134 托里汤 3-608
33135 托里散 3-608
33136 托里散 3-608
33137 托里散 3-608
33138 托里散 3-608
33139 托里散 3-609
33140 托里散 3-609
33141 托里散 3-609
33142 托里散 3-609
33143 托里散 3-609
33144 托里散 3-609
33145 托里散 3-609
33146 托里散 3-609
33147 托里散 3-609
33148 托里散 3-609
33149 托里散 3-609
33150 托里散 3-609
33151 托里散 3-609
33152 托里散 3-609
33153 托里散 3-609
33154 托里散 3-609
33155 托里散 3-609
33156 托里散 3-610
33157 托里散 3-610
33158 托里散 3-610
33159 托里散 3-610
33160 托里散 3-610
33161 托里散 3-610
33162 托里散 3-610
33163 托里散 3-610
33164 托里散 3-610
33165 托里散 3-610
33166 托里散 3-610
33167 托里散 3-610
33168 托里煎 3-610
33169 托毒丸 3-610
33170 托毒汤 3-611
33171 托毒饮 3-611
33172 托毒散 3-611
33173 托胎丸 3-611
33174 托养丸 3-611
33175 托珠丹 3-611
33176 托脐饼 3-611
33177 托杨梅方 3-611
33178 托里十补散 3-611
33179 托里十宣散 3-611
33180 托里千金散 3-611
33181 托里无忧散 3-611
33182 托里内补散 3-611
33183 托里内补散 3-611
33184 托里化毒汤 3-611
33185 托里化毒散 3-611
33186 托里六倍散 3-612
33187 托里生肌汤 3-612
33188 托里生肌散 3-612
33189 托里玄参散 3-612
33190 托里地脉散 3-612
33191 托里当归汤 3-612
33192 托里回生散 3-612
33193 托里回阳汤 3-612
33194 托里冲和汤 3-612
33195 托里抑青汤 3-612
33196 托里护心丸 3-612
33197 托里护心散 3-612
33198 托里护心散 3-612
33199 托里连翘散 3-612
33200 托里快斑汤 3-612
33201 托里快斑汤 3-612
33202 托里完趾汤 3-612
33203 托里败毒散 3-612
33204 托里和中汤 3-613
33205 托里定痛汤 3-613
33206 托里定痛散 3-613
33207 托里建中汤 3-613
33208 托里建中汤 3-613
33209 托里茯苓汤 3-613
33210 托里荣卫汤 3-613
33211 托里复煎散 3-613
33212 托里养荣汤 3-613
33213 托里举斑汤 3-613
33214 托里举斑汤 3-613
33215 托里透脓汤 3-613
33216 托里健中汤 3-613
33217 托里健中汤 3-613
33218 托里消毒汤 3-613
33219 托里消毒汤 3-614
33220 托里消毒饮 3-614
33221 托里消毒饮 3-614
33222 托里消毒饮 3-614
33223 托里消毒散 3-614
33224 托里消毒散 3-614
33225 托里消毒散 3-614
33226 托里消毒散 3-614
33227 托里消毒散 3-614
33228 托里消毒散 3-614
33229 托里流气饮 3-614
33230 托里流气饮 3-615
33231 托里益中汤 3-615
33232 托里益气汤 3-615
33233 托里益气汤 3-615
33234 托里益青汤 3-615
33235 托里益黄汤 3-615
33236 托里益黄汤 3-615
33237 托里益黄汤 3-615
33238 托里黄耆汤 3-615
33239 托里黄耆汤 3-615
33240 托里黄耆汤 3-615
33241 托里黄耆汤 3-615
33242 托里黄耆汤 3-615
33243 托里黄耆散 3-615
33244 托里排脓汤 3-615
33245 托里排脓汤 3-615
33246 托里排脓散 3-615
33247 托里清中汤 3-616

33248 托里清中汤 3-616
33249 托里清肝散 3-616
33250 托里清补汤 3-616
33251 托里越鞠汤 3-616
33252 托里温中汤 3-616
33253 托里温中汤 3-616
33254 托里温中汤 3-616
33255 托里温中散 3-616
33256 托里温经汤 3-616
33257 托里解毒汤 3-616
33258 托里解毒汤 3-616
33259 托里解毒汤 3-617
33260 托里解毒汤 3-617
33261 托骨大黄散 3-617
33262 托痘花蛇散 3-617
33263 托里金银地丁散 3-617
33264 托里排脓生犀散 3-617
33265 托里排脓消毒散 3-617
33266 托里救苦神应丸 3-617
33267 托毒清热安胎汤 3-617

扫

33268 扫云丹 3-617
33269 扫气汤 3-617
33270 扫风丸 3-617
33271 扫风汤 3-617
33272 扫虫汤 3-617
33273 扫虫散 3-618
33274 扫虫煎 3-618
33275 扫虫煎 3-618
33276 扫红煎 3-618
33277 扫痨丹 3-618
33278 扫毒丸 3-618
33279 扫胃汤 3-618
33280 扫疥散 3-618
33281 扫雪散 3-618
33282 扫雪膏 3-618
33283 扫痛丸 3-618
33284 扫雾丹 3-618
33285 扫霞散 3-618
33286 扫翳散 3-619
33287 扫瘤丸 3-619
33288 扫癞丹 3-619
33289 扫癞丹 3-619
33290 扫云开光散 3-619
33291 扫涎立效丹 3-619
33292 扫尽曹家百万兵 3-619

扬

33293 扬肺利湿汤 3-619

邪

33294 邪滞双解散 3-619

过

33295 过气丸 3-619
33296 过关散 3-619
33297 过夜消 3-619
33298 过期饮 3-619
33299 过期饮 3-620
33300 过街笑 3-620
33301 过街笑 3-620

至

33302 至仁丹 3-620
33303 至仁汤 3-620
33304 至圣丸 3-620
33305 至圣丸 3-620
33306 至圣丸 3-620
33307 至圣丸 3-620
33308 至圣丸 3-620
33309 至圣丸 3-620
33310 至圣丹 3-620
33311 至圣丹 3-620
33312 至圣丹 3-621
33313 至圣汤 3-621
33314 至圣散 3-621
33315 至圣散 3-621
33316 至圣散 3-621
33317 至圣散 3-621
33318 至圣散 3-621
33319 至圣散 3-621
33320 至圣散 3-621
33321 至圣膏 3-621
33322 至圣膏 3-621
33323 至圣膏 3-621
33324 至灵散 3-621
33325 至灵散 3-621
33326 至灵散 3-622
33327 至妙丹 3-622
33328 至明膏 3-622
33329 至宝丸 3-622
33330 至宝丸 3-622
33331 至宝丸 3-622
33332 至宝丸 3-622
33333 至宝丸 3-622
33334 至宝丹 3-622
33335 至宝丹 3-623
33336 至宝丹 3-623
33337 至宝丹 3-623
33338 至宝丹 3-623
33339 至宝丹 3-623
33340 至宝丹 3-623
33341 至宝丹 3-623
33342 至宝丹 3-623
33343 至宝丹 3-623
33344 至宝丹 3-624
33345 至宝丹 3-624
33346 至宝丹 3-624
33347 至宝丹 3-624
33348 至宝丹 3-624
33349 至宝丹 3-624
33350 至宝丹 3-624
33351 至宝丹 3-624
33352 至宝丹 3-625
33353 至宝丹 3-625
33354 至宝丹 3-625
33355 至宝丹 3-625
33356 至宝汤 3-625
33357 至宝饮 3-625
33358 至宝饮 3-625
33359 至宝散 3-625
33360 至宝散 3-625
33361 至宝散 3-625
33362 至宝锭 3-625
33363 至宝膏 3-626
33364 至真散 3-626
33365 至效散 3-626
33366 至慈汤 3-626
33367 至妙疟丹 3-626
33368 至宝锭子 3-626
33369 至圣一醉膏 3-626
33370 至圣木星饮 3-626
33371 至圣太一散 3-626
33372 至圣宁心丹 3-626
33373 至圣宁心丹 3-626
33374 至圣夺命丹 3-626
33375 至圣达原丸 3-627
33376 至圣来复丹 3-627
33377 至圣青金丸 3-627
33378 至圣青金丹 3-627
33379 至圣保元丸 3-627
33380 至圣保元丹 3-627
33381 至圣保命丸 3-627
33382 至圣保命丹 3-628
33383 至圣保命丹 3-628
33384 至圣保命丹 3-628
33385 至圣保命丹 3-628
33386 至圣保命丹 3-628
33387 至圣保命丹 3-628
33388 至圣保命丹 3-628
33389 至圣既济丹 3-628
33390 至圣黑龙丹 3-628
33391 至圣黑龙膏 3-628
33392 至圣缠金丹 3-628
33393 至妙立消膏 3-628
33394 至妙通神丸 3-628
33395 至宝三鞭丸 3-628
33396 至宝三鞭酒 3-628
33397 至宝三鞭精 3-628
33398 至宝回生丹 3-629
33399 至宝灵芝酒 3-629
33400 至宝金丝膏 3-629
33401 至宝健脾丸 3-629
33402 至宝得生丹 3-629
33403 至效十精丹 3-629
33404 至效石绿散 3-629
33405 至效独乌膏 3-629
33406 至验金针散 3-629
33407 至宝三鞭胶囊 3-629
33408 至圣保命金丹 3-629
33409 至圣麝香饼子 3-630
33410 至宝琥珀锭子 3-630
33411 至圣真人全功饮 3-630

夷

33412 夷则丸 3-630

此

33413 此君丹 3-630

贞

33414 贞元饮 3-630
33415 贞元散 3-630
33416 贞芪扶止胶囊 3-630

当

33417 当风散 3-630
33418 当术散 3-630
33419 当归丸 3-630
33420 当归丸 3-630
33421 当归丸 3-631
33422 当归丸 3-631
33423 当归丸 3-631
33424 当归丸 3-631
33425 当归丸 3-631
33426 当归丸 3-631
33427 当归丸 3-631
33428 当归丸 3-631
33439 当归丸 3-631
33430 当归丸 3-631
33431 当归丸 3-631
33432 当归丸 3-631
33433 当归丸 3-632
33434 当归丸 3-632
33435 当归丸 3-632
33436 当归丸 3-632
33437 当归丸 3-632

33438 当归丸 3-632
33439 当归丸 3-632
33440 当归丸 3-632
33441 当归丸 3-632
33442 当归丸 3-632
33443 当归丸 3-632
33444 当归丸 3-632
33445 当归丸 3-632
33446 当归丸 3-633
33447 当归丸 3-633
33448 当归丸 3-633
33449 当归丸 3-633
33450 当归丸 3-633
33451 当归丸 3-633
33452 当归丸 3-633
33453 当归丸 3-633
33454 当归丸 3-633
33455 当归丸 3-633
33456 当归丸 3-633
33457 当归丸 3-634
33458 当归丸 3-634
33459 当归丸 3-634
33460 当归丸 3-634
33461 当归丸 3-634
33462 当归丸 3-634
33463 当归丸 3-634
33464 当归丸 3-634
33465 当归丸 3-634
33466 当归丸 3-634
33467 当归丸 3-634
33468 当归丸 3-634
33469 当归丸 3-634
33470 当归丸 3-634
33471 当归丸 3-635
33472 当归丸 3-635
33473 当归汤 3-635
33474 当归汤 3-635
33475 当归汤 3-635
33476 当归汤 3-635
33477 当归汤 3-635
33478 当归汤 3-635
33479 当归汤 3-635
33480 当归汤 3-635
33481 当归汤 3-635
33482 当归汤 3-635
33483 当归汤 3-636
33484 当归汤 3-636
33485 当归汤 3-636
33486 当归汤 3-636
33487 当归汤 3-636
33488 当归汤 3-636
33489 当归汤 3-636
33490 当归汤 3-636
33491 当归汤 3-636
33492 当归汤 3-636
33493 当归汤 3-636
33494 当归汤 3-636
33495 当归汤 3-636
33496 当归汤 3-636
33497 当归汤 3-636
33498 当归汤 3-637
33499 当归汤 3-637
33500 当归汤 3-637
33501 当归汤 3-637
33502 当归汤 3-637
33503 当归汤 3-637
33504 当归汤 3-637
33505 当归汤 3-637
33506 当归汤 3-637
33507 当归汤 3-637
33508 当归汤 3-637
33509 当归汤 3-637
33510 当归汤 3-637
33511 当归汤 3-637
33512 当归汤 3-637
33513 当归汤 3-637
33514 当归汤 3-638
33515 当归汤 3-638
33516 当归汤 3-638
33517 当归汤 3-638
33518 当归汤 3-638
33519 当归汤 3-638
33520 当归汤 3-638
33521 当归汤 3-638
33522 当归汤 3-638
33523 当归汤 3-638
33524 当归汤 3-638
33525 当归汤 3-638
33526 当归汤 3-638
33527 当归汤 3-638
33528 当归汤 3-639
33529 当归汤 3-639
33530 当归汤 3-639
33531 当归汤 3-639
33532 当归汤 3-639
33533 当归汤 3-639
33534 当归汤 3-639
33535 当归汤 3-639
33536 当归汤 3-639
33537 当归汤 3-639
33538 当归汤 3-639
33539 当归汤 3-639
33540 当归汤 3-639
33541 当归汤 3-639
33542 当归汤 3-639
33543 当归汤 3-640
33544 当归汤 3-640
33545 当归汤 3-640
33546 当归汤 3-640
33547 当归汤 3-640
33548 当归汤 3-640
33549 当归汤 3-640
33550 当归汤 3-640
33551 当归汤 3-640
33552 当归汤 3-640
33553 当归汤 3-640
33554 当归汤 3-640
33555 当归汤 3-640
33556 当归汤 3-640
33557 当归汤 3-640
33558 当归汤 3-640
33559 当归汤 3-641
33560 当归汤 3-641
33561 当归汤 3-641
33562 当归汤 3-641
33563 当归汤 3-641
33564 当归汤 3-641
33565 当归汤 3-641
33566 当归汤 3-641
33567 当归汤 3-641
33568 当归汤 3-641
33569 当归汤 3-641
33570 当归汤 3-641
33571 当归汤 3-641
33572 当归汤 3-641
33573 当归汤 3-641
33574 当归汤 3-642
33575 当归汤 3-642
33576 当归汤 3-642
33577 当归汤 3-642
33578 当归汤 3-642
33579 当归汤 3-642
33580 当归汤 3-642
33581 当归汤 3-642
33582 当归汤 3-642
33583 当归汤 3-642
33584 当归汤 3-642
33585 当归汤 3-642
33586 当归汤 3-642
33587 当归汤 3-643
33588 当归汤 3-643
33589 当归汤 3-643
33590 当归汤 3-643
33591 当归汤 3-643
33592 当归汤 3-643
33593 当归汤 3-643
33594 当归汤 3-643
33595 当归汤 3-643
33596 当归汤 3-643
33597 当归汤 3-643
33598 当归汤 3-643
33599 当归汤 3-643
33600 当归汤 3-643
33601 当归汤 3-643
33602 当归汤 3-643
33603 当归汤 3-644
33604 当归汤 3-644
33605 当归汤 3-644
33606 当归饮 3-644
33607 当归饮 3-644
33608 当归饮 3-644
33609 当归饮 3-644
33610 当归饮 3-644
33611 当归饮 3-644
33612 当归饮 3-644
33613 当归饮 3-644
33614 当归饮 3-644
33615 当归饮 3-644
33616 当归饮 3-644
33617 当归饮 3-644
33618 当归饮 3-644
33619 当归饮 3-645
33620 当归饮 3-645
33621 当归饮 3-645
33622 当归饮 3-645
33623 当归饮 3-645
33624 当归饮 3-645
33625 当归饮 3-645
33626 当归饮 3-645
33627 当归饮 3-645
33628 当归饮 3-645
33629 当归饮 3-645
33630 当归饮 3-645
33631 当归贴 3-645
33632 当归贴 3-645
33633 当归饼 3-645
33634 当归酒 3-645
33635 当归酒 3-646
33636 当归酒 3-646
33637 当归酒 3-646
33638 当归粉 3-646
33639 当归散 3-646
33640 当归散 3-646
33641 当归散 3-646
33642 当归散 3-646
33643 当归散 3-646
33644 当归散 3-646
33645 当归散 3-647
33646 当归散 3-647
33647 当归散 3-647
33648 当归散 3-647
33649 当归散 3-647
33650 当归散 3-647
33651 当归散 3-647
33652 当归散 3-647
33653 当归散 3-647

33654 当归散 3-647
33655 当归散 3-647
33656 当归散 3-648
33657 当归散 3-648
33658 当归散 3-648
33659 当归散 3-648
33660 当归散 3-648
33661 当归散 3-648
33662 当归散 3-648
33663 当归散 3-648
33664 当归散 3-648
33665 当归散 3-648
33666 当归散 3-648
33667 当归散 3-648
33668 当归散 3-648
33669 当归散 3-648
33670 当归散 3-649
33671 当归散 3-649
33672 当归散 3-649
33673 当归散 3-649
33674 当归散 3-649
33675 当归散 3-649
33676 当归散 3-649
33677 当归散 3-649
33678 当归散 3-649
33679 当归散 3-649
33680 当归散 3-649
33681 当归散 3-649
33682 当归散 3-649
33683 当归散 3-649
33684 当归散 3-650
33685 当归散 3-650
33686 当归散 3-650
33687 当归散 3-650
33688 当归散 3-650
33689 当归散 3-650
33690 当归散 3-650
33691 当归散 3-650
33692 当归散 3-650
33693 当归散 3-650
33694 当归散 3-650
33695 当归散 3-650
33696 当归散 3-651
33697 当归散 3-651
33698 当归散 3-651
33699 当归散 3-651
33700 当归散 3-651
33701 当归散 3-651
33702 当归散 3-651
33703 当归散 3-651
33704 当归散 3-651
33705 当归散 3-651
33706 当归散 3-651
33707 当归散 3-651
33708 当归散 3-651
33709 当归散 3-651
33710 当归散 3-652
33711 当归散 3-652
33712 当归散 3-652
33713 当归散 3-652
33714 当归散 3-652
33715 当归散 3-652
33716 当归散 3-652
33717 当归散 3-652
33718 当归散 3-652
33719 当归散 3-652
33720 当归散 3-652
33721 当归散 3-652
33722 当归散 3-652
33723 当归散 3-652
33724 当归散 3-653
33725 当归散 3-653
33726 当归散 3-653
33727 当归散 3-653
33728 当归散 3-653
33729 当归散 3-653
33730 当归散 3-653
33731 当归散 3-653
33732 当归散 3-653
33733 当归散 3-653
33734 当归散 3-653
33735 当归散 3-653
33736 当归散 3-653
33737 当归散 3-654
33738 当归散 3-654
33739 当归散 3-654
33740 当归散 3-654
33741 当归散 3-654
33742 当归散 3-654
33743 当归散 3-654
33744 当归散 3-654
33745 当归散 3-654
33746 当归散 3-654
33747 当归散 3-654
33748 当归散 3-654
33749 当归散 3-654
33750 当归散 3-654
33751 当归散 3-654
33752 当归散 3-654
33753 当归散 3-655
33754 当归散 3-655
33755 当归散 3-655
33756 当归散 3-655
33757 当归散 3-655
33758 当归散 3-655
33759 当归散 3-655
33760 当归散 3-655
33761 当归散 3-655
33762 当归散 3-655
33763 当归散 3-655
33764 当归散 3-655
33765 当归散 3-655
33766 当归散 3-655
33767 当归散 3-655
33768 当归散 3-655
33769 当归散 3-656
33770 当归散 3-656
33771 当归散 3-656
33772 当归散 3-656
33773 当归散 3-656
33774 当归散 3-656
33775 当归散 3-656
33776 当归散 3-656
33777 当归散 3-656
33778 当归散 3-656
33779 当归散 3-656
33780 当归散 3-656
33781 当归散 3-656
33782 当归散 3-656
33783 当归散 3-656
33784 当归散 3-657
33785 当归散 3-657
33786 当归散 3-657
33787 当归散 3-657
33788 当归散 3-657
33789 当归散 3-657
33790 当归散 3-657
33791 当归散 3-657
33792 当归散 3-657
33793 当归散 3-657
33794 当归散 3-657
33795 当归散 3-657
33796 当归散 3-657
33797 当归散 3-657
33798 当归散 3-657
33799 当归散 3-657
33800 当归散 3-657
33801 当归散 3-658
33802 当归散 3-658
33803 当归散 3-658
33804 当归散 3-658
33805 当归散 3-658
33806 当归散 3-658
33807 当归散 3-658
33808 当归散 3-658
33809 当归散 3-658
33810 当归散 3-658
33811 当归散 3-658
33812 当归散 3-658
33813 当归散 3-658
33814 当归散 3-658
33815 当归散 3-658
33816 当归散 3-658
33817 当归散 3-658
33818 当归散 3-658
33819 当归散 3-658
33820 当归散 3-658
33821 当归散 3-658
33822 当归散 3-659
33823 当归散 3-659
33824 当归散 3-659
33825 当归散 3-659
33826 当归散 3-659
33827 当归散 3-659
33828 当归散 3-659
33829 当归散 3-659
33830 当归散 3-659
33831 当归散 3-659
33832 当归散 3-659
33833 当归散 3-659
33834 当归散 3-659
33835 当归散 3-659
33836 当归散 3-659
33837 当归散 3-659
33838 当归散 3-659
33839 当归散 3-660
33840 当归散 3-660
33841 当归散 3-660
33842 当归散 3-660
33843 当归散 3-660
33844 当归散 3-660
33845 当归散 3-660
33846 当归散 3-660
33847 当归散 3-660
33848 当归散 3-660
33849 当归散 3-660
33850 当归散 3-660
33851 当归散 3-660
33852 当归散 3-660
33853 当归散 3-660
33854 当归煎 3-660
33855 当归煎 3-660
33856 当归煎 3-661
33857 当归煎 3-661
33858 当归煎 3-661
33859 当归膏 3-661
33860 当归膏 3-661
33861 当归膏 3-661
33862 当归膏 3-661
33863 当归膏 3-661
33864 当归膏 3-661
33865 当归膏 3-661
33866 当归膏 3-661
33867 当归膏 3-661
33868 当归膏 3-662
33869 当归膏 3-662

33870 当归膏 3-662
33871 当归膏 3-662
33872 当归膏 3-662
33873 当归膏 3-662
33874 当合丸 3-662
33875 当面可 3-662
33876 当归头散 3-662
33877 当归含丸 3-662
33878 当归饮子 3-662
33879 当归饮子 3-662
33880 当归饮子 3-662
33881 当归饮子 3-662
33882 当归饮子 3-662
33883 当归饮子 3-662
33884 当归须散 3-662
33885 当归洗汤 3-663
33886 当归煮散 3-663
33887 当归煎丸 3-663
33888 当归煎丸 3-663
33889 当归煎丸 3-663
33890 当归膏子 3-663
33891 当归摩膏 3-663
33892 当门吹鼻丹 3-663
33893 当归一味散 3-663
33894 当归一物汤 3-663
33895 当归二香汤 3-663
33896 当归二黄汤 3-663
33897 当归二黄散 3-663
33898 当归十味丸 3-663
33899 当归人参汤 3-664
33900 当归人参汤 3-664
33901 当归人参散 3-664
33902 当归干姜汤 3-664
33903 当归大黄丸 3-664
33904 当归大黄汤 3-664
33905 当归大黄汤 3-664
33906 当归大黄汤 3-664
33907 当归大黄汤 3-664
33908 当归大黄汤 3-664
33909 当归大黄汤 3-664
33910 当归川芎汤 3-664
33911 当归川芎散 3-664
33912 当归川芎散 3-664
33913 当归元参饮 3-664
33914 当归木香丸 3-665
33915 当归木香汤 3-665
33916 当归木香汤 3-665
33917 当归木香散 3-665
33918 当归止血汤 3-665
33919 当归止血汤 3-665
33920 当归止痛汤 3-665
33921 当归内补丸 3-665
33922 当归化毒汤 3-665
33923 当归六黄汤 3-665
33924 当归六黄汤 3-666
33925 当归六黄汤 3-666
33926 当归六黄汤 3-666
33927 当归六黄汤 3-666
33928 当归龙荟丸 3-666
33929 当归龙荟丸 3-666
33930 当归龙荟丸 3-666
33931 当归龙荟丸 3-666
33932 当归龙荟丸 3-666
33933 当归龙骨丸 3-666
33934 当归龙胆丸 3-666
33935 当归龙胆汤 3-666
33936 当归龙胆散 3-666
33937 当归四圣散 3-666
33938 当归四逆汤 3-666
33939 当归四逆汤 3-667
33940 当归四逆汤 3-667
33941 当归四逆汤 3-667
33942 当归四逆汤 3-667
33943 当归失笑散 3-667
33944 当归白术丸 3-667
33945 当归白术汤 3-667
33946 当归白术汤 3-667
33947 当归白术汤 3-668
33948 当归白术散 3-668
33949 当归立效散 3-668
33950 当归地黄丸 3-668
33951 当归地黄丸 3-668
33952 当归地黄丸 3-668
33953 当归地黄汤 3-668
33954 当归地黄汤 3-668
33955 当归地黄汤 3-668
33956 当归地黄汤 3-668
33957 当归地黄汤 3-668
33958 当归地黄汤 3-668
33959 当归地黄汤 3-668
33960 当归地黄饮 3-668
33961 当归地黄散 3-669
33962 当归地黄膏 3-669
33963 当归芍药片 3-669
33964 当归芍药汤 3-669
33965 当归芍药汤 3-669
33966 当归芍药汤 3-669
33967 当归芍药汤 3-669
33968 当归芍药汤 3-669
33969 当归芍药汤 3-669
33970 当归芍药汤 3-669
33971 当归芍药汤 3-669
33972 当归芍药汤 3-669
33973 当归芍药汤 3-669
33974 当归芍药汤 3-669
33975 当归芍药汤 3-669
33976 当归芍药汤 3-670
33977 当归芍药汤 3-670
33978 当归芍药汤 3-670
33979 当归芍药汤 3-670
33980 当归芍药汤 3-670
33981 当归芍药汤 3-670
33982 当归芍药饮 3-670
33983 当归芍药散 3-670
33984 当归芍药散 3-671
33985 当归芎䓖汤 3-671
33986 当归百合汤 3-671
33987 当归百解散 3-671
33988 当归血竭丸 3-671
33989 当归血竭散 3-671
33990 当归合气散 3-671
33991 当归羊肉汤 3-671
33992 当归羊肉汤 3-671
33993 当归羊肉汤 3-671
33994 当归导气汤 3-671
33995 当归导气汤 3-671
33996 当归导气散 3-671
33997 当归导滞汤 3-671
33998 当归导滞汤 3-671
33999 当归导滞汤 3-672
34000 当归导滞散 3-672
34001 当归导滞散 3-672
34002 当归防风散 3-672
34003 当归防葵丸 3-672
34004 当归红花汤 3-672
34005 当归红花饮 3-672
34006 当归红花酊 3-672
34007 当归赤芍汤 3-672
34008 当归连翘汤 3-672
34009 当归连翘汤 3-672
34010 当归连翘汤 3-672
34011 当归连翘饮 3-672
34012 当归连翘散 3-672
34013 当归连翘散 3-672
34014 当归连翘散 3-672
34015 当归连翘散 3-673
34016 当归没药丸 3-673
34017 当归没药丸 3-673
34018 当归没药丸 3-673
34019 当归羌活汤 3-673
34020 当归羌活汤 3-673
34021 当归羌活汤 3-673
34022 当归羌活汤 3-673
34023 当归补中汤 3-673
34024 当归补血汤 3-673
34025 当归补血汤 3-673
34026 当归补血汤 3-674
34027 当归补血汤 3-674
34028 当归补血汤 3-674
34029 当归补血汤 3-674
34030 当归补血汤 3-674
34031 当归补血汤 3-674
34032 当归补血汤 3-674
34033 当归补血汤 3-674
34034 当归补血汤 3-674
34035 当归补血汤 3-674
34036 当归补血汤 3-675
34037 当归补血汤 3-675
34038 当归补血汤 3-675
34039 当归补血汤 3-675
34040 当归补血散 3-675
34041 当归良姜散 3-675
34042 当归灵没丸 3-675
34043 当归阿胶汤 3-675
34044 当归阿胶散 3-675
34045 当归附子汤 3-675
34046 当归附子汤 3-675
34047 当归苦参丸 3-675
34048 当归拈痛丸 3-675
34049 当归拈痛汤 3-675
34050 当归拈痛汤 3-676
34051 当归拈痛汤 3-676
34052 当归拈痛散 3-676
34053 当归拈痛散 3-676
34054 当归和血汤 3-676
34055 当归和血汤 3-676
34056 当归和血饮 3-676
34057 当归和血饮 3-676
34058 当归和血散 3-676
34059 当归和血散 3-676
34060 当归和血散 3-676
34061 当归泽兰丸 3-676
34062 当归泽兰汤 3-676
34063 当归治痛饮 3-676
34064 当归建中汤 3-676
34065 当归建中汤 3-676
34066 当归建中散 3-677
34067 当归承气汤 3-677
34068 当归承气汤 3-677
34069 当归承气汤 3-677
34070 当归枳壳汤 3-677
34071 当归枳壳汤 3-677
34072 当归荆芥散 3-677
34073 当归茵陈汤 3-677
34074 当归茴香散 3-677
34075 当归茱萸汤 3-677
34076 当归茯苓散 3-677
34077 当归厚朴汤 3-677
34078 当归钩藤汤 3-677
34079 当归复元汤 3-677
34080 当归独活汤 3-677
34081 当归独活汤 3-677
34082 当归活血丸 3-678
34083 当归活血丸 3-678
34084 当归活血汤 3-678
34085 当归活血汤 3-678

34086 当归活血汤 3-678
34087 当归活血汤 3-678
34088 当归活血汤 3-678
34089 当归活血汤 3-678
34090 当归活血汤 3-678
34091 当归活血汤 3-678
34092 当归活血汤 3-678
34093 当归活血汤 3-678
34094 当归活血汤 3-678
34095 当归活血饮 3-679
34096 当归活血饮 3-679
34097 当归活血散 3-679
34098 当归活血散 3-679
34099 当归活血散 3-679
34100 当归活血散 3-679
34101 当归活血散 3-679
34102 当归活血散 3-679
34103 当归活血煎 3-679
34104 当归养心汤 3-679
34105 当归养血丸 3-679
34106 当归养血丸 3-679
34107 当归养血丸 3-679
34108 当归养血汤 3-679
34109 当归养血汤 3-679
34110 当归养血汤 3-679
34111 当归养血汤 3-680
34112 当归养血汤 3-680
34113 当归养荣汤 3-680
34114 当归养荣汤 3-680
34115 当归养荣汤 3-680
34116 当归养荣汤 3-680
34117 当归秦艽丸 3-680
34118 当归秦艽散 3-680
34119 当归桂枝汤 3-680
34120 当归桂枝汤 3-680
34121 当归桂枝汤 3-680
34122 当归桃仁汤 3-680
34123 当归桃仁汤 3-680
34124 当归柴胡汤 3-680
34125 当归柴胡汤 3-680
34126 当归胶艾汤 3-681
34127 当归凉血汤 3-681
34128 当归凉血饮 3-681
34129 当归消毒饮 3-681
34130 当归消毒散 3-681
34131 当归流气饮 3-681
34132 当归润肠汤 3-681
34133 当归润燥汤 3-681
34134 当归润燥汤 3-681
34135 当归润燥汤 3-681
34136 当归润燥汤 3-681
34137 当归益血膏 3-681
34138 当归益荣丸 3-681
34139 当归益荣散 3-681
34140 当归调中汤 3-681
34141 当归调血汤 3-681
34142 当归黄连丸 3-681
34143 当归黄连丸 3-682
34144 当归黄连丸 3-682
34145 当归黄连汤 3-682
34146 当归黄连汤 3-682
34147 当归黄连汤 3-682
34148 当归黄耆汤 3-682
34149 当归黄耆汤 3-682
34150 当归黄耆汤 3-682
34151 当归黄耆汤 3-682
34152 当归黄耆汤 3-682
34153 当归黄耆汤 3-682
34154 当归黄耆汤 3-682
34155 当归黄耆饮 3-682
34156 当归黄耆饮 3-682
34157 当归黄耆散 3-682
34158 当归黄精膏 3-682
34159 当归银花汤 3-682
34160 当归鹿茸散 3-683
34161 当归清营汤 3-683
34162 当归寄生汤 3-683
34163 当归续断丸 3-683
34164 当归续断膏 3-683
34165 当归葱白汤 3-683
34166 当归黑豆汤 3-683
34167 当归腊茶散 3-683
34168 当归温疝汤 3-683
34169 当归蒺藜煎 3-683
34170 当归蒲延散 3-683
34171 当归解毒汤 3-683
34172 当归鹤虱散 3-683
34173 当归薄梗汤 3-683
34174 当归玄胡索汤 3-684
34175 当归红枣颗粒 3-684
34176 当归赤小豆散 3-684
34177 当归郁李仁汤 3-684
34178 当飞利肝宁胶囊 3-684
34179 当归贝母苦参丸 3-684
34180 当归生姜羊肉汤 3-684
34181 当归芍药和疟汤 3-685
34182 当归保命承气汤 3-685
34183 当归桃仁承气汤 3-685
34184 当归黄芩芍药汤 3-685
34185 当归补血加葱白汤 3-685
34186 当归补血汤合桂枝汤 3-685
34187 当归拈痛合苏子降气汤 3-685
34188 当归四逆加吴茱萸生姜汤 3-685
34189 当归补血汤加防风连翘方 3-686

光

34190 光明丸 3-686
34191 光明丸 3-686
34192 光明丸 3-687
34193 光明丹 3-687
34194 光明丹 3-687
34195 光明丹 3-687
34196 光明丹 3-687
34197 光明丹 3-687
34198 光明丹 3-687
34199 光明丹 3-687
34200 光明汤 3-687
34201 光明油 3-687
34202 光明散 3-687
34203 光明散 3-687
34204 光明散 3-687
34205 光明散 3-687
34206 光明散 3-687
34207 光明散 3-687
34208 光明散 3-688
34209 光明散 3-688
34210 光明散 3-688
34211 光明散 3-688
34212 光明散 3-688
34213 光明散 3-688
34214 光明散 3-688
34215 光明散 3-688
34216 光明膏 3-688
34217 光明砂丸 3-688
34218 光明眼药 3-688
34219 光明眼药 3-688
34220 光明眼药 3-688
34221 光明眼药 3-688
34222 光明散子 3-689
34223 光明水眼药 3-689
34224 光明夜灵散 3-689
34225 光明洗眼方 3-689
34226 光明眼药水 3-689
34227 光明眼药水 3-689
34228 光明燥眼药 3-689
34229 光明拨云锭子 3-689

吐

34230 吐风散 3-689
34231 吐血丹 3-689
34232 吐血散 3-689
34233 吐乳散 3-689
34234 吐泻丸 3-689
34235 吐涎散 3-689
34236 吐涎散 3-690
34237 吐津丸 3-690
34238 吐蛊散 3-690
34239 吐痰丸 3-690
34240 吐痰丹 3-690
34241 吐痰散 3-690
34242 吐痰散 3-690
34243 吐痰散 3-690
34244 吐疟妙方 3-690
34245 吐血神效方 3-690
34246 吐血猪肺汤 3-690
34247 吐血紫云膏 3-690
34248 吐泻肚痛散 3-690
34249 吐血除根奇方 3-690

吃

34250 吃疔虎 3-691
34251 吃力伽丸 3-691
34252 吃药即效散 3-692

吸

34253 吸散 3-692
34254 吸筒 3-692
34255 吸针丸 3-692
34256 吸烟散 3-692
34257 吸毒仙膏 3-692
34258 吸毒竹筒 3-692
34259 吸药仙丹 3-692
34260 吸药如神散 3-692

岁

34261 岁桃浆 3-692
34262 岁旦屠苏酒 3-692

吕

34263 吕雪丹 3-692
34264 吕雪丹 3-692
34265 吕祖仙膏 3-692
34266 吕祖一枝梅 3-692
34267 吕祖发背方 3-693
34268 吕祖奇灵膏 3-693
34269 吕祖塞鼻丹 3-693
34270 吕祖师如意丸 3-693
34271 吕祖师铁拐杖 3-693
34272 吕祖发背灵宝膏 3-693
34273 吕祖师清瘟神方 3-693
34274 吕祖紫金夺命膏 3-693

34275 吕洞宾仙传化毒汤 3-693
34276 吕洞宾仙传芦吸散 3-693

吊

34277 吊药 3-694
34278 吊药 3-694
34279 吊肠丸 3-694
34280 吊肾丹 3-694
34281 吊筋药 3-694
34282 吊痰膏 3-694

早

34283 早夺汤 3-694
34284 早起避秽丹 3-694

同

34285 同气散 3-694
34286 同归汤 3-694
34287 同春丸 3-694

团

34288 团鱼丸 3-694
34289 团鱼汤 3-695
34290 团参丸 3-695
34291 团参丸 3-695
34292 团参丸 3-695
34293 团参丸 3-695
34294 团参丸 3-695
34295 团参汤 3-695
34296 团参汤 3-695
34297 团参汤 3-695
34298 团参汤 3-695
34299 团参散 3-695
34300 团参散 3-695
34301 团参散 3-695
34302 团参散 3-695
34303 团参散 3-695
34304 团参散 3-695
34305 团参散 3-695
34306 团参饮子 3-695
34307 团参饮子 3-696
34308 团参饮子 3-696
34309 团参太一丹 3-696
34310 团参补气丸 3-696
34311 团参阿胶煎 3-696
34312 团参黄耆散 3-696

回

34313 回元汤 3-696
34314 回元饮 3-696
34315 回正散 3-696
34316 回令丸 3-696
34317 回令丸 3-696
34318 回生丸 3-696
34319 回生丸 3-696
34320 回生丸 3-697
34321 回生丸 3-697
34322 回生丸 3-697
34323 回生丹 3-697
34324 回生丹 3-697
34325 回生丹 3-697
34326 回生丹 3-697
34327 回生丹 3-697
34328 回生丹 3-697
34329 回生丹 3-697
34330 回生丹 3-697
34331 回生丹 3-698
34332 回生丹 3-698
34333 回生丹 3-698
34334 回生丹 3-698
34335 回生丹 3-698
34336 回生丹 3-698
34337 回生丹 3-698
34338 回生丹 3-698
34339 回生丹 3-698
34340 回生丹 3-699
34341 回生丹 3-699
34342 回生丹 3-699
34343 回生丹 3-699
34344 回生丹 3-699
34345 回生丹 3-699
34346 回生丹 3-699
34347 回生丹 3-700
34348 回生丹 3-700
34349 回生汤 3-700
34350 回生饮 3-700
34351 回生饮 3-700
34352 回生酒 3-700
34353 回生散 3-700
34354 回生散 3-700
34355 回生散 3-700
34356 回生散 3-700
34357 回生散 3-700
34358 回生散 3-700
34359 回生散 3-701
34360 回生散 3-701
34361 回生散 3-701
34362 回生散 3-701
34363 回生散 3-701
34364 回生散 3-701
34365 回生锭 3-701
34366 回生膏 3-701
34367 回生膏 3-701
34368 回生膏 3-701
34369 回生膏 3-701
34370 回头散 3-701
34371 回光丸 3-701
34372 回光散 3-701
34373 回阳丸 3-701
34374 回阳丸 3-701
34375 回阳丹 3-701
34376 回阳丹 3-702
34377 回阳丹 3-702
34378 回阳丹 3-702
34379 回阳丹 3-702
34380 回阳丹 3-702
34381 回阳丹 3-702
34382 回阳丹 3-702
34383 回阳汤 3-702
34384 回阳汤 3-702
34385 回阳汤 3-702
34386 回阳汤 3-702
34387 回阳汤 3-702
34388 回阳汤 3-702
34389 回阳汤 3-702
34390 回阳汤 3-703
34391 回阳饮 3-703
34392 回阳饮 3-703
34393 回阳饮 3-703
34394 回阳酒 3-703
34395 回阳酒 3-703
34396 回阳散 3-703
34397 回阳散 3-703
34398 回阳散 3-703
34399 回阳散 3-703
34400 回阳散 3-703
34401 回阳散 3-703
34402 回阳散 3-703
34403 回阳散 3-703
34404 回阳散 3-703
34405 回阳散 3-703
34406 回阳散 3-703
34407 回阳散 3-703
34408 回阳膏 3-704
34409 回阳膏 3-704
34410 回阳膏 3-704
34411 回苏散 3-704
34412 回疔丹 3-704
34413 回疔丹 3-704
34414 回疔饮 3-704
34415 回疔散 3-704
34416 回乳方 3-704
34417 回乳方 3-704
34418 回乳汤 3-704
34419 回命散 3-704
34420 回金丸 3-704
34421 回毒散 3-704
34422 回毒膏 3-704
34423 回春丸 3-704
34424 回春丹 3-705
34425 回春丹 3-705
34426 回春丹 3-705
34427 回春方 3-705
34428 回春酒 3-705
34429 回春酒 3-705
34430 回春散 3-705
34431 回春散 3-705
34432 回脉散 3-705
34433 回音饮 3-705
34434 回疮锭 3-705
34435 回津丸 3-705
34436 回首散 3-705
34437 回神膏 3-705
34438 回素散 3-705
34439 回脓散 3-705
34440 回疳散 3-706
34441 回浆饮 3-706
34442 回浆散 3-706
34443 回浆散 3-706
34444 回稍散 3-706
34445 回魂散 3-706
34446 回魂煎 3-706
34447 回蒸膏 3-706
34448 回痹方 3-706
34449 回燕膏 3-706
34450 回燕膏 3-706
34451 回澜汤 3-706
34452 回澜饮 3-707
34453 回癫汤 3-707
34454 回生神丹 3-707
34455 回生神膏 3-707
34456 回生锭子 3-707
34457 回阳煮散 3-707
34458 回声饮子 3-707
34459 回香草散 3-707
34460 回疮锭子 3-707
34461 回天大补膏 3-707
34462 回天甘露饮 3-707
34463 回天再造丸 3-707
34464 回风外解汤 3-708
34465 回风养脏汤 3-708
34466 回生再造丸 3-708
34467 回生再造丹 3-708
34468 回生再造饮 3-708
34469 回生夺命丹 3-708
34470 回生至圣丹 3-708
34471 回生至宝丹 3-708
34472 回生至宝丹 3-708
34473 回生至宝丹 3-708
34474 回生至宝膏 3-709
34475 回生至神汤 3-709
34476 回生保命丹 3-709
34477 回生养胃丹 3-709
34478 回生起死丹 3-709

34479 回生消毒散 3-709
34480 回生救急散 3-709
34481 回生第一丹 3-709
34482 回生续命丹 3-709
34483 回生续命丹 3-709
34484 回生续命丹 3-709
34485 回阳三建汤 3-710
34486 回阳大附散 3-710
34487 回阳升陷汤 3-710
34488 回阳化毒汤 3-710
34489 回阳玉龙丹 3-710
34490 回阳玉龙膏 3-710
34491 回阳玉龙膏 3-711
34492 回阳正气饮 3-711
34493 回阳生肌散 3-711
34494 回阳生肌散 3-711
34495 回阳发表汤 3-711
34496 回阳返本汤 3-711
34497 回阳返本汤 3-711
34498 回阳返本汤 3-711
34499 回阳返本汤 3-711
34500 回阳返本汤 3-711
34501 回阳软坚汤 3-711
34502 回阳固精丸 3-711
34503 回阳急救汤 3-712
34504 回阳急救汤 3-712
34505 回阳急救散 3-712
34506 回阳救产汤 3-712
34507 回阳救产汤 3-712
34508 回阳救阴丹 3-712
34509 回阳救阴汤 3-712
34510 回阳救胃汤 3-712
34511 回阳救急丹 3-712
34512 回阳救急汤 3-712
34513 回阳救急酒 3-713
34514 回阴散痉汤 3-713
34515 回灵化毒汤 3-713
34516 回乳四物汤 3-713
34517 回毒即消丹 3-713
34518 回毒银花散 3-713
34519 回春再造丹 3-713
34520 回春再造散 3-713
34521 回春兴阳散 3-713
34522 回春泻痢膏 3-713
34523 回春健脾丹 3-713
34524 回春凉膈散 3-713
34525 回春脱疳散 3-713
34526 回春辟邪丹 3-713
34527 回急保生丹 3-713
34528 回疮银花汤 3-714
34529 回浆合宜散 3-714
34530 回鹘五神散 3-714
34531 回生夺命神丹 3-714
34532 回生第一仙丹 3-714
34533 回阳生肌药捻 3-714
34534 回毒金银花汤 3-714
34535 回毒金银花汤 3-714
34536 回春如意胶囊 3-714
34537 回疮金银花汤 3-714
34538 回疮金银花散 3-714
34539 回疮蟾酥锭子 3-714
34540 回生保产至宝丹 3-715
34541 回生保命玉咽丹 3-715
34542 回生保命黑龙丹 3-715
34543 回生救苦上清丹 3-715
34544 回阳无价至宝丹 3-715

曲

34545 曲末酒 3-715
34546 曲末粥 3-715
34547 曲术丸 3-715
34548 曲术丸 3-715
34549 曲术丸 3-715
34550 曲术丸 3-715
34551 曲术汤 3-715
34552 曲术散 3-715
34553 曲芎丸 3-716
34554 曲米丸 3-716
34555 曲米粥 3-716
34556 曲芽丸 3-716
34557 曲附丸 3-716
34558 曲直汤 3-716
34559 曲鱼膏 3-716
34560 曲香散 3-716
34561 曲桂汤 3-716
34562 曲蘗丸 3-716
34563 曲蘗丸 3-716
34564 曲蘗丸 3-716
34565 曲蘗丸 3-716
34566 曲蘗汤 3-716
34567 曲蘗汤 3-716
34568 曲蘗散 3-717
34569 曲囊丸 3-717
34570 曲末索饼 3-717
34571 曲末索饼子 3-717
34572 曲术香棱丸 3-717
34573 曲麦二陈汤 3-717
34574 曲麦补中汤 3-717
34575 曲麦枳术丸 3-717
34576 曲蘗二姜丸 3-717
34577 曲蘗枳术丸 3-717
34578 曲蘗枳术丸 3-717
34579 曲麦山楂地骨知母汤 3-717

虫

34580 虫牙散 3-717
34581 虫积丸 3-718
34582 虫积串 3-718
34583 虫糖散 3-718
34584 虫牙漱方 3-718
34585 虫心痛汤 3-718

肉

34586 肉丹 3-718
34587 肉汁汤 3-718
34588 肉汤丸 3-718
34589 肉红膏 3-718
34590 肉附丸 3-718
34591 肉枣丸 3-718
34592 肉果饮 3-718
34593 肉果散 3-718
34594 肉桂丸 3-718
34595 肉桂片 3-718
34596 肉桂汤 3-718
34597 肉桂酒 3-718
34598 肉桂散 3-719
34599 肉桂散 3-719
34600 肉桂散 3-719
34601 肉桂散 3-719
34602 肉桂膏 3-719
34603 肉核油 3-719
34604 肉蔻丸 3-719
34605 肉蔻散 3-719
34606 肉豆蔻丸 3-719
34607 肉豆蔻丸 3-719
34608 肉豆蔻丸 3-719
34609 肉豆蔻丸 3-719
34610 肉豆蔻丸 3-720
34611 肉豆蔻丸 3-720
34612 肉豆蔻丸 3-720
34613 肉豆蔻丸 3-720
34614 肉豆蔻丸 3-720
34615 肉豆蔻丸 3-720
34616 肉豆蔻丸 3-720
34617 肉豆蔻丸 3-720
34618 肉豆蔻丸 3-720
34619 肉豆蔻丸 3-720
34620 肉豆蔻丸 3-720
34621 肉豆蔻丸 3-720
34622 肉豆蔻丸 3-720
34623 肉豆蔻丸 3-720
34624 肉豆蔻丸 3-721
34625 肉豆蔻丸 3-721
34626 肉豆蔻丸 3-721
34627 肉豆蔻丸 3-721
34628 肉豆蔻丸 3-721
34629 肉豆蔻丸 3-721
34630 肉豆蔻丸 3-721
34631 肉豆蔻丸 3-721
34632 肉豆蔻丸 3-721
34633 肉豆蔻丸 3-721
34634 肉豆蔻丸 3-721
34635 肉豆蔻丸 3-721
34636 肉豆蔻丹 3-722
34637 肉豆蔻丹 3-722
34638 肉豆蔻方 3-722
34639 肉豆蔻汤 3-722
34640 肉豆蔻汤 3-722
34641 肉豆蔻汤 3-722
34642 肉豆蔻汤 3-722
34643 肉豆蔻汤 3-722
34644 肉豆蔻饮 3-722
34645 肉豆蔻散 3-722
34646 肉豆蔻散 3-722
34647 肉豆蔻散 3-722
34648 肉豆蔻散 3-722
34649 肉豆蔻散 3-722
34650 肉豆蔻散 3-722
34651 肉豆蔻散 3-723
34652 肉豆蔻散 3-723
34653 肉豆蔻散 3-723
34654 肉豆蔻散 3-723
34655 肉豆蔻散 3-723
34656 肉豆蔻散 3-723
34657 肉豆蔻散 3-723
34658 肉豆蔻散 3-723
34659 肉豆蔻散 3-723
34660 肉豆蔻散 3-723
34661 肉豆蔻散 3-723
34662 肉豆蔻散 3-723
34663 肉豆蔻散 3-723
34664 肉豆蔻散 3-723
34665 肉豆蔻散 3-723
34666 肉豆蔻散 3-724
34667 肉豆蔻散 3-724
34668 肉豆蔻散 3-724
34669 肉豆蔻散 3-724
34670 肉豆蔻散 3-724
34671 肉豆蔻散 3-724
34672 肉豆蔻散 3-724
34673 肉豆蔻散 3-724
34674 肉豆蔻散 3-724
34675 肉豆蔻散 3-724
34676 肉豆蔻散 3-724
34677 肉豆蔻散 3-724
34678 肉豆蔻散 3-724
34679 肉豆蔻散 3-724
34680 肉豆蔻膏 3-724
34681 肉苁蓉丸 3-725
34682 肉苁蓉丸 3-725

34683 肉苁蓉丸 3-725
34684 肉苁蓉丸 3-725
34685 肉苁蓉丸 3-725
34686 肉苁蓉丸 3-725
34687 肉苁蓉丸 3-725
34688 肉苁蓉丸 3-725
34689 肉苁蓉丸 3-725
34690 肉苁蓉丸 3-726
34691 肉苁蓉丸 3-726
34692 肉苁蓉丸 3-726
34693 肉苁蓉丸 3-726
34694 肉苁蓉丸 3-726
34695 肉苁蓉丸 3-726
34696 肉苁蓉丸 3-726
34697 肉苁蓉丸 3-726
34698 肉苁蓉丸 3-727
34699 肉苁蓉丸 3-727
34700 肉苁蓉丸 3-727
34701 肉苁蓉丸 3-727
34702 肉苁蓉丸 3-727
34703 肉苁蓉丸 3-727
34704 肉苁蓉丸 3-727
34705 肉苁蓉丸 3-727
34706 肉苁蓉丸 3-727
34707 肉苁蓉丸 3-727
34708 肉苁蓉丸 3-727
34709 肉苁蓉丸 3-728
34710 肉苁蓉丸 3-728
34711 肉苁蓉丸 3-728
34712 肉苁蓉丸 3-728
34713 肉苁蓉丸 3-728
34714 肉苁蓉丸 3-728
34715 肉苁蓉丸 3-728
34716 肉苁蓉丸 3-728
34717 肉苁蓉丸 3-728
34718 肉苁蓉丸 3-728
34719 肉苁蓉丸 3-728
34720 肉苁蓉丸 3-728
34721 肉苁蓉汤 3-728
34722 肉苁蓉汤 3-728
34723 肉苁蓉汤 3-729
34724 肉苁蓉散 3-729
34725 肉苁蓉散 3-729
34726 肉苁蓉散 3-729
34727 肉苁蓉散 3-729
34728 肉苁蓉散 3-729
34729 肉苁蓉散 3-729
34730 肉苁蓉散 3-729
34731 肉苁蓉散 3-729
34732 肉苁蓉散 3-729
34733 肉苁蓉散 3-730
34734 肉苁蓉散 3-730
34735 肉苁蓉粥 3-730
34736 肉苁蓉臛 3-730
34737 肉鹿茸丸 3-730
34738 肉豆蔻散子 3-730
34739 肉苁蓉煎丸 3-730
34740 肉果止泻丸 3-730
34741 肉果理中汤 3-730
34742 肉桂七味丸 3-730
34743 肉桂三棱散 3-730
34744 肉桂理中丸 3-730
34745 肉蔻四神丸 3-730
34746 肉豆蔻猪肝丸 3-730
34747 肉苁蓉牛膝丸 3-731

竹

34748 竹一 3-731
34749 竹二 3-731
34750 竹七 3-731
34751 竹八 3-731
34752 竹三 3-731
34753 竹五 3-731
34754 竹六 3-731
34755 竹四 3-731
34756 竹节丸 3-731
34757 竹节霜 3-731
34758 竹龙散 3-731
34759 竹叶汤 3-731
34760 竹叶汤 3-731
34761 竹叶汤 3-732
34762 竹叶汤 3-732
34763 竹叶汤 3-732
34764 竹叶汤 3-732
34765 竹叶汤 3-732
34766 竹叶汤 3-732
34767 竹叶汤 3-732
34768 竹叶汤 3-732
34769 竹叶汤 3-732
34770 竹叶汤 3-732
34771 竹叶汤 3-732
34772 竹叶汤 3-732
34773 竹叶汤 3-733
34774 竹叶汤 3-733
34775 竹叶汤 3-733
34776 竹叶汤 3-733
34777 竹叶汤 3-733
34778 竹叶汤 3-733
34779 竹叶汤 3-733
34780 竹叶汤 3-733
34781 竹叶汤 3-733
34782 竹叶汤 3-733
34783 竹叶汤 3-733
34784 竹叶汤 3-733
34785 竹叶汤 3-734
34786 竹叶汤 3-734
34787 竹叶汤 3-734
34788 竹叶汤 3-734
34789 竹叶汤 3-734
34790 竹叶汤 3-734
34791 竹叶汤 3-734
34792 竹叶汤 3-734
34793 竹叶汤 3-734
34794 竹叶汤 3-734
34795 竹叶汤 3-734
34796 竹叶汤 3-734
34797 竹叶汤 3-734
34798 竹叶汤 3-734
34799 竹叶汤 3-735
34800 竹叶汤 3-735
34801 竹叶汤 3-735
34802 竹叶汤 3-735
34803 竹叶汤 3-735
34804 竹叶汤 3-735
34805 竹叶汤 3-735
34806 竹叶汤 3-735
34807 竹叶汤 3-735
34808 竹叶汤 3-735
34809 竹叶汤 3-735
34810 竹叶汤 3-735
34811 竹叶汤 3-735
34812 竹叶汤 3-735
34813 竹叶汤 3-735
34814 竹叶汤 3-735
34815 竹叶汤 3-735
34816 竹叶汤 3-735
34817 竹叶汤 3-736
34818 竹叶汤 3-736
34819 竹叶汤 3-736
34820 竹叶汤 3-736
34821 竹叶汤 3-736
34822 竹叶汤 3-736
34823 竹叶饮 3-736
34824 竹叶饮 3-736
34825 竹叶饮 3-736
34826 竹叶饮 3-736
34827 竹叶酒 3-736
34828 竹叶散 3-736
34829 竹叶散 3-736
34830 竹叶散 3-736
34831 竹叶粥 3-736
34832 竹叶粥 3-736
34833 竹叶煎 3-737
34834 竹叶膏 3-737
34835 竹叶膏 3-737
34836 竹皮汤 3-737
34837 竹皮汤 3-737
34838 竹皮汤 3-737
34839 竹皮汤 3-737
34840 竹皮汤 3-737
34841 竹皮汤 3-737
34842 竹皮汤 3-737
34843 竹皮散 3-737
34844 竹麦饮 3-737
34845 竹豆汤 3-738
34846 竹沥丸 3-738
34847 竹沥丸 3-738
34848 竹沥水 3-738
34849 竹沥曲 3-738
34850 竹沥汤 3-738
34851 竹沥汤 3-738
34852 竹沥汤 3-738
34853 竹沥汤 3-738
34854 竹沥汤 3-738
34855 竹沥汤 3-738
34856 竹沥汤 3-738
34857 竹沥汤 3-739
34858 竹沥汤 3-739
34859 竹沥汤 3-739
34860 竹沥汤 3-739
34861 竹沥汤 3-739
34862 竹沥汤 3-739
34863 竹沥汤 3-739
34864 竹沥汤 3-739
34865 竹沥汤 3-739
34866 竹沥汤 3-739
34867 竹沥汤 3-739
34868 竹沥汤 3-739
34869 竹沥汤 3-739
34870 竹沥汤 3-740
34871 竹沥汤 3-740
34872 竹沥汤 3-740
34873 竹沥汤 3-740
34874 竹沥汤 3-740
34875 竹沥汤 3-740
34876 竹沥汤 3-740
34877 竹沥汤 3-740
34878 竹沥汤 3-740
34879 竹沥汤 3-740
34880 竹沥汤 3-740
34881 竹沥饮 3-740
34882 竹沥饮 3-740
34883 竹沥饮 3-741
34884 竹沥饮 3-741
34885 竹沥饮 3-741
34886 竹沥粥 3-741
34887 竹沥膏 3-741
34888 竹沥膏 3-741
34889 竹沥膏 3-741
34890 竹沥膏 3-741
34891 竹茹丸 3-741
34892 竹茹丸 3-741
34893 竹茹丸 3-741
34894 竹茹丹 3-741
34895 竹茹汤 3-741
34896 竹茹汤 3-741

34897 竹茹汤 3-742
34898 竹茹汤 3-742
34899 竹茹汤 3-742
34900 竹茹汤 3-742
34901 竹茹汤 3-742
34902 竹茹汤 3-742
34903 竹茹汤 3-742
34904 竹茹汤 3-742
34905 竹茹汤 3-742
34906 竹茹汤 3-742
34907 竹茹汤 3-742
34908 竹茹汤 3-742
34909 竹茹汤 3-742
34910 竹茹汤 3-742
34911 竹茹汤 3-743
34912 竹茹汤 3-743
34913 竹茹汤 3-743
34914 竹茹汤 3-743
34915 竹茹汤 3-743
34916 竹茹汤 3-743
34917 竹茹汤 3-743
34918 竹茹汤 3-743
34919 竹茹汤 3-743
34920 竹茹汤 3-743
34921 竹茹汤 3-743
34922 竹茹汤 3-743
34923 竹茹汤 3-743
34924 竹茹汤 3-743
34925 竹茹汤 3-743
34926 竹茹汤 3-743
34927 竹茹汤 3-744
34928 竹茹汤 3-744
34929 竹茹汤 3-744
34930 竹茹汤 3-744
34931 竹茹汤 3-744
34932 竹茹汤 3-744
34933 竹茹汤 3-744
34934 竹茹饮 3-744
34935 竹茹饮 3-744
34936 竹茹饮 3-744
34937 竹茹饮 3-744
34938 竹茹酒 3-744
34939 竹茹散 3-744
34940 竹茹散 3-744
34941 竹茹散 3-744
34942 竹茹散 3-744
34943 竹茹散 3-744
34944 竹茹散 3-745
34945 竹茹散 3-745
34946 竹茹散 3-745
34947 竹茹散 3-745
34948 竹茹散 3-745
34949 竹茹散 3-745
34950 竹茹散 3-745
34951 竹茹散 3-745
34952 竹茹膏 3-745
34953 竹茹醋 3-745
34954 竹根汤 3-745
34955 竹根汤 3-745
34956 竹根汤 3-745
34957 竹蚛散 3-745
34958 竹屑散 3-745
34959 竹黄汤 3-745
34960 竹蛀散 3-746
34961 竹篦散 3-746
34962 竹叶饮子 3-746
34963 竹叶饮子 3-746
34964 竹叶饮子 3-746
34965 竹皮大丸 3-746
34966 竹沥饮子 3-746
34967 竹沥饮子 3-746
34968 竹沥饮子 3-747
34969 竹沥饮子 3-747
34970 竹沥饮子 3-747
34971 竹茹饮子 3-747
34972 竹茹饮子 3-747
34973 竹茹饮子 3-747
34974 竹茹饮子 3-747
34975 竹茹饮子 3-747
34976 竹根饮子 3-747
34977 竹叶玉女煎 3-747
34978 竹叶石膏汤 3-747
34979 竹叶石膏汤 3-748
34980 竹叶石膏汤 3-748
34981 竹叶石膏汤 3-748
34982 竹叶石膏汤 3-748
34983 竹叶石膏汤 3-748
34984 竹叶石膏汤 3-748
34985 竹叶石膏汤 3-749
34986 竹叶石膏汤 3-749
34987 竹叶石膏汤 3-749
34988 竹叶石膏汤 3-749
34989 竹叶石膏汤 3-749
34990 竹叶石膏汤 3-749
34991 竹叶石膏汤 3-749
34992 竹叶石膏汤 3-749
34993 竹叶石膏汤 3-749
34994 竹叶石膏汤 3-749
34995 竹叶石膏汤 3-749
34996 竹叶石膏汤 3-749
34997 竹叶石膏汤 3-749
34998 竹叶石膏汤 3-749
34999 竹叶石膏汤 3-749
35000 竹叶石膏汤 3-749
35001 竹叶石膏汤 3-750
35002 竹叶石膏汤 3-750
35003 竹叶石膏汤 3-750
35004 竹叶归耆汤 3-750
35005 竹叶芍药汤 3-750
35006 竹叶芍药散 3-750
35007 竹叶灯心汤 3-750
35008 竹叶安胎饮 3-750
35009 竹叶安胎饮 3-750
35010 竹叶导赤散 3-750
35011 竹叶防风汤 3-750
35012 竹叶防风汤 3-750
35013 竹叶麦冬汤 3-750
35014 竹叶麦冬汤 3-750
35015 竹叶泻肝汤 3-750
35016 竹叶泻肝散 3-750
35017 竹叶泻经汤 3-750
35018 竹叶柳蒡汤 3-751
35019 竹叶茯苓汤 3-751
35020 竹叶茯苓汤 3-751
35021 竹叶恒山汤 3-751
35022 竹叶黄芩汤 3-751
35023 竹叶黄耆汤 3-751
35024 竹叶黄耆汤 3-751
35025 竹叶黄耆汤 3-751
35026 竹叶黄耆汤 3-751
35027 竹叶黄耆汤 3-751
35028 竹叶黄耆汤 3-751
35029 竹叶黄耆汤 3-752
35030 竹叶黄耆汤 3-752
35031 竹叶黄耆汤 3-752
35032 竹叶黄耆汤 3-752
35033 竹叶黄耆汤 3-752
35034 竹叶黄耆汤 3-752
35035 竹叶常山汤 3-752
35036 竹叶清心汤 3-752
35037 竹叶橘皮汤 3-752
35038 竹皮逍遥散 3-752
35039 竹衣麦冬汤 3-752
35040 竹沥二陈汤 3-752
35041 竹沥二陈汤 3-752
35042 竹沥化痰丸 3-752
35043 竹沥化痰丸 3-752
35044 竹沥化痰丸 3-752
35045 竹沥化痰丸 3-753
35046 竹沥石膏汤 3-753
35047 竹沥四物汤 3-753
35048 竹沥达痰丸 3-753
35049 竹沥达痰丸 3-753
35050 竹沥导痰丸 3-753
35051 竹沥导痰丸 3-753
35052 竹沥导痰汤 3-754
35053 竹沥运痰丸 3-754
35054 竹沥泄热汤 3-754
35055 竹沥泄热汤 3-754
35056 竹沥泻热汤 3-754
35057 竹沥枳术丸 3-754
35058 竹沥枳术丸 3-754
35059 竹沥枳实丸 3-754
35060 竹沥涤痰汤 3-754
35061 竹沥涤痰汤 3-754
35062 竹沥葛根汤 3-754
35063 竹沥解疫煎 3-754
35064 竹茹二陈汤 3-754
35065 竹茹石膏汤 3-754
35066 竹茹石膏汤 3-755
35067 竹茹石膏汤 3-755
35068 竹茹石膏汤 3-755
35069 竹茹石膏汤 3-755
35070 竹茹石膏汤 3-755
35071 竹茹龙胆汤 3-755
35072 竹茹地黄汤 3-755
35073 竹茹麦冬汤 3-755
35074 竹茹麦冬汤 3-755
35075 竹茹阿胶汤 3-755
35076 竹茹柿蒂汤 3-755
35077 竹茹柿蒂汤 3-755
35078 竹茹浸膏片 3-755
35079 竹茹清胃饮 3-755
35080 竹茹寄生汤 3-756
35081 竹茹紫菀汤 3-756
35082 竹茹温胆汤 3-756
35083 竹茹橘皮汤 3-756
35084 竹篆下气汤 3-756
35085 竹叶加生姜汤 3-756
35086 竹衣麦门冬汤 3-756
35087 竹茹麦门冬汤 3-756
35088 竹沥磨犀角饮子 3-756

舌

35089 舌化丹 3-756
35090 舌铦散 3-756

先

35091 先期丸 3-756
35092 先期汤 3-756
35093 先锋散 3-756
35094 先解汤 3-756
35095 先天一气丹 3-756
35096 先天一气汤 3-757
35097 先天一气酒 3-757
35098 先天大造丸 3-757
35099 先天大造丸 3-757
35100 先天大造丸 3-757
35101 先天大造丸 3-757
35102 先天归一汤 3-757
35103 先天补胎丸 3-758
35104 先天青龙散 3-758
35105 先天真一丹 3-758
35106 先锋开路散 3-758

乔

35107 乔氏阴阳攻积丸 3-758

年

35108 年分散 3-758
35109 年大将军洗痛方 3-758

朱

35110 朱子丸 3-758
35111 朱连散 3-758
35112 朱沉丹 3-758
35113 朱沉煎 3-758
35114 朱君散 3-758
35115 朱附丸 3-758
35116 朱附丸 3-758
35117 朱附丸 3-758
35118 朱附丹 3-758
35119 朱鸡蛋 3-759
35120 朱矾散 3-759
35121 朱矾散 3-759
35122 朱明丸 3-759
35123 朱金汤 3-759
35124 朱珀散 3-759
35125 朱珀膏 3-759
35126 朱砂丸 3-759
35127 朱砂丸 3-759
35128 朱砂丸 3-759
35129 朱砂丸 3-759
35130 朱砂丸 3-759
35131 朱砂丸 3-759
35132 朱砂丸 3-760
35133 朱砂丸 3-760
35134 朱砂丸 3-760
35135 朱砂丸 3-760
35136 朱砂丸 3-760
35137 朱砂丸 3-760
35138 朱砂丸 3-760
35139 朱砂丸 3-760
35140 朱砂丸 3-760
35141 朱砂丸 3-760
35142 朱砂丸 3-760
35143 朱砂丸 3-760
35144 朱砂丸 3-761
35145 朱砂丸 3-761
35146 朱砂丸 3-761
35147 朱砂丸 3-761
35148 朱砂丸 3-761
35149 朱砂丸 3-761
35150 朱砂丸 3-761
35151 朱砂丸 3-761
35152 朱砂丸 3-761
35153 朱砂丸 3-761
35154 朱砂丸 3-761
35155 朱砂丸 3-761
35156 朱砂丸 3-761
35157 朱砂丸 3-762
35158 朱砂丸 3-762
35159 朱砂丸 3-762
35160 朱砂丸 3-762
35161 朱砂丸 3-762
35162 朱砂丸 3-762
35163 朱砂丸 3-762
35164 朱砂丸 3-762
35165 朱砂丸 3-762
35166 朱砂丸 3-762
35167 朱砂丸 3-762
35168 朱砂丸 3-762
35169 朱砂丸 3-762
35170 朱砂丸 3-763
35171 朱砂丸 3-763
35172 朱砂丸 3-763
35173 朱砂丸 3-763
35174 朱砂丸 3-763
35175 朱砂丸 3-763
35176 朱砂丸 3-763
35177 朱砂丸 3-763
35178 朱砂丸 3-763
35179 朱砂丸 3-763
35180 朱砂丸 3-763
35181 朱砂丸 3-763
35182 朱砂丸 3-763
35183 朱砂丸 3-763
35184 朱砂丸 3-764
35185 朱砂丸 3-764
35186 朱砂丸 3-764
35187 朱砂丸 3-764
35188 朱砂丸 3-764
35189 朱砂丸 3-764
35190 朱砂丸 3-764
35191 朱砂丸 3-764
35192 朱砂丸 3-764
35193 朱砂丸 3-764
35194 朱砂丸 3-764
35195 朱砂丸 3-764
35196 朱砂丸 3-764
35197 朱砂丸 3-764
35198 朱砂丸 3-765
35199 朱砂丸 3-765
35200 朱砂丸 3-765
35201 朱砂丸 3-765
35202 朱砂丸 3-765
35203 朱砂丸 3-765
35204 朱砂丸 3-765
35205 朱砂丸 3-765
35206 朱砂丸 3-765
35207 朱砂丸 3-765
35208 朱砂丸 3-765
35209 朱砂丸 3-765
35210 朱砂丸 3-765
35211 朱砂丸 3-765
35212 朱砂丸 3-765
35213 朱砂丸 3-765
35214 朱砂丸 3-766
35215 朱砂丸 3-766
35216 朱砂丸 3-766
35217 朱砂丸 3-766
35218 朱砂丸 3-766
35219 朱砂丸 3-766
35220 朱砂丸 3-766
35221 朱砂丸 3-766
35222 朱砂丸 3-766
35223 朱砂丸 3-766
35224 朱砂丸 3-766
35225 朱砂丹 3-766
35226 朱砂丹 3-766
35227 朱砂丹 3-766
35228 朱砂丹 3-766
35229 朱砂丹 3-766
35230 朱砂丹 3-767
35231 朱砂丹 3-767
35232 朱砂丹 3-767
35233 朱砂丹 3-767
35234 朱砂丹 3-767
35235 朱砂丹 3-767
35236 朱砂丹 3-767
35237 朱砂汤 3-767
35238 朱砂顶 3-767
35239 朱砂顶 3-767
35240 朱砂散 3-767
35241 朱砂散 3-767
35242 朱砂散 3-767
35243 朱砂散 3-767
35244 朱砂散 3-768
35245 朱砂散 3-768
35246 朱砂散 3-768
35247 朱砂散 3-768
35248 朱砂散 3-768
35249 朱砂散 3-768
35250 朱砂散 3-768
35251 朱砂散 3-768
35252 朱砂散 3-768
35253 朱砂散 3-768
35254 朱砂散 3-768
35255 朱砂散 3-768
35256 朱砂散 3-768
35257 朱砂散 3-768
35258 朱砂散 3-769
35259 朱砂散 3-769
35260 朱砂散 3-769
35261 朱砂散 3-769
35262 朱砂散 3-769
35263 朱砂散 3-769
35264 朱砂散 3-769
35265 朱砂散 3-769
35266 朱砂散 3-769
35267 朱砂散 3-769
35268 朱砂散 3-769
35269 朱砂散 3-769
35270 朱砂散 3-769
35271 朱砂散 3-770
35272 朱砂散 3-770
35273 朱砂散 3-770
35274 朱砂散 3-770
35275 朱砂散 3-770
35276 朱砂散 3-770
35277 朱砂散 3-770
35278 朱砂散 3-770
35279 朱砂散 3-770
35280 朱砂散 3-770
35281 朱砂煎 3-770
35282 朱砂煎 3-770
35283 朱砂煎 3-770
35284 朱砂煎 3-770
35285 朱砂煎 3-770
35286 朱砂煎 3-770
35287 朱砂煎 3-770
35288 朱砂膏 3-770
35289 朱砂膏 3-771
35290 朱砂膏 3-771
35291 朱砂膏 3-771
35292 朱砂膏 3-771
35293 朱砂膏 3-771
35294 朱砂膏 3-771
35295 朱砂膏 3-771
35296 朱砂膏 3-771
35297 朱砂膏 3-771
35298 朱砂膏 3-771
35299 朱砂膏 3-771
35300 朱砂膏 3-771
35301 朱砂膏 3-772
35302 朱砂膏 3-772
35303 朱砂膏 3-772
35304 朱砂膏 3-772
35305 朱砂膏 3-772
35306 朱砂膏 3-772
35307 朱砂膏 3-772
35308 朱砂膏 3-772
35309 朱砂膏 3-772
35310 朱砂膏 3-772
35311 朱砂膏 3-772
35312 朱砂膏 3-772
35313 朱砂膏 3-772
35314 朱峰散 3-772

35315 朱粉丹 3-773
35316 朱粉丹 3-773
35317 朱粉丹 3-773
35318 朱粉散 3-773
35319 朱粉散 3-773
35320 朱粉散 3-773
35321 朱粉散 3-773
35322 朱粉散 3-773
35323 朱黄丹 3-773
35324 朱黄丹 3-773
35325 朱黄散 3-773
35326 朱雀丸 3-773
35327 朱雀丹 3-773
35328 朱雀汤 3-773
35329 朱雀汤 3-773
35330 朱银丸 3-773
35331 朱雄丸 3-774
35332 朱雄丸 3-774
35333 朱雄丸 3-774
35334 朱犀散 3-774
35335 朱竭膏 3-774
35336 朱蜜丸 3-774
35337 朱墨丸 3-774
35338 朱魏丹 3-774
35339 朱黛散 3-774
35340 朱麝丹 3-774
35341 朱麝散 3-774
35342 朱麝散 3-774
35343 朱麝散 3-774
35344 朱衣使者 3-774
35345 朱砂饼子 3-774
35346 朱砂饼子 3-774
35347 朱砂消丸 3-774
35348 朱赭妙丸 3-775
35349 朱千户膏药 3-775
35350 朱子读书丸 3-775
35351 朱氏地榆汤 3-775
35352 朱氏洗心散 3-775
35353 朱衣滚痰丸 3-775
35354 朱附钟乳丸 3-775
35355 朱珀镇神丹 3-775
35356 朱珀镇惊散 3-775
35357 朱贲琥珀散 3-775
35358 朱砂人牙散 3-775
35359 朱砂三棱丸 3-775
35360 朱砂万亿丸 3-775
35361 朱砂万应丸 3-775
35362 朱砂万应丸 3-775
35363 朱砂五苓散 3-776
35364 朱砂水银煎 3-776
35365 朱砂甘遂丸 3-776
35366 朱砂守病丸 3-776
35367 朱砂守病丸 3-776
35368 朱砂守病丸 3-776
35369 朱砂安神丸 3-776
35370 朱砂安神丸 3-777
35371 朱砂安神丸 3-777
35372 朱砂安神丸 3-777
35373 朱砂安神丸 3-777
35374 朱砂安神丸 3-777
35375 朱砂安神丸 3-777
35376 朱砂安神丸 3-777
35377 朱砂安神丸 3-777
35378 朱砂安神片 3-777
35379 朱砂红丸子 3-777
35380 朱砂芦荟丸 3-777
35381 朱砂沉香丸 3-777
35382 朱砂备急膏 3-778
35383 朱砂定惊丸 3-778
35384 朱砂指甲散 3-778
35385 朱砂莲心散 3-778
35386 朱砂柴胡丸 3-778
35387 朱砂铁粉散 3-778
35388 朱砂透红丸 3-778
35389 朱砂凉肺丸 3-778
35390 朱砂凉膈丸 3-778
35391 朱砂凉膈丸 3-778
35392 朱砂消痰饮 3-778
35393 朱砂益元散 3-778
35394 朱砂黄连丸 3-778
35395 朱砂鹿茸丸 3-778
35396 朱砂琥珀丸 3-778
35397 朱砂斑蝥丸 3-778
35398 朱砂解毒丸 3-778
35399 朱砂滚涎丸 3-779
35400 朱砂滚痰丸 3-779
35401 朱砂滚痰丸 3-779
35402 朱砂鹤顶丹 3-779
35403 朱雀交泰丸 3-779
35404 朱僧热翳方 3-779
35405 朱橘元青露 3-779
35406 朱氏神效吹药 3-779
35407 朱翰林白术煎 3-779
35408 朱氏阿魏消痞膏 3-779
35409 朱砂金银饰物汤 3-780
35410 朱砂酸枣仁乳香散 3-780

传

35411 传尸丸 3-780
35412 传春散 3-780
35413 传信散 3-780
35414 传尸将军丸 3-780
35415 传尸神授丸 3-780

休

35416 休疟饮 3-780

伏

35417 伏水散 3-781
35418 伏龙汤 3-781
35419 伏龙浆 3-781
35420 伏龙散 3-781
35421 伏龙散 3-781
35422 伏龙散 3-781
35423 优龙散 3-781
35424 伏虎丹 3-781
35425 伏虎散 3-781
35426 伏铁饮 3-781
35427 伏疸散 3-781
35428 伏梁丸 3-781
35429 伏梁丸 3-781
35430 伏梁丸 3-781
35431 伏梁丸 3-782
35432 伏暑汤 3-782
35433 伏翼丸 3-782
35434 伏翼散 3-782
35435 伏牛花丸 3-782
35436 伏牛花散 3-782
35437 伏龙肝丸 3-782
35438 伏龙肝丸 3-782
35439 伏龙肝丸 3-782
35440 伏龙肝丸 3-782
35441 伏龙肝汤 3-782
35442 伏龙肝汤 3-782
35443 伏龙肝汤 3-782
35444 伏龙肝汤 3-782
35445 伏龙肝汤 3-782
35446 伏龙肝汤 3-783
35447 伏龙肝汤 3-783
35448 伏龙肝汤 3-783
35449 伏龙肝汤 3-783
35450 伏龙肝汤 3-783
35451 伏龙肝汤 3-783
35452 伏龙肝饮 3-783
35453 伏龙肝饮 3-783
35454 伏龙肝饮 3-783
35455 伏龙肝散 3-783
35456 伏龙肝散 3-783
35457 伏龙肝散 3-783
35458 伏龙肝散 3-783
35459 伏龙肝散 3-783
35460 伏龙肝散 3-783
35461 伏龙肝散 3-783
35462 伏龙肝散 3-784
35463 伏龙肝散 3-784
35464 伏龙肝散 3-784
35465 伏龙肝散 3-784
35466 伏龙肝散 3-784
35467 伏龙肝散 3-784
35468 伏龙肝散 3-784
35469 伏龙肝散 3-784
35470 伏龙肝散 3-784
35471 伏龙肝散 3-784
35472 伏龙肝散 3-784
35473 伏龙肝散 3-784
35474 伏龙肝散 3-784
35475 伏龙肝散 3-784
35476 伏龙肝散 3-784
35477 伏龙肝散 3-785
35478 伏龙肝散 3-785
35479 伏龙肝散 3-785
35480 伏龙肝散 3-785
35481 伏龙肝散 3-785
35482 伏龙肝散 3-785
35483 伏龙肝散 3-785
35484 伏龙肝散 3-785
35485 伏龙肝散 3-785
35486 伏龙肝散 3-785
35487 伏龙肝散 3-785
35488 伏龙肝散 3-785
35489 伏龙肝散 3-785
35490 伏龙肝散 3-785
35491 伏龙肝散 3-785
35492 伏龙肝散 3-785
35493 伏龙肝散 3-785
35494 伏龙肝散 3-785
35495 伏龙肝散 3-785
35496 伏龙肝散 3-785
35497 伏龙肝膏 3-785
35498 伏龙肝膏 3-785
35499 伏龙肝膏 3-786
35500 伏翼粪丸 3-786
35501 伏火二气丹 3-786
35502 伏火太阳丹 3-786
35503 伏火四神丹 3-786
35504 伏火雄黄丸 3-786
35505 伏龙肝汤丸 3-786
35506 伏火四神玉粉丹 3-786
35507 伏火玄石柜灵砂丹 3-786
35508 伏火水银硫黄紫粉丹 3-786

伐

35509 伐木丸 3-787
35510 伐木汤 3-787
35511 伐毛丹 3-787
35512 伐邪汤 3-787
35513 伐阴汤 3-787
35514 伐铁散 3-787

35515 伐肝补脾汤 3-787

仲

35516 仲吕丸 3-787
35517 仲景百劳丸 3-787
35518 仲景胃灵丸 3-787
35519 仲景胃灵片 3-787

任

35520 任督两滋汤 3-787

伤

35521 伤丸 3-787
35522 伤膏 3-788
35523 伤中汤 3-788
35524 伤中汤 3-788
35525 伤风散 3-788
35526 伤心汤 3-788
35527 伤油膏 3-788
35528 伤药方 3-788
35529 伤药膏 3-788
35530 伤湿丸 3-788
35531 伤寒汤 3-788
35532 伤煎散 3-788
35533 伤友擦剂 3-788
35534 伤风咳茶 3-788
35535 伤筋药水 3-788
35536 伤痛宁片 3-789
35537 伤湿涂膜 3-789
35538 伤风停胶囊 3-789
35539 伤乐气雾剂 3-789
35540 伤后清脑汤 3-789
35541 伤科十宝丹 3-789
35542 伤科八厘散 3-789
35543 伤科壮骨膏 3-789
35544 伤科接骨片 3-789
35545 伤科紫金丹 3-790
35546 伤科跌打丸 3-790
35547 伤原活血汤 3-790
35548 伤损神效散 3-790
35549 伤湿止痛膏 3-790
35550 伤湿止痛膏 3-790
35551 伤寒应验方 3-790
35552 伤寒通用膏 3-791
35553 伤风咳嗽吞剂 3-791
35554 伤水张南川消癖膏 3-791
35555 伤科回生第一仙丹 3-791

华

35556 华佗散 3-791
35557 华盖丹 3-791
35558 华盖汤 3-791
35559 华盖汤 3-792
35560 华盖汤 3-792
35561 华盖饮 3-792
35562 华盖散 3-792
35563 华盖散 3-792
35564 华盖散 3-792
35565 华盖散 3-792
35566 华盖散 3-792
35567 华盖散 3-792
35568 华盖散 3-792
35569 华盖散 3-792
35570 华盖散 3-792
35571 华盖散 3-792
35572 华盖散 3-792
35573 华盖散 3-792
35574 华盖散 3-792
35575 华盖散 3-793
35576 华盖散 3-793
35577 华佗赤散 3-793
35578 华盖煮散 3-793
35579 华山五子丹 3-793
35580 华山石刻散 3-793
35581 华山碑记丸 3-793
35582 华山碑记丹 3-793
35583 华佗延寿酒 3-793
35584 华佗顺生丹 3-793
35585 华佗累效散 3-793
35586 华佗愈风散 3-793
35587 华佗风痛宝片 3-793
35588 华佗接骨神方 3-794
35589 华佗救脱阳方 3-794
35590 华佗风痛宝胶囊 3-794

延

35591 延仁汤 3-794
35592 延生丹 3-794
35593 延生丹 3-794
35594 延生方 3-794
35595 延生膏 3-794
35596 延年丸 3-794
35597 延年丸 3-794
35598 延年草 3-794
35599 延年草 3-794
35600 延年散 3-795
35601 延寿丸 3-795
35602 延寿丸 3-795
35603 延寿丸 3-795
35604 延寿丸 3-795
35605 延寿片 3-795
35606 延寿丹 3-795
35607 延寿丹 3-795
35608 延寿丹 3-795
35609 延寿丹 3-795
35610 延寿丹 3-795
35611 延寿丹 3-796
35612 延寿丹 3-796
35613 延寿丹 3-796
35614 延寿丹 3-796
35615 延寿丹 3-796
35616 延寿丹 3-796
35617 延寿丹 3-796
35618 延寿丹 3-796
35619 延寿丹 3-796
35620 延寿丹 3-796
35621 延寿丹 3-796
35622 延寿丹 3-796
35623 延寿丹 3-796
35624 延寿汤 3-797
35625 延寿酒 3-797
35626 延寿酒 3-797
35627 延寿散 3-797
35628 延寿散 3-797
35629 延寿膏 3-797
35630 延灵丹 3-797
35631 延附汤 3-797
35632 延命丹 3-797
35633 延胡丸 3-797
35634 延胡散 3-797
35635 延胡散 3-797
35636 延胡散 3-797
35637 延胡散 3-797
35638 延胡散 3-797
35639 延胡散 3-797
35640 延胡散 3-797
35641 延香散 3-797
35642 延真膏 3-797
35643 延息汤 3-798
35644 延息汤 3-798
35645 延龄丹 3-798
35646 延龄丹 3-798
35647 延龄丹 3-798
35648 延龄丹 3-798
35649 延龄汤 3-798
35650 延龄酒 3-798
35651 延龄散 3-798
35652 延龄散 3-798
35653 延龄散 3-798
35654 延龄膏 3-798
35655 延嗣酒 3-799
35656 延寿饮子 3-799
35657 延胡索丸 3-799
35658 延胡索丸 3-799
35659 延胡索丸 3-799
35660 延胡索汤 3-799
35661 延胡索汤 3-799
35662 延胡索汤 3-799
35663 延胡索汤 3-799
35664 延胡索汤 3-799
35665 延胡索汤 3-799
35666 延胡索饮 3-799
35667 延胡索散 3-799
35668 延胡索散 3-800
35669 延胡索散 3-800
35670 延胡索散 3-800
35671 延胡索散 3-800
35672 延胡索散 3-800
35673 延胡索散 3-800
35674 延胡索散 3-800
35675 延胡索散 3-800
35676 延胡索散 3-800
35677 延胡索散 3-800
35678 延胡索散 3-800
35679 延胡索散 3-800
35680 延胡索散 3-800
35681 延胡索散 3-800
35682 延胡索散 3-801
35683 延胡索散 3-801
35684 延胡索散 3-801
35685 延胡索散 3-801
35686 延胡索散 3-801
35687 延胡索散 3-801
35688 延胡索散 3-801
35689 延胡索散 3-801
35690 延胡索散 3-801
35691 延胡索散 3-801
35692 延胡索散 3-801
35693 延龄煮散 3-801
35694 延乌二陈汤 3-801
35695 延生第一方 3-801
35696 延生护宝丹 3-801
35697 延年却病方 3-801
35698 延年护命丹 3-801
35699 延年益寿丹 3-802
35700 延年益嗣丹 3-802
35701 延年益嗣丹 3-802
35702 延年断汗汤 3-802
35703 延寿不老丹 3-802
35704 延寿内固丹 3-802
35705 延寿水仙丹 3-802
35706 延寿水仙丹 3-802
35707 延寿补益汤 3-802
35708 延寿固本丹 3-802
35709 延寿固精丸 3-802
35710 延寿瓮头春 3-803
35711 延寿济世膏 3-803
35712 延寿获嗣酒 3-803
35713 延寿睡惊丸 3-803
35714 延命牛黄丸 3-803
35715 延枳丹胶囊 3-803
35716 延胡丁香丸 3-803
35717 延胡止痛散 3-803

35718 延胡四物汤 3-803
35719 延胡生化汤 3-803
35720 延胡苦楝丸 3-803
35721 延胡苦楝汤 3-803
35722 延龄广嗣丸 3-803
35723 延龄广嗣丸 3-803
35724 延龄广嗣丸 3-803
35725 延龄广嗣酒 3-804
35726 延龄至骨丹 3-804
35727 延龄护宝丸 3-804
35728 延龄护宝丹 3-804
35729 延龄固本丸 3-804
35730 延龄固本丸 3-804
35731 延龄固本丹 3-804
35732 延龄育子丸 3-804
35733 延龄育子丸 3-805
35734 延龄育子方 3-805
35735 延龄育子方 3-805
35736 延龄益寿丹 3-805
35737 延龄益寿丹 3-805
35738 延龄聚宝丹 3-805
35739 延龄聚宝酒 3-806
35740 延寿酒药仙方 3-806
35741 延龄广嗣仙方 3-806
35742 延龄长春胶囊 3-806
35743 延龄种子仙方 3-806
35744 延年益寿不老丹 3-806
35745 延年益寿不老丹 3-806

自

35746 自生饮 3-807
35747 自汗汤 3-807
35748 自汗汤 3-807
35749 自沸汤 3-807
35750 自适汤 3-807
35751 自汗主方 3-807
35752 自制坤方 3-807
35753 自制乾方 3-807
35754 自然铜散 3-807
35755 自然铜散 3-807
35756 自然铜散 3-807
35757 自然铜散 3-808
35758 自然铜膏 3-808
35759 自拟降压汤 3-808
35760 自拟前胡汤 3-808
35761 自制三仙丹 3-808
35762 自制坚阴汤 3-808
35763 自制离骨丹 3-808
35764 自制霹雳丸 3-808
35765 自焚急救汤 3-808
35766 自拟藕节地黄汤 3-808
35767 自制四逆承气汤 3-808
35768 自制芙蓉截流丸 3-808
35769 自制吹鼻通关散 3-808
35770 自制经验大枣汤 3-808
35771 自制保赤扶元散 3-808

血

35772 血见宁 3-809
35773 血气汤 3-809
35774 血分丸 3-809
35775 血风丸 3-809
35776 血风汤 3-809
35777 血风散 3-809
35778 血风散 3-809
35779 血灰散 3-809
35780 血极膏 3-809
35781 血余丸 3-809
35782 血余散 3-809
35783 血余散 3-809
35784 血余散 3-809
35785 血余散 3-809
35786 血余散 3-809
35787 血余散 3-809
35788 血余散 3-809
35789 血余散 3-809
35790 血余散 3-809
35791 血余散 3-809
35792 血余散 3-810
35793 血余膏 3-810
35794 血没散 3-810
35795 血郁汤 3-810
35796 血郁汤 3-810
35797 血结膏 3-810
35798 血晕饮 3-810
35799 血崩丸 3-810
35800 血淋散 3-810
35801 血痢汤 3-810
35802 血痹汤 3-810
35803 血瘀散 3-810
35804 血溢汤 3-810
35805 血竭丸 3-810
35806 血竭丸 3-811
35807 血竭丹 3-811
35808 血竭汤 3-811
35809 血竭散 3-811
35810 血竭散 3-811
35811 血竭散 3-811
35812 血竭散 3-811
35813 血竭散 3-811
35814 血竭散 3-811
35815 血竭散 3-811
35816 血竭散 3-811
35817 血竭散 3-811
35818 血竭散 3-811
35819 血竭散 3-811
35820 血竭散 3-811
35821 血竭散 3-811
35822 血竭散 3-811
35823 血竭散 3-811
35824 血竭散 3-812
35825 血竭膏 3-812
35826 血竭膏 3-812
35827 血竭膏 3-812
35828 血竭膏 3-812
35829 血醒散 3-812
35830 血鳖串 3-812
35831 血癥丸 3-812
35832 血癥丸 3-812
35833 血再生片 3-812
35834 血压平片 3-812
35835 血尿胶囊 3-812
35836 血复生片 3-812
35837 血脂宁丸 3-812
35838 血脂灵片 3-813
35839 血分椒仁丸 3-813
35840 血分葶苈丸 3-813
35841 血府逐瘀丸 3-813
35842 血府逐瘀汤 3-813
35843 血实柴胡汤 3-814
35844 血美安胶囊 3-814
35845 血速升颗粒 3-814
35846 血虚柴胡汤 3-815
35847 血崩神效方 3-815
35848 血滞刀环汤 3-815
35849 血竭大红膏 3-815
35850 血竭内消丸 3-815
35851 血竭冰硼散 3-815
35852 血竭香附散 3-815
35853 血竭活血散 3-815
35854 血竭破经丹 3-815
35855 血竭破棺丹 3-815
35856 血精解毒饮 3-815
35857 血翳泻心汤 3-815
35858 血府逐瘀胶囊 3-815
35859 血余固本九阳丹 3-815
35860 血府逐瘀口服液 3-816
35861 血栓心脉宁胶囊 3-816

向

35862 向荣汤 3-816
35863 向骨膏 3-816
35864 向胜破笛丸 3-816

行

35865 行气丸 3-816
35866 行气散 3-816
35867 行气散 3-816
35868 行水丸 3-816
35869 行水汤 3-816
35870 行水膏 3-816
35871 行军散 3-817
35872 行军散 3-817
35873 行军散 3-817
35874 行经丹 3-817
35875 行药方 3-817
35876 行药方 3-817
35877 行健汤 3-817
35878 行瘀煎 3-817
35879 行气下乳汤 3-817
35880 行气开痹饮 3-817
35881 行气香苏饮 3-817
35882 行气香苏饮 3-817
35883 行气香苏散 3-818
35884 行气香苏散 3-818
35885 行气活血汤 3-818
35886 行气活血汤 3-818
35887 行气活血汤 3-818
35888 行气逐痰汤 3-818
35889 行血助浆汤 3-818
35890 行血定痛丸 3-818
35891 行血破瘀汤 3-818
35892 行血消瘀汤 3-818
35893 行血救骨膏 3-818
35894 行血解毒汤 3-818
35895 行军万应膏 3-818
35896 行经红花汤 3-819
35897 行经活血汤 3-819
35898 行经腹痛方 3-819
35899 行湿补中汤 3-819
35900 行湿流气散 3-819
35901 行气和血却风汤 3-819
35902 行湿补气养血汤 3-819
35903 行湿滋筋养血汤 3-819

后

35904 后辛汤 3-819
35905 后调汤 3-819
35906 后喘汤 3-819
35907 后七宝丸 3-819
35908 后天青龙散 3-819
35909 后天和疟饮 3-820

舟

35910 舟车丸 3-820
35911 舟车丸 3-820
35912 舟车神祐丸 3-820
35913 舟制涌泉散 3-820

创

35914 创丹 3-820
35915 创灼膏 3-820
35916 创灼膏 3-821

全

35917 全功散 3-821
35918 全目饮 3-821
35919 全甲散 3-821
35920 全生丸 3-821
35921 全生汤 3-821
35922 全生饮 3-821
35923 全生饮 3-821
35924 全生散 3-821
35925 全生锭 3-821
35926 全圣散 3-821
35927 全母汤 3-821
35928 全虫方 3-821
35929 全虫散 3-822
35930 全虫散 3-822
35931 全羊丸 3-822
35932 全阳方 3-822
35933 全阳汤 3-822
35934 全形散 3-822
35935 全身丹 3-822
35936 全身汤 3-822
35937 全身汤 3-822
35938 全身饮 3-822
35939 全肺汤 3-823
35940 全带汤 3-823
35941 全指散 3-823
35942 全胃汤 3-823
35943 全活汤 3-823
35944 全真丸 3-823
35945 全真丸 3-823
35946 全真丸 3-823
35947 全真丹 3-823
35948 全鸭丸 3-823
35949 全消饮 3-823
35950 全趾饮 3-823
35951 全鹿丸 3-823
35952 全鹿丸 3-824
35953 全鹿丸 3-824
35954 全鹿丸 3-824
35955 全鹿丸 3-824
35956 全鹿膏 3-825
35957 全痘汤 3-825
35958 全鼻散 3-825
35959 全蝎丸 3-825
35960 全蝎丸 3-825
35961 全蝎丸 3-825
35962 全蝎丸 3-825
35963 全蝎丸 3-825
35964 全蝎汤 3-825
35965 全蝎饼 3-825
35966 全蝎散 3-825
35967 全蝎散 3-825
35968 全蝎散 3-825
35969 全蝎散 3-826
35970 全蝎散 3-826
35971 全蝎散 3-826
35972 全蝎散 3-826
35973 全蝎散 3-826
35974 全蝎散 3-826
35975 全蝎散 3-826
35976 全蝎散 3-826
35977 全蝎散 3-826
35978 全蝎散 3-826
35979 全蝎散 3-826
35980 全蝎散 3-826
35981 全蝎散 3-826
35982 全蝎散 3-826
35983 全蝎散 3-826
35984 全蝎散 3-826
35985 全蝎散 3-827
35986 全蝎散 3-827
35987 全蝎散 3-827
35988 全蝎散 3-827
35989 全蝎散 3-827
35990 全蝎散 3-827
35991 全蝎散 3-827
35992 全蝎散 3-827
35993 全蝎散 3-827
35994 全蝎散 3-827
35995 全蝎散 3-827
35996 全蝎散 3-827
35997 全蝎散 3-827
35998 全蝎散 3-827
35999 全蝎散 3-827
36000 全蝎散 3-827
36001 全蝎散 3-827
36002 全蝎散 3-827
36003 全蝎膏 3-827
36004 全鳖丸 3-828
36005 全鳖丸 3-828
36006 全鳖丸 3-828
36007 全体神膏 3-828
36008 全元百补丸 3-828
36009 全生止逆汤 3-828
36010 全生白术散 3-828
36011 全生白术散 3-828
36012 全生至宝丹 3-828
36013 全生至宝丹 3-828
36014 全生虎骨散 3-828
36015 全生茯苓散 3-829
36016 全生茯苓散 3-829
36017 全生保安散 3-829
36018 全生活血汤 3-829
36019 全生活血汤 3-829
36020 全生活血汤 3-829
36021 全生救难汤 3-829
36022 全阴救胃汤 3-829
36023 全鸡拔毒膏 3-829
36024 全宝赴筵膏 3-829
36025 全真一气汤 3-830
36026 全真益气汤 3-830
36027 全鹿大补丸 3-830
36028 全痘散火汤 3-830
36029 全蝎五痫丸 3-831
36030 全蝎生皮散 3-831
36031 全蝎地龙丸 3-831
36032 全蝎延胡散 3-831
36033 全蝎观音散 3-831
36034 全蝎观音散 3-831
36035 全蝎观音散 3-831
36036 全蝎乳香散 3-831
36037 全蝎星香散 3-831

会

36038 会毒散 3-831
36039 会脓散 3-831
36040 会脓散 3-831
36041 会脓散 3-831
36042 会仙救苦丹 3-831
36043 会厌逐瘀汤 3-832
36044 会通灵应膏 3-832
36045 会通灵应膏 3-832
36046 会稽赖公常山合汤 3-832

合

36047 合膏 3-832
36048 合口散 3-832
36049 合手香 3-832
36050 合手香 3-832
36051 合光丹 3-832
36052 合囟散 3-832
36053 合阴汤 3-832
36054 合欢丸 3-833
36055 合欢饮 3-833
36056 合明散 3-833
36057 合明散 3-833
36058 合治汤 3-833
36059 合香丸 3-833
36060 合掌丸 3-833
36061 合掌丸 3-833
36062 合掌丸 3-833
36063 合掌丸 3-833
36064 合掌丹 3-833
36065 合掌散 3-833
36066 合掌散 3-833
36067 合掌散 3-833
36068 合掌散 3-833
36069 合掌散 3-834
36070 合掌散 3-834
36071 合掌散 3-834
36072 合掌散 3-834
36073 合掌散 3-834
36074 合掌散 3-834
36075 合掌膏 3-834
36076 合魂丹 3-834
36077 合德丸 3-834
36078 合欢皮散 3-834
36079 合口收功散 3-834
36080 合欢保元膏 3-834

众

36081 众生丸 3-834
36082 众仙丸 3-834
36083 众妙丸 3-834

杀

36084 杀风散 3-835
36085 杀虫丸 3-835
36086 杀虫丸 3-835
36087 杀虫丸 3-835
36088 杀虫丸 3-835
36089 杀虫丸 3-835
36090 杀虫丸 3-835
36091 杀虫丸 3-835
36092 杀虫丸 3-835
36093 杀虫丹 3-835
36094 杀虫丹 3-835
36095 杀虫散 3-835
36096 杀虫散 3-835
36097 杀虫散 3-835
36098 杀虫膏 3-835
36099 杀鬼丸 3-836
36100 杀鬼丸 3-836
36101 杀鬼丸 3-836
36102 杀鬼丸 3-836
36103 杀鬼丸 3-836
36104 杀鬼丸 3-836
36105 杀鬼丸 3-836
36106 杀鬼丸 3-836
36107 杀鬼丹 3-836
36108 杀鬼杖 3-836
36109 杀疥药 3-836
36110 杀疥散 3-836

36111 杀疮药 3-836
36112 杀疳丸 3-836
36113 杀疳丸 3-836
36114 杀疳丸 3-837
36115 杀疳丸 3-837
36116 杀疳散 3-837
36117 杀蛆药 3-837
36118 杀九虫散 3-837
36119 杀虫神丹 3-837
36120 杀鬼杖子 3-837
36121 杀虫化积丸 3-837
36122 杀虫乌梅丸 3-837
36123 杀虫芜荑散 3-837
36124 杀虫神妙丸 3-837
36125 杀虫硫黄散 3-837
36126 杀虫雄黄散 3-837
36127 杀鬼五邪丸 3-837
36128 杀鬼虎头丸 3-837
36129 杀鬼破胎汤 3-837
36130 杀鬼烧药方 3-837
36131 杀鬼雄黄丸 3-838
36132 杀鬼麝香丸 3-838
36133 杀疳保童丸 3-838
36134 杀虫青葙子散 3-838

饧

36135 饧煎 3-838

各

36136 各半散 3-838
36137 各神丸 3-838
36138 各等倍奇汤 3-838

多

36139 多子酒 3-838
36140 多子锭 3-838
36141 多皮饮 3-838
36142 多效散 3-839
36143 多黑散 3-839

争

36144 争功散 3-839
36145 争先汤 3-839

凫

36146 凫茈散 3-839
36147 凫葵粥 3-839

旬

36148 旬效散 3-839

匈

36149 匈奴露宿丸 3-839
36150 匈奴露宿丸 3-839
36151 匈奴露宿丸 3-839

刘

36152 刘老丸 3-839
36153 刘刺史丸 3-839
36154 刘寄奴汤 3-839
36155 刘寄奴汤 3-840
36156 刘寄奴汤 3-840
36157 刘寄奴汤 3-840
36158 刘寄奴汤 3-840
36159 刘寄奴饮 3-840
36160 刘寄奴散 3-840
36161 刘寄奴散 3-840
36162 刘寄奴散 3-840
36163 刘寄奴散 3-840
36164 刘寄奴散 3-840
36165 刘寄奴散 3-840
36166 刘寄奴散 3-840
36167 刘寄奴散 3-840
36168 刘寄奴散 3-840
36169 刘氏毒镖膏 3-840
36170 刘寄奴饮子 3-841
36171 刘庭瑞通圣散 3-841
36172 刘氏跌打损伤膏 3-841

齐

36173 齐州荣姥方 3-841
36174 齐峰川椒散 3-841
36175 齐峰花椒散 3-841

充

36176 充脊汤 3-841
36177 充德丸 3-841
36178 充髓丹 3-841
36179 充髓汤 3-841

交

36180 交加丸 3-842
36181 交加丸 3-842
36182 交加丸 3-842
36183 交加散 3-842
36184 交加散 3-842
36185 交加散 3-842
36186 交加散 3-842
36187 交加散 3-842
36188 交加散 3-842
36189 交加散 3-842
36190 交加散 3-842
36191 交加散 3-842
36192 交合汤 3-842
36193 交肾汤 3-842
36194 交和散 3-842
36195 交济汤 3-842
36196 交济汤 3-843
36197 交济汤 3-843
36198 交济汤 3-843
36199 交济散 3-843
36200 交泰丸 3-843
36201 交泰丸 3-843
36202 交泰丸 3-843
36203 交泰丸 3-843
36204 交泰丸 3-843
36205 交泰丸 3-843
36206 交泰丸 3-844
36207 交泰丸 3-844
36208 交泰丸 3-844
36209 交泰丹 3-844
36210 交泰丹 3-844
36211 交泰丹 3-844
36212 交泰丹 3-844
36213 交泰散 3-844
36214 交泰散 3-844
36215 交感丸 3-844
36216 交感丹 3-844
36217 交感丹 3-844
36218 交感丹 3-845
36219 交感丹 3-845
36220 交感汤 3-845
36221 交解饮 3-845
36222 交藤丸 3-845
36223 交藤丸 3-845
36224 交加饮子 3-845
36225 交解饮子 3-845
36226 交加双解饮 3-845
36227 交加地黄丸 3-845
36228 交感地黄丸 3-845
36229 交加双解饮子 3-845
36230 交感地黄煎丸 3-845

衣

36231 衣鱼散 3-845
36232 衣中白鱼摩方 3-845

产

36233 产后丸 3-845
36234 产灵丸 3-846
36235 产灵丹 3-846
36236 产灵丹 3-846
36237 产宝丸 3-846
36238 产宝丸 3-846
36239 产宝汤 3-846
36240 产宝散 3-846
36241 产后补丸 3-846
36242 产后康膏 3-847
36243 产后逐瘀片 3-847
36244 产后益母丸 3-847
36245 产后理血丹 3-847
36246 产后救生丸 3-847
36247 产妇安颗粒 3-847
36248 产复康颗粒 3-847
36249 产难如圣散 3-847
36250 产癞土龙汤 3-847

亥

36251 亥药 3-847
36252 亥骨饮 3-847

庆

36253 庆云散 3-847
36254 庆世丹 3-848
36255 庆余辟瘟丹 3-848

闭

36256 闭白丸 3-848
36257 闭血汤 3-848
36258 闭毒散 3-848
36259 闭真丸 3-848
36260 闭管丸 3-848
36261 闭管丸 3-848
36262 闭精丸 3-848
36263 闭精散 3-848
36264 闭关止渴汤 3-848

问

36265 问命丸 3-849
36266 问命丹 3-849
36267 问命散 3-849
36268 问命散 3-849
36269 问命散 3-849

灯

36270 灯心汤 3-849
36271 灯心汤 3-849
36272 灯心散 3-849
36273 灯心散 3-849
36274 灯心散 3-849
36275 灯花丸 3-849
36276 灯花散 3-849
36277 灯花散 3-849
36278 灯花膏 3-849
36279 灯苍丸 3-849
36280 灯心竹叶汤 3-849
36281 灯心止血糖浆 3-849
36282 灯盏生脉胶囊 3-849

冲

36283 冲元汤 3-850
36284 冲关散 3-850
36285 冲和丸 3-850
36286 冲和丸 3-850
36287 冲和丹 3-850

36288 冲和汤 3-850
36289 冲和汤 3-850
36290 冲和汤 3-850
36291 冲和汤 3-850
36292 冲和汤 3-850
36293 冲和汤 3-850
36294 冲和汤 3-850
36295 冲和汤 3-850
36296 冲和汤 3-850
36297 冲和饮 3-850
36298 冲和散 3-851
36299 冲和散 3-851
36300 冲和散 3-851
36301 冲和散 3-851
36302 冲和散 3-851
36303 冲和散 3-851
36304 冲和膏 3-851
36305 冲和膏 3-851
36306 冲和膏 3-851
36307 冲寒散 3-851
36308 冲和仙膏 3-851
36309 冲和饮子 3-851
36310 冲脉饮子 3-852
36311 冲和补气汤 3-852
36312 冲和灵宝饮 3-852
36313 冲和灵宝饮 3-852
36314 冲和顺气汤 3-852
36315 冲和养胃汤 3-852
36316 冲和神功丸 3-852
36317 冲和赶毒散 3-852
36318 冲和健脾丸 3-852
36319 冲和资生丸 3-852
36320 冲虚至宝丹 3-852
36321 冲虚至宝丹 3-852

决

36322 决水汤 3-853
36323 决阴煎 3-853
36324 决明丸 3-853
36325 决明丸 3-853
36326 决明丸 3-853
36327 决明丸 3-853
36328 决明丸 3-853
36329 决明丸 3-853
36330 决明丸 3-853
36331 决明丸 3-853
36332 决明丸 3-853
36333 决明丸 3-853
36334 决明丸 3-853
36335 决明丸 3-854
36336 决明丸 3-854
36337 决明丸 3-854
36338 决明丸 3-854
36339 决明丸 3-854
36340 决明丸 3-854
36341 决明丸 3-854
36342 决明丸 3-854
36343 决明丹 3-854
36344 决明汤 3-854
36345 决明汤 3-854
36346 决明汤 3-854
36347 决明汤 3-854
36348 决明汤 3-854
36349 决明汤 3-854
36350 决明汤 3-855
36351 决明饮 3-855
36352 决明散 3-855
36353 决明散 3-855
36354 决明散 3-855
36355 决明散 3-855
36356 决明散 3-855
36357 决明散 3-855
36358 决明散 3-855
36359 决明散 3-855
36360 决明散 3-855
36361 决明散 3-855
36362 决明散 3-855
36363 决明散 3-856
36364 决明散 3-856
36365 决明散 3-856
36366 决明散 3-856
36367 决明散 3-856
36368 决明散 3-856
36369 决明散 3-856
36370 决明散 3-856
36371 决明散 3-856
36372 决明散 3-856
36373 决明散 3-856
36374 决明散 3-856
36375 决明散 3-856
36376 决明散 3-856
36377 决明散 3-856
36378 决明散 3-856
36379 决明散 3-857
36380 决明散 3-857
36381 决明散 3-857
36382 决明煎 3-857
36383 决明膏 3-857
36384 决经汤 3-857
36385 决津煎 3-857
36386 决效方 3-857
36387 决效散 3-857
36388 决流汤 3-857
36389 决明子丸 3-857
36390 决明子丸 3-857
36391 决明子丸 3-857
36392 决明子丸 3-858
36393 决明子丸 3-858
36394 决明子丸 3-858
36395 决明子丸 3-858
36396 决明子丸 3-858
36397 决明子丸 3-858
36398 决明子丸 3-858
36399 决明子丸 3-858
36400 决明子丸 3-858
36401 决明子丸 3-858
36402 决明子丸 3-858
36403 决明子丸 3-858
36404 决明子方 3-858
36405 决明子汤 3-858
36406 决明子汤 3-859
36407 决明子汤 3-859
36408 决明子散 3-859
36409 决明子散 3-859
36410 决明子散 3-859
36411 决明子散 3-859
36412 决明子散 3-859
36413 决明子散 3-859
36414 决明子散 3-859
36415 决明子散 3-859
36416 决明子散 3-859
36417 决明子散 3-859
36418 决明子散 3-859
36419 决明子散 3-859
36420 决明子散 3-859
36421 决明子粥 3-859
36422 决明子点方 3-860
36423 决明车前散 3-860
36424 决明甘草汤 3-860
36425 决明鸡肝散 3-860
36426 决明夜光散 3-860
36427 决明夜灵散 3-860
36428 决明钩藤汤 3-860
36429 决明洗眼方 3-860
36430 决明消翳散 3-860
36431 决明益阴丸 3-860
36432 决壅顺流汤 3-861
36433 决壅破饮丸 3-861

冰

36434 冰王散 3-861
36435 冰片散 3-861
36436 冰片散 3-861
36437 冰片散 3-861
36438 冰片散 3-861
36439 冰片散 3-861
36440 冰六散 3-861
36441 冰心散 3-861
36442 冰玉散 3-861
36443 冰石散 3-861
36444 冰石散 3-861
36445 冰白散 3-861
36446 冰白散 3-861
36447 冰白散 3-861
36448 冰瓜散 3-861
36449 冰台散 3-861
36450 冰灰散 3-861
36451 冰肌散 3-862
36452 冰池散 3-862
36453 冰豆膏 3-862
36454 冰苋散 3-862
36455 冰芦散 3-862
36456 冰芦膏 3-862
36457 冰青散 3-862
36458 冰青散 3-862
36459 冰炉散 3-862
36460 冰柏丸 3-862
36461 冰砂丹 3-862
36462 冰炭散 3-862
36463 冰香散 3-862
36464 冰香散 3-862
36465 冰壶丸 3-862
36466 冰壶汤 3-863
36467 冰壶散 3-863
36468 冰壶散 3-863
36469 冰消散 3-863
36470 冰梅丸 3-863
36471 冰梅丸 3-863
36472 冰梅丸 3-863
36473 冰梅丸 3-863
36474 冰梅丸 3-863
36475 冰梅散 3-863
36476 冰黄散 3-863
36477 冰黄散 3-863
36478 冰黄散 3-863
36479 冰黄散 3-863
36480 冰黄散 3-863
36481 冰黄散 3-864
36482 冰黄膏 3-864
36483 冰硫散 3-864
36484 冰蛳散 3-864
36485 冰蛤散 3-864
36486 冰硼散 3-864
36487 冰硼散 3-864
36488 冰硼散 3-864
36489 冰硼散 3-864
36490 冰硼散 3-864
36491 冰硼散 3-864
36492 冰硼散 3-864
36493 冰硼散 3-864
36494 冰硼散 3-865
36495 冰硼散 3-865
36496 冰硼散 3-865
36497 冰硼散 3-865
36498 冰硼散 3-865
36499 冰硼散 3-865

36500 冰熊散 3-865
36501 冰霜散 3-865
36502 冰螺捻 3-865
36503 冰螺散 3-865
36504 冰螺散 3-865
36505 冰麝散 3-865
36506 冰雪饮子 3-865
36507 冰膏似雪 3-865
36508 冰片鸡蛋油 3-865
36509 冰片破毒散 3-865
36510 冰瓜雄朱散 3-865
36511 冰梅上清丸 3-865
36512 冰梅上清丸 3-866
36513 冰硼利喉散 3-866
36514 冰硼咽喉散 3-866
36515 冰糖乌梅汤 3-866
36516 冰霜梅苏丸 3-866
36517 冰霜梅苏丸 3-866
36518 冰霜梅苏丸 3-866
36519 冰翳还睛丸 3-866
36520 冰麝上清丸 3-866
36521 冰麝无价散 3-866
36522 冰麝痧药丸 3-866
36523 冰黄肤乐软膏 3-866
36524 冰硼散金钥匙方 3-867

汗

36525 汗斑粉 3-867
36526 汗斑散 3-867
36527 汗斑散 3-867
36528 汗斑散 3-867
36529 汗斑肥皂 3-867
36530 汗斑擦剂 3-867

江

36531 江鳔丸 3-867
36532 江鳔散 3-867
36533 江蛔围药 3-867
36534 江南度世丸 3-867
36535 江侯秘传药酒 3-867
36536 江南三十六痓丸 3-867

汤

36537 汤粥 3-867
36538 汤泡饮 3-868
36539 汤泡散 3-868
36540 汤泡散 3-868
36541 汤泡散 3-868
36542 汤脚散 3-868
36543 汤火止痛散 3-868
36544 汤火至圣膏 3-868
36545 汤火神验方 3-868

汝

36546 汝言化痰丸 3-868

壮

36547 壮元丸 3-868
36548 壮元丸 3-868
36549 壮元丸 3-868
36550 壮元丹 3-868
36551 壮元汤 3-869
36552 壮元酒 3-869
36553 壮气丸 3-869
36554 壮气丸 3-869
36555 壮气汤 3-869
36556 壮火丹 3-869
36557 壮水汤 3-869
36558 壮水汤 3-869
36559 壮本丹 3-869
36560 壮阳丸 3-869
36561 壮阳丹 3-869
36562 壮阳丹 3-869
36563 壮阳丹 3-869
36564 壮阳丹 3-869
36565 壮阳丹 3-870
36566 壮阳汤 3-870
36567 壮阳膏 3-870
36568 壮体丹 3-870
36569 壮肾散 3-870
36570 壮肾散 3-870
36571 壮金丹 3-870
36572 壮骨丸 3-870
36573 壮骨丹 3-870
36574 壮骨散 3-870
36575 壮原汤 3-870
36576 壮脑散 3-870
36577 壮脾丸 3-870
36578 壮脾丸 3-871
36579 壮脾丸 3-871
36580 壮脾汤 3-871
36581 壮血药酒 3-871
36582 壮骨药酒 3-871
36583 壮土固金丸 3-871
36584 壮元补血丸 3-871
36585 壮元补身酒 3-871
36586 壮气四物汤 3-871
36587 壮气收肠方 3-871
36588 壮气收肠汤 3-871
36589 壮气益母汤 3-871
36590 壮气益血汤 3-871
36591 壮火益土汤 3-871
36592 壮火温脾汤 3-872
36593 壮水明目丸 3-872
36594 壮水制阳汤 3-872
36595 壮阳固齿散 3-872
36596 壮阳种子丸 3-872
36597 壮阳种子丹 3-872
36598 壮阳种子方 3-872
36599 壮阳健威丸 3-872
36600 壮骨木瓜丸 3-872
36601 壮骨去湿丹 3-872
36602 壮骨关节丸 3-872
36603 壮骨追风酒 3-872
36604 壮胆星朱丹 3-873
36605 壮胆镇惊丸 3-873
36606 壮真五和丸 3-873
36607 壮筋补骨丹 3-873
36608 壮筋养血汤 3-873
36609 壮筋续骨丹 3-873
36610 壮筋续骨丹 3-873
36611 壮筋续骨丹 3-873
36612 壮腰补肾丸 3-873
36613 壮腰健身丸 3-873
36614 壮腰健肾丸 3-873
36615 壮腰健肾片 3-874
36616 壮腰健肾汤 3-874
36617 壮腰消痛液 3-874
36618 壮精固本丸 3-874
36619 壮阳暖下药饼 3-874
36620 壮骨伸筋胶囊 3-874
36621 壮阳无价至宝丹 3-874
36622 壮阳固本地黄丸 3-874
36623 壮肾龙药物腰带 3-874
36624 壮神益志保孕汤 3-874
36625 壮腰健肾口服液 3-875
36626 壮胃清湿热调滞气汤 3-875

守

36627 守中丸 3-875
36628 守中丸 3-875
36629 守中汤 3-875
36630 守田膏 3-875
36631 守灵散 3-875
36632 守胃散 3-875
36633 守胃散 3-875
36634 守宫丸 3-875
36635 守宫丸 3-875
36636 守宫膏 3-875
36637 守神丸 3-875
36638 守效丸 3-875
36639 守效散 3-876
36640 守病丸 3-876
36641 守病丸 3-876
36642 守病丸 3-876
36643 守病丸 3-876
36644 守瘿丸 3-876
36645 守中金丸 3-876
36646 守仙五子丸 3-876
36647 守阳碧云膏 3-876
36648 守病缠疾丹 3-876

宅

36649 宅中汤 3-876

安

36650 安土汤 3-876
36651 安土散 3-876
36652 安中丸 3-877
36653 安中丸 3-877
36654 安中片 3-877
36655 安中汤 3-877
36656 安中汤 3-877
36657 安中汤 3-877
36658 安中汤 3-877
36659 安中汤 3-877
36660 安中汤 3-877
36661 安中散 3-877
36662 安中散 3-877
36663 安中散 3-877
36664 安中散 3-878
36665 安气汤 3-878
36666 安心丸 3-878
36667 安心汤 3-878
36668 安心汤 3-878
36669 安心汤 3-878
36670 安心散 3-878
36671 安平饮 3-878
36672 安东散 3-878
36673 安乐片 3-878
36674 安乐散 3-878
36675 安宁饮 3-878
36676 安幼汤 3-878
36677 安老丹 3-879
36678 安老汤 3-879
36679 安贞汤 3-879
36680 安虫丸 3-879
36681 安虫丸 3-879
36682 安虫丸 3-879
36683 安虫丸 3-879
36684 安虫饮 3-879
36685 安虫散 3-879
36686 安虫散 3-879
36687 安虫散 3-879
36688 安全散 3-879
36689 安冲汤 3-879
36690 安志丸 3-880
36691 安志膏 3-880

36692 安志膏 3-880
36693 安志膏 3-880
36694 安体散 3-880
36695 安肾丸 3-880
36696 安肾丸 3-880
36697 安肾丸 3-880
36698 安肾丸 3-880
36699 安肾丸 3-880
36700 安肾丸 3-881
36701 安肾丸 3-881
36702 安肾丸 3-881
36703 安肾丸 3-881
36704 安肾丸 3-881
36705 安肾丸 3-881
36706 安肾丸 3-881
36707 安肾汤 3-881
36708 安肾汤 3-881
36709 安肾汤 3-881
36710 安和饮 3-882
36711 安和散 3-882
36712 安和散 3-882
36713 安肺汤 3-882
36714 安肺汤 3-882
36715 安肺散 3-882
36716 安肺散 3-882
36717 安肺散 3-882
36718 安定汤 3-882
36719 安经丸 3-882
36720 安经汤 3-882
36721 安荣丸 3-882
36722 安荣汤 3-882
36723 安荣汤 3-882
36724 安荣汤 3-882
36725 安荣汤 3-883
36726 安荣散 3-883
36727 安荣散 3-883
36728 安荣散 3-883
36729 安荣散 3-883
36730 安荣散 3-883
36731 安荣散 3-883
36732 安胃丸 3-883
36733 安胃丸 3-883
36734 安胃丸 3-883
36735 安胃丸 3-883
36736 安胃丸 3-883
36737 安胃丸 3-883
36738 安胃片 3-883
36739 安胃汤 3-884
36740 安胃汤 3-884
36741 安胃汤 3-884
36742 安胃汤 3-884
36743 安胃汤 3-884
36744 安胃汤 3-884
36745 安胃汤 3-884
36746 安胃汤 3-884
36747 安胃饮 3-884
36748 安胃饮 3-884
36749 安胃饮 3-884
36750 安胃饮 3-884
36751 安胃散 3-884
36752 安胃散 3-885
36753 安胃散 3-885
36754 安胃散 3-885
36755 安胃散 3-885
36756 安胃散 3-885
36757 安胆汤 3-885
36758 安脉汤 3-885
36759 安胎丸 3-885
36760 安胎丸 3-885
36761 安胎丸 3-885
36762 安胎丸 3-885
36763 安胎丸 3-885
36764 安胎丸 3-885
36765 安胎丸 3-885
36766 安胎丸 3-885
36767 安胎汤 3-885
36768 安胎饮 3-886
36769 安胎饮 3-886
36770 安胎饮 3-886
36771 安胎饮 3-886
36772 安胎饮 3-886
36773 安胎饮 3-886
36774 安胎饮 3-886
36775 安胎饮 3-886
36776 安胎饮 3-886
36777 安胎饮 3-886
36778 安胎饮 3-886
36779 安胎饮 3-886
36780 安胎饮 3-886
36781 安胎饮 3-887
36782 安胎饮 3-887
36783 安胎饮 3-887
36784 安胎饮 3-887
36785 安胎饮 3-887
36786 安胎饮 3-887
36787 安胎饮 3-887
36788 安胎饮 3-887
36789 安胎饮 3-887
36790 安胎饮 3-887
36791 安胎饮 3-887
36792 安胎饮 3-887
36793 安胎饮 3-887
36794 安胎饮 3-887
36795 安胎饮 3-887
36796 安胎饮 3-887
36797 安胎饮 3-887
36798 安胎饮 3-888
36799 安胎饮 3-888
36800 安胎饮 3-888
36801 安胎饮 3-888
36802 安胎饮 3-888
36803 安胎饮 3-888
36804 安胎饮 3-888
36805 安胎饮 3-888
36806 安胎饮 3-888
36807 安胎饮 3-888
36808 安胎饮 3-888
36809 安胎饮 3-889
36810 安胎饮 3-889
36811 安胎散 3-889
36812 安胎散 3-889
36813 安胎散 3-889
36814 安胎散 3-889
36815 安胎散 3-889
36816 安胎散 3-889
36817 安胎散 3-889
36818 安胎散 3-889
36819 安胎散 3-889
36820 安胎散 3-889
36821 安胎散 3-889
36822 安胎散 3-889
36823 安胎散 3-889
36824 安胎散 3-890
36825 安胎散 3-890
36826 安胎煎 3-890
36827 安胎膏 3-890
36828 安养汤 3-890
36829 安宫丸 3-890
36830 安宫散 3-890
36831 安宫散 3-890
36832 安神丸 3-890
36833 安神丸 3-890
36834 安神丸 3-891
36835 安神丸 3-891
36836 安神丸 3-891
36837 安神丸 3-891
36838 安神丸 3-891
36839 安神丸 3-891
36840 安神丸 3-891
36841 安神丸 3-891
36842 安神丸 3-891
36843 安神丸 3-891
36844 安神丸 3-891
36845 安神丸 3-891
36846 安神丸 3-891
36847 安神丸 3-891
36848 安神丸 3-892
36849 安神丸 3-892
36850 安神丸 3-892
36851 安神丸 3-892
36852 安神丸 3-892
36853 安神丸 3-892
36854 安神丸 3-892
36855 安神丸 3-892
36856 安神丸 3-892
36857 安神丸 3-892
36858 安神丸 3-892
36859 安神丸 3-892
36860 安神丸 3-892
36861 安神丸 3-892
36862 安神丹 3-893
36863 安神汤 3-893
36864 安神汤 3-893
36865 安神汤 3-893
36866 安神汤 3-893
36867 安神汤 3-893
36868 安神汤 3-893
36869 安神饮 3-893
36870 安神饮 3-893
36871 安神散 3-893
36872 安神散 3-893
36873 安神散 3-893
36874 安神散 3-893
36875 安神散 3-893
36876 安神散 3-893
36877 安神散 3-894
36878 安神散 3-894
36879 安神散 3-894
36880 安神散 3-894
36881 安神散 3-894
36882 安神散 3-894
36883 安神散 3-894
36884 安神散 3-894
36885 安神散 3-894
36886 安神散 3-894
36887 安神散 3-894
36888 安神散 3-894
36889 安神散 3-894
36890 安神散 3-894
36891 安神散 3-894
36892 安神散 3-894
36893 安神散 3-894
36894 安神散 3-894
36895 安神散 3-894
36896 安神散 3-895
36897 安神膏 3-895
36898 安珠散 3-895
36899 安眠汤 3-895
36900 安眠散 3-895
36901 安眠散 3-895
36902 安眠散 3-895
36903 安息丸 3-895
36904 安息丸 3-895
36905 安息膏 3-895
36906 安脏汤 3-895
36907 安脐散 3-895

36908 安脐散 3-895
36909 安脐散 3-895
36910 安脐散 3-895
36911 安营饮 3-895
36912 安营散 3-895
36913 安崩汤 3-896
36914 安豚丹 3-896
36915 安惊丸 3-896
36916 安惊丸 3-896
36917 安斑汤 3-896
36918 安斑散 3-896
36919 安厥汤 3-896
36920 安蛔丸 3-896
36921 安蛔丸 3-896
36922 安蛔汤 3-896
36923 安蛔散 3-896
36924 安脾丸 3-896
36925 安脾散 3-896
36926 安脾散 3-896
36927 安然汤 3-897
36928 安痘汤 3-897
36929 安痛散 3-897
36930 安寐丹 3-897
36931 安魂汤 3-897
36932 安魂汤 3-897
36933 安魂散 3-897
36934 安魂散 3-897
36935 安睡丹 3-897
36936 安睡散 3-897
36937 安寝丸 3-897
36938 安嘈汤 3-897
36939 安嗽片 3-897
36940 安嗽汤 3-897
36941 安嗽膏 3-897
36942 安露饮 3-898
36943 安髓散 3-898
36944 安髓散 3-898
36945 安禳丸 3-898
36946 安心煮散 3-898
36947 安石榴汤 3-898
36948 安阳膏药 3-898
36949 安坤颗粒 3-898
36950 安和饮子 3-898
36951 安胃胶囊 3-898
36952 安胎主膏 3-898
36953 安胎饮子 3-898
36954 安神胶囊 3-898
36955 安神糖浆 3-899
36956 安息香丸 3-899
36957 安息香丸 3-899
36958 安息香丸 3-899
36959 安息香丸 3-899
36960 安息香丸 3-899
36961 安息香丸 3-899
36962 安息香丸 3-899
36963 安息香丸 3-899
36964 安息香丸 3-900
36965 安息香丸 3-900
36966 安息香丸 3-900
36967 安息香丸 3-900
36968 安息香丸 3-900
36969 安息香丸 3-900
36970 安息香丸 3-900
36971 安息香丸 3-900
36972 安息香丸 3-900
36973 安息香丸 3-900
36974 安息香丸 3-900
36975 安息香丸 3-900
36976 安息香丸 3-900
36977 安息香汤 3-900
36978 安息香汤 3-900
36979 安息香汤 3-901
36980 安息香散 3-901
36981 安息香散 3-901
36982 安息香煎 3-901
36983 安息香膏 3-901
36984 安康颗粒 3-901
36985 安儿至宝汤 3-901
36986 安中归气汤 3-901
36987 安中调气丸 3-901
36988 安心绝梦汤 3-901
36989 安尔眠糖浆 3-901
36990 安冲调经汤 3-901
36991 安阳固本膏 3-901
36992 安妊进食汤 3-902
36993 安坤赞育丸 3-902
36994 安坤赞育丸 3-902
36995 安坤赞育丸 3-902
36996 安坤赞育丸 3-902
36997 安枕无忧散 3-902
36998 安卧如神汤 3-902
36999 安肺宁嗽丸 3-902
37000 安肺桔梗汤 3-903
37001 安荣养胎汤 3-903
37002 安胃化痰汤 3-903
37003 安胃白术散 3-903
37004 安胃行血汤 3-903
37005 安胃和中汤 3-903
37006 安胃和脾散 3-903
37007 安胃定胎散 3-903
37008 安胃醒脾汤 3-903
37009 安胎万全汤 3-903
37010 安胎万全饮 3-903
37011 安胎止痛汤 3-903
37012 安胎四物汤 3-903
37013 安胎四物饮 3-904
37014 安胎白术汤 3-904
37015 安胎白术散 3-904
37016 安胎白术散 3-904
37017 安胎白术散 3-904
37018 安胎达生散 3-904
37019 安胎当归丸 3-904
37020 安胎当归汤 3-904
37021 安胎当归饮 3-904
37022 安胎防漏汤 3-904
37023 安胎如圣丹 3-904
37024 安胎如圣饮 3-904
37025 安胎如胜饮 3-904
37026 安胎扶元饮 3-904
37027 安胎利气饮 3-904
37028 安胎利水汤 3-904
37029 安胎补火汤 3-905
37030 安胎阿胶散 3-905
37031 安胎和气饮 3-905
37032 安胎和气饮 3-905
37033 安胎和气饮 3-905
37034 安胎和气饮 3-905
37035 安胎和气饮 3-905
37036 安胎和气饮 3-905
37037 安胎和气饮 3-905
37038 安胎和气饮 3-905
37039 安胎和气饮 3-905
37040 安胎和气散 3-905
37041 安胎和气散 3-905
37042 安胎和气散 3-905
37043 安胎和气散 3-905
37044 安胎和伤汤 3-905
37045 安胎织罩散 3-906
37046 安胎枳实散 3-906
37047 安胎顺气饮 3-906
37048 安胎顺血汤 3-906
37049 安胎顺血散 3-906
37050 安胎独圣丹 3-906
37051 安胎独圣散 3-906
37052 安胎神应丸 3-906
37053 安胎铁罩散 3-906
37054 安胎凉膈饮 3-906
37055 安胎益母丸 3-906
37056 安胎调气饮 3-906
37057 安胎寄生汤 3-906
37058 安胎鲤鱼粥 3-906
37059 安宫牛黄丸 3-906
37060 安宫牛黄散 3-907
37061 安宫降压丸 3-907
37062 安神止痛汤 3-908
37063 安神化痰汤 3-908
37064 安神生化汤 3-908
37065 安神代茶饮 3-908
37066 安神达郁汤 3-908
37067 安神补气丸 3-908
37068 安神补心丸 3-908
37069 安神补心汤 3-908
37070 安神妙香丸 3-908
37071 安神固精丸 3-908
37072 安神宝颗粒 3-908
37073 安神定志丸 3-909
37074 安神定志丸 3-909
37075 安神定志丸 3-909
37076 安神定志丸 3-909
37077 安神定志丸 3-909
37078 安神定志丸 3-909
37079 安神定志方 3-909
37080 安神定智汤 3-909
37081 安神复元汤 3-909
37082 安神复睡汤 3-909
37083 安神养心丸 3-909
37084 安神养血汤 3-910
37085 安神养志丸 3-910
37086 安神健脑液 3-910
37087 安神益志汤 3-910
37088 安神益脑丸 3-910
37089 安神清镇丹 3-910
37090 安神温胆丸 3-910
37091 安神犀角丸 3-910
37092 安神滚痰丸 3-910
37093 安神镇心丸 3-910
37094 安神镇惊丸 3-910
37095 安神镇惊丸 3-911
37096 安神镇惊丸 3-911
37097 安神醒心丸 3-911
37098 安息香煎丸 3-911
37099 安息活血丹 3-911
37100 安康心宝丸 3-911
37101 安惊保命丹 3-911
37102 安喘至圣丹 3-911
37103 安蛔理中汤 3-911
37104 安蛔理中汤 3-911
37105 安蛔理中汤 3-911
37106 安奠二天汤 3-912
37107 安魂定魄丹 3-912
37108 安魂琥珀丹 3-912
37109 安睡如神汤 3-912
37110 安嗽化痰丸 3-912
37111 安阳壮骨药酒 3-912
37112 安胎桑寄生散 3-912
37113 安胎桑寄生散 3-912
37114 安神补心颗粒 3-912
37115 安神熟地黄散 3-912
37116 安眠补脑糖浆 3-913
37117 安胎万全神应汤 3-913
37118 安胎万全神应散 3-913
37119 安胎加味八物汤 3-913

37120 安胎易产紫苏饮 3-913
37121 安胎养血益母丸 3-913
37122 安神镇心琥珀丸 3-913

并

37123 并祛丹 3-913
37124 并提汤 3-913
37125 并补两天丸 3-913

关

37126 关节风痛丸 3-914
37127 关节克痹丸 3-914
37128 关夫子快脾散 3-914
37129 关氏头痛验方 3-914
37130 关氏糖尿病专方 3-914
37131 关节炎汤 1 号 3-914
37132 关节炎汤 2 号 3-914
37133 关老治痢基本方 3-915

羊

37134 羊毛饼 4-1
37135 羊心汤 4-1
37136 羊甲散 4-1
37137 羊矢散 4-1
37138 羊矢散 4-1
37139 羊头脍 4-1
37140 羊皮面 4-1
37141 羊肉丸 4-1
37142 羊肉方 4-1
37143 羊肉方 4-1
37144 羊肉方 4-1
37145 羊肉汤 4-1
37146 羊肉汤 4-1
37147 羊肉汤 4-1
37148 羊肉汤 4-2
37149 羊肉汤 4-2
37150 羊肉汤 4-2
37151 羊肉汤 4-2
37152 羊肉汤 4-2
37153 羊肉汤 4-2
37154 羊肉汤 4-2
37155 羊肉汤 4-2
37156 羊肉汤 4-2
37157 羊肉汤 4-2
37158 羊肉汤 4-2
37159 羊肉汤 4-3
37160 羊肉汤 4-3
37161 羊肉汤 4-3
37162 羊肉饮 4-3
37163 羊肉饼 4-3
37164 羊肉粥 4-3
37165 羊肉粥 4-3
37166 羊肉羹 4-3
37167 羊肉羹 4-3
37168 羊肉臛 4-3
37169 羊肉臛 4-3
37170 羊血方 4-3
37171 羊花散 4-3
37172 羊肝丸 4-3
37173 羊肝丸 4-4
37174 羊肝丸 4-4
37175 羊肝丸 4-4
37176 羊肝丸 4-4
37177 羊肝丸 4-4
37178 羊肝丸 4-4
37179 羊肝丸 4-4
37180 羊肝丸 4-4
37181 羊肝丸 4-4
37182 羊肝丸 4-5
37183 羊肝丸 4-5
37184 羊肝丸 4-5
37185 羊肝丸 4-5
37186 羊肝丸 4-5
37187 羊肝丸 4-5
37188 羊肝丸 4-5
37189 羊肝丸 4-5
37190 羊肝方 4-5
37191 羊肝饼 4-5
37192 羊肝散 4-5
37193 羊肝散 4-5
37194 羊肝散 4-5
37195 羊肝散 4-5
37196 羊肝散 4-5
37197 羊肝散 4-6
37198 羊肝散 4-6
37199 羊肝散 4-6
37200 羊肝散 4-6
37201 羊肝粥 4-6
37202 羊肝煎 4-6
37203 羊肝羹 4-6
37204 羊肚方 4-6
37205 羊肚羹 4-6
37206 羊角丸 4-6
37207 羊角丸 4-6
37208 羊角汤 4-6
37209 羊角散 4-6
37210 羊角散 4-6
37211 羊角散 4-6
37212 羊角散 4-6
37213 羊肾丸 4-6
37214 羊肾丸 4-7
37215 羊肾丸 4-7
37216 羊肾丸 4-7
37217 羊肾丸 4-7
37218 羊肾丸 4-7
37219 羊肾丸 4-7
37220 羊肾丸 4-7
37221 羊肾丸 4-7
37222 羊肾方 4-7
37223 羊肾汤 4-7
37224 羊肾汤 4-7
37225 羊肾汤 4-7
37226 羊肾汤 4-7
37227 羊肾汤 4-7
37228 羊肾汤 4-8
37229 羊肾汤 4-8
37230 羊肾汤 4-8
37231 羊肾酒 4-8
37232 羊肾散 4-8
37233 羊肾散 4-8
37234 羊肾散 4-8
37235 羊肾粥 4-8
37236 羊肾粥 4-8
37237 羊肾粥 4-8
37238 羊肾羹 4-8
37239 羊肾羹 4-8
37240 羊肾羹 4-8
37241 羊肾羹 4-8
37242 羊肾羹 4-8
37243 羊乳丸 4-9
37244 羊乳丸 4-9
37245 羊乳饮 4-9
37246 羊乳饮 4-9
37247 羊乳饮 4-9
37248 羊乳膏 4-9
37249 羊肺汤 4-9
37250 羊肺汤 4-9
37251 羊肺汤 4-9
37252 羊肺散 4-9
37253 羊肺羹 4-9
37254 羊肺羹 4-9
37255 羊肺羹 4-9
37256 羊胡散 4-9
37257 羊荚顶 4-9
37258 羊胃汤 4-9
37259 羊骨汤 4-9
37260 羊骨汤 4-10
37261 羊骨饮 4-10
37262 羊骨散 4-10
37263 羊骨粥 4-10
37264 羊骨粥 4-10
37265 羊骨粥 4-10
37266 羊须散 4-10
37267 羊须膏 4-10
37268 羊胆丸 4-10
37269 羊胆膏 4-10
37270 羊胆膏 4-10
37271 羊胆膏 4-10
37272 羊胫散 4-10
37273 羊屎散 4-10
37274 羊屎膏 4-10
37275 羊脊粥 4-10
37276 羊脊羹 4-10
37277 羊脂汤 4-10
37278 羊脂粥 4-10
37279 羊脂粥 4-11
37280 羊脂粥 4-11
37281 羊脂煎 4-11
37282 羊脂煎 4-11
37283 羊脂膏 4-11
37284 羊脏方 4-11
37285 羊脏散 4-11
37286 羊脏羹 4-11
37287 羊脑方 4-11
37288 羊脑玉 4-11
37289 羊脑煎 4-11
37290 羊脑膏 4-11
37291 羊脑膏 4-11
37292 羊酒方 4-11
37293 羊羔酒 4-12
37294 羊粪酒 4-12
37295 羊粪膏 4-12
37296 羊睛方 4-12
37297 羊蜜方 4-12
37298 羊蜜膏 4-12
37299 羊靥丸 4-12
37300 羊蹄散 4-12
37301 羊蹄散 4-12
37302 羊藿散 4-12
37303 羊髓粥 4-12
37304 羊髓粥 4-12
37305 羊髓煎 4-12
37306 羊髓膏 4-12
37307 羊髓膏 4-12
37308 羊髓膏 4-12
37309 羊髓膏 4-12
37310 羊子肝散 4-13
37311 羊头肉方 4-13
37312 羊头蹄煎 4-13
37313 羊肉发药 4-13
37314 羊肉食方 4-13
37315 羊肉索饼 4-13
37316 羊肉索饼 4-13
37317 羊肉脂膳 4-13
37318 羊肝生方 4-13
37319 羊肝夹子 4-13
37320 羊肝饆饠 4-13
37321 羊肝饺子 4-13
37322 羊肚食方 4-13
37323 羊肾饆饠 4-13
37324 羊肾馄饨 4-13

37325 羊骨煎丸 4-14
37326 羊骨煎丸 4-14
37327 羊胫灰丸 4-14
37328 羊胫灰散 4-14
37329 羊胫灰散 4-14
37330 羊胫炭丸 4-14
37331 羊桃根散 4-14
37332 羊桃根散 4-14
37333 羊脊骨汤 4-14
37334 羊脊骨粥 4-14
37335 羊脊骨粥 4-14
37336 羊脊骨羹 4-14
37337 羊脊骨羹 4-14
37338 羊脊骨羹 4-14
37339 羊脊骨羹 4-14
37340 羊脊髓粥 4-15
37341 羊脂涂方 4-15
37342 羊羔补酒 4-15
37343 羊痫疯丸 4-15
37344 羊痫疯丸 4-15
37345 羊踯躅丸 4-15
37346 羊蹄根酒 4-15
37347 羊蹄根酒 4-15
37348 羊蹄根散 4-15
37349 羊肉大黄汤 4-15
37350 羊肉天真丸 4-15
37351 羊肉地黄汤 4-15
37352 羊肉当归汤 4-15
37353 羊肉当归汤 4-15
37354 羊肉当归汤 4-16
37355 羊肉当归汤 4-16
37356 羊肉杜仲汤 4-16
37357 羊肉扶羸丸 4-16
37358 羊肉补真丸 4-16
37359 羊肉面棋子 4-16
37360 羊肉桂心汤 4-16
37361 羊肉黄耆汤 4-16
37362 羊肉黄耆汤 4-16
37363 羊肝明目丸 4-16
37364 羊肝明目丸 4-16
37365 羊肝明目散 4-17
37366 羊肝退翳丸 4-17
37367 羊肝猪胆丸 4-17
37368 羊角补中汤 4-17
37369 羊肾苁蓉羹 4-17
37370 羊肾补肾汤 4-17
37371 羊肾附子丸 4-17
37372 羊骨补肾汤 4-17
37373 羊桃淋蘸方 4-17
37374 羊痫疯癫丸 4-17
37375 羊蹄草合剂 4-17
37376 羊蹄根涂方 4-17
37377 羊肉生地黄汤 4-17

兴

37378 兴阳丹 4-18

米

37379 米饮 4-18
37380 米壳散 4-18
37381 米莲饮 4-18
37382 米莲散 4-18
37383 米粉丹 4-18
37384 米粉散 4-18
37385 米黄散 4-18
37386 米猪肚 4-18
37387 米糖膏 4-18
37388 米囊皮散 4-18

许

37389 许真君如意丹 4-18

祁

37390 祁门蛇药片 4-18

军

37391 军门丹 4-18
37392 军门方 4-18
37393 军持露 4-18
37394 军持露 4-19
37395 军门一笑膏 4-19
37396 军门立效散 4-19
37397 军门立效散 4-19
37398 军中一捻金 4-19
37399 军中一捻金 4-19
37400 军中跌打丸 4-19
37401 军中一捻金散 4-19
37402 军中第一仙方 4-19

异

37403 异功丸 4-19
37404 异功丸 4-19
37405 异功汤 4-19
37406 异功汤 4-19
37407 异功汤 4-19
37408 异功散 4-19
37409 异功散 4-20
37410 异功散 4-20
37411 异功散 4-20
37412 异功散 4-20
37413 异功散 4-20
37414 异功散 4-20
37415 异功散 4-20
37416 异功散 4-20
37417 异功散 4-20
37418 异功散 4-20
37419 异功散 4-21
37420 异功散 4-21
37421 异功散 4-21
37422 异功散 4-21
37423 异功散 4-21
37424 异功散 4-21
37425 异功散 4-21
37426 异功散 4-21
37427 异功散 4-21
37428 异功散 4-21
37429 异功散 4-21
37430 异功散 4-21
37431 异功散 4-21
37432 异功散 4-21
37433 异功散 4-21
37434 异功散 4-21
37435 异圣散 4-21
37436 异香丹 4-22
37437 异香散 4-22
37438 异香散 4-22
37439 异香散 4-22
37440 异香散 4-22
37441 异效丸 4-22
37442 异效散 4-22
37443 异效散 4-22
37444 异效散 4-22
37445 异香膏子 4-22
37446 异方红丸子 4-22
37447 异方油煎散 4-22
37448 异方济阴丹 4-23
37449 异方黄耆丸 4-23
37450 异功五积散 4-23
37451 异功快斑汤 4-23
37452 异功敌暑丸 4-23
37453 异香四神散 4-23
37454 异香鳖甲散 4-23
37455 异类有情丸 4-23
37456 异授金兔丹 4-23
37457 异方神仙济阴丹 4-23
37458 异功拔毒千金托里散 4-23
37459 异功散加当归川芎汤 4-24

导

37460 导药 4-24
37461 导散 4-24
37462 导气丸 4-24
37463 导气丸 4-24
37464 导气丸 4-24
37465 导气丸 4-24
37466 导气丸 4-24
37467 导气丸 4-24
37468 导气丸 4-24
37469 导气丸 4-24
37470 导气丸 4-24
37471 导气丸 4-24
37472 导气丸 4-24
37473 导气丹 4-25
37474 导气汤 4-25
37475 导气汤 4-25
37476 导气汤 4-25
37477 导气汤 4-25
37478 导气汤 4-25
37479 导气汤 4-25
37480 导气饮 4-25
37481 导气散 4-25
37482 导气散 4-25
37483 导气散 4-25
37484 导火汤 4-25
37485 导水丸 4-26
37486 导水丸 4-26
37487 导水丸 4-26
37488 导水丸 4-26
37489 导水汤 4-26
37490 导水饼 4-26
37491 导水散 4-26
37492 导水散 4-26
37493 导水散 4-26
37494 导赤丸 4-26
37495 导赤丸 4-26
37496 导赤片 4-26
37497 导赤丹 4-26
37498 导赤丹 4-26
37499 导赤汤 4-27
37500 导赤汤 4-27
37501 导赤饮 4-27
37502 导赤饮 4-27
37503 导赤散 4-27
37504 导赤散 4-27
37505 导赤散 4-27
37506 导赤散 4-27
37507 导赤散 4-27
37508 导赤散 4-27
37509 导赤散 4-28
37510 导赤散 4-28
37511 导赤散 4-28
37512 导赤散 4-28
37513 导赤散 4-28
37514 导赤散 4-28
37515 导赤散 4-28
37516 导赤散 4-28
37517 导赤散 4-28
37518 导赤散 4-28
37519 导赤散 4-28
37520 导赤散 4-28
37521 导赤散 4-28
37522 导赤散 4-28

37523 导赤散 4-28
37524 导赤散 4-28
37525 导赤散 4-28
37526 导赤散 4-29
37527 导利散 4-29
37528 导饮丸 4-29
37529 导饮丸 4-29
37530 导饮丸 4-29
37531 导饮丸 4-29
37532 导饮丸 4-29
37533 导经丸 4-29
37534 导经汤 4-29
37535 导经散 4-29
37536 导毒丹 4-29
37537 导热汤 4-29
37538 导热散 4-29
37539 导秘丸 4-29
37540 导黄汤 4-29
37541 导滞丸 4-29
37542 导滞丸 4-29
37543 导滞汤 4-29
37544 导滞汤 4-29
37545 导滞汤 4-30
37546 导滞汤 4-30
37547 导滞汤 4-30
37548 导滞散 4-30
37549 导滞散 4-30
37550 导滞散 4-30
37551 导痹汤 4-30
37552 导痰丸 4-30
37553 导痰丸 4-30
37554 导痰丸 4-30
37555 导痰丸 4-30
37556 导痰丸 4-30
37557 导痰丸 4-30
37558 导痰丸 4-30
37559 导痰汤 4-31
37560 导痰汤 4-31
37561 导痰汤 4-31
37562 导痰汤 4-31
37563 导痰汤 4-31
37564 导痰汤 4-31
37565 导痰汤 4-31
37566 导痰汤 4-31
37567 导痰汤 4-31
37568 导痰汤 4-31
37569 导痰汤 4-31
37570 导痰汤 4-31
37571 导痰汤 4-31
37572 导痰汤 4-31
37573 导痰汤 4-31
37574 导源饮 4-31
37575 导源煎 4-32
37576 导聚散 4-32
37577 导膈饮 4-32
37578 导癥囊 4-32
37579 导水饮子 4-32
37580 导赤甘露 4-32
37581 导经散子 4-32
37582 导气抑留汤 4-32
37583 导气枳壳丸 4-32
37584 导气枳实丸 4-32
37585 导气枳实丸 4-32
37586 导气除湿汤 4-32
37587 导气除湿汤 4-32
37588 导气除燥汤 4-32
37589 导气通经汤 4-32
37590 导气通幽汤 4-32
37591 导气通瘀锭 4-32
37592 导气清利汤 4-33
37593 导气槟榔散 4-33
37594 导气醒脾汤 4-33
37595 导水茯苓汤 4-33
37596 导水消肾丸 4-33
37597 导宁纯阳丹 4-33
37598 导阳归肾汤 4-33
37599 导赤五苓散 4-33
37600 导赤化毒汤 4-33
37601 导赤地榆汤 4-33
37602 导赤各半汤 4-33
37603 导赤各半汤 4-34
37604 导赤各半汤 4-34
37605 导赤各半汤 4-34
37606 导赤各半汤 4-34
37607 导赤泻心汤 4-34
37608 导赤承气汤 4-34
37609 导赤通气汤 4-34
37610 导赤通气散 4-34
37611 导赤清心汤 4-34
37612 导赤解毒汤 4-34
37613 导赤解毒汤 4-34
37614 导神化毒汤 4-34
37615 导滞定功丸 4-34
37616 导滞香连丸 4-34
37617 导滞通经汤 4-34
37618 导滞通经汤 4-35
37619 导滞通幽汤 4-35
37620 导痰千缗汤 4-35
37621 导痰小胃丹 4-35
37622 导痰开关散 4-35
37623 导痰消风散 4-35
37624 导痰消滞汤 4-35
37625 导痰调经汤 4-35
37626 导痰救苦丹 4-35
37627 导赤泻心各半汤 4-35

寻

37628 寻气丸 4-35
37629 寻虫散 4-35
37630 寻伤丸 4-35
37631 寻经丸 4-35
37632 寻积丸 4-36
37633 寻痛丸 4-36
37634 寻痛丸 4-36
37635 寻痛丸 4-36
37636 寻痛丸 4-36
37637 寻常煮散 4-36
37638 寻痛住痛散 4-36
37639 寻痛舒筋丸 4-36

尽

37640 尽秽丹 4-36

艮

37641 艮宫除害丹 4-36

阮

37642 阮氏桃花汤 4-36

阵

37643 阵王丹 4-36

阳

37644 阳丹 4-37
37645 阳乌膏 4-37
37646 阳旦汤 4-37
37647 阳旦汤 4-37
37648 阳旦汤 4-37
37649 阳旦散 4-37
37650 阳和丸 4-37
37651 阳和丸 4-37
37652 阳和丸 4-37
37653 阳和汤 4-37
37654 阳和膏 4-38
37655 阳和膏 4-38
37656 阳和膏 4-38
37657 阳毒汤 4-38
37658 阳春酒 4-38
37659 阳消药 4-38
37660 阳消散 4-38
37661 阳粉散 4-38
37662 阳液方 4-39
37663 阳痫散 4-39
37664 阳燧锭 4-39
37665 阳七贤散 4-39
37666 阳八味汤 4-39
37667 阳春玉液 4-39
37668 阳起石丸 4-39
37669 阳起石丸 4-39
37670 阳起石丸 4-39
37671 阳起石丸 4-39
37672 阳起石丸 4-39
37673 阳起石丸 4-39
37674 阳起石丸 4-39
37675 阳起石丸 4-40
37676 阳起石丸 4-40
37677 阳起石丸 4-40
37678 阳起石丸 4-40
37679 阳起石丸 4-40
37680 阳起石丸 4-40
37681 阳起石汤 4-40
37682 阳起石汤 4-40
37683 阳起石散 4-40
37684 阳起石散 4-40
37685 阳铁箍散 4-40
37686 阳铁箍散 4-40
37687 阳燧锭子 4-40
37688 阳明二妙丸 4-40
37689 阳和二陈汤 4-40
37690 阳和化坚汤 4-41
37691 阳和化癌汤 4-41
37692 阳和平喘汤 4-41
37693 阳和生化汤 4-41
37694 阳和至宝膏 4-41
37695 阳和启脾膏 4-41
37696 阳和救急汤 4-41
37697 阳和救绝汤 4-41
37698 阳和犀角丸 4-41
37699 阳和解凝膏 4-41
37700 阳毒内消散 4-42
37701 阳毒内消膏 4-42
37702 阳毒升麻汤 4-42
37703 阳毒升麻汤 4-42
37704 阳毒栀子汤 4-42
37705 阳春口服液 4-42
37706 阳春白雪膏 4-42
37707 阳炼秋石丹 4-42
37708 阳起圣灵丹 4-42
37709 阳病开关散 4-42
37710 阳黄清解汤 4-42
37711 阳崩胶艾汤 4-42
37712 阳痫防风散 4-42
37713 阳痧救急膏 4-43
37714 阳毒玄参升麻汤 4-43

阴

37715 阴丹 4-43
37716 阴旦汤 4-43
37717 阴华散 4-43
37718 阴阳丸 4-43
37719 阴阳丸 4-43
37720 阴阳丸 4-43

37721 阴阳丹 4-43
37722 阴阳丹 4-43
37723 阴阳水 4-43
37724 阴阳水 4-43
37725 阴阳汤 4-43
37726 阴阳汤 4-43
37727 阴阳黄 4-43
37728 阴阳散 4-43
37729 阴阳散 4-44
37730 阴阳散 4-44
37731 阴阳散 4-44
37732 阴红汤 4-44
37733 阴肿消 4-44
37734 阴疟丸 4-44
37735 阴毒汤 4-44
37736 阴挺丹 4-44
37737 阴疮膏 4-44
37738 阴痫方 4-44
37739 阴痫散 4-44
37740 阴湿汤 4-44
37741 阴鹭丸 4-44
37742 阴六贤散 4-44
37743 阴铁箍散 4-44
37744 阴分生阳汤 4-45
37745 阴伏紫灵丹 4-45
37746 阴伏紫霞丹 4-45
37747 阴阳二气丹 4-45
37748 阴阳二气散 4-45
37749 阴阳二血丸 4-45
37750 阴阳二炼丹 4-45
37751 阴阳至圣丹 4-45
37752 阴阳至圣丹 4-45
37753 阴阳至圣膏 4-45
37754 阴阳攻积丸 4-45
37755 阴阳两救汤 4-45
37756 阴阳和合汤 4-45
37757 阴阳起死膏 4-45
37758 阴阳兼治汤 4-45
37759 阴阳兼培丸 4-46
37760 阴毒内消散 4-46
37761 阴毒内消膏 4-46
37762 阴毒升麻汤 4-46
37763 阴毒甘草汤 4-46
37764 阴毒甘草汤 4-46
37765 阴蚀黄连膏 4-46
37766 阴炼秋石丹 4-46
37767 阴病开关散 4-46
37768 阴虚胃痛片 4-46
37769 阴崩固经丸 4-46
37770 阴痫附子散 4-46
37771 阴痧急救膏 4-46
37772 阴湿化痰汤 4-46
37773 阴湿蠲痛汤 4-46
37774 阴虚生内热方 4-46
37775 阴虚生内热汤 4-47
37776 阴虚胃痛颗粒 4-47
37777 阴毒升麻鳖甲汤 4-47

防

37778 防己丸 4-47
37779 防己丸 4-47
37780 防己丸 4-47
37781 防己丸 4-47
37782 防己丸 4-47
37783 防己丸 4-47
37784 防己丸 4-47
37785 防己丸 4-47
37786 防己丸 4-47
37787 防己丸 4-47
37788 防己丸 4-47
37789 防己丸 4-47
37790 防己丸 4-47
37791 防己丸 4-48
37792 防己丸 4-48
37793 防己丸 4-48
37794 防己汤 4-48
37795 防己汤 4-48
37796 防己汤 4-48
37797 防己汤 4-48
37798 防己汤 4-48
37799 防己汤 4-48
37800 防己汤 4-48
37801 防己汤 4-48
37802 防己汤 4-49
37803 防己汤 4-49
37804 防己汤 4-49
37805 防己汤 4-49
37806 防己汤 4-49
37807 防己汤 4-49
37808 防己汤 4-49
37809 防己汤 4-49
37810 防己汤 4-49
37811 防己汤 4-49
37812 防己汤 4-49
37813 防己汤 4-49
37814 防己汤 4-49
37815 防己汤 4-49
37816 防己汤 4-49
37817 防己汤 4-49
37818 防己汤 4-50
37819 防己汤 4-50
37820 防己汤 4-50
37821 防己汤 4-50
37822 防己汤 4-50
37823 防己汤 4-50
37824 防己汤 4-50
37825 防己汤 4-50
37826 防己汤 4-50
37827 防己汤 4-50
37828 防己汤 4-50
37829 防己汤 4-50
37830 防己汤 4-50
37831 防己汤 4-50
37832 防己汤 4-50
37833 防己饮 4-50
37834 防己饮 4-50
37835 防己饮 4-50
37836 防己饮 4-51
37837 防己饮 4-51
37838 防己饮 4-51
37839 防己饮 4-51
37840 防己饮 4-51
37841 防己饮 4-51
37842 防己散 4-51
37843 防己散 4-51
37844 防己散 4-51
37845 防己散 4-51
37846 防己散 4-51
37847 防己散 4-52
37848 防己散 4-52
37849 防己散 4-52
37850 防己散 4-52
37851 防己散 4-52
37852 防己散 4-52
37853 防己散 4-52
37854 防己散 4-52
37855 防己散 4-52
37856 防己散 4-52
37857 防己散 4-52
37858 防己散 4-52
37859 防己散 4-52
37860 防己散 4-52
37861 防己膏 4-52
37862 防己膏 4-52
37863 防风丸 4-52
37864 防风丸 4-53
37865 防风丸 4-53
37866 防风丸 4-53
37867 防风丸 4-53
37868 防风丸 4-53
37869 防风丸 4-53
37870 防风丸 4-53
37871 防风丸 4-53
37872 防风丸 4-53
37873 防风丸 4-53
37874 防风丸 4-53
37875 防风丸 4-54
37876 防风丸 4-54
37877 防风丸 4-54
37878 防风丸 4-54
37879 防风丸 4-54
37880 防风丸 4-54
37881 防风丸 4-54
37882 防风丸 4-54
37883 防风丸 4-54
37884 防风丸 4-54
37885 防风丸 4-54
37886 防风丸 4-54
37887 防风丸 4-55
37888 防风丸 4-55
37889 防风丸 4-55
37890 防风丸 4-55
37891 防风丸 4-55
37892 防风丸 4-55
37893 防风丸 4-55
37894 防风丸 4-55
37895 防风丸 4-55
37896 防风丸 4-55
37897 防风丸 4-55
37898 防风丸 4-55
37899 防风丹 4-55
37900 防风丹 4-55
37901 防风汤 4-55
37902 防风汤 4-55
37903 防风汤 4-55
37904 防风汤 4-56
37905 防风汤 4-56
37906 防风汤 4-56
37907 防风汤 4-56
37908 防风汤 4-56
37909 防风汤 4-56
37910 防风汤 4-56
37911 防风汤 4-56
37912 防风汤 4-56
37913 防风汤 4-56
37914 防风汤 4-57
37915 防风汤 4-57
37916 防风汤 4-57
37917 防风汤 4-57
37918 防风汤 4-57
37919 防风汤 4-57
37920 防风汤 4-57
37921 防风汤 4-57
37922 防风汤 4-57
37923 防风汤 4-57
37924 防风汤 4-57
37925 防风汤 4-57
37926 防风汤 4-57
37927 防风汤 4-58
37928 防风汤 4-58
37929 防风汤 4-58
37930 防风汤 4-58
37931 防风汤 4-58
37932 防风汤 4-58
37933 防风汤 4-58

方名总目录

六画 防

37934 防风汤 4-58
37935 防风汤 4-58
37936 防风汤 4-58
37937 防风汤 4-58
37938 防风汤 4-58
37939 防风汤 4-59
37940 防风汤 4-59
37941 防风汤 4-59
37942 防风汤 4-59
37943 防风汤 4-59
37944 防风汤 4-59
37945 防风汤 4-59
37946 防风汤 4-59
37947 防风汤 4-59
37948 防风汤 4-59
37949 防风汤 4-59
37950 防风汤 4-59
37951 防风汤 4-59
37952 防风汤 4-60
37953 防风汤 4-60
37954 防风汤 4-60
37955 防风汤 4-60
37956 防风汤 4-60
37957 防风汤 4-60
37958 防风汤 4-60
37959 防风汤 4-60
37960 防风汤 4-60
37961 防风汤 4-60
37962 防风汤 4-60
37963 防风汤 4-60
37964 防风汤 4-60
37965 防风汤 4-60
37966 防风汤 4-60
37967 防风汤 4-60
37968 防风汤 4-61
37969 防风汤 4-61
37970 防风汤 4-61
37971 防风汤 4-61
37972 防风汤 4-61
37973 防风汤 4-61
37974 防风汤 4-61
37975 防风汤 4-61
37976 防风汤 4-61
37977 防风汤 4-61
37978 防风汤 4-61
37979 防风汤 4-61
37980 防风汤 4-61
37981 防风汤 4-61
37982 防风汤 4-62
37983 防风汤 4-62
37984 防风汤 4-62
37985 防风汤 4-62
37986 防风汤 4-62
37987 防风汤 4-62
37988 防风汤 4-62
37989 防风汤 4-62
37990 防风汤 4-62
37991 防风汤 4-62
37992 防风汤 4-62
37993 防风汤 4-62
37994 防风汤 4-62
37995 防风汤 4-62
37996 防风汤 4-62
37997 防风汤 4-63
37998 防风汤 4-63
37999 防风汤 4-63
38000 防风汤 4-63
38001 防风汤 4-63
38002 防风汤 4-63
38003 防风汤 4-63
38004 防风汤 4-63
38005 防风汤 4-63
38006 防风汤 4-63
38007 防风汤 4-63
38008 防风汤 4-63
38009 防风汤 4-63
38010 防风汤 4-63
38011 防风汤 4-63
38012 防风汤 4-63
38013 防风汤 4-63
38014 防风汤 4-63
38015 防风汤 4-63
38016 防风汤 4-63
38017 防风汤 4-64
38018 防风汤 4-64
38019 防风汤 4-64
38020 防风汤 4-64
38021 防风汤 4-64
38022 防风汤 4-64
38023 防风饮 4-64
38024 防风饮 4-64
38025 防风饮 4-64
38026 防风饮 4-64
38027 防风饮 4-64
38028 防风饮 4-64
38029 防风饮 4-64
38030 防风饮 4-64
38031 防风饮 4-64
38032 防风饮 4-65
38033 防风饼 4-65
38034 防风酒 4-65
38035 防风酒 4-65
38036 防风酒 4-65
38037 防风散 4-65
38038 防风散 4-65
38039 防风散 4-65
38040 防风散 4-65
38041 防风散 4-65
38042 防风散 4-65
38043 防风散 4-65
38044 防风散 4-65
38045 防风散 4-65
38046 防风散 4-66
38047 防风散 4-66
38048 防风散 4-66
38049 防风散 4-66
38050 防风散 4-66
38051 防风散 4-66
38052 防风散 4-66
38053 防风散 4-66
38054 防风散 4-66
38055 防风散 4-66
38056 防风散 4-66
38057 防风散 4-67
38058 防风散 4-67
38059 防风散 4-67
38060 防风散 4-67
38061 防风散 4-67
38062 防风散 4-67
38063 防风散 4-67
38064 防风散 4-67
38065 防风散 4-67
38066 防风散 4-67
38067 防风散 4-67
38068 防风散 4-67
38069 防风散 4-68
38070 防风散 4-68
38071 防风散 4-68
38072 防风散 4-68
38073 防风散 4-68
38074 防风散 4-68
38075 防风散 4-68
38076 防风散 4-68
38077 防风散 4-68
38078 防风散 4-68
38079 防风散 4-68
38080 防风散 4-68
38081 防风散 4-69
38082 防风散 4-69
38083 防风散 4-69
38084 防风散 4-69
38085 防风散 4-69
38086 防风散 4-69
38087 防风散 4-69
38088 防风散 4-69
38089 防风散 4-69
38090 防风散 4-69
38091 防风散 4-69
38092 防风散 4-69
38093 防风散 4-69
38094 防风散 4-70
38095 防风散 4-70
38096 防风散 4-70
38097 防风散 4-70
38098 防风散 4-70
38099 防风散 4-70
38100 防风散 4-70
38101 防风散 4-70
38102 防风散 4-70
38103 防风散 4-70
38104 防风散 4-70
38105 防风散 4-70
38106 防风散 4-71
38107 防风散 4-71
38108 防风散 4-71
38109 防风散 4-71
38110 防风散 4-71
38111 防风散 4-71
38112 防风散 4-71
38113 防风散 4-71
38114 防风散 4-71
38115 防风散 4-71
38116 防风散 4-71
38117 防风散 4-71
38118 防风散 4-71
38119 防风散 4-71
38120 防风散 4-71
38121 防风散 4-71
38122 防风散 4-72
38123 防风散 4-72
38124 防风散 4-72
38125 防风散 4-72
38126 防风散 4-72
38127 防风散 4-72
38128 防风散 4-72
38129 防风散 4-72
38130 防风散 4-72
38131 防风散 4-72
38132 防风散 4-72
38133 防风散 4-72
38134 防风散 4-72
38135 防风散 4-72
38136 防风散 4-72
38137 防风散 4-72
38138 防风散 4-73
38139 防风散 4-73
38140 防风散 4-73
38141 防风散 4-73
38142 防风散 4-73
38143 防风散 4-73
38144 防风散 4-73
38145 防风散 4-73
38146 防风散 4-73
38147 防风散 4-73
38148 防风散 4-73
38149 防风散 4-73

38150 防风散 4-73
38151 防风散 4-73
38152 防风散 4-73
38153 防风散 4-73
38154 防风散 4-73
38155 防风散 4-73
38156 防风散 4-73
38157 防风散 4-73
38158 防风散 4-73
38159 防风散 4-73
38160 防风散 4-74
38161 防风散 4-74
38162 防风散 4-74
38163 防风粥 4-74
38164 防风粥 4-74
38165 防风煎 4-74
38166 防风膏 4-74
38167 防风膏 4-74
38168 防附汤 4-74
38169 防苓汤 4-74
38170 防疟方 4-74
38171 防俭饼 4-74
38172 防疫丹 4-74
38173 防疫丹 4-75
38174 防桔汤 4-75
38175 防眩汤 4-75
38176 防葵丸 4-75
38177 防葵丸 4-75
38178 防葵丸 4-75
38179 防葵丸 4-75
38180 防葵丸 4-75
38181 防葵丸 4-75
38182 防葵丸 4-75
38183 防葵丸 4-75
38184 防葵丸 4-75
38185 防葵丸 4-75
38186 防葵丸 4-76
38187 防葵丸 4-76
38188 防葵丸 4-76
38189 防葵丸 4-76
38190 防葵方 4-76
38191 防葵饮 4-76
38192 防葵散 4-76
38193 防葵散 4-76
38194 防葵散 4-76
38195 防葵散 4-76
38196 防葵散 4-76
38197 防葵散 4-76
38198 防葵散 4-77
38199 防葵散 4-77
38200 防葵散 4-77
38201 防葵散 4-77
38202 防葵散 4-77
38203 防葵散 4-77
38204 防喘汤 4-77
38205 防温汤 4-77
38206 防犀饮 4-77
38207 防腐汤 4-77
38208 防己煮散 4-77
38209 防风饮子 4-77
38210 防风饮子 4-77
38211 防风饮子 4-77
38212 防风饮子 4-77
38213 防风饮子 4-78
38214 防风饮子 4-78
38215 防风补煎 4-78
38216 防风根汤 4-78
38217 防风浴汤 4-78
38218 防风浴汤 4-78
38219 防风浴汤 4-78
38220 防风煮散 4-78
38221 防风煮散 4-78
38222 防己地黄汤 4-78
38223 防己竹沥汤 4-79
38224 防己关节丸 4-79
38225 防己苡仁汤 4-79
38226 防己枳壳汤 4-79
38227 防己茯苓汤 4-79
38228 防己茯苓汤 4-79
38229 防己茯苓汤 4-79
38230 防己宣痹汤 4-79
38231 防己桂枝汤 4-79
38232 防己桂枝汤 4-79
38233 防己黄耆汤 4-79
38234 防己麻黄汤 4-80
38235 防己椒苈丸 4-80
38236 防己椒苈汤 4-80
38237 防己葶苈丸 4-80
38238 防己葶苈丸 4-80
38239 防己葶苈丸 4-80
38240 防己槟榔丸 4-80
38241 防风一字散 4-80
38242 防风干葛汤 4-81
38243 防风子芩丸 4-81
38244 防风天麻丸 4-81
38245 防风天麻丸 4-81
38246 防风天麻汤 4-81
38247 防风天麻汤 4-81
38248 防风天麻散 4-81
38249 防风天麻散 4-81
38250 防风天麻膏 4-81
38251 防风木通汤 4-81
38252 防风牛蒡汤 4-81
38253 防风升麻汤 4-81
38254 防风升麻汤 4-81
38255 防风升麻汤 4-81
38256 防风升麻汤 4-81
38257 防风平胃散 4-81
38258 防风石膏汤 4-82
38259 防风石膏汤 4-82
38260 防风归芎汤 4-82
38261 防风四苓散 4-82
38262 防风四物汤 4-82
38263 防风白术汤 4-82
38264 防风白术散 4-82
38265 防风立效散 4-82
38266 防风必效散 4-82
38267 防风半夏丸 4-82
38268 防风发表汤 4-82
38269 防风芍药汤 4-82
38270 防风芍药汤 4-82
38271 防风芎归汤 4-82
38272 防风百解散 4-82
38273 防风至宝汤 4-82
38274 防风当归丸 4-82
38275 防风当归汤 4-83
38276 防风当归汤 4-83
38277 防风当归汤 4-83
38278 防风当归饮 4-83
38279 防风当归饮 4-83
38280 防风当归散 4-83
38281 防风当归散 4-83
38282 防风冲和汤 4-83
38283 防风冲和汤 4-83
38284 防风羊角汤 4-83
38285 防风导赤散 4-83
38286 防风导赤散 4-83
38287 防风如神散 4-83
38288 防风苍术汤 4-83
38289 防风苍术汤 4-83
38290 防风苍术汤 4-83
38291 防风赤芍汤 4-84
38292 防风羌活丸 4-84
38293 防风羌活汤 4-84
38294 防风羌活汤 4-84
38295 防风羌活汤 4-84
38296 防风羌活汤 4-84
38297 防风羌活汤 4-84
38298 防风羌活散 4-84
38299 防风羌活散 4-84
38300 防风败毒饮 4-84
38301 防风败毒散 4-84
38302 防风败毒散 4-84
38303 防风败毒散 4-84
38304 防风败毒散 4-84
38305 防风明目汤 4-84
38306 防风泻白散 4-84
38307 防风泻肝散 4-84
38308 防风枳实汤 4-85
38309 防风枳实散 4-85
38310 防风柏子散 4-85
38311 防风荆芥散 4-85
38312 防风荆芥散 4-85
38313 防风茯苓汤 4-85
38314 防风茯苓汤 4-85
38315 防风茯神散 4-85
38316 防风复元散 4-85
38317 防风独活汤 4-85
38318 防风独活汤 4-85
38319 防风独活汤 4-85
38320 防风胜金汤 4-85
38321 防风胜湿汤 4-85
38322 防风胜湿汤 4-85
38323 防风胜湿汤 4-85
38324 防风神术汤 4-86
38325 防风秦艽汤 4-86
38326 防风桔梗汤 4-86
38327 防风桔梗汤 4-86
38328 防风桔梗汤 4-86
38329 防风柴胡汤 4-86
38330 防风消毒饮 4-86
38331 防风消毒散 4-86
38332 防风通气汤 4-86
38333 防风通气汤 4-86
38334 防风通圣丸 4-86
38335 防风通圣散 4-86
38336 防风通圣散 4-87
38337 防风通圣散 4-87
38338 防风通圣散 4-87
38339 防风通圣散 4-87
38340 防风通圣散 4-87
38341 防风通圣散 4-87
38342 防风黄芩丸 4-88
38343 防风黄连汤 4-88
38344 防风黄耆汤 4-88
38345 防风黄耆汤 4-88
38346 防风麻黄汤 4-88
38347 防风麻黄散 4-88
38348 防风散结汤 4-88
38349 防风散结汤 4-88
38350 防风散结散 4-88
38351 防风散痧汤 4-88
38352 防风葛根汤 4-88
38353 防风葛根汤 4-88
38354 防风葛根汤 4-88
38355 防风葛根汤 4-89
38356 防风葛根汤 4-89
38357 防风煮肝散 4-89
38358 防风雄黄丸 4-89
38359 防风温胆汤 4-89
38360 防风解毒汤 4-89
38361 防风解毒汤 4-89
38362 防风解毒汤 4-89
38363 防风解毒汤 4-89
38364 防风解温汤 4-89
38365 防风蔓荆丸 4-89

38366 防风藁本汤 4-89
38367 防术牡蛎汤 4-89
38368 防芷鼻炎片 4-89
38369 防独神术汤 4-90
38370 防桂术苓散 4-90
38371 防耆分湿汤 4-90
38372 防病牛黄汤 4-90
38373 防盗止汗汤 4-90
38374 防椒苈黄丸 4-90
38375 防椒苈黄汤 4-90
38376 防葛二陈汤 4-90
38377 防葛平胃散 4-90
38378 防葛石膏汤 4-90
38379 防葛石膏汤 4-90
38380 防己加茯苓汤 4-90
38381 防风加葛根汤 4-90
38382 防风当归饮子 4-90
38383 防风钩藤钩丸 4-91
38384 防风羚羊角汤 4-91
38385 防风蔓荆子丸 4-91
38386 防风白术牡蛎汤 4-91
38387 防风白术牡蛎散 4-91
38388 防风芍药甘草汤 4-91
38389 防风松肌败毒汤 4-91
38390 防风荆芥甘草汤 4-91
38391 防风通圣三黄丸 4-91
38392 防风黄芩二物汤 4-91
38393 防风葛根石膏汤 4-91
38394 防饥救生四果丹 4-91
38395 防己加茯苓芒消汤 4-91
38396 防毒气防瘟疫灵药 4-91
38397 防己椒目葶苈大黄丸 4-91
38398 防风通圣散加蝎尾方 4-91

收

38399 收火汤 4-91
38400 收舌散 4-92
38401 收伤油 4-92
38402 收血汤 4-92
38403 收血汤 4-92
38404 收肌饮 4-92
38405 收汗丹 4-92
38406 收汗丹 4-92
38407 收汗丹 4-92
38408 收汗汤 4-92
38409 收汗散 4-92
38410 收阳汤 4-92
38411 收阳粉 4-92
38412 收阴散 4-92
38413 收束散 4-92
38414 收呆汤 4-92
38415 收肛散 4-92
38416 收肛散 4-92
38417 收肛散 4-93
38418 收肛散 4-93
38419 收肠丸 4-93
38420 收肠散 4-93
38421 收肠散 4-93
38422 收泪散 4-93
38423 收泪散 4-93
38424 收毒散 4-93
38425 收毒散 4-93
38426 收带丸 4-93
38427 收带汤 4-93
38428 收胎散 4-93
38429 收珠散 4-93
38430 收脂汤 4-93
38431 收脓散 4-93
38432 收脓膏 4-93
38433 收痔丸 4-93
38434 收痔散 4-93
38435 收痔散 4-93
38436 收痒丹 4-93
38437 收惊汤 4-94
38438 收瘩散 4-94
38439 收瘩散 4-94
38440 收湿粉 4-94
38441 收膜汤 4-94
38442 收膜散 4-94
38443 收干药捻 4-94
38444 收口掺药 4-94
38445 收口掺药 4-94
38446 收功后药 4-94
38447 收阳温粉 4-94
38448 收黑虎汤 4-94
38449 收干生肌膏 4-94
38450 收口八宝散 4-94
38451 收口生肌散 4-94
38452 收口红宝膏 4-95
38453 收功万全汤 4-95
38454 收功尽根丸 4-95
38455 收功补漏丸 4-95
38456 收功拔毒散 4-95
38457 收血双解散 4-95
38458 收汗生阳汤 4-95
38459 收阴养胃煎 4-95
38460 收呆至神汤 4-95
38461 收毒外消膏 4-95
38462 收带六合丸 4-95
38463 收晕白玉膏 4-95
38464 收涩异效散 4-95
38465 收瘩黑龙丹 4-95
38466 收干生肌药粉 4-95
38467 收肠养血和气丸 4-95
38468 收肠养血和气汤 4-96

迅

38469 迅行汤 4-96
38470 迅补丸 4-96
38471 迅雷散 4-96

如

38472 如玉散 4-96
38473 如圣丸 4-96
38474 如圣丸 4-96
38475 如圣丸 4-96
38476 如圣丸 4-96
38477 如圣丸 4-96
38478 如圣丸 4-96
38479 如圣丸 4-96
38480 如圣丸 4-96
38481 如圣丸 4-96
38482 如圣丸 4-97
38483 如圣丸 4-97
38484 如圣丸 4-97
38485 如圣丸 4-97
38486 如圣丸 4-97
38487 如圣丸 4-97
38488 如圣丸 4-97
38489 如圣丸 4-97
38490 如圣丸 4-97
38491 如圣丸 4-97
38492 如圣丸 4-97
38493 如圣丸 4-97
38494 如圣丸 4-98
38495 如圣丸 4-98
38496 如圣丸 4-98
38497 如圣丸 4-98
38498 如圣丸 4-98
38499 如圣丸 4-98
38500 如圣丸 4-98
38501 如圣丸 4-98
38502 如圣丸 4-98
38503 如圣丹 4-98
38504 如圣丹 4-98
38505 如圣丹 4-98
38506 如圣丹 4-98
38507 如圣水 4-98
38508 如圣汤 4-98
38509 如圣汤 4-98
38510 如圣汤 4-99
38511 如圣汤 4-99
38512 如圣汤 4-99
38513 如圣汤 4-99
38514 如圣汤 4-99
38515 如圣汤 4-99
38516 如圣汤 4-99
38517 如圣汤 4-99
38518 如圣汤 4-99
38519 如圣饮 4-99
38520 如圣饮 4-99
38521 如圣饮 4-99
38522 如圣饮 4-99
38523 如圣饮 4-99
38524 如圣饮 4-100
38525 如圣饮 4-100
38526 如圣饮 4-100
38527 如圣饮 4-100
38528 如圣饮 4-100
38529 如圣饮 4-100
38530 如圣饼 4-100
38531 如圣饼 4-100
38532 如圣饼 4-100
38533 如圣散 4-100
38534 如圣散 4-100
38535 如圣散 4-100
38536 如圣散 4-100
38537 如圣散 4-100
38538 如圣散 4-101
38539 如圣散 4-101
38540 如圣散 4-101
38541 如圣散 4-101
38542 如圣散 4-101
38543 如圣散 4-101
38544 如圣散 4-101
38545 如圣散 4-101
38546 如圣散 4-101
38547 如圣散 4-101
38548 如圣散 4-101
38549 如圣散 4-101
38550 如圣散 4-101
38551 如圣散 4-101
38552 如圣散 4-101
38553 如圣散 4-101
38554 如圣散 4-102
38555 如圣散 4-102
38556 如圣散 4-102
38557 如圣散 4-102
38558 如圣散 4-102
38559 如圣散 4-102
38560 如圣散 4-102

38561 如圣散 4-102
38562 如圣散 4-102
38563 如圣散 4-102
38564 如圣散 4-102
38565 如圣散 4-102
38566 如圣散 4-102
38567 如圣散 4-102
38568 如圣散 4-102
38569 如圣散 4-103
38570 如圣散 4-103
38571 如圣散 4-103
38572 如圣散 4-103
38573 如圣散 4-103
38574 如圣散 4-103
38575 如圣散 4-103
38576 如圣散 4-103
38577 如圣散 4-103
38578 如圣散 4-103
38579 如圣散 4-103
38580 如圣散 4-103
38581 如圣散 4-103
38582 如圣散 4-103
38583 如圣散 4-104
38584 如圣散 4-104
38585 如圣散 4-104
38586 如圣散 4-104
38587 如圣散 4-104
38588 如圣散 4-104
38589 如圣散 4-104
38590 如圣散 4-104
38591 如圣散 4-104
38592 如圣散 4-104
38593 如圣散 4-104
38594 如圣散 4-104
38595 如圣散 4-104
38596 如圣散 4-104
38597 如圣散 4-104
38598 如圣散 4-105
38599 如圣散 4-105
38600 如圣散 4-105
38601 如圣散 4-105
38602 如圣散 4-105
38603 如圣散 4-105
38604 如圣散 4-105
38605 如圣散 4-105
38606 如圣散 4-105
38607 如圣散 4-105
38608 如圣散 4-105
38609 如圣散 4-105
38610 如圣散 4-105
38611 如圣散 4-105
38612 如圣散 4-105
38613 如圣散 4-105
38614 如圣散 4-105
38615 如圣散 4-105
38616 如圣散 4-105
38617 如圣散 4-105
38618 如圣散 4-105
38619 如圣散 4-106
38620 如圣散 4-106
38621 如圣散 4-106
38622 如圣散 4-106
38623 如圣散 4-106
38624 如圣散 4-106
38625 如圣散 4-106
38626 如圣散 4-106
38627 如圣散 4-106
38628 如圣散 4-106
38629 如圣散 4-106
38630 如圣散 4-106
38631 如圣散 4-106
38632 如圣散 4-106
38633 如圣散 4-106
38634 如圣散 4-107
38635 如圣散 4-107
38636 如圣散 4-107
38637 如圣膏 4-107
38638 如圣膏 4-107
38639 如圣膏 4-107
38640 如圣膏 4-107
38641 如圣膏 4-107
38642 如圣膏 4-107
38643 如圣膏 4-107
38644 如圣膏 4-107
38645 如圣膏 4-107
38646 如圣膏 4-107
38647 如圣膏 4-107
38648 如圣膏 4-108
38649 如圣膏 4-108
38650 如圣膏 4-108
38651 如圣膏 4-108
38652 如圣膏 4-108
38653 如冰散 4-108
38654 如冰散 4-108
38655 如金丸 4-108
38656 如金散 4-108
38657 如金散 4-108
38658 如金散 4-108
38659 如垩散 4-108
38660 如胜散 4-108
38661 如胜散 4-108
38662 如胜散 4-108
38663 如胜膏 4-108
38664 如神丸 4-108
38665 如神丸 4-108
38666 如神丸 4-109
38667 如神丸 4-109
38668 如神丸 4-109
38669 如神丸 4-109
38670 如神丸 4-109
38671 如神丸 4-109
38672 如神丸 4-109
38673 如神丸 4-109
38674 如神丸 4-109
38675 如神丸 4-109
38676 如神丸 4-109
38677 如神丸 4-109
38678 如神丸 4-109
38679 如神丹 4-109
38680 如神汤 4-109
38681 如神汤 4-109
38682 如神汤 4-109
38683 如神汤 4-109
38684 如神汤 4-109
38685 如神汤 4-110
38686 如神汤 4-110
38687 如神汤 4-110
38688 如神汤 4-110
38689 如神汤 4-110
38690 如神汤 4-110
38691 如神饮 4-110
38692 如神饮 4-110
38693 如神散 4-110
38694 如神散 4-110
38695 如神散 4-110
38696 如神散 4-110
38697 如神散 4-110
38698 如神散 4-110
38699 如神散 4-110
38700 如神散 4-110
38701 如神散 4-111
38702 如神散 4-111
38703 如神散 4-111
38704 如神散 4-111
38705 如神散 4-111
38706 如神散 4-111
38707 如神散 4-111
38708 如神散 4-111
38709 如神散 4-111
38710 如神散 4-111
38711 如神散 4-111
38712 如神散 4-111
38713 如神散 4-111
38714 如神散 4-111
38715 如神散 4-111
38716 如神散 4-111
38717 如神散 4-112
38718 如神散 4-112
38719 如神散 4-112
38720 如神散 4-112
38721 如神散 4-112
38722 如神散 4-112
38723 如神散 4-112
38724 如神散 4-112
38725 如神散 4-112
38726 如神膏 4-112
38727 如神膏 4-112
38728 如神膏 4-112
38729 如雪汤 4-112
38730 如智丸 4-112
38731 如智丸 4-112
38732 如智丸 4-112
38733 如智散 4-112
38734 如意丸 4-112
38735 如意丸 4-112
38736 如意丸 4-113
38737 如意丸 4-113
38738 如意丸 4-113
38739 如意丸 4-113
38740 如意丸 4-113
38741 如意丸 4-113
38742 如意丸 4-113
38743 如意丸 4-113
38744 如意丸 4-113
38745 如意丸 4-113
38746 如意丹 4-114
38747 如意丹 4-114
38748 如意丹 4-114
38749 如意丹 4-114
38750 如意丹 4-114
38751 如意丹 4-114
38752 如意丹 4-114
38753 如意丹 4-114
38754 如意汤 4-114
38755 如意汤 4-114
38756 如意饮 4-115
38757 如意油 4-115
38758 如意酒 4-115
38759 如意散 4-115
38760 如意散 4-115
38761 如意散 4-115
38762 如意散 4-115
38763 如意散 4-115
38764 如意散 4-115
38765 如意散 4-115
38766 如意散 4-115
38767 如意散 4-115
38768 如意膏 4-115
38769 如意膏 4-115
38770 如意膏 4-115
38771 如意膏 4-116
38772 如圣饮子 4-116
38773 如圣饮子 4-116
38774 如圣金锭 4-116
38775 如圣饼子 4-116
38776 如圣饼子 4-116

38777 如圣饼子 4-116
38778 如圣饼子 4-116
38779 如圣饼子 4-116
38780 如圣黑膏 4-116
38781 如圣煎丸 4-116
38782 如神饼子 4-116
38783 如意仙丹 4-116
38784 如意金丹 4-116
38785 如圣千金散 4-116
38786 如圣无比散 4-117
38787 如圣针头丸 4-117
38788 如圣围毒膏 4-117
38789 如圣青金丸 4-117
38790 如圣青金丹 4-117
38791 如圣青金丹 4-117
38792 如圣金刀散 4-117
38793 如圣柘黄丸 4-117
38794 如圣胜金锭 4-117
38795 如圣胜金锭 4-117
38796 如圣消惊丸 4-118
38797 如圣黄耆汤 4-118
38798 如圣救苦散 4-118
38799 如圣救苦散 4-118
38800 如圣紫草汤 4-118
38801 如圣黑丸子 4-118
38802 如金解毒汤 4-118
38803 如金解毒散 4-118
38804 如神千金方 4-118
38805 如神开骨膏 4-118
38806 如神开骨膏 4-118
38807 如神木香丸 4-118
38808 如神木香丸 4-118
38809 如神止泻丸 4-118
38810 如神化毒汤 4-119
38811 如神白虎汤 4-119
38812 如神白虎汤 4-119
38813 如神宁嗽膏 4-119
38814 如神托里散 4-119
38815 如神定喘汤 4-119
38816 如神救苦散 4-119
38817 如神救苦散 4-119
38818 如神断痫丸 4-119
38819 如神鳖甲汤 4-119
38820 如童老奴丸 4-119
38821 如意大力丸 4-119
38822 如意金黄散 4-119
38823 如意金黄散 4-120
38824 如意定喘丸 4-120
38825 如意铁箍散 4-120
38826 如意通圣汤 4-120
38827 如意通圣散 4-120
38828 如意通圣散 4-120
38829 如意通圣散 4-120
38830 如意紫沉煎 4-120
38831 如圣加枳实汤 4-120
38832 如圣麦门冬散 4-120
38833 如圣胜金锭子 4-121
38834 如圣加吴茱萸汤 4-121
38835 如妙辰砂化痰丸 4-121
38836 如圣加人参藿香杏仁汤 4-121

妇

38837 妇宁丸 4-121
38838 妇宁丸 4-121
38839 妇良片 4-121
38840 妇宝丸 4-121
38841 妇宝丹 4-121
38842 妇康片 4-121
38843 妇舒丸 4-121
38844 妇乐颗粒 4-122
38845 妇宁胶囊 4-122
38846 妇宁康片 4-122
38847 妇宁颗粒 4-122
38848 妇炎康片 4-122
38849 妇宝金丹 4-122
38850 妇宝颗粒 4-122
38851 妇科金丹 4-122
38852 妇科金丹 4-122
38853 妇康宁片 4-123
38854 妇人归附丸 4-123
38855 妇女止痛酒 4-123
38856 妇女乌发丹 4-123
38857 妇女抽筋丸 4-123
38858 妇女香身丹 4-123
38859 妇女养血丸 4-123
38860 妇女养血丸 4-123
38861 妇女养营丸 4-123
38862 妇女调经膏 4-123
38863 妇女紫金丹 4-124
38864 妇女痛经丸 4-124
38865 妇女痛经丸 4-124
38866 妇月康胶囊 4-124
38867 妇炎净胶囊 4-124
38868 妇宝宁坤丸 4-124
38869 妇宝胜金丹 4-124
38870 妇宝胜金丹 4-124
38871 妇宝胶归丸 4-125
38872 妇宝调经汤 4-125
38873 妇科十味片 4-125
38874 妇科千金片 4-125
38875 妇科五淋丸 4-125
38876 妇科五淋丸 4-125
38877 妇科止血灵 4-125
38878 妇科止带片 4-125
38879 妇科毛鸡酒 4-126
38880 妇科分清丸 4-126
38881 妇科乌金丸 4-126
38882 妇科乌金丸 4-126
38883 妇科白凤片 4-126
38884 妇科白带丸 4-126
38885 妇科白带片 4-126
38886 妇科白带膏 4-126
38887 妇科宁坤丸 4-126
38888 妇科回生丸 4-126
38889 妇科回生丹 4-126
38890 妇科妇宝丹 4-126
38891 妇科补益丸 4-126
38892 妇科养坤丸 4-126
38893 妇科养荣丸 4-127
38894 妇科调经丸 4-127
38895 妇科调经片 4-127
38896 妇科通经丸 4-127
38897 妇科得生丸 4-127
38898 妇科得生丹 4-127
38899 妇科散瘀丸 4-127
38900 妇科黑豆丸 4-127
38901 妇女救苦金丹 4-127
38902 妇炎康复胶囊 4-127
38903 妇炎康复颗粒 4-127
38904 妇科花蕊石散 4-127
38905 妇康宝口服液 4-127
38906 妇科大黄䗪虫丸 4-128
38907 妇科白凤口服液 4-128

好

38908 好乳汤 4-128
38909 好槐枝汤 4-128

观

38910 观音丸 4-128
38911 观音丸 4-128
38912 观音针 4-128
38913 观音针 4-128
38914 观音灸 4-128
38915 观音灸 4-128
38916 观音茶 4-128
38917 观音散 4-128
38918 观音散 4-128
38919 观音散 4-128
38920 观音散 4-128
38921 观音散 4-128
38922 观音散 4-128
38923 观音散 4-129
38924 观音散 4-129
38925 观音散 4-129
38926 观音散 4-129
38927 观音散 4-129
38928 观音露 4-129
38929 观音露 4-129
38930 观音露 4-129
38931 观音全蝎散 4-129
38932 观音全蝎散 4-129
38933 观音应梦饮 4-129
38934 观音应梦散 4-129
38935 观音应梦散 4-129
38936 观音妙济散 4-129
38937 观音梦授丸 4-129
38938 观音梦授方 4-129
38939 观音救生散 4-129
38940 观音救苦丹 4-129
38941 观音救苦丹 4-130
38942 观音救苦丹 4-130
38943 观音救苦丹 4-130
38944 观音救苦丹 4-130
38945 观音救苦丹 4-130
38946 观音救苦方 4-130
38947 观音救苦针 4-130
38948 观音救苦散 4-130
38949 观音救苦散 4-130
38950 观音救苦锭 4-130
38951 观音救苦膏 4-130
38952 观音救苦膏 4-130
38953 观音救命散 4-130
38954 观音救急丹 4-130
38955 观音普济丹 4-131
38956 观音救苦神膏 4-131
38957 观音人参胡桃汤 4-131
38958 观音梦感参桃汤 4-131
38959 观音救苦甘露饮 4-131
38960 观音大士救苦神膏 4-131

欢

38961 欢喜散 4-131

羽

38962 羽白散 4-132
38963 羽泽丸 4-132
38964 羽泽散 4-132
38965 羽泽散 4-132
38966 羽泽散 4-132
38967 羽泽散 4-132
38968 羽泽散 4-132
38969 羽泽散 4-132
38970 羽泽散 4-132
38971 羽泽散 4-132
38972 羽泽散 4-132
38973 羽泽散 4-132

38974 羽泽散 4-132
38975 羽泽散 4-132
38976 羽泽散 4-132
38977 羽泽散 4-132
38978 羽泽散 4-132
38979 羽泽散 4-132
38980 羽泽散 4-132
38981 羽泽散 4-132
38982 羽泽散 4-132
38983 羽泽散 4-132
38984 羽泽散 4-132
38985 羽泽散 4-132
38986 羽泽散 4-133
38987 羽泽散 4-133
38988 羽泽散 4-133
38989 羽泽散 4-133
38990 羽泽散 4-133
38991 羽泽散 4-133
38992 羽泽散 4-133
38993 羽泽散 4-133
38994 羽皇散 4-133
38995 羽液膏 4-133

买

38996 买子木汤 4-133

孙

38997 孙武散 4-133
38998 孙思邈真人丸 4-133
38999 孙思邈真人煎 4-133
39000 孙真人五汁膏 4-133
39001 孙真人红枣丹 4-133
39002 孙真人活命神丹 4-133
39003 孙真人透骨小灵丹 4-134

驯

39004 驯龙汤 4-134
39005 驯龙驭虎汤 4-134

驰

39006 驰源散 4-134

红

39007 红丸 4-134
39008 红丸 4-134
39009 红油 4-134
39010 红药 4-134
39011 红粉 4-134
39012 红粉 4-134
39013 红粉 4-134
39014 红粉 4-134
39015 红粉 4-134
39016 红袍 4-135
39017 红雪 4-135
39018 红雪 4-135
39019 红雪 4-135
39020 红散 4-135
39021 红膏 4-135
39022 红膏 4-135
39023 红膏 4-135
39024 红丸子 4-135
39025 红丸子 4-135
39026 红丸子 4-135
39027 红丸子 4-135
39028 红丸子 4-136
39029 红丸子 4-136
39030 红丸子 4-136
39031 红丸子 4-136
39032 红丸子 4-136
39033 红丸子 4-136
39034 红丸子 4-136
39035 红丸子 4-136
39036 红丸子 4-136
39037 红升丹 4-136
39038 红升丹 4-137
39039 红玉散 4-137
39040 红玉散 4-137
39041 红玉散 4-137
39042 红玉散 4-137
39043 红玉散 4-137
39044 红玉散 4-137
39045 红玉散 4-137
39046 红玉散 4-137
39047 红玉散 4-137
39048 红玉锭 4-137
39049 红玉膏 4-137
39050 红玉膏 4-137
39051 红玉膏 4-137
39052 红玉膏 4-138
39053 红玉膏 4-138
39054 红玉膏 4-138
39055 红玉膏 4-138
39056 红玉膏 4-138
39057 红玉膏 4-138
39058 红玉膏 4-138
39059 红玉膏 4-138
39060 红玉膏 4-138
39061 红玉膏 4-138
39062 红末子 4-138
39063 红龙散 4-138
39064 红龙散 4-138
39065 红龙散 4-139
39066 红龙散 4-139
39067 红白丹 4-139
39068 红白散 4-139
39069 红白散 4-139
39070 红白散 4-139
39071 红白散 4-139
39072 红白散 4-139
39073 红曲酒 4-139
39074 红肉膏 4-139
39075 红阳膏 4-139
39076 红豆丸 4-139
39077 红豆丸 4-139
39078 红豆散 4-139
39079 红豆散 4-139
39080 红豆散 4-139
39081 红花丸 4-139
39082 红花汤 4-139
39083 红花汤 4-139
39084 红花汤 4-139
39085 红花汤 4-140
39086 红花汤 4-140
39087 红花汤 4-140
39088 红花汤 4-140
39089 红花汤 4-140
39090 红花酊 4-140
39091 红花酊 4-140
39092 红花酒 4-140
39093 红花散 4-140
39094 红花散 4-140
39095 红花散 4-140
39096 红花散 4-140
39097 红花散 4-140
39098 红花散 4-140
39099 红花散 4-140
39100 红花散 4-140
39101 红花散 4-140
39102 红花散 4-140
39103 红花散 4-140
39104 红花散 4-141
39105 红花散 4-141
39106 红花散 4-141
39107 红花散 4-141
39108 红花膏 4-141
39109 红吹药 4-141
39110 红吹散 4-141
39111 红灵丹 4-141
39112 红灵丹 4-141
39113 红灵药 4-141
39114 红灵酒 4-141
39115 红灵散 4-141
39116 红灵散 4-141
39117 红灵散 4-141
39118 红鸡膏 4-142
39119 红鸡膏 4-142
39120 红英丹 4-142
39121 红枣丸 4-142
39122 红枣丸 4-142
39123 红枣散 4-142
39124 红枣散 4-142
39125 红枣膏 4-142
39126 红雨丹 4-142
39127 红矾丸 4-142
39128 红矾散 4-142
39129 红矾散 4-142
39130 红轮散 4-142
39131 红炉雪 4-142
39132 红炉散 4-142
39133 红净药 4-142
39134 红油膏 4-143
39135 红油膏 4-143
39136 红油膏 4-143
39137 红宝丹 4-143
39138 红柿粥 4-143
39139 红药子 4-143
39140 红药片 4-143
39141 红药膏 4-143
39142 红香粉 4-143
39143 红狮丹 4-143
39144 红胜丹 4-143
39145 红桃丹 4-143
39146 红桃丹 4-143
39147 红桃散 4-143
39148 红桃散 4-144
39149 红桃散 4-144
39150 红莲散 4-144
39151 红铅散 4-144
39152 红秫散 4-144
39153 红倩丹 4-144
39154 红消散 4-144
39155 红消散 4-144
39156 红消散 4-144
39157 红润膏 4-144
39158 红粉丹 4-144
39159 红粉散 4-144
39160 红粉散 4-144
39161 红粉散 4-144
39162 红粉散 4-144
39163 红粉霜 4-144
39164 红浆水 4-144
39165 红娘丸 4-145
39166 红雪汤 4-145
39167 红雪散 4-145
39168 红雪散 4-145
39169 红雪煎 4-145
39170 红眼药 4-145
39171 红铜片 4-145
39172 红绵丹 4-145
39173 红绵散 4-145
39174 红绵散 4-145
39175 红绵散 4-145
39176 红绵散 4-145
39177 红绵散 4-145

39178 红绵散 4-145
39179 红绵散 4-145
39180 红绵散 4-145
39181 红绵散 4-145
39182 红绵散 4-146
39183 红绵散 4-146
39184 红绵散 4-146
39185 红绵散 4-146
39186 红绵散 4-146
39187 红绵散 4-146
39188 红绵散 4-146
39189 红绵散 4-146
39190 红绵散 4-146
39191 红绵散 4-146
39192 红绵散 4-146
39193 红绵散 4-146
39194 红绵散 4-146
39195 红绵散 4-146
39196 红椒丸 4-146
39197 红椒丸 4-146
39198 红棉散 4-147
39199 红棉散 4-147
39200 红棉散 4-147
39201 红棉散 4-147
39202 红散子 4-147
39203 红散子 4-147
39204 红散子 4-147
39205 红散子 4-147
39206 红散子 4-147
39207 红散子 4-147
39208 红散子 4-147
39209 红缎膏 4-147
39210 红蓝散 4-147
39211 红蓝散 4-147
39212 红蔻散 4-147
39213 红蜡丸 4-147
39214 红膏药 4-148
39215 红膏药 4-148
39216 红膏药 4-148
39217 红膏药 4-148
39218 红膏药 4-148
39219 红膏药 4-148
39220 红膏药 4-148
39221 红膏药 4-148
39222 红膏药 4-148
39223 红膏药 4-148
39224 红颜酒 4-148
39225 红潮散 4-149
39226 红薯粥 4-149
39227 红燕丹 4-149
39228 红霞散 4-149
39229 红藤煎 4-149
39230 红千捶膏 4-149
39231 红内消散 4-149
39232 红内消散 4-149
39233 红内消散 4-149
39234 红内消散 4-149
39235 红水眼药 4-149
39236 红平安散 4-149
39237 红玉饮子 4-149
39238 红玉铤子 4-149
39239 红玉锭子 4-149
39240 红芍药散 4-150
39241 红芍药散 4-150
39242 红肉药捻 4-150
39243 红血药捻 4-150
39244 红衣大炮 4-150
39245 红豆蔻丸 4-150
39246 红豆蔻丸 4-150
39247 红豆蔻汤 4-150
39248 红豆蔻散 4-150
39249 红豆蔻散 4-150
39250 红花子汤 4-150
39251 红花子汤 4-150
39252 红阿胶丸 4-150
39253 红定眼药 4-150
39254 红粉纱条 4-151
39255 红粉纱条 4-151
39256 红粉药捻 4-151
39257 红粉霜丹 4-151
39258 红黑二散 4-151
39259 红椹咽方 4-151
39260 红蓝花汤 4-151
39261 红蓝花汤 4-151
39262 红蓝花汤 4-151
39263 红蓝花汤 4-151
39264 红蓝花汤 4-151
39265 红蓝花饮 4-151
39266 红蓝花酒 4-151
39267 红蓝花酒 4-151
39268 红蓝花散 4-151
39269 红蓝花散 4-152
39270 红蓝花散 4-152
39271 红蓝花散 4-152
39272 红蓝花散 4-152
39273 红蓝花散 4-152
39274 红蓝花散 4-152
39275 红蓝花散 4-152
39276 红蓝花散 4-152
39277 红蓝花散 4-152
39278 红蓝花散 4-152
39279 红蓝花散 4-152
39280 红蓝花散 4-152
39281 红蓝花散 4-152
39282 红蓝花散 4-152
39283 红蓝花散 4-152
39284 红蓝花散 4-152
39285 红蓝花散 4-152
39286 红蓝花散 4-152
39287 红蓝花煎 4-153
39288 红避瘟散 4-153
39289 红卫蛇药片 4-153
39290 红玉生肌散 4-153
39291 红白痢症丸 4-153
39292 红白痢疾丸 4-153
39293 红花升麻散 4-153
39294 红花归尾散 4-153
39295 红花四物汤 4-153
39296 红花四物汤 4-153
39297 红花当归丸 4-153
39298 红花当归汤 4-153
39299 红花当归汤 4-153
39300 红花当归汤 4-153
39301 红花当归饮 4-153
39302 红花当归散 4-154
39303 红花当归散 4-154
39304 红花当归散 4-154
39305 红花当归散 4-154
39306 红花当归散 4-154
39307 红花当归散 4-154
39308 红花当归散 4-154
39309 红花血竭丸 4-154
39310 红花苍柏丸 4-154
39311 红花苏木汤 4-154
39312 红花胜金散 4-154
39313 红花活血汤 4-154
39314 红花桃仁汤 4-154
39315 红花桃仁汤 4-154
39316 红花桃仁汤 4-155
39317 红花桃仁汤 4-155
39318 红花桃仁汤 4-155
39319 红花桃仁汤 4-155
39320 红花桃仁汤 4-155
39321 红花桃仁煎 4-155
39322 红花散瘀汤 4-155
39323 红花跌打丸 4-155
39324 红桃四物汤 4-155
39325 红铅造化丹 4-155
39326 红粉生肌膏 4-155
39327 红黄霹雳散 4-155
39328 红雪通中散 4-155
39329 红雪通中散 4-155
39330 红绵龙骨散 4-156
39331 红蓝花饮子 4-156
39332 红霞鹤顶丹 4-156
39333 红霞鹤顶方 4-156
39334 红花白芷防风饮 4-156

约

39335 约阴丸 4-156
39336 约荣煎 4-156
39337 约营煎 4-156
39338 约营煎 4-156
39339 约精丸 4-156
39340 约精丸 4-156

七画

弄

39341 弄舌散 4-157

麦

39342 麦饼 4-157
39343 麦天汤 4-157
39344 麦斗金 4-157
39345 麦斗金 4-157
39346 麦斗散 4-157
39347 麦石汤 4-157
39348 麦冬丸 4-157
39349 麦冬丸 4-157
39350 麦冬丸 4-157
39351 麦冬汤 4-157
39352 麦冬汤 4-157
39353 麦冬汤 4-157
39354 麦冬汤 4-158
39355 麦冬汤 4-158
39356 麦冬汤 4-158
39357 麦冬汤 4-158
39358 麦冬汤 4-158
39359 麦冬汤 4-158
39360 麦冬汤 4-158
39361 麦冬汤 4-158
39362 麦冬汤 4-158
39363 麦冬汤 4-158
39364 麦冬汤 4-158
39365 麦冬汤 4-158
39366 麦冬汤 4-158
39367 麦冬汤 4-158
39368 麦冬汤 4-158
39369 麦冬饮 4-158
39370 麦冬饮 4-158
39371 麦冬散 4-158
39372 麦冬散 4-158
39373 麦冬散 4-158
39374 麦冬散 4-158
39375 麦冬散 4-158
39376 麦奴丸 4-158
39377 麦奴汤 4-159
39378 麦皮膏 4-159
39379 麦地煎 4-159
39380 麦曲散 4-159
39381 麦汤饮 4-159
39382 麦汤散 4-159
39383 麦汤散 4-159
39384 麦汤散 4-159

39385 麦汤散 4-159
39386 麦汤散 4-159
39387 麦汤散 4-159
39388 麦豆汤 4-159
39389 麦豆饮 4-159
39390 麦芽煎 4-159
39391 麦花散 4-159
39392 麦饭膏 4-160
39393 麦灵丹 4-160
39394 麦枣汤 4-160
39395 麦味丸 4-160
39396 麦昆煎 4-160
39397 麦饯散 4-160
39398 麦参汤 4-160
39399 麦面散 4-160
39400 麦麸散 4-160
39401 麦麸散 4-160
39402 麦麨散 4-160
39403 麦菟散 4-160
39404 麦黄汤 4-160
39405 麦兜散 4-160
39406 麦葱汤 4-160
39407 麦硫散 4-160
39408 麦煎汤 4-160
39409 麦煎汤 4-160
39410 麦煎汤 4-160
39411 麦煎汤 4-160
39412 麦煎汤 4-160
39413 麦煎饮 4-160
39414 麦煎散 4-161
39415 麦煎散 4-161
39416 麦煎散 4-161
39417 麦煎散 4-161
39418 麦煎散 4-161
39419 麦煎散 4-161
39420 麦煎散 4-161
39421 麦煎散 4-161
39422 麦煎散 4-161
39423 麦煎散 4-161
39424 麦煎散 4-161
39425 麦蘖丸 4-161
39426 麦蘖丸 4-162
39427 麦蘖汤 4-162
39428 麦蘖汤 4-162
39429 麦蘖散 4-162
39430 麦蘖散 4-162
39431 麦蘖散 4-162
39432 麦蘖散 4-162
39433 麦蘖散 4-162
39434 麦蘖散 4-162
39435 麦门冬丸 4-162
39436 麦门冬丸 4-162
39437 麦门冬丸 4-162
39438 麦门冬丸 4-162
39439 麦门冬丸 4-163
39440 麦门冬丸 4-163
39441 麦门冬丸 4-163
39442 麦门冬丸 4-163
39443 麦门冬丸 4-163
39444 麦门冬丸 4-163
39445 麦门冬丸 4-163
39446 麦门冬丸 4-163
39447 麦门冬丸 4-163
39448 麦门冬丸 4-163
39449 麦门冬丸 4-163
39450 麦门冬丸 4-163
39451 麦门冬丸 4-163
39452 麦门冬丸 4-164
39453 麦门冬丸 4-164
39454 麦门冬丸 4-164
39455 麦门冬丸 4-164
39456 麦门冬丸 4-164
39457 麦门冬丸 4-164
39458 麦门冬丸 4-164
39459 麦门冬丸 4-164
39460 麦门冬丸 4-164
39461 麦门冬丸 4-164
39462 麦门冬丸 4-164
39463 麦门冬丸 4-164
39464 麦门冬汁 4-164
39465 麦门冬汤 4-164
39466 麦门冬汤 4-165
39467 麦门冬汤 4-165
39468 麦门冬汤 4-165
39469 麦门冬汤 4-165
39470 麦门冬汤 4-165
39471 麦门冬汤 4-165
39472 麦门冬汤 4-165
39473 麦门冬汤 4-166
39474 麦门冬汤 4-166
39475 麦门冬汤 4-166
39476 麦门冬汤 4-166
39477 麦门冬汤 4-166
39478 麦门冬汤 4-166
39479 麦门冬汤 4-166
39480 麦门冬汤 4-166
39481 麦门冬汤 4-166
39482 麦门冬汤 4-166
39483 麦门冬汤 4-166
39484 麦门冬汤 4-166
39485 麦门冬汤 4-166
39486 麦门冬汤 4-166
39487 麦门冬汤 4-167
39488 麦门冬汤 4-167
39489 麦门冬汤 4-167
39490 麦门冬汤 4-167
39491 麦门冬汤 4-167
39492 麦门冬汤 4-167
39493 麦门冬汤 4-167
39494 麦门冬汤 4-167
39495 麦门冬汤 4-167
39496 麦门冬汤 4-167
39497 麦门冬汤 4-167
39498 麦门冬汤 4-167
39499 麦门冬汤 4-167
39500 麦门冬汤 4-167
39501 麦门冬汤 4-167
39502 麦门冬汤 4-167
39503 麦门冬汤 4-167
39504 麦门冬汤 4-167
39505 麦门冬汤 4-168
39506 麦门冬汤 4-168
39507 麦门冬汤 4-168
39508 麦门冬汤 4-168
39509 麦门冬汤 4-168
39510 麦门冬汤 4-168
39511 麦门冬汤 4-168
39512 麦门冬汤 4-168
39513 麦门冬汤 4-168
39514 麦门冬汤 4-168
39515 麦门冬汤 4-168
39516 麦门冬汤 4-168
39517 麦门冬汤 4-168
39518 麦门冬汤 4-168
39519 麦门冬汤 4-168
39520 麦门冬汤 4-168
39521 麦门冬汤 4-169
39522 麦门冬汤 4-169
39523 麦门冬汤 4-169
39524 麦门冬汤 4-169
39525 麦门冬汤 4-169
39526 麦门冬汤 4-169
39527 麦门冬汤 4-169
39528 麦门冬汤 4-169
39529 麦门冬汤 4-169
39530 麦门冬汤 4-169
39531 麦门冬汤 4-169
39532 麦门冬汤 4-169
39533 麦门冬汤 4-169
39534 麦门冬汤 4-169
39535 麦门冬汤 4-169
39536 麦门冬汤 4-170
39537 麦门冬汤 4-170
39538 麦门冬汤 4-170
39539 麦门冬汤 4-170
39540 麦门冬汤 4-170
39541 麦门冬汤 4-170
39542 麦门冬汤 4-170
39543 麦门冬汤 4-170
39544 麦门冬汤 4-170
39545 麦门冬汤 4-170
39546 麦门冬汤 4-170
39547 麦门冬汤 4-170
39548 麦门冬汤 4-170
39549 麦门冬汤 4-170
39550 麦门冬汤 4-170
39551 麦门冬汤 4-171
39552 麦门冬汤 4-171
39553 麦门冬汤 4-171
39554 麦门冬汤 4-171
39555 麦门冬汤 4-171
39556 麦门冬汤 4-171
39557 麦门冬汤 4-171
39558 麦门冬汤 4-171
39559 麦门冬汤 4-171
39560 麦门冬汤 4-171
39561 麦门冬汤 4-171
39562 麦门冬汤 4-171
39563 麦门冬汤 4-171
39564 麦门冬汤 4-171
39565 麦门冬汤 4-171
39566 麦门冬汤 4-171
39567 麦门冬汤 4-172
39568 麦门冬汤 4-172
39569 麦门冬汤 4-172
39570 麦门冬汤 4-172
39571 麦门冬饮 4-172
39572 麦门冬饮 4-172
39573 麦门冬饮 4-172
39574 麦门冬饮 4-172
39575 麦门冬饮 4-172
39576 麦门冬饮 4-172
39577 麦门冬饮 4-172
39578 麦门冬饮 4-172
39579 麦门冬饮 4-172
39580 麦门冬饮 4-173
39581 麦门冬饮 4-173
39582 麦门冬饮 4-173
39583 麦门冬饮 4-173
39584 麦门冬饮 4-173
39585 麦门冬饮 4-173
39586 麦门冬饮 4-173
39587 麦门冬饮 4-173
39588 麦门冬饮 4-173
39589 麦门冬饮 4-173
39590 麦门冬饮 4-173
39591 麦门冬饮 4-173
39592 麦门冬饮 4-173
39593 麦门冬饮 4-173
39594 麦门冬饮 4-173
39595 麦门冬饮 4-174
39596 麦门冬饮 4-174
39597 麦门冬饮 4-174
39598 麦门冬饮 4-174
39599 麦门冬饮 4-174
39600 麦门冬散 4-174

39601 麦门冬散 4-174
39602 麦门冬散 4-174
39603 麦门冬散 4-174
39604 麦门冬散 4-174
39605 麦门冬散 4-174
39606 麦门冬散 4-174
39607 麦门冬散 4-174
39608 麦门冬散 4-174
39609 麦门冬散 4-174
39610 麦门冬散 4-175
39611 麦门冬散 4-175
39612 麦门冬散 4-175
39613 麦门冬散 4-175
39614 麦门冬散 4-175
39615 麦门冬散 4-175
39616 麦门冬散 4-175
39617 麦门冬散 4-175
39618 麦门冬散 4-175
39619 麦门冬散 4-175
39620 麦门冬散 4-175
39621 麦门冬散 4-175
39622 麦门冬散 4-175
39623 麦门冬散 4-175
39624 麦门冬散 4-176
39625 麦门冬散 4-176
39626 麦门冬散 4-176
39627 麦门冬散 4-176
39628 麦门冬散 4-176
39629 麦门冬散 4-176
39630 麦门冬散 4-176
39631 麦门冬散 4-176
39632 麦门冬散 4-176
39633 麦门冬散 4-176
39634 麦门冬散 4-176
39635 麦门冬散 4-176
39636 麦门冬散 4-176
39637 麦门冬散 4-176
39638 麦门冬散 4-177
39639 麦门冬散 4-177
39640 麦门冬散 4-177
39641 麦门冬散 4-177
39642 麦门冬散 4-177
39643 麦门冬散 4-177
39644 麦门冬散 4-177
39645 麦门冬散 4-177
39646 麦门冬散 4-177
39647 麦门冬散 4-177
39648 麦门冬散 4-177
39649 麦门冬散 4-177
39650 麦门冬散 4-177
39651 麦门冬散 4-177
39652 麦门冬散 4-178
39653 麦门冬散 4-178
39654 麦门冬散 4-178
39655 麦门冬散 4-178
39656 麦门冬散 4-178
39657 麦门冬散 4-178
39658 麦门冬散 4-178
39659 麦门冬散 4-178
39660 麦门冬散 4-178
39661 麦门冬散 4-178
39662 麦门冬散 4-178
39663 麦门冬散 4-178
39664 麦门冬散 4-178
39665 麦门冬散 4-178
39666 麦门冬散 4-178
39667 麦门冬散 4-179
39668 麦门冬散 4-179
39669 麦门冬散 4-179
39670 麦门冬散 4-179
39671 麦门冬散 4-179
39672 麦门冬散 4-179
39673 麦门冬散 4-179
39674 麦门冬散 4-179
39675 麦门冬散 4-179
39676 麦门冬散 4-179
39677 麦门冬散 4-179
39678 麦门冬散 4-179
39679 麦门冬散 4-179
39680 麦门冬散 4-180
39681 麦门冬散 4-180
39682 麦门冬散 4-180
39683 麦门冬散 4-180
39684 麦门冬散 4-180
39685 麦门冬散 4-180
39686 麦门冬散 4-180
39687 麦门冬散 4-180
39688 麦门冬散 4-180
39689 麦门冬散 4-180
39690 麦门冬散 4-180
39691 麦门冬散 4-180
39692 麦门冬散 4-180
39693 麦门冬散 4-180
39694 麦门冬散 4-180
39695 麦门冬散 4-180
39696 麦门冬散 4-181
39697 麦门冬散 4-181
39698 麦门冬散 4-181
39699 麦门冬散 4-181
39700 麦门冬散 4-181
39701 麦门冬散 4-181
39702 麦门冬散 4-181
39703 麦门冬散 4-181
39704 麦门冬散 4-181
39705 麦门冬散 4-181
39706 麦门冬散 4-181
39707 麦门冬散 4-181
39708 麦门冬散 4-181
39709 麦门冬散 4-182
39710 麦门冬散 4-182
39711 麦门冬散 4-182
39712 麦门冬散 4-182
39713 麦门冬散 4-182
39714 麦门冬散 4-182
39715 麦门冬散 4-182
39716 麦门冬散 4-182
39717 麦门冬散 4-182
39718 麦门冬散 4-182
39719 麦门冬散 4-182
39720 麦门冬散 4-182
39721 麦门冬粥 4-182
39722 麦门冬粥 4-182
39723 麦门冬煎 4-182
39724 麦门冬煎 4-182
39725 麦门冬煎 4-182
39726 麦门冬煎 4-182
39727 麦门冬煎 4-182
39728 麦门冬煎 4-183
39729 麦门冬膏 4-183
39730 麦门冬膏 4-183
39731 麦冬饮子 4-183
39732 麦冬饮子 4-183
39733 麦饭石膏 4-183
39734 麦门冬饮子 4-183
39735 麦门冬饮子 4-183
39736 麦门冬饮子 4-183
39737 麦门冬饮子 4-183
39738 麦门冬饮子 4-183
39739 麦门冬饮子 4-183
39740 麦门冬饮子 4-183
39741 麦门冬饮子 4-183
39742 麦冬二陈汤 4-183
39743 麦冬升麻汤 4-183
39744 麦冬平肺饮 4-183
39745 麦冬甘草汤 4-184
39746 麦冬甘露饮 4-184
39747 麦冬竹叶汤 4-184
39748 麦冬导赤散 4-184
39749 麦冬参术散 4-184
39750 麦冬茯苓汤 4-184
39751 麦冬茺蔚饮 4-184
39752 麦冬养荣汤 4-184
39753 麦冬养荣汤 4-184
39754 麦冬黄连汤 4-184
39755 麦冬麻仁汤 4-184
39756 麦冬清肺汤 4-184
39757 麦冬清肺饮 4-184
39758 麦冬清肺饮 4-184
39759 麦冬清肺饮 4-184
39760 麦冬清肺饮 4-184
39761 麦冬粳米饮 4-184
39762 麦冬熟地汤 4-184
39763 麦饭石围散 4-184
39764 麦味地黄丸 4-184
39765 麦味地黄丸 4-184
39766 麦味地黄片 4-184
39767 麦味地黄汤 4-185
39768 麦味补中汤 4-185
39769 麦蘖人参丸 4-185
39770 麦门冬人参汤 4-185
39771 麦门冬人参汤 4-185
39772 麦门冬双丸子 4-185
39773 麦门冬竹叶汤 4-185
39774 麦门冬竹茹汤 4-185
39775 麦门冬导赤汤 4-185
39776 麦门冬茯苓饮 4-185
39777 麦门冬理中汤 4-185
39778 麦门冬清肺汤 4-185
39779 麦门冬清肺汤 4-185
39780 麦门冬粳米汤 4-185
39781 麦门冬茯苓饮子 4-185
39782 麦味地黄口服液 4-185
39783 麦门冬五膈下气丸 4-185

寿

39784 寿生丹 4-185
39785 寿字香 4-185
39786 寿星丸 4-186
39787 寿星丸 4-186
39788 寿星丸 4-186
39789 寿星散 4-186
39790 寿星散 4-186
39791 寿星锭 4-186
39792 寿胎丸 4-186
39793 寿脾汤 4-186
39794 寿脾煎 4-186
39795 寿星补汁 4-187

戒

39796 戒止丸 4-187
39797 戒烟丸 4-187
39798 戒烟丸 4-187
39799 戒烟方 4-187
39800 戒烟膏 4-187
39801 戒鸦片烟瘾方 4-187

进

39802 进灵丹 4-187
39803 进食丸 4-187
39804 进食丸 4-187
39805 进食丸 4-187
39806 进食丸 4-187
39807 进食丸 4-187

39808 进食丹 4-187
39809 进食丹 4-187
39810 进食汤 4-188
39811 进食散 4-188
39812 进食散 4-188
39813 进食散 4-188
39814 进食散 4-188
39815 进食散 4-188
39816 进食煎 4-188
39817 进食平胃丸 4-188
39818 进食四物汤 4-188
39819 进退四物汤 4-188
39820 进退黄连汤 4-188
39821 进退大承气汤 4-189

远

39822 远邪汤 4-189
39823 远志丸 4-189
39824 远志丸 4-189
39825 远志丸 4-189
39826 远志丸 4-189
39827 远志丸 4-189
39828 远志丸 4-189
39829 远志丸 4-189
39830 远志丸 4-189
39831 远志丸 4-189
39832 远志丸 4-190
39833 远志丸 4-190
39834 远志丸 4-190
39835 远志丸 4-190
39836 远志丸 4-190
39837 远志丸 4-190
39838 远志丸 4-190
39839 远志丸 4-190
39840 远志丸 4-190
39841 远志丸 4-190
39842 远志丸 4-190
39843 远志丸 4-190
39844 远志丸 4-190
39845 远志丸 4-190
39846 远志丸 4-190
39847 远志丸 4-191
39848 远志丸 4-191
39849 远志丸 4-191
39850 远志丸 4-191
39851 远志丸 4-191
39852 远志丸 4-191
39853 远志丸 4-191
39854 远志丸 4-191
39855 远志丸 4-191
39856 远志丸 4-191
39857 远志丸 4-191
39858 远志汤 4-191
39859 远志汤 4-191
39860 远志汤 4-192
39861 远志汤 4-192
39862 远志汤 4-192
39863 远志汤 4-192
39864 远志汤 4-192
39865 远志汤 4-192
39866 远志汤 4-192
39867 远志汤 4-192
39868 远志汤 4-192
39869 远志汤 4-192
39870 远志汤 4-192
39871 远志汤 4-192
39872 远志汤 4-192
39873 远志汤 4-192
39874 远志饮 4-193
39875 远志酒 4-193
39876 远志散 4-193
39877 远志散 4-193
39878 远志散 4-193
39879 远志散 4-193
39880 远志散 4-193
39881 远志散 4-193
39882 远志散 4-193
39883 远志散 4-193
39884 远志散 4-193
39885 远志散 4-193
39886 远志散 4-193
39887 远志散 4-194
39888 远志散 4-194
39889 远志散 4-194
39890 远志散 4-194
39891 远志散 4-194
39892 远志散 4-194
39893 远志散 4-194
39894 远志散 4-194
39895 远志散 4-194
39896 远志散 4-194
39897 远志散 4-194
39898 远志散 4-194
39899 远志散 4-194
39900 远志散 4-195
39901 远志散 4-195
39902 远志散 4-195
39903 远志散 4-195
39904 远志煎 4-195
39905 远志煎 4-195
39906 远志煎 4-195
39907 远志膏 4-195
39908 远志膏 4-195
39909 远志膏 4-195
39910 远志膏 4-195
39911 远彻膏 4-195
39912 远疟汤 4-195
39913 远桔汤 4-195
39914 远志引子 4-195
39915 远志饮子 4-195
39916 远志饮子 4-195
39917 远志饮子 4-195
39918 远志煮散 4-196
39919 远年大风煎 4-196
39920 远志平肝丸 4-196
39921 远志茯神丸 4-196
39922 远志葱蜜饼 4-196
39923 远睛补肝丸 4-196

运

39924 运脾饮 4-196
39925 运脾散 4-196
39926 运痰丸 4-196
39927 运痰汤 4-196
39928 运气五瘟丹 4-196
39929 运脾解郁化痰汤 4-196

攻

39930 攻火汤 4-196
39931 攻坚散 4-197
39932 攻毒丸 4-197
39933 攻毒汤 4-197
39934 攻毒散 4-197
39935 攻毒散 4-197
39936 攻积丸 4-197
39937 攻积丸 4-197
39938 攻寒汤 4-197
39939 攻痹汤 4-197
39940 攻积饮子 4-197
39941 攻风败毒散 4-197
39942 攻邪遏流汤 4-197
39943 攻坚汤加味 4-197
39944 攻坚败毒膏 4-197
39945 攻里消毒饮 4-197
39946 攻补两益汤 4-197
39947 攻积桃仁煎 4-198
39948 攻温固脉煎 4-198

坏

39949 坏涎丸 4-198
39950 坏涎丸 4-198
39951 坏涎丸 4-198
39952 坏涎丸 4-198
39953 坏痰丸 4-198
39954 坏证夺命散 4-198

坎

39955 坎中丹 4-198
39956 坎水汤 4-198
39957 坎炁丹 4-198
39958 坎宫锭 4-198
39959 坎宫锭 4-198
39960 坎离丸 4-198
39961 坎离丸 4-199
39962 坎离丸 4-199
39963 坎离丸 4-199
39964 坎离丸 4-199
39965 坎离丸 4-199
39966 坎离丸 4-199
39967 坎离丸 4-199
39968 坎离丸 4-199
39969 坎离丸 4-199
39970 坎离丸 4-199
39971 坎离丸 4-199
39972 坎离丸 4-200
39973 坎离丸 4-200
39974 坎离丸 4-200
39975 坎离丸 4-200
39976 坎离丸 4-200
39977 坎离丸 4-200
39978 坎离丹 4-200
39979 坎离丹 4-200
39980 坎离丹 4-200
39981 坎离汤 4-200
39982 坎离砂 4-200
39983 坎离砂 4-200
39984 坎离膏 4-200
39985 坎离膏 4-200
39986 坎粒砂 4-201
39987 坎宫锭子 4-201
39988 坎气潜龙汤 4-201
39989 坎宫回生丹 4-201
39990 坎离互根汤 4-201
39991 坎离交济丹 4-201
39992 坎离两补汤 4-201
39993 坎离既济丸 4-201
39994 坎离既济丸 4-201
39995 坎离既济丸 4-202
39996 坎离既济丸 4-202
39997 坎离既济丹 4-202
39998 坎离既济丹 4-202
39999 坎离既济汤 4-202

均

40000 均药 4-202
40001 均气丸 4-202
40002 均气丸 4-202
40003 均气丸 4-202
40004 均气汤 4-202
40005 均气散 4-202
40006 均气散 4-202
40007 均气八仙汤 4-202

杜

40008 杜仲丸 4-202

40009 杜仲丸 4-203
40010 杜仲丸 4-203
40011 杜仲丸 4-203
40012 杜仲丸 4-203
40013 杜仲丸 4-203
40014 杜仲丸 4-203
40015 杜仲丸 4-203
40016 杜仲丸 4-203
40017 杜仲丸 4-203
40018 杜仲丸 4-203
40019 杜仲丸 4-203
40020 杜仲丸 4-204
40021 杜仲丸 4-204
40022 杜仲丸 4-204
40023 杜仲丸 4-204
40024 杜仲丸 4-204
40025 杜仲丸 4-204
40026 杜仲汤 4-204
40027 杜仲汤 4-204
40028 杜仲汤 4-204
40029 杜仲汤 4-204
40030 杜仲汤 4-204
40031 杜仲汤 4-204
40032 杜仲汤 4-205
40033 杜仲汤 4-205
40034 杜仲饮 4-205
40035 杜仲酒 4-205
40036 杜仲酒 4-205
40037 杜仲酒 4-205
40038 杜仲酒 4-205
40039 杜仲酒 4-205
40040 杜仲酒 4-205
40041 杜仲酒 4-205
40042 杜仲酒 4-205
40043 杜仲酒 4-205
40044 杜仲酒 4-205
40045 杜仲酒 4-206
40046 杜仲酒 4-206
40047 杜仲散 4-206
40048 杜仲散 4-206
40049 杜仲散 4-206
40050 杜仲散 4-206
40051 杜仲散 4-206
40052 杜仲散 4-206
40053 杜仲散 4-206
40054 杜仲散 4-206
40055 杜仲散 4-206
40056 杜仲散 4-206
40057 杜仲散 4-206
40058 杜仲散 4-206
40059 杜仲散 4-207
40060 杜仲散 4-207
40061 杜仲散 4-207
40062 杜仲散 4-207
40063 杜劳方 4-207
40064 杜松散 4-207
40065 杜若丸 4-207
40066 杜若散 4-207
40067 杜痔丸 4-207
40068 杜续丸 4-207
40069 杜隙汤 4-207
40070 杜蘅丸 4-207
40071 杜蘅丸 4-207
40072 杜蘅汤 4-207
40073 杜蘅散 4-207
40074 杜蘅散 4-208
40075 杜蘅膏 4-208
40076 杜牛膝丸 4-208
40077 杜牛膝散 4-208
40078 杜仲药酒 4-208
40079 杜仲浸酒 4-208
40080 杜仲浸酒 4-208
40081 杜记独角膏 4-208
40082 杜仲木香散 4-208
40083 杜仲壮骨丸 4-208
40084 杜仲独活汤 4-208
40085 杜煎鹿角胶 4-208
40086 杜仲壮骨胶囊 4-208
40087 杜仲补天素丸 4-208
40088 杜仲补腰合剂 4-209
40089 杜仲威灵仙散 4-209
40090 杜翰林枳实丸 4-209

杖

40091 杖丹 4-209
40092 杖丹 4-209
40093 杖丹膏 4-209
40094 杖伤丸 4-209
40095 杖疮丹 4-209
40096 杖疮膏 4-209
40097 杖疮膏 4-209
40098 杖丹膏药 4-209
40099 杖疮膏药 4-209
40100 杖疮珍珠散 4-209
40101 杖疮白蜡膏药 4-210

杉

40102 杉木汤 4-210
40103 杉木饮 4-210
40104 杉木煎 4-210
40105 杉节汤 4-210
40106 杉节汤 4-210
40107 杉节散 4-210
40108 杉叶汤 4-210
40109 杉木节汤 4-210
40110 杉木节汤 4-210
40111 杉木节汤 4-210
40112 杉木节饮 4-210
40113 杉木节散 4-210
40114 杉木乌金膏 4-210
40115 杉节木香汤 4-210

极

40116 极效膏 4-211
40117 极熟豉酒 4-211
40118 极验黄龙散 4-211
40119 极验溶胶汤 4-211

杞

40120 杞元膏 4-211
40121 杞头汤 4-211
40122 杞苓丸 4-211
40123 杞实粥 4-211
40124 杞圆膏 4-211
40125 杞菊丸 4-211
40126 杞菊丸 4-211
40127 杞菊散 4-211
40128 杞黄汤 4-211
40129 杞蓉片 4-211
40130 杞菊六味丸 4-211
40131 杞菊六味汤 4-212
40132 杞菊地黄丸 4-212
40133 杞菊地黄片 4-212
40134 杞菊地黄胶囊 4-212
40135 杞菊地黄口服液 4-212

杨

40136 杨皮汤 4-212
40137 杨花散 4-212
40138 杨枝汤 4-212
40139 杨树酒 4-212
40140 杨梅散 4-212
40141 杨梅散 4-212
40142 杨梅散 4-212
40143 杨梅煎 4-212
40144 杨梅疮酒 4-212
40145 杨上寄生散 4-212
40146 杨上寄生散 4-212
40147 杨木汁涂方 4-212
40148 杨氏养心汤 4-212
40149 杨梅一剂散 4-213
40150 杨梅七帖散 4-213
40151 杨梅疮丸药 4-213
40152 杨梅疮药酒 4-213
40153 杨梅疮冲喉药丸 4-213

却

40154 却风散 4-213
40155 却忿散 4-213
40156 却金丹 4-213
40157 却毒汤 4-213
40158 却毒散 4-213
40159 却蛔散 4-213
40160 却暑丹 4-213
40161 却暑丹 4-213
40162 却暑丹 4-213
40163 却暑汤 4-214
40164 却暑饮 4-214
40165 却暑散 4-214
40166 却痛散 4-214
40167 却痛散 4-214
40168 却痛散 4-214
40169 却老茯蓉丸 4-214
40170 却邪补气散 4-214
40171 却狂至神丹 4-214
40172 却病延寿丹 4-214
40173 却病延寿汤 4-214
40174 却暑清健汤 4-214
40175 却老乌须健阳丹 4-214
40176 却老乌须健阳丹 4-214

劫

40177 劫风酒 4-214
40178 劫风膏 4-215
40179 劫劳汤 4-215
40180 劫劳散 4-215
40181 劫劳散 4-215
40182 劫劳散 4-215
40183 劫劳散 4-215
40184 劫营饮 4-215
40185 劫痰方 4-215
40186 劫嗽丸 4-215
40187 劫嗽方 4-215
40188 劫瘴消毒散 4-215

豆

40189 豆酒 4-215
40190 豆甘汤 4-216
40191 豆叶饮 4-216
40192 豆皮饮 4-216
40193 豆灰散 4-216
40194 豆竹汤 4-216
40195 豆麦饮 4-216
40196 豆麦粥 4-216
40197 豆花散 4-216
40198 豆花羹 4-216
40199 豆苏汤 4-216
40200 豆连散 4-216
40201 豆角膏 4-216
40202 豆附丸 4-216
40203 豆附丸 4-216
40204 豆附丸 4-216

40410 芙蕖散 4-229
40411 芙蓉软膏 4-229
40412 芙蓉敷方 4-229
40413 芙蓉内托散 4-229
40414 芙蓉外敷法 4-229
40415 芙蓉海马丹 4-229
40416 芙蓉菊花膏 4-230
40417 芙蓉截流丸 4-230
40418 芙朴感冒胶囊 4-230
40419 芙蓉感冒颗粒 4-230

芫

40420 芫花丸 4-230
40421 芫花丸 4-230
40422 芫花丸 4-230
40423 芫花丸 4-230
40424 芫花丸 4-230
40425 芫花丸 4-230
40426 芫花丸 4-230
40427 芫花丸 4-230
40428 芫花丸 4-230
40429 芫花丸 4-231
40430 芫花丸 4-231
40431 芫花丸 4-231
40432 芫花丸 4-231
40433 芫花丸 4-231
40434 芫花丸 4-231
40435 芫花丸 4-231
40436 芫花丸 4-231
40437 芫花丸 4-231
40438 芫花丸 4-231
40439 芫花丸 4-231
40440 芫花丸 4-231
40441 芫花丸 4-231
40442 芫花丸 4-231
40443 芫花丸 4-232
40444 芫花丸 4-232
40445 芫花丸 4-232
40446 芫花丸 4-232
40447 芫花丸 4-232
40448 芫花丸 4-232
40449 芫花丸 4-232
40450 芫花方 4-232
40451 芫花汤 4-232
40452 芫花汤 4-232
40453 芫花线 4-232
40454 芫花线 4-232
40455 芫花线 4-232
40456 芫花线 4-233
40457 芫花散 4-233
40458 芫花散 4-233
40459 芫花散 4-234
40460 芫花散 4-234
40461 芫花散 4-234
40462 芫花散 4-234
40463 芫花散 4-234
40464 芫花散 4-234
40465 芫花散 4-234
40466 芫花散 4-234
40467 芫花散 4-234
40468 芫花散 4-234
40469 芫花散 4-234
40470 芫花散 4-234
40471 芫花散 4-234
40472 芫花散 4-235
40473 芫花散 4-235
40474 芫花散 4-235
40475 芫花散 4-235
40476 芫花散 4-235
40477 芫花散 4-235
40478 芫花散 4-235
40479 芫花煎 4-235
40480 芫花膏 4-235
40481 芫根丸 4-235
40482 芫荽酒 4-235
40483 芫菁丸 4-235
40484 芫菁丸 4-235
40485 芫菁丸 4-235
40486 芫菁酒 4-235
40487 芫菁散 4-236
40488 芫菁散 4-236
40489 芫花饼子 4-236
40490 芫花根丸 4-236
40491 芫花根散 4-236
40492 芫花根膏 4-236
40493 芫花粗散 4-236
40494 芫花煎丸 4-236
40495 芫花煎丸 4-236
40496 芫花煎丸 4-236
40497 芫花莪术丸 4-236
40498 芫根白皮丸 4-236

芜

40499 芜荑丸 4-236
40500 芜荑丸 4-237
40501 芜荑丸 4-237
40502 芜荑丸 4-237
40503 芜荑丸 4-237
40504 芜荑丸 4-237
40505 芜荑丸 4-237
40506 芜荑丸 4-237
40507 芜荑丸 4-237
40508 芜荑丸 4-237
40509 芜荑丸 4-237
40510 芜荑丸 4-237
40511 芜荑丸 4-237
40512 芜荑丸 4-237
40513 芜荑丹 4-237
40514 芜荑汤 4-237
40515 芜荑汤 4-238
40516 芜荑酒 4-238
40517 芜荑散 4-238
40518 芜荑散 4-238
40519 芜荑散 4-238
40520 芜荑散 4-238
40521 芜荑散 4-238
40522 芜荑散 4-238
40523 芜荑散 4-238
40524 芜荑散 4-238
40525 芜荑散 4-238
40526 芜荑散 4-238
40527 芜荑散 4-238
40528 芜荑散 4-238
40529 芜荑散 4-238
40530 芜荑散 4-238
40531 芜荑散 4-238
40532 芜菁散 4-239
40533 芜萎粥 4-239
40534 芜槟丸 4-239
40535 芜荑仁散 4-239
40536 芜荑煎丸 4-239
40537 芜菁子散 4-239
40538 芜菁子散 4-239
40539 芜菁子粥 4-239
40540 芜荑消疳汤 4-239
40541 芜荑黄连丸 4-239

苇

40542 苇叶汤 4-239
40543 苇茎汤 4-239
40544 苇茎汤 4-240
40545 苇茎排脓汤 4-240

芸

40546 芸香丸 4-240
40547 芸薹饮 4-240
40548 芸薹散 4-240
40549 芸薹散 4-240
40550 芸薹散 4-240
40551 芸薹散 4-240
40552 芸薹散 4-240
40553 芸薹散 4-240
40554 芸薹散 4-241
40555 芸薹散 4-241
40556 芸薹散 4-241
40557 芸薹膏 4-241
40558 芸薹子丸 4-241
40559 芸薹子散 4-241
40560 芸薹子散 4-241
40561 芸薹子散 4-241
40562 芸薹子散 4-241
40563 芸薹子散 4-241
40564 芸薹食方 4-241
40565 芸薹涂方 4-241
40566 芸薹菜方 4-241
40567 芸薹熨方 4-241
40568 芸薹熨散 4-241

芰

40569 芰实花散 4-241

苿

40570 苿苡汤 4-241
40571 苿苡汤 4-241
40572 苿莒散 4-242

苣

40573 苣子膏 4-242
40574 苣胜丹 4-242
40575 苣根散 4-242

芷

40576 芷贝散 4-242
40577 芷归散 4-242
40578 芷芎散 4-242
40579 芷芎散 4-242
40580 芷芩散 4-242
40581 芷辛散 4-242
40582 芷荑散 4-242
40583 芷砂散 4-242
40584 芷梅汤 4-242
40585 芷弹丸 4-242
40586 芷桂川芎汤 4-242
40587 芷葛二妙丸 4-242

苋

40588 苋枣散 4-242
40589 苋茶散 4-242
40590 苋萝散 4-243
40591 苋菜汤 4-243
40592 苋菜根敷方 4-243
40593 苋甲二仙种子膏 4-243

花

40594 花丁散 4-243
40595 花火膏 4-243
40596 花火膏 4-243
40597 花心散 4-243
40598 花龙丸 4-243
40599 花龙丸 4-243
40600 花叶丸 4-243
40601 花叶散 4-243
40602 花叶膏 4-243
40603 花光散 4-243
40604 花曲散 4-243

40605 花红片 4-243
40606 花红散 4-243
40607 花鸠丸 4-244
40608 花草汤 4-244
40609 花草膏 4-244
40610 花香散 4-244
40611 花粉散 4-244
40612 花粉散 4-244
40613 花粉散 4-244
40614 花粉煎 4-244
40615 花蛇丸 4-244
40616 花蛇酒 4-244
40617 花蛇散 4-244
40618 花椒油 4-244
40619 花蛛散 4-244
40620 花锦散 4-244
40621 花蕊散 4-244
40622 花鞭膏 4-244
40623 花露膏 4-244
40624 花叶洗剂 4-244
40625 花苁蓉丸 4-245
40626 花乳石散 4-245
40627 花乳石散 4-245
40628 花胭脂丸 4-245
40629 花桑枝煎 4-245
40630 花蕊石丸 4-245
40631 花蕊石丹 4-245
40632 花蕊石散 4-245
40633 花蕊石散 4-245
40634 花蕊石散 4-245
40635 花蕊石散 4-245
40636 花蕊石散 4-246
40637 花蕊石散 4-246
40638 花蕊石散 4-246
40639 花柳九龙丹 4-246
40640 花柳败毒丸 4-246
40641 花柳解毒丸 4-246
40642 花蛇全蝎散 4-246
40643 花蛇续命汤 4-246
40644 花斑癣特灵 4-246
40645 花藤薜荔汤 4-246

芹

40646 芹菜粥 4-246

芥

40647 芥子丸 4-246
40648 芥子酒 4-246
40649 芥子散 4-246
40650 芥子散 4-246
40651 芥子膏 4-247
40652 芥子膏 4-247
40653 芥子膏 4-247
40654 芥子薄 4-247
40655 芥朱丸 4-247
40656 芥饮子 4-247
40657 芥草膏 4-247
40658 芥菜卤 4-247
40659 芥子涂方 4-247
40660 芥子竹沥汤 4-247

苁

40661 苁沉丸 4-247
40662 苁蓉丸 4-247
40663 苁蓉丸 4-247
40664 苁蓉丸 4-247
40665 苁蓉丸 4-247
40666 苁蓉丸 4-247
40667 苁蓉丸 4-248
40668 苁蓉丸 4-248
40669 苁蓉丸 4-248
40670 苁蓉丸 4-248
40671 苁蓉丸 4-248
40672 苁蓉丸 4-248
40673 苁蓉丸 4-248
40674 苁蓉丸 4-248
40675 苁蓉丸 4-248
40676 苁蓉丸 4-248
40677 苁蓉丸 4-248
40678 苁蓉丸 4-248
40679 苁蓉丸 4-248
40680 苁蓉丸 4-249
40681 苁蓉丸 4-249
40682 苁蓉丸 4-249
40683 苁蓉丸 4-249
40684 苁蓉丸 4-249
40685 苁蓉丸 4-249
40686 苁蓉丸 4-249
40687 苁蓉丸 4-249
40688 苁蓉丸 4-249
40689 苁蓉丸 4-249
40690 苁蓉丸 4-249
40691 苁蓉丸 4-249
40692 苁蓉丸 4-250
40693 苁蓉丸 4-250
40694 苁蓉丸 4-250
40695 苁蓉丸 4-250
40696 苁蓉丸 4-250
40697 苁蓉丸 4-250
40698 苁蓉丸 4-250
40699 苁蓉丸 4-250
40700 苁蓉丸 4-250
40701 苁蓉丸 4-250
40702 苁蓉丹 4-250
40703 苁蓉汤 4-250
40704 苁蓉汤 4-250
40705 苁蓉汤 4-250
40706 苁蓉饮 4-250
40707 苁蓉散 4-251
40708 苁蓉散 4-251
40709 苁蓉散 4-251
40710 苁蓉散 4-251
40711 苁蓉散 4-251
40712 苁蓉散 4-251
40713 苁蓉散 4-251
40714 苁蓉散 4-251
40715 苁蓉散 4-251
40716 苁蓉散 4-251
40717 苁蓉散 4-251
40718 苁蓉粥 4-251
40719 苁蓉粥 4-251
40720 苁蓉膏 4-251
40721 苁蓉羹 4-251
40722 苁蓉大补丸 4-251
40723 苁蓉牛膝丸 4-251
40724 苁蓉牛膝丸 4-252
40725 苁蓉牛膝汤 4-252
40726 苁蓉四倍丸 4-252
40727 苁蓉羊肉粥 4-252
40728 苁蓉羊肾粥 4-252
40729 苁蓉杏仁汤 4-252
40730 苁蓉补肾丸 4-252
40731 苁蓉茸附丸 4-252
40732 苁蓉独活散 4-252
40733 苁蓉润肠丸 4-252
40734 苁蓉琐阳粥 4-252
40735 苁蓉菟丝丸 4-252
40736 苁蓉木瓜煎丸 4-252
40737 苁蓉菟丝子丸 4-253
40738 苁蓉补虚益气方 4-253
40739 苁蓉补虚益阳方 4-253
40740 苁蓉通便口服液 4-253

芩

40741 芩心丸 4-253
40742 芩术汤 4-253
40743 芩术汤 4-253
40744 芩术汤 4-253
40745 芩术汤 4-253
40746 芩术散 4-253
40747 芩半丸 4-253
40748 芩芍汤 4-253
40749 芩芍汤 4-254
40750 芩芷散 4-254
40751 芩连片 4-254
40752 芩连汤 4-254
40753 芩连汤 4-254
40754 芩连散 4-254
40755 芩连胶囊 4-254
40756 芩连颗粒 4-254
40757 芩术四物汤 4-254
40758 芩术芍药汤 4-254
40759 芩术芍葵丸 4-254
40760 芩术安胎饮 4-254
40761 芩术枳壳汤 4-254
40762 芩术樗皮丸 4-254
40763 芩芍调中汤 4-255
40764 芩芍解毒汤 4-255
40765 芩连二母丸 4-255
40766 芩连二陈汤 4-255
40767 芩连二陈汤 4-255
40768 芩连二陈汤 4-255
40769 芩连二陈汤 4-255
40770 芩连二陈汤 4-255
40771 芩连二陈汤 4-255
40772 芩连上清丸 4-255
40773 芩连上清饮 4-255
40774 芩连化毒汤 4-255
40775 芩连平胃汤 4-255
40776 芩连平胃散 4-255
40777 芩连四苓散 4-255
40778 芩连四物汤 4-256
40779 芩连四物汤 4-256
40780 芩连四物汤 4-256
40781 芩连四物汤 4-256
40782 芩连四物汤 4-256
40783 芩连四物汤 4-256
40784 芩连四物汤 4-256
40785 芩连四物汤 4-256
40786 芩连半夏汤 4-256
40787 芩连芍药汤 4-256
40788 芩连芍药汤 4-256
40789 芩连芍药汤 4-256
40790 芩连导痰方 4-256
40791 芩连导痰汤 4-257
40792 芩连红曲汤 4-257
40793 芩连芷柏丸 4-257
40794 芩连败毒散 4-257
40795 芩连败毒散 4-257
40796 芩连枳梗汤 4-257
40797 芩连栀子饮 4-257
40798 芩连消毒汤 4-257
40799 芩连消毒饮 4-257
40800 芩连消毒饮 4-257
40801 芩连消毒饮 4-257
40802 芩连清心丸 4-257
40803 芩连清心汤 4-257
40804 芩连解毒汤 4-257
40805 芩柏樗皮丸 4-257
40806 芩栀平胃汤 4-257
40807 芩荷引竭煎 4-258
40808 芩麻地冬汤 4-258

40809 芩芷鼻炎糖浆 4-258
40810 芩暴红止咳片 4-258
40811 芩连四物加味汤 4-258
40812 芩连半夏竹茹汤 4-258
40813 芩连橘半枳术丸 4-258
40814 芩暴红止咳胶囊 4-258
40815 芩暴红止咳颗粒 4-258
40816 芩暴红止咳糖浆 4-258
40817 芩暴红止咳口服液 4-258

芬

40818 芬芳清解汤 4-258

苍

40819 苍己散 4-258
40820 苍六散 4-258
40821 苍玉膏 4-258
40822 苍术丸 4-259
40823 苍术丸 4-259
40824 苍术丸 4-259
40825 苍术丸 4-259
40826 苍术丸 4-259
40827 苍术丸 4-259
40828 苍术丸 4-259
40829 苍术丸 4-259
40830 苍术丸 4-259
40831 苍术丸 4-259
40832 苍术丸 4-259
40833 苍术丸 4-259
40834 苍术丸 4-260
40835 苍术丸 4-260
40836 苍术丸 4-260
40837 苍术丸 4-260
40838 苍术丸 4-260
40839 苍术丸 4-260
40840 苍术丸 4-260
40841 苍术丸 4-260
40842 苍术丸 4-261
40843 苍术丸 4-261
40844 苍术汤 4-261
40845 苍术汤 4-261
40846 苍术汤 4-261
40847 苍术汤 4-261
40848 苍术汤 4-261
40849 苍术汤 4-261
40850 苍术汤 4-261
40851 苍术汤 4-261
40852 苍术汤 4-261
40853 苍术汤 4-261
40854 苍术汤 4-261
40855 苍术汤 4-261
40856 苍术饮 4-261
40857 苍术酒 4-261
40858 苍术散 4-261
40859 苍术散 4-261
40860 苍术散 4-262
40861 苍术散 4-262
40862 苍术散 4-262
40863 苍术散 4-262
40864 苍术散 4-262
40865 苍术散 4-262
40866 苍术散 4-262
40867 苍术散 4-262
40868 苍术散 4-262
40869 苍术散 4-262
40870 苍术散 4-262
40871 苍术散 4-262
40872 苍术散 4-262
40873 苍术散 4-262
40874 苍术散 4-262
40875 苍术散 4-262
40876 苍术膏 4-262
40877 苍术膏 4-263
40878 苍术膏 4-263
40879 苍术膏 4-263
40880 苍术膏 4-263
40881 苍术膏 4-263
40882 苍龙丸 4-263
40883 苍龙丸 4-263
40884 苍龙丸 4-263
40885 苍地丸 4-263
40886 苍芎丸 4-263
40887 苍耳丸 4-263
40888 苍耳丸 4-263
40889 苍耳丸 4-263
40890 苍耳丸 4-263
40891 苍耳丸 4-263
40892 苍耳丹 4-264
40893 苍耳汤 4-264
40894 苍耳汤 4-264
40895 苍耳汤 4-264
40896 苍耳饮 4-264
40897 苍耳鱼 4-264
40898 苍耳茶 4-264
40899 苍耳酒 4-264
40900 苍耳酒 4-264
40901 苍耳酒 4-264
40902 苍耳酒 4-264
40903 苍耳酒 4-264
40904 苍耳散 4-265
40905 苍耳散 4-265
40906 苍耳散 4-265
40907 苍耳散 4-265
40908 苍耳散 4-265
40909 苍耳散 4-265
40910 苍耳散 4-265
40911 苍耳散 4-265
40912 苍耳散 4-265
40913 苍耳散 4-265
40914 苍耳散 4-265
40915 苍耳散 4-265
40916 苍耳散 4-265
40917 苍耳散 4-265
40918 苍耳粥 4-265
40919 苍耳膏 4-265
40920 苍耳膏 4-266
40921 苍耳膏 4-266
40922 苍耳膏 4-266
40923 苍耳膏 4-266
40924 苍耳羹 4-266
40925 苍耳羹 4-266
40926 苍防汤 4-266
40927 苍防汤 4-266
40928 苍芩丸 4-266
40929 苍连丸 4-266
40930 苍连丸 4-266
40931 苍连汤 4-266
40932 苍龟丸 4-266
40933 苍附丸 4-266
40934 苍附汤 4-266
40935 苍柏饮 4-266
40936 苍柏散 4-266
40937 苍柏散 4-266
40938 苍栀丸 4-266
40939 苍荆散 4-267
40940 苍莎丸 4-267
40941 苍莎丸 4-267
40942 苍戟丸 4-267
40943 苍榆汤 4-267
40944 苍蝇散 4-267
40945 苍橘汤 4-267
40946 苍霖丹 4-267
40947 苍耳子丸 4-267
40948 苍耳子汤 4-267
40949 苍耳子散 4-267
40950 苍耳子粥 4-267
40951 苍耳叶羹 4-267
40952 苍耳叶羹 4-267
40953 苍耳叶羹 4-267
40954 苍耳草散 4-267
40955 苍耳草膏 4-267
40956 苍矾洗剂 4-267
40957 苍金砂散 4-267
40958 苍金砂散 4-268
40959 苍牛防己汤 4-268
40960 苍乌参苓散 4-268
40961 苍乌暖心丹 4-268
40962 苍玉潜龙汤 4-268
40963 苍玉潜龙汤 4-268
40964 苍术二陈汤 4-268
40965 苍术二陈汤 4-268
40966 苍术三黄散 4-268
40967 苍术木瓜丸 4-268
40968 苍术五苓散 4-268
40969 苍术止泪散 4-268
40970 苍术升麻汤 4-268
40971 苍术反魂香 4-268
40972 苍术石膏汤 4-268
40973 苍术四苓散 4-268
40974 苍术白芷汤 4-268
40975 苍术白虎汤 4-269
40976 苍术白虎汤 4-269
40977 苍术半夏丸 4-269
40978 苍术半夏丸 4-269
40979 苍术地榆汤 4-269
40980 苍术芍药汤 4-269
40981 苍术导痰丸 4-269
40982 苍术防己丸 4-269
40983 苍术防风汤 4-269
40984 苍术防风汤 4-269
40985 苍术防风汤 4-269
40986 苍术防风汤 4-269
40987 苍术芩连汤 4-269
40988 苍术羌活汤 4-269
40989 苍术羌活汤 4-269
40990 苍术灵仙散 4-269
40991 苍术附子汤 4-269
40992 苍术败毒散 4-270
40993 苍术泽泻丸 4-270
40994 苍术复煎散 4-270
40995 苍术香附丸 4-270
40996 苍术胜湿汤 4-270
40997 苍术除湿汤 4-270
40998 苍术除湿汤 4-270
40999 苍术柴胡汤 4-270
41000 苍术难名丹 4-270
41001 苍术黄连汤 4-270
41002 苍术黄柏丸 4-270
41003 苍术黄柏丸 4-270
41004 苍术猪肝散 4-270
41005 苍术黑豆饮 4-271
41006 苍术薏苡汤 4-271
41007 苍白二陈汤 4-271
41008 苍白甘草汤 4-271
41009 苍半苓陈汤 4-271
41010 苍朴二陈汤 4-271
41011 苍朴二陈汤 4-271
41012 苍芎千里饮 4-271
41013 苍芎千里散 4-271

41014 苍耳子软膏 4-271
41015 苍耳子洗剂 4-271
41016 苍耳银梅汤 4-271
41017 苍曲樗皮丸 4-271
41018 苍防二妙汤 4-271
41019 苍防干葛汤 4-271
41020 苍防五皮饮 4-271
41021 苍防柴胡汤 4-271
41022 苍陈紫苏饮 4-271
41023 苍附五苓散 4-271
41024 苍附六君汤 4-271
41025 苍附导痰丸 4-272
41026 苍附导痰丸 4-272
41027 苍松烘疗条 4-272
41028 苍苓白虎汤 4-272
41029 苍降反魂香 4-272
41030 苍柏二妙丸 4-272
41031 苍柏辛芎散 4-272
41032 苍柏樗皮丸 4-272
41033 苍独肾着汤 4-272
41034 苍桂五苓散 4-272
41035 苍莎导痰丸 4-272
41036 苍莎导痰丸 4-272
41037 苍苓止泻口服液 4-272
41038 苍梧道士陈元膏 4-272
41039 苍梧道士陈元膏 4-272

芡

41040 芡术汤 4-273
41041 芡实丸 4-273
41042 芡实丸 4-273
41043 芡实丸 4-273
41044 芡实散 4-273
41045 芡实散 4-273
41046 芡实粥 4-273
41047 芡实粥 4-273
41048 芡莲丹 4-273
41049 芡实粉粥 4-273
41050 芡实杞子汤 4-273
41051 芡实茯苓牛角散 4-273

芳

41052 芳香饮 4-273
41053 芳香散 4-273
41054 芳香化湿汤 4-273

苎

41055 苎根汤 4-274
41056 苎根汤 4-274
41057 苎根饮 4-274
41058 苎根散 4-274
41059 苎根散 4-274
41060 苎根散 4-274
41061 苎麻汤 4-274
41062 苎麻酒 4-274
41063 苎麻散 4-274
41064 苎麻粥 4-274
41065 苎根饮子 4-274
41066 苎麻根汤 4-274
41067 苎麻根饮 4-274

芦

41068 芦筒 4-274
41069 芦巴丸 4-274
41070 芦甘丹 4-274
41071 芦叶汤 4-275
41072 芦吸散 4-275
41073 芦吸散 4-275
41074 芦吸散 4-275
41075 芦虫汤 4-275
41076 芦参汤 4-275
41077 芦荟丸 4-275
41078 芦荟丸 4-275
41079 芦荟丸 4-275
41080 芦荟丸 4-275
41081 芦荟丸 4-275
41082 芦荟丸 4-275
41083 芦荟丸 4-275
41084 芦荟丸 4-276
41085 芦荟丸 4-276
41086 芦荟丸 4-276
41087 芦荟丸 4-276
41088 芦荟丸 4-276
41089 芦荟丸 4-276
41090 芦荟丸 4-276
41091 芦荟丸 4-276
41092 芦荟丸 4-276
41093 芦荟丸 4-276
41094 芦荟丸 4-276
41095 芦荟丸 4-276
41096 芦荟丸 4-276
41097 芦荟丸 4-277
41098 芦荟丸 4-277
41099 芦荟丸 4-277
41100 芦荟丸 4-277
41101 芦荟丸 4-277
41102 芦荟丸 4-277
41103 芦荟丸 4-277
41104 芦荟丸 4-277
41105 芦荟丸 4-277
41106 芦荟丸 4-277
41107 芦荟丸 4-277
41108 芦荟丸 4-277
41109 芦荟丸 4-277
41110 芦荟丸 4-277
41111 芦荟丸 4-277
41112 芦荟丸 4-277
41113 芦荟丸 4-278
41114 芦荟丸 4-278
41115 芦荟丸 4-278
41116 芦荟丸 4-278
41117 芦荟丸 4-278
41118 芦荟丸 4-278
41119 芦荟丸 4-278
41120 芦荟丸 4-278
41121 芦荟丸 4-278
41122 芦荟丸 4-278
41123 芦荟丸 4-278
41124 芦荟丸 4-278
41125 芦荟丸 4-278
41126 芦荟丸 4-278
41127 芦荟丸 4-279
41128 芦荟丸 4-279
41129 芦荟丸 4-279
41130 芦荟丸 4-279
41131 芦荟丸 4-279
41132 芦荟丸 4-279
41133 芦荟丸 4-279
41134 芦荟丸 4-279
41135 芦荟丸 4-279
41136 芦荟丸 4-279
41137 芦荟丸 4-279
41138 芦荟丸 4-279
41139 芦荟丸 4-279
41140 芦荟丸 4-279
41141 芦荟丸 4-280
41142 芦荟丸 4-280
41143 芦荟丸 4-280
41144 芦荟丸 4-280
41145 芦荟丸 4-280
41146 芦荟丸 4-280
41147 芦荟丸 4-280
41148 芦荟丸 4-280
41149 芦荟丸 4-280
41150 芦荟丸 4-280
41151 芦荟丸 4-280
41152 芦荟丸 4-280
41153 芦荟丸 4-280
41154 芦荟丸 4-280
41155 芦荟散 4-281
41156 芦荟散 4-281
41157 芦荟散 4-281
41158 芦荟散 4-281
41159 芦荟散 4-281
41160 芦荟散 4-281
41161 芦荟散 4-281
41162 芦荟散 4-281
41163 芦荟散 4-281
41164 芦荟散 4-281
41165 芦荟散 4-281
41166 芦荟散 4-281
41167 芦荟散 4-281
41168 芦荟散 4-281
41169 芦荟散 4-281
41170 芦姜汤 4-281
41171 芦根汤 4-282
41172 芦根汤 4-282
41173 芦根汤 4-282
41174 芦根汤 4-282
41175 芦根汤 4-282
41176 芦根汤 4-282
41177 芦根汤 4-282
41178 芦根汤 4-282
41179 芦根汤 4-282
41180 芦根汤 4-282
41181 芦根汤 4-282
41182 芦根汤 4-282
41183 芦根汤 4-282
41184 芦根汤 4-282
41185 芦根汤 4-282
41186 芦根汤 4-282
41187 芦根汤 4-282
41188 芦根汤 4-282
41189 芦根汤 4-283
41190 芦根汤 4-283
41191 芦根汤 4-283
41192 芦根汤 4-283
41193 芦根汤 4-283
41194 芦根汤 4-283
41195 芦根汤 4-283
41196 芦根汤 4-283
41197 芦根汤 4-283
41198 芦根汤 4-283
41199 芦根汤 4-283
41200 芦根汤 4-283
41201 芦根汤 4-283
41202 芦根饮 4-283
41203 芦根饮 4-283
41204 芦根饮 4-283
41205 芦根饮 4-283
41206 芦根饮 4-284
41207 芦根饮 4-284
41208 芦根饮 4-284
41209 芦根散 4-284
41210 芦根散 4-284
41211 芦根散 4-284
41212 芦根散 4-284
41213 芦根散 4-284
41214 芦根散 4-284
41215 芦根散 4-284
41216 芦根散 4-284
41217 芦根散 4-284

41218 芦根散 4-284
41219 芦根散 4-284
41220 芦根散 4-284
41221 芦根散 4-284
41222 芦根散 4-285
41223 芦根散 4-285
41224 芦根散 4-285
41225 芦根散 4-285
41226 芦根散 4-285
41227 芦根粥 4-285
41228 芦筒散 4-285
41229 芦筒散 4-285
41230 芦筒散 4-285
41231 芦甘石散 4-285
41232 芦矾洗剂 4-285
41233 芦根饮子 4-285
41234 芦根饮子 4-285
41235 芦根饮子 4-285
41236 芦根饮子 4-285
41237 芦根饮子 4-285
41238 芦根饮子 4-285
41239 芦根饮子 4-286
41240 芦根饮子 4-286
41241 芦根饮子 4-286
41242 芦连消疳丸 4-286
41243 芦柏地黄丸 4-286
41244 芦荟肥儿丸 4-286
41245 芦荟肥儿丸 4-286
41246 芦荟肥儿丸 4-286
41247 芦荟肥儿丸 4-286
41248 芦荟肥儿丸 4-286
41249 芦荟消疳饮 4-286
41250 芦荟消疳饮 4-286
41251 芦荟消疳散 4-286
41252 芦荟黄连丸 4-286
41253 芦根白酒汤 4-286
41254 芦根清胃饮 4-287
41255 芦橘姜槟汤 4-287

芭

41256 芭蕉散 4-287
41257 芭蕉散 4-287
41258 芭蕉散 4-287
41259 芭蕉涂方 4-287

苏

41260 苏粥 4-287
41261 苏煎 4-287
41262 苏膏 4-287
41263 苏子汤 4-287
41264 苏子汤 4-287
41265 苏子汤 4-287
41266 苏子汤 4-287
41267 苏子汤 4-287
41268 苏子汤 4-287
41269 苏子酒 4-287
41270 苏子散 4-287
41271 苏子粥 4-287
41272 苏子粥 4-288
41273 苏子煎 4-288
41274 苏子膏 4-288
41275 苏木汤 4-288
41276 苏木汤 4-288
41277 苏木酒 4-288
41278 苏木散 4-288
41279 苏厄汤 4-288
41280 苏气汤 4-288
41281 苏气汤 4-288
41282 苏风汤 4-288
41283 苏方散 4-288
41284 苏心汤 4-288
41285 苏叶汤 4-288
41286 苏叶饮 4-289
41287 苏发散 4-289
41288 苏发散 4-289
41289 苏合丸 4-289
41290 苏合丸 4-289
41291 苏合丸 4-289
41292 苏合丸 4-289
41293 苏合煎 4-289
41294 苏合膏 4-289
41295 苏危散 4-289
41296 苏汤煎 4-289
41297 苏杏汤 4-289
41298 苏杏粥 4-289
41299 苏羌饮 4-289
41300 苏陈散 4-290
41301 苏青丸 4-290
41302 苏青丸 4-290
41303 苏青丹 4-290
41304 苏枋饮 4-290
41305 苏乳汤 4-290
41306 苏荏粥 4-290
41307 苏骨丹 4-290
41308 苏香丸 4-290
41309 苏香汤 4-290
41310 苏香散 4-290
41311 苏前汤 4-290
41312 苏桂丸 4-290
41313 苏桔汤 4-290
41314 苏桔汤 4-291
41315 苏桔汤 4-291
41316 苏荷汤 4-291
41317 苏积散 4-291
41318 苏梗饮 4-291
41319 苏麻丸 4-291
41320 苏麻粥 4-291
41321 苏葛汤 4-291
41322 苏葛汤 4-291
41323 苏葛汤 4-291
41324 苏葛汤 4-291
41325 苏葛汤 4-291
41326 苏葛汤 4-291
41327 苏葛汤 4-291
41328 苏葛饮 4-291
41329 苏葶丸 4-291
41330 苏脾散 4-291
41331 苏痧药 4-292
41332 苏感丸 4-292
41333 苏感丸 4-292
41334 苏感丸 4-292
41335 苏解丸 4-292
41336 苏解丸 4-292
41337 苏解饮 4-292
41338 苏解散 4-292
41339 苏解散 4-292
41340 苏解散 4-292
41341 苏解散 4-292
41342 苏解散 4-292
41343 苏槟散 4-292
41344 苏蜜煎 4-292
41345 苏蜜煎 4-292
41346 苏蜜煎 4-293
41347 苏橘丸 4-293
41348 苏橘汤 4-293
41349 苏橘饮 4-293
41350 苏醒汤 4-293
41351 苏木饮子 4-293
41352 苏木煎丸 4-293
41353 苏木煎丸 4-293
41354 苏方木散 4-293
41355 苏合香丸 4-293
41356 苏合香丸 4-293
41357 苏合香丸 4-293
41358 苏合香丸 4-293
41359 苏合香丸 4-293
41360 苏合香丸 4-294
41361 苏合香丸 4-294
41362 苏合香丸 4-294
41363 苏合香丸 4-294
41364 苏合香酒 4-294
41365 苏枋木散 4-294
41366 苏枋木煎 4-294
41367 苏矾洗剂 4-294
41368 苏浆水粥 4-294
41369 苏煎饼子 4-294
41370 苏橘大丸 4-294
41371 苏子六安散 4-294
41372 苏子瓜蒌汤 4-294
41373 苏子竹茹汤 4-295
41374 苏子杏子汤 4-295
41375 苏子杏仁汤 4-295
41376 苏子杏仁汤 4-295
41377 苏子利喉汤 4-295
41378 苏子定喘丸 4-295
41379 苏子降气丸 4-295
41380 苏子降气汤 4-295
41381 苏子降气汤 4-295
41382 苏子降气汤 4-295
41383 苏子降气汤 4-295
41384 苏子降气汤 4-295
41385 苏子降气汤 4-295
41386 苏子降气汤 4-295
41387 苏子降气汤 4-295
41388 苏子降气饮 4-295
41389 苏子降喘汤 4-295
41390 苏子宽中汤 4-295
41391 苏子麻仁粥 4-296
41392 苏风止痛汤 4-296
41393 苏风胜湿汤 4-296
41394 苏叶破结汤 4-296
41395 苏叶黄连汤 4-296
41396 苏叶解斑汤 4-296
41397 苏红洗肝散 4-296
41398 苏杏二陈汤 4-296
41399 苏沉破结汤 4-296
41400 苏羌达表汤 4-296
41401 苏陈九宝汤 4-296
41402 苏砂平胃散 4-296
41403 苏桂姜辛汤 4-297
41404 苏荷生地汤 4-297
41405 苏葛二陈汤 4-297
41406 苏葶定喘丸 4-297
41407 苏葶滚痰丸 4-297
41408 苏叶橘甘桔汤 4-297
41409 苏南山肚痛丸 4-297
41410 苏荷生地黄汤 4-297
41411 苏子导痰降气汤 4-297

苡

41412 苡仁丸 4-297
41413 苡仁汤 4-297
41414 苡仁汤 4-297
41415 苡仁汤 4-297
41416 苡仁汤 4-297
41417 苡仁酒 4-298
41418 苡仁散 4-298
41419 苡仁煎 4-298
41420 苡仁赤小豆汤 4-298

劳

41421 劳伤丸 4-298
41422 劳淋汤 4-298
41423 劳痛饮 4-298
41424 劳嗽丹 4-298

41425 劳伤末药 4-298
41426 劳伤药酒 4-298
41427 劳伤药酒 4-298
41428 劳心吐血散 4-298
41429 劳感调荣养胃膏 4-298

走

41430 走马丹 4-298
41431 走马丹 4-298
41432 走马丹 4-299
41433 走马汤 4-299
41434 走马散 4-299
41435 走马散 4-299
41436 走马散 4-299
41437 走马散 4-299
41438 走马散 4-299
41439 走马散 4-299
41440 走马散 4-299
41441 走马散 4-299
41442 走马散 4-299
41443 走马散 4-299
41444 走马散 4-299
41445 走马散 4-299
41446 走马散 4-299
41447 走马膏 4-299
41448 走马膏 4-299
41449 走马膏 4-300
41450 走马箭 4-300
41451 走黄丹 4-300
41452 走马散子 4-300
41453 走马寸金丸 4-300
41454 走马牙疳散 4-300
41455 走马夺命散 4-300
41456 走马回疔丹 4-300
41457 走马茴香丸 4-300
41458 走马赴筵丹 4-300
41459 走马赴筵丹 4-300
41460 走马催生丹 4-300
41461 走哺人参汤 4-300
41462 走马牙疳洗药 4-300
41463 走马牙疳敷药方 4-300
41464 走马贴胁乳香膏 4-301

赤

41465 赤丸 4-301
41466 赤丸 4-301
41467 赤丸 4-301
41468 赤汤 4-301
41469 赤散 4-301
41470 赤散 4-301
41471 赤散 4-301
41472 赤散 4-301
41473 赤散 4-301
41474 赤膏 4-301
41475 赤膏 4-302
41476 赤膏 4-302
41477 赤膏 4-302
41478 赤膏 4-302
41479 赤丸子 4-302
41480 赤丸子 4-302
41481 赤云丹 4-302
41482 赤玉散 4-302
41483 赤玉膏 4-302
41484 赤术丸 4-302
41485 赤龙丸 4-302
41486 赤龙丸 4-302
41487 赤龙丸 4-303
41488 赤龙丹 4-303
41489 赤龙丹 4-303
41490 赤龙丹 4-303
41491 赤龙散 4-303
41492 赤龙散 4-303
41493 赤龙散 4-303
41494 赤龙散 4-303
41495 赤龙散 4-303
41496 赤龙散 4-303
41497 赤白丸 4-303
41498 赤白饮 4-303
41499 赤白散 4-303
41500 赤白煎 4-303
41501 赤头散 4-303
41502 赤芍汤 4-303
41503 赤芝散 4-303
41504 赤衣散 4-304
41505 赤豆方 4-304
41506 赤豆散 4-304
41507 赤豆散 4-304
41508 赤豆散 4-304
41509 赤豆散 4-304
41510 赤豆散 4-304
41511 赤豆散 4-304
41512 赤苍饮 4-304
41513 赤苍散 4-304
41514 赤苏汤 4-304
41515 赤灵丸 4-304
41516 赤灵丹 4-304
41517 赤苓汤 4-304
41518 赤苓汤 4-304
41519 赤苓散 4-304
41520 赤苓散 4-304
41521 赤虎丸 4-304
41522 赤虎丸 4-304
41523 赤金丸 4-305
41524 赤金丹 4-305
41525 赤金豆 4-305
41526 赤金散 4-305
41527 赤金锭 4-305
41528 赤金锭 4-305
41529 赤金锭 4-305
41530 赤金箍 4-306
41531 赤金膏 4-306
41532 赤参汤 4-306
41533 赤荆汤 4-306
41534 赤荆散 4-306
41535 赤脂丹 4-306
41536 赤粉丹 4-306
41537 赤淋丸 4-306
41538 赤葛散 4-306
41539 赤葛膏 4-306
41540 赤葵汤 4-306
41541 赤葵散 4-306
41542 赤痢煎 4-306
41543 赤箭丸 4-306
41544 赤箭丸 4-306
41545 赤箭丸 4-306
41546 赤箭丸 4-307
41547 赤箭丸 4-307
41548 赤箭丸 4-307
41549 赤箭丸 4-307
41550 赤箭丸 4-307
41551 赤箭丸 4-307
41552 赤箭丸 4-307
41553 赤箭丸 4-307
41554 赤箭丸 4-307
41555 赤箭丸 4-307
41556 赤箭丸 4-307
41557 赤箭汤 4-308
41558 赤箭汤 4-308
41559 赤箭散 4-308
41560 赤箭散 4-308
41561 赤箭散 4-308
41562 赤箭散 4-308
41563 赤箭散 4-308
41564 赤箭散 4-308
41565 赤糊饼 4-308
41566 赤霜散 4-308
41567 赤霞散 4-308
41568 赤鬭丸 4-308
41569 赤麟丹 4-309
41570 赤麟散 4-309
41571 赤小豆丸 4-309
41572 赤小豆丸 4-309
41573 赤小豆丸 4-309
41574 赤小豆丸 4-309
41575 赤小豆丸 4-309
41576 赤小豆汤 4-309
41577 赤小豆汤 4-309
41578 赤小豆汤 4-309
41579 赤小豆汤 4-309
41580 赤小豆汤 4-309
41581 赤小豆汤 4-309
41582 赤小豆汤 4-309
41583 赤小豆汤 4-309
41584 赤小豆汤 4-309
41585 赤小豆汤 4-309
41586 赤小豆饭 4-309
41587 赤小豆饮 4-310
41588 赤小豆散 4-310
41589 赤小豆散 4-310
41590 赤小豆散 4-310
41591 赤小豆散 4-310
41592 赤小豆散 4-310
41593 赤小豆散 4-310
41594 赤小豆散 4-310
41595 赤小豆散 4-310
41596 赤小豆散 4-310
41597 赤小豆散 4-310
41598 赤小豆散 4-310
41599 赤小豆散 4-310
41600 赤小豆散 4-310
41601 赤小豆散 4-310
41602 赤小豆散 4-310
41603 赤小豆散 4-310
41604 赤小豆散 4-310
41605 赤小豆散 4-310
41606 赤小豆散 4-311
41607 赤小豆粥 4-311
41608 赤小豆粥 4-311
41609 赤小豆煎 4-311
41610 赤小豆煎 4-311
41611 赤小豆羹 4-311
41612 赤马通汁 4-311
41613 赤马通散 4-311
41614 赤马通散 4-311
41615 赤马蹄散 4-311
41616 赤火金针 4-311
41617 赤水玄珠 4-311
41618 赤石脂丸 4-311
41619 赤石脂丸 4-312
41620 赤石脂丸 4-312
41621 赤石脂丸 4-312
41622 赤石脂丸 4-312
41623 赤石脂丸 4-312
41624 赤石脂丸 4-312
41625 赤石脂丸 4-312
41626 赤石脂丸 4-312
41627 赤石脂丸 4-312
41628 赤石脂丸 4-312
41629 赤石脂丸 4-312
41630 赤石脂丸 4-312
41631 赤石脂丸 4-312
41632 赤石脂丸 4-312
41633 赤石脂丸 4-313

41634 赤石脂丸 4-313
41635 赤石脂丸 4-313
41636 赤石脂丸 4-313
41637 赤石脂丸 4-313
41638 赤石脂汤 4-313
41639 赤石脂汤 4-313
41640 赤石脂汤 4-313
41641 赤石脂汤 4-313
41642 赤石脂汤 4-313
41643 赤石脂汤 4-313
41644 赤石脂汤 4-313
41645 赤石脂汤 4-313
41646 赤石脂汤 4-313
41647 赤石脂面 4-313
41648 赤石脂散 4-314
41649 赤石脂散 4-314
41650 赤石脂散 4-314
41651 赤石脂散 4-314
41652 赤石脂散 4-314
41653 赤石脂散 4-314
41654 赤石脂散 4-314
41655 赤石脂散 4-314
41656 赤石脂散 4-314
41657 赤石脂散 4-314
41658 赤石脂散 4-314
41659 赤石脂散 4-314
41660 赤石脂散 4-314
41661 赤石脂散 4-314
41662 赤石脂散 4-314
41663 赤石脂散 4-314
41664 赤石脂散 4-315
41665 赤石脂散 4-315
41666 赤石脂散 4-315
41667 赤石脂散 4-315
41668 赤石馎饦 4-315
41669 赤龙皮汤 4-315
41670 赤龙皮散 4-315
41671 赤龙皮散 4-315
41672 赤龙鳞散 4-315
41673 赤龙鳞散 4-315
41674 赤龙鳞散 4-315
41675 赤龙鳞散 4-315
41676 赤龙鳞散 4-315
41677 赤地利丸 4-315
41678 赤地利汤 4-315
41679 赤地利散 4-315
41680 赤芍药丸 4-315
41681 赤芍药丸 4-315
41682 赤芍药丸 4-316
41683 赤芍药丸 4-316
41684 赤芍药丸 4-316
41685 赤芍药丸 4-316
41686 赤芍药丸 4-316
41687 赤芍药丸 4-316
41688 赤芍药丸 4-316
41689 赤芍药丸 4-316
41690 赤芍药丸 4-316
41691 赤芍药丸 4-316
41692 赤芍药丸 4-316
41693 赤芍药方 4-316
41694 赤芍药汤 4-316
41695 赤芍药汤 4-317
41696 赤芍药汤 4-317
41697 赤芍药汤 4-317
41698 赤芍药汤 4-317
41699 赤芍药汤 4-317
41700 赤芍药汤 4-317
41701 赤芍药散 4-317
41702 赤芍药散 4-317
41703 赤芍药散 4-317
41704 赤芍药散 4-317
41705 赤芍药散 4-317
41706 赤芍药散 4-317
41707 赤芍药散 4-317
41708 赤芍药散 4-317
41709 赤芍药散 4-317
41710 赤芍药散 4-318
41711 赤芍药散 4-318
41712 赤芍药散 4-318
41713 赤芍药散 4-318
41714 赤芍药散 4-318
41715 赤芍药散 4-318
41716 赤芍药散 4-318
41717 赤芍药散 4-318
41718 赤芍药散 4-318
41719 赤芍药散 4-318
41720 赤芍药散 4-318
41721 赤芍药散 4-318
41722 赤芍药散 4-318
41723 赤芍药散 4-318
41724 赤芍药散 4-319
41725 赤芍药散 4-319
41726 赤芍药散 4-319
41727 赤芍药散 4-319
41728 赤芍药散 4-319
41729 赤芍药散 4-319
41730 赤芍药散 4-319
41731 赤芍药散 4-319
41732 赤芍药散 4-319
41733 赤芍药散 4-319
41734 赤芍药散 4-319
41735 赤芍药膏 4-319
41736 赤虎子丹 4-319
41737 赤茯苓丸 4-319
41738 赤茯苓丸 4-319
41739 赤茯苓丸 4-320
41740 赤茯苓丸 4-320
41741 赤茯苓丸 4-320
41742 赤茯苓丸 4-320
41743 赤茯苓丸 4-320
41744 赤茯苓丸 4-320
41745 赤茯苓丸 4-320
41746 赤茯苓丸 4-320
41747 赤茯苓丸 4-320
41748 赤茯苓丸 4-320
41749 赤茯苓丸 4-320
41750 赤茯苓丸 4-320
41751 赤茯苓丸 4-320
41752 赤茯苓汤 4-321
41753 赤茯苓汤 4-321
41754 赤茯苓汤 4-321
41755 赤茯苓汤 4-321
41756 赤茯苓汤 4-321
41757 赤茯苓汤 4-321
41758 赤茯苓汤 4-321
41759 赤茯苓汤 4-321
41760 赤茯苓汤 4-321
41761 赤茯苓汤 4-321
41762 赤茯苓汤 4-321
41763 赤茯苓汤 4-321
41764 赤茯苓汤 4-321
41765 赤茯苓汤 4-321
41766 赤茯苓汤 4-321
41767 赤茯苓汤 4-322
41768 赤茯苓汤 4-322
41769 赤茯苓汤 4-322
41770 赤茯苓汤 4-322
41771 赤茯苓汤 4-322
41772 赤茯苓汤 4-322
41773 赤茯苓汤 4-322
41774 赤茯苓汤 4-322
41775 赤茯苓汤 4-322
41776 赤茯苓汤 4-322
41777 赤茯苓汤 4-322
41778 赤茯苓汤 4-322
41779 赤茯苓汤 4-322
41780 赤茯苓汤 4-322
41781 赤茯苓汤 4-322
41782 赤茯苓饮 4-322
41783 赤茯苓散 4-322
41784 赤茯苓散 4-323
41785 赤茯苓散 4-323
41786 赤茯苓散 4-323
41787 赤茯苓散 4-323
41788 赤茯苓散 4-323
41789 赤茯苓散 4-323
41790 赤茯苓散 4-323
41791 赤茯苓散 4-323
41792 赤茯苓散 4-323
41793 赤茯苓散 4-323
41794 赤茯苓散 4-323
41795 赤茯苓散 4-323
41796 赤茯苓散 4-323
41797 赤茯苓散 4-324
41798 赤茯苓散 4-324
41799 赤茯苓散 4-324
41800 赤茯苓散 4-324
41801 赤茯苓散 4-324
41802 赤茯苓散 4-324
41803 赤茯苓散 4-324
41804 赤茯苓散 4-324
41805 赤茯苓散 4-324
41806 赤茯苓散 4-324
41807 赤茯苓散 4-324
41808 赤茯苓散 4-324
41809 赤茯苓散 4-324
41810 赤茯苓散 4-324
41811 赤茯苓散 4-325
41812 赤茯苓散 4-325
41813 赤茯苓散 4-325
41814 赤茯苓散 4-325
41815 赤茯苓散 4-325
41816 赤茯苓散 4-325
41817 赤茯苓散 4-325
41818 赤茯苓散 4-325
41819 赤茯苓散 4-325
41820 赤茯苓散 4-325
41821 赤茯苓散 4-325
41822 赤茯苓散 4-325
41823 赤茯苓散 4-326
41824 赤茯苓散 4-326
41825 赤茯苓散 4-326
41826 赤茯苓散 4-326
41827 赤茯苓散 4-326
41828 赤茯苓散 4-326
41829 赤茯苓散 4-326
41830 赤茯苓散 4-326
41831 赤茯苓散 4-326
41832 赤茯苓散 4-326
41833 赤茯苓散 4-326
41834 赤茯苓散 4-326
41835 赤茯苓散 4-326
41836 赤茯苓散 4-327
41837 赤茯苓散 4-327
41838 赤茯苓散 4-327
41839 赤茯苓散 4-327
41840 赤茯苓散 4-327
41841 赤茯苓散 4-327
41842 赤茯苓散 4-327
41843 赤茯苓散 4-327
41844 赤茯苓散 4-327
41845 赤茯苓散 4-327
41846 赤茯苓散 4-327
41847 赤茯苓散 4-327
41848 赤茯苓散 4-328
41849 赤茯苓散 4-328

41850 赤茯苓散 4-328
41851 赤茯苓散 4-328
41852 赤茯苓散 4-328
41853 赤茯苓散 4-328
41854 赤茯苓散 4-328
41855 赤茯苓散 4-328
41856 赤茯苓散 4-328
41857 赤茯苓散 4-328
41858 赤茯苓散 4-328
41859 赤茯苓散 4-328
41860 赤茯苓散 4-328
41861 赤茯苓散 4-328
41862 赤茯苓散 4-328
41863 赤茯苓散 4-329
41864 赤茯苓散 4-329
41865 赤茯苓散 4-329
41866 赤茯苓散 4-329
41867 赤茯苓散 4-329
41868 赤茯苓散 4-329
41869 赤茯苓煎 4-329
41870 赤茯神散 4-329
41871 赤蜈蚣散 4-329
41872 赤小豆贴方 4-329
41873 赤马通饮子 4-329
41874 赤马通饮子 4-329
41875 赤井龙王汤 4-329
41876 赤车使者酒 4-329
41877 赤石脂馎饦 4-329
41878 赤白二疹丸 4-330
41879 赤芍地黄丸 4-330
41880 赤芍连翘散 4-330
41881 赤豆当归汤 4-330
41882 赤豆当归散 4-330
41883 赤豆苡仁汤 4-330
41884 赤豆薏苡汤 4-330
41885 赤小豆当归散 4-330
41886 赤小豆茯苓汤 4-330
41887 赤小豆涂敷方 4-330
41888 赤豆薏苡仁汤 4-330
41889 赤石脂禹余粮汤 4-330
41890 赤石脂禹余粮汤 4-331
41891 赤眼神效八宝丹 4-331
41892 赤脚大仙种子丸 4-331
41893 赤脚道人龙骨丸 4-331
41894 赤霆救疫夺命丹 4-331

孝

41895 孝感丸 4-331

杏

41896 杏丹 4-331
41897 杏子丹 4-331
41898 杏子汤 4-331
41899 杏子汤 4-331
41900 杏子汤 4-331
41901 杏子汤 4-331
41902 杏子汤 4-332
41903 杏子汤 4-332
41904 杏子散 4-332
41905 杏子膏 4-332
41906 杏仁丸 4-332
41907 杏仁丸 4-332
41908 杏仁丸 4-332
41909 杏仁丸 4-332
41910 杏仁丸 4-332
41911 杏仁丸 4-332
41912 杏仁丸 4-332
41913 杏仁丸 4-332
41914 杏仁丸 4-332
41915 杏仁丸 4-333
41916 杏仁丸 4-333
41917 杏仁丸 4-333
41918 杏仁丸 4-333
41919 杏仁丸 4-333
41920 杏仁丸 4-333
41921 杏仁丸 4-333
41922 杏仁丸 4-333
41923 杏仁丸 4-333
41924 杏仁丸 4-333
41925 杏仁丸 4-333
41926 杏仁丸 4-333
41927 杏仁丸 4-333
41928 杏仁丸 4-333
41929 杏仁丸 4-333
41930 杏仁丸 4-333
41931 杏仁丸 4-333
41932 杏仁丸 4-334
41933 杏仁丸 4-334
41934 杏仁丸 4-334
41935 杏仁丸 4-334
41936 杏仁丸 4-334
41937 杏仁丸 4-334
41938 杏仁丸 4-334
41939 杏仁丸 4-334
41940 杏仁汤 4-334
41941 杏仁汤 4-334
41942 杏仁汤 4-334
41943 杏仁汤 4-334
41944 杏仁汤 4-334
41945 杏仁汤 4-334
41946 杏仁汤 4-334
41947 杏仁汤 4-335
41948 杏仁汤 4-335
41949 杏仁汤 4-335
41950 杏仁汤 4-335
41951 杏仁汤 4-335
41952 杏仁汤 4-335
41953 杏仁汤 4-335
41954 杏仁汤 4-335
41955 杏仁汤 4-335
41956 杏仁汤 4-335
41957 杏仁汤 4-335
41958 杏仁汤 4-335
41959 杏仁汤 4-335
41960 杏仁汤 4-335
41961 杏仁汤 4-335
41962 杏仁汤 4-335
41963 杏仁汤 4-336
41964 杏仁饮 4-336
41965 杏仁饮 4-336
41966 杏仁饮 4-336
41967 杏仁饮 4-336
41968 杏仁饮 4-336
41969 杏仁铺 4-336
41970 杏仁酒 4-336
41971 杏仁粉 4-336
41972 杏仁酥 4-336
41973 杏仁散 4-336
41974 杏仁散 4-336
41975 杏仁散 4-336
41976 杏仁散 4-336
41977 杏仁散 4-336
41978 杏仁散 4-336
41979 杏仁散 4-337
41980 杏仁散 4-337
41981 杏仁散 4-337
41982 杏仁散 4-337
41983 杏仁散 4-337
41984 杏仁散 4-337
41985 杏仁散 4-337
41986 杏仁散 4-337
41987 杏仁散 4-337
41988 杏仁散 4-337
41989 杏仁散 4-337
41990 杏仁散 4-337
41991 杏仁散 4-337
41992 杏仁散 4-338
41993 杏仁散 4-338
41994 杏仁散 4-338
41995 杏仁散 4-338
41996 杏仁散 4-338
41997 杏仁散 4-338
41998 杏仁散 4-338
41999 杏仁散 4-338
42000 杏仁散 4-338
42001 杏仁散 4-338
42002 杏仁散 4-338
42003 杏仁粥 4-338
42004 杏仁粥 4-338
42005 杏仁粥 4-338
42006 杏仁粥 4-338
42007 杏仁粥 4-338
42008 杏仁煎 4-338
42009 杏仁煎 4-338
42010 杏仁煎 4-339
42011 杏仁煎 4-339
42012 杏仁煎 4-339
42013 杏仁煎 4-339
42014 杏仁煎 4-339
42015 杏仁煎 4-339
42016 杏仁煎 4-339
42017 杏仁煎 4-339
42018 杏仁煎 4-339
42019 杏仁煎 4-339
42020 杏仁煎 4-339
42021 杏仁煎 4-340
42022 杏仁煎 4-340
42023 杏仁煎 4-340
42024 杏仁煎 4-340
42025 杏仁煎 4-340
42026 杏仁煎 4-340
42027 杏仁煎 4-340
42028 杏仁煎 4-340
42029 杏仁煎 4-340
42030 杏仁煎 4-340
42031 杏仁煎 4-340
42032 杏仁膏 4-340
42033 杏仁膏 4-340
42034 杏仁膏 4-340
42035 杏仁膏 4-341
42036 杏仁膏 4-341
42037 杏仁膏 4-341
42038 杏仁膏 4-341
42039 杏仁膏 4-341
42040 杏仁膏 4-341
42041 杏仁膏 4-341
42042 杏仁膏 4-341
42043 杏仁膏 4-341
42044 杏仁膏 4-341
42045 杏仁膏 4-341
42046 杏仁膏 4-341
42047 杏仁膏 4-341
42048 杏仁膏 4-341
42049 杏仁膏 4-341
42050 杏仁膏 4-341
42051 杏仁膏 4-342
42052 杏仁膏 4-342
42053 杏仁膏 4-342
42054 杏仁膏 4-342
42055 杏仁膏 4-342

42056 杏仁膏 4-342
42057 杏仁膏 4-342
42058 杏仁膏 4-342
42059 杏仁膏 4-342
42060 杏仁膏 4-342
42061 杏仁膏 4-342
42062 杏仁膏 4-342
42063 杏仁膏 4-342
42064 杏仁膏 4-342
42065 杏仁膏 4-342
42066 杏仁膏 4-342
42067 杏仁膏 4-342
42068 杏仁膏 4-342
42069 杏仁膏 4-342
42070 杏仁膏 4-342
42071 杏仁霜 4-342
42072 杏仁霜 4-342
42073 杏仁露 4-342
42074 杏甘汤 4-343
42075 杏叶煎 4-343
42076 杏灰散 4-343
42077 杏豆散 4-343
42078 杏苏汤 4-343
42079 杏苏饮 4-343
42080 杏苏饮 4-343
42081 杏苏饮 4-343
42082 杏苏饮 4-343
42083 杏苏散 4-343
42084 杏苏散 4-343
42085 杏苏散 4-343
42086 杏苏煎 4-343
42087 杏连汤 4-343
42088 杏连散 4-343
42089 杏医丸 4-344
42090 杏辛散 4-344
42091 杏灵丸 4-344
42092 杏枝酒 4-344
42093 杏矾汤 4-344
42094 杏金丹 4-344
42095 杏参汤 4-344
42096 杏参饮 4-344
42097 杏参饮 4-344
42098 杏参散 4-344
42099 杏参散 4-344
42100 杏参散 4-344
42101 杏参膏 4-344
42102 杏骨膏 4-344
42103 杏姜酒 4-344
42104 杏桃散 4-344
42105 杏桃粥 4-344
42106 杏胶饮 4-344
42107 杏粉膏 4-345
42108 杏黄散 4-345
42109 杏黄膏 4-345
42110 杏酥散 4-345
42111 杏酥膏 4-345
42112 杏酥膏 4-345
42113 杏酪汤 4-345
42114 杏酪粥 4-345
42115 杏蜜汤 4-345
42116 杏蜜煎 4-345
42117 杏蜜膏 4-345
42118 杏霜丸 4-345
42119 杏霜丸 4-345
42120 杏霜丹 4-345
42121 杏霜汤 4-346
42122 杏霜汤 4-346
42123 杏仁饧粥 4-346
42124 杏仁饮子 4-346
42125 杏仁饼子 4-346
42126 杏仁涂膏 4-346
42127 杏仁酝酒 4-346
42128 杏仁煮散 4-346
42129 杏仁煎丸 4-346
42130 杏仁煎丸 4-346
42131 杏仁煎丸 4-346
42132 杏仁煎丸 4-346
42133 杏苏合剂 4-346
42134 杏苏饮子 4-346
42135 杏核眼药 4-346
42136 杏仁石膏汤 4-346
42137 杏仁龙脑膏 4-347
42138 杏仁半夏丸 4-347
42139 杏仁半夏汤 4-347
42140 杏仁细辛膏 4-347
42141 杏仁茯苓丸 4-347
42142 杏仁顺气丸 4-347
42143 杏仁桑皮汤 4-347
42144 杏仁麻黄汤 4-347
42145 杏仁清肺汤 4-347
42146 杏仁紫菀丸 4-347
42147 杏仁紫菀丸 4-347
42148 杏仁滑石汤 4-347
42149 杏仁雌鸡汤 4-347
42150 杏仁薏苡汤 4-347
42151 杏仁薏苡汤 4-347
42152 杏术续命汤 4-348
42153 杏朴芩连汤 4-348
42154 杏朴芩连汤 4-348
42155 杏苏二陈丸 4-348
42156 杏苏二陈丸 4-348
42157 杏仁五味子汤 4-348
42158 杏仁止咳糖浆 4-348
42159 杏仁萝卜子丸 4-348
42160 杏苏止咳糖浆 4-348
42161 杏仁石膏防己汤 4-348
42162 杏仁龙胆草泡散 4-348
42163 杏苏止咳口服液 4-348

李

42164 李仁丸 4-348
42165 李叶汤 4-348
42166 李根汤 4-348
42167 李根汤 4-348
42168 李根汤 4-348
42169 李根散 4-349
42170 李梅汤 4-349
42171 李叶浴汤 4-349
42172 李根皮汤 4-349
42173 李根皮散 4-349
42174 李子豫赤丸 4-349
42175 李氏败毒散 4-349
42176 李冢宰药酒 4-349
42177 李八伯杏金丹 4-349
42178 李氏天仙藤散 4-349
42179 李卿换白发方 4-349
42180 李氏五香连翘散 4-349
42181 李氏家传快气汤 4-349

严

42182 严蜜汤 4-349
42183 严氏赤麟散 4-350

巫

42184 巫云散 4-350

两

42185 两元散 4-350
42186 两天丸 4-350
42187 两止汤 4-350
42188 两归汤 4-350
42189 两仪汤 4-350
42190 两仪膏 4-350
42191 两生汤 4-350
42192 两宁汤 4-350
42193 两地丹 4-350
42194 两地汤 4-350
42195 两地汤 4-350
42196 两收丹 4-350
42197 两收汤 4-351
42198 两利汤 4-351
42199 两间汤 4-351
42200 两炒丸 4-351
42201 两泻汤 4-351
42202 两治汤 4-351
42203 两治汤 4-351
42204 两治汤 4-351
42205 两治散 4-351
42206 两宜汤 4-351
42207 两宜汤 4-351
42208 两宜散 4-351
42209 两祛丹 4-352
42210 两消丹 4-352
42211 两援汤 4-352
42212 两舒散 4-352
42213 两富汤 4-352
42214 两解汤 4-352
42215 两静汤 4-352
42216 两面龟散 4-352
42217 两顺煮散 4-352
42218 两石两子汤 4-352
42219 两枳二陈汤 4-352
42220 两益止遗汤 4-352
42221 两感夺命汤 4-353
42222 两感羌活汤 4-353

束

42223 束气汤 4-353
42224 束毒丹 4-353
42225 束毒围 4-353
42226 束带汤 4-353
42227 束带汤 4-353
42228 束带饮 4-353
42229 束胎丸 4-353
42230 束胎丸 4-353
42231 束胎丸 4-353
42232 束胎丸 4-353
42233 束胎丸 4-353
42234 束胎饮 4-354
42235 束胎饮 4-354
42236 束胎饮 4-354
42237 束胎饮 4-354
42238 束胎散 4-354
42239 束胎散 4-354
42240 束胎散 4-354
42241 束胎散 4-354
42242 束睛丹 4-354
42243 束毒金箍散 4-354
42244 束胎和气饮 4-354
42245 束胎调气饮子 4-354

更

42246 更生丸 4-354
42247 更生散 4-354
42248 更生散 4-355
42249 更生散 4-355
42250 更生散 4-355
42251 更年宁 4-355
42252 更衣丸 4-355
42253 更衣丸 4-355

42254 更衣片 4-355
42255 更苏膏 4-355
42256 更年乐片 4-355
42257 更年安片 4-355
42258 更年康汤 4-355
42259 更衣胶囊 4-356
42260 更年安胶囊 4-356
42261 更衣大黄丸 4-356
42262 更生十七物紫参丸 4-356

还

42263 还元丸 4-356
42264 还元丹 4-356
42265 还元丹 4-356
42266 还元丹 4-356
42267 还元丹 4-356
42268 还元丹 4-356
42269 还元丹 4-356
42270 还元丹 4-357
42271 还元丹 4-357
42272 还元丹 4-357
42273 还元丹 4-357
42274 还元水 4-357
42275 还元酒 4-357
42276 还元煎 4-357
42277 还少丸 4-357
42278 还少丹 4-357
42279 还少丹 4-357
42280 还少丹 4-357
42281 还少丹 4-357
42282 还少丹 4-357
42283 还少丹 4-358
42284 还少丹 4-358
42285 还少丹 4-358
42286 还少丹 4-358
42287 还少丹 4-358
42288 还光丸 4-358
42289 还光饮 4-358
42290 还光散 4-358
42291 还肌散 4-358
42292 还肌散 4-358
42293 还肌煎 4-358
42294 还阳丹 4-358
42295 还阳汤 4-358
42296 还阳汤 4-359
42297 还阳散 4-359
42298 还肾汤 4-359
42299 还明丸 4-359
42300 还明丸 4-359
42301 还明散 4-359
42302 还明散 4-359
42303 还明散 4-359
42304 还明散 4-359
42305 还春膏 4-359
42306 还春膏 4-359
42307 还津丸 4-359
42308 还神汤 4-359
42309 还神散 4-359
42310 还素汤 4-359
42311 还真散 4-359
42312 还原蛋 4-359
42313 还童丹 4-359
42314 还童丹 4-360
42315 还童汤 4-360
42316 还童酒 4-360
42317 还童散 4-360
42318 还童散 4-360
42319 还魂丸 4-360
42320 还魂丸 4-360
42321 还魂丹 4-360
42322 还魂丹 4-360
42323 还魂丹 4-360
42324 还魂丹 4-360
42325 还魂汤 4-360
42326 还魂汤 4-360
42327 还魂汤 4-361
42328 还魂汤 4-361
42329 还魂汤 4-361
42330 还魂汤 4-361
42331 还魂散 4-361
42332 还魂散 4-361
42333 还睛丸 4-361
42334 还睛丸 4-361
42335 还睛丸 4-361
42336 还睛丸 4-361
42337 还睛丸 4-361
42338 还睛丸 4-361
42339 还睛丸 4-361
42340 还睛丸 4-361
42341 还睛丸 4-362
42342 还睛丸 4-362
42343 还睛丸 4-362
42344 还睛丸 4-362
42345 还睛丸 4-362
42346 还睛丸 4-362
42347 还睛丸 4-362
42348 还睛丸 4-362
42349 还睛丸 4-362
42350 还睛丸 4-362
42351 还睛丸 4-362
42352 还睛丸 4-362
42353 还睛丸 4-363
42354 还睛丸 4-363
42355 还睛丸 4-363
42356 还睛丸 4-363
42357 还睛丹 4-363
42358 还睛丹 4-363
42359 还睛丹 4-363
42360 还睛汤 4-363
42361 还睛汤 4-363
42362 还睛汤 4-363
42363 还睛汤 4-363
42364 还睛散 4-363
42365 还睛散 4-363
42366 还睛散 4-364
42367 还睛散 4-364
42368 还睛散 4-364
42369 还睛散 4-364
42370 还睛散 4-364
42371 还睛散 4-364
42372 还睛散 4-364
42373 还睛散 4-364
42374 还睛散 4-364
42375 还睛散 4-364
42376 还睛散 4-364
42377 还睛散 4-364
42378 还睛散 4-364
42379 还睛散 4-365
42380 还睛散 4-365
42381 还睛膏 4-365
42382 还睛膏 4-365
42383 还睛膏 4-365
42384 还睛膏 4-365
42385 还源汤 4-365
42386 还精丹 4-365
42387 还精散 4-365
42388 还少胶囊 4-365
42389 还元明目汤 4-365
42390 还元秋石丸 4-365
42391 还元复气丹 4-365
42392 还元保真汤 4-365
42393 还少乳乌丸 4-365
42394 还阴救苦汤 4-366
42395 还阴解毒汤 4-366
42396 还命千金丸 4-366
42397 还命保生丹 4-366
42398 还神至圣汤 4-366
42399 还真二七丹 4-366
42400 还原再造丹 4-366
42401 还原固精丸 4-366
42402 还睛补肝丸 4-366
42403 还睛补肝丸 4-366
42404 还睛补肾丸 4-366
42405 还睛神明酒 4-366
42406 还睛退云散 4-367
42407 还睛菩萨水 4-367
42408 还睛紫金丹 4-367
42409 还精地黄丸 4-367
42410 还精煎口服液 4-367
42411 还元秋石乳酥丸 4-367
42412 还睛明目芦荟丸 4-367

辰

42413 辰半丸 4-367
42414 辰砂丸 4-367
42415 辰砂丸 4-367
42416 辰砂丸 4-367
42417 辰砂丸 4-367
42418 辰砂丸 4-368
42419 辰砂丸 4-368
42420 辰砂丸 4-368
42421 辰砂丸 4-368
42422 辰砂丸 4-368
42423 辰砂丸 4-368
42424 辰砂丸 4-368
42425 辰砂丸 4-368
42426 辰砂丸 4-368
42427 辰砂丸 4-368
42428 辰砂丸 4-368
42429 辰砂丸 4-368
42430 辰砂丸 4-368
42431 辰砂丹 4-368
42432 辰砂丹 4-369
42433 辰砂丹 4-369
42434 辰砂丹 4-369
42435 辰砂丹 4-369
42436 辰砂丹 4-369
42437 辰砂丹 4-369
42438 辰砂丹 4-369
42439 辰砂丹 4-369
42440 辰砂汤 4-369
42441 辰砂饼 4-369
42442 辰砂散 4-369
42443 辰砂散 4-369
42444 辰砂散 4-369
42445 辰砂散 4-369
42446 辰砂散 4-370
42447 辰砂散 4-370
42448 辰砂散 4-370
42449 辰砂膏 4-370
42450 辰砂膏 4-370
42451 辰砂膏 4-370
42452 辰砂膏 4-370
42453 辰砂膏 4-370
42454 辰砂膏 4-370
42455 辰砂膏 4-370
42456 辰砂膏 4-370
42457 辰砂膏 4-370
42458 辰砂膏 4-370
42459 辰香散 4-370
42460 辰胶散 4-370
42461 辰砂饼子 4-370
42462 辰砂锭子 4-371

42463 辰朱虎睛丸 4-371
42464 辰砂一粒丹 4-371
42465 辰砂二宝丹 4-371
42466 辰砂七宝散 4-371
42467 辰砂七珍散 4-371
42468 辰砂大红丸 4-371
42469 辰砂天麻丸 4-371
42470 辰砂天麻丸 4-371
42471 辰砂五苓散 4-371
42472 辰砂五苓散 4-371
42473 辰砂五苓散 4-371
42474 辰砂五香丸 4-371
42475 辰砂化痰丸 4-372
42476 辰砂化痰丸 4-372
42477 辰砂六一散 4-372
42478 辰砂六一散 4-372
42479 辰砂六一散 4-372
42480 辰砂白芷散 4-372
42481 辰砂宁心散 4-372
42482 辰砂宁志丸 4-372
42483 辰砂半夏丸 4-372
42484 辰砂半夏丸 4-372
42485 辰砂半夏丸 4-372
42486 辰砂半夏丸 4-372
42487 辰砂夺命丹 4-372
42488 辰砂夺命丹 4-372
42489 辰砂全蝎散 4-373
42490 辰砂安神丸 4-373
42491 辰砂安惊丸 4-373
42492 辰砂导赤汤 4-373
42493 辰砂导赤散 4-373
42494 辰砂导赤散 4-373
42495 辰砂远志丸 4-373
42496 辰砂利痰丸 4-373
42497 辰砂利膈丸 4-373
42498 辰砂羌活丸 4-373
42499 辰砂妙圣丸 4-373
42500 辰砂妙香散 4-373
42501 辰砂抱龙丸 4-373
42502 辰砂抱龙丸 4-373
42503 辰砂抱龙丸 4-374
42504 辰砂乳香丸 4-374
42505 辰砂金箔散 4-374
42506 辰砂定痛散 4-374
42507 辰砂茯苓丸 4-374
42508 辰砂茯神膏 4-374
42509 辰砂保命丹 4-374
42510 辰砂胆星膏 4-374
42511 辰砂祛痰丸 4-374
42512 辰砂既济丸 4-374
42513 辰砂破涎丸 4-374
42514 辰砂秘真丹 4-374
42515 辰砂益元散 4-375
42516 辰砂益元散 4-375
42517 辰砂益原散 4-375
42518 辰砂滑石丸 4-375
42519 辰砂聚宝丹 4-375
42520 辰砂蝎梢膏 4-375
42521 辰砂僵蚕散 4-375
42522 辰砂僵蚕散 4-375
42523 辰砂一粒金丹 4-375
42524 辰砂石菖蒲散 4-375

尪

42525 尪痹片 4-375
42526 尪痹颗粒 4-375

豕

42527 豕膏丸 4-375

来

42528 来苏丸 4-376
42529 来苏丸 4-376
42530 来苏丹 4-376
42531 来苏丹 4-376
42532 来苏丹 4-376
42533 来苏丹 4-376
42534 来苏丹 4-376
42535 来苏汤 4-376
42536 来苏饮 4-376
42537 来苏散 4-376
42538 来苏散 4-376
42539 来苏散 4-376
42540 来苏散 4-376
42541 来苏散 4-376
42542 来苏散 4-376
42543 来苏散 4-377
42544 来苏膏 4-377
42545 来复丸 4-377
42546 来复丹 4-377
42547 来复丹 4-377
42548 来复丹 4-377
42549 来复丹 4-377
42550 来复汤 4-377
42551 来复汤 4-377
42552 来泉散 4-377
42553 来痛饮 4-377

扶

42554 扶元汤 4-377
42555 扶元散 4-377
42556 扶中丸 4-378
42557 扶中汤 4-378
42558 扶老丸 4-378
42559 扶老丸 4-378
42560 扶血丸 4-378
42561 扶危散 4-378
42562 扶危散 4-378
42563 扶危散 4-378
42564 扶阳汤 4-378
42565 扶阳饮 4-378
42566 扶金汤 4-379
42567 扶经汤 4-379
42568 扶倾汤 4-379
42569 扶弱汤 4-379
42570 扶桑丸 4-379
42571 扶桑煎 4-379
42572 扶脾丸 4-379
42573 扶脾饮 4-379
42574 扶脾散 4-379
42575 扶羸方 4-379
42576 扶土抑木煎 4-379
42577 扶元和中膏 4-379
42578 扶元活血汤 4-379
42579 扶元宣解汤 4-379
42580 扶元祛风汤 4-379
42581 扶元逐疫汤 4-380
42582 扶元益阴膏 4-380
42583 扶气止血汤 4-380
42584 扶气止啼汤 4-380
42585 扶正托毒汤 4-380
42586 扶正驱邪散 4-380
42587 扶正养阴丸 4-380
42588 扶正养阴片 4-380
42589 扶正祛邪汤 4-380
42590 扶正消毒饮 4-380
42591 扶正理湿汤 4-381
42592 扶正散邪汤 4-381
42593 扶正辟邪丹 4-381
42594 扶老理中汤 4-381
42595 扶老理中散 4-381
42596 扶老强中丸 4-381
42597 扶阳反本汤 4-381
42598 扶阳归化汤 4-381
42599 扶阳助胃汤 4-381
42600 扶阳济阴汤 4-381
42601 扶阳益火膏 4-382
42602 扶阳益胃汤 4-382
42603 扶劳四物汤 4-382
42604 扶抑归化汤 4-382
42605 扶命生火丹 4-382
42606 扶命培土汤 4-382
42607 扶衰仙凤酒 4-382
42608 扶桑至宝丹 4-382
42609 扶桑浴目方 4-382
42610 扶桑清肺丹 4-382
42611 扶桑清肺散 4-383
42612 扶脾生脉散 4-383
42613 扶脾逐水丸 4-383
42614 扶脾消肿汤 4-383
42615 扶脾调肝汤 4-383
42616 扶脾舒肝汤 4-383
42617 扶羸黑白丹 4-383
42618 扶桑延年至宝丹 4-383

抚

42619 抚芎汤 4-383
42620 抚惊丸 4-383

扼

42621 扼虎膏 4-383

拒

42622 拒风丸 4-383
42623 拒风丹 4-383
42624 拒风丹 4-384
42625 拒胜汤 4-384

折

42626 折冲饮 4-384
42627 折冲饮 4-384
42628 折郁汤 4-384
42629 折桂散 4-384
42630 折锐汤 4-384

抓

42631 抓癣膏 4-384

抑

42632 抑上丸 4-384
42633 抑气丸 4-384
42634 抑气汤 4-384
42635 抑气散 4-384
42636 抑气散 4-384
42637 抑气散 4-384
42638 抑气散 4-385
42639 抑气散 4-385
42640 抑气散 4-385
42641 抑亢丸 4-385
42642 抑亢丸 4-385
42643 抑火丹 4-385
42644 抑火汤 4-385
42645 抑火汤 4-385
42646 抑火汤 4-385
42647 抑火汤 4-385
42648 抑火汤 4-385
42649 抑火散 4-385
42650 抑扬散 4-385
42651 抑阳丸 4-385
42652 抑阳散 4-385
42653 抑阴丸 4-385
42654 抑阴散 4-385
42655 抑阴散 4-385
42656 抑阴散 4-386
42657 抑红煎 4-386

42658 抑扶煎 4-386
42659 抑肝散 4-386
42660 抑肝散 4-386
42661 抑肝散 4-386
42662 抑青丸 4-386
42663 抑青丸 4-386
42664 抑青丸 4-386
42665 抑青丸 4-386
42666 抑青丸 4-386
42667 抑青饼 4-386
42668 抑郁丸 4-386
42669 抑金散 4-386
42670 抑痰丸 4-386
42671 抑心气汤 4-387
42672 抑上补下方 4-387
42673 抑木和中汤 4-387
42674 抑气内消散 4-387
42675 抑气养荣汤 4-387
42676 抑火化痰汤 4-387
42677 抑火安心丹 4-387
42678 抑火制阳丹 4-387
42679 抑火理脾汤 4-387
42680 抑心清肺丸 4-387
42681 抑阳乌龙膏 4-387
42682 抑阳酒连散 4-387
42683 抑阳清暑汤 4-387
42684 抑阴地黄丸 4-387
42685 抑阴地黄丸 4-387
42686 抑阴肾气丸 4-387
42687 抑肝开郁汤 4-387
42688 抑肝化积汤 4-388
42689 抑肝化痰汤 4-388
42690 抑肝导赤汤 4-388
42691 抑肝导赤散 4-388
42692 抑肝扶脾汤 4-388
42693 抑肝扶脾汤 4-388
42694 抑肝扶脾散 4-388
42695 抑肝定痛饮 4-388
42696 抑肝顺气汤 4-388
42697 抑肝消毒散 4-388
42698 抑肝清气饮 4-388
42699 抑青明目汤 4-388
42700 抑眩宁胶囊 4-388
42701 抑清明目汤 4-388
42702 抑火清肝退翳汤 4-388

投

42703 投杯汤 4-388
42704 投杯汤 4-389
42705 投杯汤 4-389
42706 投杯汤 4-389
42707 投杯汤 4-389
42708 投杯麻黄汤 4-389

抗

42709 抗佝方 4-389
42710 抗毒丸 4-389
42711 抗痨丸 4-389
42712 抗过敏膏 4-389
42713 抗栓胶囊 4-389
42714 抗衰灵膏 4-389
42715 抗病毒栓 4-389
42716 抗痨胶囊 4-390
42717 抗痨颗粒 4-390
42718 抗痫灵方 4-390
42719 抗感颗粒 4-390
42720 抗饥消渴片 4-390
42721 抗老延年丸 4-390
42722 抗变肾病方 4-390
42723 抗骨增生丸 4-390
42724 抗骨增生片 4-390
42725 抗骨髓炎片 4-390
42726 抗栓再造丸 4-390
42727 抗栓保心片 4-390
42728 抗病毒颗粒 4-390
42729 抗菌消炎片 4-390
42730 抗敏通窍方 4-390
42731 抗感冒颗粒 4-390
42732 抗感解毒片 4-391
42733 抗腮灵糖浆 4-391
42734 抗骨质增生丸 4-391
42735 抗病毒口服液 4-391
42736 抗骨增生胶囊 4-391
42737 抗感解毒胶囊 4-391
42738 抗感解毒颗粒 4-391
42739 抗扁桃腺炎合剂 4-391

护

42740 护子汤 4-391
42741 护元丹 4-391
42742 护内汤 4-391
42743 护从丸 4-391
42744 护心丸 4-391
42745 护心丸 4-391
42746 护心丸 4-392
42747 护心丸 4-392
42748 护心丹 4-392
42749 护心丹 4-392
42750 护心丹 4-392
42751 护心散 4-392
42752 护心散 4-392
42753 护心散 4-392
42754 护心散 4-392
42755 护心散 4-392
42756 护心散 4-392
42757 护心散 4-392
42758 护心散 4-392
42759 护心散 4-392
42760 护心散 4-392
42761 护心散 4-392
42762 护心散 4-392
42763 护心散 4-392
42764 护心散 4-393
42765 护心散 4-393
42766 护龙散 4-393
42767 护目膏 4-393
42768 护目膏 4-393
42769 护舌丹 4-393
42770 护肌膏 4-393
42771 护产汤 4-393
42772 护阴丹 4-393
42773 护吻散 4-393
42774 护身汤 4-393
42775 护肝片 4-393
42776 护肝汤 4-393
42777 护肛方 4-393
42778 护肛膏 4-393
42779 护齿膏 4-393
42780 护肾汤 4-394
42781 护岩膏 4-394
42782 护命丹 4-394
42783 护命丹 4-394
42784 护命丹 4-394
42785 护命丹 4-394
42786 护命散 4-394
42787 护命散 4-394
42788 护金汤 4-394
42789 护肺饮 4-394
42790 护面散 4-394
42791 护骨散 4-394
42792 护骨膏 4-394
42793 护胎方 4-394
42794 护胎饮 4-394
42795 护胎散 4-395
42796 护首汤 4-395
42797 护唇汤 4-395
42798 护脐丸 4-395
42799 护眼膏 4-395
42800 护眼膏 4-395
42801 护痔药 4-395
42802 护痔散 4-395
42803 护痔膏 4-395
42804 护脾饮 4-395
42805 护睛丸 4-395
42806 护鼻散 4-395
42807 护膜丸 4-395
42808 护膜散 4-395
42809 护漏汤 4-395
42810 护颜汤 4-395
42811 护心仙丹 4-395
42812 护心胶囊 4-395
42813 护肝宁片 4-396
42814 护肝胶囊 4-396
42815 护壁都尉 4-396
42816 护心七厘散 4-396
42817 护心夺命丹 4-396
42818 护心托里饮 4-396
42819 护心托里散 4-396
42820 护心托里散 4-396
42821 护心至宝丹 4-396
42822 护龙解痰散 4-396
42823 护耳解毒汤 4-396
42824 护阳和阴汤 4-396
42825 护胃承气汤 4-396
42826 护胎救生散 4-396
42827 护眉神应散 4-396
42828 护痘万全汤 4-397
42829 护膜矾蜡丸 4-397
42830 护胎白药子散 4-397

扶

42831 扶壅汤 4-397

把

42832 把搐膏 4-397

报

42833 报恩丸 4-397

拟

42834 拟金丸 4-397
42835 拟金丹 4-397

抒

42836 抒胀汤 4-397

连

42837 连贝丸 4-397
42838 连艾煎 4-397
42839 连艽散 4-397
42840 连归丸 4-398
42841 连归汤 4-398
42842 连朴丸 4-398
42843 连朴饮 4-398
42844 连壳丸 4-398
42845 连肚丸 4-398
42846 连肠丸 4-398
42847 连床散 4-398
42848 连环串 4-398
42849 连矾膏 4-398
42850 连柏丸 4-398
42851 连柏汤 4-398
42852 连柏散 4-398
42853 连胡丸 4-398

42854 连茱丸 4-398
42855 连茱散 4-399
42856 连砂散 4-399
42857 连香饮 4-399
42858 连胆丸 4-399
42859 连粉散 4-399
42860 连理丸 4-399
42861 连理丸 4-399
42862 连理汤 4-399
42863 连理汤 4-399
42864 连理汤 4-399
42865 连梅丸 4-399
42866 连梅汤 4-399
42867 连萝丸 4-399
42868 连萝丸 4-400
42869 连萝丸 4-400
42870 连翘丸 4-400
42871 连翘丸 4-400
42872 连翘丸 4-400
42873 连翘丸 4-400
42874 连翘丸 4-400
42875 连翘丸 4-400
42876 连翘丸 4-400
42877 连翘丸 4-400
42878 连翘丸 4-400
42879 连翘丸 4-400
42880 连翘丸 4-400
42881 连翘丸 4-401
42882 连翘汤 4-401
42883 连翘汤 4-401
42884 连翘汤 4-401
42885 连翘汤 4-401
42886 连翘汤 4-401
42887 连翘汤 4-401
42888 连翘汤 4-401
42889 连翘汤 4-401
42890 连翘汤 4-401
42891 连翘汤 4-401
42892 连翘汤 4-401
42893 连翘汤 4-401
42894 连翘汤 4-401
42895 连翘汤 4-402
42896 连翘汤 4-402
42897 连翘汤 4-402
42898 连翘汤 4-402
42899 连翘汤 4-402
42900 连翘汤 4-402
42901 连翘汤 4-402
42902 连翘汤 4-402
42903 连翘汤 4-402
42904 连翘汤 4-402
42905 连翘汤 4-402
42906 连翘汤 4-402
42907 连翘汤 4-402
42908 连翘汤 4-402
42909 连翘汤 4-402
42910 连翘汤 4-402
42911 连翘饮 4-402
42912 连翘饮 4-402
42913 连翘饮 4-402
42914 连翘饮 4-403
42915 连翘饮 4-403
42916 连翘饮 4-403
42917 连翘饮 4-403
42918 连翘饮 4-403
42919 连翘饮 4-403
42920 连翘饮 4-403
42921 连翘饮 4-403
42922 连翘饮 4-403
42923 连翘饮 4-403
42924 连翘饮 4-403
42925 连翘饮 4-403
42926 连翘饮 4-403
42927 连翘饮 4-403
42928 连翘饮 4-403
42929 连翘饮 4-403
42930 连翘饮 4-404
42931 连翘散 4-404
42932 连翘散 4-404
42933 连翘散 4-404
42934 连翘散 4-404
42935 连翘散 4-404
42936 连翘散 4-404
42937 连翘散 4-404
42938 连翘散 4-404
42939 连翘散 4-404
42940 连翘散 4-404
42941 连翘散 4-404
42942 连翘散 4-404
42943 连翘散 4-404
42944 连翘散 4-405
42945 连翘散 4-405
42946 连翘散 4-405
42947 连翘散 4-405
42948 连翘散 4-405
42949 连翘散 4-405
42950 连翘散 4-405
42951 连翘散 4-405
42952 连翘散 4-405
42953 连翘散 4-405
42954 连翘散 4-405
42955 连翘散 4-405
42956 连翘散 4-405
42957 连翘散 4-405
42958 连翘散 4-405
42959 连翘散 4-405
42960 连翘散 4-405
42961 连翘散 4-406
42962 连翘散 4-406
42963 连翘散 4-406
42964 连翘散 4-406
42965 连翘散 4-406
42966 连翘散 4-406
42967 连翘散 4-406
42968 连翘散 4-406
42969 连翘煎 4-406
42970 连翘膏 4-406
42971 连蛤散 4-406
42972 连蛤散 4-406
42973 连脾饮 4-406
42974 连槐散 4-406
42975 连蒜丸 4-406
42976 连蒲散 4-406
42977 连蒿汤 4-406
42978 连霜丸 4-406
42979 连魏散 4-407
42980 连花乳散 4-407
42981 连翘饮子 4-407
42982 连翘饮子 4-407
42983 连翘饮子 4-407
42984 连翘饮子 4-407
42985 连子胡同方 4-407
42986 连贝解毒汤 4-407
42987 连石茱萸丸 4-407
42988 连芍补中汤 4-407
42989 连芍调中汤 4-407
42990 连芩茱萸丸 4-407
42991 连附六一丸 4-407
42992 连附六一汤 4-407
42993 连附甘桔汤 4-407
42994 连附四物汤 4-407
42995 连实平胃散 4-407
42996 连柏益阴丸 4-407
42997 连柏湿疹膏 4-407
42998 连茹绛复汤 4-408
42999 连须葱白汤 4-408
43000 连梅安蛔汤 4-408
43001 连葛解醒汤 4-408
43002 连翘人参汤 4-408
43003 连翘五香汤 4-408
43004 连翘升麻汤 4-408
43005 连翘升麻汤 4-408
43006 连翘升麻汤 4-408
43007 连翘升麻汤 4-408
43008 连翘升麻散 4-408
43009 连翘归尾煎 4-408
43010 连翘托里散 4-408
43011 连翘当归散 4-408
43012 连翘防风汤 4-408
43013 连翘防风汤 4-408
43014 连翘防风汤 4-408
43015 连翘防风汤 4-409
43016 连翘防风汤 4-409
43017 连翘防风汤 4-409
43018 连翘赤豆饮 4-409
43019 连翘败毒丸 4-409
43020 连翘败毒丸 4-409
43021 连翘败毒片 4-409
43022 连翘败毒散 4-409
43023 连翘败毒散 4-409
43024 连翘败毒散 4-409
43025 连翘败毒散 4-409
43026 连翘败毒散 4-409
43027 连翘败毒散 4-409
43028 连翘败毒散 4-409
43029 连翘败毒散 4-409
43030 连翘败毒膏 4-410
43031 连翘败毒膏 4-410
43032 连翘金贝煎 4-410
43033 连翘栀豉汤 4-410
43034 连翘消肿汤 4-410
43035 连翘消毒饮 4-410
43036 连翘消毒饮 4-410
43037 连翘消毒饮 4-410
43038 连翘消毒散 4-410
43039 连翘黄耆汤 4-410
43040 连翘野菊散 4-410
43041 连翘清毒饮 4-410
43042 连翘散坚汤 4-410
43043 连翘散毒散 4-411
43044 连翘溃坚汤 4-411
43045 连翘解毒丸 4-411
43046 连翘解毒汤 4-411
43047 连翘解毒汤 4-411
43048 连翘解毒汤 4-411
43049 连翘解毒饮 4-411
43050 连翘解毒饮 4-411
43051 连翘漏芦汤 4-411
43052 连翘橘叶汤 4-411
43053 连翘橘叶汤 4-411
43054 连翘橘红汤 4-411
43055 连翘薄荷饮 4-411
43056 连翘生地黄汤 4-411
43057 连翘赤小豆汤 4-411
43058 连翘赤小豆汤 4-411
43059 连须葱白香豉汤 4-411
43060 连翘升麻葛根汤 4-411
43061 连翘防风甘草汤 4-412

医

43062 医王汤 4-412
43063 医痫丸 4-412
43064 医门黑锡丹 4-412

43065 医痫无双丸 4-412
43066 医痫无双丸 4-412
43067 医痫无双丸 4-412

步

43068 步利丸 4-412
43069 步莲散 4-412

坚

43070 坚牙散 4-412
43071 坚牙散 4-412
43072 坚牙散 4-412
43073 坚止汤 4-412
43074 坚中丸 4-412
43075 坚中丸 4-412
43076 坚中丹 4-412
43077 坚中汤 4-412
43078 坚中汤 4-413
43079 坚气散 4-413
43080 坚肠丸 4-413
43081 坚肠汤 4-413
43082 坚肠汤 4-413
43083 坚肠散 4-413
43084 坚软汤 4-413
43085 坚齿散 4-413
43086 坚固丸 4-413
43087 坚胆汤 4-413
43088 坚骨壮筋膏 4-413

肖

43089 肖金丸 4-413
43090 肖金丹 4-413

呕

43091 呕吐散 4-413
43092 呕血丹 4-414
43093 呕吐敷方 4-414

吹

43094 吹口丹 4-414
43095 吹口丹 4-414
43096 吹口散 4-414
43097 吹云散 4-414
43098 吹云膏 4-414
43099 吹耳丹 4-414
43100 吹耳丹 4-414
43101 吹耳散 4-414
43102 吹耳散 4-414
43103 吹耳散 4-414
43104 吹耳散 4-414
43105 吹耳散 4-414
43106 吹耳散 4-414
43107 吹耳散 4-414
43108 吹乳饮 4-414
43109 吹消散 4-415
43110 吹喉丹 4-415
43111 吹喉药 4-415
43112 吹喉药 4-415
43113 吹喉散 4-415
43114 吹喉散 4-415
43115 吹喉散 4-415
43116 吹喉散 4-415
43117 吹喉散 4-415
43118 吹喉散 4-415
43119 吹喉散 4-415
43120 吹喉散 4-415
43121 吹喉散 4-415
43122 吹喉散 4-415
43123 吹喉散 4-415
43124 吹喉散 4-415
43125 吹喉散 4-415
43126 吹喉散 4-415
43127 吹喉散 4-415
43128 吹喉散 4-416
43129 吹喉散 4-416
43130 吹喉散 4-416
43131 吹喉散 4-416
43132 吹喉散 4-416
43133 吹喉散 4-416
43134 吹喉散 4-416
43135 吹喉散 4-416
43136 吹喉散 4-416
43137 吹喉散 4-416
43138 吹鼻丸 4-416
43139 吹鼻散 4-416
43140 吹鼻散 4-416
43141 吹鼻散 4-416
43142 吹鼻散 4-416
43143 吹鼻散 4-416
43144 吹鼻散 4-416
43145 吹鼻散 4-416
43146 吹鼻散 4-416
43147 吹鼻散 4-417
43148 吹鼻散 4-417
43149 吹鼻散 4-417
43150 吹鼻散 4-417
43151 吹鼻散 4-417
43152 吹鼻散 4-417
43153 吹鼻散 4-417
43154 吹鼻散 4-417
43155 吹鼻散 4-417
43156 吹鼻散 4-417
43157 吹鼻散 4-417
43158 吹鼻散 4-417
43159 吹鼻散 4-417
43160 吹鼻散 4-417
43161 吹鼻散 4-417
43162 吹鼻散 4-417
43163 吹鼻散 4-417
43164 吹鼻散 4-417
43165 吹鼻散 4-417
43166 吹鼻散 4-418
43167 吹鼻散 4-418
43168 吹鼻散 4-418
43169 吹鼻散 4-418
43170 吹鼻散 4-418
43171 吹霞散 4-418
43172 吹乳奇方 4-418
43173 吹口散油膏 4-418
43174 吹耳红棉散 4-418
43175 吹耳麝陈散 4-418
43176 吹药应效方 4-418
43177 吹喉十宝丹 4-418
43178 吹喉七宝散 4-418
43179 吹喉八宝丹 4-418
43180 吹喉八宝丹 4-418
43181 吹喉化腐丹 4-418
43182 吹喉凤衣散 4-418
43183 吹喉瓜霜散 4-418
43184 吹喉朴消散 4-419
43185 吹喉回生丹 4-419
43186 吹喉冰硼散 4-419
43187 吹喉祛风散 4-419
43188 吹喉珠黄散 4-419
43189 吹鼻一提金 4-419
43190 吹鼻六神散 4-419
43191 吹鼻龙骨散 4-419
43192 吹鼻龙脑散 4-419
43193 吹鼻瓜蒂散 4-419
43194 吹鼻问命散 4-419
43195 吹鼻皂荚散 4-419
43196 吹鼻点头散 4-419
43197 吹鼻桂辛散 4-419
43198 吹鼻通顶散 4-419
43199 吹鼻通脑散 4-419
43200 吹鼻碧玉散 4-419
43201 吹鼻蝉壳散 4-420
43202 吹鼻麝香散 4-420
43203 吹喉结毒灵药 4-420
43204 吹喉八宝通关散 4-420
43205 吹喉千金不换散 4-420
43206 吹喉珍珠生肌散 4-420
43207 吹喉珠黄猴枣散 4-420

吮

43208 吮脓膏 4-420

岐

43209 岐伯神散 4-420
43210 岐伯神圣散 4-420
43211 岐伯清胃饮 4-420
43212 岐伯养肺去痿汤 4-420

帐

43213 帐头散 4-420
43214 帐带散 4-421
43215 帐带散 4-421

时

43216 时化汤 4-421
43217 时雨散 4-421
43218 时毒药 4-421
43219 时疫丸 4-421
43220 时症丸 4-421
43221 时眼仙方 4-421
43222 时令救急丹 4-421
43223 时珍正容散 4-421
43224 时珍玉容散 4-421
43225 时疫止泻丸 4-421
43226 时疫救急丸 4-421
43227 时疫救急丹 4-421
43228 时疫清瘟丸 4-422
43229 时疫清瘟丸 4-422
43230 时效针头散 4-422
43231 时疫急救灵丹 4-422

助

43232 助元散 4-422
43233 助气丸 4-422
43234 助心丹 4-422
43235 助功汤 4-422
43236 助正汤 4-422
43237 助仙丹 4-422
43238 助孕汤 4-422
43239 助老汤 4-423
43240 助阳丸 4-423
43241 助阳丹 4-423
43242 助阳丹 4-423
43243 助阳丹 4-423
43244 助阳丹 4-423
43245 助阳汤 4-423
43246 助阳散 4-423
43247 助阳散 4-423
43248 助阴汤 4-423
43249 助金汤 4-423
43250 助胃丸 4-423
43251 助胃丸 4-423
43252 助胃丸 4-424
43253 助胃丸 4-424

43254 助胃丸 4-424
43255 助胃丹 4-424
43256 助胃汤 4-424
43257 助胃膏 4-424
43258 助胃膏 4-424
43259 助胃膏 4-424
43260 助胃膏 4-424
43261 助胃膏 4-424
43262 助胃膏 4-424
43263 助胃膏 4-424
43264 助胃膏 4-424
43265 助胃膏 4-424
43266 助胃膏 4-424
43267 助胃膏 4-424
43268 助胃膏 4-425
43269 助思汤 4-425
43270 助音汤 4-425
43271 助神丸 4-425
43272 助神散 4-425
43273 助勇丹 4-425
43274 助勇汤 4-425
43275 助桂汤 4-425
43276 助浆丸 4-425
43277 助脾丸 4-425
43278 助脾汤 4-425
43279 助脾汤 4-425
43280 助脾散 4-425
43281 助脾煎 4-425
43282 助膈丸 4-426
43283 助气仙丹 4-426
43284 助气回阳汤 4-426
43285 助气走邪散 4-426
43286 助气补漏汤 4-426
43287 助气敛血汤 4-426
43288 助气散痹汤 4-426
43289 助气解麻汤 4-426
43290 助长解毒汤 4-426
43291 助火生土汤 4-426
43292 助心平胃汤 4-426
43293 助血润肠汤 4-426
43294 助血调肠汤 4-426
43295 助阳止痒汤 4-426
43296 助阳和血汤 4-427
43297 助阳活血汤 4-427
43298 助阳消毒汤 4-427
43299 助阳通气汤 4-427
43300 助阴孕子丸 4-427
43301 助肝益脑汤 4-427
43302 助肾辟邪丹 4-427
43303 助金祛邪丹 4-427
43304 助胃固肠丸 4-427
43305 助胆导水方 4-427
43306 助胆导水汤 4-427
43307 助脾化毒汤 4-427
43308 助脾快斑汤 4-428
43309 助脾益肺汤 4-428
43310 助腑祛除汤 4-428
43311 助神奇妙酒药 4-428
43312 助阳和血补气汤 4-428

别

43313 别离散 4-428
43314 别脾散 4-428

吴

43315 吴仙丹 4-428
43316 吴瓜饮 4-428
43317 吴萸汤 4-428
43318 吴萸汤 4-428
43319 吴萸熨 4-428
43320 吴婆散 4-428
43321 吴婆散 4-429
43322 吴蓝汤 4-429
43323 吴蓝汤 4-429
43324 吴蓝汤 4-429
43325 吴蓝汤 4-429
43326 吴蓝饮 4-429
43327 吴蓝饮 4-429
43328 吴蓝散 4-429
43329 吴蓝散 4-429
43330 吴蓝散 4-429
43331 吴蓝散 4-429
43332 吴蓝散 4-429
43333 吴白术散 4-429
43334 吴茱浴汤 4-429
43335 吴茱萸丸 4-429
43336 吴茱萸丸 4-429
43337 吴茱萸丸 4-430
43338 吴茱萸丸 4-430
43339 吴茱萸丸 4-430
43340 吴茱萸丸 4-430
43341 吴茱萸丸 4-430
43342 吴茱萸丸 4-430
43343 吴茱萸丸 4-430
43344 吴茱萸丸 4-430
43345 吴茱萸丸 4-430
43346 吴茱萸丸 4-430
43347 吴茱萸丸 4-430
43348 吴茱萸丸 4-430
43349 吴茱萸丸 4-431
43350 吴茱萸丸 4-431
43351 吴茱萸丸 4-431
43352 吴茱萸丸 4-431
43353 吴茱萸丸 4-431
43354 吴茱萸丸 4-431
43355 吴茱萸丸 4-431
43356 吴茱萸丸 4-431
43357 吴茱萸丸 4-431
43358 吴茱萸丸 4-431
43359 吴茱萸丸 4-431
43360 吴茱萸丸 4-432
43361 吴茱萸丸 4-432
43362 吴茱萸丸 4-432
43363 吴茱萸丸 4-432
43364 吴茱萸丸 4-432
43365 吴茱萸丸 4-432
43366 吴茱萸丸 4-432
43367 吴茱萸丸 4-432
43368 吴茱萸丸 4-432
43369 吴茱萸丸 4-432
43370 吴茱萸丸 4-432
43371 吴茱萸丸 4-432
43372 吴茱萸丸 4-432
43373 吴茱萸丸 4-432
43374 吴茱萸丸 4-432
43375 吴茱萸丸 4-433
43376 吴茱萸丸 4-433
43377 吴茱萸丸 4-433
43378 吴茱萸丸 4-433
43379 吴茱萸丸 4-433
43380 吴茱萸丸 4-433
43381 吴茱萸丸 4-433
43382 吴茱萸丸 4-433
43383 吴茱萸丸 4-433
43384 吴茱萸汤 4-433
43385 吴茱萸汤 4-434
43386 吴茱萸汤 4-434
43387 吴茱萸汤 4-434
43388 吴茱萸汤 4-434
43389 吴茱萸汤 4-434
43390 吴茱萸汤 4-434
43391 吴茱萸汤 4-434
43392 吴茱萸汤 4-434
43393 吴茱萸汤 4-434
43394 吴茱萸汤 4-435
43395 吴茱萸汤 4-435
43396 吴茱萸汤 4-435
43397 吴茱萸汤 4-435
43398 吴茱萸汤 4-435
43399 吴茱萸汤 4-435
43400 吴茱萸汤 4-435
43401 吴茱萸汤 4-435
43402 吴茱萸汤 4-435
43403 吴茱萸汤 4-435
43404 吴茱萸汤 4-435
43405 吴茱萸汤 4-435
43406 吴茱萸汤 4-435
43407 吴茱萸汤 4-435
43408 吴茱萸汤 4-435
43409 吴茱萸汤 4-436
43410 吴茱萸汤 4-436
43411 吴茱萸汤 4-436
43412 吴茱萸汤 4-436
43413 吴茱萸汤 4-436
43414 吴茱萸汤 4-436
43415 吴茱萸汤 4-436
43416 吴茱萸汤 4-436
43417 吴茱萸汤 4-436
43418 吴茱萸汤 4-436
43419 吴茱萸汤 4-436
43420 吴茱萸汤 4-436
43421 吴茱萸汤 4-436
43422 吴茱萸汤 4-436
43423 吴茱萸汤 4-436
43424 吴茱萸汤 4-436
43425 吴茱萸汤 4-437
43426 吴茱萸汤 4-437
43427 吴茱萸汤 4-437
43428 吴茱萸汤 4-437
43429 吴茱萸汤 4-437
43430 吴茱萸汤 4-437
43431 吴茱萸汤 4-437
43432 吴茱萸汤 4-437
43433 吴茱萸汤 4-437
43434 吴茱萸汤 4-437
43435 吴茱萸汤 4-437
43436 吴茱萸汤 4-437
43437 吴茱萸汤 4-437
43438 吴茱萸汤 4-437
43439 吴茱萸饮 4-437
43440 吴茱萸饮 4-437
43441 吴茱萸饼 4-437
43442 吴茱萸酒 4-438
43443 吴茱萸酒 4-438
43444 吴茱萸散 4-438
43445 吴茱萸散 4-438
43446 吴茱萸散 4-438
43447 吴茱萸散 4-438
43448 吴茱萸散 4-438
43449 吴茱萸散 4-438
43450 吴茱萸散 4-438
43451 吴茱萸散 4-438
43452 吴茱萸散 4-438
43453 吴茱萸散 4-438
43454 吴茱萸散 4-438
43455 吴茱萸散 4-439
43456 吴茱萸散 4-439
43457 吴茱萸散 4-439
43458 吴茱萸散 4-439
43459 吴茱萸散 4-439
43460 吴茱萸散 4-439
43461 吴茱萸散 4-439
43462 吴茱萸散 4-439
43463 吴茱萸散 4-439
43464 吴茱萸散 4-439

43465 吴茱萸散 4-439
43466 吴茱萸散 4-439
43467 吴茱萸散 4-439
43468 吴茱萸散 4-439
43469 吴茱萸散 4-439
43470 吴茱萸散 4-439
43471 吴茱萸散 4-440
43472 吴茱萸散 4-440
43473 吴茱萸散 4-440
43474 吴茱萸散 4-440
43475 吴茱萸散 4-440
43476 吴茱萸散 4-440
43477 吴茱萸散 4-440
43478 吴茱萸散 4-440
43479 吴茱萸散 4-440
43480 吴茱萸散 4-440
43481 吴茱萸散 4-440
43482 吴茱萸散 4-440
43483 吴茱萸散 4-440
43484 吴茱萸散 4-440
43485 吴茱萸粥 4-440
43486 吴茱萸粥 4-440
43487 吴茱萸煎 4-440
43488 吴茱萸熨 4-440
43489 吴秦艽散 4-440
43490 吴萸根汤 4-441
43491 吴蓝叶散 4-441
43492 吴府紫金丹 4-441
43493 吴茱四逆汤 4-441
43494 吴茱萸软膏 4-441
43495 吴茱萸根散 4-441
43496 吴茱萸煎丸 4-441
43497 吴萸天水散 4-441
43498 吴萸内消散 4-441
43499 吴萸六一散 4-441
43500 吴茱萸生姜汤 4-441
43501 吴茱萸加减汤 4-441
43502 吴茱萸槟榔汤 4-441
43503 吴茱萸槟榔汤 4-442
43504 吴茱萸加附子汤 4-442

足

43505 足精丸 4-442
43506 足踏丸 4-442
43507 足麻贴药 4-442
43508 足卫和荣汤 4-442
43509 足胻消肿汤 4-442

岗

43510 岗稔根汤 4-442

旱

43511 旱莲丸 4-442
43512 旱莲丸 4-442
43513 旱莲散 4-442
43514 旱莲膏 4-442
43515 旱莲膏 4-442
43516 旱莲膏 4-443
43517 旱莲膏 4-443
43518 旱莲膏 4-443
43519 旱螺散 4-443
43520 旱莲子丸 4-443
43521 旱莲子汤 4-443
43522 旱莲草散 4-443
43523 旱莲车前汁 4-443

男

43524 男化育丹 4-443
43525 男春宝胶囊 4-443

围

43526 围药 4-443
43527 围药 4-443
43528 围药 4-443
43529 围药 4-443
43530 围药 4-443
43531 围药 4-444
43532 围药 4-444
43533 围像 4-444
43534 围毒散 4-444
43535 围毒散 4-444
43536 围疮药 4-444
43537 围药神应丹 4-444
43538 围药铁井栏 4-444
43539 围药铁井栏 4-444

里

43540 里东丸 4-444
43541 里托散 4-444

串

43542 串痹药 4-444

牡

43543 牡丹丸 4-445
43544 牡丹丸 4-445
43545 牡丹丸 4-445
43546 牡丹丸 4-445
43547 牡丹丸 4-445
43548 牡丹丸 4-445
43549 牡丹丸 4-445
43550 牡丹丸 4-445
43551 牡丹丸 4-445
43552 牡丹丸 4-445
43553 牡丹丸 4-445
43554 牡丹丸 4-445
43555 牡丹丸 4-446
43556 牡丹丸 4-446
43557 牡丹丸 4-446
43558 牡丹丸 4-446
43559 牡丹丸 4-446
43560 牡丹丸 4-446
43561 牡丹丸 4-446
43562 牡丹丸 4-446
43563 牡丹汤 4-446
43564 牡丹汤 4-446
43565 牡丹汤 4-446
43566 牡丹汤 4-446
43567 牡丹汤 4-446
43568 牡丹汤 4-446
43569 牡丹汤 4-446
43570 牡丹汤 4-446
43571 牡丹汤 4-446
43572 牡丹汤 4-447
43573 牡丹汤 4-447
43574 牡丹汤 4-447
43575 牡丹汤 4-447
43576 牡丹汤 4-447
43577 牡丹汤 4-447
43578 牡丹汤 4-447
43579 牡丹汤 4-447
43580 牡丹汤 4-447
43581 牡丹饮 4-447
43582 牡丹散 4-447
43583 牡丹散 4-447
43584 牡丹散 4-447
43585 牡丹散 4-448
43586 牡丹散 4-448
43587 牡丹散 4-448
43588 牡丹散 4-448
43589 牡丹散 4-448
43590 牡丹散 4-448
43591 牡丹散 4-448
43592 牡丹散 4-448
43593 牡丹散 4-448
43594 牡丹散 4-448
43595 牡丹散 4-448
43596 牡丹散 4-448
43597 牡丹散 4-448
43598 牡丹散 4-449
43599 牡丹散 4-449
43600 牡丹散 4-449
43601 牡丹散 4-449
43602 牡丹散 4-449
43603 牡丹散 4-449
43604 牡丹散 4-449
43605 牡丹散 4-449
43606 牡丹散 4-449
43607 牡丹散 4-449
43608 牡丹散 4-449
43609 牡丹散 4-449
43610 牡丹散 4-449
43611 牡丹粥 4-449
43612 牡丹煎 4-449
43613 牡丹膏 4-449
43614 牡丹膏 4-450
43615 牡矾丹 4-450
43616 牡荆汤 4-450
43617 牡荆酒 4-450
43618 牡蛎丸 4-450
43619 牡蛎丸 4-450
43620 牡蛎丸 4-450
43621 牡蛎丸 4-450
43622 牡蛎丸 4-450
43623 牡蛎丸 4-450
43624 牡蛎丸 4-450
43625 牡蛎丸 4-450
43626 牡蛎丸 4-451
43627 牡蛎丸 4-451
43628 牡蛎丸 4-451
43629 牡蛎丸 4-451
43630 牡蛎丸 4-451
43631 牡蛎丸 4-451
43632 牡蛎丸 4-451
43633 牡蛎丸 4-451
43634 牡蛎丸 4-451
43635 牡蛎汤 4-451
43636 牡蛎汤 4-451
43637 牡蛎汤 4-451
43638 牡蛎汤 4-451
43639 牡蛎汤 4-451
43640 牡蛎汤 4-452
43641 牡蛎汤 4-452
43642 牡蛎汤 4-452
43643 牡蛎饮 4-452
43644 牡蛎粉 4-452
43645 牡蛎粉 4-452
43646 牡蛎粉 4-452
43647 牡蛎粉 4-452
43648 牡蛎散 4-452
43649 牡蛎散 4-452
43650 牡蛎散 4-452
43651 牡蛎散 4-452
43652 牡蛎散 4-452
43653 牡蛎散 4-452
43654 牡蛎散 4-452
43655 牡蛎散 4-452
43656 牡蛎散 4-452
43657 牡蛎散 4-452
43658 牡蛎散 4-453
43659 牡蛎散 4-453
43660 牡蛎散 4-453
43661 牡蛎散 4-453
43662 牡蛎散 4-453
43663 牡蛎散 4-453

43664 牡蛎散 4-453
43665 牡蛎散 4-453
43666 牡蛎散 4-453
43667 牡蛎散 4-453
43668 牡蛎散 4-453
43669 牡蛎散 4-453
43670 牡蛎散 4-453
43671 牡蛎散 4-453
43672 牡蛎散 4-453
43673 牡蛎散 4-454
43674 牡蛎散 4-454
43675 牡蛎散 4-454
43676 牡蛎散 4-454
43677 牡蛎散 4-454
43678 牡蛎散 4-454
43679 牡蛎散 4-454
43680 牡蛎散 4-454
43681 牡蛎散 4-454
43682 牡蛎散 4-454
43683 牡蛎散 4-454
43684 牡蛎散 4-454
43685 牡蛎散 4-454
43686 牡蛎散 4-455
43687 牡蛎散 4-455
43688 牡蛎散 4-455
43689 牡蛎散 4-455
43690 牡蛎散 4-455
43691 牡蛎散 4-455
43692 牡蛎散 4-455
43693 牡蛎散 4-455
43694 牡蛎散 4-455
43695 牡蛎散 4-455
43696 牡蛎散 4-455
43697 牡蛎散 4-455
43698 牡蛎散 4-455
43699 牡蛎散 4-455
43700 牡蛎散 4-455
43701 牡蛎散 4-455
43702 牡蛎散 4-455
43703 牡蛎散 4-455
43704 牡蛎散 4-455
43705 牡蛎散 4-456
43706 牡蛎散 4-456
43707 牡蛎散 4-456
43708 牡蛎散 4-456
43709 牡蛎散 4-456
43710 牡蛎散 4-456
43711 牡蛎散 4-456
43712 牡蛎散 4-456
43713 牡蛎散 4-456
43714 牡蛎散 4-456
43715 牡蛎散 4-456
43716 牡蛎散 4-456
43717 牡蛎膏 4-456
43718 牡蒙丸 4-456
43719 牡蒙丸 4-457
43720 牡蒙散 4-457
43721 牡鼠丹 4-457
43722 牡丹皮汤 4-457
43723 牡丹皮汤 4-457
43724 牡丹皮汤 4-457
43725 牡丹皮汤 4-457
43726 牡丹皮汤 4-457
43727 牡丹皮汤 4-457
43728 牡丹皮汤 4-457
43729 牡丹皮汤 4-457
43730 牡丹皮汤 4-457
43731 牡丹皮汤 4-457
43732 牡丹皮散 4-457
43733 牡丹皮散 4-458
43734 牡丹皮散 4-458
43735 牡丹皮散 4-458
43736 牡丹皮散 4-458
43737 牡丹皮散 4-458
43738 牡丹皮散 4-458
43739 牡丹皮散 4-458
43740 牡丹皮散 4-458
43741 牡丹皮散 4-458
43742 牡丹皮散 4-458
43743 牡丹皮散 4-458
43744 牡丹皮散 4-458
43745 牡丹皮散 4-458
43746 牡丹皮散 4-458
43747 牡丹饮子 4-458
43748 牡丹煎丸 4-458
43749 牡丹煎丸 4-458
43750 牡丹煎丸 4-459
43751 牡荆子丸 4-459
43752 牡蛎术散 4-459
43753 牡蛎粉散 4-459
43754 牡蛎粉散 4-459
43755 牡丹大黄汤 4-459
43756 牡丹五等散 4-459
43757 牡黄二子煎 4-459
43758 牡蛎大黄汤 4-459
43759 牡蛎大黄汤 4-459
43760 牡蛎大黄汤 4-459
43761 牡蛎白术散 4-459
43762 牡蛎白术散 4-459
43763 牡蛎地黄膏 4-459
43764 牡蛎角石散 4-460
43765 牡蛎奔豚汤 4-460
43766 牡蛎泽泻散 4-460
43767 牡蛎炮姜散 4-460
43768 牡蛎鳖甲散 4-460
43769 牡蛎蛇床子散 4-460
43770 牡蛎黄耆桂枝汤 4-460

针

43771 针头丸 4-460
43772 针头丸 4-460
43773 针头丸 4-460
43774 针头丸 4-460
43775 针头丸 4-460
43776 针头丸 4-460
43777 针头丸 4-460
43778 针头丸 4-460
43779 针头丸 4-461
43780 针头丸 4-461
43781 针头丸 4-461
43782 针头散 4-461
43783 针头散 4-461
43784 针头散 4-461
43785 针头散 4-461
43786 针头散 4-461
43787 针毒散 4-461
43788 针砂丸 4-461
43789 针砂丸 4-461
43790 针砂丸 4-461
43791 针砂丸 4-461
43792 针砂丸 4-461
43793 针砂丸 4-461
43794 针砂丸 4-461
43795 针砂方 4-462
43796 针砂水 4-462
43797 针砂汤 4-462
43798 针砂酒 4-462
43799 针砂酒 4-462
43800 针粉散 4-462
43801 针头饼子 4-462
43802 针头万应膏 4-462
43803 针砂五果丸 4-462
43804 针砂平胃丸 4-462
43805 针砂平胃散 4-462
43806 针砂神效散 4-462

钉

43807 钉胎丸 4-462

利

43808 利丸汤 4-462
43809 利气丸 4-462
43810 利气丸 4-463
43811 利气丹 4-463
43812 利气丹 4-463
43813 利气饮 4-463
43814 利气散 4-463
43815 利气散 4-463
43816 利气散 4-463
43817 利火汤 4-463
43818 利心丸 4-463
43819 利水散 4-463
43820 利水煎 4-463
43821 利目汤 4-463
43822 利生丸 4-463
43823 利肝片 4-464
43824 利肝汤 4-464
43825 利枢汤 4-464
43826 利肾汤 4-464
43827 利金汤 4-464
43828 利金汤 4-464
43829 利肺片 4-464
43830 利肺汤 4-464
43831 利肺汤 4-464
43832 利肺汤 4-464
43833 利肺汤 4-464
43834 利毒丸 4-464
43835 利咽汤 4-464
43836 利咽散 4-464
43837 利咽散 4-465
43838 利骨散 4-465
43839 利便饮 4-465
43840 利胆丸 4-465
43841 利胆片 4-465
43842 利胆汤 4-465
43843 利胎散 4-465
43844 利疯丹 4-465
43845 利济汤 4-465
43846 利格汤 4-465
43847 利积丸 4-465
43848 利惊丸 4-465
43849 利惊丸 4-465
43850 利惊丸 4-465
43851 利惊丸 4-465
43852 利惊丸 4-466
43853 利惊丸 4-466
43854 利惊丸 4-466
43855 利惊丹 4-466
43856 利惊丹 4-466
43857 利喉饮 4-466
43858 利湿散 4-466
43859 利腰丹 4-466
43860 利腹汤 4-466
43861 利痰丸 4-466
43862 利痰丸 4-466
43863 利痰丸 4-466
43864 利痰丸 4-466
43865 利鼻片 4-466
43866 利膈丸 4-466
43867 利膈丸 4-467
43868 利膈丸 4-467
43869 利膈丸 4-467
43870 利膈丸 4-467
43871 利膈丸 4-467
43872 利膈丸 4-467

43873 利膈丸 4-467
43874 利膈丸 4-467
43875 利膈汤 4-467
43876 利膈汤 4-467
43877 利膈汤 4-467
43878 利膈散 4-468
43879 利膈散 4-468
43880 利膈散 4-468
43881 利膈散 4-468
43882 利膈散 4-468
43883 利膈散 4-468
43884 利圣散子 4-468
43885 利咽灵片 4-468
43886 利痰散子 4-468
43887 利气大黄丸 4-468
43888 利气泄火汤 4-468
43889 利气保安汤 4-468
43890 利气槟榔散 4-468
43891 利火降痰汤 4-468
43892 利火降痰汤 4-468
43893 利水实脾汤 4-468
43894 利水益元散 4-469
43895 利水益气汤 4-469
43896 利水益心丹 4-469
43897 利水调经汤 4-469
43898 利水渗湿汤 4-469
43899 利血通经丸 4-469
43900 利肝分水饮 4-469
43901 利肝隆胶囊 4-469
43902 利肝解湿汤 4-469
43903 利咽解毒汤 4-469
43904 利胆止痛片 4-469
43905 利胆石颗粒 4-469
43906 利胆退黄汤 4-470
43907 利胆排石片 4-470
43908 利胆解郁汤 4-470
43909 利脑心胶囊 4-470
43910 利窍通耳方 4-470
43911 利窍催生散 4-470
43912 利窍聪耳方 4-470
43913 利惊滚痰丸 4-470
43914 利湿通经汤 4-470
43915 利湿清热方 4-470
43916 利膈化痰丸 4-470
43917 利膈化痰丸 4-471
43918 利膈化痰丸 4-471
43919 利膈甘草汤 4-471
43920 利膈和中汤 4-471
43921 利膈豁痰汤 4-471
43922 利咽解毒颗粒 4-471
43923 利胆排石颗粒 4-471

乱

43924 乱发汤 4-471
43925 乱发汤 4-471
43926 乱发汤 4-471
43927 乱发散 4-471
43928 乱发散 4-471
43929 乱发膏 4-471
43930 乱蜂膏 4-471
43931 乱发灰丸 4-471
43932 乱发灰散 4-471
43933 乱发灰散 4-471
43934 乱发灰散 4-472
43935 乱发灰膏 4-472
43936 乱发拭方 4-472
43937 乱发熏方 4-472
43938 乱发鸡子膏 4-472

秃

43939 秃鸡丸 4-472
43940 秃鸡丸 4-472
43941 秃鸡丸 4-472
43942 秃鸡丸 4-472
43943 秃鸡散 4-472
43944 秃鸡散 4-472
43945 秃疮膏 4-472

体

43946 体气散 4-472

何

43947 何人饮 4-472
43948 何膝煎 4-473
43949 何首乌丸 4-473
43950 何首乌丸 4-473
43951 何首乌丸 4-473
43952 何首乌丸 4-473
43953 何首乌丸 4-473
43954 何首乌丸 4-473
43955 何首乌丸 4-473
43956 何首乌丸 4-473
43957 何首乌丸 4-473
43958 何首乌丸 4-473
43959 何首乌丸 4-474
43960 何首乌丸 4-474
43961 何首乌丸 4-474
43962 何首乌丸 4-474
43963 何首乌丸 4-474
43964 何首乌丸 4-474
43965 何首乌丸 4-474
43966 何首乌丸 4-474
43967 何首乌丸 4-474
43968 何首乌丸 4-474
43969 何首乌丸 4-474
43970 何首乌丸 4-474
43971 何首乌汤 4-475
43972 何首乌酒 4-475
43973 何首乌酒 4-475
43974 何首乌散 4-475
43975 何首乌散 4-475
43976 何首乌散 4-475
43977 何首乌散 4-475
43978 何首乌散 4-475
43979 何首乌散 4-475
43980 何首乌散 4-475
43981 何首乌散 4-475
43982 何首乌散 4-475
43983 何首乌散 4-475
43984 何首乌散 4-475
43985 何首乌散 4-476
43986 何首乌散 4-476
43987 何首乌散 4-476
43988 何首乌散 4-476
43989 何首乌散 4-476
43990 何首乌散 4-476
43991 何首乌膏 4-476
43992 何号周天散 4-476
43993 何首乌洗汤 4-476
43994 何首乌煎丸 4-476
43995 何仙姑庆世丹 4-476

佐

43996 佐关煎 4-476
43997 佐金丸 4-476
43998 佐金丸 4-477
43999 佐脾丸 4-477
44000 佐胜六神丸 4-477
44001 佐金平肝健脾丸 4-477

攸

44002 攸利汤 4-477

伸

44003 伸煮散 4-477
44004 伸筋片 4-477
44005 伸筋散 4-477
44006 伸筋膏 4-477
44007 伸腰散 4-477
44008 伸膈汤 4-477
44009 伸筋丹胶囊 4-477
44010 伸筋草洗方 4-477
44011 伸筋活络丸 4-477

作

44012 作腐提脓膏 4-478

伯

44013 伯州散 4-478
44014 伯颜丞相军中方 4-478

佝

44015 佝偻汤 4-478

住

44016 住唇膏 4-478
44017 住痛散 4-478
44018 住痛散 4-478
44019 住痛一黑散 4-478
44020 住痛解毒丸 4-478

佛

44021 佛牙散 4-478
44022 佛手丸 4-478
44023 佛手汤 4-478
44024 佛手散 4-478
44025 佛手散 4-479
44026 佛手散 4-479
44027 佛手散 4-479
44028 佛手散 4-479
44029 佛手散 4-479
44030 佛手散 4-479
44031 佛手散 4-479
44032 佛手散 4-479
44033 佛手散 4-479
44034 佛手散 4-479
44035 佛手散 4-479
44036 佛手散 4-479
44037 佛手散 4-479
44038 佛手散 4-479
44039 佛手散 4-479
44040 佛手散 4-479
44041 佛手膏 4-479
44042 佛手膏 4-480
44043 佛手膏 4-480
44044 佛手膏 4-480
44045 佛手膏 4-480
44046 佛宝丹 4-480
44047 佛桑散 4-480
44048 佛手柑粥 4-480
44049 佛茄花散 4-480
44050 佛座须丸 4-480
44051 佛手开骨散 4-480
44052 佛手祛毒膏 4-480
44053 佛山人参再造丸 4-480

皂

44054 皂子丸 4-481
44055 皂子丸 4-481
44056 皂子散 4-481
44057 皂子膏 4-481
44058 皂白丸 4-481
44059 皂连散 4-481

44060 皂针散 4-481
44061 皂针散 4-481
44062 皂角丸 4-481
44063 皂角丸 4-481
44064 皂角丸 4-481
44065 皂角丸 4-481
44066 皂角丸 4-481
44067 皂角丸 4-481
44068 皂角丸 4-482
44069 皂角丸 4-482
44070 皂角丸 4-482
44071 皂角丸 4-482
44072 皂角汤 4-482
44073 皂角酒 4-482
44074 皂角散 4-482
44075 皂角散 4-482
44076 皂角散 4-482
44077 皂角散 4-482
44078 皂角散 4-482
44079 皂角散 4-482
44080 皂角散 4-482
44081 皂角散 4-482
44082 皂角散 4-482
44083 皂角散 4-482
44084 皂角散 4-483
44085 皂角散 4-483
44086 皂角散 4-483
44087 皂角散 4-483
44088 皂角散 4-483
44089 皂角散 4-483
44090 皂角散 4-483
44091 皂角散 4-483
44092 皂角散 4-483
44093 皂角膏 4-483
44094 皂角膏 4-483
44095 皂角膏 4-483
44096 皂角膏 4-483
44097 皂角膏 4-483
44098 皂角膏 4-483
44099 皂角膏 4-483
44100 皂角膏 4-483
44101 皂角膏 4-483
44102 皂角膏 4-483
44103 皂角膏 4-483
44104 皂角膏 4-484
44105 皂角膏 4-484
44106 皂刺丸 4-484
44107 皂刺丸 4-484
44108 皂刺散 4-484
44109 皂刺散 4-484
44110 皂刺散 4-484
44111 皂矾丸 4-484
44112 皂矾丸 4-484
44113 皂矾散 4-484
44114 皂矾散 4-484
44115 皂矾煎 4-484
44116 皂荚丸 4-484
44117 皂荚丸 4-484
44118 皂荚丸 4-485
44119 皂荚丸 4-485
44120 皂荚丸 4-485
44121 皂荚丸 4-485
44122 皂荚丸 4-485
44123 皂荚丸 4-485
44124 皂荚丸 4-485
44125 皂荚丸 4-485
44126 皂荚丸 4-485
44127 皂荚丸 4-485
44128 皂荚丸 4-485
44129 皂荚丸 4-485
44130 皂荚丸 4-485
44131 皂荚丸 4-486
44132 皂荚丸 4-486
44133 皂荚丸 4-486
44134 皂荚丸 4-486
44135 皂荚丸 4-486
44136 皂荚丸 4-486
44137 皂荚丸 4-486
44138 皂荚丸 4-486
44139 皂荚丸 4-486
44140 皂荚丸 4-486
44141 皂荚丸 4-486
44142 皂荚丸 4-486
44143 皂荚丸 4-486
44144 皂荚丸 4-487
44145 皂荚丸 4-487
44146 皂荚丸 4-487
44147 皂荚丸 4-487
44148 皂荚丸 4-487
44149 皂荚丸 4-487
44150 皂荚丸 4-487
44151 皂荚丸 4-487
44152 皂荚丸 4-487
44153 皂荚丸 4-487
44154 皂荚丸 4-487
44155 皂荚丸 4-487
44156 皂荚丸 4-487
44157 皂荚汤 4-487
44158 皂荚汤 4-488
44159 皂荚饮 4-488
44160 皂荚饮 4-488
44161 皂荚脂 4-488
44162 皂荚酒 4-488
44163 皂荚散 4-488
44164 皂荚散 4-488
44165 皂荚散 4-488
44166 皂荚散 4-488
44167 皂荚散 4-488
44168 皂荚散 4-488
44169 皂荚散 4-488
44170 皂荚散 4-488
44171 皂荚散 4-488
44172 皂荚散 4-488
44173 皂荚散 4-488
44174 皂荚散 4-488
44175 皂荚散 4-488
44176 皂荚散 4-488
44177 皂荚散 4-489
44178 皂荚散 4-489
44179 皂荚散 4-489
44180 皂荚煎 4-489
44181 皂荚煎 4-489
44182 皂荚煎 4-489
44183 皂荚煎 4-489
44184 皂荚膏 4-489
44185 皂荚膏 4-489
44186 皂荚膏 4-489
44187 皂荚膏 4-489
44188 皂荚膏 4-489
44189 皂香丸 4-489
44190 皂桃散 4-489
44191 皂根丸 4-489
44192 皂盐散 4-489
44193 皂盐煎 4-489
44194 皂倍丹 4-489
44195 皂萝散 4-490
44196 皂棘汤 4-490
44197 皂棘散 4-490
44198 皂蛤丸 4-490
44199 皂蛤散 4-490
44200 皂糖膏 4-490
44201 皂霜散 4-490
44202 皂羹面 4-490
44203 皂子仁丸 4-490
44204 皂角子丸 4-490
44205 皂角子丸 4-490
44206 皂角子散 4-490
44207 皂角子散 4-490
44208 皂角刺丸 4-490
44209 皂角刺散 4-490
44210 皂角刺散 4-490
44211 皂角鹅散 4-490
44212 皂角煎丸 4-490
44213 皂角煎丸 4-491
44214 皂角膏丸 4-491
44215 皂荚子丸 4-491
44216 皂荚子散 4-491
44217 皂荚子散 4-491
44218 皂荚芽茶 4-491
44219 皂荚针散 4-491
44220 皂荚纳药 4-491
44221 皂荚刺丸 4-491
44222 皂荚刺丸 4-491
44223 皂荚刺散 4-491
44224 皂荚刺散 4-491
44225 皂荚刺散 4-491
44226 皂荚刺散 4-491
44227 皂荚涂方 4-491
44228 皂荚豉汤 4-492
44229 皂荚煎丸 4-492
44230 皂荚煎丸 4-492
44231 皂荚煎丸 4-492
44232 皂荚煎丸 4-492
44233 皂荚煎丸 4-492
44234 皂荚煎丸 4-492
44235 皂荚摩膏 4-492
44236 皂角化痰丸 4-492
44237 皂角六一丸 4-492
44238 皂角苦参丸 4-492
44239 皂角细辛散 4-492
44240 皂角枳壳丸 4-492
44241 皂角树皮汤 4-492
44242 皂刺大黄汤 4-493
44243 皂荚半夏汤 4-493
44244 皂荚灰贴方 4-493
44245 皂荚并目方 4-493
44246 皂荚芽菹方 4-493
44247 皂荚乳香酒 4-493
44248 皂荚槟榔丸 4-493
44249 皂荚膏摩方 4-493

身

44250 身卧烟霞 4-493
44251 身痛逐瘀汤 4-493

彻

44252 彻视散 4-493
44253 彻清汤 4-493
44254 彻清煎 4-493
44255 彻清膏 4-494
44256 彻清膏 4-494

近

44257 近侍汤 4-494
44258 近效汤 4-494
44259 近制清暑益气汤 4-494

返

44260 返元丸 4-494
44261 返元汤 4-494
44262 返火汤 4-494
44263 返正汤 4-494
44264 返本丸 4-494
44265 返阴丸 4-494
44266 返阴丹 4-494

44460 肝胃百合汤 4-508
44461 肝胃百合汤 4-508
44462 肝胃百合汤 4-508
44463 肝胃至宝丹 4-509
44464 肝胆两抒汤 4-509
44465 肝胆两益汤 4-509
44466 肝病复原丹 4-509
44467 肝得乐胶囊 4-509
44468 肝舒乐颗粒 4-509
44469 肝脾康胶囊 4-509
44470 肝硬化基本方 4-509

肚

44471 肚脐饼 4-510
44472 肚痈煎 4-510
44473 肚痛丸 4-510
44474 肚痛丸 4-510
44475 肚痛丸 4-510
44476 肚蒜丸 4-510

肠

44477 肠风饮 4-510
44478 肠宁汤 4-510
44479 肠红丸 4-510
44480 肠连丸 4-510
44481 肠痈丸 4-510
44482 肠痈汤 4-510
44483 肠痈汤 4-510
44484 肠痈饮 4-511
44485 肠痈散 4-511
44486 肠痈煎 4-511
44487 肠覃汤 4-511
44488 肠风黑散 4-511
44489 肠风黑散 4-511
44490 肠风黑散 4-511
44491 肠驱蛔汤 4-511
44492 肠炎宁片 4-511
44493 肠胃宁片 4-511
44494 肠风下血丸 4-511
44495 肠风黑神散 4-511
44496 肠风槐角丸 4-511
44497 肠风槐角丸 4-511
44498 肠炎宁糖浆 4-511
44499 肠炎汤 1 号 4-512
44500 肠炎汤 2 号 4-512
44501 肠胃适胶囊 4-512
44502 肠胃舒郁丸 4-512
44503 肠痈溃烂汤 4-512
44504 肠功能恢复汤 4-512
44505 肠粘连缓解汤 4-512

角

44506 角丸 4-512
44507 角药 4-512
44508 角子汤 4-512
44509 角发酒 4-512
44510 角灰散 4-512
44511 角刺粥 4-513
44512 角蒿散 4-513
44513 角蒿散 4-513
44514 角煎丸 4-513
44515 角鹰散 4-513
44516 角皂皮丸 4-513
44517 角蒿升麻散 4-513

龟

44518 龟甲丸 4-513
44519 龟甲汤 4-513
44520 龟甲汤 4-513
44521 龟甲散 4-513
44522 龟甲散 4-513
44523 龟甲散 4-513
44524 龟甲散 4-513
44525 龟甲散 4-513
44526 龟甲散 4-514
44527 龟甲散 4-514
44528 龟甲散 4-514
44529 龟甲散 4-514
44530 龟甲散 4-514
44531 龟甲散 4-514
44532 龟甲散 4-514
44533 龟甲散 4-514
44534 龟头丸 4-514
44535 龟头散 4-514
44536 龟头散 4-514
44537 龟头散 4-514
44538 龟肉丸 4-514
44539 龟肉臛 4-514
44540 龟壳散 4-514
44541 龟豕膏 4-514
44542 龟苓膏 4-514
44543 龟版丸 4-514
44544 龟版胶 4-515
44545 龟版散 4-515
44546 龟柏丸 4-515
44547 龟背丸 4-515
44548 龟背丸 4-515
44549 龟背散 4-515
44550 龟首丸 4-515
44551 龟胸丸 4-515
44552 龟胸丸 4-515
44553 龟胸丸 4-515
44554 龟胸丸 4-515
44555 龟蛇酒 4-515
44556 龟蛇散 4-515
44557 龟鹿饮 4-515
44558 龟鹿胶 4-515
44559 龟龄丸 4-516
44560 龟龄集 4-516
44561 龟龄集 4-516
44562 龟蜡丹 4-517
44563 龟樗丸 4-517
44564 龟蛎神膏 4-517
44565 龟鹿二胶 4-517
44566 龟甲养阴片 4-517
44567 龟柏地黄汤 4-517
44568 龟柏姜栀丸 4-517
44569 龟首种子丸 4-517
44570 龟鹿二仙丸 4-517
44571 龟鹿二仙胶 4-517
44572 龟鹿二仙胶 4-518
44573 龟鹿二仙膏 4-518
44574 龟鹿二仙膏 4-518
44575 龟鹿二仙膏 4-518
44576 龟鹿二胶丸 4-518
44577 龟鹿宁神丸 4-518
44578 龟鹿补冲汤 4-518
44579 龟鹿补肾丸 4-518
44580 龟鹿固本丸 4-518
44581 龟鹿桂枝汤 4-518
44582 龟鹿滋肾丸 4-518
44583 龟鳖化痞丸 4-519
44584 龟芪参口服液 4-519
44585 龟鹿补肾口服液 4-519
44586 龟鹿补肾胶囊 4-519
44587 龟台王母四童散 4-519

免

44588 免怀汤 4-519
44589 免怀散 4-519

条

44590 条风散 4-519
44591 条芩藕节汤 4-519

灸

44592 灸疮膏 4-519

迎

44593 迎风丹 4-519
44594 迎春汤 4-519
44595 迎春散 4-519
44596 迎气防风汤 4-519

弃

44597 弃杖散 4-519

辛

44598 辛乌散 4-519
44599 辛术散 4-520
44600 辛芎散 4-520
44601 辛夷丸 4-520
44602 辛夷汤 4-520
44603 辛夷汤 4-520
44604 辛夷汤 4-520
44605 辛夷汤 4-520
44606 辛夷散 4-520
44607 辛夷散 4-520
44608 辛夷散 4-520
44609 辛夷散 4-520
44610 辛夷散 4-520
44611 辛夷散 4-520
44612 辛夷散 4-520
44613 辛夷散 4-520
44614 辛夷散 4-521
44615 辛夷散 4-521
44616 辛夷膏 4-521
44617 辛夷膏 4-521
44618 辛夷膏 4-521
44619 辛夷膏 4-521
44620 辛夷膏 4-521
44621 辛夷膏 4-521
44622 辛豆汤 4-521
44623 辛茸丸 4-521
44624 辛香散 4-521
44625 辛香散 4-521
44626 辛香散 4-521
44627 辛香散 4-521
44628 辛润汤 4-521
44629 辛梗汤 4-521
44630 辛散汤 4-522
44631 辛芩颗粒 4-522
44632 辛夷荆芥散 4-522
44633 辛夷消风散 4-522
44634 辛夷清肺汤 4-522
44635 辛夷清肺饮 4-522
44636 辛夷清肺散 4-522
44637 辛字化毒丸 4-522
44638 辛前甘桔汤 4-522
44639 辛润理肺汤 4-522
44640 辛凉双解散 4-523
44641 辛凉甘桔汤 4-523
44642 辛凉活瘀汤 4-523
44643 辛凉宣表汤 4-523
44644 辛凉清解饮 4-523
44645 辛凉解散汤 4-523
44646 辛润缓肌汤 4-523
44647 辛黄三白汤 4-523
44648 辛散生化汤 4-523
44649 辛温平补汤 4-523
44650 辛温活瘀汤 4-523
44651 辛润宣肺止咳汤 4-523

忘

44652 忘杖丸 4-524
44653 忘忧散 4-524
44654 忘忧散 4-524
44655 忘痛汤 4-524

应

44656 应手散 4-524
44657 应手散 4-524
44658 应艾膏 4-524
44659 应正丸 4-524
44660 应用丸 4-524
44661 应用膏 4-524
44662 应用膏 4-524
44663 应圣丸 4-524
44664 应钟散 4-524
44665 应神散 4-524
44666 应真丸 4-524
44667 应效丹 4-525
44668 应效丹 4-525
44669 应效酒 4-525
44670 应效散 4-525
44671 应病丸 4-525
44672 应病丹 4-525
44673 应病散 4-525
44674 应梦散 4-525
44675 应痛丸 4-525
44676 应痛丸 4-525
44677 应痛丸 4-525
44678 应痛丸 4-525
44679 应痛丸 4-525
44680 应痛丸 4-525
44681 应痛丸 4-525
44682 应痛丸 4-525
44683 应痛丸 4-526
44684 应痛丸 4-526
44685 应痛丸 4-526
44686 应痛丸 4-526
44687 应痛丸 4-526
44688 应痛丸 4-526
44689 应痛散 4-526
44690 应痛散 4-526
44691 应痛散 4-526
44692 应痛散 4-526
44693 应痛散 4-526
44694 应痛膏 4-526
44695 应痛膏 4-526
44696 应急撞气丸 4-526
44697 应效三圣散 4-527
44698 应效祛风丸 4-527
44699 应病接骨膏 4-527
44700 应验打老丹 4-527
44701 应验如意散 4-527
44702 应梦人参汤 4-527
44703 应梦人参散 4-527
44704 应痛内托丸 4-527
44705 应痛乳香丸 4-527
44706 应痛乳香丸 4-527
44707 应梦如神饮子 4-528
44708 应急大效玉粉丹 4-528

疔

44709 疔膏 4-528
44710 疔发散 4-528
44711 疔疖膏 4-528
44712 疔毒方 4-528
44713 疔毒膏 4-528
44714 疔毒膏 4-528
44715 疔药方 4-528
44716 疔疮丸 4-528
44717 疔疮膏 4-528
44718 疔痈方 4-528
44719 疔痈汤 4-528
44720 疔毒秘丸 4-528
44721 疔疮锭子 4-529
44722 疔毒回生汤 4-529
44723 疔毒复生汤 4-529
44724 疔毒诸疮膏 4-529
44725 疔疮立效膏 4-529
44726 疔疮走黄丸 4-529
44727 疔疮呼脓膏 4-529
44728 疔疮猪胆膏 4-529
44729 疔疮塞鼻丹 4-529

疖

44730 疖肿膏 4-529

疗

44731 疗儿散 4-529
44732 疗疟丸 4-529
44733 疗疟丸 4-529
44734 疗毒汤 4-529
44735 疗淋散 4-529
44736 疗瘵汤 4-530
44737 疗五痔散 4-530
44738 疗风饮子 4-530
44739 疗肺宁片 4-530
44740 疗牙止痛散 4-530
44741 疗本滋肾丸 4-530
44742 疗肾滋本丸 4-530

怀

44743 怀干散 4-530
44744 怀忠丹 4-530
44745 怀熟地汤 4-530

快

44746 快汤 4-530
44747 快丸儿 4-530
44748 快气丸 4-530
44749 快气丸 4-530
44750 快气丸 4-530
44751 快气丸 4-530
44752 快气汤 4-531
44753 快气汤 4-531
44754 快气汤 4-531
44755 快气汤 4-531
44756 快气散 4-531
44757 快风膏 4-531
44758 快肌丸 4-531
44759 快肌膏 4-531
44760 快应茶 4-531
44761 快毒丹 4-531
44762 快胃丸 4-531
44763 快胃片 4-531
44764 快活丸 4-531
44765 快活丸 4-531
44766 快活丸 4-531
44767 快活丸 4-532
44768 快活丸 4-532
44769 快活丸 4-532
44770 快活丸 4-532
44771 快活丸 4-532
44772 快活丸 4-532
44773 快活丸 4-532
44774 快透散 4-532
44775 快斑汤 4-532
44776 快斑汤 4-532
44777 快斑汤 4-532
44778 快斑饮 4-532
44779 快斑散 4-532
44780 快斑散 4-532
44781 快斑散 4-533
44782 快脾丸 4-533
44783 快脾饮 4-533
44784 快脾饮 4-533
44785 快脾散 4-533
44786 快脾散 4-533
44787 快痘丹 4-533
44788 快膈丸 4-533
44789 快膈汤 4-533
44790 快膈汤 4-533
44791 快膈汤 4-533
44792 快膈汤 4-533
44793 快膈汤 4-533
44794 快膈散 4-534
44795 快膈散 4-534
44796 快中饮子 4-534
44797 快气饼子 4-534
44798 快脾饮子 4-534
44799 快脾饮子 4-534
44800 快气消块散 4-534
44801 快胃舒肝丸 4-534
44802 快斑化毒汤 4-534
44803 快斑红蜡丸 4-534
44804 快斑越婢汤 4-534
44805 快脾温胃丸 4-534
44806 快膈消食丸 4-534
44807 快膈消食丸 4-534

间

44808 间疟饮 4-534
44809 间碧散 4-535

灶

44810 灶煤散 4-535
44811 灶土涂方 4-535
44812 灶土涂方 4-535

冻

44813 冻青饮 4-535
44814 冻疮膏 4-535
44815 冻疮膏 4-535
44816 冻疮药水 4-535
44817 冻疮破烂膏 4-535

冷

44818 冷汤 4-535
44819 冷汤 4-535
44820 冷风汤 4-535
44821 冷水丹 4-535
44822 冷汤饮 4-535
44823 冷饮子 4-535
44824 冷补丸 4-535
44825 冷附汤 4-536
44826 冷金膏 4-536
44827 冷香汤 4-536
44828 冷香汤 4-536
44829 冷香散 4-536
44830 冷壶散 4-536
44831 冷哮丸 4-536
44832 冷哮散 4-536
44833 冷秘汤 4-536
44834 冷水金丹 4-536
44835 冷香饮子 4-536
44836 冷香饮子 4-537

冶

44837 冶金煎 4-537
44838 冶葛膏 4-537
44839 冶葛膏 4-537
44840 冶葛膏 4-537
44841 冶葛蛇衔膏 4-537

沐

44842 沐汤 4-537
44843 沐头方 4-537
44844 沐头汤 4-537
44845 沐头汤 4-537
44846 沐浴长春散 4-537

沛

44847 沛霖膏 4-537

沥

44848 沥青膏 4-538
44849 沥青膏 4-538

沙

44850 沙节汤 4-538
44851 沙豆腐 4-538
44852 沙参丸 4-538
44853 沙参汤 4-538
44854 沙参散 4-538
44855 沙参散 4-538
44856 沙参散 4-538
44857 沙参散 4-538
44858 沙参散 4-538
44859 沙参散 4-538
44860 沙参散 4-538
44861 沙参粥 4-538
44862 沙糖酒 4-538
44863 沙糖膏 4-538
44864 沙谷米粥 4-539
44865 沙溪凉茶 4-539
44866 沙乞某儿汤 4-539
44867 沙苑清补汤 4-539
44868 沙参麦冬汤 4-539
44869 沙参养胃汤 4-539
44870 沙参银菊汤 4-539
44871 沙参清肺汤 4-539
44872 沙参款冬汤 4-540
44873 沙糖黄连膏 4-540
44874 沙溪凉茶颗粒 4-540

沃

44875 沃雪汤 4-540
44876 沃雪汤 4-540
44877 沃雪汤 4-540
44878 沃雪汤 4-540
44879 沃雪汤 4-540
44880 沃雪散 4-540
44881 沃焦散 4-540
44882 沃雪滚痰丸 4-540

沧

44883 沧青散 4-540

没

44884 没石散 4-540
44885 没石膏 4-541
44886 没石膏 4-541
44887 没沉汤 4-541
44888 没乳丸 4-541
44889 没药丸 4-541
44890 没药丸 4-541
44891 没药丸 4-541
44892 没药丸 4-541
44893 没药丸 4-541
44894 没药丸 4-541
44895 没药丸 4-541
44896 没药丸 4-541
44897 没药丸 4-541
44898 没药丸 4-542
44899 没药丸 4-542
44900 没药丸 4-542
44901 没药丸 4-542
44902 没药丸 4-542
44903 没药丸 4-542
44904 没药丸 4-542
44905 没药丸 4-542
44906 没药丸 4-542
44907 没药丸 4-542
44908 没药丸 4-542
44909 没药丸 4-543
44910 没药丸 4-543
44911 没药丸 4-543
44912 没药丸 4-543
44913 没药丸 4-543
44914 没药丸 4-543
44915 没药丸 4-543
44916 没药丸 4-543
44917 没药丸 4-543
44918 没药丸 4-543
44919 没药丸 4-543
44920 没药丸 4-543
44921 没药丸 4-543
44922 没药丹 4-543
44923 没药汤 4-544
44924 没药酒 4-544
44925 没药散 4-544
44926 没药散 4-544
44927 没药散 4-544
44928 没药散 4-544
44929 没药散 4-544
44930 没药散 4-544
44931 没药散 4-544
44932 没药散 4-544
44933 没药散 4-544
44934 没药散 4-544
44935 没药散 4-544
44936 没药散 4-544
44937 没药散 4-544
44938 没药散 4-544
44939 没药散 4-545
44940 没药散 4-545
44941 没药散 4-545
44942 没药散 4-545
44943 没药散 4-545
44944 没药散 4-545
44945 没药散 4-545
44946 没药散 4-545
44947 没药散 4-545
44948 没药散 4-545
44949 没药散 4-545
44950 没药散 4-545
44951 没药散 4-545
44952 没药散 4-545
44953 没药散 4-546
44954 没药散 4-546
44955 没药散 4-546
44956 没药散 4-546
44957 没药散 4-546
44958 没药散 4-546
44959 没药散 4-546
44960 没药散 4-546
44961 没药散 4-546
44962 没药散 4-546
44963 没药散 4-546
44964 没药散 4-546
44965 没药散 4-546
44966 没药散 4-546
44967 没药散 4-546
44968 没药散 4-546
44969 没药散 4-546
44970 没药散 4-547
44971 没药散 4-547
44972 没药散 4-547
44973 没药散 4-547
44974 没药散 4-547
44975 没药散 4-547
44976 没药煎 4-547
44977 没药膏 4-547
44978 没药膏 4-547
44979 没药膏 4-547
44980 没铁散 4-547
44981 没心草汤 4-547
44982 没心草散 4-547
44983 没石子丸 4-547
44984 没石子丸 4-547
44985 没石子丸 4-547
44986 没石子丸 4-548
44987 没石子丸 4-548
44988 没石子丸 4-548
44989 没石子丸 4-548
44990 没石子散 4-548
44991 没石子散 4-548
44992 没石子散 4-548
44993 没石子散 4-548
44994 没石子散 4-548
44995 没石子膏 4-548
44996 没石子膏 4-548
44997 没药四生丹 4-548
44998 没药延胡散 4-548
44999 没药羌活散 4-548
45000 没药鸡子酒 4-548
45001 没药乳香散 4-548
45002 没药乳香散 4-549
45003 没药降圣丹 4-549
45004 没药除痛散 4-549
45005 没药硇砂煎 4-549
45006 没药琥珀散 4-549
45007 没药自然铜散 4-549

沆

45008 沆瀣丸 4-549
45009 沆瀣丹 4-549

沉

45010 沉水膏 4-549
45011 沉水膏 4-549
45012 沉水膏 4-549
45013 沉苏汤 4-549
45014 沉附汤 4-549
45015 沉附汤 4-549
45016 沉附汤 4-549
45017 沉附汤 4-550
45018 沉附汤 4-550
45019 沉附膏 4-550
45020 沉苓丸 4-550
45021 沉珀丸 4-550
45022 沉香丸 4-550
45023 沉香丸 4-550
45024 沉香丸 4-550
45025 沉香丸 4-550
45026 沉香丸 4-550
45027 沉香丸 4-550
45028 沉香丸 4-550
45029 沉香丸 4-550
45030 沉香丸 4-551
45031 沉香丸 4-551
45032 沉香丸 4-551
45033 沉香丸 4-551
45034 沉香丸 4-551
45035 沉香丸 4-551
45036 沉香丸 4-551

45037 沉香丸 4-551
45038 沉香丸 4-551
45039 沉香丸 4-551
45040 沉香丸 4-551
45041 沉香丸 4-552
45042 沉香丸 4-552
45043 沉香丸 4-552
45044 沉香丸 4-552
45045 沉香丸 4-552
45046 沉香丸 4-552
45047 沉香丸 4-552
45048 沉香丸 4-552
45049 沉香丸 4-552
45050 沉香丸 4-552
45051 沉香丸 4-552
45052 沉香丸 4-553
45053 沉香丸 4-553
45054 沉香丸 4-553
45055 沉香丸 4-553
45056 沉香丸 4-553
45057 沉香丸 4-553
45058 沉香丸 4-553
45059 沉香丸 4-553
45060 沉香丸 4-553
45061 沉香丸 4-553
45062 沉香丸 4-553
45063 沉香丸 4-553
45064 沉香丸 4-553
45065 沉香丸 4-554
45066 沉香丸 4-554
45067 沉香丸 4-554
45068 沉香丸 4-554
45069 沉香丸 4-554
45070 沉香丸 4-554
45071 沉香曲 4-554
45072 沉香汤 4-554
45073 沉香汤 4-554
45074 沉香汤 4-554
45075 沉香汤 4-554
45076 沉香汤 4-554
45077 沉香汤 4-554
45078 沉香汤 4-554
45079 沉香汤 4-555
45080 沉香汤 4-555
45081 沉香汤 4-555
45082 沉香汤 4-555
45083 沉香汤 4-555
45084 沉香汤 4-555
45085 沉香汤 4-555
45086 沉香汤 4-555
45087 沉香汤 4-555
45088 沉香汤 4-555
45089 沉香汤 4-555
45090 沉香汤 4-555
45091 沉香汤 4-555
45092 沉香汤 4-555
45093 沉香汤 4-555
45094 沉香汤 4-555
45095 沉香汤 4-556
45096 沉香汤 4-556
45097 沉香汤 4-556
45098 沉香汤 4-556
45099 沉香汤 4-556
45100 沉香汤 4-556
45101 沉香汤 4-556
45102 沉香饮 4-556
45103 沉香饮 4-556
45104 沉香饮 4-556
45105 沉香饮 4-556
45106 沉香饮 4-556
45107 沉香饮 4-556
45108 沉香饮 4-556
45109 沉香饮 4-556
45110 沉香饮 4-556
45111 沉香沥 4-557
45112 沉香饼 4-557
45113 沉香散 4-557
45114 沉香散 4-557
45115 沉香散 4-557
45116 沉香散 4-557
45117 沉香散 4-557
45118 沉香散 4-557
45119 沉香散 4-557
45120 沉香散 4-557
45121 沉香散 4-557
45122 沉香散 4-557
45123 沉香散 4-557
45124 沉香散 4-557
45125 沉香散 4-558
45126 沉香散 4-558
45127 沉香散 4-558
45128 沉香散 4-558
45129 沉香散 4-558
45130 沉香散 4-558
45131 沉香散 4-558
45132 沉香散 4-558
45133 沉香散 4-558
45134 沉香散 4-558
45135 沉香散 4-558
45136 沉香散 4-558
45137 沉香散 4-558
45138 沉香散 4-558
45139 沉香散 4-559
45140 沉香散 4-559
45141 沉香散 4-559
45142 沉香散 4-559
45143 沉香散 4-559
45144 沉香散 4-559
45145 沉香散 4-559
45146 沉香散 4-559
45147 沉香散 4-559
45148 沉香散 4-559
45149 沉香散 4-559
45150 沉香散 4-560
45151 沉香散 4-560
45152 沉香散 4-560
45153 沉香散 4-560
45154 沉香散 4-560
45155 沉香散 4-560
45156 沉香散 4-560
45157 沉香散 4-560
45158 沉香散 4-560
45159 沉香散 4-560
45160 沉香散 4-560
45161 沉香散 4-560
45162 沉香散 4-560
45163 沉香散 4-560
45164 沉香散 4-561
45165 沉香散 4-561
45166 沉香散 4-561
45167 沉香散 4-561
45168 沉香散 4-561
45169 沉香散 4-561
45170 沉香散 4-561
45171 沉香散 4-561
45172 沉香散 4-561
45173 沉香散 4-561
45174 沉香散 4-561
45175 沉香散 4-561
45176 沉香散 4-561
45177 沉香散 4-561
45178 沉香散 4-561
45179 沉香散 4-561
45180 沉香散 4-562
45181 沉香散 4-562
45182 沉香散 4-562
45183 沉香散 4-562
45184 沉香散 4-562
45185 沉香散 4-562
45186 沉香散 4-562
45187 沉香散 4-562
45188 沉香散 4-562
45189 沉香散 4-562
45190 沉香散 4-562
45191 沉香散 4-562
45192 沉香散 4-562
45193 沉香煎 4-562
45194 沉香煎 4-562
45195 沉香煎 4-562
45196 沉香煎 4-562
45197 沉香膏 4-563
45198 沉香膏 4-563
45199 沉魏丹 4-563
45200 沉麝丸 4-563
45201 沉麝汤 4-563
45202 沉丁煎丸 4-563
45203 沉苏饮子 4-563
45204 沉香大丸 4-563
45205 沉香末子 4-563
45206 沉香饮子 4-563
45207 沉香饮子 4-563
45208 沉香饮子 4-563
45209 沉香饮子 4-563
45210 沉香饮子 4-563
45211 沉香饼子 4-563
45212 沉香煮散 4-564
45213 沉香煮散 4-564
45214 沉香煮散 4-564
45215 沉香煎丸 4-564
45216 沉香煎丸 4-564
45217 沉香煎丸 4-564
45218 沉香煎丸 4-564
45219 沉香煎丸 4-564
45220 沉香煎丸 4-564
45221 沉香煎丸 4-564
45222 沉香煎丸 4-565
45223 沉香煎丸 4-565
45224 沉醉香散 4-565
45225 沉茄止疝散 4-565
45226 沉乳感应丸 4-565
45227 沉香三味散 4-565
45228 沉香三和汤 4-565
45229 沉香大补丸 4-565
45230 沉香大腹散 4-565
45231 沉香万应丸 4-565
45232 沉香广圣散 4-565
45233 沉香天麻丸 4-565
45234 沉香天麻汤 4-565
45235 沉香天麻煎 4-566
45236 沉香开隔散 4-566
45237 沉香不二丸 4-566
45238 沉香不二丸 4-566
45239 沉香中和丸 4-566
45240 沉香内补丸 4-566
45241 沉香内消丸 4-566
45242 沉香化气丸 4-566
45243 沉香化气丸 4-566
45244 沉香化气丸 4-566
45245 沉香化气丸 4-567
45246 沉香化气丸 4-567
45247 沉香化气丸 4-567
45248 沉香化气丸 4-567
45249 沉香化气丸 4-567
45250 沉香化气丸 4-567
45251 沉香化气丹 4-567
45252 沉香化滞丸 4-567

45253 沉香化滞丸 4-567
45254 沉香化滞丸 4-568
45255 沉香化滞丸 4-568
45256 沉香化滞丸 4-568
45257 沉香化滞丸 4-568
45258 沉香化痰丸 4-568
45259 沉香化痰丸 4-568
45260 沉香分消丸 4-568
45261 沉香升气汤 4-568
45262 沉香升气散 4-568
45263 沉香升降散 4-568
45264 沉香乌药丸 4-568
45265 沉香乌药煎 4-568
45266 沉香匀气散 4-568
45267 沉香水煮散 4-569
45268 沉香石斛丸 4-569
45269 沉香石斛汤 4-569
45270 沉香归附散 4-569
45271 沉香四宝丹 4-569
45272 沉香四倍丸 4-569
45273 沉香四磨汤 4-569
45274 沉香白牙散 4-569
45275 沉香永寿丸 4-569
45276 沉香半夏汤 4-569
45277 沉香圣饼子 4-569
45278 沉香百疗丸 4-569
45279 沉香百补丸 4-570
45280 沉香百消丸 4-570
45281 沉香百消丸 4-570
45282 沉香百消曲 4-570
45283 沉香至宝丸 4-570
45284 沉香至珍丸 4-570
45285 沉香延龄散 4-570
45286 沉香延龄散 4-570
45287 沉香交泰丸 4-570
45288 沉香安神丸 4-570
45289 沉香羊肉丹 4-571
45290 沉香导气丸 4-571
45291 沉香导气丸 4-571
45292 沉香导气汤 4-571
45293 沉香导气散 4-571
45294 沉香导气散 4-571
45295 沉香如意丸 4-571
45296 沉香均气散 4-571
45297 沉香豆蔻丸 4-571
45298 沉香豆蔻散 4-571
45299 沉香牡丹丸 4-571
45300 沉香利气丸 4-571
45301 沉香利膈丸 4-571
45302 沉香快气丸 4-571
45303 沉香快脾丸 4-572
45304 沉香羌活汤 4-572
45305 沉香羌活散 4-572
45306 沉香阿胶散 4-572
45307 沉香阿魏丸 4-572
45308 沉香阿魏丸 4-572
45309 沉香阿魏丸 4-572
45310 沉香阿魏丸 4-572
45311 沉香陈曲丸 4-572
45312 沉香附子丸 4-572
45313 沉香附子汤 4-572
45314 沉香郁金散 4-573
45315 沉香固元散 4-573
45316 沉香和中丸 4-573
45317 沉香和中丸 4-573
45318 沉香和血丸 4-573
45319 沉香金粟散 4-573
45320 沉香定痛丸 4-573
45321 沉香降气丸 4-573
45322 沉香降气丸 4-573
45323 沉香降气丸 4-573
45324 沉香降气丸 4-573
45325 沉香降气丸 4-574
45326 沉香降气丸 4-574
45327 沉香降气丸 4-574
45328 沉香降气丸 4-574
45329 沉香降气丸 4-574
45330 沉香降气丹 4-574
45331 沉香降气丹 4-574
45332 沉香降气汤 4-574
45333 沉香降气汤 4-574
45334 沉香降气汤 4-574
45335 沉香降气汤 4-574
45336 沉香降气汤 4-574
45337 沉香降气散 4-574
45338 沉香降气散 4-574
45339 沉香降气散 4-575
45340 沉香降气散 4-575
45341 沉香枳壳散 4-575
45342 沉香荜拨丸 4-575
45343 沉香茯苓丸 4-575
45344 沉香保生丸 4-575
45345 沉香保生丸 4-575
45346 沉香保生丸 4-575
45347 沉香顺气丸 4-575
45348 沉香顺气丸 4-575
45349 沉香顺气汤 4-575
45350 沉香顺气酒 4-575
45351 沉香顺气散 4-575
45352 沉香烂积丸 4-575
45353 沉香活血丸 4-576
45354 沉香养气丸 4-576
45355 沉香养脾丸 4-576
45356 沉香养脾汤 4-576
45357 沉香养脾散 4-576
45358 沉香神曲煎 4-576
45359 沉香既济丸 4-576
45360 沉香除气丸 4-576
45361 沉香桂附丸 4-576
45362 沉香桃胶散 4-576
45363 沉香透膈丸 4-577
45364 沉香透膈汤 4-577
45365 沉香消化丸 4-577
45366 沉香消积丸 4-577
45367 沉香消痞丸 4-577
45368 沉香消痞丸 4-577
45369 沉香消痞丸 4-577
45370 沉香通气丸 4-577
45371 沉香理气丸 4-577
45372 沉香理气汤 4-577
45373 沉香黄耆散 4-577
45374 沉香猪肚丸 4-578
45375 沉香猪肚丸 4-578
45376 沉香鹿茸丸 4-578
45377 沉香鹿茸丸 4-578
45378 沉香鹿茸丸 4-578
45379 沉香鹿茸丸 4-578
45380 沉香鹿茸丸 4-578
45381 沉香断红丸 4-578
45382 沉香堕痰丸 4-578
45383 沉香续断丸 4-578
45384 沉香琥珀丸 4-578
45385 沉香琥珀丸 4-578
45386 沉香琥珀散 4-578
45387 沉香紫桂丸 4-579
45388 沉香紫菀丸 4-579
45389 沉香紫蔻丸 4-579
45390 沉香舒气丸 4-579
45391 沉香舒郁片 4-579
45392 沉香舒郁丹 4-579
45393 沉香温胃丸 4-579
45394 沉香温胃丸 4-579
45395 沉香温脾汤 4-579
45396 沉香蒺藜丸 4-579
45397 沉香槟榔丸 4-579
45398 沉香槟榔汤 4-580
45399 沉香磁石丸 4-580
45400 沉香滚痰丸 4-580
45401 沉香磨脾汤 4-580
45402 沉香磨脾散 4-580
45403 沉香鳖甲丸 4-580
45404 沉香鳖甲丹 4-580
45405 沉香鳖甲汤 4-580
45406 沉香鳖甲散 4-580
45407 沉香鳖甲散 4-580
45408 沉香鳖甲散 4-580
45409 沉桂芦巴丸 4-580
45410 沉檀快膈丸 4-580
45411 沉檀香茶饼 4-580
45412 沉麝香茸丸 4-580
45413 沉麝鹿茸丸 4-581
45414 沉翳羚羊饮 4-581
45415 沉香三棱煎丸 4-581
45416 沉香大腹皮汤 4-581
45417 沉香大腹皮散 4-581
45418 沉香天麻煎丸 4-581
45419 沉香白豆蔻散 4-581
45420 沉香苁蓉煎丸 4-581
45421 沉香荜澄茄丸 4-581
45422 沉香荜澄茄汤 4-581
45423 沉香荜澄茄散 4-581
45424 沉香海金砂丸 4-581
45425 沉香鳖甲煮散 4-581
45426 沉檀聚香饼子 4-582
45427 沉香化滞定痛丸 4-582
45428 沉香礞石滚痰丸 4-582
45429 沉酒煎附子四神丹 4-582

沈

45430 沈阳红药 4-582
45431 沈氏五积散 4-582
45432 沈氏止涎汤 4-582
45433 沈氏止衄丹 4-582
45434 沈氏中暑汤 4-582
45435 沈氏双砂丸 4-582
45436 沈氏头风丸 4-582
45437 沈氏头瘟汤 4-582
45438 沈氏血癥丸 4-582
45439 沈氏固胞汤 4-582
45440 沈氏闷泉丸 4-582
45441 沈氏荷叶汤 4-583
45442 沈氏桑尖汤 4-583
45443 沈氏脚气汤 4-583
45444 沈氏棉子丸 4-583
45445 沈氏葳蕤汤 4-583
45446 沈氏葛朴汤 4-583
45447 沈氏温脐丸 4-583
45448 沈氏填脐散 4-583
45449 沈氏解雷汤 4-583
45450 沈家五积散 4-583
45451 沈阳红药胶囊 4-583

状

45452 状元丸 4-583
45453 状元丸 4-583
45454 状元丸 4-583
45455 状元丸 4-583
45456 状元红 4-584
45457 状元红酒 4-584
45458 状元红药酒 4-584
45459 状元深海龙酒 4-584

羌

45674 羌活散 4-599
45675 羌活散 4-599
45676 羌活散 4-599
45677 羌活散 4-599
45678 羌活散 4-599
45679 羌活散 4-599
45680 羌活散 4-599
45681 羌活散 4-599
45682 羌活散 4-599
45683 羌活散 4-599
45684 羌活散 4-600
45685 羌活散 4-600
45686 羌活散 4-600
45687 羌活散 4-600
45688 羌活散 4-600
45689 羌活散 4-600
45690 羌活散 4-600
45691 羌活散 4-600
45692 羌活煎 4-600
45693 羌活膏 4-600
45694 羌活膏 4-600
45695 羌活膏 4-600
45696 羌活膏 4-600
45697 羌活膏 4-601
45698 羌活膏 4-601
45699 羌活膏 4-601
45700 羌活膏 4-601
45701 羌活膏 4-601
45702 羌活膏 4-601
45703 羌活膏 4-601
45704 羌活膏 4-601
45705 羌活膏 4-601
45706 羌活膏 4-601
45707 羌活膏 4-601
45708 羌活膏 4-601
45709 羌活膏 4-601
45710 羌桂汤 4-601
45711 羌耆散 4-601
45712 羌柴汤 4-602
45713 羌菊丸 4-602
45714 羌菊散 4-602
45715 羌菊散 4-602
45716 羌菊散 4-602
45717 羌麻汤 4-602
45718 羌蝉散 4-602
45719 羌活大丸 4-602
45720 羌活饮子 4-602
45721 羌活饮子 4-602
45722 羌活饮子 4-602
45723 羌活煮散 4-602
45724 羌活煮散 4-602
45725 羌活煮散 4-602
45726 羌活紫汤 4-602
45727 羌活煎丸 4-603
45728 羌防内托散 4-603
45729 羌防四苓散 4-603
45730 羌防四物汤 4-603
45731 羌防行痹汤 4-603
45732 羌防泻白散 4-603
45733 羌防柴苓汤 4-603
45734 羌防柴胡汤 4-603
45735 羌防散郁汤 4-603
45736 羌独冲和汤 4-603
45737 羌独败毒散 4-603
45738 羌独败毒散 4-603
45739 羌独败毒散 4-603
45740 羌独破结汤 4-603
45741 羌活人参汤 4-603
45742 羌活大风丸 4-603
45743 羌活木通汤 4-603
45744 羌活木通汤 4-603
45745 羌活升麻汤 4-603
45746 羌活风湿汤 4-603
45747 羌活六合汤 4-603
45748 羌活石膏汤 4-604
45749 羌活石膏散 4-604
45750 羌活白芷汤 4-604
45751 羌活白芷散 4-604
45752 羌活芎藁汤 4-604
45753 羌活当归汤 4-604
45754 羌活当归汤 4-604
45755 羌活当归散 4-604
45756 羌活当归散 4-604
45757 羌活冲和汤 4-604
45758 羌活冲和汤 4-604
45759 羌活冲和汤 4-604
45760 羌活冲和汤 4-604
45761 羌活导气汤 4-604
45762 羌活导滞汤 4-604
45763 羌活导湿汤 4-604
45764 羌活导痰汤 4-604
45765 羌活防已汤 4-605
45766 羌活防风汤 4-605
45767 羌活防风汤 4-605
45768 羌活防风汤 4-605
45769 羌活防风汤 4-605
45770 羌活防风汤 4-605
45771 羌活防风汤 4-605
45772 羌活防风散 4-605
45773 羌活苍术汤 4-605
45774 羌活苍术汤 4-605
45775 羌活连翘汤 4-605
45776 羌活牡丹散 4-605
45777 羌活补髓丸 4-605
45778 羌活附子汤 4-605
45779 羌活附子汤 4-605
45780 羌活附子汤 4-605
45781 羌活附子汤 4-605
45782 羌活附子散 4-606
45783 羌活败毒散 4-606
45784 羌活败毒散 4-606
45785 羌活败毒散 4-606
45786 羌活败毒散 4-606
45787 羌活败毒散 4-606
45788 羌活乳香汤 4-606
45789 羌活泻白散 4-606
45790 羌活细辛汤 4-606
45791 羌活钩藤散 4-606
45792 羌活香薷饮 4-606
45793 羌活选奇汤 4-606
45794 羌活剑风汤 4-606
45795 羌活胜风汤 4-606
45796 羌活胜湿汤 4-606
45797 羌活胜湿汤 4-607
45798 羌活胜湿汤 4-607
45799 羌活胜湿汤 4-607
45800 羌活胜湿汤 4-607
45801 羌活胜湿汤 4-607
45802 羌活胜湿汤 4-607
45803 羌活胜湿汤 4-607
45804 羌活胜湿汤 4-607
45805 羌活胜湿汤 4-607
45806 羌活胜湿汤 4-607
45807 羌活胜湿汤 4-607
45808 羌活胜湿汤 4-607
45809 羌活神术汤 4-607
45810 羌活神术汤 4-607
45811 羌活退翳丸 4-607
45812 羌活退翳汤 4-608
45813 羌活退翳汤 4-608
45814 羌活退翳散 4-608
45815 羌活退翳膏 4-608
45816 羌活除风汤 4-608
45817 羌活除湿汤 4-608
45818 羌活除湿汤 4-608
45819 羌活除湿汤 4-608
45820 羌活除翳汤 4-608
45821 羌活秦艽汤 4-608
45822 羌活桂归酒 4-608
45823 羌活桂枝汤 4-608
45824 羌活桂枝煎 4-608
45825 羌活桃仁汤 4-608
45826 羌活桃仁汤 4-608
45827 羌活柴胡汤 4-608
45828 羌活柴胡汤 4-608
45829 羌活柴胡汤 4-609
45830 羌活柴胡汤 4-609
45831 羌活柴胡汤 4-609
45832 羌活柴胡散 4-609
45833 羌活透肌汤 4-609
45834 羌活透肌散 4-609
45835 羌活益气汤 4-609
45836 羌活通关散 4-609
45837 羌活菊花散 4-609
45838 羌活黄芩汤 4-609
45839 羌活救苦汤 4-609
45840 羌活救苦汤 4-609
45841 羌活麻黄汤 4-609
45842 羌活清空膏 4-609
45843 羌活渗湿汤 4-609
45844 羌活续断汤 4-609
45845 羌活续断汤 4-609
45846 羌活散火汤 4-609
45847 羌活散郁汤 4-610
45848 羌活葛根汤 4-610
45849 羌活硫黄丸 4-610
45850 羌活紫神汤 4-610
45851 羌活黑附汤 4-610
45852 羌活黑附汤 4-610
45853 羌活蒲蓝汤 4-610
45854 羌活愈风汤 4-610
45855 羌活愈风汤 4-610
45856 羌活愈风汤 4-610
45857 羌活解郁汤 4-610
45858 羌活鞠䓖汤 4-610
45859 羌活蠲暑饮 4-610
45860 羌桂四物汤 4-611
45861 羌葛开膈散 4-611
45862 羌蒡蒲薄汤 4-611
45863 羌活加葛根汤 4-611
45864 羌活汤加防风方 4-611
45865 羌活防风除翳汤 4-611
45866 羌活防风柴胡汤 4-611
45867 羌活连翘续命汤 4-611
45868 羌活桃红四物汤 4-611
45869 羌活散合升麻汤 4-611
45870 羌活黄芩苍术甘草汤 4-611

兑

45871 兑金丸 4-611
45872 兑金丸 4-612
45873 兑金丸 4-612
45874 兑疽膏 4-612

完

45875 完肌散 4-612
45876 完肌散 4-612
45877 完足汤 4-612
45878 完肤丹 4-612

45879 完肺汤 4-612
45880 完肺饮 4-612
45881 完肺散 4-612
45882 完疝汤 4-612
45883 完带汤 4-612
45884 完胞饮 4-613
45885 完疮散 4-613
45886 完善丸 4-613
45887 完臂汤 4-613
45888 完璧散 4-613
45889 完舌围药 4-613
45890 完体续命汤 4-613
45891 完肤续命汤 4-613

宋

45892 宋氏益母丸 4-613
45893 宋真宗皇帝勅封续液膏 4-614

牢

45894 牢牙散 4-614
45895 牢牙散 4-614
45896 牢牙散 4-614
45897 牢牙散 4-614
45898 牢牙散 4-614
45899 牢牙散 4-614
45900 牢牙散 4-614
45901 牢牙散 4-614
45902 牢牙散 4-614
45903 牢牙散 4-614
45904 牢牙散 4-614
45905 牢牙散 4-614
45906 牢牙散 4-614
45907 牢牙散 4-614
45908 牢牙膏 4-614
45909 牢齿膏 4-614
45910 牢牙齿散 4-615
45911 牢牙乌髭方 4-615
45912 牢牙地黄散 4-615
45913 牢牙如圣散 4-615
45914 牢牙定痛膏 4-615
45915 牢牙赴筵散 4-615
45916 牢齿如圣散 4-615
45917 牢牙石燕子散 4-615
45918 牢牙固齿明目散 4-615

诃

45919 诃子丸 4-615
45920 诃子丸 4-615
45921 诃子丸 4-615
45922 诃子丸 4-615
45923 诃子丸 4-615
45924 诃子丸 4-616
45925 诃子丸 4-616
45926 诃子汤 4-616
45927 诃子汤 4-616
45928 诃子汤 4-616
45929 诃子汤 4-616
45930 诃子饮 4-616
45931 诃子饮 4-616
45932 诃子饮 4-616
45933 诃子饮 4-616
45934 诃子散 4-616
45935 诃子散 4-616
45936 诃子散 4-616
45937 诃子散 4-616
45938 诃子散 4-616
45939 诃子散 4-617
45940 诃子散 4-617
45941 诃子散 4-617
45942 诃子散 4-617
45943 诃子散 4-617
45944 诃子散 4-617
45945 诃子散 4-617
45946 诃子散 4-617
45947 诃子散 4-617
45948 诃子散 4-617
45949 诃子散 4-617
45950 诃子散 4-617
45951 诃子散 4-617
45952 诃子散 4-617
45953 诃子散 4-617
45954 诃子膏 4-617
45955 诃子膏 4-618
45956 诃术散 4-618
45957 诃皮散 4-618
45958 诃灰散 4-618
45959 诃附丸 4-618
45960 诃附丸 4-618
45961 诃参散 4-618
45962 诃栀散 4-618
45963 诃黎丸 4-618
45964 诃黎散 4-618
45965 诃黎散 4-618
45966 诃子皮散 4-618
45967 诃子皮散 4-618
45968 诃子灰散 4-618
45969 诃子煮散 4-618
45970 诃黎勒丸 4-618
45971 诃黎勒丸 4-619
45972 诃黎勒丸 4-619
45973 诃黎勒丸 4-619
45974 诃黎勒丸 4-619
45975 诃黎勒丸 4-619
45976 诃黎勒丸 4-619
45977 诃黎勒丸 4-619
45978 诃黎勒丸 4-619
45979 诃黎勒丸 4-619
45980 诃黎勒丸 4-619
45981 诃黎勒丸 4-619
45982 诃黎勒丸 4-620
45983 诃黎勒丸 4-620
45984 诃黎勒丸 4-620
45985 诃黎勒丸 4-620
45986 诃黎勒丸 4-620
45987 诃黎勒丸 4-620
45988 诃黎勒丸 4-620
45989 诃黎勒丸 4-620
45990 诃黎勒丸 4-620
45991 诃黎勒丸 4-620
45992 诃黎勒丸 4-620
45993 诃黎勒丸 4-620
45994 诃黎勒丸 4-620
45995 诃黎勒丸 4-621
45996 诃黎勒丸 4-621
45997 诃黎勒丸 4-621
45998 诃黎勒丸 4-621
45999 诃黎勒丸 4-621
46000 诃黎勒丸 4-621
46001 诃黎勒丸 4-621
46002 诃黎勒丸 4-621
46003 诃黎勒丸 4-621
46004 诃黎勒丸 4-621
46005 诃黎勒丸 4-621
46006 诃黎勒丸 4-621
46007 诃黎勒丸 4-621
46008 诃黎勒丸 4-622
46009 诃黎勒丸 4-622
46010 诃黎勒丸 4-622
46011 诃黎勒丸 4-622
46012 诃黎勒丸 4-622
46013 诃黎勒丸 4-622
46014 诃黎勒丸 4-622
46015 诃黎勒丸 4-622
46016 诃黎勒丸 4-622
46017 诃黎勒丸 4-622
46018 诃黎勒丸 4-622
46019 诃黎勒丸 4-622
46020 诃黎勒丸 4-622
46021 诃黎勒丸 4-622
46022 诃黎勒丸 4-623
46023 诃黎勒丸 4-623
46024 诃黎勒丸 4-623
46025 诃黎勒丸 4-623
46026 诃黎勒丸 4-623
46027 诃黎勒丸 4-623
46028 诃黎勒丸 4-623
46029 诃黎勒丸 4-623
46030 诃黎勒丸 4-623
46031 诃黎勒丸 4-623
46032 诃黎勒丸 4-623
46033 诃黎勒丸 4-623
46034 诃黎勒丸 4-623
46035 诃黎勒丸 4-623
46036 诃黎勒丸 4-624
46037 诃黎勒丸 4-624
46038 诃黎勒丸 4-624
46039 诃黎勒丸 4-624
46040 诃黎勒丸 4-624
46041 诃黎勒丸 4-624
46042 诃黎勒汤 4-624
46043 诃黎勒汤 4-624
46044 诃黎勒汤 4-624
46045 诃黎勒汤 4-624
46046 诃黎勒汤 4-624
46047 诃黎勒汤 4-624
46048 诃黎勒汤 4-624
46049 诃黎勒汤 4-624
46050 诃黎勒汤 4-624
46051 诃黎勒汤 4-624
46052 诃黎勒汤 4-624
46053 诃黎勒汤 4-625
46054 诃黎勒汤 4-625
46055 诃黎勒汤 4-625
46056 诃黎勒汤 4-625
46057 诃黎勒汤 4-625
46058 诃黎勒汤 4-625
46059 诃黎勒汤 4-625
46060 诃黎勒饮 4-625
46061 诃黎勒饮 4-625
46062 诃黎勒茶 4-625
46063 诃黎勒散 4-625
46064 诃黎勒散 4-625
46065 诃黎勒散 4-625
46066 诃黎勒散 4-625
46067 诃黎勒散 4-625
46068 诃黎勒散 4-626
46069 诃黎勒散 4-626
46070 诃黎勒散 4-626
46071 诃黎勒散 4-626
46072 诃黎勒散 4-626
46073 诃黎勒散 4-626
46074 诃黎勒散 4-626
46075 诃黎勒散 4-626
46076 诃黎勒散 4-626
46077 诃黎勒散 4-626
46078 诃黎勒散 4-626
46079 诃黎勒散 4-626
46080 诃黎勒散 4-627
46081 诃黎勒散 4-627
46082 诃黎勒散 4-627
46083 诃黎勒散 4-627
46084 诃黎勒散 4-627
46085 诃黎勒散 4-627
46086 诃黎勒散 4-627

46087 诃黎勒散 4-627
46088 诃黎勒散 4-627
46089 诃黎勒散 4-627
46090 诃黎勒散 4-627
46091 诃黎勒散 4-627
46092 诃黎勒散 4-628
46093 诃黎勒散 4-628
46094 诃黎勒散 4-628
46095 诃黎勒散 4-628
46096 诃黎勒散 4-628
46097 诃黎勒散 4-628
46098 诃黎勒散 4-628
46099 诃黎勒散 4-628
46100 诃黎勒散 4-628
46101 诃黎勒散 4-628
46102 诃黎勒散 4-628
46103 诃黎勒散 4-628
46104 诃黎勒散 4-629
46105 诃黎勒散 4-629
46106 诃黎勒散 4-629
46107 诃黎勒散 4-629
46108 诃黎勒散 4-629
46109 诃黎勒散 4-629
46110 诃黎勒散 4-629
46111 诃黎勒散 4-629
46112 诃黎勒散 4-629
46113 诃黎勒散 4-629
46114 诃黎勒散 4-629
46115 诃黎勒散 4-629
46116 诃黎勒散 4-629
46117 诃黎勒散 4-630
46118 诃黎勒散 4-630
46119 诃黎勒散 4-630
46120 诃黎勒散 4-630
46121 诃黎勒散 4-630
46122 诃黎勒散 4-630
46123 诃黎勒散 4-630
46124 诃黎勒散 4-630
46125 诃黎勒散 4-630
46126 诃黎勒散 4-630
46127 诃黎勒散 4-630
46128 诃黎勒散 4-630
46129 诃黎勒散 4-631
46130 诃黎勒散 4-631
46131 诃黎勒散 4-631
46132 诃黎勒散 4-631
46133 诃黎勒散 4-631
46134 诃黎勒散 4-631
46135 诃黎勒散 4-631
46136 诃黎勒散 4-631
46137 诃黎勒散 4-631
46138 诃黎勒散 4-631
46139 诃黎勒散 4-631
46140 诃黎勒散 4-631
46141 诃黎勒散 4-631
46142 诃黎勒散 4-631
46143 诃黎勒散 4-631
46144 诃黎勒散 4-631
46145 诃黎勒散 4-631
46146 诃黎勒散 4-632
46147 诃黎勒散 4-632
46148 诃黎勒粥 4-632
46149 诃黎勒粥 4-632
46150 诃黎勒煎 4-632
46151 诃子人参汤 4-632
46152 诃子甘桔汤 4-632
46153 诃子四柱散 4-632
46154 诃子青黛丸 4-632
46155 诃子清音汤 4-632
46156 诃皮生化汤 4-632
46157 诃黎豆蔻丸 4-632
46158 诃黎豆蔻丹 4-632
46159 诃黎勒皮丸 4-632
46160 诃黎勒皮散 4-632
46161 诃黎勒皮散 4-632
46162 诃黎勒皮散 4-632
46163 诃黎勒皮散 4-632
46164 诃黎勒皮散 4-633
46165 诃黎勒皮散 4-633
46166 诃黎勒皮散 4-633
46167 诃黎勒煮汤 4-633

诏

46168 诏书发汗白薇散 4-633

补

46169 补汤 4-633
46170 补下丸 4-633
46171 补元丸 4-633
46172 补元汤 4-633
46173 补元汤 4-633
46174 补元汤 4-633
46175 补元汤 4-633
46176 补元散 4-633
46177 补元散 4-633
46178 补元散 4-633
46179 补元散 4-633
46180 补元煎 4-633
46181 补天丸 4-633
46182 补天丸 4-634
46183 补天丸 4-634
46184 补天丹 4-634
46185 补天丹 4-634
46186 补天丹 4-634
46187 补天丹 4-634
46188 补天串 4-634
46189 补天膏 4-634
46190 补中丸 4-634
46191 补中丸 4-634
46192 补中丸 4-634
46193 补中丸 4-635
46194 补中丸 4-635
46195 补中丸 4-635
46196 补中丸 4-635
46197 补中汤 4-635
46198 补中汤 4-635
46199 补中汤 4-635
46200 补中汤 4-635
46201 补中汤 4-635
46202 补中汤 4-635
46203 补中汤 4-635
46204 补化汤 4-635
46205 补气丸 4-635
46206 补气丸 4-635
46207 补气丸 4-636
46208 补气丸 4-636
46209 补气汤 4-636
46210 补气汤 4-636
46211 补气汤 4-636
46212 补气汤 4-636
46213 补气汤 4-636
46214 补气汤 4-636
46215 补气汤 4-636
46216 补气汤 4-636
46217 补气汤 4-636
46218 补气汤 4-636
46219 补气汤 4-636
46220 补气汤 4-636
46221 补气汤 4-636
46222 补方丸 4-636
46223 补火丸 4-636
46224 补心丸 4-637
46225 补心丸 4-637
46226 补心丸 4-637
46227 补心丸 4-637
46228 补心丸 4-637
46229 补心丸 4-637
46230 补心丸 4-637
46231 补心丸 4-637
46232 补心丸 4-637
46233 补心丸 4-637
46234 补心丸 4-637
46235 补心丹 4-637
46236 补心丹 4-638
46237 补心丹 4-638
46238 补心丹 4-638
46239 补心丹 4-638
46240 补心汤 4-638
46241 补心汤 4-638
46242 补心汤 4-638
46243 补心汤 4-638
46244 补心汤 4-638
46245 补心汤 4-638
46246 补心汤 4-638
46247 补心汤 4-638
46248 补心汤 4-638
46249 补心汤 4-639
46250 补心汤 4-639
46251 补心汤 4-639
46252 补心汤 4-639
46253 补心汤 4-639
46254 补心汤 4-639
46255 补心汤 4-639
46256 补心汤 4-639
46257 补心汤 4-639
46258 补心汤 4-639
46259 补心汤 4-639
46260 补心汤 4-639
46261 补心酒 4-639
46262 补心散 4-639
46263 补正汤 4-639
46264 补正散 4-639
46265 补本丸 4-639
46266 补旧汤 4-639
46267 补母汤 4-640
46268 补肉药 4-640
46269 补肉膏 4-640
46270 补肉膏 4-640
46271 补伤散 4-640
46272 补血丸 4-640
46273 补血丸 4-640
46274 补血丸 4-640
46275 补血汤 4-640
46276 补血汤 4-640
46277 补血汤 4-640
46278 补血汤 4-640
46279 补血汤 4-640
46280 补肌散 4-640
46281 补肌散 4-640
46282 补肌散 4-641
46283 补阳汤 4-641
46284 补阳汤 4-641
46285 补阳汤 4-641
46286 补阴丸 4-641
46287 补阴丸 4-641
46288 补阴丸 4-641
46289 补阴丸 4-641
46290 补阴丸 4-641
46291 补阴丸 4-641
46292 补阴丸 4-641
46293 补阴丸 4-641
46294 补阴丸 4-641
46295 补阴丸 4-642
46296 补阴丸 4-642
46297 补阴丸 4-642

46298 补阴丸 4-642
46299 补阴丸 4-642
46300 补阴丸 4-642
46301 补阴丸 4-642
46302 补阴丸 4-642
46303 补阴丸 4-642
46304 补阴丸 4-642
46305 补阴丸 4-642
46306 补阴丸 4-642
46307 补阴丸 4-642
46308 补阴丸 4-642
46309 补阴丹 4-643
46310 补阴丹 4-643
46311 补阴丹 4-643
46312 补阴丹 4-643
46313 补阴汤 4-643
46314 补阴汤 4-643
46315 补阴散 4-643
46316 补阴煎 4-643
46317 补劳饮 4-643
46318 补肝丸 4-644
46319 补肝丸 4-644
46320 补肝丸 4-644
46321 补肝丸 4-644
46322 补肝丸 4-644
46323 补肝丸 4-644
46324 补肝丸 4-644
46325 补肝丸 4-644
46326 补肝丸 4-644
46327 补肝丸 4-644
46328 补肝丸 4-644
46329 补肝丸 4-644
46330 补肝丹 4-645
46331 补肝汤 4-645
46332 补肝汤 4-645
46333 补肝汤 4-645
46334 补肝汤 4-645
46335 补肝汤 4-645
46336 补肝汤 4-645
46337 补肝汤 4-645
46338 补肝汤 4-645
46339 补肝汤 4-645
46340 补肝汤 4-645
46341 补肝汤 4-646
46342 补肝汤 4-646
46343 补肝汤 4-646
46344 补肝汤 4-646
46345 补肝汤 4-646
46346 补肝汤 4-646
46347 补肝汤 4-646
46348 补肝汤 4-646
46349 补肝汤 4-646
46350 补肝汤 4-646
46351 补肝汤 4-646
46352 补肝汤 4-646
46353 补肝饮 4-646
46354 补肝酒 4-646
46355 补肝散 4-646
46356 补肝散 4-646
46357 补肝散 4-647
46358 补肝散 4-647
46359 补肝散 4-647
46360 补肝散 4-647
46361 补肝散 4-647
46362 补肝散 4-647
46363 补肝散 4-647
46364 补肝散 4-647
46365 补肝散 4-647
46366 补肝散 4-647
46367 补肝散 4-647
46368 补肝散 4-647
46369 补肝散 4-648
46370 补肝散 4-648
46371 补肝散 4-648
46372 补肝散 4-648
46373 补肝散 4-648
46374 补肝散 4-648
46375 补肝散 4-648
46376 补肝散 4-648
46377 补肝散 4-648
46378 补肝散 4-648
46379 补肝散 4-648
46380 补肝煎 4-648
46381 补肝膏 4-648
46382 补青丸 4-648
46383 补青丸 4-648
46384 补肾丸 4-648
46385 补肾丸 4-649
46386 补肾丸 4-649
46387 补肾丸 4-649
46388 补肾丸 4-649
46389 补肾丸 4-649
46390 补肾丸 4-649
46391 补肾丸 4-649
46392 补肾丸 4-649
46393 补肾丸 4-649
46394 补肾丸 4-649
46395 补肾丸 4-649
46396 补肾丸 4-650
46397 补肾丸 4-650
46398 补肾丸 4-650
46399 补肾丸 4-650
46400 补肾丸 4-650
46401 补肾丸 4-650
46402 补肾丸 4-650
46403 补肾丸 4-650
46404 补肾丸 4-650
46405 补肾丸 4-650
46406 补肾丸 4-650
46407 补肾丸 4-650
46408 补肾丸 4-650
46409 补肾丸 4-650
46410 补肾丸 4-650
46411 补肾丸 4-650
46412 补肾方 4-651
46413 补肾汤 4-651
46414 补肾汤 4-651
46415 补肾汤 4-651
46416 补肾汤 4-651
46417 补肾汤 4-651
46418 补肾汤 4-651
46419 补肾汤 4-651
46420 补肾汤 4-651
46421 补肾汤 4-651
46422 补肾汤 4-651
46423 补肾汤 4-652
46424 补肾汤 4-652
46425 补肾汤 4-652
46426 补肾汤 4-652
46427 补肾汤 4-652
46428 补肾汤 4-652
46429 补肾散 4-652
46430 补肾散 4-652
46431 补肾散 4-652
46432 补肾羹 4-652
46433 补和汤 4-652
46434 补金散 4-652
46435 补金膏 4-652
46436 补肺丸 4-652
46437 补肺丸 4-652
46438 补肺丸 4-652
46439 补肺丸 4-652
46440 补肺丸 4-653
46441 补肺丸 4-653
46442 补肺汤 4-653
46443 补肺汤 4-653
46444 补肺汤 4-653
46445 补肺汤 4-653
46446 补肺汤 4-653
46447 补肺汤 4-653
46448 补肺汤 4-653
46449 补肺汤 4-653
46450 补肺汤 4-653
46451 补肺汤 4-653
46452 补肺汤 4-654
46453 补肺汤 4-654
46454 补肺汤 4-654
46455 补肺汤 4-654
46456 补肺汤 4-654
46457 补肺汤 4-654
46458 补肺汤 4-654
46459 补肺汤 4-654
46460 补肺饮 4-654
46461 补肺饮 4-654
46462 补肺散 4-654
46463 补肺散 4-654
46464 补肺散 4-654
46465 补肺散 4-654
46466 补肺散 4-654
46467 补肺散 4-654
46468 补肺散 4-655
46469 补肺散 4-655
46470 补肺散 4-655
46471 补肺散 4-655
46472 补肺散 4-655
46473 补肺散 4-655
46474 补肺散 4-655
46475 补肺散 4-655
46476 补肺散 4-655
46477 补肺膏 4-655
46478 补肺膏 4-655
46479 补夜丹 4-655
46480 补泄丸 4-655
46481 补泻丸 4-655
46482 补泻丸 4-655
46483 补经汤 4-656
46484 补经汤 4-656
46485 补药酒 4-656
46486 补荣汤 4-656
46487 补荣汤 4-656
46488 补胃丸 4-656
46489 补胃丸 4-656
46490 补胃丸 4-656
46491 补胃汤 4-656
46492 补胃汤 4-656
46493 补胃汤 4-656
46494 补胃汤 4-656
46495 补胃饮 4-656
46496 补胃膏 4-657
46497 补骨丸 4-657
46498 补骨丹 4-657
46499 补骨散 4-657
46500 补胆丸 4-657
46501 补胆丸 4-657
46502 补胆汤 4-657
46503 补胆汤 4-657
46504 补胆散 4-657
46505 补胞饮 4-657
46506 补胞散 4-657
46507 补胎汤 4-657
46508 补胎汤 4-657
46509 补胎饮 4-657
46510 补烂丹 4-657
46511 补烂丹 4-657
46512 补养丸 4-658
46513 补养汤 4-658

46514 补宫丸 4-658
46515 补宫丸 4-658
46516 补宫丸 4-658
46517 补宫汤 4-658
46518 补宫汤 4-658
46519 补宫汤 4-658
46520 补宫汤 4-658
46521 补真丸 4-658
46522 补真丸 4-658
46523 补真丸 4-658
46524 补真丸 4-658
46525 补真丸 4-659
46526 补真丸 4-659
46527 补真丹 4-659
46528 补真丹 4-659
46529 补真丹 4-659
46530 补真丹 4-659
46531 补真汤 4-659
46532 补真汤 4-659
46533 补真膏 4-659
46534 补原丸 4-659
46535 补损丹 4-659
46536 补胯丸 4-659
46537 补脏汤 4-660
46538 补脑丸 4-660
46539 补脑丸 4-660
46540 补脑丸 4-660
46541 补脑散 4-660
46542 补益丸 4-660
46543 补益丸 4-660
46544 补益方 4-660
46545 补益方 4-660
46546 补益散 4-660
46547 补益煎 4-660
46548 补益膏 4-660
46549 补浆汤 4-660
46550 补浆汤 4-661
46551 补理煎 4-661
46552 补黄散 4-661
46553 补虚丸 4-661
46554 补虚丸 4-661
46555 补虚丸 4-661
46556 补虚丸 4-661
46557 补虚汤 4-661
46558 补虚汤 4-661
46559 补虚汤 4-661
46560 补虚汤 4-661
46561 补虚汤 4-661
46562 补虚汤 4-661
46563 补虚汤 4-661
46564 补虚饮 4-661
46565 补虚饮 4-661
46566 补虚散 4-662
46567 补婴丸 4-662
46568 补脬汤 4-662
46569 补脬饮 4-662
46570 补脬饮 4-662
46571 补液丹 4-662
46572 补液汤 4-662
46573 补煮散 4-662
46574 补喉汤 4-662
46575 补筋丸 4-662
46576 补筋汤 4-662
46577 补脾丸 4-662
46578 补脾丸 4-662
46579 补脾丸 4-662
46580 补脾丸 4-663
46581 补脾丸 4-663
46582 补脾丸 4-663
46583 补脾丸 4-663
46584 补脾丸 4-663
46585 补脾丸 4-663
46586 补脾丸 4-663
46587 补脾丸 4-663
46588 补脾丹 4-663
46589 补脾汤 4-663
46590 补脾汤 4-663
46591 补脾汤 4-663
46592 补脾汤 4-663
46593 补脾汤 4-663
46594 补脾汤 4-664
46595 补脾汤 4-664
46596 补脾汤 4-664
46597 补脾汤 4-664
46598 补脾汤 4-664
46599 补脾汤 4-664
46600 补脾汤 4-664
46601 补脾饮 4-664
46602 补脾饮 4-664
46603 补脾饮 4-664
46604 补脾散 4-664
46605 补脾散 4-664
46606 补脾散 4-664
46607 补脾散 4-664
46608 补脾散 4-664
46609 补脾散 4-664
46610 补脾散 4-664
46611 补脾散 4-665
46612 补脾散 4-665
46613 补痛丸 4-665
46614 补寝丸 4-665
46615 补漏丸 4-665
46616 补漏丸 4-665
46617 补漏丹 4-665
46618 补精丸 4-665
46619 补精丸 4-665
46620 补精膏 4-665
46621 补髓丸 4-665
46622 补髓丸 4-665
46623 补髓丹 4-665
46624 补髓丹 4-665
46625 补髓膏 4-665
46626 补髓膏 4-665
46627 补髓膏 4-665
46628 补天手饮 4-666
46629 补天灵片 4-666
46630 补肾宁片 4-666
46631 补肺溢汤 4-666
46632 补胃煮散 4-666
46633 补胃煮散 4-666
46634 补骨脂丸 4-666
46635 补骨脂丸 4-666
46636 补骨脂丸 4-666
46637 补骨脂丸 4-666
46638 补骨脂丸 4-666
46639 补骨脂丸 4-666
46640 补骨脂丸 4-666
46641 补骨脂丸 4-667
46642 补骨脂丸 4-667
46643 补骨脂丸 4-667
46644 补骨脂丸 4-667
46645 补骨脂丸 4-667
46646 补骨脂丸 4-667
46647 补骨脂丸 4-667
46648 补骨脂丸 4-667
46649 补骨脂丸 4-667
46650 补骨脂丸 4-667
46651 补骨脂丸 4-667
46652 补骨脂丸 4-667
46653 补骨脂丸 4-668
46654 补骨脂丸 4-668
46655 补骨脂丸 4-668
46656 补骨脂丸 4-668
46657 补骨脂丸 4-668
46658 补骨脂丸 4-668
46659 补骨脂丸 4-668
46660 补骨脂丸 4-668
46661 补骨脂丸 4-668
46662 补骨脂丸 4-668
46663 补骨脂汤 4-668
46664 补骨脂汤 4-668
46665 补骨脂汤 4-668
46666 补骨脂酊 4-668
46667 补骨脂散 4-668
46668 补骨脂散 4-669
46669 补骨脂散 4-669
46670 补骨脂散 4-669
46671 补骨脂散 4-669
46672 补骨脂散 4-669
46673 补骨脂散 4-669
46674 补骨脂散 4-669
46675 补骨脂散 4-669
46676 补骨脂散 4-669
46677 补骨脂煎 4-669
46678 补骨脂煎 4-669
46679 补骨脂煎 4-669
46680 补脾胃汤 4-669
46681 补瞳神丹 4-669
46682 补土保金汤 4-669
46683 补土燥湿汤 4-670
46684 补元化毒散 4-670
46685 补元快斑汤 4-670
46686 补元益阴汤 4-670
46687 补元散热饮 4-670
46688 补天大造丸 4-670
46689 补天大造丸 4-670
46690 补天大造丸 4-670
46691 补天育嗣丹 4-670
46692 补天育麟丹 4-670
46693 补中化毒汤 4-670
46694 补中去毒散 4-671
46695 补中归脾汤 4-671
46696 补中宁嗽汤 4-671
46697 补中地黄汤 4-671
46698 补中芎䓖汤 4-671
46699 补中托里汤 4-671
46700 补中托里散 4-671
46701 补中行湿汤 4-671
46702 补中安胎饮 4-671
46703 补中运脾汤 4-671
46704 补中利水汤 4-671
46705 补中虎潜丸 4-671
46706 补中固元汤 4-671
46707 补中和血汤 4-671
46708 补中和胃汤 4-671
46709 补中治湿汤 4-671
46710 补中参附汤 4-672
46711 补中胜毒汤 4-672
46712 补中胜毒饼 4-672
46713 补中养胃汤 4-672
46714 补中益气丸 4-672
46715 补中益气片 4-672
46716 补中益气汤 4-672
46717 补中益气汤 4-674
46718 补中益气汤 4-674
46719 补中益气汤 4-675
46720 补中益气汤 4-675
46721 补中益气汤 4-675
46722 补中益气汤 4-675
46723 补中益气汤 4-675
46724 补中益气汤 4-675
46725 补中益气汤 4-675
46726 补中益气汤 4-675
46727 补中益气汤 4-675
46728 补中益气汤 4-675
46729 补中益气汤 4-675

46730 补中益气汤 4-675
46731 补中益气汤 4-675
46732 补中益气汤 4-675
46733 补中益气汤 4-675
46734 补中益气汤 4-675
46735 补中益气汤 4-675
46736 补中益肾汤 4-676
46737 补中消痞汤 4-676
46738 补中调胃汤 4-676
46739 补中黄耆丸 4-676
46740 补中滋荣汤 4-676
46741 补内当归丸 4-676
46742 补气止泻汤 4-676
46743 补气止崩汤 4-676
46744 补气化暑丹 4-676
46745 补气升肠饮 4-676
46746 补气生血汤 4-676
46747 补气生血汤 4-676
46748 补气安胎饮 4-676
46749 补气运脾丸 4-676
46750 补气运脾汤 4-676
46751 补气完胞汤 4-676
46752 补气补血汤 4-677
46753 补气固经丸 4-677
46754 补气和中汤 4-677
46755 补气和中汤 4-677
46756 补气泻荣汤 4-677
46757 补气养血汤 4-677
46758 补气养血汤 4-677
46759 补气养血汤 4-677
46760 补气养血汤 4-677
46761 补气养荣汤 4-677
46762 补气养荣汤 4-677
46763 补气退血汤 4-677
46764 补气健脾汤 4-677
46765 补气消痰饮 4-677
46766 补气黄耆汤 4-678
46767 补气黄耆汤 4-678
46768 补气清痢汤 4-678
46769 补气温疳丸 4-678
46770 补气解晕汤 4-678
46771 补火引水汤 4-678
46772 补火散邪汤 4-678
46773 补火解郁汤 4-678
46774 补心四物汤 4-678
46775 补心宁志丸 4-678
46776 补心养胃汤 4-678
46777 补心神效丸 4-678
46778 补心神效丸 4-678
46779 补心滋肾丸 4-679
46780 补水宁神丸 4-679
46781 补水宁神汤 4-679
46782 补水益元汤 4-679
46783 补水救火汤 4-679
46784 补正逐邪汤 4-679
46785 补北健行汤 4-679
46786 补白茯苓散 4-679
46787 补母止嗽汤 4-679
46788 补母寿子方 4-679
46789 补母固胎饮 4-679
46790 补血化痢汤 4-680
46791 补血生水汤 4-680
46792 补血当归汤 4-680
46793 补血行滞汤 4-680
46794 补血行滞汤 4-680
46795 补血和气饮 4-680
46796 补血定痛汤 4-680
46797 补血荡邪汤 4-680
46798 补血荣筋丸 4-680
46799 补血顺气汤 4-680
46800 补血养阴丸 4-680
46801 补血养真汤 4-680
46802 补血祛风汤 4-680
46803 补血退黄丸 4-680
46804 补血调经片 4-680
46805 补血通幽汤 4-681
46806 补血救亡汤 4-681
46807 补血催生丸 4-681
46808 补阳还五汤 4-681
46809 补阳抑阴汤 4-681
46810 补阳固真汤 4-682
46811 补阳消疟丹 4-682
46812 补阳益气丸 4-682
46813 补阳益气煎 4-682
46814 补阳宿凤丸 4-682
46815 补阳滋阴汤 4-682
46816 补阴八珍汤 4-682
46817 补阴大造丸 4-682
46818 补阴止汗汤 4-682
46819 补阴升提汤 4-682
46820 补阴平肺汤 4-682
46821 补阴地黄汤 4-682
46822 补阴再造丸 4-683
46823 补阴助阳汤 4-683
46824 补阴制火汤 4-683
46825 补阴泻火汤 4-683
46826 补阴降火汤 4-683
46827 补阴种子丸 4-683
46828 补阴济阳汤 4-683
46829 补阴益气汤 4-683
46830 补阴益气汤 4-683
46831 补阴益气煎 4-683
46832 补阴益气煎 4-683
46833 补阴益气煎 4-683
46834 补阴益气煎 4-683
46835 补阴益阳汤 4-683
46836 补阴益肾汤 4-684
46837 补阴益脾汤 4-684
46838 补阴清痢饮 4-684
46839 补阴散邪汤 4-684
46840 补阴辟邪汤 4-684
46841 补劳人参丸 4-684
46842 补劳人参丸 4-684
46843 补劳茯神散 4-684
46844 补肝丹砂丸 4-684
46845 补肝四物汤 4-684
46846 补肝行血汤 4-684
46847 补肝防风散 4-684
46848 补肝抑肺汤 4-684
46849 补肝细辛散 4-685
46850 补肝细辛散 4-685
46851 补肝重明丸 4-685
46852 补肝活血散 4-685
46853 补肝养血汤 4-685
46854 补肝养荣汤 4-685
46855 补肝祛疟汤 4-685
46856 补肝益荣汤 4-685
46857 补肝菊花散 4-685
46858 补肝薯蓣散 4-685
46859 补肾八味丸 4-685
46860 补肾止带汤 4-685
46861 补肾巴戟丸 4-685
46862 补肾石斛丸 4-685
46863 补肾石斛丸 4-686
46864 补肾石斛散 4-686
46865 补肾生肝饮 4-686
46866 补肾地黄丸 4-686
46867 补肾地黄丸 4-686
46868 补肾地黄丸 4-686
46869 补肾地黄丸 4-686
46870 补肾地黄丸 4-686
46871 补肾地黄汤 4-686
46872 补肾地黄汤 4-686
46873 补肾地黄酒 4-686
46874 补肾壮阳丹 4-686
46875 补肾壮阳汤 4-687
46876 补肾壮筋汤 4-687
46877 补肾安胎饮 4-687
46878 补肾防喘片 4-687
46879 补肾还睛丸 4-687
46880 补肾肾沥汤 4-687
46881 补肾肾沥汤 4-687
46882 补肾肾沥汤 4-687
46883 补肾明目丸 4-687
46884 补肾明目丸 4-687
46885 补肾固冲丸 4-687
46886 补肾固齿丸 4-687
46887 补肾固胎散 4-688
46888 补肾固精方 4-688
46889 补肾金刚丸 4-688
46890 补肾茯苓丸 4-688
46891 补肾茯苓丸 4-688
46892 补肾茯苓丸 4-688
46893 补肾种子方 4-688
46894 补肾种子方 4-688
46895 补肾养血汤 4-688
46896 补肾养血汤 4-688
46897 补肾养阴汤 4-688
46898 补肾养脾丸 4-688
46899 补肾活血汤 4-688
46900 补肾祛毒散 4-689
46901 补肾健脾膏 4-689
46902 补肾益脑片 4-689
46903 补肾益键汤 4-689
46904 补肾益精丸 4-689
46905 补肾益精酒 4-689
46906 补肾桑椹膏 4-689
46907 补肾黄耆汤 4-689
46908 补肾鹿茸丸 4-689
46909 补肾续断丸 4-689
46910 补肾斑龙丸 4-689
46911 补肾强身片 4-690
46912 补肾暖肝汤 4-690
46913 补肾磁石丸 4-690
46914 补肾磁石丸 4-690
46915 补肾磁石丸 4-690
46916 补肾磁石汤 4-690
46917 补肺人参汤 4-690
46918 补肺人参散 4-690
46919 补肺白花煎 4-690
46920 补肺宁嗽汤 4-690
46921 补肺百合汤 4-690
46922 补肺百花煎 4-690
46923 补肺杏仁散 4-691
46924 补肺杏仁煎 4-691
46925 补肺阿胶汤 4-691
46926 补肺阿胶散 4-691
46927 补肺阿胶散 4-691
46928 补肺定喘散 4-691
46929 补肺钟乳丸 4-691
46930 补肺养阴汤 4-691
46931 补肺益脾饮 4-691
46932 补肺黄耆散 4-691
46933 补肺排脓散 4-691
46934 补肺清金饮 4-691
46935 补泄石斛丸 4-691
46936 补泄防劳丸 4-691
46937 补经固真汤 4-692
46938 补药茯苓散 4-692
46939 补药麝脐丸 4-692
46940 补胃黄耆散 4-692
46941 补胃燥痰汤 4-692
46942 补骨四物汤 4-692
46943 补骨脂煎丸 4-692
46944 补骨脂裹方 4-692
46945 补胆防风汤 4-692

46946 补胆茯神散 4-692
46947 补养心脾汤 4-692
46948 补养还元丹 4-692
46949 补养肥儿丸 4-692
46950 补络补管汤 4-692
46951 补真内托散 4-693
46952 补真玉露丸 4-693
46953 补真利经汤 4-693
46954 补真固经汤 4-693
46955 补真润肠汤 4-693
46956 补真断下丸 4-693
46957 补损百验丹 4-693
46958 补损当归散 4-693
46959 补损肾沥汤 4-693
46960 补损续筋丸 4-693
46961 补脑还睛丸 4-693
46962 补脑振痿汤 4-693
46963 补益干漆丸 4-693
46964 补益大豆方 4-693
46965 补益大枣粥 4-693
46966 补益天雄丸 4-693
46967 补益牛膝丸 4-694
46968 补益牛膝丸 4-694
46969 补益甘草丸 4-694
46970 补益石斛丸 4-694
46971 补益归茸丸 4-694
46972 补益四物汤 4-694
46973 补益白薇丸 4-694
46974 补益地黄丸 4-694
46975 补益地黄丸 4-694
46976 补益地黄煎 4-694
46977 补益延寿膏 4-694
46978 补益杞圆酒 4-695
46979 补益还少丸 4-695
46980 补益肝肾丸 4-695
46981 补益阿胶丸 4-695
46982 补益阿胶丸 4-695
46983 补益附子丸 4-695
46984 补益肾肝丸 4-695
46985 补益泽兰丸 4-695
46986 补益泽兰丸 4-695
46987 补益钟乳丸 4-695
46988 补益活络丸 4-696
46989 补益活络丹 4-696
46990 补益养荣汤 4-696
46991 补益养精方 4-696
46992 补益资生丸 4-696
46993 补益消癌汤 4-696
46994 补益调中饮 4-696
46995 补益调中散 4-696
46996 补益桑黄丸 4-696
46997 补益黄耆丸 4-696
46998 补益黄耆丸 4-696
46999 补益猪肾丸 4-696
47000 补益鹿茸丸 4-696
47001 补益椒红丸 4-696
47002 补益紫金丸 4-696
47003 补益蒺藜丸 4-697
47004 补益麋茸煎 4-697
47005 补虚人参丸 4-697
47006 补虚人参丸 4-697
47007 补虚千金散 4-697
47008 补虚止嗽丸 4-697
47009 补虚四物汤 4-697
47010 补虚四柱饮 4-697
47011 补虚生荣汤 4-697
47012 补虚宁血汤 4-697
47013 补虚芍药汤 4-697
47014 补虚杜仲丸 4-697
47015 补虚助气饮 4-697
47016 补虚利腰汤 4-698
47017 补虚沉香丸 4-698
47018 补虚固本汤 4-698
47019 补虚固精丸 4-698
47020 补虚和气散 4-698
47021 补虚定志丸 4-698
47022 补虚降火汤 4-698
47023 补虚威喜丸 4-698
47024 补虚黄耆汤 4-698
47025 补偏愈风汤 4-698
47026 补遗人参散 4-698
47027 补遗纳鼻散 4-698
47028 补脾人参汤 4-698
47029 补脾人参散 4-698
47030 补脾止带汤 4-699
47031 补脾化食汤 4-699
47032 补脾白术汤 4-699
47033 补脾白术散 4-699
47034 补脾助元散 4-699
47035 补脾快斑汤 4-699
47036 补脾和中丸 4-699
47037 补脾和肝饮 4-699
47038 补脾养血汤 4-699
47039 补脾神曲丸 4-699
47040 补脾益气汤 4-699
47041 补脾益肠丸 4-699
47042 补脾益肾汤 4-699
47043 补脾益真汤 4-699
47044 补脾消食片 4-700
47045 补脾黄耆丸 4-700
47046 补脾清痢饮 4-700
47047 补脾渗湿汤 4-700
47048 补脾解毒饮 4-700
47049 补脾藿香散 4-700
47050 补暖金液丹 4-700
47051 补暖厚朴丸 4-700
47052 补漏生肌散 4-700
47053 补精养心丸 4-700
47054 补髓羌活丸 4-700
47055 补髓青娥丸 4-700
47056 补心麦门冬丸 4-700
47057 补血顺气药酒 4-701
47058 补肝甘菊花散 4-701
47059 补肝白茯苓散 4-701
47060 补肝地肤子散 4-701
47061 补肝芜菁子散 4-701
47062 补肝肾地黄丸 4-701
47063 补肝柏子仁丸 4-701
47064 补肝柏子仁散 4-701
47065 补肝柏子仁散 4-701
47066 补肾肉苁蓉丸 4-701
47067 补肾益寿胶囊 4-701
47068 补肾虚磁石丸 4-701
47069 补肾康乐胶囊 4-702
47070 补肾强身胶囊 4-702
47071 补肾腽肭脐丸 4-702
47072 补肺白石英丸 4-702
47073 补肺白石英散 4-702
47074 补肺白石英散 4-702
47075 补肺款冬花汤 4-702
47076 补肺款冬花散 4-702
47077 补药五加皮丸 4-702
47078 补药地骨皮散 4-702
47079 补胃瑶台雪方 4-702
47080 补骨腽肭脐散 4-702
47081 补损接骨仙丹 4-703
47082 补益干地黄丸 4-703
47083 补益干地黄汤 4-703
47084 补益大泽兰丸 4-703
47085 补益大泽兰丸 4-703
47086 补益小泽兰丸 4-703
47087 补益巴戟天丸 4-703
47088 补益赤石脂丸 4-703
47089 补益柏子仁丸 4-703
47090 补益黄耆浸酒 4-703
47091 补益紫石英丸 4-703
47092 补益覆盆子丸 4-703
47093 补虚正气粥饮 4-704
47094 补虚款冬花汤 4-704
47095 补脾白豆蔻散 4-704
47096 补脾肉豆蔻丸 4-704
47097 补脾诃黎勒散 4-704
47098 补天五子种玉丹 4-704
47099 补中益气加减汤 4-704
47100 补中益气加减汤 4-704
47101 补中益气建中汤 4-704
47102 补气升阳和中汤 4-704
47103 补血安胎理风汤 4-704
47104 补血保胎清痢汤 4-705
47105 补阴养阳厚朴散 4-705
47106 补肝元柏子仁丸 4-705
47107 补肾健脾益气方 4-705
47108 补肾清热治尪汤 4-705
47109 补肾熟干地黄丸 4-705
47110 补肾熟干地黄散 4-705
47111 补肺清肺化痰汤 4-705
47112 补益三石泽兰丸 4-705
47113 补益苁蓉獭肝丸 4-706
47114 补益钟乳天雄丸 4-706
47115 补益熟干地黄丸 4-706
47116 补虚人参茯苓丸 4-706
47117 补虚损大泽兰丸 4-706
47118 补虚益精大通丸 4-706
47119 补虚调中防风丸 4-706
47120 补中益气加姜桂汤 4-706
47121 补阳固带长生延寿丹 4-706
47122 补肾健脾益气种子煎 4-707
47123 补脾胃泻阴火升阳汤 4-707

初

47124 初精散 4-707

启

47125 启中丸 4-707
47126 启中丸 4-707
47127 启闭汤 4-707
47128 启关散 4-707
47129 启关散 4-707
47130 启关散 4-707
47131 启关散 4-707

47132 启宫丸 4-707
47133 启迷丹 4-707
47134 启峻汤 4-707
47135 启窍丹 4-708
47136 启窍汤 4-708
47137 启脾丸 4-708
47138 启脾丸 4-708
47139 启脾丸 4-708
47140 启脾丸 4-708
47141 启脾丸 4-708
47142 启脾汤 4-708
47143 启脾散 4-708
47144 启脾散 4-708
47145 启膈散 4-708
47146 启云抱龙丸 4-709
47147 启心救胃汤 4-709
47148 启阳固精丸 4-709
47149 启阳娱心丹 4-709
47150 启迷奇效汤 4-709
47151 启结生阴汤 4-709

良

47152 良附丸 4-709
47153 良附丸 4-709
47154 良姜丸 4-709
47155 良姜丸 4-709
47156 良姜丸 4-709
47157 良姜方 4-709
47158 良姜汤 4-710
47159 良姜汤 4-710
47160 良姜汤 4-710
47161 良姜汤 4-710
47162 良姜汤 4-710
47163 良姜汤 4-710
47164 良姜汤 4-710
47165 良姜汤 4-710
47166 良姜饮 4-710
47167 良姜饮 4-710
47168 良姜散 4-710
47169 良姜散 4-710
47170 良姜散 4-710
47171 良姜散 4-710
47172 良姜散 4-710
47173 良姜散 4-710
47174 良姜散 4-710
47175 良姜散 4-710
47176 良姜散 4-710
47177 良姜粥 4-711
47178 良姜膏 4-711
47179 良宵饮 4-711
47180 良姜拈痛散 4-711
47181 良姜香薷汤 4-711
47182 良姜理中汤 4-711
47183 良验益真散 4-711

张

47184 张氏肾病方 4-711
47185 张天师草还丹 4-711
47186 张走马玉霜丸 4-711
47187 张武经大明丸 4-711
47188 张真君茯苓丸 4-711
47189 张走马家飞步丸 4-711
47190 张走马家秘真丹 4-712

改

47191 改容丸 4-712
47192 改容膏 4-712
47193 改容膏 4-712
47194 改容膏 4-712
47195 改痢散 4-712
47196 改定三痹汤 4-712
47197 改定化毒丹 4-712
47198 改定紫菀茸汤 4-712

即

47199 即验丹 4-712

灵

47200 灵丹 4-712
47201 灵砂 4-712
47202 灵飞散 4-712
47203 灵飞散 4-712
47204 灵飞散 4-712
47205 灵中散 4-713
47206 灵升散 4-713
47207 灵乌丹 4-713
47208 灵乌散 4-713
47209 灵水膏 4-713
47210 灵功饮 4-713
47211 灵龙丹 4-713
47212 灵龙丹 4-713
47213 灵仙丸 4-713
47214 灵仙丸 4-713
47215 灵仙丸 4-713
47216 灵仙散 4-713
47217 灵仙散 4-713
47218 灵仙散 4-713
47219 灵白丸 4-713
47220 灵白散 4-713
47221 灵圣散 4-713
47222 灵芝丸 4-714
47223 灵芝丸 4-714
47224 灵光丸 4-714
47225 灵光散 4-714
47226 灵朱丸 4-714
47227 灵字丸 4-714
47228 灵异膏 4-714
47229 灵异膏 4-714
47230 灵豆膏 4-714
47231 灵龟丹 4-714
47232 灵龟散 4-714
47233 灵龟散 4-714
47234 灵龟膏 4-714
47235 灵应丸 4-714
47236 灵应丹 4-714
47237 灵应丹 4-714
47238 灵应饮 4-715
47239 灵应散 4-715
47240 灵应散 4-715
47241 灵应膏 4-715
47242 灵应膏 4-715
47243 灵应膏 4-715
47244 灵应膏 4-715
47245 灵妙丹 4-715
47246 灵妙饮 4-715
47247 灵妙散 4-715
47248 灵苗汤 4-715
47249 灵苑丹 4-715
47250 灵苑汤 4-715
47251 灵枣丹 4-715
47252 灵雨汤 4-715
47253 灵矾散 4-715
47254 灵奇饮 4-716
47255 灵明散 4-716
47256 灵乳丹 4-716
47257 灵宝丸 4-716
47258 灵宝丸 4-716
47259 灵宝丸 4-716
47260 灵宝丹 4-716
47261 灵宝丹 4-717
47262 灵宝丹 4-717
47263 灵宝丹 4-717
47264 灵宝丹 4-717
47265 灵宝丹 4-717
47266 灵宝丹 4-717
47267 灵宝丹 4-717
47268 灵宝散 4-717
47269 灵宝散 4-717
47270 灵宝膏 4-717
47271 灵宝膏 4-717
47272 灵宝膏 4-717
47273 灵草丹 4-717
47274 灵药方 4-717
47275 灵砂丸 4-717
47276 灵砂丸 4-717
47277 灵砂丸 4-717
47278 灵砂丹 4-718
47279 灵砂丹 4-718
47280 灵砂丹 4-718
47281 灵砂丹 4-718
47282 灵砂丹 4-718
47283 灵砂丹 4-718
47284 灵砂丹 4-718
47285 灵砂丹 4-718
47286 灵砂丹 4-719
47287 灵砂丹 4-719
47288 灵砂丹 4-719
47289 灵砂丹 4-719
47290 灵砂丹 4-719
47291 灵砂丹 4-719
47292 灵砂丹 4-719
47293 灵砂丹 4-719
47294 灵砂酒 4-719
47295 灵砂散 4-719
47296 灵砂散 4-719
47297 灵砂散 4-719
47298 灵香丸 4-719
47299 灵济丸 4-719
47300 灵姜饮 4-720
47301 灵神膏 4-720
47302 灵速散 4-720
47303 灵圆丹 4-720
47304 灵秘散 4-720
47305 灵秘散 4-720
47306 灵脂丸 4-720
47307 灵脂丸 4-720
47308 灵脂丸 4-720
47309 灵脂丸 4-720
47310 灵脂丸 4-720
47311 灵脂丸 4-720
47312 灵脂丸 4-720
47313 灵脂丹 4-720
47314 灵脂酒 4-720
47315 灵脂酒 4-721
47316 灵脂散 4-721
47317 灵脂散 4-721
47318 灵脂散 4-721
47319 灵脂醋 4-721
47320 灵效丸 4-721
47321 灵效散 4-721
47322 灵效散 4-721
47323 灵宵饮 4-721
47324 灵雪丹 4-721
47325 灵液丹 4-721
47326 灵液丹 4-721
47327 灵液丹 4-721
47328 灵宿丸 4-721
47329 灵宿丹 4-721
47330 灵黍汤 4-722
47331 灵犀丹 4-722
47332 灵犀饮 4-722
47333 灵犀散 4-722
47334 灵感丸 4-722
47335 灵感膏 4-722

47537 阿胶散 4-737
47538 阿胶散 4-737
47539 阿胶散 4-737
47540 阿胶散 4-737
47541 阿胶散 4-737
47542 阿胶散 4-738
47543 阿胶散 4-738
47544 阿胶散 4-738
47545 阿胶散 4-738
47546 阿胶散 4-738
47547 阿胶散 4-738
47548 阿胶散 4-738
47549 阿胶散 4-738
47550 阿胶散 4-738
47551 阿胶散 4-738
47552 阿胶散 4-738
47553 阿胶散 4-738
47554 阿胶散 4-738
47555 阿胶散 4-738
47556 阿胶散 4-738
47557 阿胶散 4-739
47558 阿胶散 4-739
47559 阿胶散 4-739
47560 阿胶散 4-739
47561 阿胶散 4-739
47562 阿胶散 4-739
47563 阿胶散 4-739
47564 阿胶散 4-739
47565 阿胶散 4-739
47566 阿胶散 4-740
47567 阿胶散 4-740
47568 阿胶散 4-740
47569 阿胶散 4-740
47570 阿胶散 4-740
47571 阿胶散 4-740
47572 阿胶散 4-740
47573 阿胶散 4-740
47574 阿胶散 4-740
47575 阿胶散 4-740
47576 阿胶散 4-740
47577 阿胶散 4-740
47578 阿胶散 4-740
47579 阿胶散 4-740
47580 阿胶散 4-740
47581 阿胶散 4-740
47582 阿胶散 4-740
47583 阿胶散 4-740
47584 阿胶散 4-740
47585 阿胶散 4-741
47586 阿胶散 4-741
47587 阿胶散 4-741
47588 阿胶粥 4-741
47589 阿胶粥 4-741
47590 阿胶煎 4-741
47591 阿胶膏 4-741
47592 阿莱汤 4-741
47593 阿魏丸 4-741
47594 阿魏丸 4-741
47595 阿魏丸 4-741
47596 阿魏丸 4-741
47597 阿魏丸 4-741
47598 阿魏丸 4-741
47599 阿魏丸 4-741
47600 阿魏丸 4-742
47601 阿魏丸 4-742
47602 阿魏丸 4-742
47603 阿魏丸 4-742
47604 阿魏丸 4-742
47605 阿魏丸 4-742
47606 阿魏丸 4-742
47607 阿魏丸 4-742
47608 阿魏丸 4-742
47609 阿魏丸 4-742
47610 阿魏丸 4-742
47611 阿魏丸 4-742
47612 阿魏丸 4-742
47613 阿魏丸 4-743
47614 阿魏丸 4-743
47615 阿魏丸 4-743
47616 阿魏丸 4-743
47617 阿魏丸 4-743
47618 阿魏丸 4-743
47619 阿魏丸 4-743
47620 阿魏丸 4-743
47621 阿魏丸 4-743
47622 阿魏丸 4-743
47623 阿魏丸 4-743
47624 阿魏丸 4-743
47625 阿魏丸 4-743
47626 阿魏丸 4-744
47627 阿魏丸 4-744
47628 阿魏丸 4-744
47629 阿魏丸 4-744
47630 阿魏丸 4-744
47631 阿魏丸 4-744
47632 阿魏丸 4-744
47633 阿魏丸 4-744
47634 阿魏丸 4-744
47635 阿魏丸 4-744
47636 阿魏丸 4-744
47637 阿魏酒 4-744
47638 阿魏散 4-744
47639 阿魏散 4-744
47640 阿魏散 4-745
47641 阿魏散 4-745
47642 阿魏散 4-745
47643 阿魏散 4-745
47644 阿魏膏 4-745
47645 阿魏膏 4-745
47646 阿芙蓉酒 4-745
47647 阿伽陀丸 4-745
47648 阿伽陀药 4-745
47649 阿茄陀丸 4-746
47650 阿胶饮子 4-746
47651 阿胶饮子 4-746
47652 阿胶饮子 4-746
47653 阿胶棋子 4-747
47654 阿胶散子 4-747
47655 阿胶煮散 4-747
47656 阿胶煎丸 4-747
47657 阿魏膏药 4-747
47658 阿艾五苓散 4-747
47659 阿胶三宝膏 4-747
47660 阿胶大青汤 4-747
47661 阿胶五苓散 4-747
47662 阿胶四苓散 4-747
47663 阿胶四物汤 4-747
47664 阿胶生化膏 4-747
47665 阿胶白术散 4-747
47666 阿胶地黄丸 4-747
47667 阿胶地黄汤 4-748
47668 阿胶芍药汤 4-748
47669 阿胶芎䓖散 4-748
47670 阿胶补血膏 4-748
47671 阿胶驻车丸 4-748
47672 阿胶驻车丸 4-748
47673 阿胶枳壳丸 4-748
47674 阿胶济阴汤 4-748
47675 阿胶养血汤 4-748
47676 阿胶神曲煎 4-748
47677 阿胶益寿晶 4-748
47678 阿胶梅连丸 4-748
47679 阿胶黄芩汤 4-749
47680 阿胶黄连丸 4-749
47681 阿胶黄连汤 4-749
47682 阿胶黄连饮 4-749
47683 阿胶麻仁汤 4-749
47684 阿胶蕲艾汤 4-749
47685 阿胶鳖甲汤 4-749
47686 阿魏万灵膏 4-749
47687 阿魏五香膏 4-749
47688 阿魏化坚膏 4-749
47689 阿魏化痞散 4-749
47690 阿魏化痞膏 4-749
47691 阿魏红丸子 4-750
47692 阿魏良姜丸 4-750
47693 阿魏软坚散 4-750
47694 阿魏积块丸 4-750
47695 阿魏消痞丸 4-750
47696 阿魏通经丸 4-750
47697 阿魏理中丸 4-750
47698 阿魏雄黄丸 4-750
47699 阿魏雷丸散 4-750
47700 阿魏雷丸散 4-750
47701 阿魏搐鼻散 4-750
47702 阿魏撞气丸 4-750
47703 阿魏麝香散 4-751
47704 阿胶当归合剂 4-751
47705 阿胶补血颗粒 4-751
47706 阿胶鸡子黄汤 4-751
47707 阿胶鸡子黄汤 4-751
47708 阿胶甘草梨膏汤 4-751
47709 阿胶补血口服液 4-751
47710 阿胶益寿口服液 4-751
47711 阿胶糯米白术汤 4-751
47712 阿魏麝香化积膏 4-751

陈

47713 陈元膏 4-751
47714 陈元膏 4-751
47715 陈艾丸 4-751
47716 陈艾汤 4-751
47717 陈平汤 4-751
47718 陈平饮 4-751
47719 陈甘饮 4-751
47720 陈甘散 4-751
47721 陈皮汤 4-751
47722 陈皮汤 4-751
47723 陈皮汤 4-751
47724 陈皮汤 4-752
47725 陈皮汤 4-752
47726 陈皮汤 4-752
47727 陈曲丸 4-752
47728 陈曲丸 4-752
47729 陈曲丸 4-752
47730 陈曲丸 4-752
47731 陈曲丸 4-752
47732 陈曲汤 4-752
47733 陈曲汤 4-752
47734 陈曲散 4-752
47735 陈米丸 4-752
47736 陈米汤 4-752
47737 陈茗粥 4-752
47738 陈梅散 4-752
47739 陈黄汤 4-753
47740 陈粟汤 4-753
47741 陈槐汤 4-753
47742 陈蒲饮 4-753
47743 陈漆丸 4-753
47744 陈醋方 4-753
47745 陈橘丸 4-753

47746 陈橘汤 4-753
47747 陈香橼散 4-753
47748 陈猪油膏 4-753
47749 陈紫苏散 4-753
47750 陈橘皮丸 4-753
47751 陈橘皮丸 4-753
47752 陈橘皮丸 4-753
47753 陈橘皮丸 4-754
47754 陈橘皮丸 4-754
47755 陈橘皮丸 4-754
47756 陈橘皮丸 4-754
47757 陈橘皮丸 4-754
47758 陈橘皮丸 4-754
47759 陈橘皮丸 4-754
47760 陈橘皮丸 4-754
47761 陈橘皮丸 4-754
47762 陈橘皮丸 4-754
47763 陈橘皮丸 4-754
47764 陈橘皮汤 4-754
47765 陈橘皮汤 4-754
47766 陈橘皮汤 4-755
47767 陈橘皮汤 4-755
47768 陈橘皮汤 4-755
47769 陈橘皮汤 4-755
47770 陈橘皮汤 4-755
47771 陈橘皮汤 4-755
47772 陈橘皮汤 4-755
47773 陈橘皮汤 4-755
47774 陈橘皮汤 4-755
47775 陈橘皮汤 4-755
47776 陈橘皮汤 4-755
47777 陈橘皮汤 4-755
47778 陈橘皮汤 4-755
47779 陈橘皮汤 4-755
47780 陈橘皮汤 4-755
47781 陈橘皮汤 4-756
47782 陈橘皮饮 4-756
47783 陈橘皮饮 4-756
47784 陈橘皮散 4-756
47785 陈橘皮散 4-756
47786 陈橘皮散 4-756
47787 陈橘皮散 4-756
47788 陈橘皮散 4-756
47789 陈橘皮散 4-756
47790 陈橘皮散 4-756
47791 陈橘皮散 4-756
47792 陈橘皮散 4-756
47793 陈橘皮散 4-756
47794 陈橘皮散 4-756
47795 陈橘皮散 4-756
47796 陈橘皮散 4-756
47797 陈橘皮散 4-757
47798 陈橘皮散 4-757
47799 陈橘皮散 4-757
47800 陈橘皮散 4-757
47801 陈橘皮散 4-757
47802 陈橘皮散 4-757
47803 陈橘皮散 4-757
47804 陈橘皮散 4-757
47805 陈橘皮散 4-757
47806 陈橘皮散 4-757
47807 陈橘皮散 4-757
47808 陈橘皮散 4-757
47809 陈橘皮散 4-757
47810 陈橘皮散 4-758
47811 陈橘皮散 4-758
47812 陈橘皮散 4-758
47813 陈橘皮散 4-758
47814 陈橘皮散 4-758
47815 陈橘皮粥 4-758
47816 陈橘皮煎 4-758
47817 陈氏二神丸 4-758
47818 陈氏八味丸 4-758
47819 陈氏小红丸 4-758
47820 陈氏木香散 4-758
47821 陈氏乌须丸 4-758
47822 陈氏玉龙汤 4-758
47823 陈氏异功散 4-758
47824 陈氏苦参丸 4-758
47825 陈氏抱龙丸 4-758
47826 陈氏咳喘膏 4-758
47827 陈皮干姜汤 4-759
47828 陈皮石韦散 4-759
47829 陈皮半夏汤 4-759
47830 陈皮半夏汤 4-759
47831 陈皮竹茹汤 4-759
47832 陈皮竹茹汤 4-759
47833 陈皮枳实汤 4-759
47834 陈皮厚朴汤 4-759
47835 陈皮葵根汤 4-759
47836 陈皮滑石散 4-759
47837 陈皮藿香汤 4-759
47838 陈朴四物汤 4-759
47839 陈米三棱丸 4-759
47840 陈米消胀丸 4-759
47841 陈橘皮煎丸 4-759
47842 陈橘皮煎丸 4-759
47843 陈橘皮煎丸 4-760
47844 陈氏脓窠疮药 4-760
47845 陈皮大半夏汤 4-760
47846 陈希夷刷牙药 4-760
47847 陈逍遥水酒散 4-760
47848 陈苓术芍甘连汤 4-760

附

47849 附子丸 4-760
47850 附子丸 4-760
47851 附子丸 4-760
47852 附子丸 4-760
47853 附子丸 4-760
47854 附子丸 4-760
47855 附子丸 4-760
47856 附子丸 4-760
47857 附子丸 4-761
47858 附子丸 4-761
47859 附子丸 4-761
47860 附子丸 4-761
47861 附子丸 4-761
47862 附子丸 4-761
47863 附子丸 4-761
47864 附子丸 4-761
47865 附子丸 4-761
47866 附子丸 4-761
47867 附子丸 4-761
47868 附子丸 4-761
47869 附子丸 4-762
47870 附子丸 4-762
47871 附子丸 4-762
47872 附子丸 4-762
47873 附子丸 4-762
47874 附子丸 4-762
47875 附子丸 4-762
47876 附子丸 4-762
47877 附子丸 4-762
47878 附子丸 4-762
47879 附子丸 4-762
47880 附子丸 4-763
47881 附子丸 4-763
47882 附子丸 4-763
47883 附子丸 4-763
47884 附子丸 4-763
47885 附子丸 4-763
47886 附子丸 4-763
47887 附子丸 4-763
47888 附子丸 4-763
47889 附子丸 4-763
47890 附子丸 4-763
47891 附子丸 4-763
47892 附子丸 4-763
47893 附子丸 4-763
47894 附子丸 4-764
47895 附子丸 4-764
47896 附子丸 4-764
47897 附子丸 4-764
47898 附子丸 4-764
47899 附子丸 4-764
47900 附子丸 4-764
47901 附子丸 4-764
47902 附子丸 4-764
47903 附子丸 4-764
47904 附子丸 4-764
47905 附子丸 4-764
47906 附子丸 4-764
47907 附子丸 4-764
47908 附子丸 4-764
47909 附子丸 4-765
47910 附子丸 4-765
47911 附子丸 4-765
47912 附子丸 4-765
47913 附子丸 4-765
47914 附子丸 4-765
47915 附子方 4-765
47916 附子方 4-765
47917 附子汤 4-765
47918 附子汤 4-765
47919 附子汤 4-765
47920 附子汤 4-765
47921 附子汤 4-766
47922 附子汤 4-766
47923 附子汤 4-766
47924 附子汤 4-766
47925 附子汤 4-766
47926 附子汤 4-766
47927 附子汤 4-766
47928 附子汤 4-766
47929 附子汤 4-766
47930 附子汤 4-766
47931 附子汤 4-766
47932 附子汤 4-766
47933 附子汤 4-766
47934 附子汤 4-766
47935 附子汤 4-767
47936 附子汤 4-767
47937 附子汤 4-767
47938 附子汤 4-767
47939 附子汤 4-767
47940 附子汤 4-767
47941 附子汤 4-767
47942 附子汤 4-767
47943 附子汤 4-767
47944 附子汤 4-767
47945 附子汤 4-767
47946 附子汤 4-767
47947 附子汤 4-767
47948 附子汤 4-768
47949 附子汤 4-768
47950 附子汤 4-768
47951 附子汤 4-768
47952 附子汤 4-768
47953 附子汤 4-768
47954 附子汤 4-768
47955 附子汤 4-768
47956 附子汤 4-768
47957 附子汤 4-768
47958 附子汤 4-768

47959 附子汤 4-768
47960 附子汤 4-768
47961 附子汤 4-768
47962 附子汤 4-768
47963 附子汤 4-769
47964 附子汤 4-769
47965 附子汤 4-769
47966 附子汤 4-769
47967 附子汤 4-769
47968 附子汤 4-769
47969 附子汤 4-769
47970 附子汤 4-769
47971 附子汤 4-769
47972 附子汤 4-769
47973 附子汤 4-769
47974 附子汤 4-769
47975 附子汤 4-769
47976 附子汤 4-769
47977 附子汤 4-769
47978 附子汤 4-769
47979 附子汤 4-770
47980 附子汤 4-770
47981 附子汤 4-770
47982 附子汤 4-770
47983 附子汤 4-770
47984 附子汤 4-770
47985 附子饮 4-770
47986 附子饮 4-770
47987 附子饮 4-770
47988 附子灸 4-770
47989 附子面 4-770
47990 附子饼 4-770
47991 附子酒 4-770
47992 附子酒 4-770
47993 附子酒 4-770
47994 附子散 4-770
47995 附子散 4-771
47996 附子散 4-771
47997 附子散 4-771
47998 附子散 4-771
47999 附子散 4-771
48000 附子散 4-771
48001 附子散 4-771
48002 附子散 4-771
48003 附子散 4-771
48004 附子散 4-771
48005 附子散 4-771
48006 附子散 4-771
48007 附子散 4-771
48008 附子散 4-772
48009 附子散 4-772
48010 附子散 4-772
48011 附子散 4-772
48012 附子散 4-772
48013 附子散 4-772
48014 附子散 4-772
48015 附子散 4-772
48016 附子散 4-772
48017 附子散 4-772
48018 附子散 4-772
48019 附子散 4-772
48020 附子散 4-773
48021 附子散 4-773
48022 附子散 4-773
48023 附子散 4-773
48024 附子散 4-773
48025 附子散 4-773
48026 附子散 4-773
48027 附子散 4-773
48028 附子散 4-773
48029 附子散 4-773
48030 附子散 4-773
48031 附子散 4-773
48032 附子散 4-773
48033 附子散 4-773
48034 附子散 4-774
48035 附子散 4-774
48036 附子散 4-774
48037 附子散 4-774
48038 附子散 4-774
48039 附子散 4-774
48040 附子散 4-774
48041 附子散 4-774
48042 附子散 4-774
48043 附子散 4-774
48044 附子散 4-774
48045 附子散 4-774
48046 附子散 4-774
48047 附子散 4-774
48048 附子散 4-774
48049 附子散 4-775
48050 附子散 4-775
48051 附子散 4-775
48052 附子散 4-775
48053 附子散 4-775
48054 附子散 4-775
48055 附子散 4-775
48056 附子散 4-775
48057 附子散 4-775
48058 附子散 4-775
48059 附子散 4-775
48060 附子散 4-775
48061 附子散 4-775
48062 附子散 4-775
48063 附子散 4-775
48064 附子散 4-776
48065 附子散 4-776
48066 附子散 4-776
48067 附子散 4-776
48068 附子散 4-776
48069 附子散 4-776
48070 附子散 4-776
48071 附子散 4-776
48072 附子散 4-776
48073 附子散 4-776
48074 附子散 4-776
48075 附子散 4-776
48076 附子散 4-776
48077 附子散 4-776
48078 附子散 4-776
48079 附子散 4-776
48080 附子散 4-777
48081 附子散 4-777
48082 附子散 4-777
48083 附子散 4-777
48084 附子散 4-777
48085 附子散 4-777
48086 附子散 4-777
48087 附子散 4-777
48088 附子散 4-777
48089 附子散 4-777
48090 附子散 4-777
48091 附子散 4-777
48092 附子散 4-777
48093 附子散 4-777
48094 附子散 4-777
48095 附子散 4-777
48096 附子粥 4-777
48097 附子粥 4-777
48098 附子煎 4-778
48099 附子煎 4-778
48100 附子煎 4-778
48101 附子煎 4-778
48102 附子煎 4-778
48103 附子膏 4-778
48104 附子膏 4-778
48105 附子膏 4-778
48106 附子膏 4-778
48107 附子膏 4-778
48108 附子膏 4-778
48109 附子膏 4-778
48110 附子膏 4-778
48111 附牛丸 4-778
48112 附术汤 4-778
48113 附术汤 4-779
48114 附术汤 4-779
48115 附术散 4-779
48116 附龙丸 4-779
48117 附芎散 4-779
48118 附豆丸 4-779
48119 附苓丸 4-779
48120 附矾丸 4-779
48121 附参汤 4-779
48122 附栀煎 4-779
48123 附骨汤 4-779
48124 附香丸 4-779
48125 附香饮 4-779
48126 附香散 4-779
48127 附姜汤 4-779
48128 附桂汤 4-779
48129 附桂汤 4-779
48130 附桂散 4-780
48131 附桂膏 4-780
48132 附著散 4-780
48133 附硫丸 4-780
48134 附雄散 4-780
48135 附子饮子 4-780
48136 附子补汤 4-780
48137 附子煮散 4-780
48138 附子蒸剂 4-780
48139 附香煮散 4-780
48140 附子丁香散 4-780
48141 附子七味丸 4-780
48142 附子八味丸 4-780
48143 附子八味汤 4-780
48144 附子八物汤 4-780
48145 附子八物汤 4-780
48146 附子大顺散 4-781
48147 附子木瓜丸 4-781
48148 附子木瓜丸 4-781
48149 附子木香丸 4-781
48150 附子五苓散 4-781
48151 附子五味散 4-781
48152 附子化毒汤 4-781
48153 附子升降汤 4-781
48154 附子仓米汤 4-781
48155 附子仓廪汤 4-781
48156 附子乌鸡丸 4-781
48157 附子六一汤 4-781
48158 附子六合汤 4-781
48159 附子六物汤 4-781
48160 附子四逆汤 4-782
48161 附子白术丸 4-782
48162 附子白术汤 4-782
48163 附子白术汤 4-782
48164 附子半夏汤 4-782
48165 附子地黄散 4-782
48166 附子芎䓖汤 4-782
48167 附子当归丸 4-782
48168 附子回阳散 4-782
48169 附子防风汤 4-782
48170 附子防风散 4-782
48171 附子苁蓉丸 4-782
48172 附子羌活散 4-782
48173 附子补中汤 4-782
48174 附子补中汤 4-782

48175 附子松脂膏 4-782
48176 附子败毒汤 4-782
48177 附子泻心丸 4-783
48178 附子泻心汤 4-783
48179 附子泻心汤 4-783
48180 附子建中汤 4-783
48181 附子建中汤 4-783
48182 附子建中汤 4-783
48183 附子降气汤 4-783
48184 附子细辛汤 4-783
48185 附子细辛汤 4-783
48186 附子细辛汤 4-783
48187 附子细辛汤 4-783
48188 附子枳实丸 4-784
48189 附子荜茇丸 4-784
48190 附子荜茇丸 4-784
48191 附子茵陈汤 4-784
48192 附子茴香散 4-784
48193 附子茯苓汤 4-784
48194 附子独活汤 4-784
48195 附子养气汤 4-784
48196 附子姜朴丸 4-784
48197 附子神曲丸 4-784
48198 附子除湿酒 4-784
48199 附子都气丸 4-784
48200 附子振阳汤 4-784
48201 附子涂脚方 4-784
48202 附子涂敷方 4-784
48203 附子理中丸 4-784
48204 附子理中丸 4-785
48205 附子理中汤 4-785
48206 附子理中汤 4-786
48207 附子理中汤 4-786
48208 附子理中汤 4-786
48209 附子理中汤 4-786
48210 附子理中汤 4-786
48211 附子理中汤 4-786
48212 附子理中汤 4-786
48213 附子理中汤 4-786
48214 附子理中汤 4-786
48215 附子理阴煎 4-786
48216 附子理苓汤 4-786
48217 附子黄耆汤 4-786
48218 附子黄耆汤 4-786
48219 附子猪肚丸 4-786
48220 附子猪苓汤 4-786
48221 附子鹿角煎 4-786
48222 附子鹿茸丸 4-787
48223 附子鹿茸煎 4-787
48224 附子麻黄汤 4-787
48225 附子麻黄汤 4-787
48226 附子续命汤 4-787
48227 附子绿豆汤 4-787
48228 附子硫黄散 4-787
48229 附子温中丸 4-787
48230 附子温中汤 4-787
48231 附子温经汤 4-787
48232 附子填脐散 4-787
48233 附子粳米汤 4-787
48234 附子粳米汤 4-787
48235 附子粳米汤 4-787
48236 附子粳米汤 4-787
48237 附子摩头散 4-788
48238 附子爆脾汤 4-788
48239 附子鳖甲汤 4-788
48240 附虎四斤丸 4-788
48241 附姜归桂汤 4-788
48242 附姜白通汤 4-788
48243 附桂二陈汤 4-788
48244 附桂八味丸 4-788
48245 附桂地黄汤 4-788
48246 附桂理中丸 4-788
48247 附桂理阴煎 4-788
48248 附桂紫金膏 4-788
48249 附桂紫金膏 4-788
48250 附桂紫金膏 4-789
48251 附益类仙丹 4-789
48252 附子大建中汤 4-789
48253 附子大独活汤 4-789
48254 附子山茱萸汤 4-789
48255 附子天门冬散 4-789
48256 附子木瓜煎丸 4-789
48257 附子赤石脂丸 4-789
48258 附子赤石脂丸 4-789
48259 附子鹿角霜丸 4-789
48260 附子塞虫孔丸 4-789
48261 附桂骨痛颗粒 4-790
48262 附子苡仁败酱散 4-790
48263 附子黄耆草果饮 4-790
48264 附姜归桂参甘汤 4-790
48265 附子人参山萸肉方 4-790
48266 附桂姜术加熟地汤 4-790
48267 附子理中汤去甘草加厚朴广皮汤 4-790

陀

48268 陀柏散 4-790
48269 陀僧丸 4-790
48270 陀僧散 4-790
48271 陀僧散 4-790
48272 陀僧散 4-790
48273 陀僧散 4-790
48274 陀僧散 4-790
48275 陀僧散 4-790
48276 陀僧膏 4-790
48277 陀僧膏 4-791

坠

48278 坠气丸 4-791
48279 坠血丸 4-791
48280 坠肝丸 4-791
48281 坠涎丸 4-791
48282 坠涎丸 4-791
48283 坠涎散 4-791
48284 坠惊散 4-791
48285 坠痰丸 4-791
48286 坠痰丸 4-791
48287 坠痰丸 4-791
48288 坠痰丸 4-791
48289 坠痰丸 4-791
48290 坠痰丸 4-792
48291 坠痰丸 4-792
48292 坠膈丸 4-792
48293 坠翳丸 4-792
48294 坠翳丸 4-792
48295 坠翳丸 4-792
48296 坠翳丸 4-792
48297 坠翳丸 4-792
48298 坠翳散 4-792
48299 坠翳散 4-792
48300 坠痰饮子 4-792
48301 坠血明目丸 4-792
48302 坠血明目丸 4-792
48303 坠血明目饮 4-792
48304 坠翳决明散 4-792
48305 坠翳明目丸 4-793

妙

48306 妙丸子 4-793
48307 妙化丹 4-793
48308 妙功丸 4-793
48309 妙功丸 4-793
48310 妙功丸 4-793
48311 妙功散 4-793
48312 妙功散 4-793
48313 妙功散 4-793
48314 妙功散 4-793
48315 妙用膏 4-793
48316 妙圣丸 4-793
48317 妙圣丸 4-793
48318 妙圣丸 4-793
48319 妙圣丹 4-793
48320 妙圣丹 4-794
48321 妙圣散 4-794
48322 妙圣散 4-794
48323 妙安散 4-794
48324 妙红散 4-794
48325 妙应丸 4-794
48326 妙应丸 4-794
48327 妙应丸 4-794
48328 妙应丸 4-794
48329 妙应丸 4-794
48330 妙应丸 4-794
48331 妙应丸 4-794
48332 妙应丸 4-795
48333 妙应丸 4-795
48334 妙应丸 4-795
48335 妙应丸 4-795
48336 妙应丸 4-795
48337 妙应丸 4-795
48338 妙应丸 4-795
48339 妙应丸 4-795
48340 妙应丸 4-795
48341 妙应丸 4-795
48342 妙应丸 4-795
48343 妙应丸 4-795
48344 妙应丸 4-795
48345 妙应丸 4-796
48346 妙应丹 4-796
48347 妙应丹 4-796
48348 妙应丹 4-796
48349 妙应丹 4-796
48350 妙应汤 4-796
48351 妙应汤 4-796
48352 妙应散 4-796
48353 妙应散 4-796
48354 妙应散 4-796
48355 妙应散 4-796
48356 妙应散 4-796
48357 妙应散 4-796
48358 妙应散 4-796
48359 妙应散 4-796
48360 妙应膏 4-796
48361 妙应膏 4-797
48362 妙应膏 4-797
48363 妙应膏 4-797
48364 妙应膏 4-797
48365 妙灵丸 4-797
48366 妙灵丸 4-797
48367 妙灵丸 4-797
48368 妙灵丹 4-797
48369 妙灵丹 4-797
48370 妙灵丹 4-797
48371 妙灵丹 4-797
48372 妙灵丹 4-797
48373 妙灵散 4-798
48374 妙灵散 4-798
48375 妙灵散 4-798
48376 妙草散 4-798
48377 妙贴散 4-798

48378 妙贴散 4-798
48379 妙香丸 4-798
48380 妙香丸 4-798
48381 妙香丸 4-798
48382 妙香丸 4-799
48383 妙香丸 4-799
48384 妙香丸 4-799
48385 妙香丸 4-799
48386 妙香丸 4-799
48387 妙香丹 4-799
48388 妙香汤 4-799
48389 妙香散 4-799
48390 妙香散 4-799
48391 妙胜散 4-799
48392 妙济丸 4-800
48393 妙济丹 4-800
48394 妙姜丸 4-800
48395 妙效丸 4-800
48396 妙效丹 4-800
48397 妙效膏 4-800
48398 妙功十一丸 4-800
48399 妙功救命散 4-800
48400 妙功藏用丸 4-800
48401 妙应癣药酒 4-800
48402 妙贴止疼散 4-800
48403 妙香琥珀丸 4-800

妒

48404 妒精散 4-801

邵

48405 邵靳散 4-801

忍

48406 忍冬丸 4-801
48407 忍冬汤 4-801
48408 忍冬汤 4-801
48409 忍冬汤 4-801
48410 忍冬汤 4-801
48411 忍冬饮 4-801
48412 忍冬饮 4-801
48413 忍冬酒 4-801
48414 忍冬酒 4-801
48415 忍冬散 4-801
48416 忍冬散 4-801
48417 忍冬煎 4-801
48418 忍冬膏 4-802
48419 忍冬膏 4-802
48420 忍冬膏 4-802
48421 忍冬花酒 4-802
48422 忍冬花露 4-802
48423 忍冬藤丸 4-802
48424 忍冬藤汤 4-802
48425 忍冬藤酒 4-802
48426 忍冬解毒汤 4-802
48427 忍冬花四君子汤 4-802

鸡

48428 鸡膏 4-802
48429 鸡臛 4-802
48430 鸡子丸 4-802
48431 鸡子丹 4-802
48432 鸡子方 4-802
48433 鸡子方 4-802
48434 鸡子汤 4-802
48435 鸡子汤 4-803
48436 鸡子汤 4-803
48437 鸡子汤 4-803
48438 鸡子汤 4-803
48439 鸡子汤 4-803
48440 鸡子汤 4-803
48441 鸡子汤 4-803
48442 鸡子汤 4-803
48443 鸡子汤 4-803
48444 鸡子饮 4-803
48445 鸡子法 4-803
48446 鸡子饵 4-803
48447 鸡子饼 4-803
48448 鸡子饼 4-803
48449 鸡子饼 4-803
48450 鸡子酒 4-803
48451 鸡子酒 4-803
48452 鸡子粉 4-803
48453 鸡子散 4-803
48454 鸡子散 4-803
48455 鸡子粥 4-803
48456 鸡子膏 4-804
48457 鸡子膏 4-804
48458 鸡子膏 4-804
48459 鸡子膏 4-804
48460 鸡子膏 4-804
48461 鸡子羹 4-804
48462 鸡子羹 4-804
48463 鸡毛散 4-804
48464 鸡心丸 4-804
48465 鸡心散 4-804
48466 鸡心膏 4-804
48467 鸡艾汤 4-804
48468 鸡矢酒 4-804
48469 鸡矢酒 4-804
48470 鸡矢醴 4-804
48471 鸡矢醴 4-804
48472 鸡矢醴 4-804
48473 鸡白汤 4-804
48474 鸡白汤 4-805
48475 鸡白散 4-805
48476 鸡汁粥 4-805
48477 鸡头丸 4-805
48478 鸡头粥 4-805
48479 鸡头粥 4-805
48480 鸡肉丸 4-805
48481 鸡肉丸 4-805
48482 鸡肉膏 4-805
48483 鸡舌丹 4-805
48484 鸡舌散 4-805
48485 鸡舌散 4-805
48486 鸡舌散 4-805
48487 鸡血方 4-805
48488 鸡血散 4-806
48489 鸡豆粥 4-806
48490 鸡壳散 4-806
48491 鸡苏丸 4-806
48492 鸡苏丸 4-806
48493 鸡苏丸 4-806
48494 鸡苏丸 4-806
48495 鸡苏丸 4-806
48496 鸡苏丸 4-806
48497 鸡苏丸 4-806
48498 鸡苏汤 4-806
48499 鸡苏汤 4-806
48500 鸡苏汤 4-806
48501 鸡苏汤 4-806
48502 鸡苏汤 4-806
48503 鸡苏饮 4-806
48504 鸡苏饮 4-807
48505 鸡苏饮 4-807
48506 鸡苏饮 4-807
48507 鸡苏饼 4-807
48508 鸡苏散 4-807
48509 鸡苏散 4-807
48510 鸡苏散 4-807
48511 鸡苏散 4-807
48512 鸡苏散 4-807
48513 鸡苏散 4-807
48514 鸡苏散 4-807
48515 鸡苏散 4-807
48516 鸡苏散 4-807
48517 鸡苏散 4-807
48518 鸡苏散 4-807
48519 鸡苏散 4-807
48520 鸡苏散 4-807
48521 鸡苏散 4-808
48522 鸡苏散 4-808
48523 鸡苏散 4-808
48524 鸡足散 4-808
48525 鸡肝丸 4-808
48526 鸡肝丸 4-808
48527 鸡肝丸 4-808
48528 鸡肝药 4-808
48529 鸡肝药 4-808
48530 鸡肝药 4-808
48531 鸡肝饼 4-808
48532 鸡肝散 4-808
48533 鸡肝散 4-808
48534 鸡肝散 4-808
48535 鸡肝散 4-808
48536 鸡肝散 4-808
48537 鸡肝散 4-809
48538 鸡肝散 4-809
48539 鸡肝散 4-809
48540 鸡肝散 4-809
48541 鸡肝散 4-809
48542 鸡肝散 4-809
48543 鸡肝散 4-809
48544 鸡肝散 4-809
48545 鸡肝散 4-809
48546 鸡肝散 4-809
48547 鸡肝散 4-809
48548 鸡肝粥 4-809
48549 鸡肠酒 4-809
48550 鸡肠散 4-809
48551 鸡肠散 4-809
48552 鸡肠散 4-809
48553 鸡肠散 4-810
48554 鸡卵膏 4-810
48555 鸡卵蜜 4-810
48556 鸡角散 4-810
48557 鸡附汤 4-810
48558 鸡茎散 4-810
48559 鸡矾散 4-810
48560 鸡鸣丸 4-810
48561 鸡鸣丸 4-810
48562 鸡鸣丸 4-810
48563 鸡鸣丸 4-810
48564 鸡鸣丸 4-810
48565 鸡鸣丸 4-810
48566 鸡鸣丸 4-810
48567 鸡鸣散 4-810
48568 鸡鸣散 4-811
48569 鸡鸣散 4-811
48570 鸡鸣散 4-811
48571 鸡鸣散 4-811
48572 鸡鸣散 4-811
48573 鸡鸣散 4-811
48574 鸡金散 4-811
48575 鸡金散 4-811
48576 鸡金散 4-811
48577 鸡金散 4-811
48578 鸡金散 4-811
48579 鸡肺散 4-811
48580 鸡肫丸 4-811
48581 鸡参饮 4-812
48582 鸡草汤 4-812
48583 鸡骨丸 4-812
48584 鸡骨丸 4-812

48585 鸡骨丸 4-812
48586 鸡骨丸 4-812
48587 鸡骨丸 4-812
48588 鸡骨丸 4-812
48589 鸡骨散 4-812
48590 鸡胆丸 4-812
48591 鸡胵丸 4-812
48592 鸡冠丸 4-812
48593 鸡冠血 4-813
48594 鸡冠酒 4-813
48595 鸡冠散 4-813
48596 鸡冠散 4-813
48597 鸡冠散 4-813
48598 鸡屎散 4-813
48599 鸡屎散 4-813
48600 鸡屎醴 4-813
48601 鸡胵汤 4-813
48602 鸡胸丸 4-813
48603 鸡脑丸 4-813
48604 鸡酒膏 4-813
48605 鸡黄油 4-813
48606 鸡黄散 4-813
48607 鸡黄散 4-813
48608 鸡黄散 4-813
48609 鸡黄散 4-813
48610 鸡黄煎 4-813
48611 鸡黄膏 4-814
48612 鸡黄膏 4-814
48613 鸡眼膏 4-814
48614 鸡眼膏 4-814
48615 鸡眼膏 4-814
48616 鸡距丸 4-814
48617 鸡翎酒 4-814
48618 鸡翎散 4-814
48619 鸡翎散 4-814
48620 鸡清丸 4-814
48621 鸡清丸 4-814
48622 鸡清丸 4-814
48623 鸡清散 4-814
48624 鸡清散 4-814
48625 鸡清散 4-814
48626 鸡清散 4-814
48627 鸡清膏 4-814
48628 鸡蛋汤 4-814
48629 鸡蛋汤 4-815
48630 鸡蛋饮 4-815
48631 鸡蛋油 4-815
48632 鸡蛋膏 4-815
48633 鸡腊丸 4-815
48634 鸡粪酒 4-815
48635 鸡腰膏 4-815
48636 鸡翮散 4-815
48637 鸡醴饮 4-815
48638 鸡子白丸 4-815
48639 鸡子白煎 4-815
48640 鸡子壳散 4-815
48641 鸡子沐汤 4-815
48642 鸡子索饼 4-815
48643 鸡子涂方 4-815
48644 鸡子涂方 4-815
48645 鸡子涂方 4-815
48646 鸡子豉汤 4-816
48647 鸡子清饮 4-816
48648 鸡子清散 4-816
48649 鸡子雄黄 4-816
48650 鸡子馎饦 4-816
48651 鸡内金丸 4-816
48652 鸡内金散 4-816
48653 鸡内金散 4-816
48654 鸡内金散 4-816
48655 鸡内金散 4-816
48656 鸡白调散 4-816
48657 鸡头实粥 4-816
48658 鸡头粉羹 4-816
48659 鸡肉索饼 4-816
48660 鸡肉煎丸 4-816
48661 鸡肉煎丸 4-816
48662 鸡舌香丸 4-817
48663 鸡舌香丸 4-817
48664 鸡舌香丸 4-817
48665 鸡舌香丸 4-817
48666 鸡舌香丸 4-817
48667 鸡舌香丸 4-817
48668 鸡舌香丸 4-817
48669 鸡舌香汤 4-817
48670 鸡舌香汤 4-817
48671 鸡舌香散 4-817
48672 鸡舌香散 4-817
48673 鸡舌香散 4-817
48674 鸡舌香散 4-817
48675 鸡舌香散 4-817
48676 鸡舌香散 4-818
48677 鸡舌香散 4-818
48678 鸡舌香散 4-818
48679 鸡舌香散 4-818
48680 鸡舌香散 4-818
48681 鸡舌香散 4-818
48682 鸡舌香散 4-818
48683 鸡舌香散 4-818
48684 鸡舌香散 4-818
48685 鸡舌香散 4-818
48686 鸡舌香散 4-818
48687 鸡舌香散 4-818
48688 鸡舌香煎 4-818
48689 鸡血涂方 4-818
48690 鸡血涂方 4-818
48691 鸡血藤膏 4-818
48692 鸡血藤膏 4-819
48693 鸡血藤膏 4-819
48694 鸡苏饮子 4-819
48695 鸡苏饮子 4-819
48696 鸡苏饮子 4-819
48697 鸡苏饼子 4-819
48698 鸡苏涂方 4-819
48699 鸡苏散煎 4-819
48700 鸡肠草汤 4-819
48701 鸡肠草散 4-819
48702 鸡肠草散 4-819
48703 鸡肠草散 4-819
48704 鸡肠菜羹 4-819
48705 鸡卵浓汤 4-819
48706 鸡鸣紫丸 4-819
48707 鸡冠血方 4-819
48708 鸡冠血酒 4-819
48709 鸡冠花散 4-819
48710 鸡冠花散 4-819
48711 鸡屎子散 4-820
48712 鸡屎白汤 4-820
48713 鸡屎白散 4-820
48714 鸡屎白散 4-820
48715 鸡屎米煎 4-820
48716 鸡屎矾丸 4-820
48717 鸡屎矾散 4-820
48718 鸡屎醴饮 4-820
48719 鸡屎醴饮 4-820
48720 鸡屎醴饮 4-820
48721 鸡屎醴散 4-820
48722 鸡翅灰散 4-820
48723 鸡距子汤 4-820
48724 鸡弹白丸 4-820
48725 鸡粪白散 4-820
48726 鸡膍骨丸 4-820
48727 鸡膍胵丸 4-820
48728 鸡膍胵丸 4-820
48729 鸡膍胵丸 4-820
48730 鸡膍胵丸 4-820
48731 鸡膍胵丸 4-820
48732 鸡膍胵汤 4-821
48733 鸡膍胵汤 4-821
48734 鸡膍胵散 4-821
48735 鸡膍胵散 4-821
48736 鸡膍胵散 4-821
48737 鸡膍胵散 4-821
48738 鸡膍胵散 4-821
48739 鸡人唱筹方 4-821
48740 鸡子大黄丸 4-821
48741 鸡子涂敷方 4-821
48742 鸡子黄连膏 4-821
48743 鸡子常山丸 4-821
48744 鸡子常山丸 4-821
48745 鸡爪三棱丸 4-821
48746 鸡心酸枣汤 4-821
48747 鸡壳苦酒汤 4-822
48748 鸡苏七味汤 4-822
48749 鸡苏人参汤 4-822
48750 鸡苏龙脑散 4-822
48751 鸡苏吹喉散 4-822
48752 鸡苏羌活丸 4-822
48753 鸡鸣出关方 4-822
48754 鸡鸣定喘丸 4-822
48755 鸡鸣保肺丸 4-822
48756 鸡鸣保肺丸 4-822
48757 鸡鸣遇仙丹 4-822
48758 鸡鸣遇仙丹 4-822
48759 鸡肫化滞丸 4-822
48760 鸡肫肥儿丸 4-823
48761 鸡骨三仙丹 4-823
48762 鸡骨草胶囊 4-823
48763 鸡骨鳖甲丸 4-823
48764 鸡冠血涂方 4-823
48765 鸡屎矾敷方 4-823
48766 鸡峰乌金散 4-823
48767 鸡峰活血丹 4-823
48768 鸡胵茅根汤 4-823
48769 鸡屎白豆淋酒 4-823
48770 鸡骨草肝炎颗粒 4-823
48771 鸡血藤祛风活络贴药方 4-823

驱

48772 驱乌丸 4-823
48773 驱风丸 4-823
48774 驱风丸 4-824
48775 驱风丸 4-824
48776 驱风丸 4-824
48777 驱风丹 4-824
48778 驱风丹 4-824
48779 驱风汤 4-824
48780 驱风汤 4-824
48781 驱风液 4-824
48782 驱风散 4-824
48783 驱风散 4-824
48784 驱风散 4-824
48785 驱风散 4-824
48786 驱风散 4-824
48787 驱风散 4-824
48788 驱风散 4-825
48789 驱风散 4-825
48790 驱风散 4-825
48791 驱风散 4-825
48792 驱风散 4-825
48793 驱风散 4-825
48794 驱风散 4-825
48795 驱风散 4-825
48796 驱风散 4-825

48797 驱风散 4-825
48798 驱风散 4-825
48799 驱风膏 4-825
48800 驱风膏 4-825
48801 驱风膏 4-825
48802 驱风膏 4-825
48803 驱风膏 4-825
48804 驱邪汤 4-825
48805 驱邪汤 4-825
48806 驱邪汤 4-826
48807 驱邪散 4-826
48808 驱邪散 4-826
48809 驱邪散 4-826
48810 驱邪散 4-826
48811 驱邪散 4-826
48812 驱邪散 4-826
48813 驱邪散 4-826
48814 驱邪散 4-826
48815 驱虫丸 4-826
48816 驱虫片 4-826
48817 驱劳汤 4-826
48818 驱疟丹 4-826
48819 驱疟丹 4-827
48820 驱疟汤 4-827
48821 驱疟汤 4-827
48822 驱疟饮 4-827
48823 驱疟饮 4-827
48824 驱疟饮 4-827
48825 驱疟饮 4-827
48826 驱疟散 4-827
48827 驱疟散 4-827
48828 驱毒饮 4-827
48829 驱毒散 4-827
48830 驱毒散 4-827
48831 驱毒散 4-827
48832 驱毒散 4-827
48833 驱毒散 4-827
48834 驱毒散 4-827
48835 驱疫丹 4-828
48836 驱热丸 4-828
48837 驱绦汤 4-828
48838 驱秽散 4-828
48839 驱蛔汤 4-828
48840 驱痫散 4-828
48841 驱腐丹 4-828
48842 驱瘴汤 4-828
48843 驱二竖丸 4-828
48844 驱风药酒 4-828
48845 驱风蛇酒 4-828
48846 驱风痛片 4-828
48847 驱疟饮子 4-828
48848 驱蛲虫汤 4-829
48849 驱痰饮子 4-829
48850 驱风一字散 4-829
48851 驱风上清散 4-829
48852 驱风化痰汤 4-829
48853 驱风左经汤 4-829
48854 驱风四物汤 4-829
48855 驱风夺命散 4-829
48856 驱风至宝丹 4-829
48857 驱风败毒散 4-829
48858 驱风养血汤 4-829
48859 驱风养血汤 4-829
48860 驱风破毒散 4-829
48861 驱风换肌膏 4-829
48862 驱风通气散 4-829
48863 驱风散热汤 4-830
48864 驱风解毒散 4-830
48865 驱邪安神丸 4-830
48866 驱虫消食片 4-830
48867 驱毒冲和膏 4-830
48868 驱毒保脱汤 4-830
48869 驱毒疏风方 4-830
48870 驱蛔汤 1 号 4-830
48871 驱蛔汤 2 号 4-830
48872 驱蛔汤 3 号 4-830
48873 驱蛔承气汤 4-830
48874 驱蛔承气汤 4-830
48875 驱蛔承气汤 4-830
48876 驱暑建中汤 4-830
48877 驱暑益元汤 4-830
48878 驱湿保脱汤 4-830
48879 驱湿靖痹汤 4-831
48880 驱风散热饮子 4-831

驳

48881 驳骨丹 4-831
48882 驳骨水 4-831
48883 驳骨散 4-831
48884 驳骨散 4-831

驴

48885 驴膏 4-831
48886 驴头酒 4-831
48887 驴头羹 4-831
48888 驴耳饮 4-831
48889 驴肉汤 4-831
48890 驴乳汁 4-831
48891 驴蹄散 4-831
48892 驴皮胶酒 4-831
48893 驴尿一物饮 4-832
48894 驴乳灌耳方 4-832
48895 驴胶补血颗粒 4-832

駃

48896 駃豉丸 4-832

纯

48897 纯一丸 4-832
48898 纯阴汤 4-832
48899 纯阳正气丸 4-832
48900 纯阳正气丸 4-832
48901 纯阳正气丸 4-832
48902 纯阳正气丸 4-832
48903 纯阳红妆丸 4-832
48904 纯阳青蛾丹 4-833
48905 纯阳救苦丹 4-833
48906 纯阳救苦汤 4-833
48907 纯阴化阳汤 4-833
48908 纯阳真人养脏汤 4-833

纳

48909 纳气丸 4-834
48910 纳气丸 4-834
48911 纳谷散 4-834
48912 纳脐膏 4-834
48913 纳脐膏 4-834
48914 纳鼻散 4-834
48915 纳鼻膏药 4-834
48916 纳肾通督丸 4-834
48917 纳鼻甘草丸 4-834

八画

玩

48918 玩月散 5-1

环

48919 环心丹 5-1

玫

48920 玫瑰丸 5-1
48921 玫瑰膏 5-1
48922 玫瑰蜜 5-1

青

48923 青丸 5-1
48924 青药 5-1
48925 青散 5-2
48926 青散 5-2
48927 青膏 5-2
48928 青膏 5-2
48929 青膏 5-2
48930 青丸子 5-2
48931 青丸子 5-2
48932 青丸子 5-2
48933 青丸子 5-2
48934 青云散 5-2
48935 青云散 5-2
48936 青天膏 5-2
48937 青牛散 5-2
48938 青凤散 5-2
48939 青六丸 5-2
48940 青六散 5-2
48941 青玉散 5-2
48942 青甘散 5-2
48943 青布熏 5-2
48944 青龙丸 5-2
48945 青龙丸 5-3
48946 青龙丸 5-3
48947 青龙丸 5-3
48948 青龙丸 5-3
48949 青龙丸 5-3
48950 青龙丸 5-3
48951 青龙丸 5-3
48952 青龙丸 5-3
48953 青龙丹 5-3
48954 青龙丹 5-3
48955 青龙丹 5-3
48956 青龙丹 5-4
48957 青龙丹 5-4
48958 青龙汤 5-4
48959 青龙汤 5-4
48960 青龙汤 5-4
48961 青龙汤 5-4
48962 青龙汤 5-4
48963 青龙汤 5-4
48964 青龙汤 5-4
48965 青龙饮 5-4
48966 青龙胆 5-4
48967 青龙散 5-4
48968 青龙散 5-4
48969 青龙散 5-4
48970 青龙散 5-4
48971 青龙散 5-4
48972 青龙散 5-4
48973 青龙散 5-4
48974 青龙散 5-5
48975 青龙散 5-5
48976 青龙散 5-5
48977 青龙膏 5-5
48978 青龙膏 5-5
48979 青龙膏 5-5
48980 青龙膏 5-5
48981 青龙膏 5-5
48982 青龙膏 5-5
48983 青白丹 5-5
48984 青白散 5-5
48985 青白散 5-5
48986 青白散 5-5
48987 青白散 5-5
48988 青白散 5-5
48989 青白散 5-5

48990 青白膏 5-6
48991 青丝散 5-6
48992 青丝散 5-6
48993 青丝散 5-6
48994 青皮丸 5-6
48995 青皮丸 5-6
48996 青皮丸 5-6
48997 青皮汤 5-6
48998 青皮汤 5-6
48999 青皮汤 5-6
49000 青皮汤 5-6
49001 青皮汤 5-6
49002 青皮饮 5-6
49003 青皮饮 5-6
49004 青皮饮 5-7
49005 青皮饮 5-7
49006 青皮饮 5-7
49007 青皮饮 5-7
49008 青皮散 5-7
49009 青皮散 5-7
49010 青皮散 5-7
49011 青皮散 5-7
49012 青皮散 5-7
49013 青皮散 5-7
49014 青芝丹 5-7
49015 青芝散 5-7
49016 青芝散 5-7
49017 青灰散 5-7
49018 青血丸 5-7
49019 青冰散 5-7
49020 青阳丸 5-7
49021 青阳汤 5-7
49022 青红汤 5-7
49023 青麦汁 5-7
49024 青豆饮 5-7
49025 青苇散 5-7
49026 青苋膏 5-8
49027 青花丹 5-8
49028 青吹散 5-8
49029 青龟丸 5-8
49030 青灵丸 5-8
49031 青灵丸 5-8
49032 青灵丹 5-8
49033 青灵丹 5-8
49034 青灵散 5-8
49035 青灵膏 5-8
49036 青陈串 5-8
49037 青盂汤 5-8
49038 青苔散 5-9
49039 青苔散 5-9
49040 青苔散 5-9
49041 青枣散 5-9
49042 青矾散 5-9
49043 青矾散 5-9
49044 青矾散 5-9
49045 青矾散 5-9
49046 青矾散 5-9
49047 青矾散 5-9
49048 青矾膏 5-9
49049 青果丸 5-9
49050 青果豉 5-9
49051 青果膏 5-9
49052 青果膏 5-9
49053 青金丸 5-10
49054 青金丸 5-10
49055 青金丸 5-10
49056 青金丸 5-10
49057 青金丸 5-10
49058 青金丸 5-10
49059 青金丸 5-10
49060 青金丸 5-10
49061 青金丸 5-10
49062 青金丸 5-10
49063 青金丸 5-10
49064 青金丸 5-10
49065 青金丸 5-10
49066 青金丸 5-10
49067 青金丸 5-10
49068 青金丸 5-10
49069 青金丸 5-11
49070 青金丸 5-11
49071 青金丸 5-11
49072 青金丸 5-11
49073 青金丸 5-11
49074 青金丸 5-11
49075 青金丹 5-11
49076 青金丹 5-11
49077 青金丹 5-11
49078 青金丹 5-11
49079 青金丹 5-11
49080 青金丹 5-11
49081 青金丹 5-11
49082 青金丹 5-12
49083 青金丹 5-12
49084 青金丹 5-12
49085 青金丹 5-12
49086 青金丹 5-12
49087 青金丹 5-12
49088 青金丹 5-12
49089 青金丹 5-12
49090 青金丹 5-12
49091 青金丹 5-12
49092 青金丹 5-12
49093 青金丹 5-13
49094 青金丹 5-13
49095 青金丹 5-13
49096 青金丹 5-13
49097 青金丹 5-13
49098 青金丹 5-13
49099 青金丹 5-13
49100 青金丹 5-13
49101 青金丹 5-13
49102 青金丹 5-13
49103 青金丹 5-13
49104 青金丹 5-13
49105 青金汤 5-13
49106 青金汤 5-13
49107 青金饼 5-13
49108 青金散 5-14
49109 青金散 5-14
49110 青金散 5-14
49111 青金散 5-14
49112 青金散 5-14
49113 青金散 5-14
49114 青金散 5-14
49115 青金散 5-14
49116 青金散 5-14
49117 青金散 5-14
49118 青金散 5-14
49119 青金散 5-14
49120 青金散 5-14
49121 青金散 5-14
49122 青金散 5-14
49123 青金散 5-14
49124 青金散 5-14
49125 青金散 5-14
49126 青金散 5-15
49127 青金散 5-15
49128 青金散 5-15
49129 青金散 5-15
49130 青金散 5-15
49131 青金散 5-15
49132 青金散 5-15
49133 青金散 5-15
49134 青金散 5-15
49135 青金散 5-15
49136 青金散 5-15
49137 青金锭 5-15
49138 青金锭 5-15
49139 青金煎 5-15
49140 青金膏 5-15
49141 青金膏 5-15
49142 青金膏 5-15
49143 青金膏 5-16
49144 青金膏 5-16
49145 青金膏 5-16
49146 青金膏 5-16
49147 青鱼散 5-16
49148 青盲散 5-16
49149 青宝丹 5-16
49150 青空汤 5-16
49151 青空膏 5-16
49152 青春丸 5-16
49153 青砂散 5-16
49154 青砂散 5-16
49155 青挺子 5-16
49156 青胃散 5-16
49157 青香丸 5-16
49158 青香散 5-16
49159 青香散 5-16
49160 青狮丹 5-16
49161 青饼子 5-16
49162 青饼子 5-16
49163 青衿散 5-17
49164 青珠丸 5-17
49165 青桃丸 5-17
49166 青真汤 5-17
49167 青壶丸 5-17
49168 青莲散 5-17
49169 青莲散 5-17
49170 青莲膏 5-17
49171 青莲膏 5-17
49172 青莲膏 5-17
49173 青盐丸 5-17
49174 青盐丸 5-17
49175 青盐丸 5-17
49176 青盐丸 5-17
49177 青盐丸 5-18
49178 青盐丸 5-18
49179 青盐散 5-18
49180 青盐散 5-18
49181 青盐散 5-18
49182 青盐散 5-18
49183 青盐散 5-18
49184 青盐散 5-18
49185 青盐煎 5-18
49186 青盐煎 5-18
49187 青盐膏 5-18
49188 青原汤 5-18
49189 青鸭羹 5-18
49190 青钱方 5-18
49191 青钱汤 5-19
49192 青钱散 5-19
49193 青铅饮 5-19
49194 青凉膏 5-19
49195 青消散 5-19
49196 青粉散 5-19
49197 青冢丸 5-19
49198 青娥丸 5-19
49199 青娥丸 5-19
49200 青娥丸 5-19
49201 青娥丸 5-19
49202 青娥丸 5-19
49203 青娥丸 5-20
49204 青娥丸 5-20
49205 青娥丸 5-20

49206 青娥丸 5-20
49207 青娥丸 5-20
49208 青娥丸 5-20
49209 青娥丸 5-20
49210 青娥丸 5-20
49211 青娥丸 5-20
49212 青桑膏 5-20
49213 青梅丸 5-20
49214 青梅散 5-21
49215 青梅散 5-21
49216 青梅煎 5-21
49217 青梅煎 5-21
49218 青梅膏 5-21
49219 青萍汤 5-21
49220 青黄汤 5-21
49221 青黄散 5-21
49222 青黄散 5-21
49223 青黄散 5-21
49224 青黄散 5-21
49225 青黄散 5-21
49226 青雪丹 5-21
49227 青雪散 5-21
49228 青虚丸 5-21
49229 青铜散 5-21
49230 青铜散 5-21
49231 青麻汤 5-22
49232 青液散 5-22
49233 青绿丸 5-22
49234 青绿顶 5-22
49235 青散子 5-22
49236 青散子 5-22
49237 青葙丸 5-22
49238 青葙散 5-22
49239 青硫丸 5-22
49240 青硫丸 5-22
49241 青紫饮 5-22
49242 青蛙丸 5-22
49243 青蛤丸 5-22
49244 青蛤散 5-22
49245 青榄膏 5-22
49246 青蓝汁 5-22
49247 青蒿丸 5-22
49248 青蒿丸 5-23
49249 青蒿丸 5-23
49250 青蒿丸 5-23
49251 青蒿丸 5-23
49252 青蒿丸 5-23
49253 青蒿丸 5-23
49254 青蒿丸 5-23
49255 青蒿丸 5-24
49256 青蒿丸 5-24
49257 青蒿丸 5-24
49258 青蒿丸 5-24
49259 青蒿汤 5-24
49260 青蒿汤 5-24
49261 青蒿汤 5-24
49262 青蒿饮 5-24
49263 青蒿饮 5-24
49264 青蒿饮 5-24
49265 青蒿饮 5-24
49266 青蒿饮 5-24
49267 青蒿饮 5-24
49268 青蒿酒 5-24
49269 青蒿散 5-24
49270 青蒿散 5-25
49271 青蒿散 5-25
49272 青蒿散 5-25
49273 青蒿散 5-25
49274 青蒿散 5-25
49275 青蒿散 5-25
49276 青蒿散 5-25
49277 青蒿散 5-25
49278 青蒿散 5-25
49279 青蒿煎 5-25
49280 青蒿煎 5-25
49281 青蒿膏 5-25
49282 青蒿露 5-25
49283 青蒲散 5-25
49284 青解丸 5-25
49285 青碧散 5-25
49286 青榴丸 5-26
49287 青敷药 5-26
49288 青镇丸 5-26
49289 青橘丸 5-26
49290 青橘丸 5-26
49291 青橘丸 5-26
49292 青橘丹 5-26
49293 青橘饮 5-26
49294 青橘散 5-26
49295 青霜散 5-26
49296 青霜散 5-26
49297 青霞散 5-26
49298 青霞散 5-26
49299 青螺散 5-26
49300 青黛丸 5-27
49301 青黛丸 5-27
49302 青黛丸 5-27
49303 青黛丸 5-27
49304 青黛丸 5-27
49305 青黛丸 5-27
49306 青黛丸 5-27
49307 青黛丸 5-27
49308 青黛丸 5-27
49309 青黛丸 5-27
49310 青黛丸 5-27
49311 青黛丸 5-27
49312 青黛丸 5-27
49313 青黛丸 5-28
49314 青黛丸 5-28
49315 青黛丸 5-28
49316 青黛丸 5-28
49317 青黛丸 5-28
49318 青黛丸 5-28
49319 青黛丸 5-28
49320 青黛丸 5-28
49321 青黛丸 5-28
49322 青黛丸 5-28
49323 青黛丸 5-28
49324 青黛丸 5-28
49325 青黛丸 5-28
49326 青黛丸 5-28
49327 青黛丸 5-29
49328 青黛丸 5-29
49329 青黛丸 5-29
49330 青黛丸 5-29
49331 青黛丸 5-29
49332 青黛丸 5-29
49333 青黛丸 5-29
49334 青黛汤 5-29
49335 青黛饮 5-29
49336 青黛散 5-29
49337 青黛散 5-29
49338 青黛散 5-30
49339 青黛散 5-30
49340 青黛散 5-30
49341 青黛散 5-30
49342 青黛散 5-30
49343 青黛散 5-30
49344 青黛散 5-30
49345 青黛散 5-30
49346 青黛散 5-30
49347 青黛散 5-30
49348 青黛散 5-30
49349 青黛散 5-30
49350 青黛散 5-30
49351 青黛散 5-31
49352 青黛散 5-31
49353 青黛散 5-31
49354 青黛散 5-31
49355 青黛散 5-31
49356 青黛散 5-31
49357 青黛散 5-31
49358 青黛散 5-31
49359 青黛散 5-31
49360 青黛散 5-31
49361 青黛散 5-31
49362 青黛散 5-31
49363 青黛散 5-31
49364 青黛散 5-31
49365 青黛散 5-31
49366 青黛散 5-31
49367 青黛散 5-31
49368 青黛散 5-32
49369 青黛散 5-32
49370 青黛散 5-32
49371 青黛散 5-32
49372 青黛散 5-32
49373 青黛散 5-32
49374 青黛散 5-32
49375 青黛散 5-32
49376 青黛散 5-32
49377 青黛膏 5-32
49378 青黛膏 5-32
49379 青膻汤 5-32
49380 青藤膏 5-32
49381 青露散 5-32
49382 青露散 5-32
49383 青露散 5-32
49384 青露散 5-32
49385 青囊丸 5-32
49386 青麟丸 5-33
49387 青麟丸 5-33
49388 青麟丸 5-33
49389 青麟丸 5-33
49390 青麟丸 5-33
49391 青小豆方 5-33
49392 青小豆方 5-33
49393 青小豆粥 5-33
49394 青木香丸 5-33
49395 青木香丸 5-33
49396 青木香丸 5-34
49397 青木香丸 5-34
49398 青木香丸 5-34
49399 青木香丸 5-34
49400 青木香丸 5-34
49401 青木香汤 5-34
49402 青木香汤 5-34
49403 青木香汤 5-34
49404 青木香汤 5-34
49405 青木香汤 5-34
49406 青木香散 5-34
49407 青木香散 5-34
49408 青木香散 5-34
49409 青木香散 5-34
49410 青木香散 5-34
49411 青木香散 5-35
49412 青木香煎 5-35
49413 青火金针 5-35
49414 青头鸭羹 5-35
49415 青竹茹汤 5-35
49416 青竹茹汤 5-35
49417 青竹茹汤 5-35
49418 青竹茹汤 5-35
49419 青竹茹散 5-35
49420 青羊肝散 5-35
49421 青羊角散 5-35

49422 青羊脂粉 5-35
49423 青羊脂膏 5-35
49424 青吹口散 5-35
49425 青附金丹 5-35
49426 青松药酒 5-35
49427 青金煮散 5-35
49428 青金锭子 5-36
49429 青金锭子 5-36
49430 青金锭子 5-36
49431 青鱼胆方 5-36
49432 青盐点方 5-36
49433 青桑枝饮 5-36
49434 青桑枝散 5-36
49435 青麻饮子 5-36
49436 青葙子丸 5-36
49437 青葙子丸 5-36
49438 青葙子丸 5-36
49439 青葙子丸 5-36
49440 青葙子丸 5-37
49441 青葙子丸 5-37
49442 青葙子丸 5-37
49443 青葙子丸 5-37
49444 青葙子丸 5-37
49445 青葙子丸 5-37
49446 青葙子丸 5-37
49447 青葙子丸 5-37
49448 青葙子丸 5-37
49449 青葙子丸 5-37
49450 青葙子丸 5-37
49451 青葙子汤 5-37
49452 青葙子散 5-37
49453 青葙子散 5-38
49454 青葙子散 5-38
49455 青葙子散 5-38
49456 青葙子散 5-38
49457 青葙子散 5-38
49458 青葙子散 5-38
49459 青葙子散 5-38
49460 青蒿饮子 5-38
49461 青蒿饮子 5-38
49462 青蒿饮子 5-38
49463 青蒿点汤 5-38
49464 青蒿涂方 5-38
49465 青蒿煎丸 5-38
49466 青蒿煎丸 5-38
49467 青硼砂散 5-39
49468 青解毒丸 5-39
49469 青橘皮丸 5-39
49470 青橘皮丸 5-39
49471 青橘皮丸 5-39
49472 青橘皮丸 5-39
49473 青橘皮散 5-39
49474 青橘皮散 5-39
49475 青橘皮散 5-39
49476 青橘皮散 5-39
49477 青橘皮散 5-39
49478 青橘皮散 5-39
49479 青橘皮散 5-39
49480 青橘煮散 5-39
49481 青礞石丸 5-40
49482 青礞石丸 5-40
49483 青礞石丸 5-40
49484 青礞石丸 5-40
49485 青礞石散 5-40
49486 青囊药酒 5-40
49487 青云生肌膏 5-40
49488 青云独步丹 5-40
49489 青木香浴汤 5-40
49490 青风还睛散 5-40
49491 青风羚羊汤 5-40
49492 青龙五生膏 5-40
49493 青龙五生膏 5-40
49494 青龙五生膏 5-41
49495 青龙白虎汤 5-41
49496 青龙白虎汤 5-41
49497 青龙妙应丸 5-41
49498 青龙银杏酒 5-41
49499 青皮甘草散 5-41
49500 青皮白芍汤 5-41
49501 青皮安胎饮 5-41
49502 青竹大豆油 5-41
49503 青州白丸子 5-41
49504 青州白丸子 5-41
49505 青州白丸子 5-41
49506 青州白露丸 5-42
49507 青羊补肝汤 5-42
49508 青花龙骨汤 5-42
49509 青松叶浸酒 5-42
49510 青果止嗽丸 5-42
49511 青果止嗽丸 5-42
49512 青金九龙膏 5-42
49513 青金木香丸 5-42
49514 青金泻白散 5-42
49515 青金定命丸 5-42
49516 青金定命丹 5-42
49517 青草苍柏汤 5-42
49518 青要结肠丸 5-42
49519 青莲摩顶膏 5-42
49520 青盐下气丸 5-43
49521 青盐椒附丸 5-43
49522 青铅六味饮 5-43
49523 青娥不老丸 5-43
49524 青娥不老丹 5-43
49525 青萍石膏汤 5-43
49526 青萍地黄汤 5-43
49527 青萍当归汤 5-43
49528 青黄消毒散 5-43
49529 青蒿乌鸡丸 5-43
49530 青蒿防痿汤 5-43
49531 青蒿芩芍汤 5-43
49532 青蒿滑石汤 5-43
49533 青蒿截疟丸 5-43
49534 青蒿鳖甲片 5-43
49535 青蒿鳖甲汤 5-44
49536 青蒿鳖甲汤 5-44
49537 青蒿鳖甲散 5-44
49538 青蒿鳖甲煎 5-44
49539 青粱子米粥 5-44
49540 青橘连翘饮 5-44
49541 青黛一物汤 5-44
49542 青黛三圣丸 5-44
49543 青黛木香丸 5-44
49544 青黛石膏汤 5-44
49545 青黛冰硼散 5-44
49546 青黛豆豉汤 5-44
49547 青黛胆星汤 5-44
49548 青黛海石丸 5-45
49549 青黛雄黄散 5-45
49550 青黛蛤粉丸 5-45
49551 青藤风湿酒 5-45
49552 青囊虎潜酒 5-45
49553 青囊神授散 5-45
49554 青囊斑龙丸 5-45
49555 青丸子返童散 5-45
49556 青木香一物汤 5-45
49557 青吹口散油膏 5-45
49558 青蒿鳖甲煎丸 5-45
49559 青州谢家白丸子 5-45
49560 青萍葛根半夏汤 5-45
49561 青萍葛根芍药汤 5-45
49562 青城山葛真人秋乳丹 5-45
49563 青娥丸加黄柏知母方 5-45

责

49564 责毒汤 5-46

表

49565 表里汤 5-46
49566 表解散 5-46
49567 表解散 5-46
49568 表邪降火汤 5-46
49569 表里分消汤 5-46
49570 表里双清汤 5-46
49571 表里双解汤 5-46
49572 表里兼顾汤 5-46
49573 表实六合汤 5-46
49574 表虚六合汤 5-46
49575 表实感冒颗粒 5-46
49576 表虚感冒颗粒 5-46

奉

49577 奉贤丸 5-47

武

49578 武威丸 5-47
49579 武八将丹 5-47
49580 武红灵丹 5-47
49581 武红灵散 5-47
49582 武力拔寒散 5-47
49583 武当救世丸 5-47
49584 武侯行军散 5-47
49585 武侯行军散 5-47

坯

49586 坯莲丸 5-47
49587 坯莲散 5-47
49588 坯煎散 5-47
49589 坯煎散 5-47
49590 坯煎散 5-48

坤

49591 坤膏 5-48
49592 坤宁散 5-48
49593 坤草膏 5-48
49594 坤顺丸 5-48
49595 坤顺丸 5-48
49596 坤顺丹 5-48
49597 坤顺汤 5-48
49598 坤髓膏 5-48
49599 坤元是保丹 5-48
49600 坤月安颗粒 5-49
49601 坤厚资生丸 5-49

林

49602 林钟丸 5-49
49603 林檎散 5-49

枇

49604 枇杷饮 5-49
49605 枇杷散 5-49
49606 枇杷散 5-49
49607 枇杷散 5-49
49608 枇杷散 5-49
49609 枇杷膏 5-49
49610 枇杷膏 5-49
49611 枇杷膏 5-49
49612 枇杷膏 5-49
49613 枇清饮 5-49
49614 枇杷叶丸 5-50
49615 枇杷叶丸 5-50
49616 枇杷叶丸 5-50

49827 松黄通幽汤 5-64
49828 松黄颐寿丹 5-64
49829 松龄血脉康胶囊 5-64

枫

49830 枫膏 5-64
49831 枫子膏 5-64
49832 枫实膏 5-64
49833 枫香丸 5-64
49834 枫香丸 5-64
49835 枫香汤 5-64
49836 枫香散 5-65
49837 枫香散 5-65
49838 枫香散 5-65
49839 枫香洗汤 5-65
49840 枫香脂丸 5-65
49841 枫香脂膏 5-65
49842 枫蓼颗粒 5-65
49843 枫蓼肠胃康片 5-65

构

49844 构皮汤 5-65

枕

49845 枕中丸 5-65
49846 枕中丹 5-65

耵

49847 耵耳膏 5-65
49848 耵耳通气散 5-65

取

49849 取吐散 5-65
49850 取虫丸 5-65
49851 取虫丸 5-65
49852 取虫膏 5-65
49853 取汗汤 5-65
49854 取疔散 5-66
49855 取疔膏 5-66
49856 取疔膏 5-66
49857 取齿丹 5-66
49858 取经丸 5-66
49859 取毒膏 5-66
49860 取涎丸 5-66
49861 取积丸 5-66
49862 取积丸 5-66
49863 取积丹 5-66
49864 取渊汤 5-66
49865 取痣饼 5-66
49866 取填饮 5-66
49867 取癖丸 5-66
49868 取癖丹 5-66
49869 取牙神方 5-66
49870 取虫积丸 5-67
49871 取牙鲫鱼霜 5-67
49872 取虫立效丸 5-67
49873 取汗流气饮 5-67
49874 取积妙应丸 5-67
49875 取靥五灰膏 5-67
49876 取积一块气丸 5-67

刺

49877 刺蓟汤 5-67
49878 刺蓟汤 5-67
49879 刺蓟汤 5-67
49880 刺蓟汤 5-67
49881 刺蓟汤 5-67
49882 刺蓟汤 5-67
49883 刺蓟饮 5-67
49884 刺蓟散 5-67
49885 刺蓟散 5-68
49886 刺蓟散 5-68
49887 刺蓟散 5-68
49888 刺蓟散 5-68
49889 刺蓟散 5-68
49890 刺蓟散 5-68
49891 刺蓟散 5-68
49892 刺蓟散 5-68
49893 刺蓟散 5-68
49894 刺蓟散 5-68
49895 刺蓟散 5-68
49896 刺蓟散 5-68
49897 刺蓟散 5-68
49898 刺五加片 5-68
49899 刺猬皮丸 5-68
49900 刺猬皮散 5-68
49901 刺蓟饮子 5-68
49902 刺蓟饮子 5-69
49903 刺五加胶囊 5-69
49904 刺五加颗粒 5-69

画

49905 画眉膏 5-69

直

49906 直达透肌散 5-69

苦

49907 苦散 5-69
49908 苦龙汤 5-69
49909 苦瓜膏 5-69
49910 苦瓜霜 5-69
49911 苦杖散 5-69
49912 苦杖散 5-69
49913 苦杖散 5-69
49914 苦杖散 5-69
49915 苦豆汤 5-69
49916 苦连丸 5-69
49917 苦皂丸 5-69
49918 苦茄散 5-69
49919 苦参丸 5-69
49920 苦参丸 5-70
49921 苦参丸 5-70
49922 苦参丸 5-70
49923 苦参丸 5-70
49924 苦参丸 5-70
49925 苦参丸 5-70
49926 苦参丸 5-70
49927 苦参丸 5-70
49928 苦参丸 5-70
49929 苦参丸 5-70
49930 苦参丸 5-70
49931 苦参丸 5-70
49932 苦参丸 5-70
49933 苦参丸 5-70
49934 苦参丸 5-70
49935 苦参丸 5-70
49936 苦参丸 5-70
49937 苦参丸 5-71
49938 苦参丸 5-71
49939 苦参丸 5-71
49940 苦参丸 5-71
49941 苦参丸 5-71
49942 苦参丸 5-71
49943 苦参丸 5-71
49944 苦参丸 5-71
49945 苦参丸 5-71
49946 苦参丸 5-71
49947 苦参丸 5-71
49948 苦参丸 5-71
49949 苦参丸 5-71
49950 苦参丸 5-71
49951 苦参丸 5-71
49952 苦参丸 5-71
49953 苦参丸 5-72
49954 苦参丸 5-72
49955 苦参丸 5-72
49956 苦参丸 5-72
49957 苦参丸 5-72
49958 苦参丸 5-72
49959 苦参丸 5-72
49960 苦参丸 5-72
49961 苦参丸 5-72
49962 苦参丸 5-72
49963 苦参丸 5-72
49964 苦参水 5-72
49965 苦参汤 5-72
49966 苦参汤 5-72
49967 苦参汤 5-72
49968 苦参汤 5-73
49969 苦参汤 5-73
49970 苦参汤 5-73
49971 苦参汤 5-73
49972 苦参汤 5-73
49973 苦参汤 5-73
49974 苦参汤 5-73
49975 苦参汤 5-73
49976 苦参汤 5-73
49977 苦参汤 5-73
49978 苦参汤 5-73
49979 苦参汤 5-73
49980 苦参汤 5-73
49981 苦参汤 5-73
49982 苦参汤 5-73
49983 苦参汤 5-73
49984 苦参汤 5-73
49985 苦参汤 5-73
49986 苦参汤 5-73
49987 苦参汤 5-73
49988 苦参汤 5-74
49989 苦参汤 5-74
49990 苦参饮 5-74
49991 苦参饮 5-74
49992 苦参饮 5-74
49993 苦参酒 5-74
49994 苦参酒 5-74
49995 苦参酒 5-74
49996 苦参酒 5-74
49997 苦参酒 5-74
49998 苦参散 5-74
49999 苦参散 5-74
50000 苦参散 5-74
50001 苦参散 5-74
50002 苦参散 5-74
50003 苦参散 5-74
50004 苦参散 5-75
50005 苦参散 5-75
50006 苦参散 5-75
50007 苦参散 5-75
50008 苦参散 5-75
50009 苦参散 5-75
50010 苦参散 5-75
50011 苦参散 5-75
50012 苦参散 5-75
50013 苦参散 5-75
50014 苦参散 5-75
50015 苦参散 5-75
50016 苦参散 5-75
50017 苦参散 5-75
50018 苦参散 5-75
50019 苦参散 5-76
50020 苦参散 5-76
50021 苦参散 5-76
50022 苦参散 5-76
50023 苦参散 5-76

50024 苦参煎 5-76
50025 苦参煎 5-76
50026 苦参膏 5-76
50027 苦参膏 5-76
50028 苦参膏 5-76
50029 苦柚饮 5-76
50030 苦茶散 5-76
50031 苦药散 5-76
50032 苦胆丸 5-76
50033 苦胆片 5-76
50034 苦胆蛋 5-76
50035 苦酒方 5-76
50036 苦酒汤 5-76
50037 苦酒汤 5-77
50038 苦梗散 5-77
50039 苦梗散 5-77
50040 苦瓠丸 5-77
50041 苦瓠丸 5-77
50042 苦瓠汤 5-77
50043 苦瓠散 5-77
50044 苦散子 5-77
50045 苦楝丸 5-77
50046 苦楝丸 5-77
50047 苦楝丸 5-77
50048 苦楝丸 5-77
50049 苦楝丸 5-77
50050 苦楝丸 5-77
50051 苦楝丸 5-78
50052 苦楝汤 5-78
50053 苦楝汤 5-78
50054 苦楝散 5-78
50055 苦楝散 5-78
50056 苦楝散 5-78
50057 苦楝散 5-78
50058 苦楝膏 5-78
50059 苦薏水 5-78
50060 苦甘冲剂 5-78
50061 苦竹叶散 5-78
50062 苦竹叶粥 5-78
50063 苦竹叶粥 5-78
50064 苦竹沥方 5-78
50065 苦参大丸 5-78
50066 苦参子膏 5-78
50067 苦参洗汤 5-78
50068 苦参洗剂 5-78
50069 苦参洗剂 5-79
50070 苦参酝酒 5-79
50071 苦参酿酒 5-79
50072 苦药子散 5-79
50073 苦酒白丸 5-79
50074 苦瓠浸方 5-79
50075 苦蛇洗剂 5-79
50076 苦葶苈丸 5-79
50077 苦葶苈丸 5-79
50078 苦葶苈汤 5-79
50079 苦楝子丸 5-79
50080 苦楝子汤 5-79
50081 苦楝子膏 5-79
50082 苦楝子膏 5-79
50083 苦楝根汤 5-79
50084 苦楝根散 5-79
50085 苦楝根粥 5-79
50086 苦楝敷方 5-80
50087 苦蒿梨丸 5-80
50088 苦参子仁酊 5-80
50089 苦参甘草汤 5-80
50090 苦参石膏汤 5-80
50091 苦参地黄丸 5-80
50092 苦参栀子丸 5-80
50093 苦参消石酒 5-80
50094 苦参橘皮丸 5-80
50095 苦降辛开汤 5-80
50096 苦酒鸡子汤 5-80
50097 苦酒煮豆方 5-81
50098 苦参十二味丸 5-81
50099 苦参吐毒热汤 5-81
50100 苦参苡米洗剂 5-81
50101 苦酒絮裹足方 5-81

若

50102 若玉散 5-81

英

50103 英花汤 5-81
50104 英苍散 5-81
50105 英诃散 5-81
50106 英粉散 5-81
50107 英雄丸 5-81
50108 英藤汤 5-81
50109 英人戒烟丸 5-81
50110 英夷戒烟丸 5-81
50111 英明普救丸 5-81
50112 英神普救丸 5-81

苘

50113 苘实散 5-82

苓

50114 苓术丸 5-82
50115 苓术汤 5-82
50116 苓术汤 5-82
50117 苓术汤 5-82
50118 苓术饮 5-82
50119 苓术饮 5-82
50120 苓术散 5-82
50121 苓术散 5-82
50122 苓连汤 5-82
50123 苓珀丸 5-82
50124 苓砂散 5-82
50125 苓砂膏 5-82
50126 苓香丸 5-82
50127 苓姜饮 5-82
50128 苓桂汤 5-83
50129 苓麻饮 5-83
50130 苓术二陈煎 5-83
50131 苓术羌附汤 5-83
50132 苓术补脾饮 5-83
50133 苓术茵陈汤 5-83
50134 苓术健脾散 5-83
50135 苓术菟丝丸 5-83
50136 苓泽石膏汤 5-83
50137 苓泽芍药汤 5-83
50138 苓泽姜苏汤 5-83
50139 苓参椒附汤 5-83
50140 苓姜术甘汤 5-83
50141 苓姜术桂汤 5-83
50142 苓桂丹参汤 5-83
50143 苓桂术甘汤 5-83
50144 苓桂甘枣汤 5-83
50145 苓桂半夏汤 5-83
50146 苓桂阿胶汤 5-83
50147 苓桂味甘汤 5-84
50148 苓桂柴胡汤 5-84
50149 苓桂浮萍汤 5-84
50150 苓桂理中汤 5-84
50151 苓夏补中汤 5-84
50152 苓蔻人参汤 5-84
50153 苓甘味姜辛汤 5-84
50154 苓桂术甘草汤 5-84
50155 苓甘五味姜辛汤 5-84
50156 苓甘味姜辛夏汤 5-84
50157 苓甘栀子茵陈汤 5-84
50158 苓甘姜附龙骨汤 5-84
50159 苓甘姜味辛夏汤 5-84
50160 苓桂五味甘草汤 5-84
50161 苓桂参甘归附汤 5-84
50162 苓桂参甘厚朴汤 5-84
50163 苓桂参甘黄耆汤 5-84
50164 苓桂参甘椒附汤 5-84
50165 苓桂咳喘宁胶囊 5-84
50166 苓甘味姜辛夏仁汤 5-85
50167 苓甘五味姜辛半夏汤 5-85
50168 苓甘味姜辛夏仁黄汤 5-85
50169 苓桂参甘芍药附子汤 5-85
50170 苓甘五味加姜辛半杏大黄汤 5-85
50171 苓甘五味加姜辛半夏杏仁汤 5-85

茑

50172 茑苋散 5-85

范

50173 范志神曲 5-85

苊

50174 苊楂汤 5-85

茄

50175 茄子酒 5-85
50176 茄子散 5-85
50177 茄和散 5-85
50178 茄柯汤 5-86
50179 茄树散 5-86
50180 茄根散 5-86
50181 茄根散 5-86
50182 茄症丸 5-86
50183 茄蒂汤 5-86
50184 茄子角方 5-86
50185 茄蒂灰散 5-86
50186 茄子根浸酒 5-86
50187 茄子根浸酒 5-86

苔

50188 苔罗散 5-86

茅

50189 茅花汤 5-86
50190 茅花汤 5-87
50191 茅花汤 5-87
50192 茅花汤 5-87
50193 茅花汤 5-87
50194 茅花汤 5-87
50195 茅花汤 5-87
50196 茅花散 5-87
50197 茅花散 5-87
50198 茅苏汤 5-87
50199 茅君散 5-87
50200 茅香散 5-87
50201 茅胆膏 5-87
50202 茅姜煎 5-87

50411 矾蜡丸 5-99
50412 矾蜡丸 5-99
50413 矾精散 5-100
50414 矾蜜汤 5-100
50415 矾蝎散 5-100
50416 矾鳖散 5-100
50417 矾石兑丸 5-100
50418 矾石软膏 5-100
50419 矾石消散 5-100
50420 矾石涂方 5-100
50421 矾石涂方 5-100
50422 矾石酿酒 5-100
50423 矾蝴蝶散 5-100
50424 矾石大黄丸 5-100
50425 矾石四物汤 5-100
50426 矾石白术散 5-100
50427 矾石消石散 5-100
50428 矾石消垒散 5-100
50429 矾石涂敷方 5-100
50430 矾石滑石散 5-100
50431 矾石藜芦散 5-100

郁

50432 郁李丸 5-100
50433 郁李丸 5-101
50434 郁李丸 5-101
50435 郁李酒 5-101
50436 郁矾丸 5-101
50437 郁矾散 5-101
50438 郁金丸 5-101
50439 郁金丸 5-101
50440 郁金丸 5-101
50441 郁金丸 5-101
50442 郁金丸 5-101
50443 郁金丸 5-101
50444 郁金丹 5-101
50445 郁金丹 5-101
50446 郁金丹 5-101
50447 郁金汤 5-101
50448 郁金串 5-101
50449 郁金串 5-101
50450 郁金饮 5-102
50451 郁金散 5-102
50452 郁金散 5-102
50453 郁金散 5-102
50454 郁金散 5-102
50455 郁金散 5-102
50456 郁金散 5-102
50457 郁金散 5-102
50458 郁金散 5-102
50459 郁金散 5-102
50460 郁金散 5-102
50461 郁金散 5-102
50462 郁金散 5-102
50463 郁金散 5-102
50464 郁金散 5-102
50465 郁金散 5-102
50466 郁金散 5-102
50467 郁金散 5-102
50468 郁金散 5-102
50469 郁金散 5-103
50470 郁金散 5-103
50471 郁金散 5-103
50472 郁金散 5-103
50473 郁金散 5-103
50474 郁金散 5-103
50475 郁金散 5-103
50476 郁金散 5-103
50477 郁金散 5-103
50478 郁金散 5-103
50479 郁金散 5-103
50480 郁金散 5-103
50481 郁金散 5-103
50482 郁金散 5-103
50483 郁金散 5-103
50484 郁金散 5-103
50485 郁金散 5-103
50486 郁金散 5-103
50487 郁金散 5-103
50488 郁金散 5-104
50489 郁金散 5-104
50490 郁金散 5-104
50491 郁金散 5-104
50492 郁金散 5-104
50493 郁金散 5-104
50494 郁金散 5-104
50495 郁金散 5-104
50496 郁金散 5-104
50497 郁金膏 5-104
50498 郁金膏 5-104
50499 郁莲散 5-104
50500 郁李仁丸 5-104
50501 郁李仁丸 5-104
50502 郁李仁丸 5-104
50503 郁李仁丸 5-105
50504 郁李仁丸 5-105
50505 郁李仁丸 5-105
50506 郁李仁丸 5-105
50507 郁李仁丸 5-105
50508 郁李仁丸 5-105
50509 郁李仁丸 5-105
50510 郁李仁丸 5-105
50511 郁李仁丸 5-105
50512 郁李仁丸 5-105
50513 郁李仁丸 5-105
50514 郁李仁丹 5-105
50515 郁李仁汤 5-105
50516 郁李仁汤 5-106
50517 郁李仁汤 5-106
50518 郁李仁汤 5-106
50519 郁李仁汤 5-106
50520 郁李仁汤 5-106
50521 郁李仁汤 5-106
50522 郁李仁饮 5-106
50523 郁李仁饮 5-106
50524 郁李仁散 5-106
50525 郁李仁散 5-106
50526 郁李仁散 5-106
50527 郁李仁散 5-106
50528 郁李仁散 5-106
50529 郁李仁散 5-106
50530 郁李仁散 5-107
50531 郁李仁散 5-107
50532 郁李仁散 5-107
50533 郁李仁散 5-107
50534 郁李仁散 5-107
50535 郁李仁散 5-107
50536 郁李仁散 5-107
50537 郁李仁粥 5-107
50538 郁李仁粥 5-107
50539 郁李仁粥 5-107
50540 郁李仁粥 5-107
50541 郁李仁煎 5-107
50542 郁李核丸 5-107
50543 郁李根汤 5-107
50544 郁李根散 5-107
50545 郁金灰散 5-107
50546 郁金饮子 5-107
50547 郁李仁煮散 5-108
50548 郁李归芍汤 5-108
50549 郁李根皮丸 5-108
50550 郁金四物汤 5-108
50551 郁金酒调散 5-108
50552 郁金黄连丸 5-108
50553 郁金银屑片 5-108
50554 郁金舒和散 5-108
50555 郁金石莲子饮 5-108
50556 郁金至宝起危散 5-108

奔

50557 奔气汤 5-108
50558 奔风汤 5-108
50559 奔豚丸 5-108
50560 奔豚丸 5-109
50561 奔豚丸 5-109
50562 奔豚丸 5-109
50563 奔豚丸 5-109
50564 奔豚汤 5-109
50565 奔豚汤 5-109
50566 奔豚汤 5-109
50567 奔豚汤 5-109
50568 奔豚汤 5-110
50569 奔豚汤 5-110
50570 奔豚饮 5-110
50571 奔豚茯苓汤 5-110

奇

50572 奇风散 5-110
50573 奇功散 5-110
50574 奇圣散 5-110
50575 奇杖散 5-110
50576 奇补汤 5-110
50577 奇妙丸 5-110
50578 奇效丸 5-110
50579 奇效丸 5-110
50580 奇效汤 5-110
50581 奇效膏 5-110
50582 奇验煎 5-110
50583 奇犀散 5-111
50584 奇数丸 5-111
50585 奇效良丹 5-111
50586 奇应轻脚丸 5-111
50587 奇良甘草汤 5-111
50588 奇妙栀子散 5-111
50589 奇特六神丹 5-111
50590 奇效八宝丹 5-111
50591 奇效人参散 5-111
50592 奇效四物汤 5-111
50593 奇效芎术汤 5-111
50594 奇效香薷丸 5-111
50595 奇验金箍散 5-111
50596 奇授藿香丸 5-111
50597 奇授藿香汤 5-112
50598 奇想补心丸 5-112
50599 奇效神应肥儿丸 5-112
50600 奇效加味消积肥儿丸 5-112

顶

50601 顶礼散 5-112
50602 顶礼散 5-112
50603 顶珠丸 5-112
50604 顶风立效散 5-112

抹

50605 抹唇膏 5-112

拓

50606 拓汤 5-112
50607 拓汤 5-112
50608 拓汤 5-112
50609 拓汤 5-112
50610 拓肿方 5-113
50611 拓痔丸 5-113

50612 拓痔大豆帛方 5-113

拔

50613 拔生膏 5-113
50614 拔针散 5-113
50615 拔疔丹 5-113
50616 拔疔丹 5-113
50617 拔疔丹 5-113
50618 拔疔丹 5-113
50619 拔疔丹 5-113
50620 拔疔丹 5-113
50621 拔疔方 5-113
50622 拔疔线 5-113
50623 拔疔散 5-113
50624 拔疔散 5-113
50625 拔疔散 5-113
50626 拔疔散 5-114
50627 拔疔散 5-114
50628 拔疔散 5-114
50629 拔疔散 5-114
50630 拔疔散 5-114
50631 拔疔散 5-114
50632 拔疔散 5-114
50633 拔疔散 5-114
50634 拔疔散 5-114
50635 拔疔散 5-114
50636 拔疔散 5-114
50637 拔疔散 5-114
50638 拔疔散 5-114
50639 拔疔散 5-115
50640 拔疔散 5-115
50641 拔疔膏 5-115
50642 拔疔膏 5-115
50643 拔疔膏 5-115
50644 拔毒丸 5-115
50645 拔毒丹 5-115
50646 拔毒饮 5-115
50647 拔毒散 5-115
50648 拔毒散 5-115
50649 拔毒散 5-115
50650 拔毒散 5-115
50651 拔毒散 5-115
50652 拔毒散 5-115
50653 拔毒散 5-115
50654 拔毒散 5-115
50655 拔毒散 5-115
50656 拔毒散 5-115
50657 拔毒散 5-116
50658 拔毒散 5-116
50659 拔毒散 5-116
50660 拔毒散 5-116
50661 拔毒散 5-116
50662 拔毒散 5-116
50663 拔毒散 5-116
50664 拔毒散 5-116
50665 拔毒散 5-116
50666 拔毒散 5-116
50667 拔毒散 5-116
50668 拔毒散 5-116
50669 拔毒散 5-116
50670 拔毒散 5-116
50671 拔毒散 5-116
50672 拔毒散 5-116
50673 拔毒散 5-116
50674 拔毒散 5-117
50675 拔毒散 5-117
50676 拔毒散 5-117
50677 拔毒锭 5-117
50678 拔毒膏 5-117
50679 拔毒膏 5-117
50680 拔毒膏 5-117
50681 拔毒膏 5-117
50682 拔毒膏 5-117
50683 拔毒膏 5-117
50684 拔毒膏 5-117
50685 拔毒膏 5-117
50686 拔毒膏 5-117
50687 拔毒膏 5-117
50688 拔毒膏 5-117
50689 拔毒膏 5-117
50690 拔毒膏 5-117
50691 拔毒膏 5-118
50692 拔毒膏 5-118
50693 拔毒膏 5-118
50694 拔毒膏 5-118
50695 拔毒膏 5-118
50696 拔毒膏 5-118
50697 拔毒膏 5-118
50698 拔毒膏 5-118
50699 拔毒膏 5-118
50700 拔毒糕 5-118
50701 拔脓净 5-118
50702 拔萃丹 5-118
50703 拔黄药 5-119
50704 拔痹膏 5-119
50705 拔管丸 5-119
50706 拔管丸 5-119
50707 拔管方 5-119
50708 拔管方 5-119
50709 拔管方 5-119
50710 拔疔红膏 5-119
50711 拔疔围药 5-119
50712 拔疔毒丸 5-119
50713 拔疔毒膏 5-119
50714 拔疔饼子 5-119
50715 拔疔黑膏 5-119
50716 拔毒仙丹 5-119
50717 拔毒膏药 5-119
50718 拔管神方 5-119
50719 拔去病根丸 5-120
50720 拔疔至宝丹 5-120
50721 拔疔除根方 5-120
50722 拔疔除根方 5-120
50723 拔毒七宝散 5-120
50724 拔毒九珠丹 5-120
50725 拔毒止痛膏 5-120
50726 拔毒生肌散 5-120
50727 拔毒生肌散 5-120
50728 拔毒生肌散 5-120
50729 拔毒生肌散 5-120
50730 拔毒生肌膏 5-120
50731 拔毒生肌膏 5-120
50732 拔毒定痛膏 5-120
50733 拔毒济生散 5-120
50734 拔毒黄耆散 5-121
50735 拔根提毒丹 5-121
50736 拔疔毒新亚散 5-121
50737 拔毒疔苍耳散 5-121

拈

50738 拈疼散 5-121
50739 拈痧丸 5-121
50740 拈痛丸 5-121
50741 拈痛丸 5-121
50742 拈痛丸 5-121
50743 拈痛丸 5-121
50744 拈痛丸 5-121
50745 拈痛汤 5-121
50746 拈痛散 5-121
50747 拈痛散 5-121
50748 拈痛散 5-121
50749 拈痛散 5-121
50750 拈痛散 5-122
50751 拈痛散 5-122
50752 拈痛散 5-122
50753 拈痛散 5-122
50754 拈痛散 5-122
50755 拈痛膏 5-122
50756 拈痛膏 5-122

抽

50757 抽刀散 5-122
50758 抽刀散 5-122
50759 抽刀散 5-122
50760 抽刀散 5-122
50761 抽刀散 5-122
50762 抽刀散 5-122
50763 抽刀散 5-122
50764 抽刀散 5-122
50765 抽风汤 5-122
50766 抽风汤 5-122
50767 抽风散 5-122
50768 抽风散 5-122
50769 抽风散 5-122
50770 抽抱散 5-123
50771 抽脓散 5-123
50772 抽薪汤 5-123
50773 抽薪汤 5-123
50774 抽薪饮 5-123
50775 抽薪散 5-123
50776 抽薪散 5-123
50777 抽葫芦酒 5-123
50778 抽刀一字散 5-123
50779 抽胎换骨丹 5-123

拖

50780 拖纸膏 5-123
50781 拖油膏 5-123

抵

50782 抵圣丸 5-123
50783 抵圣丸 5-123
50784 抵圣丸 5-123
50785 抵圣丸 5-124
50786 抵圣丸 5-124
50787 抵圣丸 5-124
50788 抵圣丸 5-124
50789 抵圣丸 5-124
50790 抵圣丸 5-124
50791 抵圣丸 5-124
50792 抵圣丸 5-124
50793 抵圣丸 5-124
50794 抵圣丸 5-124
50795 抵圣丸 5-124
50796 抵圣丸 5-124
50797 抵圣丸 5-125
50798 抵圣丸 5-125
50799 抵圣丹 5-125
50800 抵圣汤 5-125
50801 抵圣汤 5-125
50802 抵圣汤 5-125
50803 抵圣汤 5-125
50804 抵圣汤 5-125
50805 抵圣汤 5-125
50806 抵圣汤 5-125
50807 抵圣散 5-125
50808 抵圣散 5-125
50809 抵圣散 5-125
50810 抵圣散 5-125
50811 抵圣散 5-125
50812 抵圣散 5-126
50813 抵圣散 5-126
50814 抵圣散 5-126
50815 抵圣散 5-126
50816 抵圣散 5-126
50817 抵圣散 5-126

50818 抵圣散 5-126
50819 抵圣散 5-126
50820 抵圣散 5-126
50821 抵圣散 5-126
50822 抵圣散 5-126
50823 抵圣散 5-126
50824 抵圣散 5-126
50825 抵圣散 5-126
50826 抵圣散 5-126
50827 抵圣散 5-126
50828 抵圣散 5-126
50829 抵圣散 5-127
50830 抵圣散 5-127
50831 抵圣膏 5-127
50832 抵圣膏 5-127
50833 抵当丸 5-127
50834 抵当丸 5-127
50835 抵当汤 5-127
50836 抵当汤 5-128
50837 抵当汤 5-128
50838 抵住丸 5-128
50839 抵金丹 5-128
50840 抵金丹 5-128
50841 抵金散 5-128
50842 抵金膏 5-128
50843 抵黄丸 5-128
50844 抵痰汤 5-129
50845 抵圣大通丹 5-129
50846 抵圣大道丸 5-129
50847 抵圣太白膏 5-129
50848 抵圣备急丸 5-129
50849 抵圣枳壳丸 5-129
50850 抵圣雄黄膏 5-129
50851 抵圣碧霞丹 5-129
50852 抵圣熊胆丸 5-129
50853 抵当乌头桂枝汤 5-129
50854 抵当乌头桂枝汤 5-129

拘

50855 拘肠丸 5-129
50856 拘痛饮 5-130

抱

50857 抱龙丸 5-130
50858 抱龙丸 5-130
50859 抱龙丸 5-130
50860 抱龙丸 5-130
50861 抱龙丸 5-130
50862 抱龙丸 5-130
50863 抱龙丸 5-130
50864 抱龙丸 5-130
50865 抱龙丸 5-131
50866 抱龙丸 5-131
50867 抱龙丸 5-131
50868 抱龙丸 5-131
50869 抱龙丸 5-131
50870 抱龙丸 5-131
50871 抱龙丸 5-131
50872 抱龙丸 5-131
50873 抱龙丸 5-131
50874 抱龙丸 5-131
50875 抱龙丸 5-131
50876 抱龙丸 5-131
50877 抱龙丸 5-131
50878 抱龙丸 5-132
50879 抱龙丸 5-132
50880 抱龙丸 5-132
50881 抱龙丸 5-132
50882 抱龙丸 5-132
50883 抱龙丸 5-132
50884 抱龙丸 5-132
50885 抱龙丸 5-132
50886 抱龙丸 5-132
50887 抱龙丸 5-132
50888 抱龙丸 5-132
50889 抱龙丸 5-133
50890 抱青丸 5-133
50891 抱瓮丸 5-133
50892 抱胆丸 5-133
50893 抱胆丸 5-133
50894 抱婆丸 5-133

拦

50895 拦风膏 5-133

拌

50896 拌肝散 5-133

拂

50897 拂手汤 5-133
50898 拂毒散 5-133
50899 拂疼饮 5-133

拨

50900 拨粥 5-134
50901 拨刀面 5-134
50902 拨云丸 5-134
50903 拨云丸 5-134
50904 拨云丸 5-134
50905 拨云丹 5-134
50906 拨云丹 5-134
50907 拨云丹 5-134
50908 拨云丹 5-134
50909 拨云汤 5-134
50910 拨云散 5-134
50911 拨云散 5-134
50912 拨云散 5-134
50913 拨云散 5-135
50914 拨云散 5-135
50915 拨云散 5-135
50916 拨云散 5-135
50917 拨云散 5-135
50918 拨云散 5-135
50919 拨云散 5-135
50920 拨云散 5-135
50921 拨云散 5-135
50922 拨云散 5-135
50923 拨云散 5-135
50924 拨云散 5-135
50925 拨云散 5-135
50926 拨云散 5-135
50927 拨云散 5-135
50928 拨云散 5-135
50929 拨云散 5-136
50930 拨云散 5-136
50931 拨云散 5-136
50932 拨云散 5-136
50933 拨云散 5-136
50934 拨云散 5-136
50935 拨云散 5-136
50936 拨云散 5-136
50937 拨云散 5-136
50938 拨云散 5-136
50939 拨云散 5-136
50940 拨云散 5-136
50941 拨云散 5-137
50942 拨云膏 5-137
50943 拨云膏 5-137
50944 拨云膏 5-137
50945 拨云膏 5-137
50946 拨云膏 5-137
50947 拨云膏 5-137
50948 拨正散 5-137
50949 拨光散 5-137
50950 拨明散 5-137
50951 拨翳汤 5-137
50952 拨云锭子 5-137
50953 拨风云膏 5-138
50954 拨云拨翳丸 5-138
50955 拨云复光散 5-138
50956 拨云神应散 5-138
50957 拨云退翳丸 5-138
50958 拨云退翳丸 5-138
50959 拨云退翳丸 5-139
50960 拨云退翳丸 5-139
50961 拨云退翳丸 5-139
50962 拨云退翳丸 5-139
50963 拨云退翳丹 5-139
50964 拨云退翳丹 5-139
50965 拨云退翳散 5-139
50966 拨云散眼药 5-139
50967 拨云散翳汤 5-139
50968 拨云遮翳丸 5-139
50969 拨翳紫金膏 5-139
50970 拨云退翳还睛丸 5-139

抬

50971 抬头草膏 5-140

转

50972 转天汤 5-140
50973 转气汤 5-140
50974 转功汤 5-140
50975 转头丹 5-140
50976 转光丸 5-140
50977 转舌丸 5-140
50978 转舌汤 5-140
50979 转舌膏 5-140
50980 转舌膏 5-140
50981 转舌膏 5-140
50982 转舌膏 5-140
50983 转攻汤 5-141
50984 转呆丹 5-141
50985 转环丹 5-141
50986 转败丹 5-141
50987 转败汤 5-141
50988 转败汤 5-141
50989 转败汤 5-141
50990 转败散 5-141
50991 转治汤 5-141
50992 转毒散 5-141
50993 转胃汤 5-141
50994 转胎方 5-141
50995 转胎汤 5-141
50996 转神汤 5-141
50997 转疰丸 5-141
50998 转惊丸 5-141
50999 转筋丸 5-141
51000 转筋饮 5-142
51001 转脾丸 5-142
51002 转输汤 5-142
51003 转腰汤 5-142
51004 转气救吐汤 5-142
51005 转气救产汤 5-142
51006 转气催生汤 5-142
51007 转阳化毒汤 5-142
51008 转阳援绝汤 5-142
51009 转食至神丹 5-142
51010 转逆养肺汤 5-142
51011 转厥安产汤 5-142

斩

51012 斩龙散 5-142

51013 斩邪丹 5-143
51014 斩邪丹 5-143
51015 斩邪丹 5-143
51016 斩邪丹 5-143
51017 斩邪饮 5-143
51018 斩关丸 5-143
51019 斩关丸 5-143
51020 斩关散 5-143
51021 斩鬼丹 5-143
51022 斩鬼丹 5-143
51023 斩鬼丹 5-143
51024 斩鬼丹 5-143
51025 斩鬼丹 5-143
51026 斩鬼丹 5-143
51027 斩鬼丹 5-144
51028 斩鬼散 5-144
51029 斩烂散 5-144
51030 斩梦丹 5-144
51031 斩痒丹 5-144
51032 斩龙刽子手 5-144
51033 斩龙刽子手 5-144
51034 斩关夺命丹 5-144

软

51035 软玉膏 5-144
51036 软朱砂 5-144
51037 软红丸 5-144
51038 软红丸 5-144
51039 软红丸 5-144
51040 软红丸 5-144
51041 软红丸 5-144
51042 软红丸 5-145
51043 软红膏 5-145
51044 软红膏 5-145
51045 软坚汤 5-145
51046 软坚汤 5-145
51047 软坚汤 5-145
51048 软坚散 5-145
51049 软肝汤 5-145
51050 软肝煎 5-145
51051 软青膏 5-146
51052 软青膏 5-146
51053 软金丸 5-146
51054 软金丸 5-146
51055 软金丸 5-146
51056 软金丸 5-146
51057 软金丸 5-146
51058 软金丸 5-146
51059 软金丸 5-146
51060 软金丸 5-146
51061 软金丹 5-146
51062 软金丹 5-146
51063 软金丹 5-146
51064 软金丹 5-147
51065 软金丹 5-147
51066 软金丹 5-147
51067 软肺丸 5-147
51068 软骨散 5-147
51069 软疰丹 5-147
51070 软痃丸 5-147
51071 软黄丸 5-147
51072 软银丸 5-147
51073 软银丸 5-147
51074 软猪肚 5-147
51075 软脚散 5-147
51076 软犀丸 5-148
51077 软石膏丸 5-148
51078 软石膏丸 5-148
51079 软朱砂法 5-148
51080 软金花丸 5-148
51081 软骨涂药 5-148
51082 软坚口服液 5-148
51083 软肝化癥汤 5-148
51084 软肝缩脾方 5-148
51085 软硬皂子丸 5-149
51086 软脉灵口服液 5-149
51087 软朱砂延寿水仙丹 5-149

卧

51088 卧龙丹 5-149
51089 卧龙丹 5-149
51090 卧龙丹 5-149
51091 卧龙丹 5-149
51092 卧龙丹 5-149
51093 卧龙丹 5-149
51094 卧龙散 5-149

到

51095 到圣散 5-149

鸢

51096 鸢尾串 5-150
51097 鸢都寒痹液 5-150
51098 鸢都感冒颗粒 5-150
51099 鸢都寒痹药酒料 5-150

齿

51100 齿发散 5-150
51101 齿垢散 5-150
51102 齿痛宁 5-150
51103 齿痛冰硼散 5-150
51104 齿痛消炎灵颗粒 5-150

卓

51105 卓氏膏 5-150
51106 卓肝汤 5-150
51107 卓肝散 5-150
51108 卓氏白膏 5-150

虎

51109 虎液 5-150
51110 虎力散 5-151
51111 虎牙丸 5-151
51112 虎牙散 5-151
51113 虎爪丸 5-151
51114 虎目汤 5-151
51115 虎头丸 5-151
51116 虎舌丸 5-151
51117 虎杖汤 5-151
51118 虎杖汤 5-151
51119 虎杖汤 5-151
51120 虎杖饮 5-151
51121 虎杖饮 5-151
51122 虎杖液 5-152
51123 虎杖散 5-152
51124 虎杖散 5-152
51125 虎杖散 5-152
51126 虎杖散 5-152
51127 虎杖散 5-152
51128 虎杖散 5-152
51129 虎杖散 5-152
51130 虎杖散 5-152
51131 虎杖散 5-152
51132 虎杖煎 5-152
51133 虎杖煎 5-152
51134 虎肚丸 5-152
51135 虎肚散 5-152
51136 虎肚散 5-152
51137 虎龟丸 5-153
51138 虎附散 5-153
51139 虎兔丸 5-153
51140 虎挣散 5-153
51141 虎骨丸 5-153
51142 虎骨丸 5-153
51143 虎骨丸 5-153
51144 虎骨丸 5-153
51145 虎骨丸 5-153
51146 虎骨丸 5-153
51147 虎骨丸 5-154
51148 虎骨丸 5-154
51149 虎骨丸 5-154
51150 虎骨丸 5-154
51151 虎骨丸 5-154
51152 虎骨丸 5-154
51153 虎骨丸 5-154
51154 虎骨丸 5-154
51155 虎骨丸 5-154
51156 虎骨丸 5-154
51157 虎骨丸 5-154
51158 虎骨丸 5-155
51159 虎骨丸 5-155
51160 虎骨丸 5-155
51161 虎骨丹 5-155
51162 虎骨方 5-155
51163 虎骨汤 5-155
51164 虎骨汤 5-155
51165 虎骨汤 5-155
51166 虎骨汤 5-155
51167 虎骨饮 5-155
51168 虎骨酒 5-155
51169 虎骨酒 5-155
51170 虎骨酒 5-155
51171 虎骨酒 5-155
51172 虎骨酒 5-156
51173 虎骨酒 5-156
51174 虎骨酒 5-156
51175 虎骨酒 5-156
51176 虎骨酒 5-156
51177 虎骨酒 5-156
51178 虎骨酒 5-156
51179 虎骨酒 5-156
51180 虎骨酒 5-156
51181 虎骨酒 5-157
51182 虎骨酒 5-157
51183 虎骨酒 5-157
51184 虎骨酒 5-157
51185 虎骨酒 5-157
51186 虎骨散 5-157
51187 虎骨散 5-157
51188 虎骨散 5-157
51189 虎骨散 5-157
51190 虎骨散 5-157
51191 虎骨散 5-157
51192 虎骨散 5-158
51193 虎骨散 5-158
51194 虎骨散 5-158
51195 虎骨散 5-158
51196 虎骨散 5-158
51197 虎骨散 5-158
51198 虎骨散 5-158
51199 虎骨散 5-158
51200 虎骨散 5-158
51201 虎骨散 5-158
51202 虎骨散 5-158
51203 虎骨散 5-158
51204 虎骨散 5-158
51205 虎骨散 5-159
51206 虎骨散 5-159
51207 虎骨散 5-159
51208 虎骨散 5-159
51209 虎骨散 5-159
51210 虎骨散 5-159
51211 虎骨散 5-159

51212 虎骨散 5-159
51213 虎骨散 5-159
51214 虎骨散 5-159
51215 虎骨散 5-159
51216 虎骨散 5-159
51217 虎骨散 5-159
51218 虎骨散 5-159
51219 虎骨散 5-159
51220 虎骨散 5-159
51221 虎骨散 5-160
51222 虎骨散 5-160
51223 虎骨散 5-160
51224 虎骨散 5-160
51225 虎骨散 5-160
51226 虎骨散 5-160
51227 虎骨散 5-160
51228 虎骨散 5-160
51229 虎骨散 5-160
51230 虎骨膏 5-160
51231 虎骨膏 5-160
51232 虎骨膏 5-160
51233 虎骨膏 5-160
51234 虎骨膏 5-161
51235 虎胫丸 5-161
51236 虎胫酒 5-161
51237 虎胶丸 5-161
51238 虎眼丸 5-161
51239 虎眼丸 5-161
51240 虎液膏 5-161
51241 虎掌丸 5-161
51242 虎掌丸 5-161
51243 虎掌丸 5-161
51244 虎掌汤 5-161
51245 虎掌饮 5-161
51246 虎跑泉 5-161
51247 虎犀丹 5-161
51248 虎睛丸 5-162
51249 虎睛丸 5-162
51250 虎睛丸 5-162
51251 虎睛丸 5-162
51252 虎睛丸 5-162
51253 虎睛丸 5-162
51254 虎睛丸 5-162
51255 虎睛丸 5-162
51256 虎睛丸 5-162
51257 虎睛丸 5-163
51258 虎睛丸 5-163
51259 虎睛丸 5-163
51260 虎睛丸 5-163
51261 虎睛丸 5-163
51262 虎睛丸 5-163
51263 虎睛丸 5-163
51264 虎睛丸 5-163
51265 虎睛丸 5-163
51266 虎睛丸 5-163
51267 虎睛丸 5-164
51268 虎睛丸 5-164
51269 虎睛丸 5-164
51270 虎睛丸 5-164
51271 虎睛丸 5-164
51272 虎睛丸 5-164
51273 虎睛丸 5-164
51274 虎睛丸 5-164
51275 虎睛丸 5-164
51276 虎睛丸 5-164
51277 虎睛丸 5-164
51278 虎睛丸 5-164
51279 虎睛丸 5-165
51280 虎睛丸 5-165
51281 虎睛丸 5-165
51282 虎睛丸 5-165
51283 虎睛丸 5-165
51284 虎睛丸 5-165
51285 虎睛丹 5-165
51286 虎睛汤 5-165
51287 虎睛散 5-165
51288 虎睛散 5-165
51289 虎睛散 5-165
51290 虎睛散 5-165
51291 虎蝎丸 5-165
51292 虎潜丸 5-165
51293 虎潜丸 5-166
51294 虎潜丸 5-166
51295 虎潜丸 5-166
51296 虎潜丸 5-166
51297 虎潜丸 5-166
51298 虎潜丸 5-166
51299 虎潜丸 5-166
51300 虎潜丸 5-166
51301 虎潜酒 5-166
51302 虎翼饮 5-166
51303 虎头骨丸 5-166
51304 虎头骨丸 5-166
51305 虎头骨丸 5-166
51306 虎头骨汤 5-166
51307 虎头骨散 5-167
51308 虎头骨散 5-167
51309 虎肉炙方 5-167
51310 虎骨药酒 5-167
51311 虎骨药酒 5-167
51312 虎骨胶丸 5-167
51313 虎骨浸酒 5-167
51314 虎骨浸酒 5-167
51315 虎骨浸酒 5-167
51316 虎骨膏丸 5-168
51317 虎胫骨丸 5-168
51318 虎胫骨丸 5-168
51319 虎胫骨汤 5-168
51320 虎胫骨酒 5-168
51321 虎胫骨酒 5-168
51322 虎胫骨酒 5-168
51323 虎胫骨酒 5-168
51324 虎力散胶囊 5-168
51325 虎头杀鬼丸 5-168
51326 虎头杀鬼方 5-168
51327 虎杖二金汤 5-168
51328 虎杖根粉剂 5-169
51329 虎肚回生丹 5-169
51330 虎骨木瓜丸 5-169
51331 虎骨木瓜丸 5-169
51332 虎骨木瓜丸 5-169
51333 虎骨木瓜丸 5-169
51334 虎骨木瓜片 5-169
51335 虎骨木瓜酒 5-169
51336 虎骨木瓜酒 5-169
51337 虎骨木通汤 5-169
51338 虎骨四斤丸 5-169
51339 虎骨四斤丸 5-169
51340 虎骨四斤丸 5-169
51341 虎骨追风酒 5-170
51342 虎骨常山丸 5-170
51343 虎骨鹿茸丸 5-170
51344 虎骨熊油膏 5-170
51345 虎胫骨浸酒 5-170
51346 虎脂平胃丸 5-170
51347 虎睛牛黄丸 5-170
51348 虎杖头杀鬼丸 5-170
51349 虎杖红药子膏 5-170
51350 虎驹乙肝胶囊 5-170

肾

51351 肾气丸 5-170
51352 肾气丸 5-172
51353 肾气丸 5-172
51354 肾气丸 5-172
51355 肾气丸 5-172
51356 肾气丸 5-172
51357 肾气丸 5-172
51358 肾气丸 5-173
51359 肾气丸 5-173
51360 肾气丸 5-173
51361 肾气丸 5-173
51362 肾气丸 5-173
51363 肾气丸 5-173
51364 肾气丸 5-173
51365 肾气丸 5-173
51366 肾气丸 5-173
51367 肾气方 5-173
51368 肾气汤 5-173
51369 肾气汤 5-173
51370 肾气汤 5-173
51371 肾气汤 5-173
51372 肾六方 5-173
51373 肾约汤 5-173
51374 肾沥汤 5-173
51375 肾沥汤 5-174
51376 肾沥汤 5-174
51377 肾沥汤 5-174
51378 肾沥汤 5-174
51379 肾沥汤 5-174
51380 肾沥汤 5-174
51381 肾沥汤 5-174
51382 肾沥汤 5-174
51383 肾沥汤 5-174
51384 肾沥汤 5-174
51385 肾沥汤 5-175
51386 肾沥汤 5-175
51387 肾沥汤 5-175
51388 肾沥汤 5-175
51389 肾沥汤 5-175
51390 肾沥汤 5-175
51391 肾沥汤 5-175
51392 肾沥汤 5-175
51393 肾沥汤 5-175
51394 肾沥汤 5-175
51395 肾沥汤 5-175
51396 肾沥汤 5-175
51397 肾沥汤 5-176
51398 肾沥汤 5-176
51399 肾沥散 5-176
51400 肾沥散 5-176
51401 肾沥散 5-176
51402 肾沥散 5-176
51403 肾附丸 5-176
51404 肾附丸 5-176
51405 肾炎片 5-176
51406 肾饼子 5-176
51407 肾热汤 5-176
51408 肾疸汤 5-177
51409 肾娥丸 5-177
51410 肾着汤 5-177
51411 肾着汤 5-177
51412 肾着汤 5-177
51413 肾着汤 5-177
51414 肾着汤 5-177
51415 肾着汤 5-177
51416 肾着汤 5-177
51417 肾着散 5-177
51418 肾着散 5-177
51419 肾着散 5-177
51420 肾喘汤 5-177
51421 肾温汤 5-177
51422 肾痹汤 5-177
51423 肾附子丸 5-178
51424 肾宝合剂 5-178
51425 肾炎舒片 5-178

51426 肾舒颗粒 5-178
51427 肾康宁片 5-178
51428 肾风苁蓉丸 5-178
51429 肾石通颗粒 5-178
51430 肾宁散胶囊 5-178
51431 肾劳七伤散 5-178
51432 肾肝宁胶囊 5-178
51433 肾肝同补汤 5-178
51434 肾沥当归汤 5-178
51435 肾炎平颗粒 5-178
51436 肾炎四味片 5-179
51437 肾炎汤Ⅰ号 5-179
51438 肾炎汤Ⅱ号 5-179
51439 肾炎灵胶囊 5-179
51440 肾炎消肿片 5-179
51441 肾炎康复片 5-179
51442 肾炎舒胶囊 5-179
51443 肾炎温阳片 5-179
51444 肾炎解热片 5-179
51445 肾复康胶囊 5-179
51446 肾浊秘精丸 5-179
51447 肾浊秘精丸 5-180
51448 肾衰宁胶囊 5-180
51449 肾病清肺汤 5-180
51450 肾着灵效汤 5-180
51451 肾囊风油膏 5-180

非

51452 非风汤 5-180
51453 非疳散 5-180
51454 非时饮子 5-180

味

51455 味补汤 5-180
51456 味谏汤 5-180

咀

51457 咀华清喉丹 5-180

呼

51458 呼脓散 5-180
51459 呼脓膏 5-181
51460 呼脓长肉膏 5-181
51461 呼脓长肉比天膏 5-181

鸣

51462 鸣耳散 5-181
51463 鸣金汤 5-181
51464 鸣宝丹 5-181
51465 鸣聋散 5-181

败

51466 败风膏 5-181
51467 败花散 5-181
51468 败龟丸 5-181
51469 败龟汤 5-181
51470 败龟汤 5-182
51471 败龟散 5-182
51472 败龟散 5-182
51473 败龟散 5-182
51474 败龟散 5-182
51475 败龟散 5-182
51476 败龟散 5-182
51477 败龟散 5-182
51478 败龟散 5-182
51479 败龟散 5-182
51480 败龟膏 5-182
51481 败龟膏 5-182
51482 败弩散 5-182
51483 败毒丸 5-182
51484 败毒丸 5-182
51485 败毒汤 5-182
51486 败毒汤 5-182
51487 败毒汤 5-183
51488 败毒汤 5-183
51489 败毒汤 5-183
51490 败毒汤 5-183
51491 败毒饮 5-183
51492 败毒散 5-183
51493 败毒散 5-183
51494 败毒散 5-183
51495 败毒散 5-183
51496 败毒散 5-183
51497 败毒散 5-183
51498 败毒散 5-183
51499 败毒散 5-183
51500 败毒散 5-183
51501 败毒散 5-183
51502 败毒散 5-183
51503 败毒散 5-183
51504 败毒散 5-183
51505 败毒散 5-184
51506 败毒散 5-184
51507 败毒散 5-184
51508 败毒散 5-184
51509 败毒散 5-184
51510 败毒散 5-184
51511 败毒散 5-184
51512 败毒散 5-184
51513 败毒散 5-184
51514 败毒散 5-184
51515 败毒散 5-184
51516 败毒散 5-184
51517 败毒散 5-184
51518 败毒散 5-184
51519 败毒散 5-184
51520 败毒散 5-184
51521 败毒散 5-185
51522 败毒散 5-185
51523 败毒散 5-185
51524 败毒散 5-185
51525 败毒散 5-185
51526 败毒散 5-185
51527 败毒散 5-185
51528 败毒散 5-185
51529 败毒散 5-185
51530 败毒散 5-185
51531 败毒膏 5-185
51532 败毒膏 5-185
51533 败草散 5-185
51534 败铜散 5-185
51535 败蒲汤 5-185
51536 败蒲散 5-185
51537 败蒲散 5-185
51538 败蒲散 5-186
51539 败蒲散 5-186
51540 败蒲煎 5-186
51541 败酱汤 5-186
51542 败酱汤 5-186
51543 败酱汤 5-186
51544 败酱汤 5-186
51545 败酱汤 5-186
51546 败酱饮 5-186
51547 败酱饮 5-186
51548 败酱散 5-186
51549 败酱散 5-186
51550 败酱散 5-186
51551 败酱散 5-186
51552 败酱散 5-186
51553 败蹄散 5-186
51554 败龟版散 5-186
51555 败弩筋散 5-187
51556 败弩筋散 5-187
51557 败毒良方 5-187
51558 败猪血散 5-187
51559 败鼓皮丸 5-187
51560 败鼓皮散 5-187
51561 败酱草散 5-187
51562 败酱草膏 5-187
51563 败乳自退方 5-187
51564 败毒牛黄丹 5-187
51565 败毒平胃散 5-187
51566 败毒生肌散 5-187
51567 败毒圣神丹 5-187
51568 败毒圣神丹 5-187
51569 败毒至坚散 5-188
51570 败毒和中散 5-188
51571 败毒和中散 5-188
51572 败毒和气散 5-188
51573 败毒和胎饮 5-188
51574 败毒荆防汤 5-188
51575 败毒流气饮 5-188
51576 败毒流气饮 5-188
51577 败毒流气饮 5-188
51578 败毒流气饮 5-188
51579 败毒流气饮 5-188
51580 败毒流气饮 5-188
51581 败毒流气饮 5-188
51582 败毒流气饮 5-188
51583 败毒流气饮 5-188
51584 败毒流气饮 5-188
51585 败毒流气饮 5-188
51586 败毒流气散 5-189
51587 败毒流气散 5-189
51588 败毒黄连丸 5-189
51589 败毒黄连丸 5-189
51590 败毒清凉饮 5-189
51591 败毒散瘰汤 5-189
51592 败散瘰疬方 5-189
51593 败瘀止痛汤 5-189
51594 败毒加黄芩汤 5-189
51595 败毒加黄芩汤 5-189
51596 败毒散加黄芩汤 5-189

旺

51597 旺土丹 5-189
51598 旺水汤 5-189
51599 旺肾汤 5-189
51600 旺胆消酒汤 5-189

明

51601 明上膏 5-190
51602 明月丸 5-190
51603 明月丹 5-190
51604 明月丹 5-190
51605 明心汤 5-190
51606 明水膏 5-190
51607 明月丸 5-190
51608 明目丸 5-190
51609 明目丸 5-190
51610 明目丹 5-190
51611 明目饮 5-190
51612 明目枕 5-190
51613 明目散 5-191
51614 明目散 5-191
51615 明目散 5-191
51616 明目散 5-191
51617 明目膏 5-191
51618 明矾圈 5-191
51619 明矾散 5-191
51620 明矾散 5-191
51621 明矾散 5-191
51622 明矾散 5-191
51623 明砂丸 5-191

51624 明胶散 5-191
51625 明朗丸 5-191
51626 明眸膏 5-191
51627 明麻散 5-191
51628 明睛散 5-191
51629 明睛膏 5-191
51630 明镜膏 5-192
51631 明胶饮子 5-192
51632 明硫黄酒 5-192
51633 明硫黄膏 5-192
51634 明目二陈汤 5-192
51635 明目人参丸 5-192
51636 明目大补汤 5-192
51637 明目上清丸 5-192
51638 明目上清片 5-192
51639 明目川椒丸 5-192
51640 明目止痛丸 5-192
51641 明目化积丸 5-192
51642 明目化癖丹 5-192
51643 明目龙脑膏 5-193
51644 明目四物汤 5-193
51645 明目四神丸 5-193
51646 明目地黄丸 5-193
51647 明目地黄丸 5-193
51648 明目地黄丸 5-193
51649 明目地黄丸 5-193
51650 明目地黄丸 5-193
51651 明目地黄丸 5-193
51652 明目地黄丸 5-193
51653 明目地黄丸 5-193
51654 明目地黄汤 5-193
51655 明目至宝丹 5-193
51656 明目延龄丸 5-194
51657 明目延龄丸 5-194
51658 明目延龄膏 5-194
51659 明目壮水丸 5-194
51660 明目羊肝丸 5-194
51661 明目羊肝丸 5-194
51662 明目羊肝丸 5-194
51663 明目防风丸 5-194
51664 明目苍术丸 5-194
51665 明目还睛丸 5-194
51666 明目灵脂丸 5-194
51667 明目拨云散 5-194
51668 明目固本丸 5-194
51669 明目固齿方 5-194
51670 明目和血饮 5-194
51671 明目夜光丸 5-195
51672 明目夜光丸 5-195
51673 明目细辛汤 5-195
51674 明目柏叶丸 5-195
51675 明目枸杞丸 5-195
51676 明目退翳汤 5-195
51677 明目流气饮 5-195
51678 明目流气饮 5-195
51679 明目益水丸 5-195
51680 明目益肾丸 5-195
51681 明目益肾丸 5-195
51682 明目菊花散 5-195
51683 明目清凉饮 5-195
51684 明目清凉散 5-195
51685 明目椒红丸 5-195
51686 明目紫金膏 5-196
51687 明目槐子丸 5-196
51688 明目蒺藜丸 5-196
51689 明目蒺藜丸 5-196
51690 明目蒺藜丸 5-196
51691 明目蒺藜丸 5-196
51692 明目硼消水 5-196
51693 明目解毒汤 5-196
51694 明目磁石丸 5-196
51695 明目熊胆膏 5-196
51696 明砂止疟丹 5-196
51697 明珠口服液 5-196
51698 明眼地黄丸 5-196
51699 明眼金波膏 5-196
51700 明睛地黄丸 5-197
51701 明睛地黄丸 5-197
51702 明目地肤子散 5-197
51703 明目除湿浴足方 5-197
51704 明目益肾还睛丸 5-197
51705 明眼生熟地黄丸 5-197

畅

51706 畅中汤 5-197
51707 畅中散 5-197
51708 畅郁汤 5-197
51709 畅肺饮 5-197
51710 畅卫舒中汤 5-197
51711 畅卫豁痰汤 5-198
51712 畅肝清痢汤 5-198
51713 畅鼻通颗粒 5-198

岩

51714 岩电丸 5-198
51715 岩蜜汤 5-198

昆

51716 昆仑丸 5-198
51717 昆布丸 5-198
51718 昆布丸 5-198
51719 昆布丸 5-198
51720 昆布丸 5-198
51721 昆布丸 5-199
51722 昆布丸 5-199
51723 昆布丸 5-199
51724 昆布丸 5-199
51725 昆布丸 5-199
51726 昆布丸 5-199
51727 昆布丸 5-199
51728 昆布丸 5-199
51729 昆布丸 5-199
51730 昆布丸 5-199
51731 昆布丸 5-199
51732 昆布丸 5-199
51733 昆布丸 5-200
51734 昆布丸 5-200
51735 昆布丹 5-200
51736 昆布汤 5-200
51737 昆布汤 5-200
51738 昆布散 5-200
51739 昆布散 5-200
51740 昆布散 5-200
51741 昆布散 5-200
51742 昆布散 5-200
51743 昆布散 5-200
51744 昆布散 5-200
51745 昆布散 5-200
51746 昆布散 5-200
51747 昆布煎 5-200
51748 昆花汤 5-200
51749 昆布臛法 5-201
51750 昆布黄耆汤 5-201

昌

51751 昌阳泻心汤 5-201

易

51752 易生汤 5-201
51753 易产汤 5-201
51754 易容膏 5-201
51755 易黄汤 5-201
51756 易老天麻丸 5-201
51757 易产滑胎方 5-201
51758 易产神效八味散 5-201

罗

51759 罗汉丸 5-201
51760 罗汉散 5-201
51761 罗青散 5-202
51762 罗面丹 5-202
51763 罗浮方 5-202
51764 罗浮散 5-202
51765 罗备金散 5-202
51766 罗汉应梦丸 5-202
51767 罗黄降压片 5-202
51768 罗布麻降压片 5-202
51769 罗汉果玉竹颗粒 5-202
51770 罗浮山风湿膏药 5-202
51771 罗浮山凉茶颗粒 5-202

典

51772 典裙丸 5-202

国

51773 国公酒 5-202
51774 国老丸 5-202
51775 国老丸 5-202
51776 国老丸 5-202
51777 国老汤 5-203
51778 国老汤 5-203
51779 国老汤 5-203
51780 国老汤 5-203
51781 国老汤 5-203
51782 国老饮 5-203
51783 国老散 5-203
51784 国老散 5-203
51785 国老散 5-203
51786 国老散 5-203
51787 国老散 5-203
51788 国老煎 5-203
51789 国老膏 5-203
51790 国老膏 5-203
51791 国寿散 5-203

固

51792 固下丸 5-204
51793 固下丸 5-204
51794 固下丸 5-204
51795 固下丸 5-204
51796 固元丸 5-204
51797 固元丹 5-204
51798 固元丹 5-204
51799 固元汤 5-204
51800 固元汤 5-204
51801 固元饮 5-204
51802 固元散 5-204
51803 固元煎 5-204
51804 固牙散 5-204
51805 固牙散 5-204
51806 固中丸 5-204
51807 固气丸 5-204
51808 固气丸 5-205
51809 固气汤 5-205
51810 固气汤 5-205
51811 固心丹 5-205
51812 固本丸 5-205
51813 固本丸 5-205

51814 固本丸 5-205
51815 固本丸 5-205
51816 固本丸 5-205
51817 固本丸 5-205
51818 固本丸 5-205
51819 固本丸 5-205
51820 固本丸 5-205
51821 固本丸 5-205
51822 固本丸 5-205
51823 固本丹 5-206
51824 固本酒 5-206
51825 固本酒 5-206
51826 固本酒 5-206
51827 固本散 5-206
51828 固本膏 5-206
51829 固本膏 5-206
51830 固血汤 5-206
51831 固囟药 5-206
51832 固肌汤 5-206
51833 固冲汤 5-206
51834 固阳丸 5-207
51835 固阳丸 5-207
51836 固阳丸 5-207
51837 固阳丹 5-207
51838 固阳丹 5-207
51839 固阳丹 5-207
51840 固阳丹 5-207
51841 固阳汤 5-207
51842 固阳汤 5-207
51843 固阳膏 5-207
51844 固阴煎 5-207
51845 固肠丸 5-207
51846 固肠丸 5-207
51847 固肠丸 5-208
51848 固肠丸 5-208
51849 固肠丸 5-208
51850 固肠丸 5-208
51851 固肠丸 5-208
51852 固肠丸 5-208
51853 固肠丸 5-208
51854 固肠丸 5-208
51855 固肠丸 5-208
51856 固肠丸 5-208
51857 固肠丸 5-208
51858 固肠丸 5-208
51859 固肠丸 5-208
51860 固肠丸 5-208
51861 固肠丸 5-208
51862 固肠丸 5-208
51863 固肠汤 5-208
51864 固肠汤 5-209
51865 固肠汤 5-209
51866 固肠饮 5-209
51867 固肠饮 5-209
51868 固肠饮 5-209
51869 固肠散 5-209
51870 固肠散 5-209
51871 固肠散 5-209
51872 固肠散 5-209
51873 固肠煎 5-209
51874 固顶散 5-209
51875 固齿丹 5-209
51876 固齿丹 5-209
51877 固齿方 5-209
51878 固齿方 5-209
51879 固齿方 5-209
51880 固齿散 5-210
51881 固齿散 5-210
51882 固齿散 5-210
51883 固齿膏 5-210
51884 固肾丸 5-210
51885 固肾方 5-210
51886 固命丹 5-210
51887 固金汤 5-210
51888 固经丸 5-210
51889 固经丸 5-210
51890 固经丸 5-210
51891 固经丸 5-210
51892 固经丸 5-211
51893 固经丸 5-211
51894 固经丸 5-211
51895 固经丹 5-211
51896 固经汤 5-211
51897 固经散 5-211
51898 固经散 5-211
51899 固经膏 5-211
51900 固荣丹 5-211
51901 固荣散 5-211
51902 固荣散 5-211
51903 固胃丸 5-211
51904 固胎丸 5-212
51905 固胎丸 5-212
51906 固胎汤 5-212
51907 固胎汤 5-212
51908 固胎饮 5-212
51909 固胎饮 5-212
51910 固胎饮 5-212
51911 固胎饮 5-212
51912 固胎饮 5-212
51913 固胎散 5-212
51914 固胎散 5-213
51915 固胎煎 5-213
51916 固涎散 5-213
51917 固神丸 5-213
51918 固根汤 5-213
51919 固真丸 5-213
51920 固真丸 5-213
51921 固真丸 5-213
51922 固真丸 5-213
51923 固真丸 5-213
51924 固真丸 5-213
51925 固真丸 5-213
51926 固真丸 5-214
51927 固真丹 5-214
51928 固真丹 5-214
51929 固真丹 5-214
51930 固真丹 5-214
51931 固真丹 5-214
51932 固真丹 5-214
51933 固真丹 5-214
51934 固真丹 5-214
51935 固真丹 5-214
51936 固真丹 5-215
51937 固真丹 5-215
51938 固真丹 5-215
51939 固真丹 5-215
51940 固真丹 5-215
51941 固真汤 5-215
51942 固真汤 5-215
51943 固真汤 5-215
51944 固真汤 5-215
51945 固真汤 5-215
51946 固真汤 5-216
51947 固真汤 5-216
51948 固真饮 5-216
51949 固真散 5-216
51950 固真散 5-216
51951 固脂鸭 5-216
51952 固涩丸 5-216
51953 固脬丸 5-216
51954 固脬丸 5-216
51955 固脬丸 5-216
51956 固脬丹 5-216
51957 固脬方 5-216
51958 固脬汤 5-216
51959 固脬饮 5-216
51960 固脬散 5-216
51961 固源汤 5-217
51962 固漏丸 5-217
51963 固精丸 5-217
51964 固精丸 5-217
51965 固精丸 5-217
51966 固精丸 5-217
51967 固精丸 5-217
51968 固精丸 5-217
51969 固精丸 5-217
51970 固精丸 5-217
51971 固精丸 5-217
51972 固精丸 5-217
51973 固精丸 5-217
51974 固精丸 5-218
51975 固精丸 5-218
51976 固精丸 5-218
51977 固精丸 5-218
51978 固精丸 5-218
51979 固精丸 5-218
51980 固精丸 5-218
51981 固精丸 5-218
51982 固精丸 5-218
51983 固精汤 5-218
51984 固精酒 5-218
51985 固髓丸 5-218
51986 固齿秘方 5-218
51987 固垒元帅 5-218
51988 固真饮子 5-219
51989 固精煮酒 5-219
51990 固土车水丸 5-219
51991 固下人参煎 5-219
51992 固卫御风汤 5-219
51993 固元利关煎 5-219
51994 固元解毒汤 5-219
51995 固气不二丸 5-219
51996 固气止脱汤 5-219
51997 固气生血汤 5-219
51998 固气收涎汤 5-219
51999 固气防风汤 5-219
52000 固气清宫汤 5-219
52001 固气填精汤 5-220
52002 固本十补丸 5-220
52003 固本止血汤 5-220
52004 固本止崩汤 5-220
52005 固本化毒汤 5-220
52006 固本耳聪丸 5-220
52007 固本延龄丸 5-220
52008 固本异功煎 5-220
52009 固本还睛丸 5-221
52010 固本肾气丸 5-221
52011 固本肾气丸 5-221
52012 固本明目汤 5-221
52013 固本泻火汤 5-221
52014 固本定喘汤 5-221
52015 固本咳喘片 5-221
52016 固本种子丸 5-221
52017 固本种子丸 5-221
52018 固本种子丸 5-222
52019 固本保元丸 5-222
52020 固本养荣丸 5-222
52021 固本养荣丸 5-222
52022 固本养荣汤 5-222
52023 固本健阳丹 5-222
52024 固本健脾丸 5-222
52025 固本益肠片 5-222
52026 固本理眩汤 5-222
52027 固本锁精丸 5-222
52028 固本锁精丸 5-222
52029 固本锁精丹 5-223

52030 固本遐龄酒 5-223
52031 固阳散火汤 5-223
52032 固阴和疟饮 5-223
52033 固阴清胃饮 5-223
52034 固阴清痢煎 5-223
52035 固肝养荣汤 5-223
52036 固肠止泻丸 5-223
52037 固肠断下丸 5-223
52038 固齿白玉膏 5-223
52039 固齿延寿膏 5-224
52040 固齿牢牙散 5-224
52041 固齿明目方 5-224
52042 固齿明目散 5-224
52043 固齿刷牙散 5-224
52044 固齿茯苓散 5-224
52045 固齿将军散 5-224
52046 固齿擦牙散 5-224
52047 固齿擦牙散 5-224
52048 固肾启脾丸 5-224
52049 固肾定喘丸 5-224
52050 固肾缩泉汤 5-224
52051 固金养荣汤 5-225
52052 固胎芩术散 5-225
52053 固胎泻火汤 5-225
52054 固真肥肠丸 5-225
52055 固真秘元煎 5-225
52056 固脾和中散 5-225
52057 固脾散毒汤 5-225
52058 固睛明目丸 5-225
52059 固精导浊汤 5-225
52060 固精补肾丸 5-226
52061 固精种子丸 5-226
52062 固精保元膏 5-226
52063 固本统血颗粒 5-226
52064 固本强身胶囊 5-226
52065 固本暖脐膏药 5-226
52066 固齿雄鼠骨散 5-226
52067 固本戒烟断瘾丸 5-226
52068 固本健阳种子丹 5-226
52069 固精种子羊肾丸 5-227
52070 固精益肾暖脐膏 5-227
52071 固精明目菟丝子丸 5-227
52072 固齿乌须返老还童丹 5-227
52073 固齿明目乌发黑发良方 5-227

果

52074 果皮丸 5-227
52075 果附汤 5-227
52076 果附汤 5-227
52077 果腹饮 5-227
52078 果霜子方 5-227

钓

52079 钓虫丸 5-227
52080 钓羊丹 5-228
52081 钓肠丹 5-228
52082 钓肠丸 5-228
52083 钓肠丸 5-228
52084 钓苓散 5-228
52085 钓骨丸 5-228
52086 钓痨丹 5-228
52087 钓筋药 5-228
52088 钓痰膏 5-228
52089 钓鳖丸 5-228
52090 钓藤丸 5-228
52091 钓藤汤 5-228
52092 钓藤汤 5-228
52093 钓藤汤 5-229
52094 钓藤汤 5-229
52095 钓藤汤 5-229
52096 钓藤汤 5-229
52097 钓藤饮 5-229
52098 钓藤饮 5-229
52099 钓藤饮 5-229
52100 钓藤饮 5-229
52101 钓藤饮 5-229
52102 钓藤饮 5-229
52103 钓藤饮 5-229
52104 钓藤饮 5-229
52105 钓藤散 5-229
52106 钓藤散 5-229
52107 钓藤散 5-229
52108 钓藤散 5-229
52109 钓藤散 5-230
52110 钓藤散 5-230
52111 钓藤散 5-230
52112 钓藤散 5-230
52113 钓藤煎 5-230
52114 钓藤膏 5-230
52115 钓藤膏 5-230
52116 钓藤膏 5-230
52117 钓藤膏 5-230
52118 钓钩藤散 5-230
52119 钓痰仙方 5-230
52120 钓藤饮子 5-230
52121 钓藤饮子 5-230
52122 钓藤饮子 5-230
52123 钓虫黑白丸 5-230
52124 钓藤大黄汤 5-231
52125 钓藤紫草散 5-231
52126 钓虫神功夺命散 5-231
52127 钓痔退管生肌丹 5-231

和

52128 和中丸 5-231
52129 和中丸 5-231
52130 和中丸 5-231
52131 和中丸 5-231
52132 和中丸 5-231
52133 和中丸 5-231
52134 和中丸 5-231
52135 和中丸 5-231
52136 和中丸 5-232
52137 和中丸 5-232
52138 和中丸 5-232
52139 和中丸 5-232
52140 和中丸 5-232
52141 和中丸 5-232
52142 和中丸 5-232
52143 和中丸 5-232
52144 和中丸 5-232
52145 和中丸 5-232
52146 和中丸 5-232
52147 和中丸 5-232
52148 和中汤 5-232
52149 和中汤 5-233
52150 和中汤 5-233
52151 和中汤 5-233
52152 和中汤 5-233
52153 和中汤 5-233
52154 和中汤 5-233
52155 和中汤 5-233
52156 和中汤 5-233
52157 和中汤 5-233
52158 和中汤 5-233
52159 和中汤 5-233
52160 和中汤 5-233
52161 和中汤 5-233
52162 和中汤 5-233
52163 和中汤 5-233
52164 和中饮 5-233
52165 和中饮 5-233
52166 和中散 5-234
52167 和中散 5-234
52168 和中散 5-234
52169 和中散 5-234
52170 和中散 5-234
52171 和中散 5-234
52172 和中散 5-234
52173 和中散 5-234
52174 和中散 5-234
52175 和中散 5-234
52176 和中散 5-234
52177 和中散 5-234
52178 和中散 5-234
52179 和中散 5-234
52180 和中煎 5-234
52181 和气丸 5-235
52182 和气丸 5-235
52183 和气丸 5-235
52184 和气汤 5-235
52185 和气汤 5-235
52186 和气饮 5-235
52187 和气饮 5-235
52188 和气饮 5-235
52189 和气饮 5-235
52190 和气饮 5-235
52191 和气饮 5-235
52192 和气饮 5-235
52193 和气饮 5-235
52194 和气饮 5-235
52195 和气饮 5-235
52196 和气散 5-236
52197 和气散 5-236
52198 和气散 5-236
52199 和气散 5-236
52200 和气散 5-236
52201 和气散 5-236
52202 和气散 5-236
52203 和气散 5-236
52204 和气散 5-236
52205 和气散 5-236
52206 和气煎 5-236
52207 和劝汤 5-236
52208 和平丹 5-236
52209 和平汤 5-236
52210 和平散 5-236
52211 和伤丸 5-236
52212 和伤方 5-236
52213 和血汤 5-237
52214 和血膏 5-237
52215 和安汤 5-237
52216 和安散 5-237
52217 和阳汤 5-237
52218 和攻散 5-237
52219 和肝汤 5-237
52220 和肝汤 5-237
52221 和肝饮 5-237
52222 和肝饮 5-237
52223 和肝散 5-237
52224 和肝散 5-237
52225 和兑饮 5-237
52226 和乳汤 5-237
52227 和乳汤 5-238
52228 和金汤 5-238
52229 和肺饮 5-238
52230 和胁饮 5-238

52231 和肋饮 5-238
52232 和疟汤 5-238
52233 和疟饮 5-238
52234 和疟饮 5-238
52235 和经汤 5-238
52236 和经汤 5-238
52237 和经汤 5-238
52238 和荣汤 5-239
52239 和荣汤 5-239
52240 和荣汤 5-239
52241 和荣汤 5-239
52242 和荣散 5-239
52243 和荣膏 5-239
52244 和胃丸 5-239
52245 和胃丸 5-239
52246 和胃丸 5-239
52247 和胃丸 5-239
52248 和胃丸 5-239
52249 和胃丸 5-239
52250 和胃丸 5-239
52251 和胃片 5-240
52252 和胃汤 5-240
52253 和胃汤 5-240
52254 和胃汤 5-240
52255 和胃汤 5-240
52256 和胃汤 5-240
52257 和胃汤 5-240
52258 和胃汤 5-240
52259 和胃汤 5-240
52260 和胃汤 5-240
52261 和胃汤 5-240
52262 和胃汤 5-240
52263 和胃饮 5-240
52264 和胃饮 5-241
52265 和胃饮 5-241
52266 和胃散 5-241
52267 和胃膏 5-241
52268 和胃膏 5-241
52269 和顺汤 5-241
52270 和胆汤 5-241
52271 和胎饮 5-241
52272 和胎饮 5-241
52273 和胎饮 5-241
52274 和营汤 5-241
52275 和营汤 5-241
52276 和痢丸 5-241
52277 和痛汤 5-241
52278 和腹汤 5-241
52279 和腹汤 5-241
52280 和解丸 5-242
52281 和解汤 5-242
52282 和解汤 5-242
52283 和解汤 5-242
52284 和解汤 5-242
52285 和解汤 5-242
52286 和解汤 5-242
52287 和解汤 5-242
52288 和解汤 5-242
52289 和解汤 5-242
52290 和解散 5-242
52291 和解散 5-242
52292 和解散 5-243
52293 和解散 5-243
52294 和解散 5-243
52295 和解散 5-243
52296 和解散 5-243
52297 和解散 5-243
52298 和解散 5-243
52299 和解散 5-243
52300 和解散 5-243
52301 和膈散 5-243
52302 和中饮子 5-243
52303 和气饮子 5-243
52304 和气煮散 5-243
52305 和伤末药 5-243
52306 和血胶囊 5-244
52307 和血蒸剂 5-244
52308 和肺饮子 5-244
52309 和中大顺汤 5-244
52310 和中止眩丸 5-244
52311 和中化浊汤 5-244
52312 和中安神汤 5-244
52313 和中安蛔散 5-244
52314 和中启关散 5-244
52315 和中畅卫汤 5-244
52316 和中茵陈汤 5-245
52317 和中顺气丸 5-245
52318 和中养胃汤 5-245
52319 和中既济汤 5-245
52320 和中桔梗汤 5-245
52321 和中健脾丸 5-245
52322 和中健脾丸 5-245
52323 和中健脾汤 5-245
52324 和中益气丸 5-245
52325 和中益气丸 5-245
52326 和中益胃汤 5-245
52327 和中消痞汤 5-245
52328 和中理脾丸 5-246
52329 和中理脾汤 5-246
52330 和中清热汤 5-246
52331 和中清热饮 5-246
52332 和中温表汤 5-246
52333 和中解托汤 5-246
52334 和中蠲痛汤 5-246
52335 和气七圣散 5-246
52336 和气八物汤 5-246
52337 和气人参汤 5-246
52338 和气平胃散 5-246
52339 和气四七汤 5-246
52340 和气白术散 5-247
52341 和气地黄汤 5-247
52342 和气安胎汤 5-247
52343 和气安胎饮 5-247
52344 和气治中汤 5-247
52345 和气养血汤 5-247
52346 和气养荣汤 5-247
52347 和气益荣汤 5-247
52348 和气通经汤 5-247
52349 和气通真丸 5-247
52350 和气解毒汤 5-247
52351 和伤拈痛汤 5-247
52352 和伤治血汤 5-247
52353 和伤活血汤 5-248
52354 和伤活血汤 5-248
52355 和伤活血汤 5-248
52356 和伤活血汤 5-248
52357 和伤活血汤 5-248
52358 和血归经汤 5-248
52359 和血导瘀汤 5-248
52360 和血导源汤 5-248
52361 和血补气饮 5-248
52362 和血补阴汤 5-248
52363 和血表邪汤 5-248
52364 和血败毒汤 5-248
52365 和血定痛丸 5-248
52366 和血顺气散 5-248
52367 和血养气汤 5-248
52368 和血逐邪汤 5-248
52369 和血息火汤 5-248
52370 和血润肠汤 5-249
52371 和血益气汤 5-249
52372 和血益气汤 5-249
52373 和血通气丸 5-249
52374 和血通经丸 5-249
52375 和血通经丸 5-249
52376 和血通经丸 5-249
52377 和血通经汤 5-249
52378 和血通经汤 5-249
52379 和血通经散 5-249
52380 和血理气散 5-249
52381 和血散痛汤 5-249
52382 和血散瘀汤 5-250
52383 和血解阳汤 5-250
52384 和血熄风汤 5-250
52385 和合阴阳汤 5-250
52386 和阴益阳汤 5-250
52387 和阴理脾煎 5-250
52388 和肝补脾汤 5-250
52389 和肝益肾饮 5-250
52390 和肝清痢汤 5-250
52391 和表八珍汤 5-250
52392 和乳养营煎 5-250
52393 和疟清痢饮 5-250
52394 和荣艾附汤 5-250
52395 和荣抑气汤 5-250
52396 和荣抑气汤 5-251
52397 和荣顺气汤 5-251
52398 和荣清火汤 5-251
52399 和荣散坚丸 5-251
52400 和荣散坚丸 5-251
52401 和胃二陈煎 5-251
52402 和胃二陈煎 5-251
52403 和胃平肝丸 5-251
52404 和胃白术汤 5-251
52405 和胃安眠丸 5-251
52406 和胃透肌汤 5-251
52407 和胃橘红丸 5-251
52408 和胎败毒散 5-251
52409 和胎调气饮 5-252
52410 和络舒肝片 5-252
52411 和营止痛汤 5-252
52412 和营双解散 5-252
52413 和营养卫汤 5-252
52414 和营消肿汤 5-252
52415 和营通气散 5-252
52416 和营散坚丸 5-252
52417 和脾化积汤 5-252
52418 和脾宣化饮 5-252
52419 和脾通经汤 5-252
52420 和脾温胃散 5-252
52421 和解化疟汤 5-252
52422 和解四物汤 5-252
52423 和解四物汤 5-252
52424 和解至圣丹 5-252
52425 和解导水汤 5-253
52426 和解养胃汤 5-253
52427 和解宣化汤 5-253
52428 和太师牛黄丸 5-253
52429 和中化饮热方 5-253
52430 和肝利胆颗粒 5-253
52431 和肝利胆糖浆 5-253
52432 和络舒肝胶囊 5-253
52433 和肝滋肾地黄丸 5-253
52434 和肝醒脾化湿丸 5-253
52435 和疟清痢两解汤 5-253

知

52436 知母丸 5-253
52437 知母丸 5-254
52438 知母丸 5-254
52439 知母丸 5-254
52440 知母丸 5-254
52441 知母丸 5-254

52442 知母丸 5-254
52443 知母丸 5-254
52444 知母丸 5-254
52445 知母丸 5-254
52446 知母丸 5-254
52447 知母丹 5-254
52448 知母汤 5-254
52449 知母汤 5-254
52450 知母汤 5-254
52451 知母汤 5-255
52452 知母汤 5-255
52453 知母汤 5-255
52454 知母汤 5-255
52455 知母汤 5-255
52456 知母汤 5-255
52457 知母汤 5-255
52458 知母汤 5-255
52459 知母汤 5-255
52460 知母汤 5-255
52461 知母汤 5-255
52462 知母汤 5-255
52463 知母汤 5-255
52464 知母汤 5-255
52465 知母汤 5-255
52466 知母汤 5-255
52467 知母汤 5-256
52468 知母汤 5-256
52469 知母汤 5-256
52470 知母汤 5-256
52471 知母汤 5-256
52472 知母汤 5-256
52473 知母汤 5-256
52474 知母汤 5-256
52475 知母汤 5-256
52476 知母汤 5-256
52477 知母汤 5-256
52478 知母汤 5-256
52479 知母汤 5-256
52480 知母汤 5-256
52481 知母汤 5-257
52482 知母汤 5-257
52483 知母汤 5-257
52484 知母饮 5-257
52485 知母饮 5-257
52486 知母饮 5-257
52487 知母饮 5-257
52488 知母饮 5-257
52489 知母饮 5-257
52490 知母饮 5-257
52491 知母饮 5-257
52492 知母饮 5-257
52493 知母饮 5-257
52494 知母饮 5-257
52495 知母散 5-257
52496 知母散 5-258
52497 知母散 5-258
52498 知母散 5-258
52499 知母散 5-258
52500 知母散 5-258
52501 知母散 5-258
52502 知母散 5-258
52503 知母散 5-258
52504 知母散 5-258
52505 知母散 5-258
52506 知母散 5-258
52507 知母散 5-258
52508 知母散 5-258
52509 知母散 5-258
52510 知母散 5-259
52511 知母散 5-259
52512 知母散 5-259
52513 知母散 5-259
52514 知母散 5-259
52515 知母散 5-259
52516 知母散 5-259
52517 知母散 5-259
52518 知母散 5-259
52519 知母散 5-259
52520 知母散 5-259
52521 知母散 5-259
52522 知母散 5-259
52523 知母散 5-259
52524 知母散 5-260
52525 知母散 5-260
52526 知母散 5-260
52527 知母散 5-260
52528 知母散 5-260
52529 知母散 5-260
52530 知母散 5-260
52531 知母散 5-260
52532 知母散 5-260
52533 知母散 5-260
52534 知母散 5-260
52535 知母散 5-260
52536 知母散 5-260
52537 知母散 5-260
52538 知命丸 5-260
52539 知命丸 5-260
52540 知命丹 5-260
52541 知命丹 5-261
52542 知母饮子 5-261
52543 知母饮子 5-261
52544 知母饮子 5-261
52545 知母饮子 5-261
52546 知母裹方 5-261
52547 知石泻白散 5-261
52548 知母干葛汤 5-261
52549 知母大黄丸 5-261
52550 知母升麻汤 5-261
52551 知母甘桔汤 5-261
52552 知母石膏汤 5-261
52553 知母石膏汤 5-261
52554 知母石膏汤 5-261
52555 知母石膏汤 5-261
52556 知母石膏汤 5-261
52557 知母石膏汤 5-261
52558 知母石膏汤 5-261
52559 知母石膏汤 5-261
52560 知母石膏汤 5-262
52561 知母石膏汤 5-262
52562 知母石膏汤 5-262
52563 知母石膏汤 5-262
52564 知母石膏汤 5-262
52565 知母石膏汤 5-262
52566 知母石膏汤 5-262
52567 知母芒消汤 5-262
52568 知母安胎饮 5-262
52569 知母补胎饮 5-262
52570 知母转胎饮 5-262
52571 知母茯苓汤 5-262
52572 知母桂心汤 5-262
52573 知母柴胡汤 5-262
52574 知母黄芩汤 5-262
52575 知母麻黄汤 5-262
52576 知母葛根汤 5-262
52577 知母葛根汤 5-262
52578 知母犀角汤 5-263
52579 知母解肌汤 5-263
52580 知母解毒汤 5-263
52581 知母鳖甲汤 5-263
52582 知柏八味丸 5-263
52583 知柏天地煎 5-263
52584 知柏天地煎 5-263
52585 知柏六味汤 5-263
52586 知柏六味汤 5-263
52587 知柏戊己汤 5-263
52588 知柏归地汤 5-263
52589 知柏四物汤 5-263
52590 知柏四物汤 5-263
52591 知柏四物汤 5-263
52592 知柏地黄丸 5-263
52593 知柏地黄片 5-263
52594 知柏地黄汤 5-263
52595 知柏地黄饮 5-263
52596 知柏导赤散 5-263
52597 知柏导赤散 5-263
52598 知柏补血汤 5-264
52599 知柏参冬饮 5-264
52600 知柏茯苓汤 5-264
52601 知母黄柏滋肾丸 5-264
52602 知柏地黄汤四物汤合方 5-264

制

52603 制火汤 5-264
52604 制心汤 5-264
52605 制术散 5-264
52606 制肝散 5-264
52607 制仲汤 5-264
52608 制青豆 5-264
52609 制虎汤 5-264
52610 制柏散 5-264
52611 制虾方 5-264
52612 制涎汤 5-264
52613 制津丹 5-264
52614 制痔丸 5-264
52615 制猪肚 5-265
52616 制绿豆 5-265
52617 制甘草汤 5-265
52618 制甘草法 5-265
52619 制羊头蹄 5-265
52620 制金柑丸 5-265
52621 制香附丸 5-265
52622 制疮药油 5-265
52623 制火润尻汤 5-265
52624 制火润尻散 5-265
52625 制肝益火汤 5-265
52626 制首乌颗粒 5-265
52627 制豨莶至阴汤 5-265
52628 制半夏白术天麻汤 5-266

季

52629 季芝鲫鱼膏 5-266
52630 季德胜蛇药片 5-266

迮

52631 迮毒汤 5-266

垂

52632 垂云膏 5-266
52633 垂柳汤 5-266
52634 垂柳散 5-266
52635 垂柳膏 5-266
52636 垂柳膏 5-266
52637 垂柳枝煎 5-266
52638 垂阴茶糖浆 5-266
52639 垂命茯苓丸 5-266
52640 垂盆草颗粒 5-267

使

52641 使君散 5-267
52642 使君子丸 5-267
52643 使君子丸 5-267

52644 使君子丸 5-267
52645 使君子丸 5-267
52646 使君子丸 5-267
52647 使君子丸 5-267
52648 使君子丸 5-267
52649 使君子丸 5-267
52650 使君子丸 5-267
52651 使君子丸 5-267
52652 使君子丸 5-267
52653 使君子丸 5-267
52654 使君子丸 5-268
52655 使君子丸 5-268
52656 使君子丸 5-268
52657 使君子丸 5-268
52658 使君子丸 5-268
52659 使君子丸 5-268
52660 使君子丸 5-268
52661 使君子丸 5-268
52662 使君子丸 5-268
52663 使君子丸 5-268
52664 使君子丹 5-268
52665 使君子汤 5-268
52666 使君子汤 5-268
52667 使君子饼 5-268
52668 使君子饼 5-269
52669 使君子散 5-269
52670 使君子散 5-269
52671 使君子散 5-269
52672 使君子散 5-269
52673 使君子散 5-269
52674 使君子散 5-269
52675 使君子散 5-269
52676 使君子膏 5-269
52677 使君槟榔丸 5-269
52678 使君子地黄丸 5-269

侧

52679 侧子丸 5-269
52680 侧子丸 5-269
52681 侧子丸 5-269
52682 侧子汤 5-270
52683 侧子汤 5-270
52684 侧子汤 5-270
52685 侧子酒 5-270
52686 侧子酒 5-270
52687 侧子酒 5-270
52688 侧子酒 5-270
52689 侧子酒 5-270
52690 侧子散 5-270
52691 侧子散 5-270
52692 侧子散 5-271
52693 侧子散 5-271
52694 侧子散 5-271
52695 侧子散 5-271
52696 侧子散 5-271
52697 侧子散 5-271
52698 侧子散 5-271
52699 侧子散 5-271
52700 侧子散 5-271
52701 侧子散 5-271
52702 侧子散 5-272
52703 侧金散 5-272
52704 侧柏丸 5-272
52705 侧柏丸 5-272
52706 侧柏丸 5-272
52707 侧柏丸 5-272
52708 侧柏丸 5-272
52709 侧柏汤 5-272
52710 侧柏酊 5-272
52711 侧柏散 5-272
52712 侧柏散 5-272
52713 侧柏散 5-272
52714 侧柏散 5-272
52715 侧柏散 5-272
52716 侧柏散 5-272
52717 侧柏散 5-272
52718 侧柏散 5-272
52719 侧柏散 5-273
52720 侧柏散 5-273
52721 侧柏散 5-273
52722 侧矮丸 5-273
52723 侧子浸酒 5-273
52724 侧柏叶丸 5-273
52725 侧柏叶汤 5-273
52726 侧柏叶汤 5-273
52727 侧柏叶散 5-273
52728 侧子十味酒 5-273
52729 侧柏地榆汤 5-273
52730 侧柏樗皮丸 5-273

佩

52731 佩兰散 5-273

依

52732 依源麻黄续命汤 5-273

的

52733 的奇丹 5-274
52734 的奇散 5-274

迫

52735 迫虫丸 5-274
52736 迫虫丸 5-274

征

52737 征虫丸 5-274
52738 征虫丸 5-274

爬

52739 爬口蜈蚣方 5-274
52740 爬山虎叶药酒 5-274

所

52741 所以载丸 5-274

采

52742 采云曲 5-274

乳

52743 乳粥 5-274
52744 乳粥 5-274
52745 乳粥 5-275
52746 乳升丹 5-275
52747 乳风散 5-275
52748 乳心丹 5-275
52749 乳石散 5-275
52750 乳石散 5-275
52751 乳石散 5-275
52752 乳石散 5-275
52753 乳生汤 5-275
52754 乳汁煎 5-275
52755 乳汁煎 5-275
52756 乳汁膏 5-275
52757 乳头散 5-275
52758 乳头散 5-275
52759 乳头散 5-275
52760 乳头散 5-276
52761 乳宁片 5-276
52762 乳朱丸 5-276
52763 乳朱丸 5-276
52764 乳朱丸 5-276
52765 乳朱丹 5-276
52766 乳朱丹 5-276
52767 乳朱砂 5-276
52768 乳豆丸 5-276
52769 乳豆丸 5-276
52770 乳豆膏 5-276
52771 乳连膏 5-276
52772 乳吹膏 5-276
52773 乳吮散 5-276
52774 乳没汤 5-276
52775 乳没散 5-276
52776 乳没散 5-276
52777 乳没散 5-276
52778 乳沉膏 5-277
52779 乳灵丸 5-277
52780 乳附丸 5-277
52781 乳岩散 5-277
52782 乳金丹 5-277
52783 乳毒丸 5-277
52784 乳香丸 5-277
52785 乳香丸 5-277
52786 乳香丸 5-277
52787 乳香丸 5-277
52788 乳香丸 5-277
52789 乳香丸 5-277
52790 乳香丸 5-277
52791 乳香丸 5-278
52792 乳香丸 5-278
52793 乳香丸 5-278
52794 乳香丸 5-278
52795 乳香丸 5-278
52796 乳香丸 5-278
52797 乳香丸 5-278
52798 乳香丸 5-278
52799 乳香丸 5-278
52800 乳香丸 5-278
52801 乳香丸 5-278
52802 乳香丸 5-278
52803 乳香丸 5-278
52804 乳香丸 5-279
52805 乳香丸 5-279
52806 乳香丸 5-279
52807 乳香丸 5-279
52808 乳香丸 5-279
52809 乳香丸 5-279
52810 乳香丸 5-279
52811 乳香丸 5-279
52812 乳香丸 5-279
52813 乳香丸 5-279
52814 乳香丸 5-279
52815 乳香丸 5-279
52816 乳香丸 5-279
52817 乳香丸 5-279
52818 乳香丸 5-280
52819 乳香丸 5-280
52820 乳香丸 5-280
52821 乳香丸 5-280
52822 乳香丸 5-280
52823 乳香丸 5-280
52824 乳香丸 5-280
52825 乳香丸 5-280
52826 乳香丸 5-280
52827 乳香丸 5-280
52828 乳香丸 5-280
52829 乳香丸 5-280
52830 乳香丸 5-280
52831 乳香丸 5-280
52832 乳香丸 5-281
52833 乳香丸 5-281
52834 乳香丸 5-281
52835 乳香丸 5-281
52836 乳香丸 5-281
52837 乳香丸 5-281
52838 乳香丸 5-281
52839 乳香丸 5-281
52840 乳香丸 5-281

52841 乳香丸 5-281
52842 乳香汤 5-281
52843 乳香汤 5-281
52844 乳香汤 5-281
52845 乳香汤 5-281
52846 乳香饮 5-281
52847 乳香饼 5-281
52848 乳香炼 5-282
52849 乳香散 5-282
52850 乳香散 5-282
52851 乳香散 5-282
52852 乳香散 5-282
52853 乳香散 5-282
52854 乳香散 5-282
52855 乳香散 5-282
52856 乳香散 5-282
52857 乳香散 5-282
52858 乳香散 5-282
52859 乳香散 5-282
52860 乳香散 5-282
52861 乳香散 5-282
52862 乳香散 5-282
52863 乳香散 5-282
52864 乳香散 5-283
52865 乳香散 5-283
52866 乳香散 5-283
52867 乳香散 5-283
52868 乳香散 5-283
52869 乳香散 5-283
52870 乳香散 5-283
52871 乳香散 5-283
52872 乳香散 5-283
52873 乳香散 5-283
52874 乳香散 5-283
52875 乳香散 5-283
52876 乳香散 5-283
52877 乳香散 5-283
52878 乳香散 5-283
52879 乳香散 5-283
52880 乳香散 5-283
52881 乳香散 5-284
52882 乳香散 5-284
52883 乳香散 5-284
52884 乳香散 5-284
52885 乳香散 5-284
52886 乳香散 5-284
52887 乳香散 5-284
52888 乳香散 5-284
52889 乳香散 5-284
52890 乳香散 5-284
52891 乳香散 5-284
52892 乳香散 5-284
52893 乳香散 5-284
52894 乳香散 5-284
52895 乳香散 5-284
52896 乳香散 5-284
52897 乳香散 5-284
52898 乳香散 5-285
52899 乳香散 5-285
52900 乳香散 5-285
52901 乳香散 5-285
52902 乳香散 5-285
52903 乳香散 5-285
52904 乳香散 5-285
52905 乳香散 5-285
52906 乳香散 5-285
52907 乳香散 5-285
52908 乳香散 5-285
52909 乳香散 5-285
52910 乳香散 5-285
52911 乳香散 5-285
52912 乳香散 5-285
52913 乳香散 5-285
52914 乳香散 5-285
52915 乳香散 5-285
52916 乳香煎 5-285
52917 乳香膏 5-286
52918 乳香膏 5-286
52919 乳香膏 5-286
52920 乳香膏 5-286
52921 乳香膏 5-286
52922 乳香膏 5-286
52923 乳香膏 5-286
52924 乳香膏 5-286
52925 乳香膏 5-286
52926 乳香膏 5-286
52927 乳香膏 5-286
52928 乳香膏 5-286
52929 乳香膏 5-286
52930 乳香膏 5-287
52931 乳香膏 5-287
52932 乳香膏 5-287
52933 乳香膏 5-287
52934 乳香膏 5-287
52935 乳香膏 5-287
52936 乳香膏 5-287
52937 乳香膏 5-287
52938 乳香膏 5-287
52939 乳香膏 5-287
52940 乳香膏 5-287
52941 乳香膏 5-287
52942 乳香膏 5-287
52943 乳香膏 5-287
52944 乳香膏 5-288
52945 乳香膏 5-288
52946 乳香膏 5-288
52947 乳香膏 5-288
52948 乳香膏 5-288
52949 乳香膏 5-288
52950 乳香膏 5-288
52951 乳香膏 5-288
52952 乳香膏 5-288
52953 乳香膏 5-288
52954 乳饼面 5-288
52955 乳疮丸 5-288
52956 乳姜汤 5-288
52957 乳姜散 5-288
52958 乳痈丸 5-288
52959 乳痈煎 5-288
52960 乳痈膏 5-289
52961 乳粉散 5-289
52962 乳黄散 5-289
52963 乳黄散 5-289
52964 乳蛎散 5-289
52965 乳鹿膏 5-289
52966 乳酥汤 5-289
52967 乳蜂散 5-289
52968 乳溢汤 5-289
52969 乳蜜汤 5-289
52970 乳麝丸 5-289
52971 乳宁颗粒 5-289
52972 乳块消片 5-289
52973 乳香大丸 5-289
52974 乳香应丸 5-289
52975 乳香法纸 5-290
52976 乳香贴方 5-290
52977 乳香饼子 5-290
52978 乳香饼子 5-290
52979 乳香暖膏 5-290
52980 乳香煎丸 5-290
52981 乳香煎丸 5-290
52982 乳泉颗粒 5-290
52983 乳结康丸 5-290
52984 乳痈验方 5-290
52985 乳增宁片 5-291
52986 乳癖消片 5-291
52987 乳石乌头丸 5-291
52988 乳母流气饮 5-291
52989 乳块消胶囊 5-291
52990 乳块消颗粒 5-291
52991 乳疖不二饮 5-291
52992 乳没生肌散 5-291
52993 乳没生肌散 5-291
52994 乳附全蝎散 5-291
52995 乳香万全散 5-291
52996 乳香万全散 5-291
52997 乳香川乌丸 5-291
52998 乳香云母膏 5-291
52999 乳香木瓜丸 5-291
53000 乳香木瓜丸 5-291
53001 乳香止痛散 5-292
53002 乳香止痛散 5-292
53003 乳香中黄膏 5-292
53004 乳香乌龙丹 5-292
53005 乳香丹砂煎 5-292
53006 乳香龙骨散 5-292
53007 乳香生肌散 5-292
53008 乳香生肌散 5-292
53009 乳香半夏丸 5-292
53010 乳香半夏丹 5-292
53011 乳香托里散 5-292
53012 乳香当归散 5-292
53013 乳香寻痛丸 5-292
53014 乳香豆蔻丸 5-293
53015 乳香护心散 5-293
53016 乳香含化丸 5-293
53017 乳香应痛丸 5-293
53018 乳香应痛丸 5-293
53019 乳香应痛丸 5-293
53020 乳香没药丸 5-293
53021 乳香没药丸 5-293
53022 乳香没药丸 5-293
53023 乳香没药丸 5-294
53024 乳香没药散 5-294
53025 乳香没药散 5-294
53026 乳香没药膏 5-294
53027 乳香拔毒散 5-294
53028 乳香金丝膏 5-294
53029 乳香定疼散 5-294
53030 乳香定痛丸 5-294
53031 乳香定痛丸 5-294
53032 乳香定痛丸 5-294
53033 乳香定痛散 5-294
53034 乳香定痛散 5-294
53035 乳香定痛散 5-294
53036 乳香定痛散 5-294
53037 乳香定痛散 5-294
53038 乳香定痛散 5-294
53039 乳香定痛散 5-295
53040 乳香定痛散 5-295
53041 乳香定痛散 5-295
53042 乳香定痛散 5-295
53043 乳香定痛散 5-295
53044 乳香定痛膏 5-295
53045 乳香荜茇散 5-295
53046 乳香荜茇散 5-295
53047 乳香追毒丸 5-295
53048 乳香宣经丸 5-295
53049 乳香宣经丸 5-295
53050 乳香宣经丸 5-295
53051 乳香神应散 5-295
53052 乳香神应散 5-295
53053 乳香盏落散 5-295
53054 乳香消风散 5-296
53055 乳香消毒散 5-296
53056 乳香消毒散 5-296

53057 乳香涂傅方 5-296
53058 乳香宽筋丸 5-296
53059 乳香黄耆散 5-296
53060 乳香黄耆散 5-296
53061 乳香硇砂丸 5-296
53062 乳香接骨散 5-296
53063 乳香猪血膏 5-296
53064 乳香趁痛丸 5-296
53065 乳香趁痛散 5-296
53066 乳香硫黄散 5-296
53067 乳香搜风丸 5-296
53068 乳香黑虎丹 5-297
53069 乳香黑虎丹 5-297
53070 乳香善应膏 5-297
53071 乳香善应膏 5-297
53072 乳香犀角丸 5-297
53073 乳香蜡油膏 5-297
53074 乳香韶粉散 5-297
53075 乳核内消片 5-297
53076 乳核内消液 5-297
53077 乳核散结片 5-297
53078 乳疾灵颗粒 5-297
53079 乳粉托里散 5-298
53080 乳煎硫黄散 5-298
53081 乳增宁胶囊 5-298
53082 乳癌散结汤 5-298
53083 乳癖消胶囊 5-298
53084 乳麝云母膏 5-298
53085 乳香趁痛疼丸 5-298
53086 乳炼秋石奇方 5-298
53087 乳煎葱白饮子 5-298
53088 乳癖散结胶囊 5-298
53089 乳香善应托里散 5-298

忿

53090 忿气散 5-299

瓮

53091 瓮头春酒 5-299

念

53092 念珠丸 5-299
53093 念珠丸 5-299
53094 念水八物汤 5-299

金

53095 金一 5-299
53096 金二 5-299
53097 金七 5-299
53098 金八 5-299
53099 金三 5-299
53100 金五 5-299
53101 金丹 5-299
53102 金丹 5-299
53103 金丹 5-299
53104 金丹 5-299
53105 金丹 5-299
53106 金丹 5-299
53107 金六 5-300
53108 金四 5-300
53109 金药 5-300
53110 金露 5-300
53111 金刀散 5-300
53112 金刀散 5-300
53113 金丸药 5-300
53114 金井散 5-300
53115 金不换 5-300
53116 金不换 5-300
53117 金不换 5-300
53118 金不换 5-300
53119 金不换 5-300
53120 金不换 5-300
53121 金不换 5-300
53122 金牙酒 5-300
53123 金牙酒 5-300
53124 金牙酒 5-301
53125 金牙酒 5-301
53126 金牙酒 5-301
53127 金牙散 5-301
53128 金牙散 5-301
53129 金牙散 5-301
53130 金牙散 5-301
53131 金牙散 5-301
53132 金牙散 5-301
53133 金牙散 5-301
53134 金牙散 5-301
53135 金牙散 5-301
53136 金贝煎 5-302
53137 金化散 5-302
53138 金牛汤 5-302
53139 金乌汤 5-302
53140 金乌散 5-302
53141 金乌散 5-302
53142 金乌散 5-302
53143 金乌散 5-302
53144 金乌散 5-302
53145 金丹丸 5-302
53146 金丹散 5-302
53147 金凤丹 5-302
53148 金凤散 5-302
53149 金凤膏 5-302
53150 金凤膏 5-302
53151 金水丸 5-303
53152 金水汤 5-303
53153 金水煎 5-303
53154 金水膏 5-303
53155 金水膏 5-303
53156 金水膏 5-303
53157 金水膏 5-303
53158 金玉丸 5-303
53159 金玉散 5-303
53160 金玉膏 5-303
53161 金石凌 5-303
53162 金石散 5-303
53163 金龙丸 5-303
53164 金龙丸 5-303
53165 金龙丸 5-304
53166 金龙散 5-304
53167 金甲散 5-304
53168 金仙散 5-304
53169 金仙膏 5-304
53170 金仙膏 5-304
53171 金生丸 5-305
53172 金白散 5-305
53173 金白散 5-305
53174 金瓜丸 5-305
53175 金汁蜜 5-305
53176 金圣散 5-305
53177 金丝散 5-305
53178 金丝膏 5-305
53179 金丝膏 5-305
53180 金丝膏 5-305
53181 金丝膏 5-305
53182 金丝膏 5-305
53183 金丝膏 5-306
53184 金丝膏 5-306
53185 金丝膏 5-306
53186 金丝膏 5-306
53187 金丝膏 5-306
53188 金丝膏 5-306
53189 金丝膏 5-306
53190 金丝膏 5-306
53191 金丝膏 5-306
53192 金丝膏 5-306
53193 金丝膏 5-306
53194 金丝膏 5-306
53195 金丝膏 5-307
53196 金丝膏 5-307
53197 金丝膏 5-307
53198 金丝膏 5-307
53199 金光散 5-307
53200 金光煎 5-307
53201 金刚丸 5-307
53202 金刚丸 5-307
53203 金刚丸 5-307
53204 金刚散 5-307
53205 金朱丹 5-307
53206 金朱丹 5-307
53207 金伤散 5-307
53208 金伤散 5-307
53209 金价丹 5-308
53210 金华丸 5-308
53211 金华丸 5-308
53212 金华丸 5-308
53213 金华丹 5-308
53214 金华散 5-308
53215 金华散 5-308
53216 金华散 5-308
53217 金华散 5-308
53218 金华散 5-308
53219 金华散 5-308
53220 金华散 5-308
53221 金华散 5-308
53222 金华散 5-308
53223 金华散 5-308
53224 金华散 5-308
53225 金华散 5-308
53226 金华散 5-308
53227 金华散 5-309
53228 金华散 5-309
53229 金豆丸 5-309
53230 金声散 5-309
53231 金花丸 5-309
53232 金花丸 5-309
53233 金花丸 5-309
53234 金花丸 5-309
53235 金花丸 5-309
53236 金花丸 5-309
53237 金花丸 5-309
53238 金花丸 5-309
53239 金花丸 5-309
53240 金花丸 5-309
53241 金花汤 5-309
53242 金花汤 5-309
53243 金花汤 5-309
53244 金花汤 5-309
53245 金花散 5-310
53246 金花散 5-310
53247 金花散 5-310
53248 金花散 5-310
53249 金花散 5-310
53250 金花散 5-310
53251 金花散 5-310
53252 金花散 5-310
53253 金花散 5-310
53254 金花散 5-310
53255 金花散 5-310
53256 金花散 5-310
53257 金花散 5-310
53258 金花散 5-310
53259 金花散 5-310
53260 金花散 5-311
53261 金花散 5-311
53262 金花散 5-311
53263 金花散 5-311

53264 金花散 5-311
53265 金花散 5-311
53266 金花散 5-311
53267 金花散 5-311
53268 金花散 5-311
53269 金花散 5-311
53270 金花散 5-311
53271 金花散 5-311
53272 金花散 5-311
53273 金花散 5-311
53274 金花散 5-311
53275 金花散 5-311
53276 金花散 5-311
53277 金花散 5-311
53278 金花散 5-311
53279 金花散 5-312
53280 金花散 5-312
53281 金花煎 5-312
53282 金杏丸 5-312
53283 金连丸 5-312
53284 金连饮 5-312
53285 金针丸 5-312
53286 金针丸 5-312
53287 金针丸 5-312
53288 金针丸 5-312
53289 金针丸 5-312
53290 金针散 5-312
53291 金针散 5-312
53292 金佛酒 5-312
53293 金余散 5-312
53294 金谷散 5-313
53295 金沙汤 5-313
53296 金沙散 5-313
53297 金沙散 5-313
53298 金沙散 5-313
53299 金沙散 5-313
53300 金沙散 5-313
53301 金沉膏 5-313
53302 金灵散 5-313
53303 金鸡片 5-313
53304 金柜散 5-313
53305 金枪丹 5-313
53306 金枪药 5-313
53307 金枪散 5-313
53308 金枪膏 5-314
53309 金英丸 5-314
53310 金英酒 5-314
53311 金枣儿 5-314
53312 金枣儿 5-314
53313 金枣儿 5-314
53314 金枣儿 5-314
53315 金枣丸 5-314
53316 金枣丸 5-314
53317 金枣丹 5-314
53318 金枣丹 5-314
53319 金枣丹 5-315
53320 金枣丹 5-315
53321 金枣散 5-315
53322 金枣散 5-315
53323 金矾丸 5-315
53324 金矾丸 5-315
53325 金虎丸 5-315
53326 金虎丸 5-315
53327 金虎丸 5-315
53328 金虎丹 5-315
53329 金虎丹 5-315
53330 金虎汤 5-315
53331 金明散 5-315
53332 金明散 5-315
53333 金钗煎 5-315
53334 金钗煎 5-315
53335 金狗汤 5-316
53336 金狗散 5-316
53337 金肺散 5-316
53338 金泥煎 5-316
53339 金泥膏 5-316
53340 金泥膏 5-316
53341 金沸汤 5-316
53342 金波散 5-316
53343 金波膏 5-316
53344 金宝散 5-316
53345 金宝膏 5-316
53346 金参散 5-316
53347 金线顶 5-316
53348 金线膏 5-316
53349 金线膏 5-316
53350 金柏散 5-316
53351 金草丹 5-317
53352 金茵茶 5-317
53353 金茱丸 5-317
53354 金砂丸 5-317
53355 金砂丹 5-317
53356 金砂散 5-317
53357 金砂散 5-317
53358 金砂散 5-317
53359 金砂散 5-317
53360 金威汤 5-317
53361 金星丸 5-317
53362 金星酒 5-317
53363 金星膏 5-317
53364 金骨汤 5-318
53365 金钥匙 5-318
53366 金钥匙 5-318
53367 金钥匙 5-318
53368 金钥匙 5-318
53369 金胆丸 5-318
53370 金胆片 5-318
53371 金疮丹 5-318
53372 金疮散 5-318
53373 金疮膏 5-318
53374 金珠丸 5-318
53375 金素丹 5-318
53376 金素膏 5-318
53377 金桃酒 5-318
53378 金真丸 5-318
53379 金莲丸 5-318
53380 金莲酒 5-319
53381 金莲散 5-319
53382 金莲散 5-319
53383 金莲散 5-319
53384 金莲散 5-319
53385 金耆散 5-319
53386 金蚧片 5-319
53387 金蚣丸 5-319
53388 金蚣丸 5-319
53389 金钱汤 5-319
53390 金铃丸 5-319
53391 金铃丸 5-319
53392 金铃散 5-319
53393 金铃散 5-319
53394 金铃散 5-319
53395 金铃散 5-319
53396 金铃散 5-320
53397 金铃散 5-320
53398 金铃散 5-320
53399 金铃散 5-320
53400 金铃散 5-320
53401 金笔丸 5-320
53402 金倍散 5-320
53403 金消丸 5-320
53404 金消丸 5-320
53405 金粉丸 5-320
53406 金粉丸 5-320
53407 金粉汤 5-320
53408 金粉饼 5-320
53409 金粉散 5-320
53410 金粉散 5-320
53411 金粉散 5-320
53412 金粉膏 5-320
53413 金料散 5-321
53414 金屑丸 5-321
53415 金屑丸 5-321
53416 金屑丸 5-321
53417 金屑丸 5-321
53418 金屑丹 5-321
53419 金黄丸 5-321
53420 金黄丸 5-321
53421 金黄汤 5-321
53422 金黄散 5-321
53423 金黄散 5-321
53424 金黄散 5-321
53425 金黄散 5-321
53426 金黄散 5-321
53427 金黄散 5-321
53428 金黄散 5-321
53429 金黄散 5-322
53430 金黄散 5-322
53431 金黄散 5-322
53432 金黄散 5-322
53433 金黄散 5-322
53434 金黄散 5-322
53435 金黄散 5-322
53436 金黄散 5-322
53437 金黄散 5-322
53438 金黄散 5-322
53439 金黄散 5-322
53440 金黄散 5-322
53441 金黄散 5-322
53442 金黄散 5-322
53443 金黄散 5-322
53444 金黄散 5-322
53445 金黄散 5-322
53446 金匮丸 5-322
53447 金匮丸 5-323
53448 金匮丹 5-323
53449 金银丸 5-323
53450 金银丸 5-323
53451 金银丹 5-323
53452 金银汤 5-323
53453 金银汤 5-323
53454 金银散 5-323
53455 金银散 5-323
53456 金银散 5-323
53457 金银散 5-323
53458 金银散 5-323
53459 金银散 5-323
53460 金银煎 5-323
53461 金液丸 5-323
53462 金液丸 5-324
53463 金液丸 5-324
53464 金液丹 5-324
53465 金液丹 5-324
53466 金液丹 5-324
53467 金液丹 5-324
53468 金液丹 5-324
53469 金液丹 5-324
53470 金液丹 5-324
53471 金液丹 5-324
53472 金液汤 5-324
53473 金液散 5-325
53474 金粒丹 5-325
53475 金盖散 5-325
53476 金弹丸 5-325
53477 金弹丸 5-325
53478 金弹子 5-325
53479 金绵膏 5-325

53480 金葵散 5-325
53481 金粟丸 5-325
53482 金粟丸 5-325
53483 金粟丸 5-325
53484 金粟丸 5-325
53485 金粟丸 5-325
53486 金粟丸 5-325
53487 金粟丸 5-326
53488 金粟丸 5-326
53489 金粟丸 5-326
53490 金粟丸 5-326
53491 金粟丹 5-326
53492 金粟丹 5-326
53493 金粟丹 5-326
53494 金粟汤 5-326
53495 金粟汤 5-326
53496 金粟散 5-326
53497 金鼎汤 5-326
53498 金锁丸 5-326
53499 金锁丸 5-326
53500 金锁丸 5-326
53501 金锁丸 5-326
53502 金锁丸 5-327
53503 金锁丸 5-327
53504 金锁丹 5-327
53505 金锁丹 5-327
53506 金锁丹 5-327
53507 金锁丹 5-327
53508 金锁丹 5-327
53509 金锁丹 5-327
53510 金锁丹 5-327
53511 金锁丹 5-327
53512 金锁丹 5-327
53513 金锁丹 5-327
53514 金锁匙 5-328
53515 金锁匙 5-328
53516 金锁匙 5-328
53517 金锁匙 5-328
53518 金锁匙 5-328
53519 金锁匙 5-328
53520 金锁匙 5-328
53521 金锁匙 5-328
53522 金锁匙 5-328
53523 金锁匙 5-328
53524 金锁匙 5-328
53525 金锁散 5-328
53526 金锁散 5-328
53527 金锁散 5-328
53528 金犀丸 5-328
53529 金楝散 5-328
53530 金简煎 5-328
53531 金鼠矢 5-329
53532 金腺膏 5-329
53533 金煎药 5-329
53534 金蝉丸 5-329
53535 金蝉丸 5-329
53536 金蝉散 5-329
53537 金蝉散 5-329
53538 金蝉散 5-329
53539 金箍散 5-329
53540 金箍散 5-329
53541 金箍散 5-329
53542 金箍散 5-329
53543 金箍散 5-329
53544 金箍散 5-329
53545 金箍散 5-330
53546 金箍散 5-330
53547 金箍膏 5-330
53548 金箔丸 5-330
53549 金箔丸 5-330
53550 金箔丸 5-330
53551 金箔丸 5-330
53552 金箔丸 5-330
53553 金箔丸 5-330
53554 金箔丸 5-330
53555 金箔丸 5-330
53556 金箔丸 5-330
53557 金箔丸 5-331
53558 金箔丸 5-331
53559 金箔丸 5-331
53560 金箔丸 5-331
53561 金箔丸 5-331
53562 金箔丸 5-331
53563 金箔散 5-331
53564 金箔散 5-331
53565 金箔散 5-331
53566 金箔散 5-331
53567 金箔煎 5-331
53568 金箔膏 5-331
53569 金箔膏 5-331
53570 金箔膏 5-331
53571 金僧散 5-332
53572 金漆丸 5-332
53573 金樱丸 5-332
53574 金樱丸 5-332
53575 金樱丸 5-332
53576 金樱丸 5-332
53577 金樱丸 5-332
53578 金樱丹 5-332
53579 金樱酒 5-332
53580 金樱煎 5-332
53581 金樱膏 5-332
53582 金樱膏 5-332
53583 金鲤汤 5-332
53584 金橘散 5-332
53585 金镞散 5-333
53586 金霜散 5-333
53587 金螺散 5-333
53588 金翼丸 5-333
53589 金鞭散 5-333
53590 金鞭散 5-333
53591 金鞭散 5-333
53592 金蟾丸 5-333
53593 金蟾丸 5-333
53594 金蟾丸 5-333
53595 金蟾丸 5-334
53596 金蟾丸 5-334
53597 金蟾丸 5-334
53598 金蟾丸 5-334
53599 金蟾丸 5-334
53600 金蟾丸 5-334
53601 金蟾丹 5-334
53602 金蟾肚 5-334
53603 金蟾酒 5-334
53604 金蟾散 5-334
53605 金蟾散 5-334
53606 金蟾散 5-334
53607 金蟾散 5-334
53608 金蟾膏 5-334
53609 金蟾膏 5-334
53610 金蟾膏 5-335
53611 金露丸 5-335
53612 金露丸 5-335
53613 金露丸 5-335
53614 金露丸 5-335
53615 金露丸 5-335
53616 金露饮 5-335
53617 金露散 5-335
53618 金露散 5-335
53619 金露散 5-335
53620 金露散 5-335
53621 金露散 5-335
53622 金露膏 5-336
53623 金露膏 5-336
53624 金露膏 5-336
53625 金髓丸 5-336
53626 金髓丸 5-336
53627 金髓丹 5-336
53628 金髓散 5-336
53629 金髓煎 5-336
53630 金不换丸 5-336
53631 金不换丸 5-336
53632 金不换散 5-336
53633 金不换散 5-336
53634 金不换散 5-336
53635 金不换散 5-337
53636 金不换膏 5-337
53637 金不换膏 5-337
53638 金不换膏 5-337
53639 金不换膏 5-337
53640 金牙石汤 5-337
53641 金牛眼药 5-337
53642 金丝膏药 5-337
53643 金老鼠屎 5-337
53644 金光明丹 5-337
53645 金刚骨丸 5-337
53646 金朱饮子 5-337
53647 金灯照眼 5-338
53648 金汞灵丹 5-338
53649 金花子散 5-338
53650 金杏煎丸 5-338
53651 金两黄散 5-338
53652 金沙益散 5-338
53653 金鸡舌散 5-338
53654 金鸡胶囊 5-338
53655 金枣仙方 5-338
53656 金果含片 5-338
53657 金沸草汤 5-338
53658 金沸草汤 5-338
53659 金沸草汤 5-338
53660 金沸草汤 5-339
53661 金沸草散 5-339
53662 金沸草散 5-339
53663 金沸草散 5-339
53664 金沸草散 5-339
53665 金沸草散 5-339
53666 金沸草散 5-339
53667 金沸草散 5-339
53668 金沸草散 5-339
53669 金沸草散 5-339
53670 金沸草散 5-340
53671 金宝神丹 5-340
53672 金草药方 5-340
53673 金荞麦片 5-340
53674 金面花儿 5-340
53675 金星鳝散 5-340
53676 金钥匙散 5-340
53677 金钥匙散 5-340
53678 金疮粉散 5-340
53679 金疮膏药 5-340
53680 金莲子散 5-340
53681 金莲饮子 5-340
53682 金铃子丸 5-340
53683 金铃子丸 5-340
53684 金铃子丸 5-340
53685 金铃子丸 5-340
53686 金铃子丸 5-340
53687 金铃子散 5-340
53688 金铃子散 5-341
53689 金铃子散 5-341
53690 金铃子散 5-341
53691 金铃子散 5-341
53692 金陵草煎 5-341
53693 金陵酒丸 5-341
53694 金银花汤 5-342
53695 金银花汤 5-342

53696 金银花汤 5-342
53697 金银花酒 5-342
53698 金银花酒 5-342
53699 金银花酒 5-342
53700 金银花酒 5-342
53701 金银花散 5-342
53702 金银花散 5-342
53703 金银花散 5-342
53704 金银花散 5-342
53705 金银花膏 5-342
53706 金银花膏 5-342
53707 金银花露 5-342
53708 金银锁子 5-342
53709 金银箔丸 5-342
53710 金银藤膏 5-342
53711 金液仙丹 5-342
53712 金锁子丸 5-342
53713 金锁子丸 5-343
53714 金锁匙丹 5-343
53715 金蒲胶囊 5-343
53716 金煎药方 5-343
53717 金樱子丸 5-343
53718 金樱子丸 5-343
53719 金樱子丸 5-343
53720 金樱子粥 5-343
53721 金樱子煎 5-343
53722 金樱子煎 5-343
53723 金樱子膏 5-343
53724 金樱煎丸 5-343
53725 金髓煎丸 5-344
53726 金髓煎丸 5-344
53727 金刀如圣散 5-344
53728 金刀如圣散 5-344
53729 金刀如圣散 5-344
53730 金刀如圣散 5-344
53731 金刀如圣散 5-344
53732 金刀如圣散 5-344
53733 金刀独圣丹 5-344
53734 金不换膏药 5-344
53735 金牙侧子酒 5-344
53736 金毛狗脊丸 5-344
53737 金牛排石汤 5-344
53738 金牛眼药散 5-344
53739 金氏七宝丹 5-345
53740 金氏离洞膏 5-345
53741 金凤化痰膏 5-345
53742 金凤衔珠丸 5-345
53743 金水八物汤 5-345
53744 金水六君丸 5-345
53745 金水六君丸 5-345
53746 金水六君煎 5-345
53747 金水六君煎 5-346
53748 金水平调散 5-346
53749 金水交泰汤 5-346
53750 金水两润汤 5-346
53751 金水两资汤 5-346
53752 金水两滋汤 5-346
53753 金水济生丹 5-346
53754 金水济生丹 5-346
53755 金玉保和汤 5-346
53756 金石清心饮 5-346
53757 金主绿云油 5-347
53758 金丝万应膏 5-347
53759 金丝万应膏 5-347
53760 金丝万应膏 5-347
53761 金丝万应膏 5-347
53762 金丝万应膏 5-347
53763 金丝万应膏 5-347
53764 金丝万应膏 5-348
53765 金丝点眼膏 5-348
53766 金丝保婴丹 5-348
53767 金丝接骨丹 5-348
53768 金光明目丸 5-348
53769 金光复明散 5-348
53770 金刚防疫丹 5-348
53771 金刚活血酒 5-348
53772 金刚活络丹 5-348
53773 金刚接骨丹 5-348
53774 金朱止泻片 5-349
53775 金延香附汤 5-349
53776 金创灰蛋散 5-349
53777 金创迎刃散 5-349
53778 金创降真散 5-349
53779 金色泻黄饮 5-349
53780 金衣万应丸 5-349
53781 金衣至宝锭 5-349
53782 金衣至宝锭 5-349
53783 金衣抱龙丸 5-349
53784 金衣祛暑丸 5-349
53785 金衣祛暑丸 5-350
53786 金衣祛暑丸 5-350
53787 金灯山根汤 5-350
53788 金宅龙脑丸 5-350
53789 金形如神散 5-350
53790 金豆解毒煎 5-350
53791 金花一圣散 5-350
53792 金花一字散 5-350
53793 金花如圣散 5-350
53794 金花明目丸 5-351
53795 金花明目丸 5-351
53796 金花消毒饮 5-351
53797 金花消痤丸 5-351
53798 金花隔纸膏 5-351
53799 金花硼砂丸 5-351
53800 金佛止痛丸 5-351
53801 金沙五苓散 5-351
53802 金沙五淋丸 5-351
53803 金沙五淋丸 5-351
53804 金沙流湿丸 5-351
53805 金沙益元散 5-351
53806 金鸡虎补丸 5-351
53807 金鸡虎补片 5-352
53808 金青解毒丸 5-352
53809 金枪铁扇散 5-352
53810 金枣化痰丸 5-352
53811 金枣化痰丸 5-352
53812 金钗石斛丸 5-352
53813 金钗石斛膏 5-352
53814 金泽冠心片 5-352
53815 金宝赴筵膏 5-352
53816 金线却毒丹 5-352
53817 金星地鳝散 5-352
53818 金星追涎丹 5-352
53819 金科猪肚丸 5-352
53820 金钩钓食丸 5-353
53821 金钩钓积丸 5-353
53822 金疮止血散 5-353
53823 金疮止血散 5-353
53824 金疮止血散 5-353
53825 金疮生肌散 5-353
53826 金疮生肌散 5-353
53827 金疮必效散 5-353
53828 金疮灰蛋散 5-353
53829 金疮至宝膏 5-353
53830 金疮收口药 5-353
53831 金疮如圣散 5-353
53832 金疮迎刃散 5-353
53833 金疮降真散 5-353
53834 金疮神效方 5-353
53835 金疮神效方 5-353
53836 金疮神效散 5-354
53837 金疮铁扇散 5-354
53838 金疮琢合散 5-354
53839 金疮蜜药方 5-354
53840 金扁水洗剂 5-354
53841 金珠化痰丸 5-354
53842 金珠化痰丸 5-354
53843 金莲种子丹 5-354
53844 金莲种子方 5-354
53845 金莲种玉丹 5-354
53846 金莲稳步膏 5-354
53847 金莲稳步膏 5-354
53848 金振口服液 5-354
53849 金钱开郁汤 5-354
53850 金钱利胆汤 5-355
53851 金钱鼠黏汤 5-355
53852 金铂消石散 5-355
53853 金铃泻肝汤 5-355
53854 金铃黄柏散 5-355
53855 金海排石汤 5-355
53856 金粉地黄膏 5-356
53857 金屑万应膏 5-356
53858 金屑辰砂膏 5-356
53859 金陵种子丹 5-356
53860 金梅感冒片 5-356
53861 金菌灵胶囊 5-356
53862 金黄如意散 5-356
53863 金黄抱龙丸 5-356
53864 金黄抱龙丸 5-356
53865 金匮肾气丸 5-356
53866 金匮肾气丸 5-356
53867 金匮肾气汤 5-356
53868 金雀万应膏 5-356
53869 金雀花灰汁 5-356
53870 金银五香汤 5-356
53871 金银六君汤 5-357
53872 金银平怒散 5-357
53873 金银白芷散 5-357
53874 金银地丁散 5-357
53875 金银花糖浆 5-357
53876 金银补益汤 5-357
53877 金银定志汤 5-357
53878 金银解毒汤 5-357
53879 金银解毒汤 5-357
53880 金液五精丸 5-357
53881 金液戊土丹 5-357
53882 金粟黄芽丹 5-357
53883 金锁比天膏 5-358
53884 金锁正元丹 5-358
53885 金锁正元丹 5-358
53886 金锁正元丹 5-358
53887 金锁正阳丹 5-358
53888 金锁玉玄丹 5-358
53889 金锁玉关丸 5-358
53890 金锁玉关丸 5-358
53891 金锁玉关丸 5-358
53892 金锁补真丹 5-358
53893 金锁固阳膏 5-359
53894 金锁固精丸 5-359
53895 金锁固精丸 5-359
53896 金锁固精丸 5-359
53897 金锁思仙丹 5-359
53898 金锁思仙丹 5-359
53899 金锁秘精丹 5-359
53900 金嗓开音丸 5-360
53901 金嗓利咽丸 5-360
53902 金嗓清音丸 5-360
53903 金嗓散结丸 5-360
53904 金蝉补漏丸 5-360
53905 金蝉脱壳方 5-360
53906 金蝉脱壳酒 5-360
53907 金蝉脱壳酒 5-360
53908 金蝉蜕衣汤 5-360
53909 金箔十珍丸 5-360
53910 金箔牛黄丸 5-360
53911 金箔丹砂散 5-361

53912 金箔如锦丸 5-361
53913 金箔茯苓散 5-361
53914 金箔铅丹丸 5-361
53915 金箔铅粉丹 5-361
53916 金箔琥珀丸 5-361
53917 金箔镇心丸 5-361
53918 金箔镇心丸 5-361
53919 金箔镇心丸 5-361
53920 金箔镇心丸 5-361
53921 金箔镇心丸 5-361
53922 金箔镇心丸 5-361
53923 金箔镇心丸 5-361
53924 金箔镇心丸 5-362
53925 金箔镇心丸 5-362
53926 金箔镇心丸 5-362
53927 金箔镇心丸 5-362
53928 金箔镇心丸 5-362
53929 金箔镇心丹 5-362
53930 金箔镇心丹 5-362
53931 金箔镇心丹 5-362
53932 金箔麝香丸 5-362
53933 金精老奴丸 5-362
53934 金樱子煎膏 5-362
53935 金樱莲子散 5-362
53936 金蟾化管丸 5-362
53937 金蟾退壳酒 5-363
53938 金蟾脱甲酒 5-363
53939 金露紫菀丸 5-363
53940 金露解毒丸 5-363
53941 金山老艾瓜丸 5-363
53942 金不换木香丸 5-363
53943 金不换内消丸 5-363
53944 金不换正气散 5-363
53945 金不换正气散 5-363
53946 金不换正气散 5-363
53947 金不换神化膏 5-363
53948 金不换神仙膏 5-363
53949 金水六君子丸 5-364
53950 金水六君子汤 5-364
53951 金水六君子煎 5-364
53952 金水六君子煎 5-364
53953 金光明拨云散 5-364
53954 金花五味子汤 5-364
53955 金青感冒颗粒 5-364
53956 金泽冠心胶囊 5-364
53957 金映如圣煎丸 5-364
53958 金疮草药灵散 5-364
53959 金莲种子仙方 5-364
53960 金莲种子仙丹 5-365
53961 金莲清热颗粒 5-365
53962 金铁如圣煎丸 5-365
53963 金梅清暑颗粒 5-365
53964 金液含化灵丹 5-365
53965 金嗓利咽胶囊 5-365
53966 金嗓散结胶囊 5-365
53967 金刃跌打神效方 5-365
53968 金贝痰咳清颗粒 5-365
53969 金主杖鹿角霜丸 5-365
53970 金竹衣麦门冬汤 5-365
53971 金衣八宝坤顺丹 5-365
53972 金城太守白薇丸 5-365
53973 金疮奇验续指方 5-366
53974 金钱白花蛇药酒 5-366
53975 金匮加减肾气丸 5-366
53976 金匮银屑镇心丸 5-366
53977 金锁十益大安丸 5-366
53978 金银人参煮石英服饵方 5-366

斧

53979 斧锤丸 5-366
53980 斧碹丸 5-366

受

53981 受拜齿药 5-366
53982 受拜平胃散 5-366
53983 受拜茴香丸 5-367
53984 受娠中和汤 5-367

狐

53985 狐牙散 5-367
53986 狐头散 5-367
53987 狐灰散 5-367
53988 狐肉汤 5-367
53989 狐肉羹 5-367
53990 狐阴丸 5-367
53991 狐阴丸 5-367
53992 狐肝丸 5-367
53993 狐肝丸 5-367
53994 狐肝丸 5-367
53995 狐肝散 5-367
53996 狐肝散 5-368
53997 狐肝膏 5-368
53998 狐骨散 5-368
53999 狐胆丸 5-368
54000 狐胆丸 5-368
54001 狐惑汤 5-368
54002 狐仙封脏丸 5-368

狗

54003 狗皮膏 5-368
54004 狗皮膏 5-368
54005 狗皮膏 5-368
54006 狗皮膏 5-368
54007 狗皮膏 5-369
54008 狗皮膏 5-369
54009 狗皮膏 5-369
54010 狗皮膏 5-369
54011 狗皮膏 5-369
54012 狗皮膏 5-369
54013 狗皮膏 5-369
54014 狗肉粥 5-370
54015 狗肠丸 5-370
54016 狗肠丸 5-370
54017 狗茎散 5-370
54018 狗宝丸 5-370
54019 狗宝丸 5-370
54020 狗宝丸 5-370
54021 狗宝丸 5-370
54022 狗宝散 5-370
54023 狗胆丸 5-370
54024 狗胆丸 5-370
54025 狗胆丸 5-371
54026 狗胆丸 5-371
54027 狗胆丸 5-371
54028 狗胆丸 5-371
54029 狗胆煎 5-371
54030 狗脊丸 5-371
54031 狗脊丸 5-371
54032 狗脊丸 5-371
54033 狗脊丸 5-371
54034 狗脊丸 5-371
54035 狗脊丸 5-371
54036 狗脊汤 5-371
54037 狗脊饮 5-371
54038 狗脊酒 5-372
54039 狗脊散 5-372
54040 狗脊散 5-372
54041 狗脊膏 5-372
54042 狗脊膏 5-372
54043 狗脑丸 5-372
54044 狗粪散 5-372
54045 狗蝇散 5-372
54046 狗头骨丸 5-372
54047 狗头骨丸 5-372
54048 狗脊浸酒 5-372
54049 狗米平胃丸 5-372
54050 狗骨涂敷方 5-372

饴

54051 饴姜片 5-372
54052 饴糖丸 5-372
54053 饴糖饮 5-373
54054 饴糖煎 5-373

肤

54055 肤疾洗剂 5-373
54056 肤痒颗粒 5-373

肺

54057 肺风丸 5-373
54058 肺风丸 5-373
54059 肺宁丹 5-373
54060 肺伤汤 5-373
54061 肺伤汤 5-373
54062 肺血丸 5-373
54063 肺安片 5-373
54064 肺炎汤 5-373
54065 肺热汤 5-373
54066 肺痈汤 5-374
54067 肺痈汤 5-374
54068 肺痈汤 5-374
54069 肺痈饮 5-374
54070 肺痈煎 5-374
54071 肺寒汤 5-374
54072 肺痹汤 5-374
54073 肺痿汤 5-374
54074 肺痿汤 5-374
54075 肺灵药片 5-374
54076 肺炎合剂 5-374
54077 肺结核丸 5-374
54078 肺脓疡汤 5-374
54079 肺痈神汤 5-375
54080 肺风人参汤 5-375
54081 肺肾交固汤 5-375
54082 肺肾两益汤 5-375
54083 肺脓疡合剂 5-375
54084 肺病统系丸 5-375
54085 肺痈再补散 5-375
54086 肺痈黄耆散 5-375
54087 肺痈救溃汤 5-375
54088 肺脾双解饮 5-375
54089 肺痿独圣散 5-375
54090 肺炎Ⅰ号合剂 5-375
54091 肺炎Ⅱ号合剂 5-375

肿

54092 肿胀丸 5-376
54093 肿香汤 5-376
54094 肿毒疮疖膏 5-376

肥

54095 肥儿丸 5-376
54096 肥儿丸 5-376
54097 肥儿丸 5-376

54098 肥儿丸 5-376
54099 肥儿丸 5-377
54100 肥儿丸 5-377
54101 肥儿丸 5-377
54102 肥儿丸 5-377
54103 肥儿丸 5-377
54104 肥儿丸 5-377
54105 肥儿丸 5-377
54106 肥儿丸 5-377
54107 肥儿丸 5-377
54108 肥儿丸 5-377
54109 肥儿丸 5-377
54110 肥儿丸 5-377
54111 肥儿丸 5-378
54112 肥儿丸 5-378
54113 肥儿丸 5-378
54114 肥儿丸 5-378
54115 肥儿丸 5-378
54116 肥儿丸 5-378
54117 肥儿丸 5-378
54118 肥儿丸 5-378
54119 肥儿丸 5-379
54120 肥儿丸 5-379
54121 肥儿丸 5-379
54122 肥儿丸 5-379
54123 肥儿丸 5-379
54124 肥儿丸 5-379
54125 肥儿丸 5-379
54126 肥儿丸 5-379
54127 肥儿丸 5-379
54128 肥儿丸 5-379
54129 肥儿丸 5-380
54130 肥儿丸 5-380
54131 肥儿丸 5-380
54132 肥儿丸 5-380
54133 肥儿丸 5-380
54134 肥儿丸 5-380
54135 肥儿丸 5-380
54136 肥儿丸 5-380
54137 肥儿片 5-380
54138 肥儿片 5-380
54139 肥儿散 5-381
54140 肥儿散 5-381
54141 肥儿膏 5-381
54142 肥儿糕 5-381
54143 肥儿糕 5-381
54144 肥中丸 5-381
54145 肥气丸 5-381
54146 肥气丸 5-381
54147 肥气丸 5-381
54148 肥气丸 5-381
54149 肥白丸 5-381
54150 肥肌丸 5-381
54151 肥肌丸 5-381
54152 肥肌丸 5-382
54153 肥肌丸 5-382
54154 肥肌方 5-382
54155 肥皂丸 5-382
54156 肥皂丸 5-382
54157 肥皂方 5-382
54158 肥皂方 5-382
54159 肥皂膏 5-382
54160 肥肠丸 5-382
54161 肥油膏 5-382
54162 肥疮药 5-382
54163 肥瘦散 5-382
54164 肥儿糖浆 5-382
54165 肥气主方 5-383
54166 肥皂荚丸 5-383
54167 肥儿八珍糕 5-383
54168 肥儿杀虫丸 5-383
54169 肥儿芦荟丸 5-383
54170 肥儿宝颗粒 5-383

服

54171 服元丸 5-383
54172 服术方 5-383
54173 服菊方 5-383
54174 服椒方 5-383
54175 服蚕煎 5-383
54176 服百花方 5-384
54177 服松脂方 5-384
54178 服枸杞方 5-384
54179 服槐子方 5-384
54180 服天门冬方 5-384
54181 服枸杞根方 5-384
54182 服菟丝子方 5-384
54183 服莲实鸡头实方 5-384
54184 服蚕煎加竹叶石膏汤 5-384

胁

54185 胁痛煎 5-384
54186 胁痛饮 5-384
54187 胁痛散 5-384
54188 胁痛煎 5-384

郇

54189 郇膏汤 5-385

兔

54190 兔儿丸 5-385
54191 兔头饮 5-385
54192 兔头散 5-385
54193 兔头散 5-385
54194 兔肉酱 5-385
54195 兔血丸 5-385
54196 兔血散 5-385
54197 兔红丸 5-385
54198 兔肝丸 5-385
54199 兔肝丸 5-385
54200 兔肝丸 5-385
54201 兔肝丸 5-385
54202 兔肝丸 5-386
54203 兔肝丸 5-386
54204 兔肝丸 5-386
54205 兔肝丸 5-386
54206 兔肝丸 5-386
54207 兔肝散 5-386
54208 兔肝粥 5-386
54209 兔骨饮 5-386
54210 兔骨粥 5-386
54211 兔屎丸 5-386
54212 兔屎丸 5-386
54213 兔屎汤 5-386
54214 兔屎汤 5-386
54215 兔脑丸 5-386
54216 兔脑丸 5-386
54217 兔脑散 5-386
54218 兔粪丸 5-386
54219 兔粪丸 5-387
54220 兔粪丸 5-387
54221 兔粪散 5-387
54222 兔髓汤 5-387
54223 兔脑稀痘丹 5-387
54224 兔脑催生丹 5-387
54225 兔脑催生丹 5-387
54226 兔粪槟榔方 5-387

鱼

54227 鱼牙散 5-387
54228 鱼石散 5-387
54229 鱼灰散 5-387
54230 鱼网散 5-387
54231 鱼肚丸 5-387
54232 鱼肚丸 5-387
54233 鱼肚散 5-387
54234 鱼枕散 5-387
54235 鱼胆丸 5-387
54236 鱼胆丸 5-387
54237 鱼胆丸 5-388
54238 鱼胆丸 5-388
54239 鱼胆丸 5-388
54240 鱼胆饮 5-388
54241 鱼涎散 5-388
54242 鱼脍方 5-388
54243 鱼胶饮 5-388
54244 鱼胶散 5-388
54245 鱼胶散 5-388
54246 鱼脑膏 5-388
54247 鱼脑膏 5-388
54248 鱼脑膏 5-388
54249 鱼鲊汤 5-388
54250 鱼醋膏 5-388
54251 鱼鳔丸 5-388
54252 鱼鳔丸 5-389
54253 鱼鳔丸 5-389
54254 鱼鳔丸 5-389
54255 鱼鳔丸 5-389
54256 鱼鳔丸 5-389
54257 鱼鳔丸 5-389
54258 鱼鳔散 5-389
54259 鱼鳞汤 5-389
54260 鱼鳞散 5-389
54261 鱼脑石散 5-389
54262 鱼腥草液 5-389
54263 鱼鳞病片 5-390
54264 鱼口内消丸 5-390
54265 鱼胆贴眼膏 5-390
54266 鱼胆破关散 5-390
54267 鱼胆敷眼膏 5-390
54268 鱼脑点眼方 5-390
54269 鱼腥苇茎汤 5-390
54270 鱼鳔补肾丸 5-390
54271 鱼鳔种子丸 5-390

备

54272 备化汤 5-390
54273 备金散 5-391
54274 备急丸 5-391
54275 备急丸 5-391
54276 备急丸 5-391
54277 备急丸 5-391
54278 备急丸 5-391
54279 备急丸 5-391
54280 备急丸 5-391
54281 备急丸 5-391
54282 备急丸 5-391
54283 备急丹 5-391
54284 备急丹 5-391
54285 备急丹 5-391
54286 备急散 5-391
54287 备急散 5-391
54288 备急散 5-391
54289 备急散 5-391
54290 备急散 5-392
54291 备急散 5-392
54292 备急散 5-392
54293 备急散 5-392
54294 备急膏 5-392
54295 备急一元散 5-392
54296 备急三物丸 5-392
54297 备急大黄丸 5-392
54298 备急五嗽丸 5-392
54299 备急四神丸 5-392

54300 备急压气散 5-392
54301 备急百灵膏 5-392
54302 备急如圣散 5-392
54303 备急红丸子 5-392
54304 备急沉香散 5-392
54305 备急治白丹 5-392
54306 备急涂顶膏 5-392
54307 备急救生丸 5-392
54308 备急朝真丹 5-392
54309 备急黑神丸 5-392
54310 备急经健脾丸 5-392
54311 备急竹叶常山汤 5-393
54312 备急羊蹄根涂方 5-393

昏

54313 昏厥复省汤 5-393

忽

54314 忽麻散 5-393
54315 忽麻散 5-393
54316 忽鹿麻散 5-393
54317 忽鹿麻散 5-393

炙

54318 炙甲散 5-393
54319 炙羊心 5-393
54320 炙皂散 5-393
54321 炙肝散 5-393
54322 炙肝散 5-393
54323 炙肝散 5-393
54324 炙肝散 5-393
54325 炙肝散 5-394
54326 炙肝散 5-394
54327 炙肝散 5-394
54328 炙肝散 5-394
54329 炙肝散 5-394
54330 炙肝散 5-394
54331 炙肝散 5-394
54332 炙肝散 5-394
54333 炙肝散 5-394
54334 炙肝散 5-394
54335 炙肝散 5-394
54336 炙肝散 5-395
54337 炙肝散 5-395
54338 炙肝散 5-395
54339 炙肚方 5-395
54340 炙鸡散 5-395
54341 炙柏散 5-395
54342 炙黄鸡 5-395
54343 炙甘草汤 5-395
54344 炙甘草汤 5-396
54345 炙鱼涂方 5-396
54346 炙粉草膏 5-396
54347 炙猪肝散 5-396
54348 炙熊肉方 5-396
54349 炙甘草合剂 5-396
54350 炙粉甘草膏 5-396

枭

54351 枭炙方 5-396

周

54352 周卫汤 5-396
54353 周天散 5-396
54354 周公百岁酒 5-396
54355 周氏内外方 5-396
54356 周氏回生丸 5-397
54357 周氏回生丹 5-397
54358 周白水候散 5-397
54359 周先生枯痔法 5-397
54360 周先生割痔麻药 5-397

放

54361 放杖丸 5-397
54362 放拐丸 5-397

剂

54363 剂阳汤 5-397

刻

54364 刻欢丸 5-397
54365 刻欢丹 5-398
54366 刻欢丹 5-398
54367 刻效散 5-398

京

54368 京芎散 5-398
54369 京墨丸 5-398
54370 京墨丸 5-398
54371 京墨散 5-398
54372 京三棱丸 5-398
54373 京三棱丸 5-398
54374 京三棱丸 5-398
54375 京三棱丸 5-398
54376 京三棱丸 5-398
54377 京三棱丸 5-398
54378 京三棱丸 5-398
54379 京三棱丸 5-399
54380 京三棱丸 5-399
54381 京三棱丸 5-399
54382 京三棱丸 5-399
54383 京三棱丸 5-399
54384 京三棱丸 5-399
54385 京三棱丸 5-399
54386 京三棱丸 5-399
54387 京三棱丸 5-399
54388 京三棱丸 5-399
54389 京三棱丸 5-399
54390 京三棱丸 5-400
54391 京三棱丸 5-400
54392 京三棱方 5-400
54393 京三棱汤 5-400
54394 京三棱汤 5-400
54395 京三棱汤 5-400
54396 京三棱汤 5-400
54397 京三棱散 5-400
54398 京三棱散 5-400
54399 京三棱散 5-400
54400 京三棱散 5-400
54401 京三棱散 5-400
54402 京三棱散 5-401
54403 京三棱散 5-401
54404 京三棱散 5-401
54405 京三棱散 5-401
54406 京三棱散 5-401
54407 京三棱散 5-401
54408 京三棱散 5-401
54409 京蓬术丸 5-401
54410 京三棱煎丸 5-401
54411 京三棱煎丸 5-401
54412 京三棱煎丸 5-401
54413 京三棱煎丸 5-401
54414 京红粉软膏 5-402
54415 京红粉药捻 5-402
54416 京都硇砂膏 5-402
54417 京三棱鳖甲丸 5-402
54418 京万红痔疮膏 5-402
54419 京制咳嗽痰喘丸 5-402

夜

54420 夜干膏 5-402
54421 夜叉丸 5-402
54422 夜光丸 5-402
54423 夜光丸 5-402
54424 夜光丸 5-402
54425 夜光丸 5-403
54426 夜光丸 5-403
54427 夜光丸 5-403
54428 夜光丸 5-403
54429 夜光丸 5-403
54430 夜光丹 5-403
54431 夜光散 5-403
54432 夜光膏 5-403
54433 夜光露 5-404
54434 夜合汤 5-404
54435 夜合散 5-404
54436 夜阴散 5-404
54437 夜灵散 5-404
54438 夜明丸 5-404
54439 夜明丹 5-404
54440 夜明散 5-404
54441 夜明散 5-404
54442 夜明散 5-404
54443 夜明散 5-404
54444 夜容膏 5-404
54445 夜清汤 5-404
54446 夜啼丹 5-404
54447 夜露饮 5-404
54448 夜宁合剂 5-404
54449 夜宁冲剂 5-404
54450 夜宁糖浆 5-405
54451 夜合花丸 5-405
54452 夜合枝酒 5-405
54453 夜合枝散 5-405
54454 夜合酝酒 5-405
54455 夜尿宁丸 5-405
54456 夜明砂丸 5-405
54457 夜明砂丸 5-405
54458 夜明砂丸 5-405
54459 夜明砂丹 5-405
54460 夜明砂散 5-405
54461 夜明砂散 5-405
54462 夜明砂散 5-405
54463 夜明砂散 5-405
54464 夜明砂散 5-405
54465 夜明砂散 5-405
54466 夜明砂散 5-406
54467 夜明砂膏 5-406
54468 夜宁口服液 5-406
54469 夜光育神丸 5-406
54470 夜光柳红丸 5-406
54471 夜光柳红丸 5-406
54472 夜光柳红散 5-406
54473 夜光椒红丸 5-406
54474 夜光椒红丸 5-406
54475 夜光椒红丸 5-406
54476 夜合枝酝酒 5-406
54477 夜安一粒金 5-406
54478 夜明八味汤 5-406
54479 夜合木接骨方 5-407

育

54480 育儿丹 5-407
54481 育气丸 5-407
54482 育气汤 5-407
54483 育生糕 5-407
54484 育阴煎 5-407
54485 育红膏 5-407
54486 育赤散 5-407
54487 育肠丸 5-407
54488 育肠汤 5-407
54489 育肠汤 5-407

54490 育肠煎 5-407
54491 育龟丸 5-407
54492 育金煎 5-408
54493 育神汤 5-408
54494 育神汤 5-408
54495 育神散 5-408
54496 育真丸 5-408
54497 育真丹 5-408
54498 育真丹 5-408
54499 育婴丸 5-408
54500 育婴丸 5-408
54501 育婴丸 5-408
54502 育婴丹 5-408
54503 育婴丹 5-408
54504 育婴散 5-408
54505 育婴散 5-409
54506 育魂丹 5-409
54507 育血 1 号 5-409
54508 育血 2 号 5-409
54509 育胎饮子 5-409
54510 育婴金丹 5-409
54511 育婴金丹 5-409
54512 育婴金丹 5-409
54513 育阴化疠汤 5-409
54514 育阴养肝汤 5-409
54515 育阴退翳汤 5-409
54516 育阴愈疡汤 5-410
54517 育神夜光丸 5-410
54518 育神镇心丸 5-410
54519 育婴化痰丸 5-410
54520 育婴壮脾丹 5-410
54521 育麟保坤丹 5-410
54522 育肾健脾安胎汤 5-410
54523 育婴延龄解毒丸 5-410
54524 育脾固肾地黄丸 5-410

变

54525 变水汤 5-411
54526 变白散 5-411
54527 变白散 5-411
54528 变阳汤 5-411
54529 变阳汤 5-411
54530 变涎丸 5-411
54531 变通丸 5-411
54532 变蒸散 5-411
54533 变质化瘀丸 5-411
54534 变通一贯煎 5-411
54535 变通十枣汤 5-411
54536 变通逍遥散 5-411
54537 变通大柴胡汤 5-412
54538 变通十味温胆汤 5-412
54539 变通血府逐瘀汤 5-412
54540 变通血府逐瘀汤 5-412

府

54541 府判补药方 5-412

庚

54542 庚字化毒丸 5-412

疟

54543 疟丸 5-412
54544 疟丹 5-412
54545 疟丹 5-412
54546 疟丹 5-412
54547 疟丹 5-413
54548 疟母丸 5-413
54549 疟母丸 5-413
54550 疟母丸 5-413
54551 疟母丸 5-413
54552 疟母煎 5-413
54553 疟灵丹 5-413
54554 疟神丹 5-413
54555 疟疾丸 5-413
54556 疟疾丸 5-413
54557 疟疾丸 5-413
54558 疟疾膏 5-413
54559 疟疾膏 5-413
54560 疟疾不二饮 5-413
54561 疟疾五品丸 5-413
54562 疟疾五神丹 5-413
54563 疟疾五神汤 5-414
54564 疟疾半贝丸 5-414
54565 疟疾神效方 5-414
54566 疟疾神效散 5-414
54567 疟疾塞鼻丹 5-414

疠

54568 疠风丸 5-414
54569 疠风煎 5-414
54570 疠风第一汤 5-414
54571 疠风第二汤 5-414
54572 疠风第三汤 5-414

疝

54573 疝气丸 5-414
54574 疝灵散 5-414
54575 疝气灵丹 5-414
54576 疝气神方 5-414
54577 疝疾灵丹 5-414
54578 疝气内消丸 5-415

疡

54579 疡余化毒丹 5-415

怔

54580 怔忡汤 5-415
54581 怔忡饮 5-415
54582 怔忡酒 5-415

怯

54583 怯热汤 5-415

性

54584 性灵胶丸 5-415

怡

54585 怡神酒 5-415

闸

54586 闸板丹 5-415

闹

54587 闹杨花散 5-415

炒

54588 炒面 5-415
54589 炒米汤 5-415
54590 炒米面 5-415
54591 炒肝散 5-415
54592 炒栀散 5-415
54593 炒姜丸 5-416
54594 炒狼汤 5-416
54595 炒粉丸 5-416
54596 炒黄面 5-416
54597 炒糯丸 5-416
54598 炒桃仁方 5-416

炊

54599 炊帚散 5-416
54600 炊饼丸 5-416

炉

54601 炉甘丹 5-416
54602 炉灰膏 5-416
54603 炉茶散 5-416
54604 炉峰散 5-416
54605 炉脑散 5-416
54606 炉消散 5-416
54607 炉功眼膏 5-417
54608 炉甘石散 5-417
54609 炉甘石散 5-417
54610 炉甘石散 5-417
54611 炉甘石散 5-417
54612 炉甘石散 5-417
54613 炉甘石散 5-417
54614 炉甘石散 5-417
54615 炉甘石散 5-417
54616 炉甘石膏 5-417
54617 炉赤洗剂 5-417
54618 炉倍油膏 5-417
54619 炉甘石洗剂 5-417
54620 炉甘石干眼药 5-417
54621 炉甘石点眼药 5-417

炎

54622 炎消汤 5-418
54623 炎见宁片 5-418
54624 炎可宁片 5-418

净

54625 净心散 5-418
54626 净水膏 5-418
54627 净肌汤 5-418
54628 净肌散 5-418
54629 净肌散 5-418
54630 净连汤 5-418
54631 净固丸 5-418
54632 净固散 5-418
54633 净府散 5-418
54634 净神丸 5-418
54635 净脓汤 5-418
54636 净容散 5-418
54637 净液汤 5-418
54638 净腑丸 5-419
54639 净腑汤 5-419

法

54640 法丹 5-419
54641 法纸散 5-419
54642 法枣汤 5-419
54643 法制蛋 5-419
54644 法制人参 5-419
54645 法制贝母 5-419
54646 法制半夏 5-419
54647 法制半夏 5-419
54648 法制半夏 5-419
54649 法制半夏 5-419
54650 法制半夏 5-419
54651 法制半夏 5-420
54652 法制半夏 5-420
54653 法制芽茶 5-420
54654 法制杏子 5-420
54655 法制杏仁 5-420
54656 法制杏仁 5-420
54657 法制杏仁 5-420
54658 法制陈皮 5-420
54659 法制陈皮 5-420
54660 法制陈皮 5-420

54661 法制陈皮 5-420
54662 法制青皮 5-420
54663 法制肺露 5-420
54664 法制枯药 5-420
54665 法制枳实 5-421
54666 法制虾米 5-421
54667 法制香附 5-421
54668 法制桃仁 5-421
54669 法制梨膏 5-421
54670 法制猪肚 5-421
54671 法制黑豆 5-421
54672 法制黑豆 5-421
54673 法制煨肾 5-421
54674 法制槟榔 5-421
54675 法制槟榔 5-421
54676 法制缩砂 5-421
54677 法制橘皮 5-421
54678 法制橘红 5-422
54679 法落海片 5-422
54680 法制人参膏 5-422
54681 法制木瓜丸 5-422
54682 法制五香丸 5-422
54683 法制化痰丸 5-422
54684 法制生姜散 5-422
54685 法制白半夏 5-422
54686 法制白虎汤 5-422
54687 法制冬青叶 5-422
54688 法制玄明粉 5-422
54689 法制玄明粉 5-422
54690 法制半夏曲 5-423
54691 法制竹沥丸 5-423
54692 法制红半夏 5-423
54693 法制灵鸡弹 5-423
54694 法制陈皮散 5-423
54695 法制枸杞子 5-423
54696 法制厚朴丸 5-423
54697 法制姜附丸 5-423
54698 法制消糟汤 5-423
54699 法制猪肾子 5-423
54700 法制清金丹 5-423
54701 法制温半夏 5-424
54702 法制槟榔片 5-424
54703 法制槟榔片 5-424
54704 法炼石灰散 5-424
54705 法炼红花散 5-424
54706 法炼灵乌散 5-424
54707 法炼灵砂丹 5-424
54708 法煮蓖麻子 5-425
54709 法蒸蓖麻膏 5-425
54710 法制何首乌丸 5-425
54711 法制鹿角胶丸 5-425
54712 法煮白石英水 5-425
54713 法制清气化痰丸 5-425
54714 法制清气化痰丸 5-425

泄

54715 泄水丸 5-425
54716 泄肝散 5-426
54717 泄郁汤 5-426
54718 泄肾丸 5-426
54719 泄肺汤 5-426
54720 泄泻丸 5-426
54721 泄泻丸 5-426
54722 泄泻丸 5-426
54723 泄泻丸 5-426
54724 泄毒汤 5-426
54725 泄热汤 5-426
54726 泄热汤 5-426
54727 泄热汤 5-426
54728 泄蛊丸 5-426
54729 泄秽丹 5-426
54730 泄泻主方 5-426
54731 泄水至神汤 5-427
54732 泄肺通窍汤 5-427
54733 泄泻五肾丸 5-427
54734 泄泻经验方 5-427
54735 泄毒八正散 5-427
54736 泄毒至神丹 5-427
54737 泄毒至神汤 5-427
54738 泄毒救茎汤 5-427
54739 泄热芦根散 5-427
54740 泄热泽泻汤 5-427
54741 泄热茯神汤 5-427
54742 泄热益胆汤 5-427
54743 泄热通络饮 5-427

河

54744 河车丸 5-427
54745 河车丸 5-427
54746 河车丸 5-427
54747 河车丸 5-428
54748 河车散 5-428
54749 河车散 5-428
54750 河豚羹 5-428
54751 河车补丸 5-428
54752 河车八味丸 5-428
54753 河车大造丸 5-428
54754 河车大造丸 5-428
54755 河车大造丸 5-428
54756 河车大造丸 5-428
54757 河车大造丸 5-428
54758 河车大造丸 5-428
54759 河车六味丸 5-428
54760 河车地黄丸 5-428
54761 河车回天丸 5-429
54762 河车如圣丹 5-429
54763 河车补阴丸 5-429
54764 河车封髓丹 5-429
54765 河车种子丸 5-429
54766 河车种玉丸 5-429
54767 河西米汤粥 5-429
54768 河车大造育麟丸 5-429

油

54769 油方 5-429
54770 油剂 5-429
54771 油膏 5-430
54772 油引散 5-430
54773 油发散 5-430
54774 油豆腐 5-430
54775 油饮子 5-430
54776 油坠散 5-430
54777 油泥膏 5-430
54778 油垢膏 5-430
54779 油姜饮 5-430
54780 油珠散 5-430
54781 油珠膏 5-430
54782 油钱散 5-430
54783 油胭脂 5-430
54784 油调散 5-430
54785 油麻酒 5-430
54786 油麻酒 5-430
54787 油滚丸 5-430
54788 油煎散 5-430
54789 油煎散 5-431
54790 油煎散 5-431
54791 油蜡膏 5-431
54792 油漆膏 5-431
54793 油滴散 5-431
54794 油蜜饮 5-431
54795 油蜜煎 5-431
54796 油蜜煎 5-431
54797 油蜜膏 5-431
54798 油糖膏 5-431
54799 油面馎饦 5-431
54800 油炒乌头丸 5-431
54801 油调立效散 5-431

泡

54802 泡酒方 5-431

注

54803 注青膏 5-432
54804 注唇散 5-432
54805 注唇膏 5-432
54806 注唇膏 5-432
54807 注唇膏 5-432
54808 注唇膏 5-432

泌

54809 泌石通胶囊 5-432
54810 泌尿宁颗粒 5-432

泻

54811 泻土汤 5-432
54812 泻子汤 5-432
54813 泻火汤 5-432
54814 泻心丸 5-432
54815 泻心汤 5-432
54816 泻心汤 5-433
54817 泻心汤 5-433
54818 泻心汤 5-433
54819 泻心汤 5-433
54820 泻心汤 5-433
54821 泻心汤 5-433
54822 泻心汤 5-434
54823 泻心汤 5-434
54824 泻心汤 5-434
54825 泻心汤 5-434
54826 泻心汤 5-434
54827 泻心汤 5-434
54828 泻心汤 5-434
54829 泻心汤 5-434
54830 泻心汤 5-434
54831 泻心汤 5-434
54832 泻心汤 5-434
54833 泻心汤 5-434
54834 泻心汤 5-434
54835 泻心汤 5-434
54836 泻心汤 5-434
54837 泻心汤 5-434
54838 泻心汤 5-434
54839 泻心散 5-434
54840 泻心散 5-434
54841 泻心散 5-434
54842 泻心散 5-434
54843 泻心散 5-434
54844 泻心散 5-435
54845 泻水丸 5-435
54846 泻甘汤 5-435
54847 泻白丸 5-435
54848 泻白丸 5-435
54849 泻白丸 5-435
54850 泻白汤 5-435
54851 泻白汤 5-435
54852 泻白散 5-435
54853 泻白散 5-436
54854 泻白散 5-436
54855 泻白散 5-436
54856 泻白散 5-436
54857 泻白散 5-436
54858 泻白散 5-436

54859 泻白散 5-436
54860 泻白散 5-436
54861 泻白散 5-436
54862 泻白散 5-436
54863 泻白散 5-436
54864 泻白散 5-436
54865 泻白散 5-436
54866 泻白散 5-436
54867 泻白散 5-437
54868 泻白散 5-437
54869 泻白散 5-437
54870 泻白散 5-437
54871 泻血汤 5-437
54872 泻导汤 5-437
54873 泻红散 5-437
54874 泻赤汤 5-437
54875 泻狂汤 5-437
54876 泻肝丸 5-437
54877 泻肝丸 5-437
54878 泻肝汤 5-437
54879 泻肝汤 5-437
54880 泻肝汤 5-437
54881 泻肝汤 5-437
54882 泻肝汤 5-437
54883 泻肝汤 5-437
54884 泻肝汤 5-437
54885 泻肝汤 5-438
54886 泻肝汤 5-438
54887 泻肝汤 5-438
54888 泻肝汤 5-438
54889 泻肝汤 5-438
54890 泻肝汤 5-438
54891 泻肝汤 5-438
54892 泻肝汤 5-438
54893 泻肝汤 5-438
54894 泻肝汤 5-438
54895 泻肝汤 5-438
54896 泻肝汤 5-438
54897 泻肝汤 5-438
54898 泻肝汤 5-438
54899 泻肝汤 5-439
54900 泻肝汤 5-439
54901 泻肝汤 5-439
54902 泻肝汤 5-439
54903 泻肝汤 5-439
54904 泻肝汤 5-439
54905 泻肝汤 5-439
54906 泻肝汤 5-439
54907 泻肝汤 5-439
54908 泻肝汤 5-439
54909 泻肝汤 5-439
54910 泻肝汤 5-439
54911 泻肝汤 5-439
54912 泻肝汤 5-439
54913 泻肝汤 5-439
54914 泻肝汤 5-439
54915 泻肝汤 5-439
54916 泻肝饮 5-439
54917 泻肝饮 5-440
54918 泻肝饮 5-440
54919 泻肝饮 5-440
54920 泻肝饮 5-440
54921 泻肝散 5-440
54922 泻肝散 5-440
54923 泻肝散 5-440
54924 泻肝散 5-440
54925 泻肝散 5-440
54926 泻肝散 5-440
54927 泻肝散 5-440
54928 泻肝散 5-440
54929 泻肝散 5-440
54930 泻肝散 5-440
54931 泻肝散 5-440
54932 泻肝散 5-440
54933 泻肝散 5-440
54934 泻肝散 5-441
54935 泻肝散 5-441
54936 泻肝散 5-441
54937 泻肝散 5-441
54938 泻肝散 5-441
54939 泻肝散 5-441
54940 泻肝散 5-441
54941 泻肝散 5-441
54942 泻肝散 5-441
54943 泻肝散 5-441
54944 泻肝散 5-441
54945 泻肝散 5-441
54946 泻肝散 5-441
54947 泻肝散 5-441
54948 泻青丸 5-441
54949 泻青丸 5-442
54950 泻青丸 5-442
54951 泻青丸 5-442
54952 泻青丸 5-442
54953 泻青汤 5-442
54954 泻青汤 5-442
54955 泻青汤 5-442
54956 泻青散 5-442
54957 泻肾丸 5-442
54958 泻肾汤 5-442
54959 泻肾汤 5-442
54960 泻肾汤 5-443
54961 泻肾汤 5-443
54962 泻肾散 5-443
54963 泻金丸 5-443
54964 泻金汤 5-443
54965 泻金散 5-443
54966 泻金散 5-443
54967 泻肺丸 5-443
54968 泻肺丸 5-443
54969 泻肺汤 5-443
54970 泻肺汤 5-443
54971 泻肺汤 5-443
54972 泻肺汤 5-443
54973 泻肺汤 5-443
54974 泻肺汤 5-443
54975 泻肺汤 5-444
54976 泻肺汤 5-444
54977 泻肺汤 5-444
54978 泻肺汤 5-444
54979 泻肺汤 5-444
54980 泻肺汤 5-444
54981 泻肺汤 5-444
54982 泻肺汤 5-444
54983 泻肺汤 5-444
54984 泻肺汤 5-444
54985 泻肺汤 5-444
54986 泻肺汤 5-444
54987 泻肺汤 5-444
54988 泻肺饮 5-444
54989 泻肺散 5-444
54990 泻肺散 5-444
54991 泻肺散 5-444
54992 泻肺散 5-444
54993 泻肺散 5-445
54994 泻肺散 5-445
54995 泻肺散 5-445
54996 泻肺散 5-445
54997 泻毒汤 5-445
54998 泻毒饮 5-445
54999 泻毒散 5-445
55000 泻毒散 5-445
55001 泻荣汤 5-445
55002 泻胃汤 5-445
55003 泻胃汤 5-445
55004 泻胆汤 5-445
55005 泻胆汤 5-445
55006 泻胆汤 5-445
55007 泻胆散 5-445
55008 泻逆汤 5-445
55009 泻热方 5-445
55010 泻热汤 5-446
55011 泻热汤 5-446
55012 泻热汤 5-446
55013 泻热汤 5-446
55014 泻热汤 5-446
55015 泻胰汤 5-446
55016 泻脑汤 5-446
55017 泻脑汤 5-446
55018 泻脑散 5-446
55019 泻黄丸 5-446
55020 泻黄汤 5-446
55021 泻黄汤 5-446
55022 泻黄汤 5-446
55023 泻黄汤 5-446
55024 泻黄饮 5-446
55025 泻黄散 5-446
55026 泻黄散 5-447
55027 泻黄散 5-447
55028 泻黄散 5-447
55029 泻黄散 5-447
55030 泻黄散 5-447
55031 泻黄散 5-447
55032 泻脬汤 5-447
55033 泻清丸 5-447
55034 泻脾丸 5-447
55035 泻脾丸 5-448
55036 泻脾丸 5-448
55037 泻脾汤 5-448
55038 泻脾汤 5-448
55039 泻脾汤 5-448
55040 泻脾汤 5-448
55041 泻脾汤 5-448
55042 泻脾汤 5-448
55043 泻脾汤 5-448
55044 泻脾汤 5-448
55045 泻脾饮 5-448
55046 泻脾散 5-448
55047 泻脾散 5-448
55048 泻脾散 5-448
55049 泻痢丹 5-448
55050 泻痢膏 5-448
55051 泻湿汤 5-449
55052 泻湿汤 5-449
55053 泻湿汤 5-449
55054 泻膈汤 5-449
55055 泻膈汤 5-449
55056 泻膈散 5-449
55057 泻壅丹 5-449
55058 泻阴火丸 5-449
55059 泻肝饮子 5-449
55060 泻肝饮子 5-449
55061 泻青赤汤 5-449
55062 泻毒神丹 5-449
55063 泻胃热汤 5-449
55064 泻热合剂 5-449
55065 泻黄饮子 5-449
55066 泻痢宁片 5-449
55067 泻痢灵膏 5-450
55068 泻火止泻汤 5-450
55069 泻火止痛汤 5-450
55070 泻火升阳汤 5-450
55071 泻火圣神汤 5-450
55072 泻火补肺汤 5-450
55073 泻火定痛汤 5-450
55074 泻火救肺汤 5-450

泥

波

泼

泽

55281 泽漆散 5-466
55282 泽兰子汤 5-466
55283 泽兰叶汤 5-466
55284 泽兰叶散 5-466
55285 泽漆根汤 5-466
55286 泽漆根汤 5-466
55287 泽术麋衔散 5-466
55288 泽兰生化汤 5-466
55289 泽兰补虚丸 5-466
55290 泽漆茱萸汤 5-466
55291 泽桂癃爽胶囊 5-466

治

55292 治中丸 5-466
55293 治中丸 5-466
55294 治中丸 5-467
55295 治中汤 5-467
55296 治中汤 5-467
55297 治中汤 5-467
55298 治中汤 5-467
55299 治中汤 5-467
55300 治中汤 5-467
55301 治中散 5-467
55302 治中散 5-467
55303 治气汤 5-467
55304 治气汤 5-467
55305 治风煎 5-467
55306 治平汤 5-467
55307 治外膏 5-467
55308 治耳油 5-467
55309 治虫丸 5-467
55310 治虫丹 5-467
55311 治虫散 5-467
55312 治伤散 5-468
55313 治血汤 5-468
55314 治血散 5-468
55315 治汗汤 5-468
55316 治红丸 5-468
55317 治肠丸 5-468
55318 治疔丸 5-468
55319 治疔膏 5-468
55320 治冻灵 5-468
55321 治虎汤 5-468
55322 治肿饮 5-468
55323 治毒散 5-468
55324 治毒膏 5-468
55325 治带片 5-468
55326 治咳片 5-468
55327 治疣汤 5-468
55328 治疣汤 5-469
55329 治疣汤 5-469
55330 治疳丸 5-469
55331 治痈丹 5-469
55332 治痔丸 5-469
55333 治喉散 5-469
55334 治痞膏 5-469
55335 治痞膏 5-469
55336 治痢丸 5-469
55337 治痢散 5-469
55338 治痢散 5-469
55339 治魂丹 5-469
55340 治睛散 5-469
55341 治痰丸 5-469
55342 治膈汤 5-469
55343 治瘊汤 5-470
55344 治癫丸 5-470
55345 治癜丸 5-470
55346 治牙仙丹 5-470
55347 治风锭子 5-470
55348 治发背膏 5-470
55349 治老痰丸 5-470
55350 治血块丸 5-470
55351 治齿饼子 5-470
55352 治疟母丸 5-470
55353 治疟神方 5-470
55354 治疸神饮 5-470
55355 治消渴丸 5-470
55356 治黄神丹 5-470
55357 治痔灵栓 5-471
55358 治蛔结丸 5-471
55359 治痢丸子 5-471
55360 治痢丸子 5-471
55361 治臁疮膏 5-471
55362 治糜灵栓 5-471
55363 治糜康栓 5-471
55364 治癫宝丹 5-471
55365 治中结阳丸 5-471
55366 治风内消丸 5-471
55367 治风黄耆汤 5-471
55368 治风黑神丸 5-471
55369 治风豁痰汤 5-472
55370 治本消水汤 5-472
55371 治伤消瘀丸 5-472
55372 治伤跌打丸 5-472
55373 治血驱风散 5-472
55374 治阴化湿汤 5-472
55375 治阴散毒汤 5-472
55376 治劳地黄丸 5-472
55377 治肺调气丸 5-472
55378 治疟五神膏 5-472
55379 治疟安胎饮 5-472
55380 治疝茴香丸 5-472
55381 治毒快斑汤 5-472
55382 治毒紫霞丹 5-472
55383 治毒紫霞丹 5-473
55384 治带固下丸 5-473
55385 治要茯苓散 5-473
55386 治要除湿汤 5-473
55387 治疥内消散 5-473
55388 治疫清凉汤 5-473
55389 治疫清凉散 5-473
55390 治浊子午丸 5-473
55391 治浊固本丸 5-473
55392 治破伤风散 5-473
55393 治救寒狂丹 5-473
55394 治眼还睛散 5-474
55395 治眼吹鼻散 5-474
55396 治蛇消肿散 5-474
55397 治蛊益气汤 5-474
55398 治痔神枣散 5-474
55399 治痔脏连丸 5-474
55400 治痔猪胆膏 5-474
55401 治淋四物汤 5-474
55402 治棒疮神膏 5-474
55403 治惑桃仁汤 5-474
55404 治脾胃积膏 5-474
55405 治痢四物汤 5-474
55406 治痢生化汤 5-474
55407 治痢安胎饮 5-474
55408 治痢如圣散 5-474
55409 治痢保和丸 5-474
55410 治痢神效丸 5-475
55411 治痢绝妙丸 5-475
55412 治痫四物汤 5-475
55413 治痧救命丹 5-475
55414 治湿中和汤 5-475
55415 治湿平胃丸 5-475
55416 治感灵颗粒 5-475
55417 治痰茯苓丸 5-475
55418 治嗽含膏丸 5-475
55419 治瘕调理丸 5-476
55420 治蟨桃仁汤 5-476
55421 治臌香橼丸 5-476
55422 治老人不寐丸 5-476
55423 治血分椒仁丸 5-476
55424 治肠风下血丸 5-476
55425 治残风烂眼膏 5-476
55426 治痈疽神应膏 5-476
55427 治诸疟代参丸 5-476
55428 治癣第一灵丹 5-476
55429 治要茯苓补心汤 5-476
55430 治食积心气疼丸 5-476
55431 治湿疮并臁疮膏 5-476
55432 治湿神效火龙膏 5-476

郑

55433 郑氏人参汤 5-476
55434 郑氏人参散 5-477
55435 郑氏大安散 5-477
55436 郑氏女金丹 5-477
55437 郑氏安虫散 5-477
55438 郑氏安营散 5-477
55439 郑氏虎挣散 5-477
55440 郑州肥儿丸 5-477

单

55441 单兵散 5-477
55442 单油膏 5-477
55443 单桂饮 5-477
55444 单地黄煎 5-477
55445 单行桂酒 5-477
55446 单鹿茸汤 5-477
55447 单方葶苈散 5-477
55448 单仙遗粮丸 5-477
55449 单行大黄汤 5-477
55450 单行小豆散 5-478
55451 单行茱萸酒 5-478
55452 单行鬼箭汤 5-478
55453 单行蒲黄散 5-478
55454 单骑溃围散 5-478
55455 单煮大黄汤 5-478
55456 单煮青皮汤 5-478
55457 单行生牛膝酒 5-478
55458 单行白犬骨散 5-478
55459 单行羖羊角散 5-478
55460 单行羚羊角散 5-478
55461 单行生赤小豆散 5-478

宝

55462 宝丹 5-478
55463 宝光散 5-478
55464 宝华散 5-478
55465 宝寿散 5-478
55466 宝花散 5-478
55467 宝灵丹 5-478
55468 宝灵散 5-479
55469 宝命丹 5-479
55470 宝命丹 5-479
55471 宝金散 5-479
55472 宝金膏 5-479
55473 宝宝乐 5-479
55474 宝珍丸 5-479
55475 宝珍膏 5-479
55476 宝珠丹 5-479
55477 宝珠丹 5-479
55478 宝珠散 5-479
55479 宝珠膏 5-479
55480 宝精丸 5-480
55481 宝儿康散 5-480
55482 宝宝牛黄散 5-480
55483 宝咳宁颗粒 5-480

宗

55484 宗足汤 5-480

定

55485 定中丸 5-480
55486 定中汤 5-480
55487 定气饮 5-480
55488 定气散 5-480
55489 定风丸 5-480
55490 定风丹 5-480
55491 定风汤 5-481
55492 定风酒 5-481
55493 定风酒 5-481
55494 定风散 5-481
55495 定风散 5-481
55496 定风散 5-481
55497 定风膏 5-481
55498 定心丸 5-481
55499 定心丸 5-481
55500 定心丸 5-481
55501 定心丸 5-481
55502 定心丸 5-481
55503 定心丸 5-481
55504 定心丸 5-481
55505 定心丸 5-481
55506 定心丸 5-482
55507 定心丸 5-482
55508 定心丸 5-482
55509 定心汤 5-482
55510 定心汤 5-482
55511 定心汤 5-482
55512 定心汤 5-482
55513 定心膏 5-482
55514 定生丸 5-482
55515 定生丸 5-482
55516 定生丹 5-482
55517 定生丹 5-482
55518 定吐丸 5-483
55519 定吐汤 5-483
55520 定吐饮 5-483
55521 定吐饮 5-483
55522 定血散 5-483
55523 定血散 5-483
55524 定血散 5-483
55525 定血散 5-483
55526 定志丸 5-483
55527 定志丸 5-483
55528 定志丸 5-483
55529 定志丸 5-483
55530 定志丸 5-483
55531 定志丸 5-483
55532 定志丸 5-483
55533 定志丸 5-483
55534 定志丸 5-484
55535 定志丸 5-484
55536 定志丸 5-484
55537 定志丸 5-484
55538 定志丸 5-484
55539 定志丸 5-484
55540 定志丸 5-484
55541 定志丸 5-484
55542 定志汤 5-484
55543 定辰散 5-484
55544 定呃汤 5-484
55545 定呕汤 5-484
55546 定吼丸 5-484
55547 定乱丸 5-484
55548 定乱汤 5-484
55549 定狂汤 5-484
55550 定坤丸 5-484
55551 定坤丹 5-485
55552 定坤丹 5-485
55553 定岩散 5-485
55554 定命丸 5-485
55555 定命丸 5-485
55556 定命丸 5-485
55557 定命丸 5-485
55558 定命丸 5-485
55559 定命丸 5-485
55560 定命丹 5-485
55561 定命丹 5-485
55562 定命丹 5-485
55563 定命丹 5-486
55564 定命丹 5-486
55565 定命丹 5-486
55566 定命丹 5-486
55567 定命汤 5-486
55568 定命饮 5-486
55569 定命散 5-486
55570 定命散 5-486
55571 定命散 5-486
55572 定命散 5-486
55573 定命散 5-486
55574 定命散 5-486
55575 定命散 5-486
55576 定命散 5-486
55577 定命散 5-486
55578 定命散 5-487
55579 定命散 5-487
55580 定命散 5-487
55581 定命散 5-487
55582 定金丸 5-487
55583 定金汤 5-487
55584 定肺丸 5-487
55585 定肺汤 5-487
55586 定肺汤 5-487
55587 定肺散 5-487
55588 定肺膏 5-487
55589 定沸汤 5-487
55590 定经汤 5-487
55591 定胃汤 5-487
55592 定胃散 5-487
55593 定胃散 5-487
55594 定神丸 5-487
55595 定神丸 5-487
55596 定神丸 5-487
55597 定神汤 5-488
55598 定神汤 5-488
55599 定神散 5-488
55600 定振丸 5-488
55601 定眩汤 5-488
55602 定眩饮 5-488
55603 定衄散 5-488
55604 定效散 5-488
55605 定疼汤 5-488
55606 定疼散 5-488
55607 定疼散 5-488
55608 定粉丸 5-488
55609 定粉丸 5-488
55610 定粉散 5-488
55611 定粉散 5-488
55612 定粉散 5-488
55613 定粉散 5-488
55614 定粉膏 5-489
55615 定痔散 5-489
55616 定悸汤 5-489
55617 定悸饮 5-489
55618 定惊散 5-489
55619 定惊膏 5-489
55620 定喘丸 5-489
55621 定喘丸 5-489
55622 定喘丸 5-489
55623 定喘丹 5-489
55624 定喘汤 5-489
55625 定喘汤 5-489
55626 定喘汤 5-489
55627 定喘汤 5-490
55628 定喘汤 5-490
55629 定喘汤 5-490
55630 定喘汤 5-490
55631 定喘汤 5-491
55632 定喘饮 5-491
55633 定喘饮 5-491
55634 定喘散 5-491
55635 定喘膏 5-491
55636 定喘膏 5-491
55637 定喧汤 5-491
55638 定痢丹 5-491
55639 定痫丸 5-491
55640 定痫丸 5-491
55641 定痫丹 5-491
55642 定痛丸 5-491
55643 定痛丸 5-491
55644 定痛丸 5-491
55645 定痛丸 5-491
55646 定痛丸 5-492
55647 定痛丸 5-492
55648 定痛丸 5-492
55649 定痛丸 5-492
55650 定痛丸 5-492
55651 定痛丸 5-492
55652 定痛丸 5-492
55653 定痛丸 5-492
55654 定痛丹 5-492
55655 定痛丹 5-492
55656 定痛丹 5-492
55657 定痛汤 5-492
55658 定痛饮 5-492
55659 定痛饮 5-492
55660 定痛饮 5-492
55661 定痛散 5-492
55662 定痛散 5-492
55663 定痛散 5-492
55664 定痛散 5-492
55665 定痛散 5-493
55666 定痛散 5-493
55667 定痛散 5-493
55668 定痛散 5-493
55669 定痛散 5-493
55670 定痛散 5-493
55671 定痛散 5-493
55672 定痛散 5-493
55673 定痛散 5-493
55674 定痛散 5-493
55675 定痛散 5-493
55676 定痛散 5-493
55677 定痛散 5-493
55678 定痛散 5-493
55679 定痛散 5-493
55680 定痛散 5-493
55681 定痛散 5-493
55682 定痛散 5-493
55683 定痛散 5-494
55684 定痛膏 5-494
55685 定痛膏 5-494
55686 定痛膏 5-494
55687 定痛膏 5-494
55688 定魂汤 5-494
55689 定魂散 5-494
55690 定搐散 5-494
55691 定搐散 5-494
55692 定愈散 5-494
55693 定磁散 5-494
55694 定嗽汤 5-494
55695 定嗽散 5-494

55696 定魄丸 5-494
55697 定魄散 5-494
55698 定癌散 5-494
55699 定癫汤 5-495
55700 定风饼子 5-495
55701 定风饼子 5-495
55702 定志小丸 5-495
55703 定命饮子 5-495
55704 定息饼子 5-495
55705 定惊神丹 5-495
55706 定喘饮子 5-495
55707 定喘饮子 5-495
55708 定喘饼子 5-495
55709 定喘饼子 5-495
55710 定痛牙散 5-495
55711 定嗽劫药 5-495
55712 定风去晕丹 5-495
55713 定心化痰丸 5-495
55714 定心龙胆丸 5-495
55715 定心壮气汤 5-495
55716 定心防风散 5-496
55717 定光朱砂膏 5-496
55718 定吐至神丹 5-496
55719 定吐香银丸 5-496
55720 定吐救生丹 5-496
55721 定吐紫金丹 5-496
55722 定吐紫金核 5-496
55723 定志补心汤 5-496
55724 定志珍珠丸 5-496
55725 定志消痰丸 5-496
55726 定志紫葳丸 5-496
55727 定命一字散 5-496
55728 定命牛黄丸 5-496
55729 定命朱砂散 5-496
55730 定命保童丸 5-496
55731 定命通顶散 5-497
55732 定肺止嗽饮 5-497
55733 定变回生汤 5-497
55734 定神至宝丹 5-497
55735 定神安志丸 5-497
55736 定神琥珀丸 5-497
55737 定疼托里散 5-497
55738 定疼追风散 5-497
55739 定崩四物汤 5-497
55740 定惊四物汤 5-497
55741 定惊至宝丹 5-497
55742 定惊琥珀散 5-498
55743 定喘五虎汤 5-498
55744 定喘止嗽丸 5-498
55745 定喘化涎方 5-498
55746 定喘化痰汤 5-498
55747 定喘化痰汤 5-498
55748 定喘化痰散 5-498
55749 定喘四物汤 5-498
55750 定喘宁肺丸 5-498
55751 定喘芎苏散 5-498
55752 定喘汤 1 号 5-498
55753 定喘汤 2 号 5-498
55754 定喘疗肺丸 5-498
55755 定喘陈皮汤 5-498
55756 定喘固金丸 5-498
55757 定喘保生汤 5-499
55758 定喘养肺丸 5-499
55759 定喘神奇丹 5-499
55760 定喘款气丸 5-499
55761 定喘葶苈丸 5-499
55762 定喘紫金丹 5-499
55763 定喘瑞应丹 5-499
55764 定喘镇动煎 5-499
55765 定喘豁痰汤 5-499
55766 定痛一字散 5-499
55767 定痛三香饮 5-499
55768 定痛五香散 5-499
55769 定痛太乙膏 5-499
55770 定痛生肌散 5-500
55771 定痛托里散 5-500
55772 定痛至神汤 5-500
55773 定痛当归散 5-500
55774 定痛如神汤 5-500
55775 定痛没药散 5-500
55776 定痛没药散 5-500
55777 定痛羌活汤 5-500
55778 定痛败毒散 5-500
55779 定痛败毒散 5-500
55780 定痛明目饮 5-500
55781 定痛和血汤 5-500
55782 定痛和营汤 5-500
55783 定痛乳香散 5-500
55784 定痛降气汤 5-500
55785 定痛降气饮 5-501
55786 定痛香津膏 5-501
55787 定痛追风散 5-501
55788 定痛活络丹 5-501
55789 定痛消风散 5-501
55790 定痛消毒饮 5-501
55791 定痛消毒饮 5-501
55792 定痛消毒饮 5-501
55793 定痛流气饮 5-501
55794 定痛流气饮 5-501
55795 定痛黄柏散 5-501
55796 定痛救产汤 5-501
55797 定痛紫金丹 5-501
55798 定痛黑子丸 5-501
55799 定痛塞耳丹 5-501
55800 定魂同体丹 5-501
55801 定搐化风丸 5-501
55802 定搐化风锭 5-501
55803 定嗽化痰丸 5-502
55804 定嗽化痰方 5-502
55805 定嗽噙化丸 5-502
55806 定风止痛胶囊 5-502
55807 定心神牛黄丸 5-502
55808 定志珍珠粉丸 5-502
55809 定志真蛤粉丸 5-502
55810 定命夜明砂丸 5-502
55811 定斋草果饮子 5-502
55812 定喘止咳糖浆 5-502
55813 定喘止咳糖浆 5-502
55814 定痛生肌杖疮膏 5-502
55815 定痛乳香神应散 5-503
55816 定痛净脓生肌膏 5-503
55817 定痛接骨紫金丹 5-503

宜

55818 宜儿丸 5-503
55819 宜气散 5-503
55820 宜风散 5-503
55821 宜男酒 5-503
55822 宜春汤 5-503
55823 宜胎饮 5-503
55824 宜男化育丹 5-503

审

55825 审平汤 5-503
55826 审平汤 5-504

官

55827 官青方 5-504
55828 官桂丸 5-504
55829 官桂汤 5-504
55830 官桂散 5-504
55831 官方七香丸 5-504
55832 官桂渴忒饼儿 5-504

宛

55833 宛转丸 5-504

实

55834 实气散 5-504
55835 实肠丸 5-504
55836 实肠丸 5-504
55837 实肠汤 5-504
55838 实肠汤 5-504
55839 实肠散 5-504
55840 实肠散 5-505
55841 实肠散 5-505
55842 实肠散 5-505
55843 实表汤 5-505
55844 实表散 5-505
55845 实表散 5-505
55846 实疟饮 5-505
55847 实胎散 5-505
55848 实哮汤 5-505
55849 实浆饮 5-505
55850 实浆散 5-505
55851 实浆散 5-505
55852 实浆散 5-505
55853 实脾丸 5-505
55854 实脾丸 5-505
55855 实脾丸 5-505
55856 实脾丸 5-505
55857 实脾丸 5-505
55858 实脾汤 5-506
55859 实脾饮 5-506
55860 实脾饮 5-506
55861 实脾饮 5-506
55862 实脾饮 5-506
55863 实脾饮 5-506
55864 实脾散 5-506
55865 实脾散 5-506
55866 实脾散 5-506
55867 实脾散 5-506
55868 实脾散 5-507
55869 实脾散 5-507
55870 实脾散 5-507
55871 实脾散 5-507
55872 实脾散 5-507
55873 实腰汤 5-507
55874 实肠化毒丸 5-507
55875 实表解毒汤 5-507
55876 实热导赤散 5-507
55877 实脾固本汤 5-507
55878 实脾固肠丸 5-507
55879 实脾调气丸 5-507

空

55880 空心散 5-507
55881 空肠丸 5-507
55882 空青丸 5-507
55883 空青丸 5-507
55884 空青丸 5-508
55885 空青丸 5-508
55886 空青丸 5-508
55887 空青丸 5-508
55888 空青方 5-508
55889 空青散 5-508
55890 空青散 5-508
55891 空青散 5-508
55892 空青散 5-508
55893 空青散 5-508
55894 空青散 5-508
55895 空青散 5-508
55896 空青散 5-508

55897 空青散 5-508
55898 空青膏 5-508
55899 空青决明膏 5-509
55900 空青商陆散 5-509
55901 空城却敌散 5-509
55902 空心平补丸子 5-509

学

55903 学究丸 5-509

卷

55904 卷帘散 5-509
55905 卷帘膏 5-509
55906 卷柏丸 5-509
55907 卷柏丸 5-509
55908 卷柏丸 5-509
55909 卷柏丸 5-509
55910 卷柏丸 5-510
55911 卷柏丸 5-510
55912 卷柏丸 5-510
55913 卷柏丸 5-510
55914 卷柏散 5-510
55915 卷柏散 5-510
55916 卷柏散 5-510
55917 卷柏散 5-510
55918 卷柏散 5-510
55919 卷柏散 5-510
55920 卷柏散 5-510
55921 卷柏散 5-510
55922 卷柏散 5-510
55923 卷疮散 5-510
55924 卷荷散 5-511
55925 卷舒散 5-511
55926 卷柏阿胶散 5-511

试

55927 试虫散 5-511
55928 试和丸 5-511
55929 试效丸 5-511

诚

55930 诚斋先生如神丸 5-511

诛

55931 诛毒丹 5-511

诜

55932 诜诜丸 5-511
55933 诜诜丸 5-511

视

55934 视星膏 5-512
55935 视星膏 5-512

祈

55936 祈老丹 5-512

房

55937 房蜂窠散 5-512

刷

55938 刷牙药 5-512
55939 刷牙药 5-512
55940 刷牙药 5-512
55941 刷牙药 5-512
55942 刷牙药 5-512
55943 刷牙药 5-512
55944 刷牙散 5-512
55945 刷牙散 5-512
55946 刷牙散 5-512
55947 刷痰丸 5-512
55948 刷痰汤 5-513
55949 刷瘴散 5-513
55950 刷牙沉香散 5-513

录

55951 录元散 5-513

屈

55952 屈膝散 5-513

肃

55953 肃音汤 5-513
55954 肃肺生化汤 5-513

建

55955 建中丸 5-513
55956 建中丸 5-513
55957 建中丸 5-513
55958 建中丸 5-513
55959 建中丸 5-513
55960 建中丹 5-513
55961 建中汤 5-513
55962 建中汤 5-514
55963 建中汤 5-514
55964 建中汤 5-514
55965 建中汤 5-514
55966 建中汤 5-514
55967 建中汤 5-514
55968 建中汤 5-514
55969 建中汤 5-514
55970 建中汤 5-514
55971 建中汤 5-514
55972 建中汤 5-515
55973 建中汤 5-515
55974 建中汤 5-515
55975 建中汤 5-515
55976 建中汤 5-515
55977 建中汤 5-515
55978 建中汤 5-515
55979 建中汤 5-515
55980 建中汤 5-515
55981 建中散 5-515
55982 建中散 5-515
55983 建中散 5-515
55984 建中散 5-515
55985 建阳汤 5-515
55986 建极汤 5-515
55987 建胃丸 5-515
55988 建胃丹 5-515
55989 建胃散 5-516
55990 建瓴汤 5-516
55991 建脾丸 5-516
55992 建脾丸 5-516
55993 建脾丸 5-516
55994 建脾丸 5-516
55995 建脾丸 5-516
55996 建脾汤 5-516
55997 建脾汤 5-516
55998 建脾汤 5-516
55999 建脾汤 5-516
56000 建脾汤 5-516
56001 建脾汤 5-517
56002 建脾散 5-517
56003 建脾散 5-517
56004 建脾散 5-517
56005 建脾散 5-517
56006 建脾散 5-517
56007 建脾膏 5-517
56008 建兰叶膏 5-517
56009 建元定喘汤 5-517
56010 建中加减汤 5-517
56011 建中托里汤 5-517
56012 建中托里汤 5-517
56013 建中托里散 5-517
56014 建中黄耆汤 5-517
56015 建中黄耆汤 5-517
56016 建脾人参丸 5-517
56017 建脾理中汤 5-518
56018 建中加木瓜柴胡汤 5-518
56019 建中加附子当归汤 5-518
56020 建中加柴胡木瓜汤 5-518

降

56021 降子汤 5-518
56022 降子散 5-518
56023 降气丸 5-518
56024 降气丸 5-518
56025 降气丸 5-518
56026 降气丸 5-518
56027 降气丸 5-518
56028 降气丹 5-518
56029 降气汤 5-518
56030 降气汤 5-518
56031 降气汤 5-518
56032 降气汤 5-518
56033 降气汤 5-519
56034 降气汤 5-519
56035 降气汤 5-519
56036 降气汤 5-519
56037 降气汤 5-519
56038 降气汤 5-519
56039 降气汤 5-519
56040 降气汤 5-519
56041 降气散 5-519
56042 降火汤 5-519
56043 降火汤 5-519
56044 降火汤 5-519
56045 降火膏 5-519
56046 降心丹 5-519
56047 降心汤 5-519
56048 降龙丹 5-519
56049 降龙汤 5-519
56050 降生散 5-520
56051 降压丸 5-520
56052 降压片 5-520
56053 降补丹 5-520
56054 降补汤 5-520
56055 降灵丹 5-520
56056 降矾丸 5-520
56057 降药条 5-520
56058 降胃汤 5-520
56059 降真丸 5-520
56060 降真丹 5-520
56061 降真散 5-520
56062 降真散 5-520
56063 降痫散 5-520
56064 降椒酒 5-521
56065 降痰丸 5-521
56066 降糖丸 5-521
56067 降糖方 5-521
56068 降霜丸 5-521
56069 降压平片 5-521
56070 降压平片 5-521
56071 降真香散 5-521
56072 降脂灵片 5-521
56073 降舒灵片 5-521
56074 降糖甲片 5-522
56075 降气化痰汤 5-522
56076 降气和中汤 5-522
56077 降气和血饮 5-522
56078 降气和络饮 5-522

56079 降气制肝汤 5-522
56080 降气定喘丸 5-522
56081 降气除湿汤 5-522
56082 降气槟榔丸 5-522
56083 降火止泻汤 5-522
56084 降火化痰丸 5-522
56085 降火化痰汤 5-522
56086 降火安金汤 5-522
56087 降火导痰汤 5-522
56088 降火明目丸 5-522
56089 降火清金汤 5-522
56090 降火清喉汤 5-523
56091 降压汤 1 号 5-523
56092 降压汤 2 号 5-523
56093 降香桃花散 5-523
56094 降浊健美茶 5-523
56095 降逆止呃汤 5-523
56096 降真龙骨散 5-523
56097 降脂减肥片 5-523
56098 降痈活命饮 5-523
56099 降痈活命饮 5-523
56100 降痰除积汤 5-523
56101 降痰舒膈汤 5-523
56102 降糖宁胶囊 5-524
56103 降糖舒胶囊 5-524

弩

56104 弩筋散 5-524

驾

56105 驾轻汤 5-524

参

56106 参丹 5-524
56107 参贝散 5-524
56108 参仁丸 5-524
56109 参毛丸 5-524
56110 参牛散 5-524
56111 参乌汤 5-524
56112 参艾饮 5-524
56113 参末散 5-524
56114 参术丸 5-524
56115 参术丸 5-524
56116 参术丸 5-524
56117 参术丸 5-524
56118 参术丸 5-525
56119 参术丸 5-525
56120 参术汤 5-525
56121 参术汤 5-525
56122 参术汤 5-525
56123 参术汤 5-525
56124 参术汤 5-525
56125 参术汤 5-525
56126 参术汤 5-525
56127 参术汤 5-525
56128 参术汤 5-525
56129 参术饮 5-525
56130 参术饮 5-525
56131 参术饮 5-525
56132 参术饮 5-525
56133 参术散 5-525
56134 参术散 5-525
56135 参术散 5-526
56136 参术散 5-526
56137 参术散 5-526
56138 参术散 5-526
56139 参术散 5-526
56140 参术散 5-526
56141 参术散 5-526
56142 参术散 5-526
56143 参术散 5-526
56144 参术膏 5-526
56145 参术膏 5-526
56146 参术膏 5-526
56147 参术膏 5-527
56148 参归丸 5-527
56149 参归丸 5-527
56150 参归丸 5-527
56151 参归汤 5-527
56152 参归汤 5-527
56153 参归汤 5-527
56154 参归汤 5-527
56155 参归汤 5-527
56156 参归汤 5-527
56157 参归汤 5-527
56158 参归汤 5-527
56159 参归汤 5-527
56160 参归饮 5-528
56161 参归饮 5-528
56162 参归散 5-528
56163 参冬饮 5-528
56164 参半丸 5-528
56165 参半丹 5-528
56166 参地煎 5-528
56167 参朴汤 5-528
56168 参芍汤 5-528
56169 参芎汤 5-528
56170 参曲散 5-528
56171 参竹汤 5-528
56172 参朱丸 5-528
56173 参汤散 5-528
56174 参麦汤 5-528
56175 参麦汤 5-528
56176 参麦饮 5-529
56177 参麦散 5-529
56178 参杞片 5-529
56179 参杞汤 5-529
56180 参杞酒 5-529
56181 参花汤 5-529
56182 参花散 5-529
56183 参芦汤 5-529
56184 参芦散 5-529
56185 参苏丸 5-529
56186 参苏片 5-529
56187 参苏汤 5-529
56188 参苏饮 5-529
56189 参苏饮 5-529
56190 参苏饮 5-530
56191 参苏饮 5-530
56192 参苏饮 5-530
56193 参苏饮 5-530
56194 参苏饮 5-530
56195 参苏饮 5-530
56196 参苏饮 5-530
56197 参苏饮 5-530
56198 参苏饮 5-531
56199 参苏饮 5-531
56200 参苏散 5-531
56201 参杏膏 5-531
56202 参杏膏 5-531
56203 参杏膏 5-531
56204 参连丸 5-531
56205 参连丸 5-531
56206 参连汤 5-531
56207 参连汤 5-531
56208 参连汤 5-531
56209 参连汤 5-531
56210 参连汤 5-531
56211 参连饮 5-531
56212 参连饮 5-531
56213 参连散 5-531
56214 参连散 5-531
56215 参角丸 5-531
56216 参龟丸 5-532
56217 参诃饮 5-532
56218 参诃散 5-532
56219 参补饮 5-532
56220 参灵丸 5-532
56221 参附汤 5-532
56222 参附汤 5-532
56223 参附汤 5-533
56224 参附汤 5-533
56225 参附汤 5-533
56226 参附汤 5-533
56227 参附汤 5-533
56228 参附汤 5-533
56229 参附汤 5-533
56230 参附散 5-533
56231 参苓丸 5-533
56232 参苓丸 5-533
56233 参苓丸 5-534
56234 参苓丸 5-534
56235 参苓丸 5-534
56236 参苓汤 5-534
56237 参苓汤 5-534
56238 参苓汤 5-534
56239 参苓饮 5-534
56240 参苓散 5-534
56241 参苓散 5-534
56242 参苓散 5-534
56243 参苓散 5-534
56244 参苓散 5-534
56245 参苓散 5-534
56246 参苓散 5-534
56247 参苓散 5-534
56248 参苓散 5-534
56249 参苓散 5-535
56250 参苓散 5-535
56251 参苓散 5-535
56252 参苓散 5-535
56253 参苓散 5-535
56254 参苓散 5-535
56255 参苓散 5-535
56256 参苓粥 5-535
56257 参苓膏 5-535
56258 参枣丸 5-535
56259 参知散 5-535
56260 参乳丸 5-535
56261 参乳丸 5-535
56262 参乳汤 5-536
56263 参柏丸 5-536
56264 参柏饮 5-536
56265 参柏糊 5-536
56266 参胡汤 5-536
56267 参茸丸 5-536
56268 参茸丸 5-536
56269 参茸片 5-536
56270 参茸汤 5-536
56271 参茸酒 5-536
56272 参茱丸 5-536
56273 参茯膏 5-536
56274 参砂丸 5-536
56275 参砂膏 5-536
56276 参砂膏 5-537
56277 参星汤 5-537
56278 参香丸 5-537
56279 参香丸 5-537
56280 参香丸 5-537
56281 参香汤 5-537
56282 参香汤 5-537
56283 参香饮 5-537
56284 参香散 5-537
56285 参香散 5-537
56286 参香散 5-537
56287 参香散 5-537
56288 参香散 5-537

56289 参香散 5-537
56290 参香散 5-537
56291 参香散 5-537
56292 参姜汤 5-537
56293 参姜饮 5-537
56294 参姜饮 5-538
56295 参桂丸 5-538
56296 参桂汤 5-538
56297 参桂汤 5-538
56298 参桂汤 5-538
56299 参桂饮 5-538
56300 参桂饮 5-538
56301 参桔丸 5-538
56302 参桃汤 5-538
56303 参莲汤 5-538
56304 参莲饮 5-538
56305 参莲散 5-538
56306 参耆丸 5-538
56307 参耆丸 5-538
56308 参耆片 5-538
56309 参耆汤 5-538
56310 参耆汤 5-538
56311 参耆汤 5-538
56312 参耆汤 5-538
56313 参耆汤 5-538
56314 参耆汤 5-538
56315 参耆汤 5-539
56316 参耆汤 5-539
56317 参耆汤 5-539
56318 参耆汤 5-539
56319 参耆汤 5-539
56320 参耆汤 5-539
56321 参耆汤 5-539
56322 参耆汤 5-539
56323 参耆饮 5-539
56324 参耆饮 5-539
56325 参耆散 5-539
56326 参耆散 5-539
56327 参耆散 5-539
56328 参耆膏 5-539
56329 参夏汤 5-539
56330 参蚓汤 5-539
56331 参梅散 5-539
56332 参萸丸 5-539
56333 参萸汤 5-540
56334 参黄丹 5-540
56335 参黄汤 5-540
56336 参黄汤 5-540
56337 参黄汤 5-540
56338 参黄散 5-540
56339 参黄散 5-540
56340 参黄散 5-540
56341 参翎丸 5-540
56342 参麻汤 5-540
56343 参椒汤 5-540
56344 参粟汤 5-540
56345 参粟汤 5-540
56346 参硫散 5-540
56347 参雄汤 5-540
56348 参滑散 5-540
56349 参蒲丸 5-540
56350 参蒲散 5-540
56351 参膏汤 5-540
56352 参漆丸 5-540
56353 参熊丸 5-541
56354 参蝎膏 5-541
56355 参橘丸 5-541
56356 参橘丸 5-541
56357 参橘丸 5-541
56358 参橘汤 5-541
56359 参橘汤 5-541
56360 参橘汤 5-541
56361 参橘汤 5-541
56362 参橘饮 5-541
56363 参橘饮 5-541
56364 参橘饮 5-541
56365 参橘饮 5-541
56366 参橘散 5-541
56367 参橘散 5-541
56368 参橘煎 5-541
56369 参橘煎 5-541
56370 参薷饮 5-541
56371 参藿散 5-542
56372 参山漆丸 5-542
56373 参贝陈皮 5-542
56374 参贝陈皮 5-542
56375 参归腰子 5-542
56376 参麦颗粒 5-542
56377 参苏饮子 5-542
56378 参苓饮子 5-542
56379 参苓饮子 5-542
56380 参苓煮散 5-542
56381 参胡饮子 5-542
56382 参茸王浆 5-542
56383 参茸补酒 5-542
56384 参茸阿胶 5-543
56385 参耆糖浆 5-543
56386 参莲胶囊 5-543
56387 参桂胶囊 5-543
56388 参梅含片 5-543
56389 参鹿补片 5-543
56390 参鹿补膏 5-543
56391 参三七伤药 5-543
56392 参五秦艽汤 5-543
56393 参贝六贤散 5-543
56394 参术二仁汤 5-543
56395 参术二陈汤 5-543
56396 参术二香汤 5-544
56397 参术大补丸 5-544
56398 参术内托散 5-544
56399 参术六味丸 5-544
56400 参术去湿汤 5-544
56401 参术半夏汤 5-544
56402 参术加桂汤 5-544
56403 参术加桂汤 5-544
56404 参术地黄汤 5-544
56405 参术地黄膏 5-544
56406 参术地黄膏 5-544
56407 参术芍甘汤 5-544
56408 参术芎归汤 5-544
56409 参术壮气汤 5-544
56410 参术补脾汤 5-544
56411 参术启脾丸 5-545
56412 参术附子汤 5-545
56413 参术附半汤 5-545
56414 参术附枣汤 5-545
56415 参术附桂汤 5-545
56416 参术和脾饮 5-545
56417 参术肥儿丸 5-545
56418 参术实脾汤 5-545
56419 参术香连汤 5-545
56420 参术养胎饮 5-545
56421 参术举胎饮 5-545
56422 参术姜附汤 5-545
56423 参术姜桂饮 5-545
56424 参术莲子饮 5-545
56425 参术柴苓汤 5-545
56426 参术健脾丸 5-545
56427 参术健脾丸 5-545
56428 参术健脾丸 5-546
56429 参术健脾丸 5-546
56430 参术健脾汤 5-546
56431 参术健脾汤 5-546
56432 参术健脾汤 5-546
56433 参术健脾汤 5-546
56434 参术健脾散 5-546
56435 参术益胃汤 5-546
56436 参术调元膏 5-546
56437 参术调中汤 5-546
56438 参术调中汤 5-546
56439 参术调脾散 5-546
56440 参术陷胸汤 5-546
56441 参术遇仙丹 5-546
56442 参甘苓夏汤 5-547
56443 参归三圣汤 5-547
56444 参归三圣散 5-547
56445 参归大补汤 5-547
56446 参归化毒汤 5-547
56447 参归化毒汤 5-547
56448 参归化毒汤 5-547
56449 参归升麻汤 5-547
56450 参归生化汤 5-547
56451 参归芍药汤 5-547
56452 参归芍药汤 5-547
56453 参归助液汤 5-547
56454 参归补阴汤 5-547
56455 参归补益汤 5-547
56456 参归羌活汤 5-548
56457 参归转天汤 5-548
56458 参归固胎丸 5-548
56459 参归降子汤 5-548
56460 参归承气汤 5-548
56461 参归荆防汤 5-548
56462 参归荆芥汤 5-548
56463 参归保母汤 5-548
56464 参归养荣汤 5-548
56465 参归养荣汤 5-548
56466 参归养荣汤 5-548
56467 参归养荣汤 5-548
56468 参归益元汤 5-548
56469 参归鹿茸汤 5-548
56470 参归腰子丸 5-548
56471 参归鳖甲汤 5-548
56472 参耳五味晶 5-549
56473 参麦五味饮 5-549
56474 参麦六味丸 5-549
56475 参麦地黄丸 5-549
56476 参麦阿胶汤 5-549
56477 参麦茯苓粥 5-549
56478 参麦茯神汤 5-549
56479 参麦黄连汤 5-549
56480 参麦清补汤 5-549
56481 参坎芡实丸 5-549
56482 参苏内托散 5-549
56483 参苏半夏汤 5-549
56484 参苏半夏汤 5-549
56485 参苏芎归汤 5-549
56486 参苏夺命丹 5-549
56487 参苏顺产汤 5-549
56488 参苏宣肺丸 5-549
56489 参苏理肺丸 5-550
56490 参苏理肺丸 5-550
56491 参苏温肺汤 5-550
56492 参苏温肺饮 5-550
56493 参苏感冒片 5-550
56494 参连开噤汤 5-550
56495 参连开噤汤 5-550
56496 参连开噤散 5-550
56497 参连建化汤 5-550
56498 参连菖蒲汤 5-550
56499 参附三白汤 5-550
56500 参附天麻丸 5-550
56501 参附五味汤 5-550
56502 参附正气散 5-551
56503 参附龙牡汤 5-551
56504 参附再造汤 5-551

56505 参附回生汤 5-551
56506 参附回阳汤 5-551
56507 参附茯苓汤 5-551
56508 参附养荣汤 5-551
56509 参附耆蛎汤 5-551
56510 参附益母汤 5-551
56511 参附理中丸 5-551
56512 参附理中汤 5-551
56513 参附接命膏 5-551
56514 参附救生汤 5-551
56515 参附渗湿汤 5-551
56516 参附强心丸 5-552
56517 参苓内托散 5-552
56518 参苓平胃丸 5-552
56519 参苓平胃散 5-552
56520 参苓术附汤 5-552
56521 参苓归术散 5-552
56522 参苓四物汤 5-552
56523 参苓生化汤 5-552
56524 参苓生化汤 5-552
56525 参苓白术丸 5-552
56526 参苓白术丸 5-552
56527 参苓白术丸 5-552
56528 参苓白术丸 5-552
56529 参苓白术丸 5-553
56530 参苓白术丸 5-553
56531 参苓白术丸 5-553
56532 参苓白术汤 5-553
56533 参苓白术散 5-553
56534 参苓白术散 5-554
56535 参苓白术散 5-554
56536 参苓白术散 5-554
56537 参苓白术散 5-554
56538 参苓白术散 5-554
56539 参苓白术散 5-554
56540 参苓白术散 5-554
56541 参苓白术散 5-554
56542 参苓白术散 5-554
56543 参苓白术散 5-554
56544 参苓白术散 5-554
56545 参苓白术散 5-554
56546 参苓白术散 5-554
56547 参苓白术膏 5-554
56548 参苓壮脾丸 5-554
56549 参苓和脾散 5-554
56550 参苓河车丸 5-555
56551 参苓建中汤 5-555
56552 参苓顺气散 5-555
56553 参苓顺气散 5-555
56554 参苓养胃汤 5-555
56555 参苓养胃汤 5-555
56556 参苓桂术汤 5-555
56557 参苓莲子饮 5-555
56558 参苓莲术散 5-555
56559 参苓造化糕 5-555
56560 参苓造化糕 5-555
56561 参苓健儿膏 5-555
56562 参苓健体粉 5-555
56563 参苓健脾丸 5-555
56564 参苓健脾散 5-555
56565 参苓麻草汤 5-555
56566 参苓琥珀汤 5-555
56567 参苓琥珀散 5-556
56568 参苓滑石汤 5-556
56569 参苓愈带汤 5-556
56570 参乳利膈汤 5-556
56571 参宝定惊丹 5-556
56572 参珀茯神汤 5-556
56573 参胡三白汤 5-556
56574 参胡三白汤 5-556
56575 参胡芍药汤 5-556
56576 参胡温胆汤 5-556
56577 参胡温胆汤 5-556
56578 参茸三七酒 5-556
56579 参茸三肾粉 5-557
56580 参茸三肾散 5-557
56581 参茸三鞭丸 5-557
56582 参茸大补丸 5-557
56583 参茸大补膏 5-557
56584 参茸卫生丸 5-557
56585 参茸卫生丸 5-557
56586 参茸卫生丸 5-557
56587 参茸天麻酒 5-557
56588 参茸归桂饮 5-557
56589 参茸白凤丸 5-557
56590 参茸白凤丸 5-557
56591 参茸地黄汤 5-558
56592 参茸百补丸 5-558
56593 参茸延龄片 5-558
56594 参茸多鞭酒 5-558
56595 参茸壮骨丸 5-558
56596 参茸安神丸 5-558
56597 参茸安神片 5-558
56598 参茸补血露 5-558
56599 参茸补肾丸 5-558
56600 参茸虎骨酒 5-558
56601 参茸固本丸 5-559
56602 参茸固本片 5-559
56603 参茸固本片 5-559
56604 参茸珍宝片 5-559
56605 参茸保胎丸 5-559
56606 参茸追风酒 5-559
56607 参茸养元膏 5-559
56608 参茸养元膏 5-559
56609 参茸鹿胎膏 5-559
56610 参茸黑锡丸 5-559
56611 参草姜枣汤 5-560
56612 参茯甘桔汤 5-560
56613 参茯白术散 5-560
56614 参茯安神丸 5-560
56615 参茯琥珀汤 5-560
56616 参砂和胃散 5-560
56617 参香八珍膏 5-560
56618 参香枳术丸 5-560
56619 参香胜金散 5-560
56620 参香温肺汤 5-560
56621 参便佛手散 5-560
56622 参姜四物汤 5-560
56623 参姜寿脾煎 5-560
56624 参神枣艾汤 5-560
56625 参桂再造丸 5-560
56626 参桂百补丸 5-561
56627 参桂养荣丸 5-561
56628 参桂养营丸 5-561
56629 参桂调经丸 5-561
56630 参桂通湿汤 5-561
56631 参桂理中丸 5-561
56632 参桂鹿茸丸 5-561
56633 参桂鹿茸丸 5-561
56634 参莲艾附汤 5-561
56635 参耆二仙片 5-561
56636 参耆大补汤 5-561
56637 参耆大补汤 5-562
56638 参耆内托散 5-562
56639 参耆内托散 5-562
56640 参耆内托散 5-562
56641 参耆内托散 5-562
56642 参耆内托散 5-562
56643 参耆内托散 5-562
56644 参耆内补散 5-562
56645 参耆六黄汤 5-562
56646 参耆术附汤 5-562
56647 参耆归术膏 5-562
56648 参耆归附汤 5-562
56649 参耆四圣散 5-562
56650 参耆四圣散 5-562
56651 参耆四物汤 5-562
56652 参耆白术汤 5-562
56653 参耆瓜蒌散 5-562
56654 参耆地黄汤 5-563
56655 参耆托里散 5-563
56656 参耆托里散 5-563
56657 参耆当归散 5-563
56658 参耆安胃散 5-563
56659 参耆完胞汤 5-563
56660 参耆补气汤 5-563
56661 参耆补血汤 5-563
56662 参耆补肺汤 5-563
56663 参耆补脾汤 5-563
56664 参耆附子汤 5-563
56665 参耆和气饮 5-563
56666 参耆实表汤 5-563
56667 参耆保元汤 5-563
56668 参耆退热汤 5-563
56669 参耆桂麻汤 5-563
56670 参耆健中汤 5-564
56671 参耆益气汤 5-564
56672 参耆调卫汤 5-564
56673 参耆调经汤 5-564
56674 参耆通乳汤 5-564
56675 参耆萝卜散 5-564
56676 参耆救元汤 5-564
56677 参耆救母汤 5-564
56678 参耆救逆汤 5-564
56679 参耆银花汤 5-564
56680 参耆鹿茸汤 5-564
56681 参耆羚角汤 5-564
56682 参耆紫金丹 5-564
56683 参耆槐角汤 5-564
56684 参耆鳖甲散 5-564
56685 参脂四物汤 5-565
56686 参胶补血汤 5-565
56687 参鹿强身丸 5-565
56688 参蛤麻杏膏 5-565
56689 参精止渴丸 5-565
56690 参赭培气汤 5-565
56691 参赭镇气汤 5-565
56692 参熟桃苏汤 5-565
56693 参燕百补丸 5-565
56694 参燕百补膏 5-565
56695 参燕异功煎 5-566
56696 参燕麦冬汤 5-566
56697 参麝活络丸 5-566
56698 参七脑康胶囊 5-566
56699 参三七伤药片 5-566
56700 参三七伤药散 5-566
56701 参贝北瓜颗粒 5-566
56702 参麦止咳糖浆 5-566
56703 参苏理肺糖浆 5-566
56704 参附大正气散 5-566
56705 参茸三肾胶囊 5-566
56706 参茸木瓜药酒 5-566
56707 参耆五味子片 5-567
56708 参耆降糖胶囊 5-567
56709 参耆首乌补汁 5-567
56710 参耆健胃冲剂 5-567
56711 参耆消渴胶囊 5-567
56712 参耆消渴颗粒 5-567
56713 参耆麻黄根汤 5-567
56714 参耆博力康片 5-567
56715 参耆蛤蚧补浆 5-567
56716 参梅养胃颗粒 5-567
56717 参甘归芍瓜蒌汤 5-567
56718 参甘姜苓半夏汤 5-567

56719 参甘桂附红蓝汤 5-567
56720 参归荆枣益母汤 5-567
56721 参归养血口服液 5-568
56722 参附龙牡救逆汤 5-568
56723 参苓大补生化汤 5-568
56724 参苓白术口服液 5-568
56725 参苓健脾胃颗粒 5-568
56726 参茸三七补血片 5-568
56727 参茸广嗣鱼鳔丸 5-568
56728 参茸固本还少丹 5-568
56729 参茸固本还少丸 5-568
56730 参茸济阴坤顺丸 5-568
56731 参茸姜附归桂汤 5-569
56732 参茸蛤蚧保肾丸 5-569
56733 参茸强肾口服液 5-569
56734 参茯五味芍药汤 5-569
56735 参耆内托十宣散 5-569
56736 参耆乌梅四物汤 5-569
56737 参耆丹桂红蓝汤 5-569
56738 参耆附子回阳汤 5-569
56739 参耆苓桂干姜汤 5-569
56740 参耆姜苏石膏汤 5-569
56741 参耆麻桂红蓝汤 5-569
56742 参耆蓝苏石膏汤 5-569
56743 参燕百补戒烟丸 5-569
56744 参术桂附加熟地汤 5-569
56745 参苓附术加生姜汤 5-569
56746 参耆建中合二陈汤 5-569
56747 参甘归芍麦冬瓜蒌汤 5-570

孤

56748 孤凤散 5-570

驹

56749 驹溺汤 5-570

驻

56750 驻马丸 5-570
56751 驻车丸 5-570
56752 驻车丸 5-570
56753 驻车丸 5-570
56754 驻车丸 5-570
56755 驻车丸 5-570
56756 驻车丸 5-570
56757 驻车丸 5-570
56758 驻年方 5-570
56759 驻春丹 5-570
56760 驻景丸 5-571
56761 驻景丸 5-571
56762 驻景丸 5-571
56763 驻景丸 5-571
56764 驻景丸 5-571
56765 驻精丸 5-571
56766 驻颜膏 5-571
56767 驻世金丹 5-571
56768 驻世珍馐 5-571
56769 驻阳小丹 5-571
56770 驻颜小还丹 5-571
56771 驻颜巨胜丸 5-572
56772 驻颜益心神方 5-572
56773 驻景补肾明目丸 5-572

驼

56774 驼脂酒 5-572
56775 驼粪熏方 5-572

绀

56776 绀珠膏 5-572
56777 绀雪丹 5-572
56778 绀珠木香槟榔丸 5-572
56779 绀珠正气天香汤 5-572

练

56780 练中丸 5-572
56781 练中丸 5-572
56782 练石散 5-572
56783 练阳汤 5-573
56784 练花粉 5-573
56785 练根散 5-573
56786 练香丸散 5-573

细

56787 细丸 5-573
56788 细水滑 5-573
56789 细辛丸 5-573
56790 细辛丸 5-573
56791 细辛丸 5-573
56792 细辛丸 5-573
56793 细辛丸 5-573
56794 细辛丸 5-573
56795 细辛丸 5-573
56796 细辛丸 5-573
56797 细辛丸 5-573
56798 细辛丸 5-574
56799 细辛丸 5-574
56800 细辛汤 5-574
56801 细辛汤 5-574
56802 细辛汤 5-574
56803 细辛汤 5-574
56804 细辛汤 5-574
56805 细辛汤 5-574
56806 细辛汤 5-574
56807 细辛汤 5-574
56808 细辛汤 5-574
56809 细辛汤 5-574
56810 细辛汤 5-574
56811 细辛汤 5-574
56812 细辛汤 5-574
56813 细辛汤 5-574
56814 细辛汤 5-574
56815 细辛汤 5-575
56816 细辛汤 5-575
56817 细辛汤 5-575
56818 细辛汤 5-575
56819 细辛汤 5-575
56820 细辛汤 5-575
56821 细辛汤 5-575
56822 细辛汤 5-575
56823 细辛汤 5-575
56824 细辛汤 5-575
56825 细辛汤 5-575
56826 细辛汤 5-575
56827 细辛汤 5-575
56828 细辛汤 5-575
56829 细辛汤 5-575
56830 细辛汤 5-575
56831 细辛饮 5-575
56832 细辛饮 5-575
56833 细辛散 5-576
56834 细辛散 5-576
56835 细辛散 5-576
56836 细辛散 5-576
56837 细辛散 5-576
56838 细辛散 5-576
56839 细辛散 5-576
56840 细辛散 5-576
56841 细辛散 5-576
56842 细辛散 5-576
56843 细辛散 5-576
56844 细辛散 5-576
56845 细辛散 5-577
56846 细辛散 5-577
56847 细辛散 5-577
56848 细辛散 5-577
56849 细辛散 5-577
56850 细辛散 5-577
56851 细辛散 5-577
56852 细辛散 5-577
56853 细辛散 5-577
56854 细辛散 5-577
56855 细辛散 5-577
56856 细辛散 5-577
56857 细辛散 5-577
56858 细辛散 5-578
56859 细辛散 5-578
56860 细辛散 5-578
56861 细辛散 5-578
56862 细辛散 5-578
56863 细辛散 5-578
56864 细辛散 5-578
56865 细辛散 5-578
56866 细辛散 5-578
56867 细辛散 5-578
56868 细辛散 5-578
56869 细辛散 5-578
56870 细辛散 5-578
56871 细辛散 5-578
56872 细辛散 5-579
56873 细辛散 5-579
56874 细辛散 5-579
56875 细辛散 5-579
56876 细辛散 5-579
56877 细辛散 5-579
56878 细辛散 5-579
56879 细辛散 5-579
56880 细辛散 5-579
56881 细辛散 5-579
56882 细辛散 5-579
56883 细辛散 5-579
56884 细辛散 5-579
56885 细辛散 5-579
56886 细辛散 5-579
56887 细辛散 5-579
56888 细辛散 5-580

56889 细辛散 5-580
56890 细辛散 5-580
56891 细辛散 5-580
56892 细辛散 5-580
56893 细辛散 5-580
56894 细辛散 5-580
56895 细辛散 5-580
56896 细辛散 5-580
56897 细辛散 5-580
56898 细辛散 5-580
56899 细辛散 5-580
56900 细辛散 5-580
56901 细辛散 5-580
56902 细辛散 5-580
56903 细辛散 5-580
56904 细辛散 5-580
56905 细辛散 5-580
56906 细辛散 5-581
56907 细辛散 5-581
56908 细辛散 5-581
56909 细辛煎 5-581
56910 细辛煎 5-581
56911 细辛膏 5-581
56912 细辛膏 5-581
56913 细辛膏 5-581
56914 细辛膏 5-581
56915 细辛膏 5-581
56916 细辛膏 5-581
56917 细柳散 5-581
56918 细柳煎 5-581
56919 细乞思哥 5-581
56920 细辛甘油 5-581
56921 细辛八味汤 5-581
56922 细辛大黄丸 5-582
56923 细辛大黄汤 5-582
56924 细辛大黄汤 5-582
56925 细辛五味汤 5-582
56926 细辛皂刺栓 5-582
56927 细辛附子汤 5-582
56928 细辛茱萸丸 5-582
56929 细辛桃仁汤 5-582
56930 细辛黄柏散 5-582
56931 细辛醋糊剂 5-582
56932 细辛橘皮汤 5-582
56933 细辛五味子汤 5-582
56934 细辛五味子汤 5-582
56935 细辛五味子汤 5-582

绍

56936 绍兴大补酒 5-582

绎

56937 绎皮丸 5-582

经

56938 经红散 5-583
56939 经带面 5-583
56940 经济丹 5-583
56941 经效方 5-583
56942 经效方 5-583
56943 经效散 5-583
56944 经效散 5-583
56945 经效散 5-583
56946 经效散 5-583
56947 经效散 5-583
56948 经验散 5-583
56949 经验散 5-583
56950 经痛饮 5-583
56951 经痛饮 5-583
56952 经带金丹 5-583
56953 经效疟丹 5-584
56954 经效疟丹 5-584
56955 经验敷方 5-584
56956 经漏验方 5-584
56957 经进八仙散 5-584
56958 经进乌头丸 5-584
56959 经进地仙丸 5-584
56960 经进地仙丹 5-584
56961 经进过院汤 5-584
56962 经进萃仙丸 5-584
56963 经进清中汤 5-585
56964 经效立应散 5-585
56965 经效阿胶丸 5-585
56966 经效苦楝丸 5-585
56967 经效茯苓汤 5-585
56968 经效黄耆散 5-585
56969 经效截疟丹 5-585
56970 经效蟾酥丸 5-585
56971 经验九藤酒 5-585
56972 经验广嗣丸 5-585
56973 经验五通膏 5-585
56974 经验止痛丸 5-585
56975 经验化核散 5-585
56976 经验乌须方 5-585
56977 经验正骨丹 5-586
56978 经验玉红膏 5-586
56979 经验石膏汤 5-586
56980 经验白术散 5-586
56981 经验立应散 5-586
56982 经验地黄丸 5-586
56983 经验安化汤 5-586
56984 经验如圣散 5-586
56985 经验苍术丸 5-586
56986 经验利气丸 5-586
56987 经验矾蜡丸 5-586
56988 经验易产丸 5-586
56989 经验固崩汤 5-586
56990 经验金樱丸 5-586
56991 经验肥儿丸 5-586
56992 经验育胎丸 5-586
56993 经验贴癣膏 5-586
56994 经验种子丸 5-587
56995 经验胆槐丹 5-587
56996 经验洗眼散 5-587
56997 经验养荣丸 5-587
56998 经验神芎丸 5-587
56999 经验秦艽汤 5-587
57000 经验桃奴丸 5-587
57001 经验秘真丹 5-587
57002 经验健脾丸 5-587
57003 经验消肿散 5-587
57004 经验涂核散 5-587
57005 经验涂核散 5-587
57006 经验烫伤药 5-587
57007 经验调气方 5-587
57008 经验调经汤 5-588
57009 经验调经汤 5-588
57010 经验理中丸 5-588
57011 经验猪肚丸 5-588
57012 经验滑石散 5-588
57013 经验蟾酥丸 5-588
57014 经期腹痛丸 5-588
57015 经进一捻金散 5-588
57016 经进龙虎金丹 5-588
57017 经进骨碎补丸 5-588
57018 经验天灵盖散 5-588
57019 经验对金饮子 5-588
57020 经验何首乌丸 5-589
57021 经验黄鸡煎丸 5-589
57022 经验催生秘方 5-589
57023 经验截疟神方 5-589
57024 经进丁香调气汤 5-589
57025 经进追异玄元丹 5-589
57026 经效鼠黏根浸酒 5-589
57027 经验万病无忧散 5-589
57028 经验化癖千捶膏 5-589
57029 经验水陆二仙丹 5-589
57030 经验加味二妙丸 5-589
57031 经验加味十全汤 5-589
57032 经验加减四物汤 5-589
57033 经验远志养心丹 5-590
57034 经验羌活桃仁汤 5-590
57035 经验祛湿煮酒方 5-590
57036 经验神仙退云丸 5-590
57037 经验调经种子丸 5-590
57038 经验理中消胀丸 5-590
57039 经验蟾酥五痔丸 5-590
57040 经验加麒麟乳香膏 5-590
57041 经验加减解毒活血汤 5-590

贯

57042 贯众丸 5-590
57043 贯众丸 5-590
57044 贯众丸 5-591
57045 贯众丸 5-591
57046 贯众丸 5-591
57047 贯众汤 5-591
57048 贯众汤 5-591
57049 贯众汤 5-591
57050 贯众汤 5-591
57051 贯众汤 5-591
57052 贯众汤 5-591
57053 贯众酒 5-591
57054 贯众散 5-591
57055 贯众散 5-591
57056 贯众散 5-591
57057 贯众散 5-591
57058 贯众散 5-591
57059 贯众散 5-591
57060 贯众散 5-592
57061 贯众散 5-592
57062 贯众散 5-592
57063 贯众散 5-592
57064 贯众散 5-592
57065 贯众散 5-592
57066 贯众散 5-592
57067 贯桑饮 5-592
57068 贯众五物散 5-592
57069 贯众黄连散 5-592

承

57070 承气丸 5-592
57071 承气丸 5-592
57072 承气丸 5-592
57073 承气丸 5-593
57074 承气丸 5-593
57075 承气丸 5-593

57076 承气汤 5-593
57077 承气汤 5-593
57078 承气汤 5-593
57079 承气汤 5-593
57080 承气汤 5-593
57081 承气汤 5-593
57082 承气汤 5-593
57083 承气汤 5-593
57084 承泽丸 5-593
57085 承气浴汤 5-593
57086 承气化毒汤 5-593
57087 承气生化汤 5-593
57088 承气转精丸 5-593
57089 承气养荣汤 5-594
57090 承气合小陷胸汤 5-594
57091 承气泻胃厚朴汤 5-594
57092 承气兼三黄竹叶石膏汤 5-594

九画

玳

57093 玳瑁丸 5-595
57094 玳瑁丸 5-595
57095 玳瑁丸 5-595
57096 玳瑁丸 5-595
57097 玳瑁汤 5-595
57098 玳瑁散 5-595
57099 玳瑁散 5-595
57100 玳瑁散 5-595
57101 玳瑁散 5-595
57102 玳瑁散 5-595
57103 玳瑁郁金汤 5-595

珀

57104 珀珠散 5-596

珍

57105 珍奇散 5-596
57106 珍宝饮 5-596
57107 珍宝散 5-596
57108 珍珠丸 5-596
57109 珍珠丸 5-596
57110 珍珠丸 5-596
57111 珍珠丸 5-596
57112 珍珠丸 5-596
57113 珍珠丸 5-596
57114 珍珠丸 5-596
57115 珍珠丸 5-596
57116 珍珠丸 5-596
57117 珍珠丸 5-596
57118 珍珠丸 5-596
57119 珍珠丸 5-596
57120 珍珠丸 5-596
57121 珍珠丸 5-596
57122 珍珠丸 5-596
57123 珍珠丸 5-597
57124 珍珠丸 5-597
57125 珍珠丸 5-597
57126 珍珠丸 5-597
57127 珍珠丸 5-597
57128 珍珠丹 5-597
57129 珍珠丹 5-597
57130 珍珠粉 5-597
57131 珍珠散 5-597
57132 珍珠散 5-597
57133 珍珠散 5-597
57134 珍珠散 5-597
57135 珍珠散 5-598
57136 珍珠散 5-598
57137 珍珠散 5-598
57138 珍珠散 5-598
57139 珍珠散 5-598
57140 珍珠散 5-598
57141 珍珠散 5-598
57142 珍珠散 5-598
57143 珍珠散 5-598
57144 珍珠散 5-598
57145 珍珠散 5-598
57146 珍珠散 5-598
57147 珍珠散 5-598
57148 珍珠散 5-598
57149 珍珠散 5-598
57150 珍珠散 5-599
57151 珍珠散 5-599
57152 珍珠散 5-599
57153 珍珠散 5-599
57154 珍珠散 5-599
57155 珍珠散 5-599
57156 珍珠散 5-599
57157 珍珠散 5-599
57158 珍珠散 5-599
57159 珍珠散 5-599
57160 珍珠散 5-599
57161 珍珠散 5-599
57162 珍珠散 5-599
57163 珍珠散 5-599
57164 珍珠散 5-600
57165 珍珠散 5-600
57166 珍珠散 5-600
57167 珍珠散 5-600
57168 珍珠散 5-600
57169 珍珠膏 5-600
57170 珍珠膏 5-600
57171 珍黛散 5-600
57172 珍合灵片 5-600
57173 珍珠子丸 5-600
57174 珍珠母丸 5-600
57175 珍珠母丸 5-600
57176 珍珠母丸 5-600
57177 珍珠粉丸 5-600
57178 珍珠粉丸 5-600
57179 珍珠粉丸 5-600
57180 珍珠粉丸 5-600
57181 珍珠粉丸 5-601
57182 珍宝三生丹 5-601
57183 珍珀活命丹 5-601
57184 珍珠十宝散 5-601
57185 珍珠十宝膏 5-601
57186 珍珠八宝丹 5-601
57187 珍珠八宝丹 5-601
57188 珍珠八宝丹 5-601
57189 珍珠八宝丹 5-601
57190 珍珠人牙散 5-601
57191 珍珠天麻丸 5-601
57192 珍珠牛黄散 5-601
57193 珍珠龙脑丸 5-601
57194 珍珠生肌散 5-601
57195 珍珠生肌散 5-601
57196 珍珠生肌散 5-601
57197 珍珠冰片散 5-601
57198 珍珠冰硼散 5-602
57199 珍珠拨云散 5-602
57200 珍珠胃安丸 5-602
57201 珍珠退翳散 5-602
57202 珍珠消积丸 5-602
57203 珍珠象牙膏 5-602
57204 珍珠琥珀散 5-602
57205 珍珠滚痰丸 5-602
57206 珍珠龙脑生肌散 5-602
57207 珍珠黄金丹长药 5-602
57208 珍珠犀黄八宝丹 5-602
57209 珍珠镇缓解痉汤 5-602

珊

57210 珊瑚散 5-602
57211 珊瑚散 5-602
57212 珊瑚蒸 5-602
57213 珊瑚膏 5-602
57214 珊瑚膏 5-603
57215 珊瑚紫金膏 5-603

毒

57216 毒淋汤 5-603
57217 毒腐散 5-603
57218 毒油神膏 5-603
57219 毒消滤水饮 5-603

奏

57220 奏凯和解饮 5-603

春

57221 春风散 5-603
57222 春水散 5-603
57223 春冰散 5-603
57224 春冰散 5-603
57225 春和膏 5-604
57226 春泽汤 5-604
57227 春泽汤 5-604
57228 春泽汤 5-604
57229 春笋丹 5-604
57230 春容散 5-604
57231 春雪膏 5-604
57232 春雪膏 5-604
57233 春雪膏 5-604
57234 春雪膏 5-604
57235 春雪膏 5-604
57236 春雪膏 5-604
57237 春雪膏 5-604
57238 春雪膏 5-605
57239 春雪膏 5-605
57240 春雪膏 5-605
57241 春雪膏 5-605
57242 春雪膏 5-605
57243 春雪膏 5-605
57244 春雪膏 5-605
57245 春盘面 5-605
57246 春温汤 5-605
57247 春雷丸 5-605
57248 春蕨散 5-605
57249 春风一醉散 5-605
57250 春血安胶囊 5-605
57251 春疫五仙膏 5-605
57252 春雪眼药膏 5-605
57253 春季补肾肾沥汤 5-605

垣

57254 垣衣散 5-606

垢

57255 垢腻散 5-606

柑

57256 柑仁散 5-606
57257 柑皮汤 5-606
57258 柑皮散 5-606
57259 柑皮煮散 5-606
57260 柑皮煎散 5-606
57261 柑叶定痛散 5-606

桔

57262 桔药 5-606
57263 桔药 5-606
57264 桔矾散 5-606
57265 桔矾散 5-606
57266 桔矾散 5-606
57267 桔矾散 5-606
57268 桔矾散 5-607
57269 桔矾散 5-607
57270 桔矾散 5-607
57271 桔矾散 5-607
57272 桔矾散 5-607
57273 桔矾散 5-607
57274 桔骨丸 5-607
57275 桔桑膏 5-607
57276 桔痔方 5-607
57277 桔痔方 5-607
57278 桔痔钉 5-607
57279 桔痔药 5-607
57280 桔痔药 5-607
57281 桔痔液 5-607
57282 桔痔散 5-608
57283 桔痔散 5-608
57284 桔痔散 5-608
57285 桔痔散 5-608
57286 桔痔散 5-608
57287 桔痔散 5-608
57288 桔痔散 5-608
57289 桔痔散 5-608
57290 桔痔散 5-608
57291 桔痔散 5-608
57292 桔痔散 5-608
57293 桔痔散 5-608
57294 桔痔散 5-608
57295 桔痔散 5-608
57296 桔痔散 5-608
57297 桔痔散 5-608
57298 桔瘤方 5-609
57299 桔瘤方 5-609
57300 桔瘤方 5-609
57301 桔瘤散 5-609
57302 桔瘤膏 5-609
57303 桔瘤膏 5-609
57304 桔瘤膏 5-609
57305 桔瘤子药 5-609
57306 桔后生肌散 5-609
57307 桔矾龙骨散 5-609
57308 桔热清心散 5-609
57309 桔痔水澄膏 5-609
57310 桔痔宽肠方 5-609
57311 桔草慈菇化毒丸 5-609

柘

57312 柘根酒 5-609
57313 柘根煎 5-610
57314 柘黄汤 5-610

相

57315 相传丸 5-610
57316 相传汤 5-610
57317 相思丸 5-610

枳

57318 枳子汤 5-610
57319 枳巴丸 5-610
57320 枳术丸 5-610
57321 枳术丸 5-610
57322 枳术丸 5-610
57323 枳术丸 5-610
57324 枳术丸 5-610
57325 枳术丸 5-610
57326 枳术汤 5-610
57327 枳术汤 5-611
57328 枳术汤 5-611
57329 枳术汤 5-611
57330 枳术汤 5-611
57331 枳术散 5-611
57332 枳叶酒 5-611
57333 枳皮酒 5-611
57334 枳朴汤 5-611
57335 枳芎散 5-611
57336 枳芎散 5-611
57337 枳壳丸 5-612
57338 枳壳丸 5-612
57339 枳壳丸 5-612
57340 枳壳丸 5-612
57341 枳壳丸 5-612
57342 枳壳丸 5-612
57343 枳壳丸 5-612
57344 枳壳丸 5-612
57345 枳壳丸 5-612
57346 枳壳丸 5-612
57347 枳壳丸 5-612
57348 枳壳丸 5-612
57349 枳壳丸 5-612
57350 枳壳丸 5-613
57351 枳壳丸 5-613
57352 枳壳丸 5-613
57353 枳壳丸 5-613
57354 枳壳丸 5-613
57355 枳壳丸 5-613
57356 枳壳丸 5-613
57357 枳壳丸 5-613
57358 枳壳丸 5-613
57359 枳壳丸 5-613
57360 枳壳丸 5-613
57361 枳壳丸 5-613
57362 枳壳丸 5-613
57363 枳壳丸 5-614
57364 枳壳丸 5-614
57365 枳壳丸 5-614
57366 枳壳丸 5-614
57367 枳壳丸 5-614
57368 枳壳丸 5-614
57369 枳壳丸 5-614
57370 枳壳丸 5-614
57371 枳壳丸 5-614
57372 枳壳丸 5-614
57373 枳壳丸 5-614
57374 枳壳丸 5-614
57375 枳壳丸 5-614
57376 枳壳丸 5-614
57377 枳壳丸 5-614
57378 枳壳丸 5-614
57379 枳壳丸 5-614
57380 枳壳丸 5-615
57381 枳壳丸 5-615
57382 枳壳丸 5-615
57383 枳壳丸 5-615
57384 枳壳丸 5-615
57385 枳壳汤 5-615
57386 枳壳汤 5-615
57387 枳壳汤 5-615
57388 枳壳汤 5-615
57389 枳壳汤 5-615
57390 枳壳汤 5-615
57391 枳壳汤 5-615
57392 枳壳汤 5-615
57393 枳壳汤 5-615
57394 枳壳汤 5-616
57395 枳壳汤 5-616
57396 枳壳汤 5-616
57397 枳壳汤 5-616
57398 枳壳汤 5-616
57399 枳壳汤 5-616
57400 枳壳汤 5-616
57401 枳壳汤 5-616
57402 枳壳汤 5-616
57403 枳壳汤 5-616
57404 枳壳汤 5-616
57405 枳壳汤 5-616
57406 枳壳汤 5-616
57407 枳壳汤 5-616
57408 枳壳汤 5-616
57409 枳壳汤 5-616
57410 枳壳汤 5-616
57411 枳壳汤 5-616
57412 枳壳汤 5-617
57413 枳壳汤 5-617
57414 枳壳汤 5-617
57415 枳壳汤 5-617
57416 枳壳汤 5-617
57417 枳壳汤 5-617
57418 枳壳汤 5-617
57419 枳壳汤 5-617
57420 枳壳汤 5-617
57421 枳壳汤 5-617
57422 枳壳饮 5-617
57423 枳壳酒 5-617
57424 枳壳散 5-617
57425 枳壳散 5-617
57426 枳壳散 5-617
57427 枳壳散 5-617
57428 枳壳散 5-617
57429 枳壳散 5-617
57430 枳壳散 5-617
57431 枳壳散 5-618
57432 枳壳散 5-618
57433 枳壳散 5-618
57434 枳壳散 5-618
57435 枳壳散 5-618
57436 枳壳散 5-618
57437 枳壳散 5-618
57438 枳壳散 5-618
57439 枳壳散 5-618
57440 枳壳散 5-618
57441 枳壳散 5-618
57442 枳壳散 5-618
57443 枳壳散 5-618
57444 枳壳散 5-618
57445 枳壳散 5-618
57446 枳壳散 5-619
57447 枳壳散 5-619
57448 枳壳散 5-619
57449 枳壳散 5-619
57450 枳壳散 5-619
57451 枳壳散 5-619
57452 枳壳散 5-619
57453 枳壳散 5-619
57454 枳壳散 5-619
57455 枳壳散 5-619
57456 枳壳散 5-619
57457 枳壳散 5-619
57458 枳壳散 5-619
57459 枳壳散 5-619
57460 枳壳散 5-619
57461 枳壳散 5-619
57462 枳壳散 5-619
57463 枳壳散 5-619
57464 枳壳散 5-619
57465 枳壳散 5-620
57466 枳壳散 5-620
57467 枳壳散 5-620

57468 枳壳散 5-620
57469 枳壳散 5-620
57470 枳壳散 5-620
57471 枳壳散 5-620
57472 枳壳散 5-620
57473 枳壳散 5-620
57474 枳壳散 5-620
57475 枳壳散 5-620
57476 枳壳散 5-620
57477 枳壳散 5-620
57478 枳壳散 5-620
57479 枳壳散 5-620
57480 枳壳散 5-620
57481 枳壳散 5-620
57482 枳芩散 5-621
57483 枳杏丸 5-621
57484 枳连丸 5-621
57485 枳实丸 5-621
57486 枳实丸 5-621
57487 枳实丸 5-621
57488 枳实丸 5-621
57489 枳实丸 5-621
57490 枳实丸 5-621
57491 枳实丸 5-621
57492 枳实丸 5-621
57493 枳实丸 5-621
57494 枳实丸 5-621
57495 枳实丸 5-621
57496 枳实丸 5-621
57497 枳实丸 5-622
57498 枳实丸 5-622
57499 枳实丸 5-622
57500 枳实丸 5-622
57501 枳实汤 5-622
57502 枳实汤 5-622
57503 枳实汤 5-622
57504 枳实汤 5-622
57505 枳实汤 5-622
57506 枳实汤 5-622
57507 枳实汤 5-622
57508 枳实汤 5-622
57509 枳实汤 5-622
57510 枳实汤 5-622
57511 枳实汤 5-622
57512 枳实汤 5-623
57513 枳实汤 5-623
57514 枳实汤 5-623
57515 枳实汤 5-623
57516 枳实汤 5-623
57517 枳实汤 5-623
57518 枳实汤 5-623
57519 枳实汤 5-623
57520 枳实汤 5-623
57521 枳实汤 5-623
57522 枳实汤 5-623
57523 枳实汤 5-623
57524 枳实汤 5-623
57525 枳实汤 5-623
57526 枳实汤 5-623
57527 枳实汤 5-623
57528 枳实汤 5-623
57529 枳实汤 5-624
57530 枳实汤 5-624
57531 枳实汤 5-624
57532 枳实汤 5-624
57533 枳实汤 5-624
57534 枳实汤 5-624
57535 枳实汤 5-624
57536 枳实汤 5-624
57537 枳实汤 5-624
57538 枳实酒 5-624
57539 枳实散 5-624
57540 枳实散 5-624
57541 枳实散 5-624
57542 枳实散 5-624
57543 枳实散 5-624
57544 枳实散 5-624
57545 枳实散 5-624
57546 枳实散 5-625
57547 枳实散 5-625
57548 枳实散 5-625
57549 枳实散 5-625
57550 枳实散 5-625
57551 枳实散 5-625
57552 枳实散 5-625
57553 枳实散 5-625
57554 枳实散 5-625
57555 枳实散 5-625
57556 枳实散 5-625
57557 枳实散 5-625
57558 枳实散 5-625
57559 枳实散 5-625
57560 枳实散 5-626
57561 枳实散 5-626
57562 枳实散 5-626
57563 枳实散 5-626
57564 枳实散 5-626
57565 枳实散 5-626
57566 枳实散 5-626
57567 枳实散 5-626
57568 枳实散 5-626
57569 枳实散 5-626
57570 枳实散 5-626
57571 枳实膏 5-626
57572 枳茹酒 5-626
57573 枳香散 5-626
57574 枳桔汤 5-626
57575 枳梗汤 5-626
57576 枳梗汤 5-626
57577 枳椇粥 5-627
57578 枳橘汤 5-627
57579 枳橘散 5-627
57580 枳橘熨 5-627
57581 枳壳饮子 5-627
57582 枳壳浸酒 5-627
57583 枳壳浸酒 5-627
57584 枳壳煮散 5-627
57585 枳壳煮散 5-627
57586 枳壳煮散 5-627
57587 枳壳剉散 5-627
57588 枳壳煎丸 5-627
57589 枳壳煎丸 5-627
57590 枳壳熨方 5-627
57591 枳实熨方 5-627
57592 枳实熨方 5-627
57593 枳椇子丸 5-628
57594 枳马二仙丹 5-628
57595 枳马金钱散 5-628
57596 枳术二陈汤 5-628
57597 枳术二陈汤 5-628
57598 枳术化痰丸 5-628
57599 枳术导滞丸 5-628
57600 枳术青皮汤 5-628
57601 枳术黄连丸 5-628
57602 枳术蛎椒汤 5-628
57603 枳石平胃散 5-628
57604 枳朴二陈汤 5-628
57605 枳朴大黄丸 5-628
57606 枳朴大黄丸 5-628
57607 枳朴大黄汤 5-628
57608 枳朴大黄汤 5-628
57609 枳朴平胃散 5-628
57610 枳朴香砂汤 5-629
57611 枳朴柴陈汤 5-629
57612 枳壳人参丸 5-629
57613 枳壳大黄汤 5-629
57614 枳壳大黄汤 5-629
57615 枳壳大黄汤 5-629
57616 枳壳川连汤 5-629
57617 枳壳木香丸 5-629
57618 枳壳木香散 5-629
57619 枳壳化滞汤 5-629
57620 枳壳半夏汤 5-629
57621 枳壳半夏汤 5-629
57622 枳壳防风丸 5-629
57623 枳壳羌活丸 5-629
57624 枳壳青皮饮 5-629
57625 枳壳青皮饮 5-629
57626 枳壳栀子汤 5-629
57627 枳壳荆芥散 5-629
57628 枳壳前胡汤 5-629
57629 枳壳除痔丸 5-630
57630 枳壳桔梗汤 5-630
57631 枳壳桔梗汤 5-630
57632 枳壳桔梗汤 5-630
57633 枳壳宽肠散 5-630
57634 枳壳理中汤 5-630
57635 枳壳黄连汤 5-630
57636 枳壳黄耆丸 5-630
57637 枳壳滑胎散 5-630
57638 枳壳疏肝散 5-630
57639 枳壳瘦胎散 5-630
57640 枳壳橘皮汤 5-630
57641 枳连二陈汤 5-630
57642 枳连导滞汤 5-630
57643 枳实二陈汤 5-630
57644 枳实三百丸 5-630
57645 枳实大黄汤 5-630
57646 枳实大黄汤 5-630
57647 枳实大黄汤 5-630
57648 枳实大黄汤 5-631
57649 枳实天麻汤 5-631
57650 枳实木香丸 5-631
57651 枳实分消汤 5-631
57652 枳实白术汤 5-631
57653 枳实半夏丸 5-631
57654 枳实半夏汤 5-631
57655 枳实半夏汤 5-631
57656 枳实半夏汤 5-631
57657 枳实半夏汤 5-631
57658 枳实芍药散 5-631
57659 枳实导滞丸 5-631
57660 枳实导滞汤 5-632
57661 枳实导滞汤 5-632
57662 枳实导滞汤 5-632
57663 枳实导滞汤 5-632
57664 枳实导滞散 5-632
57665 枳实连槟丸 5-632
57666 枳实青皮汤 5-632
57667 枳实栀子汤 5-632
57668 枳实厚朴汤 5-632
57669 枳实桔梗汤 5-632
57670 枳实柴胡汤 5-632
57671 枳实消痞丸 5-632
57672 枳实消痞丸 5-632
57673 枳实消滞汤 5-632
57674 枳实理中丸 5-632
57675 枳实理中丸 5-632
57676 枳实理中丸 5-632
57677 枳实理中丸 5-632
57678 枳实理中汤 5-633
57679 枳实理中汤 5-633
57680 枳实理中汤 5-633
57681 枳实理中汤 5-633
57682 枳实槟榔丸 5-633
57683 枳实薤白汤 5-633

57684 枳桔二母汤 5-633
57685 枳桔二陈汤 5-633
57686 枳桔二陈汤 5-633
57687 枳桔二陈汤 5-633
57688 枳桔大黄汤 5-633
57689 枳桔平胃散 5-633
57690 枳桔泻白散 5-633
57691 枳桔栀豉汤 5-633
57692 枳桔柴胡汤 5-633
57693 枳梗二陈汤 5-633
57694 枳梗半夏汤 5-633
57695 枳缩二陈汤 5-634
57696 枳缩二陈汤 5-634
57697 枳缩二陈汤 5-634
57698 枳缩二陈汤 5-634
57699 枳壳地骨皮散 5-634
57700 枳实栀子豉汤 5-634
57701 枳壳栀子大黄汤 5-634
57702 枳实芍药甘草汤 5-634
57703 枳实导滞化毒汤 5-634
57704 枳实薤白桂枝汤 5-634
57705 枳实大黄栀子豉汤 5-634
57706 枳实芍药干姜甘草汤 5-634

柞

57707 柞木汤 5-634
57708 柞木汤 5-634
57709 柞木饮 5-635
57710 柞木散 5-635
57711 柞叶汤 5-635
57712 柞皮汤 5-635
57713 柞木皮汤 5-635
57714 柞木饮子 5-635
57715 柞木饮子 5-635
57716 柞木饮子 5-635
57717 柞木化醒汤 5-635

柏

57718 柏汤 5-635
57719 柏茶 5-635
57720 柏土散 5-635
57721 柏子丸 5-635
57722 柏子散 5-635
57723 柏仁散 5-635
57724 柏公汤 5-635
57725 柏艾饮 5-635
57726 柏术丸 5-636
57727 柏石散 5-636
57728 柏叶丸 5-636
57729 柏叶丸 5-636
57730 柏叶丸 5-636
57731 柏叶丸 5-636
57732 柏叶丸 5-636
57733 柏叶汤 5-636
57734 柏叶汤 5-636
57735 柏叶汤 5-636
57736 柏叶汤 5-636
57737 柏叶汤 5-636
57738 柏叶汤 5-636
57739 柏叶汤 5-637
57740 柏叶汤 5-637
57741 柏叶汤 5-637
57742 柏叶饮 5-637
57743 柏叶乳 5-637
57744 柏叶酒 5-637
57745 柏叶散 5-637
57746 柏叶散 5-637
57747 柏叶散 5-637
57748 柏叶散 5-637
57749 柏叶散 5-637
57750 柏叶散 5-637
57751 柏叶散 5-637
57752 柏叶散 5-637
57753 柏叶散 5-637
57754 柏叶散 5-637
57755 柏叶散 5-638
57756 柏叶散 5-638
57757 柏叶散 5-638
57758 柏叶散 5-638
57759 柏叶散 5-638
57760 柏叶散 5-638
57761 柏叶散 5-638
57762 柏叶散 5-638
57763 柏叶散 5-638
57764 柏叶散 5-638
57765 柏叶膏 5-638
57766 柏叶膏 5-638
57767 柏叶膏 5-638
57768 柏皮丸 5-638
57769 柏皮丸 5-638
57770 柏皮丸 5-638
57771 柏皮丸 5-639
57772 柏皮汤 5-639
57773 柏皮汤 5-639
57774 柏皮汤 5-639
57775 柏皮汤 5-639
57776 柏皮汤 5-639
57777 柏皮汤 5-639
57778 柏皮汤 5-639
57779 柏皮汤 5-639
57780 柏皮散 5-639
57781 柏皮散 5-639
57782 柏皮散 5-639
57783 柏皮散 5-639
57784 柏皮散 5-639
57785 柏皮散 5-639
57786 柏皮膏 5-639
57787 柏皮膏 5-639
57788 柏皮膏 5-639
57789 柏皮膏 5-640
57790 柏皮膏 5-640
57791 柏皮膏 5-640
57792 柏母丸 5-640
57793 柏灰散 5-640
57794 柏花丸 5-640
57795 柏连散 5-640
57796 柏连散 5-640
57797 柏连散 5-640
57798 柏枝汤 5-640
57799 柏枝饮 5-640
57800 柏枝饮 5-640
57801 柏枝油 5-640
57802 柏枝散 5-640
57803 柏枝散 5-640
57804 柏实散 5-640
57805 柏香丸 5-640
57806 柏姜散 5-640
57807 柏桂汤 5-640
57808 柏根散 5-640
57809 柏莲汤 5-641
57810 柏莲汤 5-641
57811 柏脂膏 5-641
57812 柏胶丸 5-641
57813 柏粉膏 5-641
57814 柏黄丸 5-641
57815 柏黄散 5-641
57816 柏黄散 5-641
57817 柏棉饮 5-641
57818 柏蛤散 5-641
57819 柏蒜丸 5-641
57820 柏煎丸 5-641
57821 柏墨散 5-641
57822 柏霜散 5-641
57823 柏黛散 5-641
57824 柏子仁丸 5-641
57825 柏子仁丸 5-641
57826 柏子仁丸 5-642
57827 柏子仁丸 5-642
57828 柏子仁丸 5-642
57829 柏子仁丸 5-642
57830 柏子仁丸 5-642
57831 柏子仁丸 5-642
57832 柏子仁丸 5-642
57833 柏子仁丸 5-642
57834 柏子仁丸 5-642
57835 柏子仁丸 5-642
57836 柏子仁丸 5-642
57837 柏子仁丸 5-643
57838 柏子仁丸 5-643
57839 柏子仁丸 5-643
57840 柏子仁丸 5-643
57841 柏子仁丸 5-643
57842 柏子仁丸 5-643
57843 柏子仁丸 5-643
57844 柏子仁丸 5-643
57845 柏子仁丸 5-643
57846 柏子仁丸 5-643
57847 柏子仁汤 5-643
57848 柏子仁汤 5-643
57849 柏子仁汤 5-644
57850 柏子仁汤 5-644
57851 柏子仁汤 5-644
57852 柏子仁汤 5-644
57853 柏子仁汤 5-644
57854 柏子仁饮 5-644
57855 柏子仁酒 5-644
57856 柏子仁散 5-644
57857 柏子仁散 5-644
57858 柏子仁散 5-644
57859 柏子仁散 5-644
57860 柏子仁散 5-644
57861 柏子仁散 5-645
57862 柏子仁散 5-645
57863 柏子仁散 5-645
57864 柏子仁散 5-645
57865 柏子仁散 5-645
57866 柏子仁散 5-645
57867 柏子仁散 5-645
57868 柏子仁粥 5-645
57869 柏子仁膏 5-645
57870 柏叶洗方 5-645
57871 柏白皮汤 5-645
57872 柏竹沥膏 5-645
57873 柏脂醖酒 5-645
57874 柏子安心汤 5-645
57875 柏子坠痰丸 5-646
57876 柏子建宫丸 5-646
57877 柏子养心丸 5-646
57878 柏子养心丸 5-646
57879 柏子养心丸 5-646
57880 柏子养心片 5-646
57881 柏子养心丹 5-646
57882 柏子养心汤 5-646
57883 柏子养心汤 5-646
57884 柏子滋心丸 5-646
57885 柏术四制丸 5-646
57886 柏叶生发汤 5-646
57887 柏叶沐头丸 5-646
57888 柏叶黄耆散 5-647
57889 柏叶鹿茸丸 5-647

58099 栀子香豉淡竹叶汤 5-659

枸

58100 枸杞丸 5-659
58101 枸杞丸 5-659
58102 枸杞丸 5-659
58103 枸杞丸 5-660
58104 枸杞丸 5-660
58105 枸杞丸 5-660
58106 枸杞丸 5-660
58107 枸杞丸 5-660
58108 枸杞丸 5-660
58109 枸杞丸 5-660
58110 枸杞汤 5-660
58111 枸杞汤 5-660
58112 枸杞汤 5-660
58113 枸杞汤 5-660
58114 枸杞汤 5-660
58115 枸杞汤 5-660
58116 枸杞汤 5-660
58117 枸杞汤 5-661
58118 枸杞汤 5-661
58119 枸杞汤 5-661
58120 枸杞汤 5-661
58121 枸杞汤 5-661
58122 枸杞汤 5-661
58123 枸杞汤 5-661
58124 枸杞饮 5-661
58125 枸杞茶 5-661
58126 枸杞酒 5-661
58127 枸杞酒 5-661
58128 枸杞酒 5-661
58129 枸杞酒 5-661
58130 枸杞酒 5-661
58131 枸杞酒 5-662
58132 枸杞酒 5-662
58133 枸杞散 5-662
58134 枸杞散 5-662
58135 枸杞散 5-662
58136 枸杞散 5-662
58137 枸杞粥 5-662
58138 枸杞粥 5-662
58139 枸杞粥 5-662
58140 枸杞煎 5-662
58141 枸杞煎 5-662
58142 枸杞煎 5-662
58143 枸杞煎 5-662
58144 枸杞煎 5-663
58145 枸杞煎 5-663
58146 枸杞煎 5-663
58147 枸杞煎 5-663
58148 枸杞煎 5-663
58149 枸杞煎 5-663
58150 枸杞膏 5-663
58151 枸杞膏 5-663
58152 枸杞羹 5-663
58153 枸苓丸 5-663
58154 枸橘汤 5-663
58155 枸杞子丸 5-663
58156 枸杞子丸 5-663
58157 枸杞子丸 5-663
58158 枸杞子丸 5-663
58159 枸杞子丸 5-664
58160 枸杞子丸 5-664
58161 枸杞子丸 5-664
58162 枸杞子丸 5-664
58163 枸杞子丸 5-664
58164 枸杞子丸 5-664
58165 枸杞子丸 5-664
58166 枸杞子丸 5-664
58167 枸杞子丸 5-664
58168 枸杞子汤 5-664
58169 枸杞子酒 5-664
58170 枸杞子酒 5-664
58171 枸杞子散 5-664
58172 枸杞子散 5-664
58173 枸杞子散 5-664
58174 枸杞子散 5-664
58175 枸杞子散 5-665
58176 枸杞子煎 5-665
58177 枸杞叶粥 5-665
58178 枸杞叶羹 5-665
58179 枸杞药酒 5-665
58180 枸杞根方 5-665
58181 枸杞根汤 5-665
58182 枸杞根饮 5-665
58183 枸杞根散 5-665
58184 枸杞根散 5-665
58185 枸杞浸酒 5-665
58186 枸杞煎丸 5-665
58187 枸杞煎丸 5-665
58188 枸杞羊肾粥 5-665
58189 枸杞羊肾粥 5-666
58190 枸杞防风酒 5-666
58191 枸杞还童丸 5-666
58192 枸杞根酿酒 5-666
58193 枸杞益元酒 5-666
58194 枸杞菖蒲酒 5-666
58195 枸杞菟丝汤 5-666
58196 枸杞石决明酒 5-666
58197 枸杞汁点眼方 5-666

柳

58198 柳木膏 5-666
58199 柳叶汤 5-666
58200 柳叶散 5-666
58201 柳仙散 5-666
58202 柳白散 5-666
58203 柳皮膏 5-666
58204 柳灰散 5-667
58205 柳光散 5-667
58206 柳华散 5-667
58207 柳豆散 5-667
58208 柳花丹 5-667
58209 柳花散 5-667
58210 柳花散 5-667
58211 柳花散 5-667
58212 柳花散 5-667
58213 柳花散 5-667
58214 柳花散 5-667
58215 柳花散 5-667
58216 柳花散 5-667
58217 柳条膏 5-667
58218 柳青丸 5-667
58219 柳青散 5-667
58220 柳青散 5-667
58221 柳枝汤 5-667
58222 柳枝汤 5-668
58223 柳枝汤 5-668
58224 柳枝汤 5-668
58225 柳枝汤 5-668
58226 柳枝汤 5-668
58227 柳枝汤 5-668
58228 柳枝散 5-668
58229 柳枝散 5-668
58230 柳枝散 5-668
58231 柳枝膏 5-668
58232 柳枝膏 5-668
58233 柳枝膏 5-668
58234 柳根酒 5-668
58235 柳黄丹 5-668
58236 柳黄散 5-668
58237 柳绿散 5-668
58238 柳绿散 5-668
58239 柳絮散 5-668
58240 柳絮散 5-668
58241 柳木耳饼 5-669
58242 柳木耳饼 5-669
58243 柳白皮汤 5-669
58244 柳枝浴汤 5-669
58245 柳根熨方 5-669
58246 柳蛀粪熨 5-669
58247 柳絮矾散 5-669
58248 柳枝当归膏 5-669
58249 柳蚰屑浴汤 5-669
58250 柳酸乌梅膏 5-669
58251 柳枝煎防风丸 5-669

柱

58252 柱灵散 5-669

柿

58253 柿汤 5-669
58254 柿饼 5-669
58255 柿皮散 5-670
58256 柿灰散 5-670
58257 柿灵丹 5-670
58258 柿饼丸 5-670
58259 柿饼饭 5-670
58260 柿饼粥 5-670
58261 柿根膏 5-670
58262 柿钱散 5-670
58263 柿蒂汤 5-670
58264 柿蒂汤 5-670
58265 柿蒂汤 5-670
58266 柿蒂汤 5-670
58267 柿蒂饮 5-670
58268 柿蒂酒 5-670
58269 柿蒂散 5-670
58270 柿蒂散 5-670
58271 柿蒂散 5-670
58272 柿煎散 5-670
58273 柿精散 5-670
58274 柿霜丸 5-670
58275 柿蘸散 5-671
58276 柿蒂丁香饮 5-671

柽

58277 柽叶散 5-671
58278 柽叶煎 5-671
58279 柽花散 5-671
58280 柽枝煎 5-671
58281 柽叶葛根汤 5-671

故

58282 故纸散 5-671
58283 故扇散 5-671
58284 故锦散 5-671
58285 故纸四神丸 5-671

胡

58286 胡豆汁 5-671
58287 胡芦丸 5-671
58288 胡连丸 5-671
58289 胡连丸 5-671
58290 胡连丸 5-671
58291 胡连丸 5-672
58292 胡连汤 5-672
58293 胡连散 5-672
58294 胡连散 5-672
58295 胡桃丸 5-672
58296 胡桃丸 5-672
58297 胡桃丸 5-672
58298 胡桃丸 5-672

58299 胡桃汤 5-672
58300 胡桃汤 5-672
58301 胡桃饮 5-672
58302 胡桃酒 5-672
58303 胡桃散 5-672
58304 胡桃散 5-672
58305 胡桃散 5-672
58306 胡桃散 5-672
58307 胡桃散 5-672
58308 胡桃散 5-673
58309 胡桃散 5-673
58310 胡桃粥 5-673
58311 胡桃膏 5-673
58312 胡荽丹 5-673
58313 胡荽汤 5-673
58314 胡荽饮 5-673
58315 胡荽饼 5-673
58316 胡荽酒 5-673
58317 胡荽散 5-673
58318 胡荽散 5-673
58319 胡荽煎 5-673
58320 胡粉丸 5-673
58321 胡粉丸 5-673
58322 胡粉丸 5-673
58323 胡粉丸 5-673
58324 胡粉丸 5-673
58325 胡粉丸 5-673
58326 胡粉丸 5-673
58327 胡粉丸 5-674
58328 胡粉丹 5-674
58329 胡粉丹 5-674
58330 胡粉散 5-674
58331 胡粉散 5-674
58332 胡粉散 5-674
58333 胡粉散 5-674
58334 胡粉散 5-674
58335 胡粉散 5-674
58336 胡粉散 5-674
58337 胡粉散 5-674
58338 胡粉散 5-674
58339 胡粉散 5-674
58340 胡粉散 5-674
58341 胡粉散 5-674
58342 胡粉散 5-674
58343 胡粉散 5-674
58344 胡粉散 5-674
58345 胡粉散 5-675
58346 胡粉散 5-675
58347 胡粉散 5-675
58348 胡粉散 5-675
58349 胡粉散 5-675
58350 胡粉散 5-675
58351 胡粉散 5-675
58352 胡粉散 5-675
58353 胡粉散 5-675
58354 胡粉膏 5-675
58355 胡粉膏 5-675
58356 胡粉膏 5-675
58357 胡粉膏 5-675
58358 胡粉膏 5-675
58359 胡粉膏 5-675
58360 胡粉膏 5-675
58361 胡粉膏 5-675
58362 胡粉膏 5-675
58363 胡麻丸 5-675
58364 胡麻丸 5-676
58365 胡麻丸 5-676
58366 胡麻丸 5-676
58367 胡麻丸 5-676
58368 胡麻丸 5-676
58369 胡麻丸 5-676
58370 胡麻丸 5-676
58371 胡麻汤 5-676
58372 胡麻饭 5-676
58373 胡麻饮 5-676
58374 胡麻饮 5-676
58375 胡麻油 5-676
58376 胡麻散 5-676
58377 胡麻散 5-676
58378 胡麻散 5-676
58379 胡麻散 5-677
58380 胡麻散 5-677
58381 胡麻散 5-677
58382 胡麻散 5-677
58383 胡麻散 5-677
58384 胡麻散 5-677
58385 胡麻散 5-677
58386 胡麻散 5-677
58387 胡麻散 5-677
58388 胡麻粥 5-677
58389 胡麻粥 5-677
58390 胡麻膏 5-677
58391 胡麻膏 5-677
58392 胡麻膏 5-678
58393 胡椒丸 5-678
58394 胡椒丸 5-678
58395 胡椒丸 5-678
58396 胡椒丸 5-678
58397 胡椒丸 5-678
58398 胡椒丸 5-678
58399 胡椒丸 5-678
58400 胡椒丸 5-678
58401 胡椒丸 5-678
58402 胡椒丸 5-678
58403 胡椒丸 5-678
58404 胡椒丸 5-678
58405 胡椒丸 5-678
58406 胡椒丸 5-678
58407 胡椒丸 5-678
58408 胡椒丸 5-679
58409 胡椒汤 5-679
58410 胡椒汤 5-679
58411 胡椒汤 5-679
58412 胡椒汤 5-679
58413 胡椒汤 5-679
58414 胡椒汤 5-679
58415 胡椒饼 5-679
58416 胡椒散 5-679
58417 胡蜂酒 5-679
58418 胡芦巴丸 5-679
58419 胡芦巴丸 5-679
58420 胡芦巴丸 5-679
58421 胡芦巴丸 5-679
58422 胡芦巴丸 5-679
58423 胡芦巴丸 5-679
58424 胡芦巴丸 5-680
58425 胡芦巴丸 5-680
58426 胡芦巴丸 5-680
58427 胡芦巴丸 5-680
58428 胡芦巴丸 5-680
58429 胡芦巴丸 5-680
58430 胡芦巴丸 5-680
58431 胡芦巴丸 5-680
58432 胡芦巴丸 5-680
58433 胡芦巴丸 5-680
58434 胡芦巴丸 5-680
58435 胡芦巴丸 5-680
58436 胡芦巴丸 5-680
58437 胡芦巴汤 5-681
58438 胡芦巴汤 5-681
58439 胡芦巴饮 5-681
58440 胡芦巴散 5-681
58441 胡芦巴散 5-681
58442 胡芦巴散 5-681
58443 胡芦巴散 5-681
58444 胡芦巴散 5-681
58445 胡芦巴散 5-681
58446 胡芦巴散 5-681
58447 胡芦巴散 5-681
58448 胡桐泪汤 5-681
58449 胡桐泪散 5-681
58450 胡桐泪散 5-681
58451 胡桐泪散 5-681
58452 胡桐泪散 5-682
58453 胡桐泪散 5-682
58454 胡桐泪散 5-682
58455 胡桐泪散 5-682
58456 胡桐泪散 5-682
58457 胡桐泪散 5-682
58458 胡桐律散 5-682
58459 胡桐律散 5-682
58460 胡桐律散 5-682
58461 胡桃灰散 5-682
58462 胡桃涂方 5-682
58463 胡荽子散 5-682
58464 胡荽根汁 5-682
58465 胡粉涂方 5-682
58466 胡萝卜粥 5-682
58467 胡黄连丸 5-682
58468 胡黄连丸 5-682
58469 胡黄连丸 5-682
58470 胡黄连丸 5-682
58471 胡黄连丸 5-683
58472 胡黄连丸 5-683
58473 胡黄连丸 5-683
58474 胡黄连丸 5-683
58475 胡黄连丸 5-683
58476 胡黄连丸 5-683
58477 胡黄连丸 5-683
58478 胡黄连丸 5-683
58479 胡黄连丸 5-683
58480 胡黄连丸 5-683
58481 胡黄连丸 5-683
58482 胡黄连丸 5-684
58483 胡黄连丸 5-684
58484 胡黄连丸 5-684
58485 胡黄连丸 5-684
58486 胡黄连丸 5-684
58487 胡黄连丸 5-684
58488 胡黄连丸 5-684
58489 胡黄连丸 5-684
58490 胡黄连丸 5-684
58491 胡黄连丸 5-684
58492 胡黄连丸 5-684
58493 胡黄连丸 5-684
58494 胡黄连丸 5-685
58495 胡黄连丸 5-685
58496 胡黄连丸 5-685
58497 胡黄连丸 5-685
58498 胡黄连丸 5-685
58499 胡黄连丸 5-685
58500 胡黄连丸 5-685
58501 胡黄连丸 5-685
58502 胡黄连丸 5-685
58503 胡黄连丸 5-685
58504 胡黄连丸 5-685
58505 胡黄连丸 5-685
58506 胡黄连丸 5-685
58507 胡黄连丸 5-685
58508 胡黄连丸 5-686
58509 胡黄连丸 5-686
58510 胡黄连丸 5-686
58511 胡黄连丸 5-686
58512 胡黄连汤 5-686
58513 胡黄连汤 5-686
58514 胡黄连饮 5-686

58515 胡黄连散 5-686
58516 胡黄连散 5-686
58517 胡黄连散 5-686
58518 胡黄连散 5-686
58519 胡黄连散 5-686
58520 胡黄连散 5-686
58521 胡黄连散 5-686
58522 胡黄连散 5-687
58523 胡黄连散 5-687
58524 胡黄连散 5-687
58525 胡黄连散 5-687
58526 胡黄连散 5-687
58527 胡黄连散 5-687
58528 胡黄连散 5-687
58529 胡黄连散 5-687
58530 胡黄连散 5-687
58531 胡黄连散 5-687
58532 胡黄连散 5-687
58533 胡黄连散 5-687
58534 胡黄连散 5-687
58535 胡黄连散 5-687
58536 胡黄连散 5-687
58537 胡黄连散 5-687
58538 胡黄连散 5-688
58539 胡黄连散 5-688
58540 胡黄连煎 5-688
58541 胡堇草方 5-688
58542 胡麻油膏 5-688
58543 胡麻浸酒 5-688
58544 胡椒馄饨 5-688
58545 胡蜣螂散 5-688
58546 胡木星饮子 5-688
58547 胡氏六神丸 5-688
58548 胡氏双金丸 5-688
58549 胡氏夺命散 5-688
58550 胡氏牡丹散 5-688
58551 胡氏孤凤散 5-688
58552 胡芦巴煮散 5-688
58553 胡连芎归汤 5-688
58554 胡连闭管丸 5-689
58555 胡连追毒丸 5-689
58556 胡粉牛黄丸 5-689
58557 胡粉涂敷方 5-689
58558 胡麻延寿丹 5-689
58559 胡麻枕耳方 5-689
58560 胡麻茯苓面 5-689
58561 胡麻将军散 5-689
58562 胡麻续肌散 5-689
58563 胡椒半夏丸 5-689
58564 胡椒红丸子 5-689
58565 胡椒红丸子 5-689
58566 胡椒青盐丸 5-689
58567 胡椒宣气丸 5-689
58568 胡椒理中丸 5-689
58569 胡燕窠敷方 5-689
58570 胡氏癫痫病方 5-689
58571 胡尚书壮阳丹 5-690
58572 胡黄连点眼方 5-690
58573 胡黄连麝香丸 5-690
58574 胡燕窠涂敷方 5-690

封

58575 封口药 5-690
58576 封口药 5-690
58577 封囟散 5-690
58578 封囟散 5-690
58579 封囟散 5-690
58580 封囟散 5-690
58581 封脐丸 5-690
58582 封脐丹 5-690
58583 封脐艾 5-690
58584 封脐散 5-691
58585 封脐散 5-691
58586 封脐散 5-691
58587 封脐散 5-691
58588 封脐散 5-691
58589 封脐散 5-691
58590 封脐散 5-691
58591 封脐散 5-691
58592 封脐散 5-691
58593 封脐散 5-691
58594 封脐散 5-691
58595 封脐膏 5-691
58596 封脐膏 5-691
58597 封脐膏 5-691
58598 封脐膏 5-691
58599 封髓丹 5-691
58600 封髓丹 5-691
58601 封髓丹 5-692
58602 封髓丹 5-692
58603 封髓丹 5-692
58604 封口金疮药 5-692
58605 封脐固阳膏 5-692
58606 封裹虎骨膏 5-692
58607 封脐雄鼠粪散 5-692

荆

58608 荆公散 5-692
58609 荆术散 5-692
58610 荆叶蒸 5-692
58611 荆兰汤 5-692
58612 荆防方 5-692
58613 荆防汤 5-692
58614 荆防汤 5-692
58615 荆防汤 5-693
58616 荆防饮 5-693
58617 荆防饮 5-693
58618 荆防饮 5-693
58619 荆防散 5-693
58620 荆防散 5-693
58621 荆防散 5-693
58622 荆防散 5-693
58623 荆芥丸 5-693
58624 荆芥丸 5-693
58625 荆芥丸 5-693
58626 荆芥丸 5-693
58627 荆芥丸 5-693
58628 荆芥丹 5-693
58629 荆芥汤 5-693
58630 荆芥汤 5-693
58631 荆芥汤 5-694
58632 荆芥汤 5-694
58633 荆芥汤 5-694
58634 荆芥汤 5-694
58635 荆芥汤 5-694
58636 荆芥汤 5-694
58637 荆芥汤 5-694
58638 荆芥汤 5-694
58639 荆芥汤 5-694
58640 荆芥汤 5-694
58641 荆芥汤 5-694
58642 荆芥汤 5-694
58643 荆芥汤 5-694
58644 荆芥汤 5-694
58645 荆芥汤 5-694
58646 荆芥汤 5-694
58647 荆芥汤 5-694
58648 荆芥汤 5-694
58649 荆芥汤 5-695
58650 荆芥汤 5-695
58651 荆芥汤 5-695
58652 荆芥汤 5-695
58653 荆芥汤 5-695
58654 荆芥汤 5-695
58655 荆芥汤 5-695
58656 荆芥汤 5-695
58657 荆芥汤 5-695
58658 荆芥汤 5-695
58659 荆芥汤 5-695
58660 荆芥汤 5-695
58661 荆芥汤 5-695
58662 荆芥饮 5-695
58663 荆芥饮 5-695
58664 荆芥饮 5-695
58665 荆芥散 5-695
58666 荆芥散 5-695
58667 荆芥散 5-696
58668 荆芥散 5-696
58669 荆芥散 5-696
58670 荆芥散 5-696
58671 荆芥散 5-696
58672 荆芥散 5-696
58673 荆芥散 5-696
58674 荆芥散 5-696
58675 荆芥散 5-696
58676 荆芥散 5-696
58677 荆芥散 5-696
58678 荆芥散 5-696
58679 荆芥散 5-696
58680 荆芥散 5-696
58681 荆芥散 5-697
58682 荆芥散 5-697
58683 荆芥散 5-697
58684 荆芥散 5-697
58685 荆芥散 5-697
58686 荆芥散 5-697
58687 荆芥散 5-697
58688 荆芥散 5-697
58689 荆芥散 5-697
58690 荆芥散 5-697
58691 荆芥散 5-697
58692 荆芥散 5-697
58693 荆芥散 5-697
58694 荆芥散 5-697
58695 荆芥散 5-697
58696 荆芥散 5-697
58697 荆芥散 5-697
58698 荆芥散 5-697
58699 荆芥散 5-697
58700 荆芥散 5-698
58701 荆芥散 5-698
58702 荆芥散 5-698
58703 荆芥散 5-698
58704 荆芥散 5-698
58705 荆芥散 5-698
58706 荆芥散 5-698
58707 荆芥散 5-698
58708 荆芥散 5-698
58709 荆芥散 5-698
58710 荆芥散 5-698
58711 荆芥散 5-698
58712 荆芥散 5-698
58713 荆芥粥 5-698
58714 荆苏汤 5-698
58715 荆沥方 5-699
58716 荆沥方 5-699
58717 荆沥汤 5-699
58718 荆沥汤 5-699
58719 荆沥汤 5-699
58720 荆沥汤 5-699
58721 荆沥汤 5-699
58722 荆沥汤 5-699
58723 荆实汤 5-699
58724 荆枳汤 5-699
58725 荆砂散 5-699
58726 荆神饮 5-699

58727 荆荷散 5-699
58728 荆菊酒 5-699
58729 荆菊散 5-699
58730 荆黄汤 5-700
58731 荆黄汤 5-700
58732 荆黄汤 5-700
58733 荆黄汤 5-700
58734 荆黄汤 5-700
58735 荆黄汤 5-700
58736 荆黄散 5-700
58737 荆黄散 5-700
58738 荆槐散 5-700
58739 荆槐散 5-700
58740 荆三棱散 5-700
58741 荆三棱散 5-700
58742 荆三棱散 5-700
58743 荆三棱散 5-700
58744 荆防合剂 5-700
58745 荆防冲剂 5-700
58746 荆芥饮子 5-700
58747 荆芥洗剂 5-700
58748 荆芥煮散 5-701
58749 荆芥穗汤 5-701
58750 荆芥穗散 5-701
58751 荆芥穗散 5-701
58752 荆沥饮子 5-701
58753 荆沥饮子 5-701
58754 荆沥饮子 5-701
58755 荆蓬煎丸 5-701
58756 荆三棱煎丸 5-701
58757 荆三棱煎汤 5-701
58758 荆防二妙丸 5-701
58759 荆防五苓饮 5-701
58760 荆防五积散 5-701
58761 荆防化疹汤 5-701
58762 荆防牛蒡汤 5-701
58763 荆防平胃散 5-701
58764 荆防甘桔汤 5-702
58765 荆防四物汤 5-702
58766 荆防生地汤 5-702
58767 荆防白菊散 5-702
58768 荆防发表汤 5-702
58769 荆防地黄汤 5-702
58770 荆防芎苏散 5-702
58771 荆防安胎散 5-702
58772 荆防灵仙散 5-702
58773 荆防败毒丸 5-702
58774 荆防败毒散 5-702
58775 荆防败毒散 5-702
58776 荆防败毒散 5-702
58777 荆防败毒散 5-703
58778 荆防败毒散 5-703
58779 荆防败毒散 5-703
58780 荆防败毒散 5-703
58781 荆防败毒散 5-703
58782 荆防败毒散 5-703
58783 荆防败毒散 5-703
58784 荆防败毒散 5-703
58785 荆防败毒散 5-703
58786 荆防败毒散 5-703
58787 荆防败毒散 5-703
58788 荆防败毒散 5-703
58789 荆防败毒散 5-704
58790 荆防败毒散 5-704
58791 荆防败毒散 5-704
58792 荆防败毒散 5-704
58793 荆防泻白汤 5-704
58794 荆防泻白散 5-704
58795 荆防泻白散 5-704
58796 荆防除湿汤 5-704
58797 荆防透疹汤 5-704
58798 荆防消毒饮 5-704
58799 荆防菊花散 5-704
58800 荆防排毒剂 5-704
58801 荆防清表汤 5-704
58802 荆防渗湿散 5-704
58803 荆防葛根汤 5-704
58804 荆防葛根汤 5-704
58805 荆防解毒汤 5-704
58806 荆防解毒汤 5-704
58807 荆防解毒汤 5-705
58808 荆防解毒汤 5-705
58809 荆防解毒汤 5-705
58810 荆防解毒散 5-705
58811 荆芷治崩汤 5-705
58812 荆花化斑汤 5-705
58813 荆芥四物汤 5-705
58814 荆芥四物汤 5-705
58815 荆芥地黄汤 5-705
58816 荆芥防风汤 5-705
58817 荆芥豆淋酒 5-705
58818 荆芥连翘汤 5-705
58819 荆芥连翘汤 5-705
58820 荆芥败毒散 5-705
58821 荆芥首乌散 5-705
58822 荆芥祛风汤 5-705
58823 荆芥桔梗汤 5-706
58824 荆芥柴胡散 5-706
58825 荆芥银花汤 5-706
58826 荆芥解毒汤 5-706
58827 荆芥解毒汤 5-706
58828 荆芥解毒汤 5-706
58829 荆芥蝉蜕汤 5-706
58830 荆芥薄荷汤 5-706
58831 荆沥涂洗方 5-706
58832 荆穗四物汤 5-706
58833 荆花胃康胶丸 5-706
58834 荆芥甘草防风汤 5-706
58835 荆芥甘草防风汤 5-706
58836 荆芥防风甘草汤 5-706

南

58837 南斗散 5-707
58838 南朱散 5-707
58839 南朱膏 5-707
58840 南华丹 5-707
58841 南吕丸 5-707
58842 南阳丸 5-707
58843 南极丸 5-707
58844 南附汤 5-707
58845 南附汤 5-707
58846 南金散 5-707
58847 南荆散 5-707
58848 南荆散 5-707
58849 南星丸 5-707
58850 南星丸 5-707
58851 南星丸 5-707
58852 南星丸 5-707
58853 南星丸 5-707
58854 南星丸 5-708
58855 南星末 5-708
58856 南星汤 5-708
58857 南星汤 5-708
58858 南星饮 5-708
58859 南星饮 5-708
58860 南星饮 5-708
58861 南星饮 5-708
58862 南星散 5-708
58863 南星散 5-708
58864 南星散 5-708
58865 南星散 5-708
58866 南星散 5-708
58867 南星散 5-708
58868 南星散 5-708
58869 南星散 5-708
58870 南星散 5-709
58871 南星散 5-709
58872 南星散 5-709
58873 南星散 5-709
58874 南星散 5-709
58875 南星膏 5-709
58876 南星膏 5-709
58877 南星膏 5-709
58878 南星膏 5-709
58879 南星膏 5-709
58880 南烛煎 5-709
58881 南粉散 5-709
58882 南藤酒 5-709
58883 南天竺饮 5-709
58884 南木香丸 5-709
58885 南木香膏 5-709
58886 南硼砂散 5-709
58887 南白胶香散 5-710
58888 南极延生汤 5-710
58889 南极寿星汤 5-710
58890 南岳草灵丹 5-710
58891 南星二陈汤 5-710
58892 南星五生丸 5-710
58893 南星半夏丸 5-710
58894 南星半夏散 5-710
58895 南星防风散 5-710
58896 南星腹皮汤 5-710
58897 南星腹皮散 5-710
58898 南星醋糊剂 5-710
58899 南星醒神散 5-710
58900 南烛草煎丸 5-710
58901 南板蓝根颗粒 5-710
58902 南星皂角白梅散 5-710
58903 南岳魏夫人济阴丹 5-711
58904 南剑州医僧白龙丸 5-711
58905 南岳紫虚魏元君起死回生散 5-711

茸

58906 茸归丸 5-711
58907 茸朱丹 5-711
58908 茸朱丹 5-711
58909 茸血酒 5-711
58910 茸角丸 5-711
58911 茸附丸 5-711
58912 茸附汤 5-711
58913 茸附汤 5-711
58914 茸附汤 5-711
58915 茸附汤 5-711
58916 茸附汤 5-711
58917 茸坤丹 5-711
58918 茸砂丹 5-712
58919 茸香丸 5-712
58920 茸珠丸 5-712
58921 茸珠丹 5-712
58922 茸菟丸 5-712
58923 茸菟丹 5-712
58924 茸附煎丸 5-712
58925 茸附养气丹 5-712
58926 茸附养真汤 5-712
58927 茸附益肾丸 5-712
58928 茸桂百补丸 5-712
58929 茸桂百补丸 5-713

茜

58930 茜草丸 5-713
58931 茜草汤 5-713
58932 茜草饮 5-713
58933 茜草散 5-713
58934 茜根丸 5-713
58935 茜根丸 5-713
58936 茜根汁 5-713
58937 茜根汤 5-713
58938 茜根汤 5-713
58939 茜根汤 5-713
58940 茜根汤 5-713
58941 茜根汤 5-713
58942 茜根汤 5-713
58943 茜根汤 5-713
58944 茜根饮 5-713
58945 茜根饮 5-713
58946 茜根散 5-713
58947 茜根散 5-713
58948 茜根散 5-714
58949 茜根散 5-714
58950 茜根散 5-714
58951 茜根散 5-714
58952 茜根散 5-714
58953 茜根散 5-714
58954 茜根散 5-714
58955 茜根散 5-714
58956 茜根散 5-714
58957 茜根散 5-714
58958 茜根散 5-714
58959 茜根散 5-714
58960 茜根散 5-714
58961 茜根散 5-714
58962 茜根散 5-714
58963 茜根煎 5-715
58964 茜梅丸 5-715
58965 茜蓟汤 5-715
58966 茜根活血汤 5-715
58967 茜根黄连汤 5-715

茂

58968 茂芝丸 5-715
58969 茂香散 5-715
58970 茂香散 5-715

荜

58971 荜芫汤 5-715
58972 荜良汤 5-715
58973 荜茇丸 5-715
58974 荜茇丸 5-715
58975 荜茇丸 5-715
58976 荜茇丸 5-716
58977 荜茇丸 5-716
58978 荜茇丸 5-716
58979 荜茇丸 5-716
58980 荜茇丸 5-716
58981 荜茇丸 5-716
58982 荜茇丸 5-716
58983 荜茇丸 5-716
58984 荜茇丸 5-716
58985 荜茇丸 5-716
58986 荜茇丸 5-716
58987 荜茇丸 5-716
58988 荜茇丸 5-716
58989 荜茇丸 5-717
58990 荜茇丸 5-717
58991 荜茇丸 5-717
58992 荜茇丸 5-717
58993 荜茇丸 5-717
58994 荜茇丸 5-717
58995 荜茇丸 5-717
58996 荜茇丸 5-717
58997 荜茇汤 5-717
58998 荜茇汤 5-717
58999 荜茇饮 5-717
59000 荜茇乳 5-717
59001 荜茇饼 5-717
59002 荜茇散 5-717
59003 荜茇散 5-718
59004 荜茇散 5-718
59005 荜茇散 5-718
59006 荜茇散 5-718
59007 荜茇散 5-718
59008 荜茇散 5-718
59009 荜茇散 5-718
59010 荜茇散 5-718
59011 荜茇散 5-718
59012 荜茇散 5-718
59013 荜茇散 5-718
59014 荜茇散 5-718
59015 荜茇散 5-718
59016 荜茇散 5-718
59017 荜茇散 5-718
59018 荜茇散 5-718
59019 荜茇散 5-718
59020 荜茇散 5-719
59021 荜茇散 5-719
59022 荜茇散 5-719
59023 荜茇散 5-719
59024 荜茇散 5-719
59025 荜茇散 5-719
59026 荜茇散 5-719
59027 荜茇散 5-719
59028 荜茇散 5-719
59029 荜茇粥 5-719
59030 荜茇粥 5-719
59031 荜茇粥 5-719
59032 荜茇煎 5-719
59033 荜茇煮散 5-719
59034 荜澄茄丸 5-719
59035 荜澄茄丸 5-719
59036 荜澄茄丸 5-720
59037 荜澄茄丸 5-720
59038 荜澄茄丸 5-720
59039 荜澄茄丸 5-720
59040 荜澄茄丸 5-720
59041 荜澄茄丸 5-720
59042 荜澄茄丸 5-720
59043 荜澄茄丸 5-720
59044 荜澄茄丸 5-720
59045 荜澄茄丸 5-720
59046 荜澄茄丸 5-720
59047 荜澄茄丸 5-720
59048 荜澄茄丸 5-720
59049 荜澄茄丸 5-720
59050 荜澄茄丸 5-721
59051 荜澄茄丸 5-721
59052 荜澄茄汤 5-721
59053 荜澄茄汤 5-721
59054 荜澄茄汤 5-721
59055 荜澄茄汤 5-721
59056 荜澄茄饮 5-721
59057 荜澄茄散 5-721
59058 荜澄茄散 5-721
59059 荜澄茄散 5-721
59060 荜澄茄散 5-721
59061 荜澄茄散 5-721
59062 荜澄茄散 5-722
59063 荜澄茄散 5-722
59064 荜澄茄散 5-722
59065 荜澄茄散 5-722
59066 荜澄茄散 5-722
59067 荜澄茄散 5-722
59068 荜澄茄散 5-722
59069 荜澄茄散 5-722
59070 荜澄茄散 5-722
59071 荜澄茄煮散 5-722
59072 荜澄茄煮散 5-722
59073 荜铃胃痛颗粒 5-722

草

59074 草膏 5-722
59075 草牛散 5-723
59076 草乌丸 5-723
59077 草乌散 5-723
59078 草乌散 5-723
59079 草乌散 5-723
59080 草乌散 5-723
59081 草乌散 5-723
59082 草乌煎 5-723
59083 草乌膏 5-723
59084 草丹散 5-723
59085 草节丸 5-723
59086 草节丸 5-723
59087 草节汤 5-723
59088 草节散 5-723
59089 草仙丸 5-723
59090 草头方 5-723
59091 草圣丸 5-723
59092 草灰散 5-723
59093 草豆汤 5-724
59094 草豆饮 5-724
59095 草豆饮 5-724
59096 草花汤 5-724
59097 草花膏 5-724
59098 草还丹 5-724
59099 草还丹 5-724
59100 草还丹 5-724
59101 草还丹 5-724
59102 草还丹 5-724
59103 草还丹 5-724
59104 草还丹 5-724
59105 草还丹 5-724
59106 草还丹 5-724
59107 草还丹 5-725
59108 草还丹 5-725
59109 草还丹 5-725
59110 草还丹 5-725
59111 草灵丹 5-725
59112 草灵丹 5-725
59113 草灵丹 5-725
59114 草灵丹 5-725
59115 草灵丹 5-725
59116 草灵丹 5-725
59117 草灵丹 5-725
59118 草灵丹 5-725
59119 草灵丹 5-725
59120 草灵丹 5-726
59121 草灵散 5-726
59122 草矾膏 5-726
59123 草果丸 5-726
59124 草果汤 5-726
59125 草果饮 5-726
59126 草果饮 5-726
59127 草果饮 5-726
59128 草果饮 5-726
59129 草果饮 5-726
59130 草果饮 5-726
59131 草果饮 5-726
59132 草果饮 5-726
59133 草果饮 5-726
59134 草果饮 5-726
59135 草果饮 5-726
59136 草果饮 5-727
59137 草果饮 5-727

茧

茵

59350 茵陈汤 5-742
59351 茵陈汤 5-742
59352 茵陈汤 5-742
59353 茵陈汤 5-742
59354 茵陈饮 5-742
59355 茵陈饮 5-742
59356 茵陈酒 5-742
59357 茵陈酒 5-742
59358 茵陈菜 5-742
59359 茵陈散 5-742
59360 茵陈散 5-742
59361 茵陈散 5-743
59362 茵陈散 5-743
59363 茵陈散 5-743
59364 茵陈散 5-743
59365 茵陈散 5-743
59366 茵陈散 5-743
59367 茵陈散 5-743
59368 茵陈散 5-743
59369 茵陈散 5-743
59370 茵陈散 5-743
59371 茵陈散 5-743
59372 茵陈散 5-743
59373 茵陈散 5-743
59374 茵陈散 5-743
59375 茵陈散 5-744
59376 茵陈散 5-744
59377 茵陈散 5-744
59378 茵陈散 5-744
59379 茵陈散 5-744
59380 茵陈散 5-744
59381 茵陈散 5-744
59382 茵陈散 5-744
59383 茵陈散 5-744
59384 茵陈散 5-744
59385 茵陈散 5-744
59386 茵陈散 5-744
59387 茵陈散 5-744
59388 茵陈散 5-744
59389 茵陈散 5-744
59390 茵陈粥 5-745
59391 茵陈羹 5-745
59392 茵芋浸酒 5-745
59393 茵芋浸酒 5-745
59394 茵芋浸酒 5-745
59395 茵陈蒿丸 5-745
59396 茵陈蒿丸 5-745
59397 茵陈蒿丸 5-745
59398 茵陈蒿丸 5-745
59399 茵陈蒿汤 5-745
59400 茵陈蒿汤 5-746
59401 茵陈蒿汤 5-746
59402 茵陈蒿汤 5-746
59403 茵陈蒿酒 5-746
59404 茵陈蒿散 5-746
59405 茵陈蒿散 5-746
59406 茵陈蒿散 5-746
59407 茵陈煎丸 5-747
59408 茵山莲颗粒 5-747
59409 茵芋淋浸方 5-747
59410 茵陈二苓汤 5-747
59411 茵陈三物汤 5-747
59412 茵陈大黄汤 5-747
59413 茵陈大黄汤 5-747
59414 茵陈大黄汤 5-747
59415 茵陈大黄汤 5-747
59416 茵陈五苓丸 5-747
59417 茵陈五苓丸 5-747
59418 茵陈五苓汤 5-747
59419 茵陈五苓汤 5-747
59420 茵陈五苓汤 5-747
59421 茵陈五苓散 5-747
59422 茵陈五苓散 5-748
59423 茵陈五苓散 5-748
59424 茵陈五苓散 5-748
59425 茵陈五苓散 5-748
59426 茵陈五苓散 5-748
59427 茵陈五苓散 5-748
59428 茵陈五苓散 5-748
59429 茵陈五疸丸 5-748
59430 茵陈五疸丸 5-748
59431 茵陈分湿汤 5-749
59432 茵陈乌梅汤 5-749
59433 茵陈平胃散 5-749
59434 茵陈玉露饮 5-749
59435 茵陈术附汤 5-749
59436 茵陈术附汤 5-749
59437 茵陈石膏汤 5-749
59438 茵陈四苓汤 5-749
59439 茵陈四苓散 5-749
59440 茵陈四逆汤 5-749
59441 茵陈白术汤 5-749
59442 茵陈白芷汤 5-749
59443 茵陈地黄汤 5-749
59444 茵陈防己汤 5-749
59445 茵陈苏叶汤 5-750
59446 茵陈陈皮汤 5-750
59447 茵陈附子汤 5-750
59448 茵陈附子汤 5-750
59449 茵陈附子汤 5-750
59450 茵陈附子汤 5-750
59451 茵陈苓术汤 5-750
59452 茵陈泻黄汤 5-750
59453 茵陈泻黄散 5-750
59454 茵陈治疸汤 5-750
59455 茵陈枳壳汤 5-750
59456 茵陈栀子丸 5-750
59457 茵陈栀子汤 5-750
59458 茵陈栀子汤 5-750
59459 茵陈栀子汤 5-750
59460 茵陈栀子汤 5-750
59461 茵陈茱萸汤 5-750
59462 茵陈茱萸汤 5-750
59463 茵陈茯苓汤 5-751
59464 茵陈茯苓汤 5-751
59465 茵陈茯苓汤 5-751
59466 茵陈胃苓丸 5-751
59467 茵陈胃苓汤 5-751
59468 茵陈将军汤 5-751
59469 茵陈将军汤 5-751
59470 茵陈姜附汤 5-751
59471 茵陈姜附汤 5-751
59472 茵陈姜附汤 5-751
59473 茵陈退疸汤 5-751
59474 茵陈退黄散 5-751
59475 茵陈栝楼散 5-751
59476 茵陈柴苓汤 5-751
59477 茵陈理中汤 5-751
59478 茵陈理中汤 5-751
59479 茵陈黄芩汤 5-751
59480 茵陈黄芩汤 5-751
59481 茵陈黄连汤 5-752
59482 茵陈麻黄汤 5-752
59483 茵陈麻黄散 5-752
59484 茵陈清湿汤 5-752
59485 茵陈解酲汤 5-752
59486 茵陈橘皮汤 5-752
59487 茵白肝炎颗粒 5-752
59488 茵芪肝复颗粒 5-752
59489 茵陈吴茱萸汤 5-752
59490 茵陈吴茱萸汤 5-752
59491 茵陈蒿大黄汤 5-752
59492 茵陈蒿五苓散 5-752
59493 茵陈蒿黄芩汤 5-752
59494 茵胆平肝胶囊 5-752
59495 茵陈附子干姜汤 5-752
59496 茵陈苓术黄连汤 5-753
59497 茵陈栀子三物汤 5-753
59498 茵陈栀子大黄汤 5-753
59499 茵陈栀子豆豉汤 5-753
59500 茵陈栀子黄连汤 5-753
59501 茵陈附子干姜甘草汤 5-753
59502 茵陈栀子黄连三物汤 5-753

茴

59503 茴香丸 5-753
59504 茴香丸 5-753
59505 茴香丸 5-753
59506 茴香丸 5-753
59507 茴香丸 5-753
59508 茴香丸 5-753
59509 茴香丸 5-753
59510 茴香丸 5-753
59511 茴香丸 5-754
59512 茴香丸 5-754
59513 茴香丸 5-754
59514 茴香丸 5-754
59515 茴香丸 5-754
59516 茴香丸 5-754
59517 茴香丸 5-754
59518 茴香丸 5-754
59519 茴香丸 5-754
59520 茴香丸 5-754
59521 茴香丸 5-754
59522 茴香丸 5-754
59523 茴香丸 5-754
59524 茴香丸 5-754
59525 茴香汤 5-754
59526 茴香汤 5-754
59527 茴香汤 5-755
59528 茴香汤 5-755
59529 茴香饮 5-755
59530 茴香酒 5-755
59531 茴香酒 5-755
59532 茴香酒 5-755
59533 茴香酒 5-755
59534 茴香酒 5-755
59535 茴香散 5-755
59536 茴香散 5-755
59537 茴香散 5-755
59538 茴香散 5-755
59539 茴香散 5-755
59540 茴香散 5-755
59541 茴香散 5-755
59542 茴香散 5-755
59543 茴香散 5-755
59544 茴香散 5-755
59545 茴香散 5-756
59546 茴香散 5-756
59547 茴香散 5-756
59548 茴香散 5-756
59549 茴香散 5-756
59550 茴香散 5-756
59551 茴香散 5-756
59552 茴香散 5-756
59553 茴香粥 5-756
59554 茴香煎 5-756

59555 茴姜汤 5-756
59556 茴消散 5-756
59557 茴香子丸 5-756
59558 茴香子丸 5-756
59559 茴香子丸 5-756
59560 茴香子丸 5-756
59561 茴香子丸 5-756
59562 茴香子丸 5-757
59563 茴香子丸 5-757
59564 茴香子丸 5-757
59565 茴香子丸 5-757
59566 茴香子丸 5-757
59567 茴香子丸 5-757
59568 茴香子丸 5-757
59569 茴香子丸 5-757
59570 茴香子丸 5-757
59571 茴香子汤 5-757
59572 茴香子散 5-757
59573 茴香子散 5-757
59574 茴香子散 5-757
59575 茴香子散 5-757
59576 茴香子散 5-757
59577 茴香子散 5-757
59578 茴香子散 5-757
59579 茴香子散 5-758
59580 茴香角子 5-758
59581 茴香草饮 5-758
59582 茴香草散 5-758
59583 茴香雀酒 5-758
59584 茴香煮散 5-758
59585 茴香煎丸 5-758
59586 茴香小雀酒 5-758
59587 茴香化气散 5-758
59588 茴香乌药丸 5-758
59589 茴香乌药汤 5-758
59590 茴香四逆汤 5-758
59591 茴香四神散 5-758
59592 茴香安肾汤 5-758
59593 茴香苍术丸 5-759
59594 茴香附子丸 5-759
59595 茴香金铃丸 5-759
59596 茴香枳壳丸 5-759
59597 茴香益元散 5-759
59598 茴香益智丸 5-759
59599 茴香理中丸 5-759
59600 茴香楝子丸 5-759
59601 茴香楝实丸 5-759
59602 茴香楝实丸 5-759
59603 茴香楝实丸 5-759
59604 茴香槟榔散 5-759
59605 茴香橘皮酒 5-759
59606 茴香橘核丸 5-759
59607 茴香橘核丸 5-759
59608 茴香鳖甲丸 5-760
59609 茴楝五苓散 5-760

茱

59610 茱芎丸 5-760
59611 茱连丸 5-760
59612 茱连丸 5-760
59613 茱连丸 5-760
59614 茱连丸 5-760
59615 茱连丸 5-760
59616 茱连丸 5-760
59617 茱连丸 5-760
59618 茱连丸 5-760
59619 茱连汤 5-760
59620 茱连汤 5-760
59621 茱连散 5-760
59622 茱连散 5-760
59623 茱苓丸 5-760
59624 茱枳丸 5-760
59625 茱萸丸 5-760
59626 茱萸丸 5-761
59627 茱萸丸 5-761
59628 茱萸丸 5-761
59629 茱萸丸 5-761
59630 茱萸丸 5-761
59631 茱萸丸 5-761
59632 茱萸丸 5-761
59633 茱萸丸 5-761
59634 茱萸丸 5-761
59635 茱萸丸 5-761
59636 茱萸丸 5-761
59637 茱萸丸 5-761
59638 茱萸丸 5-761
59639 茱萸丸 5-761
59640 茱萸丸 5-762
59641 茱萸丸 5-762
59642 茱萸丸 5-762
59643 茱萸丸 5-762
59644 茱萸丸 5-762
59645 茱萸丸 5-762
59646 茱萸丸 5-762
59647 茱萸丸 5-762
59648 茱萸丸 5-762
59649 茱萸汤 5-762
59650 茱萸汤 5-762
59651 茱萸汤 5-762
59652 茱萸汤 5-762
59653 茱萸汤 5-762
59654 茱萸汤 5-763
59655 茱萸汤 5-763
59656 茱萸汤 5-763
59657 茱萸汤 5-763
59658 茱萸汤 5-763
59659 茱萸汤 5-763
59660 茱萸汤 5-763
59661 茱萸汤 5-763
59662 茱萸汤 5-763
59663 茱萸汤 5-763
59664 茱萸汤 5-763
59665 茱萸汤 5-763
59666 茱萸汤 5-763
59667 茱萸汤 5-763
59668 茱萸汤 5-763
59669 茱萸汤 5-764
59670 茱萸汤 5-764
59671 茱萸汤 5-764
59672 茱萸汤 5-764
59673 茱萸汤 5-764
59674 茱萸汤 5-764
59675 茱萸汤 5-764
59676 茱萸饮 5-764
59677 茱萸饮 5-764
59678 茱萸饮 5-764
59679 茱萸酒 5-764
59680 茱萸散 5-764
59681 茱萸散 5-764
59682 茱萸散 5-764
59683 茱萸散 5-764
59684 茱萸散 5-764
59685 茱萸散 5-764
59686 茱萸散 5-764
59687 茱萸散 5-764
59688 茱萸散 5-764
59689 茱萸散 5-765
59690 茱萸散 5-765
59691 茱萸粥 5-765
59692 茱萸煎 5-765
59693 茱萸煎 5-765
59694 茱萸膏 5-765
59695 茱萸膏 5-765
59696 茱萸膏 5-765
59697 茱萸膏 5-765
59698 茱萸子丸 5-765
59699 茱萸根丸 5-765
59700 茱萸根汤 5-765
59701 茱萸根散 5-765
59702 茱萸浴汤 5-765
59703 茱萸煎丸 5-765
59704 茱萸人参丸 5-765
59705 茱萸人参汤 5-765
59706 茱萸已寒丸 5-765
59707 茱萸木瓜丸 5-766
59708 茱萸木瓜汤 5-766
59709 茱萸内消丸 5-766
59710 茱萸内消丸 5-766
59711 茱萸内消丸 5-766
59712 茱萸内消丸 5-766
59713 茱萸内消丸 5-766
59714 茱萸内消丸 5-766
59715 茱萸内消丸 5-766
59716 茱萸内消丸 5-766
59717 茱萸内消丸 5-766
59718 茱萸乌头汤 5-766
59719 茱萸六一散 5-766
59720 茱萸六一散 5-766
59721 茱萸六一散 5-767
59722 茱萸四物汤 5-767
59723 茱萸四逆汤 5-767
59724 茱萸四逆汤 5-767
59725 茱萸生姜汤 5-767
59726 茱萸半夏丸 5-767
59727 茱萸半夏汤 5-767
59728 茱萸当归汤 5-767
59729 茱萸如圣丸 5-767
59730 茱萸陈皮丸 5-767
59731 茱萸附桂汤 5-767
59732 茱萸矾石丸 5-767
59733 茱萸虻虫汤 5-767
59734 茱萸食盐汤 5-767
59735 茱萸根浸酒 5-767
59736 茱萸健脾丸 5-767
59737 茱萸消石汤 5-767
59738 茱萸黄耆丸 5-768
59739 茱萸猪肚丸 5-768
59740 茱萸鹿茸丸 5-768
59741 茱萸断下丸 5-768
59742 茱萸断下丸 5-768
59743 茱萸根下虫方 5-768
59744 茱萸根下虫酒 5-768
59745 茱萸泽泻乌头桂枝汤 5-768

荞

59746 荞麦粉 5-768
59747 荞麦散 5-768
59748 荞脂丸 5-768

茯

59749 茯归煎 5-769
59750 茯苓丸 5-769
59751 茯苓丸 5-769
59752 茯苓丸 5-769
59753 茯苓丸 5-769
59754 茯苓丸 5-769
59755 茯苓丸 5-769
59756 茯苓丸 5-769
59757 茯苓丸 5-769
59758 茯苓丸 5-769
59759 茯苓丸 5-769
59760 茯苓丸 5-770
59761 茯苓丸 5-770
59762 茯苓丸 5-770
59763 茯苓丸 5-770

59764 茯苓丸 5-770
59765 茯苓丸 5-770
59766 茯苓丸 5-770
59767 茯苓丸 5-770
59768 茯苓丸 5-770
59769 茯苓丸 5-770
59770 茯苓丸 5-770
59771 茯苓丸 5-770
59772 茯苓丸 5-771
59773 茯苓丸 5-771
59774 茯苓丸 5-771
59775 茯苓丸 5-771
59776 茯苓丸 5-771
59777 茯苓丸 5-771
59778 茯苓丸 5-771
59779 茯苓丸 5-771
59780 茯苓丸 5-771
59781 茯苓丸 5-771
59782 茯苓丸 5-771
59783 茯苓丸 5-771
59784 茯苓丸 5-771
59785 茯苓丸 5-771
59786 茯苓丸 5-772
59787 茯苓丸 5-772
59788 茯苓丸 5-772
59789 茯苓丸 5-772
59790 茯苓丸 5-772
59791 茯苓丸 5-772
59792 茯苓丸 5-772
59793 茯苓丸 5-772
59794 茯苓丸 5-772
59795 茯苓丸 5-772
59796 茯苓丸 5-772
59797 茯苓丸 5-772
59798 茯苓丸 5-772
59799 茯苓丸 5-772
59800 茯苓丸 5-772
59801 茯苓丹 5-772
59802 茯苓汤 5-773
59803 茯苓汤 5-773
59804 茯苓汤 5-773
59805 茯苓汤 5-773
59806 茯苓汤 5-773
59807 茯苓汤 5-773
59808 茯苓汤 5-773
59809 茯苓汤 5-773
59810 茯苓汤 5-773
59811 茯苓汤 5-773
59812 茯苓汤 5-773
59813 茯苓汤 5-773
59814 茯苓汤 5-773
59815 茯苓汤 5-773
59816 茯苓汤 5-774
59817 茯苓汤 5-774
59818 茯苓汤 5-774
59819 茯苓汤 5-774
59820 茯苓汤 5-774
59821 茯苓汤 5-774
59822 茯苓汤 5-774
59823 茯苓汤 5-774
59824 茯苓汤 5-774
59825 茯苓汤 5-774
59826 茯苓汤 5-774
59827 茯苓汤 5-774
59828 茯苓汤 5-775
59829 茯苓汤 5-775
59830 茯苓汤 5-775
59831 茯苓汤 5-775
59832 茯苓汤 5-775
59833 茯苓汤 5-775
59834 茯苓汤 5-775
59835 茯苓汤 5-775
59836 茯苓汤 5-775
59837 茯苓汤 5-775
59838 茯苓汤 5-775
59839 茯苓汤 5-775
59840 茯苓汤 5-775
59841 茯苓汤 5-775
59842 茯苓汤 5-775
59843 茯苓汤 5-775
59844 茯苓汤 5-776
59845 茯苓汤 5-776
59846 茯苓汤 5-776
59847 茯苓汤 5-776
59848 茯苓汤 5-776
59849 茯苓汤 5-776
59850 茯苓汤 5-776
59851 茯苓汤 5-776
59852 茯苓汤 5-776
59853 茯苓汤 5-776
59854 茯苓汤 5-776
59855 茯苓汤 5-776
59856 茯苓汤 5-776
59857 茯苓汤 5-776
59858 茯苓汤 5-776
59859 茯苓汤 5-777
59860 茯苓汤 5-777
59861 茯苓汤 5-777
59862 茯苓汤 5-777
59863 茯苓汤 5-777
59864 茯苓汤 5-777
59865 茯苓汤 5-777
59866 茯苓汤 5-777
59867 茯苓汤 5-777
59868 茯苓汤 5-777
59869 茯苓汤 5-777
59870 茯苓汤 5-777
59871 茯苓汤 5-777
59872 茯苓汤 5-777
59873 茯苓汤 5-777
59874 茯苓汤 5-778
59875 茯苓汤 5-778
59876 茯苓汤 5-778
59877 茯苓汤 5-778
59878 茯苓汤 5-778
59879 茯苓汤 5-778
59880 茯苓汤 5-778
59881 茯苓汤 5-778
59882 茯苓汤 5-778
59883 茯苓汤 5-778
59884 茯苓汤 5-778
59885 茯苓汤 5-779
59886 茯苓汤 5-779
59887 茯苓汤 5-779
59888 茯苓汤 5-779
59889 茯苓汤 5-779
59890 茯苓汤 5-779
59891 茯苓汤 5-779
59892 茯苓汤 5-779
59893 茯苓汤 5-779
59894 茯苓汤 5-779
59895 茯苓汤 5-779
59896 茯苓汤 5-779
59897 茯苓汤 5-779
59898 茯苓汤 5-779
59899 茯苓汤 5-779
59900 茯苓汤 5-780
59901 茯苓汤 5-780
59902 茯苓汤 5-780
59903 茯苓汤 5-780
59904 茯苓汤 5-780
59905 茯苓汤 5-780
59906 茯苓汤 5-780
59907 茯苓汤 5-780
59908 茯苓汤 5-780
59909 茯苓汤 5-780
59910 茯苓汤 5-780
59911 茯苓汤 5-780
59912 茯苓汤 5-780
59913 茯苓汤 5-780
59914 茯苓汤 5-780
59915 茯苓汤 5-780
59916 茯苓汤 5-780
59917 茯苓汤 5-780
59918 茯苓汤 5-781
59919 茯苓汤 5-781
59920 茯苓汤 5-781
59921 茯苓汤 5-781
59922 茯苓汤 5-781
59923 茯苓汤 5-781
59924 茯苓汤 5-781
59925 茯苓汤 5-781
59926 茯苓汤 5-781
59927 茯苓汤 5-781
59928 茯苓汤 5-781
59929 茯苓汤 5-781
59930 茯苓汤 5-781
59931 茯苓汤 5-781
59932 茯苓汤 5-781
59933 茯苓汤 5-781
59934 茯苓汤 5-781
59935 茯苓汤 5-781
59936 茯苓汤 5-781
59937 茯苓汤 5-782
59938 茯苓汤 5-782
59939 茯苓汤 5-782
59940 茯苓苏 5-782
59941 茯苓饮 5-782
59942 茯苓饮 5-782
59943 茯苓饮 5-782
59944 茯苓饮 5-782
59945 茯苓饮 5-782
59946 茯苓饮 5-782
59947 茯苓饮 5-782
59948 茯苓饮 5-782
59949 茯苓饮 5-782
59950 茯苓饮 5-783
59951 茯苓饮 5-783
59952 茯苓饮 5-783
59953 茯苓面 5-783
59954 茯苓饼 5-783
59955 茯苓酒 5-783
59956 茯苓粉 5-783
59957 茯苓酥 5-783
59958 茯苓散 5-783
59959 茯苓散 5-783
59960 茯苓散 5-783
59961 茯苓散 5-783
59962 茯苓散 5-783
59963 茯苓散 5-784
59964 茯苓散 5-784
59965 茯苓散 5-784
59966 茯苓散 5-784
59967 茯苓散 5-784
59968 茯苓散 5-784
59969 茯苓散 5-784
59970 茯苓散 5-784
59971 茯苓散 5-784
59972 茯苓散 5-784
59973 茯苓散 5-784
59974 茯苓散 5-784
59975 茯苓散 5-784
59976 茯苓散 5-784
59977 茯苓散 5-784
59978 茯苓散 5-784
59979 茯苓散 5-785

59980 茯苓散 5-785
59981 茯苓散 5-785
59982 茯苓散 5-785
59983 茯苓散 5-785
59984 茯苓散 5-785
59985 茯苓散 5-785
59986 茯苓散 5-785
59987 茯苓散 5-785
59988 茯苓散 5-785
59989 茯苓散 5-785
59990 茯苓散 5-786
59991 茯苓散 5-786
59992 茯苓散 5-786
59993 茯苓散 5-786
59994 茯苓散 5-786
59995 茯苓散 5-786
59996 茯苓散 5-786
59997 茯苓散 5-786
59998 茯苓散 5-786
59999 茯苓散 5-786
60000 茯苓散 5-786
60001 茯苓散 5-786
60002 茯苓散 5-786
60003 茯苓散 5-786
60004 茯苓散 5-786
60005 茯苓散 5-786
60006 茯苓散 5-786
60007 茯苓散 5-786
60008 茯苓散 5-786
60009 茯苓散 5-786
60010 茯苓散 5-786
60011 茯苓散 5-787
60012 茯苓粥 5-787
60013 茯苓粥 5-787
60014 茯苓煎 5-787
60015 茯苓煎 5-787
60016 茯苓煎 5-787
60017 茯苓煎 5-787
60018 茯苓膏 5-787
60019 茯苓膏 5-787
60020 茯苓膏 5-787
60021 茯苓膏 5-787
60022 茯苓糕 5-787
60023 茯神丸 5-787
60024 茯神丸 5-787
60025 茯神丸 5-788
60026 茯神丸 5-788
60027 茯神丸 5-788
60028 茯神丸 5-788
60029 茯神丸 5-788
60030 茯神丸 5-788
60031 茯神丸 5-788
60032 茯神丸 5-788
60033 茯神丸 5-788
60034 茯神丸 5-788
60035 茯神丸 5-788
60036 茯神丸 5-788
60037 茯神丸 5-788
60038 茯神丸 5-789
60039 茯神丸 5-789
60040 茯神丸 5-789
60041 茯神丸 5-789
60042 茯神丸 5-789
60043 茯神丸 5-789
60044 茯神丸 5-789
60045 茯神丸 5-789
60046 茯神丸 5-789
60047 茯神丸 5-789
60048 茯神丸 5-789
60049 茯神丸 5-789
60050 茯神丸 5-789
60051 茯神丸 5-790
60052 茯神丸 5-790
60053 茯神丸 5-790
60054 茯神丸 5-790
60055 茯神丸 5-790
60056 茯神丹 5-790
60057 茯神丹 5-790
60058 茯神汤 5-790
60059 茯神汤 5-790
60060 茯神汤 5-790
60061 茯神汤 5-790
60062 茯神汤 5-790
60063 茯神汤 5-790
60064 茯神汤 5-790
60065 茯神汤 5-791
60066 茯神汤 5-791
60067 茯神汤 5-791
60068 茯神汤 5-791
60069 茯神汤 5-791
60070 茯神汤 5-791
60071 茯神汤 5-791
60072 茯神汤 5-791
60073 茯神汤 5-791
60074 茯神汤 5-791
60075 茯神汤 5-791
60076 茯神汤 5-791
60077 茯神汤 5-791
60078 茯神汤 5-791
60079 茯神汤 5-792
60080 茯神汤 5-792
60081 茯神汤 5-792
60082 茯神汤 5-792
60083 茯神汤 5-792
60084 茯神汤 5-792
60085 茯神汤 5-792
60086 茯神汤 5-792
60087 茯神汤 5-792
60088 茯神汤 5-792
60089 茯神汤 5-792
60090 茯神汤 5-792
60091 茯神汤 5-792
60092 茯神汤 5-792
60093 茯神汤 5-792
60094 茯神汤 5-793
60095 茯神汤 5-793
60096 茯神汤 5-793
60097 茯神汤 5-793
60098 茯神汤 5-793
60099 茯神汤 5-793
60100 茯神汤 5-793
60101 茯神汤 5-793
60102 茯神汤 5-793
60103 茯神汤 5-793
60104 茯神汤 5-793
60105 茯神汤 5-793
60106 茯神汤 5-793
60107 茯神汤 5-793
60108 茯神汤 5-794
60109 茯神汤 5-794
60110 茯神汤 5-794
60111 茯神饮 5-794
60112 茯神饮 5-794
60113 茯神饮 5-794
60114 茯神散 5-794
60115 茯神散 5-794
60116 茯神散 5-794
60117 茯神散 5-794
60118 茯神散 5-794
60119 茯神散 5-794
60120 茯神散 5-794
60121 茯神散 5-794
60122 茯神散 5-795
60123 茯神散 5-795
60124 茯神散 5-795
60125 茯神散 5-795
60126 茯神散 5-795
60127 茯神散 5-795
60128 茯神散 5-795
60129 茯神散 5-795
60130 茯神散 5-795
60131 茯神散 5-795
60132 茯神散 5-795
60133 茯神散 5-795
60134 茯神散 5-795
60135 茯神散 5-795
60136 茯神散 5-796
60137 茯神散 5-796
60138 茯神散 5-796
60139 茯神散 5-796
60140 茯神散 5-796
60141 茯神散 5-796
60142 茯神散 5-796
60143 茯神散 5-796
60144 茯神散 5-796
60145 茯神散 5-796
60146 茯神散 5-796
60147 茯神散 5-796
60148 茯神散 5-796
60149 茯神散 5-797
60150 茯神散 5-797
60151 茯神散 5-797
60152 茯神散 5-797
60153 茯神散 5-797
60154 茯神散 5-797
60155 茯神散 5-797
60156 茯神散 5-797
60157 茯神散 5-797
60158 茯神散 5-797
60159 茯神散 5-797
60160 茯神散 5-797
60161 茯神散 5-797
60162 茯神散 5-797
60163 茯神散 5-797
60164 茯神散 5-798
60165 茯神散 5-798
60166 茯神散 5-798
60167 茯神散 5-798
60168 茯神散 5-798
60169 茯神散 5-798
60170 茯神散 5-798
60171 茯神散 5-798
60172 茯神散 5-798
60173 茯神散 5-798
60174 茯神散 5-798
60175 茯神散 5-798
60176 茯神散 5-798
60177 茯神散 5-798
60178 茯神散 5-798
60179 茯神散 5-798
60180 茯神散 5-798
60181 茯神粥 5-798
60182 茯神膏 5-799
60183 茯莲散 5-799
60184 茯莲煎 5-799
60185 茯菟丸 5-799
60186 茯菟丸 5-799
60187 茯菟丸 5-799
60188 茯菟丹 5-799
60189 茯菟散 5-799
60190 茯苓术散 5-799
60191 茯苓皮汤 5-799
60192 茯苓饮子 5-799
60193 茯苓饮子 5-799
60194 茯苓饮子 5-799
60195 茯苓饮子 5-799

60196 茯苓饮子 5-799
60197 茯苓饼子 5-799
60198 茯苓浸酒 5-799
60199 茯苓煮散 5-799
60200 茯苓煮散 5-800
60201 茯神饮子 5-800
60202 茯神煮散 5-800
60203 茯神煮散 5-800
60204 茯苓二陈汤 5-800
60205 茯苓人参散 5-800
60206 茯苓大黄汤 5-800
60207 茯苓川芎汤 5-800
60208 茯苓川芎汤 5-800
60209 茯苓天麻汤 5-800
60210 茯苓开胃散 5-800
60211 茯苓木通汤 5-800
60212 茯苓五皮散 5-800
60213 茯苓五味丸 5-800
60214 茯苓内托散 5-801
60215 茯苓贝母汤 5-801
60216 茯苓分气饮 5-801
60217 茯苓升麻汤 5-801
60218 茯苓六合汤 5-801
60219 茯苓正气散 5-801
60220 茯苓甘草汤 5-801
60221 茯苓甘草汤 5-801
60222 茯苓甘露饮 5-801
60223 茯苓石脂汤 5-801
60224 茯苓四逆汤 5-802
60225 茯苓生化汤 5-802
60226 茯苓白术丸 5-802
60227 茯苓白术汤 5-802
60228 茯苓白术汤 5-802
60229 茯苓白术汤 5-802
60230 茯苓白术汤 5-802
60231 茯苓白术汤 5-802
60232 茯苓白术汤 5-802
60233 茯苓白术汤 5-802
60234 茯苓白术散 5-803
60235 茯苓白术散 5-803
60236 茯苓半夏丸 5-803
60237 茯苓半夏汤 5-803
60238 茯苓半夏汤 5-803
60239 茯苓半夏汤 5-803
60240 茯苓半夏汤 5-803
60241 茯苓半夏汤 5-803
60242 茯苓半夏汤 5-803
60243 茯苓半夏汤 5-803
60244 茯苓半夏汤 5-803
60245 茯苓半夏汤 5-803
60246 茯苓半夏汤 5-803
60247 茯苓半夏汤 5-803
60248 茯苓半夏汤 5-803
60249 茯苓半夏汤 5-803
60250 茯苓半夏汤 5-803
60251 茯苓加减汤 5-803
60252 茯苓戎盐汤 5-803
60253 茯苓地黄汤 5-803
60254 茯苓安心汤 5-804
60255 茯苓导水汤 5-804
60256 茯苓导水汤 5-804
60257 茯苓苏子丸 5-804
60258 茯苓杏仁汤 5-804
60259 茯苓杏仁煎 5-804
60260 茯苓杏仁煎 5-804
60261 茯苓利膈汤 5-804
60262 茯苓佐经汤 5-804
60263 茯苓补心汤 5-804
60264 茯苓补心汤 5-804
60265 茯苓补心汤 5-804
60266 茯苓补心汤 5-804
60267 茯苓补心汤 5-805
60268 茯苓补心汤 5-805
60269 茯苓补心汤 5-805
60270 茯苓泄湿汤 5-805
60271 茯苓泻湿汤 5-805
60272 茯苓泽泻汤 5-805
60273 茯苓建中汤 5-805
60274 茯苓栀子散 5-805
60275 茯苓茱萸丸 5-805
60276 茯苓厚朴汤 5-805
60277 茯苓厚朴汤 5-805
60278 茯苓厚朴汤 5-805
60279 茯苓指迷丸 5-805
60280 茯苓钟乳丸 5-805
60281 茯苓钩藤汤 5-805
60282 茯苓前胡汤 5-806
60283 茯苓前胡汤 5-806
60284 茯苓除湿汤 5-806
60285 茯苓桂甘汤 5-806
60286 茯苓桂甘汤 5-806
60287 茯苓桂枝汤 5-806
60288 茯苓桂枝汤 5-806
60289 茯苓造化糕 5-806
60290 茯苓消气丸 5-806
60291 茯苓调中散 5-806
60292 茯苓调血汤 5-806
60293 茯苓陷胸汤 5-806
60294 茯苓理中汤 5-806
60295 茯苓菖蒲丸 5-806
60296 茯苓菟丝丸 5-806
60297 茯苓黄连丸 5-806
60298 茯苓黄耆汤 5-806
60299 茯苓猪肾汤 5-806
60300 茯苓麻黄汤 5-807
60301 茯苓渗湿汤 5-807
60302 茯苓渗湿汤 5-807
60303 茯苓渗湿汤 5-807
60304 茯苓渗湿汤 5-807
60305 茯苓渗湿汤 5-807
60306 茯苓渗湿汤 5-807
60307 茯苓渗湿汤 5-807
60308 茯苓渗湿汤 5-807
60309 茯苓渗湿汤 5-807
60310 茯苓渗湿汤 5-807
60311 茯苓琥珀丸 5-807
60312 茯苓琥珀汤 5-807
60313 茯苓琥珀汤 5-808
60314 茯苓琥珀散 5-808
60315 茯苓琥珀散 5-808
60316 茯苓椒目丸 5-808
60317 茯苓燥湿汤 5-808
60318 茯苓燥湿汤 5-808
60319 茯苓蠲暑饮 5-808
60320 茯泽石膏汤 5-808
60321 茯神四逆汤 5-808
60322 茯神麦冬汤 5-808
60323 茯神远志丸 5-808
60324 茯神补心汤 5-808
60325 茯神黄耆汤 5-808
60326 茯神镇惊汤 5-808
60327 茯苓小泽泻汤 5-808
60328 茯苓五味子汤 5-809
60329 茯苓车前子饮 5-809
60330 茯苓菊花浸酒 5-809
60331 茯神酸枣仁汤 5-809
60332 茯苓甘桂大枣汤 5-809
60333 茯苓苍术难名丹 5-809
60334 茯苓杏仁甘草汤 5-809
60335 茯苓参甘厚朴汤 5-809
60336 茯苓栀子茵陈汤 5-809
60337 茯苓茵陈栀子汤 5-809
60338 茯苓桂术甘草汤 5-809
60339 茯苓桂甘大枣汤 5-809
60340 茯苓桂甘白术汤 5-809
60341 茯苓桂枝甘枣汤 5-810
60342 茯苓橘皮杏仁汤 5-810
60343 茯苓四逆加石脂汤 5-810
60344 茯苓四逆加半夏汤 5-810
60345 茯苓安肝定精神丸 5-810
60346 茯甘姜味辛夏仁黄汤 5-810
60347 茯苓干姜白术甘草汤 5-810
60348 茯苓甘草五味姜辛汤 5-810
60349 茯苓白术桂枝甘草汤 5-810
60350 茯苓桂枝五味甘草汤 5-810
60351 茯苓桂枝甘草大枣汤 5-810
60352 茯苓桂枝白术甘草汤 5-810
60353 茯苓甘草五味辛夏仁汤 5-811
60354 茯苓桂心甘草五味子汤 5-811
60355 茯苓桂枝五味子甘草汤 5-811
60356 茯苓桂枝甘草生姜浮萍汤 5-811
60357 茯苓桂枝参甘耆附麻黄汤 5-811
60358 茯苓五味甘草去桂加姜辛夏汤 5-811
60359 茯桂五味去桂加干姜细辛半夏汤 5-811

茌

60360 茌子桔梗丸 5-811

荟

60361 荟黄二仁丸 5-811

茶

60362 茶糕 5-811
60363 茶牙汤 5-811
60364 茶叶方 5-811
60365 茶叶顶 5-811
60366 茶实丸 5-811
60367 茶柏散 5-811
60368 茶积丸 5-812
60369 茶调汤 5-812
60370 茶调散 5-812
60371 茶调散 5-812
60372 茶调散 5-812
60373 茶调散 5-812
60374 茶调散 5-812
60375 茶调散 5-812

60376 茶调散 5-812
60377 茶调散 5-812
60378 茶调散 5-812
60379 茶调散 5-812
60380 茶调散 5-812
60381 茶调散 5-812
60382 茶梅丸 5-812
60383 茶黄丸 5-812
60384 茶清散 5-812
60385 茶蒻散 5-812
60386 茶煎汤 5-813
60387 茶煎散 5-813
60388 茶蜡丸 5-813
60389 茶癖散 5-813
60390 茶末敷方 5-813
60391 茶酒调散 5-813
60392 茶调香附散 5-813
60393 茶箬胭脂散 5-813

茖

60394 茖葱丸 5-813

荠

60395 荠龙汤 5-813
60396 荠苨丸 5-813
60397 荠苨丸 5-813
60398 荠苨汁 5-813
60399 荠苨汤 5-813
60400 荠苨汤 5-813
60401 荠苨汤 5-813
60402 荠苨汤 5-814
60403 荠苨汤 5-814
60404 荠苨汤 5-814
60405 荠苨饮 5-814
60406 荠苨饮 5-814
60407 荠苨散 5-814
60408 荠苨散 5-814
60409 荠苨散 5-814
60410 荠苨散 5-814
60411 荠苨散 5-814
60412 荠苨散 5-814
60413 荠苨煎 5-814
60414 荠菜粥 5-814
60415 荠叶涂方 5-814

茺

60416 茺蔚丸 5-814
60417 茺蔚汤 5-815
60418 茺蔚散 5-815
60419 茺蔚散 5-815
60420 茺蔚散 5-815
60421 茺蔚散 5-815
60422 茺蔚散 5-815
60423 茺蔚粥 5-815
60424 茺蔚子丸 5-815
60425 茺蔚子丸 5-815
60426 茺蔚子丸 5-815
60427 茺蔚子丸 5-815
60428 茺蔚子散 5-815
60429 茺蔚浴汤 5-815
60430 茺蔚老姜汤 5-815

荡

60431 荡风散 5-815
60432 荡石片 5-816
60433 荡皮丸 5-816
60434 荡邪丹 5-816
60435 荡邪散 5-816
60436 荡疝丸 5-816
60437 荡疝丹 5-816
60438 荡疝汤 5-816
60439 荡鬼汤 5-816
60440 荡胞丸 5-816
60441 荡胞汤 5-816
60442 荡胞散 5-816
60443 荡胞煎 5-816
60444 荡涎散 5-816
60445 荡胸汤 5-816
60446 荡涤水 5-817
60447 荡涤饮 5-817
60448 荡涤灵 5-817
60449 荡秽散 5-817
60450 荡脾汤 5-817
60451 荡滞散 5-817
60452 荡寒汤 5-817
60453 荡寒汤 5-817
60454 荡瘀丸 5-817
60455 荡痰汤 5-817
60456 荡阴救命汤 5-817
60457 荡寇解痰汤 5-817
60458 荡痰加甘遂汤 5-817

荨

60459 荨麻疹丸 5-817
60460 荨麻疹汤 5-818

茹

60461 茹连散 5-818
60462 茹橘饮 5-818

荔

60463 荔奴丹 5-818
60464 荔奴散 5-818
60465 荔壳汤 5-818
60466 荔枝汤 5-818
60467 荔枝散 5-818
60468 荔枝散 5-818
60469 荔枝粥 5-818
60470 荔枝膏 5-818
60471 荔枝膏 5-818
60472 荔香散 5-818
60473 荔核散 5-818
60474 荔核散 5-818
60475 荔枝橘核汤 5-818
60476 荔花鼻窦炎片 5-818

药

60477 药针 5-819
60478 药肝 5-819
60479 药纸 5-819
60480 药枕 5-819
60481 药枣 5-819
60482 药肺 5-819
60483 药油 5-819
60484 药油 5-819
60485 药线 5-819
60486 药线 5-819
60487 药线 5-819
60488 药线 5-819
60489 药茶 5-819
60490 药茶 5-819
60491 药茶 5-820
60492 药饼 5-820
60493 药饼 5-820
60494 药酒 5-820
60495 药酒 5-820
60496 药酒 5-820
60497 药酒 5-820
60498 药酒 5-820
60499 药酒 5-820
60500 药酒 5-820
60501 药酒 5-820
60502 药酒 5-820
60503 药酒 5-820
60504 药酒 5-821
60505 药酒 5-821
60506 药酒 5-821
60507 药粉 5-821
60508 药梅 5-821
60509 药绵 5-821
60510 药墨 5-821
60511 药乌鱼 5-821
60512 药艾丸 5-821
60513 药艾条 5-821
60514 药丝线 5-821
60515 药母鸡 5-821
60516 药肉粥 5-821
60517 药赤豆 5-821
60518 药肝汤 5-821
60519 药鸡蛋 5-821
60520 药鸡蛋 5-822
60521 药鸡蛋 5-822
60522 药鸡蛋 5-822
60523 药核桃 5-822
60524 药荸荠 5-822
60525 药盐煎 5-822
60526 药烧饼 5-822
60527 药烧酒 5-822
60528 药酒丸 5-822
60529 药兜肚 5-822
60530 药猪肚 5-822
60531 药猪肠 5-822
60532 药猪胞 5-822
60533 药馄饨 5-822
60534 药棋子 5-822
60535 药磨汤 5-823
60536 药灵砂丹 5-823
60537 药制肺露 5-823
60538 药酒奇方 5-823
60539 药髓饼子 5-823
60540 药制龟苓膏 5-823
60541 药制柑橘饼 5-823
60542 药制橄榄盐 5-823
60543 药制苍耳子虫 5-823

荤

60544 荤素羹 5-823

荣

60545 荣心丸 5-823
60546 荣芝丸 5-824
60547 荣肝汤 5-824
60548 荣顺散 5-824
60549 荣润汤 5-824
60550 荣筋汤 5-824
60551 荣卫饮子 5-824
60552 荣卫返魂汤 5-824
60553 荣筋拈痛洗腿方 5-824
60554 荣筋活络洗药方 5-824

革

60555 革一 5-824
60556 革二 5-825
60557 革七 5-825
60558 革八 5-825
60559 革三 5-825
60560 革五 5-825
60561 革六 5-825
60562 革四 5-825

带

60563 带下丸 5-825
60564 带下汤 5-825

赴

60565 赴宴散 5-825
60566 赴宴散 5-825
60567 赴宴散 5-825
60568 赴筵散 5-825
60569 赴筵散 5-825
60570 赴筵散 5-826
60571 赴筵散 5-826
60572 赴筵散 5-826
60573 赴筵散 5-826
60574 赴筵散 5-826
60575 赴筵散 5-826
60576 赴筵散 5-826
60577 赴筵散 5-826
60578 赴筵散 5-826
60579 赴筵散 5-826
60580 赴筵散 5-826
60581 赴筵散 5-826
60582 赴筵散 5-826
60583 赴筵散 5-826
60584 赴筵散 5-826
60585 赴筵散 5-826
60586 赴筵散 5-826
60587 赴筵散 5-826
60588 赴筵散 5-826
60589 赴筵散 5-826

赵

60590 赵府膏 5-826
60591 赵娆方 5-826
60592 赵泉黄膏 5-827
60593 赵候须散 5-827
60594 赵府小灵丹 5-827
60595 赵氏加味六子丸 5-827
60596 赵府神应比天膏 5-827
60597 赵氏苁蓉菟丝子丸 5-827

甚

60598 甚应膏 5-828

残

60599 残霞膏 5-828

砒

60600 砒石膏 5-828
60601 砒枣散 5-828
60602 砒油方 5-828
60603 砒黄丸 5-828
60604 砒黄丸 5-828
60605 砒霜丸 5-828
60606 砒霜丸 5-828
60607 砒霜丸 5-828
60608 砒霜丸 5-828
60609 砒霜丸 5-828
60610 砒霜丸 5-828
60611 砒霜丸 5-828
60612 砒霜丸 5-829
60613 砒霜丸 5-829
60614 砒霜丸 5-829
60615 砒霜丸 5-829
60616 砒霜顶 5-829
60617 砒霜线 5-829
60618 砒霜散 5-829
60619 砒霜散 5-829
60620 砒霜散 5-829
60621 砒霜膏 5-829
60622 砒黄熏方 5-829
60623 砒黄敷方 5-829
60624 砒砂雄黄散 5-829

砂

60625 砂贝散 5-829
60626 砂仁汤 5-829
60627 砂仁散 5-830
60628 砂仁散 5-830
60629 砂仁粥 5-830
60630 砂草油 5-830
60631 砂香饮 5-830
60632 砂香散 5-830
60633 砂雪丸 5-830
60634 砂淋丸 5-830
60635 砂雄丸 5-830
60636 砂锅丸 5-830
60637 砂糖丸 5-830
60638 砂糖丸 5-830
60639 砂糖丸 5-830
60640 砂糖丸 5-830
60641 砂糖方 5-830
60642 砂糖水 5-830
60643 砂糖散 5-831
60644 砂仁葱汤 5-831
60645 砂仁熟水 5-831
60646 砂仁益黄散 5-831
60647 砂仁葱白汤 5-831
60648 砂半理中汤 5-831
60649 砂枳二陈汤 5-831

牵

60650 牵马丸 5-831
60651 牵牛丸 5-831
60652 牵牛丸 5-831
60653 牵牛丸 5-831
60654 牵牛丸 5-831
60655 牵牛丸 5-832
60656 牵牛丸 5-832
60657 牵牛丸 5-832
60658 牵牛丸 5-832
60659 牵牛丸 5-832
60660 牵牛丸 5-832
60661 牵牛丸 5-832
60662 牵牛丸 5-832
60663 牵牛丸 5-832
60664 牵牛丸 5-832
60665 牵牛汤 5-832
60666 牵牛汤 5-832
60667 牵牛汤 5-832
60668 牵牛汤 5-832
60669 牵牛串 5-832
60670 牵牛酒 5-832
60671 牵牛酒 5-832
60672 牵牛散 5-833
60673 牵牛散 5-833
60674 牵牛散 5-833
60675 牵牛散 5-833
60676 牵牛散 5-833
60677 牵牛散 5-833
60678 牵牛散 5-833
60679 牵牛散 5-833
60680 牵牛散 5-833
60681 牵牛散 5-833
60682 牵牛散 5-833
60683 牵牛粥 5-833
60684 牵正丸 5-833
60685 牵正汤 5-833
60686 牵正散 5-833
60687 牵正散 5-834
60688 牵正膏 5-834
60689 牵白饮 5-834
60690 牵牛子丸 5-834
60691 牵牛子丸 5-834
60692 牵牛子丸 5-834
60693 牵牛子丸 5-834
60694 牵牛子丸 5-834
60695 牵牛子丸 5-834
60696 牵牛子丸 5-834
60697 牵牛子丸 5-834
60698 牵牛子丸 5-834
60699 牵牛子丸 5-834
60700 牵牛子丸 5-835
60701 牵牛子丸 5-835
60702 牵牛子丸 5-835
60703 牵牛子丸 5-835
60704 牵牛子丸 5-835
60705 牵牛子丸 5-835
60706 牵牛子丸 5-835
60707 牵牛子丸 5-835
60708 牵牛子丸 5-835
60709 牵牛子丸 5-835
60710 牵牛子汤 5-835
60711 牵牛子汤 5-835
60712 牵牛子散 5-835
60713 牵牛子散 5-835
60714 牵牛子散 5-835
60715 牵牛子散 5-836
60716 牵牛子散 5-836
60717 牵牛子散 5-836
60718 牵牛子散 5-836
60719 牵牛子散 5-836
60720 牵牛子散 5-836
60721 牵牛子散 5-836
60722 牵牛子粥 5-836
60723 牵牛妙酒 5-836
60724 牵牛煎丸 5-836
60725 牵牛大黄丸 5-836
60726 牵牛五灵煮散 5-836

厚

60727 厚朴丸 5-836
60728 厚朴丸 5-836
60729 厚朴丸 5-837
60730 厚朴丸 5-837
60731 厚朴丸 5-837
60732 厚朴丸 5-837
60733 厚朴丸 5-837
60734 厚朴丸 5-837
60735 厚朴丸 5-837
60736 厚朴丸 5-837
60737 厚朴丸 5-837
60738 厚朴丸 5-837
60739 厚朴丸 5-837
60740 厚朴丸 5-837
60741 厚朴丸 5-838
60742 厚朴丸 5-838
60743 厚朴丸 5-838
60744 厚朴丸 5-838
60745 厚朴丸 5-838
60746 厚朴丸 5-838
60747 厚朴丸 5-838
60748 厚朴丸 5-838
60749 厚朴丸 5-838
60750 厚朴丸 5-838
60751 厚朴丸 5-838
60752 厚朴丸 5-838
60753 厚朴丸 5-839
60754 厚朴丸 5-839
60755 厚朴丸 5-839
60756 厚朴丸 5-839
60757 厚朴丸 5-839
60758 厚朴丸 5-839
60759 厚朴丸 5-839
60760 厚朴丸 5-839
60761 厚朴丸 5-839

60762 厚朴丸 5-839
60763 厚朴丸 5-839
60764 厚朴丸 5-839
60765 厚朴丸 5-839
60766 厚朴丸 5-840
60767 厚朴丸 5-840
60768 厚朴丸 5-840
60769 厚朴丸 5-840
60770 厚朴丸 5-840
60771 厚朴丸 5-840
60772 厚朴丸 5-840
60773 厚朴丸 5-840
60774 厚朴丸 5-840
60775 厚朴丸 5-840
60776 厚朴丸 5-840
60777 厚朴丸 5-840
60778 厚朴丸 5-841
60779 厚朴丸 5-841
60780 厚朴丸 5-841
60781 厚朴丸 5-841
60782 厚朴丸 5-841
60783 厚朴丸 5-841
60784 厚朴汤 5-841
60785 厚朴汤 5-841
60786 厚朴汤 5-841
60787 厚朴汤 5-841
60788 厚朴汤 5-841
60789 厚朴汤 5-841
60790 厚朴汤 5-841
60791 厚朴汤 5-841
60792 厚朴汤 5-841
60793 厚朴汤 5-841
60794 厚朴汤 5-842
60795 厚朴汤 5-842
60796 厚朴汤 5-842
60797 厚朴汤 5-842
60798 厚朴汤 5-842
60799 厚朴汤 5-842
60800 厚朴汤 5-842
60801 厚朴汤 5-842
60802 厚朴汤 5-842
60803 厚朴汤 5-842
60804 厚朴汤 5-842
60805 厚朴汤 5-842
60806 厚朴汤 5-842
60807 厚朴汤 5-842
60808 厚朴汤 5-842
60809 厚朴汤 5-842
60810 厚朴汤 5-843
60811 厚朴汤 5-843
60812 厚朴汤 5-843
60813 厚朴汤 5-843
60814 厚朴汤 5-843
60815 厚朴汤 5-843
60816 厚朴汤 5-843
60817 厚朴汤 5-843
60818 厚朴汤 5-843
60819 厚朴汤 5-843
60820 厚朴汤 5-843
60821 厚朴汤 5-843
60822 厚朴汤 5-843
60823 厚朴汤 5-843
60824 厚朴汤 5-843
60825 厚朴汤 5-844
60826 厚朴汤 5-844
60827 厚朴汤 5-844
60828 厚朴汤 5-844
60829 厚朴汤 5-844
60830 厚朴汤 5-844
60831 厚朴汤 5-844
60832 厚朴汤 5-844
60833 厚朴汤 5-844
60834 厚朴汤 5-844
60835 厚朴汤 5-844
60836 厚朴汤 5-844
60837 厚朴汤 5-844
60838 厚朴汤 5-844
60839 厚朴汤 5-844
60840 厚朴汤 5-844
60841 厚朴汤 5-845
60842 厚朴汤 5-845
60843 厚朴汤 5-845
60844 厚朴汤 5-845
60845 厚朴汤 5-845
60846 厚朴汤 5-845
60847 厚朴汤 5-845
60848 厚朴汤 5-845
60849 厚朴汤 5-845
60850 厚朴汤 5-845
60851 厚朴汤 5-845
60852 厚朴汤 5-845
60853 厚朴汤 5-845
60854 厚朴汤 5-845
60855 厚朴汤 5-845
60856 厚朴汤 5-845
60857 厚朴汤 5-845
60858 厚朴汤 5-845
60859 厚朴汤 5-846
60860 厚朴汤 5-846
60861 厚朴汤 5-846
60862 厚朴汤 5-846
60863 厚朴汤 5-846
60864 厚朴汤 5-846
60865 厚朴汤 5-846
60866 厚朴汤 5-846
60867 厚朴汤 5-846
60868 厚朴饮 5-846
60869 厚朴饮 5-846
60870 厚朴饮 5-846
60871 厚朴饮 5-846
60872 厚朴饮 5-846
60873 厚朴散 5-846
60874 厚朴散 5-846
60875 厚朴散 5-846
60876 厚朴散 5-847
60877 厚朴散 5-847
60878 厚朴散 5-847
60879 厚朴散 5-847
60880 厚朴散 5-847
60881 厚朴散 5-847
60882 厚朴散 5-847
60883 厚朴散 5-847
60884 厚朴散 5-847
60885 厚朴散 5-847
60886 厚朴散 5-847
60887 厚朴散 5-848
60888 厚朴散 5-848
60889 厚朴散 5-848
60890 厚朴散 5-848
60891 厚朴散 5-848
60892 厚朴散 5-848
60893 厚朴散 5-848
60894 厚朴散 5-848
60895 厚朴散 5-848
60896 厚朴散 5-848
60897 厚朴散 5-848
60898 厚朴散 5-848
60899 厚朴散 5-848
60900 厚朴散 5-849
60901 厚朴散 5-849
60902 厚朴散 5-849
60903 厚朴散 5-849
60904 厚朴散 5-849
60905 厚朴散 5-849
60906 厚朴散 5-849
60907 厚朴散 5-849
60908 厚朴散 5-849
60909 厚朴散 5-849
60910 厚朴散 5-849
60911 厚朴散 5-849
60912 厚朴散 5-849
60913 厚朴散 5-850
60914 厚朴散 5-850
60915 厚朴散 5-850
60916 厚朴散 5-850
60917 厚朴散 5-850
60918 厚朴散 5-850
60919 厚朴散 5-850
60920 厚朴散 5-850
60921 厚朴散 5-850
60922 厚朴散 5-850
60923 厚朴散 5-850
60924 厚朴散 5-850
60925 厚朴散 5-850
60926 厚朴散 5-851
60927 厚朴散 5-851
60928 厚朴散 5-851
60929 厚朴散 5-851
60930 厚朴散 5-851
60931 厚朴散 5-851
60932 厚朴散 5-851
60933 厚朴散 5-851
60934 厚朴散 5-851
60935 厚朴散 5-851
60936 厚朴散 5-851
60937 厚朴散 5-851
60938 厚朴散 5-851
60939 厚朴散 5-851
60940 厚朴散 5-852
60941 厚朴散 5-852
60942 厚朴散 5-852
60943 厚朴散 5-852
60944 厚朴散 5-852
60945 厚朴散 5-852
60946 厚朴散 5-852
60947 厚朴散 5-852
60948 厚朴散 5-852
60949 厚朴散 5-852
60950 厚朴散 5-852
60951 厚朴散 5-852
60952 厚朴散 5-852
60953 厚朴煎 5-852
60954 厚朴膏 5-852
60955 厚肠丸 5-852
60956 厚肠丸 5-852
60957 厚肠丸 5-852
60958 厚肠丸 5-852
60959 厚肠丸 5-852
60960 厚肠丸 5-853
60961 厚肠丸 5-853
60962 厚肠丹 5-853
60963 厚肠汤 5-853
60964 厚肠散 5-853
60965 厚胃丸 5-853
60966 厚脾丸 5-853
60967 厚脾散 5-853
60968 厚腹丸 5-853
60969 厚朴煮散 5-853
60970 厚朴煮散 5-853
60971 厚朴煮散 5-853
60972 厚朴煮散 5-853
60973 厚朴煎丸 5-853
60974 厚朴煎丸 5-853
60975 厚朴煎丸 5-853
60976 厚朴七枣汤 5-854
60977 厚朴七味汤 5-854

60978 厚朴七物汤 5-854
60979 厚朴人参汤 5-854
60980 厚朴人参汤 5-854
60981 厚朴三物汤 5-854
60982 厚朴三棱丸 5-854
60983 厚朴干姜丸 5-854
60984 厚朴大黄汤 5-854
60985 厚朴六合汤 5-854
60986 厚朴石膏汤 5-854
60987 厚朴半夏汤 5-854
60988 厚朴半夏汤 5-854
60989 厚朴豆蔻汤 5-855
60990 厚朴豆蔻散 5-855
60991 厚朴泻心汤 5-855
60992 厚朴建中汤 5-855
60993 厚朴枳壳汤 5-855
60994 厚朴枳实汤 5-855
60995 厚朴枳实散 5-855
60996 厚朴荜茇丸 5-855
60997 厚朴草果汤 5-855
60998 厚朴茯苓汤 5-855
60999 厚朴香连丸 5-855
61000 厚朴桂心汤 5-855
61001 厚朴健胃汤 5-855
61002 厚朴麻黄汤 5-856
61003 厚朴温中丸 5-856
61004 厚朴温中汤 5-856
61005 厚朴温中汤 5-856
61006 厚朴温中汤 5-856
61007 厚朴温中饮 5-856
61008 厚朴温肺散 5-856
61009 厚朴槟榔汤 5-856
61010 厚朴橘皮丸 5-856
61011 厚朴橘皮丸 5-857
61012 厚朴橘皮煎 5-857
61013 厚朴天南星丸 5-857
61014 厚朴去干姜汤 5-857
61015 厚朴陈橘皮汤 5-857
61016 厚朴半夏甘参汤 5-857
61017 厚朴姜夏草参汤 5-857
61018 厚朴半夏甘草人参汤 5-857
61019 厚朴生姜人参甘草半夏汤 5-857
61020 厚朴生姜半夏甘草人参汤 5-857

威

61021 威灵丸 5-857
61022 威灵散 5-857
61023 威灵散 5-858
61024 威灵散 5-858
61025 威喜丸 5-858
61026 威喜丸 5-858
61027 威灵仙丸 5-858
61028 威灵仙丸 5-858
61029 威灵仙丸 5-858
61030 威灵仙丸 5-858
61031 威灵仙丸 5-858
61032 威灵仙丸 5-858
61033 威灵仙丸 5-859
61034 威灵仙丸 5-859
61035 威灵仙丸 5-859
61036 威灵仙丸 5-859
61037 威灵仙丸 5-859
61038 威灵仙丸 5-859
61039 威灵仙丸 5-859
61040 威灵仙丸 5-859
61041 威灵仙丸 5-859
61042 威灵仙丸 5-859
61043 威灵仙丸 5-859
61044 威灵仙丸 5-859
61045 威灵仙丸 5-859
61046 威灵仙丸 5-859
61047 威灵仙丸 5-860
61048 威灵仙丸 5-860
61049 威灵仙丸 5-860
61050 威灵仙丸 5-860
61051 威灵仙方 5-860
61052 威灵仙汤 5-860
61053 威灵仙饮 5-860
61054 威灵仙散 5-860
61055 威灵仙散 5-860
61056 威灵仙散 5-860
61057 威灵仙散 5-860
61058 威灵仙散 5-860
61059 威灵仙散 5-861
61060 威灵仙散 5-861
61061 威灵仙散 5-861
61062 威灵仙散 5-861
61063 威灵仙散 5-861
61064 威灵仙散 5-861
61065 威灵仙散 5-861
61066 威灵仙散 5-861
61067 威灵仙散 5-861
61068 威灵仙散 5-861
61069 威灵仙散 5-861
61070 威灵仙散 5-861
61071 威灵龙脑散 5-861
61072 威灵仙桂汤 5-861

面

61073 面药 5-861
61074 面药 5-861
61075 面脂 5-862
61076 面脂 5-862
61077 面脂 5-862
61078 面脂 5-862
61079 面脂 5-862
61080 面脂 5-862
61081 面粥 5-862
61082 面膏 5-862
61083 面膏 5-862
61084 面膏 5-862
61085 面膏 5-863
61086 面饼丸 5-863
61087 面消散 5-863
61088 面粉散 5-863
61089 面药捣膏 5-863
61090 面药捣膏 5-863
61091 面色白瘦散 5-863
61092 面色黄瘦散 5-863
61093 面油摩风膏 5-863
61094 面粉化毒散 5-863
61095 面痛一号方 5-863
61096 面痛二号方 5-863
61097 面痛三号方 5-863
61098 面痛四号方 5-863

挂

61099 挂金散 5-863

持

61100 持圣散 5-863

拱

61101 拱辰丹 5-864
61102 拱辰丹 5-864

挝

61103 挝胃汤 5-864
61104 挝脾丸 5-864
61105 挝脾汤 5-864
61106 挝脾汤 5-864
61107 挝脾散 5-864
61108 挝癖散 5-864

挺

61109 挺子膏 5-864
61110 挺子膏 5-864
61111 挺子膏 5-864

括

61112 括痰丸 5-864

指

61113 指甲散 5-865
61114 指迷丸 5-865
61115 指迷丸 5-865
61116 指迷汤 5-865
61117 指迷七气汤 5-865
61118 指迷七气汤 5-865
61119 指迷七气汤 5-865
61120 指迷茯苓丸 5-865
61121 指迷铁落散 5-865
61122 指迷宽中丸 5-865
61123 指迷温经汤 5-865

挑

61124 挑疔散 5-865

拯

61125 拯阳汤 5-865
61126 拯阳汤 5-865
61127 拯阴汤 5-865
61128 拯阴汤 5-865
61129 拯肾汤 5-865
61130 拯损膏 5-866
61131 拯伤接命丹 5-866
61132 拯阳理劳汤 5-866
61133 拯阴消疳汤 5-866
61134 拯阴理劳汤 5-866
61135 拯阴理劳汤 5-866
61136 拯济换骨丹 5-866

轻

61137 轻号散 5-866
61138 轻肌散 5-866
61139 轻体丸 5-866
61140 轻身散 5-866
61141 轻青丹 5-866
61142 轻矾散 5-866
61143 轻乳散 5-866
61144 轻金散 5-866
61145 轻骨丹 5-867
61146 轻骨丹 5-867
61147 轻骨丹 5-867
61148 轻骨汤 5-867
61149 轻骨散 5-867
61150 轻骨散 5-867
61151 轻珠散 5-867
61152 轻桃丸 5-867
61153 轻粉丸 5-867
61154 轻粉丸 5-867
61155 轻粉丸 5-867
61156 轻粉串 5-868
61157 轻粉顶 5-868
61158 轻粉剂 5-868
61159 轻粉散 5-868
61160 轻粉散 5-868
61161 轻粉散 5-868
61162 轻粉散 5-868
61163 轻粉散 5-868
61164 轻粉散 5-868

61165 轻粉散 5-868
61166 轻粉散 5-868
61167 轻粉散 5-868
61168 轻粉散 5-868
61169 轻粉散 5-868
61170 轻粉散 5-868
61171 轻黄散 5-868
61172 轻黄散 5-868
61173 轻黄散 5-868
61174 轻黄膏 5-869
61175 轻脚丸 5-869
61176 轻脚丸 5-869
61177 轻脚丸 5-869
61178 轻脚丸 5-869
61179 轻脚散 5-869
61180 轻斑散 5-869
61181 轻硫散 5-869
61182 轻蛤散 5-869
61183 轻雷丸 5-869
61184 轻雷丹 5-869
61185 轻腰汤 5-869
61186 轻解散 5-869
61187 轻身一号 5-869
61188 轻粉毒膏 5-870
61189 轻身消胖丸 5-870
61190 轻乳生肌散 5-870
61191 轻剂排石汤 5-870

鸦

61192 鸦片散 5-870
61193 鸦参丸 5-870
61194 鸦胆丸 5-870
61195 鸦胆丸 5-870
61196 鸦珠丸 5-870
61197 鸦啖散 5-870
61198 鸦鸽散 5-870
61199 鸦胆子油 5-870
61200 鸦胆子粉 5-871
61201 鸦片马痞散 5-871
61202 鸦胆子仁软膏 5-871

鸥

61203 鸥脂膏 5-871

皆

61204 皆效散 5-871

点

61205 点药 5-871
61206 点药 5-871
61207 点药 5-871
61208 点药 5-871
61209 点水丹 5-871
61210 点生丹 5-871
61211 点玄丹 5-871
61212 点头散 5-871
61213 点舌丸 5-871
61214 点舌丹 5-871
61215 点虬丹 5-872
61216 点毒丹 5-872
61217 点眼丹 5-872
61218 点眼药 5-872
61219 点眼药 5-872
61220 点眼药 5-872
61221 点眼砂 5-872
61222 点眼散 5-872
61223 点眼煎 5-872
61224 点眼膏 5-872
61225 点眼膏 5-872
61226 点痣膏 5-872
61227 点翳散 5-872
61228 点翳膏 5-872
61229 点点金丹 5-872
61230 点眼水膏 5-872
61231 点眼仙方 5-873
61232 点眼膏子 5-873
61233 点白还黑丹 5-873
61234 点白还黑丹 5-873
61235 点药神效膏 5-873
61236 点烂弦风药 5-873
61237 点眼七宝散 5-873
61238 点眼万明膏 5-873
61239 点眼止泪散 5-873
61240 点眼贝齿散 5-873
61241 点眼丹砂散 5-873
61242 点眼丹砂膏 5-873
61243 点眼丹砂膏 5-873
61244 点眼艾熏散 5-873
61245 点眼玉屑散 5-873
61246 点眼古钱煎 5-873
61247 点眼石胆丸 5-874
61248 点眼石胆散 5-874
61249 点眼龙脑煎 5-874
61250 点眼龙脑膏 5-874
61251 点眼白矾粉 5-874
61252 点眼圣仙方 5-874
61253 点眼地黄膏 5-874
61254 点眼光明丹 5-874
61255 点眼朱砂煎 5-874
61256 点眼决明散 5-874
61257 点眼杏仁膏 5-874
61258 点眼杏仁膏 5-874
61259 点眼杏仁膏 5-875
61260 点眼杏仁膏 5-875
61261 点眼杏仁膏 5-875
61262 点眼还睛膏 5-875
61263 点眼乳汁煎 5-875
61264 点眼金丝膏 5-875
61265 点眼金丝膏 5-875
61266 点眼金华水 5-875
61267 点眼枸杞煎 5-875
61268 点眼胡粉膏 5-875
61269 点眼香连膏 5-875
61270 点眼食盐膏 5-875
61271 点眼秦皮汤 5-875
61272 点眼秦皮煎 5-875
61273 点眼真珠散 5-876
61274 点眼真珠散 5-876
61275 点眼真珠煎 5-876
61276 点眼盐绿膏 5-876
61277 点眼黄连散 5-876
61278 点眼黄连煎 5-876
61279 点眼黄连煎 5-876
61280 点眼黄连煎 5-876
61281 点眼黄连煎 5-876
61282 点眼黄连煎 5-876
61283 点眼黄连膏 5-876
61284 点眼黄连膏 5-876
61285 点眼雪花丸 5-876
61286 点眼雀粪膏 5-876
61287 点眼铜绿膏 5-876
61288 点眼猪胆膏 5-876
61289 点眼雄黄散 5-876
61290 点眼雄黄膏 5-877
61291 点眼蜗牛浆 5-877
61292 点眼熊胆膏 5-877
61293 点眼蕤仁煎 5-877
61294 点眼蕤仁煎 5-877
61295 点眼蕤仁膏 5-877
61296 点眼蕤仁膏 5-877
61297 点眼蕤仁膏 5-877
61298 点喉神效方 5-877
61299 点药石决明散 5-877
61300 点眼小黄连膏 5-877
61301 点眼古字钱煎 5-877
61302 点眼白蜜黄连膏 5-877

背

61303 背疽掺药 5-877
61304 背疽照火方 5-878

临

61305 临汝药酒 5-878
61306 临河风气药酒 5-878

韭

61307 韭子丸 5-878
61308 韭子丸 5-878
61309 韭子丸 5-878
61310 韭子丸 5-878
61311 韭子丸 5-878
61312 韭子丸 5-878
61313 韭子丸 5-878
61314 韭子丸 5-878
61315 韭子丸 5-879
61316 韭子丸 5-879
61317 韭子丸 5-879
61318 韭子丸 5-879
61319 韭子丸 5-879
61320 韭子丸 5-879
61321 韭子丸 5-879
61322 韭子丸 5-879
61323 韭子丸 5-879
61324 韭子丸 5-879
61325 韭子汤 5-879
61326 韭子汤 5-879
61327 韭子散 5-879
61328 韭子散 5-879
61329 韭子散 5-880
61330 韭子散 5-880
61331 韭子散 5-880
61332 韭子散 5-880
61333 韭子散 5-880
61334 韭子煎 5-880
61335 韭龙散 5-880
61336 韭叶散 5-880
61337 韭叶膏 5-880
61338 韭汁饮 5-880
61339 韭汁饮 5-880
61340 韭汁饮 5-880
61341 韭汁酒 5-880
61342 韭附丸 5-880
61343 韭根丸 5-880
61344 韭根汁 5-880
61345 韭根汁 5-880
61346 韭根汤 5-880
61347 韭根散 5-881
61348 韭根散 5-881
61349 韭根散 5-881
61350 韭根散 5-881
61351 韭菜丸 5-881
61352 韭菜汁 5-881
61353 韭菜散 5-881
61354 韭子一物丸 5-881
61355 韭子鹿茸丸 5-881
61356 韭汁牛乳饮 5-881
61357 韭汁牛乳饮 5-881
61358 韭汁生地饮 5-881
61359 韭根茱萸汤 5-881

削

61360 削坚丸 5-881
61361 削坚饮 5-881
61362 削术豆蔻散 5-881

省

61363 省风丸 5-882
61364 省风汤 5-882
61365 省风汤 5-882
61366 省风汤 5-882
61367 省风汤 5-882
61368 省风汤 5-882
61369 省风汤 5-882
61370 省风汤 5-882
61371 省风汤 5-882
61372 省风汤 5-882
61373 省风汤 5-882
61374 省风汤 5-882
61375 省风散 5-882
61376 省风化痰汤 5-882
61377 省味金花丸 5-882
61378 省味金花丸 5-882
61379 省风清痰转舌汤 5-883

哑

61380 哑惊丹 5-883

咽

61381 咽津丹 5-883
61382 咽喉丹 5-883
61383 咽醋丸 5-883
61384 咽炎含片 5-883
61385 咽喉口齿药 5-883
61386 咽喉夺命丹 5-883
61387 咽喉回生丹 5-883
61388 咽喉冰硼散 5-883
61389 咽喉异功散 5-883
61390 咽喉备急丹 5-883
61391 咽喉独圣散 5-883
61392 咽喉通闭散 5-883
61393 咽喉碧玉散 5-883
61394 咽喉噙化丹 5-884
61395 咽痛甘桔汤 5-884
61396 咽速康气雾剂 5-884

响

61397 响骨膏 5-884
61398 响圣破笛丸 5-884
61399 响声破笛丸 5-884

咬

61400 咬头膏 5-884
61401 咬头膏 5-884
61402 咬药锭 5-884
61403 咬头提毒膏 5-885

咳

61404 咳气丸 5-885
61405 咳血丹 5-885
61406 咳血方 5-885
61407 咳逆丸 5-885
61408 咳哮宁 5-885
61409 咳特灵 5-885
61410 咳喘丸 5-885
61411 咳喘丸 5-885
61412 咳喘宁 5-885
61413 咳嗽散 5-885
61414 咳嗽散 5-886
61415 咳宁颗粒 5-886
61416 咳灵胶囊 5-886
61417 咳欣康片 5-886
61418 咳喘顺丸 5-886
61419 咳喘停膏 5-886
61420 咳喘舒片 5-886
61421 咳喘宁颗粒 5-886
61422 咳喘静糖浆 5-886
61423 咳嗽劳症膏 5-886
61424 咳嗽枇杷糖浆 5-886

昨

61425 昨叶何草丸 5-886
61426 昨叶何草散 5-887

贴

61427 贴药 5-887
61428 贴药 5-887
61429 贴药 5-887
61430 贴凹散 5-887
61431 贴顶散 5-887
61432 贴顶膏 5-887
61433 贴顶膏 5-887
61434 贴项散 5-887
61435 贴背膏 5-887
61436 贴积膏 5-887
61437 贴脐散 5-887
61438 贴脐膏 5-887
61439 贴脐膏 5-887
61440 贴脐膏 5-887
61441 贴脐膏 5-887
61442 贴脐膏 5-887
61443 贴敛药 5-888
61444 贴散膏 5-888
61445 贴喉膏 5-888
61446 贴痞膏 5-888
61447 贴痞膏 5-888
61448 贴痛汤 5-888
61449 贴腰膏 5-888
61450 贴熁膏 5-888
61451 贴熁膏 5-888
61452 贴癖膏 5-888
61453 贴恶核散 5-888
61454 贴脐饼子 5-888
61455 贴头起项膏 5-888
61456 贴囟通关膏 5-889
61457 贴顶升肠散 5-889
61458 贴胁乌头散 5-889
61459 贴药乌龙角 5-889
61460 贴药芫花散 5-889
61461 贴疮蜂房散 5-889
61462 贴脐截疟丸 5-889
61463 贴痔乳香膏 5-889
61464 贴喉异功散 5-889
61465 贴喉异功散 5-889
61466 贴痞琥珀膏 5-889
61467 贴熁灵龟膏 5-889
61468 贴熁败龟膏 5-889
61469 贴癖神应膏 5-889
61470 贴眼大黄饼子 5-889

毗

61471 毗沙门丸 5-890

虾

61472 虾汁汤 5-890
61473 虾米酒 5-890
61474 虾米散 5-890
61475 虾蟆丸 5-890
61476 虾蟆丸 5-890
61477 虾蟆丸 5-890
61478 虾蟆丸 5-890
61479 虾蟆丸 5-890
61480 虾蟆丸 5-890
61481 虾蟆丸 5-890
61482 虾蟆丸 5-890
61483 虾蟆丸 5-890
61484 虾蟆丸 5-890
61485 虾蟆丸 5-891
61486 虾蟆丸 5-891
61487 虾蟆散 5-891
61488 虾蟆散 5-891
61489 虾蟆散 5-891
61490 虾蟆散 5-891
61491 虾蟆散 5-891
61492 虾蟆散 5-891
61493 虾蟆散 5-891
61494 虾蟆散 5-891
61495 虾蟆散 5-891
61496 虾蟆膏 5-891
61497 虾蟆散 5-891
61498 虾蟆散 5-891
61499 虾蟆散 5-891
61500 虾蟆膏 5-891
61501 虾蟆膏 5-892
61502 虾蟆灰散 5-892
61503 虾蟆煎丸 5-892
61504 虾蟆猪肚丸 5-892
61505 虾蟆杀疳虫丸 5-892

虻

61506 虻虫丸 5-892
61507 虻虫散 5-892
61508 虻虫散 5-892
61509 虻虫散 5-892
61510 虻虫散 5-892
61511 虻虫散 5-892
61512 虻虫散 5-892
61513 虻虫散 5-892
61514 虻虫散 5-892
61515 虻虎汤 5-892

品

61516 品雪丹 5-893

炭

61517 炭皮丸 5-893

显

61518 显仁丸 5-893
61519 显仁丸 5-893

星

61520 星乌散 5-893
61521 星乌散 5-893
61522 星风散 5-893
61523 星斗丸 5-893
61524 星术丸 5-893
61525 星术丸 5-893
61526 星半丸 5-893
61527 星半丸 5-893
61528 星半汤 5-893
61529 星芎丸 5-893
61530 星朱丸 5-893
61531 星苏散 5-893
61532 星辛散 5-893
61533 星附丸 5-893
61534 星附汤 5-893
61535 星附汤 5-894
61536 星附散 5-894
61537 星附散 5-894
61538 星附膏 5-894
61539 星砂丸 5-894
61540 星星散 5-894
61541 星香丸 5-894
61542 星香汤 5-894
61543 星香汤 5-894
61544 星香饮 5-894
61545 星香散 5-894

61546 星香散 5-894
61547 星香散 5-894
61548 星香散 5-894
61549 星香散 5-894
61550 星姜汤 5-894
61551 星姜饮 5-895
61552 星夏汤 5-895
61553 星黄汤 5-895
61554 星乌石膏散 5-895
61555 星石二陈汤 5-895
61556 星石降痰丸 5-895
61557 星半瓜蒌丸 5-895
61558 星半安中汤 5-895
61559 星半消核汤 5-895
61560 星半蛤粉丸 5-895
61561 星附定晕汤 5-895
61562 星香二陈汤 5-895
61563 星香全蝎散 5-895
61564 星香导痰丸 5-895
61565 星桂接骨膏 5-895
61566 星夏栀子汤 5-896
61567 星夏蛤粉丸 5-896
61568 星附六君子汤 5-896

胃

61569 胃丹 5-896
61570 胃力片 5-896
61571 胃气丸 5-896
61572 胃气丸 5-896
61573 胃风丸 5-896
61574 胃风丸 5-896
61575 胃风汤 5-896
61576 胃风汤 5-896
61577 胃风汤 5-896
61578 胃风汤 5-897
61579 胃风汤 5-897
61580 胃风饮 5-897
61581 胃风煎 5-897
61582 胃风煎 5-897
61583 胃乐片 5-897
61584 胃宁汤 5-897
61585 胃宁散 5-897
61586 胃关散 5-897
61587 胃关煎 5-897
61588 胃约汤 5-897
61589 胃灵丹 5-897
61590 胃苓丸 5-897
61591 胃苓丸 5-897
61592 胃苓丸 5-898
61593 胃苓丸 5-898
61594 胃苓汤 5-898
61595 胃苓汤 5-898
61596 胃苓汤 5-898
61597 胃苓汤 5-898
61598 胃苓汤 5-898
61599 胃苓汤 5-898
61600 胃苓汤 5-898
61601 胃苓散 5-898
61602 胃苓散 5-898
61603 胃苓散 5-898
61604 胃苓膏 5-898
61605 胃胀汤 5-898
61606 胃服丸 5-898
61607 胃爱丸 5-899
61608 胃爱汤 5-899
61609 胃爱散 5-899
61610 胃爱散 5-899
61611 胃病丸 5-899
61612 胃病丹 5-899
61613 胃病汤 5-899
61614 胃疸汤 5-899
61615 胃脾汤 5-899
61616 胃痛丸 5-899
61617 胃痛片 5-899
61618 胃痛片 5-899
61619 胃痛宁 5-899
61620 胃痛定 5-900
61621 胃痛散 5-900
61622 胃气痛丸 5-900
61623 胃气痛片 5-900
61624 胃风煮散 5-900
61625 胃可安片 5-900
61626 胃安胶囊 5-900
61627 胃肠宁片 5-900
61628 胃肠安丸 5-900
61629 胃灵冲剂 5-900
61630 胃复春片 5-900
61631 胃复胶囊 5-900
61632 胃活灵片 5-901
61633 胃药3号 5-901
61634 胃药胶囊 5-901
61635 胃益胶囊 5-901
61636 胃虚饼子 5-901
61637 胃得安片 5-901
61638 胃康胶囊 5-901
61639 胃溃疡片 5-901
61640 胃福颗粒 5-901
61641 胃乃安胶囊 5-901
61642 胃力康颗粒 5-901
61643 胃太平胶囊 5-902
61644 胃乐新颗粒 5-902
61645 胃肠宁颗粒 5-902
61646 胃肠灵胶囊 5-902
61647 胃肠复元膏 5-902
61648 胃苓五皮汤 5-902
61649 胃苓和中汤 5-902
61650 胃苓和中饮 5-902
61651 胃疡安胶囊 5-902
61652 胃疡灵颗粒 5-902
61653 胃炎宁颗粒 5-902
61654 胃炎灵冲剂 5-902
61655 胃炎康冲剂 5-902
61656 胃炎康胶囊 5-902
61657 胃逆康胶囊 5-903
61658 胃得安胶囊 5-903
61659 胃脘舒颗粒 5-903
61660 胃苓羌活紫苏汤 5-903

思

61661 思仙丸 5-903
61662 思仙丹 5-903
61663 思仙散 5-903
61664 思食丸 5-903
61665 思食丸 5-903
61666 思仙续断丸 5-903
61667 思仙续断丸 5-903
61668 思仙续断丸 5-903
61669 思食大人参丸 5-904
61670 思食补益人参散 5-904

骨

61671 骨仙片 5-904
61672 骨仙片 5-904
61673 骨补丸 5-904
61674 骨刺丸 5-904
61675 骨刺丸 5-904
61676 骨刺片 5-904
61677 骨筋丸 5-904
61678 骨痛丸 5-905
61679 骨填煎 5-905
61680 骨痳灵 5-905
61681 骨髓丸 5-905
61682 骨龙胶囊 5-905
61683 骨汁煮饼 5-905
61684 骨刺平片 5-905
61685 骨刺宁酒 5-905
61686 骨炎灵片 5-905
61687 骨通贴膏 5-905
61688 骨筋丸片 5-905
61689 骨痛灵酊 5-905
61690 骨痛药酒 5-906
61691 骨碎补丸 5-906
61692 骨碎补丸 5-906
61693 骨碎补丸 5-906
61694 骨碎补丸 5-906
61695 骨碎补丸 5-906
61696 骨碎补丸 5-906
61697 骨碎补丸 5-906
61698 骨碎补丸 5-906
61699 骨碎补散 5-907
61700 骨碎补散 5-907
61701 骨碎补散 5-907
61702 骨碎补散 5-907
61703 骨碎补散 5-907
61704 骨碎补散 5-907
61705 骨碎补散 5-907
61706 骨碎补散 5-907
61707 骨碎补散 5-907
61708 骨槽风丸 5-907
61709 骨槽风汤 5-907
61710 骨友灵搽剂 5-907
61711 骨皮清膈散 5-907
61712 骨松宝颗粒 5-907
61713 骨刺宁胶囊 5-907
61714 骨刺消痛片 5-908
61715 骨刺消痛液 5-908
61716 骨苓通痹丸 5-908
61717 骨质宁搽剂 5-908
61718 骨质增生丸 5-908
61719 骨筋丸胶囊 5-908
61720 骨鲠千捶膏 5-908
61721 骨汁煮索饼方 5-908
61722 骨折挫伤胶囊 5-908
61723 骨刺消痛胶囊 5-908
61724 骨科外洗一方 5-908
61725 骨科外洗二方 5-908

拜

61728 拜堂散 6-1
61729 拜堂散 6-1
61730 拜受齿药 6-1

秬

61731 秬黍汤 6-1

种

61732 种子丸 6-1
61733 种子丹 6-1
61734 种子丹 6-1
61735 种玉汤 6-1
61736 种玉酒 6-1
61737 种子金丹 6-1
61738 种子药酒 6-1
61739 种子大补丸 6-2
61740 种子延龄酒 6-2
61741 种子济阴丸 6-2
61742 种子济阴丹 6-2
61743 种子兜肚丸 6-2

秋

61744 秋水丸 6-2
61745 秋水丸 6-2
61746 秋石丸 6-2
61747 秋石丸 6-2

61748 秋石丸 6-2
61749 秋石丹 6-2
61750 秋石丹 6-2
61751 秋茄散 6-2
61752 秋莲丸 6-3
61753 秋莲散 6-3
61754 秋葵油 6-3
61755 秋霜丹 6-3
61756 秋霜白 6-3
61757 秋霜散 6-3
61758 秋霜散 6-3
61759 秋霜散 6-3
61760 秋霜散 6-3
61761 秋水健脾散 6-3
61762 秋石五精丸 6-3
61763 秋石四精丸 6-3
61764 秋石交感丹 6-3
61765 秋石还元丹 6-3
61766 秋石固真丸 6-4
61767 秋用接骨散 6-4
61768 秋梨润肺膏 6-4
61769 秋燥下痢汤 6-4
61770 秋燥感冒颗粒 6-4
61771 秋季补肾肾沥汤 6-4

钟

61772 钟乳丸 6-4
61773 钟乳丸 6-4
61774 钟乳丸 6-4
61775 钟乳丸 6-4
61776 钟乳丸 6-4
61777 钟乳丸 6-4
61778 钟乳丸 6-4
61779 钟乳丸 6-5
61780 钟乳丸 6-5
61781 钟乳丸 6-5
61782 钟乳丸 6-5
61783 钟乳丸 6-5
61784 钟乳丸 6-5
61785 钟乳丸 6-5
61786 钟乳丸 6-5
61787 钟乳丸 6-5
61788 钟乳丸 6-5
61789 钟乳丸 6-6
61790 钟乳丸 6-6
61791 钟乳丸 6-6
61792 钟乳丸 6-6
61793 钟乳丸 6-6
61794 钟乳丸 6-6
61795 钟乳丸 6-6
61796 钟乳丸 6-6
61797 钟乳丸 6-6
61798 钟乳丸 6-6
61799 钟乳丸 6-6
61800 钟乳丸 6-6
61801 钟乳丸 6-6
61802 钟乳丸 6-7
61803 钟乳丹 6-7
61804 钟乳汤 6-7
61805 钟乳汤 6-7
61806 钟乳汤 6-7
61807 钟乳汤 6-7
61808 钟乳汤 6-7
61809 钟乳饮 6-7
61810 钟乳酒 6-7
61811 钟乳酒 6-7
61812 钟乳酒 6-7
61813 钟乳酒 6-7
61814 钟乳粉 6-7
61815 钟乳散 6-7
61816 钟乳散 6-7
61817 钟乳散 6-8
61818 钟乳散 6-8
61819 钟乳散 6-8
61820 钟乳散 6-8
61821 钟乳散 6-8
61822 钟乳散 6-8
61823 钟乳散 6-8
61824 钟乳散 6-8
61825 钟乳散 6-8
61826 钟乳散 6-8
61827 钟乳粥 6-8
61828 钟乳煎 6-8
61829 钟乳石丸 6-8
61830 钟乳粉丸 6-8
61831 钟乳粉散 6-9
61832 钟乳粉散 6-9
61833 钟乳粉散 6-9
61834 钟乳七星散 6-9
61835 钟乳人参丸 6-9
61836 钟乳云母散 6-9
61837 钟乳生附汤 6-9
61838 钟乳白泽丸 6-9
61839 钟乳补肺汤 6-9
61840 钟乳泽兰丸 6-9
61841 钟乳泽兰煎 6-9
61842 钟乳养肺丸 6-9
61843 钟乳姜蘋汤 6-9
61844 钟乳健脾丸 6-9
61845 钟乳健脾散 6-10
61846 钟乳浸酒方 6-10
61847 钟乳益黄丸 6-10
61848 钟乳益黄丹 6-10
61849 钟乳黄耆汤 6-10
61850 钟乳震灵丹 6-10
61851 钟乳白石英丸 6-10

钩

61852 钩虫丸 6-10
61853 钩肠丸 6-10
61854 钩苓散 6-10
61855 钩蝎煎 6-10
61856 钩藤丸 6-10
61857 钩藤丸 6-10
61858 钩藤丸 6-10
61859 钩藤丸 6-10
61860 钩藤丸 6-11
61861 钩藤汤 6-11
61862 钩藤汤 6-11
61863 钩藤汤 6-11
61864 钩藤汤 6-11
61865 钩藤汤 6-11
61866 钩藤汤 6-11
61867 钩藤汤 6-11
61868 钩藤汤 6-11
61869 钩藤汤 6-11
61870 钩藤汤 6-11
61871 钩藤汤 6-11
61872 钩藤汤 6-11
61873 钩藤汤 6-11
61874 钩藤汤 6-11
61875 钩藤饮 6-11
61876 钩藤饮 6-11
61877 钩藤饮 6-11
61878 钩藤饮 6-11
61879 钩藤饮 6-11
61880 钩藤饮 6-11
61881 钩藤饮 6-11
61882 钩藤饮 6-12
61883 钩藤饮 6-12
61884 钩藤饮 6-12
61885 钩藤饮 6-12
61886 钩藤饮 6-12
61887 钩藤饮 6-12
61888 钩藤饮 6-12
61889 钩藤饮 6-12
61890 钩藤饮 6-12
61891 钩藤饮 6-12
61892 钩藤散 6-12
61893 钩藤散 6-12
61894 钩藤散 6-12
61895 钩藤散 6-12
61896 钩藤散 6-12
61897 钩藤散 6-12
61898 钩藤散 6-12
61899 钩藤散 6-12
61900 钩藤散 6-13
61901 钩藤散 6-13
61902 钩藤散 6-13
61903 钩藤散 6-13
61904 钩藤散 6-13
61905 钩藤散 6-13
61906 钩藤散 6-13
61907 钩藤散 6-13
61908 钩藤散 6-13
61909 钩藤散 6-13
61910 钩藤散 6-13
61911 钩藤散 6-13
61912 钩藤散 6-13
61913 钩藤散 6-13
61914 钩藤煎 6-13
61915 钩藤膏 6-13
61916 钩藤膏 6-13
61917 钩藤膏 6-14
61918 钩藤膏 6-14
61919 钩藤膏 6-14
61920 钩藤膏 6-14
61921 钩藤皮汤 6-14
61922 钩藤饮子 6-14
61923 钩藤饮子 6-14
61924 钩藤饮子 6-14
61925 钩藤饮子 6-14
61926 钩藤饮子 6-14
61927 钩藤饮子 6-14
61928 钩藤饮子 6-14
61929 钩藤饮子 6-14
61930 钩藤钩饮 6-14
61931 钩藤大黄汤 6-14
61932 钩藤子芩汤 6-14
61933 钩藤紫草汤 6-15
61934 钩藤紫草饮 6-15
61935 钩藤紫草散 6-15
61936 钩藤生地竹沥饮 6-15

复

61937 复元丸 6-15
61938 复元丹 6-15
61939 复元汤 6-15
61940 复元汤 6-15
61941 复元汤 6-15
61942 复元汤 6-15
61943 复元散 6-15
61944 复元散 6-15
61945 复元散 6-15
61946 复元散 6-15
61947 复正汤 6-15
61948 复正汤 6-15
61949 复正散 6-16
61950 复目汤 6-16
61951 复生丸 6-16
61952 复生丸 6-16
61953 复生汤 6-16
61954 复生饮 6-16

61955 复生散 6-16
61956 复全膏 6-16
61957 复阳丹 6-16
61958 复阳丹 6-16
61959 复阳丹 6-16
61960 复阳汤 6-16
61961 复阴丹 6-16
61962 复苏散 6-16
61963 复坚散 6-16
61964 复肝丸 6-17
61965 复亨丹 6-17
61966 复肾散 6-17
61967 复明丸 6-17
61968 复明丸 6-17
61969 复明片 6-17
61970 复明汤 6-17
61971 复明散 6-17
61972 复明散 6-17
61973 复明散 6-17
61974 复明散 6-17
61975 复明散 6-18
61976 复明散 6-18
61977 复明散 6-18
61978 复明膏 6-18
61979 复明膏 6-18
61980 复明膏 6-18
61981 复明膏 6-18
61982 复明膏 6-18
61983 复明膏 6-18
61984 复明膏 6-18
61985 复春丸 6-18
61986 复春丹 6-18
61987 复脉汤 6-19
61988 复脉汤 6-19
61989 复脉汤 6-19
61990 复脉汤 6-19
61991 复音丸 6-19
61992 复蚕丸 6-19
61993 复黄片 6-19
61994 复黄片 6-19
61995 复睛丸 6-19
61996 复煎散 6-19
61997 复煎散 6-19
61998 复煎散 6-19
61999 复煎散 6-19
62000 复煎散 6-19
62001 复煎散 6-19
62002 复聪汤 6-19
62003 复聪散 6-20
62004 复燃丹 6-20
62005 复蠲饮 6-20
62006 复肝宁片 6-20
62007 复肾宁片 6-20
62008 复元大补汤 6-20
62009 复元活血汤 6-20
62010 复元养荣汤 6-21
62011 复元通气汤 6-21
62012 复元通气汤 6-21
62013 复元通气汤 6-21
62014 复元通气散 6-21
62015 复元通气散 6-21
62016 复元通气散 6-21
62017 复元通气散 6-21
62018 复元通气散 6-21
62019 复元通气散 6-21
62020 复元通气散 6-21
62021 复元通气散 6-21
62022 复元通气散 6-21
62023 复元通气散 6-22
62024 复元通气散 6-22
62025 复元通气散 6-22
62026 复元通圣散 6-22
62027 复元通圣散 6-22
62028 复方十灰散 6-22
62029 复方三七散 6-22
62030 复方贝母散 6-22
62031 复方丹参片 6-22
62032 复方丹茵膏 6-23
62033 复方左金丸 6-23
62034 复方石韦片 6-23
62035 复方白带丸 6-23
62036 复方半夏片 6-23
62037 复方地榆丸 6-23
62038 复方地锦片 6-23
62039 复方羊角片 6-23
62040 复方红砒膏 6-23
62041 复方皂矾丸 6-23
62042 复方陀柏散 6-24
62043 复方青黛丸 6-24
62044 复方松塔丸 6-24
62045 复方岩连片 6-24
62046 复方金荞片 6-24
62047 复方栀子膏 6-24
62048 复方柳菊片 6-24
62049 复方胃宁片 6-24
62050 复方胎盘片 6-24
62051 复方热敷散 6-24
62052 复方党参片 6-25
62053 复方消痔栓 6-25
62054 复方益母膏 6-25
62055 复方益母膏 6-25
62056 复方益肝丸 6-25
62057 复方拳参片 6-25
62058 复方桑椹膏 6-25
62059 复方黄杨片 6-25
62060 复方黄芩片 6-25
62061 复方黄连散 6-25
62062 复方黄柏液 6-25
62063 复方清带散 6-26
62064 复方鹿参膏 6-26
62065 复方鹿胎丸 6-26
62066 复方鹿胎膏 6-26
62067 复方鹿茸酒 6-26
62068 复方紫草油 6-26
62069 复方蛤青片 6-26
62070 复方蓍草散 6-26
62071 复方雷榧丸 6-26
62072 复老还童丸 6-26
62073 复寿延春丹 6-26
62074 复胃散胶囊 6-26
62075 复脉定胶囊 6-27
62076 复脉定颗粒 6-27
62077 复原固本丸 6-27
62078 复原通气散 6-27
62079 复原通气散 6-27
62080 复原通气散 6-27
62081 复原通气散 6-27
62082 复方大青叶栓 6-27
62083 复方大承气汤 6-27
62084 复方大柴胡汤 6-27
62085 复方大陷胸汤 6-27
62086 复方川贝母片 6-27
62087 复方千日红片 6-27
62088 复方小活络丸 6-27
62089 复方天仙胶囊 6-28
62090 复方五加皮汤 6-28
62091 复方五味子酊 6-28
62092 复方五指柑片 6-28
62093 复方乌鸡颗粒 6-28
62094 复方丹参含片 6-28
62095 复方丹参胶囊 6-28
62096 复方丹参颗粒 6-28
62097 复方丹参滴丸 6-28
62098 复方石淋通片 6-28
62099 复方仙灵脾酒 6-28
62100 复方地锦糖浆 6-28
62101 复方羊角胶囊 6-28
62102 复方羊角颗粒 6-28
62103 复方红根草片 6-28
62104 复方芦荟胶囊 6-29
62105 复方岗松洗液 6-29
62106 复方肝炎颗粒 6-29
62107 复方补骨脂酊 6-29
62108 复方灵芝颗粒 6-29
62109 复方阿胶胶囊 6-29
62110 复方阿胶颗粒 6-29
62111 复方鸡内金片 6-29
62112 复方青果颗粒 6-29
62113 复方青黛糊剂 6-29
62114 复方枇杷叶膏 6-29
62115 复方鱼腥草片 6-29
62116 复方草豆蔻酊 6-29
62117 复方茵陈糖浆 6-29
62118 复方首乌补液 6-29
62119 复方穿心莲片 6-30
62120 复方夏枯草膏 6-30
62121 复方消食冲剂 6-30
62122 复方益母草膏 6-30
62123 复方雪莲胶囊 6-30
62124 复方斑蝥胶囊 6-30
62125 复方硫黄乳膏 6-30
62126 复方紫参颗粒 6-30
62127 复方滋补力膏 6-30
62128 复方矮地茶片 6-30
62129 复芪止汗颗粒 6-30
62130 复方大青叶颗粒 6-30
62131 复方马齿苋洗方 6-31
62132 复方元胡止痛片 6-31
62133 复方牛黄清胃丸 6-31
62134 复方双花口服液 6-31
62135 复方双花咀嚼片 6-31
62136 复方白鲜皮煎剂 6-31
62137 复方瓜子金含片 6-31
62138 复方瓜子金颗粒 6-31
62139 复方血栓通胶囊 6-31
62140 复方扶芳藤合剂 6-31
62141 复方补骨脂颗粒 6-32
62142 复方苦木消炎片 6-32
62143 复方板蓝根颗粒 6-32
62144 复方虎杖烧伤油 6-32
62145 复方罗布麻冲剂 6-32
62146 复方制金柑颗粒 6-32
62147 复方垂盆草糖浆 6-32
62148 复方金钱草颗粒 6-32
62149 复方金黄连颗粒 6-32

62150 复方金银花冲剂 6-32
62151 复方荆芥熏洗剂 6-32
62152 复方南板蓝根片 6-32
62153 复方南星止痛膏 6-32
62154 复方首乌地黄丸 6-33
62155 复方铁苋止血粉 6-33
62156 复方健脾术苓汤 6-33
62157 复方消肿通络汤 6-33
62158 复方益气固脱汤 6-33
62159 复方祛风通络方 6-33
62160 复方野马追糖浆 6-33
62161 复方羚角降压片 6-33
62162 复方清肺止咯汤 6-33
62163 复方蛤蚧口服液 6-33
62164 复方犀角地黄汤 6-33
62165 复方矮地茶糖浆 6-33
62166 复方满山红糖浆 6-34
62167 复方鲜石斛颗粒 6-34
62168 复方熊胆滴眼液 6-34
62169 复方墨旱莲软膏 6-34
62170 复方鳖甲软肝片 6-34
62171 复方川贝止咳糖浆 6-34
62172 复方百部止咳颗粒 6-34
62173 复方百部止咳糖浆 6-34
62174 复方南板蓝根颗粒 6-34
62175 复方益母草流浸膏 6-34
62176 复方熊胆乙肝胶囊 6-34
62177 复方仙鹤草肠炎胶囊 6-34
62178 复方杏香兔耳风颗粒 6-34
62179 复方罗汉果止咳颗粒 6-35

香

62180 香沥 6-35
62181 香沥 6-35
62182 香油 6-35
62183 香茶 6-35
62184 香粉 6-35
62185 香脯 6-35
62186 香膏 6-35
62187 香膏 6-35
62188 香膏 6-35
62189 香鳗 6-35
62190 香儿粉 6-35
62191 香儿散 6-35
62192 香云散 6-35
62193 香中丸 6-36
62194 香气散 6-36
62195 香牛饮 6-36
62196 香牛散 6-36
62197 香乌丸 6-36
62198 香艾丸 6-36
62199 香艾丸 6-36
62200 香平丸 6-36
62201 香术丸 6-36
62202 香术丸 6-36
62203 香术丸 6-36
62204 香术丸 6-36
62205 香术丸 6-36
62206 香术丸 6-36
62207 香术汤 6-36
62208 香术散 6-37
62209 香术散 6-37
62210 香甘散 6-37
62211 香石散 6-37
62212 香龙散 6-37
62213 香归丸 6-37
62214 香归饮 6-37
62215 香归饮 6-37
62216 香归饮 6-37
62217 香甲丸 6-37
62218 香甲丸 6-37
62219 香甲丸 6-37
62220 香甲丸 6-37
62221 香甲丸 6-38
62222 香甲汤 6-38
62223 香甲汤 6-38
62224 香甲汤 6-38
62225 香甲散 6-38
62226 香甲散 6-38
62227 香甲散 6-38
62228 香甲散 6-38
62229 香甲散 6-38
62230 香甲散 6-38
62231 香白丸 6-38
62232 香瓜丸 6-38
62233 香瓜汤 6-38
62234 香发散 6-38
62235 香地膏 6-39
62236 香朴丸 6-39
62237 香朴丸 6-39
62238 香朴丸 6-39
62239 香朴丸 6-39
62240 香朴丸 6-39
62241 香朴汤 6-39
62242 香朴汤 6-39
62243 香朴散 6-39
62244 香朴散 6-39
62245 香朴散 6-39
62246 香朴散 6-39
62247 香朴散 6-39
62248 香朴散 6-40
62249 香芎丸 6-40
62250 香芎丸 6-40
62251 香芎丸 6-40
62252 香芎汤 6-40
62253 香芎汤 6-40
62254 香芎汤 6-40
62255 香芎汤 6-40
62256 香芎油 6-40
62257 香芎散 6-40
62258 香芎散 6-40
62259 香芎散 6-40
62260 香芎散 6-40
62261 香芎散 6-40
62262 香芎散 6-40
62263 香芎散 6-40
62264 香芎散 6-41
62265 香芎散 6-41
62266 香曲散 6-41
62267 香肉丸 6-41
62268 香朱散 6-41
62269 香朱散 6-41
62270 香汗丸 6-41
62271 香汗散 6-41
62272 香红饮 6-41
62273 香麦汤 6-41
62274 香豆散 6-41
62275 香壳丸 6-41
62276 香壳丸 6-41
62277 香壳丸 6-41
62278 香壳汤 6-41
62279 香壳散 6-41
62280 香壳散 6-41
62281 香壳散 6-41
62282 香壳散 6-42
62283 香壳散 6-42
62284 香壳散 6-42
62285 香壳散 6-42
62286 香芷汤 6-42
62287 香芷散 6-42
62288 香芥散 6-42
62289 香苏汤 6-42
62290 香苏饮 6-42
62291 香苏饮 6-42
62292 香苏饮 6-42
62293 香苏饮 6-42
62294 香苏散 6-42
62295 香苏散 6-42
62296 香苏散 6-42
62297 香苏散 6-43
62298 香苏散 6-43
62299 香苏散 6-43
62300 香苏散 6-43
62301 香苏散 6-43
62302 香苏散 6-43
62303 香连丸 6-43
62304 香连丸 6-43
62305 香连丸 6-43
62306 香连丸 6-43
62307 香连丸 6-43
62308 香连丸 6-43
62309 香连丸 6-43
62310 香连丸 6-44
62311 香连丸 6-44
62312 香连丸 6-44
62313 香连丸 6-44
62314 香连丸 6-44
62315 香连丸 6-44
62316 香连丸 6-44
62317 香连丸 6-44
62318 香连丸 6-44
62319 香连丸 6-44
62320 香连丸 6-44
62321 香连丸 6-44
62322 香连丸 6-44
62323 香连丸 6-44
62324 香连丸 6-44
62325 香连丸 6-45
62326 香连丸 6-45
62327 香连丸 6-45
62328 香连丸 6-45
62329 香连丸 6-45
62330 香连丸 6-45
62331 香连丸 6-45
62332 香连丸 6-45
62333 香连丸 6-45

62334 香连丸 6-45
62335 香连丸 6-45
62336 香连丸 6-45
62337 香连片 6-45
62338 香连散 6-45
62339 香连散 6-46
62340 香连散 6-46
62341 香连散 6-46
62342 香连散 6-46
62343 香连散 6-46
62344 香连散 6-46
62345 香连散 6-46
62346 香连散 6-46
62347 香连散 6-46
62348 香连煎 6-46
62349 香连膏 6-46
62350 香皂粉 6-46
62351 香皂膏 6-46
62352 香身丸 6-46
62353 香身丸 6-46
62354 香身汤 6-46
62355 香饮子 6-47
62356 香肚丸 6-47
62357 香沙丸 6-47
62358 香灵丸 6-47
62359 香灵丸 6-47
62360 香灵散 6-47
62361 香灵散 6-47
62362 香附丸 6-47
62363 香附丸 6-47
62364 香附丸 6-47
62365 香附丸 6-47
62366 香附丸 6-47
62367 香附丸 6-47
62368 香附丸 6-47
62369 香附丸 6-47
62370 香附丸 6-47
62371 香附丸 6-48
62372 香附丸 6-48
62373 香附丹 6-48
62374 香附汤 6-48
62375 香附汤 6-48
62376 香附汤 6-48
62377 香附汤 6-48
62378 香附饼 6-48
62379 香附饼 6-48
62380 香附散 6-48
62381 香附散 6-48
62382 香附散 6-48
62383 香附散 6-48
62384 香附散 6-48
62385 香附散 6-48
62386 香附散 6-49
62387 香附散 6-49
62388 香附散 6-49
62389 香附散 6-49
62390 香附散 6-49
62391 香附散 6-49
62392 香附散 6-49
62393 香附散 6-49
62394 香附膏 6-49
62395 香枨汤 6-49
62396 香苓汤 6-49
62397 香苓散 6-49
62398 香苓散 6-49
62399 香枣丸 6-49
62400 香矾丸 6-49
62401 香矾丹 6-49
62402 香矾散 6-49
62403 香矾散 6-49
62404 香矾散 6-50
62405 香矾散 6-50
62406 香矾散 6-50
62407 香矾散 6-50
62408 香郁散 6-50
62409 香和丸 6-50
62410 香乳散 6-50
62411 香金丸 6-50
62412 香肥皂 6-50
62413 香肥皂 6-50
62414 香泽油 6-50
62415 香参丸 6-50
62416 香参丸 6-50
62417 香参汤 6-50
62418 香参散 6-50
62419 香参散 6-50
62420 香参散 6-51
62421 香参散 6-51
62422 香参散 6-51
62423 香参膏 6-51
62424 香枳丸 6-51
62425 香枳汤 6-51
62426 香枳散 6-51
62427 香枳散 6-51
62428 香荆散 6-51
62429 香荆散 6-51
62430 香茸丸 6-51
62431 香茸丸 6-51
62432 香茸丸 6-51
62433 香茸丸 6-51
62434 香茸丸 6-52
62435 香茸丸 6-52
62436 香茸丸 6-52
62437 香茸丸 6-52
62438 香茸丸 6-52
62439 香茸丸 6-52
62440 香茸丸 6-52
62441 香茸丸 6-52
62442 香茂散 6-52
62443 香荚散 6-52
62444 香草汤 6-52
62445 香草散 6-52
62446 香草散 6-52
62447 香草散 6-52
62448 香茱汤 6-53
62449 香茶饼 6-53
62450 香茶饼 6-53
62451 香茶散 6-53
62452 香茗散 6-53
62453 香药丸 6-53
62454 香砂丸 6-53
62455 香砂丸 6-53
62456 香砂丸 6-53
62457 香砂丸 6-53
62458 香砂丸 6-53
62459 香砂散 6-53
62460 香砂散 6-53
62461 香砂散 6-53
62462 香砂散 6-53
62463 香饼子 6-53
62464 香胆丸 6-53
62465 香胆丸 6-53
62466 香胆丸 6-54
62467 香疥药 6-54
62468 香疥药 6-54
62469 香津膏 6-54
62470 香姜散 6-54
62471 香珠散 6-54
62472 香蚕散 6-54
62473 香桂丸 6-54
62474 香桂丸 6-54
62475 香桂丸 6-54
62476 香桂丸 6-54
62477 香桂汤 6-54
62478 香桂散 6-54
62479 香桂散 6-54
62480 香桂散 6-55
62481 香桂散 6-55
62482 香桂散 6-55
62483 香格散 6-55
62484 香桃串 6-55
62485 香桃散 6-55
62486 香莲汤 6-55
62487 香莲散 6-55
62488 香莲散 6-55
62489 香莪散 6-55
62490 香莪粥 6-55
62491 香蒡散 6-55
62492 香盐散 6-55
62493 香盐散 6-55
62494 香盐散 6-55
62495 香耆散 6-55
62496 香铃丸 6-55
62497 香铃散 6-56
62498 香积丸 6-56
62499 香积散 6-56
62500 香脂丸 6-56
62501 香脂膏 6-56
62502 香脐散 6-56
62503 香胶散 6-56
62504 香胶散 6-56
62505 香粉丸 6-56
62506 香粉散 6-56
62507 香粉散 6-56
62508 香粉散 6-56
62509 香粉散 6-56
62510 香粉散 6-56
62511 香粉散 6-56
62512 香粉膏 6-56
62513 香梅丸 6-56
62514 香豉丸 6-56
62515 香豉丸 6-56
62516 香豉丸 6-57
62517 香豉丸 6-57
62518 香豉丸 6-57
62519 香豉汤 6-57
62520 香豉汤 6-57
62521 香豉汤 6-57
62522 香豉汤 6-57
62523 香豉汤 6-57
62524 香豉汤 6-57
62525 香豉汤 6-57
62526 香豉汤 6-57
62527 香豉汤 6-57
62528 香豉汤 6-57
62529 香豉汤 6-57
62530 香豉汤 6-57
62531 香豉汤 6-58
62532 香豉汤 6-58
62533 香豉汤 6-58
62534 香豉汤 6-58
62535 香豉饮 6-58
62536 香豉饮 6-58
62537 香豉饮 6-58
62538 香豉饮 6-58
62539 香豉酒 6-58
62540 香豉散 6-58
62541 香豉散 6-58
62542 香豉散 6-58
62543 香豉散 6-58
62544 香豉散 6-58
62545 香豉粥 6-58
62546 香豉膏 6-58
62547 香菽散 6-58
62548 香菊片 6-58
62549 香萸丸 6-59

62550 香黄丸 6-59
62551 香黄丸 6-59
62552 香黄散 6-59
62553 香硇丸 6-59
62554 香蛇酒 6-59
62555 香银丸 6-59
62556 香银丸 6-59
62557 香银丸 6-59
62558 香盒方 6-59
62559 香脯散 6-59
62560 香麻散 6-59
62561 香清饼 6-59
62562 香绵散 6-59
62563 香棱丸 6-59
62564 香棱丸 6-60
62565 香棱丸 6-60
62566 香棱丸 6-60
62567 香棱丸 6-60
62568 香棱丸 6-60
62569 香棱丸 6-60
62570 香棱丸 6-60
62571 香棱散 6-60
62572 香椒散 6-60
62573 香椒散 6-60
62574 香椒散 6-60
62575 香榔散 6-60
62576 香葛汤 6-60
62577 香葛汤 6-60
62578 香葛汤 6-60
62579 香葛汤 6-61
62580 香葛汤 6-61
62581 香葛饮 6-61
62582 香葛散 6-61
62583 香葛散 6-61
62584 香葛散 6-61
62585 香粟散 6-61
62586 香硫饼 6-61
62587 香蛤散 6-61
62588 香腊膏 6-61
62589 香犀丸 6-61
62590 香犀丸 6-61
62591 香犀酒 6-61
62592 香椿散 6-61
62593 香楝饮 6-61
62594 香楝酒 6-61
62595 香槐散 6-62
62596 香蒲丸 6-62
62597 香雷散 6-62
62598 香鼠散 6-62
62599 香煎丸 6-62
62600 香槟散 6-62
62601 香槟散 6-62
62602 香蔻丸 6-62
62603 香蔻饮 6-62
62604 香蜡膏 6-62
62605 香罂散 6-62
62606 香蜜散 6-62
62607 香蝎丸 6-62
62608 香蝎丸 6-62
62609 香蝎散 6-62
62610 香墨丸 6-62
62611 香墨丸 6-62
62612 香墨丸 6-63
62613 香墨丸 6-63
62614 香墨丸 6-63
62615 香墨丸 6-63
62616 香墨丸 6-63
62617 香墨汁 6-63
62618 香墨散 6-63
62619 香墨散 6-63
62620 香墨散 6-63
62621 香鲫膏 6-63
62622 香鳖散 6-63
62623 香橙汤 6-63
62624 香橙饼 6-63
62625 香橘丸 6-63
62626 香橘丸 6-63
62627 香橘丸 6-63
62628 香橘丸 6-63
62629 香橘丸 6-64
62630 香橘丸 6-64
62631 香橘丸 6-64
62632 香橘丸 6-64
62633 香橘丸 6-64
62634 香橘丸 6-64
62635 香橘丸 6-64
62636 香橘丸 6-64
62637 香橘丸 6-64
62638 香橘丸 6-64
62639 香橘丹 6-64
62640 香橘丹 6-64
62641 香橘丹 6-64
62642 香橘汤 6-64
62643 香橘汤 6-64
62644 香橘汤 6-65
62645 香橘饮 6-65
62646 香橘饮 6-65
62647 香橘饼 6-65
62648 香橘饼 6-65
62649 香橘饼 6-65
62650 香橘饼 6-65
62651 香橘饼 6-65
62652 香橘散 6-65
62653 香橘散 6-65
62654 香橘散 6-65
62655 香橘散 6-65
62656 香橘膏 6-65
62657 香橼丸 6-65
62658 香橼汤 6-65
62659 香橼散 6-65
62660 香橼膏 6-66
62661 香糖丸 6-66
62662 香薷丸 6-66
62663 香薷丸 6-66
62664 香薷丸 6-66
62665 香薷汤 6-66
62666 香薷汤 6-66
62667 香薷汤 6-66
62668 香薷汤 6-66
62669 香薷汤 6-66
62670 香薷汤 6-66
62671 香薷汤 6-66
62672 香薷汤 6-66
62673 香薷汤 6-66
62674 香薷汤 6-66
62675 香薷饮 6-67
62676 香薷饮 6-67
62677 香薷饮 6-67
62678 香薷饮 6-67
62679 香薷饮 6-67
62680 香薷饮 6-67
62681 香薷饮 6-67
62682 香薷饮 6-67
62683 香薷饮 6-67
62684 香薷散 6-67
62685 香薷散 6-67
62686 香薷散 6-67
62687 香薷散 6-67
62688 香薷散 6-67
62689 香薷散 6-67
62690 香薷散 6-68
62691 香薷散 6-68
62692 香薷煎 6-68
62693 香薷煎 6-68
62694 香薷膏 6-68
62695 香藤散 6-68
62696 香蟾丸 6-68
62697 香蟾丸 6-68
62698 香蟾丸 6-68
62699 香蟾丸 6-68
62700 香蟾丸 6-68
62701 香蟾丸 6-68
62702 香蟾丸 6-68
62703 香蟾丹 6-68
62704 香蟾散 6-69
62705 香蟾散 6-69
62706 香蟾煎 6-69
62707 香鳔汤 6-69
62708 香瓣散 6-69
62709 香木洗剂 6-69
62710 香甲煮散 6-69
62711 香白芷散 6-69
62712 香白芷散 6-69
62713 香白芷散 6-69
62714 香白芷散 6-69
62715 香白芷散 6-69
62716 香朴饮子 6-69
62717 香朴饮子 6-69
62718 香连饮子 6-69
62719 香佛手散 6-69
62720 香附子丸 6-69
62721 香附子丸 6-69
62722 香附子丸 6-69
62723 香附子饮 6-69
62724 香附子散 6-70
62725 香附子散 6-70
62726 香附子散 6-70
62727 香附子散 6-70
62728 香附米丸 6-70
62729 香茯苓散 6-70
62730 香胭脂散 6-70
62731 香菊胶囊 6-70
62732 香栾皮汤 6-70
62733 香栾皮散 6-70
62734 香豉饮子 6-70
62735 香粟饮子 6-70
62736 香遍满方 6-70
62737 香橘皮丸 6-70
62738 香橘皮丹 6-70
62739 香橘饼子 6-70
62740 香薷术丸 6-71
62741 香薷剉散 6-71
62742 香贝养荣汤 6-71
62743 香艾芎归饮 6-71
62744 香归止疼散 6-71
62745 香归白术散 6-71
62746 香归愈痛汤 6-71
62747 香朴补虚汤 6-71
62748 香芎二陈汤 6-71
62749 香衣辟汗方 6-71
62750 香壳黄连丸 6-71
62751 香芩四物汤 6-71
62752 香苏二陈汤 6-71
62753 香苏五皮饮 6-71
62754 香苏正胃丸 6-72
62755 香苏正胃丹 6-72
62756 香苏平胃散 6-72
62757 香苏败毒散 6-72
62758 香苏败毒散 6-72
62759 香苏调胃片 6-72
62760 香苏葱豉汤 6-72
62761 香连八物汤 6-72
62762 香连止泻片 6-72
62763 香连化毒汤 6-72
62764 香连化滞丸 6-72
62765 香连化滞丸 6-72

62766 香连化滞丸 6-72
62767 香连化滞片 6-72
62768 香连化滞汤 6-72
62769 香连化滞汤 6-73
62770 香连平胃散 6-73
62771 香连术苓汤 6-73
62772 香连四物汤 6-73
62773 香连生化汤 6-73
62774 香连导滞汤 6-73
62775 香连护胎饮 6-73
62776 香连固本丸 6-73
62777 香连和胃汤 6-73
62778 香连治中汤 6-73
62779 香连枳术丸 6-73
62780 香连茱萸丸 6-73
62781 香连逍遥散 6-73
62782 香连健脾丸 6-74
62783 香连猪肚丸 6-74
62784 香连断下丸 6-74
62785 香陆胃苓丸 6-74
62786 香果健消片 6-74
62787 香附一物丸 6-74
62788 香附八物汤 6-74
62789 香附八珍汤 6-74
62790 香附乌药散 6-74
62791 香附六一汤 6-74
62792 香附六一散 6-74
62793 香附六合汤 6-74
62794 香附甘草散 6-74
62795 香附四物汤 6-74
62796 香附地榆汤 6-74
62797 香附芎归汤 6-74
62798 香附助阴丸 6-74
62799 香附桃仁丸 6-75
62800 香附胶艾丸 6-75
62801 香附海粉丸 6-75
62802 香附调经丸 6-75
62803 香柿理中汤 6-75
62804 香苓生化汤 6-75
62805 香栀平肝饮 6-75
62806 香茸八味丸 6-75
62807 香茸六味丸 6-75
62808 香砂二陈汤 6-75
62809 香砂二陈汤 6-75
62810 香砂二陈汤 6-75
62811 香砂二陈汤 6-75
62812 香砂七气汤 6-75
62813 香砂万安丸 6-75
62814 香砂六君丸 6-75
62815 香砂六君丸 6-76
62816 香砂六君汤 6-76
62817 香砂六君汤 6-76
62818 香砂平胃丸 6-76
62819 香砂平胃丸 6-76
62820 香砂平胃丸 6-76
62821 香砂平胃散 6-76
62822 香砂平胃散 6-76
62823 香砂平胃散 6-76
62824 香砂平胃散 6-76
62825 香砂平胃散 6-76
62826 香砂平胃散 6-76
62827 香砂平胃散 6-76
62828 香砂平胃散 6-76
62829 香砂平胃散 6-76
62830 香砂平胃散 6-77
62831 香砂正胃丹 6-77
62832 香砂四物汤 6-77
62833 香砂生化汤 6-77
62834 香砂白术汤 6-77
62835 香砂达郁汤 6-77
62836 香砂安胃汤 6-77
62837 香砂助胃膏 6-77
62838 香砂苓术散 6-77
62839 香砂和中丸 6-77
62840 香砂和中汤 6-77
62841 香砂和中汤 6-77
62842 香砂和中汤 6-77
62843 香砂和胃丸 6-78
62844 香砂枳术丸 6-78
62845 香砂枳术丸 6-78
62846 香砂枳术丸 6-78
62847 香砂枳术丸 6-78
62848 香砂枳术丸 6-78
62849 香砂枳术丸 6-78
62850 香砂胃苓丸 6-78
62851 香砂胃苓汤 6-78
62852 香砂保安丸 6-78
62853 香砂顺气汤 6-78
62854 香砂养胃丸 6-78
62855 香砂养胃丸 6-78
62856 香砂养胃丸 6-78
62857 香砂养胃丸 6-79
62858 香砂养胃丸 6-79
62859 香砂养胃汤 6-79
62860 香砂养胃汤 6-79
62861 香砂养胃汤 6-79
62862 香砂养胃汤 6-79
62863 香砂养胃汤 6-79
62864 香砂健脾丸 6-79
62865 香砂健脾丸 6-79
62866 香砂宽中丸 6-79
62867 香砂宽中汤 6-79
62868 香砂宽中汤 6-79
62869 香砂宽中散 6-80
62870 香砂宽中散 6-80
62871 香砂调中丸 6-80
62872 香砂调中汤 6-80
62873 香砂调气散 6-80
62874 香砂理中丸 6-80
62875 香砂理中汤 6-80
62876 香砂理中汤 6-80
62877 香砂理中汤 6-80
62878 香砂理气汤 6-80
62879 香饼金锁丹 6-80
62880 香桂六合汤 6-80
62881 香豉栀子汤 6-80
62882 香豉石膏汤 6-80
62883 香葛半夏散 6-80
62884 香葛发斑汤 6-80
62885 香椰妙应丸 6-80
62886 香蔻和中丸 6-80
62887 香蜡生肌膏 6-80
62888 香橼甘蔗汤 6-81
62889 香橼雄黄散 6-81
62890 香薷四苓散 6-81
62891 香薷补气饮 6-81
62892 香薷保安汤 6-81
62893 香薷散暑汤 6-81
62894 香薷葛根汤 6-81
62895 香薷解毒汤 6-81
62896 香薷缩脾饮 6-81
62897 香朴四君子汤 6-81
62898 香附六君子汤 6-81
62899 香附旋覆花汤 6-81
62900 香药胃安胶囊 6-81
62901 香砂六君子丸 6-81
62902 香砂六君子汤 6-81
62903 香砂六君子汤 6-82
62904 香砂六君子汤 6-82
62905 香砂六君子汤 6-82
62906 香砂六君子汤 6-82
62907 香砂六君子汤 6-82
62908 香砂六君合剂 6-82
62909 香砂四君子汤 6-82
62910 香砂四君子汤 6-82
62911 香砂养胃颗粒 6-82
62912 香菊感冒颗粒 6-82
62913 香蔻六君子汤 6-83
62914 香薷六君子汤 6-83
62915 香石双解袋泡茶 6-83
62916 香附瓜蒌青黛丸 6-83
62917 香砂养胃口服液 6-83
62918 香砂养胃软胶囊 6-83
62919 香橘顺气愈胃汤 6-83

选

62920 选奇汤 6-83

适

62921 适兴丸 6-83
62922 适志汤 6-83

毡

62923 毡矾散 6-83
62924 毡根煎 6-83

重

62925 重台散 6-83
62926 重汤丸 6-84
62927 重汤丸 6-84
62928 重听丸 6-84
62929 重明散 6-84
62930 重明散 6-84
62931 重明散 6-84
62932 重明膏 6-84
62933 重明膏 6-84
62934 重粉散 6-84
62935 重台草散 6-84
62936 重剂排石汤 6-84
62937 重型消黄汤 6-84
62938 重校定香茸丸 6-84

便

62939 便立丹 6-84
62940 便血丸 6-85
62941 便血散 6-85
62942 便易散 6-85
62943 便毒散 6-85
62944 便浊汤 6-85
62945 便浊饮 6-85
62946 便消散 6-85
62947 便秘通 6-85
62948 便蜜饮 6-85
62949 便产神方 6-85
62950 便血红痢膏 6-85

修

62951 修肝散 6-85
62952 修肝散 6-85
62953 修肝散 6-85
62954 修善散 6-85
62955 修肝活血汤 6-85

保

62956 保乙丸 6-85
62957 保元丸 6-86
62958 保元丸 6-86
62959 保元丸 6-86

62960 保元丸 6-86
62961 保元丹 6-86
62962 保元丹 6-86
62963 保元丹 6-86
62964 保元丹 6-86
62965 保元丹 6-86
62966 保元汤 6-86
62967 保元汤 6-86
62968 保元汤 6-86
62969 保元汤 6-86
62970 保元汤 6-86
62971 保元汤 6-87
62972 保元汤 6-87
62973 保元汤 6-87
62974 保元汤 6-87
62975 保元汤 6-87
62976 保元汤 6-87
62977 保元汤 6-87
62978 保元膏 6-87
62979 保牙散 6-87
62980 保中丸 6-87
62981 保中汤 6-87
62982 保气丸 6-87
62983 保气饮 6-87
62984 保气散 6-87
62985 保气散 6-87
62986 保心片 6-87
62987 保心丹 6-87
62988 保心包 6-87
62989 保孕丸 6-88
62990 保孕丸 6-88
62991 保孕丹 6-88
62992 保生丸 6-88
62993 保生丸 6-88
62994 保生丸 6-88
62995 保生丸 6-88
62996 保生丸 6-88
62997 保生丸 6-88
62998 保生丸 6-88
62999 保生丸 6-88
63000 保生丹 6-89
63001 保生丹 6-89
63002 保生丹 6-89
63003 保生丹 6-89
63004 保生丹 6-89
63005 保生汤 6-89
63006 保生汤 6-89
63007 保生汤 6-89
63008 保生汤 6-89
63009 保生汤 6-89
63010 保生汤 6-89
63011 保生汤 6-89
63012 保生汤 6-89
63013 保生汤 6-89
63014 保生散 6-89
63015 保生散 6-90
63016 保生散 6-90
63017 保生散 6-90
63018 保生锭 6-90
63019 保生锭 6-90
63020 保生锭 6-90
63021 保全散 6-90
63022 保安丸 6-90
63023 保安丸 6-90
63024 保安丸 6-90
63025 保安丸 6-90
63026 保安丸 6-90
63027 保安丸 6-90
63028 保安丸 6-90
63029 保安丸 6-91
63030 保安丸 6-91
63031 保安丸 6-91
63032 保安丸 6-91
63033 保安丸 6-91
63034 保安丸 6-91
63035 保安丸 6-91
63036 保安丸 6-91
63037 保安丹 6-91
63038 保安汤 6-91
63039 保安汤 6-91
63040 保安汤 6-91
63041 保安散 6-91
63042 保安散 6-91
63043 保安散 6-91
63044 保安散 6-91
63045 保安散 6-91
63046 保安散 6-91
63047 保安散 6-92
63048 保安散 6-92
63049 保安散 6-92
63050 保安煎 6-92
63051 保安膏 6-92
63052 保安膏 6-92
63053 保安膏 6-92
63054 保安膏 6-92
63055 保阴汤 6-92
63056 保阴煎 6-92
63057 保阴煎 6-92
63058 保寿丸 6-93
63059 保寿丸 6-93
63060 保寿丸 6-93
63061 保寿丹 6-93
63062 保寿散 6-93
63063 保寿散 6-93
63064 保寿膏 6-93
63065 保志膏 6-93
63066 保赤丹 6-93
63067 保赤丹 6-93
63068 保赤散 6-93
63069 保赤膏 6-93
63070 保身丸 6-94
63071 保身丹 6-94
63072 保身散 6-94
63073 保肝丸 6-94
63074 保肝散 6-94
63075 保应丸 6-94
63076 保灵丹 6-94
63077 保灵丹 6-94
63078 保坤丸 6-94
63079 保坤丹 6-94
63080 保坤丹 6-94
63081 保和丸 6-94
63082 保和丸 6-95
63083 保和丸 6-95
63084 保和丸 6-95
63085 保和丸 6-95
63086 保和丸 6-95
63087 保和丸 6-96
63088 保和丸 6-96
63089 保和丸 6-96
63090 保和丸 6-96
63091 保和丸 6-96
63092 保和丸 6-96
63093 保和丸 6-96
63094 保和丸 6-96
63095 保和丸 6-96
63096 保和丸 6-96
63097 保和丸 6-96
63098 保和片 6-96
63099 保和汤 6-96
63100 保和汤 6-96
63101 保和汤 6-96
63102 保和汤 6-97
63103 保和汤 6-97
63104 保和汤 6-97
63105 保和汤 6-97
63106 保和汤 6-97
63107 保和汤 6-97
63108 保和汤 6-97
63109 保和液 6-97
63110 保和散 6-97
63111 保命丸 6-97
63112 保命丸 6-97
63113 保命丸 6-97
63114 保命丸 6-97
63115 保命丸 6-97
63116 保命丸 6-98
63117 保命丸 6-98
63118 保命丸 6-98
63119 保命丸 6-98
63120 保命丸 6-98
63121 保命丹 6-98
63122 保命丹 6-98
63123 保命丹 6-98
63124 保命丹 6-98
63125 保命丹 6-98
63126 保命丹 6-98
63127 保命丹 6-98
63128 保命丹 6-98
63129 保命丹 6-99
63130 保命丹 6-99
63131 保命丹 6-99
63132 保命丹 6-99
63133 保命丹 6-99
63134 保命丹 6-99
63135 保命丹 6-99
63136 保命丹 6-99
63137 保命丹 6-99
63138 保命丹 6-99
63139 保命丹 6-100
63140 保命丹 6-100
63141 保命丹 6-100
63142 保命丹 6-100
63143 保命丹 6-100
63144 保命丹 6-100
63145 保命丹 6-100
63146 保命丹 6-100
63147 保命丹 6-100
63148 保命散 6-100
63149 保命散 6-100
63150 保命散 6-100
63151 保命散 6-100
63152 保命散 6-100
63153 保命膏 6-101
63154 保金丸 6-101
63155 保金丸 6-101
63156 保金丸 6-101
63157 保金汤 6-101
63158 保肤膏 6-101
63159 保肤膏 6-101
63160 保肺丸 6-101
63161 保肺丸 6-101
63162 保肺丸 6-101
63163 保肺丸 6-101
63164 保肺丹 6-101
63165 保肺汤 6-101
63166 保肺汤 6-102
63167 保肺汤 6-102
63168 保肺汤 6-102
63169 保肺饮 6-102
63170 保肺饮 6-102
63171 保肺饮 6-102
63172 保荣汤 6-102
63173 保胎丸 6-102
63174 保胎丸 6-102
63175 保胎丸 6-102

63176 保胎丸 6-102
63177 保胎丸 6-102
63178 保胎丸 6-102
63179 保胎丸 6-102
63180 保胎丸 6-102
63181 保胎丸 6-102
63182 保胎丸 6-103
63183 保胎丸 6-103
63184 保胎丸 6-103
63185 保胎方 6-103
63186 保胎饮 6-103
63187 保胎灵 6-103
63188 保胎散 6-103
63189 保胎散 6-103
63190 保胎散 6-103
63191 保胎膏 6-103
63192 保急丹 6-103
63193 保活丸 6-103
63194 保济丸 6-103
63195 保神丸 6-103
63196 保神丸 6-103
63197 保神丹 6-104
63198 保神丹 6-104
63199 保真丸 6-104
63200 保真丸 6-104
63201 保真丸 6-104
63202 保真丸 6-104
63203 保真丸 6-104
63204 保真丸 6-104
63205 保真丸 6-104
63206 保真丸 6-104
63207 保真丸 6-105
63208 保真丸 6-105
63209 保真丸 6-105
63210 保真汤 6-105
63211 保真汤 6-105
63212 保真汤 6-105
63213 保真汤 6-105
63214 保真汤 6-105
63215 保真汤 6-105
63216 保真汤 6-105
63217 保真汤 6-106
63218 保真饮 6-106
63219 保真饮 6-106
63220 保真散 6-106
63221 保真膏 6-106
63222 保真膏 6-106
63223 保救丹 6-106
63224 保救膏 6-106
63225 保婴丸 6-106
63226 保婴丸 6-107
63227 保婴丹 6-107
63228 保婴丹 6-107
63229 保婴丹 6-107
63230 保婴丹 6-107
63231 保婴汤 6-107
63232 保婴散 6-107
63233 保婴散 6-107
63234 保惊丸 6-107
63235 保辜饮 6-107
63236 保喉片 6-107
63237 保脾饮 6-107
63238 保童丸 6-107
63239 保童丸 6-108
63240 保童丸 6-108
63241 保童丸 6-108
63242 保童丸 6-108
63243 保童丸 6-108
63244 保童丸 6-108
63245 保童丸 6-108
63246 保童丸 6-108
63247 保童丸 6-108
63248 保童丸 6-108
63249 保童丸 6-108
63250 保童丸 6-108
63251 保童丸 6-109
63252 保童丸 6-109
63253 保童丸 6-109
63254 保童丸 6-109
63255 保童丸 6-109
63256 保童丸 6-109
63257 保童丸 6-109
63258 保童丹 6-109
63259 保童饮 6-109
63260 保痘汤 6-109
63261 保魂丸 6-109
63262 保精汤 6-109
63263 保精汤 6-109
63264 保瞳丸 6-109
63265 保孺丸 6-109
63266 保儿安丸 6-110
63267 保生饼子 6-110
63268 保生梃子 6-110
63269 保生锭子 6-110
63270 保生锭子 6-110
63271 保生锭子 6-110
63272 保生锭子 6-110
63273 保生锭子 6-110
63274 保生锭子 6-110
63275 保肝合剂 6-110
63276 保和锭子 6-110
63277 保和颗粒 6-110
63278 保命金丹 6-110
63279 保命金丹 6-110
63280 保命集散 6-110
63281 保胎金丹 6-110
63282 保胎秘方 6-111
63283 保童碧丹 6-111
63284 保儿宁颗粒 6-111
63285 保儿安颗粒 6-111
63286 保子七圣散 6-111
63287 保元八珍汤 6-111
63288 保元人乳汤 6-111
63289 保元化毒汤 6-111
63290 保元化毒汤 6-111
63291 保元化毒汤 6-111
63292 保元化滞汤 6-111
63293 保元丹参饮 6-111
63294 保元地黄汤 6-112
63295 保元托脓散 6-112
63296 保元回浆散 6-112
63297 保元快斑汤 6-112
63298 保元固气汤 6-112
63299 保元固本膏 6-112
63300 保元益寿丹 6-112
63301 保元清降汤 6-112
63302 保元清降汤 6-112
63303 保元寒降汤 6-112
63304 保元寒降汤 6-112
63305 保元槐角丸 6-113
63306 保内清心散 6-113
63307 保目全睛丸 6-113
63308 保孕安胎丸 6-113
63309 保生无忧散 6-113
63310 保生无忧散 6-113
63311 保生无忧散 6-113
63312 保生四物汤 6-113
63313 保生如圣散 6-113
63314 保生定命丹 6-113
63315 保生救苦丹 6-113
63316 保生救苦散 6-113
63317 保生救苦散 6-113
63318 保宁半夏曲 6-113
63319 保幼化风丹 6-113
63320 保幼化风丹 6-114
63321 保幼化风丹 6-114
63322 保幼化风丹 6-114
63323 保幼再生丹 6-114
63324 保幼培元丹 6-114
63325 保光清凉散 6-114
63326 保合太和丸 6-114
63327 保合太和丸 6-114
63328 保产万全汤 6-114
63329 保产万全汤 6-114
63330 保产万金汤 6-115
63331 保产无忧丸 6-115
63332 保产无忧汤 6-115
63333 保产无忧散 6-115
63334 保产无忧散 6-115
63335 保产无虞散 6-115
63336 保产四物汤 6-115
63337 保产芎归汤 6-115
63338 保产安胎丸 6-115
63339 保产远生散 6-115
63340 保产神效方 6-115
63341 保产黑神丹 6-115
63342 保安大成汤 6-116
63343 保安万灵丹 6-116
63344 保安四圣饼 6-116
63345 保安白术散 6-116
63346 保安半夏丸 6-116
63347 保安延寿方 6-116
63348 保安妙贴散 6-116
63349 保安镇惊丸 6-116
63350 保阴生化汤 6-116
63351 保寿太阳丹 6-117
63352 保赤万应散 6-117
63353 保赤万应散 6-117
63354 保赤万应散 6-117
63355 保赤万应散 6-117
63356 保赤败毒散 6-117
63357 保赤定惊丹 6-117
63358 保赤洗肝散 6-117
63359 保赤紫草膏 6-117
63360 保肝利胆汤 6-117
63361 保坤至圣丸 6-117
63362 保和口服液 6-117
63363 保和去滞丸 6-117
63364 保和平胃散 6-117
63365 保和防毒饮 6-118
63366 保和益元散 6-118
63367 保和温胃丸 6-118
63368 保命人参散 6-118
63369 保命丹锭子 6-118
63370 保命龙虎丸 6-118
63371 保命当归汤 6-118
63372 保命延寿丹 6-118
63373 保命延寿丹 6-118
63374 保命延龄丸 6-118
63375 保命安胎汤 6-118
63376 保命拈痛散 6-119
63377 保命点眼药 6-119
63378 保命胜金丹 6-119
63379 保金宣毒饮 6-119
63380 保肺济生丹 6-119
63381 保肺健脾汤 6-119
63382 保肺健脾汤 6-119
63383 保肺雪梨膏 6-119
63384 保育回生丸 6-119
63385 保胃安脾汤 6-119
63386 保胃破痰丸 6-119
63387 保胎无忧丸 6-119
63388 保胎无忧片 6-120
63389 保胎无忧散 6-120
63390 保胎无忧散 6-120
63391 保胎牛鼻丸 6-120

63392 保胎如圣散 6-120
63393 保胎和气饮 6-120
63394 保胎和气饮 6-120
63395 保胎神佑丸 6-120
63396 保胎神效丸 6-120
63397 保胎益母丸 6-120
63398 保胎资生丸 6-120
63399 保胎清火汤 6-121
63400 保胎雄鸡汤 6-121
63401 保胎磐石丸 6-121
63402 保济口服液 6-121
63403 保养元气膏 6-121
63404 保真广嗣丸 6-121
63405 保真广嗣丹 6-121
63406 保真护命丹 6-121
63407 保真种子膏 6-121
63408 保真种玉丸 6-122
63409 保真神应丸 6-122
63410 保婴万灵丹 6-122
63411 保婴五疳膏 6-122
63412 保婴艾叶汤 6-122
63413 保婴艾叶汤 6-122
63414 保婴出痘方 6-122
63415 保婴百中膏 6-122
63416 保婴百补丸 6-122
63417 保婴百补汤 6-122
63418 保婴百补汤 6-123
63419 保婴夺命丹 6-123
63420 保婴夺命散 6-123
63421 保婴育生丸 6-123
63422 保婴桃红散 6-123
63423 保婴秘效散 6-123
63424 保婴稀痘方 6-123
63425 保婴稀痘方 6-123
63426 保婴槐花散 6-123
63427 保婴解毒丸 6-123
63428 保婴镇惊丸 6-123
63429 保婴镇惊散 6-123
63430 保童化痰丸 6-123
63431 保童肥儿丸 6-124
63432 保长寿命椒丹 6-124
63433 保生大佛手汤 6-124
63434 保安炙甘草方 6-124
63435 保赤却病良方 6-124
63436 保婴至宝锭子 6-124
63437 保婴济痘神丹 6-124
63438 保元生脉固本汤 6-124
63439 保命延寿烧酒方 6-124
63440 保养延寿不老丹 6-124
63441 保婴稀痘神验丹 6-125

促

63442 促经汤 6-125

信

63443 信枣丹 6-125
63444 信枣散 6-125
63445 信效散 6-125
63446 信效散 6-125
63447 信效散 6-125
63448 信雄丹 6-125
63449 信效锭子 6-125
63450 信毒内消丹 6-125

侯

63451 侯氏黑散 6-125

顺

63452 顺二散 6-126
63453 顺元汤 6-126
63454 顺元散 6-126
63455 顺元散 6-126
63456 顺元散 6-126
63457 顺元散 6-126
63458 顺中散 6-126
63459 顺气丸 6-126
63460 顺气丸 6-126
63461 顺气丸 6-127
63462 顺气丸 6-127
63463 顺气丸 6-127
63464 顺气丸 6-127
63465 顺气丸 6-127
63466 顺气丸 6-127
63467 顺气丸 6-127
63468 顺气丸 6-127
63469 顺气丸 6-127
63470 顺气丸 6-127
63471 顺气丸 6-127
63472 顺气汤 6-127
63473 顺气汤 6-127
63474 顺气汤 6-127
63475 顺气汤 6-128
63476 顺气汤 6-128
63477 顺气汤 6-128
63478 顺气汤 6-128
63479 顺气汤 6-128
63480 顺气汤 6-128
63481 顺气饮 6-128
63482 顺气散 6-128
63483 顺气散 6-128
63484 顺气散 6-128
63485 顺气散 6-128
63486 顺气散 6-128
63487 顺气散 6-128
63488 顺气散 6-128
63489 顺气散 6-128
63490 顺气散 6-129
63491 顺气散 6-129
63492 顺气散 6-129
63493 顺气散 6-129
63494 顺气散 6-129
63495 顺气散 6-129
63496 顺气散 6-129
63497 顺气散 6-129
63498 顺气散 6-129
63499 顺气散 6-129
63500 顺气散 6-129
63501 顺气散 6-129
63502 顺气散 6-129
63503 顺气散 6-129
63504 顺风散 6-129
63505 顺风散 6-129
63506 顺正汤 6-129
63507 顺生丹 6-130
63508 顺生丹 6-130
63509 顺生散 6-130
63510 顺生散 6-130
63511 顺血散 6-130
63512 顺导汤 6-130
63513 顺阴汤 6-130
63514 顺利散 6-130
63515 顺肝丸 6-130
63516 顺肠粥 6-130
63517 顺味丸 6-130
63518 顺肺汤 6-130
63519 顺性汤 6-130
63520 顺经丸 6-130
63521 顺经汤 6-130
63522 顺经汤 6-130
63523 顺经汤 6-130
63524 顺经汤 6-130
63525 顺经汤 6-130
63526 顺经散 6-131
63527 顺经散 6-131
63528 顺荣汤 6-131
63529 顺胃丹 6-131
63530 顺胃散 6-131
63531 顺适汤 6-131
63532 顺胆汤 6-131
63533 顺胎饮 6-131
63534 顺胎散 6-131
63535 顺逆丸 6-131
63536 顺逆丹 6-131
63537 顺流丹 6-131
63538 顺脾散 6-131
63539 顺搐散 6-131
63540 顺解散 6-132
63541 顺解散 6-132
63542 顺元煮散 6-132
63543 顺气饮子 6-132
63544 顺气煮散 6-132
63545 顺流紫丸 6-132
63546 顺流紫丸 6-132
63547 顺气人参散 6-132
63548 顺气木香丸 6-132
63549 顺气化滞汤 6-132
63550 顺气手拈散 6-132
63551 顺气匀风散 6-132
63552 顺气术香散 6-132
63553 顺气归脾丸 6-132
63554 顺气四物汤 6-132
63555 顺气安胎散 6-133
63556 顺气导痰汤 6-133
63557 顺气导痰汤 6-133
63558 顺气利咽汤 6-133
63559 顺气利咽汤 6-133
63560 顺气利膈汤 6-133
63561 顺气沉附汤 6-133
63562 顺气固胎饮 6-133
63563 顺气和中汤 6-133
63564 顺气和中汤 6-133
63565 顺气和血汤 6-133
63566 顺气枳壳丸 6-133
63567 顺气香砂饮 6-134
63568 顺气活血汤 6-134
63569 顺气活痰汤 6-134
63570 顺气养荣汤 6-134
63571 顺气逍遥散 6-134
63572 顺气消痞丸 6-134
63573 顺气消滞汤 6-134
63574 顺气消痰饮 6-134
63575 顺气益肝汤 6-134
63576 顺气宽中散 6-134
63577 顺气调经汤 6-134
63578 顺气散瘀汤 6-134
63579 顺气滑胎饮 6-134
63580 顺气聪耳汤 6-134
63581 顺气豁痰汤 6-135
63582 顺风匀气散 6-135
63583 顺正集香散 6-135
63584 顺肝益气汤 6-135
63585 顺肝藏血丹 6-135
63586 顺经两安汤 6-135
63587 顺胎和气饮 6-135
63588 顺胎和气饮 6-135
63589 顺脾养肌散 6-135
63590 顺气五味子丸 6-135
63591 顺气白术橘香汤 6-135
63592 顺气消食化痰丸 6-135

63593 顺气消食化痰丸 6-135
63594 顺气搜风接命丹 6-135

皇

63595 皇散 6-135
63596 皇帝涂容金面方 6-135

泉

63597 泉石散 6-136
63598 泉石散 6-136
63599 泉僧方 6-136
63600 泉州茶饼 6-136
63601 泉州百草曲 6-136

追

63602 追气丸 6-136
63603 追气丸 6-136
63604 追风丸 6-136
63605 追风丸 6-136
63606 追风丸 6-136
63607 追风丸 6-136
63608 追风丸 6-136
63609 追风丸 6-136
63610 追风丸 6-137
63611 追风丸 6-137
63612 追风丸 6-137
63613 追风片 6-137
63614 追风丹 6-137
63615 追风丹 6-137
63616 追风丹 6-137
63617 追风丹 6-137
63618 追风饼 6-137
63619 追风散 6-137
63620 追风散 6-137
63621 追风散 6-137
63622 追风散 6-137
63623 追风散 6-137
63624 追风散 6-137
63625 追风散 6-138
63626 追风散 6-138
63627 追风散 6-138
63628 追风散 6-138
63629 追风散 6-138
63630 追风散 6-138
63631 追风散 6-138
63632 追风散 6-138
63633 追风散 6-138
63634 追风散 6-138
63635 追风散 6-138
63636 追风散 6-138
63637 追风散 6-138
63638 追风散 6-138
63639 追风散 6-138
63640 追风散 6-138
63641 追风散 6-139
63642 追风散 6-139
63643 追风膏 6-139
63644 追风膏 6-139
63645 追风膏 6-139
63646 追水散 6-139
63647 追龙丸 6-139
63648 追虫丸 6-139
63649 追虫丸 6-139
63650 追虫丸 6-140
63651 追虫丸 6-140
63652 追虫丸 6-140
63653 追虫丸 6-140
63654 追虫丸 6-140
63655 追虫丸 6-140
63656 追虫丸 6-140
63657 追虫丸 6-140
63658 追虫丹 6-140
63659 追虫丹 6-140
63660 追虫串 6-140
63661 追虫散 6-140
63662 追虫散 6-140
63663 追虫散 6-140
63664 追虫散 6-140
63665 追虫散 6-140
63666 追疔汤 6-141
63667 追疔散 6-141
63668 追命丹 6-141
63669 追命丹 6-141
63670 追命散 6-141
63671 追疟饮 6-141
63672 追毒丸 6-141
63673 追毒丸 6-141
63674 追毒丸 6-141
63675 追毒丸 6-141
63676 追毒丸 6-141
63677 追毒丸 6-141
63678 追毒丹 6-141
63679 追毒丹 6-141
63680 追毒丹 6-142
63681 追毒丹 6-142
63682 追毒饮 6-142
63683 追毒饮 6-142
63684 追毒饼 6-142
63685 追毒散 6-142
63686 追毒散 6-142
63687 追毒散 6-142
63688 追毒散 6-142
63689 追毒散 6-142
63690 追毒散 6-142
63691 追毒散 6-142
63692 追毒散 6-142
63693 追毒散 6-142
63694 追毒散 6-142
63695 追毒散 6-142
63696 追毒散 6-142
63697 追毒散 6-143
63698 追毒散 6-143
63699 追毒膏 6-143
63700 追毒膏 6-143
63701 追毒膏 6-143
63702 追疮散 6-143
63703 追涎散 6-143
63704 追脓散 6-143
63705 追脓散 6-143
63706 追病丹 6-143
63707 追祟丹 6-143
63708 追痛丸 6-143
63709 追痛散 6-143
63710 追魂丹 6-143
63711 追魂丹 6-143
63712 追魂丹 6-143
63713 追魂丹 6-144
63714 追魂丹 6-144
63715 追魂汤 6-144
63716 追魂汤 6-144
63717 追魂散 6-144
63718 追魂散 6-144
63719 追管丸 6-144
63720 追风毒散 6-144
63721 追风药酒 6-144
63722 追风饼子 6-144
63723 追生仙方 6-144
63724 追毒梃子 6-144
63725 追毒锭子 6-144
63726 追毒锭子 6-144
63727 追脓锭子 6-144
63728 追风白丸子 6-144
63729 追风壮骨膏 6-144
63730 追风如圣散 6-145
63731 追风如圣散 6-145
63732 追风应痛丸 6-145
63733 追风败毒汤 6-145
63734 追风毒剉散 6-145
63735 追风活血膏 6-145
63736 追风活络丸 6-145
63737 追风活络丹 6-145
63738 追风活络酒 6-145
63739 追风祛痰丸 6-145
63740 追风逐湿膏 6-146
63741 追风逐湿膏 6-146
63742 追风透骨丸 6-146
63743 追风透骨片 6-146
63744 追风消毒饮 6-146
63745 追风消毒散 6-146
63746 追风通气散 6-146
63747 追风通圣散 6-146
63748 追风强肾酒 6-146
63749 追风解毒汤 6-146
63750 追虫打鳖散 6-146
63751 追虫至宝丹 6-146
63752 追虫利积丸 6-147
63753 追虫取积丸 6-147
63754 追虫取积丸 6-147
63755 追虫取积散 6-147
63756 追虫取积散 6-147
63757 追疔夺命丹 6-147
63758 追疔夺命汤 6-147
63759 追疔夺命汤 6-147
63760 追疔夺命汤 6-147
63761 追命再造散 6-147
63762 追命再造散 6-147
63763 追毒五香丸 6-147
63764 追毒乌金散 6-148
63765 追毒保嗣丹 6-148
63766 追毒信效丸 6-148
63767 追毒神异汤 6-148
63768 追毒斑蝥膏 6-148
63769 追毒溃脓散 6-148
63770 追脓化毒散 6-148
63771 追尸虫白兔丸 6-148
63772 追风除湿围药 6-148
63773 追疔飞龙夺命丹 6-148
63774 追毒万应针头丸 6-148
63775 追毒化管作脓丸 6-148
63776 追魂复还夺命丹 6-148
63777 追风补肾十漏大金丹 6-148

禹

63778 禹水汤 6-149
63779 禹水汤 6-149
63780 禹功丸 6-149
63781 禹功散 6-149
63782 禹功散 6-149
63783 禹功散 6-149
63784 禹应丸 6-149
63785 禹治汤 6-149
63786 禹绩汤 6-149
63787 禹粮丸 6-149
63788 禹粮丸 6-149
63789 禹粮汤 6-150
63790 禹翼汤 6-150

63791 禹余粮丸 6-150
63792 禹余粮丸 6-150
63793 禹余粮丸 6-150
63794 禹余粮丸 6-150
63795 禹余粮丸 6-150
63796 禹余粮丸 6-150
63797 禹余粮丸 6-150
63798 禹余粮丸 6-150
63799 禹余粮丸 6-150
63800 禹余粮丸 6-151
63801 禹余粮丸 6-151
63802 禹余粮丸 6-151
63803 禹余粮丸 6-151
63804 禹余粮丸 6-151
63805 禹余粮丸 6-151
63806 禹余粮丸 6-151
63807 禹余粮丸 6-151
63808 禹余粮丸 6-151
63809 禹余粮汤 6-151
63810 禹余粮汤 6-152
63811 禹余粮汤 6-152
63812 禹余粮饮 6-152
63813 禹余粮饮 6-152
63814 禹余粮散 6-152
63815 禹余粮散 6-152
63816 禹余粮散 6-152
63817 禹余粮散 6-152
63818 禹余粮散 6-152
63819 禹余粮散 6-152
63820 禹余粮散 6-152
63821 禹余粮散 6-152
63822 禹余粮散 6-152

鬼

63823 鬼见愁 6-152
63824 鬼代丹 6-152
63825 鬼代丹 6-153
63826 鬼代丹 6-153
63827 鬼代散 6-153
63828 鬼仙丹 6-153
63829 鬼头顶 6-153
63830 鬼臼丸 6-153
63831 鬼臼丸 6-153
63832 鬼臼丸 6-153
63833 鬼臼汁 6-153
63834 鬼臼浆 6-153
63835 鬼针散 6-153
63836 鬼胆丸 6-153
63837 鬼哭丹 6-153
63838 鬼哭丹 6-153
63839 鬼哭丹 6-153
63840 鬼哭丹 6-153
63841 鬼哭丹 6-154
63842 鬼哭饮 6-154
63843 鬼哭散 6-154
63844 鬼哭散 6-154
63845 鬼哭散 6-154
63846 鬼箭丸 6-154
63847 鬼箭丸 6-154
63848 鬼箭丸 6-154
63849 鬼箭汤 6-154
63850 鬼箭汤 6-154
63851 鬼箭汤 6-154
63852 鬼箭散 6-154
63853 鬼箭散 6-154
63854 鬼箭散 6-154
63855 鬼箭散 6-155
63856 鬼哭饮子 6-155
63857 鬼哭饮子 6-155
63858 鬼哭饮子 6-155
63859 鬼督邮丸 6-155
63860 鬼箭羽丸 6-155
63861 鬼箭羽丸 6-155
63862 鬼箭羽汤 6-155
63863 鬼箭羽汤 6-155
63864 鬼箭羽汤 6-155
63865 鬼箭羽汤 6-155
63866 鬼箭羽汤 6-156
63867 鬼箭羽散 6-156
63868 鬼箭羽散 6-156
63869 鬼箭羽散 6-156
63870 鬼箭羽散 6-156
63871 鬼箭羽散 6-156
63872 鬼箭羽散 6-156
63873 鬼箭羽散 6-156
63874 鬼箭羽散 6-156
63875 鬼疰神效丸 6-156
63876 鬼箭羽十味丸 6-156

衍

63877 衍庆丸 6-156

须

63878 须问汤 6-157
63879 须问汤 6-157

盾

63880 盾叶冠心宁片 6-157

盆

63881 盆消丸 6-157
63882 盆炎净颗粒 6-157

食

63883 食膏 6-157
63884 食气汤 6-157
63885 食肉膏 6-157
63886 食后丸 6-157
63887 食郁汤 6-157
63888 食前丸 6-157
63889 食盐丸 6-157
63890 食盐丸 6-158
63891 食盐汤 6-158
63892 食茱萸丸 6-158
63893 食茱萸丸 6-158
63894 食恶肉散 6-158
63895 食恶肉散 6-158
63896 食恶肉散 6-158
63897 食恶肉散 6-158
63898 食恶肉膏 6-158
63899 食恶肉膏 6-158
63900 食肉青龙膏 6-158
63901 食肉雄黄散 6-158
63902 食郁越鞠丸 6-158
63903 食柏圣饼子 6-158
63904 食药二仙丸 6-158
63905 食药三棱丸 6-158
63906 食积万应散 6-158
63907 食积痞胀散 6-158
63908 食积腹胀丸 6-159
63909 食道康复煎 6-159

独

63910 独凡丸 6-159
63911 独乌膏 6-159
63912 独归酒 6-159
63913 独叶丹 6-159
63914 独白散 6-159
63915 独圣丸 6-159
63916 独圣丸 6-159
63917 独圣丸 6-159
63918 独圣丸 6-159
63919 独圣丸 6-159
63920 独圣丸 6-159
63921 独圣丹 6-160
63922 独圣汤 6-160
63923 独圣汤 6-160
63924 独圣汤 6-160
63925 独圣汤 6-160
63926 独圣汤 6-160
63927 独圣汤 6-160
63928 独圣汤 6-160
63929 独圣散 6-160
63930 独圣散 6-160
63931 独圣散 6-160
63932 独圣散 6-160
63933 独圣散 6-160
63934 独圣散 6-160
63935 独圣散 6-160
63936 独圣散 6-160
63937 独圣散 6-160
63938 独圣散 6-160
63939 独圣散 6-160
63940 独圣散 6-160
63941 独圣散 6-161
63942 独圣散 6-161
63943 独圣散 6-161
63944 独圣散 6-161
63945 独圣散 6-161
63946 独圣散 6-161
63947 独圣散 6-161
63948 独圣散 6-161
63949 独圣散 6-161
63950 独圣散 6-161
63951 独圣散 6-161
63952 独圣散 6-161
63953 独圣散 6-161
63954 独圣散 6-161
63955 独圣散 6-161
63956 独圣散 6-161
63957 独圣散 6-161
63958 独圣散 6-161
63959 独圣散 6-161
63960 独圣散 6-161
63961 独圣散 6-161
63962 独圣散 6-162
63963 独圣散 6-162
63964 独圣散 6-162
63965 独圣散 6-162
63966 独圣散 6-162
63967 独圣散 6-162
63968 独圣散 6-162
63969 独圣散 6-162
63970 独圣散 6-162
63971 独圣散 6-162
63972 独圣散 6-162
63973 独圣散 6-162
63974 独圣散 6-162
63975 独圣散 6-162
63976 独圣散 6-162
63977 独圣散 6-162
63978 独圣散 6-162
63979 独圣散 6-162
63980 独圣膏 6-162
63981 独圣膏 6-163
63982 独芎散 6-163
63983 独行丸 6-163
63984 独行丸 6-163
63985 独行散 6-163
63986 独行散 6-163
63987 独行散 6-163
63988 独羊饭 6-163
63989 独连丸 6-163
63990 独连丸 6-163
63991 独连丸 6-163
63992 独步散 6-163

63993 独步散 6-163
63994 独角膏 6-163
63995 独附方 6-163
63996 独附散 6-163
63997 独附散 6-163
63998 独附煎 6-163
63999 独妙丹 6-163
64000 独妙丹 6-164
64001 独妙散 6-164
64002 独枣丹 6-164
64003 独枣汤 6-164
64004 独虎散 6-164
64005 独虎散 6-164
64006 独参丸 6-164
64007 独参汤 6-164
64008 独参汤 6-164
64009 独参汤 6-164
64010 独参汤 6-164
64011 独参汤 6-164
64012 独参汤 6-164
64013 独参汤 6-165
64014 独参汤 6-165
64015 独珍膏 6-165
64016 独柱汤 6-165
64017 独香汤 6-165
64018 独香散 6-165
64019 独胜丸 6-165
64020 独胜丹 6-165
64021 独胜汤 6-165
64022 独胜散 6-165
64023 独胜散 6-165
64024 独胜散 6-165
64025 独胜散 6-165
64026 独胜散 6-165
64027 独胜散 6-165
64028 独胜散 6-165
64029 独胜散 6-165
64030 独胜散 6-165
64031 独胜散 6-165
64032 独胜散 6-165
64033 独胜散 6-166
64034 独胜散 6-166
64035 独胜散 6-166
64036 独胜散 6-166
64037 独胜散 6-166
64038 独胜散 6-166
64039 独胜散 6-166
64040 独胜散 6-166
64041 独胜散 6-166
64042 独胜散 6-166
64043 独胜散 6-166
64044 独胜膏 6-166
64045 独胜膏 6-166
64046 独炼硫 6-166
64047 独活丸 6-166
64048 独活丸 6-166
64049 独活丸 6-166
64050 独活丸 6-166
64051 独活丸 6-166
64052 独活丸 6-167
64053 独活丸 6-167
64054 独活丸 6-167
64055 独活丸 6-167
64056 独活丸 6-167
64057 独活丹 6-167
64058 独活汤 6-167
64059 独活汤 6-167
64060 独活汤 6-167
64061 独活汤 6-167
64062 独活汤 6-167
64063 独活汤 6-167
64064 独活汤 6-167
64065 独活汤 6-168
64066 独活汤 6-168
64067 独活汤 6-168
64068 独活汤 6-168
64069 独活汤 6-168
64070 独活汤 6-168
64071 独活汤 6-168
64072 独活汤 6-168
64073 独活汤 6-168
64074 独活汤 6-168
64075 独活汤 6-168
64076 独活汤 6-168
64077 独活汤 6-168
64078 独活汤 6-169
64079 独活汤 6-169
64080 独活汤 6-169
64081 独活汤 6-169
64082 独活汤 6-169
64083 独活汤 6-169
64084 独活汤 6-169
64085 独活汤 6-169
64086 独活汤 6-169
64087 独活汤 6-169
64088 独活汤 6-169
64089 独活汤 6-169
64090 独活汤 6-169
64091 独活汤 6-169
64092 独活汤 6-170
64093 独活汤 6-170
64094 独活汤 6-170
64095 独活汤 6-170
64096 独活汤 6-170
64097 独活汤 6-170
64098 独活汤 6-170
64099 独活汤 6-170
64100 独活汤 6-170
64101 独活汤 6-170
64102 独活汤 6-170
64103 独活汤 6-170
64104 独活汤 6-170
64105 独活汤 6-171
64106 独活汤 6-171
64107 独活汤 6-171
64108 独活汤 6-171
64109 独活汤 6-171
64110 独活汤 6-171
64111 独活汤 6-171
64112 独活汤 6-171
64113 独活汤 6-171
64114 独活汤 6-171
64115 独活汤 6-171
64116 独活汤 6-171
64117 独活汤 6-171
64118 独活汤 6-171
64119 独活汤 6-171
64120 独活汤 6-171
64121 独活汤 6-171
64122 独活汤 6-171
64123 独活饮 6-172
64124 独活饮 6-172
64125 独活酒 6-172
64126 独活酒 6-172
64127 独活酒 6-172
64128 独活酒 6-172
64129 独活酒 6-172
64130 独活酒 6-172
64131 独活酒 6-172
64132 独活酒 6-172
64133 独活酒 6-172
64134 独活酒 6-172
64135 独活酒 6-172
64136 独活散 6-172
64137 独活散 6-172
64138 独活散 6-173
64139 独活散 6-173
64140 独活散 6-173
64141 独活散 6-173
64142 独活散 6-173
64143 独活散 6-173
64144 独活散 6-173
64145 独活散 6-173
64146 独活散 6-173
64147 独活散 6-173
64148 独活散 6-173
64149 独活散 6-174
64150 独活散 6-174
64151 独活散 6-174
64152 独活散 6-174
64153 独活散 6-174
64154 独活散 6-174
64155 独活散 6-174
64156 独活散 6-174
64157 独活散 6-174
64158 独活散 6-174
64159 独活散 6-174
64160 独活散 6-175
64161 独活散 6-175
64162 独活散 6-175
64163 独活散 6-175
64164 独活散 6-175
64165 独活散 6-175
64166 独活散 6-175
64167 独活散 6-175
64168 独活散 6-175
64169 独活散 6-175
64170 独活散 6-175
64171 独活散 6-176
64172 独活散 6-176
64173 独活散 6-176
64174 独活散 6-176
64175 独活散 6-176
64176 独活散 6-176
64177 独活散 6-176
64178 独活散 6-176
64179 独活散 6-176
64180 独活散 6-176
64181 独活散 6-176
64182 独活散 6-176
64183 独活散 6-176
64184 独活散 6-177
64185 独活散 6-177
64186 独活散 6-177
64187 独活散 6-177
64188 独活散 6-177
64189 独活散 6-177
64190 独活散 6-177
64191 独活散 6-177
64192 独活散 6-177
64193 独活散 6-177
64194 独活散 6-177
64195 独活散 6-178
64196 独活散 6-178
64197 独活散 6-178
64198 独活散 6-178
64199 独活散 6-178
64200 独活散 6-178
64201 独活散 6-178
64202 独活散 6-178
64203 独活散 6-178
64204 独活散 6-178
64205 独活散 6-178
64206 独活散 6-178
64207 独活散 6-179
64208 独活散 6-179

64209 独活散 6-179
64210 独活散 6-179
64211 独活散 6-179
64212 独活散 6-179
64213 独活散 6-179
64214 独活散 6-179
64215 独活散 6-179
64216 独活膏 6-179
64217 独将丸 6-179
64218 独姜汤 6-179
64219 独神丸 6-179
64220 独神丹 6-179
64221 独神汤 6-179
64222 独神饮 6-179
64223 独神散 6-179
64224 独神散 6-179
64225 独神散 6-179
64226 独神散 6-179
64227 独桂汤 6-180
64228 独栗丸 6-180
64229 独栗膏 6-180
64230 独效散 6-180
64231 独效散 6-180
64232 独效散 6-180
64233 独梅汤 6-180
64234 独菊汤 6-180
64235 独黄散 6-180
64236 独黄散 6-180
64237 独得散 6-180
64238 独脚顶 6-180
64239 独脚顶 6-180
64240 独脚虎 6-180
64241 独蒜丸 6-180
64242 独蝉散 6-180
64243 独醒汤 6-180
64244 独黝散 6-180
64245 独蟾丸 6-180
64246 独圣饼子 6-180
64247 独角莲膏 6-180
64248 独活饮子 6-181
64249 独活饮子 6-181
64250 独活浸酒 6-181
64251 独活浸酒 6-181
64252 独活煮散 6-181
64253 独活煮散 6-181
64254 独活煮散 6-181
64255 独活紫汤 6-181
64256 独活紫酒 6-181
64257 独栗涂方 6-181
64258 独头蒜涂方 6-181
64259 独圣安胎散 6-181
64260 独圣还睛丸 6-181
64261 独圣青金丸 6-181
64262 独圣活血片 6-182
64263 独圣黑龙丸 6-182
64264 独味麻黄汤 6-182
64265 独乳延生丸 6-182
64266 独活二妙丸 6-182
64267 独活干姜汤 6-182
64268 独活白术散 6-182
64269 独活当归汤 6-182
64270 独活防风汤 6-182
64271 独活防风汤 6-182
64272 独活防风散 6-182
64273 独活红花汤 6-182
64274 独活苍术汤 6-182
64275 独活败毒散 6-182
64276 独活细辛汤 6-182
64277 独活细辛散 6-183
64278 独活秦艽汤 6-183
64279 独活消痰饮 6-183
64280 独活消痰饮 6-183
64281 独活通经汤 6-183
64282 独活黄耆汤 6-183
64283 独活寄生丸 6-183
64284 独活寄生汤 6-183
64285 独活寄生汤 6-184
64286 独活寄生汤 6-184
64287 独活寄生汤 6-184
64288 独活寄生汤 6-184
64289 独活寄生汤 6-184
64290 独活续命汤 6-184
64291 独活续断汤 6-184
64292 独活葛根汤 6-184
64293 独活犀角汤 6-185
64294 独活解噤膏 6-185
64295 独蒜涂脐方 6-185
64296 独蒜通便方 6-185
64297 独效苦丁香散 6-185

饼

64298 饼金散 6-185

胚

64299 胚矾散 6-185

胆

64300 胆贝散 6-185
64301 胆宁片 6-185
64302 胆连丸 6-185
64303 胆连丸 6-185
64304 胆矾丸 6-185
64305 胆矾丸 6-185
64306 胆矾丸 6-186
64307 胆矾丸 6-186
64308 胆矾丸 6-186
64309 胆矾散 6-186
64310 胆矾散 6-186
64311 胆矾散 6-186
64312 胆矾散 6-186
64313 胆矾散 6-186
64314 胆矾散 6-186
64315 胆矾散 6-186
64316 胆矾散 6-186
64317 胆矾散 6-186
64318 胆草散 6-186
64319 胆星丸 6-186
64320 胆星丸 6-186
64321 胆星汤 6-186
64322 胆星汤 6-186
64323 胆蛔汤 6-186
64324 胆麝散 6-187
64325 胆乐胶囊 6-187
64326 胆矾锭子 6-187
64327 胆康胶囊 6-187
64328 胆石利通片 6-187
64329 胆石通胶囊 6-187
64330 胆归糖煎散 6-187
64331 胆汁二连膏 6-187
64332 胆草一物汤 6-187
64333 胆星天竺丸 6-187
64334 胆道驱蛔汤 6-187
64335 胆道排石汤Ⅰ号 6-187
64336 胆道排石汤Ⅰ号 6-187
64337 胆道排石汤Ⅱ号 6-187
64338 胆道排石汤Ⅱ号 6-187
64339 胆道排石汤Ⅲ号 6-187
64340 胆道排石汤Ⅳ号 6-187
64341 胆道排石汤Ⅴ号 6-187
64342 胆道排石汤Ⅵ号 6-187

胜

64343 胜丸子 6-188
64344 胜风汤 6-188
64345 胜水汤 6-188
64346 胜玉散 6-188
64347 胜玉膏 6-188
64348 胜邪汤 6-188
64349 胜冰丹 6-188
64350 胜冰散 6-188
64351 胜军丸 6-188
64352 胜阴丹 6-188
64353 胜红丸 6-188
64354 胜红丸 6-188
64355 胜红丸 6-188
64356 胜红丸 6-189
64357 胜红丸 6-189
64358 胜红丸 6-189
64359 胜利丹 6-189
64360 胜灸丹 6-189
64361 胜灵丹 6-189
64362 胜灵丹 6-189
64363 胜灵丹 6-189
64364 胜妙散 6-189
64365 胜金丸 6-189
64366 胜金丸 6-190
64367 胜金丸 6-190
64368 胜金丸 6-190
64369 胜金丸 6-190
64370 胜金丸 6-190
64371 胜金丸 6-190
64372 胜金丸 6-190
64373 胜金丸 6-190
64374 胜金丸 6-190
64375 胜金丸 6-190
64376 胜金丸 6-190
64377 胜金丸 6-191
64378 胜金丸 6-191
64379 胜金丸 6-191
64380 胜金丸 6-191
64381 胜金丸 6-191
64382 胜金丸 6-191
64383 胜金丸 6-191
64384 胜金丸 6-191
64385 胜金丸 6-191
64386 胜金丸 6-191
64387 胜金丸 6-191
64388 胜金丸 6-192
64389 胜金丸 6-192
64390 胜金丸 6-192
64391 胜金丸 6-192
64392 胜金丸 6-192
64393 胜金丸 6-192
64394 胜金丸 6-192
64395 胜金丸 6-192
64396 胜金丸 6-192
64397 胜金丸 6-192
64398 胜金丹 6-192
64399 胜金丹 6-192
64400 胜金丹 6-193
64401 胜金丹 6-193
64402 胜金丹 6-193
64403 胜金丹 6-193
64404 胜金丹 6-193
64405 胜金丹 6-193
64406 胜金丹 6-193

64407 胜金丹 6-193
64408 胜金丹 6-193
64409 胜金丹 6-193
64410 胜金丹 6-193
64411 胜金丹 6-193
64412 胜金丹 6-193
64413 胜金丹 6-194
64414 胜金丹 6-194
64415 胜金丹 6-194
64416 胜金丹 6-194
64417 胜金丹 6-194
64418 胜金丹 6-194
64419 胜金汤 6-194
64420 胜金散 6-194
64421 胜金散 6-195
64422 胜金散 6-195
64423 胜金散 6-195
64424 胜金散 6-195
64425 胜金散 6-195
64426 胜金散 6-195
64427 胜金散 6-195
64428 胜金散 6-195
64429 胜金散 6-195
64430 胜金散 6-195
64431 胜金散 6-195
64432 胜金散 6-195
64433 胜金散 6-195
64434 胜金散 6-195
64435 胜金散 6-195
64436 胜金散 6-195
64437 胜金散 6-195
64438 胜金散 6-196
64439 胜金散 6-196
64440 胜金散 6-196
64441 胜金散 6-196
64442 胜金散 6-196
64443 胜金散 6-196
64444 胜金散 6-196
64445 胜金散 6-196
64446 胜金散 6-196
64447 胜金散 6-196
64448 胜金散 6-196
64449 胜金散 6-196
64450 胜金散 6-196
64451 胜金散 6-196
64452 胜金散 6-196
64453 胜金散 6-196
64454 胜金散 6-196
64455 胜金散 6-196
64456 胜金散 6-196
64457 胜金散 6-197
64458 胜金散 6-197
64459 胜金散 6-197
64460 胜金锭 6-197
64461 胜金煎 6-197
64462 胜金膏 6-197
64463 胜金膏 6-197
64464 胜金膏 6-197
64465 胜金膏 6-197
64466 胜金膏 6-197
64467 胜金膏 6-197
64468 胜疟饮 6-198
64469 胜夏丹 6-198
64470 胜痱散 6-198
64471 胜烟筒 6-198
64472 胜骏丸 6-198
64473 胜雪散 6-198
64474 胜雪膏 6-198
64475 胜雪膏 6-198
64476 胜偏丸 6-198
64477 胜湿丸 6-198
64478 胜湿丹 6-198
64479 胜湿丹 6-198
64480 胜湿汤 6-198
64481 胜湿汤 6-198
64482 胜湿汤 6-198
64483 胜湿汤 6-199
64484 胜七香丸 6-199
64485 胜三七散 6-199
64486 胜火神丹 6-199
64487 胜金元散 6-199
64488 胜金饼子 6-199
64489 胜金饼子 6-199
64490 胜金黑膏 6-199
64491 胜湿饼子 6-199
64492 胜妙寸金散 6-199
64493 胜金余粮丸 6-199
64494 胜金桃仁膏 6-199
64495 胜金透关散 6-199
64496 胜金理中丸 6-199
64497 胜金黄连丸 6-200
64498 胜金黄连丸 6-200
64499 胜湿平胃散 6-200
64500 胜湿清火汤 6-200
64501 胜寒延嗣丹 6-200

胖

64502 胖儿丹 6-200

脉

64503 脉络通 6-200
64504 脉溢汤 6-200
64505 脉安颗粒 6-200
64506 脉管炎片 6-200
64507 脉管复康片 6-200
64508 脉络舒通颗粒 6-200

胎

64509 胎元饮 6-200
64510 胎元散 6-201
64511 胎元散 6-201
64512 胎发散 6-201
64513 胎动汤 6-201
64514 胎兔丸 6-201
64515 胎毒散 6-201
64516 胎骨散 6-201
64517 胎积丸 6-201
64518 胎产金丹 6-201
64519 胎产金丹 6-201
64520 胎产金丹 6-202
64521 胎产金丹 6-202
64522 胎产金丹 6-202
64523 胎产金丹 6-202
64524 胎元七味丸 6-202
64525 胎产四物汤 6-202
64526 胎热地黄汤 6-202

急

64527 急风丹 6-202
64528 急风散 6-202
64529 急风散 6-202
64530 急风散 6-203
64531 急风散 6-203
64532 急风散 6-203
64533 急风散 6-203
64534 急风散 6-203
64535 急风散 6-203
64536 急风膏 6-203
64537 急白汤 6-203
64538 急构饮 6-203
64539 急济饮 6-203
64540 急消汤 6-203
64541 急黄丸 6-203
64542 急救丸 6-203
64543 急救丹 6-204
64544 急救汤 6-204
64545 急救散 6-204
64546 急惊丸 6-204
64547 急惊散 6-204
64548 急喉丹 6-204
64549 急痛煎 6-204
64550 急支糖浆 6-204
64551 急提盆散 6-204
64552 急风一字散 6-204
64553 急性子洗剂 6-204
64554 急治木通汤 6-204
64555 急救三阴汤 6-204
64556 急救回生丹 6-204
64557 急救回阳汤 6-205
64558 急救回阳汤 6-205
64559 急救回春散 6-205
64560 急救阴阳汤 6-205
64561 急救绿豆丸 6-205
64562 急救稀涎散 6-205
64563 急救痧气丸 6-205
64564 急救寒厥汤 6-206
64565 急喉一匙金 6-206
64566 急痧至宝丹 6-206
64567 急慢惊风丸 6-206
64568 急慢惊风丸 6-206
64569 急肝退黄胶囊 6-206
64570 急痧加宝平安散 6-206

亭

64571 亭长散 6-206
64572 亭脂丸 6-206

度

64573 度世丹 6-206
64574 度瘴散 6-206
64575 度瘴散 6-206
64576 度瘴散 6-207
64577 度瘴散 6-207
64578 度瘴发汗青散 6-207

疬

64579 疬子膏 6-207
64580 疬串膏 6-207
64581 疬疮痰核噙药 6-207

疥

64582 疥灵丹 6-207
64583 疥灵丹 6-207
64584 疥灵丹 6-207
64585 疥灵丹 6-207
64586 疥药膏 6-207
64587 疥疮药 6-207
64588 疥疮药 6-207
64589 疥疮散 6-207
64590 疥疮膏 6-207
64591 疥疮膏 6-208
64592 疥疮膏 6-208
64593 疥癣光 6-208
64594 疥癣散 6-208
64595 疥癣膏 6-208
64596 疥癣膏 6-208
64597 疥疮搽药 6-208
64598 疥药一扫光 6-208
64599 疥药一扫光 6-208
64600 疥药神效散 6-208
64601 疥疮一扫光 6-208

64602 疥疮大风膏 6-208
64603 疥疮剪草散 6-208

疮

64604 疮疖汤 6-209
64605 疮疡膏 6-209
64606 疮疡一笔钩 6-209
64607 疮毒化毒散 6-209
64608 疮药如神膏 6-209
64609 疮药消风散 6-209
64610 疮药槟榔散 6-209
64611 疮科保安丸 6-209
64612 疮科流气饮 6-209
64613 疮科蛤蟆丸 6-209
64614 疮痈消毒饮 6-209
64615 疮不收口熏条 6-209
64616 疮方通神乳香膏 6-210
64617 疮肿风湿筋痛膏药 6-210

疯

64618 疯油膏 6-210
64619 疯损膏 6-210
64620 疯气药酒 6-210
64621 疯气膏药 6-210
64622 疯气膏药 6-210

恒

64623 恒山丸 6-210
64624 恒山丸 6-210
64625 恒山丸 6-210
64626 恒山丸 6-211
64627 恒山丸 6-211
64628 恒山丸 6-211
64629 恒山丸 6-211
64630 恒山丸 6-211
64631 恒山丸 6-211
64632 恒山丸 6-211
64633 恒山丸 6-211
64634 恒山汤 6-211
64635 恒山汤 6-211
64636 恒山汤 6-211
64637 恒山汤 6-211
64638 恒山汤 6-211
64639 恒山汤 6-212
64640 恒山汤 6-212
64641 恒山汤 6-212
64642 恒山汤 6-212
64643 恒山饮 6-212
64644 恒山酒 6-212
64645 恒山散 6-212
64646 恒山散 6-212
64647 恒山散 6-212
64648 恒山散 6-212
64649 恒山散 6-212
64650 恒山散 6-212
64651 恒山散 6-212
64652 恒山散 6-212
64653 恒山散 6-212
64654 恒山散 6-212
64655 恒山散 6-212
64656 恒山饮子 6-212
64657 恒山乌梅汤 6-212
64658 恒山甘草汤 6-213
64659 恒山橘皮散 6-213
64660 恒山鳖甲散 6-213
64661 恒田退斑汤 6-213
64662 恒制咳喘胶囊 6-213

闻

64663 闻香散 6-213

炼

64664 炼石丹 6-213
64665 炼石散 6-213
64666 炼阴丹 6-213
64667 炼阴丹 6-213
64668 炼青丸 6-213
64669 炼毒丹 6-213
64670 炼砂丹 6-213
64671 炼盐散 6-213
64672 炼真丸 6-214
64673 炼雄丹 6-214
64674 炼雄丹 6-214
64675 炼石补天 6-214
64676 炼钟乳散 6-214

炮

64677 炮肾散 6-214
64678 炮天红酒 6-214
64679 炮附子丸 6-214

烂

64680 烂金丸 6-214
64681 烂泥丸 6-215
64682 烂弦散 6-215
64683 烂积丸 6-215
64684 烂积丸 6-215
64685 烂积丸 6-215
64686 烂积丸 6-215
64687 烂积丸 6-215
64688 烂积丸 6-215
64689 烂积丸 6-215
64690 烂积丸 6-215
64691 烂眼煎 6-215
64692 烂腿膏 6-215
64693 烂翳散 6-215
64694 烂喉痧散 6-216
64695 烂腿夹纸膏 6-216

洁

64696 洁白丸 6-216
64697 洁宫汤 6-216
64698 洁白胶囊 6-216
64699 洁尔阴洗液 6-216
64700 洁发威仙油 6-216
64701 洁尔阴泡腾片 6-216

洪

64702 洪宝丹 6-216
64703 洪宝丹 6-217
64704 洪宝丹 6-217
64705 洪宝膏 6-217
64706 洪氏大红丸 6-217
64707 洪氏肥儿丸 6-217

洞

64708 洞天膏 6-217
64709 洞当饮 6-217
64710 洞阳丹 6-217
64711 洞阳丹 6-217
64712 洞庭汤 6-217
64713 洞庭汤 6-217
64714 洞然汤 6-217
64715 洞虚丹 6-217
64716 洞天嫩膏 6-217
64717 洞见碧霄 6-217
64718 洞阳金丹 6-217
64719 洞天长春膏 6-218
64720 洞天救苦丹 6-218
64721 洞天酥香膏 6-218
64722 洞天鲜草膏 6-218

洗

64723 洗刀散 6-218
64724 洗风散 6-218
64725 洗风散 6-218
64726 洗风散 6-218
64727 洗心汤 6-218
64728 洗心汤 6-218
64729 洗心汤 6-219
64730 洗心汤 6-219
64731 洗心汤 6-219
64732 洗心散 6-219
64733 洗心散 6-219
64734 洗心散 6-219
64735 洗心散 6-219
64736 洗心散 6-219
64737 洗心散 6-219
64738 洗心散 6-219
64739 洗心散 6-219
64740 洗心散 6-219
64741 洗心散 6-219
64742 洗心散 6-219
64743 洗心散 6-219
64744 洗心散 6-219
64745 洗心散 6-219
64746 洗心散 6-219
64747 洗心散 6-220
64748 洗心散 6-220
64749 洗心散 6-220
64750 洗心散 6-220
64751 洗伤药 6-220
64752 洗肌散 6-220
64753 洗阴散 6-220
64754 洗阴煎 6-220
64755 洗杖药 6-220
64756 洗足汤 6-220
64757 洗肝汤 6-220
64758 洗肝汤 6-220
64759 洗肝汤 6-220
64760 洗肝饮 6-220
64761 洗肝散 6-220
64762 洗肝散 6-220
64763 洗肝散 6-220
64764 洗肝散 6-220
64765 洗肝散 6-221
64766 洗肝散 6-221
64767 洗肝散 6-221
64768 洗肝散 6-221
64769 洗肝散 6-221
64770 洗肝散 6-221
64771 洗肝散 6-221
64772 洗肝散 6-221
64773 洗肝散 6-221
64774 洗肝散 6-221
64775 洗肝散 6-221
64776 洗肝散 6-221
64777 洗肝散 6-221
64778 洗肝散 6-221
64779 洗肝散 6-221
64780 洗肝散 6-222
64781 洗身散 6-222
64782 洗轮散 6-222
64783 洗明散 6-222
64784 洗肺散 6-222
64785 洗疠方 6-222
64786 洗毒汤 6-222
64787 洗毒汤 6-222
64788 洗毒散 6-222
64789 洗毒散 6-222
64790 洗药方 6-222
64791 洗药方 6-222

活

65005 活络丹 6-236
65006 活络丹 6-236
65007 活络丹 6-237
65008 活络丹 6-237
65009 活络丹 6-237
65010 活络丹 6-237
65011 活络丹 6-237
65012 活络丹 6-237
65013 活络丹 6-237
65014 活络汤 6-237
65015 活络汤 6-237
65016 活络汤 6-237
65017 活络汤 6-237
65018 活络汤 6-237
65019 活络饮 6-238
65020 活络饮 6-238
65021 活络饮 6-238
65022 活络膏 6-238
65023 活络膏 6-238
65024 活脓散 6-238
65025 活脓散 6-238
65026 活脾丸 6-238
65027 活脾散 6-238
65028 活脾散 6-238
65029 活痰丸 6-238
65030 活魂丹 6-238
65031 活精汤 6-238
65032 活鳖煎 6-239
65033 活鳖煎 6-239
65034 活血饮子 6-239
65035 活命仙丹 6-239
65036 活命金丹 6-239
65037 活命神方 6-239
65038 活命神丹 6-239
65039 活命神丹 6-239
65040 活络油膏 6-239
65041 活调敷散 6-240
65042 活水无忧散 6-240
65043 活水止虱丹 6-240
65044 活血止疼汤 6-240
65045 活血止痛汤 6-240
65046 活血止痛汤 6-240
65047 活血止痛饮 6-240
65048 活血止痛散 6-240
65049 活血止痛散 6-240
65050 活血止痛散 6-240
65051 活血止痛膏 6-240
65052 活血化石汤 6-240
65053 活血化坚汤 6-241
65054 活血化痰汤 6-241
65055 活血化痰汤 6-241
65056 活血化痰汤 6-241
65057 活血风寒膏 6-241
65058 活血四物汤 6-241
65059 活血四物汤 6-241
65060 活血行经汤 6-241
65061 活血壮筋丹 6-241
65062 活血红花汤 6-241
65063 活血利气汤 6-241
65064 活血住痛散 6-241
65065 活血应痛丸 6-242
65066 活血补气汤 6-242
65067 活血驱风散 6-242
65068 活血和气饮 6-242
65069 活血定痛丸 6-242
65070 活血定痛汤 6-242
65071 活血顺气汤 6-242
65072 活血养肝汤 6-242
65073 活血养骨汤 6-242
65074 活血祛风汤 6-243
65075 活血祛风汤 6-243
65076 活血祛风散 6-243
65077 活血祛风膏 6-243
65078 活血祛瘀汤 6-243
65079 活血除风汤 6-243
65080 活血破瘀汤 6-243
65081 活血逐瘀汤 6-243
65082 活血消炎丸 6-243
65083 活血润肠丸 6-243
65084 活血润肠丸 6-243
65085 活血润燥丸 6-243
65086 活血润燥丸 6-244
65087 活血益气汤 6-244
65088 活血调气汤 6-244
65089 活血调经丸 6-244
65090 活血调经汤 6-244
65091 活血通经汤 6-244
65092 活血通经汤 6-244
65093 活血通经散 6-244
65094 活血通脉片 6-244
65095 活血通窍汤 6-245
65096 活血接骨散 6-245
65097 活血理伤丸 6-245
65098 活血续命散 6-245
65099 活血散瘀汤 6-245
65100 活血散瘀汤 6-245
65101 活血散瘀汤 6-245
65102 活血散瘀汤 6-245
65103 活血散瘿汤 6-245
65104 活血紫金丹 6-245
65105 活血舒和散 6-245
65106 活血舒筋汤 6-245
65107 活血舒筋酊 6-245
65108 活血解毒丸 6-245
65109 活血解毒汤 6-246
65110 活血解毒汤 6-246
65111 活血解热汤 6-246
65112 活肠败毒丹 6-246
65113 活肠散毒丹 6-246
65114 活命无忧散 6-246
65115 活命芎归汤 6-246
65116 活命羊肝丸 6-246
65117 活胎和气饮 6-246
65118 活络止痛丸 6-246
65119 活络内灸膏 6-246
65120 活络祛寒汤 6-246
65121 活络透毒饮 6-246
65122 活络透毒饮 6-247
65123 活络效灵丹 6-247
65124 活络流气饮 6-247
65125 活络流气饮 6-247
65126 活络通经丸 6-247
65127 活络疏肝散 6-247
65128 活络镇风丹 6-248
65129 活络镇痛片 6-248
65130 活瘀四物汤 6-248
65131 活瘀复遂汤 6-248
65132 活瘀理气汤 6-248
65133 活力苏口服液 6-248
65134 活血止痛洗药 6-248
65135 活血止痛胶囊 6-248
65136 活瘀止痛洗药 6-249
65137 活水推生无忧散 6-249
65138 活血润燥生津汤 6-249
65139 活血润燥生津饮 6-249
65140 活血润燥生津饮 6-249
65141 活血通经止痛散 6-249
65142 活血解毒透肌汤 6-249
65143 活血顺气何首乌散 6-249
65144 活血舒筋止痛洗药 6-249

洛

65145 洛布桑胶囊 6-249

济

65146 济川饮 6-249
65147 济川饮 6-249
65148 济川煎 6-249
65149 济川煎 6-250
65150 济仁丹 6-250
65151 济心丹 6-250
65152 济水汤 6-250
65153 济水汤 6-250
65154 济世丹 6-250
65155 济世丹 6-250
65156 济世丹 6-250
65157 济世丹 6-250
65158 济世散 6-250
65159 济生丸 6-250
65160 济生丹 6-251
65161 济生汤 6-251
65162 济生汤 6-251
65163 济生饮 6-251
65164 济生散 6-251
65165 济生散 6-251
65166 济生散 6-251
65167 济字丸 6-251
65168 济阳丸 6-251
65169 济阳汤 6-251
65170 济阴丸 6-251
65171 济阴丸 6-251
65172 济阴丸 6-251
65173 济阴丸 6-251
65174 济阴丸 6-252
65175 济阴丸 6-252
65176 济阴丸 6-252
65177 济阴丸 6-252
65178 济阴丸 6-252
65179 济阴丸 6-252
65180 济阴丸 6-252
65181 济阴丹 6-252
65182 济阴丹 6-252
65183 济阴丹 6-252
65184 济阴丹 6-252
65185 济阴丹 6-252
65186 济阴丹 6-252
65187 济阴丹 6-253
65188 济阴丹 6-253
65189 济阴丹 6-253
65190 济阴丹 6-253
65191 济阴丹 6-253
65192 济阴丹 6-253
65193 济阴汤 6-253
65194 济阴汤 6-253
65195 济阴散 6-253
65196 济阴煎 6-253
65197 济肝散 6-253
65198 济坤丸 6-253
65199 济坤丸 6-253
65200 济坤丹 6-254
65201 济泄丹 6-254
65202 济艰汤 6-254
65203 济艰汤 6-254
65204 济急丹 6-254
65205 济急饮 6-254
65206 济急散 6-254
65207 济神丸 6-254
65208 济腰汤 6-254

首

养

65621 养荣丸 6-286
65622 养荣汤 6-286
65623 养荣汤 6-287
65624 养荣汤 6-287
65625 养荣汤 6-287
65626 养荣汤 6-287
65627 养荣汤 6-287
65628 养荣汤 6-287
65629 养荣汤 6-287
65630 养荣汤 6-287
65631 养荣汤 6-287
65632 养荣汤 6-287
65633 养荣汤 6-287
65634 养荣汤 6-287
65635 养荣汤 6-287
65636 养胃丸 6-287
65637 养胃丸 6-287
65638 养胃丹 6-287
65639 养胃丹 6-288
65640 养胃丹 6-288
65641 养胃汤 6-288
65642 养胃汤 6-288
65643 养胃汤 6-288
65644 养胃汤 6-288
65645 养胃汤 6-288
65646 养胃汤 6-288
65647 养胃汤 6-288
65648 养胃汤 6-288
65649 养胃汤 6-288
65650 养胃汤 6-288
65651 养胃汤 6-289
65652 养胃汤 6-289
65653 养胃汤 6-289
65654 养胃汤 6-289
65655 养胃汤 6-289
65656 养胃汤 6-289
65657 养胃散 6-289
65658 养骨汤 6-289
65659 养胎饮 6-289
65660 养胎饮 6-289
65661 养胎散 6-289
65662 养津汤 6-289
65663 养津饮 6-289
65664 养神丸 6-289
65665 养神丸 6-289
65666 养神汤 6-289
65667 养神汤 6-290
65668 养神酒 6-290
65669 养神散 6-290
65670 养神膏 6-290
65671 养真丸 6-290
65672 养真丸 6-290
65673 养真丸 6-290
65674 养真丸 6-290
65675 养真丸 6-290
65676 养真丹 6-290
65677 养真丹 6-290
65678 养真丹 6-290
65679 养真丹 6-290
65680 养真汤 6-290
65681 养真汤 6-291
65682 养真汤 6-291
65683 养夏汤 6-291
65684 养脏丸 6-291
65685 养脏丹 6-291
65686 养脏汤 6-291
65687 养脏汤 6-291
65688 养脏汤 6-291
65689 养脏汤 6-291
65690 养脏汤 6-291
65691 养脏汤 6-291
65692 养脏汤 6-291
65693 养脏散 6-291
65694 养脏散 6-292
65695 养容方 6-292
65696 养营汤 6-292
65697 养营汤 6-292
65698 养营汤 6-292
65699 养婆汤 6-292
65700 养筋汤 6-292
65701 养脾丸 6-292
65702 养脾丸 6-292
65703 养脾丸 6-292
65704 养脾丸 6-292
65705 养脾丸 6-292
65706 养脾丸 6-292
65707 养脾丸 6-292
65708 养脾丸 6-292
65709 养脾丸 6-293
65710 养脾丸 6-293
65711 养脾丸 6-293
65712 养脾丸 6-293
65713 养脾汤 6-293
65714 养脾汤 6-293
65715 养脾汤 6-293
65716 养脾散 6-293
65717 养脾散 6-293
65718 养痘汤 6-293
65719 养源散 6-293
65720 养儒汤 6-293
65721 养元藕粉 6-293
65722 养心氏片 6-293
65723 养正合剂 6-294
65724 养正金丹 6-294
65725 养荣药片 6-294
65726 养胃颗粒 6-294
65727 养胎饮子 6-294
65728 养卫化毒汤 6-294
65729 养子舒筋散 6-294
65730 养元辟谷丹 6-294
65731 养气活血丸 6-294
65732 养气活血丹 6-295
65733 养气镇心丹 6-295
65734 养火助明汤 6-295
65735 养心化毒汤 6-295
65736 养心化毒汤 6-295
65737 养心化痰丸 6-295
65738 养心四物汤 6-295
65739 养心宁神丸 6-295
65740 养心安神丸 6-295
65741 养心安神丸 6-295
65742 养心安神汤 6-295
65743 养心安神汤 6-295
65744 养心安神膏 6-295
65745 养心固本丸 6-295
65746 养心固肾汤 6-296
65747 养心定悸膏 6-296
65748 养心健脾丸 6-296
65749 养心润燥汤 6-296
65750 养心滋肾丸 6-296
65751 养正定痛汤 6-296
65752 养正通幽汤 6-296
65753 养正通幽汤 6-296
65754 养正通幽汤 6-296
65755 养正通幽汤 6-296
65756 养生化滞汤 6-297
65757 养生化滞汤 6-297
65758 养生化滞汤 6-297
65759 养血化斑汤 6-297
65760 养血平肝散 6-297
65761 养血四物汤 6-297
65762 养血宁心汤 6-297
65763 养血地黄丸 6-297
65764 养血地黄汤 6-297
65765 养血百补丸 6-297
65766 养血托毒汤 6-297
65767 养血当归膏 6-297
65768 养血当归精 6-298
65769 养血壮筋汤 6-298
65770 养血安胎丸 6-298
65771 养血安胎丸 6-298
65772 养血安胎丸 6-298
65773 养血安神丸 6-298
65774 养血安神丸 6-298
65775 养血安神丸 6-298
65776 养血安神片 6-298
65777 养血安神汤 6-298
65778 养血安神汤 6-298
65779 养血助胃丸 6-298
65780 养血佐肝丸 6-298
65781 养血返精丸 6-299
65782 养血固本汤 6-299
65783 养血固胎丸 6-299
65784 养血定风汤 6-299
65785 养血参茸片 6-299
65786 养血荣筋丸 6-299
65787 养血顺气汤 6-299
65788 养血胜风汤 6-299
65789 养血祛风汤 6-299
65790 养血祛风汤 6-299
65791 养血祛风汤 6-299
65792 养血祛风汤 6-299
65793 养血祛风汤 6-299
65794 养血祛风汤 6-299
65795 养血祛风汤 6-299
65796 养血除风汤 6-300
65797 养血退热丸 6-300
65798 养血透脓汤 6-300
65799 养血健胃汤 6-300
65800 养血健脾汤 6-300
65801 养血健脾汤 6-300
65802 养血健脾汤 6-300
65803 养血消风散 6-300
65804 养血润肤饮 6-300
65805 养血润筋汤 6-300
65806 养血益气汤 6-300
65807 养血益荣汤 6-300
65808 养血益荣汤 6-300
65809 养血调经丸 6-300
65810 养血调经丸 6-301
65811 养血调经丸 6-301
65812 养血调经膏 6-301
65813 养血调经膏 6-301
65814 养血通经汤 6-301
65815 养血清火汤 6-301
65816 养血清火汤 6-301
65817 养血清心丸 6-301
65818 养血清心汤 6-301
65819 养血清心汤 6-301
65820 养血清心汤 6-301
65821 养血清心汤 6-301
65822 养血清胃汤 6-301
65823 养血清热汤 6-301
65824 养血散火汤 6-302
65825 养血舒肝汤 6-302
65826 养血舒筋汤 6-302
65827 养血疏气汤 6-302
65828 养血填精汤 6-302
65829 养血愈风酒 6-302
65830 养血熄风方 6-302
65831 养阳双解散 6-302
65832 养阳济阴汤 6-302
65833 养阴止血汤 6-302
65834 养阴甘桔汤 6-302
65835 养阴生肌散 6-302
65836 养阴抑阳汤 6-302

65837 养阴补脾汤 6-302
65838 养阴驱邪汤 6-302
65839 养阴软坚汤 6-303
65840 养阴降糖片 6-303
65841 养阴固土饮 6-303
65842 养阴和中饮 6-303
65843 养阴和中煎 6-303
65844 养阴泻火汤 6-303
65845 养阴定搐汤 6-303
65846 养阴柏子丸 6-303
65847 养阴种玉汤 6-303
65848 养阴复液汤 6-303
65849 养阴消毒汤 6-303
65850 养阴润燥汤 6-303
65851 养阴益气汤 6-303
65852 养阴益阳汤 6-303
65853 养阴培元煎 6-303
65854 养阴救阳汤 6-303
65855 养阴清肺丸 6-304
65856 养阴清肺汤 6-304
65857 养阴清肺汤 6-304
65858 养阴清肺膏 6-305
65859 养阴清肺膏 6-305
65860 养阴清络饮 6-305
65861 养阴清痢饮 6-305
65862 养阴清燥汤 6-305
65863 养阴解毒汤 6-305
65864 养阴辟邪丹 6-305
65865 养阴镇静丸 6-305
65866 养阴镇静片 6-305
65867 养肝抑邪汤 6-305
65868 养肝活络汤 6-305
65869 养肺止嗽丸 6-305
65870 养肺止嗽丹 6-305
65871 养肺去痿汤 6-306
65872 养荣双和汤 6-306
65873 养荣平肝汤 6-306
65874 养荣归脾汤 6-306
65875 养荣生化汤 6-306
65876 养荣壮肾汤 6-306
65877 养荣壮肾汤 6-306
65878 养荣附气汤 6-306
65879 养荣承气汤 6-306
65880 养荣透毒汤 6-306
65881 养荣健脾丸 6-306
65882 养荣健脾丸 6-306
65883 养荣鹿韭丸 6-306
65884 养荣舒筋汤 6-306
65885 养胃开痰汤 6-306
65886 养胃宁胶囊 6-307
65887 养胃化毒汤 6-307
65888 养胃化疸汤 6-307
65889 养胃进食丸 6-307
65890 养胃进食汤 6-307
65891 养胃沉香丸 6-307
65892 养胃枳壳丸 6-307
65893 养胃胜金汤 6-307
65894 养胃健脾丸 6-307
65895 养胃舒胶囊 6-307
65896 养胃舒颗粒 6-307
65897 养胃增液汤 6-307
65898 养胎人参丸 6-307
65899 养津益胃汤 6-308
65900 养真益元膏 6-308
65901 养脏复元汤 6-308
65902 养脑利肢汤 6-308
65903 养营惜红煎 6-308
65904 养营解毒汤 6-308
65905 养液通痹汤 6-308
65906 养筋活血丹 6-308
65907 养脾进食丸 6-308
65908 养脾肥儿丸 6-308
65909 养脾消积丸 6-308
65910 养脾消积丸 6-308
65911 养精种玉汤 6-309
65912 养心定悸胶囊 6-309
65913 养心定悸颗粒 6-309
65914 养正消积胶囊 6-309
65915 养血生发胶囊 6-309
65916 养血当归糖浆 6-309
65917 养血饮口服液 6-309
65918 养血清脑颗粒 6-309
65919 养阴生血合剂 6-309
65920 养阴降压胶囊 6-310
65921 养阴清肺糖浆 6-310
65922 养阴清胃颗粒 6-310
65923 养元固本暖腰方 6-310
65924 养心延龄益寿丹 6-310
65925 养心益肾百补丹 6-310
65926 养血当归地黄汤 6-310
65927 养血当归地黄散 6-310
65928 养血壮筋健步丸 6-310
65929 养血祛风润燥汤 6-310
65930 养血清热固胎饮 6-310
65931 养阴化湿除痢汤 6-311
65932 养阴调中化饮膏 6-311
65933 养阴清肺口服液 6-311
65934 养阴解毒清痢汤 6-311
65935 养命开心益智方 6-311
65936 养营清热和中汤 6-311
65937 养阴凉血补心滋肾丸 6-311
65938 养心理脾解郁清肺缓肝丸 6-311
65939 养营益卫补心清肺育脾和肝滋肾膏子丸 6-311

举

65940 举元煎 6-311
65941 举气汤 6-312
65942 举肛丸 6-312
65943 举肺汤 6-312
65944 举胎散 6-312
65945 举陷汤 6-312
65946 举斑汤 6-312
65947 举元固冲汤 6-312
65948 举元益血丹 6-312
65949 举轻古拜散 6-312
65950 举胎四物汤 6-312
65951 举陷参耆煎 6-313
65952 举卿古败散 6-313
65953 举卿古拜饮 6-313
65954 举卿古拜散 6-313
65955 举卿举败散 6-313

宣

65956 宣木散 6-313
65957 宣牙膏 6-313
65958 宣化丸 6-313
65959 宣化饮 6-313
65960 宣气汤 6-313
65961 宣气散 6-313
65962 宣气散 6-313
65963 宣气散 6-313
65964 宣风丸 6-313
65965 宣风丸 6-313
65966 宣风丸 6-313
65967 宣风散 6-313
65968 宣风散 6-314
65969 宣风散 6-314
65970 宣风散 6-314
65971 宣风散 6-314
65972 宣风散 6-314
65973 宣扬散 6-314
65974 宣扬散 6-314
65975 宣闭汤 6-314
65976 宣阳汤 6-314
65977 宣志汤 6-314
65978 宣连丸 6-314
65979 宣连丸 6-314
65980 宣连丸 6-314
65981 宣连散 6-314
65982 宣肠散 6-315
65983 宣补丸 6-315
65984 宣明丸 6-315
65985 宣肺汤 6-315
65986 宣肺散 6-315
65987 宣肺散 6-315
65988 宣经丸 6-315
65989 宣经丸 6-315
65990 宣毒丸 6-315
65991 宣毒丸 6-315
65992 宣毒汤 6-315
65993 宣毒散 6-315
65994 宣毒散 6-315
65995 宣毒散 6-315
65996 宣毒散 6-316
65997 宣毒散 6-316
65998 宣毒散 6-316
65999 宣毒散 6-316
66000 宣毒膏 6-316
66001 宣胃散 6-316
66002 宣胞丸 6-316
66003 宣热丹 6-316
66004 宣积丸 6-316
66005 宣积丸 6-316
66006 宣积药 6-316
66007 宣脑散 6-316
66008 宣脑散 6-317
66009 宣营汤 6-317
66010 宣脬丸 6-317
66011 宣解汤 6-317
66012 宣痹汤 6-317
66013 宣痹汤 6-317
66014 宣壅丸 6-317
66015 宣毒散丸 6-317
66016 宣中降逆汤 6-317
66017 宣气木香饮 6-318
66018 宣风快斑散 6-318
66019 宣风快斑散 6-318
66020 宣风牢牙散 6-318
66021 宣风换肌散 6-318
66022 宣白承气汤 6-318
66023 宣圣辟瘟丹 6-318
66024 宣导通闭汤 6-318
66025 宣郁化毒汤 6-318
66026 宣郁定痛汤 6-318
66027 宣郁调经汤 6-319
66028 宣郁通经汤 6-319
66029 宣肺化痰汤 6-319
66030 宣肺化痰汤 6-319

66031 宣肺扶土方 6-319
66032 宣肺散结饮 6-319
66033 宣毒一醉膏 6-319
66034 宣毒去风汤 6-319
66035 宣毒发表汤 6-320
66036 宣毒发表汤 6-320
66037 宣毒发表汤 6-320
66038 宣毒发表汤 6-320
66039 宣毒透疹汤 6-320
66040 宣毒通气丸 6-320
66041 宣毒解肌汤 6-320
66042 宣胃解毒汤 6-320
66043 宣积掌握丸 6-321
66044 宣通下气方 6-321
66045 宣通络痹方 6-321
66046 宣清导浊汤 6-321
66047 宣湿化热汤 6-321
66048 宣和赐耆丝丸 6-321
66049 宣利积热金花丸 6-321

室

66050 室女万瘕丸 6-321

宫

66051 宫糜膏 6-321
66052 宫炎平片 6-321
66053 宫颈炎散 6-322
66054 宫颈癌片 6-322
66055 宫颈癌栓 6-322
66056 宫中十二味 6-322
66057 宫方七香丸 6-322
66058 宫方定风酒 6-322
66059 宫方润肠栓 6-322
66060 宫方瑞莲丸 6-322
66061 宫方感应丸 6-322
66062 宫血宁胶囊 6-322
66063 宫血停颗粒 6-322
66064 宫制蔷薇油 6-322
66065 宫炎康颗粒 6-322
66066 宫瘤清胶囊 6-323
66067 宫外孕Ⅰ号方 6-323
66068 宫外孕Ⅱ号方 6-323

突

66069 突门散 6-323

穿

66070 穿牙散 6-323
66071 穿针散 6-323
66072 穿肠丸 6-323
66073 穿骨散 6-323
66074 穿结药 6-323
66075 穿结散 6-323
66076 穿珠丸 6-323
66077 穿粉散 6-323
66078 穿瘿丸 6-323
66079 穿山甲丸 6-323
66080 穿山甲丸 6-324
66081 穿山甲丸 6-324
66082 穿山甲散 6-324
66083 穿山甲散 6-324
66084 穿山甲散 6-324
66085 穿山甲散 6-324
66086 穿山甲散 6-324
66087 穿山甲散 6-324
66088 穿山甲散 6-324
66089 穿山甲散 6-324
66090 穿山甲散 6-324
66091 穿山甲散 6-324
66092 穿山甲散 6-324
66093 穿山甲散 6-324
66094 穿山甲膏 6-324
66095 穿心莲丸 6-325
66096 穿心莲片 6-325
66097 穿心莲胶囊 6-325
66098 穿牙如圣散 6-325
66099 穿龙骨刺片 6-325
66100 穿山甲骨贴熥膏 6-325

美

66101 美首膏 6-325
66102 美容膏 6-325
66103 美髯丹 6-325
66104 美髯醑 6-325

姜

66105 姜术丸 6-325
66106 姜术汤 6-325
66107 姜术汤 6-325
66108 姜术汤 6-325
66109 姜术散 6-325
66110 姜术散 6-325
66111 姜石散 6-326
66112 姜汁丸 6-326
66113 姜汁汤 6-326
66114 姜汁饮 6-326
66115 姜汁酒 6-326
66116 姜汁酒 6-326
66117 姜汁膏 6-326
66118 姜半饮 6-326
66119 姜半散 6-326
66120 姜朴丸 6-326
66121 姜朴丸 6-326
66122 姜朴汤 6-326
66123 姜朴汤 6-326
66124 姜芍散 6-326
66125 姜曲丸 6-326
66126 姜曲汤 6-326
66127 姜合丸 6-326
66128 姜合丸 6-327
66129 姜合丸 6-327
66130 姜米汤 6-327
66131 姜米汤 6-327
66132 姜米散 6-327
66133 姜麦汤 6-327
66134 姜芷散 6-327
66135 姜芷散 6-327
66136 姜苋方 6-327
66137 姜苏饮 6-327
66138 姜连丸 6-327
66139 姜连丸 6-327
66140 姜连丸 6-327
66141 姜连散 6-327
66142 姜连散 6-327
66143 姜连散 6-327
66144 姜连散 6-327
66145 姜陈汤 6-328
66146 姜陈汤 6-328
66147 姜附丸 6-328
66148 姜附丸 6-328
66149 姜附丸 6-328
66150 姜附丸 6-328
66151 姜附丸 6-328
66152 姜附丸 6-328
66153 姜附丹 6-328
66154 姜附汤 6-328
66155 姜附汤 6-328
66156 姜附汤 6-328
66157 姜附汤 6-328
66158 姜附汤 6-328
66159 姜附汤 6-328
66160 姜附汤 6-328
66161 姜附汤 6-329
66162 姜附汤 6-329
66163 姜附汤 6-329
66164 姜附汤 6-329
66165 姜附汤 6-329
66166 姜附汤 6-329
66167 姜附汤 6-329
66168 姜附汤 6-329
66169 姜附汤 6-329
66170 姜附散 6-329
66171 姜附散 6-329
66172 姜附散 6-329
66173 姜附散 6-329
66174 姜附散 6-329
66175 姜鸡蛋 6-329
66176 姜枣丸 6-329
66177 姜枣丸 6-329
66178 姜枣丸 6-330
66179 姜矾散 6-330
66180 姜矾散 6-330
66181 姜饴煎 6-330
66182 姜鱼丸 6-330
66183 姜柏散 6-330
66184 姜茂汤 6-330
66185 姜草汤 6-330
66186 姜茶丸 6-330
66187 姜茶方 6-330
66188 姜茶汤 6-330
66189 姜茶饮 6-330
66190 姜茶饮 6-330
66191 姜茶散 6-330
66192 姜茶散 6-330
66193 姜茶散 6-330
66194 姜茶煎 6-330
66195 姜茶煎 6-330
66196 姜面丸 6-330
66197 姜面丸 6-330
66198 姜面方 6-330
66199 姜香丸 6-331
66200 姜香散 6-331
66201 姜胆膏 6-331
66202 姜桂丸 6-331
66203 姜桂丸 6-331
66204 姜桂丸 6-331
66205 姜桂汤 6-331
66206 姜桂汤 6-331
66207 姜桂汤 6-331
66208 姜桂汤 6-331
66209 姜桂汤 6-331
66210 姜桂汤 6-331
66211 姜桂汤 6-331
66212 姜桂饮 6-331
66213 姜桂饮 6-331
66214 姜桂散 6-331
66215 姜桂散 6-331
66216 姜桂散 6-331
66217 姜桂散 6-332
66218 姜桂散 6-332
66219 姜桂散 6-332
66220 姜桂散 6-332
66221 姜盐汤 6-332
66222 姜盐饮 6-332
66223 姜柴汤 6-332
66224 姜胶膏 6-332
66225 姜粉散 6-332
66226 姜粉散 6-332
66227 姜黄丸 6-332
66228 姜黄丸 6-332
66229 姜黄丸 6-332
66230 姜黄丸 6-332
66231 姜黄丸 6-332
66232 姜黄汤 6-333

66233 姜黄汤 6-333
66234 姜黄汤 6-333
66235 姜黄汤 6-333
66236 姜黄汤 6-333
66237 姜黄散 6-333
66238 姜黄散 6-333
66239 姜黄散 6-333
66240 姜黄散 6-333
66241 姜黄散 6-333
66242 姜黄散 6-333
66243 姜黄散 6-333
66244 姜黄散 6-333
66245 姜黄散 6-333
66246 姜黄散 6-333
66247 姜黄散 6-333
66248 姜黄散 6-333
66249 姜黄散 6-333
66250 姜黄散 6-334
66251 姜黄散 6-334
66252 姜黄散 6-334
66253 姜黄散 6-334
66254 姜黄散 6-334
66255 姜黄散 6-334
66256 姜黄散 6-334
66257 姜黄散 6-334
66258 姜黄散 6-334
66259 姜黄散 6-334
66260 姜黄散 6-334
66261 姜黄散 6-334
66262 姜豉汤 6-334
66263 姜豉饼 6-334
66264 姜梨饮 6-334
66265 姜液膏 6-334
66266 姜椒丸 6-334
66267 姜椒汤 6-334
66268 姜椒汤 6-334
66269 姜棕散 6-335
66270 姜酥膏 6-335
66271 姜葱饮 6-335
66272 姜葱膏 6-335
66273 姜葱熨 6-335
66274 姜粟散 6-335
66275 姜蔻散 6-335
66276 姜蜜汤 6-335
66277 姜蜜汤 6-335
66278 姜蜜汤 6-335
66279 姜蜜汤 6-335
66280 姜蜜饮 6-335
66281 姜蜜煎 6-335
66282 姜蜜煎 6-335
66283 姜蝎散 6-335
66284 姜墨丸 6-335
66285 姜墨煎 6-336
66286 姜橘丸 6-336
66287 姜橘丸 6-336
66288 姜橘丸 6-336
66289 姜橘汤 6-336
66290 姜橘汤 6-336
66291 姜橘汤 6-336
66292 姜橘汤 6-336
66293 姜橘饮 6-336
66294 姜橘饮 6-336
66295 姜橘散 6-336
66296 姜橘散 6-336
66297 姜橘散 6-336
66298 姜糖煎 6-336
66299 姜魏丸 6-336
66300 姜魏丸 6-336
66301 姜藕饮 6-336
66302 姜髓煎 6-336
66303 姜汁索饼 6-337
66304 姜曲饼子 6-337
66305 姜桂饮子 6-337
66306 姜艾馄饨子 6-337
66307 姜术二仁汤 6-337
66308 姜术半夏汤 6-337
66309 姜石救急散 6-337
66310 姜汁六一丸 6-337
66311 姜汁半夏汤 6-337
66312 姜苓四物汤 6-337
66313 姜连木香饮 6-337
66314 姜附六合汤 6-337
66315 姜附四君汤 6-337
66316 姜附归桂汤 6-337
66317 姜附白通汤 6-337
66318 姜附御寒汤 6-337
66319 姜苓术草汤 6-337
66320 姜苓半夏汤 6-338
66321 姜苓阿胶汤 6-338
66322 姜苓桂枝汤 6-338
66323 姜枣竹叶汤 6-338
66324 姜栀六君汤 6-338
66325 姜砂二陈汤 6-338
66326 姜桂二合汤 6-338
66327 姜桂二陈汤 6-338
66328 姜桂大顺散 6-338
66329 姜桂苓参汤 6-338
66330 姜桂苓砂汤 6-338
66331 姜橘白术汤 6-338
66332 姜附四君子汤 6-338
66333 姜附赤石脂丸 6-338
66334 姜枣祛寒颗粒 6-338
66335 姜桂六君子汤 6-338
66336 姜汁雪梨百花膏 6-338
66337 姜苓五味细辛汤 6-339
66338 姜桂参苓首乌汤 6-339
66339 姜附赤石脂朱砂丹 6-339

类

66340 类从散 6-339
66341 类圣散 6-339

娄

66342 娄金丸 6-339
66343 娄金丸 6-339
66344 娄金散 6-339

送

66345 送子丹 6-339
66346 送胞汤 6-339
66347 送胎汤 6-339

逆

66348 逆气丸 6-339
66349 逆冲饮 6-339
66350 逆挽汤 6-339

误

66351 误耗益气汤 6-340
66352 误消健脾汤 6-340

诰

66353 诰敕丸 6-340

诱

66354 诱敌出营汤 6-340

祛

66355 祛风丸 6-340
66356 祛风丸 6-340
66357 祛风丸 6-340
66358 祛风丸 6-340
66359 祛风丸 6-340
66360 祛风丸 6-340
66361 祛风丸 6-340
66362 祛风丸 6-340
66363 祛风丸 6-340
66364 祛风丸 6-341
66365 祛风丹 6-341
66366 祛风散 6-341
66367 祛风散 6-341
66368 祛风散 6-341
66369 祛风散 6-341
66370 祛风散 6-341
66371 祛风散 6-341
66372 祛风散 6-341
66373 祛风散 6-341
66374 祛风散 6-341
66375 祛风散 6-341
66376 祛风散 6-341
66377 祛风散 6-341
66378 祛风散 6-341
66379 祛风散 6-341
66380 祛风散 6-341
66381 祛风散 6-342
66382 祛风散 6-342
66383 祛风散 6-342
66384 祛风散 6-342
66385 祛风膏 6-342
66386 祛风膏 6-342
66387 祛火丹 6-342
66388 祛水饮 6-342
66389 祛邪丸 6-342
66390 祛邪丹 6-342
66391 祛邪汤 6-342
66392 祛邪饮 6-342
66393 祛邪散 6-342
66394 祛虫丹 6-342
66395 祛虫散 6-342
66396 祛伤散 6-343
66397 祛劳汤 6-343
66398 祛疟丹 6-343
66399 祛疟丹 6-343
66400 祛疟丹 6-343
66401 祛疟饮 6-343
66402 祛疟饮 6-343
66403 祛疟散 6-343
66404 祛疟散 6-343
66405 祛毒丹 6-343
66406 祛毒汤 6-343
66407 祛毒汤 6-343
66408 祛毒饮 6-344
66409 祛毒散 6-344
66410 祛毒散 6-344
66411 祛毒散 6-344
66412 祛毒散 6-344
66413 祛毒散 6-344
66414 祛毒散 6-344
66415 祛毒散 6-344
66416 祛毒散 6-344
66417 祛毒散 6-344
66418 祛毒煎 6-344
66419 祛毒膏 6-344
66420 祛疯酒 6-344
66421 祛涎丸 6-344
66422 祛涎散 6-344
66423 祛热汤 6-344
66424 祛热汤 6-345
66425 祛浮饮 6-345
66426 祛祟丹 6-345
66427 祛黄汤 6-345

66428 祛秽散 6-345
66429 祛厥汤 6-345
66430 祛暑丸 6-345
66431 祛暑片 6-345
66432 祛暑汤 6-345
66433 祛暑露 6-345
66434 祛痢饮 6-345
66435 祛痫饮 6-345
66436 祛痫散 6-345
66437 祛痛丸 6-345
66438 祛痛丸 6-345
66439 祛痛汤 6-345
66440 祛痛散 6-345
66441 祛痛散 6-346
66442 祛痛散 6-346
66443 祛痛散 6-346
66444 祛痛散 6-346
66445 祛痛膏 6-346
66446 祛湿汤 6-346
66447 祛湿散 6-346
66448 祛湿散 6-346
66449 祛湿散 6-346
66450 祛湿膏 6-346
66451 祛温汤 6-346
66452 祛寒汤 6-346
66453 祛寒汤 6-346
66454 祛寒膏 6-346
66455 祛痰丸 6-346
66456 祛痰丸 6-346
66457 祛痰丸 6-346
66458 祛痰丸 6-347
66459 祛痰丸 6-347
66460 祛痰丸 6-347
66461 祛瘴散 6-347
66462 祛癫汤 6-347
66463 祛风大丸 6-347
66464 祛风药酒 6-347
66465 祛风药酒 6-347
66466 祛风湿膏 6-347
66467 祛疟饼子 6-347
66468 祛湿软膏 6-347
66469 祛湿药油 6-347
66470 祛湿药粉 6-348
66471 祛湿药膏 6-348
66472 祛湿痰汤 6-348
66473 祛痰火丸 6-348
66474 祛风一醉散 6-348
66475 祛风止痛片 6-348
66476 祛风化痰丸 6-348
66477 祛风化痰丸 6-348
66478 祛风匀气饮 6-348
66479 祛风匀气散 6-348
66480 祛风四物汤 6-348
66481 祛风白芷散 6-348
66482 祛风地黄丸 6-349
66483 祛风至宝丹 6-349
66484 祛风至宝丹 6-349
66485 祛风至宝汤 6-349
66486 祛风至宝膏 6-349
66487 祛风导痰汤 6-349
66488 祛风导痰汤 6-349
66489 祛风抑火汤 6-349
66490 祛风羌活汤 6-349
66491 祛风羌活散 6-349
66492 祛风牢牙散 6-349
66493 祛风坠涎丸 6-349
66494 祛风明目散 6-349
66495 祛风败毒散 6-349
66496 祛风定志汤 6-350
66497 祛风定痛汤 6-350
66498 祛风定痛散 6-350
66499 祛风牵正汤 6-350
66500 祛风保安丸 6-350
66501 祛风保安丹 6-350
66502 祛风顺气丸 6-350
66503 祛风追痰丸 6-350
66504 祛风胜湿汤 6-350
66505 祛风胜湿汤 6-350
66506 祛风胜湿酒 6-350
66507 祛风活血汤 6-350
66508 祛风活血散 6-351
66509 祛风活络膏 6-351
66510 祛风神妙散 6-351
66511 祛风退热汤 6-351
66512 祛风除湿汤 6-351
66513 祛风除湿汤 6-351
66514 祛风除湿散 6-351
66515 祛风逐湿散 6-351
66516 祛风逐痰汤 6-351
66517 祛风换肌丸 6-351
66518 祛风换肌丸 6-351
66519 祛风涤热汤 6-351
66520 祛风润面散 6-351
66521 祛风润燥汤 6-352
66522 祛风益胆汤 6-352
66523 祛风清上汤 6-352
66524 祛风清上散 6-352
66525 祛风清金散 6-352
66526 祛风清热饮 6-352
66527 祛风清热散 6-352
66528 祛风清热散 6-352
66529 祛风清热散 6-352
66530 祛风越痹酒 6-352
66531 祛风舒筋丸 6-352
66532 祛风湿洗药 6-352
66533 祛风湿药酒 6-352
66534 祛风滋血汤 6-352
66535 祛风解毒汤 6-353
66536 祛风辟毒汤 6-353
66537 祛风燥湿汤 6-353
66538 祛风豁痰汤 6-353
66539 祛火外消汤 6-353
66540 祛火利痰丸 6-353
66541 祛火通关饮 6-353
66542 祛邪止痢散 6-353
66543 祛邪止嗽丸 6-353
66544 祛邪化滞煎 6-353
66545 祛邪立效散 6-353
66546 祛邪导滞汤 6-353
66547 祛伤消肿酊 6-353
66548 祛阴至圣丹 6-353
66549 祛阴救痘丹 6-353
66550 祛狂至神丹 6-354
66551 祛疟神应丸 6-354
66552 祛痨神效丸 6-354
66553 祛毒化肿汤 6-354
66554 祛毒牛黄丸 6-354
66555 祛毒至神汤 6-354
66556 祛毒养荣汤 6-354
66557 祛热生胃汤 6-354
66558 祛热搜风饮 6-354
66559 祛疳消食丸 6-354
66560 祛烦养胃汤 6-354
66561 祛暑神秘丹 6-354
66562 祛湿止痛饮 6-355
66563 祛湿化痰汤 6-355
66564 祛湿振痿汤 6-355
66565 祛湿健发汤 6-355
66566 祛湿清宫汤 6-355
66567 祛寒平胃散 6-355
66568 祛寒去湿丹 6-355
66569 祛寒至圣丹 6-355
66570 祛寒安脾汤 6-355
66571 祛寒建中汤 6-355
66572 祛寒舒胁汤 6-355
66573 祛瘀四物汤 6-355
66574 祛痰三生丸 6-356
66575 祛痰定癫汤 6-356
66576 祛痰镇惊丸 6-356
66577 祛障明目汤 6-356
66578 祛瘴辟瘟丹 6-356
66579 祛风止痛胶囊 6-356
66580 祛风杀虫肥皂 6-356
66581 祛风活络贴药 6-356
66582 祛风活络贴药 6-356
66583 祛风活络洗药 6-356
66584 祛风活络熨方 6-357
66585 祛风除湿药酒 6-357
66586 祛风清上洗药 6-357
66587 祛风清热洗药 6-357
66588 祛风湿止痛散 6-357
66589 祛风湿骨痛酒 6-357
66590 祛风蠲麻洗药 6-357
66591 祛痰止咳冲剂 6-357
66592 祛痰灵口服液 6-357
66593 祛风补益蛜蝌丸 6-357
66594 祛风导气化痰丸 6-357
66595 祛风顺气香枳散 6-358
66596 祛风解痉平喘汤 6-358
66597 祛老乌须健阳丹 6-358
66598 祛风和脉调气利湿化痰膏 6-358

祓

66599 祓除丸 6-358

祖

66600 祖传固本还睛丸 6-358
66601 祖传神效疔毒膏 6-358

神

66602 神丹 6-358
66603 神丹 6-358
66604 神丹 6-359
66605 神灯 6-359
66606 神枕 6-359
66607 神烟 6-359
66608 神散 6-359
66609 神散 6-359
66610 神膏 6-359
66611 神膏 6-359
66612 神膏 6-359
66613 神人散 6-359
66614 神力丸 6-359
66615 神力丸 6-360
66616 神力汤 6-360
66617 神力散 6-360
66618 神化丸 6-360
66619 神化丹 6-360
66620 神化丹 6-360
66621 神化丹 6-360
66622 神化丹 6-360
66623 神手膏 6-360
66624 神乌丸 6-360
66625 神乌散 6-361
66626 神乌散 6-361
66627 神丹丸 6-361
66628 神丹煎 6-361
66629 神巴丸 6-361

66630 神水丹 6-361
66631 神水方 6-361
66632 神水膏 6-361
66633 神水膏 6-361
66634 神功丸 6-361
66635 神功丸 6-361
66636 神功丸 6-361
66637 神功丸 6-361
66638 神功丹 6-362
66639 神功丹 6-362
66640 神功汤 6-362
66641 神功饮 6-362
66642 神功饮 6-362
66643 神功散 6-362
66644 神功散 6-362
66645 神功散 6-362
66646 神功散 6-362
66647 神功散 6-362
66648 神功散 6-362
66649 神功散 6-362
66650 神功散 6-362
66651 神功散 6-362
66652 神功散 6-362
66653 神功散 6-362
66654 神功散 6-363
66655 神功散 6-363
66656 神功散 6-363
66657 神功散 6-363
66658 神功散 6-363
66659 神功散 6-363
66660 神功散 6-363
66661 神功散 6-363
66662 神功散 6-363
66663 神术丸 6-363
66664 神术丸 6-363
66665 神术汤 6-363
66666 神术汤 6-363
66667 神术汤 6-363
66668 神术汤 6-363
66669 神术汤 6-364
66670 神术汤 6-364
66671 神术汤 6-364
66672 神术汤 6-364
66673 神术汤 6-364
66674 神术散 6-364
66675 神术散 6-364
66676 神术散 6-364
66677 神术散 6-364
66678 神术散 6-364
66679 神术散 6-364
66680 神术散 6-364
66681 神术散 6-364
66682 神术散 6-364
66683 神术散 6-364
66684 神术散 6-364
66685 神龙丹 6-365
66686 神龙散 6-365
66687 神归汤 6-365
66688 神仙丸 6-365
66689 神仙丸 6-365
66690 神仙丹 6-365
66691 神仙方 6-365
66692 神仙汤 6-365
66693 神仙饮 6-365
66694 神仙枕 6-365
66695 神仙枣 6-365
66696 神仙枣 6-365
66697 神仙鸭 6-365
66698 神仙酒 6-365
66699 神仙酒 6-366
66700 神仙酒 6-366
66701 神仙粥 6-366
66702 神仙粥 6-366
66703 神仙粥 6-366
66704 神仙煎 6-366
66705 神仙膏 6-366
66706 神仙膏 6-366
66707 神白丸 6-366
66708 神白丹 6-366
66709 神白散 6-366
66710 神白散 6-366
66711 神白散 6-366
66712 神白散 6-366
66713 神白散 6-366
66714 神白散 6-367
66715 神白散 6-367
66716 神白散 6-367
66717 神白散 6-367
66718 神白散 6-367
66719 神白膏 6-367
66720 神让散 6-367
66721 神穴丸 6-367
66722 神穴丹 6-367
66723 神圣丸 6-367
66724 神圣丸 6-367
66725 神圣丸 6-367
66726 神圣丸 6-367
66727 神圣丸 6-367
66728 神圣丸 6-367
66729 神圣丸 6-367
66730 神圣丸 6-367
66731 神圣丹 6-367
66732 神圣丹 6-368
66733 神圣丹 6-368
66734 神圣粉 6-368
66735 神圣散 6-368
66736 神圣散 6-368
66737 神圣散 6-368
66738 神圣散 6-368
66739 神圣散 6-368
66740 神圣散 6-368
66741 神圣散 6-368
66742 神圣散 6-368
66743 神圣散 6-368
66744 神圣膏 6-368
66745 神圣膏 6-369
66746 神圣膏 6-369
66747 神圣膏 6-369
66748 神圣膏 6-369
66749 神圣膏 6-369
66750 神圣膏 6-369
66751 神机丹 6-369
66752 神芎丸 6-369
66753 神芎丸 6-369
66754 神芎丸 6-369
66755 神芎汤 6-370
66756 神芎散 6-370
66757 神芎散 6-370
66758 神老丹 6-370
66759 神灰散 6-370
66760 神灰散 6-370
66761 神光汤 6-370
66762 神吸散 6-370
66763 神曲丸 6-370
66764 神曲丸 6-371
66765 神曲丸 6-371
66766 神曲丸 6-371
66767 神曲丸 6-371
66768 神曲丸 6-371
66769 神曲丸 6-371
66770 神曲丸 6-371
66771 神曲丸 6-371
66772 神曲丸 6-371
66773 神曲丸 6-371
66774 神曲丸 6-371
66775 神曲丸 6-372
66776 神曲丸 6-372
66777 神曲丸 6-372
66778 神曲丸 6-372
66779 神曲丸 6-372
66780 神曲丸 6-372
66781 神曲汤 6-372
66782 神曲汤 6-372
66783 神曲汤 6-372
66784 神曲汤 6-372
66785 神曲茶 6-372
66786 神曲酒 6-372
66787 神曲散 6-372
66788 神曲散 6-372
66789 神曲散 6-372
66790 神曲散 6-372
66791 神曲散 6-373
66792 神曲散 6-373
66793 神曲煎 6-373
66794 神朱丹 6-373
66795 神朱散 6-373
66796 神传膏 6-373
66797 神交汤 6-373
66798 神闭汤 6-373
66799 神灯照 6-373
66800 神灯照 6-373
66801 神守散 6-373
66802 神安丸 6-373
66803 神安散 6-373
66804 神异丹 6-373
66805 神异散 6-373
66806 神异散 6-374
66807 神异膏 6-374
66808 神异膏 6-374
66809 神异膏 6-374
66810 神异膏 6-374
66811 神异膏 6-374
66812 神异膏 6-374
66813 神异膏 6-374
66814 神异膏 6-374
66815 神异膏 6-374
66816 神运丸 6-374
66817 神攻散 6-375
66818 神志丸 6-375
66819 神护膏 6-375
66820 神助丸 6-375
66821 神助丸 6-375
66822 神助丹 6-375
66823 神助散 6-375
66824 神助散 6-375
66825 神助散 6-375
66826 神龟散 6-375
66827 神应丸 6-375
66828 神应丸 6-375
66829 神应丸 6-375
66830 神应丸 6-375
66831 神应丸 6-375
66832 神应丸 6-376
66833 神应丸 6-376
66834 神应丸 6-376
66835 神应丸 6-376
66836 神应丸 6-376
66837 神应丸 6-376
66838 神应丸 6-376
66839 神应丸 6-376
66840 神应丸 6-376
66841 神应丸 6-376
66842 神应丸 6-376
66843 神应丸 6-376
66844 神应丸 6-376
66845 神应丸 6-376

66846 神应丸 6-377
66847 神应丸 6-377
66848 神应丸 6-377
66849 神应丸 6-377
66850 神应丹 6-377
66851 神应丹 6-377
66852 神应丹 6-377
66853 神应丹 6-377
66854 神应丹 6-377
66855 神应丹 6-377
66856 神应丹 6-377
66857 神应丹 6-378
66858 神应丹 6-378
66859 神应丹 6-378
66860 神应丹 6-378
66861 神应丹 6-378
66862 神应丹 6-378
66863 神应丹 6-378
66864 神应汤 6-378
66865 神应酒 6-378
66866 神应散 6-378
66867 神应散 6-378
66868 神应散 6-378
66869 神应散 6-378
66870 神应散 6-378
66871 神应散 6-378
66872 神应散 6-378
66873 神应散 6-378
66874 神应散 6-379
66875 神应散 6-379
66876 神应散 6-379
66877 神应散 6-379
66878 神应散 6-379
66879 神应散 6-379
66880 神应散 6-379
66881 神应散 6-379
66882 神应散 6-379
66883 神应散 6-379
66884 神应散 6-379
66885 神应散 6-379
66886 神应散 6-379
66887 神应散 6-379
66888 神应散 6-379
66889 神应散 6-379
66890 神应散 6-379
66891 神应散 6-380
66892 神应散 6-380
66893 神应散 6-380
66894 神应散 6-380
66895 神应膏 6-380
66896 神应膏 6-380
66897 神应膏 6-380
66898 神应膏 6-380
66899 神应膏 6-380
66900 神应膏 6-380
66901 神应膏 6-380
66902 神应膏 6-381
66903 神应膏 6-381
66904 神应膏 6-381
66905 神应膏 6-381
66906 神应膏 6-381
66907 神应膏 6-381
66908 神应膏 6-381
66909 神应膏 6-381
66910 神应膏 6-381
66911 神应膏 6-381
66912 神应膏 6-381
66913 神应膏 6-381
66914 神应膏 6-382
66915 神灵丸 6-382
66916 神灵丹 6-382
66917 神灵丹 6-382
66918 神灵散 6-382
66919 神灵散 6-382
66920 神灵散 6-382
66921 神灵膏 6-382
66922 神妙丸 6-382
66923 神妙丸 6-382
66924 神妙丸 6-382
66925 神妙丸 6-382
66926 神妙丸 6-382
66927 神妙丸 6-382
66928 神妙丸 6-383
66929 神妙丸 6-383
66930 神妙方 6-383
66931 神妙汤 6-383
66932 神妙汤 6-383
66933 神妙饮 6-383
66934 神妙散 6-383
66935 神妙散 6-383
66936 神妙散 6-383
66937 神妙散 6-383
66938 神妙散 6-383
66939 神妙散 6-383
66940 神妙散 6-383
66941 神妙膏 6-383
66942 神妙膏 6-383
66943 神茄汤 6-384
66944 神枣汤 6-384
66945 神枣散 6-384
66946 神奇散 6-384
66947 神奇散 6-384
66948 神奇散 6-384
66949 神虎丸 6-384
66950 神明丸 6-384
66951 神明散 6-384
66952 神明膏 6-384
66953 神明膏 6-384
66954 神明膏 6-384
66955 神明膏 6-384
66956 神明膏 6-384
66957 神明膏 6-385
66958 神和散 6-385
66959 神金散 6-385
66960 神金散 6-385
66961 神金散 6-385
66962 神金膏 6-385
66963 神受丹 6-385
66964 神宝丹 6-385
66965 神宝丹 6-385
66966 神宝饮 6-385
66967 神降散 6-385
66968 神柞饮 6-385
66969 神柞饮 6-386
66970 神柏散 6-386
66971 神柏散 6-386
66972 神草汤 6-386
66973 神草膏 6-386
66974 神茧散 6-386
66975 神砂丸 6-386
66976 神砂散 6-386
66977 神砂膏 6-386
66978 神品散 6-386
66979 神品膏 6-386
66980 神香散 6-386
66981 神香散 6-387
66982 神香散 6-387
66983 神保丸 6-387
66984 神保丹 6-387
66985 神须散 6-387
66986 神鬼丹 6-387
66987 神祐丸 6-387
66988 神祐丸 6-387
66989 神祐丸 6-387
66990 神屋散 6-387
66991 神珠丸 6-387
66992 神珠丹 6-387
66993 神铃散 6-387
66994 神秘丸 6-387
66995 神秘丸 6-387
66996 神秘丹 6-388
66997 神秘方 6-388
66998 神秘方 6-388
66999 神秘方 6-388
67000 神秘方 6-388
67001 神秘汤 6-388
67002 神秘汤 6-388
67003 神秘汤 6-388
67004 神秘汤 6-388
67005 神秘汤 6-388
67006 神秘汤 6-388
67007 神秘汤 6-388
67008 神秘散 6-388
67009 神秘散 6-388
67010 神秘膏 6-388
67011 神健散 6-388
67012 神健散 6-389
67013 神效丸 6-389
67014 神效丸 6-389
67015 神效丸 6-389
67016 神效丸 6-389
67017 神效丸 6-389
67018 神效丸 6-389
67019 神效丸 6-389
67020 神效丸 6-389
67021 神效丸 6-389
67022 神效丸 6-389
67023 神效丸 6-389
67024 神效丸 6-389
67025 神效丸 6-389
67026 神效丸 6-389
67027 神效丸 6-389
67028 神效丸 6-390
67029 神效丸 6-390
67030 神效丸 6-390
67031 神效丸 6-390
67032 神效丸 6-390
67033 神效丹 6-390
67034 神效丹 6-390
67035 神效丹 6-390
67036 神效方 6-390
67037 神效方 6-390
67038 神效方 6-390
67039 神效方 6-390
67040 神效方 6-390
67041 神效方 6-390
67042 神效方 6-390
67043 神效方 6-391
67044 神效方 6-391
67045 神效方 6-391
67046 神效方 6-391
67047 神效方 6-391
67048 神效方 6-391
67049 神效方 6-391
67050 神效方 6-391
67051 神效方 6-391
67052 神效方 6-391
67053 神效方 6-391
67054 神效水 6-391
67055 神效汤 6-391
67056 神效汤 6-391
67057 神效汤 6-391
67058 神效汤 6-392
67059 神效汤 6-392
67060 神效散 6-392
67061 神效散 6-392

67062 神效散 6-392
67063 神效散 6-392
67064 神效散 6-392
67065 神效散 6-392
67066 神效散 6-392
67067 神效散 6-392
67068 神效散 6-392
67069 神效散 6-392
67070 神效散 6-392
67071 神效散 6-392
67072 神效散 6-392
67073 神效散 6-392
67074 神效散 6-392
67075 神效散 6-392
67076 神效散 6-393
67077 神效散 6-393
67078 神效散 6-393
67079 神效散 6-393
67080 神效散 6-393
67081 神效散 6-393
67082 神效散 6-393
67083 神效散 6-393
67084 神效散 6-393
67085 神效散 6-393
67086 神效散 6-393
67087 神效散 6-393
67088 神效散 6-393
67089 神效散 6-393
67090 神效散 6-393
67091 神效散 6-393
67092 神效散 6-394
67093 神效散 6-394
67094 神效散 6-394
67095 神效散 6-394
67096 神效散 6-394
67097 神效散 6-394
67098 神效散 6-394
67099 神效散 6-394
67100 神效散 6-394
67101 神效散 6-394
67102 神效散 6-394
67103 神效散 6-394
67104 神效散 6-394
67105 神效散 6-394
67106 神效散 6-394
67107 神效散 6-394
67108 神效煎 6-394
67109 神效膏 6-395
67110 神效膏 6-395
67111 神效膏 6-395
67112 神效膏 6-395
67113 神效膏 6-395
67114 神效膏 6-395
67115 神效膏 6-395
67116 神效膏 6-395
67117 神效膏 6-395
67118 神效膏 6-395
67119 神效膏 6-395
67120 神效膏 6-395
67121 神效膏 6-395
67122 神效膏 6-396
67123 神效膏 6-396
67124 神效膏 6-396
67125 神效膏 6-396
67126 神衰汤 6-396
67127 神消散 6-396
67128 神消散 6-396
67129 神消散 6-396
67130 神消散 6-396
67131 神消散 6-396
67132 神益汤 6-396
67133 神通汤 6-396
67134 神通饮 6-396
67135 神通散 6-396
67136 神通散 6-396
67137 神通散 6-397
67138 神通散 6-397
67139 神验丸 6-397
67140 神验丹 6-397
67141 神验丹 6-397
67142 神验方 6-397
67143 神验散 6-397
67144 神验散 6-397
67145 神验散 6-397
67146 神验散 6-397
67147 神验散 6-397
67148 神验散 6-397
67149 神验散 6-397
67150 神验散 6-397
67151 神验膏 6-397
67152 神验膏 6-397
67153 神验膏 6-397
67154 神验膏 6-397
67155 神验膏 6-398
67156 神梭散 6-398
67157 神菖散 6-398
67158 神黄散 6-398
67159 神黄散 6-398
67160 神黄散 6-398
67161 神黄膏 6-398
67162 神捷丸 6-398
67163 神捷散 6-398
67164 神捷散 6-398
67165 神捷散 6-398
67166 神捷散 6-398
67167 神捷膏 6-398
67168 神授丸 6-398
67169 神授丸 6-398
67170 神授丸 6-398
67171 神授丸 6-399
67172 神授丹 6-399
67173 神授方 6-399
67174 神授方 6-399
67175 神授汤 6-399
67176 神授汤 6-399
67177 神授散 6-399
67178 神授散 6-399
67179 神授散 6-399
67180 神授散 6-399
67181 神授散 6-399
67182 神授散 6-399
67183 神授散 6-399
67184 神授散 6-399
67185 神授散 6-399
67186 神授膏 6-399
67187 神蛎散 6-399
67188 神蛇酒 6-400
67189 神清散 6-400
67190 神清散 6-400
67191 神液丹 6-400
67192 神绿散 6-400
67193 神散汤 6-400
67194 神雁膏 6-400
67195 神掌膏 6-400
67196 神锋散 6-400
67197 神御散 6-400
67198 神犀丸 6-400
67199 神犀丹 6-400
67200 神犀饮 6-400
67201 神犀散 6-401
67202 神楼散 6-401
67203 神感丸 6-401
67204 神雷汤 6-401
67205 神照散 6-401
67206 神锦散 6-401
67207 神愈散 6-401
67208 神愈膏 6-401
67209 神解丸 6-401
67210 神解汤 6-401
67211 神解散 6-401
67212 神解散 6-401
67213 神塞丸 6-401
67214 神寝丸 6-401
67215 神瑱散 6-402
67216 神酿丸 6-402
67217 神橘丸 6-402
67218 神翳散 6-402
67219 神髓膏 6-402
67220 神火灵丹 6-402
67221 神术煮散 6-402
67222 神术煮散 6-402
67223 神仙术煎 6-402
67224 神仙红雪 6-402
67225 神仙金丸 6-402
67226 神仙眼药 6-402
67227 神仙紫雪 6-402
67228 神圣饼子 6-402
67229 神圣饼子 6-403
67230 神圣热药 6-403
67231 神圣眼药 6-403
67232 神曲饼子 6-403
67233 神农药酒 6-403
67234 神应围药 6-403
67235 神应妙方 6-403
67236 神应参丹 6-403
67237 神应黑散 6-403
67238 神应膏药 6-404
67239 神兑金丸 6-404
67240 神妙痧药 6-404
67241 神明白散 6-404
67242 神明白膏 6-404
67243 神明白膏 6-404
67244 神明青膏 6-404
67245 神健饮子 6-404
67246 神效乌膏 6-404
67247 神效白膏 6-404
67248 神效灰煎 6-405
67249 神效伤膏 6-405
67250 神效灸饼 6-405
67251 神效疔膏 6-405
67252 神效奇方 6-405
67253 神效奇方 6-405
67254 神效疟丹 6-405
67255 神效药茶 6-405
67256 神效饼子 6-405
67257 神效乾丹 6-405
67258 神效眼药 6-405
67259 神效截药 6-405
67260 神效癣药 6-405
67261 神效癣药 6-405
67262 神康宁丸 6-405
67263 神验白散 6-406
67264 神验点方 6-406
67265 神验椒丹 6-406
67266 神人阿魏散 6-406
67267 神人解毒汤 6-406
67268 神子荆芥散 6-406
67269 神化利机丸 6-406
67270 神方夺命丹 6-406
67271 神方验胎散 6-406
67272 神方脚气丸 6-406
67273 神水万应膏 6-406
67274 神功一圣膏 6-407
67275 神功七宝丹 6-407
67276 神功八味丸 6-407
67277 神功内托散 6-407

67278 神功内托散 6-407
67279 神功托里散 6-407
67280 神功至宝丹 6-407
67281 神功异宝丸 6-407
67282 神功助化丸 6-407
67283 神功助化散 6-407
67284 神功沃雪汤 6-407
67285 神功妙贴散 6-407
67286 神功活命汤 6-407
67287 神功黄耆汤 6-408
67288 神功麻仁丸 6-408
67289 神功紫霞丹 6-408
67290 神功辟邪散 6-408
67291 神术平胃散 6-408
67292 神术泻肺汤 6-408
67293 神术散气散 6-408
67294 神仙一块气 6-408
67295 神仙一块气 6-408
67296 神仙一块气 6-408
67297 神仙一块痛 6-408
67298 神仙一把抓 6-408
67299 神仙一点散 6-408
67300 神仙一黄散 6-408
67301 神仙一袋烟 6-408
67302 神仙七星散 6-408
67303 神仙七精散 6-408
67304 神仙八味丸 6-408
67305 神仙九气汤 6-408
67306 神仙九气汤 6-408
67307 神仙刀箭药 6-408
67308 神仙三黄丸 6-409
67309 神仙万亿丸 6-409
67310 神仙万应膏 6-409
67311 神仙万灵散 6-409
67312 神仙万金丸 6-409
67313 神仙小圣丹 6-409
67314 神仙小圣药 6-409
67315 神仙飞步丸 6-409
67316 神仙飞步丹 6-409
67317 神仙不老丸 6-409
67318 神仙不老丹 6-410
67319 神仙不老丹 6-410
67320 神仙不老丹 6-410
67321 神仙不老汤 6-410
67322 神仙不卧散 6-410
67323 神仙不醉丹 6-410
67324 神仙五子丸 6-410
67325 神仙五子丸 6-410
67326 神仙太一丹 6-410
67327 神仙太一膏 6-410
67328 神仙太乙丹 6-410
67329 神仙太乙膏 6-410
67330 神仙太乙膏 6-410
67331 神仙巨胜丸 6-410
67332 神仙巨胜丸 6-411
67333 神仙止血散 6-411
67334 神仙化铁丹 6-411
67335 神仙化痞膏 6-411
67336 神仙化痞膏 6-411
67337 神仙化痞膏 6-411
67338 神仙化痰丸 6-411
67339 神仙化癖丸 6-411
67340 神仙化癖膏 6-411
67341 神仙化癖膏 6-411
67342 神仙长春散 6-412
67343 神仙乌云丹 6-412
67344 神仙乌麻酒 6-412
67345 神仙风药酒 6-412
67346 神仙六子丸 6-412
67347 神仙水花丸 6-412
67348 神仙玉女粉 6-412
67349 神仙玉粉丹 6-412
67350 神仙四神丹 6-413
67351 神仙四倍丸 6-413
67352 神仙外应膏 6-413
67353 神仙失笑散 6-413
67354 神仙生牙丹 6-413
67355 神仙训老丸 6-413
67356 神仙训老丸 6-413
67357 神仙立效散 6-413
67358 神仙必效丸 6-413
67359 神仙列仙散 6-413
67360 神仙夺命丹 6-413
67361 神仙夺命丹 6-414
67362 神仙夺命丹 6-414
67363 神仙夺命散 6-414
67364 神仙百解散 6-414
67365 神仙百解散 6-414
67366 神仙百解散 6-414
67367 神仙回脓散 6-414
67368 神仙回脓散 6-414
67369 神仙延寿丹 6-414
67370 神仙延寿酒 6-415
67371 神仙延寿酒 6-415
67372 神仙延寿酒 6-415
67373 神仙延龄丹 6-415
67374 神仙导气散 6-415
67375 神仙导水丸 6-415
67376 神仙如意丸 6-415
67377 神仙更生散 6-415
67378 神仙佐经汤 6-416
67379 神仙住喘汤 6-416
67380 神仙返魂丹 6-416
67381 神仙快活丸 6-416
67382 神仙沉麝丸 6-416
67383 神仙补老丸 6-416
67384 神仙灵宝膏 6-416
67385 神仙灵砂丹 6-416
67386 神仙附益丹 6-416
67387 神仙坠痰丸 6-417
67388 神仙妙应丸 6-417
67389 神仙鸡鸣丸 6-417
67390 神仙青娥丸 6-417
67391 神仙拈痛散 6-417
67392 神仙服饵方 6-417
67393 神仙固本酒 6-417
67394 神仙固真丸 6-417
67395 神仙固真丹 6-417
67396 神仙固真丹 6-417
67397 神仙败毒散 6-418
67398 神仙钓骨丹 6-418
67399 神仙备急丹 6-418
67400 神仙珍珠散 6-418
67401 神仙茯苓膏 6-418
67402 神仙药应丸 6-418
67403 神仙轻脚丸 6-418
67404 神仙修真丸 6-418
67405 神仙修真丹 6-418
67406 神仙保命丹 6-418
67407 神仙保真丸 6-418
67408 神仙追毒丸 6-418
67409 神仙追毒丹 6-419
67410 神仙活血丹 6-419
67411 神仙活命片 6-419
67412 神仙活命丹 6-419
67413 神仙活命丹 6-419
67414 神仙活命汤 6-419
67415 神仙活命汤 6-419
67416 神仙活命饮 6-419
67417 神仙活命饮 6-419
67418 神仙活命饮 6-419
67419 神仙济阴丹 6-419
67420 神仙养气丹 6-420
67421 神仙既济丹 6-420
67422 神仙既济丹 6-420
67423 神仙既济丹 6-420
67424 神仙退云丸 6-420
67425 神仙退云丸 6-420
67426 神仙退云丸 6-420
67427 神仙退风丹 6-421
67428 神仙退翳丸 6-421
67429 神仙索金丹 6-421
67430 神仙索金散 6-421
67431 神仙换肌丸 6-421
67432 神仙换骨丸 6-421
67433 神仙换骨丹 6-421
67434 神仙换骨丹 6-421
67435 神仙换骨丹 6-421
67436 神仙秘诀丸 6-421
67437 神仙秘宝丹 6-422
67438 神仙透空丸 6-422
67439 神仙透骨丹 6-422
67440 神仙透骨丹 6-422
67441 神仙透膜汤 6-422
67442 神仙消痞丸 6-422
67443 神仙通气散 6-422
67444 神仙通隘散 6-422
67445 神仙黄矾丸 6-422
67446 神仙排脓散 6-422
67447 神仙接骨丹 6-422
67448 神仙接骨丹 6-423
67449 神仙接骨膏 6-423
67450 神仙救人丸 6-423
67451 神仙救生散 6-423
67452 神仙救苦丸 6-423
67453 神仙救苦丹 6-423
67454 神仙救苦丹 6-423
67455 神仙救苦散 6-423
67456 神仙救苦散 6-423
67457 神仙救命丹 6-423
67458 神仙救命丹 6-423
67459 神仙常春散 6-423
67460 神仙减水法 6-423
67461 神仙断下丸 6-424
67462 神仙琼玉膏 6-424
67463 神仙楮实丸 6-424
67464 神仙雄黄丸 6-424
67465 神仙紫花丸 6-424
67466 神仙紫金丸 6-424
67467 神仙紫金锭 6-424
67468 神仙紫金膏 6-424
67469 神仙紫霞丹 6-424
67470 神仙紫霞杯 6-425
67471 神仙黑散子 6-425
67472 神仙感应丸 6-425
67473 神仙照水膏 6-425
67474 神仙解毒丸 6-425
67475 神仙解毒丸 6-425
67476 神仙解毒丸 6-425
67477 神仙解毒丸 6-425
67478 神仙解毒丹 6-425
67479 神仙解语丹 6-425
67480 神仙解语丹 6-425
67481 神仙辟温汤 6-425
67482 神仙碧玉膏 6-425
67483 神仙碧霞丹 6-425
67484 神仙碧霞丹 6-426
67485 神仙聚宝丹 6-426
67486 神仙聚宝丹 6-426
67487 神仙聚宝丹 6-426
67488 神仙蜡矾丸 6-426
67489 神仙摩腰丹 6-426
67490 神仙醒酒方 6-426
67491 神仙醒酒丹 6-426
67492 神仙凝雪膏 6-426
67493 神圣大易膏 6-426

67494 神圣内托散 6-426
67495 神圣化脾丸 6-426
67496 神圣北庭丸 6-426
67497 神圣代针散 6-427
67498 神圣当归散 6-427
67499 神圣光生散 6-427
67500 神圣光明饼 6-427
67501 神圣自利膏 6-427
67502 神圣羊肝饼 6-427
67503 神圣吹喉散 6-427
67504 神圣药师饼 6-427
67505 神圣香茸散 6-427
67506 神圣香姜散 6-427
67507 神圣香黄散 6-428
67508 神圣香薷饮 6-428
67509 神圣复气汤 6-428
67510 神圣复明丸 6-428
67511 神圣换肌散 6-428
67512 神圣接骨丹 6-428
67513 神圣辟瘟丹 6-428
67514 神机万灵膏 6-428
67515 神芎上清丸 6-429
67516 神芎导水丸 6-429
67517 神曲五味散 6-429
67518 神曲白术丸 6-429
67519 神曲半夏汤 6-429
67520 神曲豆蔻丸 6-429
67521 神曲补中丸 6-429
67522 神朱石膏丸 6-429
67523 神传剪草膏 6-429
67524 神农茶颗粒 6-429
67525 神州跌打丸 6-429
67526 神异一搽光 6-429
67527 神异四七膏 6-430
67528 神异红药丹 6-430
67529 神异香连丸 6-430
67530 神异透骨膏 6-430
67531 神异温风丹 6-430
67532 神医七液丹 6-430
67533 神龟滋阴丸 6-430
67534 神应七宝丹 6-430
67535 神应八宝丹 6-430
67536 神应万灵膏 6-430
67537 神应万效膏 6-430
67538 神应万验膏 6-431
67539 神应比天膏 6-431
67540 神应化浆汤 6-431
67541 神应乌玉丹 6-431
67542 神应白玉膏 6-431
67543 神应夺命丹 6-431
67544 神应夺命丹 6-431
67545 神应夺命汤 6-431
67546 神应回光散 6-432
67547 神应异功散 6-432
67548 神应乳香丸 6-432
67549 神应养真丸 6-432
67550 神应养真丹 6-432
67551 神应消风散 6-432
67552 神应救苦丹 6-432
67553 神应黑玉丹 6-432
67554 神应黑玉膏 6-432
67555 神应黑龙丸 6-432
67556 神应黑神散 6-432
67557 神应普济丹 6-432
67558 神灵枯药膏 6-432
67559 神妙千金丸 6-432
67560 神妙五枝膏 6-432
67561 神妙乌髭方 6-433
67562 神妙六逸丸 6-433
67563 神妙龙骨散 6-433
67564 神妙生肌散 6-433
67565 神妙列仙散 6-433
67566 神妙夺命丹 6-433
67567 神妙防风散 6-433
67568 神妙观音散 6-433
67569 神妙佛手散 6-433
67570 神妙沉香丸 6-433
67571 神妙驱风散 6-433
67572 神妙松金散 6-433
67573 神妙奇效丹 6-434
67574 神妙拔根方 6-434
67575 神妙乳砂丹 6-434
67576 神妙宜气丸 6-434
67577 神妙追毒煎 6-434
67578 神妙绝疟汤 6-434
67579 神妙起痾散 6-434
67580 神妙痧药方 6-434
67581 神妙槐胶丸 6-434
67582 神妙橡实散 6-434
67583 神拨还光丸 6-434
67584 神明白术散 6-434
67585 神明补心丹 6-434
67586 神明度命丸 6-434
67587 神明椒菊丸 6-434
67588 神药治枣儿 6-435
67589 神砂一粒丹 6-435
67590 神砂抱龙丸 6-435
67591 神砂益元散 6-435
67592 神砂辟瘟丸 6-435
67593 神香圣术煎 6-435
67594 神香苏合丸 6-435
67595 神保既济丹 6-435
67596 神禹疏凿丸 6-435
67597 神秘七星散 6-436
67598 神秘万灵丹 6-436
67599 神秘万金膏 6-436
67600 神秘左经汤 6-436
67601 神秘沉香丸 6-436
67602 神秘浸酒方 6-436
67603 神秘陷脉散 6-436
67604 神翁地仙丹 6-436
67605 神效七宝膏 6-436
67606 神效七厘散 6-436
67607 神效八味散 6-436
67608 神效八珍散 6-437
67609 神效八厘散 6-437
67610 神效九分散 6-437
67611 神效三仙散 6-437
67612 神效三良散 6-437
67613 神效三妙散 6-437
67614 神效大通丸 6-437
67615 神效万灵膏 6-437
67616 神效万金丹 6-437
67617 神效千捶膏 6-437
67618 神效千捶膏 6-437
67619 神效天麻汤 6-438
67620 神效开结散 6-438
67621 神效木瓜汤 6-438
67622 神效木香丸 6-438
67623 神效木香散 6-438
67624 神效五彩散 6-438
67625 神效太一丹 6-438
67626 神效太乙膏 6-438
67627 神效太乙膏 6-438
67628 神效太乙膏 6-438
67629 神效内伤丸 6-438
67630 神效化痈散 6-438
67631 神效手把丸 6-438
67632 神效牛黄丸 6-438
67633 神效乌头煎 6-438
67634 神效乌金丸 6-439
67635 神效乌金散 6-439
67636 神效乌金膏 6-439
67637 神效六宝散 6-439
67638 神效火龙膏 6-439
67639 神效水银丸 6-439
67640 神效打板膏 6-439
67641 神效平胃散 6-439
67642 神效东风散 6-439
67643 神效左经丸 6-439
67644 神效龙脑膏 6-439
67645 神效四仙汤 6-439
67646 神效四圣散 6-440
67647 神效生肌散 6-440
67648 神效生肌散 6-440
67649 神效生肌散 6-440
67650 神效生肌散 6-440
67651 神效白术丸 6-440
67652 神效白龙丸 6-440
67653 神效白散子 6-440
67654 神效瓜蒌散 6-440
67655 神效瓜蒌散 6-440
67656 神效瓜蒌散 6-440
67657 神效瓜蒌散 6-440
67658 神效地黄散 6-440
67659 神效夺命丹 6-440
67660 神效达生散 6-440
67661 神效百子丸 6-440
67662 神效托里散 6-441
67663 神效当归膏 6-441
67664 神效当归膏 6-441
67665 神效回生膏 6-441
67666 神效回疔丸 6-441
67667 神效回疔膏 6-441
67668 神效朱砂丸 6-441
67669 神效血竭膏 6-441
67670 神效杀疳丸 6-441
67671 神效产灵丹 6-441
67672 神效决明散 6-441
67673 神效麦面汤 6-441
67674 神效豆蔻丸 6-442
67675 神效赤金锭 6-442
67676 神效护心散 6-442
67677 神效吹口药 6-442
67678 神效吹喉散 6-442
67679 神效佛手散 6-442
67680 神效肚痛丸 6-442
67681 神效疔毒丸 6-442
67682 神效沃雪汤 6-442
67683 神效沉香丸 6-442
67684 神效补天丹 6-442
67685 神效阿魏散 6-442
67686 神效附子丸 6-442
67687 神效鸡清丸 6-442
67688 神效驱风散 6-443
67689 神效松脂散 6-443
67690 神效虎肚丸 6-443
67691 神效明目汤 6-443
67692 神效明目汤 6-443
67693 神效乳砂丹 6-443
67694 神效乳香膏 6-443
67695 神效金珠丸 6-443
67696 神效金黄散 6-443
67697 神效金髓丹 6-443
67698 神效定痛丸 6-443
67699 神效参术散 6-443
67700 神效参苓散 6-443
67701 神效参香散 6-443
67702 神效胡桃酒 6-444
67703 神效胡粉丸 6-444
67704 神效点金丹 6-444
67705 神效贴凹散 6-444
67706 神效贴灸膏 6-444
67707 神效种子丸 6-444
67708 神效复生丸 6-444
67709 神效便毒方 6-444

67710 神效保命丸 6-444
67711 神效追风丸 6-444
67712 神效追命散 6-444
67713 神效鬼哭膏 6-444
67714 神效胜金丹 6-445
67715 神效胜金膏 6-445
67716 神效活络丸 6-445
67717 神效活络丹 6-445
67718 神效活络丹 6-445
67719 神效活络丹 6-446
67720 神效济生散 6-446
67721 神效宣脑散 6-446
67722 神效祛毒散 6-446
67723 神效退管丸 6-446
67724 神效退翳散 6-446
67725 神效桂附丸 6-446
67726 神效桔梗汤 6-446
67727 神效桦皮散 6-446
67728 神效破棺散 6-446
67729 神效换肌丸 6-446
67730 神效透关散 6-446
67731 神效酒煎散 6-446
67732 神效消疔散 6-447
67733 神效消疬丸 6-447
67734 神效消核散 6-447
67735 神效消痞散 6-447
67736 神效益母丸 6-447
67737 神效桑鸡丸 6-447
67738 神效桑枝灸 6-447
67739 神效黄矾丸 6-447
67740 神效黄耆汤 6-447
67741 神效黄耆汤 6-447
67742 神效硇砂丸 6-447
67743 神效硇砂丸 6-447
67744 神效硇砂丸 6-447
67745 神效接骨丹 6-447
67746 神效救命丹 6-448
67747 神效第一方 6-448
67748 神效鹿胎丸 6-448
67749 神效麻仁丸 6-448
67750 神效清目饮 6-448
67751 神效清震汤 6-448
67752 神效剪红丸 6-448
67753 神效琥珀散 6-448
67754 神效斑蝥丸 6-448
67755 神效葶苈散 6-449
67756 神效煮兔方 6-449
67757 神效煮酒方 6-449
67758 神效越桃散 6-449
67759 神效紫金丹 6-449
67760 神效紫金膏 6-449
67761 神效喝起散 6-449
67762 神效黑神丸 6-449
67763 神效黑神丸 6-449
67764 神效猬皮散 6-449
67765 神效滋肾丸 6-449
67766 神效善应膏 6-450
67767 神效楸叶煎 6-450
67768 神效槐鸡丸 6-450
67769 神效感应丸 6-450
67770 神效暖脐膏 6-450
67771 神效催生丹 6-450
67772 神效解毒丸 6-450
67773 神效解毒散 6-450
67774 神效解毒散 6-450
67775 神效解毒膏 6-450
67776 神效槟苏散 6-450
67777 神效截疟散 6-451
67778 神效赛空青 6-451
67779 神效熊胆丸 6-451
67780 神效蝎尾散 6-451
67781 神效墨附丸 6-451
67782 神效瘰疬方 6-451
67783 神效瘰疬膏 6-451
67784 神效黎峒丸 6-451
67785 神效蟾酥丸 6-451
67786 神效麝香丸 6-451
67787 神效麝香散 6-451
67788 神验无比散 6-451
67789 神验木香丸 6-451
67790 神验乌龙丹 6-452
67791 神验乌头丸 6-452
67792 神验白前汤 6-452
67793 神验百子丸 6-452
67794 神验朱砂丸 6-452
67795 神验防风汤 6-452
67796 神验疔毒丸 6-452
67797 神验虎骨丸 6-452
67798 神验金丝膏 6-452
67799 神验治痔方 6-452
67800 神验胎动方 6-452
67801 神验柴胡散 6-453
67802 神验黄连丸 6-453
67803 神验黄柏散 6-453
67804 神验清化丸 6-453
67805 神验续骨丸 6-453
67806 神验稀痘丹 6-453
67807 神验犀角丸 6-453
67808 神验锦鸠丸 6-453
67809 神验熏药方 6-453
67810 神验熏药方 6-453
67811 神验噎膈方 6-453
67812 神授一匕散 6-454
67813 神授万金丹 6-454
67814 神授卫生汤 6-454
67815 神授卫生汤 6-454
67816 神授卫生汤 6-454
67817 神授卫生散 6-454
67818 神授五公散 6-454
67819 神授太乙散 6-454
67820 神授太乙散 6-454
67821 神授乌金散 6-454
67822 神授目露丹 6-455
67823 神授羊肝丸 6-455
67824 神授乳香饮 6-455
67825 神授定痛丸 6-455
67826 神授枳壳丸 6-455
67827 神授香苏散 6-455
67828 神授香附汤 6-455
67829 神授保生丹 6-455
67830 神授高青丸 6-455
67831 神符玉粉丹 6-455
67832 神散元珍丹 6-455
67833 神散阳痈汤 6-455
67834 神惠小灵丹 6-455
67835 神蟾谷精丹 6-455
67836 神龙抱珠灵膏 6-455
67837 神仙一井金丸 6-456
67838 神仙一井金丹 6-456
67839 神仙巨胜子丸 6-456
67840 神仙巨胜子丸 6-456
67841 神仙巨胜子丸 6-456
67842 神仙附益丸丹 6-456
67843 神仙金不换膏 6-456
67844 神仙服百花方 6-457
67845 神仙服黄精膏 6-457
67846 神仙服蒺藜方 6-457
67847 神仙服蜂房丸 6-457
67848 神仙枸杞子酒 6-457
67849 神仙耐寒热方 6-457
67850 神仙种子奇方 6-457
67851 神仙饵胡麻膏 6-457
67852 神仙饵蒺藜方 6-457
67853 神异痰火膏子 6-457
67854 神效大活络丹 6-457
67855 神效五食汤丸 6-457
67856 神效风气膏药 6-457
67857 神效未沤麻散 6-457
67858 神效光明眼药 6-458
67859 神效使君子丸 6-458
67860 神效绞肠痧散 6-458
67861 神效接骨奇方 6-458
67862 神效膏滋眼药 6-458
67863 神验摩风毒膏 6-458
67864 神功消毒保婴丹 6-458
67865 神仙一醉忍冬汤 6-458
67866 神仙万病解毒丸 6-458
67867 神仙太一火煅丹 6-458
67868 神仙太乙紫金丹 6-458
67869 神仙中品黄龙丹 6-458
67870 神仙少卧益力方 6-459
67871 神仙团参阿胶散 6-459
67872 神仙伏火内固丹 6-459
67873 神仙延年除风散 6-459
67874 神仙延寿药酒丹 6-459
67875 神仙补益固真丸 6-459
67876 神仙驱毒一扫丹 6-459
67877 神仙服茯苓面方 6-459
67878 神仙驻颜延年方 6-459
67879 神仙饵菟丝子方 6-459
67880 神仙益寿二气丹 6-459
67881 神仙解毒万病丸 6-459
67882 神仙解毒万病丹 6-460
67883 神仙敷毒失笑饼 6-460
67884 神圣牛黄夺命散 6-460
67885 神圣辰砂南星丹 6-460
67886 神机万应秘传膏 6-460
67887 神明还命牛黄丸 6-460
67888 神经性皮炎药水 6-460
67889 神效万应剪金丹 6-461
67890 神效无比牛黄丸 6-461
67891 神效仙方万亿丸 6-461
67892 神效夺命还真丹 6-461
67893 神效观音救苦丹 6-461
67894 神效杖疮恶疮

膏 6-461
67895 神效种子鱼肚丸 6-461
67896 神效复元通气散 6-461
67897 神效保产无忧方 6-462
67898 神效秘传立胜散 6-462
67899 神效消毒保婴丹 6-462
67900 神验化毒五虎丹 6-462
67901 神验保生无忧散 6-462
67902 神验保产无忧散 6-462
67903 神验摩风麝香膏 6-462
67904 神授东华益算膏 6-462
67905 神授至圣保命丹 6-462
67906 神治诸般风气灵膏 6-463
67907 神效取虫青桑枝散 6-463
67908 神仙大验备急黑神丸 6-463
67909 神仙太乙至宝万全膏 6-463
67910 神仙六甲飞伏雄黄丹 6-463
67911 神仙服蒺藜子延年方 6-463
67912 神仙养命驻颜草还丹 6-463
67913 神效大红朱砂千捶膏 6-464
67914 神效四时加减养肺汤 6-464
67915 神仙令诵书气力不衰方 6-464
67916 神仙服槐子延年不老方 6-464
67917 神仙截伤寒四季加减百解散 6-464

冠

67918 冠心丸 6-464
67919 冠心灵 6-464
67920 冠军丸 6-464
67921 冠参片 6-464
67922 冠心Ⅱ号 6-464
67923 冠心泰丸 6-464
67924 冠心静片 6-464
67925 冠脉宁片 6-464
67926 冠脉通片 6-465
67927 冠脉康片 6-465
67928 冠心生脉丸 6-465
67929 冠心苏合丸 6-465
67930 冠心通络丸 6-465
67931 冠心安口服液 6-465
67932 冠心苏合胶囊 6-466

扁

67933 扁豆汤 6-466
67934 扁豆汤 6-466
67935 扁豆散 6-466
67936 扁豆散 6-466
67937 扁豆散 6-466
67938 扁豆粥 6-466
67939 扁金丹 6-466
67940 扁柏丸 6-466
67941 扁柏散 6-466
67942 扁银丸 6-466
67943 扁鹊油剂 6-466
67944 扁鹊丁香散 6-466
67945 扁鹊三豆饮 6-466
67946 扁鹊玉壶丸 6-466
67947 扁鹊玉壶丸 6-466
67948 扁鹊玉壶丹 6-467
67949 扁鹊四圣散 6-467
67950 扁鹊曾青丸 6-467
67951 扁鹊陷冰丸 6-467

弭

67952 弭痛丸 6-467

既

67953 既济丸 6-467
67954 既济丸 6-467
67955 既济丸 6-467
67956 既济丸 6-467
67957 既济丸 6-467
67958 既济丸 6-467
67959 既济丸 6-468
67960 既济丸 6-468
67961 既济丹 6-468
67962 既济丹 6-468
67963 既济丹 6-468
67964 既济丹 6-468
67965 既济丹 6-468
67966 既济丹 6-468
67967 既济丹 6-468
67968 既济丹 6-468
67969 既济丹 6-468
67970 既济汤 6-468
67971 既济汤 6-469
67972 既济汤 6-469
67973 既济汤 6-469
67974 既济汤 6-469
67975 既济汤 6-469
67976 既济汤 6-469
67977 既济门冬散 6-469
67978 既济玉关丸 6-469
67979 既济补真丹 6-469
67980 既济固真丹 6-469
67981 既济清神饮 6-470
67982 既济清神散 6-470
67983 既济解毒丸 6-470
67984 既济解毒丸 6-470
67985 既济解毒丸 6-470
67986 既济解毒丹 6-470
67987 既济解毒汤 6-470
67988 既济解毒汤 6-470
67989 既济豁痰汤 6-470

费

67990 费氏代参丸 6-470

屋

67991 屋土散 6-470
67992 屋龙丸 6-470

屏

67993 屏风生脉胶囊 6-470
67994 屏风安心胶囊 6-471

退

67995 退云散 6-471
67996 退云散 6-471
67997 退云散 6-471
67998 退风汤 6-471
67999 退风散 6-471
68000 退火丹 6-471
68001 退火丹 6-471
68002 退火丹 6-471
68003 退邪汤 6-471
68004 退血散 6-471
68005 退创散 6-471
68006 退阴丸 6-471
68007 退阴汤 6-471
68008 退阴散 6-471
68009 退赤丸 6-471
68010 退赤汤 6-472
68011 退赤汤 6-472
68012 退赤散 6-472
68013 退赤散 6-472
68014 退赤散 6-472
68015 退赤散 6-472
68016 退赤散 6-472
68017 退赤散 6-472
68018 退赤露 6-472
68019 退金丸 6-472
68020 退金丹 6-472
68021 退肿方 6-472
68022 退肿汤 6-472
68023 退肿散 6-472
68024 退肿膏 6-472
68025 退毒饮 6-473
68026 退毒散 6-473
68027 退毒散 6-473
68028 退毒散 6-473
68029 退毒散 6-473
68030 退热汤 6-473
68031 退热汤 6-473
68032 退热汤 6-473
68033 退热汤 6-473
68034 退热饮 6-473
68035 退热散 6-473
68036 退热散 6-473
68037 退热膏 6-473
68038 退疳丸 6-473
68039 退陷散 6-473
68040 退黄丸 6-473
68041 退黄丸 6-474
68042 退黄汤 6-474
68043 退黄汤 6-474
68044 退黄散 6-474
68045 退黄散 6-474
68046 退斑汤 6-474
68047 退斑饼 6-474
68048 退痛膏 6-474
68049 退痰丸 6-474
68050 退管丸 6-475
68051 退管丸 6-475
68052 退管丸 6-475
68053 退管丸 6-475
68054 退管丹 6-475
68055 退管散 6-475
68056 退管散 6-475
68057 退管散 6-475
68058 退膜丸 6-475
68059 退膜丸 6-475
68060 退翳丸 6-475
68061 退翳丸 6-475
68062 退翳丸 6-475
68063 退翳丸 6-475
68064 退翳丸 6-475
68065 退翳丸 6-476
68066 退翳丸 6-476
68067 退翳丸 6-476
68068 退翳汤 6-476

68069 退翳汤 6-476
68070 退翳散 6-476
68071 退翳散 6-476
68072 退翳散 6-476
68073 退翳散 6-476
68074 退翳散 6-476
68075 退翳散 6-476
68076 退翳散 6-476
68077 退翳膏 6-476
68078 退热饮子 6-476
68079 退热饮子 6-477
68080 退热饮子 6-477
68081 退热灵方 6-477
68082 退障眼膏 6-477
68083 退管神方 6-477
68084 退管验方 6-477
68085 退管锭子 6-477
68086 退翳神方 6-477
68087 退翳神方 6-477
68088 退翳膏子 6-477
68089 退气散血饮 6-477
68090 退火回生丹 6-477
68091 退火回生丹 6-478
68092 退火回生汤 6-478
68093 退火回生散 6-478
68094 退邪消食饮 6-478
68095 退血止痛散 6-478
68096 退阴如圣散 6-478
68097 退红解毒汤 6-478
68098 退疔夺命丹 6-478
68099 退肿束胎方 6-478
68100 退肿消毒散 6-478
68101 退肿消核散 6-478
68102 退肿集贤丸 6-478
68103 退肿塌气散 6-478
68104 退毒定痛散 6-478
68105 退热人参汤 6-478
68106 退热宁神汤 6-478
68107 退热补中汤 6-479
68108 退热补气汤 6-479
68109 退热明目方 6-479
68110 退热和血汤 6-479
68111 退热茺蔚散 6-479
68112 退热消毒散 6-479
68113 退热清气汤 6-479
68114 退热清气汤 6-479
68115 退热清凉散 6-479
68116 退黄三草汤 6-479
68117 退管收功丸 6-479
68118 退翳车前散 6-479
68119 退翳圣饼子 6-479
68120 退翳羊肝丸 6-479
68121 退翳鸡肝散 6-479
68122 退翳复明丸 6-479
68123 退翳猪肝散 6-480
68124 退血止疼痛饮 6-480
68125 退热桔梗饮子 6-480
68126 退翳海螵蛸膏 6-480

陟

68127 陟厘丸 6-480
68128 陟厘丸 6-480
68129 陟厘丸 6-480

除

68130 除风丸 6-480
68131 除风汤 6-480
68132 除风汤 6-480
68133 除风汤 6-480
68134 除风汤 6-481
68135 除风汤 6-481
68136 除风汤 6-481
68137 除风散 6-481
68138 除风散 6-481
68139 除风散 6-481
68140 除风散 6-481
68141 除风膏 6-481
68142 除白散 6-481
68143 除邪丹 6-481
68144 除饮丸 6-481
68145 除饮汤 6-481
68146 除疟汤 6-481
68147 除泡散 6-481
68148 除毒丸 6-482
68149 除毒丹 6-482
68150 除毒散 6-482
68151 除疯丸 6-482
68152 除根丸 6-482
68153 除根散 6-482
68154 除根散 6-482
68155 除原散 6-482
68156 除热方 6-482
68157 除热汤 6-482
68158 除热饮 6-482
68159 除热饮 6-482
68160 除热饮 6-482
68161 除热粉 6-482
68162 除积汤 6-483
68163 除疳散 6-483
68164 除疳散 6-483
68165 除疳散 6-483
68166 除疸丸 6-483
68167 除烦汤 6-483
68168 除痔丸 6-483
68169 除痔丸 6-483
68170 除痔丸 6-483
68171 除痛丸 6-483
68172 除痛丸 6-483
68173 除痛散 6-483
68174 除湿丸 6-483
68175 除湿丸 6-483
68176 除湿丸 6-483
68177 除湿丸 6-484
68178 除湿丸 6-484
68179 除湿丹 6-484
68180 除湿丹 6-484
68181 除湿汤 6-484
68182 除湿汤 6-484
68183 除湿汤 6-484
68184 除湿汤 6-484
68185 除湿汤 6-484
68186 除湿汤 6-484
68187 除湿汤 6-484
68188 除湿汤 6-484
68189 除湿汤 6-485
68190 除湿汤 6-485
68191 除湿汤 6-485
68192 除湿汤 6-485
68193 除湿汤 6-485
68194 除湿汤 6-485
68195 除湿汤 6-485
68196 除湿饮 6-485
68197 除湿酒 6-485
68198 除湿散 6-485
68199 除湿散 6-485
68200 除湿膏 6-485
68201 除湿膏 6-485
68202 除湿膏 6-485
68203 除痰丸 6-486
68204 除源散 6-486
68205 除瘟散 6-486
68206 除癣汤 6-486
68207 除𧏾丸 6-486
68208 除根搽药 6-486
68209 除热饮子 6-486
68210 除热饮子 6-486
68211 除热粉散 6-486
68212 除渴饮子 6-486
68213 除管金丹 6-486
68214 除风导赤散 6-486
68215 除风荆芥汤 6-486
68216 除风益损汤 6-486
68217 除风清脾饮 6-487
68218 除风解毒汤 6-487
68219 除邪清肺汤 6-487
68220 除昏退翳丸 6-487
68221 除疟胜金丸 6-487
68222 除疮落菌膏 6-487
68223 除疫救苦丹 6-487
68224 除桂建中汤 6-487
68225 除热三黄丸 6-487
68226 除热结肠丸 6-487
68227 除热清肺汤 6-487
68228 除热清肺汤 6-487
68229 除热清肺汤 6-487
68230 除热蒺藜丸 6-487
68231 除热蠲痛汤 6-488
68232 除眩四物汤 6-488
68233 除脂生发片 6-488
68234 除病银屑丸 6-488
68235 除烦四物汤 6-488
68236 除烦宁燥汤 6-488
68237 除烦清心丸 6-488
68238 除消气瘰丸 6-488
68239 除秽四物汤 6-488
68240 除秽靖瘟丹 6-488
68241 除痛解毒饮 6-488
68242 除湿二陈汤 6-488
68243 除湿木瓜汤 6-488
68244 除湿去瘴汤 6-488
68245 除湿四物汤 6-489
68246 除湿白带丸 6-489
68247 除湿压热饮 6-489
68248 除湿达原饮 6-489
68249 除湿巡经丸 6-489
68250 除湿羌活汤 6-489
68251 除湿补气汤 6-489
68252 除湿补气汤 6-489
68253 除湿补气汤 6-489
68254 除湿虎潜丸 6-489
68255 除湿固本膏 6-489
68256 除湿和血汤 6-489
68257 除湿定痛散 6-489
68258 除湿胃苓汤 6-489
68259 除湿养荣汤 6-490
68260 除湿养荣汤 6-490
68261 除湿逐丹汤 6-490
68262 除湿捐痹汤 6-490
68263 除湿健脾汤 6-490
68264 除湿消风饮 6-490
68265 除湿消胀汤 6-490
68266 除湿消毒饮 6-490
68267 除湿益气丸 6-490
68268 除湿清火汤 6-490
68269 除湿清火汤 6-490
68270 除湿清热散 6-490
68271 除湿清痢饮 6-490
68272 除湿散风汤 6-490
68273 除湿解毒汤 6-490
68274 除湿解毒汤 6-491
68275 除湿解毒汤 6-491
68276 除湿蠲痛汤 6-491
68277 除湿蠲痛汤 6-491
68278 除湿蠲痛汤 6-491
68279 除湿蠲痹汤 6-491
68280 除湿蠲痹汤 6-491

68281 除寒四物汤 6-491
68282 除瘘四物汤 6-491
68283 除痰止嗽丸 6-491
68284 除痰安寐汤 6-491
68285 除痰降火丸 6-491
68286 除痹逐瘀汤 6-492
68287 除障复明汤 6-492
68288 除瘟化毒汤 6-492
68289 除瘟化毒汤 6-492
68290 除瘟化毒汤 6-492
68291 除瘟化毒散 6-492
68292 除瘟化毒散 6-492
68293 除瘟化痰汤 6-492
68294 除瘟救苦丹 6-492
68295 除瘟救苦丹 6-492
68296 除瘴消痛散 6-493
68297 除翳扫云散 6-493
68298 除翳明目汤 6-493
68299 除风湿羌活汤 6-493
68300 除风湿羌活汤 6-493
68301 除风湿羌活汤 6-493
68302 除热丹参摩膏 6-493
68303 除热地黄汁汤 6-493
68304 除湿热和血汤 6-493
68305 除五劳七伤万病散 6-493
68306 除痰清热保幼化风丹 6-493

眉

68307 眉心膏 6-493
68308 眉毛脱落丹 6-493

娃

68309 娃娃宁 6-494

姚

68310 姚氏蟾酥丸 6-494

贺

68311 贺兰先生解毒丸 6-494

蚤

68312 蚤休散 6-494
68313 蚤休散 6-494

柔

68314 柔金丸 6-494
68315 柔脾汤 6-494
68316 柔脾汤 6-494
68317 柔肝降逆汤 6-494
68318 柔肝顺气丸 6-494
68319 柔肝宣肺汤 6-494
68320 柔肝息风煎 6-494
68321 柔肝润筋汤 6-495

癸

68322 癸字化毒丸 6-495

孩

68323 孩儿散 6-495
68324 孩儿茶散 6-495

绒

68325 绒花散 6-495

结

68326 结子油 6-495
68327 结水汤 6-495
68328 结杀膏 6-495
68329 结阴丸 6-495
68330 结阴丹 6-495
68331 结肠丸 6-495
68332 结乳膏 6-496
68333 结毒丸 6-496
68334 结核丸 6-496
68335 结瘤散 6-496
68336 结石通片 6-496
68337 结石通茶 6-496
68338 结肠炎丸 6-496
68339 结毒灵药 6-496
68340 结毒灵膏 6-496
68341 结毒膏药 6-496
68342 结毒擦药 6-496
68343 结毒牛黄丸 6-496
68344 结毒生肌散 6-497
68345 结毒神效方 6-497
68346 结毒清烂丸 6-497
68347 结毒紫金丹 6-497
68348 结毒紫金膏 6-497
68349 结核消解散 6-497

绛

68350 绛雪 6-497
68351 绛雪 6-497
68352 绛雪 6-497
68353 绛雪 6-497
68354 绛玉散 6-497
68355 绛朱丹 6-497
68356 绛红膏 6-497
68357 绛矾丸 6-497
68358 绛矾丸 6-498
68359 绛矾丸 6-498
68360 绛宫丸 6-498
68361 绛宫丸 6-498
68362 绛宫汤 6-498
68363 绛珠膏 6-498
68364 绛袍散 6-498
68365 绛雪丸 6-498
68366 绛雪丹 6-498
68367 绛雪丹 6-498
68368 绛雪丹 6-498
68369 绛雪丹 6-498
68370 绛雪丹 6-498
68371 绛雪丹 6-498
68372 绛雪散 6-498
68373 绛雪散 6-498
68374 绛雪散 6-499
68375 绛雪散 6-499
68376 绛雪散 6-499
68377 绛雪散 6-499
68378 绛雪散 6-499
68379 绛雪散 6-499
68380 绛雪散 6-499
68381 绛雪散 6-499
68382 绛雪膏 6-499
68383 绛硼膏 6-499

络

68384 络石汤 6-499
68385 络石汤 6-499
68386 络石汤 6-499
68387 络石散 6-499
68388 络石散 6-499
68389 络石散 6-499
68390 络石叶饮 6-499
68391 络石煎丸 6-499
68392 络石射干汤 6-500

绝

68393 绝疟丹 6-500
68394 绝疟丹 6-500
68395 绝疟饮 6-500
68396 绝疟煎 6-500
68397 绝疟膏 6-500
68398 绝梦丹 6-500
68399 绝痫丹 6-500
68400 绝痧方 6-500
68401 绝瘴散 6-500
68402 绝疟药枣 6-500
68403 绝疟青蒿丸 6-500

十画

艳

68404 艳友茶 6-501
68405 艳容膏 6-501

珠

68406 珠云散 6-501
68407 珠母散 6-501
68408 珠龟丸 6-501
68409 珠泥膏 6-501
68410 珠宝丹 6-501
68411 珠宝散 6-501
68412 珠参散 6-501
68413 珠珀丸 6-501
68414 珠珀丹 6-501
68415 珠珀膏 6-501
68416 珠荟散 6-502
68417 珠香散 6-502
68418 珠粉丸 6-502
68419 珠粉丸 6-502
68420 珠粉散 6-502
68421 珠粉散 6-502
68422 珠粉散 6-502
68423 珠黄粉 6-502
68424 珠黄散 6-502
68425 珠黄散 6-502
68426 珠黄散 6-502
68427 珠黄散 6-502
68428 珠黄散 6-503
68429 珠黄散 6-503
68430 珠黄散 6-503
68431 珠黄散 6-503
68432 珠黄散 6-503
68433 珠黄散 6-503
68434 珠蛤散 6-503
68435 珠窝散 6-503
68436 珠子辰砂丹 6-503
68437 珠玉二宝粥 6-503
68438 珠母补益方 6-503
68439 珠珀安神丸 6-503
68440 珠珀安神丹 6-503
68441 珠珀如意散 6-503
68442 珠珀保婴丹 6-503
68443 珠珀保婴丹 6-504
68444 珠珀保婴散 6-504
68445 珠珀益元散 6-504
68446 珠珀救苦散 6-504
68447 珠珀惊风散 6-504
68448 珠黄十宝丹 6-504
68449 珠黄八宝丹 6-504
68450 珠黄八宝散 6-504
68451 珠黄夺命散 6-504
68452 珠黄吹喉散 6-504
68453 珠黄宝生丹 6-505
68454 珠黄保生丹 6-505
68455 珠黄消疳散 6-505
68456 珠黄琥珀丸 6-505
68457 珠黄紫香丸 6-505
68458 珠珀滋阴淋浊丸 6-505
68459 珠黄琥珀抱龙丸 6-505

顽

68460 顽荆散 6-505
68461 顽癣丸 6-505
68462 顽癣方 6-505
68463 顽癣方 6-505
68464 顽癣必效方 6-505
68465 顽癣敌软膏 6-505
68466 顽癣浮萍丸 6-505

耘

68467 耘苗丹 6-506

素

68468 素丹 6-506
68469 素雪丹 6-506

蚕

68470 蚕子酒 6-506
68471 蚕号散 6-506
68472 蚕矢汤 6-506
68473 蚕灰散 6-506
68474 蚕灰散 6-506
68475 蚕灰散 6-506
68476 蚕袋散 6-506
68477 蚕沙汤 6-506
68478 蚕沙饮 6-506
68479 蚕沙饮 6-506
68480 蚕沙酒 6-506
68481 蚕沙散 6-506
68482 蚕沙散 6-506
68483 蚕沙膏 6-506
68484 蚕纸丸 6-506
68485 蚕矾散 6-506
68486 蚕茧汤 6-506
68487 蚕茧散 6-507
68488 蚕茧散 6-507
68489 蚕茧散 6-507
68490 蚕香散 6-507
68491 蚕消散 6-507
68492 蚕蛾散 6-507
68493 蚕蛾散 6-507
68494 蚕蛾散 6-507
68495 蚕蜕散 6-507
68496 蚕蜕散 6-507
68497 蚕蜕散 6-507
68498 蚕蜕散 6-507
68499 蚕蜕散 6-507
68500 蚕鳖散 6-507
68501 蚕豆花露 6-507
68502 蚕沙浸酒 6-507
68503 蚕沙蒸方 6-507
68504 蚕沙熨方 6-507
68505 蚕茧眼药 6-507
68506 蚕退纸散 6-508
68507 蚕蛹汁方 6-508
68508 蚕沙黄柏汤 6-508
68509 蚕蛾公补片 6-508
68510 蚕蝎归耆汤 6-508

秦

68511 秦二散 6-508
68512 秦王散 6-508
68513 秦艽丸 6-508
68514 秦艽丸 6-508
68515 秦艽丸 6-508
68516 秦艽丸 6-508
68517 秦艽丸 6-508
68518 秦艽丸 6-508
68519 秦艽丸 6-508
68520 秦艽丸 6-509
68521 秦艽丸 6-509
68522 秦艽丸 6-509
68523 秦艽汤 6-509
68524 秦艽汤 6-509
68525 秦艽汤 6-509
68526 秦艽汤 6-509
68527 秦艽汤 6-509
68528 秦艽汤 6-509
68529 秦艽汤 6-509
68530 秦艽汤 6-509
68531 秦艽汤 6-509
68532 秦艽汤 6-509
68533 秦艽汤 6-509
68534 秦艽汤 6-509
68535 秦艽汤 6-510
68536 秦艽汤 6-510
68537 秦艽汤 6-510
68538 秦艽汤 6-510
68539 秦艽汤 6-510
68540 秦艽汤 6-510
68541 秦艽汤 6-510
68542 秦艽汤 6-510
68543 秦艽汤 6-510
68544 秦艽汤 6-510
68545 秦艽汤 6-510
68546 秦艽汤 6-510
68547 秦艽汤 6-510
68548 秦艽汤 6-510
68549 秦艽汤 6-510
68550 秦艽汤 6-510
68551 秦艽汤 6-511
68552 秦艽汤 6-511
68553 秦艽汤 6-511
68554 秦艽汤 6-511
68555 秦艽汤 6-511
68556 秦艽汤 6-511
68557 秦艽汤 6-511
68558 秦艽汤 6-511
68559 秦艽汤 6-511
68560 秦艽汤 6-511
68561 秦艽汤 6-511
68562 秦艽汤 6-511
68563 秦艽汤 6-511
68564 秦艽汤 6-511
68565 秦艽汤 6-511
68566 秦艽汤 6-511
68567 秦艽汤 6-512
68568 秦艽饮 6-512
68569 秦艽饮 6-512
68570 秦艽饮 6-512
68571 秦艽酒 6-512
68572 秦艽酒 6-512
68573 秦艽酒 6-512
68574 秦艽散 6-512
68575 秦艽散 6-512
68576 秦艽散 6-512
68577 秦艽散 6-512
68578 秦艽散 6-512
68579 秦艽散 6-512
68580 秦艽散 6-512
68581 秦艽散 6-513
68582 秦艽散 6-513
68583 秦艽散 6-513
68584 秦艽散 6-513
68585 秦艽散 6-513
68586 秦艽散 6-513
68587 秦艽散 6-513
68588 秦艽散 6-513
68589 秦艽散 6-513
68590 秦艽散 6-513
68591 秦艽散 6-513
68592 秦艽散 6-513
68593 秦艽散 6-513
68594 秦艽散 6-514
68595 秦艽散 6-514
68596 秦艽散 6-514
68597 秦艽散 6-514
68598 秦艽散 6-514
68599 秦艽散 6-514
68600 秦艽散 6-514
68601 秦艽散 6-514
68602 秦艽散 6-514
68603 秦艽散 6-514
68604 秦艽散 6-514
68605 秦艽散 6-514
68606 秦艽散 6-514
68607 秦艽散 6-514
68608 秦艽散 6-514
68609 秦艽散 6-515
68610 秦艽散 6-515
68611 秦艽散 6-515
68612 秦艽散 6-515
68613 秦艽散 6-515
68614 秦艽散 6-515
68615 秦艽散 6-515
68616 秦艽散 6-515
68617 秦艽散 6-515
68618 秦艽散 6-515
68619 秦艽散 6-515
68620 秦艽煎 6-515
68621 秦皮丸 6-515
68622 秦皮丸 6-515
68623 秦皮汤 6-516
68624 秦皮汤 6-516
68625 秦皮汤 6-516
68626 秦皮汤 6-516
68627 秦皮汤 6-516
68628 秦皮汤 6-516
68629 秦皮汤 6-516
68630 秦皮汤 6-516
68631 秦皮汤 6-516
68632 秦皮汤 6-516
68633 秦皮汤 6-516
68634 秦皮汤 6-516
68635 秦皮汤 6-516
68636 秦皮汤 6-516
68637 秦皮汤 6-516
68638 秦皮汤 6-516
68639 秦皮散 6-516
68640 秦皮散 6-517
68641 秦皮散 6-517
68642 秦皮散 6-517
68643 秦皮散 6-517
68644 秦皮散 6-517
68645 秦皮散 6-517
68646 秦皮散 6-517
68647 秦皮散 6-517
68648 秦皮散 6-517
68649 秦皮散 6-517
68650 秦皮散 6-517
68651 秦皮煎 6-517
68652 秦龟饮 6-517
68653 秦矾散 6-517
68654 秦桂丸 6-517
68655 秦桂丸 6-517
68656 秦桂丸 6-517
68657 秦椒丸 6-518
68658 秦椒丸 6-518
68659 秦椒丸 6-518
68660 秦椒散 6-518
68661 秦椒散 6-518
68662 秦椒散 6-518
68663 秦艽饮子 6-518
68664 秦艽饮子 6-518
68665 秦艽饮子 6-518

68666 秦艽饮子 6-518
68667 秦艽煮散 6-518
68668 秦艽煮散 6-518
68669 秦川剪红丸 6-518
68670 秦川剪红丸 6-519
68671 秦王背指散 6-519
68672 秦艽人参汤 6-519
68673 秦艽天麻汤 6-519
68674 秦艽牛蒡汤 6-519
68675 秦艽升麻汤 6-519
68676 秦艽白术丸 6-519
68677 秦艽白术汤 6-519
68678 秦艽白术汤 6-519
68679 秦艽地黄丸 6-519
68680 秦艽地黄汤 6-519
68681 秦艽地黄汤 6-519
68682 秦艽地黄汤 6-519
68683 秦艽当归汤 6-520
68684 秦艽当归汤 6-520
68685 秦艽竹沥汤 6-520
68686 秦艽防风汤 6-520
68687 秦艽苍术汤 6-520
68688 秦艽苍术汤 6-520
68689 秦艽扶羸汤 6-520
68690 秦艽羌活汤 6-520
68691 秦艽补漏汤 6-520
68692 秦艽柴胡汤 6-520
68693 秦艽涂敷方 6-520
68694 秦艽黄芩汤 6-520
68695 秦艽寄生汤 6-521
68696 秦艽鳖甲饮 6-521
68697 秦艽鳖甲散 6-521
68698 秦艽鳖甲散 6-521
68699 秦皮大黄汤 6-521
68700 秦皮洗眼方 6-521
68701 秦皮洗眼方 6-521
68702 秦皮洗眼汤 6-521
68703 秦皮洗眼汤 6-521
68704 秦皮洗眼汤 6-521
68705 秦椒剪红丸 6-521
68706 秦皮汤洗眼方 6-521
68707 秦艽牛乳二味汤 6-522
68708 秦王续命大八风散 6-522
68709 秦家二十四味养胃丸 6-522
68710 秦绫锦家二十四味养脾丸 6-522

泰

68711 泰山茵芋散 6-522
68712 泰山盘石散 6-522

盏

68713 盏蒸 6-522
68714 盏落汤 6-522
68715 盏落汤 6-522
68716 盏落汤 6-522
68717 盏落汤 6-522
68718 盏落散 6-522

桂

68719 桂丸 6-522
68720 桂汤 6-523
68721 桂浆 6-523
68722 桂浆 6-523
68723 桂散 6-523
68724 桂膏 6-523
68725 桂膏 6-523
68726 桂车汤 6-523
68727 桂心丸 6-523
68728 桂心丸 6-523
68729 桂心丸 6-523
68730 桂心丸 6-523
68731 桂心丸 6-523
68732 桂心丸 6-523
68733 桂心丸 6-523
68734 桂心丸 6-523
68735 桂心丸 6-524
68736 桂心丸 6-524
68737 桂心丸 6-524
68738 桂心丸 6-524
68739 桂心丸 6-524
68740 桂心丸 6-524
68741 桂心丸 6-524
68742 桂心丸 6-524
68743 桂心丸 6-524
68744 桂心丸 6-524
68745 桂心丸 6-524
68746 桂心丸 6-524
68747 桂心丸 6-525
68748 桂心丸 6-525
68749 桂心丸 6-525
68750 桂心丸 6-525
68751 桂心丸 6-525
68752 桂心丸 6-525
68753 桂心丸 6-525
68754 桂心丸 6-525
68755 桂心汤 6-525
68756 桂心汤 6-525
68757 桂心汤 6-525
68758 桂心汤 6-525
68759 桂心汤 6-525
68760 桂心汤 6-525
68761 桂心汤 6-526
68762 桂心汤 6-526
68763 桂心汤 6-526
68764 桂心汤 6-526
68765 桂心汤 6-526
68766 桂心汤 6-526
68767 桂心汤 6-526
68768 桂心汤 6-526
68769 桂心汤 6-526
68770 桂心汤 6-526
68771 桂心汤 6-526
68772 桂心汤 6-526
68773 桂心汤 6-526
68774 桂心汤 6-526
68775 桂心汤 6-526
68776 桂心汤 6-526
68777 桂心汤 6-527
68778 桂心汤 6-527
68779 桂心汤 6-527
68780 桂心汤 6-527
68781 桂心汤 6-527
68782 桂心汤 6-527
68783 桂心汤 6-527
68784 桂心汤 6-527
68785 桂心汤 6-527
68786 桂心汤 6-527
68787 桂心汤 6-527
68788 桂心汤 6-527
68789 桂心汤 6-527
68790 桂心汤 6-527
68791 桂心汤 6-527
68792 桂心汤 6-528
68793 桂心汤 6-528
68794 桂心汤 6-528
68795 桂心汤 6-528
68796 桂心汤 6-528
68797 桂心饮 6-528
68798 桂心酒 6-528
68799 桂心酒 6-528
68800 桂心散 6-528
68801 桂心散 6-528
68802 桂心散 6-528
68803 桂心散 6-528
68804 桂心散 6-528
68805 桂心散 6-528
68806 桂心散 6-528
68807 桂心散 6-529
68808 桂心散 6-529
68809 桂心散 6-529
68810 桂心散 6-529
68811 桂心散 6-529
68812 桂心散 6-529
68813 桂心散 6-529
68814 桂心散 6-529
68815 桂心散 6-529
68816 桂心散 6-529
68817 桂心散 6-529
68818 桂心散 6-529
68819 桂心散 6-529
68820 桂心散 6-529
68821 桂心散 6-530
68822 桂心散 6-530
68823 桂心散 6-530
68824 桂心散 6-530
68825 桂心散 6-530
68826 桂心散 6-530
68827 桂心散 6-530
68828 桂心散 6-530
68829 桂心散 6-530
68830 桂心散 6-530
68831 桂心散 6-530
68832 桂心散 6-530
68833 桂心散 6-531
68834 桂心散 6-531
68835 桂心散 6-531
68836 桂心散 6-531
68837 桂心散 6-531
68838 桂心散 6-531
68839 桂心散 6-531
68840 桂心散 6-531
68841 桂心散 6-531
68842 桂心散 6-531
68843 桂心散 6-531
68844 桂心散 6-531
68845 桂心散 6-531
68846 桂心散 6-531
68847 桂心散 6-531
68848 桂心散 6-532
68849 桂心散 6-532
68850 桂心散 6-532
68851 桂心散 6-532
68852 桂心散 6-532
68853 桂心散 6-532
68854 桂心散 6-532
68855 桂心散 6-532
68856 桂心散 6-532
68857 桂心散 6-532
68858 桂心散 6-532
68859 桂心散 6-532
68860 桂心散 6-532
68861 桂心散 6-532
68862 桂心散 6-532
68863 桂心散 6-532
68864 桂心散 6-533
68865 桂心散 6-533
68866 桂心散 6-533
68867 桂心散 6-533
68868 桂心散 6-533
68869 桂心散 6-533
68870 桂心散 6-533

68871 桂心散 6-533
68872 桂心散 6-533
68873 桂心粥 6-533
68874 桂心粥 6-533
68875 桂心煎 6-533
68876 桂心膏 6-533
68877 桂心膏 6-533
68878 桂术汤 6-533
68879 桂术汤 6-533
68880 桂术汤 6-533
68881 桂术汤 6-533
68882 桂术汤 6-533
68883 桂术散 6-534
68884 桂号散 6-534
68885 桂皮散 6-534
68886 桂皮散 6-534
68887 桂朴汤 6-534
68888 桂朴散 6-534
68889 桂朴散 6-534
68890 桂芎汤 6-534
68891 桂芎汤 6-534
68892 桂曲丸 6-534
68893 桂红丸 6-534
68894 桂芸膏 6-534
68895 桂花汤 6-534
68896 桂花饼 6-534
68897 桂花散 6-534
68898 桂花散 6-534
68899 桂芪汤 6-534
68900 桂杏丸 6-535
68901 桂杏丸 6-535
68902 桂连丸 6-535
68903 桂肝丸 6-535
68904 桂辛丸 6-535
68905 桂辛汤 6-535
68906 桂辛散 6-535
68907 桂辛散 6-535
68908 桂沉浆 6-535
68909 桂灵丸 6-535
68910 桂灵片 6-535
68911 桂灵散 6-535
68912 桂附丸 6-535
68913 桂附丸 6-535
68914 桂附丸 6-535
68915 桂附丸 6-535
68916 桂附丸 6-535
68917 桂附丸 6-536
68918 桂附丸 6-536
68919 桂附丸 6-536
68920 桂附丸 6-536
68921 桂附汤 6-536
68922 桂附汤 6-536
68923 桂附汤 6-536
68924 桂附汤 6-536
68925 桂附汤 6-536
68926 桂附汤 6-536
68927 桂附汤 6-536
68928 桂附汤 6-536
68929 桂附汤 6-536
68930 桂附汤 6-537
68931 桂附汤 6-537
68932 桂附汤 6-537
68933 桂附汤 6-537
68934 桂附散 6-537
68935 桂附散 6-537
68936 桂附散 6-537
68937 桂附散 6-537
68938 桂附散 6-537
68939 桂附散 6-537
68940 桂附膏 6-537
68941 桂枝丸 6-537
68942 桂枝汤 6-537
68943 桂枝汤 6-539
68944 桂枝汤 6-539
68945 桂枝汤 6-539
68946 桂枝汤 6-539
68947 桂枝汤 6-539
68948 桂枝汤 6-539
68949 桂枝汤 6-539
68950 桂枝汤 6-539
68951 桂枝汤 6-539
68952 桂枝汤 6-539
68953 桂枝汤 6-540
68954 桂枝汤 6-540
68955 桂枝汤 6-540
68956 桂枝汤 6-540
68957 桂枝汤 6-540
68958 桂枝汤 6-540
68959 桂枝汤 6-540
68960 桂枝汤 6-540
68961 桂枝汤 6-540
68962 桂枝汤 6-540
68963 桂枝汤 6-540
68964 桂枝汤 6-540
68965 桂枝汤 6-540
68966 桂枝汤 6-540
68967 桂枝汤 6-540
68968 桂枝汤 6-540
68969 桂枝汤 6-540
68970 桂枝汤 6-540
68971 桂枝汤 6-541
68972 桂枝汤 6-541
68973 桂枝汤 6-541
68974 桂枝汤 6-541
68975 桂枝酒 6-541
68976 桂枝散 6-541
68977 桂枝散 6-541
68978 桂枝散 6-541
68979 桂枝散 6-541
68980 桂枝散 6-541
68981 桂枝散 6-541
68982 桂枝散 6-541
68983 桂枝散 6-541
68984 桂苓丸 6-541
68985 桂苓丸 6-542
68986 桂苓汤 6-542
68987 桂苓汤 6-542
68988 桂苓汤 6-542
68989 桂苓汤 6-542
68990 桂苓汤 6-542
68991 桂苓饮 6-542
68992 桂苓饮 6-542
68993 桂苓散 6-542
68994 桂苓散 6-542
68995 桂苓散 6-542
68996 桂参丸 6-542
68997 桂参丸 6-542
68998 桂参汤 6-542
68999 桂参汤 6-542
69000 桂珀散 6-542
69001 桂荔汤 6-542
69002 桂药散 6-542
69003 桂星散 6-543
69004 桂骨散 6-543
69005 桂香丸 6-543
69006 桂香丸 6-543
69007 桂香丸 6-543
69008 桂香丸 6-543
69009 桂香汤 6-543
69010 桂香汤 6-543
69011 桂香饮 6-543
69012 桂香散 6-543
69013 桂香散 6-543
69014 桂香散 6-543
69015 桂香散 6-543
69016 桂香散 6-543
69017 桂香散 6-543
69018 桂香散 6-543
69019 桂香散 6-543
69020 桂香散 6-543
69021 桂香膏 6-544
69022 桂姜丸 6-544
69023 桂姜丸 6-544
69024 桂姜丸 6-544
69025 桂姜汤 6-544
69026 桂姜汤 6-544
69027 桂姜汤 6-544
69028 桂姜饮 6-544
69029 桂姜散 6-544
69030 桂姜散 6-544
69031 桂桃汤 6-544
69032 桂耆汤 6-544
69033 桂铁散 6-544
69034 桂浆粥 6-544
69035 桂菖散 6-544
69036 桂萸汤 6-544
69037 桂黄丸 6-544
69038 桂椒丸 6-544
69039 桂椒锭 6-545
69040 桂粟饮 6-545
69041 桂蜡丸 6-545
69042 桂蜜汤 6-545
69043 桂麝散 6-545
69044 桂心酒粥 6-545
69045 桂龙药酒 6-545
69046 桂龙药膏 6-545
69047 桂苓饮子 6-545
69048 桂矾敷方 6-545
69049 桂丁定痛散 6-545
69050 桂心三物汤 6-545
69051 桂心白术丸 6-545
69052 桂心白术汤 6-545
69053 桂心白术散 6-545
69054 桂心半夏汤 6-545
69055 桂心牡蛎汤 6-546
69056 桂心牡蛎散 6-546
69057 桂心羌活丸 6-546
69058 桂心枳实汤 6-546
69059 桂心茯苓丸 6-546
69060 桂心釜墨散 6-546
69061 桂心胶饴汤 6-546
69062 桂心消积丸 6-546
69063 桂心蜂房散 6-546
69064 桂心橘皮汤 6-546
69065 桂末吹鼻方 6-546
69066 桂术二陈汤 6-546
69067 桂术加葱汤 6-546
69068 桂朴当归散 6-546
69069 桂芍知母汤 6-546
69070 桂芎镇痫片 6-546
69071 桂芎当归散 6-546
69072 桂附二陈汤 6-546
69073 桂附二陈汤 6-547
69074 桂附八味丸 6-547
69075 桂附八味汤 6-547
69076 桂附八珍汤 6-547
69077 桂附止带汤 6-547
69078 桂附六合汤 6-547
69079 桂附地黄丸 6-547
69080 桂附地黄片 6-547
69081 桂附地黄汤 6-547
69082 桂附杜仲汤 6-547
69083 桂附苓乌汤 6-547
69084 桂附苓术饮 6-547
69085 桂附贴熵膏 6-547
69086 桂附逍遥散 6-547

69087 桂附理中丸 6-547
69088 桂附理中汤 6-547
69089 桂附理中汤 6-547
69090 桂附续命汤 6-548
69091 桂附醒风汤 6-548
69092 桂枝人参汤 6-548
69093 桂枝大黄汤 6-548
69094 桂枝大黄汤 6-548
69095 桂枝大黄汤 6-548
69096 桂枝五物汤 6-548
69097 桂枝乌头汤 6-548
69098 桂枝乌苓汤 6-548
69099 桂枝六合汤 6-548
69100 桂枝甘草汤 6-548
69101 桂枝石膏汤 6-549
69102 桂枝石膏汤 6-549
69103 桂枝石膏汤 6-549
69104 桂枝归苓汤 6-549
69105 桂枝四七汤 6-549
69106 桂枝四物汤 6-549
69107 桂枝生化汤 6-549
69108 桂枝白术汤 6-549
69109 桂枝白术汤 6-549
69110 桂枝白术汤 6-549
69111 桂枝白芍汤 6-549
69112 桂枝白虎汤 6-549
69113 桂枝瓜蒌汤 6-549
69114 桂枝半夏汤 6-549
69115 桂枝加味汤 6-549
69116 桂枝加参汤 6-550
69117 桂枝加桂汤 6-550
69118 桂枝地黄汤 6-550
69119 桂枝芍药汤 6-550
69120 桂枝芍药汤 6-550
69121 桂枝芍药汤 6-550
69122 桂枝芍药汤 6-550
69123 桂枝芍药汤 6-550
69124 桂枝芍药汤 6-550
69125 桂枝芍药汤 6-550
69126 桂枝芍药汤 6-550
69127 桂枝芍药汤 6-550
69128 桂枝防风汤 6-550
69129 桂枝防风汤 6-551
69130 桂枝如圣饮 6-551
69131 桂枝红花汤 6-551
69132 桂枝苁蓉汤 6-551
69133 桂枝牡蛎汤 6-551
69134 桂枝皂角汤 6-551
69135 桂枝皂荚汤 6-551
69136 桂枝羌活汤 6-551
69137 桂枝补血汤 6-551
69138 桂枝附子汤 6-551
69139 桂枝附子汤 6-551
69140 桂枝附子汤 6-551
69141 桂枝苓泽汤 6-551
69142 桂枝苓泽汤 6-552
69143 桂枝苓泽汤 6-552
69144 桂枝和营汤 6-552
69145 桂枝治伤汤 6-552
69146 桂枝参苓汤 6-552
69147 桂枝参耆煎 6-552
69148 桂枝枳实汤 6-552
69149 桂枝柏叶汤 6-552
69150 桂枝栀子汤 6-552
69151 桂枝茯苓丸 6-552
69152 桂枝茯苓汤 6-553
69153 桂枝茯苓汤 6-553
69154 桂枝降逆汤 6-553
69155 桂枝独活汤 6-554
69156 桂枝姜附汤 6-554
69157 桂枝姜苓汤 6-554
69158 桂枝姜苓汤 6-554
69159 桂枝姜砂汤 6-554
69160 桂枝桃仁汤 6-554
69161 桂枝桃仁汤 6-554
69162 桂枝柴胡汤 6-554
69163 桂枝柴胡汤 6-554
69164 桂枝调血饮 6-554
69165 桂枝菖蒲汤 6-554
69166 桂枝黄土汤 6-554
69167 桂枝黄芩汤 6-554
69168 桂枝黄芩汤 6-554
69169 桂枝黄耆汤 6-554
69170 桂枝救逆汤 6-554
69171 桂枝麻黄汤 6-554
69172 桂枝麻黄散 6-555
69173 桂枝续命汤 6-555
69174 桂枝续命汤 6-555
69175 桂枝葛根汤 6-555
69176 桂枝葛根汤 6-555
69177 桂枝葛根汤 6-555
69178 桂枝越婢汤 6-555
69179 桂枝解肌汤 6-555
69180 桂枝解毒汤 6-555
69181 桂枝解毒汤 6-555
69182 桂枝解毒汤 6-555
69183 桂枝新加汤 6-555
69184 桂枝橘皮汤 6-555
69185 桂枝藿香汤 6-555
69186 桂苓木通散 6-555
69187 桂苓术甘汤 6-555
69188 桂苓术附汤 6-555
69189 桂苓甘术汤 6-555
69190 桂苓甘枣汤 6-555
69191 桂苓甘草汤 6-556
69192 桂苓甘露汤 6-556
69193 桂苓甘露饮 6-556
69194 桂苓甘露饮 6-556
69195 桂苓甘露饮 6-556
69196 桂苓甘露饮 6-556
69197 桂苓甘露饮 6-556
69198 桂苓甘露散 6-556
69199 桂苓甘露散 6-556
69200 桂苓甘露散 6-556
69201 桂苓白术丸 6-556
69202 桂苓白术汤 6-556
69203 桂苓白术散 6-556
69204 桂苓白术散 6-556
69205 桂苓神术汤 6-556
69206 桂苓理中汤 6-556
69207 桂苓薏羌汤 6-556
69208 桂珀调经散 6-556
69209 桂香匀气丸 6-556
69210 桂扁猪脏饮 6-557
69211 桂麻各半汤 6-557
69212 桂膏贴足方 6-557
69213 桂麝椒雄膏 6-557
69214 桂心菴蔺子丸 6-557
69215 桂附地黄胶囊 6-557
69216 桂枝去芍药汤 6-557
69217 桂枝加人参汤 6-557
69218 桂枝加干姜汤 6-557
69219 桂枝加干葛汤 6-557
69220 桂枝加大黄汤 6-557
69221 桂枝加归芍汤 6-558
69222 桂枝加瓜蒌汤 6-558
69223 桂枝加朴杏汤 6-558
69224 桂枝加芍药汤 6-558
69225 桂枝加当归汤 6-558
69226 桂枝加附子汤 6-558
69227 桂枝加附子汤 6-559
69228 桂枝加附桂汤 6-559
69229 桂枝加桂枝汤 6-559
69230 桂枝加耆术汤 6-559
69231 桂枝加黄耆汤 6-559
69232 桂枝加葛根汤 6-559
69233 桂枝合白虎汤 6-560
69234 桂枝合补血汤 6-560
69235 桂枝茯苓胶囊 6-560
69236 桂枝栝楼根汤 6-560
69237 桂圆琼玉冲剂 6-560
69238 桂心生姜枳实汤 6-560
69239 桂甘龙骨牡蛎汤 6-560
69240 桂龙咳喘宁胶囊 6-560
69241 桂龙咳喘宁颗粒 6-560
69242 桂附八味地黄丸 6-560
69243 桂附乌梅四物汤 6-560
69244 桂附地黄口服液 6-560
69245 桂枝一白虎二汤 6-560
69246 桂枝二麻黄一汤 6-561
69247 桂枝二越婢一汤 6-561
69248 桂枝人参芍药汤 6-561
69249 桂枝人参黄耆汤 6-561
69250 桂枝丹皮地黄汤 6-562
69251 桂枝丹皮首乌汤 6-562
69252 桂枝丹皮桃仁汤 6-562
69253 桂枝丹皮紫苏汤 6-562
69254 桂枝甘草附子汤 6-562
69255 桂枝龙骨牡蛎汤 6-562
69256 桂枝龙骨牡蛎汤 6-562
69257 桂枝生姜枳实汤 6-562
69258 桂枝瓜蒌首乌汤 6-562
69259 桂枝加附红花汤 6-562
69260 桂枝地黄阿胶汤 6-562
69261 桂枝芍药大黄汤 6-562
69262 桂枝芍药当归汤 6-562
69263 桂枝芍药知母汤 6-562
69264 桂枝芍药黄土汤 6-563
69265 桂枝当归桃仁汤 6-563
69266 桂枝汤加乌头汤 6-563
69267 桂枝汤加附子方 6-563
69268 桂枝附子续命汤 6-563
69269 桂枝茯苓人参汤 6-563

69270 桂枝茯苓当归汤 6-563
69271 桂枝姜附阿胶汤 6-563
69272 桂枝姜苓牡蛎汤 6-563
69273 桂枝姜苓阿胶汤 6-563
69274 桂枝栝楼干葛汤 6-563
69275 桂枝柴胡各半汤 6-563
69276 桂枝黄耆鳖甲汤 6-563
69277 桂枝麻黄各半汤 6-563
69278 桂苓五味甘草汤 6-564
69279 桂苓甘草五味汤 6-564
69280 桂枝去桂加苓术汤 6-564
69281 桂枝加人参附子汤 6-564
69282 桂枝加川芎防风汤 6-564
69283 桂枝加龙骨牡蛎汤 6-564
69284 桂枝加芍药大黄汤 6-565
69285 桂枝加芍药当归汤 6-565
69286 桂枝加当归芍药汤 6-565
69287 桂枝加当归茯苓汤 6-565
69288 桂枝加附子红花汤 6-565
69289 桂枝加厚朴杏子汤 6-565
69290 桂枝加厚朴杏仁汤 6-566
69291 桂枝加黄耆五两汤 6-566
69292 桂枝加葛根瓜蒌汤 6-566
69293 桂姜枣草黄辛附汤 6-566
69294 桂姜草枣黄辛附汤 6-566
69295 桂甘姜枣麻辛附子汤 6-566
69296 桂甘姜枣麻附细辛汤 6-566
69297 桂枝去芍药加皂荚汤 6-566
69298 桂枝去芍药加附子汤 6-566
69299 桂枝甘草龙骨牡蛎汤 6-566
69300 桂枝加葛根瓜蒌根汤 6-567
69301 桂枝芍药人参生姜汤 6-567
69302 桂枝芍药人参新加汤 6-567
69303 桂枝附子去桂加术汤 6-567
69304 桂枝去芍加茯苓白术汤 6-567
69305 桂枝去芍加麻辛附子汤 6-567
69306 桂枝去桂加茯苓白术汤 6-567
69307 桂枝加人参芍药新加汤 6-567
69308 桂枝加芍药人参新加汤 6-567
69309 桂枝加芍药生姜人参汤 6-567
69310 桂枝加芍药防风防己汤 6-567
69311 桂枝加知母石膏升麻汤 6-568
69312 桂枝加黄耆知母石膏汤 6-568
69313 桂枝附子去桂加白术汤 6-568
69314 桂枝附子汤去桂加术汤 6-568
69315 桂枝黄耆白薇款冬花散 6-568
69316 桂苓甘味合附子都气丸 6-568
69317 桂枝去芍药加茯苓白术汤 6-568
69318 桂枝去芍药加黄辛附子汤 6-568
69319 桂枝去芍药加麻辛附子汤 6-568
69320 桂枝附子去桂枝加白术汤 6-568
69321 桂枝附子汤去桂加白术汤 6-568
69322 桂枝蜀漆牡蛎龙骨救逆汤 6-568
69323 桂枝五味甘草去桂加姜辛汤 6-568
69324 桂枝汤去芍药加茯苓白术汤 6-568
69325 桂枝加芍药生姜人参新加汤 6-569
69326 桂枝去芍药加龙骨牡蛎救逆汤 6-569
69327 桂枝去芍药加麻黄附子细辛汤 6-569
69328 桂枝去芍药加麻黄细辛附子汤 6-569
69329 桂枝去芍药加蜀漆龙骨牡蛎汤 6-569
69330 桂苓五味甘草去桂加姜辛夏汤 6-569
69331 桂枝二白虎一加芍药黄芩牡桂方 6-569
69332 桂苓五味甘草去桂加姜辛半夏汤 6-569
69333 桂枝去芍药加蜀漆龙骨牡蛎救逆汤 6-569
69334 桂枝去芍药加蜀漆牡蛎龙骨救逆汤 6-569
69335 桂枝麻黄柴胡四物去杏仁加桃仁汤 6-570
69336 桂苓五味甘草去桂加干姜细辛半夏汤 6-570
69337 桂枝加芍药生姜各一两人参三两新加汤 6-570
69338 桂枝柴胡各半汤加吴萸楝子茴香木香汤 6-571

桔

69339 桔干汤 6-571
69340 桔连汤 6-571
69341 桔枳汤 6-571
69342 桔梗丸 6-571
69343 桔梗丸 6-571
69344 桔梗丸 6-571
69345 桔梗丸 6-571
69346 桔梗丸 6-571
69347 桔梗丸 6-571
69348 桔梗丸 6-572
69349 桔梗丸 6-572
69350 桔梗丸 6-572
69351 桔梗丸 6-572
69352 桔梗丸 6-572
69353 桔梗丸 6-572
69354 桔梗丸 6-572
69355 桔梗丸 6-572
69356 桔梗丸 6-572
69357 桔梗丸 6-572
69358 桔梗汤 6-572
69359 桔梗汤 6-573
69360 桔梗汤 6-573
69361 桔梗汤 6-573
69362 桔梗汤 6-573
69363 桔梗汤 6-573
69364 桔梗汤 6-573
69365 桔梗汤 6-573
69366 桔梗汤 6-574
69367 桔梗汤 6-574
69368 桔梗汤 6-574
69369 桔梗汤 6-574
69370 桔梗汤 6-574
69371 桔梗汤 6-574
69372 桔梗汤 6-574
69373 桔梗汤 6-574
69374 桔梗汤 6-574
69375 桔梗汤 6-574
69376 桔梗汤 6-574
69377 桔梗汤 6-574
69378 桔梗汤 6-574
69379 桔梗汤 6-574
69380 桔梗汤 6-575
69381 桔梗汤 6-575
69382 桔梗汤 6-575
69383 桔梗汤 6-575
69384 桔梗汤 6-575
69385 桔梗汤 6-575
69386 桔梗汤 6-575
69387 桔梗汤 6-575
69388 桔梗汤 6-575
69389 桔梗汤 6-575
69390 桔梗汤 6-575
69391 桔梗汤 6-575
69392 桔梗汤 6-575
69393 桔梗汤 6-575
69394 桔梗汤 6-575
69395 桔梗汤 6-575
69396 桔梗汤 6-576
69397 桔梗汤 6-576
69398 桔梗汤 6-576
69399 桔梗汤 6-576
69400 桔梗汤 6-576
69401 桔梗汤 6-576

69402 桔梗汤 6-576
69403 桔梗汤 6-576
69404 桔梗汤 6-576
69405 桔梗汤 6-576
69406 桔梗汤 6-576
69407 桔梗汤 6-576
69408 桔梗汤 6-576
69409 桔梗汤 6-576
69410 桔梗汤 6-576
69411 桔梗饮 6-576
69412 桔梗饮 6-577
69413 桔梗散 6-577
69414 桔梗散 6-577
69415 桔梗散 6-577
69416 桔梗散 6-577
69417 桔梗散 6-577
69418 桔梗散 6-577
69419 桔梗散 6-577
69420 桔梗散 6-577
69421 桔梗散 6-577
69422 桔梗散 6-577
69423 桔梗散 6-577
69424 桔梗散 6-577
69425 桔梗散 6-577
69426 桔梗散 6-578
69427 桔梗散 6-578
69428 桔梗散 6-578
69429 桔梗散 6-578
69430 桔梗散 6-578
69431 桔梗散 6-578
69432 桔梗散 6-578
69433 桔梗散 6-578
69434 桔梗散 6-578
69435 桔梗散 6-578
69436 桔梗散 6-578
69437 桔梗散 6-578
69438 桔梗散 6-578
69439 桔梗散 6-579
69440 桔梗散 6-579
69441 桔梗散 6-579
69442 桔梗散 6-579
69443 桔梗散 6-579
69444 桔梗散 6-579
69445 桔梗散 6-579
69446 桔梗散 6-579
69447 桔梗散 6-579
69448 桔梗散 6-579
69449 桔梗散 6-579
69450 桔梗散 6-579
69451 桔贝合剂 6-579
69452 桔梗引子 6-579
69453 桔梗白散 6-579
69454 桔梗汁方 6-579
69455 桔梗芦散 6-579
69456 桔梗饮子 6-580
69457 桔梗煮散 6-580
69458 桔梗二陈汤 6-580
69459 桔梗甘草汤 6-580
69460 桔梗甘草汤 6-580
69461 桔梗白术汤 6-580
69462 桔梗冬花片 6-580
69463 桔梗玄参汤 6-580
69464 桔梗半夏汤 6-580
69465 桔梗半夏汤 6-580
69466 桔梗半夏汤 6-580
69467 桔梗半夏汤 6-580
69468 桔梗防风汤 6-580
69469 桔梗麦冬汤 6-580
69470 桔梗杏仁丸 6-580
69471 桔梗杏仁煎 6-580
69472 桔梗连翘汤 6-580
69473 桔梗枳壳汤 6-580
69474 桔梗枳壳汤 6-580
69475 桔梗枳壳汤 6-581
69476 桔梗荆芥汤 6-581
69477 桔梗香薷汤 6-581
69478 桔梗独活汤 6-581
69479 桔梗前胡汤 6-581
69480 桔梗破气丸 6-581
69481 桔梗消毒汤 6-581
69482 桔梗黄耆汤 6-581
69483 桔梗甘草防风汤 6-581
69484 桔梗甘草栀子汤 6-581
69485 桔梗甘草鼠黏子汤 6-581

郴

69486 郴州蛇药片 6-581

桓

69487 桓圣丸 6-581

桐

69488 桐油饯 6-581
69489 桐油膏 6-581
69490 桐律散 6-581

栝

69491 栝石汤 6-582
69492 栝楼丸 6-582
69493 栝楼丸 6-582
69494 栝楼丸 6-582
69495 栝楼丸 6-582
69496 栝楼丸 6-582
69497 栝楼丸 6-582
69498 栝楼丸 6-582
69499 栝楼丸 6-582
69500 栝楼丸 6-582
69501 栝楼丸 6-582
69502 栝楼丸 6-582
69503 栝楼丸 6-582
69504 栝楼丸 6-582
69505 栝楼方 6-582
69506 栝楼方 6-582
69507 栝楼汤 6-583
69508 栝楼汤 6-583
69509 栝楼汤 6-583
69510 栝楼汤 6-583
69511 栝楼汤 6-583
69512 栝楼汤 6-583
69513 栝楼汤 6-583
69514 栝楼汤 6-583
69515 栝楼汤 6-583
69516 栝楼汤 6-583
69517 栝楼汤 6-583
69518 栝楼汤 6-583
69519 栝楼汤 6-583
69520 栝楼汤 6-583
69521 栝楼汤 6-583
69522 栝楼汤 6-584
69523 栝楼汤 6-584
69524 栝楼汤 6-584
69525 栝楼汤 6-584
69526 栝楼汤 6-584
69527 栝楼汤 6-584
69528 栝楼汤 6-584
69529 栝楼汤 6-584
69530 栝楼汤 6-584
69531 栝楼汤 6-584
69532 栝楼汤 6-584
69533 栝楼饮 6-584
69534 栝楼饮 6-584
69535 栝楼酒 6-584
69536 栝楼酒 6-584
69537 栝楼酒 6-584
69538 栝楼粉 6-584
69539 栝楼散 6-585
69540 栝楼散 6-585
69541 栝楼散 6-585
69542 栝楼散 6-585
69543 栝楼散 6-585
69544 栝楼散 6-585
69545 栝楼散 6-585
69546 栝楼散 6-585
69547 栝楼散 6-585
69548 栝楼散 6-585
69549 栝楼散 6-585
69550 栝楼散 6-585
69551 栝楼散 6-585
69552 栝楼散 6-585
69553 栝楼散 6-585
69554 栝楼散 6-586
69555 栝楼散 6-586
69556 栝楼散 6-586
69557 栝楼散 6-586
69558 栝楼散 6-586
69559 栝楼散 6-586
69560 栝楼散 6-586
69561 栝楼散 6-586
69562 栝楼散 6-586
69563 栝楼散 6-586
69564 栝楼散 6-586
69565 栝楼散 6-586
69566 栝楼散 6-586
69567 栝楼散 6-586
69568 栝楼散 6-586
69569 栝楼散 6-586
69570 栝楼散 6-586
69571 栝楼散 6-586
69572 栝楼散 6-586
69573 栝楼散 6-586
69574 栝楼煎 6-586
69575 栝楼煎 6-587
69576 栝楼子散 6-587
69577 栝楼子散 6-587
69578 栝楼子膏 6-587
69579 栝楼实丸 6-587
69580 栝楼实汤 6-587
69581 栝楼根丸 6-587
69582 栝楼根丸 6-587
69583 栝楼根丸 6-587
69584 栝楼根丸 6-587
69585 栝楼根丸 6-587
69586 栝楼根丸 6-587
69587 栝楼根丸 6-587
69588 栝楼根丸 6-587
69589 栝楼根丸 6-588
69590 栝楼根方 6-588
69591 栝楼根汁 6-588
69592 栝楼根汤 6-588
69593 栝楼根汤 6-588
69594 栝楼根汤 6-588
69595 栝楼根汤 6-588
69596 栝楼根汤 6-588
69597 栝楼根汤 6-588
69598 栝楼根汤 6-588
69599 栝楼根汤 6-588
69600 栝楼根汤 6-588
69601 栝楼根汤 6-588
69602 栝楼根汤 6-588
69603 栝楼根汤 6-588
69604 栝楼根汤 6-588
69605 栝楼根汤 6-588
69606 栝楼根饮 6-588

69607 栝楼根散 6-589
69608 栝楼根散 6-589
69609 栝楼根散 6-589
69610 栝楼根散 6-589
69611 栝楼根散 6-589
69612 栝楼根散 6-589
69613 栝楼根散 6-589
69614 栝楼根散 6-589
69615 栝楼根散 6-589
69616 栝楼根散 6-589
69617 栝楼根散 6-589
69618 栝楼根散 6-589
69619 栝楼根散 6-589
69620 栝楼根散 6-589
69621 栝楼根散 6-589
69622 栝楼根散 6-589
69623 栝楼根煎 6-589
69624 栝楼根羹 6-590
69625 栝楼涂方 6-590
69626 栝楼粉粥 6-590
69627 栝楼敷方 6-590
69628 栝楼牛蒡汤 6-590
69629 栝楼牡蛎散 6-590
69630 栝楼乳香散 6-590
69631 栝楼桂枝汤 6-590
69632 栝楼葛根汤 6-590
69633 栝楼瞿麦丸 6-590
69634 栝楼麝香散 6-591
69635 栝楼根桂枝汤 6-591
69636 栝楼薤白白酒汤 6-591
69637 栝楼薤白半夏汤 6-591
69638 栝楼薤白桂枝汤 6-591

桦

69639 桦皮汤 6-591
69640 桦皮散 6-591
69641 桦皮散 6-591
69642 桦皮散 6-591
69643 桦皮散 6-592
69644 桦皮饮子 6-592

格

69645 格楞藤饮 6-592

桃

69646 桃汤 6-592
69647 桃仁丸 6-592
69648 桃仁丸 6-592
69649 桃仁丸 6-592
69650 桃仁丸 6-592
69651 桃仁丸 6-592
69652 桃仁丸 6-592
69653 桃仁丸 6-592
69654 桃仁丸 6-592
69655 桃仁丸 6-592
69656 桃仁丸 6-593
69657 桃仁丸 6-593
69658 桃仁丸 6-593
69659 桃仁丸 6-593
69660 桃仁丸 6-593
69661 桃仁丸 6-593
69662 桃仁丸 6-593
69663 桃仁丸 6-593
69664 桃仁丸 6-593
69665 桃仁丸 6-593
69666 桃仁丸 6-593
69667 桃仁丸 6-593
69668 桃仁丸 6-593
69669 桃仁丸 6-593
69670 桃仁丸 6-594
69671 桃仁丸 6-594
69672 桃仁丸 6-594
69673 桃仁丸 6-594
69674 桃仁丸 6-594
69675 桃仁丸 6-594
69676 桃仁丸 6-594
69677 桃仁丸 6-594
69678 桃仁丹 6-594
69679 桃仁方 6-594
69680 桃仁方 6-594
69681 桃仁汤 6-594
69682 桃仁汤 6-594
69683 桃仁汤 6-594
69684 桃仁汤 6-595
69685 桃仁汤 6-595
69686 桃仁汤 6-595
69687 桃仁汤 6-595
69688 桃仁汤 6-595
69689 桃仁汤 6-595
69690 桃仁汤 6-595
69691 桃仁汤 6-595
69692 桃仁汤 6-595
69693 桃仁汤 6-595
69694 桃仁汤 6-595
69695 桃仁汤 6-595
69696 桃仁汤 6-596
69697 桃仁汤 6-596
69698 桃仁汤 6-596
69699 桃仁汤 6-596
69700 桃仁汤 6-596
69701 桃仁汤 6-596
69702 桃仁汤 6-596
69703 桃仁汤 6-596
69704 桃仁汤 6-596
69705 桃仁汤 6-596
69706 桃仁汤 6-596
69707 桃仁汤 6-596
69708 桃仁汤 6-596
69709 桃仁汤 6-596
69710 桃仁汤 6-596
69711 桃仁饮 6-596
69712 桃仁酒 6-596
69713 桃仁酒 6-596
69714 桃仁酒 6-597
69715 桃仁散 6-597
69716 桃仁散 6-597
69717 桃仁散 6-597
69718 桃仁散 6-597
69719 桃仁散 6-597
69720 桃仁散 6-597
69721 桃仁散 6-597
69722 桃仁散 6-597
69723 桃仁散 6-597
69724 桃仁散 6-597
69725 桃仁散 6-597
69726 桃仁散 6-598
69727 桃仁散 6-598
69728 桃仁散 6-598
69729 桃仁散 6-598
69730 桃仁散 6-598
69731 桃仁散 6-598
69732 桃仁散 6-598
69733 桃仁散 6-598
69734 桃仁散 6-598
69735 桃仁散 6-598
69736 桃仁散 6-598
69737 桃仁散 6-598
69738 桃仁散 6-598
69739 桃仁散 6-599
69740 桃仁散 6-599
69741 桃仁散 6-599
69742 桃仁散 6-599
69743 桃仁散 6-599
69744 桃仁散 6-599
69745 桃仁散 6-599
69746 桃仁散 6-599
69747 桃仁散 6-599
69748 桃仁散 6-599
69749 桃仁散 6-599
69750 桃仁散 6-599
69751 桃仁散 6-599
69752 桃仁散 6-600
69753 桃仁散 6-600
69754 桃仁散 6-600
69755 桃仁散 6-600
69756 桃仁散 6-600
69757 桃仁散 6-600
69758 桃仁散 6-600
69759 桃仁散 6-600
69760 桃仁散 6-600
69761 桃仁散 6-600
69762 桃仁散 6-600
69763 桃仁散 6-600
69764 桃仁散 6-600
69765 桃仁散 6-600
69766 桃仁散 6-600
69767 桃仁散 6-600
69768 桃仁散 6-601
69769 桃仁散 6-601
69770 桃仁散 6-601
69771 桃仁粥 6-601
69772 桃仁粥 6-601
69773 桃仁煎 6-601
69774 桃仁煎 6-601
69775 桃仁煎 6-601
69776 桃仁煎 6-601
69777 桃仁煎 6-601
69778 桃仁煎 6-601
69779 桃仁煎 6-601
69780 桃仁煎 6-601
69781 桃仁煎 6-602
69782 桃仁煎 6-602
69783 桃仁膏 6-602
69784 桃仁膏 6-602
69785 桃仁膏 6-602
69786 桃仁膏 6-602
69787 桃仁膏 6-602
69788 桃仁膏 6-602
69789 桃术汤 6-602
69790 桃叶汤 6-602
69791 桃叶汤 6-602
69792 桃叶汤 6-602
69793 桃叶汤 6-602
69794 桃叶饮 6-602
69795 桃白散 6-602
69796 桃奴丸 6-602
69797 桃奴丸 6-602
69798 桃奴丸 6-603
69799 桃奴丸 6-603
69800 桃奴丸 6-603
69801 桃奴汤 6-603
69802 桃奴汤 6-603
69803 桃奴散 6-603
69804 桃奴散 6-603
69805 桃皮汤 6-603
69806 桃皮汤 6-603
69807 桃皮汤 6-603
69808 桃皮汤 6-603
69809 桃皮汤 6-603
69810 桃皮汤 6-604
69811 桃皮酒 6-604
69812 桃皮散 6-604
69813 桃皮膏 6-604

69814 桃耳煎 6-604
69815 桃红丸 6-604
69816 桃红丸 6-604
69817 桃红丸 6-604
69818 桃红丸 6-604
69819 桃红饮 6-604
69820 桃红散 6-604
69821 桃红散 6-604
69822 桃红散 6-604
69823 桃红散 6-604
69824 桃红散 6-604
69825 桃红散 6-605
69826 桃红散 6-605
69827 桃红散 6-605
69828 桃红散 6-605
69829 桃红散 6-605
69830 桃红散 6-605
69831 桃红散 6-605
69832 桃红散 6-605
69833 桃红散 6-605
69834 桃红散 6-605
69835 桃红散 6-605
69836 桃红散 6-605
69837 桃红散 6-605
69838 桃红散 6-605
69839 桃红散 6-605
69840 桃红散 6-605
69841 桃红散 6-605
69842 桃红散 6-606
69843 桃红散 6-606
69844 桃红散 6-606
69845 桃红散 6-606
69846 桃红散 6-606
69847 桃红散 6-606
69848 桃红散 6-606
69849 桃红散 6-606
69850 桃红散 6-606
69851 桃红散 6-606
69852 桃红散 6-606
69853 桃红散 6-606
69854 桃红散 6-606
69855 桃红散 6-606
69856 桃红散 6-606
69857 桃红散 6-606
69858 桃红散 6-606
69859 桃红膏 6-607
69860 桃花丸 6-607
69861 桃花丸 6-607
69862 桃花丸 6-607
69863 桃花丸 6-607
69864 桃花丸 6-607
69865 桃花丸 6-607
69866 桃花丸 6-607
69867 桃花丸 6-607
69868 桃花丹 6-607
69869 桃花丹 6-607
69870 桃花丹 6-607
69871 桃花水 6-607
69872 桃花汁 6-607
69873 桃花汤 6-608
69874 桃花汤 6-608
69875 桃花汤 6-608
69876 桃花汤 6-608
69877 桃花面 6-608
69878 桃花散 6-608
69879 桃花散 6-608
69880 桃花散 6-608
69881 桃花散 6-609
69882 桃花散 6-609
69883 桃花散 6-609
69884 桃花散 6-609
69885 桃花散 6-609
69886 桃花散 6-609
69887 桃花散 6-609
69888 桃花散 6-609
69889 桃花散 6-609
69890 桃花散 6-609
69891 桃花散 6-609
69892 桃花散 6-609
69893 桃花散 6-609
69894 桃花散 6-609
69895 桃花散 6-609
69896 桃花散 6-609
69897 桃花散 6-609
69898 桃花散 6-609
69899 桃花散 6-609
69900 桃花散 6-610
69901 桃花散 6-610
69902 桃花散 6-610
69903 桃花散 6-610
69904 桃花散 6-610
69905 桃花散 6-610
69906 桃花散 6-610
69907 桃花散 6-610
69908 桃花散 6-610
69909 桃花散 6-610
69910 桃花散 6-610
69911 桃花散 6-610
69912 桃花散 6-610
69913 桃花散 6-610
69914 桃花散 6-610
69915 桃花散 6-610
69916 桃花散 6-610
69917 桃花散 6-610
69918 桃花散 6-610
69919 桃花散 6-611
69920 桃花散 6-611
69921 桃花散 6-611
69922 桃花散 6-611
69923 桃花散 6-611
69924 桃花散 6-611
69925 桃花散 6-611
69926 桃花粥 6-611
69927 桃花膏 6-611
69928 桃杏散 6-611
69929 桃杏膏 6-611
69930 桃灵丸 6-611
69931 桃灵丹 6-611
69932 桃灵丹 6-611
69933 桃灵散 6-611
69934 桃灵散 6-611
69935 桃枝丸 6-611
69936 桃枝汤 6-612
69937 桃枝汤 6-612
69938 桃枝汤 6-612
69939 桃枝汤 6-612
69940 桃枝汤 6-612
69941 桃枝饮 6-612
69942 桃枝散 6-612
69943 桃枝煎 6-612
69944 桃枭汤 6-612
69945 桃柳汤 6-612
69946 桃姜散 6-612
69947 桃姜煎 6-612
69948 桃核汤 6-612
69949 桃根汤 6-612
69950 桃根汤 6-613
69951 桃根煎 6-613
69952 桃胶汤 6-613
69953 桃胶散 6-613
69954 桃胶散 6-613
69955 桃胶散 6-613
69956 桃梅丹 6-613
69957 桃梅饮 6-613
69958 桃梅煎 6-613
69959 桃黄散 6-613
69960 桃黄煎 6-613
69961 桃符丸 6-613
69962 桃符丸 6-613
69963 桃符丸 6-613
69964 桃符丸 6-613
69965 桃符丸 6-613
69966 桃符丸 6-613
69967 桃蜜膏 6-613
69968 桃熊散 6-613
69969 桃蝎散 6-613
69970 桃仁涂方 6-613
69971 桃仁煎丸 6-614
69972 桃仁煎丸 6-614
69973 桃仁煎丸 6-614
69974 桃仁澡豆 6-614
69975 桃白皮汤 6-614
69976 桃白皮汤 6-614
69977 桃白皮散 6-614
69978 桃白皮散 6-614
69979 桃白皮散 6-614
69980 桃红饮子 6-614
69981 桃红洗剂 6-614
69982 桃枝饮子 6-614
69983 桃枝饮子 6-614
69984 桃柳心汤 6-614
69985 桃仁大黄汤 6-614
69986 桃仁大黄汤 6-615
69987 桃仁石膏汤 6-615
69988 桃仁四物汤 6-615
69989 桃仁地黄酒 6-615
69990 桃仁芍药汤 6-615
69991 桃仁当归汤 6-615
69992 桃仁当归汤 6-615
69993 桃仁延胡汤 6-615
69994 桃仁红花汤 6-615
69995 桃仁红花汤 6-615
69996 桃仁红花汤 6-615
69997 桃仁苏木汤 6-615
69998 桃仁苦酒汤 6-615
69999 桃仁承气汤 6-615
70000 桃仁承气汤 6-615
70001 桃仁承气汤 6-615
70002 桃仁承气汤 6-616
70003 桃仁承气汤 6-616
70004 桃仁承气汤 6-616
70005 桃仁承气汤 6-616
70006 桃仁承气汤 6-616
70007 桃仁承气汤 6-616
70008 桃仁承气汤 6-616
70009 桃仁承气汤 6-616
70010 桃仁承气汤 6-616
70011 桃仁承气汤 6-616
70012 桃仁承气汤 6-616
70013 桃仁承气汤 6-616
70014 桃仁恒山丸 6-616
70015 桃仁洗面方 6-616
70016 桃仁桂心汤 6-616
70017 桃仁常山丸 6-616
70018 桃仁雄黄膏 6-616
70019 桃仁滑石汤 6-616
70020 桃仁鳖甲汤 6-617
70021 桃心塞耳方 6-617
70022 桃叶汁涂方 6-617
70023 桃叶蒸痔方 6-617
70024 桃红四物汤 6-617
70025 桃红四物汤 6-617
70026 桃红四物汤 6-617
70027 桃红四物汤 6-617
70028 桃红消瘀汤 6-617
70029 桃花化浊汤 6-617

70030 桃花生肌散 6-617
70031 桃花行气丸 6-617
70032 桃花活血散 6-617
70033 桃花隔纸膏 6-617
70034 桃枝当归膏 6-617
70035 桃枝浸浴方 6-617
70036 桃桂当归丸 6-618
70037 桃核承气汤 6-618
70038 桃椒二仁丸 6-618
70039 桃溪气宝丸 6-618
70040 桃溪回阳丹 6-618
70041 桃仁青蒿煎丸 6-619
70042 桃仁承气饮子 6-619
70043 桃叶朱砂煎酒 6-619

核

70044 核桃丸 6-619
70045 核桃散 6-619

根

70046 根痛平颗粒 6-619

酎

70047 酎圣丹 6-619

都

70048 都气丸 6-619
70049 都气饮 6-620
70050 都艮丸 6-620
70051 都梁丸 6-620
70052 都梁丸 6-620
70053 都梁散 6-620
70054 都梁香散 6-620
70055 都气加桂汤 6-620

真

70056 真丸 6-620
70057 真丹 6-620
70058 真汤 6-620
70059 真一汤 6-620
70060 真元饮 6-621
70061 真牙汤 6-621
70062 真气汤 6-621
70063 真丹散 6-621
70064 真火汤 6-621
70065 真功丹 6-621
70066 真白汤 6-621
70067 真圣丸 6-621
70068 真圣散 6-621
70069 真朱散 6-621
70070 真阴丹 6-621
70071 真阴散 6-621
70072 真应散 6-621
70073 真良汤 6-621
70074 真武丸 6-621
70075 真武丸 6-621
70076 真武汤 6-621
70077 真武汤 6-622
70078 真武汤 6-622
70079 真金散 6-622
70080 真珍散 6-623
70081 真珠丸 6-623
70082 真珠丸 6-623
70083 真珠丸 6-623
70084 真珠丸 6-623
70085 真珠丸 6-623
70086 真珠丸 6-623
70087 真珠丸 6-623
70088 真珠丸 6-623
70089 真珠丸 6-623
70090 真珠丸 6-623
70091 真珠丸 6-624
70092 真珠丸 6-624
70093 真珠丸 6-624
70094 真珠丸 6-624
70095 真珠丸 6-624
70096 真珠丸 6-624
70097 真珠丸 6-624
70098 真珠丸 6-624
70099 真珠丸 6-624
70100 真珠丸 6-624
70101 真珠丸 6-625
70102 真珠丸 6-625
70103 真珠丸 6-625
70104 真珠丸 6-625
70105 真珠丸 6-625
70106 真珠丸 6-625
70107 真珠丸 6-625
70108 真珠丸 6-625
70109 真珠丸 6-625
70110 真珠丸 6-625
70111 真珠丸 6-625
70112 真珠丸 6-625
70113 真珠丹 6-625
70114 真珠丹 6-625
70115 真珠汤 6-626
70116 真珠粉 6-626
70117 真珠散 6-626
70118 真珠散 6-626
70119 真珠散 6-626
70120 真珠散 6-626
70121 真珠散 6-626
70122 真珠散 6-626
70123 真珠散 6-626
70124 真珠散 6-626
70125 真珠散 6-626
70126 真珠散 6-626
70127 真珠散 6-626
70128 真珠散 6-626
70129 真珠散 6-626
70130 真珠散 6-626
70131 真珠散 6-627
70132 真珠散 6-627
70133 真珠散 6-627
70134 真珠散 6-627
70135 真珠散 6-627
70136 真珠散 6-627
70137 真珠散 6-627
70138 真珠散 6-627
70139 真珠散 6-627
70140 真珠散 6-627
70141 真珠散 6-627
70142 真珠散 6-627
70143 真珠散 6-627
70144 真珠散 6-627
70145 真珠散 6-627
70146 真珠散 6-627
70147 真珠散 6-628
70148 真珠散 6-628
70149 真珠散 6-628
70150 真珠散 6-628
70151 真珠散 6-628
70152 真珠散 6-628
70153 真珠煎 6-628
70154 真珠煎 6-628
70155 真珠膏 6-628
70156 真珠膏 6-628
70157 真珠膏 6-628
70158 真珠膏 6-628
70159 真黄散 6-628
70160 真酥粥 6-628
70161 真蛤散 6-628
70162 真犀丹 6-628
70163 真玉磨方 6-629
70164 真龙骨散 6-629
70165 真阿胶丸 6-629
70166 真珠母丸 6-629
70167 真珠涂方 6-629
70168 真珠粉丸 6-629
70169 真珠粉丸 6-629
70170 真珠粉丸 6-629
70171 真人化铁汤 6-629
70172 真人夺命饮 6-629
70173 真人安胎散 6-629
70174 真人还少丹 6-629
70175 真人还少丹 6-629
70176 真人明目丸 6-629
70177 真人活命饮 6-629
70178 真人活命散 6-629
70179 真人养脏汤 6-629
70180 真人养脏汤 6-630
70181 真人换白丸 6-630
70182 真人积德丸 6-630
70183 真人萃仙丸 6-630
70184 真人解毒汤 6-630
70185 真人碧雪膏 6-630
70186 真方木香散 6-630
70187 真方五色丸 6-630
70188 真方白丸子 6-630
70189 真方圣散子 6-630
70190 真君妙贴散 6-630
70191 真君妙神散 6-630
70192 真法枳壳散 6-630
70193 真珠天麻丸 6-631
70194 真珠天麻丸 6-631
70195 真珠天麻丸 6-631
70196 真珠贝母散 6-631
70197 真珠牛黄丸 6-631
70198 真珠附着散 6-631
70199 真珠退翳散 6-631
70200 真料重明散 6-631
70201 真料济阴丹 6-631
70202 真碓儿眼药 6-631
70203 真精妙合丸 6-631
70204 真人去三尸方 6-631
70205 真方五色丸子 6-632
70206 真传膃肭脐丸 6-632
70207 真金不换正气散 6-632
70208 真方不换金正气散 6-632

索

70209 索血散 6-632
70210 索豆散 6-632
70211 索氏三和汤 6-632
70212 索矩三和汤 6-632
70213 索氏三和汤三倍加白术方 6-632

袁

70214 袁二白散 6-632

壶

70215 壶公丹 6-632
70216 壶公妙剂散 6-632
70217 壶隐子双鹿丸 6-632

莕

70218 莕菜汤 6-633

荸

70219 荸荠退翳散 6-633
70220 荸荠熟地汤 6-633

莽

70221 莽草丸 6-633
70222 莽草汤 6-633
70223 莽草汤 6-633
70224 莽草汤 6-633
70225 莽草汤 6-633
70226 莽草汤 6-633
70227 莽草汤 6-633
70228 莽草散 6-633
70229 莽草散 6-633
70230 莽草散 6-633
70231 莽草散 6-634
70232 莽草散 6-634
70233 莽草散 6-634
70234 莽草散 6-634
70235 莽草散 6-634
70236 莽草散 6-634
70237 莽草散 6-634
70238 莽草散 6-634
70239 莽草散 6-634
70240 莽草散 6-634
70241 莽草散 6-634
70242 莽草散 6-634
70243 莽草散 6-634
70244 莽草散 6-634
70245 莽草散 6-635
70246 莽草散 6-635
70247 莽草膏 6-635
70248 莽草膏 6-635
70249 莽草膏 6-635
70250 莽草膏 6-635
70251 莽草膏 6-635
70252 莽草膏 6-635
70253 莽草膏 6-635
70254 莽草膏 6-635
70255 莽草叶散 6-635
70256 莽草浴汤 6-635
70257 莽草浴汤 6-635

莱

70258 莱子丸 6-635
70259 莱菔丸 6-635
70260 莱菔丸 6-635
70261 莱菔汁 6-636
70262 莱菔饮 6-636
70263 莱菔酒 6-636
70264 莱菔散 6-636
70265 莱菔粥 6-636
70266 莱菔膏 6-636
70267 莱菔膏 6-636
70268 莱菔子丸 6-636
70269 莱菔子汤 6-636
70270 莱菔子粥 6-636
70271 莱菔子煎 6-636
70272 莱菔木香散 6-636

莲

70273 莲子丹 6-636
70274 莲子散 6-636
70275 莲子散 6-636
70276 莲子散 6-636
70277 莲子粥 6-637
70278 莲子粥 6-637
70279 莲子膏 6-637
70280 莲心饮 6-637
70281 莲心散 6-637
70282 莲心散 6-637
70283 莲心散 6-637
70284 莲心散 6-637
70285 莲心散 6-637
70286 莲心散 6-637
70287 莲叶饮 6-637
70288 莲叶散 6-637
70289 莲肉丸 6-637
70290 莲肉汤 6-637
70291 莲肉散 6-637
70292 莲肉粥 6-637
70293 莲肉粥 6-637
70294 莲肉膏 6-637
70295 莲汤散 6-638
70296 莲米散 6-638
70297 莲壳散 6-638
70298 莲花饮 6-638
70299 莲花饮 6-638
70300 莲花肚 6-638
70301 莲花散 6-638
70302 莲实丸 6-638
70303 莲实汤 6-638
70304 莲实粥 6-638
70305 莲房汤 6-638
70306 莲房饮 6-638
70307 莲房散 6-638
70308 莲砂散 6-638
70309 莲葱饮 6-638
70310 莲蓬散 6-638
70311 莲藕汁 6-638
70312 莲子房散 6-638
70313 莲子草散 6-638
70314 莲子草膏 6-639
70315 莲子草膏 6-639
70316 莲子草膏 6-639
70317 莲花峰茶 6-639
70318 莲花蕊散 6-639
70319 莲子六一汤 6-639
70320 莲子六一散 6-639
70321 莲子生化汤 6-639
70322 莲子黄连丸 6-639
70323 莲子清心饮 6-639
70324 莲子清心饮 6-639
70325 莲子清心饮 6-639
70326 莲心清火汤 6-639
70327 莲枣麦豆汤 6-639
70328 莲房枳壳汤 6-640

莫

70329 莫愁汤 6-640
70330 莫家清宁丸 6-640

莳

70331 莳萝丸 6-640
70332 莳萝散 6-640

莴

70333 莴苣饮 6-640
70334 莴苣酒 6-640
70335 莴苣散 6-640
70336 莴苣散 6-640
70337 莴苣子粥 6-640
70338 莴苣熨方 6-640

莪

70339 莪术丸 6-640
70340 莪术汤 6-640
70341 莪术散 6-640
70342 莪术散 6-641
70343 莪术脾积丸 6-641
70344 莪术溃坚汤 6-641

荷

70345 荷丹片 6-641
70346 荷叶丸 6-641
70347 荷叶汤 6-641
70348 荷叶汤 6-641
70349 荷叶汤 6-641
70350 荷叶散 6-641
70351 荷叶散 6-641
70352 荷叶散 6-642
70353 荷叶散 6-642
70354 荷叶散 6-642
70355 荷叶散 6-642
70356 荷叶粥 6-642
70357 荷叶蒂汤 6-642
70358 荷叶藁本汤 6-642
70359 荷杏石甘汤 6-642

莶

70360 莶薢金银散 6-642

荽

70361 荽苏汤 6-642

莎

70362 莎芎散 6-642
70363 莎芎散 6-642
70364 莎根酒 6-642
70365 莎草根丸 6-642
70366 莎草根散 6-642
70367 莎草根散 6-642
70368 莎草根散 6-643

莨

70369 莨菪丸 6-643
70370 莨菪丸 6-643
70371 莨菪丸 6-643
70372 莨菪丸 6-643
70373 莨菪丸 6-643
70374 莨菪酒 6-643
70375 莨菪散 6-643
70376 莨菪煎 6-643
70377 莨菪膏 6-643
70378 莨菪膏 6-643
70379 莨菪子丸 6-643
70380 莨菪子丸 6-643
70381 莨菪子散 6-644
70382 莨菪子散 6-644
70383 莨菪子散 6-644
70384 莨菪浸方 6-644

莼

70385 莼羹 6-644
70386 莼菜羹 6-644

莹

70387 莹玉膏 6-644
70388 莹肌丸 6-644
70389 莹肌散 6-644
70390 莹肌膏 6-644
70391 莹泉散 6-644
70392 莹珠膏 6-644
70393 莹肌如玉散 6-644
70394 莹肌如玉散 6-644

盐

70395 盐曲 6-645
70396 盐汤 6-645
70397 盐水饮 6-645
70398 盐水锭 6-645
70399 盐术散 6-645
70400 盐花丸 6-645
70401 盐花散 6-645
70402 盐矾散 6-645
70403 盐拓方 6-645
70404 盐津丸 6-645
70405 盐姜汤 6-645
70406 盐脂汤 6-645
70407 盐烧酒 6-645
70408 盐梅丸 6-645

70409 盐梅汤 6-645
70410 盐梅散 6-645
70411 盐豉丸 6-645
70412 盐豉饮 6-645
70413 盐黄散 6-645
70414 盐黄散 6-646
70415 盐蛇散 6-646
70416 盐绿散 6-646
70417 盐滚丸 6-646
70418 盐煎散 6-646
70419 盐煎散 6-646
70420 盐煎散 6-646
70421 盐煎散 6-646
70422 盐煎散 6-646
70423 盐煎散 6-646
70424 盐煎散 6-646
70425 盐煎散 6-646
70426 盐煎散 6-646
70427 盐精丸 6-647
70428 盐蜜煎 6-647
70429 盐醋煎 6-647
70430 盐熨方 6-647
70431 盐白梅散 6-647
70432 盐韭敷方 6-647
70433 盐豉熨方 6-647

耆

70434 耆归汤 6-647
70435 耆归汤 6-647
70436 耆丝丸 6-647
70437 耆老丹 6-647
70438 耆老丹 6-647
70439 耆豆汤 6-647
70440 耆陈汤 6-647
70441 耆附汤 6-647
70442 耆附汤 6-647
70443 耆附汤 6-647
70444 耆味丸 6-648
70445 耆桂酒 6-648
70446 耆婆丸 6-648
70447 耆婆丸 6-648
70448 耆婆汤 6-648
70449 耆婆汤 6-648
70450 耆术防桂汤 6-648
70451 耆术两活汤 6-648
70452 耆术调经散 6-648
70453 耆归敛血汤 6-648
70454 耆芍桂酒汤 6-648
70455 耆参五味汤 6-648
70456 耆婆万病丸 6-648
70457 耆芍桂苦酒汤 6-649
70458 耆鹿逐痹口服液 6-649

晋

70459 晋凡散 6-649
70460 晋福散 6-649

恶

70461 恶阻汤 6-649
70462 恶实丸 6-649
70463 恶实丸 6-649
70464 恶实丸 6-649
70465 恶实酒 6-649
70466 恶实散 6-649
70467 恶实散 6-650
70468 恶实散 6-650
70469 恶实散 6-650
70470 恶实膏 6-650
70471 恶疮方 6-650
70472 恶实叶菹 6-650
70473 恶实根酒 6-650
70474 恶实根粥 6-650
70475 恶疮锭子 6-650
70476 恶实根涂敷方 6-650
70477 恶疮死肉锭子 6-650

栗

70478 栗子粥 6-650
70479 栗皮丸 6-650
70480 栗灰散 6-650
70481 栗粉丸 6-650
70482 栗树叶洗剂 6-650

贾

70483 贾同知通圣散 6-650

速

70484 速效饮 6-650
70485 速效散 6-651
70486 速效散 6-651
70487 速效散 6-651
70488 速效散 6-651
70489 速验饮 6-651
70490 速产兔脑丸 6-651
70491 速效牛黄丸 6-651
70492 速效救心丸 6-651
70493 速止水泻颗粒 6-651
70494 速效牙痛宁酊 6-651
70495 速效心痛滴丸 6-651
70496 速效心痛气雾剂 6-651

赶

70497 赶经汤 6-651
70498 赶经汤 6-651
70499 赶毒散 6-651
70500 赶痛汤 6-651

起

70501 起右汤 6-651
70502 起左汤 6-652
70503 起生丸 6-652
70504 起伛汤 6-652
70505 起阳汤 6-652
70506 起阴汤 6-652
70507 起枕汤 6-652
70508 起枕散 6-652
70509 起枕散 6-652
70510 起顶散 6-652
70511 起废丹 6-652
70512 起胃散 6-652
70513 起迷丹 6-652
70514 起痔汤 6-653
70515 起痔汤 6-653
70516 起脾汤 6-653
70517 起脾汤 6-653
70518 起痛汤 6-653
70519 起睫汤 6-653
70520 起睫膏 6-653
70521 起痿丹 6-653
70522 起痿丹 6-653
70523 起痿丹 6-653
70524 起痿汤 6-653
70525 起痿汤 6-653
70526 起废神丹 6-653
70527 起陷神丹 6-653
70528 起痿神汤 6-654
70529 起死回生丹 6-654
70530 起死回生丹 6-654
70531 起死回生散 6-654
70532 起死回生散 6-654
70533 起死轻骨丹 6-654
70534 起死轻骨膏 6-654
70535 起死神应丹 6-654
70536 起死救儿丹 6-654
70537 起异复光丸 6-654
70538 起阳至神丹 6-654
70539 起祖三棱丸 6-654
70540 起蒸中央汤 6-654
70541 起痿至神丹 6-654
70542 起痿至神汤 6-655
70543 起痿延生丹 6-655
70544 起痿降火汤 6-655
70545 起瘵至神汤 6-655

殊

70546 殊圣散 6-655
70547 殊圣散 6-655
70548 殊圣散 6-655
70549 殊圣散 6-655
70550 殊胜汤 6-655
70551 殊胜散 6-655
70552 殊胜散 6-655
70553 殊效汤 6-655
70554 殊验清中汤 6-655

顾

70555 顾耳汤 6-655
70556 顾步汤 6-656
70557 顾步汤 6-656
70558 顾首汤 6-656
70559 顾母理脏汤 6-656
70560 顾步保脱汤 6-656

砥

70561 砥柱丸 6-656

破

70562 破气丸 6-656
70563 破气汤 6-656
70564 破气汤 6-656
70565 破气散 6-656
70566 破邪汤 6-656
70567 破血丸 6-656
70568 破血丹 6-656
70569 破血汤 6-656
70570 破血汤 6-657
70571 破血药 6-657
70572 破血散 6-657
70573 破血散 6-657
70574 破血散 6-657
70575 破合汤 6-657
70576 破关丹 6-657
70577 破阴丹 6-657
70578 破阴丹 6-657
70579 破块丸 6-657
70580 破坚丹 6-657
70581 破坚散 6-657
70582 破饮丸 6-657
70583 破饮丸 6-657
70584 破灵丹 6-658
70585 破郁丹 6-658
70586 破郁汤 6-658
70587 破疟散 6-658
70588 破疝汤 6-658
70589 破经丸 6-658
70590 破经汤 6-658
70591 破毒丹 6-658
70592 破毒散 6-658
70593 破毒散 6-658
70594 破故丸 6-658
70595 破痨丹 6-658
70596 破结丸 6-658
70597 破结丹 6-658

70793 捉疳丸 6-673
70794 捉痛散 6-674

损

70795 损伤膏 6-674
70796 损余汤 6-674
70797 损伤药酒 6-674
70798 损益草散 6-674
70799 损伤风湿膏 6-674
70800 损伤回生散 6-674
70801 损伤接骨方 6-674

挹

70802 挹神汤 6-674

挫

70803 挫气丹 6-674

换

70804 换肌丸 6-674
70805 换肌丸 6-675
70806 换肌丸 6-675
70807 换肌散 6-675
70808 换肌散 6-675
70809 换肌散 6-675
70810 换肌散 6-675
70811 换肌散 6-675
70812 换形散 6-675
70813 换肠丸 6-675
70814 换肠丸 6-675
70815 换金丹 6-675
70816 换金丹 6-675
70817 换金散 6-675
70818 换骨丸 6-675
70819 换骨丸 6-676
70820 换骨丹 6-676
70821 换骨丹 6-676
70822 换骨丹 6-676
70823 换骨丹 6-676
70824 换骨丹 6-676
70825 换骨丹 6-676
70826 换骨丹 6-676
70827 换骨丹 6-676
70828 换骨丹 6-676
70829 换骨丹 6-677
70830 换骨丹 6-677
70831 换骨酒 6-677
70832 换骨散 6-677
70833 换骨散 6-677
70834 换骨膏 6-677
70835 换神丹 6-677
70836 换容散 6-677
70837 换脚丸 6-677
70838 换痘丹 6-677
70839 换睛散 6-677
70840 换腿丸 6-677
70841 换腿丸 6-677
70842 换皮麻药 6-677
70843 换金煮散 6-678
70844 换肌消毒散 6-678
70845 换肌消毒散 6-678
70846 换肌消毒散 6-678

挽

70847 挽流汤 6-678

捣

70848 捣姜饼 6-678
70849 捣毒散 6-678
70850 捣薤膏 6-678
70851 捣关救肾汤 6-678

挨

70852 挨积丸 6-678
70853 挨痞丸 6-678
70854 挨癖丸 6-678

顿

70855 顿止丹 6-678

致

70856 致和丸 6-678
70857 致和汤 6-678
70858 致新汤 6-679

热

70859 热牙散 6-679
70860 热见愁 6-679
70861 热郁汤 6-679
70862 热郁汤 6-679
70863 热郁汤 6-679
70864 热逆汤 6-679
70865 热黏皮 6-679
70866 热痏丸 6-679
70867 热熨针 6-679
70868 热蘸汤 6-679
70869 热六合汤 6-679
70870 热炎宁片 6-679
70871 热毒清片 6-679
70872 热疖神效膏 6-679
70873 热性痛经方 6-679
70874 热炎宁胶囊 6-680
70875 热炎宁颗粒 6-680
70876 热疟争攻散 6-680
70877 热毒平颗粒 6-680
70878 热战咬牙汤 6-680
70879 热疮寒膏药 6-680

鸬

70880 鸬鹚散 6-680
70881 鸬鹚散 6-680
70882 鸬鹚涎丸 6-680
70883 鸬鹚屎膏 6-680

柴

70884 柴平汤 6-680
70885 柴平汤 6-681
70886 柴平汤 6-681
70887 柴平饮 6-681
70888 柴平散 6-681
70889 柴平煎 6-681
70890 柴归饮 6-681
70891 柴半汤 6-681
70892 柴皮汤 6-681
70893 柴朴汤 6-681
70894 柴朴汤 6-681
70895 柴芍饮 6-681
70896 柴芎汤 6-681
70897 柴防煎 6-681
70898 柴芩汤 6-681
70899 柴芩汤 6-681
70900 柴芩汤 6-681
70901 柴芩煎 6-682
70902 柴芩煎 6-682
70903 柴陈汤 6-682
70904 柴陈汤 6-682
70905 柴陈煎 6-682
70906 柴陈煎 6-682
70907 柴附汤 6-682
70908 柴苓汤 6-682
70909 柴苓汤 6-682
70910 柴苓汤 6-682
70911 柴苓汤 6-682
70912 柴苓汤 6-683
70913 柴苓汤 6-683
70914 柴苓汤 6-683
70915 柴苓汤 6-683
70916 柴苓汤 6-683
70917 柴苓汤 6-683
70918 柴苓饮 6-683
70919 柴苓散 6-683
70920 柴苓散 6-683
70921 柴苓煎 6-683
70922 柴胡丸 6-683
70923 柴胡丸 6-683
70924 柴胡丸 6-683
70925 柴胡丸 6-683
70926 柴胡丸 6-683
70927 柴胡丸 6-683
70928 柴胡丸 6-684
70929 柴胡丸 6-684
70930 柴胡丸 6-684
70931 柴胡丸 6-684
70932 柴胡汤 6-684
70933 柴胡汤 6-684
70934 柴胡汤 6-684
70935 柴胡汤 6-684
70936 柴胡汤 6-684
70937 柴胡汤 6-684
70938 柴胡汤 6-684
70939 柴胡汤 6-684
70940 柴胡汤 6-685
70941 柴胡汤 6-685
70942 柴胡汤 6-685
70943 柴胡汤 6-685
70944 柴胡汤 6-685
70945 柴胡汤 6-685
70946 柴胡汤 6-685
70947 柴胡汤 6-685
70948 柴胡汤 6-685
70949 柴胡汤 6-685
70950 柴胡汤 6-685
70951 柴胡汤 6-685
70952 柴胡汤 6-686
70953 柴胡汤 6-686
70954 柴胡汤 6-686
70955 柴胡汤 6-686
70956 柴胡汤 6-686
70957 柴胡汤 6-686
70958 柴胡汤 6-686
70959 柴胡汤 6-686
70960 柴胡汤 6-686
70961 柴胡汤 6-686
70962 柴胡汤 6-686
70963 柴胡汤 6-686
70964 柴胡汤 6-686
70965 柴胡汤 6-686
70966 柴胡汤 6-686
70967 柴胡汤 6-687
70968 柴胡汤 6-687
70969 柴胡汤 6-687
70970 柴胡汤 6-687
70971 柴胡汤 6-687
70972 柴胡汤 6-687
70973 柴胡汤 6-687
70974 柴胡汤 6-687
70975 柴胡汤 6-687
70976 柴胡汤 6-687
70977 柴胡汤 6-687
70978 柴胡汤 6-687
70979 柴胡汤 6-687
70980 柴胡汤 6-687
70981 柴胡汤 6-687
70982 柴胡汤 6-688

70983 柴胡汤 6-688
70984 柴胡汤 6-688
70985 柴胡汤 6-688
70986 柴胡汤 6-688
70987 柴胡汤 6-688
70988 柴胡汤 6-688
70989 柴胡汤 6-688
70990 柴胡汤 6-688
70991 柴胡汤 6-688
70992 柴胡汤 6-688
70993 柴胡汤 6-688
70994 柴胡汤 6-688
70995 柴胡汤 6-688
70996 柴胡汤 6-688
70997 柴胡汤 6-689
70998 柴胡汤 6-689
70999 柴胡汤 6-689
71000 柴胡汤 6-689
71001 柴胡汤 6-689
71002 柴胡汤 6-689
71003 柴胡汤 6-689
71004 柴胡汤 6-689
71005 柴胡汤 6-689
71006 柴胡汤 6-689
71007 柴胡汤 6-689
71008 柴胡汤 6-689
71009 柴胡汤 6-690
71010 柴胡汤 6-690
71011 柴胡汤 6-690
71012 柴胡汤 6-690
71013 柴胡汤 6-690
71014 柴胡汤 6-690
71015 柴胡汤 6-690
71016 柴胡汤 6-690
71017 柴胡汤 6-690
71018 柴胡汤 6-690
71019 柴胡汤 6-690
71020 柴胡汤 6-690
71021 柴胡汤 6-690
71022 柴胡汤 6-690
71023 柴胡汤 6-690
71024 柴胡汤 6-691
71025 柴胡汤 6-691
71026 柴胡汤 6-691
71027 柴胡汤 6-691
71028 柴胡汤 6-691
71029 柴胡汤 6-691
71030 柴胡汤 6-691
71031 柴胡汤 6-691
71032 柴胡汤 6-691
71033 柴胡汤 6-691
71034 柴胡汤 6-691
71035 柴胡汤 6-691
71036 柴胡汤 6-691
71037 柴胡汤 6-691
71038 柴胡汤 6-691
71039 柴胡汤 6-691
71040 柴胡汤 6-691
71041 柴胡汤 6-691
71042 柴胡汤 6-692
71043 柴胡汤 6-692
71044 柴胡汤 6-692
71045 柴胡汤 6-692
71046 柴胡汤 6-692
71047 柴胡汤 6-692
71048 柴胡饮 6-692
71049 柴胡饮 6-692
71050 柴胡饮 6-692
71051 柴胡饮 6-692
71052 柴胡饮 6-692
71053 柴胡饮 6-692
71054 柴胡饮 6-692
71055 柴胡饮 6-692
71056 柴胡饮 6-692
71057 柴胡饮 6-692
71058 柴胡饮 6-693
71059 柴胡饮 6-693
71060 柴胡饮 6-693
71061 柴胡饮 6-693
71062 柴胡饮 6-693
71063 柴胡饮 6-693
71064 柴胡饮 6-693
71065 柴胡饮 6-693
71066 柴胡饮 6-693
71067 柴胡饮 6-693
71068 柴胡饮 6-693
71069 柴胡饮 6-693
71070 柴胡饮 6-693
71071 柴胡饮 6-693
71072 柴胡饮 6-693
71073 柴胡饮 6-693
71074 柴胡饮 6-693
71075 柴胡饮 6-693
71076 柴胡饮 6-694
71077 柴胡散 6-694
71078 柴胡散 6-694
71079 柴胡散 6-694
71080 柴胡散 6-694
71081 柴胡散 6-694
71082 柴胡散 6-694
71083 柴胡散 6-694
71084 柴胡散 6-694
71085 柴胡散 6-694
71086 柴胡散 6-694
71087 柴胡散 6-694
71088 柴胡散 6-694
71089 柴胡散 6-695
71090 柴胡散 6-695
71091 柴胡散 6-695
71092 柴胡散 6-695
71093 柴胡散 6-695
71094 柴胡散 6-695
71095 柴胡散 6-695
71096 柴胡散 6-695
71097 柴胡散 6-695
71098 柴胡散 6-695
71099 柴胡散 6-695
71100 柴胡散 6-695
71101 柴胡散 6-695
71102 柴胡散 6-695
71103 柴胡散 6-696
71104 柴胡散 6-696
71105 柴胡散 6-696
71106 柴胡散 6-696
71107 柴胡散 6-696
71108 柴胡散 6-696
71109 柴胡散 6-696
71110 柴胡散 6-696
71111 柴胡散 6-696
71112 柴胡散 6-696
71113 柴胡散 6-696
71114 柴胡散 6-696
71115 柴胡散 6-697
71116 柴胡散 6-697
71117 柴胡散 6-697
71118 柴胡散 6-697
71119 柴胡散 6-697
71120 柴胡散 6-697
71121 柴胡散 6-697
71122 柴胡散 6-697
71123 柴胡散 6-697
71124 柴胡散 6-697
71125 柴胡散 6-697
71126 柴胡散 6-697
71127 柴胡散 6-697
71128 柴胡散 6-698
71129 柴胡散 6-698
71130 柴胡散 6-698
71131 柴胡散 6-698
71132 柴胡散 6-698
71133 柴胡散 6-698
71134 柴胡散 6-698
71135 柴胡散 6-698
71136 柴胡散 6-698
71137 柴胡散 6-698
71138 柴胡散 6-698
71139 柴胡散 6-698
71140 柴胡散 6-699
71141 柴胡散 6-699
71142 柴胡散 6-699
71143 柴胡散 6-699
71144 柴胡散 6-699
71145 柴胡散 6-699
71146 柴胡散 6-699
71147 柴胡散 6-699
71148 柴胡散 6-699
71149 柴胡散 6-699
71150 柴胡散 6-699
71151 柴胡散 6-699
71152 柴胡散 6-700
71153 柴胡散 6-700
71154 柴胡散 6-700
71155 柴胡散 6-700
71156 柴胡散 6-700
71157 柴胡散 6-700
71158 柴胡散 6-700
71159 柴胡散 6-700
71160 柴胡散 6-700
71161 柴胡散 6-700
71162 柴胡散 6-700
71163 柴胡散 6-700
71164 柴胡散 6-701
71165 柴胡散 6-701
71166 柴胡散 6-701
71167 柴胡散 6-701
71168 柴胡散 6-701
71169 柴胡散 6-701
71170 柴胡散 6-701
71171 柴胡散 6-701
71172 柴胡散 6-701
71173 柴胡散 6-701
71174 柴胡散 6-701
71175 柴胡散 6-701
71176 柴胡散 6-701
71177 柴胡散 6-702
71178 柴胡散 6-702
71179 柴胡散 6-702
71180 柴胡散 6-702
71181 柴胡散 6-702
71182 柴胡散 6-702
71183 柴胡散 6-702
71184 柴胡散 6-702
71185 柴胡散 6-702
71186 柴胡散 6-702
71187 柴胡散 6-702
71188 柴胡散 6-702
71189 柴胡散 6-702
71190 柴胡散 6-702
71191 柴胡散 6-703
71192 柴胡散 6-703
71193 柴胡散 6-703
71194 柴胡散 6-703
71195 柴胡散 6-703
71196 柴胡散 6-703
71197 柴胡散 6-703
71198 柴胡散 6-703

71199 柴胡散 6-703
71200 柴胡散 6-703
71201 柴胡散 6-703
71202 柴胡散 6-703
71203 柴胡散 6-703
71204 柴胡散 6-703
71205 柴胡煎 6-703
71206 柴胡煎 6-703
71207 柴胡煎 6-703
71208 柴胡膏 6-703
71209 柴荆饮 6-704
71210 柴香散 6-704
71211 柴桂汤 6-704
71212 柴桔汤 6-704
71213 柴陷汤 6-704
71214 柴黄片 6-704
71215 柴梗汤 6-704
71216 柴常汤 6-704
71217 柴葛煎 6-704
71218 柴胡引子 6-704
71219 柴胡引子 6-704
71220 柴胡饮子 6-704
71221 柴胡饮子 6-704
71222 柴胡饮子 6-704
71223 柴胡饮子 6-705
71224 柴胡饮子 6-705
71225 柴胡饮子 6-705
71226 柴胡饮子 6-705
71227 柴胡饮子 6-705
71228 柴胡饮子 6-705
71229 柴胡饮子 6-705
71230 柴胡饮子 6-705
71231 柴胡饮子 6-705
71232 柴胡饮子 6-705
71233 柴胡散子 6-705
71234 柴胡煮散 6-705
71235 柴胡煎丸 6-705
71236 柴胡煎丸 6-705
71237 柴胡煎丸 6-705
71238 柴术六君汤 6-706
71239 柴术参苓汤 6-706
71240 柴芍六君丸 6-706
71241 柴芍六君丸 6-706
71242 柴芍六味丸 6-706
71243 柴芍地黄丸 6-706
71244 柴芍和胃汤 6-706
71245 柴芍参苓饮 6-706
71246 柴芍参苓散 6-706
71247 柴芍调经汤 6-706
71248 柴防二陈汤 6-706
71249 柴芩七物汤 6-706
71250 柴芩双解汤 6-706
71251 柴芩四物汤 6-706
71252 柴芩竹叶饮 6-706
71253 柴芩两解汤 6-707
71254 柴芩承气汤 6-707
71255 柴芩退热汤 6-707
71256 柴芩清膈煎 6-707
71257 柴芩解托汤 6-707
71258 柴连解毒汤 6-707
71259 柴牡三角汤 6-707
71260 柴陈五苓散 6-707
71261 柴陈化滞汤 6-707
71262 柴陈四妙汤 6-707
71263 柴陈拈痛汤 6-707
71264 柴陈解托汤 6-707
71265 柴青泻肝汤 6-708
71266 柴苓二妙汤 6-708
71267 柴苓平胃汤 6-708
71268 柴苓四物汤 6-708
71269 柴苓扶元汤 6-708
71270 柴苓栀子汤 6-708
71271 柴苓清热汤 6-708
71272 柴胡二术汤 6-708
71273 柴胡二连丸 6-708
71274 柴胡二陈汤 6-708
71275 柴胡丁香汤 6-708
71276 柴胡人参汤 6-708
71277 柴胡人参汤 6-708
71278 柴胡人参汤 6-708
71279 柴胡人参汤 6-708
71280 柴胡人参汤 6-708
71281 柴胡人参汤 6-708
71282 柴胡人参散 6-708
71283 柴胡三白汤 6-709
71284 柴胡三棱饮 6-709
71285 柴胡下热汤 6-709
71286 柴胡大黄汤 6-709
71287 柴胡口服液 6-709
71288 柴胡山栀散 6-709
71289 柴胡天水散 6-709
71290 柴胡木香汤 6-709
71291 柴胡五味汤 6-709
71292 柴胡化滞汤 6-709
71293 柴胡化滞汤 6-709
71294 柴胡化滞汤 6-709
71295 柴胡升阳汤 6-709
71296 柴胡升麻汤 6-709
71297 柴胡升麻汤 6-709
71298 柴胡升麻汤 6-709
71299 柴胡片姜散 6-709
71300 柴胡六合汤 6-709
71301 柴胡双解饮 6-710
71302 柴胡双解散 6-710
71303 柴胡平肝汤 6-710
71304 柴胡甘草汤 6-710
71305 柴胡石膏汤 6-710
71306 柴胡石膏汤 6-710
71307 柴胡石膏汤 6-710
71308 柴胡石膏汤 6-710
71309 柴胡石膏汤 6-710
71310 柴胡石膏散 6-710
71311 柴胡归芍汤 6-710
71312 柴胡归芎汤 6-710
71313 柴胡四物汤 6-710
71314 柴胡四物汤 6-710
71315 柴胡四物汤 6-711
71316 柴胡四物汤 6-711
71317 柴胡四物汤 6-711
71318 柴胡四物汤 6-711
71319 柴胡生化汤 6-711
71320 柴胡白虎汤 6-711
71321 柴胡白虎汤 6-711
71322 柴胡白虎汤 6-711
71323 柴胡白虎汤 6-711
71324 柴胡白虎煎 6-711
71325 柴胡半夏汤 6-711
71326 柴胡半夏汤 6-711
71327 柴胡半夏汤 6-711
71328 柴胡加桂汤 6-711
71329 柴胡加桂汤 6-711
71330 柴胡加豉汤 6-711
71331 柴胡发泄汤 6-712
71332 柴胡地骨散 6-712
71333 柴胡地黄汤 6-712
71334 柴胡地黄汤 6-712
71335 柴胡地黄汤 6-712
71336 柴胡芍药汤 6-712
71337 柴胡芍药汤 6-712
71338 柴胡芍药汤 6-712
71339 柴胡芍药汤 6-712
71340 柴胡芍药汤 6-712
71341 柴胡芍药汤 6-712
71342 柴胡芍药散 6-712
71343 柴胡芒消汤 6-712
71344 柴胡芎归汤 6-712
71345 柴胡芎归汤 6-712
71346 柴胡达原饮 6-713
71347 柴胡百合汤 6-713
71348 柴胡百合汤 6-713
71349 柴胡当归汤 6-713
71350 柴胡当归汤 6-713
71351 柴胡当归汤 6-713
71352 柴胡当归汤 6-713
71353 柴胡竹茹汤 6-713
71354 柴胡后生汤 6-713
71355 柴胡导热汤 6-713
71356 柴胡防风汤 6-713
71357 柴胡防风汤 6-713
71358 柴胡防风汤 6-713
71359 柴胡防风汤 6-714
71360 柴胡防风汤 6-714
71361 柴胡防风汤 6-714
71362 柴胡防风汤 6-714
71363 柴胡防风汤 6-714
71364 柴胡防归汤 6-714
71365 柴胡麦冬汤 6-714
71366 柴胡麦冬散 6-714
71367 柴胡麦冬散 6-714
71368 柴胡苍术汤 6-714
71369 柴胡抑肝汤 6-714
71370 柴胡抑肝散 6-714
71371 柴胡抑肝散 6-714
71372 柴胡连翘汤 6-714
71373 柴胡连翘汤 6-714
71374 柴胡牡蛎汤 6-714
71375 柴胡羌活汤 6-714
71376 柴胡羌活汤 6-714
71377 柴胡羌活汤 6-714
71378 柴胡羌活汤 6-715
71379 柴胡青黛汤 6-715
71380 柴胡枣仁汤 6-715
71381 柴胡和胎饮 6-715
71382 柴胡知母汤 6-715
71383 柴胡知母汤 6-715
71384 柴胡知母汤 6-715
71385 柴胡知母汤 6-715
71386 柴胡知母饮 6-715
71387 柴胡泻肝汤 6-715
71388 柴胡泻肝汤 6-715
71389 柴胡泻肝汤 6-715
71390 柴胡泽泻汤 6-715
71391 柴胡参术汤 6-716
71392 柴胡参归汤 6-716
71393 柴胡细辛汤 6-716
71394 柴胡枳芎汤 6-716
71395 柴胡枳壳汤 6-716
71396 柴胡枳壳汤 6-716
71397 柴胡枳壳汤 6-716
71398 柴胡枳壳汤 6-716
71399 柴胡枳桔汤 6-716
71400 柴胡枳桔汤 6-716
71401 柴胡枳桔汤 6-716
71402 柴胡枳桔汤 6-716
71403 柴胡栀子饮 6-717
71404 柴胡栀子饮 6-717
71405 柴胡栀子散 6-717
71406 柴胡栀子散 6-717
71407 柴胡栀连汤 6-717
71408 柴胡茯苓汤 6-717
71409 柴胡茯苓汤 6-717
71410 柴胡厚朴汤 6-717
71411 柴胡厚朴汤 6-717
71412 柴胡厚朴汤 6-717
71413 柴胡复生汤 6-717
71414 柴胡复明汤 6-717

71415 柴胡独活汤 6-717
71416 柴胡胜湿汤 6-717
71417 柴胡洗眼汤 6-717
71418 柴胡养阴汤 6-717
71419 柴胡养荣汤 6-717
71420 柴胡养荣汤 6-718
71421 柴胡养荣汤 6-718
71422 柴胡姜桂汤 6-718
71423 柴胡姜桂汤 6-718
71424 柴胡姜桂汤 6-718
71425 柴胡姜桂汤 6-718
71426 柴胡退翳丸 6-718
71427 柴胡秦艽汤 6-718
71428 柴胡秦艽汤 6-718
71429 柴胡桂枝汤 6-718
71430 柴胡桂枝汤 6-720
71431 柴胡桂姜汤 6-720
71432 柴胡桂姜汤 6-720
71433 柴胡桔梗汤 6-720
71434 柴胡栝楼汤 6-720
71435 柴胡桃仁汤 6-720
71436 柴胡破瘀汤 6-720
71437 柴胡破瘀汤 6-720
71438 柴胡铁锈汤 6-720
71439 柴胡消肿汤 6-720
71440 柴胡消痈汤 6-720
71441 柴胡益肝散 6-720
71442 柴胡调经汤 6-720
71443 柴胡陷胸汤 6-720
71444 柴胡陷胸汤 6-721
71445 柴胡陷胸汤 6-721
71446 柴胡通经汤 6-721
71447 柴胡通塞汤 6-721
71448 柴胡通塞汤 6-721
71449 柴胡梅连汤 6-721
71450 柴胡梅连散 6-721
71451 柴胡梅连散 6-721
71452 柴胡黄芩汤 6-721
71453 柴胡黄连膏 6-721
71454 柴胡猪苓汤 6-721
71455 柴胡清中汤 6-721
71456 柴胡清肌散 6-721
71457 柴胡清肝汤 6-721
71458 柴胡清肝汤 6-721
71459 柴胡清肝汤 6-721
71460 柴胡清肝汤 6-722
71461 柴胡清肝饮 6-722
71462 柴胡清肝饮 6-722
71463 柴胡清肝饮 6-722
71464 柴胡清肝饮 6-722
71465 柴胡清肝饮 6-722
71466 柴胡清肝饮 6-722
71467 柴胡清肝饮 6-722
71468 柴胡清肝饮 6-722
71469 柴胡清肝饮 6-722
71470 柴胡清肝饮 6-722
71471 柴胡清肝散 6-722
71472 柴胡清肝散 6-722
71473 柴胡清肝散 6-722
71474 柴胡清肝散 6-722
71475 柴胡清肝散 6-722
71476 柴胡清肝散 6-723
71477 柴胡清骨散 6-723
71478 柴胡清骨散 6-723
71479 柴胡清胆汤 6-723
71480 柴胡清热饮 6-723
71481 柴胡清燥汤 6-723
71482 柴胡清燥汤 6-723
71483 柴胡清燥汤 6-723
71484 柴胡羚角汤 6-723
71485 柴胡葛根汤 6-723
71486 柴胡紫苏饮 6-723
71487 柴胡舒肝丸 6-723
71488 柴胡舒肝散 6-723
71489 柴胡温胆汤 6-723
71490 柴胡疏肝汤 6-724
71491 柴胡疏肝散 6-724
71492 柴胡疏肝散 6-725
71493 柴胡疏肝散 6-725
71494 柴胡疏厥煎 6-725
71495 柴胡解肌汤 6-725
71496 柴胡解毒汤 6-725
71497 柴胡解毒汤 6-725
71498 柴胡解毒汤 6-725
71499 柴胡截疟饮 6-725
71500 柴胡聪耳汤 6-725
71501 柴胡橘皮汤 6-726
71502 柴胡鳖甲丸 6-726
71503 柴胡鳖甲汤 6-726
71504 柴胡鳖甲汤 6-726
71505 柴胡鳖甲汤 6-726
71506 柴胡鳖甲汤 6-726
71507 柴胡鳖甲饮 6-726
71508 柴胡鳖甲散 6-726
71509 柴枳四逆散 6-726
71510 柴独苍术汤 6-726
71511 柴前梅连散 6-726
71512 柴桂干姜汤 6-726
71513 柴桂地黄汤 6-726
71514 柴梗半夏汤 6-726
71515 柴葛二陈汤 6-726
71516 柴葛二妙汤 6-727
71517 柴葛二妙汤 6-727
71518 柴葛二妙汤 6-727
71519 柴葛五苓散 6-727
71520 柴葛平胃散 6-727
71521 柴葛平胃散 6-727
71522 柴葛各半汤 6-727
71523 柴葛安胎饮 6-727
71524 柴葛芩连汤 6-727
71525 柴葛败毒散 6-727
71526 柴葛败毒散 6-727
71527 柴葛桂枝汤 6-727
71528 柴葛桂枝汤 6-727
71529 柴葛桂枝汤 6-727
71530 柴葛解肌汤 6-727
71531 柴葛解肌汤 6-728
71532 柴葛解肌汤 6-728
71533 柴葛解肌汤 6-728
71534 柴葛解肌汤 6-728
71535 柴蒿鳖甲汤 6-728
71536 柴磁地黄丸 6-728
71537 柴芍六君子汤 6-728
71538 柴芍六君子汤 6-728
71539 柴胡五味子汤 6-729
71540 柴胡六君子汤 6-729
71541 柴胡加大黄汤 6-729
71542 柴胡加芒消汤 6-729
71543 柴胡加防风汤 6-729
71544 柴胡加细辛汤 6-729
71545 柴胡加桂枝汤 6-729
71546 柴胡地骨皮汤 6-729
71547 柴胡地骨皮汤 6-729
71548 柴胡地骨皮汤 6-729
71549 柴胡地骨皮散 6-729
71550 柴胡地骨皮散 6-729
71551 柴胡麦门冬汤 6-729
71552 柴胡麦门冬散 6-729
71553 柴胡栀子豉汤 6-729
71554 柴胡栝楼根汤 6-730
71555 柴胡桑白皮汤 6-730
71556 柴胡羚羊角散 6-730
71557 柴胡鼠黏子汤 6-730
71558 柴芩栝楼芍药汤 6-730
71559 柴胡二桂枝一汤 6-730
71560 柴胡三石解毒汤 6-730
71561 柴胡六味地黄汤 6-730
71562 柴胡去芩加芍汤 6-730
71563 柴胡龙骨牡蛎汤 6-730
71564 柴胡瓜蒌干姜汤 6-730
71565 柴胡加山栀子汤 6-730
71566 柴胡芍药丹皮汤 6-730
71567 柴胡芍药茯苓汤 6-730
71568 柴胡茵陈五苓散 6-730
71569 柴胡桂枝干姜汤 6-730
71570 柴胡桂枝干姜汤 6-731
71571 柴胡桂枝干姜汤 6-731
71572 柴胡桂枝鳖甲汤 6-732
71573 柴胡桂姜半夏汤 6-732
71574 柴胡加龙骨牡蛎汤 6-732
71575 柴胡去半夏加栝楼汤 6-733
71576 柴胡加大黄芒消桑螵蛸汤 6-733

紧

71577 紧皮丸 6-733
71578 紧皮丸 6-733
71579 紧皮丸 6-733
71580 紧皮散 6-733
71581 紧皮膏 6-733

党

71582 党参片 6-734
71583 党参膏 6-734
71584 党参膏 6-734
71585 党参固本丸 6-734
71586 党参健脾丸 6-734

逍

71587 逍生散 6-734
71588 逍遥丸 6-734
71589 逍遥丸 6-734
71590 逍遥丸 6-734
71591 逍遥丸 6-734
71592 逍遥汤 6-734
71593 逍遥汤 6-734
71594 逍遥饮 6-734
71595 逍遥饮 6-734
71596 逍遥饮 6-734
71597 逍遥散 6-735
71598 逍遥散 6-735
71599 逍遥散 6-737
71600 逍遥散 6-737
71601 逍遥散 6-737
71602 逍遥散 6-737
71603 逍遥散 6-737
71604 逍遥散 6-738
71605 逍遥散 6-738
71606 逍遥散 6-738
71607 逍遥散 6-738

71778 铁粉散 6-750
71779 铁粉散 6-750
71780 铁粉散 6-750
71781 铁粉散 6-750
71782 铁粉散 6-750
71783 铁粉煎 6-750
71784 铁粉煎 6-750
71785 铁浆酒 6-751
71786 铁扇子 6-751
71787 铁扇散 6-751
71788 铁扇散 6-751
71789 铁扇散 6-751
71790 铁屑丸 6-751
71791 铁屑散 6-751
71792 铁屑散 6-751
71793 铁屑膏 6-751
71794 铁埽丸 6-751
71795 铁桶膏 6-751
71796 铁桶膏 6-751
71797 铁掬散 6-751
71798 铁圈散 6-751
71799 铁笛丸 6-752
71800 铁笛丸 6-752
71801 铁笛丸 6-752
71802 铁脚丸 6-752
71803 铁脚丸 6-752
71804 铁脚丸 6-752
71805 铁液酒 6-752
71806 铁液散 6-752
71807 铁弹丸 6-752
71808 铁弹丸 6-752
71809 铁弹丸 6-752
71810 铁弹丸 6-753
71811 铁弹丸 6-753
71812 铁弹丸 6-753
71813 铁弹丸 6-753
71814 铁落饮 6-753
71815 铁锁匙 6-753
71816 铁槌丸 6-753
71817 铁罩散 6-753
71818 铁罩散 6-753
71819 铁箝散 6-753
71820 铁箍丹 6-753
71821 铁箍散 6-753
71822 铁箍散 6-753
71823 铁箍散 6-753
71824 铁箍散 6-753
71825 铁箍散 6-753
71826 铁箍散 6-754
71827 铁箍散 6-754
71828 铁箍散 6-754
71829 铁箍散 6-754
71830 铁箍散 6-754
71831 铁箍散 6-754
71832 铁箍散 6-754
71833 铁箍散 6-754
71834 铁箍散 6-754
71835 铁箍散 6-754
71836 铁箍散 6-754
71837 铁箍散 6-754
71838 铁箍散 6-754
71839 铁箍散 6-754
71840 铁箍散 6-754
71841 铁箍散 6-754
71842 铁箍散 6-755
71843 铁箍散 6-755
71844 铁箍散 6-755
71845 铁箍散 6-755
71846 铁箍散 6-755
71847 铁箍散 6-755
71848 铁箍散 6-755
71849 铁箍散 6-755
71850 铁精丸 6-755
71851 铁精丸 6-755
71852 铁精丸 6-755
71853 铁精丸 6-755
71854 铁精丸 6-755
71855 铁精丸 6-755
71856 铁精汤 6-755
71857 铁精散 6-756
71858 铁精散 6-756
71859 铁精散 6-756
71860 铁精散 6-756
71861 铁鞋散 6-756
71862 铁镧散 6-756
71863 铁魔丹 6-756
71864 铁罐膏 6-756
71865 铁布衫丸 6-756
71866 铁布衫丸 6-756
71867 铁柱杖丸 6-756
71868 铁弹子丸 6-756
71869 铁爪长匙散 6-756
71870 铁砂三黄汤 6-757
71871 铁砂牡蛎汤 6-757
71872 铁粉牛黄丸 6-757
71873 铁粉乌鸦散 6-757
71874 铁锈鸡纳丸 6-757
71875 铁筒拔毒膏 6-757
71876 铁筒拔毒膏 6-757
71877 铁罐点毒膏 6-757
71878 铁笛口服液 6-757
71879 铁瓮申先生交感丹 6-757

铃

71880 铃石散 6-757

铅

71881 铅丹 6-757
71882 铅酒 6-758
71883 铅酒 6-758
71884 铅丹丸 6-758
71885 铅丹丸 6-758
71886 铅丹丸 6-758
71887 铅丹丸 6-758
71888 铅丹丸 6-758
71889 铅丹丸 6-758
71890 铅丹丸 6-758
71891 铅丹丸 6-758
71892 铅丹丸 6-758
71893 铅丹丸 6-758
71894 铅丹丸 6-758
71895 铅丹丸 6-758
71896 铅丹散 6-758
71897 铅丹散 6-759
71898 铅丹散 6-759
71899 铅丹散 6-759
71900 铅丹散 6-759
71901 铅丹散 6-759
71902 铅丹散 6-759
71903 铅丹煎 6-759
71904 铅丹膏 6-759
71905 铅丹膏 6-759
71906 铅丹膏 6-759
71907 铅丹膏 6-759
71908 铅丹膏 6-759
71909 铅丹膏 6-759
71910 铅丹膏 6-759
71911 铅回散 6-759
71912 铅红散 6-760
71913 铅汞丸 6-760
71914 铅汞丹 6-760
71915 铅汞膏 6-760
71916 铅金丸 6-760
71917 铅参散 6-760
71918 铅壶酒 6-760
71919 铅粉散 6-760
71920 铅粉散 6-760
71921 铅粉膏 6-760
71922 铅梳子 6-760
71923 铅黄丸 6-760
71924 铅黄散 6-760
71925 铅糖水 6-760
71926 铅霜丸 6-760
71927 铅霜丸 6-761
71928 铅霜丸 6-761
71929 铅霜丸 6-761
71930 铅霜丸 6-761
71931 铅霜丸 6-761
71932 铅霜丸 6-761
71933 铅霜丸 6-761
71934 铅霜丸 6-761
71935 铅霜丸 6-761
71936 铅霜散 6-761
71937 铅霜散 6-761
71938 铅霜散 6-761
71939 铅霜散 6-761
71940 铅霜散 6-761
71941 铅霜散 6-762
71942 铅霜散 6-762
71943 铅霜散 6-762
71944 铅霜散 6-762
71945 铅霜散 6-762
71946 铅霜散 6-762
71947 铅霜散 6-762
71948 铅霜散 6-762
71949 铅霜散 6-762
71950 铅霜散 6-762
71951 铅霜散 6-762
71952 铅霜散 6-762
71953 铅白霜丸 6-762
71954 铅白霜丸 6-762
71955 铅白霜丸 6-762
71956 铅白霜散 6-762
71957 铅白霜散 6-762
71958 铅砂蒸剂 6-762

秫

71959 秫米汤 6-762
71960 秫米散 6-762
71961 秫米半夏汤 6-762
71962 秫米常山甘草汤 6-763

秤

71963 秤金丹 6-763
71964 秤锤酒 6-763

积

71965 积串 6-763
71966 积气丸 6-763
71967 积气丸 6-763
71968 积气丸 6-763
71969 积气丸 6-763
71970 积气丸 6-763
71971 积气丹 6-763
71972 积气散 6-763
71973 积块丸 6-763
71974 积肥丸 6-764
71975 积疝丸 6-764
71976 积疝方 6-764
71977 积聚汤 6-764
71978 积气养荣汤 6-764

称

71979 称病散 6-764

秘
71980 秘丹 6-764
71981 秘丹 6-764
71982 秘丹 6-764
71983 秘元丸 6-764
71984 秘元丹 6-764
71985 秘元丹 6-764
71986 秘元丹 6-764
71987 秘元汤 6-764
71988 秘元煎 6-764
71989 秘叶散 6-765
71990 秘红丹 6-765
71991 秘灵丹 6-765
71992 秘金丹 6-765
71993 秘金散 6-765
71994 秘药方 6-765
71995 秘药饼 6-765
71996 秘真丸 6-765
71997 秘真丸 6-765
71998 秘真丸 6-766
71999 秘真丸 6-766
72000 秘真丸 6-766
72001 秘真丸 6-766
72002 秘真丹 6-766
72003 秘真丹 6-766
72004 秘真丹 6-766
72005 秘真丹 6-766
72006 秘效丸 6-766
72007 秘效丸 6-766
72008 秘瘀丸 6-766
72009 秘箓丹 6-766
72010 秘精丸 6-766
72011 秘精丸 6-767
72012 秘精丸 6-767
72013 秘精丸 6-767
72014 秘精丸 6-767
72015 秘精丹 6-767
72016 秘藏丸 6-767
72017 秘传肉丹 6-767
72018 秘传疟丹 6-767
72019 秘传药酒 6-767
72020 秘传药酒 6-767
72021 秘传膏药 6-767
72022 秘传膏药 6-767
72023 秘制饭灰 6-768
72024 秘治胶囊 6-768
72025 秘方十补丸 6-768
72026 秘方万应丸 6-768
72027 秘方化滞丸 6-768
72028 秘方乌金散 6-768
72029 秘方匀气散 6-768
72030 秘方水澄膏 6-768
72031 秘方平肺汤 6-768
72032 秘方石韦散 6-769
72033 秘方龙骨丸 6-769
72034 秘方四神饮 6-769
72035 秘方白梅散 6-769
72036 秘方立效散 6-769
72037 秘方半夏丸 6-769
72038 秘方夺命散 6-769
72039 秘方托里散 6-769
72040 秘方防风散 6-769
72041 秘方苍术汤 6-769
72042 秘方芦荟丸 6-769
72043 秘方连翘散 6-769
72044 秘方拔毒散 6-769
72045 秘方肥儿丸 6-769
72046 秘方净肌散 6-769
72047 秘方定心丸 6-769
72048 秘方定振丸 6-769
72049 秘方参附丸 6-770
72050 秘方枳壳汤 6-770
72051 秘方柏叶散 6-770
72052 秘方茶调散 6-770
72053 秘方种子丹 6-770
72054 秘方香连丸 6-770
72055 秘方重明丸 6-770
72056 秘方顺肝散 6-770
72057 秘方洗心散 6-770
72058 秘方洗肝散 6-770
72059 秘方养脏汤 6-770
72060 秘方换腿丸 6-770
72061 秘方柴胡汤 6-770
72062 秘方润肠膏 6-770
72063 秘方益母丸 6-770
72064 秘方菊花散 6-771
72065 秘方黄丸子 6-771
72066 秘方硇砂膏 6-771
72067 秘方猪苓汤 6-771
72068 秘方清脾丸 6-771
72069 秘方琥珀膏 6-771
72070 秘方揩牙散 6-771
72071 秘方紫金膏 6-771
72072 秘方蝉花散 6-771
72073 秘方噙化丸 6-771
72074 秘方擦牙散 6-771
72075 秘方蟹黄散 6-771
72076 秘本黄连汤 6-771
72077 秘传一擦光 6-771
72078 秘传二仙糕 6-771
72079 秘传二奇汤 6-772
72080 秘传十子丸 6-772
72081 秘传刀伤药 6-772
72082 秘传三仙丹 6-772
72083 秘传三仙糕 6-772
72084 秘传三圣散 6-772
72085 秘传三意酒 6-772
72086 秘传千捶膏 6-772
72087 秘传千捶膏 6-772
72088 秘传飞步丸 6-772
72089 秘传木香散 6-772
72090 秘传木通汤 6-772
72091 秘传五痡散 6-772
72092 秘传牙痛方 6-773
72093 秘传牛黄丸 6-773
72094 秘传反魂丹 6-773
72095 秘传乌鸡丸 6-773
72096 秘传六和丸 6-773
72097 秘传六神丸 6-773
72098 秘传斗门方 6-773
72099 秘传斗门散 6-773
72100 秘传水银膏 6-773
72101 秘传平疟饮 6-773
72102 秘传平毒散 6-773
72103 秘传平秽散 6-773
72104 秘传正胃丸 6-773
72105 秘传正骨丹 6-774
72106 秘传玉锁丹 6-774
72107 秘传归参汤 6-774
72108 秘传生肌散 6-774
72109 秘传白玉膏 6-774
72110 秘传白犀丹 6-774
72111 秘传白膏药 6-774
72112 秘传宁口散 6-774
72113 秘传宁口散 6-774
72114 秘传宁痒散 6-774
72115 秘传发灰丸 6-774
72116 秘传地仙丹 6-774
72117 秘传地黄膏 6-774
72118 秘传夺命丹 6-774
72119 秘传百解散 6-774
72120 秘传夹纸膏 6-775
72121 秘传当归膏 6-775
72122 秘传团鱼羹 6-775
72123 秘传先天丸 6-775
72124 秘传延寿丹 6-775
72125 秘传安神汤 6-775
72126 秘传羊肝丸 6-775
72127 秘传杖疮膏 6-775
72128 秘传豆黄丸 6-776
72129 秘传芦荟丸 6-776
72130 秘传赤龙丹 6-776
72131 秘传连翘汤 6-776
72132 秘传返魂汤 6-776
72133 秘传羌活散 6-776
72134 秘传补阴汤 6-776
72135 秘传补脾汤 6-776
72136 秘传妙济饮 6-776
72137 秘传枣矾丸 6-776
72138 秘传郁金散 6-777
72139 秘传拔毒丹 6-777
72140 秘传抱龙丸 6-777
72141 秘传抱龙丸 6-777
72142 秘传败毒散 6-777
72143 秘传固本丸 6-777
72144 秘传和中饮 6-777
72145 秘传刮金丹 6-777
72146 秘传肥儿丸 6-778
72147 秘传泻肝汤 6-778
72148 秘传治痡汤 6-778
72149 秘传降气汤 6-778
72150 秘传降气汤 6-778
72151 秘传珍珠膏 6-778
72152 秘传茵陈散 6-778
72153 秘传茴香汤 6-778
72154 秘传枳壳丸 6-778
72155 秘传秋石丹 6-778
72156 秘传复生散 6-779
72157 秘传香连丸 6-779
72158 秘传香连丸 6-779
72159 秘传香连丸 6-779
72160 秘传保安丸 6-779
72161 秘传保和丸 6-779
72162 秘传保和丸 6-779
72163 秘传保婴丹 6-779
72164 秘传顺气散 6-779
72165 秘传独圣散 6-779
72166 秘传洞关散 6-779
72167 秘传祛风散 6-779
72168 秘传神应散 6-779
72169 秘传神应膏 6-779
72170 秘传神效散 6-779
72171 秘传除疠散 6-780
72172 秘传桃花散 6-780
72173 秘传起痿丹 6-780
72174 秘传捉虎丹 6-780
72175 秘传铁箍散 6-780
72176 秘传息搔散 6-780
72177 秘传消痞丸 6-780
72178 秘传涤风散 6-780
72179 秘传涌泉散 6-780
72180 秘传通气散 6-780
72181 秘传通塞散 6-780
72182 秘传黄耆丸 6-780
72183 秘传梨汁饮 6-780
72184 秘传敛瘤膏 6-780
72185 秘传清咽散 6-780
72186 秘传清燥汤 6-781
72187 秘传紫金丹 6-781
72188 秘传黑虎丹 6-781
72189 秘传遗粮汤 6-781
72190 秘传循经丸 6-781
72191 秘传隔纸膏 6-781
72192 秘传蒲黄散 6-781
72193 秘传愈刚散 6-781

72194 秘传愈疥散 6-781
72195 秘传愈疯丹 6-781
72196 秘传解毒丸 6-781
72197 秘传靖肤散 6-782
72198 秘传碧云膏 6-782
72199 秘传槟榔丸 6-782
72200 秘传熏洗方 6-782
72201 秘传熏洗方 6-782
72202 秘传熏洗方 6-782
72203 秘传膈噎膏 6-782
72204 秘传赛宝丹 6-782
72205 秘传褪金丸 6-782
72206 秘传蝌蚪散 6-782
72207 秘传镇惊丸 6-782
72208 秘传擦牙散 6-782
72209 秘传豁痰丸 6-782
72210 秘传豁痰汤 6-783
72211 秘旨安神丸 6-783
72212 秘制太和丸 6-783
72213 秘制白龙丹 6-783
72214 秘制白带丸 6-783
72215 秘制白浊丸 6-783
72216 秘制朱砂膏 6-783
72217 秘制肠风散 6-783
72218 秘制抱龙丸 6-783
72219 秘制兔血丸 6-783
72220 秘制珍珠丸 6-783
72221 秘制清宁丸 6-783
72222 秘制舒肝丸 6-783
72223 秘宝万灵丹 6-783
72224 秘验血崩丸 6-784
72225 秘验带下丸 6-784
72226 秘验清胃饮 6-784
72227 秘授九灵丹 6-784
72228 秘授甘露饮 6-784
72229 秘授济阴丹 6-784
72230 秘授神效散 6-784
72231 秘授蜡矾丸 6-784
72232 秘精菟丝丸 6-784
72233 秘方三棱煎丸 6-784
72234 秘方仙遗粮汤 6-784
72235 秘方茶酒调散 6-784
72236 秘方消痞膏药 6-785
72237 秘传大补元丸 6-785
72238 秘传大透肌散 6-785
72239 秘传马蔺花丸 6-785
72240 秘传玉液还丹 6-785
72241 秘传仙遗粮散 6-785
72242 秘传竹叶灰丸 6-785
72243 秘传神应眼药 6-785
72244 秘传雄鼠骨散 6-785
72245 秘传掌中金丸 6-785
72246 秘传酸枣仁汤 6-786
72247 秘传膈噎仙方 6-786
72248 秘旨乌骨鸡丸 6-786
72249 秘授乌鸡煎丸 6-786
72250 秘授术宝真丹 6-786
72251 秘方千金种子丹 6-786
72252 秘本加味清胃散 6-786
72253 秘传一味千金散 6-786
72254 秘传一醉不老丹 6-786
72255 秘传八味二花散 6-786
72256 秘传人参鳖甲饮 6-787
72257 秘传万金内托散 6-787
72258 秘传万病遇仙丹 6-787
72259 秘传千金种子方 6-787
72260 秘传开明银海丹 6-787
72261 秘传木香化气汤 6-787
72262 秘传太乙万灵膏 6-787
72263 秘传牛黄清心丸 6-787
72264 秘传乌药顺气散 6-787
72265 秘传乌须万应散 6-788
72266 秘传去翳圣金膏 6-788
72267 秘传龙骨锁精丹 6-788
72268 秘传加味二陈汤 6-788
72269 秘传加味二陈汤 6-788
72270 秘传加味二陈汤 6-788
72271 秘传加味二陈汤 6-788
72272 秘传加味二妙丸 6-788
72273 秘传加味四物汤 6-788
72274 秘传加味四物汤 6-788
72275 秘传加味四物汤 6-788
72276 秘传加味四物汤 6-789
72277 秘传加味枳术丸 6-789
72278 秘传加味醉仙散 6-789
72279 秘传加减八味汤 6-789
72280 秘传加减八珍汤 6-789
72281 秘传加减平胃散 6-789
72282 秘传加减省风汤 6-789
72283 秘传加减香薷饮 6-789
72284 秘传加减调中汤 6-789
72285 秘传加减调中汤 6-789
72286 秘传加减理中汤 6-790
72287 秘传加减渗湿汤 6-790
72288 秘传当归地黄汤 6-790
72289 秘传远志养心丹 6-790
72290 秘传走马通圣散 6-790
72291 秘传助脾渗湿汤 6-790
72292 秘传围药解和散 6-790
72293 秘传羌活保生汤 6-790
72294 秘传补中参术汤 6-790
72295 秘传灵脂遏痛汤 6-790
72296 秘传阿魏万灵膏 6-790
72297 秘传明目补下丸 6-791
72298 秘传固本牛胆丸 6-791
72299 秘传金锁思仙丹 6-791
72300 秘传金箔镇心丸 6-791
72301 秘传疝气如神汤 6-791
72302 秘传定痛生肌散 6-791
72303 秘传枳术二陈汤 6-791
72304 秘传茱萸内消丸 6-791
72305 秘传点眼光明丹 6-791
72306 秘传神仙延寿丹 6-791
72307 秘传神仙拨云散 6-792
72308 秘传神仙消痞丸 6-792
72309 秘传神效红丸子 6-792
72310 秘传神效活命饮 6-792
72311 秘传真人活命汤 6-792
72312 秘传海上香连丸 6-792
72313 秘传诸蛊保命丹 6-792
72314 秘传黄连地黄汤 6-792
72315 秘传蛊胀槟榔丸 6-792
72316 秘传痔漏内消丸 6-792
72317 秘传煮酒应效方 6-793
72318 秘传紫府青津丸 6-793
72319 秘传解肌理中汤 6-793
72320 秘传解瘟散毒汤 6-793
72321 秘传漆黄蟾酥丹 6-793
72322 秘传增补香芷丸 6-793
72323 秘治跌打损伤膏 6-793
72324 秘方乌梅五味子汤 6-793
72325 秘传十六味流气饮 6-793
72326 秘传加味四君子汤 6-793
72327 秘传治肠风下血丸 6-793
72328 秘制金毛狮子疮药 6-794
72329 秘授仙方万应膏药 6-794

72330 秘传止血定痛生肌散 6-794
72331 秘传加减川芎茶调散 6-794
72332 秘传加减芩连四物汤 6-794
72333 秘授儿科万病回春丹 6-794
72334 秘授万灵一粒九转还丹 6-794

敌

72335 敌金丸 6-795
72336 敌痰丸 6-795

秖

72337 秖掌散 6-795

笔

72338 笔头灰散 6-795

笑

72339 笑逢散 6-795

笋

72340 笋粉散 6-795

氤

72341 氤氲汤 6-795

造

72342 造草酥 6-795
72343 造化争雄膏 6-795
72344 造化调经散 6-796

透

72345 透天丸 6-796
72346 透天水 6-796
72347 透气丹 6-796
72348 透水丹 6-796
72349 透水散 6-796
72350 透耳筒 6-796
72351 透邪煎 6-796
72352 透肌丸 6-796
72353 透肌汤 6-796
72354 透肌散 6-796
72355 透肌散 6-796
72356 透肌散 6-796
72357 透肌散 6-796
72358 透肌散 6-796
72359 透肌散 6-796
72360 透冰丹 6-797
72361 透冰散 6-797
72362 透关丸 6-797
72363 透关丸 6-797
72364 透关丸 6-797
72365 透关散 6-797
72366 透关散 6-797
72367 透关散 6-797
72368 透关散 6-797
72369 透关散 6-797
72370 透关散 6-797
72371 透关散 6-797
72372 透关散 6-797
72373 透红丸 6-797
72374 透红丹 6-798
72375 透顶香 6-798
72376 透顶散 6-798
72377 透顶散 6-798
72378 透顶散 6-798
72379 透顶散 6-798
72380 透顶散 6-798
72381 透明丸 6-798
72382 透罗丸 6-798
72383 透罗丹 6-798
72384 透罗丹 6-798
72385 透空丸 6-798
72386 透经丸 6-798
72387 透经丸 6-799
72388 透经汤 6-799
72389 透经散 6-799
72390 透毒散 6-799
72391 透骨丸 6-799
72392 透骨丸 6-799
72393 透骨丸 6-799
72394 透骨丸 6-799
72395 透骨丹 6-799
72396 透骨丹 6-799
72397 透骨丹 6-799
72398 透骨丹 6-799
72399 透骨丹 6-799
72400 透骨丹 6-799
72401 透骨丹 6-800
72402 透骨丹 6-800
72403 透骨汤 6-800
72404 透骨散 6-800
72405 透骨散 6-800
72406 透骨散 6-800
72407 透骨膏 6-800
72408 透骨膏 6-800
72409 透香丸 6-800
72410 透泉散 6-800
72411 透泉散 6-800
72412 透涎丹 6-800
72413 透格散 6-800
72414 透脓汤 6-800
72415 透脓汤 6-800
72416 透脓散 6-800
72417 透脓散 6-801
72418 透脓散 6-801
72419 透窍丹 6-801
72420 透葱散 6-801
72421 透脾膏 6-801
72422 透睛膏 6-801
72423 透膜丸 6-801
72424 透膈丸 6-801
72425 透膈汤 6-801
72426 透膈散 6-801
72427 透膈散 6-801
72428 透漏丹 6-801
72429 透风气散 6-801
72430 透肉锭子 6-802
72431 透体香丸 6-802
72432 透天一块冰 6-802
72433 透红匀气散 6-802
72434 透体气口丸 6-802
72435 透体异香丸 6-802
72436 透表回春丸 6-802
72437 透顶神功散 6-802
72438 透顶清神散 6-802
72439 透顶清凉散 6-802
72440 透明雄黄散 6-802
72441 透经解挛汤 6-802
72442 透骨搜风丹 6-802
72443 透骨搜风散 6-802
72444 透骨解毒汤 6-803
72445 透骨镇风丹 6-803
72446 透骨镇风丹 6-803
72447 透骨镇风丹 6-803
72448 透疹四紫汤 6-803
72449 透斑和中汤 6-803
72450 透斑解毒汤 6-803
72451 透膈宽肠散 6-803
72452 透骨金丝万应膏 6-803
72453 透骨通气骗马丹 6-804
72454 透膈清凉羊肝散 6-804

乘

72455 乘山丸 6-804

借

72456 借气散 6-804
72457 借性丸 6-804

倚

72458 倚金丹 6-804

倒

72459 倒行油 6-804
72460 倒阳方 6-804
72461 倒阳汤 6-804
72462 倒换散 6-804
72463 倒换散 6-804
72464 倒痰汤 6-804
72465 倒流油乌髭三圣膏 6-804

倍

72466 倍力丸 6-805
72467 倍力丸 6-805
72468 倍子散 6-805
72469 倍子散 6-805
72470 倍子散 6-805
72471 倍术丸 6-805
72472 倍术散 6-805
72473 倍灵丸 6-805
72474 倍陈汤 6-805
72475 倍苓丸 6-805
72476 倍矾散 6-805
72477 倍金散 6-805
72478 倍轻散 6-805
72479 倍香膏 6-805
72480 倍姜丸 6-805
72481 倍黄散 6-805
72482 倍槐丸 6-805
72483 倍榆散 6-806
72484 倍术二陈汤 6-806
72485 倍参生化汤 6-806
72486 倍姜半夏丸 6-806

健

72487 健儿片 6-806
72488 健儿散 6-806
72489 健儿散 6-806
72490 健中丸 6-806
72491 健中丸 6-806
72492 健中汤 6-806
72493 健中汤 6-806
72494 健中散 6-806
72495 健心片 6-806
72496 健民丹 6-806
72497 健母丹 6-807
72498 健阳丹 6-807
72499 健阳丹 6-807
72500 健阳酒 6-807
72501 健运丸 6-807
72502 健运汤 6-807
72503 健志丸 6-807
72504 健步丸 6-807
72505 健步丸 6-807
72506 健步丸 6-807
72507 健步丸 6-807
72508 健步丸 6-807

72509 健步丸 6-807
72510 健步膏 6-807
72511 健肝片 6-807
72512 健忘丹 6-807
72513 健肾汤 6-808
72514 健固汤 6-808
72515 健肺丸 6-808
72516 健胃丸 6-808
72517 健胃丹 6-808
72518 健胃丹 6-808
72519 健胃散 6-808
72520 健胃散 6-808
72521 健骨散 6-808
72522 健神片 6-808
72523 健脑丸 6-808
72524 健脑散 6-808
72525 健捷散 6-809
72526 健猪肚 6-809
72527 健猪肺 6-809
72528 健脚煎 6-809
72529 健脾丸 6-809
72530 健脾丸 6-809
72531 健脾丸 6-809
72532 健脾丸 6-809
72533 健脾丸 6-809
72534 健脾丸 6-809
72535 健脾丸 6-810
72536 健脾丸 6-810
72537 健脾丸 6-810
72538 健脾丸 6-810
72539 健脾丸 6-810
72540 健脾丸 6-810
72541 健脾丸 6-810
72542 健脾丸 6-810
72543 健脾丸 6-810
72544 健脾丸 6-810
72545 健脾片 6-810
72546 健脾汤 6-810
72547 健脾汤 6-810
72548 健脾汤 6-810
72549 健脾汤 6-810
72550 健脾汤 6-811
72551 健脾汤 6-811
72552 健脾汤 6-811
72553 健脾汤 6-811
72554 健脾饮 6-811
72555 健脾饮 6-811
72556 健脾饮 6-811
72557 健脾粉 6-811
72558 健脾散 6-811
72559 健脾散 6-811
72560 健脾散 6-811
72561 健脾散 6-811
72562 健脾散 6-811
72563 健脾散 6-811
72564 健脾散 6-812
72565 健脾散 6-812
72566 健脾散 6-812
72567 健脾膏 6-812
72568 健脾膏 6-812
72569 健脾膏 6-812
72570 健脾膏 6-812
72571 健腰丹 6-812
72572 健儿药片 6-812
72573 健儿糖浆 6-812
72574 健身宁片 6-812
72575 健身药酒 6-813
72576 健身糖浆 6-813
72577 健骨生丸 6-813
72578 健脑灵片 6-813
72579 健脑胶囊 6-813
72580 健脾颗粒 6-813
72581 健脾糕片 6-813
72582 健脾糖浆 6-813
72583 健儿乐颗粒 6-813
72584 健儿素颗粒 6-813
72585 健儿疳积散 6-813
72586 健土开涎散 6-813
72587 健土杀虫汤 6-813
72588 健土杀虫汤 6-814
72589 健中调味汤 6-814
72590 健民咽喉片 6-814
72591 健民薄荷油 6-814
72592 健母固脱丸 6-814
72593 健步四物汤 6-814
72594 健步壮骨丸 6-814
72595 健步虎潜丸 6-814
72596 健步虎潜丸 6-814
72597 健步虎潜丸 6-815
72598 健步虎潜丸 6-815
72599 健步虎潜丸 6-815
72600 健步虎潜丸 6-815
72601 健步虎潜丸 6-815
72602 健步强身丸 6-815
72603 健身长春丸 6-815
72604 健身全鹿丸 6-815
72605 健身安胎丸 6-815
72606 健身固表散 6-815
72607 健忘预知散 6-815
72608 健肾生发丸 6-815
72609 健肾地黄丸 6-816
72610 健肾壮腰丸 6-816
72611 健肾荣脑汤 6-816
72612 健胃丁香散 6-816
72613 健胃开涎散 6-816
72614 健胃止呕散 6-816
72615 健胃驱风散 6-816
72616 健胃固肠散 6-816
72617 健胃保和丸 6-816
72618 健胃宽胸丸 6-816
72619 健胃消食片 6-816
72620 健胃散湿丹 6-817
72621 健胃温降汤 6-817
72622 健胃愈疡片 6-817
72623 健脑安神片 6-817
72624 健脑补肾丸 6-817
72625 健效化毒散 6-817
72626 健康补肾酒 6-817
72627 健康补脾丸 6-817
72628 健脾丁香散 6-818
72629 健脾人参丸 6-818
72630 健脾八珍糕 6-818
72631 健脾止汗汤 6-818
72632 健脾止泻汤 6-818
72633 健脾止带方 6-818
72634 健脾化气饮 6-818
72635 健脾化湿汤 6-818
72636 健脾化痰丸 6-818
72637 健脾化痰丸 6-818
72638 健脾化痰汤 6-818
72639 健脾分水汤 6-818
72640 健脾生化汤 6-818
72641 健脾生化汤 6-819
72642 健脾生血片 6-819
72643 健脾异功丸 6-819
72644 健脾阳和膏 6-819
72645 健脾豆蔻丸 6-819
72646 健脾利水汤 6-819
72647 健脾利水汤 6-819
72648 健脾补血片 6-819
72649 健脾补肾汤 6-819
72650 健脾补胃丸 6-819
72651 健脾固冲汤 6-820
72652 健脾固肠汤 6-820
72653 健脾和胃汤 6-820
72654 健脾和胃饮 6-820
72655 健脾肥儿丸 6-820
72656 健脾肥儿丸 6-820
72657 健脾肥儿丸 6-820
72658 健脾肥儿丸 6-820
72659 健脾胜湿汤 6-820
72660 健脾养胃丸 6-820
72661 健脾养胃汤 6-821
72662 健脾祛风汤 6-821
72663 健脾除湿汤 6-821
72664 健脾除湿汤 6-821
72665 健脾消食丸 6-821
72666 健脾消食汤 6-821
72667 健脾消食汤 6-821
72668 健脾涤痰汤 6-821
72669 健脾润肤汤 6-821
72670 健脾益肾散 6-821
72671 健脾资生丸 6-822
72672 健脾理中汤 6-822
72673 健脾康儿片 6-822
72674 健脾渗湿汤 6-822
72675 健脾渗湿饮 6-822
72676 健脾舒肝丸 6-822
72677 健脾温中丸 6-822
72678 健脾解毒汤 6-822
72679 健脾解毒汤 6-822
72680 健脾增力丸 6-822
72681 健脾增力丹 6-822
72682 健运麦谷芽汤 6-823
72683 健身消导颗粒 6-823
72684 健胃消炎颗粒 6-823
72685 健胃愈疡颗粒 6-823
72686 健脾壮腰药酒 6-823
72687 健脾固本药酒 6-823
72688 健脾降脂颗粒 6-823
72689 健脾益肾颗粒 6-823
72690 健脑补肾口服液 6-823
72691 健脾化食散气汤 6-824
72692 健脾利水生化汤 6-824
72693 健脾利水生化汤 6-824
72694 健脾利水补中汤 6-824
72695 健脾消食生化汤 6-824
72696 健脾益肾消脂汤 6-824
72697 健脾化痰开郁行气丸 6-824

衄

72698 衄血丸 6-824

射

72699 射干丸 6-824
72700 射干丸 6-824
72701 射干丸 6-824
72702 射干丸 6-824
72703 射干丸 6-825
72704 射干丸 6-825
72705 射干丸 6-825
72706 射干丸 6-825
72707 射干汤 6-825
72708 射干汤 6-825
72709 射干汤 6-825
72710 射干汤 6-825
72711 射干汤 6-825
72712 射干汤 6-825

72713 射干汤 6-825
72714 射干汤 6-825
72715 射干汤 6-825
72716 射干汤 6-826
72717 射干汤 6-826
72718 射干汤 6-826
72719 射干汤 6-826
72720 射干汤 6-826
72721 射干汤 6-826
72722 射干汤 6-826
72723 射干汤 6-826
72724 射干汤 6-826
72725 射干汤 6-826
72726 射干汤 6-826
72727 射干汤 6-826
72728 射干汤 6-826
72729 射干汤 6-826
72730 射干汤 6-826
72731 射干汤 6-826
72732 射干汤 6-826
72733 射干汤 6-826
72734 射干汤 6-827
72735 射干汤 6-827
72736 射干饮 6-827
72737 射干饮 6-827
72738 射干饮 6-827
72739 射干散 6-827
72740 射干散 6-827
72741 射干散 6-827
72742 射干散 6-827
72743 射干散 6-827
72744 射干散 6-827
72745 射干散 6-827
72746 射干散 6-827
72747 射干散 6-827
72748 射干散 6-827
72749 射干散 6-828
72750 射干散 6-828
72751 射干散 6-828
72752 射干散 6-828
72753 射干散 6-828
72754 射干散 6-828
72755 射干散 6-828
72756 射干散 6-828
72757 射干散 6-828
72758 射干散 6-828
72759 射干散 6-828
72760 射干散 6-828
72761 射干散 6-828
72762 射干散 6-828
72763 射干散 6-829
72764 射干散 6-829
72765 射干散 6-829
72766 射干散 6-829
72767 射干散 6-829
72768 射干煎 6-829
72769 射干煎 6-829
72770 射干煎 6-829
72771 射干煎 6-829
72772 射干膏 6-829
72773 射干膏 6-829
72774 射老丸 6-829
72775 射罔散 6-829
72776 射脓丸 6-829
72777 射脓散 6-829
72778 射影丸 6-830
72779 射干牛蒡汤 6-830
72780 射干连翘汤 6-830
72781 射干连翘散 6-830
72782 射干兜铃汤 6-830
72783 射干消毒饮 6-830
72784 射干麻黄丸 6-830
72785 射干麻黄汤 6-830
72786 射干鼠黏汤 6-830
72787 射疮坏脓丸 6-831
72788 射干鼠黏子汤 6-831
72789 射干鼠黏子汤 6-831
72790 射干鼠黏子汤 6-831
72791 射干鼠黏子汤 6-831
72792 射干鼠黏子散 6-831
72793 射干利咽口服液 6-831

臭

72794 臭灵丹 6-831
72795 臭灵丹 6-831
72796 臭灵丹 6-831
72797 臭科散 6-831
72798 臭黄膏 6-831
72799 臭黄膏 6-831
72800 臭橙饮 6-831
72801 臭橘散 6-831
72802 臭橘散 6-831
72803 臭椿皮散 6-832
72804 臭樗皮散 6-832
72805 臭梧桐洗剂 6-832

息

72806 息争汤 6-832
72807 息氛汤 6-832
72808 息乳丸 6-832
72809 息炎汤 6-832
72810 息沸饮 6-832
72811 息贲丸 6-832
72812 息贲丸 6-832
72813 息贲汤 6-832
72814 息怒汤 6-832
72815 息涕汤 6-832
72816 息伤乐酊 6-832
72817 息肉雾化汤 6-833
72818 息怒养妊汤 6-833
72819 息焚安胎汤 6-833
72820 息焚救液汤 6-833

徒

72821 徒都子补气丸 6-833

徐

72822 徐豉酒 6-833
72823 徐王煮散 6-833
72824 徐长卿汤 6-833
72825 徐长卿散 6-833
72826 徐长卿洗剂 6-833
72827 徐氏硫苓丸 6-833
72828 徐国公仙酒 6-833
72829 徐氏小儿遗尿方 6-834
72830 徐神翁神效地仙丹 6-834
72831 徐神翁神效地仙方 6-834

欲

72832 欲蛇龟酒 6-834

豹

72833 豹骨酒 6-834
72834 豹潜丸 6-834
72835 豹骨木瓜丸 6-834
72836 豹骨木瓜酒 6-834
72837 豹骨追风膏 6-834
72838 豹骨活络丸 6-834

釜

72839 釜墨膏 6-834
72840 釜底抽薪散 6-834

脊

72841 脊肉粥 6-835
72842 脊背续骨汤 6-835

翁

72843 翁沥通胶囊 6-835

饿

72844 饿虎散 6-835

狸

72845 狸头散 6-835
72846 狸鸠丸 6-835
72847 狸骨丸 6-835
72848 狸骨散 6-835
72849 狸骨散 6-835
72850 狸豆根汤 6-835
72851 狸骨知母散 6-835

狼

72852 狼牙丸 6-836
72853 狼牙汤 6-836
72854 狼牙汤 6-836
72855 狼牙浆 6-836
72856 狼牙散 6-836
72857 狼牙散 6-836
72858 狼牙散 6-836
72859 狼牙散 6-836
72860 狼牙膏 6-836
72861 狼毒丸 6-836
72862 狼毒丸 6-836
72863 狼毒丸 6-836
72864 狼毒丸 6-836
72865 狼毒丸 6-836
72866 狼毒丸 6-837
72867 狼毒丸 6-837
72868 狼毒丸 6-837
72869 狼毒丸 6-837
72870 狼毒丸 6-837
72871 狼毒丸 6-837
72872 狼毒丸 6-837
72873 狼毒丸 6-837
72874 狼毒丸 6-837
72875 狼毒散 6-837
72876 狼毒散 6-837
72877 狼毒散 6-837
72878 狼毒膏 6-838
72879 狼毒膏 6-838
72880 狼疮丸 6-838
72881 狼脂膏 6-838
72882 狼牙草散 6-838
72883 狼毒洗剂 6-838
72884 狼毒浸剂 6-838

胰

72885 胰子汤 6-838
72886 胰楞丸 6-838
72887 胰胆炎合剂 6-838
72888 胰腺清化汤 6-838

胵

72889 胵黄散 6-839

胭

72890 胭脂散 6-839
72891 胭脂散 6-839
72892 胭脂散 6-839

72893 胭脂散 6-839
72894 胭脂散 6-839
72895 胭脂散 6-839
72896 胭脂膏 6-839
72897 胭脂膏 6-839
72898 胭脂膏 6-839
72899 胭脂膏 6-839
72900 胭脂膏 6-839
72901 胭脂膏 6-839
72902 胭脂涂法 6-839

脸

72903 脸齑散 6-839

脂

72904 脂膏 6-839
72905 脂连丸 6-839
72906 脂附丸 6-840
72907 脂草饮 6-840
72908 脂调散 6-840
72909 脂调散 6-840
72910 脂蜜酒 6-840
72911 脂蜜膏 6-840
72912 脂可清胶囊 6-840
72913 脂脉康胶囊 6-840

胸

72914 胸膜炎汤 1 号 6-840
72915 胸膜炎汤 2 号 6-840

脏

72916 脏头丸 6-840
72917 脏连丸 6-841
72918 脏连丸 6-841
72919 脏连丸 6-841
72920 脏连丸 6-841
72921 脏连丸 6-841
72922 脏连丸 6-841
72923 脏连丸 6-841
72924 脏连丸 6-841
72925 脏连丸 6-841
72926 脏连丸 6-841
72927 脏连丸 6-841
72928 脏连固本丸 6-842

脐

72929 脐风散 6-842
72930 脐风散 6-842
72931 脐风散 6-842
72932 脐风散 6-842
72933 脐风散 6-842
72934 脐风散 6-842
72935 脐压散 6-842

胶

72936 胶酒 6-842
72937 胶艾丸 6-842
72938 胶艾汤 6-842
72939 胶艾汤 6-842
72940 胶艾汤 6-842
72941 胶艾汤 6-843
72942 胶艾汤 6-843
72943 胶艾汤 6-843
72944 胶艾汤 6-843
72945 胶艾汤 6-843
72946 胶艾汤 6-843
72947 胶艾汤 6-843
72948 胶艾饮 6-843
72949 胶艾散 6-843
72950 胶地丸 6-843
72951 胶红饮 6-843
72952 胶连丸 6-843
72953 胶连饮 6-843
72954 胶饴丸 6-843
72955 胶饴汤 6-844
72956 胶饴煎 6-844
72957 胶胡散 6-844
72958 胶香散 6-844
72959 胶粉散 6-844
72960 胶豉汤 6-844
72961 胶豉汤 6-844
72962 胶黄散 6-844
72963 胶葵散 6-844
72964 胶蜡汤 6-844
72965 胶蜡汤 6-844
72966 胶蜜汤 6-844
72967 胶髓膏 6-844
72968 胶子蜜调药 6-844
72969 胶艾六合汤 6-844
72970 胶艾四物汤 6-844
72971 胶艾四物汤 6-844
72972 胶艾四物汤 6-845
72973 胶艾芎归汤 6-845
72974 胶艾芎归汤 6-845
72975 胶艾芎归汤 6-845
72976 胶艾当归散 6-845
72977 胶艾安胎饮 6-845
72978 胶艾安胎饮 6-845
72979 胶艾安胎散 6-845
72980 胶艾绛覆汤 6-845
72981 胶艾葙归汤 6-845
72982 胶艾榴皮汤 6-845
72983 胶艾漏胎方 6-845
72984 胶归四逆汤 6-845
72985 胶地寄生汤 6-845
72986 胶苓四君汤 6-845
72987 胶姜理中汤 6-845
72988 胶菀清金汤 6-845
72989 胶菀犀角汤 6-846

脑

72990 脑子散 6-846
72991 脑朱丹 6-846
72992 脑安片 6-846
72993 脑灵片 6-846
72994 脑泻散 6-846
72995 脑香散 6-846
72996 脑疳丸 6-846
72997 脑漏散 6-846
72998 脑立清丸 6-846
72999 脑立清片 6-846
73000 脑血栓片 6-846
73001 脑安胶囊 6-846
73002 脑灵素片 6-846
73003 脑积水方 6-846
73004 脑得生丸 6-847
73005 脑得生片 6-847
73006 脑塞通丸 6-847
73007 脑立清胶囊 6-847
73008 脑灵素胶囊 6-847
73009 脑脉泰胶囊 6-847
73010 脑得生胶囊 6-848
73011 脑震宁颗粒 6-848
73012 脑麝祛风丸 6-848

脓

73013 脓疱疥疮散 6-848
73014 脓溃生肌散 6-848
73015 脓窠疥疮药酒 6-848

鸱

73016 鸱头丸 6-848
73017 鸱头丸 6-848
73018 鸱头丸 6-848
73019 鸱头丸 6-848
73020 鸱头酒 6-848
73021 鸱头酒 6-849
73022 鸱鸮膏 6-849

鸽

73023 鸽鸽散 6-849

皱

73024 皱血丸 6-849
73025 皱肺丸 6-849
73026 皱肺丸 6-849
73027 皱肺丸 6-849

留

73028 留齿散 6-849
73029 留线汤 6-849

逢

73030 逢原饮 6-849

效

73031 效妙散 6-849
73032 效验汤 6-850

高

73033 高丽丸 6-850
73034 高堂丸 6-850
73035 高良姜丸 6-850
73036 高良姜丸 6-850
73037 高良姜丸 6-850
73038 高良姜丸 6-850
73039 高良姜丸 6-850
73040 高良姜汤 6-850
73041 高良姜汤 6-850
73042 高良姜汤 6-850
73043 高良姜汤 6-850
73044 高良姜汤 6-850
73045 高良姜汤 6-850
73046 高良姜汤 6-850
73047 高良姜汤 6-851
73048 高良姜汤 6-851
73049 高良姜汤 6-851
73050 高良姜汤 6-851
73051 高良姜汤 6-851
73052 高良姜汤 6-851
73053 高良姜汤 6-851
73054 高良姜汤 6-851
73055 高良姜汤 6-851
73056 高良姜汤 6-851
73057 高良姜饮 6-851
73058 高良姜酒 6-851
73059 高良姜散 6-851
73060 高良姜散 6-851
73061 高良姜散 6-851
73062 高良姜散 6-851
73063 高良姜散 6-851
73064 高良姜散 6-851
73065 高良姜散 6-851
73066 高良姜散 6-852
73067 高良姜散 6-852
73068 高良姜散 6-852
73069 高良姜散 6-852
73070 高良姜散 6-852
73071 高良姜散 6-852
73072 高良姜散 6-852
73073 高良姜散 6-852
73074 高良姜散 6-852
73075 高良姜散 6-852
73076 高良姜散 6-852
73077 高良姜散 6-852

73078 高良姜散 6-852
73079 高良姜散 6-852
73080 高良姜粥 6-852
73081 高良姜粥 6-853
73082 高良姜粥 6-853
73083 高良姜粥 6-853
73084 高力清心丸 6-853
73085 高丽清心丸 6-853
73086 高丽清心丸 6-853
73087 高良姜煮散 6-853
73088 高枕无忧散 6-853
73089 高血压速降丸 6-853
73090 高良姜十味散 6-853
73091 高良姜羊肉汤 6-853
73092 高良姜理中丸 6-853
73093 高良姜三味饮子 6-853
73094 高黏除秘授消散败毒万应灵膏 6-853

离

73095 离中丹 6-854
73096 离骨丹 6-854
73097 离骨丹 6-854
73098 离骨丹 6-854
73099 离骨散 6-854
73100 离骨散 6-854
73101 离济膏 6-854
73102 离珠丹 6-854
73103 离照汤 6-854
73104 离宫锭子 6-854
73105 离明肾气汤 6-854

衮

73106 衮金丸 6-855

唐

73107 唐侍中散 6-855
73108 唐栖平痧丸 6-855

疳

73109 疳劳丸 6-855
73110 疳积丸 6-855
73111 疳积丸 6-855
73112 疳积丸 6-855
73113 疳积饼 6-855
73114 疳积散 6-855
73115 疳积散 6-855
73116 疳积散 6-855
73117 疳积散 6-855
73118 疳积散 6-856
73119 疳积膏 6-856
73120 疳疾丸 6-856
73121 疳疾散 6-856
73122 疳湿散 6-856
73123 疳湿散 6-856
73124 疳积膏药 6-856
73125 疳症仙丹 6-856
73126 疳眼兼药 6-856
73127 疳药麝香丸 6-856
73128 疳疮轻粉散 6-856
73129 疳热凉膈散 6-856
73130 疳积珍珠散 6-856

痄

73131 痄腮汤 6-856

痈

73132 痈肿膏 6-856

疰

73133 疰痟丸 6-857

痂

73134 痂完余毒汤 6-857

痉

73135 痉咳方 6-857

悖

73136 悖散汤 6-857

悦

73137 悦脾汤 6-857

阆

73138 阆阓霜 6-857

烧

73139 烧丹丸 6-857
73140 烧丹丸 6-857
73141 烧丹散 6-857
73142 烧白散 6-857
73143 烧灰散 6-857
73144 烧伤散 6-858
73145 烧针丸 6-858
73146 烧针丸 6-858
73147 烧皂散 6-858
73148 烧肝散 6-858
73149 烧肝散 6-858
73150 烧肝散 6-858
73151 烧肝散 6-858
73152 烧肝散 6-858
73153 烧肝散 6-858
73154 烧肝散 6-858
73155 烧肝散 6-858
73156 烧附散 6-859
73157 烧青丸 6-859
73158 烧青丸 6-859
73159 烧青丸 6-859
73160 烧茄散 6-859
73161 烧枣丸 6-859
73162 烧枣丸 6-859
73163 烧枣散 6-859
73164 烧枣散 6-859
73165 烧枣散 6-859
73166 烧肾散 6-859
73167 烧胃丸 6-859
73168 烧胃丸 6-859
73169 烧胃丸 6-859
73170 烧盐酒 6-859
73171 烧盐散 6-859
73172 烧盐散 6-860
73173 烧盐散 6-860
73174 烧盐散 6-860
73175 烧梅饮 6-860
73176 烧梅散 6-860
73177 烧裈散 6-860
73178 烧绵丸 6-860
73179 烧脾散 6-860
73180 烧脾散 6-860
73181 烧锤饮 6-860
73182 烧腰散 6-860
73183 烧腰散 6-860
73184 烧弓弦散 6-860
73185 烧冬瓜方 6-861
73186 烧伤灵酊 6-861
73187 烧羊肾散 6-861
73188 烧黄瓜丸 6-861
73189 烧猪肝方 6-861
73190 烧伤肤康液 6-861
73191 烧石子茴香散 6-861
73192 烧伤净喷雾剂 6-861
73193 烧伤净喷雾剂 6-861

烟

73194 烟油膏 6-861
73195 烟脂散 6-861
73196 烟胶散 6-861
73197 烟筒方 6-861
73198 烟熏散 6-861
73199 烟精膏 6-861
73200 烟胶轻粉液 6-862
73201 烟筒喘嗽方 6-862

烙

73202 烙药 6-862
73203 烙脐丸 6-862
73204 烙脐饼子 6-862

凌

73205 凌花散 6-862
73206 凌霄散 6-862
73207 凌霄花丸 6-862
73208 凌霄花丸 6-862
73209 凌霄花丸 6-862
73210 凌霄花汤 6-862
73211 凌霄花散 6-862
73212 凌霄花散 6-862
73213 凌霄花散 6-862
73214 凌霄花散 6-863
73215 凌霄花散 6-863
73216 凌霄花散 6-863
73217 凌霄花散 6-863
73218 凌霄花根丸 6-863
73219 凌阳子木香丸 6-863

准

73220 准提膏 6-863

凉

73221 凉心丸 6-863
73222 凉心丹 6-863
73223 凉心散 6-863
73224 凉水丹 6-863
73225 凉血丸 6-863
73226 凉血汤 6-863
73227 凉血汤 6-863
73228 凉血饮 6-863
73229 凉血饮 6-863
73230 凉血饮 6-863
73231 凉血饮 6-864
73232 凉血饮 6-864
73233 凉血散 6-864
73234 凉血散 6-864
73235 凉血散 6-864
73236 凉血散 6-864
73237 凉肌丸 6-864
73238 凉肌粉 6-864
73239 凉肌散 6-864
73240 凉肝丸 6-864
73241 凉肝丸 6-864
73242 凉肝散 6-864
73243 凉肝散 6-864
73244 凉肝散 6-864
73245 凉肝散 6-864
73246 凉肝散 6-864
73247 凉肝散 6-864
73248 凉肝散 6-865
73249 凉补风 6-865
73250 凉顶散 6-865
73251 凉肾汤 6-865
73252 凉明饮 6-865

73253 凉金丸 6-865
73254 凉肺汤 6-865
73255 凉肺汤 6-865
73256 凉肺散 6-865
73257 凉肢散 6-865
73258 凉荣汤 6-865
73259 凉胃汤 6-865
73260 凉胃汤 6-865
73261 凉胃散 6-865
73262 凉胆丸 6-865
73263 凉胆丸 6-866
73264 凉胆丸 6-866
73265 凉胎饮 6-866
73266 凉惊丸 6-866
73267 凉惊丸 6-866
73268 凉惊丸 6-866
73269 凉惊丸 6-866
73270 凉惊丸 6-866
73271 凉惊丸 6-866
73272 凉惊丸 6-866
73273 凉解汤 6-866
73274 凉解汤 6-866
73275 凉膈丸 6-866
73276 凉膈丸 6-866
73277 凉膈丸 6-866
73278 凉膈散 6-866
73279 凉膈散 6-868
73280 凉膈散 6-868
73281 凉膈散 6-868
73282 凉膈散 6-868
73283 凉膈散 6-868
73284 凉膈散 6-868
73285 凉膈散 6-868
73286 凉膈散 6-868
73287 凉膈散 6-868
73288 凉膈散 6-868
73289 凉膈散 6-868
73290 凉膈散 6-868
73291 凉膈散 6-868
73292 凉膈散 6-868
73293 凉膈散 6-869
73294 凉髓丹 6-869
73295 凉七味汤 6-869
73296 凉八味丸 6-869
73297 凉心煮散 6-869
73298 凉水金丹 6-869
73299 凉水金丹 6-869
73300 凉水金丹 6-869
73301 凉血饮子 6-869
73302 凉药子丸 6-869
73303 凉风化痰丸 6-869
73304 凉心利水汤 6-869
73305 凉心清肝汤 6-869
73306 凉血二黄汤 6-869
73307 凉血五花汤 6-869
73308 凉血五根汤 6-870
73309 凉血止衄汤 6-870
73310 凉血化毒汤 6-870
73311 凉血化毒汤 6-870
73312 凉血化毒饮 6-870
73313 凉血四物汤 6-870
73314 凉血四物汤 6-870
73315 凉血四物汤 6-870
73316 凉血四物汤 6-870
73317 凉血四神煎 6-870
73318 凉血生地饮 6-870
73319 凉血地黄丸 6-870
73320 凉血地黄汤 6-870
73321 凉血地黄汤 6-870
73322 凉血地黄汤 6-871
73323 凉血地黄汤 6-871
73324 凉血地黄汤 6-871
73325 凉血地黄汤 6-871
73326 凉血地黄汤 6-871
73327 凉血地黄汤 6-871
73328 凉血地黄汤 6-871
73329 凉血地黄汤 6-871
73330 凉血地黄汤 6-871
73331 凉血地黄汤 6-871
73332 凉血地黄汤 6-871
73333 凉血地黄散 6-871
73334 凉血芍药汤 6-871
73335 凉血当归饮 6-872
73336 凉血攻毒饮 6-872
73337 凉血抑火汤 6-872
73338 凉血护肌膏 6-872
73339 凉血快斑汤 6-872
73340 凉血明目汤 6-872
73341 凉血固真汤 6-872
73342 凉血狗宝丹 6-872
73343 凉血洗心汤 6-872
73344 凉血活血汤 6-872
73345 凉血养营煎 6-872
73346 凉血消风散 6-872
73347 凉血消风散 6-872
73348 凉血润燥饮 6-872
73349 凉血益气汤 6-873
73350 凉血宽肠汤 6-873
73351 凉血调经丸 6-873
73352 凉血清肝汤 6-873
73353 凉血清肠散 6-873
73354 凉血清肺饮 6-873
73355 凉血清肺饮 6-873
73356 凉血清脾饮 6-873
73357 凉血清燥汤 6-873
73358 凉血散火汤 6-873
73359 凉血猬皮丸 6-873
73360 凉血解仓散 6-873
73361 凉血解毒丸 6-874
73362 凉血解毒汤 6-874
73363 凉血解毒汤 6-874
73364 凉血解毒汤 6-874
73365 凉血解毒汤 6-874
73366 凉血解毒汤 6-874
73367 凉血解毒汤 6-874
73368 凉血解毒汤 6-874
73369 凉肝八宝丹 6-874
73370 凉肝导赤汤 6-874
73371 凉肝明目散 6-874
73372 凉肝明目散 6-874
73373 凉荣泻火汤 6-874
73374 凉结攻毒饮 6-874
73375 凉营清气汤 6-874
73376 凉膈甘露丸 6-875
73377 凉膈白虎汤 6-875
73378 凉膈攻毒饮 6-875
73379 凉膈攻毒散 6-875
73380 凉膈连翘散 6-875
73381 凉膈消毒饮 6-875
73382 凉膈清脾饮 6-875
73383 凉血省风药酒 6-875
73384 凉膈天门冬汤 6-875
73385 凉膈加羚羊汤 6-875
73386 凉血地黄加人参汤 6-875
73387 凉血去湿补阴益气丸 6-875

酒

73388 酒归饮 6-875
73389 酒连丸 6-875
73390 酒连汤 6-875
73391 酒肿丸 6-875
73392 酒泻丸 6-875
73393 酒积丸 6-875
73394 酒积丸 6-876
73395 酒病丸 6-876
73396 酒调散 6-876
73397 酒调散 6-876
73398 酒调散 6-876
73399 酒调散 6-876
73400 酒豉方 6-876
73401 酒煮矾 6-876
73402 酒渣粉 6-876
73403 酒煎汤 6-876
73404 酒煎汤 6-876
73405 酒煎饮 6-876
73406 酒煎饮 6-876
73407 酒煎散 6-876
73408 酒煎散 6-876
73409 酒煎散 6-876
73410 酒煎散 6-876
73411 酒蜡膏 6-877
73412 酒磨丸 6-877
73413 酒癥丸 6-877
73414 酒癥丸 6-877
73415 酒癥丸 6-877
73416 酒癥丸 6-877
73417 酒癥丸 6-877
73418 酒癥丸 6-877
73419 酒癥丸 6-877
73420 酒癥丸 6-877
73421 酒制大黄散 6-877
73422 酒制神芎丸 6-877
73423 酒制通圣散 6-877
73424 酒积乌梅丸 6-877
73425 酒积麦芽丸 6-878
73426 酒浸牛膝丸 6-878
73427 酒浸芍药散 6-878
73428 酒浸药仙方 6-878
73429 酒调洗肝散 6-878
73430 酒煮木瓜粥 6-878
73431 酒煮当归丸 6-878
73432 酒煮当归丸 6-878
73433 酒煮茵陈汤 6-878
73434 酒煮黄连丸 6-878
73435 酒煮黄连丸 6-878
73436 酒煮解毒汤 6-878
73437 酒煮鳗鲡鱼 6-878
73438 酒蒸黄连丸 6-878
73439 酒蒸黄连丸 6-879
73440 酒蒸黄连丸 6-879
73441 酒煎干蟾丸 6-879
73442 酒煎大黄汤 6-879
73443 酒煎附子煎 6-879
73444 酒渣鼻擦剂 6-879
73445 酒煎附子四神丹 6-879

消

73446 消化丸 6-879
73447 消化丸 6-879
73448 消化片 6-880
73449 消化汤 6-880
73450 消化汤 6-880
73451 消化膏 6-880
73452 消气丸 6-880
73453 消气丸 6-880
73454 消气丸 6-880
73455 消气汤 6-880
73456 消气散 6-880
73457 消气散 6-880
73458 消丹饮 6-880
73459 消丹饮 6-880

73460 消风丸 6-880
73461 消风丸 6-881
73462 消风丸 6-881
73463 消风丹 6-881
73464 消风汤 6-881
73465 消风汤 6-881
73466 消风饮 6-881
73467 消风饮 6-881
73468 消风散 6-881
73469 消风散 6-881
73470 消风散 6-881
73471 消风散 6-882
73472 消风散 6-882
73473 消风散 6-882
73474 消风散 6-882
73475 消风散 6-882
73476 消风散 6-882
73477 消风散 6-882
73478 消风散 6-882
73479 消风散 6-882
73480 消风散 6-882
73481 消风散 6-882
73482 消风散 6-882
73483 消风散 6-882
73484 消风散 6-882
73485 消风散 6-883
73486 消风散 6-883
73487 消风散 6-883
73488 消风散 6-883
73489 消风散 6-883
73490 消风散 6-883
73491 消风散 6-884
73492 消风散 6-884
73493 消风散 6-884
73494 消风散 6-884
73495 消风散 6-884
73496 消风散 6-884
73497 消风散 6-884
73498 消风散 6-884
73499 消风散 6-884
73500 消风散 6-884
73501 消风散 6-884
73502 消风散 6-884
73503 消风散 6-884
73504 消风膏 6-884
73505 消水丹 6-884
73506 消水汤 6-885
73507 消水散 6-885
73508 消水膏 6-885
73509 消平散 6-885
73510 消石丸 6-885
73511 消石丸 6-885
73512 消石丸 6-885
73513 消石丸 6-885
73514 消石丸 6-885
73515 消石丸 6-885
73516 消石丸 6-885
73517 消石丸 6-885
73518 消石片 6-885
73519 消石汤 6-885
73520 消石汤 6-886
73521 消石汤 6-886
73522 消石汤 6-886
73523 消石饮 6-886
73524 消石散 6-886
73525 消石散 6-886
73526 消石散 6-886
73527 消石散 6-886
73528 消石散 6-886
73529 消石散 6-886
73530 消石散 6-886
73531 消石散 6-886
73532 消石散 6-886
73533 消石散 6-886
73534 消石散 6-886
73535 消石散 6-886
73536 消石散 6-886
73537 消石散 6-886
73538 消石散 6-887
73539 消石膏 6-887
73540 消石膏 6-887
73541 消石膏 6-887
73542 消血饮 6-887
73543 消血散 6-887
73544 消污汤 6-887
73545 消导汤 6-887
73546 消导饮 6-887
73547 消导饮 6-887
73548 消红汤 6-887
73549 消块丸 6-887
73550 消块丸 6-887
73551 消芦散 6-887
73552 消赤散 6-887
73553 消坚丸 6-887
73554 消坚丸 6-887
73555 消坚汤 6-887
73556 消坚汤 6-888
73557 消坚汤 6-888
73558 消坚散 6-888
73559 消坚散 6-888
73560 消串丹 6-888
73561 消余丸 6-888
73562 消谷丸 6-888
73563 消谷丸 6-888
73564 消谷丸 6-888
73565 消谷丸 6-888
73566 消谷丸 6-888
73567 消谷丹 6-888
73568 消饮丸 6-888
73569 消饮丸 6-889
73570 消饮丸 6-889
73571 消饮丸 6-889
73572 消饮散 6-889
73573 消肚丸 6-889
73574 消疔丸 6-889
73575 消疔丸 6-889
73576 消疔丹 6-889
73577 消疔散 6-889
73578 消疔散 6-889
73579 消疔散 6-889
73580 消疔散 6-889
73581 消疔散 6-889
73582 消疔散 6-889
73583 消疔散 6-889
73584 消补丸 6-890
73585 消矾丸 6-890
73586 消矾丸 6-890
73587 消矾散 6-890
73588 消矾散 6-890
73589 消肾丸 6-890
73590 消肾丸 6-890
73591 消肾丸 6-890
73592 消肾汤 6-890
73593 消乳丸 6-890
73594 消乳丸 6-890
73595 消乳丸 6-890
73596 消乳丸 6-890
73597 消乳丹 6-890
73598 消乳丹 6-890
73599 消乳丹 6-890
73600 消乳汤 6-890
73601 消乳汤 6-890
73602 消乳汤 6-891
73603 消乳饮 6-891
73604 消肿丸 6-891
73605 消肿丸 6-891
73606 消肿丸 6-891
73607 消肿片 6-891
73608 消肿丹 6-891
73609 消肿汤 6-891
73610 消肿汤 6-891
73611 消肿汤 6-891
73612 消肿汤 6-891
73613 消肿汤 6-891
73614 消肿饮 6-891
73615 消肿散 6-891
73616 消肿散 6-891
73617 消肿散 6-891
73618 消肿散 6-892
73619 消肿散 6-892
73620 消肿散 6-892
73621 消肿散 6-892
73622 消肿散 6-892
73623 消肿散 6-892
73624 消肿散 6-892
73625 消肿散 6-892
73626 消肿散 6-892
73627 消肿散 6-892
73628 消肿散 6-892
73629 消肿散 6-892
73630 消肿散 6-892
73631 消肿膏 6-892
73632 消肿膏 6-892
73633 消肿膏 6-892
73634 消胀丸 6-892
73635 消胀丸 6-893
73636 消胀丸 6-893
73637 消胀丸 6-893
73638 消胀丸 6-893
73639 消胀丹 6-893
73640 消胀散 6-893
73641 消疟饮 6-893
73642 消疝丸 6-893
73643 消疝丸 6-893
73644 消疝丸 6-893
73645 消疝丸 6-893
73646 消疝丹 6-893
73647 消疝散 6-893
73648 消炉散 6-893
73649 消炉散 6-894
73650 消炎丸 6-894
73651 消炎片 6-894
73652 消炎方 6-894
73653 消炎散 6-894
73654 消炎散 6-894
73655 消炎膏 6-894
73656 消河饼 6-894
73657 消实汤 6-894
73658 消毒丸 6-894
73659 消毒丸 6-894
73660 消毒丸 6-894
73661 消毒丸 6-894
73662 消毒丸 6-894
73663 消毒丸 6-894
73664 消毒丹 6-895
73665 消毒丹 6-895
73666 消毒汤 6-895
73667 消毒汤 6-895
73668 消毒汤 6-895
73669 消毒汤 6-895
73670 消毒汤 6-895
73671 消毒汤 6-895
73672 消毒饮 6-895
73673 消毒饮 6-895
73674 消毒饮 6-895
73675 消毒饮 6-895

73892 消暑丸 6-910
73893 消暑丸 6-910
73894 消暑丹 6-910
73895 消暑散 6-910
73896 消痞丸 6-910
73897 消痞丸 6-911
73898 消痞丸 6-911
73899 消痞丸 6-911
73900 消痞丸 6-911
73901 消痞丸 6-911
73902 消痞丸 6-911
73903 消痞丸 6-911
73904 消痞丸 6-911
73905 消痞丸 6-911
73906 消痞丹 6-911
73907 消痞汤 6-911
73908 消痞汤 6-911
73909 消痞汤 6-911
73910 消痞膏 6-911
73911 消痞膏 6-911
73912 消痞膏 6-911
73913 消痞膏 6-912
73914 消痤丸 6-912
73915 消痛丸 6-912
73916 消滞丸 6-912
73917 消滞丸 6-912
73918 消湿散 6-912
73919 消渴丸 6-912
73920 消渴丹 6-912
73921 消渴方 6-912
73922 消溃散 6-912
73923 消寒饮 6-912
73924 消蛾散 6-912
73925 消愁汤 6-912
73926 消解散 6-913
73927 消解散 6-913
73928 消瘀饮 6-913
73929 消瘀膏 6-913
73930 消痰丸 6-913
73931 消痰丸 6-913
73932 消痰丸 6-913
73933 消痰丸 6-913
73934 消痰汤 6-913
73935 消痰散 6-913
73936 消痰煎 6-913
73937 消管丸 6-913
73938 消管丸 6-913
73939 消管方 6-913
73940 消管锭 6-913
73941 消腐散 6-913
73942 消瘟丹 6-913
73943 消瘟散 6-914
73944 消瘕汤 6-914
73945 消漏丸 6-914
73946 消瘤丹 6-914
73947 消瘤丹 6-914
73948 消瘤丹 6-914
73949 消瘤汤 6-914
73950 消瘤酒 6-914
73951 消醒丸 6-914
73952 消磨散 6-914
73953 消瘰丸 6-914
73954 消瘰丸 6-914
73955 消瘰丸 6-915
73956 消瘰汤 6-915
73957 消瘰膏 6-915
73958 消瘿丸 6-915
73959 消瘿汤 6-915
73960 消瘿酒 6-915
73961 消瘿散 6-915
73962 消瘿散 6-915
73963 消瘿散 6-915
73964 消瘴膏 6-915
73965 消糖散 6-915
73966 消翳丸 6-915
73967 消翳散 6-915
73968 消翳散 6-916
73969 消翳散 6-916
73970 消糜栓 6-916
73971 消癌片 6-916
73972 消癖丸 6-916
73973 消癖丸 6-916
73974 消癖丸 6-916
73975 消癖丸 6-916
73976 消癖丸 6-916
73977 消癖丸 6-916
73978 消癖丸 6-916
73979 消癖丸 6-916
73980 消癖汤 6-916
73981 消癖酒 6-917
73982 消癖散 6-917
73983 消癖膏 6-917
73984 消癖膏 6-917
73985 消蠹汤 6-917
73986 消水肿膏 6-917
73987 消水毒饮 6-917
73988 消水神丹 6-917
73989 消石大丸 6-917
73990 消石大丸 6-917
73991 消石神丹 6-917
73992 消石粉散 6-918
73993 消块神丹 6-918
73994 消疔毒膏 6-918
73995 消乳岩丸 6-918
73996 消乳食丸 6-918
73997 消乳食丹 6-918
73998 消乳痰丸 6-918
73999 消胀饮子 6-918
74000 消炎3号 6-918
74001 消炎合剂 6-918
74002 消炎灵片 6-918
74003 消毒灯照 6-918
74004 消毒饮子 6-918
74005 消毒饮子 6-919
74006 消毒饼子 6-919
74007 消食饭灰 6-919
74008 消食膏酒 6-919
74009 消络痛片 6-919
74010 消热饮子 6-919
74011 消疳口丸 6-919
74012 消疳神丹 6-919
74013 消银颗粒 6-919
74014 消梨饮子 6-919
74015 消痔软膏 6-919
74016 消暑神丹 6-920
74017 消痞块汤 6-920
74018 消痞神丸 6-920
74019 消痞神膏 6-920
74020 消痞核桃 6-920
74021 消痛贴膏 6-920
74022 消渴平片 6-920
74023 消渴灵片 6-920
74024 消渴痞丸 6-921
74025 消瘀神丹 6-921
74026 消痰饮丸 6-921
74027 消痰饼子 6-921
74028 消横瘤膏 6-921
74029 消朦眼膏 6-921
74030 消下破血汤 6-921
74031 消上瘀血汤 6-921
74032 消中分利汤 6-921
74033 消内灵砂丹 6-921
74034 消化无形汤 6-921
74035 消风止疼宁 6-921
74036 消风化毒汤 6-921
74037 消风化毒汤 6-921
74038 消风化毒散 6-921
74039 消风化痰汤 6-922
74040 消风化痰汤 6-922
74041 消风玉容散 6-922
74042 消风宁络饮 6-922
74043 消风宁嗽汤 6-922
74044 消风宁嗽散 6-922
74045 消风百解散 6-922
74046 消风百解散 6-922
74047 消风百解散 6-922
74048 消风托里散 6-922
74049 消风导赤汤 6-922
74050 消风导赤汤 6-923
74051 消风住痛散 6-923
74052 消风返正汤 6-923
74053 消风羌活汤 6-923
74054 消风败毒散 6-923
74055 消风败毒散 6-923
74056 消风败毒散 6-923
74057 消风败毒散 6-923
74058 消风败毒散 6-923
74059 消风定痛散 6-923
74060 消风顺气丸 6-923
74061 消风胜湿汤 6-923
74062 消风养血汤 6-923
74063 消风除湿汤 6-924
74064 消风透痧汤 6-924
74065 消风凉血汤 6-924
74066 消风桑白散 6-924
74067 消风脱甲散 6-924
74068 消风清热汤 6-924
74069 消风清热饮 6-924
74070 消风清燥汤 6-924
74071 消风散火汤 6-924
74072 消风犀角散 6-924
74073 消风豁痰汤 6-924
74074 消水导滞丸 6-924
74075 消水毒饮子 6-924
74076 消石半夏丸 6-924
74077 消石矾石散 6-924
74078 消虫神奇丹 6-925
74079 消肉化毒丹 6-925
74080 消伤痛搽剂 6-925
74081 消血理中膏 6-925
74082 消衣神应方 6-925
74083 消汗至神丹 6-925
74084 消导二陈汤 6-925
74085 消导二陈汤 6-925
74086 消导平胃散 6-925
74087 消导宽中汤 6-925
74088 消阴止泻丹 6-925
74089 消阴来复汤 6-925
74090 消阴助阳汤 6-925
74091 消阴利导煎 6-926
74092 消块止痛丹 6-926
74093 消块和胃汤 6-926
74094 消坚化痰汤 6-926
74095 消坚溃脓膏 6-926
74096 消谷断下丸 6-926
74097 消饮白术丸 6-926
74098 消饮白术煎 6-926
74099 消饮茯苓汤 6-926
74100 消饮倍术丸 6-926
74101 消疔化毒汤 6-926
74102 消疔泻毒丸 6-926
74103 消疔酥信丹 6-926
74104 消补兼施汤 6-926
74105 消尿蛋白饮 6-926
74106 消肾脱疳丸 6-927
74107 消乳进食丸 6-927

74108 消肿木香散 6-927
74109 消肿止痛酊 6-927
74110 消肿止痛散 6-927
74111 消肿止痛膏 6-927
74112 消肿化毒丹 6-927
74113 消肿化瘀散 6-927
74114 消肿四物汤 6-927
74115 消肿代刀散 6-927
74116 消肿宁痛膏 6-927
74117 消肿托里散 6-927
74118 消肿劫毒散 6-927
74119 消肿利咽汤 6-927
74120 消肿泻毒汤 6-927
74121 消肿定痛汤 6-928
74122 消肿定痛散 6-928
74123 消肿定痛散 6-928
74124 消肿定痛散 6-928
74125 消肿南星散 6-928
74126 消肿活瘀膏 6-928
74127 消肿健脾汤 6-928
74128 消肿通气汤 6-928
74129 消肿遗粮汤 6-928
74130 消肿痛醋膏 6-928
74131 消肿漱口方 6-928
74132 消胀万应汤 6-928
74133 消胀化瓣丸 6-928
74134 消胀四物汤 6-928
74135 消炎止咳片 6-928
74136 消炎止痢片 6-928
74137 消炎止痛汤 6-929
74138 消炎止痛散 6-929
74139 消炎止痛膏 6-929
74140 消炎化毒汤 6-929
74141 消炎生肌片 6-929
74142 消炎利胆片 6-929
74143 消炎退翳丸 6-929
74144 消炎解毒丸 6-929
74145 消炎解毒丸 6-929
74146 消毒一锭金 6-930
74147 消毒五圣汤 6-930
74148 消毒止血散 6-930
74149 消毒化坚汤 6-930
74150 消毒化斑汤 6-930
74151 消毒化斑汤 6-930
74152 消毒化斑汤 6-930
74153 消毒化斑汤 6-930
74154 消毒化斑散 6-930
74155 消毒升麻汤 6-930
74156 消毒圣神汤 6-930
74157 消毒达原丸 6-930
74158 消毒百应丸 6-930
74159 消毒托里散 6-930
74160 消毒红玉膏 6-930
74161 消毒连翘饮 6-930
74162 消毒利黄汤 6-930
74163 消毒快斑汤 6-931
74164 消毒青黛饮 6-931
74165 消毒青黛饮 6-931
74166 消毒拨翳汤 6-931
74167 消毒定痛散 6-931
74168 消毒贵金散 6-931
74169 消毒保婴丹 6-931
74170 消毒活血汤 6-931
74171 消毒神圣丹 6-931
74172 消毒神效丹 6-931
74173 消毒神效散 6-931
74174 消毒凉膈散 6-931
74175 消毒凉膈散 6-931
74176 消毒流气饮 6-931
74177 消毒宽喉散 6-931
74178 消毒黄龙丸 6-932
74179 消毒救苦丹 6-932
74180 消毒救苦汤 6-932
74181 消毒救苦散 6-932
74182 消毒救苦散 6-932
74183 消毒麻仁丸 6-932
74184 消毒麻仁丸 6-932
74185 消毒清肺饮 6-932
74186 消毒散血汤 6-932
74187 消毒溃坚汤 6-932
74188 消毒溃坚汤 6-932
74189 消毒犀角汤 6-932
74190 消毒犀角饮 6-932
74191 消毒犀角饮 6-932
74192 消毒犀角饮 6-933
74193 消毒犀角饮 6-933
74194 消毒犀角饮 6-933
74195 消毒犀角散 6-933
74196 消毒僵黄丸 6-933
74197 消食化气丸 6-933
74198 消食化痰丸 6-933
74199 消食平胃汤 6-933
74200 消食导气饮 6-933
74201 消食顺气片 6-933
74202 消食健胃片 6-933
74203 消食健脾丸 6-933
74204 消食健脾丸 6-933
74205 消食健脾丸 6-933
74206 消食健脾片 6-933
74207 消食清郁汤 6-933
74208 消食断下丸 6-934
74209 消结神应丸 6-934
74210 消络痛胶囊 6-934
74211 消栓再造丸 6-934
74212 消栓通络片 6-934
74213 消栓通颗粒 6-934
74214 消核防风薄 6-934
74215 消恶安胎汤 6-934
74216 消热大黄丸 6-934
74217 消热定惊煎 6-935
74218 消积二陈汤 6-935
74219 消积三棱煎 6-935
74220 消积万灵丹 6-935
74221 消积化虫散 6-935
74222 消积化痞丹 6-935
74223 消积化滞片 6-935
74224 消积化聚丸 6-935
74225 消积化聚丸 6-935
74226 消积化聚汤 6-935
74227 消积正元散 6-935
74228 消积正元散 6-935
74229 消积皂矾丸 6-935
74230 消积阿魏丸 6-936
74231 消积肥儿片 6-936
74232 消积肥儿糕 6-936
74233 消积保中丸 6-936
74234 消积顺气丸 6-936
74235 消积健儿片 6-936
74236 消积通经丸 6-936
74237 消积理中汤 6-936
74238 消积集香丸 6-936
74239 消息向导丸 6-936
74240 消脓桔梗散 6-937
74241 消疳无价散 6-937
74242 消疳化虫丸 6-937
74243 消疳生肌散 6-937
74244 消疳羊肝散 6-937
74245 消疳芜荑汤 6-937
74246 消疳扶脾散 6-937
74247 消疳鸡肝散 6-937
74248 消疳明目汤 6-937
74249 消疳金蟾丸 6-937
74250 消疳肥儿丸 6-937
74251 消疳肥儿丸 6-937
74252 消疳肥儿丸 6-937
74253 消疳肥儿丸 6-937
74254 消疳肥儿丸 6-937
74255 消疳定痛散 6-937
74256 消疳保和丸 6-937
74257 消疳退云饮 6-938
74258 消疳退云散 6-938
74259 消疳退热饮 6-938
74260 消疳退翳汤 6-938
74261 消疳理脾汤 6-938
74262 消疳清热汤 6-938
74263 消疳解毒散 6-938
74264 消疳麝香丸 6-938
74265 消痈万全汤 6-938
74266 消痈苍耳汤 6-938
74267 消痈还阳丹 6-938
74268 消痈护产汤 6-938
74269 消痈顺气散 6-938
74270 消痈益志丹 6-938
74271 消痈散毒汤 6-939
74272 消痈散毒饮 6-939
74273 消痈提毒丸 6-939
74274 消疲灵颗粒 6-939
74275 消蔽通结汤 6-939
74276 消黄去疸汤 6-939
74277 消黄败毒散 6-939
74278 消黄栀子汤 6-939
74279 消虚至凉汤 6-939
74280 消痔千金散 6-939
74281 消淋败毒散 6-939
74282 消斑化疹汤 6-939
74283 消斑快毒汤 6-940
74284 消斑青黛饮 6-940
74285 消斑青黛饮 6-940
74286 消斑青黛饮 6-940
74287 消斑青黛饮 6-940
74288 消斑承气汤 6-940
74289 消斑活命饮 6-940
74290 消斑神效汤 6-940
74291 消斑解毒汤 6-940
74292 消暑十全饮 6-940
74293 消暑十全饮 6-940
74294 消暑十全散 6-940
74295 消暑十全散 6-940
74296 消暑至神汤 6-940
74297 消暑活产丹 6-941
74298 消暑清心饮 6-941
74299 消暑清心饮 6-941
74300 消暑清心饮 6-941
74301 消痞大成膏 6-941
74302 消痞五疳丸 6-941
74303 消痞化积丸 6-941
74304 消痞去积丸 6-941
74305 消痞阿魏丸 6-941
74306 消痞阿魏丸 6-941
74307 消痞阿魏丸 6-941
74308 消痞狗皮膏 6-941
74309 消痞狗皮膏 6-942
74310 消痞肥儿丸 6-942
74311 消滞千金丸 6-942
74312 消滞止痛丸 6-942
74313 消滞升阳汤 6-942
74314 消滞调脾饮 6-942
74315 消湿化怪汤 6-942
74316 消温散火汤 6-942
74317 消渴安胶囊 6-942
74318 消渴灵颗粒 6-943
74319 消渴降糖片 6-943
74320 消寒止痛丹 6-943
74321 消愁破结酿 6-943
74322 消瘀荡秽汤 6-943
74323 消瘀清胃汤 6-943

74324 消瘀塌血汤 6-943
74325 消痰止嗽膏 6-943
74326 消痰平胃汤 6-943
74327 消痰利气汤 6-943
74328 消痰降火汤 6-943
74329 消痰降火汤 6-943
74330 消痰茯苓丸 6-943
74331 消痰咳嗽丸 6-943
74332 消痰消核膏 6-943
74333 消痰流气饮 6-944
74334 消痰噙化丸 6-944
74335 消障复明散 6-944
74336 消障救目汤 6-944
74337 消障救睛散 6-944
74338 消瘤二反膏 6-944
74339 消瘤神应散 6-944
74340 消瘤碧玉散 6-944
74341 消瘰化坚汤 6-944
74342 消瘿五海丸 6-944
74343 消瘿五海丸 6-944
74344 消瘿五海饮 6-944
74345 消瘿五海饮 6-944
74346 消瘿五海散 6-944
74347 消瘿气瘰丸 6-944
74348 消瘿制亢汤 6-944
74349 消瘿顺气散 6-945
74350 消凝大丸子 6-945
74351 消翳复明膏 6-945
74352 消翳复明膏 6-945
74353 消臌万应丹 6-945
74354 消臌至神汤 6-945
74355 消癖神火针 6-945
74356 消癖逐水丸 6-945
74357 消癖清肌汤 6-945
74358 消癥去积丸 6-945
74359 消癥利水汤 6-945
74360 消癥破积丸 6-946
74361 消风止痒颗粒 6-946
74362 消风火解毒汤 6-946
74363 消肿止疼药膏 6-946
74364 消肿止痛药水 6-946
74365 消炎利胆胶囊 6-946
74366 消炎利胆颗粒 6-946
74367 消炎退热颗粒 6-946
74368 消毒犀角饮子 6-946
74369 消毒犀角饮子 6-946
74370 消食退热糖浆 6-946
74371 消栓通络胶囊 6-946
74372 消栓通络颗粒 6-946
74373 消积化虫胶囊 6-946
74374 消积化虫糖浆 6-946
74375 消脂膜导痰汤 6-946
74376 消渴降糖胶囊 6-947
74377 消瘀止痛药膏 6-947
74378 消痰益康糖浆 6-947
74379 消瘰夏枯草膏 6-947
74380 消风去火化毒汤 6-947
74381 消风活血解毒汤 6-947
74382 消水肿归气饮子 6-947
74383 消肿调脾顺气汤 6-947
74384 消毒加味犀角饮 6-947
74385 消食化气香壳散 6-947
74386 消疳退翳羊肝散 6-947
74387 消疳退翳鸡肝散 6-947
74388 消疳退翳猪肝散 6-947
74389 消管祛脓火升丹 6-947

浥

74390 浥干散 6-948

海

74391 海马汤 6-948
74392 海马散 6-948
74393 海艾汤 6-948
74394 海石丸 6-948
74395 海石散 6-948
74396 海龙丸 6-948
74397 海龙胶 6-948
74398 海龙粉 6-948
74399 海仙丸 6-948
74400 海仙膏 6-948
74401 海半散 6-948
74402 海附丸 6-948
74403 海青丸 6-948
74404 海青丸 6-948
74405 海青膏 6-949
74406 海明散 6-949
74407 海金散 6-949
74408 海参丸 6-949
74409 海参粥 6-949
74410 海带丸 6-949
74411 海带散 6-949
74412 海带散 6-949
74413 海神散 6-949
74414 海桐酒 6-949
74415 海桐散 6-949
74416 海桐散 6-949
74417 海桐散 6-949
74418 海桐煎 6-949
74419 海浮汤 6-949
74420 海浮散 6-949
74421 海粉丸 6-949
74422 海菜丸 6-949
74423 海葱散 6-950
74424 海蛤丸 6-950
74425 海蛤丸 6-950
74426 海蛤丸 6-950
74427 海蛤丸 6-950
74428 海蛤丸 6-950
74429 海蛤丸 6-950
74430 海蛤丸 6-950
74431 海蛤丸 6-950
74432 海蛤丸 6-950
74433 海蛤丸 6-950
74434 海蛤丸 6-950
74435 海蛤丸 6-950
74436 海蛤丸 6-950
74437 海蛤丸 6-951
74438 海蛤丸 6-951
74439 海蛤丸 6-951
74440 海蛤丸 6-951
74441 海蛤丹 6-951
74442 海蛤汤 6-951
74443 海蛤汤 6-951
74444 海蛤汤 6-951
74445 海蛤汤 6-951
74446 海蛤汤 6-951
74447 海蛤散 6-951
74448 海蛤散 6-951
74449 海蛤散 6-951
74450 海蛤散 6-951
74451 海蛤散 6-952
74452 海蛤散 6-952
74453 海蛤散 6-952
74454 海蛤散 6-952
74455 海蛤散 6-952
74456 海蛤散 6-952
74457 海犀膏 6-952
74458 海蛸散 6-952
74459 海藻丸 6-952
74460 海藻丸 6-952
74461 海藻丸 6-952
74462 海藻丸 6-952
74463 海藻丸 6-952
74464 海藻丸 6-952
74465 海藻丸 6-952
74466 海藻丸 6-952
74467 海藻丸 6-953
74468 海藻丸 6-953
74469 海藻丸 6-953
74470 海藻丸 6-953
74471 海藻丸 6-953
74472 海藻汤 6-953
74473 海藻汤 6-953
74474 海藻酒 6-953
74475 海藻酒 6-953
74476 海藻散 6-953
74477 海藻散 6-953
74478 海藻散 6-953
74479 海藻散 6-953
74480 海藻散 6-953
74481 海藻散 6-954
74482 海藻散 6-954
74483 海藻散 6-954
74484 海藻散 6-954
74485 海藻散 6-954
74486 海金花丸 6-954
74487 海金沙丸 6-954
74488 海金沙散 6-954
74489 海金沙散 6-954
74490 海金沙散 6-954
74491 海金沙散 6-954
74492 海金沙散 6-954
74493 海金沙散 6-954
74494 海金沙散 6-954
74495 海金沙散 6-954
74496 海金沙散 6-954
74497 海金沙散 6-955
74498 海金沙散 6-955
74499 海金沙散 6-955
74500 海金沙散 6-955
74501 海洋胃药 6-955
74502 海桐皮丸 6-955
74503 海桐皮丸 6-955
74504 海桐皮丸 6-955
74505 海桐皮丸 6-955
74506 海桐皮丸 6-955
74507 海桐皮丸 6-955
74508 海桐皮汤 6-955
74509 海桐皮汤 6-955
74510 海桐皮汤 6-955
74511 海桐皮汤 6-956
74512 海桐皮酒 6-956
74513 海桐皮酒 6-956
74514 海桐皮酒 6-956
74515 海桐皮散 6-956
74516 海桐皮散 6-956
74517 海桐皮散 6-956
74518 海桐皮散 6-956
74519 海桐皮散 6-956
74520 海桐皮散 6-956
74521 海桐皮散 6-956
74522 海桐皮散 6-956
74523 海桐皮散 6-957
74524 海桐皮散 6-957
74525 海桐皮散 6-957

74526 海桐皮散 6-957
74527 海桐皮散 6-957
74528 海桐皮煎 6-957
74529 海桐皮煎 6-957
74530 海浮石丸 6-957
74531 海浮石丸 6-957
74532 海浮石散 6-957
74533 海蛇药酒 6-957
74534 海蛤索饼 6-957
74535 海犀膏散 6-957
74536 海螵蛸丸 6-958
74537 海螵蛸散 6-958
74538 海螵蛸散 6-958
74539 海藻浸酒 6-958
74540 海马三肾丸 6-958
74541 海马万应膏 6-958
74542 海马多鞭丸 6-958
74543 海马补肾丸 6-958
74544 海马拔毒散 6-958
74545 海马保肾丸 6-958
74546 海石二陈汤 6-958
74547 海桐皮洗剂 6-958
74548 海桐皮浸酒 6-959
74549 海桐皮浸酒 6-959
74550 海桐皮浸酒 6-959
74551 海桐皮浸酒 6-959
74552 海桐皮煎丸 6-959
74553 海蛇天麻酒 6-959
74554 海蛤玉粉散 6-959
74555 海藏当归丸 6-959
74556 海藻玉壶汤 6-959
74557 海藻连翘汤 6-960
74558 海藻消瘿汤 6-960
74559 海藻消臌汤 6-960
74560 海藻散坚丸 6-960
74561 海藻散坚丸 6-960
74562 海藻散坚丸 6-960
74563 海藻散坚丸 6-960
74564 海藻溃坚丸 6-960
74565 海藻溃坚丸 6-960
74566 海马巴戟胶囊 6-960
74567 海浮石滑石散 6-960
74568 海龙蛤蚧口服液 6-960

涂

74569 涂丁膏 6-961
74570 涂舌丹 6-961
74571 涂囟法 6-961
74572 涂囟法 6-961
74573 涂囟膏 6-961
74574 涂角药 6-961
74575 涂顶油 6-961
74576 涂顶油 6-961
74577 涂顶膏 6-961
74578 涂顶膏 6-961
74579 涂唇膏 6-961
74580 涂脐散 6-961
74581 涂脐膏 6-961
74582 涂摩膏 6-961
74583 涂香油方 6-961
74584 涂囟麝香散 6-962
74585 涂容金面方 6-962
74586 涂擦雄黄膏 6-962

浴

74587 浴汤 6-962
74588 浴汤 6-962
74589 浴风汤 6-962
74590 浴目方 6-962
74591 浴体法 6-962
74592 浴肠汤 6-962
74593 浴疠方 6-962
74594 浴毒汤 6-962
74595 浴毒汤 6-962
74596 浴毒汤 6-962
74597 浴体天麻散 6-962

浮

74598 浮水散 6-962
74599 浮水散 6-962
74600 浮水膏 6-962
74601 浮石丸 6-963
74602 浮石丸 6-963
74603 浮石丸 6-963
74604 浮石散 6-963
74605 浮石散 6-963
74606 浮麦汤 6-963
74607 浮麦散 6-963
74608 浮麦散 6-963
74609 浮萍丸 6-963
74610 浮萍丸 6-963
74611 浮萍丸 6-963
74612 浮萍丸 6-963
74613 浮萍丸 6-963
74614 浮萍丸 6-963
74615 浮萍丸 6-963
74616 浮萍汤 6-963
74617 浮萍酒 6-963
74618 浮萍散 6-963
74619 浮萍散 6-964
74620 浮萍散 6-964
74621 浮萍散 6-964
74622 浮萍散 6-964
74623 浮萍散 6-964
74624 浮椒丸 6-964
74625 浮珠丸子 6-964
74626 浮萍草丸 6-964
74627 浮萍草散 6-964
74628 浮萍煎膏 6-964
74629 浮萍一粒丹 6-964
74630 浮萍天冬汤 6-964
74631 浮萍石膏汤 6-964
74632 浮萍地肤汤 6-964
74633 浮萍地黄汤 6-964
74634 浮萍当归汤 6-964
74635 浮萍茯苓丸 6-964
74636 浮萍黄芩汤 6-964
74637 浮萍黄芩煎 6-964
74638 浮萍葛根汤 6-965
74639 浮翳坠翳丸 6-965
74640 浮萍葛根半夏汤 6-965
74641 浮萍葛根芍药汤 6-965

涣

74642 涣邪汤 6-965

涤

74643 涤中丸 6-965
74644 涤风散 6-965
74645 涤风散 6-965
74646 涤邪汤 6-965
74647 涤光散 6-965
74648 涤饮丸 6-965
74649 涤肠丸 6-965
74650 涤肠汤 6-965
74651 涤肠汤 6-965
74652 涤昏膏 6-966
74653 涤空丹 6-966
74654 涤毒散 6-966
74655 涤垢汤 6-966
74656 涤垢饮 6-966
74657 涤胎散 6-966
74658 涤热汤 6-966
74659 涤烦丸 6-966
74660 涤烦汤 6-966
74661 涤痔散 6-966
74662 涤寒汤 6-966
74663 涤瘀汤 6-966
74664 涤痰丸 6-966
74665 涤痰丸 6-966
74666 涤痰丸 6-966
74667 涤痰丸 6-967
74668 涤痰丸 6-967
74669 涤痰丸 6-967
74670 涤痰丸 6-967
74671 涤痰丸 6-967
74672 涤痰丸 6-967
74673 涤痰汤 6-967
74674 涤痰汤 6-967
74675 涤痰汤 6-967
74676 涤痰汤 6-968
74677 涤痰汤 6-968
74678 涤痰散 6-968
74679 涤痰散 6-968
74680 涤邪救苦汤 6-968
74681 涤秽免痘汤 6-968
74682 涤秽免痘汤 6-968
74683 涤秽消疬汤 6-968
74684 涤秽漱口散 6-968
74685 涤滞消瘀汤 6-968

流

74686 流气丸 6-968
74687 流气丸 6-968
74688 流气饮 6-968
74689 流气饮 6-968
74690 流气饮 6-969
74691 流气饮 6-969
74692 流气饮 6-969
74693 流气饮 6-969
74694 流气饮 6-969
74695 流气饮 6-969
74696 流气散 6-969
74697 流气散 6-969
74698 流水汤 6-969
74699 流伤饮 6-969
74700 流金丸 6-969
74701 流金丸 6-969
74702 流金丸 6-969
74703 流金散 6-969
74704 流金膏 6-969
74705 流注汤 6-969
74706 流注饮 6-970
74707 流注散 6-970
74708 流经散 6-970
74709 流星串 6-970
74710 流星散 6-970
74711 流积丸 6-970
74712 流感茶 6-970
74713 流气饮子 6-970
74714 流气饮子 6-970
74715 流脑合剂 6-970
74716 流气导滞丸 6-970

润

74717 润下丸 7-1
74718 润下丸 7-1
74719 润下丸 7-1
74720 润下丸 7-1
74721 润下丸 7-1

74722 润下汤 7-1
74723 润土汤 7-1
74724 润木汤 7-1
74725 润气煎 7-1
74726 润生丸 7-1
74727 润光丸 7-1
74728 润华膏 7-1
74729 润血汤 7-1
74730 润肌汤 7-1
74731 润肌散 7-1
74732 润肌膏 7-1
74733 润肌膏 7-2
74734 润肌膏 7-2
74735 润肌膏 7-2
74736 润字丸 7-2
74737 润字丸 7-2
74738 润体丸 7-2
74739 润体丸 7-2
74740 润体丸 7-2
74741 润肝汤 7-2
74742 润肠丸 7-3
74743 润肠丸 7-3
74744 润肠丸 7-3
74745 润肠丸 7-3
74746 润肠丸 7-3
74747 润肠丸 7-3
74748 润肠丸 7-3
74749 润肠丸 7-3
74750 润肠丸 7-3
74751 润肠丸 7-3
74752 润肠丸 7-3
74753 润肠丸 7-3
74754 润肠丸 7-4
74755 润肠丸 7-4
74756 润肠丸 7-4
74757 润肠丸 7-4
74758 润肠丸 7-4
74759 润肠丸 7-4
74760 润肠丸 7-4
74761 润肠丸 7-4
74762 润肠丸 7-4
74763 润肠丸 7-4
74764 润肠丸 7-4
74765 润肠丸 7-4
74766 润肠汤 7-4
74767 润肠汤 7-4
74768 润肠汤 7-4
74769 润肠汤 7-4
74770 润肠汤 7-4
74771 润肠汤 7-5
74772 润肠汤 7-5
74773 润肠汤 7-5
74774 润肠汤 7-5
74775 润肠散 7-5
74776 润肠散 7-5
74777 润肠散 7-5
74778 润肠散 7-5
74779 润肠粥 7-5
74780 润肠煎 7-5
74781 润肠煎 7-5
74782 润肠膏 7-5
74783 润肾丸 7-5
74784 润金饮 7-5
74785 润肤丸 7-5
74786 润肤膏 7-6
74787 润肺丸 7-6
74788 润肺丸 7-6
74789 润肺丸 7-6
74790 润肺丸 7-6
74791 润肺丸 7-6
74792 润肺汤 7-6
74793 润肺汤 7-6
74794 润肺汤 7-6
74795 润肺汤 7-6
74796 润肺汤 7-6
74797 润肺汤 7-6
74798 润肺汤 7-6
74799 润肺汤 7-6
74800 润肺饮 7-7
74801 润肺饮 7-7
74802 润肺饮 7-7
74803 润肺散 7-7
74804 润肺散 7-7
74805 润肺散 7-7
74806 润肺散 7-7
74807 润肺散 7-7
74808 润肺散 7-7
74809 润肺散 7-7
74810 润肺膏 7-7
74811 润肺膏 7-7
74812 润河汤 7-7
74813 润泽丸 7-7
74814 润经汤 7-7
74815 润胃丹 7-8
74816 润胃汤 7-8
74817 润秋汤 7-8
74818 润便汤 7-8
74819 润胆汤 7-8
74820 润胞汤 7-8
74821 润胎饮 7-8
74822 润神散 7-8
74823 润麻丸 7-8
74824 润涸汤 7-8
74825 润喉丸 7-8
74826 润喉汤 7-8
74827 润喉散 7-8
74828 润焦汤 7-8
74829 润脾膏 7-8
74830 润滋汤 7-9
74831 润输汤 7-9
74832 润槁汤 7-9
74833 润膈丸 7-9
74834 润膈丸 7-9
74835 润燥丸 7-9
74836 润燥丹 7-9
74837 润燥汤 7-9
74838 润燥汤 7-9
74839 润燥汤 7-9
74840 润燥汤 7-9
74841 润燥汤 7-9
74842 润燥汤 7-9
74843 润燥汤 7-9
74844 润燥汤 7-9
74845 润燥汤 7-9
74846 润燥汤 7-9
74847 润燥饮 7-9
74848 润燥饮 7-10
74849 润血饮子 7-10
74850 润肺膏丸 7-10
74851 润木安魂汤 7-10
74852 润肌皮肤膏 7-10
74853 润肌皮肤膏 7-10
74854 润阴坚骨汤 7-10
74855 润肝安娠汤 7-10
74856 润肠五仁丸 7-10
74857 润肠化瘀汤 7-10
74858 润肠降火汤 7-10
74859 润肠理气汤 7-11
74860 润肠橘香丸 7-11
74861 润肤生血饮 7-11
74862 润肺止嗽丸 7-11
74863 润肺止嗽丹 7-11
74864 润肺止嗽膏 7-11
74865 润肺化炎汤 7-11
74866 润肺化痰丸 7-11
74867 润肺化痰膏 7-11
74868 润肺百花膏 7-11
74869 润肺扶气汤 7-11
74870 润肺和肝膏 7-11
74871 润肺降气汤 7-11
74872 润肺除嗽饮 7-11
74873 润肺通窍汤 7-12
74874 润疮生肌膏 7-12
74875 润燥五仁丸 7-12
74876 润燥至神汤 7-12
74877 润燥安胎汤 7-12
74878 润燥肺经汤 7-12
74879 润燥泻肺汤 7-12
74880 润燥破痰汤 7-12
74881 润燥涩精汤 7-12
74882 润肺祛瘀化痰汤 7-12
74883 润肺豁痰宁嗽汤 7-12

浣

74884 浣肌散 7-12

浸

74885 浸汤 7-12
74886 浸酒 7-13
74887 浸酒 7-13
74888 浸酒 7-13
74889 浸酒 7-13
74890 浸酒 7-13
74891 浸酒 7-13
74892 浸毒散 7-13
74893 浸药酒 7-13
74894 浸药酒 7-13
74895 浸药酒 7-13
74896 浸洗药 7-13
74897 浸酒药 7-13
74898 浸黄酒 7-13
74899 浸熨汤 7-14
74900 浸虎骨酒 7-14
74901 浸脚矾石汤 7-14

涩

74902 涩化丹 7-14
74903 涩肠丸 7-14
74904 涩肠散 7-14
74905 涩精金锁丹 7-14
74906 涩翳七宝丸 7-14
74907 涩翳还睛散 7-14

涌

74908 涌泉汤 7-14
74909 涌泉汤 7-14
74910 涌泉散 7-14
74911 涌泉散 7-15
74912 涌泉散 7-15
74913 涌泉散 7-15
74914 涌泉散 7-15
74915 涌泉散 7-15
74916 涌泉散 7-15
74917 涌泉散 7-15
74918 涌泉散 7-15
74919 涌泉散 7-15
74920 涌泉散 7-15
74921 涌泉散 7-15
74922 涌泉散 7-15
74923 涌泉散 7-15
74924 涌泉膏 7-15
74925 涌泉膏 7-15
74926 涌泉膏 7-15
74927 涌涎汤 7-15

74928 涌铁膏 7-15
74929 涌痰汤 7-16
74930 涌泉神应散 7-16

浚

74931 浚川丸 7-16
74932 浚川丸 7-16
74933 浚川丸 7-16
74934 浚川散 7-16
74935 浚牛膏 7-16
74936 浚水汤 7-16
74937 浚血丸 7-16
74938 浚荣散 7-16

羖

74939 羖羊角汤 7-16
74940 羖羊角饮 7-16
74941 羖羊角散 7-17
74942 羖羊角散 7-17

瓶

74943 瓶中关开神效散 7-17

粉

74944 粉散 7-17
74945 粉散 7-17
74946 粉散 7-17
74947 粉散 7-17
74948 粉散 7-17
74949 粉霜 7-17
74950 粉丹散 7-17
74951 粉艾丹 7-17
74952 粉龙丸 7-17
74953 粉代散 7-17
74954 粉灰散 7-17
74955 粉肌散 7-17
74956 粉肌散 7-17
74957 粉汗方 7-17
74958 粉汗散 7-17
74959 粉汗散 7-18
74960 粉汗散 7-18
74961 粉米汤 7-18
74962 粉红丸 7-18
74963 粉红散 7-18
74964 粉连散 7-18
74965 粉身方 7-18
74966 粉身散 7-18
74967 粉身散 7-18
74968 粉灵砂 7-18
74969 粉金散 7-18
74970 粉草汤 7-18
74971 粉草饮 7-18
74972 粉草散 7-18
74973 粉草膏 7-18
74974 粉砂饼 7-18
74975 粉香散 7-18
74976 粉香散 7-18
74977 粉香散 7-18
74978 粉姜散 7-18
74979 粉胶散 7-19
74980 粉黄膏 7-19
74981 粉黄膏 7-19
74982 粉隔汤 7-19
74983 粉蜜膏 7-19
74984 粉糖丸 7-19
74985 粉糖水 7-19
74986 粉霜丸 7-19
74987 粉霜丸 7-19
74988 粉霜丸 7-19
74989 粉霜丸 7-19
74990 粉霜丸 7-19
74991 粉霜散 7-19
74992 粉霜散 7-19
74993 粉霜散 7-19
74994 粉霜散 7-19
74995 粉黛散 7-19
74996 粉麝散 7-20
74997 粉矾平胃丸 7-20
74998 粉乳托里散 7-20
74999 粉香生肌散 7-20
75000 粉霜半夏丸 7-20
75001 粉色干燥药粉 7-20

料

75002 料物丸 7-20

益

75003 益儿丸 7-20
75004 益儿丸 7-20
75005 益儿丸 7-20
75006 益儿丸 7-20
75007 益儿饼 7-20
75008 益卫散 7-20
75009 益元丸 7-20
75010 益元丸 7-20
75011 益元汤 7-20
75012 益元汤 7-21
75013 益元汤 7-21
75014 益元汤 7-21
75015 益元散 7-21
75016 益元散 7-21
75017 益元散 7-21
75018 益元煎 7-21
75019 益牙散 7-21
75020 益中丸 7-21
75021 益中丹 7-21
75022 益中丹 7-22
75023 益中汤 7-22
75024 益中汤 7-22
75025 益中散 7-22
75026 益中膏 7-22
75027 益气丸 7-22
75028 益气丸 7-22
75029 益气丸 7-22
75030 益气汤 7-22
75031 益气汤 7-22
75032 益气汤 7-22
75033 益气汤 7-22
75034 益气汤 7-22
75035 益气汤 7-22
75036 益气汤 7-22
75037 益气散 7-22
75038 益火丹 7-22
75039 益心丸 7-23
75040 益心丹 7-23
75041 益心丹 7-23
75042 益心汤 7-23
75043 益心汤 7-23
75044 益水汤 7-23
75045 益母丸 7-23
75046 益母丸 7-23
75047 益母丸 7-23
75048 益母丸 7-23
75049 益母丸 7-23
75050 益母丸 7-23
75051 益母丸 7-23
75052 益母丸 7-24
75053 益母丸 7-24
75054 益母丸 7-24
75055 益母片 7-24
75056 益母丹 7-24
75057 益母汤 7-24
75058 益母汤 7-24
75059 益母汤 7-24
75060 益母汤 7-24
75061 益母饮 7-24
75062 益母散 7-24
75063 益母散 7-24
75064 益母散 7-24
75065 益母散 7-24
75066 益母散 7-24
75067 益母煎 7-24
75068 益光散 7-24
75069 益血丹 7-25
75070 益血膏 7-25
75071 益后汤 7-25
75072 益多散 7-25
75073 益阳丹 7-25
75074 益阳丹 7-25
75075 益阳散 7-25
75076 益阳散 7-25
75077 益阴丸 7-25
75078 益阴丹 7-25
75079 益阴丹 7-25
75080 益阴汤 7-25
75081 益阴散 7-25
75082 益阴煎 7-25
75083 益阴煎 7-25
75084 益欢散 7-25
75085 益寿丸 7-26
75086 益寿丹 7-26
75087 益寿膏 7-26
75088 益志汤 7-26
75089 益肝汤 7-26
75090 益肝散 7-26
75091 益肝煎 7-26
75092 益肝膏 7-26
75093 益君汤 7-26
75094 益坤丸 7-26
75095 益肾丸 7-26
75096 益肾丸 7-26
75097 益肾汤 7-26
75098 益肾液 7-27
75099 益肾散 7-27
75100 益肾散 7-27
75101 益肾膏 7-27
75102 益肺丹 7-27
75103 益肺汤 7-27
75104 益肺汤 7-27
75105 益肺汤 7-27
75106 益肺散 7-27
75107 益肺散 7-27
75108 益经汤 7-27
75109 益荣丹 7-27
75110 益荣汤 7-27
75111 益荣汤 7-27
75112 益荣汤 7-28
75113 益荣煎 7-28
75114 益胃丸 7-28
75115 益胃丹 7-28
75116 益胃汤 7-28
75117 益胃汤 7-28
75118 益胃汤 7-28
75119 益胃汤 7-28
75120 益胃汤 7-28
75121 益胃汤 7-28
75122 益胃散 7-28
75123 益胃散 7-28
75124 益胃散 7-28
75125 益胃膏 7-28
75126 益胆丸 7-28
75127 益胆片 7-28
75128 益胆汤 7-28
75129 益胆汤 7-29
75130 益神丸 7-29

75131	益神散	7-29
75132	益神散	7-29
75133	益真丸	7-29
75134	益真丸	7-29
75135	益损汤	7-29
75136	益脑片	7-29
75137	益脑散	7-29
75138	益脑散	7-29
75139	益容丸	7-29
75140	益黄汤	7-29
75141	益黄散	7-29
75142	益黄散	7-29
75143	益黄散	7-29
75144	益黄散	7-29
75145	益黄散	7-30
75146	益黄散	7-30
75147	益黄散	7-30
75148	益智丸	7-30
75149	益智丸	7-30
75150	益智丸	7-30
75151	益智丸	7-30
75152	益智汤	7-30
75153	益智汤	7-30
75154	益智汤	7-30
75155	益智汤	7-30
75156	益智汤	7-30
75157	益智酒	7-30
75158	益智散	7-30
75159	益智散	7-30
75160	益智散	7-30
75161	益智散	7-30
75162	益智散	7-31
75163	益智散	7-31
75164	益智散	7-31
75165	益脾丸	7-31
75166	益脾汤	7-31
75167	益脾饼	7-31
75168	益脾散	7-31
75169	益脾散	7-31
75170	益脾散	7-31
75171	益脾散	7-31
75172	益龄精	7-31
75173	益精丸	7-31
75174	益瞳丸	7-31
75175	益心胶囊	7-31
75176	益母草丸	7-31
75177	益母草丸	7-31
75178	益母草汁	7-31
75179	益母草汤	7-32
75180	益母草汤	7-32
75181	益母草饮	7-32
75182	益母草散	7-32
75183	益母草散	7-32
75184	益母草散	7-32
75185	益母草散	7-32
75186	益母草散	7-32
75187	益母草散	7-32
75188	益母草散	7-32
75189	益母草膏	7-32
75190	益母草膏	7-32
75191	益母草膏	7-32
75192	益母颗粒	7-32
75193	益身灵丸	7-32
75194	益肝颗粒	7-32
75195	益坤宁酊	7-33
75196	益视颗粒	7-33
75197	益脑宁片	7-33
75198	益脑胶囊	7-33
75199	益容仙丹	7-33
75200	益虚宁片	7-33
75201	益智子汤	7-33
75202	益智子汤	7-33
75203	益智子散	7-33
75204	益智子散	7-33
75205	益智子散	7-33
75206	益智子散	7-34
75207	益智仁汤	7-34
75208	益智仁汤	7-34
75209	益智仁散	7-34
75210	益智仁散	7-34
75211	益智仁散	7-34
75212	益智煮散	7-34
75213	益髓颗粒	7-34
75214	益卫运化汤	7-34
75215	益卫养荣汤	7-34
75216	益元七宝丹	7-34
75217	益元固真汤	7-34
75218	益元透肌汤	7-34
75219	益元透肌散	7-34
75220	益元透肌散	7-34
75221	益元凉肌散	7-35
75222	益元资始丸	7-35
75223	益元散邪汤	7-35
75224	益中生血片	7-35
75225	益气开痰汤	7-35
75226	益气止血方	7-35
75227	益气止淋汤	7-35
75228	益气内消散	7-35
75229	益气分清饮	7-35
75230	益气六君丸	7-35
75231	益气左金汤	7-35
75232	益气安胎饮	7-35
75233	益气安神汤	7-35
75234	益气导水汤	7-35
75235	益气导源汤	7-36
75236	益气导溺汤	7-36
75237	益气收乳汤	7-36
75238	益气收浆汤	7-36
75239	益气时症丸	7-36
75240	益气快中丸	7-36
75241	益气补元汤	7-36
75242	益气补血片	7-36
75243	益气补血汤	7-36
75244	益气补冲汤	7-36
75245	益气补肾汤	7-36
75246	益气补肺汤	7-36
75247	益气补漏汤	7-37
75248	益气固冲汤	7-37
75249	益气固阴汤	7-37
75250	益气固肠丸	7-37
75251	益气固精丸	7-37
75252	益气建中汤	7-37
75253	益气保元汤	7-37
75254	益气保生丸	7-37
75255	益气养元丸	7-37
75256	益气养荣汤	7-37
75257	益气养荣汤	7-38
75258	益气养荣汤	7-38
75259	益气养神汤	7-38
75260	益气养营煎	7-38
75261	益气养脾汤	7-38
75262	益气活血方	7-38
75263	益气活血汤	7-38
75264	益气除风汤	7-38
75265	益气健脾丸	7-38
75266	益气健脾汤	7-38
75267	益气健脾汤	7-38
75268	益气润燥丸	7-38
75269	益气调荣汤	7-39
75270	益气润肠膏	7-39
75271	益气通络汤	7-39
75272	益气培元饮	7-39
75273	益气救脱汤	7-39
75274	益气清金汤	7-39
75275	益气清脏汤	7-39
75276	益气散风汤	7-39
75277	益气滑胎丸	7-39
75278	益气疏风汤	7-39
75279	益气解毒饮	7-39
75280	益气聪明丸	7-39
75281	益气聪明汤	7-39
75282	益火生光汤	7-40
75283	益火散寒汤	7-40
75284	益心止遗丸	7-40
75285	益心宁神片	7-40
75286	益心健脑汤	7-40
75287	益心舒胶囊	7-40
75288	益水平火汤	7-40
75289	益本滋肾丸	7-40
75290	益母八珍汤	7-40
75291	益母止啼汤	7-41
75292	益母四物汤	7-41
75293	益母地黄汤	7-41
75294	益母佛手散	7-41
75295	益母草子散	7-41
75296	益母草子散	7-41
75297	益母草汁粥	7-41
75298	益母草饮子	7-41
75299	益母草饮子	7-41
75300	益母草涂方	7-41
75301	益母草煎丸	7-41
75302	益母草煎丸	7-41
75303	益母种子丸	7-41
75304	益母胜金丸	7-41
75305	益母胜金丹	7-41
75306	益母毓麟丸	7-42
75307	益血生胶囊	7-42
75308	益血和中散	7-42
75309	益血润肠丸	7-42
75310	益血润肠丸	7-42
75311	益血润肠汤	7-42
75312	益阴去邪汤	7-42
75313	益阴生血汤	7-42
75314	益阴地黄丸	7-42
75315	益阴地黄丸	7-42
75316	益阴地黄丸	7-42
75317	益阴利产方	7-42
75318	益阴补气丸	7-42
75319	益阴肾气丸	7-42
75320	益阴肾气丸	7-42
75321	益阴肾气丸	7-43
75322	益阴固本丸	7-43
75323	益阴固本丸	7-43
75324	益阴治痨方	7-43
75325	益阴养荣膏	7-43
75326	益阴凉血汤	7-43
75327	益阴通闭丸	7-43
75328	益阴清热汤	7-43
75329	益妇止血丸	7-43
75330	益寿大补酒	7-43
75331	益寿比天膏	7-44
75332	益寿比天膏	7-44
75333	益寿永贞膏	7-44
75334	益寿永真膏	7-44
75335	益寿地仙丸	7-44
75336	益寿地仙丹	7-44
75337	益寿固元膏	7-44
75338	益寿固真丹	7-44
75339	益寿黑豆方	7-44
75340	益寿强身膏	7-45
75341	益肝双补汤	7-45
75342	益肾化通汤	7-45
75343	益肾坚骨汤	7-45
75344	益肾灵胶囊	7-45
75345	益肾固精丸	7-45
75346	益肾固精丸	7-45

75347 益肾泻火汤 7-45
75348 益肾种子汤 7-46
75349 益肾调肝汤 7-46
75350 益肾调经汤 7-46
75351 益肾菟地汤 7-46
75352 益肾强身丸 7-46
75353 益肾解毒汤 7-46
75354 益肾蠲痹丸 7-46
75355 益肾蠲痹丸 7-46
75356 益明长智丸 7-47
75357 益金散风汤 7-47
75358 益肺运脾汤 7-47
75359 益肺清化膏 7-47
75360 益府紫金锭 7-47
75361 益荣安神汤 7-47
75362 益荣荡滞饮 7-47
75363 益胃口服液 7-47
75364 益胃升阳汤 7-47
75365 益神定志丸 7-47
75366 益真鹿茸丸 7-47
75367 益脑地榆散 7-48
75368 益脑吹鼻散 7-48
75369 益营内托散 7-48
75370 益黄健脾汤 7-48
75371 益消雄黄丸 7-48
75372 益智二伏汤 7-48
75373 益智木律散 7-48
75374 益智五味丸 7-48
75375 益智太乙丸 7-48
75376 益智仁煮散 7-48
75377 益智火煮散 7-48
75378 益智安神汤 7-48
75379 益智助神汤 7-48
75380 益智固真汤 7-48
75381 益智和中丸 7-48
75382 益智和中汤 7-48
75383 益智调中汤 7-49
75384 益脾壮身散 7-49
75385 益脾消食片 7-49
75386 益脾清肝汤 7-49
75387 益脾清肝散 7-49
75388 益脾镇惊散 7-49
75389 益精鹿茸散 7-49
75390 益气止血冲剂 7-49
75391 益气复脉颗粒 7-49
75392 益气养元颗粒 7-49
75393 益气祛痰合剂 7-49
75394 益心复脉颗粒 7-49
75395 益心通脉颗粒 7-49
75396 益母草留颜方 7-49
75397 益脑复健胶囊 7-50
75398 益智桑螵蛸散 7-50
75399 益气升阳除湿汤 7-50
75400 益气化瘀补肾汤 7-50
75401 益气平胃健脾饮 7-50
75402 益气补虚杜仲散 7-50
75403 益气复脉口服液 7-50
75404 益气活血散瘀汤 7-50
75405 益气理脾枳术丸 7-50
75406 益气清肺缓肝丸 7-50
75407 益气清宫固冲汤 7-51
75408 益气滋阴健脾饮 7-51
75409 益阴化湿利节丸 7-51
75410 益肾乌发口服液 7-51
75411 益津降糖口服液 7-51
75412 益脑吹鼻地榆散 7-51
75413 益脾养阴除湿丸 7-51
75414 益府秘传冲虚至宝丹 7-51
75415 益府秘传拨云龙光散 7-51

兼

75416 兼气汤 7-52
75417 兼气散 7-52
75418 兼攻汤 7-52
75419 兼金丸 7-52
75420 兼金散 7-52
75421 兼提汤 7-52
75422 兼补煮散 7-52
75423 兼补厚朴汤 7-52
75424 兼味竹叶汤 7-52

宽

75425 宽中丸 7-52
75426 宽中丸 7-52
75427 宽中丸 7-52
75428 宽中丸 7-52
75429 宽中丸 7-52
75430 宽中丸 7-52
75431 宽中丸 7-53
75432 宽中丸 7-53
75433 宽中丸 7-53
75434 宽中丸 7-53
75435 宽中丸 7-53
75436 宽中汤 7-53
75437 宽中汤 7-53
75438 宽中汤 7-53
75439 宽中汤 7-53
75440 宽中汤 7-53
75441 宽中汤 7-53
75442 宽中散 7-53
75443 宽中散 7-53
75444 宽中散 7-53
75445 宽中散 7-53
75446 宽中散 7-53
75447 宽中散 7-53
75448 宽中散 7-54
75449 宽中散 7-54
75450 宽气汤 7-54
75451 宽气汤 7-54
75452 宽气汤 7-54
75453 宽气饮 7-54
75454 宽气饮 7-54
75455 宽气饮 7-54
75456 宽肝汤 7-54
75457 宽肠丸 7-54
75458 宽肠丸 7-54
75459 宽肠丸 7-54
75460 宽肠药 7-54
75461 宽快汤 7-54
75462 宽胀散 7-55
75463 宽带汤 7-55
75464 宽带汤 7-55
75465 宽咽酒 7-55
75466 宽热饮 7-55
75467 宽热散 7-55
75468 宽热散 7-55
75469 宽胸丸 7-55
75470 宽胸片 7-55
75471 宽胸饮 7-55
75472 宽筋丸 7-55
75473 宽筋汤 7-55
75474 宽筋散 7-55
75475 宽脾散 7-55
75476 宽缓汤 7-55
75477 宽腰汤 7-55
75478 宽腹丸 7-55
75479 宽膜汤 7-56
75480 宽膈丸 7-56
75481 宽膈丸 7-56
75482 宽膈散 7-56
75483 宽肠丸散 7-56
75484 宽中八宝散 7-56
75485 宽中下气汤 7-56
75486 宽中达郁汤 7-56
75487 宽中安虫丸 7-56
75488 宽中进食丸 7-56
75489 宽中快斑汤 7-56
75490 宽中快斑汤 7-56
75491 宽中沉参散 7-56
75492 宽中和气散 7-56
75493 宽中降逆汤 7-56
75494 宽中顺气丸 7-56
75495 宽中顺气丸 7-57
75496 宽中养胃汤 7-57
75497 宽中祛痰丸 7-57
75498 宽中透毒饮 7-57
75499 宽中透毒饮 7-57
75500 宽中健脾丸 7-57
75501 宽中理气丸 7-57
75502 宽中理气丸 7-57
75503 宽中愈胀汤 7-57
75504 宽气化痰丸 7-57
75505 宽肠枳壳散 7-57
75506 宽性如意丹 7-57
75507 宽咽救生散 7-57
75508 宽胸行气散 7-58
75509 宽胸利膈丸 7-58
75510 宽筋活血散 7-58
75511 宽中喜食无厌丸 7-58
75512 宽胸舒气化滞丸 7-58

家

75513 家宝丹 7-58
75514 家宝丹 7-58
75515 家宝丹 7-58
75516 家莲散 7-58
75517 家秘丸 7-58
75518 家秘煎 7-58
75519 家菊散 7-58
75520 家方黄膏 7-58
75521 家韭子丸 7-58
75522 家韭子丸 7-59
75523 家猪屎散 7-59
75524 家传大明膏 7-59
75525 家传木通散 7-59
75526 家传正气散 7-59
75527 家传芎归汤 7-59
75528 家传西圣膏 7-59
75529 家传异功丸 7-60
75530 家传和中丸 7-60
75531 家传定志方 7-60
75532 家传保和丸 7-60
75533 家传保和丸 7-60
75534 家传养肝丸 7-60
75535 家传神异散 7-60
75536 家传凉惊丸 7-60
75537 家传消疬丸 7-60

75538 家传剪红丸 7-60
75539 家传滑胎饮 7-60
75540 家姜黄连丸 7-60
75541 家秘三黄丸 7-60
75542 家秘天地煎 7-60
75543 家秘天地煎 7-60
75544 家秘天地煎 7-60
75545 家秘正气散 7-61
75546 家秘甘露饮 7-61
75547 家秘戊己汤 7-61
75548 家秘归经汤 7-61
75549 家秘芎归汤 7-61
75550 家秘冲和汤 7-61
75551 家秘坎离丸 7-61
75552 家秘肝肾丸 7-61
75553 家秘羌活汤 7-61
75554 家秘补阳丸 7-61
75555 家秘补阴丸 7-61
75556 家秘补肝汤 7-61
75557 家秘和中汤 7-61
75558 家秘泻白散 7-61
75559 家秘泻白散 7-61
75560 家秘泻白散 7-61
75561 家秘泻白散 7-61
75562 家秘泻黄散 7-61
75563 家秘香薷饮 7-61
75564 家秘保和散 7-61
75565 家秘保和散 7-61
75566 家秘保和散 7-62
75567 家秘独圣散 7-62
75568 家秘胆星丸 7-62
75569 家秘胆星汤 7-62
75570 家秘祛痛散 7-62
75571 家秘神术汤 7-62
75572 家秘神术汤 7-62
75573 家秘桂枝汤 7-62
75574 家秘消坚散 7-62
75575 家秘消胀散 7-62
75576 家秘消积散 7-62
75577 家秘消滞汤 7-62
75578 家秘润肺饮 7-62
75579 家秘理中汤 7-62
75580 家秘黄芩汤 7-62
75581 家秘清胃汤 7-62
75582 家秘清胃汤 7-62
75583 家秘清胆汤 7-62
75584 家秘舒筋丸 7-62
75585 家秘温肺汤 7-62
75586 家秘滋肾丸 7-62
75587 家秘截疟饮 7-62
75588 家常八仙酒 7-63
75589 家方紫金沙散 7-63
75590 家传胎产金丹 7-63
75591 家传丁香脾积丸 7-63
75592 家传三因冲和丸 7-63
75593 家传升阳固脱汤 7-63
75594 家传加味枳术丸 7-63
75595 家传加味胃苓丸 7-63
75596 家传安胎保肺膏 7-63
75597 家传治痢保和丸 7-63
75598 家传枳术越鞠丸 7-63
75599 家传茱萸内消丸 7-64
75600 家传养脾消积丸 7-64
75601 家传秘结祛痛散 7-64
75602 家传秘捶红膏药 7-64
75603 家传清气化痰丸 7-64
75604 家秘川连枳壳汤 7-64
75605 家秘木通羌活汤 7-64
75606 家秘加味枳术丸 7-64
75607 家秘加减理中汤 7-64
75608 家秘知柏天地煎 7-64
75609 家秘枳壳黄连汤 7-64
75610 家秘荆防甘桔汤 7-64
75611 家秘烂口神效散 7-64
75612 家秘神验松葱膏 7-64
75613 家秘温疟地黄汤 7-65
75614 家藏神验血竭膏 7-65
75615 家传不换金正气散 7-65

浆

75616 浆水饮 7-65
75617 浆水饮 7-65
75618 浆水散 7-65
75619 浆水粥 7-65
75620 浆水渍方 7-65
75621 浆水葱白粥 7-65

瓷

75622 瓷药散 7-65

资

75623 资生丸 7-65
75624 资生丸 7-65
75625 资生丸 7-65
75626 资生丸 7-65
75627 资生丹 7-65
75628 资生汤 7-65
75629 资生汤 7-66
75630 资生汤 7-66
75631 资成汤 7-66
75632 资血汤 7-66
75633 资政丸 7-66
75634 资本润燥汤 7-66
75635 资生大造丸 7-66
75636 资生肾气丸 7-66
75637 资生顺坤方 7-66
75638 资生健脾膏 7-66
75639 资生通脉汤 7-66
75640 资寿小金丹 7-67
75641 资寿黑龙丸 7-67
75642 资寿解语汤 7-67
75643 资生健乾丸 7-67
75644 资肾益气汤 7-67
75645 资液救焚汤 7-67

烫

75646 烫火药 7-67
75647 烫火散 7-67
75648 烫伤油 7-67
75649 烫伤膏 7-68
75650 烫伤膏 7-68
75651 烫脚散 7-68
75652 烫火软膏 7-68
75653 烫火药膏 7-68
75654 烫伤软膏 7-68
75655 烫伤乳剂 7-68
75656 烫伤药膏 7-68
75657 烫洗囊湿止痒药方 7-68

羞

75658 羞明立胜散 7-68

诸

75659 诸石丸 7-68
75660 诸咳丸 7-68
75661 诸疮膏 7-68
75662 诸葛散 7-69
75663 诸疮洗药 7-69
75664 诸疮掺药 7-69
75665 诸疽疮膏 7-69
75666 诸葛干粮 7-69
75667 诸风应效酒 7-69
75668 诸毒一笔消 7-69
75669 诸疮一扫光 7-69
75670 诸疮一扫光 7-69
75671 诸疮解毒丹 7-69
75672 诸积太仓丸 7-69
75673 诸般败毒散 7-69
75674 诸蛊保命丹 7-69
75675 诸痔脱管丸 7-69
75676 诸葛行军散 7-70
75677 诸葛行军散 7-70
75678 诸葛行军散 7-70
75679 诸葛行军散 7-70
75680 诸葛行军散 7-70
75681 诸葛行军散 7-70
75682 诸葛行营散 7-70
75683 诸葛卧龙丹 7-70
75684 诸葛解甲风 7-70
75685 诸葛武侯平安散 7-70
75686 诸葛武侯行军散 7-70

读

75687 读书丸 7-70
75688 读书丸 7-70

调

75689 调卫汤 7-70
75690 调卫汤 7-71
75691 调卫饮 7-71
75692 调卫散 7-71
75693 调元丸 7-71
75694 调元汤 7-71
75695 调元汤 7-71
75696 调元汤 7-71
75697 调元汤 7-71
75698 调元汤 7-71
75699 调元汤 7-71
75700 调元汤 7-71
75701 调元粉 7-71
75702 调元散 7-71
75703 调元散 7-71
75704 调元散 7-71
75705 调元散 7-71
75706 调中丸 7-72
75707 调中丸 7-72
75708 调中丸 7-72

75709 调中丸 7-72
75710 调中丸 7-72
75711 调中丸 7-72
75712 调中丸 7-72
75713 调中丸 7-72
75714 调中丸 7-72
75715 调中丸 7-72
75716 调中丸 7-72
75717 调中丸 7-72
75718 调中丸 7-72
75719 调中丸 7-72
75720 调中丸 7-72
75721 调中丸 7-73
75722 调中丸 7-73
75723 调中丸 7-73
75724 调中方 7-73
75725 调中汤 7-73
75726 调中汤 7-73
75727 调中汤 7-73
75728 调中汤 7-73
75729 调中汤 7-73
75730 调中汤 7-73
75731 调中汤 7-73
75732 调中汤 7-73
75733 调中汤 7-74
75734 调中汤 7-74
75735 调中汤 7-74
75736 调中汤 7-74
75737 调中汤 7-74
75738 调中汤 7-74
75739 调中汤 7-74
75740 调中汤 7-74
75741 调中汤 7-74
75742 调中汤 7-74
75743 调中汤 7-74
75744 调中汤 7-74
75745 调中汤 7-74
75746 调中汤 7-74
75747 调中汤 7-74
75748 调中汤 7-75
75749 调中汤 7-75
75750 调中汤 7-75
75751 调中汤 7-75
75752 调中汤 7-75
75753 调中汤 7-75
75754 调中汤 7-75
75755 调中汤 7-75
75756 调中汤 7-75
75757 调中汤 7-75
75758 调中汤 7-75
75759 调中汤 7-75
75760 调中汤 7-75
75761 调中汤 7-75
75762 调中饮 7-75
75763 调中饮 7-75
75764 调中饮 7-75
75765 调中散 7-75
75766 调中散 7-76
75767 调中散 7-76
75768 调中散 7-76
75769 调中散 7-76
75770 调中散 7-76
75771 调中散 7-76
75772 调中散 7-76
75773 调中散 7-76
75774 调中散 7-76
75775 调中散 7-76
75776 调中散 7-76
75777 调中散 7-76
75778 调中散 7-76
75779 调中散 7-76
75780 调中散 7-76
75781 调中散 7-76
75782 调中散 7-77
75783 调中散 7-77
75784 调中散 7-77
75785 调化丸 7-77
75786 调气丸 7-77
75787 调气丸 7-77
75788 调气丸 7-77
75789 调气丸 7-77
75790 调气丸 7-77
75791 调气丸 7-77
75792 调气丸 7-77
75793 调气汤 7-77
75794 调气汤 7-77
75795 调气汤 7-77
75796 调气汤 7-77
75797 调气汤 7-78
75798 调气汤 7-78
75799 调气汤 7-78
75800 调气饮 7-78
75801 调气饮 7-78
75802 调气饮 7-78
75803 调气饮 7-78
75804 调气散 7-78
75805 调气散 7-78
75806 调气散 7-78
75807 调气散 7-78
75808 调气散 7-78
75809 调气散 7-78
75810 调气散 7-78
75811 调气散 7-79
75812 调气散 7-79
75813 调气散 7-79
75814 调正汤 7-79
75815 调饥散 7-79
75816 调生丸 7-79
75817 调圣膏 7-79
75818 调血汤 7-79
75819 调血饮 7-79
75820 调导饮 7-79
75821 调导散 7-79
75822 调阴汤 7-79
75823 调肝汤 7-79
75824 调肝饮 7-79
75825 调肝饮 7-79
75826 调肝散 7-79
75827 调肝散 7-79
75828 调肝散 7-80
75829 调肝散 7-80
75830 调肝散 7-80
75831 调补丸 7-80
75832 调补煎 7-80
75833 调和饮 7-80
75834 调金汤 7-80
75835 调肺丸 7-80
75836 调肺汤 7-80
75837 调肺散 7-80
75838 调降汤 7-80
75839 调降汤 7-80
75840 调经丸 7-80
75841 调经丸 7-80
75842 调经丸 7-81
75843 调经丸 7-81
75844 调经丸 7-81
75845 调经丸 7-81
75846 调经丸 7-81
75847 调经丸 7-81
75848 调经丸 7-81
75849 调经丸 7-81
75850 调经汤 7-81
75851 调经汤 7-81
75852 调经汤 7-81
75853 调经汤 7-81
75854 调经汤 7-81
75855 调经汤 7-82
75856 调经汤 7-82
75857 调经汤 7-82
75858 调经汤 7-82
75859 调经汤 7-82
75860 调经汤 7-82
75861 调经饮 7-82
75862 调经饮 7-82
75863 调经饮 7-82
75864 调经酒 7-82
75865 调经酒 7-82
75866 调经散 7-82
75867 调经散 7-82
75868 调经散 7-82
75869 调经散 7-83
75870 调经散 7-83
75871 调经散 7-83
75872 调经散 7-83
75873 调经散 7-83
75874 调经散 7-83
75875 调经散 7-83
75876 调经散 7-83
75877 调经散 7-83
75878 调经散 7-83
75879 调经膏 7-83
75880 调荣丸 7-83
75881 调荣汤 7-83
75882 调荣汤 7-83
75883 调荣汤 7-83
75884 调荣汤 7-84
75885 调荣饮 7-84
75886 调荣饮 7-84
75887 调荣散 7-84
75888 调荣散 7-84
75889 调荣散 7-84
75890 调荣散 7-84
75891 调胃丸 7-84
75892 调胃丸 7-84
75893 调胃丹 7-84
75894 调胃汤 7-84
75895 调胃汤 7-84
75896 调胃汤 7-84
75897 调胃散 7-84
75898 调胃散 7-84
75899 调胃散 7-84
75900 调胃散 7-84
75901 调胃散 7-84
75902 调胃散 7-85
75903 调胃散 7-85
75904 调胃散 7-85
75905 调胃散 7-85
75906 调脉汤 7-85
75907 调逆汤 7-85
75908 调络饮 7-85
75909 调息丸 7-85
75910 调脂片 7-85
75911 调脏丸 7-85
75912 调理丸 7-85
75913 调营丸 7-85
75914 调营散 7-86
75915 调营散 7-86
75916 调鼎方 7-86
75917 调脾丸 7-86
75918 调脾汤 7-86
75919 调脾汤 7-86
75920 调脾汤 7-86
75921 调脾饮 7-86
75922 调脾散 7-86
75923 调脾散 7-86
75924 调脾散 7-86

75925 调脾散 7-86
75926 调脾散 7-86
75927 调痛散 7-86
75928 调滞汤 7-86
75929 调解散 7-86
75930 调敷散 7-87
75931 调中饮子 7-87
75932 调经末子 7-87
75933 调卫止汗汤 7-87
75934 调卫养荣汤 7-87
75935 调元内托散 7-87
75936 调元化毒汤 7-87
75937 调元生脉汤 7-87
75938 调元生脉散 7-87
75939 调元生脉饮 7-87
75940 调元生脉散 7-87
75941 调元地黄汤 7-87
75942 调元百补膏 7-87
75943 调元托里汤 7-87
75944 调元托里汤 7-88
75945 调元肾气丸 7-88
75946 调元固本汤 7-88
75947 调元固系丸 7-88
75948 调元固表汤 7-88
75949 调元养荣丸 7-88
75950 调元健步丸 7-88
75951 调元益本汤 7-88
75952 调元清神汤 7-88
75953 调元渗湿汤 7-88
75954 调元散瘀汤 7-88
75955 调元解毒汤 7-88
75956 调元解毒汤 7-88
75957 调元解毒汤 7-89
75958 调元解毒汤 7-89
75959 调中二陈汤 7-89
75960 调中二黄丸 7-89
75961 调中人参丸 7-89
75962 调中人参饮 7-89
75963 调中大成汤 7-89
75964 调中五参丸 7-89
75965 调中止嗽汤 7-89
75966 调中化痢丸 7-89
75967 调中化瘀汤 7-89
75968 调中六神散 7-89
75969 调中平胃丸 7-89
75970 调中正气散 7-89
75971 调中正胃散 7-90
75972 调中归耆汤 7-90
75973 调中四消丸 7-90
75974 调中白术丸 7-90
75975 调中白术散 7-90
75976 调中白术煎 7-90
75977 调中托里散 7-90
75978 调中快斑汤 7-90
75979 调中沉香汤 7-90
75980 调中畅脾膏 7-90
75981 调中和气饮 7-90
75982 调中和气散 7-90
75983 调中和气散 7-90
75984 调中和胃丸 7-90
75985 调中和胃汤 7-90
75986 调中思食丸 7-90
75987 调中顺气丸 7-91
75988 调中养荣汤 7-91
75989 调中健胃汤 7-91
75990 调中健脾丸 7-91
75991 调中健脾丸 7-91
75992 调中健脾丸 7-91
75993 调中消食汤 7-91
75994 调中益气丹 7-91
75995 调中益气汤 7-91
75996 调中益气汤 7-91
75997 调中益气汤 7-92
75998 调中益气汤 7-92
75999 调中益气汤 7-92
76000 调中益气汤 7-92
76001 调中益气煎 7-92
76002 调中益胃汤 7-92
76003 调中理气汤 7-92
76004 调中葛根汤 7-92
76005 调中疏邪汤 7-92
76006 调中愈痛汤 7-92
76007 调中槟榔丸 7-92
76008 调气木香丸 7-92
76009 调气止痛汤 7-93
76010 调气化饮膏 7-93
76011 调气化痰丸 7-93
76012 调气平胃散 7-93
76013 调气平胃散 7-93
76014 调气四物汤 7-93
76015 调气和血汤 7-93
76016 调气和胃散 7-93
76017 调气活血汤 7-93
76018 调气养血汤 7-93
76019 调气养血汤 7-93
76020 调气养神汤 7-93
76021 调气益黄散 7-94
76022 调气清肺汤 7-94
76023 调气温胃丸 7-94
76024 调气暖宫丸 7-94
76025 调水愈通散 7-94
76026 调血化核丸 7-94
76027 调冲痛经方 7-94
76028 调阴养阳汤 7-94
76029 调劳养血丸 7-94
76030 调肝和血丸 7-94
76031 调肝和胃膏 7-94
76032 调肝细辛散 7-95
76033 调肝种子汤 7-95
76034 调补中州散 7-95
76035 调和大补羹 7-95
76036 调和肺胃汤 7-95
76037 调和营卫汤 7-95
76038 调肺人参汤 7-95
76039 调经八物丸 7-95
76040 调经止带丸 7-95
76041 调经止带丸 7-95
76042 调经止痛片 7-96
76043 调经化瘀丸 7-96
76044 调经化瘀丸 7-96
76045 调经乌鸡丸 7-96
76046 调经六合汤 7-96
76047 调经四物汤 7-96
76048 调经白带丸 7-96
76049 调经过期汤 7-96
76050 调经至宝丸 7-96
76051 调经至宝汤 7-96
76052 调经回春膏 7-96
76053 调经补血丸 7-97
76054 调经补真汤 7-97
76055 调经姊妹丸 7-97
76056 调经固冲汤 7-97
76057 调经固荣汤 7-97
76058 调经固真汤 7-97
76059 调经育子方 7-97
76060 调经种子丸 7-97
76061 调经种子丸 7-97
76062 调经种子丸 7-97
76063 调经种子丸 7-97
76064 调经种子方 7-97
76065 调经种子汤 7-97
76066 调经种玉丸 7-98
76067 调经种玉汤 7-98
76068 调经种玉汤 7-98
76069 调经香附丸 7-98
76070 调经促孕丸 7-98
76071 调经活血片 7-98
76072 调经活血汤 7-98
76073 调经济阴丸 7-98
76074 调经养血丸 7-98
76075 调经养血丸 7-98
76076 调经养血汤 7-98
76077 调经养荣丸 7-98
76078 调经养荣汤 7-99
76079 调经养营丸 7-99
76080 调经除带汤 7-99
76081 调经破瘀汤 7-99
76082 调经柴胡汤 7-99
76083 调经逍遥散 7-99
76084 调经健胃丸 7-99
76085 调经消肿汤 7-99
76086 调经益气丸 7-99
76087 调经益母丸 7-99
76088 调经益母丸 7-99
76089 调经益母丸 7-99
76090 调经益母片 7-100
76091 调经益灵片 7-100
76092 调经清郁丸 7-100
76093 调经琥珀汤 7-100
76094 调经滋血汤 7-100
76095 调经滋补丸 7-100
76096 调经愈痛汤 7-100
76097 调经愈痛散 7-100
76098 调荣化滞汤 7-100
76099 调荣四物汤 7-100
76100 调荣顺气汤 7-100
76101 调荣活络汤 7-100
76102 调荣活络汤 7-100
76103 调荣活络饮 7-100
76104 调荣活络饮 7-100
76105 调荣活络散 7-100
76106 调荣养卫丸 7-101
76107 调荣养卫汤 7-101
76108 调荣通脉汤 7-101
76109 调荣清热饮 7-101
76110 调荣解毒汤 7-101
76111 调胃干姜散 7-101
76112 调胃升阳汤 7-101
76113 调胃白术散 7-101
76114 调胃和中汤 7-101
76115 调胃参耆汤 7-101
76116 调胃承气丸 7-101
76117 调胃承气汤 7-101
76118 调胃承气汤 7-102
76119 调胃承气汤 7-102
76120 调胃承气汤 7-102
76121 调胃承气汤 7-102
76122 调胃承气汤 7-102
76123 调胃承气散 7-102
76124 调胃养中汤 7-102
76125 调胃消滞丸 7-102
76126 调胃舒肝丸 7-102
76127 调胃噎膈汤 7-102
76128 调顺正气散 7-102
76129 调顺阴阳汤 7-102
76130 调脉葛根汤 7-103
76131 调理益气汤 7-103
76132 调营定痛丸 7-103
76133 调营活络散 7-103
76134 调营养卫汤 7-103
76135 调营养气汤 7-103
76136 调营通导散 7-103
76137 调营敛肝饮 7-103
76138 调脾内托散 7-103
76139 调脾抑火汤 7-103
76140 调脾养荣汤 7-103

76141 调脾除湿汤 7-103
76142 调脾通结汤 7-103
76143 调脾清毒饮 7-104
76144 调元益胃饮子 7-104
76145 调经不及期汤 7-104
76146 调元健脾保肺汤 7-104
76147 调中清热化湿膏 7-104
76148 调气养胃和中汤 7-104
76149 调气滋补温肠丸 7-104
76150 调肝舒筋软坚丸 7-104
76151 调经升阳除湿汤 7-104
76152 调经升麻除湿汤 7-104
76153 调经养荣种子丸 7-104
76154 调胃白术泽泻散 7-104
76155 调胃黄连解毒汤 7-104
76156 调脉理中茯苓散 7-105
76157 调理众病醒脾散 7-105
76158 调脾清肝理湿饮 7-105
76159 调经种子神验秘方 7-105
76160 调经种子第一神方 7-105
76161 调胃承气加橘皮汤 7-105
76162 调胃承气加木香槟榔汤 7-105
76163 调胃承气加生地苁蓉汤 7-105
76164 调胃承气加白芍青萍汤 7-105
76165 调胃承气加芍药地黄汤 7-105
76166 调胃承气加麦冬元参汤 7-105

朗

76167 朗明汤 7-105

扇

76168 扇坠香 7-105

弱

76169 弱痰汤 7-105

展

76170 展筋丹 7-106
76171 展阳神丹 7-106
76172 展轮四维饮 7-106
76173 展筋活血散 7-106

陵

76174 陵零香油 7-106
76175 陵鲤甲汤 7-106
76176 陵鲤甲散 7-106

陷

76177 陷水散 7-106
76178 陷伏散 7-106
76179 陷坚散 7-106
76180 陷肿散 7-106
76181 陷脉散 7-106
76182 陷胸丸 7-106
76183 陷胸汤 7-107
76184 陷胸汤 7-107
76185 陷胸汤 7-107
76186 陷胸汤 7-107
76187 陷胸汤 7-107
76188 陷胸散 7-107
76189 陷胸散 7-107
76190 陷胸青龙汤 7-107
76191 陷胸泻心汤 7-107
76192 陷胸承气汤 7-107

娱

76193 娱亲汤 7-107

难

76194 难产散 7-107
76195 难产散 7-107
76196 难产散 7-107
76197 难产夺命丹 7-107

预

76198 预防汤 7-107
76199 预固丸 7-107
76200 预知丸 7-108
76201 预服散 7-108
76202 预知子丸 7-108
76203 预知子膏 7-108
76204 预制金枪药 7-108
76205 预服万灵丹 7-108
76206 预备夹棍方 7-108
76207 预备金疮散 7-108
76208 预解胎毒饮 7-108

能

76209 能消丸 7-108
76210 能消丸 7-108
76211 能消丸 7-108

桑

76212 桑酒 7-108
76213 桑煎 7-108
76214 桑木灸 7-108
76215 桑仁粥 7-109
76216 桑乌丸 7-109
76217 桑心汤 7-109
76218 桑艾煎 7-109
76219 桑叶方 7-109
76220 桑叶汤 7-109
76221 桑叶汤 7-109
76222 桑叶饮 7-109
76223 桑叶散 7-109
76224 桑叶散 7-109
76225 桑叶煎 7-109
76226 桑叶煎 7-109
76227 桑叶膏 7-109
76228 桑白汁 7-109
76229 桑白散 7-109
76230 桑白散 7-109
76231 桑白散 7-110
76232 桑皮汤 7-110
76233 桑皮汤 7-110
76234 桑皮豆 7-110
76235 桑皮饮 7-110
76236 桑皮饮 7-110
76237 桑皮饮 7-110
76238 桑皮散 7-110
76239 桑皮散 7-110
76240 桑皮散 7-110
76241 桑皮煎 7-110
76242 桑朴汤 7-110
76243 桑耳丸 7-110
76244 桑耳丸 7-110
76245 桑耳汤 7-110
76246 桑耳汤 7-110
76247 桑耳饮 7-110
76248 桑耳散 7-110
76249 桑耳散 7-111
76250 桑耳散 7-111
76251 桑耳散 7-111
76252 桑耳散 7-111
76253 桑耳散 7-111
76254 桑耳散 7-111
76255 桑耳散 7-111
76256 桑耳散 7-111
76257 桑耳散 7-111
76258 桑耳粥 7-111
76259 桑尖汤 7-111
76260 桑虫丸 7-111
76261 桑虫浆 7-111
76262 桑花饮 7-111
76263 桑杏汤 7-111
76264 桑杏汤 7-111
76265 桑连散 7-111
76266 桑条煎 7-111
76267 桑枝方 7-112
76268 桑枝汤 7-112
76269 桑枝汤 7-112
76270 桑枝汤 7-112
76271 桑枝汤 7-112
76272 桑枝汤 7-112
76273 桑枝散 7-112
76274 桑枝煎 7-112
76275 桑枝煎 7-112
76276 桑枝煎 7-112
76277 桑枝煎 7-112
76278 桑枝煎 7-112
76279 桑枝膏 7-112
76280 桑枣酒 7-112
76281 桑根汤 7-112
76282 桑根汤 7-112
76283 桑根散 7-112
76284 桑根煎 7-112
76285 桑柴饮 7-113
76286 桑脂散 7-113
76287 桑消煎 7-113
76288 桑粉丹 7-113
76289 桑菊饮 7-113
76290 桑菊散 7-113
76291 桑黄丸 7-113
76292 桑黄汤 7-113
76293 桑黄散 7-113
76294 桑黄散 7-113
76295 桑麻丸 7-113
76296 桑麻丸 7-113
76297 桑麻丸 7-113
76298 桑麻汤 7-113
76299 桑楮汤 7-113
76300 桑葛汤 7-113
76301 桑落酒 7-114
76302 桑椹方 7-114
76303 桑椹汤 7-114
76304 桑椹酒 7-114
76305 桑椹酒 7-114
76306 桑椹散 7-114
76307 桑椹膏 7-114
76308 桑椹膏 7-114
76309 桑榆散 7-114
76310 桑螺膏 7-114
76311 桑木耳散 7-114
76312 桑白皮丸 7-114

76313 桑白皮丸 7-114
76314 桑白皮汤 7-114
76315 桑白皮汤 7-114
76316 桑白皮汤 7-114
76317 桑白皮汤 7-115
76318 桑白皮汤 7-115
76319 桑白皮汤 7-115
76320 桑白皮汤 7-115
76321 桑白皮汤 7-115
76322 桑白皮汤 7-115
76323 桑白皮汤 7-115
76324 桑白皮汤 7-115
76325 桑白皮汤 7-115
76326 桑白皮汤 7-115
76327 桑白皮汤 7-115
76328 桑白皮汤 7-115
76329 桑白皮汤 7-115
76330 桑白皮汤 7-115
76331 桑白皮汤 7-116
76332 桑白皮汤 7-116
76333 桑白皮汤 7-116
76334 桑白皮汤 7-116
76335 桑白皮汤 7-116
76336 桑白皮汤 7-116
76337 桑白皮汤 7-116
76338 桑白皮汤 7-116
76339 桑白皮汤 7-116
76340 桑白皮汤 7-116
76341 桑白皮汤 7-116
76342 桑白皮汤 7-116
76343 桑白皮汤 7-116
76344 桑白皮汤 7-116
76345 桑白皮汤 7-117
76346 桑白皮汤 7-117
76347 桑白皮汤 7-117
76348 桑白皮汤 7-117
76349 桑白皮汤 7-117
76350 桑白皮汤 7-117
76351 桑白皮饮 7-117
76352 桑白皮饮 7-117
76353 桑白皮饮 7-117
76354 桑白皮饮 7-117
76355 桑白皮散 7-117
76356 桑白皮散 7-117
76357 桑白皮散 7-117
76358 桑白皮散 7-117
76359 桑白皮散 7-117
76360 桑白皮散 7-118
76361 桑白皮散 7-118
76362 桑白皮散 7-118
76363 桑白皮散 7-118
76364 桑白皮散 7-118
76365 桑白皮散 7-118
76366 桑白皮散 7-118
76367 桑白皮散 7-118
76368 桑白皮散 7-118
76369 桑白皮散 7-118
76370 桑白皮散 7-118
76371 桑白皮散 7-118
76372 桑白皮散 7-118
76373 桑白皮散 7-118
76374 桑白皮散 7-119
76375 桑白皮散 7-119
76376 桑白皮散 7-119
76377 桑白皮散 7-119
76378 桑白皮散 7-119
76379 桑白皮散 7-119
76380 桑白皮散 7-119
76381 桑白皮散 7-119
76382 桑白皮散 7-119
76383 桑白皮粥 7-119
76384 桑白皮煎 7-119
76385 桑白皮煎 7-119
76386 桑汁涂方 7-119
76387 桑皮汁方 7-119
76388 桑灰洗方 7-119
76389 桑枝饮子 7-119
76390 桑枝浸酒 7-119
76391 桑枝煎丸 7-120
76392 桑枝膏丸 7-120
76393 桑根皮汤 7-120
76394 桑根皮散 7-120
76395 桑根煎丸 7-120
76396 桑寄生丸 7-120
76397 桑寄生丸 7-120
76398 桑寄生丸 7-120
76399 桑寄生汤 7-120
76400 桑寄生汤 7-120
76401 桑寄生汤 7-120
76402 桑寄生汤 7-120
76403 桑寄生汤 7-120
76404 桑寄生汤 7-120
76405 桑寄生汤 7-121
76406 桑寄生汤 7-121
76407 桑寄生饮 7-121
76408 桑寄生散 7-121
76409 桑寄生散 7-121
76410 桑寄生散 7-121
76411 桑寄生散 7-121
76412 桑寄生散 7-121
76413 桑寄生散 7-121
76414 桑寄生散 7-121
76415 桑寄生散 7-121
76416 桑寄生散 7-121
76417 桑寄生散 7-121
76418 桑寄生散 7-121
76419 桑寄生散 7-121
76420 桑寄生散 7-122
76421 桑寄生散 7-122
76422 桑椹子散 7-122
76423 桑椹子膏 7-122
76424 桑椹膏丸 7-122
76425 桑螵蛸丸 7-122
76426 桑螵蛸丸 7-122
76427 桑螵蛸丸 7-122
76428 桑螵蛸丸 7-122
76429 桑螵蛸汤 7-122
76430 桑螵蛸汤 7-122
76431 桑螵蛸汤 7-122
76432 桑螵蛸汤 7-122
76433 桑螵蛸散 7-122
76434 桑螵蛸散 7-122
76435 桑螵蛸散 7-123
76436 桑螵蛸散 7-123
76437 桑螵蛸散 7-123
76438 桑螵蛸散 7-123
76439 桑螵蛸散 7-123
76440 桑螵蛸散 7-123
76441 桑螵蛸散 7-123
76442 桑螵蛸散 7-123
76443 桑螵蛸散 7-123
76444 桑螵蛸散 7-123
76445 桑螵蛸散 7-123
76446 桑螵蛸散 7-123
76447 桑螵蛸散 7-123
76448 桑螵蛸散 7-123
76449 桑木根洗方 7-123
76450 桑丹杞菊汤 7-123
76451 桑丹泻白汤 7-123
76452 桑丹泻白散 7-124
76453 桑丹清毒饮 7-124
76454 桑叶掩耳方 7-124
76455 桑白分解散 7-124
76456 桑白皮根煎 7-124
76457 桑白皮涂方 7-124
76458 桑皮十味煎 7-124
76459 桑皮杏仁饮 7-124
76460 桑皮接骨丹 7-124
76461 桑耳续断散 7-124
76462 桑耳塞鼻丹 7-124
76463 桑耳羹臛方 7-124
76464 桑防白膏汤 7-124
76465 桑苏桂苓汤 7-124
76466 桑杏清肺汤 7-124
76467 桑枝木瓜饮 7-124
76468 桑枝虎杖汤 7-124
76469 桑枝秦艽汤 7-124
76470 桑钩温胆汤 7-124
76471 桑姜感冒片 7-125
76472 桑桔杏仁煎 7-125
76473 桑根白皮丸 7-125
76474 桑根白皮汤 7-125
76475 桑根白皮汤 7-125
76476 桑根白皮汤 7-125
76477 桑根白皮汤 7-125
76478 桑根白皮汤 7-125
76479 桑根白皮汤 7-125
76480 桑根白皮汤 7-125
76481 桑根白皮汤 7-125
76482 桑根白皮汤 7-125
76483 桑根白皮汤 7-125
76484 桑根白皮汤 7-126
76485 桑根白皮汤 7-126
76486 桑根白皮汤 7-126
76487 桑根白皮汤 7-126
76488 桑根白皮汤 7-126
76489 桑根白皮汤 7-126
76490 桑根白皮汤 7-126
76491 桑根白皮饮 7-126
76492 桑根白皮饮 7-126
76493 桑根白皮酒 7-126
76494 桑根白皮散 7-126
76495 桑根白皮散 7-126
76496 桑根白皮散 7-126
76497 桑根白皮散 7-126
76498 桑根白皮散 7-126
76499 桑根白皮散 7-126
76500 桑根白皮散 7-126
76501 桑根白皮散 7-126
76502 桑根白皮散 7-127
76503 桑根白皮散 7-127
76504 桑根白皮散 7-127
76505 桑根白皮散 7-127
76506 桑根白皮散 7-127
76507 桑根白皮散 7-127
76508 桑根白皮散 7-127
76509 桑根白皮散 7-127
76510 桑根白皮散 7-127
76511 桑菊银翘散 7-127
76512 桑菊葱豉饮 7-127
76513 桑菊感冒片 7-127
76514 桑菊感冒散 7-127
76515 桑菊愈风汤 7-127
76516 桑寄生饮子 7-127
76517 桑葛降脂丸 7-128
76518 桑椹河车丸 7-128
76519 桑白皮八味散 7-128
76520 桑白皮沐头方 7-128
76521 桑枝酸枣仁煎 7-128
76522 桑菊感冒合剂 7-128
76523 桑菊感冒颗粒 7-128
76524 桑菊感冒糖浆 7-128
76525 桑螵蛸龙骨散 7-128
76526 桑螵蛸酒调散 7-128
76527 桑贝芎归清肺汤 7-128

76528 桑白皮汁十味煎 7-128
76529 桑根白皮六味丸 7-128

通

76530 通云散 7-128
76531 通天散 7-128
76532 通天散 7-129
76533 通天散 7-129
76534 通天散 7-129
76535 通天膏 7-129
76536 通中丸 7-129
76537 通中散 7-129
76538 通中散 7-129
76539 通中散 7-129
76540 通中散 7-129
76541 通化汤 7-129
76542 通气丸 7-129
76543 通气丸 7-129
76544 通气丸 7-129
76545 通气丸 7-129
76546 通气丸 7-130
76547 通气丸 7-130
76548 通气丸 7-130
76549 通气丸 7-130
76550 通气丸 7-130
76551 通气丸 7-130
76552 通气丹 7-130
76553 通气汤 7-130
76554 通气汤 7-130
76555 通气汤 7-130
76556 通气汤 7-130
76557 通气汤 7-130
76558 通气汤 7-130
76559 通气汤 7-131
76560 通气汤 7-131
76561 通气汤 7-131
76562 通气汤 7-131
76563 通气饮 7-131
76564 通气饮 7-131
76565 通气饮 7-131
76566 通气散 7-131
76567 通气散 7-131
76568 通气散 7-131
76569 通气散 7-131
76570 通气散 7-131
76571 通气散 7-131
76572 通气散 7-131
76573 通气散 7-131
76574 通气散 7-131
76575 通气散 7-131
76576 通气散 7-132
76577 通气散 7-132
76578 通气散 7-132
76579 通气散 7-132
76580 通气散 7-132
76581 通气散 7-132
76582 通气散 7-132
76583 通气散 7-132
76584 通气散 7-132
76585 通气散 7-132
76586 通气膏 7-132
76587 通火汤 7-132
76588 通心丸 7-132
76589 通心汤 7-132
76590 通心汤 7-132
76591 通心饮 7-132
76592 通心饮 7-132
76593 通心饮 7-133
76594 通心散 7-133
76595 通水丹 7-133
76596 通水散 7-133
76597 通正散 7-133
76598 通仙散 7-133
76599 通玄丹 7-133
76600 通圣丸 7-133
76601 通圣丸 7-133
76602 通圣丸 7-133
76603 通圣丸 7-133
76604 通圣汤 7-133
76605 通圣饼 7-133
76606 通圣饼 7-133
76607 通圣饼 7-133
76608 通圣散 7-133
76609 通圣散 7-133
76610 通圣散 7-134
76611 通圣散 7-134
76612 通圣散 7-134
76613 通圣散 7-134
76614 通圣散 7-134
76615 通圣散 7-134
76616 通圣散 7-134
76617 通圣散 7-134
76618 通圣散 7-134
76619 通圣散 7-134
76620 通圣膏 7-134
76621 通圣膏 7-134
76622 通皮饮 7-134
76623 通耳丸 7-134
76624 通耳丹 7-134
76625 通耳方 7-134
76626 通耳汤 7-134
76627 通耳法 7-135
76628 通耳散 7-135
76629 通达饮 7-135
76630 通邪煎 7-135
76631 通光丸 7-135
76632 通光散 7-135
76633 通血丸 7-135
76634 通血散 7-135
76635 通血散 7-135
76636 通血散 7-135
76637 通血散 7-135
76638 通产散 7-135
76639 通闭方 7-135
76640 通闭汤 7-135
76641 通闭散 7-135
76642 通汗煎 7-135
76643 通关丸 7-136
76644 通关丸 7-136
76645 通关丸 7-136
76646 通关汤 7-136
76647 通关饮 7-136
76648 通关饮 7-136
76649 通关散 7-136
76650 通关散 7-136
76651 通关散 7-136
76652 通关散 7-136
76653 通关散 7-136
76654 通关散 7-136
76655 通关散 7-137
76656 通关散 7-137
76657 通关散 7-137
76658 通关散 7-137
76659 通关散 7-137
76660 通关散 7-137
76661 通关散 7-137
76662 通关散 7-137
76663 通关散 7-137
76664 通关散 7-137
76665 通关散 7-137
76666 通关散 7-137
76667 通关散 7-137
76668 通关散 7-137
76669 通关散 7-137
76670 通关散 7-138
76671 通关散 7-138
76672 通关散 7-138
76673 通关散 7-138
76674 通关散 7-138
76675 通关散 7-138
76676 通关散 7-138
76677 通关散 7-138
76678 通关散 7-138
76679 通关散 7-138
76680 通关散 7-138
76681 通关散 7-138
76682 通关散 7-138
76683 通关散 7-138
76684 通关散 7-138
76685 通关散 7-138
76686 通关散 7-138
76687 通关散 7-138
76688 通关散 7-139
76689 通关散 7-139
76690 通关散 7-139
76691 通关散 7-139
76692 通关散 7-139
76693 通关散 7-139
76694 通关散 7-139
76695 通关散 7-139
76696 通关散 7-139
76697 通关散 7-139
76698 通关散 7-139
76699 通关散 7-139
76700 通关膏 7-139
76701 通导散 7-139
76702 通导散 7-139
76703 通阳汤 7-139
76704 通阳散 7-139
76705 通壳丹 7-139
76706 通声丸 7-139
76707 通声丸 7-140
76708 通声煎 7-140
76709 通声膏 7-140
76710 通声膏 7-140
76711 通里汤 7-140
76712 通利方 7-140
76713 通利散 7-140
76714 通利膏 7-140
76715 通彻丸 7-140
76716 通肝散 7-140
76717 通肝散 7-140
76718 通肝散 7-140
76719 通肝散 7-140
76720 通肠丸 7-140
76721 通肠丸 7-141
76722 通肠丸 7-141
76723 通肠汤 7-141
76724 通肠饮 7-141
76725 通肠饮 7-141
76726 通肠散 7-141
76727 通应散 7-141
76728 通快饮 7-141
76729 通快饮 7-141
76730 通灵丸 7-141
76731 通灵丸 7-141
76732 通灵丸 7-141
76733 通灵丸 7-141
76734 通灵丸 7-141
76735 通灵散 7-141
76736 通灵散 7-141
76737 通灵散 7-142
76738 通灵散 7-142
76739 通灵散 7-142

76740 通灵散 7-142
76741 通表散 7-142
76742 通苓汤 7-142
76743 通苓散 7-142
76744 通苓散 7-142
76745 通苓散 7-142
76746 通苓散 7-142
76747 通苓散 7-142
76748 通郁汤 7-142
76749 通顶烟 7-142
76750 通顶散 7-142
76751 通顶散 7-142
76752 通顶散 7-142
76753 通顶散 7-142
76754 通顶散 7-143
76755 通顶散 7-143
76756 通顶散 7-143
76757 通顶散 7-143
76758 通顶散 7-143
76759 通顶散 7-143
76760 通顶散 7-143
76761 通顶散 7-143
76762 通顶散 7-143
76763 通顶散 7-143
76764 通顶散 7-143
76765 通顶散 7-143
76766 通顶散 7-143
76767 通顶散 7-143
76768 通顶散 7-143
76769 通顶散 7-143
76770 通顶散 7-143
76771 通顶散 7-143
76772 通顶散 7-143
76773 通顶散 7-144
76774 通齿汤 7-144
76775 通肾汤 7-144
76776 通肾散 7-144
76777 通鸣散 7-144
76778 通明丸 7-144
76779 通明丸 7-144
76780 通明丸 7-144
76781 通明汤 7-144
76782 通明汤 7-144
76783 通明饮 7-144
76784 通明散 7-144
76785 通明散 7-144
76786 通明散 7-145
76787 通明散 7-145
76788 通明散 7-145
76789 通畅饮 7-145
76790 通畅饮 7-145
76791 通和汤 7-145
76792 通乳丹 7-145
76793 通乳汤 7-145
76794 通乳汤 7-145
76795 通乳汤 7-145
76796 通乳饮 7-145
76797 通乳饮 7-145
76798 通乳散 7-145
76799 通乳散 7-145
76800 通乳散 7-145
76801 通乳煎 7-145
76802 通乳煎 7-146
76803 通命丸 7-146
76804 通命丸 7-146
76805 通命丸 7-146
76806 通命散 7-146
76807 通肺汤 7-146
76808 通泄散 7-146
76809 通经丸 7-146
76810 通经丸 7-146
76811 通经丸 7-146
76812 通经丸 7-147
76813 通经丸 7-147
76814 通经丸 7-147
76815 通经丸 7-147
76816 通经丸 7-147
76817 通经丸 7-147
76818 通经丸 7-147
76819 通经丸 7-147
76820 通经丸 7-147
76821 通经丸 7-147
76822 通经丸 7-147
76823 通经丸 7-147
76824 通经丸 7-147
76825 通经丸 7-147
76826 通经汤 7-147
76827 通经汤 7-147
76828 通经汤 7-148
76829 通经汤 7-148
76830 通经饮 7-148
76831 通经饮 7-148
76832 通经散 7-148
76833 通经散 7-148
76834 通经散 7-148
76835 通经散 7-148
76836 通经散 7-148
76837 通经散 7-148
76838 通经散 7-148
76839 通经散 7-149
76840 通经散 7-149
76841 通经散 7-149
76842 通经散 7-149
76843 通经膏 7-149
76844 通草丸 7-149
76845 通草丸 7-149
76846 通草丸 7-149
76847 通草汤 7-149
76848 通草汤 7-149
76849 通草汤 7-149
76850 通草汤 7-149
76851 通草汤 7-150
76852 通草汤 7-150
76853 通草汤 7-150
76854 通草饮 7-150
76855 通草酒 7-150
76856 通草散 7-150
76857 通草散 7-150
76858 通草散 7-150
76859 通草散 7-150
76860 通草散 7-150
76861 通草散 7-150
76862 通草散 7-150
76863 通草散 7-151
76864 通草散 7-151
76865 通草散 7-151
76866 通草膏 7-151
76867 通草膏 7-151
76868 通草膏 7-151
76869 通胃散 7-151
76870 通幽汤 7-151
76871 通幽汤 7-151
76872 通幽汤 7-151
76873 通幽汤 7-151
76874 通幽汤 7-151
76875 通幽汤 7-151
76876 通幽汤 7-152
76877 通幽汤 7-152
76878 通幽汤 7-152
76879 通幽散 7-152
76880 通幽散 7-152
76881 通香丸 7-152
76882 通便饮 7-152
76883 通便条 7-152
76884 通便散 7-152
76885 通顺散 7-152
76886 通泉饮 7-152
76887 通脉汤 7-152
76888 通脉汤 7-152
76889 通脉汤 7-153
76890 通脉饮 7-153
76891 通脉散 7-153
76892 通脉散 7-153
76893 通脉散 7-153
76894 通音丸 7-153
76895 通音散 7-153
76896 通音煎 7-153
76897 通涎散 7-153
76898 通津丸 7-153
76899 通宣丸 7-153
76900 通神丸 7-154
76901 通神丸 7-154
76902 通神丸 7-154
76903 通神丸 7-154
76904 通神丸 7-154
76905 通神丸 7-154
76906 通神丸 7-154
76907 通神丸 7-154
76908 通神丸 7-154
76909 通神丸 7-154
76910 通神丸 7-154
76911 通神丹 7-154
76912 通神丹 7-155
76913 通神汤 7-155
76914 通神汤 7-155
76915 通神汤 7-155
76916 通神饼 7-155
76917 通神烟 7-155
76918 通神散 7-155
76919 通神散 7-155
76920 通神散 7-155
76921 通神散 7-155
76922 通神散 7-155
76923 通神散 7-155
76924 通神散 7-155
76925 通神散 7-155
76926 通神散 7-156
76927 通神散 7-156
76928 通神散 7-156
76929 通神散 7-156
76930 通神散 7-156
76931 通神散 7-156
76932 通神散 7-156
76933 通神散 7-156
76934 通神散 7-156
76935 通神散 7-156
76936 通神散 7-156
76937 通神散 7-156
76938 通神散 7-156
76939 通神散 7-156
76940 通神散 7-156
76941 通神散 7-156
76942 通神散 7-157
76943 通神散 7-157
76944 通神散 7-157
76945 通神散 7-157
76946 通神散 7-157
76947 通神散 7-157
76948 通神散 7-157
76949 通神膏 7-157
76950 通神膏 7-157
76951 通络丸 7-157
76952 通络片 7-157
76953 通泰丸 7-157
76954 通栓汤 7-157
76955 通真丸 7-158

76956 通真丸 7-158
76957 通真丸 7-158
76958 通真丸 7-158
76959 通真散 7-158
76960 通真散 7-158
76961 通热汤 7-158
76962 通秘散 7-158
76963 通秘散 7-158
76964 通秘煎 7-158
76965 通脑散 7-158
76966 通脑散 7-158
76967 通脑散 7-158
76968 通流饮 7-158
76969 通窍丸 7-158
76970 通窍汤 7-159
76971 通窍烟 7-159
76972 通窍散 7-159
76973 通窍散 7-159
76974 通窍散 7-159
76975 通窍散 7-159
76976 通理汤 7-159
76977 通淋散 7-159
76978 通淋散 7-159
76979 通淋散 7-159
76980 通淋膏 7-159
76981 通喉散 7-159
76982 通喉散 7-159
76983 通痢散 7-159
76984 通滞汤 7-159
76985 通滞散 7-159
76986 通滞散 7-159
76987 通滑散 7-160
76988 通隘散 7-160
76989 通嗌散 7-160
76990 通微丸 7-160
76991 通解散 7-160
76992 通解散 7-160
76993 通解散 7-160
76994 通解散 7-160
76995 通痹丸 7-160
76996 通痹片 7-160
76997 通痹汤 7-160
76998 通痹散 7-160
76999 通痹散 7-160
77000 通瘀饮 7-160
77001 通瘀饮 7-161
77002 通瘀锭 7-161
77003 通瘀煎 7-161
77004 通瘀煎 7-161
77005 通瘀煎 7-161
77006 通溺饮 7-161
77007 通鼻散 7-161
77008 通鼻散 7-161
77009 通鼻膏 7-161
77010 通膈丸 7-161
77011 通膈丸 7-161
77012 通膈丸 7-161
77013 通膈丸 7-161
77014 通膈汤 7-161
77015 通膈汤 7-161
77016 通膈散 7-162
77017 通膈散 7-162
77018 通膈散 7-162
77019 通精散 7-162
77020 通隧丹 7-162
77021 通遵散 7-162
77022 通壅汤 7-162
77023 通天饮子 7-162
77024 通气饮子 7-162
77025 通气噎汤 7-162
77026 通乐颗粒 7-162
77027 通圣饼子 7-162
77028 通耳神丹 7-162
77029 通闭饮子 7-162
77030 通灵玉粉 7-162
77031 通明赤丸 7-163
77032 通乳颗粒 7-163
77033 通经奇方 7-163
77034 通经秘方 7-163
77035 通草饮子 7-163
77036 通草饮子 7-163
77037 通脉灵片 7-163
77038 通脉宝膏 7-163
77039 通脉颗粒 7-163
77040 通痹胶囊 7-163
77041 通塞脉片 7-163
77042 通塞脉片 7-163
77043 通元二八丹 7-164
77044 通天口服液 7-164
77045 通天再造丹 7-164
77046 通天再造散 7-164
77047 通天再造散 7-164
77048 通天再造散 7-164
77049 通天达地散 7-164
77050 通天达地散 7-164
77051 通天愈风汤 7-164
77052 通气生姜丸 7-164
77053 通气防风汤 7-164
77054 通气防风汤 7-165
77055 通气防风汤 7-165
77056 通气防风汤 7-165
77057 通气防风散 7-165
77058 通气防风散 7-165
77059 通气利中丸 7-165
77060 通气辛夷散 7-165
77061 通气阿魏丸 7-165
77062 通气驱风汤 7-165
77063 通气驱风汤 7-165
77064 通气祛风汤 7-165
77065 通气散坚丸 7-165
77066 通心辰砂丸 7-165
77067 通水至奇汤 7-165
77068 通仙五宝汤 7-165
77069 通仙五宝散 7-165
77070 通白四逆汤 7-166
77071 通用乌须方 7-166
77072 通用痛风丸 7-166
77073 通玄二八丹 7-166
77074 通玄千金丹 7-166
77075 通玄消肾散 7-166
77076 通圣五宝丹 7-166
77077 通圣双行汤 7-166
77078 通圣双解散 7-166
77079 通圣消毒散 7-166
77080 通耳红棉散 7-166
77081 通邪表毒汤 7-166
77082 通关止血丸 7-166
77083 通关导滞散 7-166
77084 通关利窍散 7-166
77085 通关青金散 7-167
77086 通关神应散 7-167
77087 通关滋肾丸 7-167
77088 通关瞿麦汤 7-167
77089 通阳圣化汤 7-167
77090 通阳抑阴煎 7-167
77091 通阳消毒汤 7-167
77092 通声辛甘煎 7-167
77093 通利运转汤 7-167
77094 通利定胀汤 7-167
77095 通利湿气丸 7-167
77096 通肝生乳汤 7-167
77097 通肝收乳汤 7-167
77098 通肠活血汤 7-167
77099 通肠痔漏丸 7-167
77100 通肠痔漏方 7-167
77101 通肠解毒汤 7-168
77102 通补血络汤 7-168
77103 通补奇经丸 7-168
77104 通补肺督丸 7-168
77105 通补温络汤 7-168
77106 通灵万应丹 7-168
77107 通灵玉粉散 7-168
77108 通灵黄金膏 7-168
77109 通顶石南散 7-169
77110 通顶吹鼻散 7-169
77111 通顶抽风散 7-169
77112 通顶定命散 7-169
77113 通肾祛邪散 7-169
77114 通肾消水汤 7-169
77115 通明利气丸 7-169
77116 通明利气汤 7-169
77117 通明补肾丸 7-169
77118 通明补肾丸 7-169
77119 通乳四物汤 7-169
77120 通乳四物汤 7-169
77121 通乳活血汤 7-170
77122 通乳消肿汤 7-170
77123 通乳涌泉散 7-170
77124 通乳散结汤 7-170
77125 通乳瓢畜饮 7-170
77126 通变黑锡丹 7-170
77127 通府保精丸 7-170
77128 通治三消丸 7-170
77129 通治还少丹 7-170
77130 通治实火膏 7-170
77131 通治荆芥散 7-170
77132 通治瘰疬方 7-170
77133 通治蟾酥丸 7-170
77134 通经下取方 7-170
77135 通经止痛汤 7-170
77136 通经六合汤 7-171
77137 通经六合汤 7-171
77138 通经甘露丸 7-171
77139 通经甘露丸 7-171
77140 通经甘露丸 7-171
77141 通经甘露丸 7-171
77142 通经四物汤 7-171
77143 通经四物汤 7-171
77144 通经导滞汤 7-171
77145 通经利窍汤 7-171
77146 通经妙灵丸 7-172
77147 通经活利汤 7-172
77148 通经活络丹 7-172
77149 通经活络汤 7-172
77150 通经逐瘀汤 7-172
77151 通经逐瘀汤 7-172
77152 通经透关散 7-172
77153 通经益母丸 7-172
77154 通经调气汤 7-173
77155 通草猪蹄羹 7-173
77156 通草橘皮汤 7-173
77157 通幽化浊汤 7-173
77158 通幽润燥丸 7-173
77159 通幽润燥汤 7-173
77160 通便灵胶囊 7-173
77161 通便清火丸 7-173
77162 通脉化痰饮 7-173
77163 通脉四逆汤 7-173
77164 通脉四逆汤 7-174
77165 通脉四逆汤 7-174
77166 通脉四逆汤 7-174
77167 通脉四逆汤 7-174
77168 通脉四逆汤 7-174
77169 通脉回厥煎 7-174
77170 通脉降脂片 7-174
77171 通脉活血汤 7-174

77172 通脉养心丸 7-174
77173 通脉舒络汤 7-175
77174 通宣理肺丸 7-175
77175 通宣理肺丸 7-175
77176 通宣理肺丸 7-175
77177 通宣理肺膏 7-175
77178 通宣理肺膏 7-175
77179 通神三灵丸 7-175
77180 通神补血丸 7-175
77181 通神乳香膏 7-175
77182 通神保明丹 7-176
77183 通络开痹片 7-176
77184 通络头风汤 7-176
77185 通络行痹汤 7-176
77186 通络利湿汤 7-176
77187 通络活血丸 7-176
77188 通络活血方 7-176
77189 通络祛痛膏 7-176
77190 通络益气丹 7-177
77191 通络排石汤 7-177
77192 通真延龄丹 7-177
77193 通真煨姜丸 7-177
77194 通脑丁香散 7-177
77195 通润四物汤 7-177
77196 通窍耳聋丸 7-177
77197 通窍明目汤 7-177
77198 通窍活血汤 7-177
77199 通窍排脓汤 7-178
77200 通窍鼻炎片 7-178
77201 通窍镇痛散 7-178
77202 通淋琥珀丸 7-178
77203 通脾泻胃汤 7-178
77204 通脾泻胃汤 7-179
77205 通脾泻胃汤 7-179
77206 通隔荠苨散 7-179
77207 通隘不二散 7-179
77208 通鼻抗感剂 7-179
77209 通用青金锭子 7-179
77210 通变大柴胡汤 7-179
77211 通变白头翁汤 7-179
77212 通宣理肺冲剂 7-179
77213 通宣理肺胶囊 7-179
77214 通窍鼻炎胶囊 7-179
77215 通窍鼻炎颗粒 7-179
77216 通噎消食膏酒 7-179
77217 通关匀气托里散 7-180
77218 通经活血止痛散 7-180
77219 通脉四逆加减汤 7-180
77220 通脉加减四逆汤 7-180
77221 通脉泻热泽泻汤 7-180
77222 通脉泻热泽泻散 7-180
77223 通津救命至灵丹 7-180
77224 通宣理肺口服液 7-180
77225 通真延龄种子丹 7-180
77226 通瘀清热利湿汤 7-180
77227 通变白虎加人参汤 7-180
77228 通脉四逆加芍药汤 7-180
77229 通脉四逆加猪胆汁汤 7-180

逡

77230 逡巡酒 7-181
77231 逡巡散 7-181

骊

77232 骊龙珠 7-181
77233 骊龙散 7-181
77234 骊珠散 7-181

验

77235 验胎法 7-181
77236 验胎散 7-181
77237 验方千捶膏 7-181

骏

77238 骏马散 7-181

绿

77239 绿云散 7-181

绣

77240 绣球丸 7-181
77241 绣球丸 7-181

十一画

琐

77242 琐阳丸 7-182

理

77243 理中丸 7-182
77244 理中丸 7-182
77245 理中丸 7-183
77246 理中丸 7-183
77247 理中丸 7-183
77248 理中丸 7-183
77249 理中丸 7-183
77250 理中丸 7-183
77251 理中丸 7-183
77252 理中丸 7-183
77253 理中丸 7-183
77254 理中丸 7-183
77255 理中丸 7-183
77256 理中丸 7-183
77257 理中丸 7-183
77258 理中汤 7-183
77259 理中汤 7-184
77260 理中汤 7-185
77261 理中汤 7-185
77262 理中汤 7-185
77263 理中汤 7-185
77264 理中汤 7-185
77265 理中汤 7-185
77266 理中汤 7-185
77267 理中汤 7-185
77268 理中汤 7-185
77269 理中汤 7-185
77270 理中汤 7-185
77271 理中汤 7-185
77272 理中汤 7-185
77273 理中汤 7-185
77274 理中汤 7-185
77275 理中汤 7-185
77276 理中汤 7-186
77277 理中汤 7-186
77278 理中汤 7-186
77279 理中汤 7-186
77280 理中汤 7-186
77281 理中汤 7-186
77282 理中汤 7-186
77283 理中汤 7-186
77284 理中汤 7-186
77285 理中汤 7-186
77286 理中汤 7-186
77287 理中散 7-186
77288 理中散 7-186
77289 理中散 7-186
77290 理中散 7-186
77291 理中散 7-186
77292 理中散 7-186
77293 理中煎 7-186
77294 理气丸 7-187
77295 理气丸 7-187
77296 理气丸 7-187
77297 理气丸 7-187
77298 理气丸 7-187
77299 理气丸 7-187
77300 理气丸 7-187
77301 理气丸 7-187
77302 理气丹 7-187
77303 理气汤 7-187
77304 理气汤 7-187
77305 理气汤 7-187
77306 理气汤 7-187
77307 理气膏 7-187
77308 理本汤 7-188
77309 理伤膏 7-188
77310 理血汤 7-188
77311 理血汤 7-188
77312 理血膏 7-188
77313 理冲丸 7-188
77314 理冲汤 7-188
77315 理阴煎 7-188
77316 理阴煎 7-189
77317 理饮汤 7-189
77318 理苓汤 7-189
77319 理苓汤 7-189
77320 理物汤 7-190
77321 理肺丸 7-190
77322 理肺散 7-190
77323 理肺膏 7-190
77324 理经汤 7-190
77325 理咽散 7-190
77326 理营煎 7-190
77327 理脾丸 7-190
77328 理脾丸 7-190
77329 理脾丸 7-190
77330 理脾汤 7-190
77331 理脾饮 7-190
77332 理脾散 7-190
77333 理脾糕 7-190
77334 理脾糕 7-190
77335 理痰汤 7-190
77336 理嗽汤 7-191
77337 理鬓汤 7-191
77338 理脾阴煎 7-191
77339 理中丁香汤 7-191
77340 理中人参散 7-191
77341 理中化毒汤 7-191
77342 理中化滞汤 7-191
77343 理中化痰丸 7-191
77344 理中石膏汤 7-191
77345 理中生化汤 7-191
77346 理中加减汤 7-191
77347 理中当归汤 7-191
77348 理中安蛔丸 7-192
77349 理中安蛔汤 7-192
77350 理中安蛔散 7-192
77351 理中快斑汤 7-192
77352 理中快斑汤 7-192
77353 理中快斑汤 7-192
77354 理中附子汤 7-192
77355 理中定风汤 7-192

77356 理中降痰汤 7-192
77357 理中茯苓汤 7-192
77358 理中茯苓汤 7-192
77359 理中温胃汤 7-192
77360 理中豁痰汤 7-192
77361 理气止瘀汤 7-193
77362 理气化痰汤 7-193
77363 理气平肝散 7-193
77364 理气治中汤 7-193
77365 理气定喘丸 7-193
77366 理气降痰汤 7-193
77367 理气活血汤 7-193
77368 理气活血汤 7-193
77369 理气祛风散 7-193
77370 理气健脾丸 7-193
77371 理气健脾丸 7-193
77372 理气健脾丸 7-193
77373 理气健脾丸 7-193
77374 理气宽肠汤 7-193
77375 理气调荣汤 7-194
77376 理气通经汤 7-194
77377 理气渗湿汤 7-194
77378 理气散寒汤 7-194
77379 理气散瘀汤 7-194
77380 理气舒心片 7-194
77381 理气舒肝丸 7-194
77382 理血通经汤 7-194
77383 理阴和中煎 7-194
77384 理阴益气煎 7-194
77385 理劳神功散 7-194
77386 理郁升陷汤 7-195
77387 理肺发表汤 7-195
77388 理肺泻心汤 7-195
77389 理疝至奇汤 7-195
77390 理疝芦巴丸 7-195
77391 理经四物汤 7-195
77392 理营疏肺饮 7-195
77393 理脾止泻丹 7-195
77394 理脾却涎散 7-195
77395 理脾却瘴汤 7-195
77396 理脾却瘴汤 7-195
77397 理脾固本汤 7-196
77398 理脾涤饮方 7-196
77399 理脾益营汤 7-196
77400 理脾愈疡汤 7-196
77401 理中加二味汤 7-196
77402 理中加丁香汤 7-196
77403 理中加石膏汤 7-196
77404 理中加半夏汤 7-196
77405 理中加茵陈汤 7-196
77406 理中加茯苓汤 7-196
77407 理中吴茱萸汤 7-197
77408 理湿止痒扑药 7-197
77409 理中去术加桂汤 7-197
77410 理气化滞健脾汤 7-197
77411 理气逐瘀消脂汤 7-197
77412 理血补肾调经汤 7-197
77413 理血养肝健脾汤 7-197
77414 理脾化滞清疟饮 7-197
77415 理脾和肝化湿膏 7-198
77416 理脾和胃除湿膏 7-198
77417 理脾养胃除湿膏 7-198
77418 理脾调中化湿膏 7-198
77419 理中汤加丁香柿蒂散 7-198
77420 理中去术加附子藿香升麻橘皮汤 7-198

琅

77421 琅玕散 7-198

培

77422 培土饮 7-198
77423 培土散 7-198
77424 培气汤 7-198
77425 培本丸 7-198
77426 培坤丸 7-199
77427 培坤丹 7-199
77428 培肾元煎 7-199
77429 培土化毒丹 7-199
77430 培土化瘢汤 7-199
77431 培土分消饮 7-199
77432 培土养阴汤 7-199
77433 培元大补丸 7-199
77434 培元固本丸 7-199
77435 培元益寿膏 7-199
77436 培补后天丸 7-200
77437 培补保元丸 7-200
77438 培荣滑胎散 7-200
77439 培脾舒肝汤 7-200
77440 培元通脑胶囊 7-200
77441 培元固本启脾丸 7-200

梗

77442 梗连二陈汤 7-200

梧

77443 梧枝膏 7-200
77444 梧桐酒 7-201
77445 梧桐叶散 7-201
77446 梧桐泪散 7-201
77447 梧桐律散 7-201
77448 梧桐律散 7-201
77449 梧桐濯足汤 7-201

桱

77450 桱树散 7-201

梅

77451 梅药 7-201
77452 梅粥 7-201
77453 梅子丸 7-201
77454 梅仁汤 7-201
77455 梅肉丸 7-201
77456 梅肉丸 7-201
77457 梅肉丸 7-201
77458 梅肉散 7-201
77459 梅肉散 7-201
77460 梅肉霜 7-202
77461 梅红汤 7-202
77462 梅豆汤 7-202
77463 梅花丸 7-202
77464 梅花丸 7-202
77465 梅花丸 7-202
77466 梅花丸 7-202
77467 梅花丹 7-202
77468 梅花汤 7-202
77469 梅花豆 7-202
77470 梅花饮 7-202
77471 梅花蛋 7-202
77472 梅花散 7-202
77473 梅花散 7-202
77474 梅花粥 7-202
77475 梅花熏 7-202
77476 梅苏丸 7-203
77477 梅苏丸 7-203
77478 梅苏丸 7-203
77479 梅苏丸 7-203
77480 梅苏丸 7-203
77481 梅苏丸 7-203
77482 梅苏丸 7-203
77483 梅苏丸 7-203
77484 梅苏丸 7-203
77485 梅连丸 7-203
77486 梅连丸 7-203
77487 梅连丸 7-203
77488 梅饮子 7-203
77489 梅青丸 7-203
77490 梅枣汤 7-203
77491 梅实丸 7-203
77492 梅实散 7-203
77493 梅实膏 7-204
77494 梅柿丸 7-204
77495 梅柿饮 7-204
77496 梅茸丸 7-204
77497 梅茸丸 7-204
77498 梅茸丸 7-204
77499 梅砂丸 7-204
77500 梅姜散 7-204
77501 梅桃丹 7-204
77502 梅桃散 7-204
77503 梅胶丸 7-204
77504 梅酥饼 7-204
77505 梅硫丸 7-204
77506 梅煎散 7-204
77507 梅煎散 7-204
77508 梅煎散 7-204
77509 梅煎散 7-204
77510 梅膏丸 7-205
77511 梅漏膏 7-205
77512 梅蜜饮 7-205
77513 梅花丸子 7-205
77514 梅花饮子 7-205
77515 梅花饮子 7-205
77516 梅实仁粥 7-205
77517 梅毒擦药 7-205
77518 梅疮灵药 7-205
77519 梅疮点药 7-205
77520 梅疮点药 7-205
77521 梅疮掺药 7-205
77522 梅疮搓药 7-205
77523 梅疮膏药 7-205
77524 梅疮擦药 7-205
77525 梅觉春丸 7-206
77526 梅觉春丹 7-206
77527 梅核气丸 7-206
77528 梅片点舌丹 7-206
77529 梅地柴胡饮 7-206
77530 梅花五气丹 7-206
77531 梅花取香汤 7-206
77532 梅花点舌丸 7-206
77533 梅花点舌丹 7-206
77534 梅花点舌丹 7-207
77535 梅花点舌丹 7-207
77536 梅花点舌丹 7-207
77537 梅花点舌丹 7-207
77538 梅花点舌丹 7-207
77539 梅花普度丹 7-207
77540 梅花聚香汤 7-208
77541 梅花蟾酥丸 7-208
77542 梅英稀痘丹 7-208
77543 梅枣噙化丸 7-208
77544 梅毒一炷香 7-208

77545 梅毒生肌散 7-208
77546 梅疮七帖散 7-208
77547 梅疮神效丸 7-208
77548 梅翁退热片 7-208
77549 梅花点舌胶囊 7-208
77550 梅翁退热颗粒 7-208

梓

77551 梓叶汤 7-208
77552 梓皮饮 7-208
77553 梓朴散 7-208
77554 梓皮饮子 7-208
77555 梓建脾散 7-209

豉

77556 豉汤 7-209
77557 豉汤 7-209
77558 豉汤 7-209
77559 豉汤 7-209
77560 豉汤 7-209
77561 豉汤 7-209
77562 豉饮 7-209
77563 豉酒 7-209
77564 豉酒 7-209
77565 豉酒 7-209
77566 豉粥 7-209
77567 豉粥 7-209
77568 豉粥 7-209
77569 豉心丸 7-209
77570 豉心丸 7-210
77571 豉心丸 7-210
77572 豉心丸 7-210
77573 豉心丸 7-210
77574 豉心饮 7-210
77575 豉心酒 7-210
77576 豉心散 7-210
77577 豉心散 7-210
77578 豉心粥 7-210
77579 豉饮汤 7-210
77580 豉灸法 7-210
77581 豉尿汤 7-210
77582 豉栀汤 7-210
77583 豉桔汤 7-210
77584 豉破丸 7-210
77585 豉薤汤 7-210
77586 豉薤汤 7-210
77587 豉饼灸方 7-211

乾

77588 乾元丸 7-211
77589 乾元丹 7-211
77590 乾坤丸 7-211
77591 乾坤丹 7-211
77592 乾一老人汤 7-211
77593 乾坤一气膏 7-211
77594 乾坤一炁膏 7-211
77595 乾坤夺命丹 7-211
77596 乾坤种子丹 7-211

勒

77597 勒缰散 7-211
77598 勒马听徽丝 7-211
77599 勒马听徽散 7-211

菱

77600 菱实粉粥 7-212

菥

77601 菥蓂子丸 7-212

菴

77602 菴蕳丸 7-212
77603 菴蕳饮 7-212
77604 菴蕳散 7-212
77605 菴蕳子丸 7-212
77606 菴蕳子丸 7-212
77607 菴蕳子丸 7-212
77608 菴蕳子丸 7-212
77609 菴蕳子丸 7-212
77610 菴蕳子汤 7-212
77611 菴蕳子酒 7-212
77612 菴蕳子散 7-212
77613 菴蕳子散 7-212
77614 菴蕳子散 7-213
77615 菴蕳子散 7-213

菝

77616 菝葜汤 7-213
77617 菝葜汤 7-213
77618 菝葜饮 7-213
77619 菝葜饮 7-213
77620 菝葜酒 7-213
77621 菝葜散 7-213
77622 菝葜散 7-213
77623 菝葜散 7-213
77624 菝菰散 7-213
77625 菝菰散 7-213
77626 菝葜八味汤 7-213

菖

77627 菖乌散 7-213
77628 菖阳汤 7-213
77629 菖附散 7-213
77630 菖姜汤 7-213
77631 菖蒲丸 7-214
77632 菖蒲丸 7-214
77633 菖蒲丸 7-214
77634 菖蒲丸 7-214
77635 菖蒲丸 7-214
77636 菖蒲丸 7-214
77637 菖蒲丸 7-214
77638 菖蒲丸 7-214
77639 菖蒲丸 7-214
77640 菖蒲丸 7-214
77641 菖蒲丸 7-214
77642 菖蒲丸 7-214
77643 菖蒲丸 7-214
77644 菖蒲丸 7-214
77645 菖蒲丸 7-215
77646 菖蒲丸 7-215
77647 菖蒲丸 7-215
77648 菖蒲丸 7-215
77649 菖蒲丸 7-215
77650 菖蒲丸 7-215
77651 菖蒲丸 7-215
77652 菖蒲丸 7-215
77653 菖蒲丸 7-215
77654 菖蒲丹 7-215
77655 菖蒲汁 7-215
77656 菖蒲汤 7-215
77657 菖蒲汤 7-215
77658 菖蒲汤 7-215
77659 菖蒲汤 7-215
77660 菖蒲汤 7-215
77661 菖蒲汤 7-215
77662 菖蒲饮 7-216
77663 菖蒲饮 7-216
77664 菖蒲饮 7-216
77665 菖蒲酒 7-216
77666 菖蒲酒 7-216
77667 菖蒲酒 7-216
77668 菖蒲酒 7-216
77669 菖蒲酒 7-216
77670 菖蒲酒 7-216
77671 菖蒲散 7-216
77672 菖蒲散 7-216
77673 菖蒲散 7-216
77674 菖蒲散 7-216
77675 菖蒲散 7-216
77676 菖蒲散 7-216
77677 菖蒲散 7-217
77678 菖蒲散 7-217
77679 菖蒲散 7-217
77680 菖蒲散 7-217
77681 菖蒲散 7-217
77682 菖蒲散 7-217
77683 菖蒲散 7-217
77684 菖蒲散 7-217
77685 菖蒲散 7-217
77686 菖蒲散 7-217
77687 菖蒲散 7-217
77688 菖蒲散 7-217
77689 菖蒲散 7-217
77690 菖蒲散 7-217
77691 菖蒲散 7-217
77692 菖蒲散 7-217
77693 菖蒲散 7-217
77694 菖蒲散 7-218
77695 菖蒲散 7-218
77696 菖蒲散 7-218
77697 菖蒲散 7-218
77698 菖蒲散 7-218
77699 菖蒲散 7-218
77700 菖蒲散 7-218
77701 菖蒲散 7-218
77702 菖蒲煎 7-218
77703 菖蒲煎 7-218
77704 菖蒲膏 7-218
77705 菖蒲膏 7-218
77706 菖蒲羹 7-218
77707 菖蒲大丸 7-218
77708 菖蒲饮子 7-218
77709 菖蒲梃子 7-218
77710 菖蒲根丸 7-218
77711 菖蒲浸酒 7-218
77712 菖蒲浸酒 7-218
77713 菖蒲锭子 7-218
77714 菖蒲煎丸 7-219
77715 菖蒲酝酒 7-219
77716 菖蒲导赤散 7-219
77717 菖蒲导痰汤 7-219
77718 菖蒲青皮散 7-219
77719 菖蒲郁金汤 7-219
77720 菖蒲参麦丸 7-219
77721 菖蒲益智丸 7-219

萝

77722 萝卜丸 7-219
77723 萝卜汁 7-219
77724 萝卜汤 7-219
77725 萝卜饮 7-219
77726 萝卜茶 7-219
77727 萝卜菜 7-219
77728 萝卜粥 7-219
77729 萝卜膏 7-219
77730 萝苏散 7-220
77731 萝皂丸 7-220
77732 萝附煎 7-220
77733 萝藦茶 7-220
77734 萝藦散 7-220
77735 萝卜子丸 7-220
77736 萝卜子丸 7-220
77737 萝卜子丸 7-220
77738 萝卜子汤 7-220
77739 萝卜子汤 7-220
77740 萝卜子饮 7-220

77741 萝卜子散 7-220
77742 萝卜子散 7-220
77743 萝卜子散 7-220
77744 萝蘼菜粥 7-220
77745 萝卜牙皂散 7-220
77746 萝卜砂仁散 7-220

菌

77747 菌痢平片 7-221

萸

77748 萸连丸 7-221
77749 萸连丸 7-221
77750 萸连片 7-221
77751 萸柞汤 7-221
77752 萸术杜柞汤 7-221
77753 萸术益桂汤 7-221
77754 萸芍熟地汤 7-221
77755 萸连栀石丸 7-221

萆

77756 萆薢丸 7-221
77757 萆薢丸 7-221
77758 萆薢丸 7-221
77759 萆薢丸 7-221
77760 萆薢丸 7-221
77761 萆薢丸 7-221
77762 萆薢丸 7-222
77763 萆薢丸 7-222
77764 萆薢丸 7-222
77765 萆薢丸 7-222
77766 萆薢丸 7-222
77767 萆薢丸 7-222
77768 萆薢丸 7-222
77769 萆薢丸 7-222
77770 萆薢丸 7-222
77771 萆薢丸 7-222
77772 萆薢丸 7-222
77773 萆薢丸 7-222
77774 萆薢丸 7-223
77775 萆薢丸 7-223
77776 萆薢丸 7-223
77777 萆薢丸 7-223
77778 萆薢丸 7-223
77779 萆薢丸 7-223
77780 萆薢丸 7-223
77781 萆薢丸 7-223
77782 萆薢丸 7-223
77783 萆薢丸 7-223
77784 萆薢汤 7-223
77785 萆薢汤 7-223
77786 萆薢汤 7-223
77787 萆薢汤 7-223
77788 萆薢汤 7-223
77789 萆薢饮 7-224
77790 萆薢饮 7-224
77791 萆薢酒 7-224
77792 萆薢酒 7-224
77793 萆薢酒 7-224
77794 萆薢散 7-224
77795 萆薢散 7-224
77796 萆薢散 7-224
77797 萆薢散 7-224
77798 萆薢散 7-224
77799 萆薢散 7-224
77800 萆薢散 7-224
77801 萆薢散 7-224
77802 萆薢散 7-225
77803 萆薢散 7-225
77804 萆薢散 7-225
77805 萆薢散 7-225
77806 萆薢散 7-225
77807 萆薢散 7-225
77808 萆薢散 7-225
77809 萆薢散 7-225
77810 萆薢散 7-225
77811 萆薢散 7-225
77812 萆薢散 7-225
77813 萆薢散 7-225
77814 萆薢散 7-225
77815 萆薢散 7-225
77816 萆薢煎 7-225
77817 萆薢浸酒 7-226
77818 萆薢煎丸 7-226
77819 萆薢化毒汤 7-226
77820 萆薢分清丸 7-226
77821 萆薢分清丸 7-226
77822 萆薢分清饮 7-226
77823 萆薢分清饮 7-226
77824 萆薢分清饮 7-226
77825 萆薢分清饮 7-226
77826 萆薢分清散 7-226
77827 萆薢胜金丸 7-226
77828 萆薢耆附汤 7-226
77829 萆薢渗湿汤 7-226
77830 萆薢解毒利湿汤 7-226

莱

77831 莱油饮 7-227

菟

77832 菟丝丸 7-227
77833 菟丝丸 7-227
77834 菟丝丸 7-227
77835 菟丝丸 7-227
77836 菟丝丸 7-227
77837 菟丝丸 7-227
77838 菟丝丸 7-227
77839 菟丝散 7-227
77840 菟丝煎 7-227
77841 菟丝子丸 7-227
77842 菟丝子丸 7-227
77843 菟丝子丸 7-227
77844 菟丝子丸 7-227
77845 菟丝子丸 7-227
77846 菟丝子丸 7-228
77847 菟丝子丸 7-228
77848 菟丝子丸 7-228
77849 菟丝子丸 7-228
77850 菟丝子丸 7-228
77851 菟丝子丸 7-228
77852 菟丝子丸 7-228
77853 菟丝子丸 7-228
77854 菟丝子丸 7-228
77855 菟丝子丸 7-228
77856 菟丝子丸 7-228
77857 菟丝子丸 7-228
77858 菟丝子丸 7-229
77859 菟丝子丸 7-229
77860 菟丝子丸 7-229
77861 菟丝子丸 7-229
77862 菟丝子丸 7-229
77863 菟丝子丸 7-229
77864 菟丝子丸 7-229
77865 菟丝子丸 7-229
77866 菟丝子丸 7-229
77867 菟丝子丸 7-229
77868 菟丝子丸 7-229
77869 菟丝子丸 7-229
77870 菟丝子丸 7-229
77871 菟丝子丸 7-229
77872 菟丝子丸 7-229
77873 菟丝子丸 7-230
77874 菟丝子丸 7-230
77875 菟丝子丸 7-230
77876 菟丝子丸 7-230
77877 菟丝子丸 7-230
77878 菟丝子丸 7-230
77879 菟丝子丸 7-230
77880 菟丝子丸 7-230
77881 菟丝子丸 7-230
77882 菟丝子丸 7-230
77883 菟丝子丸 7-230
77884 菟丝子水 7-230
77885 菟丝子汤 7-230
77886 菟丝子饮 7-230
77887 菟丝子酊 7-230
77888 菟丝子散 7-230
77889 菟丝子散 7-231
77890 菟丝子散 7-231
77891 菟丝子散 7-231
77892 菟丝子散 7-231
77893 菟丝子散 7-231
77894 菟丝子散 7-231
77895 菟丝子散 7-231
77896 菟丝子散 7-231
77897 菟丝子散 7-231
77898 菟丝子粥 7-231
77899 菟丝石脂散 7-231
77900 菟丝汁涂方 7-231
77901 菟丝地萸汤 7-231

菊

77902 菊霜 7-231
77903 菊女饮 7-232
77904 菊甘散 7-232
77905 菊叶汤 7-232
77906 菊叶膏 7-232
77907 菊芎散 7-232
77908 菊虫汤 7-232
77909 菊花丸 7-232
77910 菊花丸 7-232
77911 菊花丸 7-232
77912 菊花丸 7-232
77913 菊花丸 7-232
77914 菊花丸 7-232
77915 菊花丸 7-232
77916 菊花丸 7-232
77917 菊花丸 7-232
77918 菊花丸 7-232
77919 菊花汤 7-233
77920 菊花汤 7-233
77921 菊花汤 7-233
77922 菊花汤 7-233
77923 菊花汤 7-233
77924 菊花汤 7-233
77925 菊花汤 7-233
77926 菊花汤 7-233
77927 菊花汤 7-233
77928 菊花汤 7-233
77929 菊花汤 7-233
77930 菊花汤 7-233
77931 菊花饮 7-233
77932 菊花饮 7-234
77933 菊花酒 7-234
77934 菊花酒 7-233
77935 菊花酒 7-234
77936 菊花酒 7-234
77937 菊花酒 7-234
77938 菊花酒 7-234
77939 菊花散 7-234
77940 菊花散 7-234
77941 菊花散 7-234
77942 菊花散 7-234
77943 菊花散 7-234

77944 菊花散 7-234
77945 菊花散 7-234
77946 菊花散 7-234
77947 菊花散 7-235
77948 菊花散 7-235
77949 菊花散 7-235
77950 菊花散 7-235
77951 菊花散 7-235
77952 菊花散 7-235
77953 菊花散 7-235
77954 菊花散 7-235
77955 菊花散 7-235
77956 菊花散 7-235
77957 菊花散 7-235
77958 菊花散 7-235
77959 菊花散 7-235
77960 菊花散 7-235
77961 菊花散 7-235
77962 菊花散 7-235
77963 菊花散 7-236
77964 菊花散 7-236
77965 菊花散 7-236
77966 菊花散 7-236
77967 菊花散 7-236
77968 菊花散 7-236
77969 菊花散 7-236
77970 菊花散 7-236
77971 菊花散 7-236
77972 菊花散 7-236
77973 菊花散 7-236
77974 菊花散 7-236
77975 菊花散 7-236
77976 菊花散 7-236
77977 菊花散 7-236
77978 菊花散 7-236
77979 菊花散 7-236
77980 菊花散 7-236
77981 菊花散 7-236
77982 菊花散 7-237
77983 菊花散 7-237
77984 菊花粥 7-237
77985 菊花煎 7-237
77986 菊花煎 7-237
77987 菊花煎 7-237
77988 菊连汤 7-237
77989 菊青丸 7-237
77990 菊苗粥 7-237
77991 菊粉散 7-237
77992 菊睛丸 7-237
77993 菊睛丸 7-237
77994 菊精丸 7-237
77995 菊藻丸 7-237
77996 菊花浸酒 7-237
77997 菊花酝酒 7-237
77998 菊花甘草汤 7-237
77999 菊花芍药汤 7-238
78000 菊花延龄膏 7-238
78001 菊花决明散 7-238
78002 菊花防风散 7-238
78003 菊花辛夷散 7-238
78004 菊花补肝散 7-238
78005 菊花明目饮 7-238
78006 菊花细辛散 7-238
78007 菊花茶调散 7-238
78008 菊花茶调散 7-238
78009 菊花洗心散 7-238
78010 菊花通圣散 7-238
78011 菊花通圣散 7-238
78012 菊花清燥汤 7-238
78013 菊明降压丸 7-238
78014 菊明降压片 7-238

萃

78015 萃仙丸 7-239
78016 萃仙丸 7-239
78017 萃仙丹 7-239
78018 萃象方 7-239

菩

78019 菩萨汤 7-239
78020 菩萨散 7-239
78021 菩萨散 7-239
78022 菩萨散 7-239
78023 菩萨膏 7-239
78024 菩萨膏 7-239
78025 菩萨膏 7-239
78026 菩提丸 7-239
78027 菩提丸 7-239
78028 菩提露 7-239
78029 菩提万应丸 7-240
78030 菩提万应丸 7-240
78031 菩提救苦丸 7-240

萍

78032 萍草丸 7-240

菠

78033 菠菜粥 7-240
78034 菠稜菜粥 7-240

菀

78035 菀贝茅根酒 7-240

菇

78036 菇蒋根羹 7-240

萤

78037 萤火丸 7-240

营

78038 营心丹 7-240
78039 营实散 7-240
78040 营卫返魂汤 7-240
78041 营卫保和丸 7-240

黄

78042 黄丸 7-240
78043 黄汤 7-241
78044 黄药 7-241
78045 黄雪 7-241
78046 黄散 7-241
78047 黄膏 7-241
78048 黄土丸 7-241
78049 黄土汤 7-241
78050 黄土汤 7-242
78051 黄土汤 7-242
78052 黄土汤 7-242
78053 黄土汤 7-242
78054 黄土汤 7-242
78055 黄土汤 7-242
78056 黄土酒 7-242
78057 黄土散 7-242
78058 黄土散 7-242
78059 黄土散 7-242
78060 黄丸子 7-242
78061 黄丸子 7-242
78062 黄丸子 7-242
78063 黄丸子 7-243
78064 黄丸子 7-243
78065 黄丸子 7-243
78066 黄马散 7-243
78067 黄云膏 7-243
78068 黄牙丹 7-243
78069 黄气膏 7-243
78070 黄牛丸 7-243
78071 黄牛散 7-243
78072 黄升丹 7-243
78073 黄乌丸 7-243
78074 黄丹丸 7-243
78075 黄丹丸 7-243
78076 黄丹丸 7-243
78077 黄丹丸 7-243
78078 黄丹丸 7-243
78079 黄丹丸 7-243
78080 黄丹丸 7-243
78081 黄丹散 7-244
78082 黄丹散 7-244
78083 黄丹散 7-244
78084 黄丹散 7-244
78085 黄丹散 7-244
78086 黄丹散 7-244
78087 黄丹散 7-244
78088 黄丹散 7-244
78089 黄丹散 7-244
78090 黄丹散 7-244
78091 黄丹膏 7-244
78092 黄丹膏 7-244
78093 黄丹膏 7-244
78094 黄丹膏 7-244
78095 黄丹膏 7-244
78096 黄丹膏 7-244
78097 黄风膏 7-245
78098 黄水散 7-245
78099 黄玉膏 7-245
78100 黄玉膏 7-245
78101 黄末子 7-245
78102 黄甘丸 7-245
78103 黄甘饮 7-245
78104 黄甘散 7-245
78105 黄石散 7-245
78106 黄石散 7-245
78107 黄石膏 7-245
78108 黄龙丸 7-245
78109 黄龙丸 7-245
78110 黄龙丸 7-245
78111 黄龙丸 7-245
78112 黄龙丸 7-245
78113 黄龙丸 7-245
78114 黄龙丸 7-245
78115 黄龙丸 7-246
78116 黄龙丸 7-246
78117 黄龙丸 7-246
78118 黄龙丸 7-246
78119 黄龙汤 7-246
78120 黄龙汤 7-246
78121 黄龙汤 7-246
78122 黄龙汤 7-246
78123 黄龙汤 7-246
78124 黄龙汤 7-246
78125 黄龙汤 7-246
78126 黄龙汤 7-246
78127 黄龙汤 7-246
78128 黄龙汤 7-246
78129 黄龙汤 7-247
78130 黄龙散 7-247
78131 黄龙散 7-247
78132 黄龙散 7-247
78133 黄龙散 7-247
78134 黄龙散 7-247
78135 黄龙散 7-247
78136 黄龙散 7-247
78137 黄龙散 7-247
78138 黄龙散 7-247
78139 黄龙散 7-247
78140 黄龙膏 7-247
78141 黄龙膏 7-247

78142 黄龙膏 7-247
78143 黄龙膏 7-247
78144 黄龙膏 7-247
78145 黄龙膏 7-247
78146 黄龙髓 7-247
78147 黄叶汤 7-248
78148 黄甲丸 7-248
78149 黄甲串 7-248
78150 黄甲串 7-248
78151 黄白丸 7-248
78152 黄白丹 7-248
78153 黄白丹 7-248
78154 黄白丹 7-248
78155 黄白散 7-248
78156 黄白散 7-248
78157 黄白散 7-248
78158 黄白散 7-248
78159 黄白散 7-248
78160 黄白散 7-248
78161 黄白散 7-248
78162 黄白散 7-248
78163 黄白散 7-248
78164 黄白散 7-248
78165 黄白散 7-248
78166 黄白膏 7-249
78167 黄白膏 7-249
78168 黄瓜丸 7-249
78169 黄瓜丸 7-249
78170 黄瓜汤 7-249
78171 黄瓜霜 7-249
78172 黄皮散 7-249
78173 黄地膏 7-249
78174 黄米丸 7-249
78175 黄汞丸 7-249
78176 黄芽丸 7-249
78177 黄芽丸 7-249
78178 黄芷汤 7-249
78179 黄花散 7-249
78180 黄花散 7-249
78181 黄芦散 7-249
78182 黄芩丸 7-249
78183 黄芩丸 7-249
78184 黄芩丸 7-249
78185 黄芩丸 7-250
78186 黄芩丸 7-250
78187 黄芩丸 7-250
78188 黄芩丸 7-250
78189 黄芩丸 7-250
78190 黄芩丸 7-250
78191 黄芩丸 7-250
78192 黄芩丸 7-250
78193 黄芩丸 7-250
78194 黄芩丸 7-250
78195 黄芩汤 7-250
78196 黄芩汤 7-251
78197 黄芩汤 7-251
78198 黄芩汤 7-251
78199 黄芩汤 7-251
78200 黄芩汤 7-251
78201 黄芩汤 7-251
78202 黄芩汤 7-251
78203 黄芩汤 7-251
78204 黄芩汤 7-251
78205 黄芩汤 7-251
78206 黄芩汤 7-251
78207 黄芩汤 7-251
78208 黄芩汤 7-251
78209 黄芩汤 7-251
78210 黄芩汤 7-251
78211 黄芩汤 7-252
78212 黄芩汤 7-252
78213 黄芩汤 7-252
78214 黄芩汤 7-252
78215 黄芩汤 7-252
78216 黄芩汤 7-252
78217 黄芩汤 7-252
78218 黄芩汤 7-252
78219 黄芩汤 7-252
78220 黄芩汤 7-252
78221 黄芩汤 7-252
78222 黄芩汤 7-252
78223 黄芩汤 7-252
78224 黄芩汤 7-252
78225 黄芩汤 7-252
78226 黄芩汤 7-253
78227 黄芩汤 7-253
78228 黄芩汤 7-253
78229 黄芩汤 7-253
78230 黄芩汤 7-253
78231 黄芩汤 7-253
78232 黄芩汤 7-253
78233 黄芩汤 7-253
78234 黄芩汤 7-253
78235 黄芩汤 7-253
78236 黄芩汤 7-253
78237 黄芩汤 7-253
78238 黄芩汤 7-253
78239 黄芩汤 7-253
78240 黄芩汤 7-253
78241 黄芩汤 7-254
78242 黄芩汤 7-254
78243 黄芩汤 7-254
78244 黄芩汤 7-254
78245 黄芩汤 7-254
78246 黄芩汤 7-254
78247 黄芩汤 7-254
78248 黄芩汤 7-254
78249 黄芩汤 7-254
78250 黄芩汤 7-254
78251 黄芩汤 7-254
78252 黄芩汤 7-254
78253 黄芩汤 7-254
78254 黄芩汤 7-254
78255 黄芩汤 7-254
78256 黄芩汤 7-255
78257 黄芩汤 7-255
78258 黄芩汤 7-255
78259 黄芩汤 7-255
78260 黄芩汤 7-255
78261 黄芩汤 7-255
78262 黄芩汤 7-255
78263 黄芩汤 7-255
78264 黄芩汤 7-255
78265 黄芩汤 7-255
78266 黄芩汤 7-255
78267 黄芩汤 7-255
78268 黄芩汤 7-255
78269 黄芩汤 7-255
78270 黄芩汤 7-255
78271 黄芩汤 7-255
78272 黄芩汤 7-255
78273 黄芩汤 7-255
78274 黄芩汤 7-256
78275 黄芩汤 7-256
78276 黄芩汤 7-256
78277 黄芩汤 7-256
78278 黄芩汤 7-256
78279 黄芩汤 7-256
78280 黄芩汤 7-256
78281 黄芩汤 7-256
78282 黄芩汤 7-256
78283 黄芩汤 7-256
78284 黄芩汤 7-256
78285 黄芩汤 7-256
78286 黄芩汤 7-256
78287 黄芩汤 7-256
78288 黄芩汤 7-256
78289 黄芩汤 7-256
78290 黄芩汤 7-256
78291 黄芩汤 7-256
78292 黄芩汤 7-256
78293 黄芩汤 7-257
78294 黄芩饮 7-257
78295 黄芩饮 7-257
78296 黄芩饮 7-257
78297 黄芩饮 7-257
78298 黄芩饮 7-257
78299 黄芩饮 7-257
78300 黄芩饮 7-257
78301 黄芩散 7-257
78302 黄芩散 7-257
78303 黄芩散 7-257
78304 黄芩散 7-257
78305 黄芩散 7-257
78306 黄芩散 7-257
78307 黄芩散 7-257
78308 黄芩散 7-257
78309 黄芩散 7-258
78310 黄芩散 7-258
78311 黄芩散 7-258
78312 黄芩散 7-258
78313 黄芩散 7-258
78314 黄芩散 7-258
78315 黄芩散 7-258
78316 黄芩散 7-258
78317 黄芩散 7-258
78318 黄芩散 7-258
78319 黄芩散 7-258
78320 黄芩散 7-258
78321 黄芩散 7-258
78322 黄芩散 7-258
78323 黄芩散 7-258
78324 黄芩散 7-259
78325 黄芩散 7-259
78326 黄芩散 7-259
78327 黄芩散 7-259
78328 黄芩散 7-259
78329 黄芩散 7-259
78330 黄芩散 7-259
78331 黄芩散 7-259
78332 黄芩散 7-259
78333 黄芩散 7-259
78334 黄芩散 7-259
78335 黄芩散 7-259
78336 黄芩散 7-259
78337 黄芩散 7-259
78338 黄芩散 7-259
78339 黄芩散 7-260
78340 黄芩散 7-260
78341 黄芩散 7-260
78342 黄芩散 7-260
78343 黄芩散 7-260
78344 黄芩散 7-260
78345 黄芩散 7-260
78346 黄芩散 7-260
78347 黄芩散 7-260
78348 黄芩散 7-260
78349 黄芩散 7-260
78350 黄芩散 7-260
78351 黄芩散 7-260
78352 黄芩散 7-260
78353 黄芩散 7-260
78354 黄芩散 7-260
78355 黄芩散 7-261
78356 黄芩散 7-261
78357 黄芩散 7-261

78358 黄芩散 7-261
78359 黄芩散 7-261
78360 黄芩散 7-261
78361 黄芩散 7-261
78362 黄芩散 7-261
78363 黄芩散 7-261
78364 黄芩散 7-261
78365 黄芩膏 7-261
78366 黄芩膏 7-261
78367 黄芩膏 7-261
78368 黄连丸 7-261
78369 黄连丸 7-261
78370 黄连丸 7-261
78371 黄连丸 7-262
78372 黄连丸 7-262
78373 黄连丸 7-262
78374 黄连丸 7-262
78375 黄连丸 7-262
78376 黄连丸 7-262
78377 黄连丸 7-262
78378 黄连丸 7-262
78379 黄连丸 7-262
78380 黄连丸 7-262
78381 黄连丸 7-262
78382 黄连丸 7-262
78383 黄连丸 7-262
78384 黄连丸 7-263
78385 黄连丸 7-263
78386 黄连丸 7-263
78387 黄连丸 7-263
78388 黄连丸 7-263
78389 黄连丸 7-263
78390 黄连丸 7-263
78391 黄连丸 7-263
78392 黄连丸 7-263
78393 黄连丸 7-263
78394 黄连丸 7-263
78395 黄连丸 7-263
78396 黄连丸 7-263
78397 黄连丸 7-263
78398 黄连丸 7-264
78399 黄连丸 7-264
78400 黄连丸 7-264
78401 黄连丸 7-264
78402 黄连丸 7-264
78403 黄连丸 7-264
78404 黄连丸 7-264
78405 黄连丸 7-264
78406 黄连丸 7-264
78407 黄连丸 7-264
78408 黄连丸 7-264
78409 黄连丸 7-264
78410 黄连丸 7-264
78411 黄连丸 7-264
78412 黄连丸 7-264
78413 黄连丸 7-264
78414 黄连丸 7-265
78415 黄连丸 7-265
78416 黄连丸 7-265
78417 黄连丸 7-265
78418 黄连丸 7-265
78419 黄连丸 7-265
78420 黄连丸 7-265
78421 黄连丸 7-265
78422 黄连丸 7-265
78423 黄连丸 7-265
78424 黄连丸 7-265
78425 黄连丸 7-265
78426 黄连丸 7-265
78427 黄连丸 7-265
78428 黄连丸 7-265
78429 黄连丸 7-265
78430 黄连丸 7-266
78431 黄连丸 7-266
78432 黄连丸 7-266
78433 黄连丸 7-266
78434 黄连丸 7-266
78435 黄连丸 7-266
78436 黄连丸 7-266
78437 黄连丸 7-266
78438 黄连丸 7-266
78439 黄连丸 7-266
78440 黄连丸 7-266
78441 黄连丸 7-266
78442 黄连丸 7-266
78443 黄连丸 7-266
78444 黄连丸 7-266
78445 黄连丸 7-266
78446 黄连丸 7-266
78447 黄连丸 7-267
78448 黄连丸 7-267
78449 黄连丸 7-267
78450 黄连丸 7-267
78451 黄连丸 7-267
78452 黄连丸 7-267
78453 黄连丸 7-267
78454 黄连丸 7-267
78455 黄连丸 7-267
78456 黄连丸 7-267
78457 黄连丸 7-267
78458 黄连丸 7-267
78459 黄连丸 7-267
78460 黄连丸 7-267
78461 黄连丸 7-267
78462 黄连丸 7-267
78463 黄连丸 7-267
78464 黄连丸 7-267
78465 黄连丸 7-268
78466 黄连丸 7-268
78467 黄连丸 7-268
78468 黄连丸 7-268
78469 黄连丸 7-268
78470 黄连丸 7-268
78471 黄连丸 7-268
78472 黄连丸 7-268
78473 黄连丸 7-268
78474 黄连丸 7-268
78476 黄连丸 7-268
78476 黄连丸 7-268
78477 黄连丸 7-268
78478 黄连丸 7-268
78479 黄连丸 7-269
78480 黄连丸 7-269
78481 黄连丸 7-269
78482 黄连丸 7-269
78483 黄连丸 7-269
78484 黄连丹 7-269
78485 黄连汁 7-269
78486 黄连汁 7-269
78487 黄连汤 7-269
78488 黄连汤 7-270
78489 黄连汤 7-270
78490 黄连汤 7-270
78491 黄连汤 7-270
78492 黄连汤 7-270
78493 黄连汤 7-270
78494 黄连汤 7-270
78495 黄连汤 7-270
78496 黄连汤 7-270
78497 黄连汤 7-270
78498 黄连汤 7-270
78499 黄连汤 7-270
78500 黄连汤 7-270
78501 黄连汤 7-270
78502 黄连汤 7-271
78503 黄连汤 7-271
78504 黄连汤 7-271
78505 黄连汤 7-271
78506 黄连汤 7-271
78507 黄连汤 7-271
78508 黄连汤 7-271
78509 黄连汤 7-271
78510 黄连汤 7-271
78511 黄连汤 7-271
78512 黄连汤 7-271
78513 黄连汤 7-271
78514 黄连汤 7-271
78515 黄连汤 7-271
78516 黄连汤 7-271
78517 黄连汤 7-271
78518 黄连汤 7-271
78519 黄连汤 7-272
78520 黄连汤 7-272
78521 黄连汤 7-272
78522 黄连汤 7-272
78523 黄连汤 7-272
78524 黄连汤 7-272
78525 黄连汤 7-272
78526 黄连汤 7-272
78527 黄连汤 7-272
78528 黄连汤 7-272
78529 黄连汤 7-272
78530 黄连汤 7-272
78531 黄连汤 7-272
78532 黄连汤 7-272
78533 黄连汤 7-272
78534 黄连汤 7-272
78535 黄连汤 7-272
78536 黄连汤 7-273
78537 黄连汤 7-273
78538 黄连汤 7-273
78539 黄连汤 7-273
78540 黄连汤 7-273
78541 黄连汤 7-273
78542 黄连汤 7-273
78543 黄连汤 7-273
78544 黄连汤 7-273
78545 黄连汤 7-273
78546 黄连汤 7-273
78547 黄连汤 7-273
78548 黄连汤 7-273
78549 黄连汤 7-273
78550 黄连汤 7-273
78551 黄连汤 7-273
78552 黄连汤 7-273
78553 黄连汤 7-273
78554 黄连汤 7-274
78555 黄连汤 7-274
78556 黄连汤 7-274
78557 黄连汤 7-274
78558 黄连汤 7-274
78559 黄连汤 7-274
78560 黄连汤 7-274
78561 黄连汤 7-274
78562 黄连汤 7-274
78563 黄连汤 7-274
78564 黄连汤 7-274
78565 黄连汤 7-274
78566 黄连汤 7-274
78567 黄连汤 7-274
78568 黄连汤 7-274
78569 黄连饮 7-274
78570 黄连饮 7-274
78571 黄连饮 7-274
78572 黄连饮 7-274
78573 黄连饮 7-274

78574 黄连饮 7-274
78575 黄连饮 7-275
78576 黄连饮 7-275
78577 黄连饮 7-275
78578 黄连饮 7-275
78579 黄连饮 7-275
78580 黄连饮 7-275
78581 黄连饮 7-275
78582 黄连饮 7-275
78583 黄连饮 7-275
78584 黄连酊 7-275
78585 黄连饼 7-275
78586 黄连饼 7-275
78587 黄连酒 7-275
78588 黄连酒 7-275
78589 黄连粉 7-275
78590 黄连粉 7-275
78591 黄连散 7-275
78592 黄连散 7-275
78593 黄连散 7-275
78594 黄连散 7-276
78595 黄连散 7-276
78596 黄连散 7-276
78597 黄连散 7-276
78598 黄连散 7-276
78599 黄连散 7-276
78600 黄连散 7-276
78601 黄连散 7-276
78602 黄连散 7-276
78603 黄连散 7-276
78604 黄连散 7-276
78605 黄连散 7-276
78606 黄连散 7-276
78607 黄连散 7-276
78608 黄连散 7-276
78609 黄连散 7-276
78610 黄连散 7-277
78611 黄连散 7-277
78612 黄连散 7-277
78613 黄连散 7-277
78614 黄连散 7-277
78615 黄连散 7-277
78616 黄连散 7-277
78617 黄连散 7-277
78618 黄连散 7-277
78619 黄连散 7-277
78620 黄连散 7-277
78621 黄连散 7-277
78622 黄连散 7-277
78623 黄连散 7-277
78624 黄连散 7-277
78625 黄连散 7-277
78626 黄连散 7-277
78627 黄连散 7-278
78628 黄连散 7-278
78629 黄连散 7-278
78630 黄连散 7-278
78631 黄连散 7-278
78632 黄连散 7-278
78633 黄连散 7-278
78634 黄连散 7-278
78635 黄连散 7-278
78636 黄连散 7-278
78637 黄连散 7-278
78638 黄连散 7-278
78639 黄连散 7-278
78640 黄连散 7-278
78641 黄连散 7-278
78642 黄连散 7-278
78643 黄连散 7-279
78644 黄连散 7-279
78645 黄连散 7-279
78646 黄连散 7-279
78647 黄连散 7-279
78648 黄连散 7-279
78649 黄连散 7-279
78650 黄连散 7-279
78651 黄连散 7-279
78652 黄连散 7-279
78653 黄连散 7-279
78654 黄连散 7-279
78655 黄连散 7-279
78656 黄连散 7-279
78657 黄连散 7-279
78658 黄连散 7-279
78659 黄连散 7-280
78660 黄连散 7-280
78661 黄连散 7-280
78662 黄连散 7-280
78663 黄连散 7-280
78664 黄连散 7-280
78665 黄连散 7-280
78666 黄连散 7-280
78667 黄连散 7-280
78668 黄连散 7-280
78669 黄连散 7-280
78670 黄连散 7-280
78671 黄连散 7-280
78672 黄连散 7-280
78673 黄连散 7-280
78674 黄连散 7-280
78675 黄连散 7-281
78676 黄连散 7-281
78677 黄连散 7-281
78678 黄连散 7-281
78679 黄连散 7-281
78680 黄连散 7-281
78681 黄连散 7-281
78682 黄连散 7-281
78683 黄连散 7-281
78684 黄连散 7-281
78685 黄连散 7-281
78686 黄连散 7-281
78687 黄连散 7-281
78688 黄连散 7-281
78689 黄连散 7-281
78690 黄连散 7-281
78691 黄连散 7-281
78692 黄连散 7-281
78693 黄连散 7-281
78694 黄连散 7-282
78695 黄连散 7-282
78696 黄连散 7-282
78697 黄连散 7-282
78698 黄连散 7-282
78699 黄连散 7-282
78700 黄连散 7-282
78701 黄连散 7-282
78702 黄连散 7-282
78703 黄连散 7-282
78704 黄连散 7-282
78705 黄连散 7-282
78706 黄连散 7-282
78707 黄连散 7-282
78708 黄连散 7-282
78709 黄连散 7-282
78710 黄连散 7-282
78711 黄连散 7-282
78712 黄连散 7-282
78713 黄连散 7-282
78714 黄连散 7-282
78715 黄连散 7-283
78716 黄连散 7-283
78717 黄连散 7-283
78718 黄连散 7-283
78719 黄连散 7-283
78720 黄连散 7-283
78721 黄连散 7-283
78722 黄连散 7-283
78723 黄连散 7-283
78724 黄连散 7-283
78725 黄连散 7-283
78726 黄连散 7-283
78727 黄连散 7-283
78728 黄连散 7-283
78729 黄连散 7-283
78730 黄连散 7-283
78731 黄连散 7-283
78732 黄连散 7-283
78733 黄连散 7-283
78734 黄连散 7-283
78735 黄连散 7-283
78736 黄连散 7-284
78737 黄连散 7-284
78738 黄连散 7-284
78739 黄连散 7-284
78740 黄连散 7-284
78741 黄连散 7-284
78742 黄连煎 7-284
78743 黄连煎 7-284
78744 黄连煎 7-284
78745 黄连煎 7-284
78746 黄连煎 7-284
78747 黄连煎 7-284
78748 黄连煎 7-284
78749 黄连煎 7-284
78750 黄连煎 7-284
78751 黄连煎 7-284
78752 黄连煎 7-284
78753 黄连煎 7-285
78754 黄连煎 7-285
78755 黄连煎 7-285
78756 黄连煎 7-285
78757 黄连煎 7-285
78758 黄连煎 7-285
78759 黄连膏 7-285
78760 黄连膏 7-285
78761 黄连膏 7-285
78762 黄连膏 7-285
78763 黄连膏 7-285
78764 黄连膏 7-285
78765 黄连膏 7-285
78766 黄连膏 7-285
78767 黄连膏 7-285
78768 黄连膏 7-285
78769 黄连膏 7-285
78770 黄连膏 7-286
78771 黄连膏 7-286
78772 黄连膏 7-286
78773 黄连膏 7-286
78774 黄连膏 7-286
78775 黄连膏 7-286
78776 黄连膏 7-286
78777 黄连膏 7-286
78778 黄连膏 7-286
78779 黄连膏 7-286
78780 黄连膏 7-286
78781 黄连膏 7-286
78782 黄连膏 7-286
78783 黄连膏 7-286
78784 黄连膏 7-286
78785 黄连膏 7-287
78786 黄连膏 7-287
78787 黄连膏 7-287
78788 黄连膏 7-287
78789 黄连膏 7-287

78790 黄连膏 7-287
78791 黄连膏 7-287
78792 黄连膏 7-287
78793 黄连膏 7-287
78794 黄连膏 7-287
78795 黄连膏 7-287
78796 黄连膏 7-287
78797 黄连膏 7-287
78798 黄连膏 7-287
78799 黄连膏 7-287
78800 黄连膏 7-288
78801 黄连膏 7-288
78802 黄吹药 7-288
78803 黄吹散 7-288
78804 黄良丸 7-288
78805 黄灵丹 7-288
78806 黄灵丹 7-288
78807 黄灵丹 7-288
78808 黄灵药 7-288
78809 黄灵药 7-288
78810 黄附丸 7-288
78811 黄鸡炙 7-288
78812 黄鸡粥 7-288
78813 黄鸡羹 7-288
78814 黄鸡臛 7-288
78815 黄环丸 7-288
78816 黄英丹 7-289
78817 黄芩散 7-289
78818 黄矾丸 7-289
78819 黄矾丸 7-289
78820 黄矾散 7-289
78821 黄矾散 7-289
78822 黄矾散 7-289
78823 黄矾散 7-289
78824 黄矾散 7-289
78825 黄矾散 7-289
78826 黄矾散 7-289
78827 黄明膏 7-289
78828 黄金丸 7-289
78829 黄金丸 7-289
78830 黄金丸 7-289
78831 黄金丸 7-289
78832 黄金丸 7-289
78833 黄金丹 7-290
78834 黄金汤 7-290
78835 黄金汤 7-290
78836 黄金顶 7-290
78837 黄金饼 7-291
78838 黄金散 7-291
78839 黄金散 7-291
78840 黄金散 7-291
78841 黄金散 7-291
78842 黄金散 7-291
78843 黄金散 7-291
78844 黄金散 7-291
78845 黄金散 7-291
78846 黄金散 7-291
78847 黄金散 7-291
78848 黄金散 7-291
78849 黄金散 7-291
78850 黄金散 7-291
78851 黄金散 7-292
78852 黄金散 7-292
78853 黄金散 7-292
78854 黄金散 7-292
78855 黄金散 7-292
78856 黄金散 7-292
78857 黄金散 7-292
78858 黄金散 7-292
78859 黄金散 7-292
78860 黄金膏 7-292
78861 黄金膏 7-292
78862 黄金膏 7-292
78863 黄金霜 7-292
78864 黄金露 7-292
78865 黄昏汤 7-292
78866 黄油膏 7-292
78867 黄卷丸 7-292
78868 黄栌汤 7-292
78869 黄栌汤 7-293
78870 黄柏丸 7-293
78871 黄柏丸 7-293
78872 黄柏丸 7-293
78873 黄柏丸 7-293
78874 黄柏丸 7-293
78875 黄柏丸 7-293
78876 黄柏丸 7-293
78877 黄柏丸 7-293
78878 黄柏汤 7-293
78879 黄柏汤 7-293
78880 黄柏汤 7-293
78881 黄柏汤 7-293
78882 黄柏汤 7-293
78883 黄柏汤 7-293
78884 黄柏汤 7-293
78885 黄柏汤 7-293
78886 黄柏汤 7-294
78887 黄柏汤 7-294
78888 黄柏汤 7-294
78889 黄柏汤 7-294
78890 黄柏汤 7-294
78891 黄柏饮 7-294
78892 黄柏饮 7-294
78893 黄柏饮 7-294
78894 黄柏酒 7-294
78895 黄柏浆 7-294
78896 黄柏散 7-294
78897 黄柏散 7-294
78898 黄柏散 7-294
78899 黄柏散 7-294
78900 黄柏散 7-294
78901 黄柏散 7-294
78902 黄柏散 7-294
78903 黄柏散 7-294
78904 黄柏散 7-295
78905 黄柏散 7-295
78906 黄柏散 7-295
78907 黄柏散 7-295
78908 黄柏散 7-295
78909 黄柏散 7-295
78910 黄柏散 7-295
78911 黄柏散 7-295
78912 黄柏散 7-295
78913 黄柏散 7-295
78914 黄柏散 7-295
78915 黄柏散 7-295
78916 黄柏散 7-295
78917 黄柏散 7-295
78918 黄柏散 7-295
78919 黄柏散 7-295
78920 黄柏散 7-295
78921 黄柏散 7-295
78922 黄柏散 7-295
78923 黄柏散 7-295
78924 黄柏散 7-296
78925 黄柏散 7-296
78926 黄柏散 7-296
78927 黄柏散 7-296
78928 黄柏散 7-296
78929 黄柏散 7-296
78930 黄柏散 7-296
78931 黄柏散 7-296
78932 黄柏散 7-296
78933 黄柏散 7-296
78934 黄柏散 7-296
78935 黄柏散 7-296
78936 黄柏散 7-296
78937 黄柏煎 7-296
78938 黄柏煎 7-296
78939 黄柏膏 7-296
78940 黄柏膏 7-296
78941 黄柏膏 7-296
78942 黄柏膏 7-297
78943 黄柏膏 7-297
78944 黄柏膏 7-297
78945 黄柏膏 7-297
78946 黄柏膏 7-297
78947 黄柏膏 7-297
78948 黄柏蜜 7-297
78949 黄荆汤 7-297
78950 黄荆散 7-297
78951 黄茧膏 7-297
78952 黄药末 7-297
78953 黄药汤 7-297
78954 黄药汤 7-297
78955 黄药酒 7-297
78956 黄药散 7-297
78957 黄药散 7-297
78958 黄药散 7-298
78959 黄药散 7-298
78960 黄药散 7-298
78961 黄药散 7-298
78962 黄药散 7-298
78963 黄药膏 7-298
78964 黄垩丸 7-298
78965 黄钟丸 7-298
78966 黄香油 7-298
78967 黄香饼 7-298
78968 黄香散 7-298
78969 黄香膏 7-298
78970 黄香膏 7-298
78971 黄香膏 7-298
78972 黄胖丸 7-298
78973 黄胖丸 7-298
78974 黄胖药 7-298
78975 黄胖散 7-298
78976 黄庭丹 7-298
78977 黄神丹 7-299
78978 黄耆丸 7-299
78979 黄耆丸 7-299
78980 黄耆丸 7-299
78981 黄耆丸 7-299
78982 黄耆丸 7-299
78983 黄耆丸 7-299
78984 黄耆丸 7-299
78985 黄耆丸 7-299
78986 黄耆丸 7-299
78987 黄耆丸 7-299
78988 黄耆丸 7-299
78989 黄耆丸 7-300
78990 黄耆丸 7-300
78991 黄耆丸 7-300
78992 黄耆丸 7-300
78993 黄耆丸 7-300
78994 黄耆丸 7-300
78995 黄耆丸 7-300
78996 黄耆丸 7-300
78997 黄耆丸 7-300
78998 黄耆丸 7-300
78999 黄耆丸 7-300
79000 黄耆丸 7-301
79001 黄耆丸 7-301
79002 黄耆丸 7-301
79003 黄耆丸 7-301
79004 黄耆丸 7-301
79005 黄耆丸 7-301

79006 黄耆丸 7-301
79007 黄耆丸 7-301
79008 黄耆丸 7-301
79009 黄耆丸 7-301
79010 黄耆丸 7-301
79011 黄耆丸 7-301
79012 黄耆丸 7-302
79013 黄耆丸 7-302
79014 黄耆丸 7-302
79015 黄耆丸 7-302
79016 黄耆丸 7-302
79017 黄耆丸 7-302
79018 黄耆丸 7-302
79019 黄耆丸 7-302
79020 黄耆丸 7-302
79021 黄耆丸 7-302
79022 黄耆丸 7-302
79023 黄耆丸 7-303
79024 黄耆丸 7-303
79025 黄耆丸 7-303
79026 黄耆丸 7-303
79027 黄耆丸 7-303
79028 黄耆丸 7-303
79029 黄耆丸 7-303
79030 黄耆丸 7-303
79031 黄耆丸 7-303
79032 黄耆丸 7-303
79033 黄耆丸 7-303
79034 黄耆丸 7-303
79035 黄耆丸 7-303
79036 黄耆丸 7-304
79037 黄耆丸 7-304
79038 黄耆丸 7-304
79039 黄耆丸 7-304
79040 黄耆丸 7-304
79041 黄耆丸 7-304
79042 黄耆丸 7-304
79043 黄耆丸 7-304
79044 黄耆丸 7-304
79045 黄耆丸 7-304
79046 黄耆丸 7-304
79047 黄耆丸 7-304
79048 黄耆丸 7-304
79049 黄耆丸 7-304
79050 黄耆丸 7-305
79051 黄耆丸 7-305
79052 黄耆丸 7-305
79053 黄耆丸 7-305
79054 黄耆丸 7-305
79055 黄耆丸 7-305
79056 黄耆丸 7-305
79057 黄耆丸 7-305
79058 黄耆丸 7-305
79059 黄耆丸 7-305
79060 黄耆丸 7-306
79061 黄耆丸 7-306
79062 黄耆丸 7-306
79063 黄耆丸 7-306
79064 黄耆丸 7-306
79065 黄耆丸 7-306
79066 黄耆汁 7-306
79067 黄耆汤 7-306
79068 黄耆汤 7-306
79069 黄耆汤 7-306
79070 黄耆汤 7-306
79071 黄耆汤 7-306
79072 黄耆汤 7-306
79073 黄耆汤 7-307
79074 黄耆汤 7-307
79075 黄耆汤 7-307
79076 黄耆汤 7-307
79077 黄耆汤 7-307
79078 黄耆汤 7-307
79079 黄耆汤 7-307
79080 黄耆汤 7-307
79081 黄耆汤 7-307
79082 黄耆汤 7-307
79083 黄耆汤 7-307
79084 黄耆汤 7-307
79085 黄耆汤 7-307
79086 黄耆汤 7-307
79087 黄耆汤 7-308
79088 黄耆汤 7-308
79089 黄耆汤 7-308
79090 黄耆汤 7-308
79091 黄耆汤 7-308
79092 黄耆汤 7-308
79093 黄耆汤 7-308
79094 黄耆汤 7-308
79095 黄耆汤 7-308
79096 黄耆汤 7-308
79097 黄耆汤 7-308
79098 黄耆汤 7-308
79099 黄耆汤 7-308
79100 黄耆汤 7-308
79101 黄耆汤 7-308
79102 黄耆汤 7-309
79103 黄耆汤 7-309
79104 黄耆汤 7-309
79105 黄耆汤 7-309
79106 黄耆汤 7-309
79107 黄耆汤 7-309
79108 黄耆汤 7-309
79109 黄耆汤 7-309
79110 黄耆汤 7-309
79111 黄耆汤 7-309
79112 黄耆汤 7-309
79113 黄耆汤 7-309
79114 黄耆汤 7-309
79115 黄耆汤 7-309
79116 黄耆汤 7-310
79117 黄耆汤 7-310
79118 黄耆汤 7-310
79119 黄耆汤 7-310
79120 黄耆汤 7-310
79121 黄耆汤 7-310
79122 黄耆汤 7-310
79123 黄耆汤 7-310
79124 黄耆汤 7-310
79125 黄耆汤 7-310
79126 黄耆汤 7-310
79127 黄耆汤 7-310
79128 黄耆汤 7-310
79129 黄耆汤 7-310
79130 黄耆汤 7-311
79131 黄耆汤 7-311
79132 黄耆汤 7-311
79133 黄耆汤 7-311
79134 黄耆汤 7-311
79135 黄耆汤 7-311
79136 黄耆汤 7-311
79137 黄耆汤 7-311
79138 黄耆汤 7-311
79139 黄耆汤 7-311
79140 黄耆汤 7-311
79141 黄耆汤 7-311
79142 黄耆汤 7-311
79143 黄耆汤 7-311
79144 黄耆汤 7-312
79145 黄耆汤 7-312
79146 黄耆汤 7-312
79147 黄耆汤 7-312
79148 黄耆汤 7-312
79149 黄耆汤 7-312
79150 黄耆汤 7-312
79151 黄耆汤 7-312
79152 黄耆汤 7-312
79153 黄耆汤 7-312
79154 黄耆汤 7-312
79155 黄耆汤 7-312
79156 黄耆汤 7-312
79157 黄耆汤 7-312
79158 黄耆汤 7-313
79159 黄耆汤 7-313
79160 黄耆汤 7-313
79161 黄耆汤 7-313
79162 黄耆汤 7-313
79163 黄耆汤 7-313
79164 黄耆汤 7-313
79165 黄耆汤 7-313
79166 黄耆汤 7-313
79167 黄耆汤 7-313
79168 黄耆汤 7-313
79169 黄耆汤 7-313
79170 黄耆汤 7-313
79171 黄耆汤 7-313
79172 黄耆汤 7-314
79173 黄耆汤 7-314
79174 黄耆汤 7-314
79175 黄耆汤 7-314
79176 黄耆汤 7-314
79177 黄耆汤 7-314
79178 黄耆汤 7-314
79179 黄耆汤 7-314
79180 黄耆汤 7-314
79181 黄耆汤 7-314
79182 黄耆汤 7-314
79183 黄耆汤 7-314
79184 黄耆汤 7-314
79185 黄耆汤 7-314
79186 黄耆汤 7-314
79187 黄耆汤 7-314
79188 黄耆汤 7-315
79189 黄耆汤 7-315
79190 黄耆汤 7-315
79191 黄耆汤 7-315
79192 黄耆汤 7-315
79193 黄耆汤 7-315
79194 黄耆汤 7-315
79195 黄耆汤 7-315
79196 黄耆汤 7-315
79197 黄耆汤 7-315
79198 黄耆汤 7-315
79199 黄耆汤 7-316
79200 黄耆汤 7-316
79201 黄耆汤 7-316
79202 黄耆汤 7-316
79203 黄耆汤 7-316
79204 黄耆汤 7-316
79205 黄耆汤 7-316
79206 黄耆汤 7-316
79207 黄耆汤 7-316
79208 黄耆汤 7-316
79209 黄耆汤 7-316
79210 黄耆汤 7-316
79211 黄耆汤 7-316
79212 黄耆汤 7-316
79213 黄耆汤 7-316
79214 黄耆汤 7-316
79215 黄耆汤 7-316
79216 黄耆汤 7-316
79217 黄耆汤 7-317
79218 黄耆汤 7-317
79219 黄耆汤 7-317
79220 黄耆汤 7-317
79221 黄耆汤 7-317

79222 黄耆汤 7-317
79223 黄耆汤 7-317
79224 黄耆汤 7-317
79225 黄耆汤 7-317
79226 黄耆汤 7-317
79227 黄耆汤 7-317
79228 黄耆汤 7-317
79229 黄耆汤 7-317
79230 黄耆汤 7-317
79231 黄耆汤 7-317
79232 黄耆汤 7-317
79233 黄耆汤 7-317
79234 黄耆汤 7-317
79235 黄耆饮 7-318
79236 黄耆饮 7-318
79237 黄耆饮 7-318
79238 黄耆饮 7-318
79239 黄耆饮 7-318
79240 黄耆饮 7-318
79241 黄耆饮 7-318
79242 黄耆饮 7-318
79243 黄耆饮 7-318
79244 黄耆饮 7-318
79245 黄耆饮 7-318
79246 黄耆饮 7-318
79247 黄耆饮 7-318
79248 黄耆贴 7-318
79249 黄耆贴 7-318
79250 黄耆贴 7-319
79251 黄耆酒 7-319
79252 黄耆酒 7-319
79253 黄耆酒 7-319
79254 黄耆酒 7-319
79255 黄耆酒 7-319
79256 黄耆酒 7-319
79257 黄耆散 7-319
79258 黄耆散 7-319
79259 黄耆散 7-319
79260 黄耆散 7-319
79261 黄耆散 7-319
79262 黄耆散 7-319
79263 黄耆散 7-320
79264 黄耆散 7-320
79265 黄耆散 7-320
79266 黄耆散 7-320
79267 黄耆散 7-320
79268 黄耆散 7-320
79269 黄耆散 7-320
79270 黄耆散 7-320
79271 黄耆散 7-320
79272 黄耆散 7-320
79273 黄耆散 7-320
79274 黄耆散 7-320
79275 黄耆散 7-320
79276 黄耆散 7-321
79277 黄耆散 7-321
79278 黄耆散 7-321
79279 黄耆散 7-321
79280 黄耆散 7-321
79281 黄耆散 7-321
79282 黄耆散 7-321
79283 黄耆散 7-321
79284 黄耆散 7-321
79285 黄耆散 7-321
79286 黄耆散 7-321
79287 黄耆散 7-322
79288 黄耆散 7-322
79289 黄耆散 7-322
79290 黄耆散 7-322
79291 黄耆散 7-322
79292 黄耆散 7-322
79293 黄耆散 7-322
79294 黄耆散 7-322
79295 黄耆散 7-322
79296 黄耆散 7-322
79297 黄耆散 7-322
79298 黄耆散 7-322
79299 黄耆散 7-322
79300 黄耆散 7-323
79301 黄耆散 7-323
79302 黄耆散 7-323
79303 黄耆散 7-323
79304 黄耆散 7-323
79305 黄耆散 7-323
79306 黄耆散 7-323
79307 黄耆散 7-323
79308 黄耆散 7-323
79309 黄耆散 7-323
79310 黄耆散 7-323
79311 黄耆散 7-323
79312 黄耆散 7-324
79313 黄耆散 7-324
79314 黄耆散 7-324
79315 黄耆散 7-324
79316 黄耆散 7-324
79317 黄耆散 7-324
79318 黄耆散 7-324
79319 黄耆散 7-324
79320 黄耆散 7-324
79321 黄耆散 7-324
79322 黄耆散 7-324
79323 黄耆散 7-324
79324 黄耆散 7-324
79325 黄耆散 7-324
79326 黄耆散 7-324
79327 黄耆散 7-325
79328 黄耆散 7-325
79329 黄耆散 7-325
79330 黄耆散 7-325
79331 黄耆散 7-325
79332 黄耆散 7-325
79333 黄耆散 7-325
79334 黄耆散 7-325
79335 黄耆散 7-325
79336 黄耆散 7-325
79337 黄耆散 7-325
79338 黄耆散 7-325
79339 黄耆散 7-325
79340 黄耆散 7-326
79341 黄耆散 7-326
79342 黄耆散 7-326
79343 黄耆散 7-326
79344 黄耆散 7-326
79345 黄耆散 7-326
79346 黄耆散 7-326
79347 黄耆散 7-326
79348 黄耆散 7-326
79349 黄耆散 7-326
79350 黄耆散 7-326
79351 黄耆散 7-326
79352 黄耆散 7-327
79353 黄耆散 7-327
79354 黄耆散 7-327
79355 黄耆散 7-327
79356 黄耆散 7-327
79357 黄耆散 7-327
79358 黄耆散 7-327
79359 黄耆散 7-327
79360 黄耆散 7-327
79361 黄耆散 7-327
79362 黄耆散 7-327
79363 黄耆散 7-327
79364 黄耆散 7-327
79365 黄耆散 7-327
79366 黄耆散 7-328
79367 黄耆散 7-328
79368 黄耆散 7-328
79369 黄耆散 7-328
79370 黄耆散 7-328
79371 黄耆散 7-328
79372 黄耆散 7-328
79373 黄耆散 7-328
79374 黄耆散 7-328
79375 黄耆散 7-328
79376 黄耆散 7-328
79377 黄耆散 7-328
79378 黄耆散 7-328
79379 黄耆散 7-328
79380 黄耆散 7-328
79381 黄耆散 7-328
79382 黄耆散 7-328
79383 黄耆散 7-329
79384 黄耆散 7-329
79385 黄耆散 7-329
79386 黄耆散 7-329
79387 黄耆散 7-329
79388 黄耆散 7-329
79389 黄耆散 7-329
79390 黄耆散 7-329
79391 黄耆散 7-329
79392 黄耆散 7-329
79393 黄耆散 7-329
79394 黄耆散 7-329
79395 黄耆散 7-329
79396 黄耆散 7-329
79397 黄耆散 7-330
79398 黄耆散 7-330
79399 黄耆散 7-330
79400 黄耆散 7-330
79401 黄耆散 7-330
79402 黄耆散 7-330
79403 黄耆散 7-330
79404 黄耆散 7-330
79405 黄耆散 7-330
79406 黄耆散 7-330
79407 黄耆散 7-330
79408 黄耆散 7-330
79409 黄耆散 7-330
79410 黄耆散 7-330
79411 黄耆散 7-330
79412 黄耆散 7-330
79413 黄耆散 7-330
79414 黄耆散 7-330
79415 黄耆散 7-330
79416 黄耆散 7-330
79417 黄耆散 7-330
79418 黄耆散 7-330
79419 黄耆粥 7-331
79420 黄耆粥 7-331
79421 黄耆煎 7-331
79422 黄耆煎 7-331
79423 黄耆膏 7-331
79424 黄耆膏 7-331
79425 黄耆膏 7-331
79426 黄耆膏 7-331
79427 黄耆膏 7-331
79428 黄耆膏 7-331
79429 黄耆膏 7-331
79430 黄耆膏 7-331
79431 黄耆膏 7-331
79432 黄耆膏 7-332
79433 黄耆膏 7-332
79434 黄耆膏 7-332
79435 黄耆膏 7-332
79436 黄病丸 7-332
79437 黄疸丸 7-332

79438 黄疸汤 7-332
79439 黄疸汤 7-332
79440 黄疸散 7-332
79441 黄疸散 7-332
79442 黄凉散 7-332
79443 黄消汤 7-332
79444 黄粉散 7-332
79445 黄粉膏 7-332
79446 黄袍散 7-332
79447 黄绢汤 7-333
79448 黄梅丸 7-333
79449 黄萝饮 7-333
79450 黄雪膏 7-333
79451 黄蛇散 7-333
79452 黄银散 7-333
79453 黄麻散 7-333
79454 黄酥丹 7-333
79455 黄散子 7-333
79456 黄散子 7-333
79457 黄散子 7-333
79458 黄散子 7-333
79459 黄提药 7-333
79460 黄紫丹 7-333
79461 黄蛤散 7-333
79462 黄鼎丸 7-333
79463 黄黑散 7-333
79464 黄蓉散 7-334
79465 黄蒸汤 7-334
79466 黄雷丸 7-334
79467 黄锭子 7-334
79468 黄锭子 7-334
79469 黄鼠膏 7-334
79470 黄蜡丸 7-334
79471 黄蜡丸 7-334
79472 黄蜡丸 7-334
79473 黄蜡丸 7-334
79474 黄蜡丸 7-334
79475 黄蜡灸 7-334
79476 黄蜡拈 7-334
79477 黄蜡膏 7-334
79478 黄蜡膏 7-334
79479 黄蜡膏 7-334
79480 黄蜡膏 7-335
79481 黄蜡膏 7-335
79482 黄蜡膏 7-335
79483 黄蜡膏 7-335
79484 黄蜡膏 7-335
79485 黄僧散 7-335
79486 黄漆丸 7-335
79487 黄精丸 7-335
79488 黄精丸 7-335
79489 黄精丸 7-335
79490 黄精丹 7-335
79491 黄精酒 7-335
79492 黄精粥 7-335
79493 黄精煎 7-335
79494 黄精膏 7-335
79495 黄蕊散 7-336
79496 黄鹤丹 7-336
79497 黄犬肉丸 7-336
79498 黄牛肝散 7-336
79499 黄牛胆煎 7-336
79500 黄丹软膏 7-336
79501 黄丹油膏 7-336
79502 黄水疮散 7-336
79503 黄水疮散 7-336
79504 黄水疮散 7-336
79505 黄末眼药 7-336
79506 黄龙藤汤 7-336
79507 黄仙饼子 7-336
79508 黄白大丹 7-336
79509 黄瓜根丸 7-336
79510 黄瓜蒂散 7-336
79511 黄瓜蒌丸 7-336
79512 黄羊肾汤 7-337
79513 黄杨头汤 7-337
79514 黄花蛇散 7-337
79515 黄芩饮子 7-337
79516 黄芩饮子 7-337
79517 黄连曲散 7-337
79518 黄连含汤 7-337
79519 黄连饮子 7-337
79520 黄连饮子 7-337
79521 黄连饮子 7-337
79522 黄连补汤 7-337
79523 黄连油膏 7-337
79524 黄连饼子 7-337
79525 黄连洗汤 7-337
79526 黄连神膏 7-337
79527 黄连粉散 7-337
79528 黄连煮散 7-337
79529 黄鸡馄饨 7-337
79530 黄鸡馎饦 7-337
79531 黄鸡煎丸 7-338
79532 黄鸡煎丸 7-338
79533 黄明胶散 7-338
79534 黄明胶散 7-338
79535 黄明胶散 7-338
79536 黄金散丸 7-338
79537 黄狗肉丸 7-338
79538 黄柏皮汤 7-338
79539 黄柏皮散 7-338
79540 黄柏饮子 7-338
79541 黄柏黑散 7-338
79542 黄柏煎丸 7-338
79543 黄药子散 7-338
79544 黄药子散 7-338
79545 黄药子散 7-338
79546 黄栝楼散 7-338
79547 黄耆豆汤 7-338
79548 黄耆饮子 7-339
79549 黄耆饮子 7-339
79550 黄耆饮子 7-339
79551 黄耆饮子 7-339
79552 黄耆饮子 7-339
79553 黄耆饮子 7-339
79554 黄耆炙散 7-339
79555 黄耆浸酒 7-339
79556 黄耆煮散 7-339
79557 黄耆煮散 7-339
79558 黄耆煮散 7-339
79559 黄耆煎散 7-339
79560 黄病神丹 7-339
79561 黄葵子散 7-339
79562 黄雄漆丸 7-340
79563 黄蜀葵散 7-340
79564 黄雌鸡丸 7-340
79565 黄雌鸡方 7-340
79566 黄雌鸡方 7-340
79567 黄雌鸡汤 7-340
79568 黄雌鸡汤 7-340
79569 黄雌鸡饭 7-340
79570 黄雌鸡粥 7-340
79571 黄雌鸡粥 7-340
79572 黄雌鸡粥 7-340
79573 黄雌鸡羹 7-340
79574 黄土稻花汤 7-340
79575 黄云出毒膏 7-340
79576 黄公集圣丸 7-340
79577 黄牛脑子酒 7-340
79578 黄氏响声丸 7-341
79579 黄风菊花汤 7-341
79580 黄龙四物汤 7-341
79581 黄龙道水散 7-341
79582 黄白牛车散 7-341
79583 黄白茵陈汤 7-341
79584 黄白僵蚕散 7-341
79585 黄汗吴蓝汤 7-341
79586 黄芩一物汤 7-341
79587 黄芩二陈汤 7-341
79588 黄芩人参汤 7-341
79589 黄芩五物散 7-341
79590 黄芩贝母汤 7-341
79591 黄芩升麻汤 7-341
79592 黄芩六一丸 7-341
79593 黄芩六合汤 7-341
79594 黄芩甘草汤 7-341
79595 黄芩石膏汤 7-341
79596 黄芩四物汤 7-342
79597 黄芩四物汤 7-342
79598 黄芩白术汤 7-342
79599 黄芩白芍汤 7-342
79600 黄芩白芷汤 7-342
79601 黄芩白芷散 7-342
79602 黄芩半夏丸 7-342
79603 黄芩半夏汤 7-342
79604 黄芩半夏汤 7-342
79605 黄芩芍药汤 7-342
79606 黄芩芍药汤 7-342
79607 黄芩芍药汤 7-342
79608 黄芩芍药汤 7-343
79609 黄芩芍药汤 7-343
79610 黄芩芍药汤 7-342
79611 黄芩芍药汤 7-342
79612 黄芩芍药汤 7-342
79613 黄芩芍药汤 7-342
79614 黄芩芍药散 7-342
79615 黄芩羊角汤 7-342
79616 黄芩芦根汤 7-342
79617 黄芩牡丹汤 7-343
79618 黄芩利膈丸 7-343
79619 黄芩利膈丸 7-343
79620 黄芩羌活汤 7-343
79621 黄芩茅花汤 7-343
79622 黄芩知母汤 7-343
79623 黄芩知母汤 7-343
79624 黄芩知母汤 7-343
79625 黄芩知母汤 7-343
79626 黄芩知母汤 7-343
79627 黄芩知母汤 7-343
79628 黄芩泻白散 7-343
79629 黄芩泻肺汤 7-343
79630 黄芩泻肺汤 7-343
79631 黄芩定乱汤 7-343
79632 黄芩参苏饮 7-343
79633 黄芩栀子汤 7-343
79634 黄芩栀子汤 7-343
79635 黄芩荆芥汤 7-343
79636 黄芩厚朴汤 7-344
79637 黄芩桔梗汤 7-344
79638 黄芩射干汤 7-344
79639 黄芩射干汤 7-344
79640 黄芩调元汤 7-344
79641 黄芩黄连汤 7-344
79642 黄芩麻黄汤 7-344
79643 黄芩清肺汤 7-344
79644 黄芩清肺汤 7-344
79645 黄芩清肺汤 7-344
79646 黄芩清肺饮 7-344
79647 黄芩清肺饮 7-344
79648 黄芩清肺饮 7-344
79649 黄芩清肺散 7-344
79650 黄芩清热汤 7-344
79651 黄芩滑石汤 7-344
79652 黄芩橘皮汤 7-345
79653 黄芩鳖甲汤 7-345

79654 黄连一物汤 7-345
79655 黄连一物汤 7-345
79656 黄连二陈汤 7-345
79657 黄连十味丸 7-345
79658 黄连八味散 7-345
79659 黄连人参膏 7-345
79660 黄连干姜汤 7-345
79661 黄连上清丸 7-345
79662 黄连上清丸 7-345
79663 黄连上清丸 7-345
79664 黄连上清丸 7-345
79665 黄连上清片 7-345
79666 黄连上清膏 7-345
79667 黄连马通汤 7-346
79668 黄连木香丸 7-346
79669 黄连木香汤 7-346
79670 黄连木香汤 7-346
79671 黄连木通丸 7-346
79672 黄连五苓散 7-346
79673 黄连太一丸 7-346
79674 黄连止蛔汤 7-346
79675 黄连止蛔汤 7-346
79676 黄连内疏汤 7-346
79677 黄连化痰丸 7-346
79678 黄连化痰丸 7-346
79679 黄连化䘌丸 7-346
79680 黄连牛乳丸 7-346
79681 黄连升麻汤 7-346
79682 黄连升麻散 7-346
79683 黄连乌梅丸 7-346
79684 黄连乌梅丸 7-347
79685 黄连六一汤 7-347
79686 黄连六一散 7-347
79687 黄连平胃散 7-347
79688 黄连甘石散 7-347
79689 黄连甘乳膏 7-347
79690 黄连石膏汤 7-347
79691 黄连石膏汤 7-347
79692 黄连石膏汤 7-347
79693 黄连龙骨汤 7-347
79694 黄连龙骨汤 7-347
79695 黄连戊己汤 7-347
79696 黄连四物汤 7-347
79697 黄连生肌散 7-347
79698 黄连白术汤 7-347
79699 黄连白术汤 7-347
79700 黄连白术饮 7-347
79701 黄连白芍汤 7-347
79702 黄连地黄丸 7-348
79703 黄连地黄汤 7-348
79704 黄连朴消散 7-348
79705 黄连芍药方 7-348
79706 黄连芍药汤 7-348
79707 黄连芍药汤 7-348
79708 黄连芎归汤 7-348
79709 黄连当归丸 7-348
79710 黄连当归汤 7-348
79711 黄连竹茹汤 7-348
79712 黄连竹茹汤 7-348
79713 黄连闭管丸 7-348
79714 黄连安神丸 7-348
79715 黄连安神丸 7-348
79716 黄连安神丸 7-348
79717 黄连安神丸 7-348
79718 黄连安蛔汤 7-348
79719 黄连羊肝丸 7-348
79720 黄连羊肝丸 7-348
79721 黄连羊乳丸 7-348
79722 黄连导痰汤 7-349
79723 黄连红曲汤 7-349
79724 黄连麦冬汤 7-349
79725 黄连进退汤 7-349
79726 黄连芫荑丸 7-349
79727 黄连杏仁汤 7-349
79728 黄连杏仁汤 7-349
79729 黄连杏仁汤 7-349
79730 黄连利气丸 7-349
79731 黄连补肠汤 7-349
79732 黄连启心汤 7-349
79733 黄连阿胶丸 7-349
79734 黄连阿胶丸 7-349
79735 黄连阿胶丸 7-349
79736 黄连阿胶丸 7-349
79737 黄连阿胶丸 7-349
79738 黄连阿胶丸 7-349
79739 黄连阿胶丸 7-349
79740 黄连阿胶汤 7-349
79741 黄连阿胶汤 7-350
79742 黄连阿胶汤 7-350
79743 黄连阿胶汤 7-350
79744 黄连阿胶汤 7-350
79745 黄连阿胶汤 7-351
79746 黄连鸡子汤 7-351
79747 黄连苦参汤 7-351
79748 黄连败毒丸 7-351
79749 黄连败毒散 7-351
79750 黄连败毒散 7-351
79751 黄连和中汤 7-351
79752 黄连制附丸 7-351
79753 黄连肥儿丸 7-351
79754 黄连泻火汤 7-351
79755 黄连泻心汤 7-351
79756 黄连泻心汤 7-351
79757 黄连泻心汤 7-351
79758 黄连泻心汤 7-351
79759 黄连泻心汤 7-351
79760 黄连泻心汤 7-351
79761 黄连泻心汤 7-351
79762 黄连泻心汤 7-351
79763 黄连泻心汤 7-352
79764 黄连泻心汤 7-352
79765 黄连泻心汤 7-352
79766 黄连泻心汤 7-352
79767 黄连泻心汤 7-352
79768 黄连定厥汤 7-352
79769 黄连降火汤 7-352
79770 黄连贯众散 7-352
79771 黄连枳壳汤 7-352
79772 黄连枳壳汤 7-352
79773 黄连枳壳汤 7-352
79774 黄连枳壳汤 7-352
79775 黄连柏叶汤 7-352
79776 黄连柏皮汤 7-352
79777 黄连栀子汤 7-352
79778 黄连胡粉散 7-352
79779 黄连胡粉膏 7-352
79780 黄连茱萸汤 7-352
79781 黄连茱萸散 7-352
79782 黄连茯苓丸 7-353
79783 黄连茯苓汤 7-353
79784 黄连厚朴汤 7-353
79785 黄连厚朴汤 7-353
79786 黄连厚朴汤 7-353
79787 黄连厚朴汤 7-353
79788 黄连轻粉散 7-353
79789 黄连点眼方 7-353
79790 黄连点眼方 7-353
79791 黄连点眼方 7-353
79792 黄连胃风汤 7-353
79793 黄连胃苓汤 7-353
79794 黄连香薷汤 7-353
79795 黄连香薷汤 7-353
79796 黄连香薷饮 7-353
79797 黄连香薷饮 7-353
79798 黄连香薷饮 7-353
79799 黄连香薷饮 7-354
79800 黄连香薷饮 7-354
79801 黄连香薷饮 7-354
79802 黄连香薷饮 7-354
79803 黄连香薷散 7-354
79804 黄连香薷散 7-354
79805 黄连香薷散 7-354
79806 黄连香薷散 7-354
79807 黄连独活散 7-354
79808 黄连养目膏 7-354
79809 黄连除湿汤 7-354
79810 黄连除䘌丸 7-354
79811 黄连除䘌汤 7-354
79812 黄连消毒汤 7-354
79813 黄连消毒饮 7-354
79814 黄连消毒饮 7-354
79815 黄连消毒饮 7-354
79816 黄连消毒饮 7-354
79817 黄连消毒饮 7-354
79818 黄连消毒饮 7-355
79819 黄连消毒散 7-355
79820 黄连消疳丸 7-355
79821 黄连消痈饮 7-355
79822 黄连消暑丸 7-355
79823 黄连消痞丸 7-355
79824 黄连消痞丸 7-355
79825 黄连涤暑汤 7-355
79826 黄连通圣散 7-355
79827 黄连黄芩汤 7-355
79828 黄连黄柏汤 7-356
79829 黄连黄耆丸 7-356
79830 黄连救苦汤 7-356
79831 黄连猪肚丸 7-356
79832 黄连猪肚丸 7-356
79833 黄连猪肚丸 7-356
79834 黄连猪肚丸 7-356
79835 黄连猪肚丸 7-356
79836 黄连猪苓汤 7-356
79837 黄连猪胆丸 7-356
79838 黄连清化丸 7-356
79839 黄连清气散 7-356
79840 黄连清火汤 7-356
79841 黄连清心汤 7-356
79842 黄连清心汤 7-356
79843 黄连清心汤 7-356
79844 黄连清心饮 7-356
79845 黄连清肺饮 7-357
79846 黄连清胃丸 7-357
79847 黄连清喉饮 7-357
79848 黄连清痰丸 7-357
79849 黄连清膈丸 7-357
79850 黄连断下丸 7-357
79851 黄连葛根汤 7-357
79852 黄连葛根汤 7-357
79853 黄连煮肚丸 7-357
79854 黄连温胆汤 7-357
79855 黄连犀角丸 7-357
79856 黄连犀角汤 7-357
79857 黄连犀角汤 7-357
79858 黄连犀角汤 7-358
79859 黄连犀角散 7-358
79860 黄连犀角散 7-358
79861 黄连解毒丸 7-358
79862 黄连解毒汤 7-358
79863 黄连解毒汤 7-359
79864 黄连解毒汤 7-359
79865 黄连解毒汤 7-359
79866 黄连解毒汤 7-359
79867 黄连解毒汤 7-359
79868 黄连解毒汤 7-359
79869 黄连解毒汤 7-359

79870 黄连解毒汤 7-359
79871 黄连解毒汤 7-359
79872 黄连解毒汤 7-359
79873 黄连解毒汤 7-359
79874 黄连解毒汤 7-359
79875 黄连解毒汤 7-359
79876 黄连解毒汤 7-359
79877 黄连解毒汤 7-359
79878 黄连解毒汤 7-359
79879 黄连解毒汤 7-359
79880 黄连解毒汤 7-360
79881 黄连解毒汤 7-360
79882 黄连解毒汤 7-360
79883 黄连解毒汤 7-360
79884 黄连解毒汤 7-360
79885 黄连解毒汤 7-360
79886 黄连解毒汤 7-360
79887 黄连解毒散 7-360
79888 黄连解毒散 7-360
79889 黄连槟榔散 7-360
79890 黄连滴眼方 7-360
79891 黄连熟艾汤 7-360
79892 黄连橘皮汤 7-360
79893 黄连橘皮汤 7-360
79894 黄连磨积丸 7-360
79895 黄金化毒汤 7-361
79896 黄金波药酒 7-361
79897 黄金碧玉膏 7-361
79898 黄金霜合剂 7-361
79899 黄狗下颏方 7-361
79900 黄狗下颏散 7-361
79901 黄柏止泻汤 7-361
79902 黄柏升麻汤 7-361
79903 黄柏白蚕散 7-361
79904 黄柏当归汤 7-361
79905 黄柏竹沥膏 7-361
79906 黄柏红升散 7-361
79907 黄柏苍术汤 7-361
79908 黄柏滋肾丸 7-361
79909 黄药针砂丸 7-361
79910 黄帝四扇散 7-361
79911 黄阁化癖膏 7-362
79912 黄耆十补汤 7-362
79913 黄耆十味散 7-362
79914 黄耆八珍汤 7-362
79915 黄耆人参汤 7-362
79916 黄耆人参汤 7-362
79917 黄耆人参汤 7-362
79918 黄耆人参汤 7-362
79919 黄耆九物汤 7-362
79920 黄耆大补汤 7-363
79921 黄耆卫元汤 7-363
79922 黄耆木兰散 7-363
79923 黄耆五两汤 7-363
79924 黄耆五味饮 7-363
79925 黄耆五味散 7-363
79926 黄耆五物汤 7-363
79927 黄耆内托汤 7-363
79928 黄耆内托散 7-363
79929 黄耆内托散 7-363
79930 黄耆内托散 7-363
79931 黄耆内消汤 7-363
79932 黄耆化毒汤 7-363
79933 黄耆牛膝散 7-363
79934 黄耆六一汤 7-363
79935 黄耆六一汤 7-363
79936 黄耆六一汤 7-363
79937 黄耆六一汤 7-364
79938 黄耆六一汤 7-364
79939 黄耆平补汤 7-364
79940 黄耆甘草汤 7-364
79941 黄耆甘草汤 7-364
79942 黄耆甘草汤 7-364
79943 黄耆四君汤 7-364
79944 黄耆四物汤 7-364
79945 黄耆四物汤 7-364
79946 黄耆外托散 7-364
79947 黄耆生地汤 7-364
79948 黄耆生脉饮 7-364
79949 黄耆白术汤 7-364
79950 黄耆白术汤 7-364
79951 黄耆白术散 7-364
79952 黄耆白术散 7-364
79953 黄耆白芷汤 7-364
79954 黄耆白芷膏 7-365
79955 黄耆必安丹 7-365
79956 黄耆地黄丸 7-365
79957 黄耆地黄丸 7-365
79958 黄耆芍药汤 7-365
79959 黄耆芍药汤 7-365
79960 黄耆芍药汤 7-365
79961 黄耆芍药汤 7-365
79962 黄耆托里汤 7-365
79963 黄耆托里散 7-365
79964 黄耆当归丸 7-365
79965 黄耆当归汤 7-365
79966 黄耆当归汤 7-365
79967 黄耆当归汤 7-365
79968 黄耆当归散 7-366
79969 黄耆当归散 7-366
79970 黄耆当归散 7-366
79971 黄耆竹叶汤 7-366
79972 黄耆防己汤 7-366
79973 黄耆防风汤 7-366
79974 黄耆防风汤 7-366
79975 黄耆芩术汤 7-366
79976 黄耆赤风汤 7-366
79977 黄耆赤昆汤 7-366
79978 黄耆束气汤 7-366
79979 黄耆羌活丸 7-366
79980 黄耆羌活饮 7-366
79981 黄耆羌活散 7-366
79982 黄耆补中汤 7-367
79983 黄耆补中汤 7-367
79984 黄耆补气汤 7-367
79985 黄耆补气汤 7-367
79986 黄耆补气汤 7-367
79987 黄耆补血汤 7-367
79988 黄耆补血汤 7-367
79989 黄耆补血汤 7-367
79990 黄耆补血汤 7-367
79991 黄耆补肺汤 7-367
79992 黄耆补肺汤 7-367
79993 黄耆补胃汤 7-367
79994 黄耆补胃汤 7-367
79995 黄耆鸡首煎 7-367
79996 黄耆苦酒汤 7-367
79997 黄耆固真汤 7-367
79998 黄耆固真汤 7-367
79999 黄耆建中丸 7-367
80000 黄耆建中汤 7-367
80001 黄耆建中汤 7-368
80002 黄耆建中汤 7-369
80003 黄耆建中汤 7-369
80004 黄耆建中汤 7-369
80005 黄耆建中汤 7-369
80006 黄耆建中汤 7-369
80007 黄耆建中汤 7-369
80008 黄耆建中汤 7-369
80009 黄耆建中汤 7-369
80010 黄耆建中汤 7-369
80011 黄耆建中汤 7-369
80012 黄耆建中汤 7-369
80013 黄耆建中散 7-369
80014 黄耆茵陈散 7-369
80015 黄耆茯苓汤 7-369
80016 黄耆茯苓汤 7-369
80017 黄耆茯苓散 7-369
80018 黄耆茯神汤 7-369
80019 黄耆茯神散 7-370
80020 黄耆姜苓汤 7-370
80021 黄耆姜桂汤 7-370
80022 黄耆除热丸 7-370
80023 黄耆桃红汤 7-370
80024 黄耆柴胡汤 7-370
80025 黄耆柴胡汤 7-370
80026 黄耆柴胡汤 7-370
80027 黄耆健胃膏 7-370
80028 黄耆益气汤 7-370
80029 黄耆益气汤 7-370
80030 黄耆益气汤 7-370
80031 黄耆益损汤 7-370
80032 黄耆益损汤 7-370
80033 黄耆理中汤 7-370
80034 黄耆散阴汤 7-370
80035 黄耆葛花丸 7-371
80036 黄耆葛根汤 7-371
80037 黄耆搜风汤 7-371
80038 黄耆解肌汤 7-371
80039 黄耆解肌散 7-371
80040 黄耆解暑饮 7-371
80041 黄耆薤白汤 7-371
80042 黄耆鲮甲汤 7-371
80043 黄耆鳖甲汤 7-371
80044 黄耆鳖甲汤 7-371
80045 黄耆鳖甲汤 7-371
80046 黄耆鳖甲汤 7-371
80047 黄耆鳖甲饮 7-371
80048 黄耆鳖甲饮 7-371
80049 黄耆鳖甲饮 7-372
80050 黄耆鳖甲饮 7-372
80051 黄耆鳖甲散 7-372
80052 黄耆鳖甲散 7-372
80053 黄耆鳖甲煎 7-372
80054 黄耆糯米汤 7-372
80055 黄病灵验丸 7-372
80056 黄病绛矾丸 7-372
80057 黄病绛矾丸 7-372
80058 黄病绛矾丸 7-372
80059 黄病鼓胀丸 7-372
80060 黄疸立效方 7-372
80061 黄疸肝炎丸 7-372
80062 黄疸肝炎片 7-373
80063 黄雌鸡肉粥 7-373
80064 黄雌鸡炙方 7-373
80065 黄雌鸡索饼 7-373
80066 黄雌鸡馄饨 7-373
80067 黄雌鸡馎饦 7-373
80068 黄蜡解毒丸 7-373
80069 黄精四草汤 7-373
80070 黄精地黄丸 7-373
80071 黄精芡实汤 7-373
80072 黄丹五倍子水 7-373
80073 黄甲串偷刀散 7-373
80074 黄芩加半夏汤 7-373
80075 黄芩素铝胶囊 7-373
80076 黄连天花粉丸 7-373
80077 黄连白头翁汤 7-374
80078 黄连赤石脂汤 7-374
80079 黄连炉甘石散 7-374
80080 黄连清凉饮子 7-374
80081 黄栀花口服液 7-374
80082 黄真君妙贴散 7-374
80083 黄耆十四味丸 7-374
80084 黄耆大补肾汤 7-374
80085 黄耆五味子散 7-374

80086 黄耆六君子汤 7-374
80087 黄耆四君子汤 7-374
80088 黄耆地骨皮散 7-374
80089 黄耆芍桂酒汤 7-374
80090 黄耆防风饮子 7-375
80091 黄耆枳壳煎丸 7-375
80092 黄耆柏子仁散 7-375
80093 黄耆膏子煎丸 7-375
80094 黄疸茵陈颗粒 7-375
80095 黄雌鸡臛索饼 7-375
80096 黄芩半夏生姜汤 7-375
80097 黄芩黄连甘草汤 7-375
80098 黄连半夏解毒汤 7-375
80099 黄连防风通圣散 7-375
80100 黄连阿胶二味丸 7-375
80101 黄连阿胶栀子汤 7-375
80102 黄连香附桃仁丸 7-375
80103 黄连黄柏知母丸 7-375
80104 黄连解毒加味汤 7-375
80105 黄连解毒凉膈散 7-375
80106 黄帝护命千金丸 7-376
80107 黄耆人参牡蛎汤 7-376
80108 黄耆芍药桂酒汤 7-376
80109 黄耆当归人参汤 7-376
80110 黄耆桂枝五物汤 7-376
80111 黄耆桂枝苦酒汤 7-377
80112 黄耆萆薢大黄汤 7-377
80113 黄耆紫草人参汤 7-377
80114 黄芩加半夏生姜汤 7-377
80115 黄连西瓜霜眼药水 7-377
80116 黄连解毒合天水散 7-377
80117 黄连解毒合甘桔汤 7-377
80118 黄帝石室紫药神丸 7-377
80119 黄耆芍药桂心酒汤 7-377
80120 黄耆建中加当归汤 7-377
80121 黄连竹茹橘皮半夏汤 7-377
80122 黄连凉膈甘桔解毒汤 7-378
80123 黄耆芍药桂枝苦酒汤 7-378
80124 黄耆肉桂柴胡酒煎汤 7-378
80125 黄连解毒合犀角地黄汤 7-378

曹

80126 曹公钟乳丸 7-378
80127 曹公草钟乳丸 7-378

梦

80128 梦灵丸 7-378
80129 梦灵丸 7-378
80130 梦遗方 7-378
80131 梦遗方 7-378
80132 梦熊丸 7-379
80133 梦熊丸 7-379
80134 梦中仙授方 7-379
80135 梦中神授方 7-379
80136 梦仙备成丹 7-379
80137 梦授异功丹 7-379
80138 梦遗神应膏 7-379

硇

80139 硇附丸 7-379
80140 硇附丸 7-379
80141 硇砂丸 7-379
80142 硇砂丸 7-379
80143 硇砂丸 7-379
80144 硇砂丸 7-380
80145 硇砂丸 7-380
80146 硇砂丸 7-380
80147 硇砂丸 7-380
80148 硇砂丸 7-380
80149 硇砂丸 7-380
80150 硇砂丸 7-380
80151 硇砂丸 7-380
80152 硇砂丸 7-380
80153 硇砂丸 7-380
80154 硇砂丸 7-380
80155 硇砂丸 7-380
80156 硇砂丸 7-380
80157 硇砂丸 7-380
80158 硇砂丸 7-381
80159 硇砂丸 7-381
80160 硇砂丸 7-381
80161 硇砂丸 7-381
80162 硇砂丸 7-381
80163 硇砂丸 7-381
80164 硇砂丸 7-381
80165 硇砂丸 7-381
80166 硇砂丸 7-381
80167 硇砂丸 7-381
80168 硇砂丸 7-381
80169 硇砂丸 7-381
80170 硇砂丸 7-381
80171 硇砂丸 7-382
80172 硇砂丸 7-382
80173 硇砂丸 7-382
80174 硇砂丸 7-382
80175 硇砂丸 7-382
80176 硇砂丸 7-382
80177 硇砂丸 7-382
80178 硇砂丸 7-382
80179 硇砂丸 7-382
80180 硇砂丸 7-382
80181 硇砂丸 7-382
80182 硇砂丸 7-383
80183 硇砂丸 7-383
80184 硇砂丸 7-383
80185 硇砂丸 7-383
80186 硇砂丸 7-383
80187 硇砂丸 7-383
80188 硇砂丸 7-383
80189 硇砂丸 7-383
80190 硇砂丸 7-383
80191 硇砂丸 7-383
80192 硇砂丸 7-383
80193 硇砂丸 7-383
80194 硇砂丸 7-383
80195 硇砂丸 7-384
80196 硇砂丸 7-384
80197 硇砂丸 7-384
80198 硇砂丸 7-384
80199 硇砂丸 7-384
80200 硇砂丸 7-384
80201 硇砂丸 7-384
80202 硇砂丸 7-384
80203 硇砂丸 7-384
80204 硇砂丸 7-384
80205 硇砂丸 7-384
80206 硇砂丸 7-384
80207 硇砂丸 7-384
80208 硇砂丸 7-384
80209 硇砂丸 7-384
80210 硇砂丸 7-385
80211 硇砂丸 7-385
80212 硇砂丸 7-385
80213 硇砂丸 7-385
80214 硇砂丸 7-385
80215 硇砂线 7-385
80216 硇砂饼 7-385
80217 硇砂散 7-385
80218 硇砂散 7-385
80219 硇砂散 7-385
80220 硇砂散 7-385
80221 硇砂散 7-385
80222 硇砂散 7-385
80223 硇砂散 7-385
80224 硇砂散 7-385
80225 硇砂散 7-385
80226 硇砂散 7-385
80227 硇砂散 7-385
80228 硇砂散 7-386
80229 硇砂散 7-386
80230 硇砂煎 7-386
80231 硇砂煎 7-386
80232 硇砂膏 7-386
80233 硇砂膏 7-386
80234 硇砂膏 7-386
80235 硇砂膏 7-386
80236 硇砂膏 7-386
80237 硇砂膏 7-386
80238 硇魏丸 7-386
80239 硇附饼子 7-387
80240 硇砂搽剂 7-387
80241 硇砂蒸剂 7-387
80242 硇砂煎丸 7-387
80243 硇砂煎丸 7-387
80244 硇砂煎丸 7-387
80245 硇砂煎丸 7-387
80246 硇砂煎丸 7-387
80247 硇砂煎丸 7-387
80248 硇砂煎丸 7-388
80249 硇砂煎丸 7-388
80250 硇砂煎丸 7-388
80251 硇砂煎丸 7-388
80252 硇砂煎丸 7-388
80253 硇砂煎丸 7-388
80254 硇砂煎丸 7-388
80255 硇砂煎丸 7-388
80256 硇砂煎丸 7-388
80257 硇砂木香丸 7-388
80258 硇砂吹耳方 7-388
80259 硇砂附子丸 7-388
80260 硇砂乳香丸 7-388

瓠

80261 瓠子汤 7-388
80262 瓠瓤煎 7-388

麭

80263 麭一 7-389
80264 麭二 7-389
80265 麭七 7-389
80266 麭八 7-389
80267 麭三 7-389
80268 麭五 7-389
80269 麭六 7-389
80270 麭四 7-389

盛

80271 盛椹散 7-389

爽

80272 爽气丹 7-389
80273 爽气汤 7-389
80274 爽神丸 7-389
80275 爽神汤 7-389
80276 爽神汤 7-389

雪

80277 雪煎 7-390
80278 雪煎 7-390
80279 雪羹 7-390
80280 雪花丸 7-390
80281 雪乳汤 7-390
80282 雪消散 7-390
80283 雪粉丸 7-390
80284 雪梅丸 7-390
80285 雪梅丹 7-390
80286 雪梨浆 7-390
80287 雪梨膏 7-390
80288 雪梨膏 7-390
80289 雪梨膏 7-390
80290 雪梨膏 7-391
80291 雪梨膏 7-390
80292 雪莲药酒 7-390
80293 雪梨百花膏 7-391

掩

80294 掩脐方 7-391
80295 掩脐法 7-391
80296 掩窍丹 7-391

捷

80297 捷丹 7-391
80298 捷应散 7-391
80299 捷妙丹 7-391
80300 捷疟饮 7-391
80301 捷效丸 7-391
80302 捷验汤 7-391
80303 捷验酒 7-391
80304 捷效化毒散 7-391

排

80305 排气饮 7-391
80306 排风汤 7-391
80307 排风汤 7-392
80308 排风汤 7-392
80309 排风汤 7-392
80310 排风汤 7-392
80311 排风饮 7-392
80312 排风饮 7-392
80313 排风酒 7-392
80314 排风酒 7-392
80315 排风散 7-393
80316 排风散 7-393
80317 排风散 7-393
80318 排风散 7-393
80319 排风散 7-393
80320 排风散 7-393
80321 排石汤 7-393
80322 排石汤 7-393
80323 排石膏 7-393
80324 排关散 7-393
80325 排经散 7-393
80326 排毒散 7-393
80327 排脓汤 7-394
80328 排脓汤 7-394
80329 排脓汤 7-394
80330 排脓散 7-394
80331 排脓散 7-394
80332 排脓散 7-394
80333 排脓散 7-394
80334 排脓散 7-394
80335 排脓散 7-394
80336 排脓散 7-394
80337 排脓散 7-394
80338 排脓散 7-395
80339 排脓散 7-395
80340 排脓散 7-395
80341 排脓散 7-395
80342 排脓散 7-395
80343 排精汤 7-395
80344 排壅汤 7-395
80345 排风羌活散 7-395
80346 排脓大补汤 7-395
80347 排脓止痛膏 7-395
80348 排脓止渴方 7-395
80349 排脓内托散 7-395
80350 排脓内补散 7-395
80351 排脓内补散 7-395
80352 排脓内补散 7-395
80353 排脓内消散 7-395
80354 排脓内塞散 7-396
80355 排脓生肌散 7-396
80356 排脓生肌膏 7-396
80357 排脓生肌膏 7-396
80358 排脓托里汤 7-396
80359 排脓托里散 7-396
80360 排脓补肺散 7-396
80361 排脓解毒汤 7-396
80362 排脓内补十宣散 7-396
80363 排脓止痛利小便散 7-396

捶

80364 捶凿丸 7-396

推

80365 推山丸 7-396
80366 推云酒 7-396
80367 推云散 7-397
80368 推云散 7-397
80369 推云散 7-397
80370 推车丸 7-397
80371 推车丸 7-397
80372 推车散 7-397
80373 推车散 7-397
80374 推气丸 7-397
80375 推气汤 7-397
80376 推气汤 7-397
80377 推气散 7-397
80378 推气散 7-397
80379 推气散 7-397
80380 推气散 7-397
80381 推气散 7-397
80382 推气散 7-397
80383 推气散 7-397
80384 推水散 7-398
80385 推仙丸 7-398
80386 推行散 7-398
80387 推肝散 7-398
80388 推陈散 7-398
80389 推荡饮 7-398
80390 推车客散 7-398
80391 推广干葛汤 7-398
80392 推气养血丸 7-398
80393 推广苍朴二陈汤 7-398

掀

80394 掀肿膏 7-398
80395 捻头散 7-398
80396 捻头散 7-398
80397 捻金散 7-398
80398 捻须膏 7-398

掠

80399 掠鬓膏 7-399
80400 掠髭鬓方 7-399

掖

80401 掖回散 7-399

接

80402 接气丹 7-399
80403 接气饮 7-399
80404 接命丹 7-399
80405 接命丹 7-399
80406 接命丹 7-399
80407 接命丹 7-399
80408 接命膏 7-399
80409 接指方 7-399
80410 接骨丸 7-399
80411 接骨丸 7-399
80412 接骨丹 7-399
80413 接骨丹 7-399
80414 接骨丹 7-400
80415 接骨丹 7-400
80416 接骨丹 7-400
80417 接骨丹 7-400
80418 接骨丹 7-400
80419 接骨丹 7-400
80420 接骨丹 7-400
80421 接骨丹 7-400
80422 接骨丹 7-400
80423 接骨丹 7-400
80424 接骨丹 7-400
80425 接骨丹 7-400
80426 接骨丹 7-401
80427 接骨丹 7-401
80428 接骨丹 7-401
80429 接骨丹 7-401
80430 接骨丹 7-401
80431 接骨丹 7-401
80432 接骨丹 7-401
80433 接骨丹 7-401
80434 接骨丹 7-401
80435 接骨丹 7-401
80436 接骨丹 7-401
80437 接骨丹 7-401
80438 接骨丹 7-401
80439 接骨丹 7-401
80440 接骨丹 7-401
80441 接骨丹 7-401
80442 接骨丹 7-401
80443 接骨丹 7-402
80444 接骨丹 7-402
80445 接骨丹 7-402
80446 接骨丹 7-402
80447 接骨丹 7-402
80448 接骨丹 7-402
80449 接骨丹 7-402

80450 接骨丹 7-402
80451 接骨丹 7-402
80452 接骨丹 7-402
80453 接骨丹 7-402
80454 接骨丹 7-402
80455 接骨丹 7-402
80456 接骨方 7-402
80457 接骨方 7-402
80458 接骨方 7-402
80459 接骨方 7-402
80460 接骨方 7-403
80461 接骨药 7-403
80462 接骨药 7-403
80463 接骨药 7-403
80464 接骨散 7-403
80465 接骨散 7-403
80466 接骨散 7-403
80467 接骨散 7-403
80468 接骨散 7-403
80469 接骨散 7-403
80470 接骨散 7-403
80471 接骨散 7-403
80472 接骨散 7-403
80473 接骨散 7-404
80474 接骨散 7-404
80475 接骨散 7-404
80476 接骨散 7-404
80477 接骨散 7-404
80478 接骨散 7-404
80479 接骨散 7-404
80480 接骨散 7-404
80481 接骨散 7-404
80482 接骨膏 7-404
80483 接骨膏 7-404
80484 接骨膏 7-404
80485 接骨膏 7-404
80486 接骨膏 7-404
80487 接骨膏 7-405
80488 接骨膏 7-405
80489 接骨膏 7-405
80490 接骨膏 7-405
80491 接骨膏 7-405
80492 接骨膏 7-405
80493 接骨膏 7-405
80494 接骨膏 7-405
80495 接神散 7-405
80496 接真丹 7-405
80497 接真汤 7-405
80498 接舌金丹 7-405
80499 接骨仙丹 7-405
80500 接骨仙方 7-405
80501 接骨仙方 7-405
80502 接骨仙方 7-406
80503 接骨仙方 7-406
80504 接骨良方 7-406
80505 接骨灵丹 7-406
80506 接骨灵丹 7-406
80507 接骨灵丹 7-406
80508 接骨奇方 7-406
80509 接骨金丹 7-406
80510 接骨金丹 7-406
80511 接骨金丹 7-406
80512 接骨草酒 7-406
80513 接骨草散 7-406
80514 接骨药膏 7-406
80515 接骨神丹 7-406
80516 接骨神丹 7-406
80517 接骨秘方 7-406
80518 接骨效方 7-407
80519 接气沐龙汤 7-407
80520 接生如圣丸 7-407
80521 接补消肿膏 7-407
80522 接骨七厘片 7-407
80523 接骨九炼丹 7-407
80524 接骨乌金散 7-407
80525 接骨六一散 7-407
80526 接骨火龙丹 7-407
80527 接骨至神丹 7-407
80528 接骨如圣散 7-407
80529 接骨如神丹 7-407
80530 接骨如神散 7-407
80531 接骨忘拐丸 7-407
80532 接骨没药散 7-408
80533 接骨定痛丹 7-408
80534 接骨神异膏 7-408
80535 接骨神应丹 7-408
80536 接骨神授丹 7-408
80537 接骨桂芸膏 7-408
80538 接骨续筋丹 7-408
80539 接骨续筋片 7-408
80540 接骨紫金丹 7-408
80541 接骨紫金丹 7-408
80542 接骨紫金丹 7-408
80543 接骨紫金丹 7-408
80544 接骨紫金散 7-408
80545 接骨禁声膏 7-408
80546 接骨续筋药膏 7-409
80547 接骨至宝七厘散 7-409
80548 接骨消肿止痛方 7-409

掞

80549 掞瘴散 7-409

控

80550 控心丸 7-409
80551 控心散 7-409
80552 控涎丸 7-409
80553 控涎丸 7-409
80554 控涎丸 7-409
80555 控涎丹 7-409
80556 控涎丹 7-409
80557 控涎丹 7-409
80558 控涎丹 7-409
80559 控涎丹 7-409
80560 控涎散 7-409
80561 控痰丸 7-410
80562 控痰丹 7-410
80563 控痰汤 7-410
80564 控痰饮 7-410
80565 控痰散 7-410
80566 控痰散 7-410

探

80567 探生散 7-410
80568 探生散 7-410
80569 探吐饮 7-410
80570 探吐散 7-410
80571 探胞汤 7-410
80572 探胎汤 7-410
80573 探胎饮 7-410
80574 探胎散 7-410
80575 探渊丹 7-410

掺

80576 掺药 7-410
80577 掺药 7-410
80578 掺药 7-410
80579 掺药 7-410
80580 掺药 7-410
80581 掺药 7-410
80582 掺药 7-410
80583 掺药 7-411
80584 掺药 7-411
80585 掺药 7-411
80586 掺药 7-411
80587 掺脐散 7-411
80588 掺疳散 7-411
80589 掺药方丹 7-411
80590 掺疮口药 7-411
80591 掺耳抵圣散 7-411
80592 掺舌黑虎散 7-411

辋

80593 辋马丹 7-411

辅

80594 辅正丸 7-411
80595 辅龙丹 7-411
80596 辅阳饮 7-411
80597 辅正驱邪汤 7-411
80598 辅正除邪汤 7-411
80599 辅相振阳丸 7-412

救

80600 救亡汤 7-412
80601 救亡丹 7-412
80602 救亡丹 7-412
80603 救亡散 7-412
80604 救元饮 7-412
80605 救中汤 7-412
80606 救心汤 7-412
80607 救正汤 7-412
80608 救右汤 7-412
80609 救左汤 7-412
80610 救生丸 7-412
80611 救生丸 7-412
80612 救生丸 7-412
80613 救生丸 7-413
80614 救生丸 7-413
80615 救生丹 7-413
80616 救生丹 7-413
80617 救生丹 7-413
80618 救生丹 7-413
80619 救生丹 7-413
80620 救生丹 7-413
80621 救生丹 7-413
80622 救生丹 7-413
80623 救生丹 7-414
80624 救生丹 7-414
80625 救生丹 7-414
80626 救生汤 7-414
80627 救生汤 7-414
80628 救生汤 7-414
80629 救生汤 7-414
80630 救生散 7-414
80631 救生散 7-414
80632 救生散 7-414
80633 救生散 7-414
80634 救生散 7-414
80635 救生散 7-414
80636 救生散 7-414
80637 救生散 7-414
80638 救生散 7-415
80639 救生散 7-415
80640 救生散 7-415
80641 救生散 7-415
80642 救生散 7-415
80643 救生散 7-415
80644 救生散 7-415
80645 救生散 7-415
80646 救生散 7-415
80647 救生散 7-415
80648 救生散 7-415
80649 救生散 7-415

80650 救生膏 7-415
80651 救母丹 7-415
80652 救死丹 7-415
80653 救死丹 7-415
80654 救舌汤 7-415
80655 救伤散 7-416
80656 救产丸 7-416
80657 救产丸 7-416
80658 救汗汤 7-416
80659 救阳丸 7-416
80660 救阳丹 7-416
80661 救阳汤 7-416
80662 救阴煎 7-416
80663 救阴煎 7-416
80664 救坏汤 7-416
80665 救劫汤 7-416
80666 救劳丹 7-416
80667 救劳丹 7-416
80668 救劳汤 7-416
80669 救乱汤 7-416
80670 救坤丹 7-416
80671 救苦丸 7-417
80672 救苦丹 7-417
80673 救苦丹 7-417
80674 救苦丹 7-417
80675 救苦丹 7-417
80676 救苦丹 7-417
80677 救苦丹 7-417
80678 救苦丹 7-417
80679 救苦丹 7-417
80680 救苦丹 7-417
80681 救苦汤 7-417
80682 救苦汤 7-417
80683 救苦汤 7-417
80684 救苦散 7-418
80685 救苦散 7-418
80686 救苦散 7-418
80687 救苦散 7-418
80688 救苦散 7-418
80689 救苦散 7-418
80690 救苦散 7-418
80691 救苦散 7-418
80692 救苦散 7-418
80693 救苦散 7-418
80694 救苦散 7-418
80695 救苦散 7-418
80696 救苦散 7-418
80697 救苦散 7-418
80698 救苦散 7-418
80699 救苦膏 7-418
80700 救苦膏 7-418
80701 救苦膏 7-419
80702 救苦膏 7-419
80703 救败丹 7-419
80704 救败汤 7-419
80705 救败散 7-419
80706 救命丸 7-419
80707 救命丹 7-419
80708 救命丹 7-419
80709 救命丹 7-419
80710 救命丹 7-419
80711 救命汤 7-419
80712 救命散 7-420
80713 救命散 7-420
80714 救命散 7-420
80715 救命散 7-420
80716 救肺饮 7-420
80717 救肺饮 7-420
80718 救肺饮 7-420
80719 救枯丹 7-420
80720 救相汤 7-420
80721 救荒丹 7-420
80722 救咽丹 7-420
80723 救胃煎 7-420
80724 救脉汤 7-420
80725 救脉散 7-420
80726 救急丹 7-420
80727 救急丹 7-420
80728 救急水 7-420
80729 救急汤 7-421
80730 救急饮 7-421
80731 救急散 7-421
80732 救急散 7-421
80733 救急散 7-421
80734 救急散 7-421
80735 救急散 7-421
80736 救急膏 7-421
80737 救哀汤 7-421
80738 救疫汤 7-421
80739 救活丸 7-421
80740 救济丹 7-421
80741 救逆汤 7-421
80742 救逆汤 7-421
80743 救逆汤 7-421
80744 救逆散 7-422
80745 救绝汤 7-422
80746 救顽汤 7-422
80747 救真汤 7-422
80748 救破汤 7-422
80749 救唇汤 7-422
80750 救损汤 7-422
80751 救脏汤 7-422
80752 救脑汤 7-422
80753 救祟汤 7-422
80754 救婴丹 7-422
80755 救脱汤 7-422
80756 救脱汤 7-422
80757 救脱饮 7-422
80758 救痒丹 7-422
80759 救惊丸 7-422
80760 救惊散 7-423
80761 救惊散 7-423
80762 救涸汤 7-423
80763 救焚汤 7-423
80764 救焚散 7-423
80765 救喉汤 7-423
80766 救脾饮 7-423
80767 救痘煎 7-423
80768 救痫丸 7-423
80769 救痛散 7-423
80770 救暍丹 7-423
80771 救睛丸 7-423
80772 救睛丸 7-423
80773 救睛散 7-423
80774 救瘘丹 7-424
80775 救蔑丹 7-424
80776 救腐汤 7-424
80777 救暴散 7-424
80778 救瘵汤 7-424
80779 救瞳汤 7-424
80780 救心神丹 7-424
80781 救生命散 7-424
80782 救苦灵丹 7-424
80783 救苦灵膏 7-424
80784 救苦金丹 7-424
80785 救疫神方 7-424
80786 救绝仙丹 7-425
80787 救绝神丹 7-425
80788 救儿回生汤 7-425
80789 救土通肠汤 7-425
80790 救亡生阴汤 7-425
80791 救元补体汤 7-425
80792 救元补髓汤 7-425
80793 救心败邪汤 7-425
80794 救心荡寒汤 7-425
80795 救生一字散 7-425
80796 救生夺命丹 7-425
80797 救生菖阳汤 7-425
80798 救死活命丹 7-425
80799 救伤真效丸 7-425
80800 救产止痉汤 7-426
80801 救产益母丸 7-426
80802 救汗回生汤 7-426
80803 救阳理痨汤 7-426
80804 救阴双解散 7-426
80805 救阴平肝汤 7-426
80806 救阴泻阳汤 7-426
80807 救阴保元汤 7-426
80808 救阴逐暑饮 7-426
80809 救阴理痨汤 7-426
80810 救阴清痢饮 7-426
80811 救呆至神丹 7-426
80812 救呆至神汤 7-426
80813 救肝开郁汤 7-427
80814 救苦化坚丸 7-427
80815 救苦化坚汤 7-427
80816 救苦灭斑散 7-427
80817 救苦玉雪丹 7-427
80818 救苦回生丹 7-427
80819 救苦观音散 7-427
80820 救苦拔毒丹 7-427
80821 救苦胜灵丹 7-427
80822 救苦胜灵汤 7-427
80823 救苦神白散 7-427
80824 救苦黄耆散 7-427
80825 救肾安逆汤 7-428
80826 救肾活肝汤 7-428
80827 救败求生汤 7-428
80828 救乳化毒汤 7-428
80829 救命延年丸 7-428
80830 救命抵圣丹 7-428
80831 救命神朱丸 7-428
80832 救命通心散 7-428
80833 救肺生化汤 7-428
80834 救荒代粮丸 7-428
80835 救胃自焚汤 7-428
80836 救急十滴水 7-428
80837 救急五香丸 7-428
80838 救急定中丸 7-429
80839 救急稀涎散 7-429
80840 救急痧药水 7-429
80841 救急雷公散 7-429
80842 救急雷公散 7-429
80843 救急解毒丸 7-429
80844 救急避瘟散 7-429
80845 救逆止利汤 7-429
80846 救误益气汤 7-429
80847 救绝止喘汤 7-430
80848 救绝至圣丹 7-430
80849 救损安胎汤 7-430
80850 救晕至圣丹 7-430
80851 救疹散毒汤 7-430
80852 救疼至圣丹 7-430
80853 救脱活母汤 7-430
80854 救斑再苏汤 7-430
80855 救焚疗胃汤 7-430
80856 救焚解毒汤 7-430
80857 救腑回阳汤 7-430
80858 救痨杀虫丸 7-431
80859 救痛安心汤 7-431
80860 救割全生汤 7-431
80861 救命麝香饼子 7-431
80862 救肝败毒至圣丹 7-431
80863 救肠败毒至圣丹 7-431

80864 救肺败毒至圣丹 7-431

鹈

80865 鹈鹕丸 7-431

虚

80866 虚风丸 7-431
80867 虚风丸 7-431
80868 虚风丸 7-431
80869 虚风汤 7-431
80870 虚六散 7-432
80871 虚成散 7-432
80872 虚疟饮 7-432
80873 虚疝丸 7-432
80874 虚咳丸 7-432
80875 虚热煎 7-432
80876 虚哮汤 7-432
80877 虚积丸 7-432
80878 虚脾丸 7-432
80879 虚痰丸 7-432
80880 虚痰丸 7-432
80881 虚喉吹药 7-432
80882 虚劳神应膏 7-432
80883 虚寒胃痛颗粒 7-432

雀

80884 雀粥 7-433
80885 雀儿粥 7-433
80886 雀子顶 7-433
80887 雀目方 7-433
80888 雀目散 7-433
80889 雀矢丸 7-433
80890 雀卵丸 7-433
80891 雀附丸 7-433
80892 雀附丸 7-433
80893 雀附丸 7-433
80894 雀乳散 7-433
80895 雀瓮散 7-433
80896 雀盲方 7-433
80897 雀盲散 7-433
80898 雀屎丸 7-434
80899 雀屎丸 7-434
80900 雀屎丸 7-434
80901 雀斑丸 7-434
80902 雀粪丸 7-434
80903 雀粪丸 7-434
80904 雀粪丸 7-434
80905 雀儿药粥 7-434
80906 雀目泻肝汤 7-434
80907 雀卵菟丝丸 7-434
80908 雀粪涂敷方 7-434
80909 雀粪涂敷方 7-434
80910 雀卵菟丝子丸 7-434

常

80911 常山丸 7-434
80912 常山丸 7-434
80913 常山丸 7-434
80914 常山丸 7-435
80915 常山丸 7-435
80916 常山丸 7-435
80917 常山丸 7-435
80918 常山丸 7-435
80919 常山丸 7-435
80920 常山丸 7-435
80921 常山丸 7-435
80922 常山汤 7-435
80923 常山汤 7-435
80924 常山汤 7-435
80925 常山汤 7-435
80926 常山汤 7-435
80927 常山汤 7-435
80928 常山汤 7-436
80929 常山汤 7-436
80930 常山汤 7-436
80931 常山汤 7-436
80932 常山汤 7-436
80933 常山汤 7-436
80934 常山汤 7-436
80935 常山汤 7-436
80936 常山汤 7-436
80937 常山汤 7-436
80938 常山汤 7-436
80939 常山汤 7-436
80940 常山汤 7-436
80941 常山汤 7-436
80942 常山汤 7-436
80943 常山汤 7-436
80944 常山汤 7-436
80945 常山豆 7-436
80946 常山饮 7-436
80947 常山饮 7-436
80948 常山饮 7-437
80949 常山饮 7-437
80950 常山饮 7-437
80951 常山饮 7-437
80952 常山饮 7-437
80953 常山饮 7-437
80954 常山饮 7-437
80955 常山饮 7-437
80956 常山饮 7-437
80957 常山饮 7-437
80958 常山饮 7-437
80959 常山饮 7-437
80960 常山饮 7-438
80961 常山饮 7-438
80962 常山饮 7-438
80963 常山饮 7-438
80964 常山饮 7-438
80965 常山饮 7-438
80966 常山饮 7-438
80967 常山饮 7-438
80968 常山酒 7-438
80969 常山酒 7-438
80970 常山酒 7-438
80971 常山酒 7-438
80972 常山酒 7-438
80973 常山酒 7-438
80974 常山酒 7-438
80975 常山散 7-438
80976 常山散 7-438
80977 常山散 7-439
80978 常山散 7-439
80979 常山散 7-439
80980 常山散 7-439
80981 常山散 7-439
80982 常山散 7-439
80983 常山散 7-439
80984 常山散 7-439
80985 常山散 7-439
80986 常山散 7-439
80987 常山散 7-439
80988 常将散 7-439
80989 常山饮子 7-439
80990 常山饮子 7-439
80991 常山剉散 7-439
80992 常山煎酒 7-439
80993 常山七宝饮 7-439
80994 常山大黄汤 7-439
80995 常山乌梅汤 7-439
80996 常山甘草汤 7-440
80997 常山甘草饮 7-440
80998 常山石膏汤 7-440
80999 常山白虎汤 7-440
81000 常山草果饮 7-440
81001 常山桂心丸 7-440
81002 常山柴胡汤 7-440
81003 常山秫米汤 7-440
81004 常山橘皮散 7-440
81005 常用冲寒散 7-440
81006 常山太守马灌酒 7-440

啄

81007 啄木散 7-440
81008 啄木散 7-440
81009 啄木散 7-441
81010 啄酒散 7-441
81011 啄木乌膏 7-441
81012 啄木舌散 7-441

唾

81013 唾沫膏 7-441
81014 唾调散 7-441

啜

81015 啜药散 7-441

晞

81016 晞露丸 7-441

晚

81017 晚疟煎 7-441
81018 晚蚕蛾散 7-441
81019 晚蚕蛾散 7-441
81020 晚蚕沙浸酒 7-441

眼

81021 眼药丸 7-441
81022 眼药膏 7-441
81023 眼科八宝散 7-441
81024 眼科保瞳丸 7-442

蚶

81025 蚶壳丸 7-442

蛎

81026 蛎粉散 7-442
81027 蛎粉散 7-442

蚵

81028 蚵蚾丸 7-442
81029 蚵蚾丸 7-442
81030 蚵蚾丸 7-442
81031 蚵蚾丸 7-442
81032 蚵蚾散 7-442
81033 蚵蟆丸 7-442
81034 蚵蚾黄连丸 7-442

蚺

81035 蚺蛇油 7-442
81036 蚺蛇酒 7-442
81037 蚺蛇膏 7-443
81038 蚺蛇胆丸 7-443
81039 蚺蛇胆丸 7-443
81040 蚺蛇胆丸 7-443
81041 蚺蛇胆散 7-443
81042 蚺蛇胆散 7-443
81043 蚺蛇胆散 7-443

蚱

81044 蚱蝉丸 7-443
81045 蚱蝉汤 7-443
81046 蚱蝉汤 7-443

晨

81242 晨泻散 7-455

蛊

81243 蛊症散 7-455
81244 蛊胀奇方 7-455

悬

81245 悬痈饮 7-456
81246 悬蒌散 7-456
81247 悬楼散 7-456
81248 悬蹄散 7-456

婴

81249 婴宁汤 7-456
81250 婴儿健脾散 7-456
81251 婴儿湿疹软膏 7-456
81252 婴儿湿疹软膏 7-456
81253 婴儿湿疹洗剂 7-456

圈

81254 圈疔方 7-456
81255 圈毒方 7-456
81256 圈毒散 7-456

铛

81257 铛墨散 7-456

铜

81258 铜末散 7-456
81259 铜青丸 7-456
81260 铜青丸 7-457
81261 铜青丸 7-457
81262 铜青丸 7-457
81263 铜青汤 7-457
81264 铜青散 7-457
81265 铜青散 7-457
81266 铜青散 7-457
81267 铜青散 7-457
81268 铜青膏 7-457
81269 铜青膏 7-457
81270 铜粉丸 7-457
81271 铜粉丹 7-457
81272 铜绿散 7-457
81273 铜绿散 7-457
81274 铜绿散 7-457
81275 铜绿散 7-457
81276 铜膏药 7-457
81277 铜绿软膏 7-458
81278 铜鉴鼻饮 7-458
81279 铜镜鼻汤 7-458

铢

81280 铢魔丹 7-458

银

81281 银丸子 7-458
81282 银末丸 7-458
81283 银右散 7-458
81284 银甲散 7-458
81285 银白丹 7-458
81286 银白散 7-458
81287 银白散 7-458
81288 银白散 7-458
81289 银白散 7-458
81290 银白散 7-458
81291 银白散 7-459
81292 银白散 7-459
81293 银白散 7-459
81294 银白散 7-459
81295 银白散 7-459
81296 银白散 7-459
81297 银白散 7-459
81298 银白散 7-459
81299 银白散 7-459
81300 银白散 7-459
81301 银丝散 7-459
81302 银朱丸 7-459
81303 银朱丸 7-459
81304 银朱丹 7-459
81305 银朱丹 7-460
81306 银朱烟 7-460
81307 银朱散 7-460
81308 银汤丸 7-460
81309 银花汤 7-460
81310 银花饮 7-460
81311 银花散 7-460
81312 银花散 7-460
81313 银苎酒 7-460
81314 银苎散 7-460
81315 银杏汤 7-460
81316 银杏汤 7-460
81317 银杏汤 7-460
81318 银杏汤 7-460
81319 银杏散 7-460
81320 银杏散 7-460
81321 银杏散 7-460
81322 银杏膏 7-460
81323 银杏膏 7-461
81324 银杏膏 7-461
81325 银饮子 7-461
81326 银青丸 7-461
81327 银青丝 7-461
81328 银青散 7-461
81329 银松丹 7-461
81330 银松散 7-461
81331 银松膏 7-461
81332 银枣汤 7-461
81333 银枣汤 7-461
81334 银河丸 7-461
81335 银油膏 7-461
81336 银宝丸 7-461
81337 银砂丸 7-461
81338 银砂丸 7-461
81339 银涎散 7-462
81340 银荷汤 7-462
81341 银粉丸 7-462
81342 银粉丸 7-462
81343 银粉丸 7-462
81344 银粉散 7-462
81345 银粉散 7-462
81346 银粉散 7-462
81347 银粉散 7-462
81348 银粉散 7-462
81349 银粉散 7-462
81350 银粉散 7-462
81351 银粉散 7-462
81352 银粉膏 7-462
81353 银粉膏 7-462
81354 银屑方 7-463
81355 银屑汤 7-463
81356 银屑灵 7-463
81357 银黄丹 7-463
81358 银菊花 7-463
81359 银液丹 7-463
81360 银液丹 7-463
81361 银液丹 7-463
81362 银液丹 7-463
81363 银液汤 7-464
81364 银翘汤 7-464
81365 银翘散 7-464
81366 银翘散 7-465
81367 银翘散 7-465
81368 银锁匙 7-465
81369 银锁匙 7-465
81370 银锁匙 7-465
81371 银锁匙 7-465
81372 银锈散 7-465
81373 银楂汤 7-465
81374 银箍散 7-465
81375 银箔丸 7-465
81376 银箔丹 7-465
81377 银黝膏 7-465
81378 银苇合剂 7-466
81379 银花糖浆 7-466
81380 银粉神丹 7-466
81381 银屑灵膏 7-466
81382 银色礞石丸 7-466
81383 银花丹皮汤 7-466
81384 银花甘草汤 7-466
81385 银花竹叶汤 7-466
81386 银花抗感片 7-466
81387 银花解毒方 7-466
81388 银花解毒汤 7-466
81389 银花解毒汤 7-466
81390 银花解毒汤 7-466
81391 银花解毒汤 7-466
81392 银花解毒汤 7-466
81393 银花解毒汤 7-466
81394 银花解毒汤 7-466
81395 银杏无忧散 7-467
81396 银杏瓜蒌散 7-467
81397 银粉散软膏 7-467
81398 银屑病药丸 7-467
81399 银液生犀丸 7-467
81400 银液乳香丸 7-467
81401 银液菖蒲丸 7-467
81402 银翘马勃散 7-467
81403 银翘双解栓 7-467
81404 银翘石斛汤 7-467
81405 银翘辛夷汤 7-467
81406 银翘败毒汤 7-467
81407 银翘败毒汤 7-467
81408 银翘麻黄汤 7-467
81409 银翘解毒丸 7-467
81410 银翘解毒丸 7-467
81411 银翘解毒片 7-468
81412 银翘解毒汤 7-468
81413 银翘解毒散 7-468
81414 银翘解毒膏 7-468
81415 银蒲解毒片 7-468
81416 银楂芩连汤 7-468
81417 银花四君子汤 7-468
81418 银花四君子汤 7-468
81419 银花感冒颗粒 7-468
81420 银花荆芥炭汤 7-468
81421 银翘解毒合剂 7-468
81422 银翘解毒胶囊 7-468
81423 银翘解毒颗粒 7-468
81424 银翘白虎增液汤 7-468
81425 银翘红酱解毒汤 7-468
81426 银翘解毒软胶囊 7-469
81427 银楂姜桂大黄汤 7-469
81428 银翘马勃射干牛蒡汤 7-469
81429 银翘散加生地丹皮赤芍麦冬方 7-469
81430 银翘散去牛蒡

子玄参加杏仁滑石方 7-469
81431 银翘散去牛蒡子玄参芥穗加杏仁石膏黄芩方 7-469
81432 银翘散去豆豉加细生地丹皮大青叶倍玄参方 7-469
81433 银翘散去银花牛蒡子豆豉加生地丹皮白芍麦冬方 7-469

移

81434 移花散 7-469
81435 移毒方 7-469
81436 移毒丹 7-469
81437 移毒散 7-469
81438 移险散 7-469
81439 移险膏 7-469
81440 移热汤 7-469
81441 移痘丹 7-469
81442 移山过海丹 7-470
81443 移山过海散 7-470
81444 移尸灭怪汤 7-470
81445 移毒消肿散 7-470
81446 移星换斗方 7-470

甜

81447 甜消散 7-470
81448 甜浆粥 7-470
81449 甜菜膏 7-470
81450 甜瓜子丸 7-470
81451 甜瓜子散 7-470
81452 甜瓜子散 7-470
81453 甜瓜子散 7-470
81454 甜竹叶膏 7-470
81455 甜竹茹汤 7-470
81456 甜梦胶囊 7-471
81457 甜葶苈丸 7-471
81458 甜葶苈丸 7-471
81459 甜葶苈丸 7-471
81460 甜葶苈丸 7-471
81461 甜葶苈丸 7-471
81462 甜葶苈丸 7-471
81463 甜葶苈丸 7-471
81464 甜葶苈丸 7-471
81465 甜葶苈丸 7-471
81466 甜葶苈丸 7-471
81467 甜葶苈汤 7-471
81468 甜葶苈散 7-471
81469 甜葶苈散 7-471
81470 甜葶苈散 7-472
81471 甜葶苈散 7-472
81472 甜葶苈散 7-472
81473 甜葶苈散 7-472

笼

81474 笼金汤 7-472

笥

81475 笥须散 7-472

第

81476 第一效丹 7-472
81477 第一竹沥汤 7-472
81478 第一灵宝丹 7-472
81479 第一和剂汤 7-472
81480 第一退水丸 7-472
81481 第一通神散 7-472
81482 第二还真散 7-473
81483 第二退水饼 7-473
81484 第七和剂汤 7-473
81485 第三竹沥汤 7-473
81486 第三和剂汤 7-473
81487 第四和剂汤 7-473
81488 第一真黄风汤 7-473
81489 第二大竹沥汤 7-473
81490 第二真黄风汤 7-473
81491 第三大腹子散 7-473
81492 第三真黄风汤 7-473
81493 第三舶上硫黄丸 7-473
81494 第一药神仙换骨汤 7-473
81495 第二药神仙换肌丸 7-474
81496 第三药神仙活血汤 7-474

梨

81497 梨膏 7-474
81498 梨膏 7-474
81499 梨膏 7-474
81500 梨膏 7-474
81501 梨甘饮 7-474
81502 梨汁粥 7-474
81503 梨汁煎 7-474
81504 梨汁煎 7-474
81505 梨汤粥 7-474
81506 梨乳膏 7-474
81507 梨浆饮 7-474
81508 梨菁饮 7-475
81509 梨硼膏 7-475
81510 梨汁饮子 7-475
81511 梨汁饼子 7-475
81512 梨汁饼子 7-475
81513 梨汁饼子 7-475
81514 梨母子煎 7-475
81515 梨浆饮子 7-475

偷

81516 偷刀散 7-475

停

81517 停抓散 7-475

偏

81518 偏风散 7-475
81519 偏坠散 7-475
81520 偏治汤 7-475
81521 偏痛饮 7-475
81522 偏解散 7-475
81523 偏头痛Ⅰ、Ⅱ号方 7-475
81524 偏瘫复原丸 7-476

假

81525 假苏丸 7-476
81526 假苏丸 7-476
81527 假苏散 7-476
81528 假补中益气汤 7-476

兜

81529 兜药 7-476
81530 兜肚方 7-476
81531 兜肚方 7-476
81532 兜铃丸 7-476
81533 兜铃散 7-476
81534 兜涩固精丸 7-476

徙

81535 徙薪饮 7-477
81536 徙薪散 7-477

得

81537 得一汤 7-477
81538 得生丸 7-477
81539 得生片 7-477
81540 得圣丸 7-477
81541 得命丹 7-477
81542 得胜丸 7-477
81543 得道丸 7-477
81544 得道丸 7-477
81545 得效百部丸 7-477

衔

81546 衔化丸 7-477

舶

81547 舶上茴香丸 7-477
81548 舶上硫黄丸 7-477

盘

81549 盘鹅散 7-478

鸽

81550 鸽粪包 7-478
81551 鸽粪散 7-478

敛

81552 敛肌散 7-478
81553 敛肌散 7-478
81554 敛汗丸 7-478
81555 敛汗丸 7-478
81556 敛汗丹 7-478
81557 敛汗汤 7-478
81558 敛阳丹 7-478
81559 敛红丸 7-478
81560 敛肠丸 7-478
81561 敛肠丸 7-478
81562 敛肺汤 7-478
81563 敛肺汤 7-478
81564 敛肺汤 7-478
81565 敛经散 7-479
81566 敛毒散 7-479
81567 敛毒散 7-479
81568 敛带丸 7-479
81569 敛疮丹 7-479
81570 敛疮散 7-479
81571 敛脓散 7-479
81572 敛痱丹 7-479
81573 敛鼻散 7-479
81574 敛瞳丹 7-479
81575 敛疮口散 7-479
81576 敛口生肌散 7-479
81577 敛口生肌散 7-479
81578 敛口生肌散 7-479
81579 敛口豨锦散 7-479
81580 敛气归源饮 7-479
81581 敛汗育心汤 7-479
81582 敛汗益脾汤 7-480
81583 敛阴泻肝汤 7-480
81584 敛带固真丸 7-480
81585 敛疮内消方 7-480
81586 敛疮止痛生肌散 7-480

盒

81587 盒脾散 7-480

猪

81588 猪心丸 7-480
81589 猪心丸 7-480
81590 猪心丸 7-480
81591 猪心汤 7-480
81592 猪心汤 7-480
81593 猪心羹 7-480
81594 猪心羹 7-480
81595 猪甲散 7-480
81596 猪头散 7-480
81597 猪肉贴 7-480
81598 猪舌汤 7-480
81599 猪血膏 7-480
81600 猪肝丸 7-481
81601 猪肝丸 7-481
81602 猪肝丸 7-481
81603 猪肝丸 7-481
81604 猪肝丸 7-481
81605 猪肝丸 7-481
81606 猪肝丸 7-481
81607 猪肝丸 7-481
81608 猪肝丸 7-481
81609 猪肝丸 7-481
81610 猪肝丸 7-481
81611 猪肝脯 7-482
81612 猪肝脯 7-482
81613 猪肝散 7-482
81614 猪肝散 7-482
81615 猪肝散 7-482
81616 猪肝散 7-482
81617 猪肝散 7-482
81618 猪肝散 7-482
81619 猪肝散 7-482
81620 猪肝散 7-482
81621 猪肝散 7-482
81622 猪肝散 7-482
81623 猪肝散 7-482
81624 猪肝散 7-482
81625 猪肝散 7-482
81626 猪肝散 7-482
81627 猪肝散 7-483
81628 猪肝散 7-483
81629 猪肝粥 7-483
81630 猪肝煎 7-483
81631 猪肝膏 7-483
81632 猪肝羹 7-483
81633 猪肝羹 7-483
81634 猪肝羹 7-483
81635 猪肚丸 7-483
81636 猪肚丸 7-483
81637 猪肚丸 7-483
81638 猪肚丸 7-483
81639 猪肚丸 7-483
81640 猪肚丸 7-484
81641 猪肚丸 7-484
81642 猪肚丸 7-484
81643 猪肚丸 7-484
81644 猪肚丸 7-484
81645 猪肚丸 7-484
81646 猪肚丸 7-484
81647 猪肚丸 7-484
81648 猪肚丸 7-484
81649 猪肚丸 7-484
81650 猪肚丸 7-484
81651 猪肚丸 7-485
81652 猪肚丸 7-485
81653 猪肚丸 7-485
81654 猪肚丸 7-485
81655 猪肚丸 7-485
81656 猪肚丸 7-485
81657 猪肚丸 7-485
81658 猪肚丹 7-485
81659 猪肚方 7-485
81660 猪肚方 7-485
81661 猪肚粥 7-485
81662 猪肚煎 7-485
81663 猪肚煎 7-485
81664 猪肚膏 7-485
81665 猪肚羹 7-485
81666 猪肚羹 7-486
81667 猪肠丸 7-486
81668 猪尾膏 7-486
81669 猪尾膏 7-486
81670 猪尾膏 7-486
81671 猪尾膏 7-486
81672 猪尾膏 7-486
81673 猪苓丸 7-486
81674 猪苓丸 7-486
81675 猪苓丸 7-486
81676 猪苓丸 7-486
81677 猪苓汤 7-487
81678 猪苓汤 7-488
81679 猪苓汤 7-488
81680 猪苓汤 7-488
81681 猪苓汤 7-488
81682 猪苓汤 7-488
81683 猪苓汤 7-488
81684 猪苓汤 7-488
81685 猪苓汤 7-488
81686 猪苓汤 7-488
81687 猪苓汤 7-488
81688 猪苓汤 7-488
81689 猪苓汤 7-488
81690 猪苓汤 7-488
81691 猪苓汤 7-488
81692 猪苓汤 7-488
81693 猪苓汤 7-489
81694 猪苓汤 7-489
81695 猪苓饮 7-489
81696 猪苓散 7-489
81697 猪苓散 7-489
81698 猪苓散 7-489
81699 猪苓散 7-489
81700 猪苓散 7-489
81701 猪苓散 7-489
81702 猪苓散 7-489
81703 猪苓散 7-489
81704 猪苓散 7-489
81705 猪苓散 7-489
81706 猪苓散 7-489
81707 猪苓散 7-490
81708 猪苓散 7-490
81709 猪苓散 7-490
81710 猪苓散 7-490
81711 猪苓散 7-490
81712 猪苓散 7-490
81713 猪苓散 7-490
81714 猪苓散 7-490
81715 猪苓散 7-490
81716 猪苓散 7-490
81717 猪苓散 7-490
81718 猪苓散 7-490
81719 猪肾丸 7-490
81720 猪肾丸 7-490
81721 猪肾丸 7-490
81722 猪肾汤 7-491
81723 猪肾汤 7-491
81724 猪肾汤 7-491
81725 猪肾汤 7-491
81726 猪肾汤 7-491
81727 猪肾汤 7-491
81728 猪肾汤 7-491
81729 猪肾汤 7-491
81730 猪肾汤 7-491
81731 猪肾汤 7-491
81732 猪肾汤 7-491
81733 猪肾汤 7-491
81734 猪肾酒 7-491
81735 猪肾酒 7-491
81736 猪肾粥 7-492
81737 猪肾粥 7-492
81738 猪肾粥 7-492
81739 猪肾粥 7-492
81740 猪肾粥 7-492
81741 猪肾粥 7-492
81742 猪肾粥 7-492
81743 猪肾羹 7-492
81744 猪肾羹 7-492
81745 猪肾羹 7-492
81746 猪肾羹 7-492
81747 猪肾羹 7-492
81748 猪肾臛 7-492
81749 猪乳散 7-492
81750 猪乳膏 7-492
81751 猪乳膏 7-492
81752 猪乳膏 7-492
81753 猪肤汤 7-492
81754 猪肤汤 7-493
81755 猪肺丸 7-493
81756 猪肺汤 7-493
81757 猪肪汤 7-493
81758 猪骨散 7-493
81759 猪骨煎 7-493
81760 猪骨膏 7-493
81761 猪胆丸 7-493
81762 猪胆丸 7-493
81763 猪胆丸 7-493
81764 猪胆丸 7-493
81765 猪胆汤 7-493
81766 猪胆汤 7-494
81767 猪胆饮 7-494
81768 猪胆矾 7-494
81769 猪胆酒 7-494
81770 猪胆蛋 7-494
81771 猪胆散 7-494
81772 猪胆煎 7-494
81773 猪胆煎 7-494
81774 猪胆煎 7-494
81775 猪胆煎 7-494
81776 猪胆膏 7-494
81777 猪胆膏 7-494
81778 猪胆膏 7-494
81779 猪胆膏 7-494
81780 猪胆膏 7-494
81781 猪胆膏 7-494
81782 猪胆醋 7-494
81783 猪胆薄 7-494
81784 猪胞丸 7-495
81785 猪脊汤 7-495
81786 猪胰片 7-495
81787 猪胰酒 7-495
81788 猪胰酒 7-495
81789 猪胰酒 7-495
81790 猪胰散 7-495
81791 猪脂丸 7-495
81792 猪脂汤 7-495
81793 猪脂酒 7-495
81794 猪脂酒 7-495
81795 猪脂散 7-495
81796 猪脂膏 7-495
81797 猪脂膏 7-495
81798 猪脂膏 7-495
81799 猪脏丸 7-495
81800 猪脏丸 7-495
81801 猪脏丸 7-496

81802 猪脏丸 7-496
81803 猪脏丸 7-496
81804 猪脑酒 7-496
81805 猪脑膏 7-496
81806 猪秽散 7-496
81807 猪脚汤 7-496
81808 猪脬丸 7-496
81809 猪脬丸 7-496
81810 猪脬饮 7-496
81811 猪寄汤 7-496
81812 猪脾粥 7-496
81813 猪腰汤 7-496
81814 猪腰饮 7-496
81815 猪腰粥 7-496
81816 猪腰粥 7-496
81817 猪膏丸 7-496
81818 猪膏汤 7-496
81819 猪膏汤 7-496
81820 猪膏汤 7-497
81821 猪膏饮 7-497
81822 猪膏酒 7-497
81823 猪膏煎 7-497
81824 猪膏煎 7-497
81825 猪膏煎 7-497
81826 猪膈散 7-497
81827 猪蹄汤 7-497
81828 猪蹄汤 7-497
81829 猪蹄汤 7-497
81830 猪蹄汤 7-497
81831 猪蹄汤 7-497
81832 猪蹄汤 7-497
81833 猪蹄汤 7-497
81834 猪蹄汤 7-497
81835 猪蹄汤 7-498
81836 猪蹄汤 7-498
81837 猪蹄汤 7-498
81838 猪蹄汤 7-498
81839 猪蹄汤 7-498
81840 猪蹄汤 7-498
81841 猪蹄汤 7-498
81842 猪蹄汤 7-498
81843 猪蹄汤 7-498
81844 猪蹄汤 7-498
81845 猪蹄汤 7-498
81846 猪蹄汤 7-498
81847 猪蹄汤 7-498
81848 猪蹄汤 7-498
81849 猪蹄浆 7-499
81850 猪蹄散 7-499
81851 猪蹄粥 7-499
81852 猪蹄粥 7-499
81853 猪蹄膏 7-499
81854 猪蹄膏 7-499
81855 猪蹄羹 7-499
81856 猪蹄羹 7-499
81857 猪蹄羹 7-499
81858 猪鬃散 7-499
81859 猪髓膏 7-499
81860 猪心血丸 7-499
81861 猪血脑子 7-499
81862 猪肝煎丸 7-499
81863 猪肝蜜酒 7-499
81864 猪肚儿丸 7-499
81865 猪肚生方 7-499
81866 猪肚炙方 7-500
81867 猪肚煎丸 7-500
81868 猪肚糜方 7-500
81869 猪苓煮散 7-500
81870 猪肾子饮 7-500
81871 猪肾生方 7-500
81872 猪项肉丸 7-500
81873 猪胞导法 7-500
81874 猪胰子汤 7-500
81875 猪脂涂方 7-500
81876 猪椒根汤 7-500
81877 猪腰子粥 7-500
81878 猪腰子粥 7-500
81879 猪膏发煎 7-500
81880 猪膏吞方 7-501
81881 猪蹄子汤 7-501
81882 猪蹄灰丸 7-501
81883 猪蹄洗汤 7-501
81884 猪蹄洗汤 7-501
81885 猪蹄脂散 7-501
81886 猪牙皂荚丸 7-501
81887 猪牙垢涂方 7-501
81888 猪心龙脑膏 7-501
81889 猪肉茯苓汤 7-501
81890 猪肝枸杞酒 7-501
81891 猪肝饽饦方 7-501
81892 猪肚大蒜汤 7-501
81893 猪肚补虚方 7-502
81894 猪肚补脾丸 7-502
81895 猪肚补脾丸 7-502
81896 猪肚胡椒粉 7-502
81897 猪肚健脾丸 7-502
81898 猪肚黄连丸 7-502
81899 猪肚黄连丸 7-502
81900 猪肚黄连丸 7-502
81901 猪肚黄连丸 7-502
81902 猪肚黄连丸 7-502
81903 猪苓木通汤 7-502
81904 猪苓通草散 7-502
81905 猪肾当归散 7-502
81906 猪肾参耆汤 7-502
81907 猪肾荠苨汤 7-503
81908 猪肾棋子羹 7-503
81909 猪苓泽泻散 7-503
81910 猪胆半夏丸 7-503
81911 猪胆鸡子汤 7-503
81912 猪胆苦酒汤 7-503
81913 猪胆南星散 7-503
81914 猪胆套药方 7-503
81915 猪胆黄连丸 7-503
81916 猪脂枕耳方 7-503
81917 猪通灰涂方 7-503
81918 猪膏灌耳方 7-503
81919 猪槽泥涂方 7-503
81920 猪膏金银花酒 7-503
81921 猪肚煮石英服方 7-503
81922 猪腰青盐杜仲方 7-504
81923 猪悬蹄青龙五生膏 7-504
81924 猪肤汤合黄连阿胶汤加茄楠香汁方 7-504

猎

81925 猎虫丸 7-504

猫

81926 猫头丸 7-504
81927 猫胞散 7-504
81928 猫蚣散 7-504
81929 猫粪散 7-504
81930 猫蝠散 7-504
81931 猫脑骨散 7-504
81932 猫眼草膏 7-504

脚

81933 脚气汤 7-504
81934 脚气粉 7-504
81935 脚气散 7-505
81936 脚气散 7-505
81937 脚气膏 7-505
81938 脚针膏 7-505
81939 脚癣粉 7-505
81940 脚气止痛方 7-505
81941 脚气渫洗法 7-505
81942 脚汗牡蛎散 7-505

脯

81943 脯鸡糁 7-505

豚

81944 豚胃丸 7-505
81945 豚肺散 7-505

脱

81946 脱力丸 7-505
81947 脱凡散 7-505
81948 脱气丸 7-505
81949 脱甲散 7-505
81950 脱甲散 7-506
81951 脱衣散 7-506
81952 脱衣散 7-506
81953 脱壳散 7-506
81954 脱花煎 7-506
81955 脱肛散 7-506
81956 脱齿散 7-506
81957 脱骨丹 7-506
81958 脱骨汤 7-506
81959 脱胎丹 7-506
81960 脱胎散 7-506
81961 脱烂散 7-506
81962 脱膜汤 7-506
81963 脱肛洗药 7-507
81964 脱肛洗药 7-507
81965 脱茧风凉膏 7-507
81966 脱疽温阳汤 7-507

脘

81967 脘腹蠲痛汤 7-507

斛

81968 斛菱散 7-507

象

81969 象牙丸 7-507
81970 象牙丸 7-507
81971 象牙散 7-507
81972 象牙散 7-507
81973 象牙散 7-507
81974 象牙散 7-508
81975 象皮散 7-508
81976 象皮膏 7-508
81977 象皮膏 7-508
81978 象皮膏 7-508
81979 象皮膏 7-508
81980 象皮膏 7-508
81981 象皮膏 7-508
81982 象豆丸 7-508
81983 象骨散 7-508
81984 象胆煎 7-508
81985 象牙抗增丸 7-508
81986 象皮生肌散 7-509

旋

81987 旋覆丸 7-509
81988 旋覆汁 7-509
81989 旋覆汤 7-509
81990 旋覆汤 7-509
81991 旋覆汤 7-509
81992 旋生春散 7-509

81993 旋神饮子 7-509
81994 旋覆花丸 7-509
81995 旋覆花丸 7-509
81996 旋覆花丸 7-509
81997 旋覆花丸 7-509
81998 旋覆花丸 7-509
81999 旋覆花丸 7-510
82000 旋覆花丸 7-510
82001 旋覆花丸 7-510
82002 旋覆花丸 7-510
82003 旋覆花丸 7-510
82004 旋覆花丸 7-510
82005 旋覆花汤 7-510
82006 旋覆花汤 7-510
82007 旋覆花汤 7-511
82008 旋覆花汤 7-511
82009 旋覆花汤 7-511
82010 旋覆花汤 7-511
82011 旋覆花汤 7-511
82012 旋覆花汤 7-511
82013 旋覆花汤 7-511
82014 旋覆花汤 7-511
82015 旋覆花汤 7-511
82016 旋覆花汤 7-511
82017 旋覆花汤 7-511
82018 旋覆花汤 7-511
82019 旋覆花汤 7-511
82020 旋覆花汤 7-511
82021 旋覆花汤 7-512
82022 旋覆花汤 7-512
82023 旋覆花汤 7-512
82024 旋覆花汤 7-512
82025 旋覆花汤 7-512
82026 旋覆花汤 7-512
82027 旋覆花汤 7-512
82028 旋覆花汤 7-512
82029 旋覆花汤 7-512
82030 旋覆花汤 7-512
82031 旋覆花汤 7-512
82032 旋覆花汤 7-513
82033 旋覆花汤 7-513
82034 旋覆花汤 7-513
82035 旋覆花汤 7-513
82036 旋覆花汤 7-513
82037 旋覆花汤 7-513
82038 旋覆花饮 7-513
82039 旋覆花饮 7-513
82040 旋覆花散 7-513
82041 旋覆花散 7-513
82042 旋覆花散 7-513
82043 旋覆花散 7-513
82044 旋覆花散 7-513
82045 旋覆花散 7-513
82046 旋覆花散 7-513
82047 旋覆花散 7-513
82048 旋覆花散 7-514
82049 旋覆花散 7-514
82050 旋覆花散 7-514
82051 旋覆花散 7-514
82052 旋覆花散 7-514
82053 旋覆花散 7-514
82054 旋覆花散 7-514
82055 旋覆花散 7-514
82056 旋覆花散 7-514
82057 旋覆花散 7-514
82058 旋覆花散 7-514
82059 旋覆花散 7-514
82060 旋覆花散 7-515
82061 旋覆花散 7-515
82062 旋覆花膏 7-515
82063 旋覆饮子 7-515
82064 旋覆根散 7-515
82065 旋枢廓清饮 7-515
82066 旋转阴阳汤 7-515
82067 旋筛巫云膏 7-515
82068 旋覆代赭汤 7-515
82069 旋覆代赭汤 7-516
82070 旋覆代赭汤 7-516
82071 旋覆代赭汤 7-516
82072 旋覆半夏汤 7-516
82073 旋覆半夏汤 7-516
82074 旋覆根敷方 7-516
82075 旋覆葱绛汤 7-516
82076 旋覆代赭石汤 7-516
82077 旋覆花代赭石汤 7-516

商

82078 商壳丸 7-516
82079 商壳丸 7-516
82080 商陆丸 7-516
82081 商陆丸 7-517
82082 商陆丸 7-517
82083 商陆丸 7-517
82084 商陆丸 7-517
82085 商陆丸 7-517
82086 商陆汤 7-517
82087 商陆汤 7-517
82088 商陆豆 7-517
82089 商陆贴 7-517
82090 商陆酒 7-517
82091 商陆酒 7-517
82092 商陆酒 7-517
82093 商陆散 7-517
82094 商陆散 7-517
82095 商陆散 7-517
82096 商陆散 7-518
82097 商陆散 7-518
82098 商陆散 7-518
82099 商陆散 7-518
82100 商陆散 7-518
82101 商陆散 7-518
82102 商陆粥 7-518
82103 商陆膏 7-518
82104 商陆膏 7-518
82105 商陆膏 7-518
82106 商陆饮子 7-518
82107 商陆二丑汤 7-518
82108 商陆根贴方 7-518
82109 商陆逐水散 7-519
82110 商陆煮豆方 7-519
82111 商陆塞耳方 7-519
82112 商陆鲤鱼汤 7-519
82113 商陆赤小豆汤 7-519

鸾

82114 鸾凤散 7-519
82115 鸾胶散 7-519

望

82116 望月丸 7-519
82117 望月散 7-519
82118 望梅丸 7-519
82119 望月砂汤 7-519
82120 望月砂散 7-519

康

82121 康乐汤 7-519
82122 康寿丸 7-519
82123 康复丸 7-519
82124 康妇消炎栓 7-520

鹿

82125 鹿羹 7-520
82126 鹿儿膏 7-520
82127 鹿子丸 7-520
82128 鹿头汤 7-520
82129 鹿头酒 7-520
82130 鹿肉汤 7-520
82131 鹿肉汤 7-520
82132 鹿肉臛 7-520
82133 鹿血丸 7-520
82134 鹿血丸 7-520
82135 鹿血酒 7-521
82136 鹿肝丸 7-521
82137 鹿角丸 7-521
82138 鹿角丸 7-521
82139 鹿角丸 7-521
82140 鹿角丸 7-521
82141 鹿角丸 7-521
82142 鹿角丸 7-521
82143 鹿角丸 7-521
82144 鹿角丸 7-521
82145 鹿角丸 7-521
82146 鹿角丸 7-522
82147 鹿角丸 7-522
82148 鹿角丸 7-522
82149 鹿角丸 7-522
82150 鹿角汤 7-522
82151 鹿角汤 7-522
82152 鹿角酒 7-522
82153 鹿角粉 7-522
82154 鹿角散 7-522
82155 鹿角散 7-522
82156 鹿角散 7-522
82157 鹿角散 7-522
82158 鹿角散 7-522
82159 鹿角散 7-522
82160 鹿角散 7-522
82161 鹿角散 7-522
82162 鹿角散 7-522
82163 鹿角散 7-522
82164 鹿角散 7-522
82165 鹿角散 7-523
82166 鹿角散 7-523
82167 鹿角散 7-523
82168 鹿角散 7-523
82169 鹿角散 7-523
82170 鹿角散 7-523
82171 鹿角散 7-523
82172 鹿角散 7-523
82173 鹿角散 7-523
82174 鹿角散 7-523
82175 鹿角散 7-523
82176 鹿角散 7-523
82177 鹿角散 7-523
82178 鹿角散 7-523
82179 鹿角粥 7-523
82180 鹿角膏 7-523
82181 鹿角膏 7-523
82182 鹿角膏 7-523
82183 鹿附汤 7-524
82184 鹿肾丸 7-524
82185 鹿肾粥 7-524
82186 鹿肾粥 7-524
82187 鹿肾糜 7-524
82188 鹿肾羹 7-524
82189 鹿茸丸 7-524
82190 鹿茸丸 7-524
82191 鹿茸丸 7-524
82192 鹿茸丸 7-524
82193 鹿茸丸 7-524
82194 鹿茸丸 7-524
82195 鹿茸丸 7-525
82196 鹿茸丸 7-525
82197 鹿茸丸 7-525

82198 鹿茸丸 7-525
82199 鹿茸丸 7-525
82200 鹿茸丸 7-525
82201 鹿茸丸 7-525
82202 鹿茸丸 7-525
82203 鹿茸丸 7-525
82204 鹿茸丸 7-525
82205 鹿茸丸 7-525
82206 鹿茸丸 7-526
82207 鹿茸丸 7-526
82208 鹿茸丸 7-526
82209 鹿茸丸 7-526
82210 鹿茸丸 7-526
82211 鹿茸丸 7-526
82212 鹿茸丸 7-526
82213 鹿茸丸 7-526
82214 鹿茸丸 7-526
82215 鹿茸丸 7-526
82216 鹿茸丸 7-526
82217 鹿茸丸 7-527
82218 鹿茸丸 7-527
82219 鹿茸丸 7-527
82220 鹿茸丸 7-527
82221 鹿茸丸 7-527
82222 鹿茸丸 7-527
82223 鹿茸丸 7-527
82224 鹿茸丸 7-527
82225 鹿茸丸 7-527
82226 鹿茸丸 7-527
82227 鹿茸丸 7-527
82228 鹿茸丸 7-528
82229 鹿茸丸 7-528
82230 鹿茸丸 7-528
82231 鹿茸丸 7-528
82232 鹿茸丸 7-528
82233 鹿茸丸 7-528
82234 鹿茸丸 7-528
82235 鹿茸丸 7-528
82236 鹿茸丸 7-528
82237 鹿茸丸 7-528
82238 鹿茸丸 7-528
82239 鹿茸丸 7-529
82240 鹿茸丸 7-529
82241 鹿茸丸 7-529
82242 鹿茸丸 7-529
82243 鹿茸丸 7-529
82244 鹿茸丸 7-529
82245 鹿茸丸 7-529
82246 鹿茸丸 7-529
82247 鹿茸丸 7-529
82248 鹿茸丸 7-529
82249 鹿茸丸 7-529
82250 鹿茸丸 7-529
82251 鹿茸丸 7-529
82252 鹿茸丸 7-530
82253 鹿茸丸 7-530
82254 鹿茸丸 7-530
82255 鹿茸丸 7-530
82256 鹿茸丸 7-530
82257 鹿茸丸 7-530
82258 鹿茸丸 7-530
82259 鹿茸丸 7-530
82260 鹿茸丸 7-530
82261 鹿茸丸 7-530
82262 鹿茸丸 7-530
82263 鹿茸丸 7-530
82264 鹿茸丸 7-530
82265 鹿茸丸 7-530
82266 鹿茸汤 7-531
82267 鹿茸汤 7-531
82268 鹿茸胶 7-531
82269 鹿茸酒 7-531
82270 鹿茸酒 7-531
82271 鹿茸散 7-531
82272 鹿茸散 7-531
82273 鹿茸散 7-531
82274 鹿茸散 7-531
82275 鹿茸散 7-531
82276 鹿茸散 7-531
82277 鹿茸散 7-531
82278 鹿茸散 7-532
82279 鹿茸散 7-532
82280 鹿茸散 7-532
82281 鹿茸散 7-532
82282 鹿茸散 7-532
82283 鹿茸散 7-532
82284 鹿茸散 7-532
82285 鹿茸散 7-532
82286 鹿茸散 7-532
82287 鹿茸散 7-532
82288 鹿茸散 7-532
82289 鹿茸散 7-532
82290 鹿茸散 7-532
82291 鹿茸膏 7-532
82292 鹿骨汤 7-533
82293 鹿香散 7-533
82294 鹿胎丸 7-533
82295 鹿胎丸 7-533
82296 鹿胎膏 7-533
82297 鹿胎膏 7-533
82298 鹿胎膏 7-533
82299 鹿胎膏 7-533
82300 鹿胶丸 7-533
82301 鹿胶丸 7-533
82302 鹿胶汤 7-533
82303 鹿胶酒 7-533
82304 鹿粉散 7-533
82305 鹿屑汤 7-533
82306 鹿屑散 7-533
82307 鹿黄丸 7-533
82308 鹿菟丸 7-534
82309 鹿菟丸 7-534
82310 鹿菟煎 7-534
82311 鹿蛎饮 7-534
82312 鹿梨散 7-534
82313 鹿峻丸 7-534
82314 鹿蹄汤 7-534
82315 鹿髓丸 7-534
82316 鹿髓煎 7-534
82317 鹿头肉粥 7-534
82318 鹿角胶丸 7-534
82319 鹿角胶丸 7-534
82320 鹿角胶丸 7-534
82321 鹿角胶丸 7-534
82322 鹿角胶丸 7-535
82323 鹿角胶丸 7-535
82324 鹿角胶丸 7-535
82325 鹿角胶丸 7-535
82326 鹿角胶丸 7-535
82327 鹿角胶丸 7-535
82328 鹿角胶方 7-535
82329 鹿角胶汤 7-535
82330 鹿角胶汤 7-535
82331 鹿角胶散 7-535
82332 鹿角胶散 7-535
82333 鹿角胶散 7-535
82334 鹿角胶散 7-535
82335 鹿角胶散 7-535
82336 鹿角胶散 7-536
82337 鹿角胶散 7-536
82338 鹿角胶散 7-536
82339 鹿角胶散 7-536
82340 鹿角胶散 7-536
82341 鹿角胶散 7-536
82342 鹿角胶散 7-536
82343 鹿角胶煎 7-536
82344 鹿角胶煎 7-536
82345 鹿角胶煎 7-536
82346 鹿角屑汤 7-536
82347 鹿角屑散 7-536
82348 鹿角霜丸 7-536
82349 鹿角霜丸 7-536
82350 鹿角霜丸 7-537
82351 鹿角霜丸 7-537
82352 鹿角霜丸 7-537
82353 鹿角霜丸 7-537
82354 鹿角霜丸 7-537
82355 鹿角霜丸 7-537
82356 鹿角霜丸 7-537
82357 鹿角霜丸 7-537
82358 鹿角霜丸 7-537
82359 鹿角霜方 7-537
82360 鹿角霜饮 7-537
82361 鹿尾鞭酒 7-537
82362 鹿茸煎丸 7-537
82363 鹿胎胶囊 7-537
82364 鹿胎颗粒 7-537
82365 鹿蹄肉羹 7-538
82366 鹿鞭补酒 7-538
82367 鹿髓煎丸 7-538
82368 鹿马宝元丹 7-538
82369 鹿血保命汤 7-538
82370 鹿角芫荑丸 7-538
82371 鹿角秋石丸 7-538
82372 鹿角屑豉汤 7-538
82373 鹿角菟丝丸 7-538
82374 鹿尾补肾丸 7-538
82375 鹿茸大补丸 7-538
82376 鹿茸大补丸 7-538
82377 鹿茸大补汤 7-539
82378 鹿茸大补汤 7-539
82379 鹿茸天麻丸 7-539
82380 鹿茸内补丸 7-539
82381 鹿茸世宝丸 7-539
82382 鹿茸石斛丸 7-539
82383 鹿茸四斤丸 7-539
82384 鹿茸四斤丸 7-539
82385 鹿茸四神丸 7-539
82386 鹿茸地黄煎 7-539
82387 鹿茸地黄煎 7-539
82388 鹿茸补肝丸 7-539
82389 鹿茸补涩丸 7-540
82390 鹿茸补漏丸 7-540
82391 鹿茸肾气丸 7-540
82392 鹿茸参鞭酒 7-540
82393 鹿茸活血丹 7-540
82394 鹿茸益精丸 7-540
82395 鹿柏固本丸 7-540
82396 鹿骨雪莲酒 7-540
82397 鹿胎冷香丸 7-540
82398 鹿筋壮骨酒 7-540
82399 鹿茸橘皮煎丸 7-540

麻

82400 麻药 7-540
82401 麻药 7-541
82402 麻药 7-541
82403 麻药 7-541
82404 麻药 7-541
82405 麻药 7-541
82406 麻药 7-541
82407 麻药 7-541
82408 麻药 7-541
82409 麻药 7-541
82410 麻药 7-541
82411 麻丸子 7-541

82412 麻子汤 7-541
82413 麻子汤 7-541
82414 麻子汤 7-541
82415 麻子汤 7-542
82416 麻子汤 7-542
82417 麻子汤 7-542
82418 麻子汤 7-542
82419 麻子饮 7-542
82420 麻子酒 7-542
82421 麻子酒 7-542
82422 麻子粥 7-542
82423 麻子粥 7-542
82424 麻子粥 7-542
82425 麻子粥 7-542
82426 麻子粥 7-542
82427 麻子粥 7-542
82428 麻子粥 7-542
82429 麻子膏 7-543
82430 麻子膏 7-543
82431 麻子膏 7-543
82432 麻仁丸 7-543
82433 麻仁丸 7-543
82434 麻仁丸 7-543
82435 麻仁丸 7-543
82436 麻仁丸 7-543
82437 麻仁丸 7-543
82438 麻仁丸 7-543
82439 麻仁丸 7-543
82440 麻仁丸 7-543
82441 麻仁丸 7-543
82442 麻仁丸 7-543
82443 麻仁丸 7-543
82444 麻仁丸 7-544
82445 麻仁丸 7-544
82446 麻仁丸 7-544
82447 麻仁丸 7-544
82448 麻仁丸 7-544
82449 麻仁丸 7-544
82450 麻仁丸 7-544
82451 麻仁汤 7-544
82452 麻仁汤 7-544
82453 麻仁汤 7-544
82454 麻仁汤 7-544
82455 麻仁汤 7-544
82456 麻仁汤 7-544
82457 麻仁饮 7-544
82458 麻仁饮 7-544
82459 麻仁酒 7-544
82460 麻仁散 7-544
82461 麻仁散 7-545
82462 麻仁散 7-545
82463 麻仁煎 7-545
82464 麻仁膏 7-545
82465 麻风丸 7-545
82466 麻风膏 7-545
82467 麻甘汤 7-545
82468 麻布饮 7-545
82469 麻虫膏 7-545
82470 麻肌散 7-545
82471 麻豆汤 7-545
82472 麻豆汤 7-545
82473 麻豆散 7-545
82474 麻豆煎 7-545
82475 麻豆膏 7-545
82476 麻苏粥 7-545
82477 麻鸡丸 7-545
82478 麻肺丹 7-546
82479 麻油饮 7-546
82480 麻油酒 7-546
82481 麻油膏 7-546
82482 麻油膏 7-546
82483 麻沸散 7-546
82484 麻药散 7-546
82485 麻前饮 7-546
82486 麻桂汤 7-546
82487 麻桂饮 7-546
82488 麻凉膏 7-546
82489 麻根汤 7-546
82490 麻根汤 7-546
82491 麻根饮 7-546
82492 麻根散 7-546
82493 麻根散 7-546
82494 麻黄丸 7-547
82495 麻黄丸 7-547
82496 麻黄丸 7-547
82497 麻黄丸 7-547
82498 麻黄丸 7-547
82499 麻黄丸 7-547
82500 麻黄丸 7-547
82501 麻黄丸 7-547
82502 麻黄方 7-547
82503 麻黄汤 7-547
82504 麻黄汤 7-548
82505 麻黄汤 7-548
82506 麻黄汤 7-548
82507 麻黄汤 7-548
82508 麻黄汤 7-548
82509 麻黄汤 7-548
82510 麻黄汤 7-548
82511 麻黄汤 7-548
82512 麻黄汤 7-548
82513 麻黄汤 7-549
82514 麻黄汤 7-549
82515 麻黄汤 7-549
82516 麻黄汤 7-549
82517 麻黄汤 7-549
82518 麻黄汤 7-549
82519 麻黄汤 7-549
82520 麻黄汤 7-549
82521 麻黄汤 7-549
82522 麻黄汤 7-549
82523 麻黄汤 7-549
82524 麻黄汤 7-549
82525 麻黄汤 7-550
82526 麻黄汤 7-550
82527 麻黄汤 7-550
82528 麻黄汤 7-550
82529 麻黄汤 7-550
82530 麻黄汤 7-550
82531 麻黄汤 7-550
82532 麻黄汤 7-550
82533 麻黄汤 7-550
82534 麻黄汤 7-550
82535 麻黄汤 7-550
82536 麻黄汤 7-550
82537 麻黄汤 7-550
82538 麻黄汤 7-550
82539 麻黄汤 7-550
82540 麻黄汤 7-551
82541 麻黄汤 7-551
82542 麻黄汤 7-551
82543 麻黄汤 7-551
82544 麻黄汤 7-551
82545 麻黄汤 7-551
82546 麻黄汤 7-551
82547 麻黄汤 7-551
82548 麻黄汤 7-551
82549 麻黄汤 7-551
82550 麻黄汤 7-551
82551 麻黄汤 7-552
82552 麻黄汤 7-552
82553 麻黄汤 7-552
82554 麻黄汤 7-552
82555 麻黄汤 7-552
82556 麻黄汤 7-552
82557 麻黄汤 7-552
82558 麻黄汤 7-552
82559 麻黄汤 7-552
82560 麻黄汤 7-552
82561 麻黄汤 7-552
82562 麻黄汤 7-552
82563 麻黄汤 7-552
82564 麻黄汤 7-553
82565 麻黄汤 7-553
82566 麻黄汤 7-553
82567 麻黄汤 7-553
82568 麻黄汤 7-553
82569 麻黄汤 7-553
82570 麻黄汤 7-553
82571 麻黄汤 7-553
82572 麻黄汤 7-553
82573 麻黄汤 7-553
82574 麻黄汤 7-553
82575 麻黄汤 7-553
82576 麻黄汤 7-553
82577 麻黄汤 7-554
82578 麻黄汤 7-554
82579 麻黄汤 7-554
82580 麻黄汤 7-554
82581 麻黄汤 7-554
82582 麻黄汤 7-554
82583 麻黄汤 7-554
82584 麻黄汤 7-554
82585 麻黄汤 7-554
82586 麻黄汤 7-554
82587 麻黄汤 7-554
82588 麻黄汤 7-554
82589 麻黄汤 7-554
82590 麻黄汤 7-554
82591 麻黄汤 7-554
82592 麻黄汤 7-554
82593 麻黄汤 7-555
82594 麻黄汤 7-555
82595 麻黄汤 7-555
82596 麻黄汤 7-555
82597 麻黄汤 7-555
82598 麻黄汤 7-555
82599 麻黄汤 7-555
82600 麻黄汤 7-555
82601 麻黄汤 7-555
82602 麻黄汤 7-555
82603 麻黄汤 7-555
82604 麻黄汤 7-555
82605 麻黄汤 7-555
82606 麻黄汤 7-555
82607 麻黄汤 7-555
82608 麻黄汤 7-555
82609 麻黄汤 7-555
82610 麻黄汤 7-555
82611 麻黄汤 7-556
82612 麻黄汤 7-556
82613 麻黄饮 7-556
82614 麻黄饮 7-556
82615 麻黄饮 7-556
82616 麻黄饮 7-556
82617 麻黄饮 7-556
82618 麻黄饮 7-556
82619 麻黄饮 7-556
82620 麻黄饮 7-556
82621 麻黄酒 7-556
82622 麻黄酒 7-556
82623 麻黄散 7-556
82624 麻黄散 7-556
82625 麻黄散 7-556
82626 麻黄散 7-557
82627 麻黄散 7-557

82628 麻黄散 7-557
82629 麻黄散 7-557
82630 麻黄散 7-557
82631 麻黄散 7-557
82632 麻黄散 7-557
82633 麻黄散 7-557
82634 麻黄散 7-557
82635 麻黄散 7-557
82636 麻黄散 7-557
82637 麻黄散 7-557
82638 麻黄散 7-557
82639 麻黄散 7-558
82640 麻黄散 7-558
82641 麻黄散 7-558
82642 麻黄散 7-558
82643 麻黄散 7-558
82644 麻黄散 7-558
82645 麻黄散 7-558
82646 麻黄散 7-558
82647 麻黄散 7-558
82648 麻黄散 7-558
82649 麻黄散 7-558
82650 麻黄散 7-558
82651 麻黄散 7-558
82652 麻黄散 7-559
82653 麻黄散 7-559
82654 麻黄散 7-559
82655 麻黄散 7-559
82656 麻黄散 7-559
82657 麻黄散 7-559
82658 麻黄散 7-559
82659 麻黄散 7-559
82660 麻黄散 7-559
82661 麻黄散 7-559
82662 麻黄散 7-559
82663 麻黄散 7-559
82664 麻黄散 7-559
82665 麻黄散 7-559
82666 麻黄散 7-560
82667 麻黄散 7-560
82668 麻黄散 7-560
82669 麻黄散 7-560
82670 麻黄散 7-560
82671 麻黄散 7-560
82672 麻黄散 7-560
82673 麻黄散 7-560
82674 麻黄散 7-560
82675 麻黄散 7-560
82676 麻黄散 7-560
82677 麻黄散 7-560
82678 麻黄散 7-561
82679 麻黄散 7-561
82680 麻黄散 7-561
82681 麻黄散 7-561
82682 麻黄散 7-561
82683 麻黄散 7-561
82684 麻黄散 7-561
82685 麻黄散 7-561
82686 麻黄散 7-561
82687 麻黄散 7-561
82688 麻黄散 7-561
82689 麻黄散 7-561
82690 麻黄散 7-561
82691 麻黄散 7-562
82692 麻黄散 7-562
82693 麻黄散 7-562
82694 麻黄散 7-562
82695 麻黄散 7-562
82696 麻黄散 7-562
82697 麻黄散 7-562
82698 麻黄散 7-562
82699 麻黄散 7-562
82700 麻黄散 7-562
82701 麻黄散 7-562
82702 麻黄散 7-562
82703 麻黄散 7-562
82704 麻黄散 7-562
82705 麻黄散 7-562
82706 麻黄散 7-563
82707 麻黄散 7-563
82708 麻黄散 7-563
82709 麻黄散 7-563
82710 麻黄散 7-563
82711 麻黄散 7-563
82712 麻黄散 7-563
82713 麻黄散 7-563
82714 麻黄散 7-563
82715 麻黄散 7-563
82716 麻黄散 7-563
82717 麻黄散 7-563
82718 麻黄散 7-563
82719 麻黄散 7-563
82720 麻黄粥 7-563
82721 麻黄煎 7-563
82722 麻黄膏 7-564
82723 麻黄膏 7-564
82724 麻黄膏 7-564
82725 麻黄膏 7-564
82726 麻黄膏 7-564
82727 麻黄膏 7-564
82728 麻雀粥 7-564
82729 麻煎丸 7-564
82730 麻子仁丸 7-564
82731 麻子仁汤 7-565
82732 麻子仁汤 7-565
82733 麻子仁酒 7-565
82734 麻子仁粥 7-565
82735 麻子仁粥 7-565
82736 麻风药酒 7-565
82737 麻风锭子 7-565
82738 麻油截法 7-565
82739 麻根汁酒 7-565
82740 麻黄饮子 7-565
82741 麻黄根汤 7-565
82742 麻黄根汤 7-565
82743 麻黄根汤 7-565
82744 麻黄根汤 7-565
82745 麻黄根汤 7-565
82746 麻黄根汤 7-565
82747 麻黄根粉 7-565
82748 麻黄根散 7-565
82749 麻黄根散 7-566
82750 麻黄根散 7-566
82751 麻黄根散 7-566
82752 麻黄根散 7-566
82753 麻黄根散 7-566
82754 麻黄浴汤 7-566
82755 麻黄煎丸 7-566
82756 麻黄煎丸 7-566
82757 麻子小豆汤 7-566
82758 麻子苏子粥 7-566
82759 麻子润肠汤 7-566
82760 麻仁大黄丸 7-566
82761 麻仁龙胆丸 7-567
82762 麻仁四物汤 7-567
82763 麻仁苏子粥 7-567
82764 麻仁润肠丸 7-567
82765 麻仁润肠汤 7-567
82766 麻仁脾约丸 7-567
82767 麻仁滋脾丸 7-567
82768 麻仁滋脾丸 7-567
82769 麻甘豆腐汤 7-567
82770 麻石加味汤 7-567
82771 麻石抒阳汤 7-567
82772 麻杏甘石汤 7-567
82773 麻杏甘石汤 7-567
82774 麻杏石甘汤 7-567
82775 麻杏石膏汤 7-567
82776 麻杏薏甘汤 7-567
82777 麻附五皮饮 7-567
82778 麻附细辛汤 7-568
82779 麻药草乌散 7-568
82780 麻桂二陈汤 7-568
82781 麻桂术甘汤 7-568
82782 麻桂各半汤 7-568
82783 麻桂各半汤 7-568
82784 麻桂温经汤 7-568
82785 麻黄一剂饮 7-568
82786 麻黄二陈汤 7-568
82787 麻黄十味丸 7-568
82788 麻黄十神汤 7-568
82789 麻黄干葛汤 7-568
82790 麻黄大黄散 7-568
82791 麻黄五味汤 7-568
82792 麻黄五痫汤 7-568
82793 麻黄止嗽丸 7-568
82794 麻黄升麻汤 7-569
82795 麻黄升麻汤 7-569
82796 麻黄升麻汤 7-569
82797 麻黄升麻汤 7-569
82798 麻黄六合汤 7-569
82799 麻黄引气汤 7-569
82800 麻黄甘草汤 7-569
82801 麻黄甘草汤 7-569
82802 麻黄石膏汤 7-569
82803 麻黄石膏汤 7-569
82804 麻黄石膏汤 7-569
82805 麻黄左经汤 7-570
82806 麻黄四物汤 7-570
82807 麻黄生姜汤 7-570
82808 麻黄白术汤 7-570
82809 麻黄白术汤 7-570
82810 麻黄白术汤 7-570
82811 麻黄白术散 7-570
82812 麻黄白术散 7-570
82813 麻黄白术散 7-570
82814 麻黄白虎汤 7-570
82815 麻黄加术汤 7-570
82816 麻黄发表汤 7-571
82817 麻黄发表汤 7-571
82818 麻黄地骨汤 7-571
82819 麻黄芍药汤 7-571
82820 麻黄夺命汤 7-571
82821 麻黄防风汤 7-571
82822 麻黄如圣饮 7-571
82823 麻黄豆蔻丸 7-571
82824 麻黄苍术汤 7-571
82825 麻黄苍术汤 7-571
82826 麻黄赤芍汤 7-571
82827 麻黄赤芍汤 7-571
82828 麻黄杏子汤 7-571
82829 麻黄杏子汤 7-571
82830 麻黄杏仁汤 7-571
82831 麻黄杏仁汤 7-571
82832 麻黄杏仁饮 7-571
82833 麻黄连翘汤 7-571
82834 麻黄吴萸酒 7-572
82835 麻黄羌活汤 7-572
82836 麻黄羌活汤 7-572
82837 麻黄羌活散 7-572
82838 麻黄附子汤 7-572
82839 麻黄泻白散 7-572
82840 麻黄定喘汤 7-572
82841 麻黄定喘汤 7-572
82842 麻黄定喘汤 7-572
82843 麻黄细辛丸 7-572

83007 清中饮 7-586
83008 清中饮 7-586
83009 清中散 7-586
83010 清化丸 7-586
83011 清化丸 7-586
83012 清化丸 7-587
83013 清化丸 7-587
83014 清化汤 7-587
83015 清化汤 7-587
83016 清化饮 7-587
83017 清化饮 7-587
83018 清化煎 7-587
83019 清化膏 7-587
83020 清化膏 7-587
83021 清气丸 7-587
83022 清气汤 7-587
83023 清气汤 7-587
83024 清气汤 7-588
83025 清气饮 7-588
83026 清气饮 7-588
83027 清气饮 7-588
83028 清气饮 7-588
83029 清气散 7-588
83030 清气散 7-588
83031 清气散 7-588
83032 清气散 7-588
83033 清风汤 7-588
83034 清风散 7-589
83035 清风散 7-589
83036 清风散 7-589
83037 清六丸 7-589
83038 清六丸 7-589
83039 清火丸 7-589
83040 清火片 7-589
83041 清火汤 7-589
83042 清火汤 7-589
83043 清火汤 7-589
83044 清心丸 7-589
83045 清心丸 7-589
83046 清心丸 7-589
83047 清心丸 7-590
83048 清心丸 7-590
83049 清心丸 7-590
83050 清心丸 7-590
83051 清心丸 7-590
83052 清心丸 7-590
83053 清心丸 7-590
83054 清心丸 7-590
83055 清心丸 7-590
83056 清心丸 7-590
83057 清心丸 7-590
83058 清心丸 7-590
83059 清心丹 7-590
83060 清心丹 7-590
83061 清心汤 7-590
83062 清心汤 7-590
83063 清心汤 7-590
83064 清心汤 7-591
83065 清心汤 7-591
83066 清心汤 7-591
83067 清心汤 7-591
83068 清心汤 7-591
83069 清心汤 7-591
83070 清心汤 7-591
83071 清心汤 7-591
83072 清心汤 7-591
83073 清心饮 7-591
83074 清心饮 7-591
83075 清心饮 7-591
83076 清心药 7-591
83077 清心散 7-591
83078 清心散 7-591
83079 清心散 7-591
83080 清心散 7-591
83081 清心散 7-592
83082 清心散 7-592
83083 清心散 7-592
83084 清心散 7-592
83085 清水膏 7-592
83086 清平丸 7-592
83087 清平丸 7-592
83088 清平汤 7-592
83089 清平散 7-592
83090 清丙汤 7-592
83091 清正散 7-592
83092 清玉散 7-592
83093 清龙散 7-592
83094 清目散 7-592
83095 清白饮 7-592
83096 清白饮 7-592
83097 清白散 7-592
83098 清白散 7-593
83099 清宁丸 7-593
83100 清宁丸 7-593
83101 清宁丸 7-593
83102 清宁丸 7-593
83103 清宁汤 7-593
83104 清宁汤 7-593
83105 清宁散 7-593
83106 清宁散 7-593
83107 清宁散 7-593
83108 清宁散 7-593
83109 清宁膏 7-593
83110 清宁膏 7-593
83111 清宁膏 7-594
83112 清宁膏 7-594
83113 清地丸 7-594
83114 清地散 7-594
83115 清耳膏 7-594
83116 清邪散 7-594
83117 清虫散 7-594
83118 清血丸 7-594
83119 清血丸 7-594
83120 清血丸 7-594
83121 清血汤 7-594
83122 清血散 7-594
83123 清血散 7-594
83124 清肌汤 7-594
83125 清肌汤 7-594
83126 清肌汤 7-594
83127 清肌散 7-594
83128 清肌散 7-594
83129 清肌散 7-595
83130 清肌散 7-595
83131 清米汤 7-595
83132 清阳汤 7-595
83133 清阳汤 7-595
83134 清阳散 7-595
83135 清阳膏 7-595
83136 清阳膏 7-595
83137 清花丹 7-595
83138 清里散 7-596
83139 清串汤 7-596
83140 清利丸 7-596
83141 清利汤 7-596
83142 清利饮 7-596
83143 清身散 7-596
83144 清彻膏 7-596
83145 清肝丸 7-596
83146 清肝汤 7-596
83147 清肝汤 7-596
83148 清肝汤 7-596
83149 清肝汤 7-596
83150 清肝饮 7-597
83151 清肝饮 7-597
83152 清肝饮 7-597
83153 清肝饮 7-597
83154 清肝散 7-597
83155 清肝散 7-597
83156 清肝散 7-597
83157 清肝散 7-597
83158 清肝散 7-597
83159 清肝散 7-597
83160 清肝散 7-597
83161 清肝煎 7-597
83162 清肝膏 7-597
83163 清肠汤 7-597
83164 清肠饮 7-598
83165 清肠散 7-598
83166 清补汤 7-598
83167 清灵膏 7-598
83168 清灵膏 7-598
83169 清郁丸 7-598
83170 清郁汤 7-598
83171 清郁散 7-598
83172 清齿汤 7-598
83173 清肾汤 7-598
83174 清肾汤 7-598
83175 清肾汤 7-598
83176 清肾汤 7-598
83177 清明丸 7-598
83178 清明丹 7-598
83179 清明散 7-598
83180 清和汤 7-599
83181 清和饮 7-599
83182 清和饮 7-599
83183 清和散 7-599
83184 清和膏 7-599
83185 清和膏 7-599
83186 清金丸 7-599
83187 清金丸 7-599
83188 清金丸 7-599
83189 清金丸 7-599
83190 清金丸 7-599
83191 清金丸 7-599
83192 清金丸 7-599
83193 清金丸 7-599
83194 清金丹 7-599
83195 清金丹 7-599
83196 清金汤 7-600
83197 清金汤 7-600
83198 清金汤 7-600
83199 清金汤 7-600
83200 清金汤 7-600
83201 清金汤 7-600
83202 清金饮 7-600
83203 清金饮 7-600
83204 清金饮 7-600
83205 清金饮 7-600
83206 清金饮 7-600
83207 清金散 7-600
83208 清金散 7-600
83209 清金散 7-600
83210 清金散 7-600
83211 清金散 7-600
83212 清金散 7-600
83213 清金散 7-600
83214 清金散 7-600
83215 清金散 7-600
83216 清金散 7-601
83217 清金散 7-601
83218 清金散 7-601
83219 清金散 7-601
83220 清金散 7-601
83221 清金散 7-601
83222 清金散 7-601
83223 清金散 7-601
83224 清金散 7-601

83225 清金膏 7-601
83226 清金膏 7-601
83227 清肤散 7-601
83228 清肺丸 7-601
83229 清肺丸 7-601
83230 清肺丸 7-601
83231 清肺宁 7-602
83232 清肺汤 7-602
83233 清肺汤 7-602
83234 清肺汤 7-602
83235 清肺汤 7-602
83236 清肺汤 7-602
83237 清肺汤 7-602
83238 清肺汤 7-602
83239 清肺汤 7-602
83240 清肺汤 7-602
83241 清肺汤 7-602
83242 清肺汤 7-602
83243 清肺汤 7-602
83244 清肺汤 7-602
83245 清肺汤 7-602
83246 清肺汤 7-603
83247 清肺汤 7-603
83248 清肺汤 7-603
83249 清肺汤 7-603
83250 清肺汤 7-603
83251 清肺汤 7-603
83252 清肺汤 7-603
83253 清肺饮 7-603
83254 清肺饮 7-603
83255 清肺饮 7-603
83256 清肺饮 7-603
83257 清肺饮 7-603
83258 清肺饮 7-603
83259 清肺饮 7-603
83260 清肺饮 7-603
83261 清肺饮 7-603
83262 清肺饮 7-603
83263 清肺饮 7-603
83264 清肺饮 7-604
83265 清肺饮 7-604
83266 清肺饮 7-604
83267 清肺饮 7-604
83268 清肺饮 7-604
83269 清肺饮 7-604
83270 清肺饮 7-604
83271 清肺饮 7-604
83272 清肺饮 7-604
83273 清肺饮 7-604
83274 清肺饮 7-604
83275 清肺饮 7-604
83276 清肺饮 7-604
83277 清肺饮 7-604
83278 清肺饮 7-604
83279 清肺饮 7-604
83280 清肺饮 7-604
83281 清肺饮 7-605
83282 清肺饮 7-605
83283 清肺饮 7-605
83284 清肺饮 7-605
83285 清肺饮 7-605
83286 清肺饮 7-605
83287 清肺饮 7-605
83288 清肺饮 7-605
83289 清肺饮 7-605
83290 清肺饮 7-605
83291 清肺饮 7-605
83292 清肺饮 7-605
83293 清肺饮 7-605
83294 清肺饮 7-605
83295 清肺饮 7-605
83296 清肺饮 7-605
83297 清肺饮 7-605
83298 清肺饮 7-605
83299 清肺饮 7-605
83300 清肺散 7-606
83301 清肺散 7-606
83302 清肺散 7-606
83303 清肺散 7-606
83304 清肺散 7-606
83305 清肺散 7-606
83306 清肺散 7-606
83307 清肺散 7-606
83308 清肺散 7-606
83309 清肺散 7-606
83310 清肺散 7-606
83311 清肺散 7-606
83312 清肺散 7-606
83313 清肺散 7-606
83314 清肺膏 7-606
83315 清肺膏 7-606
83316 清肺膏 7-606
83317 清鱼锭 7-607
83318 清鱼煎 7-607
83319 清庚丸 7-607
83320 清疟饮 7-607
83321 清疟饮 7-607
83322 清痨散 7-607
83323 清净煎 7-607
83324 清净膏 7-607
83325 清净膏 7-607
83326 清油散 7-607
83327 清油膏 7-607
83328 清泻丸 7-607
83329 清空汤 7-607
83330 清空散 7-607
83331 清空膏 7-607
83332 清空膏 7-608
83333 清空膏 7-608
83334 清肃汤 7-608
83335 清肃汤 7-608
83336 清降丸 7-608
83337 清降片 7-608
83338 清降汤 7-608
83339 清经散 7-608
83340 清经散 7-608
83341 清毒汤 7-608
83342 清毒饮 7-608
83343 清毒散 7-608
83344 清毒散 7-608
83345 清毒散 7-608
83346 清毒散 7-608
83347 清毒膏 7-608
83348 清荣汤 7-609
83349 清荣饮 7-609
83350 清带汤 7-609
83351 清带汤 7-609
83352 清咽丸 7-609
83353 清咽丸 7-609
83354 清咽丸 7-609
83355 清咽片 7-609
83356 清咽汤 7-609
83357 清咽汤 7-609
83358 清咽屑 7-609
83359 清咽散 7-609
83360 清咽散 7-609
83361 清咽散 7-610
83362 清咯汤 7-610
83363 清咳汤 7-610
83364 清咳汤 7-610
83365 清胃丸 7-610
83366 清胃丸 7-610
83367 清胃丸 7-610
83368 清胃丸 7-610
83369 清胃汤 7-610
83370 清胃汤 7-610
83371 清胃汤 7-610
83372 清胃汤 7-610
83373 清胃汤 7-610
83374 清胃汤 7-610
83375 清胃汤 7-610
83376 清胃汤 7-610
83377 清胃汤 7-610
83378 清胃汤 7-611
83379 清胃汤 7-611
83380 清胃汤 7-611
83381 清胃汤 7-611
83382 清胃汤 7-611
83383 清胃汤 7-611
83384 清胃饮 7-611
83385 清胃饮 7-611
83386 清胃饮 7-611
83387 清胃饮 7-611
83388 清胃散 7-611
83389 清胃散 7-611
83390 清胃散 7-611
83391 清胃散 7-611
83392 清胃散 7-611
83393 清胃散 7-612
83394 清胃散 7-612
83395 清胃散 7-612
83396 清胃散 7-612
83397 清胃散 7-612
83398 清胃散 7-612
83399 清胃散 7-612
83400 清胃散 7-612
83401 清胃散 7-612
83402 清胃散 7-612
83403 清胃散 7-612
83404 清胃散 7-612
83405 清胃散 7-612
83406 清胃散 7-612
83407 清胃散 7-612
83408 清胃散 7-612
83409 清胃散 7-612
83410 清胃散 7-613
83411 清胃膏 7-613
83412 清骨汤 7-613
83413 清骨散 7-613
83414 清骨散 7-613
83415 清骨散 7-613
83416 清骨散 7-613
83417 清骨散 7-613
83418 清骨散 7-613
83419 清骨散 7-613
83420 清香丸 7-613
83421 清香散 7-613
83422 清香散 7-613
83423 清香散 7-614
83424 清香散 7-614
83425 清顺汤 7-614
83426 清泉汤 7-614
83427 清泉汤 7-614
83428 清食丸 7-614
83429 清胆汤 7-614
83430 清胆汤 7-614
83431 清胜丸 7-614
83432 清胎方 7-614
83433 清脉汤 7-614
83434 清音丸 7-614
83435 清音丸 7-614
83436 清音丸 7-614
83437 清音丸 7-614
83438 清音丸 7-615
83439 清音丹 7-615
83440 清音片 7-615

83441 清音汤 7-615
83442 清音散 7-615
83443 清浊饮 7-615
83444 清浊饮 7-615
83445 清涎汤 7-615
83446 清涎散 7-615
83447 清首汤 7-615
83448 清室汤 7-615
83449 清宫丹 7-615
83450 清宫丹 7-615
83451 清宫丹 7-615
83452 清宫丹 7-616
83453 清宫汤 7-616
83454 清神丹 7-616
83455 清神丹 7-616
83456 清神汤 7-616
83457 清神汤 7-616
83458 清神汤 7-616
83459 清神汤 7-616
83460 清神汤 7-616
83461 清神汤 7-616
83462 清神香 7-616
83463 清神散 7-616
83464 清神散 7-616
83465 清神散 7-616
83466 清神散 7-617
83467 清神散 7-617
83468 清神散 7-617
83469 清神散 7-617
83470 清神散 7-617
83471 清神散 7-617
83472 清神散 7-617
83473 清神散 7-617
83474 清神散 7-617
83475 清神散 7-617
83476 清神散 7-617
83477 清神散 7-617
83478 清神散 7-617
83479 清神散 7-617
83480 清络饮 7-617
83481 清真汤 7-617
83482 清壶丸 7-618
83483 清热丸 7-618
83484 清热片 7-618
83485 清热汤 7-618
83486 清热汤 7-618
83487 清热汤 7-618
83488 清热汤 7-618
83489 清热汤 7-618
83490 清热饮 7-618
83491 清热饮 7-618
83492 清热饮 7-618
83493 清热饮 7-618
83494 清热饮 7-618
83495 清热散 7-618
83496 清热散 7-618
83497 清热煎 7-619
83498 清眩丸 7-619
83499 清眩丸 7-619
83500 清眩丸 7-619
83501 清眩片 7-619
83502 清健丸 7-619
83503 清健方 7-619
83504 清臭饮 7-619
83505 清衄汤 7-619
83506 清胰丸 7-619
83507 清胰片 7-619
83508 清胰汤 7-619
83509 清脏汤 7-619
83510 清疳丸 7-619
83511 清疳丸 7-619
83512 清疳散 7-620
83513 清疳散 7-620
83514 清疹汤 7-620
83515 清疹散 7-620
83516 清烟膏 7-620
83517 清凉丸 7-620
83518 清凉丸 7-620
83519 清凉丹 7-620
83520 清凉丹 7-620
83521 清凉丹 7-620
83522 清凉水 7-620
83523 清凉汁 7-620
83524 清凉汤 7-620
83525 清凉汤 7-620
83526 清凉汤 7-620
83527 清凉饮 7-621
83528 清凉饮 7-621
83529 清凉饮 7-621
83530 清凉饮 7-621
83531 清凉饮 7-621
83532 清凉饮 7-621
83533 清凉饮 7-621
83534 清凉饮 7-621
83535 清凉油 7-621
83536 清凉蛋 7-621
83537 清凉散 7-621
83538 清凉散 7-621
83539 清凉散 7-621
83540 清凉散 7-621
83541 清凉散 7-621
83542 清凉散 7-621
83543 清凉散 7-621
83544 清凉散 7-621
83545 清凉散 7-621
83546 清凉散 7-622
83547 清凉散 7-622
83548 清凉散 7-622
83549 清凉散 7-622
83550 清凉散 7-622
83551 清凉散 7-622
83552 清凉散 7-622
83553 清凉散 7-622
83554 清凉散 7-622
83555 清凉散 7-622
83556 清凉散 7-622
83557 清凉散 7-622
83558 清凉散 7-622
83559 清凉散 7-622
83560 清凉散 7-622
83561 清凉散 7-622
83562 清凉散 7-622
83563 清凉散 7-622
83564 清凉散 7-622
83565 清凉煎 7-623
83566 清凉膏 7-623
83567 清凉膏 7-623
83568 清凉膏 7-623
83569 清凉膏 7-623
83570 清凉膏 7-623
83571 清凉膏 7-623
83572 清凉膏 7-623
83573 清凉膏 7-623
83574 清凉膏 7-623
83575 清凉膏 7-623
83576 清凉膏 7-623
83577 清凉膏 7-623
83578 清凉膏 7-623
83579 清凉膏 7-623
83580 清凉膏 7-624
83581 清凉膏 7-624
83582 清凉膏 7-624
83583 清凉膏 7-624
83584 清凉膏 7-624
83585 清凉膏 7-624
83586 清凉膏 7-624
83587 清凉膏 7-624
83588 清凉膏 7-624
83589 清凉膏 7-624
83590 清凉膏 7-624
83591 清凉膏 7-624
83592 清凉膏 7-624
83593 清凉膏 7-624
83594 清海丸 7-624
83595 清流饮 7-625
83596 清润汤 7-625
83597 清润汤 7-625
83598 清梅饮 7-625
83599 清营汤 7-625
83600 清黄散 7-625
83601 清唾汤 7-626
83602 清痒汤 7-626
83603 清惊散 7-626
83604 清散汤 7-626
83605 清暑丸 7-626
83606 清暑汤 7-626
83607 清暑汤 7-626
83608 清暑汤 7-626
83609 清暑汤 7-626
83610 清暑汤 7-626
83611 清暑饮 7-626
83612 清暑散 7-626
83613 清暑散 7-626
83614 清脾汤 7-626
83615 清脾汤 7-626
83616 清脾汤 7-626
83617 清脾汤 7-627
83618 清脾汤 7-627
83619 清脾汤 7-627
83620 清脾汤 7-627
83621 清脾汤 7-627
83622 清脾饮 7-627
83623 清脾饮 7-627
83624 清脾饮 7-627
83625 清脾饮 7-627
83626 清脾饮 7-627
83627 清脾饮 7-627
83628 清脾散 7-627
83629 清脾散 7-627
83630 清脾散 7-627
83631 清痘引 7-627
83632 清痢汤 7-627
83633 清痢饮 7-627
83634 清痧散 7-628
83635 清湿汤 7-628
83636 清湿汤 7-628
83637 清湿汤 7-628
83638 清湿散 7-628
83639 清道汤 7-628
83640 清魂汤 7-628
83641 清魂汤 7-628
83642 清魂散 7-628
83643 清魂散 7-628
83644 清魂散 7-628
83645 清魂散 7-628
83646 清魂散 7-628
83647 清魂散 7-628
83648 清魂散 7-629
83649 清魂散 7-629
83650 清魂散 7-629
83651 清魂膏 7-629
83652 清蒸丹 7-629
83653 清感丸 7-629
83654 清腰汤 7-629
83655 清解丸 7-629
83656 清解片 7-629

83657 清解汤 7-629
83658 清解汤 7-629
83659 清解汤 7-629
83660 清解汤 7-629
83661 清解汤 7-629
83662 清解饮 7-629
83663 清解散 7-629
83664 清解散 7-630
83665 清解散 7-630
83666 清解散 7-630
83667 清痹汤 7-630
83668 清痰丸 7-630
83669 清痰丸 7-630
83670 清痰汤 7-630
83671 清痰汤 7-630
83672 清痰饮 7-630
83673 清源丹 7-630
83674 清源汤 7-630
83675 清源散 7-630
83676 清魄散 7-630
83677 清膈丸 7-630
83678 清膈丸 7-631
83679 清膈丸 7-631
83680 清膈丸 7-631
83681 清膈丸 7-631
83682 清膈丸 7-631
83683 清膈汤 7-631
83684 清膈汤 7-631
83685 清膈汤 7-631
83686 清膈汤 7-631
83687 清膈饮 7-631
83688 清膈饮 7-631
83689 清膈饮 7-631
83690 清膈散 7-631
83691 清膈散 7-631
83692 清膈散 7-631
83693 清膈散 7-632
83694 清膈散 7-632
83695 清膈散 7-632
83696 清膈煎 7-632
83697 清聪丸 7-632
83698 清震汤 7-632
83699 清震汤 7-632
83700 清震汤 7-632
83701 清震汤 7-632
83702 清震汤 7-632
83703 清震汤 7-632
83704 清震汤 7-632
83705 清震汤 7-632
83706 清镇丸 7-632
83707 清镇汤 7-632
83708 清霜膏 7-632
83709 清霞条 7-633
83710 清膻汤 7-633
83711 清燥丸 7-633
83712 清燥汤 7-633
83713 清燥汤 7-633
83714 清燥汤 7-633
83715 清燥汤 7-633
83716 清燥汤 7-633
83717 清燥汤 7-633
83718 清燥汤 7-633
83719 清燥汤 7-633
83720 清燥汤 7-633
83721 清燥饮 7-633
83722 清巅丸 7-633
83723 清露饮 7-634
83724 清露饮 7-634
83725 清露散 7-634
83726 清扬饮子 7-634
83727 清光洗方 7-634
83728 清竹茹汤 7-634
83729 清肺饮子 7-634
83730 清肺饮子 7-634
83731 清肺饮子 7-634
83732 清肺饮子 7-634
83733 清肺饮子 7-634
83734 清肺饮子 7-634
83735 清热凉茶 7-634
83736 清胰 1 号 7-634
83737 清胰 2 号 7-634
83738 清胰 3 号 7-634
83739 清凉包子 7-634
83740 清凉饮子 7-635
83741 清凉饮子 7-635
83742 清凉饮子 7-635
83743 清凉饮子 7-635
83744 清凉饮子 7-635
83745 清凉饮子 7-635
83746 清凉饮子 7-635
83747 清凉散饼 7-635
83748 清凉散煎 7-635
83749 清凉膏药 7-635
83750 清淋颗粒 7-635
83751 清暑饮子 7-635
83752 清脾饮子 7-635
83753 清脾饮子 7-635
83754 清解颗粒 7-635
83755 清膈饮子 7-635
83756 清下破血汤 7-635
83757 清上止消丹 7-636
83758 清上化痰丸 7-636
83759 清上至圣丹 7-636
83760 清上防风汤 7-636
83761 清上防风散 7-636
83762 清上抑火汤 7-636
83763 清上补下丸 7-636
83764 清上明目丸 7-636
83765 清上泻火汤 7-636
83766 清上养中汤 7-636
83767 清上消郁汤 7-636
83768 清上梅苏丸 7-636
83769 清上瘀血汤 7-636
83770 清上噙化丸 7-636
83771 清上蠲痛汤 7-637
83772 清中安蛔汤 7-637
83773 清中驱疟饮 7-637
83774 清中祛疟饮 7-637
83775 清中消痞汤 7-637
83776 清中救痢饮 7-637
83777 清中解郁汤 7-637
83778 清中蠲痛汤 7-637
83779 清化四逆散 7-637
83780 清化益肾汤 7-637
83781 清气天麻汤 7-637
83782 清气化毒饮 7-638
83783 清气化痰丸 7-638
83784 清气化痰丸 7-638
83785 清气化痰丸 7-638
83786 清气化痰丸 7-638
83787 清气化痰丸 7-638
83788 清气化痰丸 7-638
83789 清气化痰丸 7-638
83790 清气化痰丸 7-638
83791 清气化痰丸 7-639
83792 清气化痰方 7-639
83793 清气化痰汤 7-639
83794 清气化痰汤 7-639
83795 清气化痰饮 7-639
83796 清气化痰饮 7-639
83797 清气达痰丸 7-639
83798 清气抑肝汤 7-639
83799 清气利咽汤 7-639
83800 清气利膈丸 7-639
83801 清气固真汤 7-639
83802 清气香芎汤 7-639
83803 清气养荣汤 7-639
83804 清气宣风散 7-639
83805 清气健脾汤 7-639
83806 清气涤痰丸 7-639
83807 清风定痛散 7-640
83808 清风养血汤 7-640
83809 清风凉血饮 7-640
83810 清六益元汤 7-640
83811 清火九味汤 7-640
83812 清火止咳汤 7-640
83813 清火止痛汤 7-640
83814 清火宁肺汤 7-640
83815 清火宁痛汤 7-640
83816 清火永真膏 7-640
83817 清火安胃汤 7-640
83818 清火利毒汤 7-640
83819 清火补阴汤 7-640
83820 清火驱毒丸 7-640
83821 清火固表汤 7-640
83822 清火育心汤 7-641
83823 清火栀麦片 7-641
83824 清火贯金丸 7-641
83825 清火养肺汤 7-641
83826 清火神秘汤 7-641
83827 清火健脾丸 7-641
83828 清火凉血汤 7-641
83829 清火凉膈丸 7-641
83830 清火消毒丹 7-641
83831 清火消毒汤 7-641
83832 清火消毒饮 7-641
83833 清火消痰汤 7-641
83834 清火涤痰汤 7-641
83835 清火滋阴汤 7-641
83836 清火豁痰丸 7-641
83837 清心化痰汤 7-642
83838 清心化痰膏 7-642
83839 清心牛黄丸 7-642
83840 清心平肝汤 7-642
83841 清心生脉饮 7-642
83842 清心导痰丸 7-642
83843 清心抑气汤 7-642
83844 清心抑胆汤 7-642
83845 清心利嗌汤 7-642
83846 清心利膈汤 7-642
83847 清心补血汤 7-642
83848 清心明目丸 7-642
83849 清心和气汤 7-643
83850 清心和疟饮 7-643
83851 清心泻火丸 7-643
83852 清心泻火汤 7-643
83853 清心泻火汤 7-643
83854 清心泻肝汤 7-643
83855 清心降火汤 7-643
83856 清心养血汤 7-643
83857 清心莲子饮 7-643
83858 清心莲子饮 7-643
83859 清心莲子饮 7-643
83860 清心莲子饮 7-644
83861 清心凉膈丸 7-644
83862 清心涤肺汤 7-644
83863 清心涤痰汤 7-644
83864 清心流气饮 7-644
83865 清心流气饮 7-644
83866 清心流气饮 7-644
83867 清心润肺汤 7-644
83868 清心益元饮 7-644
83869 清心理脾汤 7-644
83870 清心救命丹 7-644
83871 清心温胆汤 7-644
83872 清心滋肾汤 7-644

83873 清心解毒饮 7-644
83874 清心解毒散 7-644
83875 清心滚痰丸 7-645
83876 清心豁痰汤 7-645
83877 清水莲子饮 7-645
83878 清地退火汤 7-645
83879 清地退火汤 7-645
83880 清地散花饮 7-645
83881 清地散花饮 7-645
83882 清耳五仙散 7-645
83883 清血内消丸 7-645
83884 清血四物汤 7-645
83885 清血四物汤 7-645
83886 清血退心汤 7-645
83887 清血解毒丸 7-645
83888 清肌十全饮 7-645
83889 清肌十全散 7-646
83890 清肌化毒汤 7-646
83891 清肌透毒汤 7-646
83892 清肌渗湿汤 7-646
83893 清肌渗湿汤 7-646
83894 清肌渗湿汤 7-646
83895 清肌解毒汤 7-646
83896 清肌燥湿汤 7-646
83897 清阳补气汤 7-646
83898 清阳降火汤 7-646
83899 清阳柳华散 7-646
83900 清阳除眩汤 7-646
83901 清阳散火汤 7-646
83902 清阳散火汤 7-646
83903 清阳散火汤 7-646
83904 清阳散火汤 7-646
83905 清芳透邪汤 7-646
83906 清里退火汤 7-647
83907 清里解托汤 7-647
83908 清利四物汤 7-647
83909 清身饮颗粒 7-647
83910 清肝止淋汤 7-647
83911 清肝化痰丸 7-647
83912 清肝化痰汤 7-647
83913 清肝化痰煎 7-647
83914 清肝去翳丸 7-647
83915 清肝宁嗽汤 7-647
83916 清肝达郁汤 7-647
83917 清肝导滞汤 7-647
83918 清肝芦荟丸 7-647
83919 清肝抑火汤 7-647
83920 清肝利湿汤 7-648
83921 清肝拨云散 7-648
83922 清肝明目饮 7-648
83923 清肝明目散 7-648
83924 清肝泻火汤 7-648
83925 清肝降压汤 7-648
83926 清肝保脑丸 7-648
83927 清肝顺气汤 7-648
83928 清肝顺气饮 7-648
83929 清肝活血汤 7-648
83930 清肝活瘀汤 7-648
83931 清肝退翳散 7-648
83932 清肝除风汤 7-648
83933 清肝透顶汤 7-648
83934 清肝凉胆汤 7-648
83935 清肝消翳丸 7-648
83936 清肝流气饮 7-649
83937 清肝流气饮 7-649
83938 清肝流气饮 7-649
83939 清肝益荣汤 7-649
83940 清肝益营汤 7-649
83941 清肝益胃丸 7-649
83942 清肝渗湿汤 7-649
83943 清肝渗湿汤 7-649
83944 清肝渗湿汤 7-649
83945 清肝解郁汤 7-649
83946 清肝解郁汤 7-649
83947 清肝解郁汤 7-649
83948 清肝解郁汤 7-649
83949 清肝解郁汤 7-649
83950 清肝解毒汤 7-649
83951 清肝疏胆汤 7-649
83952 清肠解毒汤 7-650
83953 清表散毒汤 7-650
83954 清表解毒汤 7-650
83955 清郁二陈汤 7-650
83956 清肾抑阳丸 7-650
83957 清肾愈风汤 7-650
83958 清金一贯饮 7-650
83959 清金二母汤 7-650
83960 清金止痢汤 7-650
83961 清金化毒汤 7-650
83962 清金化毒汤 7-650
83963 清金化痰丸 7-650
83964 清金化痰汤 7-651
83965 清金化癣汤 7-651
83966 清金引血汤 7-651
83967 清金甘桔汤 7-651
83968 清金甘桔汤 7-651
83969 清金宁肺丸 7-651
83970 清金宁肺丸 7-651
83971 清金宁肺汤 7-651
83972 清金宁嗽汤 7-651
83973 清金宁嗽膏 7-651
83974 清金百部汤 7-651
83975 清金壮水丸 7-651
83976 清金导赤饮 7-651
83977 清金导赤散 7-651
83978 清金攻毒饮 7-652
83979 清金利肺汤 7-652
83980 清金泻火汤 7-652
83981 清金定喘汤 7-652
83982 清金降火丹 7-652
83983 清金降火汤 7-652
83984 清金降火汤 7-652
83985 清金降火汤 7-652
83986 清金降火汤 7-652
83987 清金保肺丸 7-652
83988 清金保肺汤 7-652
83989 清金保肺汤 7-652
83990 清金胜金丹 7-652
83991 清金养血汤 7-652
83992 清金养荣丸 7-652
83993 清金养营汤 7-652
83994 清金退热饮 7-652
83995 清金退热饮 7-652
83996 清金凉肝散 7-653
83997 清金消毒汤 7-653
83998 清金消毒饮 7-653
83999 清金润燥丸 7-653
84000 清金润燥汤 7-653
84001 清金益气汤 7-653
84002 清金理嗽丸 7-653
84003 清金散火汤 7-653
84004 清金解毒汤 7-653
84005 清金解毒汤 7-653
84006 清金解毒汤 7-653
84007 清金解渴汤 7-653
84008 清肺止血汤 7-653
84009 清肺止咳丸 7-653
84010 清肺止咳散 7-653
84011 清肺化毒汤 7-653
84012 清肺化热汤 7-654
84013 清肺化痰丸 7-654
84014 清肺化痰丸 7-654
84015 清肺化痰汤 7-654
84016 清肺化痰汤 7-654
84017 清肺平肝汤 7-654
84018 清肺平肝汤 7-654
84019 清肺宁嗽丸 7-654
84020 清肺安胎饮 7-654
84021 清肺抑火丸 7-654
84022 清肺补阴汤 7-654
84023 清肺固金丸 7-655
84024 清肺和肝饮 7-655
84025 清肺和疟汤 7-655
84026 清肺定咳汤 7-655
84027 清肺降火汤 7-655
84028 清肺活络汤 7-655
84029 清肺养肝汤 7-655
84030 清肺桔梗汤 7-655
84031 清肺消毒汤 7-655
84032 清肺益气汤 7-655
84033 清肺益气汤 7-655
84034 清肺消炎丸 7-655
84035 清肺调血汤 7-656
84036 清肺通水汤 7-656
84037 清肺散火汤 7-656
84038 清肺葶苈丸 7-656
84039 清肺滋阴散 7-656
84040 清肺解毒汤 7-656
84041 清炎宁痛汤 7-656
84042 清炎解毒汤 7-656
84043 清泄通淋汤 7-656
84044 清空化痰汤 7-656
84045 清经止血汤 7-656
84046 清经止血汤 7-656
84047 清经四物汤 7-657
84048 清经导滞汤 7-657
84049 清毒二仙丹 7-657
84050 清毒百应丸 7-657
84051 清毒拔翳汤 7-657
84052 清毒拔翳汤 7-657
84053 清毒保目汤 7-657
84054 清毒活血汤 7-657
84055 清毒凉血饮 7-657
84056 清毒解表汤 7-657
84057 清荣养血丸 7-657
84058 清荣槐花饮 7-658
84059 清带四物汤 7-658
84060 清咽太平丸 7-658
84061 清咽太平饮 7-658
84062 清咽双和饮 7-658
84063 清咽宁肺汤 7-658
84064 清咽宁肺汤 7-658
84065 清咽抑火汤 7-658
84066 清咽利膈丸 7-658
84067 清咽利膈汤 7-658
84068 清咽利膈汤 7-658
84069 清咽利膈汤 7-658
84070 清咽利膈汤 7-658
84071 清咽利膈汤 7-658
84072 清咽利膈散 7-658
84073 清咽养荣汤 7-659
84074 清咽消毒散 7-659
84075 清咽消肿饮 7-659
84076 清咽益元丸 7-659
84077 清咽滋肺汤 7-659
84078 清咽润喉丸 7-659
84079 清咽滋肺汤 7-659
84080 清咽解毒汤 7-659
84081 清咽解毒汤 7-659
84082 清咽解毒散 7-659
84083 清胃化毒汤 7-659
84084 清胃化毒汤 7-659
84085 清胃化滞汤 7-659
84086 清胃化痰汤 7-659
84087 清胃升麻汤 7-660
84088 清胃平逆汤 7-660

84089 清胃平逆散 7-660
84090 清胃石膏汤 7-660
84091 清胃生髓丹 7-660
84092 清胃败毒汤 7-660
84093 清胃败毒散 7-660
84094 清胃败毒散 7-660
84095 清胃和中丸 7-660
84096 清胃泻火汤 7-660
84097 清胃降火汤 7-660
84098 清胃保中汤 7-660
84099 清胃保安丸 7-660
84100 清胃保安丸 7-660
84101 清胃养脾汤 7-661
84102 清胃除痢汤 7-661
84103 清胃射干汤 7-661
84104 清胃凉营汤 7-661
84105 清胃消疳汤 7-661
84106 清胃消糜散 7-661
84107 清胃理脾汤 7-661
84108 清胃黄连丸 7-661
84109 清胃散火汤 7-661
84110 清胃散毒汤 7-661
84111 清胃解毒汤 7-661
84112 清胃豁痰汤 7-661
84113 清骨滋肾汤 7-661
84114 清胆竹茹汤 7-661
84115 清胆利湿汤 7-661
84116 清胆泻火汤 7-661
84117 清胆黄连丸 7-662
84118 清胎万全饮 7-662
84119 清音噙化丸 7-662
84120 清浊锁精丹 7-662
84121 清涎快膈丸 7-662
84122 清宣导滞汤 7-662
84123 清宣瘀热汤 7-662
84124 清宫寿桃丸 7-662
84125 清宫解毒饮 7-662
84126 清神化毒汤 7-662
84127 清神化痰丸 7-663
84128 清神甘露丸 7-663
84129 清神返魂汤 7-663
84130 清神返魂汤 7-663
84131 清神补气汤 7-663
84132 清神补气汤 7-663
84133 清神养荣汤 7-663
84134 清神养营汤 7-663
84135 清神益气汤 7-663
84136 清神益气汤 7-663
84137 清神益火汤 7-663
84138 清神散火汤 7-663
84139 清神散火汤 7-664
84140 清神解语汤 7-664
84141 清盐空心饮 7-664
84142 清热三黄丸 7-664
84143 清热木瓜汤 7-664
84144 清热止血汤 7-664
84145 清热止血法 7-664
84146 清热止泻汤 7-664
84147 清热止泻汤 7-664
84148 清热止痒汤 7-664
84149 清热止痛汤 7-664
84150 清热止痛汤 7-664
84151 清热内消散 7-664
84152 清热化毒汤 7-664
84153 清热化滞汤 7-664
84154 清热化湿汤 7-665
84155 清热化湿饮 7-665
84156 清热化痰丸 7-665
84157 清热化痰丸 7-665
84158 清热化痰汤 7-665
84159 清热化痰汤 7-665
84160 清热化痰汤 7-665
84161 清热化痰汤 7-665
84162 清热化痰汤 7-665
84163 清热平肝汤 7-665
84164 清热平肝汤 7-665
84165 清热平喘汤 7-666
84166 清热去湿茶 7-666
84167 清热甘露饮 7-666
84168 清热四物汤 7-666
84169 清热四物汤 7-666
84170 清热四物汤 7-666
84171 清热代茶饮 7-666
84172 清热白虎饮 7-666
84173 清热宁肺汤 7-666
84174 清热地黄汤 7-666
84175 清热地黄汤 7-666
84176 清热地黄饮 7-666
84177 清热光明液 7-666
84178 清热行血汤 7-666
84179 清热安荣汤 7-667
84180 清热安胎饮 7-667
84181 清热安胎饮 7-667
84182 清热安宫丸 7-667
84183 清热安蛔汤 7-667
84184 清热导滞汤 7-667
84185 清热导滞汤 7-667
84186 清热导滞汤 7-667
84187 清热导滞汤 7-667
84188 清热导滞汤 7-667
84189 清热导痰汤 7-667
84190 清热如圣散 7-668
84191 清热如圣散 7-668
84192 清热利湿汤 7-668
84193 清热补气汤 7-668
84194 清热补血汤 7-668
84195 清热灵颗粒 7-668
84196 清热拔毒饮 7-668
84197 清热明目茶 7-668
84198 清热固表汤 7-668
84199 清热固经汤 7-668
84200 清热固精汤 7-668
84201 清热和中汤 7-668
84202 清热和胃丸 7-669
84203 清热金花丸 7-669
84204 清热泻火汤 7-669
84205 清热泻脾散 7-669
84206 清热泻湿汤 7-669
84207 清热治痢丸 7-669
84208 清热定痛汤 7-669
84209 清热降火丸 7-669
84210 清热胃关煎 7-669
84211 清热保金汤 7-669
84212 清热顺气汤 7-669
84213 清热退翳汤 7-669
84214 清热胜湿汤 7-669
84215 清热胜湿汤 7-670
84216 清热活血汤 7-670
84217 清热活血汤 7-670
84218 清热养血汤 7-670
84219 清热养血汤 7-670
84220 清热养血汤 7-670
84221 清热养阴丹 7-670
84222 清热养荣汤 7-670
84223 清热宣络饮 7-670
84224 清热祛风汤 7-670
84225 清热除疳丸 7-670
84226 清热除疳丸 7-670
84227 清热除湿汤 7-670
84228 清热除痹汤 7-671
84229 清热透肌汤 7-671
84230 清热凉血丸 7-671
84231 清热凉血汤 7-671
84232 清热凉血饮 7-671
84233 清热凉血饮 7-671
84234 清热凉血饮 7-671
84235 清热凉血膏 7-671
84236 清热消风散 7-671
84237 清热消肿汤 7-671
84238 清热消毒饮 7-671
84239 清热消毒饮 7-671
84240 清热消毒散 7-671
84241 清热消疳散 7-671
84242 清热调中汤 7-671
84243 清热调中饮 7-672
84244 清热调血汤 7-672
84245 清热通经汤 7-672
84246 清热通淋汤 7-672
84247 清热通瘀汤 7-672
84248 清热理脾汤 7-672
84249 清热黄芩汤 7-672
84250 清热渗湿汤 7-672
84251 清热散结汤 7-672
84252 清热滋阴汤 7-672
84253 清热解肌汤 7-672
84254 清热解肌汤 7-672
84255 清热解郁汤 7-673
84256 清热解郁汤 7-673
84257 清热解郁散 7-673
84258 清热解毒丸 7-673
84259 清热解毒片 7-673
84260 清热解毒汤 7-673
84261 清热解毒汤 7-673
84262 清热解毒汤 7-673
84263 清热解毒汤 7-673
84264 清热解毒汤 7-673
84265 清热解毒汤 7-673
84266 清热解毒汤 7-673
84267 清热解毒汤 7-673
84268 清热解毒汤 7-673
84269 清热镇惊汤 7-673
84270 清热镇惊汤 7-673
84271 清热豁痰丸 7-674
84272 清眩止痛汤 7-674
84273 清眩化痰汤 7-674
84274 清眩平肝汤 7-674
84275 清眩治瘫丸 7-674
84276 清眩降压片 7-674
84277 清眩养荣汤 7-674
84278 清晕化痰汤 7-674
84279 清晕化痰汤 7-674
84280 清晕四物汤 7-674
84281 清胰汤Ⅰ号 7-674
84282 清胰汤Ⅱ号 7-674
84283 清胰陷胸汤 7-675
84284 清脏内托散 7-675
84285 清脏润燥丸 7-675
84286 清脏解毒汤 7-675
84287 清脏解毒汤 7-675
84288 清脑平酒丹 7-675
84289 清脑降压片 7-675
84290 清脑复神液 7-675
84291 清脑黄连膏 7-675
84292 清离固精丸 7-675
84293 清离滋坎汤 7-675
84294 清疳解毒汤 7-675
84295 清凉内消膏 7-676
84296 清凉化痞膏 7-676
84297 清凉甘露饮 7-676
84298 清凉四物汤 7-676
84299 清凉至宝饮 7-676
84300 清凉至宝散 7-676
84301 清凉华盖饮 7-676
84302 清凉攻毒饮 7-676
84303 清凉拔毒散 7-676
84304 清凉拔毒膏 7-676

84305 清凉拈痛汤 7-676
84306 清凉拈痛膏 7-676
84307 清凉退赤丹 7-676
84308 清凉消毒饮 7-676
84309 清凉消毒散 7-677
84310 清凉消毒膏 7-677
84311 清凉润燥汤 7-677
84312 清凉救苦散 7-677
84313 清凉救苦散 7-677
84314 清凉救苦散 7-677
84315 清凉救苦散 7-677
84316 清凉救苦散 7-677
84317 清凉渗湿膏 7-677
84318 清凉散火汤 7-677
84319 清凉散血膏 7-677
84320 清凉散毒汤 7-677
84321 清凉解毒汤 7-677
84322 清凉解毒汤 7-677
84323 清凉解毒饮 7-677
84324 清凉解毒饮 7-678
84325 清凉解毒散 7-678
84326 清理肠道汤 7-678
84327 清营退肿膏 7-678
84328 清营解毒汤 7-678
84329 清营解毒汤 7-678
84330 清爽化痰汤 7-678
84331 清喉咽合剂 7-678
84332 清喉消毒散 7-678
84333 清暑十全汤 7-678
84334 清暑化湿汤 7-678
84335 清暑六和汤 7-678
84336 清暑四物汤 7-678
84337 清暑生津汤 7-678
84338 清暑固阴汤 7-679
84339 清暑和中散 7-679
84340 清暑和胎饮 7-679
84341 清暑定中汤 7-679
84342 清暑定逆汤 7-679
84343 清暑破疟饮 7-679
84344 清暑透毒汤 7-679
84345 清暑益元汤 7-679
84346 清暑益元散 7-679
84347 清暑益气丸 7-680
84348 清暑益气汤 7-680
84349 清暑益气汤 7-680
84350 清暑益气汤 7-680
84351 清暑悉安汤 7-681
84352 清暑痢疾丸 7-681
84353 清暑疏风散 7-681
84354 清暑解毒饮 7-681
84355 清暑熄风汤 7-681
84356 清脾甘露饮 7-681
84357 清脾甘露饮 7-681
84358 清脾抑火汤 7-681
84359 清脾降火汤 7-681
84360 清脾养胃汤 7-681
84361 清脾除湿饮 7-681
84362 清脾凉血汤 7-681
84363 清湿化痰汤 7-681
84364 清湿泻肝汤 7-682
84365 清温解营汤 7-682
84366 清蒸还致丹 7-682
84367 清暗化痰汤 7-682
84368 清解宣肺汤 7-682
84369 清解蕴热汤 7-682
84370 清痰四物汤 7-682
84371 清痰宁痛丸 7-682
84372 清痰利水汤 7-682
84373 清痰定喘丸 7-682
84374 清痰降火汤 7-682
84375 清痰降火汤 7-682
84376 清痰降火汤 7-682
84377 清痰顺气汤 7-682
84378 清痰养荣汤 7-683
84379 清痰祛眩汤 7-683
84380 清痰凉膈散 7-683
84381 清源止痢汤 7-683
84382 清膈化痰丸 7-683
84383 清膈导痰汤 7-683
84384 清膈苍莎丸 7-683
84385 清膈降气丸 7-683
84386 清膈活血汤 7-683
84387 清膈宽中汤 7-683
84388 清瘟败毒饮 7-683
84389 清瘟解毒丸 7-684
84390 清瘟解毒丸 7-684
84391 清瘟解毒丸 7-684
84392 清瘟解毒汤 7-685
84393 清聪化痰丸 7-685
84394 清霄忘昼饮 7-685
84395 清膻竹叶汤 7-685
84396 清燥生津饮 7-685
84397 清燥养荣汤 7-685
84398 清燥养荣汤 7-685
84399 清燥养营汤 7-685
84400 清燥润肠汤 7-685
84401 清燥救肺汤 7-685
84402 清燥救肺汤 7-686
84403 清燥解肌汤 7-686
84404 清燥解郁汤 7-686
84405 清巅抑火汤 7-686
84406 清上止晕沐方 7-686
84407 清火栀麦胶囊 7-686
84408 清肝利胆颗粒 7-686
84409 清肝降压胶囊 7-686
84410 清肝偏头痛方 7-686
84411 清泥丸敛神汤 7-686
84412 清胎万金饮子 7-686
84413 清宫长春胶囊 7-686
84414 清热止咳颗粒 7-687
84415 清热止痒面药 7-687
84416 清热化湿洗药 7-687
84417 清热去湿颗粒 7-687
84418 清热利胆颗粒 7-687
84419 清肝利胆胶囊 7-687
84420 清热明目洗药 7-687
84421 清解明目洗药 7-687
84422 清热银花糖浆 7-687
84423 清热感冒颗粒 7-687
84424 清热解毒胶囊 7-687
84425 清热解毒颗粒 7-687
84426 清热解毒颗粒 7-687
84427 清热解毒糖浆 7-687
84428 清热镇咳糖浆 7-687
84429 清热醒脑灵丸 7-688
84430 清热醒脑灵片 7-688
84431 清胰利胆颗粒 7-688
84432 清脑降压胶囊 7-688
84433 清脑降压颗粒 7-688
84434 清凉防暑颗粒 7-688
84435 清喉利咽颗粒 7-688
84436 清暑解毒颗粒 7-688
84437 清感穿心莲片 7-688
84438 清上止痛熏目方 7-688
84439 清化会厌退腐汤 7-688
84440 清气化痰健脾丸 7-688
84441 清风去火化毒汤 7-688
84442 清风镇逆养阴丸 7-688
84443 清心内固金粉散 7-688
84444 清心安神豁痰饮 7-689
84445 清心明目上清丸 7-689
84446 清心明目羊肝丸 7-689
84447 清心滋肾地黄丸 7-689
84448 清目养阴洗眼方 7-689
84449 清肌燥湿解毒汤 7-689
84450 清肝抑火明目方 7-689
84451 清肝补肾羚羊丸 7-689
84452 清肝明目消障汤 7-689
84453 清肝明目熏洗方 7-689
84454 清肝定痛洗目方 7-689
84455 清肝解毒退翳汤 7-689
84456 清肝聪耳代茶饮 7-690
84457 清补理肺健脾丸 7-690
84458 清金止嗽化痰丸 7-690
84459 清金止嗽西瓜膏 7-690
84460 清金养气补脾丸 7-690
84461 清肺抑火化痰丸 7-690
84462 清肺消毒化痰汤 7-690
84463 清胃止痛漱齿方 7-690
84464 清胃消肿漱口方 7-690
84465 清咽奠阴承气汤 7-690
84466 清热止嗽代茶饮 7-690
84467 清热化湿代茶饮 7-690
84468 清热化湿代茶饮 7-691
84469 清热化湿代茶饮 7-691
84470 清热利湿化瘀法 7-691
84471 清热和血化毒膏 7-691
84472 清热养阴代茶饮 7-691
84473 清热养肝和络膏 7-691
84474 清热养肝活络膏 7-691
84475 清热除湿祛风膏 7-691
84476 清热理气代茶饮 7-691
84477 清热理气代茶饮 7-691
84478 清热理脾除湿膏 7-691

84479 清热黄连犀角汤 7-691
84480 清热解毒口服液 7-691
84481 清热解毒消肿汤 7-691
84482 清嗌黄连解毒汤 7-692
84483 清痰养志宽气丸 7-692
84484 清溪秘传北庭丹 7-692
84485 清溪秘传矾精散 7-692
84486 清金润燥天门冬丸 7-692
84487 清金加减百合固金汤 7-692
84488 清热宁嗽化痰定喘丸 7-692
84489 清嗽止渴抑火化饮膏 7-692
84490 清络饮加杏仁薏仁滑石汤 7-692
84491 清络饮加甘桔甜杏仁麦冬汤 7-692
84492 清宫汤去莲心麦冬加银花赤小豆皮方 7-692

添

84493 添精丹 7-692
84494 添精补肾膏 7-693
84495 添精补髓丹 7-693
84496 添精嗣续丸 7-693

鸿

84497 鸿茅药酒 7-693

淋

84498 淋豆酒 7-693
84499 淋沥汤 7-693
84500 淋顶汤 7-693
84501 淋洗方 7-693
84502 淋洗汤 7-693
84503 淋症丸 7-693
84504 淋渫药 7-693
84505 淋渫药 7-693
84506 淋渫药 7-694
84507 淋渫子散 7-694
84508 淋拓枳壳汤 7-694
84509 淋浇黄连汤 7-694
84510 淋洗大黄汤 7-694
84511 淋洗当归汤 7-694
84512 淋洗如圣散 7-694
84513 淋洗苦参汤 7-694
84514 淋洗秦皮汤 7-694
84515 淋浴九仙散 7-694
84516 淋渫乌头散 7-694
84517 淋渫地榆散 7-694
84518 淋渫芎䓖汤 7-694
84519 淋渫羊桃汤 7-694
84520 淋渫沙节汤 7-695
84521 淋渫鸡冠散 7-695
84522 淋渫贯众汤 7-695
84523 淋渫桂附散 7-695
84524 淋渫顽荆汤 7-695
84525 淋渫顽荆散 7-695
84526 淋渫荠草汤 7-695
84527 淋渫蒴藋汤 7-695
84528 淋熨芎䓖汤 7-695
84529 淋熨当归汤 7-695
84530 淋熨虎骨汤 7-695
84531 淋熨桂附散 7-695
84532 淋熨顽荆散 7-695
84533 淋蘸防风汤 7-695
84534 淋浴海桐皮汤 7-695
84535 淋渫吴茱萸汤 7-695
84536 淋渫药丁香散 7-695
84537 淋渫药地榆散 7-696
84538 淋渫药鸡冠散 7-696
84539 淋渫威灵仙散 7-696

渐

84540 渐生汤 7-696

淖

84541 淖手药 7-696

混

84542 混元丹 7-696
84543 混元丹 7-696
84544 混元丹 7-696
84545 混元丹 7-696
84546 混元丹 7-696
84547 混元球 7-696
84548 混元膏 7-696
84549 混元胎丹 7-696
84550 混元一气丹 7-697
84551 混沌如金散 7-697

淮

84552 淮南丸 7-697
84553 淮安狗皮膏 7-697
84554 淮南五柔丸 7-697
84555 淮南子茯苓散 7-697
84556 淮南王枕中丸 7-697
84557 淮南王枕中丸 7-697
84558 淮南八公石斛散 7-697
84559 淮南八公石斛万病散 7-697
84560 淮南八公石斛万病散 7-698
84561 淮南王辟谷登仙秘要方 7-698

渊

84562 渊然真人夺命丹 7-698

淫

84563 淫羊补浆汤 7-698

淳

84564 淳于丸 7-698

淬

84565 淬铁饮 7-698
84566 淡豉散 7-698

淡

84567 淡黄丸 7-698
84568 淡渗汤 7-698
84569 淡竹叶汤 7-698
84570 淡竹叶汤 7-698
84571 淡竹叶汤 7-698
84572 淡竹叶汤 7-698
84573 淡竹叶汤 7-698
84574 淡竹叶汤 7-698
84575 淡竹叶饮 7-699
84576 淡竹叶粥 7-699
84577 淡竹沥粥 7-699
84578 淡竹茹汤 7-699
84579 淡竹茹汤 7-699
84580 淡竹茹汤 7-699
84581 淡豆豉丸 7-699
84582 淡豉乌梅丸 7-699
84583 淡渗二苓汤 7-699
84584 淡婆婆根汤 7-699

深

84585 深海龙丸 7-699
84586 深海龙胶囊 7-699

渗

84587 渗红丸 7-699
84588 渗肠丸 7-699
84589 渗脐散 7-700
84590 渗雪膏 7-700
84591 渗湿汤 7-700
84592 渗湿汤 7-700
84593 渗湿汤 7-700
84594 渗湿汤 7-700
84595 渗湿汤 7-700
84596 渗湿汤 7-700
84597 渗湿汤 7-700
84598 渗湿汤 7-700
84599 渗湿汤 7-700
84600 渗湿汤 7-700
84601 渗湿汤 7-700
84602 渗湿汤 7-700
84603 渗湿汤 7-700
84604 渗湿汤 7-700
84605 渗湿中和汤 7-700
84606 渗湿生肌散 7-701
84607 渗湿消痰饮 7-701
84608 渗湿救苦散 7-701
84609 渗湿清脾散 7-701

涵

84610 涵木养荣汤 7-701
84611 涵木养营汤 7-701

羚

84612 羚羊饮 7-701
84613 羚羊散 7-701
84614 羚羊散 7-701
84615 羚羊散 7-701
84616 羚羊散 7-701
84617 羚羊散 7-701
84618 羚羊散 7-701
84619 羚角散 7-701
84620 羚虎丸 7-701
84621 羚竺散 7-701
84622 羚犀汤 7-701
84623 羚犀汤 7-701
84624 羚犀散 7-701
84625 羚羊片散 7-702
84626 羚羊角丸 7-702
84627 羚羊角丸 7-702
84628 羚羊角丸 7-702
84629 羚羊角丸 7-702
84630 羚羊角丸 7-702
84631 羚羊角丸 7-702
84632 羚羊角丸 7-702
84633 羚羊角丸 7-702
84634 羚羊角丸 7-702
84635 羚羊角丸 7-702
84636 羚羊角丸 7-702
84637 羚羊角丸 7-703
84638 羚羊角丸 7-703
84639 羚羊角丸 7-703
84640 羚羊角丸 7-703
84641 羚羊角丸 7-703
84642 羚羊角丸 7-703

84643 羚羊角丸 7-703
84644 羚羊角丸 7-703
84645 羚羊角丸 7-703
84646 羚羊角丸 7-703
84647 羚羊角丸 7-703
84648 羚羊角丸 7-703
84649 羚羊角丸 7-704
84650 羚羊角丸 7-704
84651 羚羊角丸 7-704
84652 羚羊角丸 7-704
84653 羚羊角丸 7-704
84654 羚羊角丸 7-704
84655 羚羊角丸 7-704
84656 羚羊角丸 7-704
84657 羚羊角丸 7-704
84658 羚羊角丸 7-704
84659 羚羊角丸 7-704
84660 羚羊角丸 7-705
84661 羚羊角丸 7-705
84662 羚羊角丸 7-705
84663 羚羊角汤 7-705
84664 羚羊角汤 7-705
84665 羚羊角汤 7-705
84666 羚羊角汤 7-705
84667 羚羊角汤 7-705
84668 羚羊角汤 7-705
84669 羚羊角汤 7-705
84670 羚羊角汤 7-705
84671 羚羊角汤 7-705
84672 羚羊角汤 7-705
84673 羚羊角汤 7-705
84674 羚羊角汤 7-705
84675 羚羊角汤 7-706
84676 羚羊角汤 7-706
84677 羚羊角汤 7-706
84678 羚羊角汤 7-706
84679 羚羊角汤 7-706
84680 羚羊角汤 7-706
84681 羚羊角汤 7-706
84682 羚羊角汤 7-706
84683 羚羊角汤 7-706
84684 羚羊角汤 7-706
84685 羚羊角汤 7-706
84686 羚羊角汤 7-706
84687 羚羊角汤 7-706
84688 羚羊角汤 7-706
84689 羚羊角汤 7-706
84690 羚羊角汤 7-707
84691 羚羊角汤 7-707
84692 羚羊角汤 7-707
84693 羚羊角汤 7-707
84694 羚羊角汤 7-707
84695 羚羊角汤 7-707
84696 羚羊角汤 7-707
84697 羚羊角汤 7-707
84698 羚羊角汤 7-707
84699 羚羊角汤 7-707
84700 羚羊角汤 7-707
84701 羚羊角汤 7-707
84702 羚羊角汤 7-707
84703 羚羊角汤 7-707
84704 羚羊角汤 7-707
84705 羚羊角汤 7-707
84706 羚羊角汤 7-708
84707 羚羊角汤 7-708
84708 羚羊角汤 7-708
84709 羚羊角汤 7-708
84710 羚羊角汤 7-708
84711 羚羊角汤 7-708
84712 羚羊角汤 7-708
84713 羚羊角汤 7-708
84714 羚羊角汤 7-708
84715 羚羊角汤 7-708
84716 羚羊角汤 7-708
84717 羚羊角汤 7-708
84718 羚羊角汤 7-709
84719 羚羊角汤 7-709
84720 羚羊角汤 7-709
84721 羚羊角汤 7-709
84722 羚羊角汤 7-709
84723 羚羊角汤 7-709
84724 羚羊角汤 7-709
84725 羚羊角汤 7-709
84726 羚羊角汤 7-709
84727 羚羊角汤 7-709
84728 羚羊角汤 7-709
84729 羚羊角汤 7-709
84730 羚羊角汤 7-709
84731 羚羊角汤 7-709
84732 羚羊角汤 7-709
84733 羚羊角汤 7-709
84734 羚羊角汤 7-710
84735 羚羊角汤 7-710
84736 羚羊角汤 7-710
84737 羚羊角汤 7-710
84738 羚羊角汤 7-710
84739 羚羊角汤 7-710
84740 羚羊角汤 7-710
84741 羚羊角汤 7-710
84742 羚羊角汤 7-710
84743 羚羊角汤 7-710
84744 羚羊角饮 7-710
84745 羚羊角饮 7-710
84746 羚羊角饮 7-711
84747 羚羊角饮 7-711
84748 羚羊角饮 7-711
84749 羚羊角饮 7-711
84750 羚羊角饮 7-711
84751 羚羊角饮 7-711
84752 羚羊角饮 7-711
84753 羚羊角饮 7-711
84754 羚羊角饮 7-711
84755 羚羊角饮 7-711
84756 羚羊角饮 7-711
84757 羚羊角饮 7-711
84758 羚羊角饮 7-711
84759 羚羊角饮 7-712
84760 羚羊角饮 7-712
84761 羚羊角散 7-712
84762 羚羊角散 7-712
84763 羚羊角散 7-712
84764 羚羊角散 7-712
84765 羚羊角散 7-712
84766 羚羊角散 7-712
84767 羚羊角散 7-712
84768 羚羊角散 7-712
84769 羚羊角散 7-712
84770 羚羊角散 7-712
84771 羚羊角散 7-712
84772 羚羊角散 7-713
84773 羚羊角散 7-713
84774 羚羊角散 7-713
84775 羚羊角散 7-713
84776 羚羊角散 7-713
84777 羚羊角散 7-713
84778 羚羊角散 7-713
84779 羚羊角散 7-713
84780 羚羊角散 7-713
84781 羚羊角散 7-713
84782 羚羊角散 7-713
84783 羚羊角散 7-713
84784 羚羊角散 7-713
84785 羚羊角散 7-714
84786 羚羊角散 7-714
84787 羚羊角散 7-714
84788 羚羊角散 7-714
84789 羚羊角散 7-714
84790 羚羊角散 7-714
84791 羚羊角散 7-714
84792 羚羊角散 7-714
84793 羚羊角散 7-714
84794 羚羊角散 7-714
84795 羚羊角散 7-714
84796 羚羊角散 7-714
84797 羚羊角散 7-714
84798 羚羊角散 7-715
84799 羚羊角散 7-715
84800 羚羊角散 7-715
84801 羚羊角散 7-715
84802 羚羊角散 7-715
84803 羚羊角散 7-715
84804 羚羊角散 7-715
84805 羚羊角散 7-715
84806 羚羊角散 7-715
84807 羚羊角散 7-715
84808 羚羊角散 7-715
84809 羚羊角散 7-716
84810 羚羊角散 7-716
84811 羚羊角散 7-716
84812 羚羊角散 7-716
84813 羚羊角散 7-716
84814 羚羊角散 7-716
84815 羚羊角散 7-716
84816 羚羊角散 7-716
84817 羚羊角散 7-716
84818 羚羊角散 7-716
84819 羚羊角散 7-716
84820 羚羊角散 7-716
84821 羚羊角散 7-717
84822 羚羊角散 7-717
84823 羚羊角散 7-717
84824 羚羊角散 7-717
84825 羚羊角散 7-717
84826 羚羊角散 7-717
84827 羚羊角散 7-717
84828 羚羊角散 7-717
84829 羚羊角散 7-717
84830 羚羊角散 7-717
84831 羚羊角散 7-717
84832 羚羊角散 7-717
84833 羚羊角散 7-717
84834 羚羊角散 7-718
84835 羚羊角散 7-718
84836 羚羊角散 7-718
84837 羚羊角散 7-718
84838 羚羊角散 7-718
84839 羚羊角散 7-718
84840 羚羊角散 7-718
84841 羚羊角散 7-718
84842 羚羊角散 7-718
84843 羚羊角散 7-718
84844 羚羊角散 7-718
84845 羚羊角散 7-718
84846 羚羊角散 7-718
84847 羚羊角散 7-719
84848 羚羊角散 7-719
84849 羚羊角散 7-719
84850 羚羊角散 7-719
84851 羚羊角散 7-719
84852 羚羊角散 7-719
84853 羚羊角散 7-719
84854 羚羊角散 7-719
84855 羚羊角散 7-719
84856 羚羊角散 7-719
84857 羚羊角散 7-719
84858 羚羊角散 7-719

84859 羚羊角散 7-720
84860 羚羊角散 7-720
84861 羚羊角散 7-720
84862 羚羊角散 7-720
84863 羚羊角散 7-720
84864 羚羊角散 7-720
84865 羚羊角散 7-720
84866 羚羊角散 7-720
84867 羚羊角散 7-720
84868 羚羊角散 7-720
84869 羚羊角散 7-720
84870 羚羊角散 7-720
84871 羚羊角散 7-720
84872 羚羊角散 7-721
84873 羚羊角散 7-721
84874 羚羊角散 7-721
84875 羚羊角散 7-721
84876 羚羊角散 7-721
84877 羚羊角散 7-721
84878 羚羊角散 7-721
84879 羚羊角散 7-721
84880 羚羊角散 7-721
84881 羚羊角散 7-721
84882 羚羊角散 7-721
84883 羚羊角散 7-721
84884 羚羊角散 7-721
84885 羚羊角散 7-722
84886 羚羊角散 7-722
84887 羚羊角散 7-722
84888 羚羊角散 7-722
84889 羚羊角散 7-722
84890 羚羊角散 7-722
84891 羚羊角散 7-722
84892 羚羊角散 7-722
84893 羚羊角散 7-722
84894 羚羊角散 7-722
84895 羚羊角散 7-722
84896 羚羊角散 7-722
84897 羚羊角散 7-722
84898 羚羊角散 7-722
84899 羚羊角散 7-722
84900 羚羊角散 7-723
84901 羚羊角散 7-723
84902 羚羊角散 7-723
84903 羚羊角散 7-723
84904 羚羊角散 7-723
84905 羚羊角散 7-723
84906 羚羊角散 7-723
84907 羚羊角散 7-723
84908 羚羊角散 7-723
84909 羚羊角散 7-723
84910 羚羊角散 7-723
84911 羚羊角散 7-724
84912 羚羊角散 7-724
84913 羚羊角散 7-724
84914 羚羊角散 7-724
84915 羚羊角散 7-724
84916 羚羊角散 7-724
84917 羚羊角散 7-724
84918 羚羊角散 7-724
84919 羚羊角散 7-724
84920 羚羊角散 7-724
84921 羚羊角散 7-724
84922 羚羊角散 7-724
84923 羚羊角散 7-724
84924 羚羊角散 7-724
84925 羚羊角散 7-724
84926 羚羊角散 7-724
84927 羚羊角散 7-724
84928 羚羊角散 7-725
84929 羚羊角散 7-725
84930 羚羊角散 7-725
84931 羚羊角散 7-725
84932 羚羊角散 7-725
84933 羚羊角散 7-725
84934 羚羊角散 7-725
84935 羚羊角散 7-725
84936 羚羊角散 7-725
84937 羚羊角煎 7-725
84938 羚羊角煎 7-725
84939 羚羊三黄汤 7-725
84940 羚羊角饮子 7-725
84941 羚羊角饮子 7-725
84942 羚羊角饮子 7-726
84943 羚羊角饮子 7-726
84944 羚羊角饮子 7-726
84945 羚羊角饮子 7-726
84946 羚羊角饮子 7-726
84947 羚羊角饮子 7-726
84948 羚羊角饮子 7-726
84949 羚羊角饮子 7-726
84950 羚羊角饮子 7-726
84951 羚羊角饮子 7-726
84952 羚羊角饮子 7-726
84953 羚羊角豉汤 7-726
84954 羚羊羌活汤 7-726
84955 羚羊补肝散 7-726
84956 羚羊明目丸 7-726
84957 羚羊泻白散 7-727
84958 羚羊泻白散 7-727
84959 羚羊钩藤汤 7-727
84960 羚羊清肺丸 7-727
84961 羚羊清肺汤 7-727
84962 羚羊清肺散 7-727
84963 羚羊散血饮 7-727
84964 羚羊黑膏汤 7-727
84965 羚羊犀角散 7-727
84966 羚羊解毒汤 7-727
84967 羚羊解毒汤 7-727
84968 羚羊镇痉汤 7-727
84969 羚角化斑汤 7-727
84970 羚角钩藤汤 7-728
84971 羚角荷翘汤 7-728
84972 羚角清营汤 7-728
84973 羚黄宝儿丸 7-728
84974 羚翘解毒丸 7-728
84975 羚翘解毒丸 7-728
84976 羚翘解毒丸 7-728
84977 羚翘解毒丸 7-728
84978 羚翘解毒丸 7-729
84979 羚翘解毒丸 7-729
84980 羚翘解毒膏 7-729
84981 羚熊清狂汤 7-729
84982 羚贝止咳糖浆 7-729
84983 羚羊角升麻汤 7-729
84984 羚羊清肺颗粒 7-729
84985 羚羊感冒口服液 7-729

断

84986 断下丸 7-729
84987 断下丸 7-729
84988 断下丸 7-729
84989 断下丸 7-729
84990 断下丸 7-729
84991 断下丸 7-730
84992 断下汤 7-730
84993 断下汤 7-730
84994 断下汤 7-730
84995 断下汤 7-730
84996 断下汤 7-730
84997 断下散 7-730
84998 断下散 7-730
84999 断血汤 7-730
85000 断血药 7-730
85001 断后汤 7-730
85002 断汗汤 7-730
85003 断红丸 7-730
85004 断红丸 7-730
85005 断红丸 7-730
85006 断红丸 7-731
85007 断红饮 7-731
85008 断红饮 7-731
85009 断龟丸 7-731
85010 断砂散 7-731
85011 断鬼丹 7-731
85012 断根丸 7-731
85013 断根散 7-731
85014 断欲丸 7-731
85015 断续膏 7-731
85016 断遗丹 7-731
85017 断痢丸 7-731
85018 断痢丸 7-731
85019 断痢汤 7-731
85020 断痢散 7-731
85021 断痢散 7-731
85022 断痫丸 7-731
85023 断痫丸 7-731
85024 断痫丸 7-732
85025 断痫丸 7-732
85026 断痫丸 7-732
85027 断痫丸 7-732
85028 断痫丹 7-732
85029 断痫丹 7-732
85030 断痫丹 7-732
85031 断渴汤 7-732
85032 断源散 7-732
85033 断膈丸 7-732
85034 断膈汤 7-732
85035 断膈散 7-732
85036 断弓弦散 7-732
85037 断版龟丸 7-732
85038 断遗神丹 7-732
85039 断下渗湿汤 7-732
85040 断红肠澼丸 7-733
85041 断乳画眉散 7-733
85042 断乳画眉膏 7-733
85043 断疟如圣散 7-733
85044 断疟如神丹 7-733
85045 断疟恒山酒 7-733
85046 断泉神秘丸 7-733
85047 断魔如圣丹 7-733

剪

85048 剪血丸 7-733
85049 剪红丸 7-733
85050 剪红丸 7-733
85051 剪红丸 7-733
85052 剪红丸 7-733
85053 剪红丸 7-733
85054 剪红丸 7-734
85055 剪红丸 7-734
85056 剪红丸 7-734
85057 剪红丸 7-734
85058 剪红丸 7-734
85059 剪红丸 7-734
85060 剪红饮 7-734
85061 剪金丹 7-734
85062 剪金汤 7-734
85063 剪金散 7-734
85064 剪草散 7-734
85065 剪草散 7-734
85066 剪根丸 7-734
85067 剪霞膏 7-734
85068 剪刀股丸 7-734
85069 剪刀股丸 7-734

85070 剪刀股丸 7-735

盖

85071 盖体汤 7-735
85072 盖子澄眼药方 7-735

寇

85073 寇相入朝汤 7-735

寅

85074 寅药 7-735

寄

85075 寄生丸 7-735
85076 寄生汤 7-735
85077 寄生汤 7-735
85078 寄生汤 7-735
85079 寄生汤 7-735
85080 寄生汤 7-735
85081 寄生汤 7-735
85082 寄生饮 7-735
85083 寄生散 7-736
85084 寄生散 7-736
85085 寄生散 7-736
85086 寄生散 7-736
85087 寄生散 7-736
85088 寄生散 7-736
85089 寄生散 7-736
85090 寄生散 7-736
85091 寄奴汤 7-736
85092 寄杖散 7-736
85093 寄生防风汤 7-736
85094 寄生养荣汤 7-736
85095 寄生葱豉汤 7-736

宿

85096 宿鸠丸 7-736
85097 宿露汤 7-736
85098 宿州红饼子 7-736

密

85099 密香散 7-736
85100 密蒙丸 7-737
85101 密蒙散 7-737
85102 密陀僧丸 7-737
85103 密陀僧丸 7-737
85104 密陀僧丸 7-737
85105 密陀僧丸 7-737
85106 密陀僧丸 7-737
85107 密陀僧丸 7-737
85108 密陀僧丸 7-737
85109 密陀僧散 7-737
85110 密陀僧散 7-737
85111 密陀僧散 7-737
85112 密陀僧散 7-737
85113 密陀僧散 7-737
85114 密陀僧散 7-737
85115 密陀僧散 7-737
85116 密陀僧散 7-737
85117 密陀僧散 7-737
85118 密陀僧散 7-738
85119 密陀僧散 7-738
85120 密陀僧散 7-738
85121 密陀僧散 7-738
85122 密陀僧散 7-738
85123 密陀僧散 7-738
85124 密陀僧散 7-738
85125 密陀僧散 7-738
85126 密陀僧散 7-738
85127 密陀僧散 7-738
85128 密陀僧散 7-738
85129 密陀僧散 7-738
85130 密陀僧散 7-738
85131 密陀僧膏 7-738
85132 密蒙花丸 7-738
85133 密蒙花散 7-738
85134 密蒙花散 7-738
85135 密蒙花散 7-739
85136 密蒙花散 7-739
85137 密蒙花散 7-739
85138 密蒙花散 7-739
85139 密蒙花散 7-739
85140 密蒙花散 7-739
85141 密蒙花散 7-739
85142 密蒙花散 7-739
85143 密蒙花散 7-739
85144 密蒙花散 7-739
85145 密传达生饮 7-739
85146 密传麻黄汤 7-739
85147 密补固真丹 7-739
85148 密陀僧油剂 7-739
85149 密陀僧复方 7-739
85150 密陀僧一物散 7-740
85151 密蒙除昏退翳丸 7-740

盗

85152 盗汗汤 7-740
85153 盗汗汤 7-740
85154 盗汗正气汤 7-740

梁

85155 梁氏前列汤 7-740
85156 梁会大津丹 7-740

婆

85157 婆罗粥 7-740
85158 婆婆奶 7-740
85159 婆娑石丸 7-740
85160 婆娑石散 7-740
85161 婆蒿根酒 7-740

皲

85162 皲裂膏 7-740

弹

85163 弹鬼丸 7-740

屠

85164 屠苏 7-740
85165 屠苏饮 7-740
85166 屠苏酒 7-741
85167 屠苏酒 7-741
85168 屠苏酒 7-741

随

85169 随补羊肉羹 7-741

隆

85170 隆吉散 7-741

隐

85171 隐居羊肉汤 7-741
85172 隐居泽兰汤 7-741

蛋

85173 蛋黄油 7-741
85174 蛋黄油搽剂 7-741

堕

85175 堕翳丸 7-741

颈

85176 颈椎方 7-741
85177 颈痛颗粒 7-742
85178 颈复康颗粒 7-742
85179 颈痛灵药酒 7-742

绫

85180 绫锦养脾丸 7-742

续

85181 续气汤 7-742
85182 续气汤 7-742
85183 续杜丸 7-742
85184 续补汤 7-742
85185 续命丸 7-742
85186 续命丸 7-742
85187 续命丸 7-742
85188 续命丸 7-742
85189 续命丸 7-742
85190 续命丹 7-743
85191 续命丹 7-743
85192 续命丹 7-743
85193 续命汤 7-743
85194 续命汤 7-743
85195 续命汤 7-743
85196 续命汤 7-743
85197 续命汤 7-743
85198 续命汤 7-743
85199 续命汤 7-744
85200 续命汤 7-744
85201 续命汤 7-744
85202 续命汤 7-744
85203 续命汤 7-744
85204 续命汤 7-744
85205 续命汤 7-744
85206 续命汤 7-744
85207 续命汤 7-744
85208 续命汤 7-744
85209 续命汤 7-745
85210 续命汤 7-745
85211 续命汤 7-745
85212 续命汤 7-745
85213 续命汤 7-745
85214 续命汤 7-745
85215 续命散 7-745
85216 续命散 7-745
85217 续股散 7-745
85218 续骨丸 7-745
85219 续骨丹 7-745
85220 续骨丹 7-745
85221 续骨丹 7-746
85222 续骨散 7-746
85223 续骨膏 7-746
85224 续绝丹 7-746
85225 续绝汤 7-746
85226 续绝汤 7-746
85227 续断丸 7-746
85228 续断丸 7-746
85229 续断丸 7-746
85230 续断丸 7-746
85231 续断丸 7-746
85232 续断丸 7-746
85233 续断丸 7-746
85234 续断丸 7-746
85235 续断丸 7-746
85236 续断丸 7-747
85237 续断丸 7-747
85238 续断丸 7-747
85239 续断丸 7-747
85240 续断丸 7-747
85241 续断丸 7-747
85242 续断丸 7-747
85243 续断丸 7-747
85244 续断丸 7-747

85245 续断丸 7-747
85246 续断丸 7-747
85247 续断丸 7-747
85248 续断丹 7-747
85249 续断汤 7-747
85250 续断汤 7-747
85251 续断汤 7-748
85252 续断汤 7-748
85253 续断汤 7-748
85254 续断汤 7-748
85255 续断汤 7-748
85256 续断汤 7-748
85257 续断汤 7-748
85258 续断汤 7-748
85259 续断汤 7-748
85260 续断汤 7-748
85261 续断汤 7-748
85262 续断汤 7-748
85263 续断汤 7-748
85264 续断饮 7-748
85265 续断饮 7-748
85266 续断饮 7-749
85267 续断饮 7-749
85268 续断散 7-749
85269 续断散 7-749
85270 续断散 7-749
85271 续断散 7-749
85272 续断散 7-749
85273 续断散 7-749
85274 续断散 7-749
85275 续断散 7-749
85276 续断散 7-749
85277 续断散 7-749
85278 续断散 7-749
85279 续断散 7-749
85280 续断散 7-749
85281 续断散 7-749
85282 续断膏 7-749
85283 续断膏 7-749
85284 续随汤 7-750
85285 续筋丹 7-750
85286 续嗣丹 7-750
85287 续腰汤 7-750
85288 续命煮散 7-750
85289 续命煮散 7-750
85290 续骨神丹 7-750
85291 续断煎丸 7-750
85292 续随子丸 7-750
85293 续随子丸 7-750
85294 续随子丸 7-750
85295 续随子丸 7-750
85296 续随子丸 7-750
85297 续随子丸 7-750
85298 续气人参汤 7-751
85299 续气回阳汤 7-751
85300 续气养营汤 7-751
85301 续阴救绝汤 7-751
85302 续命风引汤 7-751
85303 续命独活汤 7-751
85304 续骨活血汤 7-751
85305 续断止血方 7-751
85306 续断止血汤 7-751
85307 续断止痢汤 7-751
85308 续断生肌膏 7-751
85309 续断地榆煎 7-751
85310 续断葱白汤 7-751
85311 续断紫金丹 7-751
85312 续添干姜汤 7-752
85313 续嗣壮元丹 7-752
85314 续嗣降生丹 7-752
85315 续命汤加紫苏陈皮方 7-752

绯

85316 绯帛膏 7-752
85317 绯绶丸 7-752

维

85318 维血宁 7-752
85319 维血宁颗粒 7-752
85320 维阳感召汤 7-752
85321 维甜美降糖茶 7-753

绵

85322 绵灰散 7-753
85323 绵灰散 7-753
85324 绵灰散 7-753
85325 绵红散 7-753
85326 绵花膏 7-753
85327 绵兖丸 7-753
85328 绵茧散 7-753
85329 绵茧散 7-753
85330 绵姜汤 7-753
85331 绵胶散 7-753
85332 绵球散 7-753
85333 绵煎散 7-753
85334 绵煎散 7-753
85335 绵裹散 7-753
85336 绵大戟散 7-753

绿

85337 绿袍 7-753
85338 绿雪 7-754
85339 绿云丸 7-754
85340 绿云丸 7-754
85341 绿云丹 7-754
85342 绿云丹 7-754
85343 绿云汤 7-754
85344 绿云汤 7-754
85345 绿云散 7-754
85346 绿云散 7-754
85347 绿云散 7-754
85348 绿云散 7-754
85349 绿云散 7-754
85350 绿云散 7-754
85351 绿云散 7-754
85352 绿云散 7-754
85353 绿云散 7-754
85354 绿云散 7-754
85355 绿云散 7-754
85356 绿云散 7-754
85357 绿云散 7-755
85358 绿云散 7-755
85359 绿云膏 7-755
85360 绿云膏 7-755
85361 绿云膏 7-755
85362 绿云膏 7-755
85363 绿云膏 7-755
85364 绿凤散 7-755
85365 绿玉丹 7-755
85366 绿玉膏 7-755
85367 绿白散 7-755
85368 绿白散 7-755
85369 绿白散 7-755
85370 绿衣散 7-755
85371 绿豆汁 7-755
85372 绿豆汁 7-755
85373 绿豆汤 7-756
85374 绿豆饮 7-756
85375 绿豆饮 7-756
85376 绿豆酒 7-756
85377 绿豆酒 7-756
85378 绿豆散 7-756
85379 绿豆粥 7-756
85380 绿灵散 7-756
85381 绿松膏 7-756
85382 绿枣丹 7-756
85383 绿矾丸 7-756
85384 绿矾丸 7-756
85385 绿矾丸 7-756
85386 绿矾丸 7-756
85387 绿矾丸 7-756
85388 绿矾丸 7-756
85389 绿矾散 7-757
85390 绿矾散 7-757
85391 绿矾散 7-757
85392 绿矾散 7-757
85393 绿狮丹 7-757
85394 绿消煎 7-757
85395 绿袍散 7-757
85396 绿袍散 7-757
85397 绿袍散 7-757
85398 绿袍散 7-757
85399 绿袍散 7-757
85400 绿袍散 7-757
85401 绿袍散 7-757
85402 绿袍散 7-757
85403 绿胞散 7-757
85404 绿袍散 7-757
85405 绿袍散 7-757
85406 绿袍散 7-758
85407 绿袍散 7-758
85408 绿袍散 7-758
85409 绿袍散 7-758
85410 绿袍散 7-758
85411 绿袍散 7-758
85412 绿袍散 7-758
85413 绿袍散 7-758
85414 绿银散 7-758
85415 绿绵散 7-758
85416 绿雄散 7-758
85417 绿寒散 7-758
85418 绿蜡膏 7-758
85419 绿膏药 7-758
85420 绿膏药 7-758
85421 绿膏药 7-758
85422 绿燕丹 7-758
85423 绿樱膏 7-758
85424 绿糖饮 7-758
85425 绿霞散 7-759
85426 绿千锤膏 7-759
85427 绿云天散 7-759
85428 绿豆粉饮 7-759
85429 绿云一醉散 7-759
85430 绿风还睛丸 7-759
85431 绿风羚羊饮 7-759
85432 绿豆甘草汤 7-759
85433 绿矾止痛方 7-759
85434 绿萼点舌丸 7-759
85435 绿萼梅花丸 7-759
85436 绿豆甘草解毒汤 7-759
85437 绿豆灯心糯米汤 7-759
85438 绿豆乳香托里散 7-759

十二画

琥

85439 琥升汤 7-760
85440 琥珀丸 7-760
85441 琥珀丸 7-760
85442 琥珀丸 7-760
85443 琥珀丸 7-760
85444 琥珀丸 7-760

85445 琥珀丸 7-760
85446 琥珀丸 7-761
85447 琥珀丸 7-761
85448 琥珀丸 7-761
85449 琥珀丸 7-761
85450 琥珀丸 7-761
85451 琥珀丸 7-761
85452 琥珀丸 7-761
85453 琥珀丸 7-761
85454 琥珀丸 7-761
85455 琥珀丸 7-761
85456 琥珀丸 7-762
85457 琥珀丸 7-762
85458 琥珀丸 7-762
85459 琥珀丸 7-762
85460 琥珀丸 7-762
85461 琥珀丸 7-762
85462 琥珀丸 7-762
85463 琥珀丸 7-762
85464 琥珀丸 7-762
85465 琥珀丸 7-762
85466 琥珀丸 7-762
85467 琥珀丸 7-763
85468 琥珀丸 7-763
85469 琥珀丸 7-763
85470 琥珀丸 7-763
85471 琥珀丸 7-763
85472 琥珀丸 7-763
85473 琥珀丸 7-763
85474 琥珀丸 7-763
85475 琥珀丸 7-763
85476 琥珀丸 7-763
85477 琥珀丸 7-763
85478 琥珀丸 7-763
85479 琥珀丸 7-764
85480 琥珀丸 7-764
85481 琥珀丸 7-764
85482 琥珀丸 7-764
85483 琥珀丸 7-764
85484 琥珀丸 7-764
85485 琥珀丸 7-764
85486 琥珀丸 7-764
85487 琥珀丸 7-764
85488 琥珀丸 7-764
85489 琥珀丹 7-764
85490 琥珀丹 7-764
85491 琥珀汤 7-764
85492 琥珀汤 7-765
85493 琥珀汤 7-765
85494 琥珀汤 7-765
85495 琥珀汤 7-765
85496 琥珀汤 7-765
85497 琥珀汤 7-765
85498 琥珀汤 7-765
85499 琥珀饮 7-765
85500 琥珀饮 7-765
85501 琥珀药 7-765
85502 琥珀散 7-765
85503 琥珀散 7-765
85504 琥珀散 7-765
85505 琥珀散 7-765
85506 琥珀散 7-765
85507 琥珀散 7-765
85508 琥珀散 7-766
85509 琥珀散 7-766
85510 琥珀散 7-766
85511 琥珀散 7-766
85512 琥珀散 7-766
85513 琥珀散 7-766
85514 琥珀散 7-766
85515 琥珀散 7-766
85516 琥珀散 7-766
85517 琥珀散 7-766
85518 琥珀散 7-766
85519 琥珀散 7-766
85520 琥珀散 7-766
85521 琥珀散 7-766
85522 琥珀散 7-766
85523 琥珀散 7-767
85524 琥珀散 7-767
85525 琥珀散 7-767
85526 琥珀散 7-767
85527 琥珀散 7-767
85528 琥珀散 7-767
85529 琥珀散 7-767
85530 琥珀散 7-767
85531 琥珀散 7-767
85532 琥珀散 7-767
85533 琥珀散 7-767
85534 琥珀散 7-767
85535 琥珀散 7-767
85536 琥珀散 7-767
85537 琥珀散 7-768
85538 琥珀散 7-768
85539 琥珀散 7-768
85540 琥珀散 7-768
85541 琥珀散 7-768
85542 琥珀散 7-768
85543 琥珀散 7-768
85544 琥珀散 7-768
85545 琥珀散 7-768
85546 琥珀散 7-768
85547 琥珀散 7-768
85548 琥珀散 7-769
85549 琥珀散 7-769
85550 琥珀散 7-769
85551 琥珀散 7-769
85552 琥珀散 7-769
85553 琥珀散 7-769
85554 琥珀散 7-769
85555 琥珀散 7-769
85556 琥珀散 7-769
85557 琥珀散 7-769
85558 琥珀散 7-769
85559 琥珀散 7-769
85560 琥珀散 7-769
85561 琥珀散 7-769
85562 琥珀散 7-769
85563 琥珀散 7-769
85564 琥珀散 7-769
85565 琥珀散 7-769
85566 琥珀散 7-769
85567 琥珀散 7-770
85568 琥珀散 7-770
85569 琥珀散 7-770
85570 琥珀散 7-770
85571 琥珀散 7-770
85572 琥珀散 7-770
85573 琥珀散 7-770
85574 琥珀散 7-770
85575 琥珀煎 7-770
85576 琥珀煎 7-770
85577 琥珀煎 7-770
85578 琥珀煎 7-770
85579 琥珀膏 7-770
85580 琥珀膏 7-770
85581 琥珀膏 7-770
85582 琥珀膏 7-771
85583 琥珀膏 7-771
85584 琥珀膏 7-771
85585 琥珀膏 7-771
85586 琥珀膏 7-771
85587 琥珀膏 7-771
85588 琥珀膏 7-771
85589 琥珀膏 7-771
85590 琥珀膏 7-771
85591 琥珀膏 7-771
85592 琥珀膏 7-771
85593 琥珀膏 7-771
85594 琥珀煮散 7-771
85595 琥珀煮散 7-771
85596 琥珀黑散 7-772
85597 琥珀黑散 7-772
85598 琥珀煎丸 7-772
85599 琥珀煎丸 7-772
85600 琥珀人参丸 7-772
85601 琥珀万安丸 7-772
85602 琥珀卫生散 7-772
85603 琥珀五淋丸 7-772
85604 琥珀止淋丸 7-772
85605 琥珀分清丸 7-772
85606 琥珀牛黄丸 7-772
85607 琥珀六合汤 7-772
85608 琥珀生犀汤 7-772
85609 琥珀地黄丸 7-772
85610 琥珀地黄散 7-772
85611 琥珀朱砂丸 7-772
85612 琥珀朱砂丸 7-772
85613 琥珀多寐丸 7-773
85614 琥珀安神丸 7-773
85615 琥珀安神丸 7-773
85616 琥珀安神丸 7-773
85617 琥珀安神散 7-773
85618 琥珀导赤汤 7-773
85619 琥珀如意散 7-773
85620 琥珀寿星丸 7-773
85621 琥珀还睛丸 7-773
85622 琥珀还睛丹 7-773
85623 琥珀利气丸 7-773
85624 琥珀利气丸 7-773
85625 琥珀彻底汤 7-774
85626 琥珀郁金丸 7-774
85627 琥珀抱龙丸 7-774
85628 琥珀抱龙丸 7-774
85629 琥珀抱龙丸 7-774
85630 琥珀抱龙丸 7-774
85631 琥珀抱龙丸 7-774
85632 琥珀抱龙丸 7-775
85633 琥珀抱龙丸 7-775
85634 琥珀抱龙丸 7-775
85635 琥珀抱龙丸 7-775
85636 琥珀抱龙丸 7-775
85637 琥珀抱龙丸 7-775
85638 琥珀金丝膏 7-775
85639 琥珀育心丸 7-775
85640 琥珀泽兰煎 7-775
85641 琥珀定志丸 7-775
85642 琥珀定志丸 7-775
85643 琥珀定智丸 7-776
85644 琥珀定痛丸 7-776
85645 琥珀参苓散 7-776
85646 琥珀珍珠散 7-776
85647 琥珀珍珠散 7-776
85648 琥珀茯苓丸 7-776
85649 琥珀茯苓丸 7-776
85650 琥珀茯苓丸 7-776
85651 琥珀茯苓丸 7-776
85652 琥珀茯苓膏 7-776
85653 琥珀胜金丹 7-776
85654 琥珀养心丹 7-776
85655 琥珀养心汤 7-777
85656 琥珀真珠丸 7-777
85657 琥珀射星丸 7-777
85658 琥珀调经丸 7-777
85659 琥珀调经散 7-777
85660 琥珀通淋丸 7-777

85661 琥珀救喉散 7-777
85662 琥珀清金散 7-777
85663 琥珀黑龙丹 7-777
85664 琥珀黑神散 7-777
85665 琥珀滋生丸 7-777
85666 琥珀犀角膏 7-778
85667 琥珀碧玉散 7-778
85668 琥珀蜡矾丸 7-778
85669 琥珀蜡矾丸 7-778
85670 琥珀镇心丸 7-778
85671 琥珀镇惊丸 7-778
85672 琥珀镇惊丸 7-778
85673 琥珀保生锭子 7-778
85674 琥珀消石颗粒 7-779
85675 琥珀膏贴积丸 7-779
85676 琥珀化痰镇惊丸 7-779
85677 琥珀分清泄浊丸 7-779
85678 琥珀珍珠八宝丹 7-779

琼

85679 琼玉胶 7-779
85680 琼玉膏 7-779
85681 琼玉膏 7-780
85682 琼玉膏 7-780
85683 琼玉膏 7-780
85684 琼花散 7-780
85685 琼花膏 7-780
85686 琼林散 7-780
85687 琼珠散 7-780
85688 琼珠膏 7-781
85689 琼脂膏 7-781
85690 琼液散 7-781
85691 琼液膏 7-781
85692 琼液膏 7-781
85693 琼酥散 7-781
85694 琼浆药酒 7-781
85695 琼方既济丸 7-781

斑

85696 斑乌散 7-781
85697 斑龙丸 7-781
85698 斑龙丸 7-782
85699 斑龙丸 7-782
85700 斑龙丸 7-782
85701 斑龙丹 7-782
85702 斑龙宴 7-782
85703 斑龙散 7-782
85704 斑龙散 7-782
85705 斑白散 7-782
85706 斑玄丸 7-782
85707 斑秃丸 7-782
85708 斑延丸 7-783
85709 斑鸡丸 7-783
85710 斑鹿丸 7-783
85711 斑蝥丸 7-783
85712 斑蝥丸 7-783
85713 斑蝥丸 7-783
85714 斑蝥丸 7-783
85715 斑蝥丸 7-783
85716 斑蝥丸 7-783
85717 斑蝥丸 7-783
85718 斑蝥丸 7-783
85719 斑蝥丸 7-783
85720 斑蝥水 7-784
85721 斑蝥酊 7-784
85722 斑蝥酒 7-784
85723 斑蝥粉 7-784
85724 斑蝥散 7-784
85725 斑蝥散 7-784
85726 斑蝥散 7-784
85727 斑蝥散 7-784
85728 斑蝥散 7-784
85729 斑蝥散 7-784
85730 斑蝥散 7-784
85731 斑蝥散 7-784
85732 斑蝥散 7-784
85733 斑蝥散 7-784
85734 斑蝥散 7-784
85735 斑蝥膏 7-785
85736 斑蝥膏 7-785
85737 斑蝥醋 7-785
85738 斑龙珠丸 7-785
85739 斑浮鸠散 7-785
85740 斑龙二至丸 7-785
85741 斑龙二至丸 7-785
85742 斑龙八师丹 7-785
85743 斑龙八师丹 7-785
85744 斑龙八师丹 7-785
85745 斑龙百补丸 7-785
85746 斑龙百补丸 7-785
85747 斑龙托里汤 7-785
85748 斑龙固本丹 7-785
85749 斑龙种子丸 7-786
85750 斑龙脑珠丸 7-786
85751 斑龙脑珠丹 7-786
85752 斑黄双解散 7-786
85753 斑蝥大黄方 7-786
85754 斑蝥白芷丸 7-786
85755 斑蝥夺命丹 7-786
85756 斑蝥夺命丹 7-786
85757 斑蝥通经丸 7-786
85758 斑蝥醋浸剂 7-786
85759 斑龙二至百补丸 7-786
85760 斑龙二至百补丸 7-787
85761 斑龙灵龟化痔丸 7-787
85762 斑龙黑白二神丹 7-787

絜

85763 絜矩三和汤 7-787

替

85764 替针丸 7-787
85765 替针丸 7-787
85766 替针丸 7-787
85767 替针丸 7-787
85768 替针丸 7-787
85769 替针丸 7-787
85770 替针丸 7-788
85771 替针丸 7-788
85772 替针丸 7-788
85773 替针散 7-788
85774 替针散 7-788
85775 替针膏 7-788
85776 替针膏 7-788
85777 替饭丸 7-788
85778 替灸丸 7-788
85779 替灸膏 7-788
85780 替拿散 7-788
85781 替针丁香丸 7-788
85782 替针透脓散 7-788

琴

85783 琴饮子 7-788

博

85784 博金散 7-788
85785 博金散 7-788
85786 博金散 7-789

棒

85787 棒头丹 7-789
85788 棒疮膏 7-789
85789 棒疮膏 7-789
85790 棒疮膏 7-789
85791 棒疮疔甲膏 7-789
85792 棒疮疔痂膏 7-789

楮

85793 楮叶丸 7-789
85794 楮叶汤 7-789
85795 楮叶汤 7-789
85796 楮叶散 7-789
85797 楮叶散 7-789
85798 楮叶散 7-789
85799 楮皮汤 7-789
85800 楮皮汤 7-790
85801 楮皮粥 7-790
85802 楮枝汤 7-790
85803 楮枝煎 7-790
85804 楮英散 7-790
85805 楮实丸 7-790
85806 楮实丸 7-790
85807 楮实丸 7-790
85808 楮实丸 7-790
85809 楮实丸 7-790
85810 楮实丸 7-790
85811 楮实散 7-790
85812 楮实散 7-790
85813 楮实散 7-790
85814 楮实煎 7-790
85815 楮白皮散 7-791
85816 楮实子丸 7-791
85817 楮实子丸 7-791

棱

85818 棱术汤 7-791
85819 棱术饮 7-791
85820 棱术散 7-791
85821 棱莪散 7-791
85822 棱莪散 7-791
85823 棱莪消积汤 7-791

植

85824 植芝汤 7-791

椒

85825 椒丸 7-791
85826 椒丹 7-792
85827 椒汤 7-792
85828 椒汤 7-792
85829 椒囊 7-792
85830 椒子散 7-792
85831 椒仁丸 7-792
85832 椒仁丸 7-792
85833 椒巴丸 7-792
85834 椒艾丸 7-792
85835 椒艾丸 7-793
85836 椒艾汤 7-793
85837 椒艾囊 7-793
85838 椒术丸 7-793
85839 椒术丸 7-793
85840 椒术丸 7-793
85841 椒术酒 7-793
85842 椒石散 7-793
85843 椒龙丸 7-793
85844 椒目丸 7-793
85845 椒目丸 7-793
85846 椒目丸 7-793

85847 椒目丸 7-793
85848 椒目丸 7-793
85849 椒目丸 7-793
85850 椒目丸 7-793
85851 椒目饮 7-793
85852 椒目散 7-794
85853 椒目散 7-794
85854 椒目煎 7-794
85855 椒目膏 7-794
85856 椒瓜丸 7-794
85857 椒地丸 7-794
85858 椒朴丸 7-794
85859 椒朴丸 7-794
85860 椒朴丸 7-794
85861 椒朴丸 7-794
85862 椒朴丸 7-794
85863 椒朴丸 7-794
85864 椒朴丸 7-794
85865 椒节丸 7-794
85866 椒曲丸 7-794
85867 椒肉丸 7-794
85868 椒红丸 7-795
85869 椒红丸 7-795
85870 椒红丸 7-795
85871 椒红丸 7-795
85872 椒红丸 7-795
85873 椒红丸 7-795
85874 椒红丸 7-795
85875 椒红丸 7-795
85876 椒红丸 7-795
85877 椒红丸 7-795
85878 椒红丸 7-796
85879 椒红丸 7-796
85880 椒红丸 7-796
85881 椒红丸 7-796
85882 椒红丸 7-796
85883 椒红丸 7-796
85884 椒红丸 7-796
85885 椒红散 7-796
85886 椒豆饮 7-796
85887 椒豆散 7-796
85888 椒芷汤 7-796
85889 椒杏丸 7-796
85890 椒沉丸 7-796
85891 椒灵丹 7-796
85892 椒附丸 7-796
85893 椒附丸 7-796
85894 椒附丸 7-797
85895 椒附丸 7-797
85896 椒附丸 7-797
85897 椒附丸 7-797
85898 椒附丸 7-797
85899 椒附丸 7-797
85900 椒附丸 7-797
85901 椒附汤 7-797
85902 椒附汤 7-797
85903 椒附汤 7-797
85904 椒附汤 7-797
85905 椒附酒 7-797
85906 椒附散 7-798
85907 椒附散 7-798
85908 椒矾汤 7-798
85909 椒矾饮 7-798
85910 椒矾散 7-798
85911 椒矾散 7-798
85912 椒肾丸 7-798
85913 椒肾羹 7-798
85914 椒柏酒 7-798
85915 椒茱丸 7-798
85916 椒茱汤 7-798
85917 椒茶饼 7-798
85918 椒面粥 7-798
85919 椒面羹 7-798
85920 椒姜丸 7-798
85921 椒桂汤 7-799
85922 椒桂汤 7-799
85923 椒桂散 7-799
85924 椒盐汤 7-799
85925 椒盐散 7-799
85926 椒盐散 7-799
85927 椒粉散 7-799
85928 椒梅丸 7-799
85929 椒梅丸 7-799
85930 椒梅丸 7-799
85931 椒梅汤 7-799
85932 椒梅汤 7-799
85933 椒梅汤 7-799
85934 椒豉丸 7-799
85935 椒豉散 7-799
85936 椒菊丸 7-800
85937 椒黄丸 7-800
85938 椒黄酒 7-800
85939 椒葱散 7-800
85940 椒硫丸 7-800
85941 椒硼散 7-800
85942 椒蜡丸 7-800
85943 椒蟾散 7-800
85944 椒鳖丸 7-800
85945 椒柏洗剂 7-800
85946 椒面馎饦 7-800
85947 椒术养脾丸 7-800
85948 椒术养脾丸 7-800
85949 椒术养脾丸 7-800
85950 椒目瓜蒌汤 7-800
85951 椒朴健脾散 7-801
85952 椒红光明丸 7-801
85953 椒红固肠丸 7-801
85954 椒附白通汤 7-801
85955 椒附香朴丸 7-801
85956 椒附健脾散 7-801
85957 椒姜大麦汤 7-801
85958 椒姜通经丸 7-801
85959 椒梅理中汤 7-801
85960 椒雄贴脐丸 7-801

棉

85961 棉子丸 7-801
85962 棉子酒 7-801
85963 棉柿丸 7-801
85964 棉裹散 7-801
85965 棉花子丸 7-802
85966 棉花子散 7-802
85967 棉花仁丸 7-802
85968 棉子乳香汤 7-802
85969 棉花止血丹 7-802
85970 棉花疮点药 7-802

棕

85971 棕毛散 7-802
85972 棕艾散 7-802
85973 棕叶汤 7-802
85974 棕灰散 7-802
85975 棕灰散 7-802
85976 棕榈丸 7-802
85977 棕榈汤 7-802
85978 棕榈汤 7-802
85979 棕榈散 7-802
85980 棕榈散 7-802
85981 棕榈散 7-802
85982 棕榈散 7-802
85983 棕蒲散 7-803
85984 棕榈子散 7-803
85985 棕榈皮散 7-803

榔

85986 榔霜串 7-803

棘

85987 棘针散 7-803
85988 棘刺丸 7-803
85989 棘刺丸 7-803
85990 棘刺丸 7-803
85991 棘刺散 7-803
85992 棘刺散 7-803
85993 棘刺散 7-803
85994 棘根汁 7-804
85995 棘根汤 7-804
85996 棘刚子丸 7-804
85997 棘钩子散 7-804

酥

85998 酥料 7-804
85999 酥粥 7-804
86000 酥膏 7-804
86001 酥雄丹 7-804
86002 酥蒜煎 7-804
86003 酥蜜汤 7-804
86004 酥蜜粥 7-804
86005 酥蜜煎 7-804
86006 酥蜜煎 7-804
86007 酥蜜煎 7-805
86008 酥蜜煎 7-805
86009 酥蜜煎 7-805
86010 酥蜜膏 7-805
86011 酥蜜膏 7-805
86012 酥浆水粥 7-805
86013 酥蜜膏酒 7-805
86014 酥雄救命丹 7-805

鹁

86015 鹁鸽羹 7-805

散

86016 散丸汤 7-805
86017 散云丹 7-805
86018 散云汤 7-805
86019 散气丸 7-805
86020 散丹汤 7-805
86021 散风丹 7-805
86022 散风汤 7-805
86023 散风药 7-806
86024 散风散 7-806
86025 散火汤 7-806
86026 散火汤 7-806
86027 散生散 7-806
86028 散母汤 7-806
86029 散邪汤 7-806
86030 散邪汤 7-806
86031 散邪饮 7-806
86032 散血丹 7-806
86033 散血丹 7-806
86034 散血散 7-806
86035 散血膏 7-806
86036 散血膏 7-806
86037 散阴膏 7-806
86038 散阴膏 7-807
86039 散花丸 7-807
86040 散花丹 7-807
86041 散余汤 7-808
86042 散疔丸 7-808
86043 散疔汤 7-808
86044 散疔散 7-808
86045 散疔膏 7-808
86046 散疔膏 7-808
86047 散青膏 7-808
86048 散青膏 7-808

86049 散表汤 7-808
86050 散郁丸 7-808
86051 散郁汤 7-808
86052 散肿丸 7-808
86053 散肿汤 7-808
86054 散疰汤 7-808
86055 散疰汤 7-808
86056 散疠汤 7-808
86057 散注散 7-808
86058 散毒丹 7-809
86059 散毒丹 7-809
86060 散毒汤 7-809
86061 散毒汤 7-809
86062 散毒汤 7-809
86063 散毒汤 7-809
86064 散毒饮 7-809
86065 散毒饮 7-809
86066 散毒饮 7-809
86067 散毒散 7-809
86068 散毒膏 7-809
86069 散毒膏 7-809
86070 散思汤 7-809
86071 散疬汤 7-809
86072 散结丸 7-809
86073 散结丸 7-810
86074 散结汤 7-810
86075 散结汤 7-810
86076 散热散 7-810
86077 散痉汤 7-810
86078 散消汤 7-810
86079 散偏汤 7-810
86080 散淋汤 7-810
86081 散斑饮 7-810
86082 散痧汤 7-810
86083 散痧汤 7-810
86084 散痛丸 7-810
86085 散痛饮 7-810
86086 散滞丸 7-810
86087 散滞丸 7-810
86088 散滞汤 7-811
86089 散滞汤 7-811
86090 散湿汤 7-811
86091 散湿饮 7-811
86092 散寒汤 7-811
86093 散蛾汤 7-811
86094 散痹汤 7-811
86095 散瘀汤 7-811
86096 散瘀汤 7-811
86097 散瘀煎 7-811
86098 散痰汤 7-811
86099 散痰汤 7-811
86100 散群汤 7-811
86101 散聚汤 7-811
86102 散聚汤 7-812
86103 散瘟汤 7-812
86104 散瘕汤 7-812
86105 散精汤 7-812
86106 散膝汤 7-812
86107 散癃汤 7-812
86108 散襟汤 7-812
86109 散癥汤 7-812
86110 散郁神丹 7-812
86111 散肿围药 7-812
86112 散毒仙丹 7-812
86113 散毒饮子 7-812
86114 散毒神丹 7-812
86115 散结灵片 7-812
86116 散热饮子 7-813
86117 散流注丸 7-813
86118 散滞气汤 7-813
86119 散瘀软膏 7-813
86120 散卫清气汤 7-813
86121 散气消闷散 7-813
86122 散风止痒汤 7-813
86123 散风苦参丸 7-813
86124 散风定痛汤 7-813
86125 散风活血膏 7-813
86126 散风活络丸 7-813
86127 散风清火汤 7-814
86128 散火松毒饮 7-814
86129 散火援命汤 7-814
86130 散血瓜蒌散 7-814
86131 散血消肿汤 7-814
86132 散血消胀汤 7-814
86133 散血消核汤 7-814
86134 散血葛根汤 7-814
86135 散血疏风汤 7-814
86136 散花去癫汤 7-814
86137 散肿止痛膏 7-814
86138 散肿溃坚丸 7-814
86139 散肿溃坚汤 7-814
86140 散毒万灵丹 7-815
86141 散毒百用膏 7-815
86142 散毒清凉膏 7-815
86143 散毒雄黄丸 7-815
86144 散毒溃坚散 7-815
86145 散结止痛膏 7-815
86146 散结化痰汤 7-815
86147 散结至神汤 7-815
86148 散结安枕汤 7-815
86149 散结灵胶囊 7-815
86150 散结定疼汤 7-815
86151 散恶护胎丹 7-815
86152 散热消毒饮 7-815
86153 散暑止血汤 7-816
86154 散痞四物汤 7-816
86155 散寒止泻汤 7-816
86156 散寒止痛汤 7-816
86157 散寒活络丸 7-816
86158 散寒救胎汤 7-816
86159 散寒清金汤 7-816
86160 散滞茴香汤 7-816
86161 散瘀见喜汤 7-816
86162 散瘀至神汤 7-816
86163 散瘀拈痛膏 7-816
86164 散瘀和伤汤 7-816
86165 散瘀活血丹 7-816
86166 散瘀活血汤 7-816
86167 散瘀活血汤 7-817
86168 散瘀活血汤 7-817
86169 散瘀活血汤 7-817
86170 散瘀葛根汤 7-817
86171 散翳七宝丸 7-817
86172 散翳还睛散 7-817
86173 散翳补肝散 7-817
86174 散热消毒饮子 7-817
86175 散风除湿活血汤 7-817
86176 散风燥湿解毒汤 7-817
86177 散邪败毒至神丹 7-817
86178 散血定痛补损丹 7-817
86179 散寒救阴至圣丹 7-817
86180 散寒救阴至宝丹 7-818
86181 散瘀清火止痛汤 7-818

款

86182 款气丸 7-818
86183 款气丸 7-818
86184 款气丸 7-818
86185 款气丸 7-818
86186 款气丸 7-818
86187 款气丸 7-818
86188 款气汤 7-818
86189 款气汤 7-818
86190 款气散 7-818
86191 款冬丸 7-818
86192 款冬丸 7-818
86193 款冬丸 7-819
86194 款冬丸 7-819
86195 款冬汤 7-819
86196 款冬汤 7-819
86197 款冬汤 7-819
86198 款冬散 7-819
86199 款冬散 7-819
86200 款冬煎 7-819
86201 款花汤 7-819
86202 款花汤 7-819
86203 款花散 7-819
86204 款花散 7-819
86205 款花散 7-819
86206 款花膏 7-819
86207 款肺丸 7-819
86208 款肺汤 7-819
86209 款肺汤 7-819
86210 款肺汤 7-819
86211 款肺散 7-820
86212 款肺散 7-820
86213 款肺散 7-820
86214 款肺散 7-820
86215 款冬花丸 7-820
86216 款冬花丸 7-820
86217 款冬花丸 7-820
86218 款冬花丸 7-820
86219 款冬花丸 7-820
86220 款冬花丸 7-820
86221 款冬花丸 7-820
86222 款冬花丸 7-820
86223 款冬花丸 7-820
86224 款冬花丸 7-820
86225 款冬花丸 7-821
86226 款冬花丸 7-821
86227 款冬花丸 7-821
86228 款冬花丸 7-821
86229 款冬花丸 7-821
86230 款冬花丸 7-821
86231 款冬花丸 7-821
86232 款冬花丸 7-821
86233 款冬花丸 7-821
86234 款冬花汤 7-821
86235 款冬花汤 7-821
86236 款冬花汤 7-821
86237 款冬花汤 7-821
86238 款冬花汤 7-821
86239 款冬花汤 7-821
86240 款冬花汤 7-821
86241 款冬花散 7-821
86242 款冬花散 7-822
86243 款冬花散 7-822
86244 款冬花散 7-822
86245 款冬花散 7-822
86246 款冬花散 7-822
86247 款冬花散 7-822
86248 款冬花散 7-822
86249 款冬花散 7-822
86250 款冬花散 7-822
86251 款冬花散 7-822
86252 款冬花散 7-822
86253 款冬花散 7-822
86254 款冬花散 7-822
86255 款冬花散 7-823

86256 款冬花煎 7-823
86257 款冬花膏 7-823
86258 款冬花膏 7-823
86259 款冬花膏 7-823
86260 款气秘效丸 7-823
86261 款冬冰糖汤 7-823
86262 款冬花熏方 7-823
86263 款花贝母散 7-823
86264 款花补肺汤 7-823
86265 款花补肺汤 7-823
86266 款花清肺散 7-823
86267 款冬花清肺散 7-823
86268 款花五味子汤 7-823
86269 款冬白薇茹蕙丸 7-823

戟

86270 戟香散 7-824

韩

86271 韩氏驱毒散 7-824
86272 韩相进灵丹 7-824
86273 韩魏王自养丸 7-824
86274 韩侍郎神验捻髭方 7-824

朝

86275 朝元散 7-824
86276 朝阳丸 7-824
86277 朝宗汤 7-824
86278 朝宗汤 7-824
86279 朝真丸 7-824
86280 朝真丹 7-825
86281 朝真丹 7-825
86282 朝贵秘授神妙紫金丸 7-825

期

86283 期颐饼 7-825

彭

86284 彭祖丸 7-825
86285 彭氏风流散 7-825
86286 彭氏匀气散 7-825
86287 彭氏黑龙散 7-825
86288 彭君麋角粉 7-825
86289 彭祖接命丹 7-825
86290 彭祖麋角丸 7-825
86291 彭真人还寿丹 7-826
86292 彭祖秘服接命丹 7-826
86293 彭祖延年柏子仁丸 7-826
86294 彭祖固阳固蒂长生延寿丹 7-826

葫

86295 葫芦丹 7-826
86296 葫芦汤 7-826
86297 葫芦饮 7-826
86298 葫芦酒 7-827
86299 葫芦酒 7-827
86300 葫芦散 7-827
86301 葫芦散 7-827
86302 葫芦花汤 7-827
86303 葫芦根散 7-827
86304 葫芦化毒丹 7-827
86305 葫芦糯米酒饮 7-827
86306 葫芦糯米酒散 7-827

葙

86307 葙子散 7-827

葳

86308 葳蕤丸 7-827
86309 葳蕤丸 7-827
86310 葳蕤丸 7-827
86311 葳蕤丸 7-827
86312 葳蕤丸 7-827
86313 葳蕤汤 7-827
86314 葳蕤汤 7-828
86315 葳蕤汤 7-828
86316 葳蕤汤 7-828
86317 葳蕤汤 7-828
86318 葳蕤汤 7-828
86319 葳蕤汤 7-828
86320 葳蕤汤 7-828
86321 葳蕤汤 7-828
86322 葳蕤汤 7-828
86323 葳蕤汤 7-828
86324 葳蕤汤 7-828
86325 葳蕤汤 7-828
86326 葳蕤汤 7-828
86327 葳蕤汤 7-828
86328 葳蕤汤 7-828
86329 葳蕤汤 7-829
86330 葳蕤饮 7-829
86331 葳蕤酒 7-829
86332 葳蕤散 7-829
86333 葳蕤散 7-829
86334 葳蕤散 7-829
86335 葳蕤散 7-829
86336 葳蕤散 7-829
86337 葳蕤散 7-829
86338 葳蕤散 7-829
86339 葳蕤散 7-829
86340 葳蕤散 7-829
86341 葳蕤散 7-829
86342 葳蕤散 7-829
86343 葳蕤散 7-830
86344 葳蕤散 7-830
86345 葳蕤饮子 7-830
86346 葳蕤收阴汤 7-830
86347 葳蕤金银散 7-830
86348 葳蕤犀角散 7-830

葛

86349 葛术汤 7-830
86350 葛术汤 7-830
86351 葛叶散 7-830
86352 葛芋膏 7-830
86353 葛芍汤 7-830
86354 葛红汤 7-830
86355 葛花丸 7-830
86356 葛花丸 7-830
86357 葛花汤 7-830
86358 葛花汤 7-831
86359 葛花散 7-831
86360 葛花散 7-831
86361 葛花散 7-831
86362 葛连丸 7-831
86363 葛根丸 7-831
86364 葛根丸 7-831
86365 葛根汁 7-831
86366 葛根汁 7-831
86367 葛根汤 7-831
86368 葛根汤 7-832
86369 葛根汤 7-832
86370 葛根汤 7-832
86371 葛根汤 7-832
86372 葛根汤 7-832
86373 葛根汤 7-832
86374 葛根汤 7-833
86375 葛根汤 7-833
86376 葛根汤 7-833
86377 葛根汤 7-833
86378 葛根汤 7-833
86379 葛根汤 7-833
86380 葛根汤 7-833
86381 葛根汤 7-833
86382 葛根汤 7-833
86383 葛根汤 7-833
86384 葛根汤 7-833
86385 葛根汤 7-833
86386 葛根汤 7-833
86387 葛根汤 7-833
86388 葛根汤 7-833
86389 葛根汤 7-834
86390 葛根汤 7-834
86391 葛根汤 7-834
86392 葛根汤 7-834
86393 葛根汤 7-834
86394 葛根汤 7-834
86395 葛根汤 7-834
86396 葛根汤 7-834
86397 葛根汤 7-834
86398 葛根汤 7-834
86399 葛根汤 7-834
86400 葛根汤 7-834
86401 葛根汤 7-834
86402 葛根汤 7-834
86403 葛根汤 7-834
86404 葛根汤 7-834
86405 葛根汤 7-835
86406 葛根汤 7-835
86407 葛根汤 7-835
86408 葛根汤 7-835
86409 葛根汤 7-835
86410 葛根汤 7-835
86411 葛根汤 7-835
86412 葛根汤 7-835
86413 葛根汤 7-835
86414 葛根汤 7-835
86415 葛根汤 7-835
86416 葛根汤 7-835
86417 葛根汤 7-835
86418 葛根汤 7-835
86419 葛根汤 7-835
86420 葛根汤 7-836
86421 葛根汤 7-836
86422 葛根汤 7-836
86423 葛根汤 7-836
86424 葛根汤 7-836
86425 葛根汤 7-836
86426 葛根汤 7-836
86427 葛根汤 7-836
86428 葛根汤 7-836
86429 葛根汤 7-836
86430 葛根汤 7-836
86431 葛根汤 7-836
86432 葛根汤 7-836
86433 葛根汤 7-836
86434 葛根汤 7-836
86435 葛根汤 7-836
86436 葛根汤 7-836
86437 葛根汤 7-836
86438 葛根汤 7-836
86439 葛根汤 7-837
86440 葛根饮 7-837
86441 葛根饮 7-837
86442 葛根饮 7-837
86443 葛根饮 7-837
86444 葛根饮 7-837
86445 葛根散 7-837
86446 葛根散 7-837

86447 葛根散 7-837
86448 葛根散 7-837
86449 葛根散 7-837
86450 葛根散 7-837
86451 葛根散 7-837
86452 葛根散 7-837
86453 葛根散 7-837
86454 葛根散 7-837
86455 葛根散 7-837
86456 葛根散 7-838
86457 葛根散 7-838
86458 葛根散 7-838
86459 葛根散 7-838
86460 葛根散 7-838
86461 葛根散 7-838
86462 葛根散 7-838
86463 葛根散 7-838
86464 葛根散 7-838
86465 葛根散 7-838
86466 葛根散 7-838
86467 葛根散 7-838
86468 葛根散 7-838
86469 葛根散 7-838
86470 葛根散 7-838
86471 葛根散 7-839
86472 葛根散 7-839
86473 葛根散 7-839
86474 葛根散 7-839
86475 葛根散 7-839
86476 葛根散 7-839
86477 葛根散 7-839
86478 葛根散 7-839
86479 葛根散 7-839
86480 葛根散 7-839
86481 葛根散 7-839
86482 葛根散 7-839
86483 葛根散 7-839
86484 葛根散 7-839
86485 葛根粥 7-839
86486 葛根煎 7-839
86487 葛粉丸 7-840
86488 葛粉丸 7-840
86489 葛粉汤 7-840
86490 葛粉饭 7-840
86491 葛粉饮 7-840
86492 葛粉散 7-840
86493 葛粉散 7-840
86494 葛粉粥 7-840
86495 葛粉粥 7-840
86496 葛粉羹 7-840
86497 葛豉粥 7-840
86498 葛黄丸 7-840
86499 葛黄散 7-840
86500 葛散子 7-840
86501 葛犀汤 7-840
86502 葛槿散 7-840
86503 葛根引子 7-840
86504 葛根汁饮 7-840
86505 葛根饮子 7-840
86506 葛根饮子 7-840
86507 葛根饮子 7-840
86508 葛根饮子 7-841
86509 葛根粉粥 7-841
86510 葛真君汤 7-841
86511 葛粉拨刀 7-841
86512 葛粉索饼 7-841
86513 葛粉索饼 7-841
86514 葛蒡合剂 7-841
86515 葛上亭长丸 7-841
86516 葛母解酲汤 7-841
86517 葛花平胃散 7-841
86518 葛花半夏汤 7-841
86519 葛花黄连丸 7-841
86520 葛花清脾汤 7-841
86521 葛花解毒饮 7-841
86522 葛花解酒汤 7-841
86523 葛花解酲丸 7-841
86524 葛花解酲丸 7-841
86525 葛花解酲汤 7-842
86526 葛花解酲汤 7-842
86527 葛根一物饮 7-842
86528 葛根人参汤 7-842
86529 葛根化毒汤 7-842
86530 葛根牛蒡汤 7-842
86531 葛根升麻汤 7-842
86532 葛根升麻汤 7-842
86533 葛根石膏汤 7-842
86534 葛根石膏汤 7-842
86535 葛根石膏汤 7-842
86536 葛根石膏汤 7-842
86537 葛根石膏汤 7-843
86538 葛根龙胆汤 7-843
86539 葛根四物汤 7-843
86540 葛根白术散 7-843
86541 葛根白虎汤 7-843
86542 葛根白虎汤 7-843
86543 葛根半夏汤 7-843
86544 葛根芍药汤 7-843
86545 葛根竹茹汤 7-843
86546 葛根防风汤 7-843
86547 葛根豆豉汤 7-843
86548 葛根芩连丸 7-843
86549 葛根芩连片 7-843
86550 葛根陈皮汤 7-843
86551 葛根郁金汤 7-843
86552 葛根奔豚汤 7-843
86553 葛根治痢散 7-843
86554 葛根首乌汤 7-843
86555 葛根姜豉汤 7-843
86556 葛根桂枝汤 7-843
86557 葛根柴胡汤 7-843
86558 葛根透毒汤 7-843
86559 葛根黄芩汤 7-844
86560 葛根黄芩汤 7-844
86561 葛根黄芩汤 7-844
86562 葛根黄连汤 7-844
86563 葛根猪苓汤 7-844
86564 葛根麻黄汤 7-844
86565 葛根清胃汤 7-844
86566 葛根淡豉汤 7-844
86567 葛根续命汤 7-844
86568 葛根葱白汤 7-844
86569 葛根葱白汤 7-844
86570 葛根葱豉汤 7-844
86571 葛根疏邪汤 7-844
86572 葛根解托汤 7-844
86573 葛根解肌汤 7-844
86574 葛根解肌汤 7-844
86575 葛根解肌汤 7-845
86576 葛根解肌汤 7-845
86577 葛根解肌汤 7-845
86578 葛根解肌汤 7-845
86579 葛根解肌汤 7-845
86580 葛根解表汤 7-845
86581 葛根解毒汤 7-845
86582 葛根解毒汤 7-845
86583 葛根解毒汤 7-845
86584 葛根解热汤 7-845
86585 葛根解酲汤 7-845
86586 葛根橘皮汤 7-845
86587 葛根蠲暑饮 7-845
86588 葛根牛蒡子汤 7-845
86589 葛根牛蒡子汤 7-845
86590 葛根牛蒡子散 7-845
86591 葛根加牛子汤 7-845
86592 葛根加半夏汤 7-845
86593 葛根麦门冬汤 7-846
86594 葛根麦门冬散 7-846
86595 葛根桂枝人参汤 7-846
86596 葛根黄芩黄连汤 7-846
86597 葛根黄连黄芩汤 7-847
86598 葛根葱白石膏汤 7-847
86599 葛根升麻加芍药汤 7-847
86600 葛玄真人百补交精丸 7-847
86601 葛玄真人百补构精丸 7-847

葆

86602 葆真丸 7-847
86603 葆真丸 7-847
86604 葆真丸 7-847
86605 葆真丸 7-848
86606 葆膈散 7-848
86607 葆精丸 7-848
86608 葆元异验膏 7-848
86609 葆真止泄丸 7-848
86610 葆真止泄汤 7-848

葎

86611 葎草汁 7-848
86612 葎草饮 7-848

葡

86613 葡消散 7-848
86614 葡萄酒 7-848
86615 葡萄酒 7-848
86616 葡萄煎 7-848

葱

86617 葱油 7-848
86618 葱粥 7-848
86619 葱粥 7-848
86620 葱粥 7-849
86621 葱粥 7-849
86622 葱粥 7-849
86623 葱粥 7-849
86624 葱熨 7-849
86625 葱子粥 7-849
86626 葱术散 7-849
86627 葱归汤 7-849
86628 葱号散 7-849
86629 葱白丸 7-849
86630 葱白丸 7-849
86631 葱白丸 7-849
86632 葱白丸 7-849
86633 葱白汁 7-849
86634 葱白汤 7-849
86635 葱白汤 7-849
86636 葱白汤 7-849
86637 葱白汤 7-850
86638 葱白汤 7-850
86639 葱白汤 7-850
86640 葱白汤 7-850
86641 葱白汤 7-850
86642 葱白汤 7-850
86643 葱白汤 7-850
86644 葱白汤 7-850
86645 葱白汤 7-850
86646 葱白汤 7-850
86647 葱白汤 7-850

86648 葱白汤 7-850
86649 葱白汤 7-850
86650 葱白汤 7-850
86651 葱白汤 7-850
86652 葱白汤 7-850
86653 葱白汤 7-850
86654 葱白饮 7-850
86655 葱白饮 7-851
86656 葱白饮 7-851
86657 葱白酒 7-851
86658 葱白散 7-851
86659 葱白散 7-851
86660 葱白散 7-851
86661 葱白散 7-851
86662 葱白散 7-851
86663 葱白粥 7-851
86664 葱白煎 7-851
86665 葱白膏 7-851
86666 葱白膏 7-851
86667 葱白熨 7-851
86668 葱白熨 7-852
86669 葱白熨 7-852
86670 葱汁油 7-852
86671 葱朴汤 7-852
86672 葱汤丸 7-852
86673 葱汤丸 7-852
86674 葱汤丸 7-852
86675 葱豆汤 7-852
86676 葱豆酒 7-852
86677 葱苏饮 7-852
86678 葱苏散 7-852
86679 葱连膏 7-852
86680 葱利汤 7-852
86681 葱附丸 7-852
86682 葱附丸 7-852
86683 葱青散 7-852
86684 葱矾丸 7-852
86685 葱矾饮 7-852
86686 葱矾酒 7-852
86687 葱矾散 7-853
86688 葱乳汤 7-853
86689 葱油饮 7-853
86690 葱油饮 7-853
86691 葱油膏 7-853
86692 葱饼子 7-853
86693 葱涎丸 7-853
86694 葱涎丸 7-853
86695 葱涎丸 7-853
86696 葱涎丸 7-853
86697 葱涎膏 7-853
86698 葱涎膏 7-853
86699 葱涎膏 7-853
86700 葱涎膏 7-853
86701 葱涎膏 7-853
86702 葱姜饮 7-853
86703 葱姜煎 7-853
86704 葱姜熨 7-853
86705 葱桃汤 7-853
86706 葱桃散 7-854
86707 葱胶汤 7-854
86708 葱胶汤 7-854
86709 葱涕丸 7-854
86710 葱豉汤 7-854
86711 葱豉汤 7-854
86712 葱豉汤 7-854
86713 葱豉汤 7-854
86714 葱豉汤 7-854
86715 葱豉汤 7-854
86716 葱豉汤 7-854
86717 葱豉汤 7-854
86718 葱豉汤 7-854
86719 葱豉汤 7-854
86720 葱豉汤 7-854
86721 葱豉茶 7-854
86722 葱豉酒 7-854
86723 葱豉散 7-854
86724 葱豉粥 7-855
86725 葱豉粥 7-855
86726 葱液膏 7-855
86727 葱蒜膏 7-855
86728 葱蒲膏 7-855
86729 葱蜜汤 7-855
86730 葱蜜掩 7-855
86731 葱蜜散 7-855
86732 葱蜜膏 7-855
86733 葱蜜膏 7-855
86734 葱蜜膏 7-855
86735 葱薤汤 7-855
86736 葱白饮子 7-855
86737 葱白豉汤 7-855
86738 葱白豉汤 7-855
86739 葱白豉汤 7-855
86740 葱白豉汤 7-855
86741 葱白豉汤 7-855
86742 葱豆洗汤 7-855
86743 葱根煎散 7-856
86744 葱归溻肿汤 7-856
86745 葱白一物汤 7-856
86746 葱白七味饮 7-856
86747 葱白大枣汤 7-856
86748 葱白甘草汤 7-856
86749 葱白当归汤 7-856
86750 葱白阿胶散 7-856
86751 葱白定痛汤 7-856
86752 葱白香豉汤 7-856
86753 葱白香豉汤 7-856
86754 葱白香豉汤 7-856
86755 葱白益母汤 7-856
86756 葱白葛根汤 7-856
86757 葱白雌鸡汤 7-856
86758 葱白滴鼻液 7-857
86759 葱头粳米粥 7-857
86760 葱尖薄荷汤 7-857
86761 葱苏姜楂茶 7-857
86762 葱根葛豉汤 7-857
86763 葱根葛豉粥 7-857
86764 葱豉白虎汤 7-857
86765 葱豉安胎汤 7-857
86766 葱豉桔梗汤 7-857
86767 葱豉荷米煎 7-857
86768 葱豉益元散 7-857
86769 葱豉益元散 7-857
86770 葱豉葛根汤 7-857
86771 葱白补骨脂汤 7-857
86772 葱头薏苡仁粥 7-857

葶

86773 葶牛丸 7-858
86774 葶归丸 7-858
86775 葶苈丸 7-858
86776 葶苈丸 7-858
86777 葶苈丸 7-858
86778 葶苈丸 7-858
86779 葶苈丸 7-858
86780 葶苈丸 7-858
86781 葶苈丸 7-858
86782 葶苈丸 7-858
86783 葶苈丸 7-858
86784 葶苈丸 7-858
86785 葶苈丸 7-858
86786 葶苈丸 7-859
86787 葶苈丸 7-859
86788 葶苈丸 7-859
86789 葶苈丸 7-859
86790 葶苈丸 7-859
86791 葶苈丸 7-859
86792 葶苈丸 7-859
86793 葶苈丸 7-859
86794 葶苈丸 7-859
86795 葶苈丸 7-859
86796 葶苈丸 7-859
86797 葶苈丸 7-859
86798 葶苈丸 7-859
86799 葶苈丸 7-859
86800 葶苈丸 7-859
86801 葶苈丸 7-860
86802 葶苈丸 7-860
86803 葶苈丸 7-860
86804 葶苈丸 7-860
86805 葶苈丸 7-860
86806 葶苈丸 7-860
86807 葶苈丸 7-860
86808 葶苈丸 7-860
86809 葶苈丸 7-860
86810 葶苈丸 7-860
86811 葶苈丸 7-860
86812 葶苈丸 7-860
86813 葶苈丸 7-860
86814 葶苈丸 7-861
86815 葶苈丸 7-861
86816 葶苈丸 7-861
86817 葶苈丸 7-861
86818 葶苈丸 7-861
86819 葶苈丸 7-861
86820 葶苈丸 7-861
86821 葶苈丸 7-861
86822 葶苈丸 7-861
86823 葶苈丸 7-861
86824 葶苈丸 7-861
86825 葶苈丸 7-861
86826 葶苈丸 7-861
86827 葶苈丸 7-861
86828 葶苈丸 7-861
86829 葶苈方 7-861
86830 葶苈汤 7-862
86831 葶苈汤 7-862
86832 葶苈汤 7-862
86833 葶苈汤 7-862
86834 葶苈汤 7-862
86835 葶苈汤 7-862
86836 葶苈饮 7-862
86837 葶苈酒 7-862
86838 葶苈散 7-862
86839 葶苈散 7-862
86840 葶苈散 7-862
86841 葶苈散 7-862
86842 葶苈散 7-862
86843 葶苈散 7-862
86844 葶苈散 7-862
86845 葶苈散 7-862
86846 葶苈散 7-862
86847 葶苈散 7-862
86848 葶苈散 7-863
86849 葶苈散 7-863
86850 葶苈散 7-863
86851 葶苈散 7-863
86852 葶苈散 7-863
86853 葶苈散 7-863
86854 葶苈散 7-863
86855 葶苈散 7-863
86856 葶苈散 7-863
86857 葶苈散 7-863
86858 葶苈散 7-863
86859 葶苈散 7-863
86860 葶苈散 7-863
86861 葶苈散 7-863

煮

87048 煮散 7-875
87049 煮散 7-875
87050 煮散 7-875
87051 煮散 7-875
87052 煮散 7-875
87053 煮散 7-875
87054 煮散 7-875
87055 煮艾方 7-875
87056 煮白丸 7-875
87057 煮朴丸 7-876
87058 煮朴丸 7-876
87059 煮朴丸 7-876
87060 煮朴丸 7-876
87061 煮朴丸 7-876
87062 煮朴丸 7-876
87063 煮朴丸 7-876
87064 煮朴丸 7-876
87065 煮朴丸 7-876
87066 煮豆丸 7-876
87067 煮豆法 7-876
87068 煮肝丸 7-876
87069 煮肝方 7-877
87070 煮肝散 7-877
87071 煮肝散 7-877
87072 煮肝散 7-877
87073 煮肝散 7-877
87074 煮肝散 7-877
87075 煮肝散 7-877
87076 煮肝散 7-877
87077 煮肝散 7-877
87078 煮肝散 7-877
87079 煮肝散 7-877
87080 煮肝散 7-877
87081 煮肝散 7-877
87082 煮肝散 7-877
87083 煮肝煎 7-878
87084 煮兔方 7-878
87085 煮肚方 7-878
87086 煮附丸 7-878
87087 煮附丸 7-878
87088 煮附丸 7-878
87089 煮附丹 7-878
87090 煮鸡丸 7-878
87091 煮肾散 7-878
87092 煮金丸 7-878
87093 煮肺汤 7-878
87094 煮线方 7-878
87095 煮砂丹 7-878
87096 煮砂方 7-878
87097 煮香汤 7-879
87098 煮鸭方 7-879
87099 煮酒方 7-879
87100 煮酒方 7-879
87101 煮浮丸 7-879
87102 煮浮丸 7-879
87103 煮萍饮 7-879
87104 煮黄丸 7-879
87105 煮黄丸 7-879
87106 煮梨汤 7-879
87107 煮雄丸 7-879
87108 煮小蒜方 7-879
87109 煮赤豆方 7-879
87110 煮附子丸 7-879
87111 煮枣神方 7-879
87112 煮拔筒方 7-880
87113 煮酒药方 7-880
87114 煮料豆方 7-880
87115 煮桑叶方 7-880
87116 煮猪肚散 7-880
87117 煮猪肠方 7-880
87118 煮猪肠方 7-880
87119 煮鹿头方 7-880
87120 煮黑豆方 7-880
87121 煮裩药方 7-880
87122 煮水牛肉方 7-880
87123 煮羊头蹄方 7-880
87124 煮料豆药方 7-880
87125 煮肝石决明散 7-880

逼

87126 逼毒散 7-881
87127 逼毒散 7-881
87128 逼毒散 7-881
87129 逼毒散 7-881
87130 逼毒散 7-881
87131 逼瘟丹 7-881
87132 逼瘟丹 7-881
87133 逼毒七宝散 7-881

越

87134 越曲丸 7-881
87135 越涎散 7-881
87136 越涎散 7-881
87137 越桃丸 7-881
87138 越桃丸 7-881
87139 越桃饮 7-881
87140 越桃饮 7-881
87141 越桃散 7-881
87142 越桃散 7-881
87143 越桃散 7-881
87144 越桃散 7-882
87145 越桃散 7-882
87146 越桃散 7-882
87147 越婢汤 7-882
87148 越婢汤 7-882
87149 越脾汤 7-882
87150 越痛散 7-882
87151 越鞠丸 7-882
87152 越鞠丸 7-883
87153 越鞠丸 7-883
87154 越鞠丸 7-883
87155 越鞠片 7-883
87156 越鞠汤 7-883
87157 越没里膏 7-883
87158 越桃饮子 7-883
87159 越曲保和丸 7-883
87160 越婢加术汤 7-883
87161 越婢加术汤 7-883
87162 越鞠二陈丸 7-883
87163 越鞠二陈丸 7-883
87164 越鞠保和丸 7-883
87165 越鞠保和丸 7-883
87166 越婢加术附汤 7-884
87167 越婢加半夏汤 7-884
87168 越婢加附子汤 7-884
87169 越鞠逍遥加味丸 7-884

趁

87170 趁气丸 7-884
87171 趁风膏 7-884
87172 趁邪丹 7-884
87173 趁鬼丹 7-884
87174 趁痛丸 7-884
87175 趁痛丸 7-884
87176 趁痛丸 7-885
87177 趁痛丸 7-885
87178 趁痛丸 7-885
87179 趁痛丸 7-885
87180 趁痛丸 7-885
87181 趁痛汤 7-885
87182 趁痛饮 7-885
87183 趁痛散 7-885
87184 趁痛散 7-885
87185 趁痛散 7-885
87186 趁痛散 7-885
87187 趁痛散 7-885
87188 趁痛散 7-885
87189 趁痛散 7-885
87190 趁痛散 7-885
87191 趁痛散 7-886
87192 趁痛饮子 7-886

硫

87193 硫丹丸 7-886
87194 硫半丸 7-886
87195 硫朱丸 7-886
87196 硫朱丹 7-886
87197 硫朱丹 7-886
87198 硫麦丸 7-886
87199 硫汞丹 7-886
87200 硫花饮 7-886
87201 硫附丸 7-886
87202 硫附丸 7-886
87203 硫苓丸 7-886
87204 硫矾丸 7-886
87205 硫矾散 7-886
87206 硫矾散 7-886
87207 硫荔丸 7-886
87208 硫粉散 7-886
87209 硫黄丸 7-886
87210 硫黄丸 7-887
87211 硫黄丸 7-887
87212 硫黄丸 7-887
87213 硫黄丸 7-887
87214 硫黄丸 7-887
87215 硫黄丸 7-887
87216 硫黄丸 7-887
87217 硫黄丸 7-887
87218 硫黄丸 7-887
87219 硫黄丸 7-887
87220 硫黄丸 7-887
87221 硫黄丸 7-887
87222 硫黄丸 7-887
87223 硫黄丸 7-888
87224 硫黄丸 7-888
87225 硫黄丸 7-888
87226 硫黄丸 7-888
87227 硫黄丸 7-888
87228 硫黄丸 7-888
87229 硫黄丸 7-888
87230 硫黄丸 7-888
87231 硫黄丸 7-888
87232 硫黄丸 7-888
87233 硫黄丸 7-888
87234 硫黄丸 7-888
87235 硫黄丸 7-888
87236 硫黄丸 7-889
87237 硫黄丸 7-889
87238 硫黄丸 7-889
87239 硫黄丸 7-889
87240 硫黄丸 7-889
87241 硫黄丸 7-889
87242 硫黄丸 7-889
87243 硫黄丸 7-889
87244 硫黄丸 7-889
87245 硫黄方 7-889
87246 硫黄汤 7-889
87247 硫黄杯 7-889
87248 硫黄顶 7-889
87249 硫黄茶 7-889
87250 硫黄饼 7-889
87251 硫黄酒 7-889
87252 硫黄兜 7-890

87253 硫黄散 7-890
87254 硫黄散 7-890
87255 硫黄散 7-890
87256 硫黄散 7-890
87257 硫黄散 7-890
87258 硫黄散 7-890
87259 硫黄散 7-890
87260 硫黄散 7-890
87261 硫黄散 7-890
87262 硫黄散 7-890
87263 硫黄散 7-890
87264 硫黄散 7-890
87265 硫黄散 7-890
87266 硫黄散 7-890
87267 硫黄散 7-891
87268 硫黄散 7-891
87269 硫黄散 7-891
87270 硫黄散 7-891
87271 硫黄散 7-891
87272 硫黄散 7-891
87273 硫黄散 7-891
87274 硫黄散 7-891
87275 硫黄散 7-891
87276 硫黄散 7-891
87277 硫黄散 7-891
87278 硫黄散 7-891
87279 硫黄散 7-891
87280 硫黄散 7-891
87281 硫黄散 7-891
87282 硫黄散 7-891
87283 硫黄散 7-891
87284 硫黄膏 7-891
87285 硫黄膏 7-891
87286 硫黄膏 7-891
87287 硫黄膏 7-892
87288 硫黄膏 7-892
87289 硫黄膏 7-892
87290 硫黄膏 7-892
87291 硫黄膏 7-892
87292 硫黄膏 7-892
87293 硫黄膏 7-892
87294 硫黄粥 7-892
87295 硫黄煎 7-892
87296 硫黄煎 7-892
87297 硫痒膏 7-892
87298 硫黑散 7-892
87299 硫槟散 7-892
87300 硫鲤丸 7-892
87301 硫糕丸 7-892
87302 硫麝散 7-892
87303 硫黄药酒 7-892
87304 硫黄洗方 7-892
87305 硫黄烙方 7-893
87306 硫黄涂方 7-893
87307 硫黄锭子 7-893
87308 硫椒蛋油 7-893
87309 硫附盐矾丸 7-893
87310 硫黄不二散 7-893
87311 硫黄玉粉丸 7-893
87312 硫黄玉粉方 7-893
87313 硫黄半夏丸 7-893
87314 硫黄补火丸 7-893
87315 硫黄涂敷方 7-893
87316 硫黄涂敷方 7-893
87317 硫黄敷痛膏 7-893
87318 硫黄大黑神丸 7-893

雄

87319 雄及散 8-1
87320 雄风散 8-1
87321 雄仙丹 8-1
87322 雄半丸 8-1
87323 雄朱丸 8-1
87324 雄朱丸 8-1
87325 雄朱丸 8-1
87326 雄朱丸 8-1
87327 雄朱丸 8-1
87328 雄朱丸 8-1
87329 雄朱丹 8-2
87330 雄朱丹 8-2
87331 雄朱丹 8-2
87332 雄朱丹 8-2
87333 雄朱丹 8-2
87334 雄朱丹 8-2
87335 雄朱散 8-2
87336 雄朱散 8-2
87337 雄朱散 8-2
87338 雄朱散 8-2
87339 雄朱散 8-2
87340 雄朱散 8-3
87341 雄朱散 8-3
87342 雄朱膏 8-3
87343 雄白丸 8-3
87344 雄豆丸 8-3
87345 雄豆散 8-3
87346 雄辛散 8-3
87347 雄灵散 8-3
87348 雄附汤 8-3
87349 雄鸡汤 8-3
87350 雄鸡酒 8-3
87351 雄松散 8-3
87352 雄矾丸 8-3
87353 雄矾散 8-3
87354 雄矾散 8-3
87355 雄矾散 8-4
87356 雄金丸 8-4
87357 雄砂丸 8-4
87358 雄砂丸 8-4
87359 雄轻散 8-4
87360 雄胆散 8-4
87361 雄姜散 8-4
87362 雄珠丸 8-4
87363 雄珠散 8-4
87364 雄鸭酒 8-4
87365 雄脑散 8-4
87366 雄黄丸 8-4
87367 雄黄丸 8-4
87368 雄黄丸 8-4
87369 雄黄丸 8-4
87370 雄黄丸 8-5
87371 雄黄丸 8-5
87372 雄黄丸 8-5
87373 雄黄丸 8-5
87374 雄黄丸 8-5
87375 雄黄丸 8-5
87376 雄黄丸 8-5
87377 雄黄丸 8-5
87378 雄黄丸 8-5
87379 雄黄丸 8-5
87380 雄黄丸 8-5
87381 雄黄丸 8-5
87382 雄黄丸 8-6
87383 雄黄丸 8-6
87384 雄黄丸 8-6
87385 雄黄丸 8-6
87386 雄黄丸 8-6
87387 雄黄丸 8-6
87388 雄黄丸 8-6
87389 雄黄丸 8-6
87390 雄黄丸 8-6
87391 雄黄丸 8-6
87392 雄黄丸 8-6
87393 雄黄丸 8-6
87394 雄黄丸 8-7
87395 雄黄丸 8-7
87396 雄黄丸 8-7
87397 雄黄丸 8-7
87398 雄黄丸 8-7
87399 雄黄丸 8-7
87400 雄黄丸 8-7
87401 雄黄丸 8-7
87402 雄黄丸 8-7
87403 雄黄丸 8-7
87404 雄黄丸 8-7
87405 雄黄丸 8-8
87406 雄黄丸 8-8
87407 雄黄丸 8-8
87408 雄黄丸 8-8
87409 雄黄丸 8-8
87410 雄黄丸 8-8
87411 雄黄丸 8-8
87412 雄黄丸 8-8
87413 雄黄丸 8-8
87414 雄黄丸 8-8
87415 雄黄丸 8-8
87416 雄黄丸 8-8
87417 雄黄丸 8-9
87418 雄黄丸 8-9
87419 雄黄丸 8-9
87420 雄黄丸 8-9
87421 雄黄丸 8-9
87422 雄黄丸 8-9
87423 雄黄丸 8-9
87424 雄黄丸 8-9
87425 雄黄丸 8-9
87426 雄黄丸 8-9
87427 雄黄丸 8-9
87428 雄黄丸 8-9
87429 雄黄丸 8-9
87430 雄黄丸 8-10
87431 雄黄丸 8-10
87432 雄黄丸 8-10
87433 雄黄丸 8-10
87434 雄黄丸 8-10
87435 雄黄丸 8-10
87436 雄黄丸 8-10
87437 雄黄丸 8-10
87438 雄黄丸 8-10
87439 雄黄丸 8-10
87440 雄黄丸 8-10
87441 雄黄丸 8-10
87442 雄黄丸 8-10
87443 雄黄丸 8-10
87444 雄黄丸 8-10
87445 雄黄丸 8-10
87446 雄黄丸 8-10
87447 雄黄丸 8-11
87448 雄黄丸 8-11
87449 雄黄丸 8-11
87450 雄黄丸 8-11
87451 雄黄丸 8-11
87452 雄黄丸 8-11
87453 雄黄丸 8-11
87454 雄黄丸 8-11
87455 雄黄丸 8-11
87456 雄黄丸 8-11
87457 雄黄丹 8-11
87458 雄黄丹 8-11
87459 雄黄丹 8-11
87460 雄黄丹 8-11
87461 雄黄汤 8-11
87462 雄黄油 8-11
87463 雄黄油 8-11
87464 雄黄酊 8-12
87465 雄黄酒 8-12
87466 雄黄散 8-12

87467 雄黄散 8-12
87468 雄黄散 8-12
87469 雄黄散 8-12
87470 雄黄散 8-12
87471 雄黄散 8-12
87472 雄黄散 8-12
87473 雄黄散 8-12
87474 雄黄散 8-12
87475 雄黄散 8-12
87476 雄黄散 8-12
87477 雄黄散 8-12
87478 雄黄散 8-12
87479 雄黄散 8-12
87480 雄黄散 8-12
87481 雄黄散 8-13
87482 雄黄散 8-13
87483 雄黄散 8-13
87484 雄黄散 8-13
87485 雄黄散 8-13
87486 雄黄散 8-13
87487 雄黄散 8-13
87488 雄黄散 8-13
87489 雄黄散 8-13
87490 雄黄散 8-13
87491 雄黄散 8-13
87492 雄黄散 8-13
87493 雄黄散 8-13
87494 雄黄散 8-13
87495 雄黄散 8-13
87496 雄黄散 8-13
87497 雄黄散 8-14
87498 雄黄散 8-14
87499 雄黄散 8-14
87500 雄黄散 8-14
87501 雄黄散 8-14
87502 雄黄散 8-14
87503 雄黄散 8-14
87504 雄黄散 8-14
87505 雄黄散 8-14
87506 雄黄散 8-14
87507 雄黄散 8-14
87508 雄黄散 8-14
87509 雄黄散 8-14
87510 雄黄散 8-14
87511 雄黄散 8-14
87512 雄黄散 8-15
87513 雄黄散 8-15
87514 雄黄散 8-15
87515 雄黄散 8-15
87516 雄黄散 8-15
87517 雄黄散 8-15
87518 雄黄散 8-15
87519 雄黄散 8-15
87520 雄黄散 8-15
87521 雄黄散 8-15
87522 雄黄散 8-15
87523 雄黄散 8-15
87524 雄黄散 8-15
87525 雄黄散 8-15
87526 雄黄散 8-15
87527 雄黄散 8-15
87528 雄黄散 8-15
87529 雄黄散 8-16
87530 雄黄散 8-16
87531 雄黄散 8-16
87532 雄黄散 8-16
87533 雄黄散 8-16
87534 雄黄散 8-16
87535 雄黄散 8-16
87536 雄黄散 8-16
87537 雄黄散 8-16
87538 雄黄散 8-16
87539 雄黄散 8-16
87540 雄黄散 8-16
87541 雄黄散 8-16
87542 雄黄散 8-16
87543 雄黄散 8-16
87544 雄黄散 8-16
87545 雄黄散 8-16
87546 雄黄散 8-16
87547 雄黄散 8-16
87548 雄黄散 8-17
87549 雄黄散 8-17
87550 雄黄散 8-17
87551 雄黄散 8-17
87552 雄黄散 8-17
87553 雄黄散 8-17
87554 雄黄散 8-17
87555 雄黄散 8-17
87556 雄黄散 8-17
87557 雄黄散 8-17
87558 雄黄散 8-17
87559 雄黄散 8-17
87560 雄黄散 8-17
87561 雄黄散 8-17
87562 雄黄散 8-17
87563 雄黄散 8-17
87564 雄黄散 8-17
87565 雄黄散 8-17
87566 雄黄散 8-17
87567 雄黄散 8-18
87568 雄黄散 8-18
87569 雄黄散 8-18
87570 雄黄散 8-18
87571 雄黄散 8-18
87572 雄黄散 8-18
87573 雄黄散 8-18
87574 雄黄散 8-18
87575 雄黄散 8-18
87576 雄黄散 8-18
87577 雄黄散 8-18
87578 雄黄散 8-18
87579 雄黄煎 8-18
87580 雄黄膏 8-18
87581 雄黄膏 8-18
87582 雄黄膏 8-18
87583 雄黄膏 8-18
87584 雄黄膏 8-18
87585 雄黄膏 8-19
87586 雄黄膏 8-19
87587 雄黄膏 8-19
87588 雄黄膏 8-19
87589 雄黄膏 8-19
87590 雄黄膏 8-19
87591 雄黄膏 8-19
87592 雄黄膏 8-19
87593 雄黄膏 8-19
87594 雄黄膏 8-19
87595 雄黄膏 8-19
87596 雄黄膏 8-20
87597 雄黄膏 8-20
87598 雄黄膏 8-20
87599 雄黄膏 8-20
87600 雄黄膏 8-20
87601 雄黄膏 8-20
87602 雄黄膏 8-20
87603 雄黄膏 8-20
87604 雄黄膏 8-20
87605 雄黄膏 8-20
87606 雄黄膏 8-20
87607 雄黄膏 8-20
87608 雄黄膏 8-20
87609 雄黄膏 8-20
87610 雄蛎散 8-20
87611 雄蛇散 8-20
87612 雄绿散 8-20
87613 雄鹅散 8-21
87614 雄榔丸 8-21
87615 雄硫散 8-21
87616 雄硫散 8-21
87617 雄鼠散 8-21
87618 雄鼠粥 8-21
87619 雄槟丸 8-21
87620 雄雌丸 8-21
87621 雄雌散 8-21
87622 雄蝉散 8-21
87623 雄漆丸 8-21
87624 雄漆丸 8-21
87625 雄漆膏 8-21
87626 雄樟散 8-21
87627 雄麝丸 8-21
87628 雄麝丸 8-21
87629 雄麝汤 8-21
87630 雄麝汤 8-22
87631 雄麝散 8-22
87632 雄麝散 8-22
87633 雄麝散 8-22
87634 雄麝散 8-22
87635 雄麝散 8-22
87636 雄麝散 8-22
87637 雄麝散 8-22
87638 雄麝散 8-22
87639 雄麝散 8-22
87640 雄麝散 8-22
87641 雄黄合剂 8-22
87642 雄黄龟酒 8-22
87643 雄黄涂药 8-22
87644 雄黄锐丸 8-23
87645 雄黄锐散 8-23
87646 雄黄暖膏 8-23
87647 雄黄蜡丸 8-23
87648 雄黄熏方 8-23
87649 雄黄敷方 8-23
87650 雄雀粪散 8-23
87651 雄猪肚丸 8-23
87652 雄黑豆酒 8-23
87653 雄黑豆散 8-23
87654 雄鼠骨散 8-23
87655 雄鼠骨散 8-23
87656 雄鼠屎汤 8-23
87657 雄鼠粪丸 8-23
87658 雄白醋糊剂 8-23
87659 雄朱蝎附散 8-23
87660 雄附醒风汤 8-23
87661 雄鸡马兰汤 8-24
87662 雄矾瓜蒂散 8-24
87663 雄黄二豆丸 8-24
87664 雄黄木香散 8-24
87665 雄黄化毒丸 8-24
87666 雄黄丹砂丸 8-24
87667 雄黄半夏丸 8-24
87668 雄黄圣饼子 8-24
87669 雄黄夺命散 8-24
87670 雄黄朱砂方 8-24
87671 雄黄延年方 8-24
87672 雄黄导气散 8-24
87673 雄黄防风丸 8-24
87674 雄黄牡蛎散 8-24
87675 雄黄败毒丸 8-24
87676 雄黄定疼膏 8-24
87677 雄黄饼子散 8-24
87678 雄黄祛毒散 8-25
87679 雄黄神金散 8-25
87680 雄黄胭脂散 8-25
87681 雄黄消毒膏 8-25
87682 雄黄黄芩散 8-25

87683 雄黄救命丹 8-25
87684 雄黄淋洗方 8-25
87685 雄黄淋蘸方 8-25
87686 雄黄斑蝥酊 8-25
87687 雄黄茼茹膏 8-25
87688 雄黄暖膏药 8-25
87689 雄黄解毒丸 8-26
87690 雄黄解毒丸 8-26
87691 雄黄解毒丸 8-26
87692 雄黄解毒丸 8-26
87693 雄黄解毒丸 8-26
87694 雄黄解毒散 8-26
87695 雄黄解毒散 8-26
87696 雄黄解毒散 8-26
87697 雄黄解积丸 8-26
87698 雄黄截疟丸 8-26
87699 雄黄敷疮方 8-26
87700 雄黄摩风膏 8-26
87701 雄黄息肉方 8-26
87702 雄黄藜芦散 8-26
87703 雄黄灌耳方 8-27
87704 雄黄麝香丸 8-27
87705 雄黄麝香散 8-27
87706 雄黄麝香散 8-27
87707 雄黄麝香散 8-27
87708 雄鼠稀痘方 8-27
87709 雄鸡肝桂心方 8-27
87710 雄黄款冬花散 8-27

雁

87711 雁肪汤 8-27
87712 雁脂酒 8-27

厥

87713 厥症返魂丹 8-27

搽

87714 搽牙散 8-27
87715 搽牙散 8-27
87716 搽牙散 8-27
87717 搽牙散 8-27
87718 搽药方 8-27
87719 搽药方 8-27
87720 搽药方 8-28
87721 搽药方 8-28
87722 搽药方 8-28
87723 搽痔散 8-28
87724 搽牙药方 8-28
87725 搽黄药粉 8-28
87726 搽绿药粉 8-28
87727 搽鼻去红方 8-28
87728 搽大风癞药方 8-28
87729 搽牙固齿仙方 8-28

揩

87730 揩牙法 8-28
87731 揩齿散 8-28
87732 揩齿散 8-28
87733 揩齿散 8-28
87734 揩齿散 8-28
87735 揩齿七圣散 8-28
87736 揩齿贝齿散 8-28
87737 揩齿牛膝散 8-29
87738 揩齿升麻散 8-29
87739 揩齿丹砂散 8-29
87740 揩齿石膏散 8-29
87741 揩齿龙骨散 8-29
87742 揩齿龙脑散 8-29
87743 揩齿白芷散 8-29
87744 揩齿朱砂散 8-29
87745 揩齿防风散 8-29
87746 揩齿皂荚散 8-29
87747 揩齿皂荚散 8-29
87748 揩齿金牙散 8-29
87749 揩齿细辛散 8-29
87750 揩齿细辛散 8-30
87751 揩齿细辛散 8-30
87752 揩齿秦椒散 8-30
87753 揩齿桑椹散 8-30
87754 揩齿槐枝散 8-30
87755 揩齿麝香散 8-30
87756 揩齿龙花蕊散 8-30
87757 揩齿白石英散 8-30
87758 揩齿胡桃灰散 8-30
87759 揩齿莲子草散 8-30
87760 揩牙乌髭地黄散 8-30

提

87761 提气汤 8-30
87762 提气散 8-30
87763 提肛汤 8-30
87764 提肛散 8-30
87765 提肛散 8-30
87766 提肛散 8-30
87767 提肛散 8-31
87768 提肠汤 8-31
87769 提金方 8-31
87770 提金散 8-31
87771 提疟汤 8-31
87772 提泡药 8-31
87773 提肩散 8-31
87774 提毒丹 8-31
87775 提毒丹 8-31
87776 提毒散 8-31
87777 提毒散 8-31
87778 提毒散 8-31
87779 提毒散 8-31
87780 提药方 8-31
87781 提盆散 8-31
87782 提盆散 8-31
87783 提疬丹 8-31
87784 提疬丹 8-32
87785 提脓丹 8-32
87786 提脓散 8-32
87787 提陷汤 8-32
87788 提痰药 8-32
87789 提丁锭子 8-32
87790 提子回生散 8-32
87791 提阴升阳汤 8-32
87792 提毒异功散 8-32
87793 提脓八将散 8-32
87794 提阴升阳祛邪汤 8-32

揭

87795 揭云散 8-32
87796 揭风汤 8-32
87797 揭风汤 8-32
87798 揭毒散 8-32
87799 揭障丹 8-32

插

87800 插耳皂荚丸 8-33

搜

87801 搜风丸 8-33
87802 搜风丸 8-33
87803 搜风丸 8-33
87804 搜风丸 8-33
87805 搜风丸 8-33
87806 搜风丸 8-33
87807 搜风丸 8-33
87808 搜风丸 8-34
87809 搜风丸 8-34
87810 搜风汤 8-34
87811 搜风汤 8-34
87812 搜风汤 8-34
87813 搜风散 8-34
87814 搜风散 8-34
87815 搜风散 8-34
87816 搜风散 8-34
87817 搜风散 8-34
87818 搜风散 8-34
87819 搜风散 8-34
87820 搜风散 8-34
87821 搜风散 8-34
87822 搜风散 8-35
87823 搜风散 8-35
87824 搜饮丸 8-35
87825 搜毒煎 8-35
87826 搜胃散 8-35
87827 搜脓散 8-35
87828 搜脓散 8-35
87829 搜痏丸 8-35
87830 搜瘰丸 8-35
87831 搜脓锭子 8-35
87832 搜风无价丸 8-35
87833 搜风止痛汤 8-35
87834 搜风化痰丸 8-35
87835 搜风化痰丸 8-35
87836 搜风四七丹 8-36
87837 搜风夺命丹 8-36
87838 搜风安胎饮 8-36
87839 搜风寻痛丸 8-36
87840 搜风泻火汤 8-36
87841 搜风顺气丸 8-36
87842 搜风顺气丸 8-36
87843 搜风顺气丸 8-36
87844 搜风顺气丸 8-36
87845 搜风顺气散 8-36
87846 搜风胜湿汤 8-36
87847 搜风除湿汤 8-36
87848 搜风流气饮 8-36
87849 搜风润肠丸 8-36
87850 搜风润肠丸 8-37
87851 搜风理肺丸 8-37
87852 搜风散火汤 8-37
87853 搜风散湿饮 8-37
87854 搜风趁痛散 8-37
87855 搜风解毒汤 8-37
87856 搜毒五虎丹 8-37
87857 搜损寻痛丸 8-37
87858 搜病青黛丸 8-37
87859 搜风大九宝饮 8-37
87860 搜风顺气饮子 8-37
87861 搜风换骨夺命丹 8-37
87862 搜风镇心牛黄丸 8-38

援

87863 援生膏 8-38
87864 援怯汤 8-38
87865 援瘵汤 8-38
87866 援绝神丹 8-38
87867 援土固胎汤 8-38
87868 援下回生丹 8-38
87869 援命拒寒汤 8-38
87870 援命救绝汤 8-38

握

87871 握宣丸 8-38
87872 握宣丸 8-39

雅

87873 雅叫哈顿散 8-39

翘

87874 翘荷汤 8-39

紫

87875 紫丸 8-39
87876 紫方 8-39
87877 紫方 8-39
87878 紫汤 8-39
87879 紫汤 8-39
87880 紫汤 8-39
87881 紫汤 8-39
87882 紫酒 8-39
87883 紫酒 8-39
87884 紫酒 8-39
87885 紫袍 8-39
87886 紫雪 8-40
87887 紫雪 8-40
87888 紫雪 8-40
87889 紫雪 8-40
87890 紫雪 8-40
87891 紫雪 8-40
87892 紫雪 8-40
87893 紫散 8-40
87894 紫膏 8-41
87895 紫霜 8-41
87896 紫土散 8-41
87897 紫丸子 8-41
87898 紫云散 8-41
87899 紫云膏 8-41
87900 紫云膏 8-41
87901 紫云膏 8-41
87902 紫云膏 8-41
87903 紫云膏 8-41
87904 紫元丹 8-41
87905 紫贝散 8-41
87906 紫双丸 8-41
87907 紫双丸 8-41
87908 紫双丸 8-42
87909 紫正散 8-42
87910 紫玉丹 8-42
87911 紫玉散 8-42
87912 紫石丸 8-42
87913 紫石汤 8-42
87914 紫石酒 8-42
87915 紫石酒 8-42
87916 紫石散 8-42
87917 紫龙丹 8-42
87918 紫龙丹 8-42
87919 紫龙丹 8-42
87920 紫归油 8-42
87921 紫白汤 8-42
87922 紫白饮 8-42
87923 紫永膏 8-42
87924 紫地汤 8-42
87925 紫地散 8-43
87926 紫朴丸 8-43
87927 紫朴汤 8-43
87928 紫朴散 8-43
87929 紫芝丸 8-43
87930 紫芝丸 8-43
87931 紫芝丸 8-43
87932 紫芝丹 8-43
87933 紫光散 8-43
87934 紫阳丹 8-43
87935 紫红散 8-43
87936 紫芷散 8-43
87937 紫苋粥 8-43
87938 紫花饮 8-43
87939 紫花散 8-44
87940 紫芦散 8-44
87941 紫苏丸 8-44
87942 紫苏丸 8-44
87943 紫苏丸 8-44
87944 紫苏丸 8-44
87945 紫苏丸 8-44
87946 紫苏方 8-44
87947 紫苏汤 8-44
87948 紫苏汤 8-44
87949 紫苏汤 8-44
87950 紫苏汤 8-44
87951 紫苏汤 8-44
87952 紫苏汤 8-44
87953 紫苏汤 8-45
87954 紫苏汤 8-45
87955 紫苏汤 8-45
87956 紫苏汤 8-45
87957 紫苏汤 8-45
87958 紫苏汤 8-45
87959 紫苏汤 8-45
87960 紫苏汤 8-45
87961 紫苏汤 8-45
87962 紫苏汤 8-45
87963 紫苏汤 8-45
87964 紫苏汤 8-45
87965 紫苏汤 8-45
87966 紫苏饮 8-45
87967 紫苏饮 8-45
87968 紫苏饮 8-45
87969 紫苏饮 8-46
87970 紫苏饮 8-46
87971 紫苏饮 8-46
87972 紫苏饮 8-46
87973 紫苏饮 8-46
87974 紫苏饮 8-46
87975 紫苏饮 8-46
87976 紫苏饮 8-46
87977 紫苏饮 8-46
87978 紫苏饮 8-47
87979 紫苏散 8-47
87980 紫苏散 8-47
87981 紫苏散 8-47
87982 紫苏散 8-47
87983 紫苏散 8-47
87984 紫苏散 8-47
87985 紫苏散 8-47
87986 紫苏散 8-47
87987 紫苏散 8-47
87988 紫苏散 8-47
87989 紫苏散 8-48
87990 紫苏散 8-48
87991 紫苏散 8-48
87992 紫苏散 8-48
87993 紫苏散 8-48
87994 紫苏散 8-48
87995 紫苏散 8-48
87996 紫苏散 8-48
87997 紫苏散 8-48
87998 紫苏散 8-48
87999 紫苏散 8-48
88000 紫苏散 8-48
88001 紫苏散 8-48
88002 紫苏散 8-49
88003 紫苏散 8-49
88004 紫苏散 8-49
88005 紫苏散 8-49
88006 紫苏散 8-49
88007 紫苏散 8-49
88008 紫苏散 8-49
88009 紫苏散 8-49
88010 紫苏散 8-49
88011 紫苏粥 8-49
88012 紫苏粥 8-49
88013 紫苏粥 8-49
88014 紫苏粥 8-49
88015 紫苏粥 8-49
88016 紫苏膏 8-49
88017 紫苏膏 8-49
88018 紫辰丹 8-49
88019 紫沉丸 8-50
88020 紫沉丸 8-50
88021 紫沉丸 8-50
88022 紫证散 8-50
88023 紫灵丸 8-50
88024 紫灵丹 8-50
88025 紫灵丹 8-50
88026 紫灵丹 8-50
88027 紫灵汤 8-50
88028 紫灵药 8-50
88029 紫灵散 8-50
88030 紫陈汤 8-50
88031 紫英散 8-50
88032 紫矿散 8-50
88033 紫炁丹 8-50
88034 紫金丸 8-51
88035 紫金丸 8-51
88036 紫金丸 8-51
88037 紫金丸 8-51
88038 紫金丸 8-51
88039 紫金丸 8-51
88040 紫金丸 8-51
88041 紫金丸 8-51
88042 紫金丸 8-51
88043 紫金丸 8-51
88044 紫金丸 8-52
88045 紫金丸 8-52
88046 紫金丸 8-52
88047 紫金丸 8-52
88048 紫金丸 8-52
88049 紫金丸 8-52
88050 紫金丸 8-52
88051 紫金丸 8-52
88052 紫金丹 8-52
88053 紫金丹 8-52
88054 紫金丹 8-52
88055 紫金丹 8-53
88056 紫金丹 8-53
88057 紫金丹 8-53
88058 紫金丹 8-53
88059 紫金丹 8-53
88060 紫金丹 8-53
88061 紫金丹 8-53
88062 紫金丹 8-53
88063 紫金丹 8-53
88064 紫金丹 8-54
88065 紫金丹 8-54
88066 紫金丹 8-54
88067 紫金丹 8-54
88068 紫金丹 8-54
88069 紫金丹 8-54
88070 紫金丹 8-54
88071 紫金丹 8-54
88072 紫金丹 8-54
88073 紫金丹 8-54
88074 紫金丹 8-54
88075 紫金丹 8-54
88076 紫金丹 8-54
88077 紫金丹 8-54
88078 紫金丹 8-55
88079 紫金丹 8-55
88080 紫金丹 8-55
88081 紫金丹 8-55
88082 紫金丹 8-55

88083 紫金丹 8-55
88084 紫金丹 8-55
88085 紫金丹 8-55
88086 紫金丹 8-55
88087 紫金丹 8-55
88088 紫金油 8-55
88089 紫金泥 8-55
88090 紫金挺 8-55
88091 紫金酒 8-55
88092 紫金散 8-55
88093 紫金散 8-56
88094 紫金散 8-56
88095 紫金散 8-56
88096 紫金散 8-56
88097 紫金散 8-56
88098 紫金散 8-56
88099 紫金散 8-56
88100 紫金散 8-56
88101 紫金散 8-56
88102 紫金散 8-56
88103 紫金散 8-56
88104 紫金散 8-56
88105 紫金散 8-56
88106 紫金散 8-57
88107 紫金散 8-57
88108 紫金散 8-57
88109 紫金散 8-57
88110 紫金散 8-57
88111 紫金散 8-57
88112 紫金散 8-57
88113 紫金散 8-57
88114 紫金散 8-57
88115 紫金散 8-57
88116 紫金散 8-57
88117 紫金散 8-57
88118 紫金散 8-57
88119 紫金散 8-57
88120 紫金散 8-57
88121 紫金散 8-57
88122 紫金散 8-57
88123 紫金散 8-58
88124 紫金散 8-58
88125 紫金散 8-58
88126 紫金锭 8-58
88127 紫金锭 8-58
88128 紫金锭 8-58
88129 紫金锭 8-58
88130 紫金锭 8-58
88131 紫金锭 8-58
88132 紫金锭 8-58
88133 紫金锭 8-58
88134 紫金锭 8-58
88135 紫金锭 8-59
88136 紫金锭 8-59
88137 紫金锭 8-59
88138 紫金锭 8-59
88139 紫金锭 8-59
88140 紫金锭 8-59
88141 紫金锭 8-59
88142 紫金锭 8-59
88143 紫金煎 8-59
88144 紫金箍 8-59
88145 紫金膏 8-59
88146 紫金膏 8-59
88147 紫金膏 8-60
88148 紫金膏 8-60
88149 紫金膏 8-60
88150 紫金膏 8-60
88151 紫金膏 8-60
88152 紫金膏 8-60
88153 紫金膏 8-60
88154 紫金膏 8-60
88155 紫金膏 8-60
88156 紫金膏 8-60
88157 紫金膏 8-60
88158 紫金膏 8-61
88159 紫金膏 8-61
88160 紫金膏 8-61
88161 紫金膏 8-61
88162 紫金膏 8-61
88163 紫金膏 8-61
88164 紫金膏 8-61
88165 紫金膏 8-61
88166 紫金膏 8-61
88167 紫金膏 8-61
88168 紫金膏 8-61
88169 紫金膏 8-62
88170 紫金膏 8-62
88171 紫金膏 8-62
88172 紫金膏 8-62
88173 紫金膏 8-62
88174 紫金膏 8-62
88175 紫金霜 8-62
88176 紫炉散 8-62
88177 紫泡散 8-62
88178 紫参丸 8-62
88179 紫参丸 8-63
88180 紫参丸 8-63
88181 紫参丸 8-63
88182 紫参汤 8-63
88183 紫参汤 8-63
88184 紫参汤 8-63
88185 紫参散 8-63
88186 紫参散 8-63
88187 紫参散 8-63
88188 紫参散 8-63
88189 紫参散 8-63
88190 紫参散 8-63
88191 紫参散 8-63
88192 紫参散 8-63
88193 紫参散 8-63
88194 紫荆散 8-63
88195 紫茸散 8-64
88196 紫茸膏 8-64
88197 紫草丸 8-64
88198 紫草汤 8-64
88199 紫草汤 8-64
88200 紫草汤 8-64
88201 紫草汤 8-64
88202 紫草汤 8-64
88203 紫草汤 8-64
88204 紫草汤 8-64
88205 紫草汤 8-64
88206 紫草饮 8-64
88207 紫草饮 8-64
88208 紫草饮 8-64
88209 紫草饮 8-64
88210 紫草饮 8-64
88211 紫草饮 8-64
88212 紫草油 8-64
88213 紫草酒 8-64
88214 紫草散 8-64
88215 紫草散 8-65
88216 紫草散 8-65
88217 紫草散 8-65
88218 紫草散 8-65
88219 紫草散 8-65
88220 紫草膏 8-65
88221 紫草膏 8-65
88222 紫草膏 8-65
88223 紫草膏 8-65
88224 紫草膏 8-65
88225 紫草膏 8-65
88226 紫草膏 8-65
88227 紫草膏 8-65
88228 紫草膏 8-66
88229 紫草膏 8-66
88230 紫草膏 8-66
88231 紫草膏 8-66
88232 紫草膏 8-66
88233 紫砂丹 8-66
88234 紫砂丹 8-66
88235 紫砂丹 8-66
88236 紫砂散 8-66
88237 紫香丸 8-66
88238 紫庭方 8-66
88239 紫姜汤 8-66
88240 紫神汤 8-66
88241 紫桂丸 8-66
88242 紫桂丸 8-67
88243 紫桂丸 8-67
88244 紫桂丸 8-67
88245 紫桂丸 8-67
88246 紫桂丸 8-67
88247 紫桂丸 8-67
88248 紫桂丸 8-67
88249 紫桂丹 8-67
88250 紫桂汤 8-67
88251 紫桂汤 8-67
88252 紫桂汤 8-67
88253 紫桂散 8-67
88254 紫桂散 8-67
88255 紫桂散 8-67
88256 紫桂散 8-68
88257 紫桂散 8-68
88258 紫桂煎 8-68
88259 紫桐散 8-68
88260 紫脂膏 8-68
88261 紫粉丸 8-68
88262 紫袍散 8-68
88263 紫菊汤 8-68
88264 紫萍散 8-68
88265 紫菀丸 8-68
88266 紫菀丸 8-68
88267 紫菀丸 8-68
88268 紫菀丸 8-68
88269 紫菀丸 8-69
88270 紫菀丸 8-69
88271 紫菀丸 8-69
88272 紫菀丸 8-69
88273 紫菀丸 8-69
88274 紫菀丸 8-69
88275 紫菀丸 8-69
88276 紫菀丸 8-69
88277 紫菀丸 8-69
88278 紫菀丸 8-69
88279 紫菀丸 8-69
88280 紫菀丸 8-69
88281 紫菀丸 8-69
88282 紫菀丸 8-70
88283 紫菀丸 8-70
88284 紫菀汤 8-70
88285 紫菀汤 8-70
88286 紫菀汤 8-70
88287 紫菀汤 8-70
88288 紫菀汤 8-70
88289 紫菀汤 8-70
88290 紫菀汤 8-70
88291 紫菀汤 8-71
88292 紫菀汤 8-71
88293 紫菀汤 8-71
88294 紫菀汤 8-71
88295 紫菀汤 8-71
88296 紫菀汤 8-71
88297 紫菀汤 8-71
88298 紫菀汤 8-71

88299 紫菀汤 8-71
88300 紫菀汤 8-71
88301 紫菀汤 8-71
88302 紫菀汤 8-71
88303 紫菀汤 8-71
88304 紫菀汤 8-72
88305 紫菀汤 8-72
88306 紫菀汤 8-72
88307 紫菀汤 8-72
88308 紫菀汤 8-72
88309 紫菀汤 8-72
88310 紫菀汤 8-72
88311 紫菀汤 8-72
88312 紫菀汤 8-72
88313 紫菀汤 8-72
88314 紫菀汤 8-72
88315 紫菀汤 8-72
88316 紫菀饮 8-72
88317 紫菀饮 8-72
88318 紫菀饮 8-72
88319 紫菀饮 8-73
88320 紫菀饮 8-73
88321 紫菀散 8-73
88322 紫菀散 8-73
88323 紫菀散 8-73
88324 紫菀散 8-73
88325 紫菀散 8-73
88326 紫菀散 8-73
88327 紫菀散 8-73
88328 紫菀散 8-73
88329 紫菀散 8-73
88330 紫菀散 8-73
88331 紫菀散 8-73
88332 紫菀散 8-74
88333 紫菀散 8-74
88334 紫菀散 8-74
88335 紫菀散 8-74
88336 紫菀散 8-74
88337 紫菀散 8-74
88338 紫菀散 8-74
88339 紫菀散 8-74
88340 紫菀散 8-74
88341 紫菀散 8-74
88342 紫菀散 8-74
88343 紫菀散 8-74
88344 紫菀散 8-75
88345 紫菀散 8-75
88346 紫菀散 8-75
88347 紫菀散 8-75
88348 紫菀散 8-75
88349 紫菀散 8-75
88350 紫菀散 8-75
88351 紫菀散 8-75
88352 紫菀散 8-75
88353 紫菀散 8-75
88354 紫菀煎 8-75
88355 紫菀煎 8-75
88356 紫菀膏 8-75
88357 紫黄饮 8-76
88358 紫雪丸 8-76
88359 紫雪丹 8-76
88360 紫雪丹 8-76
88361 紫雪汤 8-76
88362 紫雪散 8-76
88363 紫雪散 8-76
88364 紫雪散 8-76
88365 紫雪散 8-76
88366 紫雪散 8-76
88367 紫雪散 8-76
88368 紫雪膏 8-76
88369 紫银茶 8-76
88370 紫盖丸 8-76
88371 紫琼膏 8-77
88372 紫散子 8-77
88373 紫葳汤 8-77
88374 紫葳汤 8-77
88375 紫葳散 8-77
88376 紫葳散 8-77
88377 紫葳散 8-77
88378 紫葳散 8-77
88379 紫葳散 8-77
88380 紫葳散 8-77
88381 紫葳散 8-77
88382 紫葳散 8-77
88383 紫葛丸 8-77
88384 紫葛丸 8-77
88385 紫葛丸 8-78
88386 紫葛汤 8-78
88387 紫葛汤 8-78
88388 紫葛饮 8-78
88389 紫葛饮 8-78
88390 紫葛饮 8-78
88391 紫葛散 8-78
88392 紫葛散 8-78
88393 紫葛散 8-78
88394 紫葛散 8-78
88395 紫微烟 8-78
88396 紫微膏 8-78
88397 紫蔻丸 8-78
88398 紫精丹 8-78
88399 紫菔膏 8-79
88400 紫檀散 8-79
88401 紫霜丸 8-79
88402 紫霜丸 8-79
88403 紫霜丸 8-79
88404 紫霜丸 8-79
88405 紫霜丸 8-79
88406 紫霜丸 8-79
88407 紫霜丸 8-79
88408 紫霜丸 8-79
88409 紫霜丸 8-79
88410 紫霜丸 8-79
88411 紫霜丸 8-79
88412 紫霜丸 8-79
88413 紫霜散 8-79
88414 紫霜散 8-80
88415 紫霜膏 8-80
88416 紫霞丸 8-80
88417 紫霞云 8-80
88418 紫霞丹 8-80
88419 紫霞丹 8-80
88420 紫霞丹 8-80
88421 紫霞丹 8-80
88422 紫霞丹 8-80
88423 紫霞丹 8-80
88424 紫霞丹 8-80
88425 紫霞丹 8-80
88426 紫霞丹 8-81
88427 紫霞丹 8-81
88428 紫霞杯 8-81
88429 紫霞杯 8-81
88430 紫霞膏 8-81
88431 紫霞膏 8-81
88432 紫霞膏 8-81
88433 紫霞膏 8-81
88434 紫霞膏 8-81
88435 紫霞膏 8-81
88436 紫癜汤 8-82
88437 紫蟾锭 8-82
88438 紫云风丸 8-82
88439 紫玉簪膏 8-82
88440 紫石英丸 8-82
88441 紫石英丸 8-82
88442 紫石英丸 8-82
88443 紫石英丸 8-82
88444 紫石英丸 8-82
88445 紫石英丸 8-83
88446 紫石英丸 8-83
88447 紫石英丸 8-83
88448 紫石英丸 8-83
88449 紫石英丸 8-83
88450 紫石英丸 8-83
88451 紫石英丸 8-83
88452 紫石英丸 8-83
88453 紫石英汤 8-83
88454 紫石英汤 8-83
88455 紫石英汤 8-83
88456 紫石英汤 8-83
88457 紫石英汤 8-83
88458 紫石英汤 8-84
88459 紫石英饮 8-84
88460 紫石英饮 8-84
88461 紫石英酒 8-84
88462 紫石英散 8-84
88463 紫石英散 8-84
88464 紫石英散 8-84
88465 紫石英散 8-84
88466 紫石英散 8-84
88467 紫石英散 8-84
88468 紫石英散 8-84
88469 紫石英散 8-84
88470 紫石英散 8-84
88471 紫石英散 8-85
88472 紫石英散 8-85
88473 紫石英散 8-85
88474 紫石英散 8-85
88475 紫石英散 8-85
88476 紫石煮散 8-85
88477 紫龙金片 8-85
88478 紫团参丸 8-85
88479 紫阳黑散 8-85
88480 紫苏子丸 8-85
88481 紫苏子丸 8-85
88482 紫苏子丸 8-85
88483 紫苏子丸 8-85
88484 紫苏子丸 8-85
88485 紫苏子汤 8-86
88486 紫苏子汤 8-86
88487 紫苏子汤 8-86
88488 紫苏子汤 8-86
88489 紫苏子汤 8-86
88490 紫苏子汤 8-86
88491 紫苏子汤 8-86
88492 紫苏子汤 8-86
88493 紫苏子汤 8-86
88494 紫苏子汤 8-86
88495 紫苏子饮 8-86
88496 紫苏子饮 8-86
88497 紫苏子饮 8-87
88498 紫苏子酒 8-87
88499 紫苏子散 8-87
88500 紫苏子散 8-87
88501 紫苏子散 8-87
88502 紫苏子散 8-87
88503 紫苏子粥 8-87
88504 紫苏子煎 8-87
88505 紫苏饮子 8-87
88506 紫苏饮子 8-87
88507 紫苏饮子 8-87
88508 紫苏饮子 8-87
88509 紫苏煮散 8-87
88510 紫沉香丸 8-87
88511 紫沉煎丸 8-87
88512 紫金皮丸 8-87
88513 紫金皮丸 8-88
88514 紫金皮散 8-88

88515 紫金沙散 8-88
88516 紫金锭子 8-88
88517 紫金锭子 8-88
88518 紫金锭子 8-88
88519 紫金锭子 8-88
88520 紫金锭子 8-88
88521 紫金锭子 8-88
88522 紫金锭子 8-88
88523 紫金锭散 8-88
88524 紫金藤丸 8-88
88525 紫金藤散 8-88
88526 紫河车丸 8-89
88527 紫河车丸 8-89
88528 紫河车丸 8-89
88529 紫河车丸 8-89
88530 紫河车丹 8-89
88531 紫河车散 8-89
88532 紫河车散 8-89
88533 紫荆皮散 8-89
88534 紫荆皮散 8-89
88535 紫草饮子 8-89
88536 紫草饮子 8-89
88537 紫草饮子 8-89
88538 紫草软膏 8-89
88539 紫草软膏 8-89
88540 紫草油膏 8-90
88541 紫草茸汁 8-90
88542 紫草茸饮 8-90
88543 紫草茸油 8-90
88544 紫草洗方 8-90
88545 紫茶颗粒 8-90
88546 紫桂大丸 8-90
88547 紫桂煮散 8-90
88548 紫笋茶散 8-90
88549 紫梢花散 8-90
88550 紫萍合剂 8-90
88551 紫萍粒丹 8-90
88552 紫菀花汤 8-90
88553 紫菀茸汤 8-90
88554 紫菀茸汤 8-90
88555 紫菀茸汤 8-91
88556 紫菀煎丸 8-91
88557 紫葛帖方 8-91
88558 紫葛粉丸 8-91
88559 紫槟榔煎 8-91
88560 紫檀涂方 8-91
88561 紫霞锭子 8-91
88562 紫藤香散 8-91
88563 紫石门冬丸 8-91
88564 紫石门冬丸 8-91
88565 紫石门冬丸 8-92
88566 紫石寒食散 8-92
88567 紫朴开郁丸 8-92
88568 紫地宁血散 8-92
88569 紫色疽疮膏 8-92
88570 紫色消肿粉 8-92
88571 紫色消肿膏 8-92
88572 紫色溃疡膏 8-92
88573 紫花地丁散 8-92
88574 紫苏丁香丸 8-92
88575 紫苏七气汤 8-93
88576 紫苏木香汤 8-93
88577 紫苏木通汤 8-93
88578 紫苏乌梅汤 8-93
88579 紫苏半夏汤 8-93
88580 紫苏安胎饮 8-93
88581 紫苏安胎散 8-93
88582 紫苏饮子散 8-93
88583 紫苏和气饮 8-93
88584 紫苏和气饮 8-93
88585 紫苏和胎饮 8-93
88586 紫苏知母汤 8-93
88587 紫苏厚朴汤 8-93
88588 紫苏香附饮 8-93
88589 紫苏姜苓汤 8-94
88590 紫苏流气饮 8-94
88591 紫苏流气饮 8-94
88592 紫苏流气饮 8-94
88593 紫苏麻仁粥 8-94
88594 紫苏橘皮汤 8-94
88595 紫沉消积丸 8-94
88596 紫沉通气汤 8-94
88597 紫茄子根散 8-94
88598 紫金天麻丸 8-94
88599 紫金牛膝丸 8-94
88600 紫金牛膝散 8-94
88601 紫金夺命膏 8-94
88602 紫金禹粮丸 8-95
88603 紫金活命丹 8-95
88604 紫金锭眼药 8-95
88605 紫金蠲痛散 8-95
88606 紫河车胶囊 8-95
88607 紫草木香汤 8-95
88608 紫草木香汤 8-95
88609 紫草木香散 8-95
88610 紫草木香散 8-95
88611 紫草木通汤 8-95
88612 紫草木通散 8-95
88613 紫草木通散 8-95
88614 紫草升麻汤 8-95
88615 紫草化毒汤 8-95
88616 紫草化毒散 8-95
88617 紫草化斑汤 8-95
88618 紫草四圣散 8-95
88619 紫草冬葵汤 8-95
88620 紫草回斑散 8-96
88621 紫草如圣汤 8-96
88622 紫草如圣饮 8-96
88623 紫草如圣散 8-96
88624 紫草快斑汤 8-96
88625 紫草快斑汤 8-96
88626 紫草快斑散 8-96
88627 紫草陈皮饮 8-96
88628 紫草承气汤 8-96
88629 紫草枳壳汤 8-96
88630 紫草枳实汤 8-96
88631 紫草厚朴汤 8-96
88632 紫草透肌汤 8-96
88633 紫草透肌汤 8-96
88634 紫草透肌汤 8-96
88635 紫草透肌散 8-97
88636 紫草透肌散 8-97
88637 紫草凉血散 8-97
88638 紫草消毒饮 8-97
88639 紫草润肌膏 8-97
88640 紫草麻仁汤 8-97
88641 紫草解毒汤 8-97
88642 紫砂生肌散 8-97
88643 紫根牡蛎汤 8-97
88644 紫粉灵宝丹 8-97
88645 紫梗半夏汤 8-97
88646 紫萍一粒丹 8-97
88647 紫菀七味汤 8-97
88648 紫菀牙上丸 8-97
88649 紫菀贝母丸 8-97
88650 紫菀半夏汤 8-97
88651 紫菀杏仁煎 8-98
88652 紫菀桂灵丹 8-98
88653 紫雪玄霜丹 8-98
88654 紫葳苏木汤 8-98
88655 紫葛败毒散 8-98
88656 紫葛桂枝汤 8-98
88657 紫檀香敷方 8-98
88658 紫霞黄露饮 8-98
88659 紫玉接骨神散 8-98
88660 紫花烧伤软膏 8-98
88661 紫苏大腹皮饮 8-98
88662 紫苏五味子汤 8-98
88663 紫参保肝冲剂 8-98
88664 紫背荷僵蚕散 8-98
88665 紫菀等十味丸 8-99
88666 紫正散合地黄散 8-99
88667 紫石英天门冬丸 8-99
88668 紫石英柏子仁丸 8-99
88669 紫阳真君塞鼻丹 8-99
88670 紫苏丹皮地黄汤 8-99
88671 紫苏石膏地黄汤 8-99
88672 紫苏葛根升麻汤 8-99
88673 紫苏葛根半夏汤 8-99
88674 紫草甘草枳壳汤 8-99
88675 紫背荷叶僵蚕散 8-99
88676 紫虚元君头风丹 8-99
88677 紫虚元君襄风丹 8-100
88678 紫草茸甘草枳壳汤 8-100
88679 紫微夫人青黛长生散 8-100

凿

88680 凿石丸 8-100
88681 凿柄灰散 8-100

棠

88682 棠梨枝散 8-100
88683 棠梨木瓜汤 8-100

掌

88684 掌中金 8-100
88685 掌中金 8-100
88686 掌中金 8-100
88687 掌中金 8-100
88688 掌中散 8-100
88689 掌胃膏 8-100
88690 掌中金丸 8-100
88691 掌中摩散 8-100

喷

88692 喷嚏丸 8-100

喇

88693 喇嘛酒 8-100

喝

88694 喝散 8-101
88695 喝起丸 8-101
88696 喝起汤 8-101
88697 喝起散 8-101
88698 喝起散 8-101
88699 喝起散 8-101
88700 喝起散 8-101

喘

88701 喘气汤 8-101
88702 喘急汤 8-101

最

88891 最效散 8-116

暑

88892 暑汤 8-116
88893 暑风散 8-116
88894 暑症片 8-117
88895 暑风饮子 8-117
88896 暑热感冒颗粒 8-117
88897 暑湿感冒颗粒 8-117

景

88898 景天花散 8-117
88899 景天涂方 8-117

鼎

88900 鼎足方 8-117

黑

88901 黑丸 8-117
88902 黑丸 8-117
88903 黑丸 8-117
88904 黑丸 8-117
88905 黑丹 8-117
88906 黑药 8-117
88907 黑药 8-117
88908 黑散 8-118
88909 黑散 8-118
88910 黑散 8-118
88911 黑散 8-118
88912 黑散 8-118
88913 黑散 8-118
88914 黑膏 8-118
88915 黑膏 8-118
88916 黑丸子 8-118
88917 黑丸子 8-118
88918 黑丸子 8-118
88919 黑丸子 8-118
88920 黑丸子 8-119
88921 黑丸子 8-119
88922 黑丸子 8-119
88923 黑丸子 8-119
88924 黑丸子 8-119
88925 黑丸子 8-119
88926 黑丸子 8-119
88927 黑丸子 8-119
88928 黑子丸 8-119
88929 黑子散 8-119
88930 黑子散 8-119
88931 黑子膏 8-119
88932 黑云散 8-119
88933 黑云膏 8-119
88934 黑云膏 8-119
88935 黑牛散 8-119
88936 黑丑丸 8-119
88937 黑丑散 8-119
88938 黑玉丹 8-120
88939 黑玉丹 8-120
88940 黑玉丹 8-120
88941 黑末子 8-120
88942 黑末子 8-120
88943 黑布膏 8-120
88944 黑龙丸 8-120
88945 黑龙丸 8-120
88946 黑龙丸 8-120
88947 黑龙丸 8-121
88948 黑龙丸 8-121
88949 黑龙丸 8-121
88950 黑龙丸 8-121
88951 黑龙丸 8-121
88952 黑龙丸 8-121
88953 黑龙丸 8-121
88954 黑龙丸 8-121
88955 黑龙丸 8-121
88956 黑龙丹 8-121
88957 黑龙丹 8-122
88958 黑龙丹 8-122
88959 黑龙丹 8-122
88960 黑龙丹 8-122
88961 黑龙丹 8-122
88962 黑龙丹 8-123
88963 黑龙汤 8-123
88964 黑龙散 8-123
88965 黑龙散 8-123
88966 黑龙散 8-123
88967 黑龙散 8-123
88968 黑龙散 8-123
88969 黑龙散 8-123
88970 黑龙散 8-123
88971 黑龙散 8-123
88972 黑龙散 8-123
88973 黑龙散 8-123
88974 黑龙煎 8-123
88975 黑龙膏 8-124
88976 黑龙膏 8-124
88977 黑白丸 8-124
88978 黑白丹 8-124
88979 黑白方 8-124
88980 黑白饮 8-124
88981 黑白散 8-124
88982 黑白散 8-124
88983 黑白散 8-124
88984 黑白散 8-124
88985 黑白散 8-124
88986 黑白散 8-124
88987 黑白散 8-124
88988 黑白散 8-124
88989 黑奴丸 8-124
88990 黑奴丸 8-124
88991 黑奴丸 8-124
88992 黑奴丸 8-124
88993 黑奴丸 8-124
88994 墨圣丸 8-125
88995 黑圣丸 8-125
88996 黑圣散 8-125
88997 黑圣散 8-125
88998 黑圣散 8-125
88999 黑圣散 8-125
89000 黑圣散 8-125
89001 黑圣散 8-125
89002 黑圣散 8-125
89003 黑圣散 8-125
89004 黑发散 8-125
89005 黑成散 8-125
89006 黑光汤 8-125
89007 黑舌丹 8-125
89008 黑豆丸 8-125
89009 黑豆丸 8-125
89010 黑豆丸 8-126
89011 黑豆丸 8-126
89012 黑豆方 8-126
89013 黑豆汤 8-126
89014 黑豆汤 8-126
89015 黑豆汤 8-126
89016 黑豆汤 8-126
89017 黑豆汤 8-126
89018 黑豆汤 8-126
89019 黑豆汤 8-126
89020 黑豆饮 8-126
89021 黑豆饮 8-126
89022 黑豆饮 8-126
89023 黑豆饮 8-126
89024 黑豆沥 8-126
89025 黑豆酒 8-126
89026 黑豆酒 8-126
89027 黑豆散 8-127
89028 黑豆散 8-127
89029 黑豆散 8-127
89030 黑豆散 8-127
89031 黑豆粥 8-127
89032 黑豆煎 8-127
89033 黑豆煎 8-127
89034 黑豆煎 8-127
89035 黑豆熨 8-127
89036 黑豆羹 8-127
89037 黑汞散 8-127
89038 黑汞膏 8-127
89039 黑芥丸 8-127
89040 黑吹药 8-127
89041 黑灵丸 8-127
89042 黑灵丹 8-128
89043 黑灵丹 8-128
89044 黑灵丹 8-128
89045 黑灵药 8-128
89046 黑灵散 8-128
89047 黑灵散 8-128
89048 黑灵散 8-128
89049 黑附丸 8-128
89050 黑附丸 8-128
89051 黑附汤 8-128
89052 黑附汤 8-128
89053 黑附散 8-128
89054 黑纸捻 8-128
89055 黑枣散 8-128
89056 黑虎丸 8-128
89057 黑虎丸 8-128
89058 黑虎丸 8-129
89059 黑虎丸 8-129
89060 黑虎丸 8-129
89061 黑虎丸 8-129
89062 黑虎丸 8-129
89063 黑虎丸 8-129
89064 黑虎丹 8-129
89065 黑虎丹 8-129
89066 黑虎丹 8-129
89067 黑虎丹 8-129
89068 黑虎丹 8-129
89069 黑虎丹 8-129
89070 黑虎丹 8-129
89071 黑虎丹 8-130
89072 黑虎丹 8-130
89073 黑虎丹 8-130
89074 黑虎丹 8-130
89075 黑虎丹 8-130
89076 黑虎丹 8-130
89077 黑虎丹 8-130
89078 黑虎丹 8-130
89079 黑虎汤 8-130
89080 黑虎汤 8-130
89081 黑虎散 8-130
89082 黑虎散 8-131
89083 黑虎散 8-131
89084 黑虎散 8-131
89085 黑虎散 8-131
89086 黑虎膏 8-131
89087 黑虎膏 8-131
89088 黑虎膏 8-131
89089 黑虎膏 8-131
89090 黑金丸 8-131
89091 黑金丸 8-131
89092 黑金丹 8-131
89093 黑金丹 8-131
89094 黑金散 8-132
89095 黑金散 8-132
89096 黑金散 8-132

89097 黑金散 8-132
89098 黑金散 8-132
89099 黑金散 8-132
89100 黑金散 8-132
89101 黑金散 8-132
89102 黑金散 8-132
89103 黑金散 8-132
89104 黑金散 8-132
89105 黑金膏 8-132
89106 黑金膏 8-132
89107 黑鱼汤 8-133
89108 黑油膏 8-133
89109 黑参丸 8-133
89110 黑参丸 8-133
89111 黑参汤 8-133
89112 黑参汤 8-133
89113 黑参剂 8-133
89114 黑药油 8-133
89115 黑星丹 8-133
89116 黑香散 8-133
89117 黑香散 8-133
89118 黑须散 8-133
89119 黑疮药 8-133
89120 黑姜散 8-133
89121 黑姜散 8-133
89122 黑神丸 8-133
89123 黑神丸 8-134
89124 黑神丸 8-134
89125 黑神丸 8-134
89126 黑神丸 8-134
89127 黑神丸 8-134
89128 黑神丸 8-134
89129 黑神丸 8-134
89130 黑神丸 8-134
89131 黑神丸 8-134
89132 黑神丸 8-135
89133 黑神丸 8-135
89134 黑神丸 8-135
89135 黑神丸 8-135
89136 黑神丸 8-135
89137 黑神丸 8-135
89138 黑神丸 8-135
89139 黑神丸 8-135
89140 黑神丸 8-135
89141 黑神丸 8-135
89142 黑神丸 8-136
89143 黑神丸 8-136
89144 黑神丸 8-136
89145 黑神丸 8-136
89146 黑神丸 8-136
89147 黑神丹 8-136
89148 黑神丹 8-136
89149 黑神丹 8-136
89150 黑神丹 8-136
89151 黑神丹 8-136
89152 黑神散 8-136
89153 黑神散 8-136
89154 黑神散 8-137
89155 黑神散 8-137
89156 黑神散 8-137
89157 黑神散 8-137
89158 黑神散 8-137
89159 黑神散 8-137
89160 黑神散 8-137
89161 黑神散 8-137
89162 黑神散 8-137
89163 黑神散 8-137
89164 黑神散 8-137
89165 黑神散 8-137
89166 黑神散 8-137
89167 黑神散 8-137
89168 黑神散 8-137
89169 黑神散 8-138
89170 黑神散 8-138
89171 黑神散 8-138
89172 黑神散 8-138
89173 黑神散 8-138
89174 黑神散 8-138
89175 黑神散 8-138
89176 黑神散 8-138
89177 黑神散 8-138
89178 黑神散 8-138
89179 黑神散 8-138
89180 黑神散 8-138
89181 黑神散 8-138
89182 黑神散 8-139
89183 黑神散 8-139
89184 黑神散 8-139
89185 黑神散 8-139
89186 黑神散 8-139
89187 黑神散 8-139
89188 黑神散 8-139
89189 黑神散 8-139
89190 黑神散 8-139
89191 黑神散 8-139
89192 黑神散 8-139
89193 黑神散 8-139
89194 黑神散 8-139
89195 黑神散 8-139
89196 黑神膏 8-139
89197 黑神膏 8-139
89198 黑退消 8-140
89199 黑桂散 8-140
89200 黑盐顶 8-140
89201 黑铅丹 8-140
89202 黑铅丹 8-140
89203 黑铅酒 8-140
89204 黑铅酒 8-140
89205 黑铅散 8-140
89206 黑铅散 8-140
89207 黑铅散 8-140
89208 黑疸汤 8-140
89209 黑消散 8-140
89210 黑雪丹 8-140
89211 黑雪膏 8-140
89212 黑痔丹 8-140
89213 黑散子 8-140
89214 黑散子 8-141
89215 黑散子 8-141
89216 黑散子 8-141
89217 黑散子 8-141
89218 黑散子 8-141
89219 黑散子 8-141
89220 黑散子 8-141
89221 黑散子 8-141
89222 黑散子 8-141
89223 黑散子 8-141
89224 黑散子 8-141
89225 黑散子 8-141
89226 黑散子 8-141
89227 黑散子 8-141
89228 黑散子 8-141
89229 黑散子 8-142
89230 黑散子 8-142
89231 黑锡丸 8-142
89232 黑锡丹 8-142
89233 黑锡丸 8-142
89234 黑锡丹 8-142
89235 黑锡丹 8-142
89236 黑锡丹 8-143
89237 黑锡丹 8-143
89238 黑锡丹 8-143
89239 黑锡丹 8-143
89240 黑锡丹 8-143
89241 黑锡丹 8-143
89242 黑锡散 8-143
89243 黑锡煎 8-143
89244 黑膏子 8-143
89245 黑膏子 8-143
89246 黑膏汤 8-143
89247 黑膏药 8-143
89248 黑鲫膏 8-144
89249 黑鹤散 8-144
89250 黑糖散 8-144
89251 黑霜丸 8-144
89252 黑癣药 8-144
89253 黑八宝丹 8-144
89254 黑三棱丸 8-144
89255 黑牛黄丸 8-144
89256 黑牛髓煎 8-144
89257 黑布药膏 8-144
89258 黑归脾丸 8-144
89259 黑归脾汤 8-144
89260 黑生肌散 8-144
89261 黑白神丹 8-144
89262 黑发仙丹 8-144
89263 黑发仙丹 8-145
89264 黑地黄丸 8-145
89265 黑红软膏 8-145
89266 黑豆饮子 8-145
89267 黑豆油膏 8-145
89268 黑豆神方 8-145
89269 黑豆神散 8-145
89270 黑豆浸酒 8-145
89271 黑豆浸酒 8-145
89272 黑豆浸酒 8-145
89273 黑豆煎膏 8-145
89274 黑花蛇散 8-145
89275 黑附子丸 8-145
89276 黑附子汤 8-145
89277 黑附子汤 8-145
89278 黑附子散 8-145
89279 黑矾甘油 8-146
89280 黑矾洗剂 8-146
89281 黑弩箭丸 8-146
89282 黑牵牛散 8-146
89283 黑须仙丹 8-146
89284 黑将军散 8-146
89285 黑神散子 8-146
89286 黑逍遥散 8-146
89287 黑桑椹膏 8-146
89288 黑琥珀散 8-146
89289 黑蒲黄散 8-146
89290 黑蔹软膏 8-147
89291 黑马蹄香散 8-147
89292 黑牛续地饮 8-147
89293 黑风羚羊饮 8-147
89294 黑龙妙化膏 8-147
89295 黑白安胎散 8-147
89296 黑白附子丸 8-147
89297 黑发香头油 8-147
89298 黑色疽疮膏 8-147
89299 黑豆生姜汤 8-147
89300 黑豆汁渍方 8-147
89301 黑枣丁香散 8-147
89302 黑枣胡椒散 8-147
89303 黑虎子惊药 8-148
89304 黑狗头骨散 8-148
89305 黑香四神散 8-148
89306 黑神黄耆散 8-148
89307 黑髭揩齿散 8-148
89308 黑了脱敏洗剂 8-148
89309 黑布化毒散膏 8-148
89310 黑豆馏油软膏 8-148

遇

89311 遇仙丹 8-148
89312 遇仙丹 8-148
89313 遇仙丹 8-148
89314 遇仙丹 8-148
89315 遇仙丹 8-148
89316 遇仙丹 8-148
89317 遇仙丹 8-149
89318 遇仙丹 8-149
89319 遇仙丹 8-149
89320 遇仙丹 8-149
89321 遇仙丹 8-149
89322 遇仙丹 8-149
89323 遇仙丹 8-149
89324 遇仙丹 8-149
89325 遇仙丹 8-149
89326 遇仙丹 8-149
89327 遇仙丹 8-149
89328 遇仙丹 8-149
89329 遇仙丹 8-149
89330 遇仙方 8-149
89331 遇仙方 8-149
89332 遇仙汤 8-150
89333 遇仙膏 8-150
89334 遇仙膏 8-150
89335 遇仙膏 8-150
89336 遇仙膏 8-150
89337 遇明丸 8-150
89338 遇春仙 8-150
89339 遇仙无比丸 8-150
89340 遇仙无比丹 8-150
89341 遇仙立效散 8-150
89342 遇仙如意丸 8-150
89343 遇仙如意丹 8-151
89344 遇仙补寿丹 8-151
89345 遇仙雄黄丹 8-151
89346 遇仙立效饮子 8-151

遏

89347 遏火汤 8-151
89348 遏汗丸 8-151
89349 遏炎散 8-151

遗

89350 遗花散 8-151
89351 遗尿散 8-151
89352 遗溺汤 8-151
89353 遗精丸 8-151
89354 遗山牢牙散 8-151
89355 遗忘双痊丹 8-151
89356 遗粮清髓汤 8-152

犊

89357 犊髓全阳膏 8-152

铺

89358 铺脐药饼 8-152
89359 铺脐药饼 8-152

锁

89360 锁阳丸 8-152
89361 锁阳丸 8-152
89362 锁阳丸 8-152
89363 锁阳丹 8-152
89364 锁阳丹 8-152
89365 锁阳丹 8-152
89366 锁阳丹 8-152
89367 锁金丹 8-152
89368 锁匙散 8-152
89369 锁精丸 8-152
89370 锁精丸 8-152
89371 锁精丸 8-153
89372 锁精丸 8-153
89373 锁精丸 8-153
89374 锁精丹 8-153
89375 锁阳固精丸 8-153
89376 锁阳固精丸 8-153
89377 锁阳固精丸 8-153
89378 锁阳固精丸 8-153
89379 锁阳固精丸 8-153
89380 锁阳固精丸 8-153
89381 锁阳固精丸 8-153
89382 锁阳固精丸 8-153
89383 锁阳固精丹 8-154
89384 锁阳补肾胶囊 8-154

锄

89385 锄种汤 8-154
89386 锄云止咳汤 8-154

锅

89387 锅宜丸 8-154
89388 锅粑散 8-154
89389 锅焦丸 8-154

锈

89390 锈刀散 8-154

剉

89391 剉散 8-154
89392 剉散 8-154

稀

89393 稀涎汤 8-154
89394 稀涎饮 8-154
89395 稀涎散 8-154
89396 稀涎散 8-154
89397 稀涎散 8-155
89398 稀涎散 8-155
89399 稀涎散 8-155
89400 稀涎散 8-155
89401 稀涎散 8-155
89402 稀涎散 8-155
89403 稀涎散 8-155
89404 稀涎散 8-155
89405 稀痘丸 8-155
89406 稀痘丹 8-155
89407 稀痘丹 8-155
89408 稀痘丹 8-155
89409 稀痘丹 8-155
89410 稀痘丹 8-156
89411 稀痘丹 8-156
89412 稀痘丹 8-156
89413 稀痘丹 8-156
89414 稀痘汤 8-156
89415 稀痘汤 8-156
89416 稀痘汤 8-156
89417 稀痘饮 8-156
89418 稀痘酒 8-156
89419 稀痘散 8-156
89420 稀痘散 8-156
89421 稀痘膏 8-156
89422 稀痘仙方 8-156
89423 稀痘神方 8-156
89424 稀涎千缗汤 8-156
89425 稀痘三豆汤 8-156
89426 稀痘万金丹 8-157
89427 稀痘乌鱼汤 8-157
89428 稀痘龙凤膏 8-157
89429 稀痘如神散 8-157
89430 稀痘鸡蛋方 8-157
89431 稀痘兔肉丹 8-157
89432 稀痘兔红丸 8-157
89433 稀痘保婴丹 8-157
89434 稀痘蛤蟆方 8-157
89435 稀痘鼠肉方 8-157
89436 稀痘鲫鱼方 8-157

鹅

89437 鹅膏 8-157
89438 鹅石散 8-157
89439 鹅实散 8-157
89440 鹅胆膏 8-157
89441 鹅黄散 8-158
89442 鹅黄散 8-158
89443 鹅黄散 8-158
89444 鹅黄散 8-158
89445 鹅黄散 8-158
89446 鹅梨汤 8-158
89447 鹅翎丹 8-158
89448 鹅翎散 8-158
89449 鹅瑯丸 8-158
89450 鹅掌油 8-158
89451 鹅管散 8-158
89452 鹅墩饮 8-158
89453 鹅梨煎丸 8-158
89454 鹅梨煎丸 8-158
89455 鹅掌风膏 8-159
89456 鹅掌皮散 8-159
89457 鹅管眼药 8-159
89458 鹅毛管眼药 8-159
89459 鹅毛管眼药 8-159
89460 鹅毛管眼药 8-159
89461 鹅毛管眼药 8-159
89462 鹅梨汁煎丸 8-159
89463 鹅掌风药水 8-159
89464 鹅掌风浸剂 8-160

黍

89465 黍米汤 8-160
89466 黍米饮 8-160
89467 黍米粥 8-160
89468 黍米粥 8-160
89469 黍米粥 8-160
89470 黍叶裹敷方 8-160
89471 黍米寸金丹 8-160
89472 黍谷回春膏 8-160

等

89473 等住丸 8-160
89474 等凉丸 8-160

筚

89475 筚衣汤 8-160

筒

89476 筒骨煎 8-160

筋

89477 筋骨药 8-160
89478 筋骨药 8-160
89479 筋骨散 8-160
89480 筋骨八仙丹 8-161
89481 筋骨止痛膏 8-161
89482 筋骨疼痛酒 8-161
89483 筋骨痛消丸 8-161
89484 筋伤宁湿敷剂 8-161

智

89485 智半汤 8-161
89486 智意汤 8-161

傅

89487 傅春散 8-161
89488 傅延年酒 8-161

集

89489 集仙丹 8-162
89490 集圣丸 8-162
89491 集圣丸 8-162
89492 集圣汤 8-162
89493 集虫丸 8-162
89494 集芳散 8-162
89495 集灵方 8-162
89496 集灵饮 8-162
89497 集灵胶 8-162
89498 集灵膏 8-162
89499 集灵膏 8-162
89500 集香丸 8-162
89501 集香丸 8-162
89502 集香丸 8-163
89503 集香汤 8-163
89504 集香汤 8-163
89505 集香油 8-163
89506 集香散 8-163
89507 集香散 8-163
89508 集香散 8-163
89509 集香煎 8-163
89510 集效丸 8-163
89511 集雪膏 8-163
89512 集福丸 8-163
89513 集香宝屑 8-163
89514 集仙固齿丹 8-163
89515 集成三仙丹 8-163
89516 集成白玉丹 8-164
89517 集成沆瀣丹 8-164
89518 集成金粟丹 8-164
89519 集成肥儿丸 8-164
89520 集成定痫丸 8-164
89521 集灵接骨膏 8-164
89522 集宝疗痹膏 8-164
89523 集验鹿茸丸 8-164
89524 集成三合保胎丸 8-164

焦

89525 焦鸱散 8-165
89526 焦瘤膏 8-165
89527 焦楂化滞丸 8-165

御

89528 御风丹 8-165
89529 御风膏 8-165
89530 御史散 8-165
89531 御仙酒 8-165
89532 御邪汤 8-165
89533 御米丸 8-165
89534 御米汤 8-165
89535 御米汤 8-165
89536 御米汤 8-165
89537 御米饮 8-166
89538 御米酒 8-166
89539 御米散 8-166
89540 御爱丸 8-166
89541 御验膏 8-166
89542 御痛汤 8-166
89543 御寒汤 8-166
89544 御寒膏 8-166
89545 御米饮子 8-166
89546 御米饮子 8-166
89547 御方三仙散 8-166
89548 御用托里散 8-166
89549 御沟金水方 8-167
89550 御苑匀气散 8-167
89551 御制平安丸 8-167
89552 御制平安丹 8-167
89553 御前白牙散 8-167
89554 御院麝香散 8-167
89555 御爱忘杖丸 8-167
89556 御爱灵黍汤 8-167
89557 御爱姜苏丸 8-167
89558 御爱紫宸汤 8-167
89559 御容搐鼻散 8-167
89560 御寒暖胃膏 8-167
89561 御制参苓白术丸 8-168
89562 御制除温解毒方 8-168
89563 御府五辛宽膈汤 8-168

循

89564 循络丸 8-168
89565 循络丸 8-168
89566 循络丹 8-168

释

89567 释担汤 8-168
89568 释绊汤 8-168
89569 释项饮 8-168
89570 释眉丹 8-168
89571 释麻丸 8-168
89572 释麻汤 8-168
89573 释惊汤 8-168
89574 释痛汤 8-169
89575 释疑汤 8-169
89576 释擎汤 8-169
89577 释擎汤 8-169
89578 释躁汤 8-169

舒

89579 舒木汤 8-169
89580 舒气饮 8-169
89581 舒气通 8-169
89582 舒气散 8-169
89583 舒心晶 8-169
89584 舒凫饮 8-169
89585 舒肝丸 8-169
89586 舒肝丸 8-169
89587 舒肝汤 8-169
89588 舒肝汤 8-169
89589 舒肝饮 8-170
89590 舒肝灵 8-170
89591 舒郁丸 8-170
89592 舒郁丹 8-170
89593 舒郁汤 8-170
89594 舒和汤 8-170
89595 舒肺汤 8-170
89596 舒经汤 8-170
89597 舒经汤 8-170
89598 舒经汤 8-170
89599 舒胆汤 8-170
89600 舒冠片 8-170
89601 舒眉丸 8-170
89602 舒结汤 8-170
89603 舒泰丸 8-171
89604 舒泰丸 8-171
89605 舒胸片 8-171
89606 舒挛汤 8-171
89607 舒痔丸 8-171
89608 舒喉散 8-171
89609 舒筋丸 8-171
89610 舒筋丸 8-171
89611 舒筋丸 8-171
89612 舒筋丸 8-171
89613 舒筋丸 8-171
89614 舒筋丸 8-172
89615 舒筋丸 8-172
89616 舒筋片 8-172
89617 舒筋丹 8-172
89618 舒筋汤 8-172
89619 舒筋汤 8-172
89620 舒筋汤 8-172
89621 舒筋汤 8-172
89622 舒筋汤 8-172
89623 舒筋汤 8-172
89624 舒筋饮 8-172
89625 舒筋散 8-172
89626 舒筋散 8-172
89627 舒筋散 8-173
89628 舒筋散 8-173
89629 舒筋散 8-173
89630 舒愤汤 8-173
89631 舒魂丹 8-173
89632 舒解汤 8-173
89633 舒解散 8-173
89634 舒心宁片 8-173
89635 舒心颗粒 8-173
89636 舒心糖浆 8-173
89637 舒肝颗粒 8-174
89638 舒胆胶囊 8-174
89639 舒眠胶囊 8-174
89640 舒胸胶囊 8-174
89641 舒胸颗粒 8-174
89642 舒腹贴膏 8-174
89643 舒木生土汤 8-174
89644 舒中化痰汤 8-174
89645 舒中芍药汤 8-174
89646 舒中益元汤 8-174
89647 舒气活络丸 8-174
89648 舒气释郁汤 8-174
89649 舒心口服液 8-175
89650 舒心降脂片 8-175
89651 舒尔经颗粒 8-175
89652 舒肝开肺汤 8-175
89653 舒肝止痛丸 8-175
89654 舒肝化症汤 8-175
89655 舒肝乌龙丹 8-175
89656 舒肝平胃丸 8-175
89657 舒肝和胃丸 8-175
89658 舒肝和胃丸 8-175
89659 舒肝和胃汤 8-176
89660 舒肝保坤丸 8-176
89661 舒肝保坤丸 8-176
89662 舒肝健胃丸 8-176
89663 舒肝健胃散 8-176
89664 舒肝消积丸 8-176
89665 舒肝涤痰汤 8-176
89666 舒肝益脾液 8-177
89667 舒肝调气丸 8-177
89668 舒肝调气丸 8-177
89669 舒肝理气丸 8-177
89670 舒肝理气汤 8-177
89671 舒肝溃坚汤 8-177
89672 舒肝解郁丸 8-177
89673 舒肝解毒汤 8-177
89674 舒肝藏血汤 8-178
89675 舒郁九宝丸 8-178
89676 舒郁九宝丹 8-178
89677 舒郁全睛丹 8-178
89678 舒郁全睛汤 8-178
89679 舒郁降火汤 8-178
89680 舒郁健脾丸 8-178
89681 舒郁清肝汤 8-178
89682 舒郁清肝饮 8-178
89683 舒神灵胶囊 8-178
89684 舒怒益阴汤 8-178

89865 痞气丸 8-193
89866 痞气丸 8-193
89867 痞气丸 8-193
89868 痞块膏 8-193
89869 痞块膏 8-193
89870 痞疾丸 8-193
89871 痞疾膏 8-193
89872 痞块神膏 8-193
89873 痞积血瘕膏 8-193

痢

89874 痢丸子 8-193
89875 痢泻丸 8-193
89876 痢带灵 8-193
89877 痢症散 8-194
89878 痢疾丸 8-194
89879 痢疾丸 8-194
89880 痢疾丸 8-194
89881 痢疾丸 8-194
89882 痢疾丸 8-194
89883 痢疾散 8-194
89884 痢疾膏 8-194
89885 痢必灵片 8-194
89886 痢圣散子 8-194
89887 痢圣散子 8-194
89888 痢炎宁片 8-195
89889 痢泻灵片 8-195
89890 痢疾茶剂 8-195
89891 痢下白术汤 8-195
89892 痢药乳香散 8-195
89893 痢疾万应丸 8-195
89894 痢疾万应散 8-195
89895 痢疾立效饮 8-195
89896 痢疾导滞散 8-195
89897 痢疾芩连丸 8-195
89898 痢疾奇妙丹 8-195
89899 痢疾奇效丹 8-195
89900 痢疾奇效方 8-195
89901 痢疾香连散 8-195
89902 痢疾食料丸 8-195
89903 痢疾立验神方 8-196

痤

89904 痤愈汤 8-196

痫

89905 痫症汤 8-196
89906 痫症橄榄膏 8-196
89907 痫症镇心丸 8-196
89908 痫症镇心丹 8-196

痧

89909 痧丸 8-196
89910 痧药 8-196
89911 痧气丸 8-196
89912 痧气丸 8-196
89913 痧气丹 8-196
89914 痧气散 8-196
89915 痧药丸 8-197
89916 痧药灵丹 8-197
89917 痧后清热汤 8-197
89918 痧药蟾酥丸 8-197
89919 痧药蟾酥丸 8-197
89920 痧疫回春丹 8-197
89921 痧疫回春散 8-197

痛

89922 痛风膏 8-197
89923 痛宁酒 8-197
89924 痛灵酒 8-197
89925 痛肿灵 8-197
89926 痛泻丸 8-197
89927 痛经丸 8-198
89928 痛经片 8-198
89929 痛经汤 8-198
89930 痛痢饮 8-198
89931 痛风药酒 8-198
89932 痛风饼子 8-198
89933 痛克搽剂 8-198
89934 痛泄要方 8-198
89935 痛泻要方 8-199
89936 痛风定胶囊 8-199
89937 痛经口服液 8-199
89938 痛经宁糖浆 8-199
89939 痛经灵颗粒 8-199
89940 痛经宝颗粒 8-199

惺

89941 惺芎散 8-199
89942 惺松饮 8-199
89943 惺神散 8-199
89944 惺脾散 8-199
89945 惺惺丸 8-199
89946 惺惺丸 8-200
89947 惺惺丸 8-200
89948 惺惺丸 8-200
89949 惺惺丸 8-200
89950 惺惺丸 8-200
89951 惺惺丸 8-200
89952 惺惺散 8-200
89953 惺惺散 8-200
89954 惺惺散 8-200
89955 惺惺散 8-200
89956 惺惺散 8-200
89957 惺惺散 8-200
89958 惺惺散 8-200
89959 惺惺散 8-200
89960 惺惺散 8-201
89961 惺惺散 8-201
89962 惺惺散 8-201
89963 惺惺散 8-201
89964 惺惺散 8-201
89965 惺惺散 8-201
89966 惺惺散 8-201
89967 惺惺散 8-201
89968 惺惺逐痰汤 8-201

阑

89969 阑尾1号 8-201
89970 阑尾2号 8-201
89971 阑尾3号 8-201
89972 阑尾炎汤 8-201
89973 阑尾化瘀汤 8-201
89974 阑尾灵颗粒 8-201
89975 阑尾炎合剂 8-201
89976 阑尾消炎丸 8-202
89977 阑尾消炎片 8-202
89978 阑尾清化汤 8-202
89979 阑尾清解汤 8-202
89980 阑尾一号消炎片 8-202
89981 阑尾二号消炎片 8-202

焮

89982 焮肿膏 8-202

焰

89983 焰消散 8-202

湛

89984 湛露饮 8-202
89985 湛江蛇药 8-202
89986 湛江蟾蜍膏 8-202

渫

89987 渫牙散 8-202
89988 渫白丸 8-203
89989 渫洗疠疮药 8-203

滞

89990 滞下丸 8-203
89991 滞肠散 8-203
89992 滞泻方 8-203
89993 滞痛饮 8-203
89994 滞下如金丸 8-203

湖

89995 湖莲丸 8-203

湿

89996 湿气药 8-203
89997 湿郁汤 8-203
89998 湿郁汤 8-204
89999 湿毒丹 8-204
90000 湿毒散 8-204
90001 湿毒膏 8-204
90002 湿香方 8-204
90003 湿疮膏 8-204
90004 湿热散 8-204
90005 湿消丸 8-204
90006 湿疹汤 8-204
90007 湿疹粉 8-204
90008 湿疹散 8-204
90009 湿疹膏 8-204
90010 湿痰丸 8-204
90011 湿痰汤 8-204
90012 湿六合汤 8-204
90013 湿生虫丸 8-205
90014 湿生虫散 8-205
90015 湿疮踏袋 8-205
90016 湿热痹片 8-205
90017 湿疹合剂 8-205
90018 湿疹验方 8-205
90019 湿痒油膏 8-205
90020 湿气神应膏 8-205
90021 湿风痛风汤 8-205
90022 湿疡气雾剂 8-205
90023 湿疡雄甘膏 8-205
90024 湿疡雄冰膏 8-205
90025 湿毒清胶囊 8-206
90026 湿热两治散 8-206
90027 湿润烧伤膏 8-206
90028 湿热壅遏汤 8-206
90029 湿热痹颗粒 8-206
90030 湿痰内消方 8-206
90031 湿痰流注汤 8-206
90032 湿乌梅荔枝汤 8-206
90033 湿疮并臁疮膏 8-207
90034 湿热型胆石汤 8-207
90035 湿痰流注奇方 8-207

温

90036 温粉 8-207
90037 温土汤 8-207
90038 温卫汤 8-207
90039 温中丸 8-207
90040 温中丸 8-207
90041 温中丸 8-207
90042 温中丸 8-207
90043 温中丸 8-207
90044 温中丸 8-207
90045 温中丸 8-207
90046 温中丸 8-207
90047 温中丸 8-207
90048 温中丸 8-207

90049 温中丸 8-207
90050 温中汤 8-207
90051 温中汤 8-207
90052 温中汤 8-208
90053 温中汤 8-208
90054 温中汤 8-208
90055 温中汤 8-208
90056 温中汤 8-208
90057 温中汤 8-208
90058 温中汤 8-208
90059 温中汤 8-208
90060 温中汤 8-208
90061 温中汤 8-208
90062 温中汤 8-208
90063 温中汤 8-208
90064 温中汤 8-208
90065 温中汤 8-208
90066 温中汤 8-208
90067 温中汤 8-209
90068 温中汤 8-209
90069 温中汤 8-209
90070 温中汤 8-209
90071 温中汤 8-209
90072 温中汤 8-209
90073 温中饮 8-209
90074 温中饮 8-209
90075 温中饮 8-209
90076 温中散 8-209
90077 温中散 8-209
90078 温中散 8-209
90079 温中散 8-209
90080 温中散 8-209
90081 温中散 8-209
90082 温中散 8-209
90083 温中散 8-210
90084 温中散 8-210
90085 温中散 8-210
90086 温中散 8-210
90087 温中散 8-210
90088 温中煎 8-210
90089 温内丸 8-210
90090 温化汤 8-210
90091 温气汤 8-210
90092 温风丸 8-210
90093 温风汤 8-210
90094 温风散 8-210
90095 温风散 8-210
90096 温六丸 8-210
90097 温六丸 8-210
90098 温六丸 8-210
90099 温六散 8-210
90100 温正汤 8-210
90101 温冬饮 8-211
90102 温白丸 8-211
90103 温白丸 8-211
90104 温白丸 8-211
90105 温白丸 8-211
90106 温白丸 8-211
90107 温白丸 8-211
90108 温白丸 8-211
90109 温白丸 8-211
90110 温白丸 8-211
90111 温白丸 8-211
90112 温白丸 8-211
90113 温白丸 8-212
90114 温白丸 8-212
90115 温白丸 8-212
90116 温白丸 8-212
90117 温白丹 8-212
90118 温冲汤 8-212
90119 温肝汤 8-212
90120 温肝汤 8-212
90121 温肠丸 8-212
90122 温肠丸 8-212
90123 温肠丸 8-212
90124 温辛散 8-212
90125 温补丸 8-212
90126 温补汤 8-213
90127 温良汤 8-213
90128 温肾丸 8-213
90129 温肾丸 8-213
90130 温肾丸 8-213
90131 温肾丸 8-213
90132 温肾丸 8-213
90133 温肾丸 8-213
90134 温肾丹 8-213
90135 温肾汤 8-213
90136 温肾汤 8-213
90137 温肾汤 8-213
90138 温肾汤 8-213
90139 温肾散 8-213
90140 温肾散 8-213
90141 温固汤 8-213
90142 温金散 8-214
90143 温金散 8-214
90144 温肺丸 8-214
90145 温肺丸 8-214
90146 温肺丸 8-214
90147 温肺汤 8-214
90148 温肺汤 8-214
90149 温肺汤 8-214
90150 温肺汤 8-214
90151 温肺汤 8-214
90152 温肺汤 8-214
90153 温肺汤 8-214
90154 温肺汤 8-214
90155 温肺汤 8-215
90156 温肺汤 8-215
90157 温肺汤 8-215
90158 温肺汤 8-215
90159 温肺散 8-215
90160 温肺散 8-215
90161 温肺散 8-215
90162 温肺膏 8-215
90163 温降汤 8-215
90164 温经丸 8-215
90165 温经丸 8-215
90166 温经丸 8-215
90167 温经丸 8-215
90168 温经丸 8-215
90169 温经汤 8-216
90170 温经汤 8-216
90171 温经汤 8-216
90172 温经汤 8-216
90173 温经汤 8-216
90174 温经汤 8-216
90175 温经汤 8-216
90176 温经汤 8-216
90177 温经汤 8-216
90178 温经汤 8-216
90179 温经汤 8-216
90180 温经汤 8-216
90181 温胃丸 8-217
90182 温胃丸 8-217
90183 温胃丸 8-217
90184 温胃丸 8-217
90185 温胃丸 8-217
90186 温胃丸 8-217
90187 温胃丸 8-217
90188 温胃丹 8-217
90189 温胃汤 8-217
90190 温胃汤 8-217
90191 温胃汤 8-217
90192 温胃汤 8-217
90193 温胃汤 8-217
90194 温胃汤 8-217
90195 温胃汤 8-217
90196 温胃汤 8-217
90197 温胃汤 8-218
90198 温胃汤 8-218
90199 温胃汤 8-218
90200 温胃汤 8-218
90201 温胃汤 8-218
90202 温胃汤 8-218
90203 温胃汤 8-218
90204 温胃饮 8-218
90205 温胃饮 8-218
90206 温胃饮 8-218
90207 温胃饮 8-218
90208 温胃散 8-218
90209 温胃散 8-218
90210 温胃散 8-219
90211 温胃散 8-219
90212 温胃散 8-219
90213 温胃膏 8-219
90214 温胃膏 8-219
90215 温骨膏 8-219
90216 温泉汤 8-219
90217 温泉饮 8-219
90218 温胆汤 8-219
90219 温胆汤 8-219
90220 温胆汤 8-219
90221 温胆汤 8-220
90222 温胆汤 8-220
90223 温胆汤 8-220
90224 温胆汤 8-220
90225 温胆汤 8-220
90226 温胆汤 8-220
90227 温胆汤 8-220
90228 温胆汤 8-220
90229 温胆汤 8-220
90230 温胆汤 8-220
90231 温胜散 8-220
90232 温胞饮 8-220
90233 温胞散 8-220
90234 温胎饮 8-220
90235 温养汤 8-220
90236 温宫丸 8-220
90237 温络汤 8-220
90238 温胰汤 8-221
90239 温脏丸 8-221
90240 温脏汤 8-221
90241 温脏汤 8-221
90242 温脐丸 8-221
90243 温脐散 8-221
90244 温脑散 8-221
90245 温疳丸 8-221
90246 温凉散 8-221
90247 温通汤 8-221
90248 温惊丸 8-221
90249 温惊丸 8-221
90250 温惊丸 8-221
90251 温清丸 8-221
90252 温清饮 8-222
90253 温清散 8-222
90254 温液汤 8-222
90255 温脾丸 8-222
90256 温脾丸 8-222
90257 温脾丸 8-222
90258 温脾丸 8-222
90259 温脾丸 8-222
90260 温脾丸 8-222
90261 温脾丸 8-222
90262 温脾丸 8-222
90263 温脾丸 8-222
90264 温脾丹 8-222

90265 温脾汤 8-222
90266 温脾汤 8-222
90267 温脾汤 8-222
90268 温脾汤 8-222
90269 温脾汤 8-223
90270 温脾汤 8-223
90271 温脾汤 8-223
90272 温脾汤 8-223
90273 温脾汤 8-223
90274 温脾汤 8-223
90275 温脾汤 8-223
90276 温脾汤 8-223
90277 温脾饮 8-223
90278 温脾饮 8-223
90279 温脾散 8-223
90280 温脾散 8-223
90281 温脾散 8-223
90282 温脾散 8-223
90283 温脾散 8-224
90284 温脾散 8-224
90285 温脾散 8-224
90286 温脾散 8-224
90287 温脾散 8-224
90288 温脾散 8-224
90289 温脾散 8-224
90290 温脾散 8-224
90291 温脾散 8-224
90292 温煦丹 8-224
90293 温解散 8-224
90294 温解散 8-224
90295 温解散 8-224
90296 温膈汤 8-224
90297 温膈散 8-224
90298 温精汤 8-224
90299 温髓汤 8-225
90300 温中坐药 8-225
90301 温中坐药 8-225
90302 温气煮散 8-225
90303 温六合汤 8-225
90304 温平惊药 8-225
90305 温胃煮散 8-225
90306 温煦薄贴 8-225
90307 温土消瘕汤 8-225
90308 温土毓麟汤 8-225
90309 温卫补血汤 8-225
90310 温中大黄汤 8-225
90311 温中止吐汤 8-225
90312 温中止泻丸 8-226
90313 温中化毒汤 8-226
90314 温中化毒汤 8-226
90315 温中化浊汤 8-226
90316 温中化痰丸 8-226
90317 温中化痰丸 8-226
90318 温中化痰汤 8-226
90319 温中分气丸 8-226
90320 温中平胃散 8-226
90321 温中平胃散 8-226
90322 温中龙骨散 8-226
90323 温中生姜汤 8-226
90324 温中白术丸 8-226
90325 温中芎䓖汤 8-226
90326 温中托里汤 8-226
90327 温中当归汤 8-226
90328 温中当归汤 8-227
90329 温中当归汤 8-227
90330 温中利湿汤 8-227
90331 温中运脾汤 8-227
90332 温中补脾汤 8-227
90333 温中补脾汤 8-227
90334 温中良姜丸 8-227
90335 温中和气饮 8-227
90336 温中和胃汤 8-227
90337 温中法曲丸 8-227
90338 温中法曲丸 8-227
90339 温中降气丸 8-228
90340 温中降气丸 8-228
90341 温中厚朴汤 8-228
90342 温中厚朴汤 8-228
90343 温中厚朴汤 8-228
90344 温中顺气饮 8-228
90345 温中消食汤 8-228
90346 温中益气汤 8-228
90347 温中益气汤 8-228
90348 温中救痢饮 8-228
90349 温中散滞汤 8-228
90350 温中散寒汤 8-228
90351 温中镇痛丸 8-229
90352 温内玉抱肚 8-229
90353 温阳利水汤 8-229
90354 温阳降浊汤 8-229
90355 温肌透毒散 8-229
90356 温里退邪汤 8-229
90357 温肠开闭汤 8-229
90358 温证解毒散 8-229
90359 温补双解散 8-229
90360 温补羌活丸 8-229
90361 温补荣气汤 8-229
90362 温补逍遥散 8-230
90363 温补鹿茸丸 8-230
90364 温表调中汤 8-230
90365 温肾止呕汤 8-230
90366 温肾止痢汤 8-230
90367 温肾全鹿丸 8-230
90368 温肾扶脾汤 8-230
90369 温肾降逆汤 8-230
90370 温肾茯苓汤 8-230
90371 温肾种子汤 8-230
90372 温肾活血汤 8-231
90373 温肾消水汤 8-231
90374 温肾益精汤 8-231
90375 温肾调气汤 8-231
90376 温肾理中汤 8-231
90377 温肾培中汤 8-231
90378 温肾救心汤 8-231
90379 温肾散结汤 8-231
90380 温肺止流丹 8-232
90381 温肺定喘汤 8-232
90382 温肺桂枝汤 8-232
90383 温经木香丸 8-232
90384 温经止痛汤 8-232
90385 温经化癥汤 8-232
90386 温经白带丸 8-232
90387 温经定痛汤 8-232
90388 温经活血汤 8-232
90389 温经活络丹 8-232
90390 温经养荣汤 8-232
90391 温经除湿汤 8-233
90392 温经胶附丸 8-233
90393 温经益元汤 8-233
90394 温经通脉汤 8-233
90395 温经通络汤 8-233
90396 温经通络膏 8-233
90397 温经滋补汤 8-233
90398 温经散寒汤 8-233
90399 温经摄血汤 8-233
90400 温经摄血汤 8-233
90401 温经暖宫丸 8-234
90402 温经解毒汤 8-234
90403 温经辟瘀丹 8-234
90404 温带益经汤 8-234
90405 温胃丁香散 8-234
90406 温胃化痰丸 8-234
90407 温胃补血汤 8-234
90408 温胃固肠丸 8-234
90409 温胃健脾丸 8-234
90410 温胃消湿丹 8-234
90411 温胃调气汤 8-234
90412 温胃理中汤 8-234
90413 温胃舒胶囊 8-234
90414 温胆安神散 8-234
90415 温洗眼目方 8-234
90416 温脏钩藤膏 8-234
90417 温脐化湿汤 8-235
90418 温脐种子方 8-235
90419 温脐兜肚方 8-235
90420 温涩固宫汤 8-235
90421 温粉扑肌散 8-235
90422 温脾止泄丹 8-235
90423 温脾止泻丸 8-235
90424 温脾止泻丸 8-235
90425 温脾止泻汤 8-235
90426 温脾半夏汤 8-235
90427 温脾达生汤 8-235
90428 温脾陈曲丸 8-235
90429 温脾固肠散 8-235
90430 温脾祛疟汤 8-236
90431 温脾清痢饮 8-236
90432 温脾暖胃散 8-236
90433 温湿阿胶丸 8-236
90434 温精毓子丹 8-236
90435 温经养血合剂 8-236
90436 温经通络药膏 8-236
90437 温经散寒洗剂 8-236
90438 温肾助阳药酒 8-236
90439 温中和气救逆汤 8-236
90440 温中养气定痛丸 8-236
90441 温气除寒补下丸 8-236
90442 温阳益气复脉汤 8-237
90443 温脾平胃陈粟汤 8-237

渴

90444 渴忒饼儿 8-237
90445 渴龙奔江丹 8-237
90446 渴龙奔江丹 8-237
90447 渴乐宁胶囊 8-237

溃

90448 溃坚丸 8-237
90449 溃坚汤 8-237
90450 溃疡丸 8-237
90451 溃疡片 8-238
90452 溃疡汤 8-238
90453 溃疡粉 8-238
90454 溃疡散 8-238
90455 溃疡散 8-238
90456 溃疡散 8-238
90457 溃脓散 8-238
90458 溃脓散 8-238
90459 溃脓散 8-238
90460 溃消散 8-238
90461 溃疡胶囊 8-238
90462 溃疡丸Ⅰ号 8-238
90463 溃疡丸Ⅱ号 8-238
90464 溃疡丸Ⅲ号 8-238
90465 溃疡止血方 8-238
90466 溃疡止血粉 8-239
90467 溃疡宁胶囊 8-239
90468 溃疡灵胶囊 8-239
90469 溃疡散胶囊 8-239

90470 渍得康颗粒 8-239

滑

90471 滑石丸 8-239
90472 滑石丸 8-239
90473 滑石丸 8-239
90474 滑石丸 8-240
90475 滑石丸 8-240
90476 滑石汤 8-240
90477 滑石汤 8-240
90478 滑石汤 8-240
90479 滑石汤 8-240
90480 滑石汤 8-240
90481 滑石汤 8-240
90482 滑石汤 8-240
90483 滑石汤 8-240
90484 滑石汤 8-240
90485 滑石汤 8-240
90486 滑石汤 8-240
90487 滑石汤 8-240
90488 滑石汤 8-240
90489 滑石汤 8-240
90490 滑石汤 8-240
90491 滑石汤 8-240
90492 滑石汤 8-240
90493 滑石汤 8-241
90494 滑石汤 8-241
90495 滑石汤 8-241
90496 滑石汤 8-241
90497 滑石汤 8-241
90498 滑石粉 8-241
90499 滑石散 8-241
90500 滑石散 8-241
90501 滑石散 8-241
90502 滑石散 8-241
90503 滑石散 8-241
90504 滑石散 8-241
90505 滑石散 8-241
90506 滑石散 8-241
90507 滑石散 8-241
90508 滑石散 8-241
90509 滑石散 8-241
90510 滑石散 8-242
90511 滑石散 8-242
90512 滑石散 8-242
90513 滑石散 8-242
90514 滑石散 8-242
90515 滑石散 8-242
90516 滑石散 8-242
90517 滑石散 8-242
90518 滑石散 8-242
90519 滑石散 8-242
90520 滑石散 8-242
90521 滑石散 8-242
90522 滑石散 8-242
90523 滑石散 8-242
90524 滑石散 8-242
90525 滑石散 8-242
90526 滑石散 8-243
90527 滑石散 8-243
90528 滑石散 8-243
90529 滑石散 8-243
90530 滑石散 8-243
90531 滑石散 8-243
90532 滑石散 8-243
90533 滑石散 8-243
90534 滑石散 8-243
90535 滑石散 8-243
90536 滑石散 8-243
90537 滑石散 8-243
90538 滑石散 8-243
90539 滑石散 8-243
90540 滑石散 8-243
90541 滑石散 8-243
90542 滑石散 8-243
90543 滑石散 8-243
90544 滑石散 8-243
90545 滑石散 8-243
90546 滑石粥 8-244
90547 滑石粥 8-244
90548 滑石膏 8-244
90549 滑血饮 8-244
90550 滑血散 8-244
90551 滑肌散 8-244
90552 滑肌散 8-244
90553 滑利散 8-244
90554 滑苓汤 8-244
90555 滑肤散 8-244
90556 滑胎丸 8-244
90557 滑胎丸 8-244
90558 滑胎丹 8-244
90559 滑胎饮 8-244
90560 滑胎饮 8-244
90561 滑胎散 8-244
90562 滑胎散 8-244
90563 滑胎散 8-245
90564 滑胎散 8-245
90565 滑胎散 8-245
90566 滑胎散 8-245
90567 滑胎散 8-245
90568 滑胎散 8-245
90569 滑胎散 8-245
90570 滑胎散 8-245
90571 滑胎煎 8-245
90572 滑胎煎 8-245
90573 滑胎煎 8-245
90574 滑涩汤 8-245
90575 滑粉散 8-245
90576 滑石敷方 8-245
90577 滑石三黄散 8-245
90578 滑石木通汤 8-245
90579 滑石甘桔汤 8-245
90580 滑石石韦散 8-245
90581 滑石石膏散 8-245
90582 滑石代赭汤 8-246
90583 滑石白鱼散 8-246
90584 滑石通淋散 8-246
90585 滑石藿香汤 8-246
90586 滑胎丹参膏 8-246
90587 滑胎当归散 8-246
90588 滑胎枳壳散 8-246
90589 滑胎枳壳散 8-246
90590 滑胎催生散 8-246
90591 滑膜炎颗粒 8-246
90592 滑翳决明丸 8-246
90593 滑翳补肝汤 8-247
90594 滑石矾石甘草散 8-247

游

90595 游山方 8-247
90596 游山散 8-247
90597 游气汤 8-247

滋

90598 滋心汤 8-247
90599 滋生汤 8-247
90600 滋血汤 8-247
90601 滋血汤 8-247
90602 滋血汤 8-247
90603 滋血汤 8-247
90604 滋血汤 8-247
90605 滋血汤 8-247
90606 滋阴丸 8-248
90607 滋阴丸 8-248
90608 滋阴丹 8-248
90609 滋阴汤 8-248
90610 滋阴汤 8-248
90611 滋阴散 8-248
90612 滋阴煎 8-248
90613 滋肝散 8-248
90614 滋补丸 8-248
90615 滋补丸 8-248
90616 滋补丸 8-248
90617 滋补丹 8-248
90618 滋补汤 8-248
90619 滋肾丸 8-249
90620 滋肾丸 8-249
90621 滋肾丸 8-249
90622 滋肾丸 8-249
90623 滋肾丸 8-249
90624 滋肾丸 8-249
90625 滋肾汤 8-249
90626 滋肾汤 8-249
90627 滋肾饮 8-249
90628 滋肾散 8-249
90629 滋肾膏 8-249
90630 滋肾膏 8-249
90631 滋乳汤 8-249
90632 滋肺汤 8-249
90633 滋肺饮 8-250
90634 滋肺饮 8-250
90635 滋荣丸 8-250
90636 滋荣丸 8-250
90637 滋荣汤 8-250
90638 滋荣散 8-250
90639 滋胃饮 8-250
90640 滋胎饮 8-250
90641 滋养丸 8-250
90642 滋养丸 8-250
90643 滋唇饮 8-250
90644 滋润汤 8-250
90645 滋润汤 8-250
90646 滋润汤 8-250
90647 滋培汤 8-250
90648 滋涸汤 8-251
90649 滋脾丸 8-251
90650 滋脾饮 8-251
90651 滋渴汤 8-251
90652 滋膵饮 8-251
90653 滋燥丸 8-251
90654 滋燥饮 8-251
90655 滋燥饮 8-251
90656 滋心阴颗粒 8-251
90657 滋水开阴汤 8-251
90658 滋水地黄汤 8-251
90659 滋水补肝汤 8-251
90660 滋水清肝饮 8-252
90661 滋生青阳汤 8-252
90662 滋生培土丸 8-252
90663 滋任益阴煎 8-252
90664 滋血百补丸 8-252
90665 滋血补气汤 8-252
90666 滋血胜金丸 8-252
90667 滋血养筋汤 8-252
90668 滋血润肠汤 8-252
90669 滋血润喉汤 8-252
90670 滋血通经汤 8-252
90671 滋血清肺散 8-252
90672 滋血绳振丸 8-252
90673 滋血舒肝汤 8-252
90674 滋血暖宫丸 8-253
90675 滋阴八味丸 8-253
90676 滋阴八味丸 8-253
90677 滋阴八味丸 8-253
90678 滋阴八味汤 8-253

90679 滋阴八味汤 8-253
90680 滋阴八味煎 8-253
90681 滋阴八物汤 8-253
90682 滋阴九宝饮 8-253
90683 滋阴三宝饮 8-253
90684 滋阴三宝散 8-253
90685 滋阴大补丸 8-253
90686 滋阴万病丸 8-253
90687 滋阴止痢丹 8-253
90688 滋阴内托散 8-253
90689 滋阴化气汤 8-253
90690 滋阴化痰汤 8-253
90691 滋阴平肝汤 8-254
90692 滋阴甘露丸 8-254
90693 滋阴四物汤 8-254
90694 滋阴生光散 8-254
90695 滋阴生脉散 8-254
90696 滋阴宁神汤 8-254
90697 滋阴地黄丸 8-254
90698 滋阴地黄丸 8-254
90699 滋阴地黄丸 8-254
90700 滋阴地黄丸 8-254
90701 滋阴地黄丸 8-254
90702 滋阴地黄丸 8-254
90703 滋阴地黄丸 8-254
90704 滋阴地黄丸 8-254
90705 滋阴地黄汤 8-254
90706 滋阴地黄汤 8-255
90707 滋阴地黄汤 8-255
90708 滋阴百补丸 8-255
90709 滋阴百补丸 8-255
90710 滋阴百补丸 8-255
90711 滋阴百补丸 8-255
90712 滋阴百补丸 8-255
90713 滋阴百补丸 8-255
90714 滋阴百补丸 8-255
90715 滋阴至宝丹 8-255
90716 滋阴至宝汤 8-256
90717 滋阴壮水膏 8-256
90718 滋阴壮阳丹 8-256
90719 滋阴壮骨丸 8-256
90720 滋阴安鸣丸 8-256
90721 滋阴安神汤 8-256
90722 滋阴抑火汤 8-256
90723 滋阴抑火汤 8-256
90724 滋阴抑火汤 8-256
90725 滋阴抑火汤 8-256
90726 滋阴抑火汤 8-256
90727 滋阴含化丸 8-257
90728 滋阴补心汤 8-257
90729 滋阴补血汤 8-257
90730 滋阴补肾丸 8-257
90731 滋阴补肾丸 8-257
90732 滋阴补肾丸 8-257
90733 滋阴补肾丸 8-257
90734 滋阴补髓汤 8-257
90735 滋阴肾气丸 8-257
90736 滋阴明目汤 8-257
90737 滋阴明目汤 8-257
90738 滋阴固下汤 8-257
90739 滋阴和阳汤 8-258
90740 滋阴定眩汤 8-258
90741 滋阴降火丸 8-258
90742 滋阴降火丸 8-258
90743 滋阴降火丸 8-258
90744 滋阴降火汤 8-258
90745 滋阴降火汤 8-258
90746 滋阴降火汤 8-258
90747 滋阴降火汤 8-258
90748 滋阴降火汤 8-258
90749 滋阴降火汤 8-259
90750 滋阴降火汤 8-259
90751 滋阴降火汤 8-259
90752 滋阴降火汤 8-259
90753 滋阴降火汤 8-259
90754 滋阴降火汤 8-259
90755 滋阴降火汤 8-259
90756 滋阴降火汤 8-259
90757 滋阴降火汤 8-259
90758 滋阴降火汤 8-259
90759 滋阴降火汤 8-259
90760 滋阴降火汤 8-259
90761 滋阴降火汤 8-259
90762 滋阴降火汤 8-259
90763 滋阴降火汤 8-260
90764 滋阴荣血汤 8-260
90765 滋阴种子丸 8-260
90766 滋阴保肺汤 8-260
90767 滋阴保肺汤 8-260
90768 滋阴活血汤 8-260
90769 滋阴养心丸 8-260
90770 滋阴养目汤 8-260
90771 滋阴养血丸 8-260
90772 滋阴养血丸 8-260
90773 滋阴养血汤 8-260
90774 滋阴养血汤 8-260
90775 滋阴养荣汤 8-261
90776 滋阴养液汤 8-261
90777 滋阴宣解汤 8-261
90778 滋阴退火汤 8-261
90779 滋阴退翳汤 8-261
90780 滋阴退翳丸 8-261
90781 滋阴除湿丸 8-261
90782 滋阴除湿汤 8-261
90783 滋阴除湿汤 8-261
90784 滋阴健脾丸 8-261
90785 滋阴健脾汤 8-262
90786 滋阴脏连丸 8-262
90787 滋阴凉血汤 8-262
90788 滋阴消痹汤 8-262
90789 滋阴润肠丸 8-262
90790 滋阴润燥汤 8-262
90791 滋阴润燥汤 8-262
90792 滋阴润燥汤 8-262
90793 滋阴润燥汤 8-262
90794 滋阴益气汤 8-262
90795 滋阴益气汤 8-262
90796 滋阴益阳汤 8-262
90797 滋阴益肾丸 8-262
90798 滋阴益肾汤 8-262
90799 滋阴益神汤 8-263
90800 滋阴通降方 8-263
90801 滋阴清化丸 8-263
90802 滋阴清化丸 8-263
90803 滋阴清化丸 8-263
90804 滋阴清化丸 8-263
90805 滋阴清化膏 8-263
90806 滋阴清火汤 8-263
90807 滋阴清火汤 8-263
90808 滋阴清火汤 8-264
90809 滋阴清火散 8-264
90810 滋阴清血汤 8-264
90811 滋阴清肺汤 8-264
90812 滋阴清肺汤 8-264
90813 滋阴清胃丸 8-264
90814 滋阴清胃汤 8-264
90815 滋阴清胃饮 8-264
90816 滋阴清热汤 8-264
90817 滋阴清膈饮 8-264
90818 滋阴清膈散 8-265
90819 滋阴清燥汤 8-265
90820 滋阴散火汤 8-265
90821 滋阴解毒汤 8-265
90822 滋阴解毒汤 8-265
90823 滋阴静镇汤 8-265
90824 滋肝养血汤 8-265
90825 滋肠五仁丸 8-265
90826 滋补大力丸 8-265
90827 滋补正元汤 8-265
90828 滋补生发片 8-265
90829 滋补肝肾丸 8-266
90830 滋补肝肾汤 8-266
90831 滋补参茸丸 8-266
90832 滋补济阴丸 8-266
90833 滋补养荣丸 8-266
90834 滋补健身丸 8-266
90835 滋肾大补汤 8-266
90836 滋肾生肝饮 8-266
90837 滋肾宁神丸 8-266
90838 滋肾百补丸 8-266
90839 滋肾明目丸 8-266
90840 滋肾明目汤 8-267
90841 滋肾固冲汤 8-267
90842 滋肾育胎丸 8-267
90843 滋肾降浊汤 8-267
90844 滋肾种子丸 8-267
90845 滋肾复明汤 8-267
90846 滋肾保元汤 8-267
90847 滋肾活血汤 8-267
90848 滋肾活血汤 8-267
90849 滋肾养心丸 8-268
90850 滋肾柔肝汤 8-268
90851 滋肾通耳丸 8-268
90852 滋肾通耳汤 8-268
90853 滋肾通关饮 8-268
90854 滋肾疏肝汤 8-268
90855 滋肾熄风汤 8-268
90856 滋肺生津汤 8-268
90857 滋荣收带丸 8-268
90858 滋荣助痘汤 8-268
90859 滋荣易产汤 8-268
90860 滋荣活络汤 8-269
90861 滋荣健脾丸 8-269
90862 滋荣益气汤 8-269
90863 滋荣益气汤 8-269
90864 滋荣调中汤 8-269
90865 滋荣散血汤 8-269
90866 滋荣散坚汤 8-269
90867 滋荣散坚汤 8-269
90868 滋营养液膏 8-269
90869 滋液养胃汤 8-269
90870 滋筋养血汤 8-269
90871 滋筋养荣汤 8-270
90872 滋筋舒肝汤 8-270
90873 滋燥养荣汤 8-270
90874 滋燥养荣汤 8-270
90875 滋燥养营汤 8-270
90876 滋补水鸭合剂 8-270
90877 滋阴百补药酒 8-270
90878 滋肾健脑颗粒 8-270
90879 滋阴补肾地黄丸 8-270
90880 滋阴补精种玉方 8-270
90881 滋阴济火补脾丸 8-270
90882 滋阴凉血四物汤 8-270
90883 滋阴凉血地黄汤 8-270
90884 滋阴益肾暖精丸 8-270
90885 滋阴清胃固齿丸 8-270
90886 滋金壮水地黄丸 8-271

90887 滋荣养气扶正汤 8-271
90888 滋荣益气止崩汤 8-271
90889 滋荣益气扶正汤 8-271
90890 滋荣益气复神汤 8-271
90891 滋荣益气复神汤 8-271
90892 滋荣舒筋健步丸 8-271
90893 滋胃和中代茶饮 8-271
90894 滋燥养血润肠丸 8-271
90895 滋阴大补丸加鹿茸方 8-271
90896 滋阴百补固精治病膏 8-271
90897 滋阴降火清肺养脾丸 8-272
90898 滋阴保肺定喘宁嗽汤 8-272

溅

90899 溅喉汤 8-272

曾

90900 曾青丸 8-272
90901 曾青丸 8-272
90902 曾青丹 8-272
90903 曾青汤 8-272
90904 曾青散 8-272
90905 曾青散 8-272
90906 曾青散 8-272
90907 曾青散 8-272
90908 曾青散 8-273
90909 曾青散 8-273
90910 曾青膏 8-273
90911 曾青膏 8-273
90912 曾青膏 8-273
90913 曾青膏 8-273

尊

90914 尊重丸 8-273
90915 尊重丸 8-273

奠

90916 奠土汤 8-273
90917 奠土汤 8-273
90918 奠安汤 8-273
90919 奠安汤 8-273

普

90920 普化丹 8-273
90921 普化散 8-274
90922 普连膏 8-274
90923 普贤丸 8-274
90924 普济丹 8-274
90925 普济丹 8-274
90926 普济丹 8-274
90927 普济方 8-274
90928 普济方 8-274
90929 普济散 8-274
90930 普救丸 8-274
90931 普救散 8-274
90932 普救散 8-274
90933 普救散 8-274
90934 普榆膏 8-274
90935 普癣水 8-274
90936 普连软膏 8-275
90937 普安正气丸 8-275
90938 普济五蹄膏 8-275
90939 普济正气丸 8-275
90940 普济回春丸 8-275
90941 普济回春丹 8-275
90942 普济回春散 8-275
90943 普济消毒饮 8-275
90944 普济消毒饮 8-276
90945 普济消毒饮 8-276
90946 普济消毒饮 8-276
90947 普济消毒饮 8-276
90948 普济消毒饮 8-276
90949 普济消毒饮 8-276
90950 普济消毒散 8-276
90951 普济消毒散 8-276
90952 普济通宣丸 8-276
90953 普济解毒饮 8-276
90954 普济解疫丹 8-276
90955 普济解疫丹 8-276
90956 普济解瘟丸 8-277
90957 普救万全膏 8-277
90958 普救五瘟丹 8-277
90959 普济消毒饮子 8-277
90960 普传凝神辟秽丹 8-277

善

90961 善夺汤 8-277
90962 善应膏 8-277
90963 善应膏 8-277
90964 善应膏 8-278
90965 善应膏 8-278
90966 善应膏 8-278
90967 善应膏 8-278
90968 善应膏 8-278
90969 善应膏 8-278
90970 善泄汤 8-278
90971 善散汤 8-278
90972 善应白膏 8-278
90973 善应膏药 8-279
90974 善效锭子 8-279
90975 善后养正汤 8-279

寒

90976 寒水丹 8-279
90977 寒水散 8-279
90978 寒水膏 8-279
90979 寒冰散 8-279
90980 寒冰散 8-279
90981 寒泻片 8-279
90982 寒降汤 8-279
90983 寒食散 8-279
90984 寒通汤 8-279
90985 寒淋汤 8-279
90986 寒喘丸 8-279
90987 寒痛散 8-280
90988 寒湿煎 8-280
90989 寒解汤 8-280
90990 寒六合汤 8-280
90991 寒水石汤 8-280
90992 寒水石散 8-280
90993 寒水石散 8-280
90994 寒水石散 8-280
90995 寒水石散 8-280
90996 寒水石散 8-280
90997 寒水石散 8-280
90998 寒水石散 8-280
90999 寒水石散 8-280
91000 寒水石散 8-280
91001 寒水石散 8-281
91002 寒水石粥 8-281
91003 寒水石膏 8-281
91004 寒水石膏 8-281
91005 寒托里散 8-281
91006 寒喘膏药 8-281
91007 寒湿痹丸 8-281
91008 寒湿痹片 8-281
91009 寒水石粉散 8-281
91010 寒水石煮散 8-281
91011 寒水再造丹 8-281
91012 寒谷春生丹 8-281
91013 寒战咬牙汤 8-282
91014 寒疟热膏药 8-282
91015 寒热相兼汤 8-282
91016 寒热清脾饮 8-282
91017 寒热痹胶囊 8-282
91018 寒热痹颗粒 8-282
91019 寒凉止崩汤 8-282
91020 寒凉降火汤 8-282
91021 寒湿相连汤 8-282
91022 寒湿痹颗粒 8-282
91023 寒湿神应药酒 8-282
91024 寒胀中满分消汤 8-282

窜

91025 窜毒丸 8-282

粪

91026 粪蛀丸 8-282

道

91027 道合汤 8-282
91028 道人开障散 8-283
91029 道宁纯阳丹 8-283

遂

91030 遂心丸 8-283
91031 遂心丹 8-283
91032 遂情汤 8-283
91033 遂愈散 8-283
91034 遂心正气丸 8-283

谢

91035 谢氏消疣方 8-283
91036 谢傅笑去散 8-284
91037 谢传万病无忧散 8-284

遍

91038 遍身疼痛丸 8-284
91039 遍身生疮药酒 8-284

强

91040 强中丸 8-284
91041 强中丸 8-284
91042 强中丸 8-284
91043 强中丸 8-284
91044 强中汤 8-284
91045 强心丸 8-284
91046 强心汤 8-284
91047 强心汤 8-285
91048 强记汤 8-285
91049 强阳丸 8-285
91050 强志丸 8-285
91051 强肝丸 8-285
91052 强身酒 8-285
91053 强胃汤 8-285
91054 强腰散 8-285
91055 强阳神丹 8-286
91056 强肝糖浆 8-286
91057 强力枇杷露 8-286
91058 强力脑心康 8-286

91059 强中二姜丸 8-286
91060 强中二姜丸 8-286
91061 强肌健力饮 8-286
91062 强阳保肾丸 8-286
91063 强身口服液 8-286
91064 强身壮骨酒 8-286
91065 强肾泄浊煎 8-287
91066 强肾镇痛丸 8-287
91067 强脑抗痫灵 8-287
91068 强筋英雄丸 8-287
91069 强筋健骨丸 8-287
91070 强力健身胶囊 8-287
91071 强龙益肾胶囊 8-287
91072 强肾气附子散 8-287
91073 强力天麻杜仲胶囊 8-287

巽

91074 巽灵丹 8-288
91075 巽顺丸 8-288

犀

91076 犀牛散 8-288
91077 犀归汤 8-288
91078 犀皮汤 8-288
91079 犀灰散 8-288
91080 犀灰散 8-288
91081 犀灰散 8-288
91082 犀灰散 8-288
91083 犀角丸 8-288
91084 犀角丸 8-288
91085 犀角丸 8-288
91086 犀角丸 8-289
91087 犀角丸 8-289
91088 犀角丸 8-289
91089 犀角丸 8-289
91090 犀角丸 8-289
91091 犀角丸 8-289
91092 犀角丸 8-289
91093 犀角丸 8-289
91094 犀角丸 8-289
91095 犀角丸 8-289
91096 犀角丸 8-289
91097 犀角丸 8-289
91098 犀角丸 8-290
91099 犀角丸 8-290
91100 犀角丸 8-290
91101 犀角丸 8-290
91102 犀角丸 8-290
91103 犀角丸 8-290
91104 犀角丸 8-290
91105 犀角丸 8-290
91106 犀角丸 8-290
91107 犀角丸 8-290
91108 犀角丸 8-291
91109 犀角丸 8-291
91110 犀角丸 8-291
91111 犀角丸 8-291
91112 犀角丸 8-291
91113 犀角丸 8-291
91114 犀角丸 8-291
91115 犀角丸 8-291
91116 犀角丸 8-291
91117 犀角丸 8-291
91118 犀角丸 8-291
91119 犀角丸 8-291
91120 犀角丸 8-292
91121 犀角丸 8-292
91122 犀角丸 8-292
91123 犀角丸 8-292
91124 犀角丸 8-292
91125 犀角丸 8-292
91126 犀角丸 8-292
91127 犀角丸 8-292
91128 犀角丸 8-292
91129 犀角丸 8-292
91130 犀角丸 8-292
91131 犀角丸 8-292
91132 犀角丸 8-292
91133 犀角丸 8-292
91134 犀角丸 8-293
91135 犀角丸 8-293
91136 犀角丸 8-293
91137 犀角丸 8-293
91138 犀角丸 8-293
91139 犀角丸 8-293
91140 犀角丸 8-293
91141 犀角丸 8-293
91142 犀角丸 8-293
91143 犀角丸 8-293
91144 犀角丸 8-293
91145 犀角丸 8-293
91146 犀角丸 8-293
91147 犀角丸 8-294
91148 犀角丸 8-294
91149 犀角丹 8-294
91150 犀角汤 8-294
91151 犀角汤 8-294
91152 犀角汤 8-294
91153 犀角汤 8-294
91154 犀角汤 8-294
91155 犀角汤 8-294
91156 犀角汤 8-294
91157 犀角汤 8-294
91158 犀角汤 8-294
91159 犀角汤 8-294
91160 犀角汤 8-294
91161 犀角汤 8-294
91162 犀角汤 8-295
91163 犀角汤 8-295
91164 犀角汤 8-295
91165 犀角汤 8-295
91166 犀角汤 8-295
91167 犀角汤 8-295
91168 犀角汤 8-295
91169 犀角汤 8-295
91170 犀角汤 8-295
91171 犀角汤 8-295
91172 犀角汤 8-295
91173 犀角汤 8-295
91174 犀角汤 8-295
91175 犀角汤 8-295
91176 犀角汤 8-295
91177 犀角汤 8-295
91178 犀角汤 8-295
91179 犀角汤 8-296
91180 犀角汤 8-296
91181 犀角汤 8-296
91182 犀角汤 8-296
91183 犀角汤 8-296
91184 犀角汤 8-296
91185 犀角汤 8-296
91186 犀角汤 8-296
91187 犀角汤 8-296
91188 犀角汤 8-296
91189 犀角汤 8-296
91190 犀角汤 8-296
91191 犀角汤 8-296
91192 犀角汤 8-296
91193 犀角汤 8-296
91194 犀角汤 8-296
91195 犀角汤 8-297
91196 犀角汤 8-297
91197 犀角汤 8-297
91198 犀角汤 8-297
91199 犀角汤 8-297
91200 犀角汤 8-297
91201 犀角汤 8-297
91202 犀角汤 8-297
91203 犀角汤 8-297
91204 犀角汤 8-297
91205 犀角汤 8-297
91206 犀角汤 8-297
91207 犀角汤 8-297
91208 犀角汤 8-297
91209 犀角汤 8-297
91210 犀角汤 8-297
91211 犀角汤 8-298
91212 犀角汤 8-298
91213 犀角汤 8-298
91214 犀角汤 8-298
91215 犀角汤 8-298
91216 犀角汤 8-298
91217 犀角汤 8-298
91218 犀角汤 8-298
91219 犀角汤 8-298
91220 犀角汤 8-298
91221 犀角汤 8-298
91222 犀角汤 8-298
91223 犀角汤 8-298
91224 犀角汤 8-298
91225 犀角汤 8-298
91226 犀角汤 8-298
91227 犀角汤 8-298
91228 犀角汤 8-298
91229 犀角汤 8-298
91230 犀角饮 8-299
91231 犀角饮 8-299
91232 犀角饮 8-299
91233 犀角饮 8-299
91234 犀角饮 8-299
91235 犀角饮 8-299
91236 犀角饮 8-299
91237 犀角饮 8-299
91238 犀角饮 8-299
91239 犀角饮 8-299
91240 犀角饮 8-299
91241 犀角饮 8-299
91242 犀角饮 8-299
91243 犀角饮 8-299
91244 犀角饮 8-300
91245 犀角饮 8-300
91246 犀角饮 8-300
91247 犀角饮 8-300
91248 犀角饮 8-300
91249 犀角散 8-300
91250 犀角散 8-300
91251 犀角散 8-300
91252 犀角散 8-300
91253 犀角散 8-300
91254 犀角散 8-300
91255 犀角散 8-300
91256 犀角散 8-300
91257 犀角散 8-300
91258 犀角散 8-301
91259 犀角散 8-301
91260 犀角散 8-301
91261 犀角散 8-301
91262 犀角散 8-301
91263 犀角散 8-301
91264 犀角散 8-301
91265 犀角散 8-301
91266 犀角散 8-301
91267 犀角散 8-301
91268 犀角散 8-301
91269 犀角散 8-301

91270 犀角散 8-301
91271 犀角散 8-302
91272 犀角散 8-302
91273 犀角散 8-302
91274 犀角散 8-302
91275 犀角散 8-302
91276 犀角散 8-302
91277 犀角散 8-302
91278 犀角散 8-302
91279 犀角散 8-302
91280 犀角散 8-302
91281 犀角散 8-302
91282 犀角散 8-302
91283 犀角散 8-302
91284 犀角散 8-303
91285 犀角散 8-303
91286 犀角散 8-303
91287 犀角散 8-303
91288 犀角散 8-303
91289 犀角散 8-303
91290 犀角散 8-303
91291 犀角散 8-303
91292 犀角散 8-303
91293 犀角散 8-303
91294 犀角散 8-303
91295 犀角散 8-303
91296 犀角散 8-303
91297 犀角散 8-304
91298 犀角散 8-304
91299 犀角散 8-304
91300 犀角散 8-304
91301 犀角散 8-304
91302 犀角散 8-304
91303 犀角散 8-304
91304 犀角散 8-304
91305 犀角散 8-304
91306 犀角散 8-304
91307 犀角散 8-304
91308 犀角散 8-304
91309 犀角散 8-304
91310 犀角散 8-305
91311 犀角散 8-305
91312 犀角散 8-305
91313 犀角散 8-305
91314 犀角散 8-305
91315 犀角散 8-305
91316 犀角散 8-305
91317 犀角散 8-305
91318 犀角散 8-305
91319 犀角散 8-305
91320 犀角散 8-305
91321 犀角散 8-305
91322 犀角散 8-305
91323 犀角散 8-306
91324 犀角散 8-306
91325 犀角散 8-306
91326 犀角散 8-306
91327 犀角散 8-306
91328 犀角散 8-306
91329 犀角散 8-306
91330 犀角散 8-306
91331 犀角散 8-306
91332 犀角散 8-306
91333 犀角散 8-306
91334 犀角散 8-306
91335 犀角散 8-306
91336 犀角散 8-307
91337 犀角散 8-307
91338 犀角散 8-307
91339 犀角散 8-307
91340 犀角散 8-307
91341 犀角散 8-307
91342 犀角散 8-307
91343 犀角散 8-307
91344 犀角散 8-307
91345 犀角散 8-307
91346 犀角散 8-307
91347 犀角散 8-307
91348 犀角散 8-308
91349 犀角散 8-308
91350 犀角散 8-308
91351 犀角散 8-308
91352 犀角散 8-308
91353 犀角散 8-308
91354 犀角散 8-308
91355 犀角散 8-308
91356 犀角散 8-308
91357 犀角散 8-308
91358 犀角散 8-308
91359 犀角散 8-308
91360 犀角散 8-308
91361 犀角散 8-308
91362 犀角散 8-309
91363 犀角散 8-309
91364 犀角散 8-309
91365 犀角散 8-309
91366 犀角散 8-309
91367 犀角散 8-309
91368 犀角散 8-309
91369 犀角散 8-309
91370 犀角散 8-309
91371 犀角散 8-309
91372 犀角散 8-309
91373 犀角散 8-309
91374 犀角散 8-309
91375 犀角散 8-309
91376 犀角散 8-310
91377 犀角散 8-310
91378 犀角散 8-310
91379 犀角散 8-310
91380 犀角散 8-310
91381 犀角散 8-310
91382 犀角散 8-310
91383 犀角散 8-310
91384 犀角散 8-310
91385 犀角散 8-310
91386 犀角散 8-310
91387 犀角散 8-310
91388 犀角散 8-310
91389 犀角散 8-310
91390 犀角散 8-310
91391 犀角散 8-311
91392 犀角散 8-311
91393 犀角散 8-311
91394 犀角散 8-311
91395 犀角散 8-311
91396 犀角散 8-311
91397 犀角散 8-311
91398 犀角散 8-311
91399 犀角散 8-311
91400 犀角散 8-311
91401 犀角散 8-311
91402 犀角散 8-311
91403 犀角散 8-311
91404 犀角散 8-311
91405 犀角散 8-312
91406 犀角散 8-312
91407 犀角散 8-312
91408 犀角散 8-312
91409 犀角散 8-312
91410 犀角散 8-312
91411 犀角散 8-312
91412 犀角散 8-312
91413 犀角散 8-312
91414 犀角散 8-312
91415 犀角散 8-312
91416 犀角散 8-312
91417 犀角散 8-312
91418 犀角散 8-312
91419 犀角散 8-313
91420 犀角散 8-313
91421 犀角散 8-313
91422 犀角散 8-313
91423 犀角散 8-313
91424 犀角散 8-313
91425 犀角散 8-313
91426 犀角散 8-313
91427 犀角散 8-313
91428 犀角散 8-313
91429 犀角散 8-313
91430 犀角散 8-313
91431 犀角散 8-313
91432 犀角散 8-313
91433 犀角散 8-314
91434 犀角散 8-314
91435 犀角散 8-314
91436 犀角散 8-314
91437 犀角散 8-314
91438 犀角散 8-314
91439 犀角散 8-314
91440 犀角散 8-314
91441 犀角散 8-314
91442 犀角散 8-314
91443 犀角散 8-314
91444 犀角散 8-314
91445 犀角散 8-314
91446 犀角散 8-314
91447 犀角散 8-315
91448 犀角散 8-315
91449 犀角散 8-315
91450 犀角散 8-315
91451 犀角散 8-315
91452 犀角散 8-315
91453 犀角散 8-315
91454 犀角散 8-315
91455 犀角散 8-315
91456 犀角散 8-315
91457 犀角散 8-315
91458 犀角散 8-315
91459 犀角散 8-315
91460 犀角散 8-315
91461 犀角散 8-315
91462 犀角散 8-315
91463 犀角散 8-315
91464 犀角散 8-316
91465 犀角散 8-316
91466 犀角散 8-316
91467 犀角散 8-316
91468 犀角散 8-316
91469 犀角散 8-316
91470 犀角散 8-316
91471 犀角煎 8-316
91472 犀角煎 8-316
91473 犀角煎 8-316
91474 犀角煎 8-316
91475 犀角煎 8-316
91476 犀角膏 8-316
91477 犀角膏 8-316
91478 犀角膏 8-316
91479 犀角膏 8-317
91480 犀角膏 8-317
91481 犀角膏 8-317
91482 犀角膏 8-317
91483 犀香丸 8-317
91484 犀豉饮 8-317
91485 犀黄丸 8-317

91486 犀黄串 8-317
91487 犀黄饮 8-317
91488 犀黄散 8-317
91489 犀羚散 8-317
91490 犀解散 8-317
91491 犀麝汤 8-317
91492 犀牛角散 8-317
91493 犀角大丸 8-317
91494 犀角饮子 8-318
91495 犀角饮子 8-318
91496 犀角饮子 8-318
91497 犀角饮子 8-318
91498 犀角饮子 8-318
91499 犀角饮子 8-318
91500 犀角饮子 8-318
91501 犀角饮子 8-318
91502 犀角饮子 8-318
91503 犀角饮子 8-318
91504 犀角饮子 8-318
91505 犀角饮子 8-318
91506 犀角饮子 8-318
91507 犀角饮子 8-318
91508 犀角饮子 8-318
91509 犀角饮子 8-319
91510 犀角拓汤 8-319
91511 犀角饼子 8-319
91512 犀角饼子 8-319
91513 犀角涂方 8-319
91514 犀角屑散 8-319
91515 犀角屑散 8-319
91516 犀角煮散 8-319
91517 犀地玄参汤 8-319
91518 犀地清络饮 8-319
91519 犀连承气汤 8-319
91520 犀连承气汤 8-319
91521 犀角人参汤 8-320
91522 犀角人参散 8-320
91523 犀角三黄汤 8-320
91524 犀角大青汤 8-320
91525 犀角大青汤 8-320
91526 犀角大青汤 8-320
91527 犀角大黄汤 8-320
91528 犀角大黄散 8-320
91529 犀角天麻丸 8-320
91530 犀角五味散 8-320
91531 犀角五香汤 8-320
91532 犀角五黄汤 8-320
91533 犀角止红丹 8-320
91534 犀角化毒丸 8-320
91535 犀角化毒丸 8-320
91536 犀角化毒丹 8-320
91537 犀角化毒丹 8-320
91538 犀角升麻丸 8-321
91539 犀角升麻汤 8-321
91540 犀角升麻汤 8-321
91541 犀角升麻散 8-321
91542 犀角正心汤 8-321
91543 犀角甘桔汤 8-321
91544 犀角甘菊散 8-321
91545 犀角玄参汤 8-321
91546 犀角玄参汤 8-321
91547 犀角玄参汤 8-321
91548 犀角玄参散 8-321
91549 犀角半夏丸 8-321
91550 犀角地黄丸 8-321
91551 犀角地黄汤 8-322
91552 犀角地黄汤 8-322
91553 犀角地黄汤 8-322
91554 犀角地黄汤 8-322
91555 犀角地黄汤 8-322
91556 犀角地黄汤 8-322
91557 犀角地黄汤 8-322
91558 犀角地黄汤 8-322
91559 犀角地黄汤 8-322
91560 犀角地黄汤 8-322
91561 犀角地黄汤 8-322
91562 犀角地黄汤 8-322
91563 犀角地黄汤 8-322
91564 犀角地黄汤 8-322
91565 犀角地黄汤 8-322
91566 犀角地黄汤 8-323
91567 犀角地黄汤 8-323
91568 犀角地黄汤 8-323
91569 犀角地黄汤 8-323
91570 犀角地黄散 8-323
91571 犀角地黄膏 8-323
91572 犀角地榆丸 8-323
91573 犀角地榆汤 8-323
91574 犀角地榆汤 8-323
91575 犀角地榆汤 8-323
91576 犀角芎䓖散 8-323
91577 犀角竹沥膏 8-323
91578 犀角防风汤 8-323
91579 犀角防风散 8-323
91580 犀角红花饮 8-323
91581 犀角豆根汤 8-323
91582 犀角连翘饮 8-323
91583 犀角郁金散 8-324
91584 犀角知母汤 8-324
91585 犀角茯苓丸 8-324
91586 犀角柴胡散 8-324
91587 犀角凉膈散 8-324
91588 犀角消毒汤 8-324
91589 犀角消毒饮 8-324
91590 犀角消毒饮 8-324
91591 犀角消毒饮 8-324
91592 犀角消毒饮 8-324
91593 犀角消毒饮 8-324
91594 犀角消毒饮 8-324
91595 犀角消毒饮 8-324
91596 犀角消毒饮 8-324
91597 犀角消毒饮 8-324
91598 犀角消毒散 8-324
91599 犀角消毒散 8-325
91600 犀角消毒散 8-325
91601 犀角消毒散 8-325
91602 犀角消毒散 8-325
91603 犀角黄连丸 8-325
91604 犀角黄连汤 8-325
91605 犀角黄连散 8-325
91606 犀角麻黄汤 8-325
91607 犀角麻黄汤 8-325
91608 犀角清咽饮 8-325
91609 犀角搜风丸 8-325
91610 犀角榉皮散 8-325
91611 犀角榉皮煎 8-325
91612 犀角解毒丸 8-325
91613 犀角解毒丸 8-325
91614 犀角解毒丸 8-326
91615 犀角解毒丸 8-326
91616 犀角解毒丸 8-326
91617 犀角解毒丸 8-326
91618 犀角解毒丹 8-326
91619 犀角解毒汤 8-326
91620 犀角解毒汤 8-326
91621 犀角解毒汤 8-326
91622 犀角解毒饮 8-326
91623 犀角解毒饮 8-326
91624 犀角解毒饮 8-326
91625 犀角解毒散 8-326
91626 犀角解毒片 8-326
91627 犀角增液汤 8-327
91628 犀羚二鲜汤 8-327
91629 犀羚三汁饮 8-327
91630 犀羚三黄汤 8-327
91631 犀羚竹石汤 8-327
91632 犀羚镇痉汤 8-327
91633 犀角人参饮子 8-327
91634 犀角旋覆花汤 8-327
91635 犀角紫河车丸 8-327
91636 犀角解毒化痰汤 8-327
91637 犀角解毒化痰清火丸 8-327

隔

91638 隔纸膏 8-327
91639 隔纸膏 8-327
91640 隔纸膏 8-328
91641 隔纸膏 8-328
91642 隔纸膏 8-328
91643 隔纸膏 8-328
91644 隔纸膏 8-328
91645 隔纸膏 8-328
91646 隔纸膏 8-328
91647 隔纸膏 8-328
91648 隔纸膏 8-328
91649 隔纸膏 8-328
91650 隔纸膏 8-328
91651 隔纸膏 8-328
91652 隔纸膏 8-328
91653 隔纸膏 8-328
91654 隔纸膏 8-328
91655 隔纸膏 8-328
91656 隔纸膏 8-329
91657 隔纸膏 8-329
91658 隔纸膏 8-329
91659 隔纸膏 8-329
91660 隔纸膏 8-329
91661 隔纸膏 8-329
91662 隔毒丸 8-329
91663 隔壁膏 8-329
91664 隔臁膏 8-329
91665 隔竹煮粥 8-329
91666 隔纸膏药 8-329
91667 隔纸白玉膏 8-329
91668 隔纸拔毒生肌神膏 8-329

疏

91669 疏土汤 8-329
91670 疏土汤 8-329
91671 疏木饮 8-330
91672 疏中丸 8-330
91673 疏气丸 8-330
91674 疏气丸 8-330
91675 疏气丸 8-330
91676 疏气饮 8-330
91677 疏风丸 8-330
91678 疏风汤 8-330
91679 疏风汤 8-330
91680 疏风汤 8-330
91681 疏风汤 8-330
91682 疏风饮 8-330
91683 疏风散 8-331
91684 疏风散 8-331
91685 疏风散 8-331
91686 疏风散 8-331
91687 疏风散 8-331
91688 疏风散 8-331
91689 疏风散 8-331
91690 疏风散 8-331
91691 疏风散 8-331
91692 疏风散 8-331
91693 疏风散 8-331
91694 疏邪饮 8-331

91695 疏邪饮 8-331
91696 疏邪饮 8-331
91697 疏利汤 8-331
91698 疏肝汤 8-332
91699 疏肝饮 8-332
91700 疏肝散 8-332
91701 疏肝散 8-332
91702 疏肝散 8-332
91703 疏肝散 8-332
91704 疏表汤 8-332
91705 疏经汤 8-332
91706 疏毒饮 8-332
91707 疏胎丸 8-332
91708 疏通饮 8-332
91709 疏凿散 8-332
91710 疏脾饮 8-332
91711 疏痘丹 8-332
91712 疏痘散 8-333
91713 疏痢丸 8-333
91714 疏解散 8-333
91715 疏痰汤 8-333
91716 疏膈丸 8-333
91717 疏清颗粒 8-333
91718 疏凿饮子 8-333
91719 疏凿饮子 8-333
91720 疏气定痛汤 8-333
91721 疏气黄耆丸 8-333
91722 疏风五苓散 8-333
91723 疏风止痛散 8-333
91724 疏风止嗽丸 8-333
91725 疏风止嗽汤 8-333
91726 疏风分理散 8-334
91727 疏风甘桔汤 8-334
91728 疏风芎归散 8-334
91729 疏风再造丸 8-334
91730 疏风安胎汤 8-334
91731 疏风利水汤 8-334
91732 疏风败毒散 8-334
91733 疏风定痛丸 8-334
91734 疏风枳壳汤 8-334
91735 疏风顺气丸 8-334
91736 疏风顺气丸 8-335
91737 疏风顺气汤 8-335
91738 疏风顺气汤 8-335
91739 疏风顺气汤 8-335
91740 疏风胜湿汤 8-335
91741 疏风活血汤 8-335
91742 疏风活血散 8-335
91743 疏风活血散 8-335
91744 疏风活络丸 8-335
91745 疏风活络片 8-335
91746 疏风养荣汤 8-335
91747 疏风除湿汤 8-335
91748 疏风透肌汤 8-336
91749 疏风涤火汤 8-336
91750 疏风润肠丸 8-336
91751 疏风通闭丸 8-336
91752 疏风理气汤 8-336
91753 疏风清肝汤 8-336
91754 疏风清热汤 8-336
91755 疏风清热汤 8-336
91756 疏风清热汤 8-336
91757 疏风清热饮 8-336
91758 疏风清热饮 8-336
91759 疏风清热饮 8-336
91760 疏风清热饮 8-336
91761 疏风清热饮 8-336
91762 疏风清脑饮 8-336
91763 疏风散郁汤 8-337
91764 疏风散湿汤 8-337
91765 疏风滋血汤 8-337
91766 疏风解毒汤 8-337
91767 疏风解毒汤 8-337
91768 疏风解毒饮 8-337
91769 疏风解毒散 8-337
91770 疏风解毒散 8-337
91771 疏邪利金汤 8-337
91772 疏邪和解汤 8-337
91773 疏邪定惊汤 8-337
91774 疏邪实表汤 8-337
91775 疏邪实表汤 8-337
91776 疏邪荆防散 8-337
91777 疏肝止血汤 8-337
91778 疏肝导滞汤 8-338
91779 疏肝两消汤 8-338
91780 疏肝活血汤 8-338
91781 疏肝透毒散 8-338
91782 疏肝凉血汤 8-338
91783 疏肝流气饮 8-338
91784 疏肝益肾汤 8-338
91785 疏肝益胃汤 8-338
91786 疏肝通乳汤 8-338
91787 疏肝理肺汤 8-338
91788 疏肝清耳汤 8-338
91789 疏肝清利汤 8-338
91790 疏肝清肺汤 8-338
91791 疏肝清胃丸 8-338
91792 疏肝散结方 8-338
91793 疏肝散结汤 8-339
91794 疏肝散瘀汤 8-339
91795 疏肝解郁汤 8-339
91796 疏肝解郁汤 8-339
91797 疏乳消块丸 8-339
91798 疏转枳壳丸 8-339
91799 疏经活血汤 8-339
91800 疏经活血汤 8-340
91801 疏毒快斑汤 8-340
91802 疏解和中丸 8-340
91803 疏解清肺饮 8-340
91804 疏风顺气补血汤 8-340

絮

91805 絮灰散 8-340

登

91806 登仙酒 8-340
91807 登仙膏 8-340
91808 登瀛散 8-340

骗

91809 骗马丹 8-340
91810 骗马丹 8-340
91811 骗马丹 8-341
91812 骗马丹 8-341
91813 骗马丹 8-341
91814 骗马丹 8-341

缃

91815 缃膏 8-341

缓

91816 缓中丸 8-341
91817 缓中丸 8-341
91818 缓中汤 8-341
91819 缓中汤 8-341
91820 缓中汤 8-341
91821 缓中汤 8-341
91822 缓中汤 8-341
91823 缓中汤 8-341
91824 缓气丸 8-341
91825 缓风散 8-342
91826 缓攻汤 8-342
91827 缓肠汤 8-342
91828 缓和剂 8-342
91829 缓唇汤 8-342
91830 缓息丹 8-342
91831 缓息汤 8-342
91832 缓疼煎 8-342
91833 缓频散 8-342
91834 缓筋汤 8-342
91835 缓中葱白汤 8-342
91836 缓肝理脾汤 8-342
91837 缓和二神丹 8-342
91838 缓惊红饼子 8-342
91839 缓肝利肺化痰丸 8-343

十三画

瑞

91840 瑞龙膏 8-344
91841 瑞白丸 8-344
91842 瑞红散 8-344
91843 瑞应丹 8-344
91844 瑞金丸 8-344
91845 瑞金丹 8-344
91846 瑞金散 8-344
91847 瑞香散 8-344
91848 瑞莲丸 8-344
91849 瑞莲丸 8-344
91850 瑞莲丸 8-344
91851 瑞莲丸 8-345
91852 瑞莲丸 8-345
91853 瑞莲丸 8-345
91854 瑞莲散 8-345
91855 瑞莲散 8-345
91856 瑞莲散 8-345
91857 瑞莲散 8-345
91858 瑞莲膏 8-345
91859 瑞效丸 8-345
91860 瑞莲丸子 8-345

魂

91861 魂停汤 8-345
91862 魂停散 8-345

填

91863 填阴汤 8-345
91864 填坎汤 8-345
91865 填齿散 8-346
91866 填骨丸 8-346
91867 填骨煎 8-346
91868 填睛丸 8-346
91869 填骨髓煎 8-346
91870 填经止痛丹 8-346
91871 填骨万金煎 8-346
91872 填窍止氛汤 8-346
91873 填睛育婴丸 8-346
91874 填精止血汤 8-346
91875 填精益气汤 8-347
91876 填精益血汤 8-347

塌

91877 塌气丸 8-347
91878 塌气丸 8-347
91879 塌气丸 8-347
91880 塌气丸 8-347
91881 塌气丸 8-347
91882 塌气丸 8-347
91883 塌气丸 8-347
91884 塌气丸 8-347
91885 塌气丸 8-347
91886 塌气丸 8-347
91887 塌气丸 8-347
91888 塌气丸 8-347

91889 塌气丸 8-348
91890 塌气散 8-348
91891 塌气散 8-348
91892 塌气散 8-348
91893 塌气散 8-348
91894 塌气散 8-348
91895 塌气散 8-348
91896 塌气散 8-348
91897 塌气散 8-348
91898 塌肿汤 8-348
91899 塌肿汤 8-348
91900 塌胀丸 8-348
91901 塌痒汤 8-348
91902 塌腹丸 8-348
91903 塌气藁膏 8-348
91904 塌气退黄汤 8-349
91905 塌肿神应丸 8-349

椿

91906 椿皮丸 8-349
91907 椿皮丸 8-349
91908 椿皮丸 8-349
91909 椿皮丸 8-349
91910 椿皮饮 8-349
91911 椿皮散 8-349
91912 椿皮散 8-349
91913 椿皮煎 8-349
91914 椿皮膏 8-349
91915 椿花散 8-349
91916 椿鸡丸 8-349
91917 椿荚散 8-349
91918 椿根汤 8-349
91919 椿根散 8-350
91920 椿根散 8-350
91921 椿白皮丸 8-350
91922 椿树根丸 8-350
91923 椿根皮丸 8-350
91924 椿根皮汤 8-350

椹

91925 椹煎 8-350

楂

91926 楂术膏 8-350
91927 楂苏汤 8-350
91928 楂橘丸 8-350
91929 楂糖散 8-350
91930 楂糖散 8-350
91931 楂曲合剂 8-350
91932 楂朴二陈汤 8-350
91933 楂曲平胃合剂 8-350
91934 楂曲麦门冬汤 8-350

楝

91935 楝子汤 8-350
91936 楝子煎 8-350
91937 楝皮汁 8-351
91938 楝花粉 8-351
91939 楝陈汤 8-351
91940 楝果裘 8-351
91941 楝实丸 8-351
91942 楝实丸 8-351
91943 楝实丸 8-351
91944 楝实散 8-351
91945 楝实散 8-351
91946 楝实散 8-351
91947 楝实散 8-351
91948 楝实散 8-351
91949 楝实膏 8-351
91950 楝根汤 8-351
91951 楝根粥 8-351
91952 楝椒煎 8-351
91953 楝实洗方 8-352
91954 楝根皮丸 8-352
91955 楝花粉敷方 8-352
91956 楝实塞耳方 8-352
91957 楝根下虫丸 8-352

榄

91958 榄核散 8-352
91959 榄葱茶 8-352

楞

91960 楞蕹煅蒌丸 8-352

楸

91961 楸叶汤 8-352
91962 楸叶煎 8-352
91963 楸叶膏 8-352
91964 楸叶膏 8-352
91965 楸叶膏 8-352
91966 楸木汁方 8-352
91967 楸叶贴方 8-352
91968 楸木皮敷方 8-352
91969 楸叶涂敷方 8-353

槐

91970 槐茶 8-353
91971 槐酒 8-353
91972 槐子丸 8-353
91973 槐子丸 8-353
91974 槐子丸 8-353
91975 槐子丸 8-353
91976 槐子丸 8-353
91977 槐子丸 8-353
91978 槐子丸 8-353
91979 槐子丸 8-353
91980 槐子丸 8-353
91981 槐子丸 8-353
91982 槐子丸 8-353
91983 槐子丸 8-353
91984 槐子丸 8-353
91985 槐子丸 8-354
91986 槐子方 8-354
91987 槐子汤 8-354
91988 槐子汤 8-354
91989 槐子酒 8-354
91990 槐子散 8-354
91991 槐子散 8-354
91992 槐子散 8-354
91993 槐子煎 8-354
91994 槐子煎 8-354
91995 槐子膏 8-354
91996 槐子膏 8-354
91997 槐术散 8-354
91998 槐叶汤 8-354
91999 槐叶茶 8-355
92000 槐白丸 8-355
92001 槐皮丸 8-355
92002 槐皮浆 8-355
92003 槐皮膏 8-355
92004 槐皮膏 8-355
92005 槐耳丸 8-355
92006 槐耳丸 8-355
92007 槐耳汤 8-355
92008 槐耳散 8-355
92009 槐灰散 8-355
92010 槐豆散 8-355
92011 槐豆散 8-355
92012 槐壳丸 8-355
92013 槐芽丸 8-355
92014 槐芽茶 8-355
92015 槐芽散 8-355
92016 槐花丸 8-356
92017 槐花丸 8-356
92018 槐花丹 8-356
92019 槐花汤 8-356
92020 槐花汤 8-356
92021 槐花汤 8-356
92022 槐花汤 8-356
92023 槐花饮 8-356
92024 槐花饮 8-356
92025 槐花酒 8-356
92026 槐花散 8-356
92027 槐花散 8-356
92028 槐花散 8-356
92029 槐花散 8-356
92030 槐花散 8-356
92031 槐花散 8-357
92032 槐花散 8-357
92033 槐花散 8-357
92034 槐花散 8-357
92035 槐花散 8-357
92036 槐花散 8-357
92037 槐花散 8-357
92038 槐花散 8-357
92039 槐花散 8-357
92040 槐花散 8-357
92041 槐花散 8-357
92042 槐花散 8-357
92043 槐花散 8-357
92044 槐花散 8-357
92045 槐花散 8-357
92046 槐花散 8-357
92047 槐花散 8-357
92048 槐芩散 8-357
92049 槐连汤 8-357
92050 槐角丸 8-358
92051 槐角丸 8-358
92052 槐角丸 8-358
92053 槐角丸 8-358
92054 槐角丸 8-358
92055 槐角丸 8-358
92056 槐角丸 8-358
92057 槐角丸 8-358
92058 槐角丸 8-358
92059 槐角丸 8-358
92060 槐角丸 8-358
92061 槐角丸 8-358
92062 槐角丸 8-358
92063 槐角散 8-359
92064 槐角煎 8-359
92065 槐角煎 8-359
92066 槐条膏 8-359
92067 槐枝汤 8-359
92068 槐枝汤 8-359
92069 槐枝汤 8-359
92070 槐枝酒 8-359
92071 槐枝酒 8-359
92072 槐枝散 8-359
92073 槐枝散 8-359
92074 槐枝散 8-359
92075 槐枝散 8-359
92076 槐枝煎 8-359
92077 槐枝膏 8-359
92078 槐枝膏 8-359
92079 槐枝膏 8-360
92080 槐金散 8-360
92081 槐肤酒 8-360
92082 槐实丸 8-360
92083 槐实丸 8-360
92084 槐实丸 8-360
92085 槐实散 8-360
92086 槐实散 8-360

92087 槐实膏 8-360
92088 槐荆丸 8-360
92089 槐荆丸 8-360
92090 槐荆散 8-360
92091 槐香丸 8-360
92092 槐香散 8-360
92093 槐胆丹 8-360
92094 槐桃膏 8-361
92095 槐盐散 8-361
92096 槐耆汤 8-361
92097 槐胶丸 8-361
92098 槐胶丸 8-361
92099 槐胶丸 8-361
92100 槐胶散 8-361
92101 槐梅膏 8-361
92102 槐黄丸 8-361
92103 槐黄汤 8-361
92104 槐黄散 8-361
92105 槐黄散 8-361
92106 槐萼散 8-361
92107 槐鹅散 8-361
92108 槐榆散 8-361
92109 槐榆煎 8-361
92110 槐蛾散 8-362
92111 槐子仁丸 8-362
92112 槐子仁散 8-362
92113 槐艾洗法 8-362
92114 槐白皮汤 8-362
92115 槐白皮汤 8-362
92116 槐白皮汤 8-362
92117 槐白皮汤 8-362
92118 槐白皮散 8-362
92119 槐白皮散 8-362
92120 槐白皮散 8-362
92121 槐白皮膏 8-362
92122 槐白皮膏 8-362
92123 槐白皮膏 8-362
92124 槐角子丸 8-362
92125 槐角子汤 8-362
92126 槐角煎丸 8-362
92127 槐枝烙方 8-363
92128 槐荚子丸 8-363
92129 槐荚煎丸 8-363
92130 槐皮洗眼汤 8-363
92131 槐耳白敛丸 8-363
92132 槐花一物散 8-363
92133 槐花当归散 8-363
92134 槐花金银酒 8-363
92135 槐花枳壳散 8-363
92136 槐连四物汤 8-363
92137 槐角地榆丸 8-363
92138 槐角地榆丸 8-363
92139 槐角地榆丸 8-363
92140 槐角地榆汤 8-363
92141 槐角地榆散 8-363
92142 槐角利膈丸 8-364
92143 槐角枳壳汤 8-364
92144 槐枝八仙散 8-364
92145 槐榆生地汤 8-364

榆

92146 榆丁散 8-364
92147 榆仁丸 8-364
92148 榆白汤 8-364
92149 榆皮汤 8-364
92150 榆皮汤 8-364
92151 榆皮汤 8-364
92152 榆皮汤 8-364
92153 榆皮汤 8-364
92154 榆皮汤 8-364
92155 榆皮汤 8-364
92156 榆皮汤 8-364
92157 榆皮饮 8-364
92158 榆皮散 8-365
92159 榆皮散 8-365
92160 榆皮散 8-365
92161 榆皮散 8-365
92162 榆皮散 8-365
92163 榆羊丸 8-365
92164 榆枝汤 8-365
92165 榆砂汤 8-365
92166 榆根散 8-365
92167 榆白皮汤 8-365
92168 榆白皮汤 8-365
92169 榆白皮汤 8-365
92170 榆白皮汤 8-365
92171 榆白皮汤 8-365
92172 榆白皮汤 8-365
92173 榆白皮汤 8-365
92174 榆白皮汤 8-365
92175 榆白皮汤 8-365
92176 榆白皮汤 8-365
92177 榆白皮汤 8-366
92178 榆白皮汤 8-366
92179 榆白皮饮 8-366
92180 榆白皮散 8-366
92181 榆白皮散 8-366
92182 榆白皮散 8-366
92183 榆白皮散 8-366
92184 榆白皮散 8-366
92185 榆白皮散 8-366
92186 榆白皮散 8-366
92187 榆白皮散 8-366
92188 榆白皮散 8-366
92189 榆白皮散 8-366
92190 榆白皮散 8-366
92191 榆白皮散 8-366
92192 榆白皮散 8-366
92193 榆白皮散 8-367
92194 榆皮索饼 8-367
92195 榆白皮索饼 8-367
92196 榆白皮煮散 8-367
92197 榆白皮敷方 8-367
92198 榆皮滑胎散 8-367
92199 榆地玄归汤 8-367
92200 榆槐脏连丸 8-367
92201 榆槐脏连丸 8-367
92202 榆皮通滑泄热煎 8-367

楼

92203 楼莲胶囊 8-367

榉

92204 榉叶散 8-367
92205 榉皮汤 8-367
92206 榉皮散 8-367
92207 榉皮饮子 8-368
92208 榉柳叶汤 8-368
92209 榉树叶散 8-368
92210 榉皮洗眼方 8-368
92211 榉树菌子丸 8-368

酪

92212 酪酥煎丸 8-368

鹊

92213 鹊石散 8-368
92214 鹊巢散 8-368

鼓

92215 鼓皮汤 8-368
92216 鼓皮散 8-368
92217 鼓胀丹 8-368
92218 鼓神汤 8-368
92219 鼓子花散 8-368
92220 鼓皮醋涂方 8-368
92221 鼓腹遇仙丹 8-368

蒜

92222 蒜丸 8-368
92223 蒜丸 8-369
92224 蒜丹 8-369
92225 蒜酒 8-369
92226 蒜煎 8-369
92227 蒜煎 8-369
92228 蒜丸子 8-369
92229 蒜丹丸 8-369
92230 蒜灰散 8-369
92231 蒜红丸 8-369
92232 蒜红丸 8-369
92233 蒜豆膏 8-369
92234 蒜连丸 8-369
92235 蒜连丸 8-369
92236 蒜连丸 8-369
92237 蒜肚丸 8-369
92238 蒜肚方 8-369
92239 蒜乳丸 8-370
92240 蒜贴膏 8-370
92241 蒜香膏 8-370
92242 蒜饼丸 8-370
92243 蒜饼子 8-370
92244 蒜姜酒 8-370
92245 蒜浆饮 8-370
92246 蒜豉丸 8-370
92247 蒜豉汤 8-370
92248 蒜煎汤 8-370
92249 蒜螺丹 8-370
92250 蒜汁涂方 8-370
92251 蒜西瓜方 8-370
92252 蒜泥拔毒散 8-370
92253 蒜煮壮脾丸 8-370

蓝

92254 蓝子散 8-370
92255 蓝玉散 8-370
92256 蓝叶汤 8-370
92257 蓝叶汤 8-371
92258 蓝叶汤 8-371
92259 蓝叶散 8-371
92260 蓝叶散 8-371
92261 蓝叶散 8-371
92262 蓝叶散 8-371
92263 蓝叶散 8-371
92264 蓝叶散 8-371
92265 蓝叶散 8-371
92266 蓝汁方 8-371
92267 蓝汁饮 8-371
92268 蓝汁饮 8-371
92269 蓝花汤 8-371
92270 蓝花药 8-371
92271 蓝花酒 8-372
92272 蓝花散 8-372
92273 蓝吹药 8-372
92274 蓝饮子 8-372
92275 蓝青丸 8-372
92276 蓝青丸 8-372
92277 蓝青汤 8-372
92278 蓝青散 8-372
92279 蓝青散 8-372
92280 蓝青煎 8-372
92281 蓝实丸 8-372
92282 蓝实丸 8-372
92283 蓝药膏 8-372
92284 蓝根饮 8-372
92285 蓝根散 8-373

92286 蓝根散 8-373
92287 蓝根膏 8-373
92288 蓝袍散 8-373
92289 蓝淀膏 8-373
92290 蓝根涂方 8-373
92291 蓝漆煎丸 8-373
92292 蓝芩口服液 8-373
92293 蓝根人参散 8-373
92294 蓝机圣砭脑膏 8-373
92295 蓝青汁灌耳方 8-373

蓖

92296 蓖梳散 8-373
92297 蓖麻丸 8-373
92298 蓖麻丸 8-373
92299 蓖麻丸 8-373
92300 蓖麻丸 8-373
92301 蓖麻丸 8-373
92302 蓖麻丸 8-374
92303 蓖麻丸 8-374
92304 蓖麻丸 8-374
92305 蓖麻丸 8-374
92306 蓖麻汤 8-374
92307 蓖麻饮 8-374
92308 蓖麻酒 8-374
92309 蓖麻散 8-374
92310 蓖麻散 8-374
92311 蓖麻散 8-374
92312 蓖麻散 8-374
92313 蓖麻膏 8-374
92314 蓖麻膏 8-374
92315 蓖麻膏 8-374
92316 蓖麻膏 8-374
92317 蓖麻膏 8-374
92318 蓖麻膏 8-374
92319 蓖麻膏 8-374
92320 蓖麻膏 8-375
92321 蓖麻膏 8-375
92322 蓖麻子丸 8-375
92323 蓖麻子丸 8-375
92324 蓖麻子丸 8-375
92325 蓖麻子丸 8-375
92326 蓖麻子方 8-375
92327 蓖麻子散 8-375
92328 蓖麻子膏 8-375
92329 蓖麻子膏 8-375
92330 蓖麻煎丸 8-375

蓟

92331 蓟叶汤 8-375
92332 蓟根酒 8-375
92333 蓟菀汤 8-375

蓬

92334 蓬术丸 8-375
92335 蓬术汤 8-376
92336 蓬术散 8-376
92337 蓬仙丸 8-376
92338 蓬香散 8-376
92339 蓬莱丸 8-376
92340 蓬莱火 8-376
92341 蓬莱枣 8-376
92342 蓬莱雪 8-376
92343 蓬莱雪 8-376
92344 蓬莪汤 8-376
92345 蓬莪散 8-376
92346 蓬莪散 8-376
92347 蓬莪散 8-377
92348 蓬煎丸 8-377
92349 蓬术煎丸 8-377
92350 蓬莪术丸 8-377
92351 蓬莪术丸 8-377
92352 蓬莪术丸 8-377
92353 蓬莪术丸 8-377
92354 蓬莪术丸 8-377
92355 蓬莪术丸 8-377
92356 蓬莪术丸 8-377
92357 蓬莪术丸 8-377
92358 蓬莪术丸 8-377
92359 蓬莪术丸 8-377
92360 蓬莪术丹 8-377
92361 蓬莪术丹 8-378
92362 蓬莪术汤 8-378
92363 蓬莪术汤 8-378
92364 蓬莪术饮 8-378
92365 蓬莪术散 8-378
92366 蓬莪术散 8-378
92367 蓬莪术散 8-378
92368 蓬莪术散 8-378
92369 蓬莪术散 8-378
92370 蓬莪术散 8-378
92371 蓬莪术散 8-378
92372 蓬莪术散 8-378
92373 蓬莪术散 8-378
92374 蓬莪术散 8-378
92375 蓬莪术散 8-378
92376 蓬莪术散 8-378
92377 蓬莪术散 8-379
92378 蓬莪术散 8-379
92379 蓬莪术散 8-379
92380 蓬莪术散 8-379
92381 蓬莪术散 8-379
92382 蓬莪术散 8-379
92383 蓬莪术散 8-379
92384 蓬虆根汤 8-379
92385 蓬虆根散 8-379
92386 蓬莪术煮散 8-379

蒿

92387 蒿艾酒 8-379
92388 蒿虫丸 8-379
92389 蒿柳汁 8-379
92390 蒿草饮 8-379
92391 蒿豉丹 8-379
92392 蒿穗敷方 8-379
92393 蒿皮四物汤 8-380
92394 蒿芩清胆汤 8-380

蒺

92395 蒺藜丸 8-380
92396 蒺藜丸 8-380
92397 蒺藜丸 8-380
92398 蒺藜丸 8-380
92399 蒺藜丸 8-380
92400 蒺藜丸 8-380
92401 蒺藜丸 8-380
92402 蒺藜丸 8-380
92403 蒺藜汤 8-380
92404 蒺藜汤 8-381
92405 蒺藜汤 8-381
92406 蒺藜汤 8-381
92407 蒺藜汤 8-381
92408 蒺藜散 8-381
92409 蒺藜散 8-381
92410 蒺藜散 8-381
92411 蒺藜散 8-381
92412 蒺藜散 8-381
92413 蒺藜散 8-381
92414 蒺藜散 8-381
92415 蒺藜散 8-381
92416 蒺藜散 8-381
92417 蒺藜散 8-381
92418 蒺藜散 8-381
92419 蒺藜散 8-381
92420 蒺藜散 8-381
92421 蒺藜散 8-381
92422 蒺藜散 8-382
92423 蒺藜散 8-382
92424 蒺藜子丸 8-382
92425 蒺藜子丸 8-382
92426 蒺藜子丸 8-382
92427 蒺藜子丸 8-382
92428 蒺藜子汤 8-382
92429 蒺藜子汤 8-382
92430 蒺藜子散 8-382
92431 蒺藜子散 8-382
92432 蒺藜子散 8-382
92433 蒺藜子散 8-382
92434 蒺藜浴汤 8-382
92435 蒺藜贝母汤 8-382
92436 蒺藜苦参丸 8-382
92437 蒺藜明目丸 8-383
92438 蒺藜涂敷方 8-383

蒟

92439 蒟酱汤 8-383
92440 蒟酱散 8-383

蒴

92441 蒴藋汤 8-383
92442 蒴藋汤 8-383
92443 蒴藋汤 8-383
92444 蒴藋汤 8-383
92445 蒴藋汤 8-383
92446 蒴藋汤 8-383
92447 蒴藋汤 8-383
92448 蒴藋酒 8-383
92449 蒴藋散 8-383
92450 蒴藋散 8-383
92451 蒴藋煎 8-383
92452 蒴藋煎 8-383
92453 蒴藋煎 8-383
92454 蒴藋煎 8-384
92455 蒴藋膏 8-384
92456 蒴藋膏 8-384
92457 蒴藋根汁 8-384
92458 蒴藋根汤 8-384
92459 蒴藋涂方 8-384
92460 蒴藋浴水 8-384
92461 蒴藋蒸汤 8-384
92462 蒴藋煎丸 8-384

蒲

92463 蒲公汤 8-384
92464 蒲公散 8-384
92465 蒲龙散 8-384
92466 蒲灰酒 8-384
92467 蒲灰散 8-384
92468 蒲灰散 8-385
92469 蒲灰散 8-385
92470 蒲虎汤 8-385
92471 蒲柏饮 8-385
92472 蒲栀煎 8-385
92473 蒲茸散 8-385
92474 蒲桃浆 8-385
92475 蒲桃煎 8-385
92476 蒲根汤 8-385
92477 蒲柴饮 8-385
92478 蒲黄丸 8-385
92479 蒲黄丸 8-385
92480 蒲黄丸 8-386
92481 蒲黄丸 8-386
92482 蒲黄丹 8-386
92483 蒲黄方 8-386

92484 蒲黄汤 8-386
92485 蒲黄汤 8-386
92486 蒲黄汤 8-386
92487 蒲黄汤 8-386
92488 蒲黄汤 8-386
92489 蒲黄汤 8-386
92490 蒲黄汤 8-386
92491 蒲黄汤 8-386
92492 蒲黄汤 8-386
92493 蒲黄汤 8-386
92494 蒲黄汤 8-386
92495 蒲黄饮 8-386
92496 蒲黄饮 8-387
92497 蒲黄饮 8-387
92498 蒲黄酒 8-387
92499 蒲黄酒 8-387
92500 蒲黄散 8-387
92501 蒲黄散 8-387
92502 蒲黄散 8-387
92503 蒲黄散 8-387
92504 蒲黄散 8-387
92505 蒲黄散 8-387
92506 蒲黄散 8-387
92507 蒲黄散 8-387
92508 蒲黄散 8-387
92509 蒲黄散 8-387
92510 蒲黄散 8-387
92511 蒲黄散 8-387
92512 蒲黄散 8-387
92513 蒲黄散 8-388
92514 蒲黄散 8-388
92515 蒲黄散 8-388
92516 蒲黄散 8-388
92517 蒲黄散 8-388
92518 蒲黄散 8-388
92519 蒲黄散 8-388
92520 蒲黄散 8-388
92521 蒲黄散 8-388
92522 蒲黄散 8-388
92523 蒲黄散 8-388
92524 蒲黄散 8-388
92525 蒲黄散 8-388
92526 蒲黄散 8-388
92527 蒲黄散 8-388
92528 蒲黄散 8-389
92529 蒲黄散 8-389
92530 蒲黄散 8-389
92531 蒲黄散 8-389
92532 蒲黄散 8-389
92533 蒲黄散 8-389
92534 蒲黄散 8-389
92535 蒲黄散 8-389
92536 蒲黄散 8-389
92537 蒲黄散 8-389
92538 蒲黄散 8-389
92539 蒲黄散 8-389
92540 蒲黄散 8-389
92541 蒲黄散 8-389
92542 蒲黄散 8-389
92543 蒲黄散 8-389
92544 蒲黄散 8-390
92545 蒲黄散 8-390
92546 蒲黄散 8-390
92547 蒲黄散 8-390
92548 蒲黄散 8-390
92549 蒲黄散 8-390
92550 蒲黄散 8-390
92551 蒲黄散 8-390
92552 蒲黄散 8-390
92553 蒲黄散 8-390
92554 蒲黄散 8-390
92555 蒲黄散 8-390
92556 蒲黄散 8-390
92557 蒲黄散 8-390
92558 蒲黄散 8-390
92559 蒲黄膏 8-390
92560 蒲黄膏 8-390
92561 蒲黄膏 8-390
92562 蒲槐散 8-390
92563 蒲醋丸 8-390
92564 蒲藕丸 8-390
92565 蒲公英汤 8-391
92566 蒲公英汤 8-391
92567 蒲公英酒 8-391
92568 蒲公英酒 8-391
92569 蒲公英膏 8-391
92570 蒲黄末散 8-391
92571 蒲黄散子 8-391
92572 蒲黄散膏 8-391
92573 蒲黄敷方 8-391
92574 蒲醋饮子 8-391
92575 蒲公草涂方 8-391
92576 蒲索四物汤 8-391
92577 蒲黄一物散 8-391
92578 蒲黄当归散 8-391
92579 蒲黄阿胶汤 8-391
92580 蒲黄通瘀煎 8-391
92581 蒲黄鹿茸散 8-391
92582 蒲黄黑神散 8-391
92583 蒲黄黑神散 8-391
92584 蒲黄鲤鱼散 8-392
92585 蒲公英忍冬酒 8-392
92586 蒲地蓝消炎片 8-392
92587 蒲黄黑荆芥散 8-392

蓉

92588 蓉豆散 8-392
92589 蓉参丸 8-392

蒶

92590 蒶莲饮 8-392

蒸

92591 蒸鸡丸 8-392
92592 蒸鸡丸 8-392
92593 蒸饼方 8-392
92594 蒸脐方 8-392
92595 蒸脐方 8-393
92596 蒸脐方 8-393
92597 蒸猪肚 8-393
92598 蒸膝汤 8-393
92599 蒸熨方 8-393
92600 蒸熨方 8-393
92601 蒸大黄丸 8-393
92602 蒸牛蒡方 8-393
92603 蒸胡麻散 8-393
92604 蒸猪肚丸 8-393
92605 蒸饼快活丸 8-393
92606 蒸脐补气散 8-393
92607 蒸脐秘妙方 8-393

蒙

92608 蒙花散 8-394
92609 蒙姜黄连丸 8-394

禁

92610 禁鼠丹 8-394
92611 禁精汤 8-394

楚

92612 楚王瓜子丸 8-394

碑

92613 碑记丹 8-394

硼

92614 硼砂丸 8-394
92615 硼砂丸 8-394
92616 硼砂丸 8-394
92617 硼砂丸 8-394
92618 硼砂丸 8-395
92619 硼砂丸 8-395
92620 硼砂丸 8-395
92621 硼砂丸 8-395
92622 硼砂丸 8-395
92623 硼砂丸 8-395
92624 硼砂丸 8-395
92625 硼砂丸 8-395
92626 硼砂丸 8-395
92627 硼砂丸 8-395
92628 硼砂丸 8-395
92629 硼砂丸 8-395
92630 硼砂丸 8-395
92631 硼砂丸 8-396
92632 硼砂丹 8-396
92633 硼砂散 8-396
92634 硼砂散 8-396
92635 硼砂散 8-396
92636 硼砂散 8-396
92637 硼砂散 8-396
92638 硼砂散 8-396
92639 硼砂散 8-396
92640 硼砂散 8-396
92641 硼砂散 8-396
92642 硼砂散 8-396
92643 硼砂散 8-396
92644 硼砂散 8-396
92645 硼砂散 8-396
92646 硼砂散 8-396
92647 硼砂散 8-396
92648 硼砂散 8-397
92649 硼砂散 8-397
92650 硼砂散 8-397
92651 硼砂散 8-397
92652 硼砂煎丸 8-397
92653 硼砂煎丸 8-397
92654 硼砂煎丸 8-397
92655 硼砂煎丸 8-397
92656 硼砂煎丸 8-397
92657 硼砂煎丸 8-397
92658 硼砂煎丸 8-397
92659 硼砂煎丸 8-398
92660 硼砂煎丸 8-398

碎

92661 碎骨丹 8-398

碌

92662 碌丹散子 8-398

感

92663 感气丸 8-398
92664 感字丸 8-398
92665 感应丸 8-398
92666 感应丸 8-398
92667 感应丸 8-399
92668 感应丹 8-399
92669 感应膏 8-399
92670 感冒丸 8-399
92671 感冒水 8-399
92672 感冒汤 8-399
92673 感亭丸 8-399
92674 感通汤 8-399
92675 感应救急丹 8-399
92676 感冒发散汤 8-399
92677 感冒汤1号 8-399

92678 感冒汤2号 8-400
92679 感冒软胶囊 8-400
92680 感冒退烧片 8-400
92681 感冒消炎片 8-400
92682 感冒康胶囊 8-400
92683 感冒舒颗粒 8-400
92684 感冒疏风丸 8-400
92685 感冒疏风片 8-400
92686 感冒解表丸 8-400
92687 感冒解毒片 8-400
92688 感冒解痛散 8-400
92689 感冒止咳合剂 8-400
92690 感冒止咳颗粒 8-400
92691 感冒止咳糖浆 8-401
92692 感冒伤风咳茶 8-401
92693 感冒退热颗粒 8-401
92694 感冒清热胶囊 8-401
92695 感冒清热颗粒 8-401
92696 感冒解毒灵茶 8-401
92697 感冒解毒颗粒 8-401
92698 感冒解热颗粒 8-401
92699 感冒炎咳灵糖浆 8-401
92700 感冒退热口服液 8-401
92701 感冒解毒灵颗粒 8-401

雷

92702 雷丸 8-401
92703 雷楔 8-401
92704 雷丸丸 8-401
92705 雷丸丸 8-402
92706 雷丸丸 8-402
92707 雷丸丹 8-402
92708 雷丸汤 8-402
92709 雷丸酒 8-402
92710 雷丸散 8-402
92711 雷丸散 8-402
92712 雷丸散 8-402
92713 雷丸散 8-402
92714 雷丸散 8-402
92715 雷丸散 8-402
92716 雷丸散 8-402
92717 雷丸散 8-402
92718 雷丸散 8-402
92719 雷丸散 8-402
92720 雷丸散 8-403
92721 雷丸膏 8-403
92722 雷丸膏 8-403
92723 雷氏方 8-403
92724 雷火针 8-403
92725 雷火针 8-403
92726 雷火针 8-403
92727 雷击散 8-403
92728 雷击散 8-403
92729 雷轰丹 8-403
92730 雷岩丸 8-403
92731 雷金散 8-403
92732 雷音丸 8-403
92733 雷音丸 8-403
92734 雷逐丹 8-404
92735 雷丸浴汤 8-404
92736 雷丸浴汤 8-404
92737 雷火神针 8-404
92738 雷丸鹤虱散 8-404
92739 雷公救疫丸 8-404
92740 雷氏千金丸 8-404
92741 雷氏千金丸 8-404
92742 雷氏木贼散 8-404
92743 雷真君逐火丹 8-404

零

92744 零陵香油 8-404

雾

92745 雾散消毒饮 8-404

摄

92746 摄风酒 8-404
92747 摄生方 8-405
92748 摄生饮 8-405
92749 摄血丹 8-405
92750 摄阳汤 8-405
92751 摄阴汤 8-405
92752 摄阴汤 8-405
92753 摄阴煎 8-405
92754 摄真汤 8-405
92755 摄营煎 8-405
92756 摄脾丸 8-405
92757 摄魂汤 8-405
92758 摄生妙用方 8-405
92759 摄血固冲汤 8-405

搏

92760 搏金散 8-406

搐

92761 搐药 8-406
92762 搐药 8-406
92763 搐药 8-406
92764 搐药 8-406
92765 搐鼻方 8-406
92766 搐鼻法 8-406
92767 搐鼻药 8-406
92768 搐鼻药 8-406
92769 搐鼻药 8-406
92770 搐鼻药 8-406
92771 搐鼻药 8-406
92772 搐鼻药 8-406
92773 搐鼻香 8-406
92774 搐鼻散 8-406
92775 搐鼻散 8-406
92776 搐鼻散 8-406
92777 搐鼻散 8-406
92778 搐鼻散 8-406
92779 搐鼻散 8-407
92780 搐鼻散 8-407
92781 搐鼻散 8-407
92782 搐鼻散 8-407
92783 搐鼻散 8-407
92784 搐鼻散 8-407
92785 搐鼻散 8-407
92786 搐鼻散 8-407
92787 搐鼻散 8-407
92788 搐鼻散 8-407
92789 搐鼻散 8-407
92790 搐药不卧散 8-407
92791 搐药瓜蒂散 8-407
92792 搐药斩邪散 8-407
92793 搐药麻黄散 8-407
92794 搐药碧云散 8-407
92795 搐鼻开关药 8-407
92796 搐鼻瓜蒂散 8-407
92797 搐鼻瓜蒂散 8-407
92798 搐鼻夺命散 8-408
92799 搐鼻如圣散 8-408
92800 搐鼻神效散 8-408
92801 搐鼻透关散 8-408
92802 搐鼻通天散 8-408
92803 搐鼻通天散 8-408
92804 搐鼻通气散 8-408
92805 搐鼻通气散 8-408
92806 搐鼻通关散 8-408
92807 搐鼻通顶散 8-408
92808 搐鼻碧云散 8-408

搠

92809 搠罗脱因 8-408

颐

92810 颐养汤 8-408
92811 颐和春胶囊 8-408

输

92812 输卵管阻塞不孕方 8-408

龄

92813 龄龟丸 8-409

督

92814 督会汤 8-409

鉴

92815 鉴远汤 8-409
92816 鉴鼻汤 8-409

嗅

92817 嗅鼻渊方 8-409
92818 嗅鼻瓜蒂散 8-409

嗍

92819 嗍骨散 8-409

暖

92820 暖下丸 8-409
92821 暖下丸 8-409
92822 暖中丸 8-410
92823 暖风汤 8-410
92824 暖阳汤 8-410
92825 暖肝饮 8-410
92826 暖肝煎 8-410
92827 暖肠丸 8-410
92828 暖肾丸 8-410
92829 暖肾丸 8-410
92830 暖肾丸 8-410
92831 暖肾散 8-410
92832 暖肾散 8-410
92833 暖肾散 8-410
92834 暖金丹 8-410
92835 暖肺汤 8-410
92836 暖肺散 8-410
92837 暖炉丹 8-411
92838 暖胃丸 8-411
92839 暖胃丸 8-411
92840 暖胃汤 8-411
92841 暖胃汤 8-411
92842 暖胃胶 8-411
92843 暖胃散 8-411
92844 暖胃膏 8-411
92845 暖胞丸 8-411
92846 暖宫丸 8-411
92847 暖宫丸 8-411
92848 暖宫丸 8-411
92849 暖宫丸 8-412
92850 暖宫丸 8-412
92851 暖宫丸 8-412
92852 暖宫丸 8-412
92853 暖宫丸 8-412
92854 暖宫丸 8-412
92855 暖脏丸 8-412
92856 暖脐丸 8-412
92857 暖脐膏 8-412

92858 暖脐膏 8-412
92859 暖脐膏 8-412
92860 暖脐膏 8-412
92861 暖脐膏 8-412
92862 暖脐膏 8-412
92863 暖脐膏 8-413
92864 暖脐膏 8-413
92865 暖脐膏 8-413
92866 暖脐膏 8-413
92867 暖脐膏 8-413
92868 暖脐膏 8-413
92869 暖脾丸 8-413
92870 暖肝益肾汤 8-413
92871 暖肚封脐膏 8-413
92872 暖肾助火汤 8-413
92873 暖肾疝气丸 8-413
92874 暖胃正气汤 8-414
92875 暖胃和中汤 8-414
92876 暖胃备急丸 8-414
92877 暖胃调中散 8-414
92878 暖胃舒乐片 8-414
92879 暖胃搐麻汤 8-414
92880 暖宫万灵丸 8-414
92881 暖宫孕子丸 8-414
92882 暖宫妙应丸 8-414
92883 暖宫定痛汤 8-414
92884 暖宫螽斯丸 8-414
92885 暖盐豉熨方 8-414

暗

92886 暗治饮 8-414
92887 暗治饮 8-414
92888 暗香汤 8-415
92889 暗香汤 8-415

睛

92890 睛明散 8-415

睡

92891 睡圣散 8-415
92892 睡安散 8-415
92893 睡红散 8-415
92894 睡红散 8-415
92895 睡应丸 8-415
92896 睡应丹 8-415
92897 睡洪散 8-415
92898 睡黄散 8-415
92899 睡惊丸 8-415
92900 睡惊丸 8-416
92901 睡惊丸 8-416
92902 睡惊丸 8-416
92903 睡惊丸 8-416
92904 睡惊丸 8-416
92905 睡惊丸 8-416
92906 睡惊丸 8-416
92907 睡惊丸 8-416
92908 睡惊丸 8-416
92909 睡惊丸 8-416
92910 睡惊丸 8-416
92911 睡惊丸 8-416
92912 睡惊丸 8-416
92913 睡惊丹 8-416
92914 睡惊散 8-417
92915 睡惊膏 8-417
92916 睡惊膏 8-417
92917 睡脾散 8-417
92918 睡安胶囊 8-417
92919 睡惊十宝丹 8-417
92920 睡惊太乙丹 8-417

蛸

92921 蛸矾散 8-417

蜈

92922 蜈甲散 8-417
92923 蜈蚣丸 8-417
92924 蜈蚣丸 8-417
92925 蜈蚣方 8-417
92926 蜈蚣汤 8-417
92927 蜈蚣饯 8-418
92928 蜈蚣油 8-418
92929 蜈蚣油 8-418
92930 蜈蚣油 8-418
92931 蜈蚣油 8-418
92932 蜈蚣散 8-418
92933 蜈蚣散 8-418
92934 蜈蚣散 8-418
92935 蜈蚣散 8-418
92936 蜈蚣散 8-418
92937 蜈蚣散 8-418
92938 蜈蚣散 8-418
92939 蜈蚣散 8-418
92940 蜈蚣散 8-418
92941 蜈蚣散 8-418
92942 蜈蚣散 8-418
92943 蜈蚣膏 8-419
92944 蜈硝散 8-419
92945 蜈蝎散 8-419
92946 蜈蚣油膏 8-419
92947 蜈蚣鸽卵 8-419
92948 蜈蚣全蝎散 8-419
92949 蜈蚣星风散 8-419
92950 蜈蚣矫正饮 8-419
92951 蜈蚣舒郁汤 8-419
92952 蜈蚣蝎梢散 8-419

蜗

92953 蜗牛丸 8-419
92954 蜗牛丸 8-419
92955 蜗牛丸 8-419
92956 蜗牛丸 8-419
92957 蜗牛散 8-420
92958 蜗牛散 8-420
92959 蜗牛散 8-420
92960 蜗牛散 8-420
92961 蜗牛散 8-420
92962 蜗牛散 8-420
92963 蜗牛散 8-420
92964 蜗牛散 8-420
92965 蜗牛散 8-420
92966 蜗牛散 8-420
92967 蜗牛散 8-420
92968 蜗牛散 8-420
92969 蜗牛煎 8-420
92970 蜗牛膏 8-420
92971 蜗牛膏 8-420
92972 蜗牛膏 8-420
92973 蜗牛膏 8-420
92974 蜗牛膏 8-420
92975 蜗牛膏 8-420
92976 蜗牛膏 8-421
92977 蜗蜂丹 8-421
92978 蜗膏水 8-421
92979 蜗牛子膏 8-421
92980 蜗牛灰散 8-421
92981 蜗牛柏霜散 8-421

蛾

92982 蛾黄散 8-421
92983 蛾喉宁片 8-421

蜍

92984 蜍蝉退壳酒 8-421

蜂

92985 蜂儿丸 8-421
92986 蜂矾散 8-421
92987 蜂房汤 8-421
92988 蜂房汤 8-421
92989 蜂房汤 8-421
92990 蜂房汤 8-421
92991 蜂房饮 8-421
92992 蜂房散 8-422
92993 蜂房散 8-422
92994 蜂房散 8-422
92995 蜂房散 8-422
92996 蜂房散 8-422
92997 蜂房散 8-422
92998 蜂房散 8-422
92999 蜂房散 8-422
93000 蜂房散 8-422
93001 蜂房膏 8-422
93002 蜂房膏 8-422
93003 蜂房膏 8-422
93004 蜂房膏 8-422
93005 蜂姜丸 8-422
93006 蜂蛇散 8-422
93007 蜂窝散 8-422
93008 蜂窝散 8-422
93009 蜂窠散 8-422
93010 蜂窠膏 8-423
93011 蜂窠膏 8-423
93012 蜂霜散 8-423
93013 蜂房灰散 8-423
93014 蜂房酿酒 8-423

蜣

93015 蜣龙丸 8-423
93016 蜣螂丸 8-423
93017 蜣螂丸 8-423
93018 蜣螂丸 8-423
93019 蜣螂汤 8-423
93020 蜣螂散 8-423
93021 蜣螂散 8-423
93022 蜣螂散 8-423
93023 蜣螂散 8-423
93024 蜣螂散 8-423
93025 蜣螂膏 8-423
93026 蜣螂膏 8-423

跨

93027 跨痈煎 8-424
93028 跨鹤丹 8-424

跳

93029 跳骨片 8-424
93030 跳骨丹 8-424

嗣

93031 嗣育保胎丸 8-424

罩

93032 罩胎饮 8-424
93033 罩胎散 8-424
93034 罩胎散 8-424
93035 罩胎散 8-424
93036 罩胎散 8-425
93037 罩胎散 8-425
93038 罩胎散 8-425
93039 罩胎煎 8-425

蜀

93040 蜀仙丹 8-425
93041 蜀仙丹 8-425
93042 蜀脂饮 8-425
93043 蜀椒丸 8-425
93044 蜀椒丸 8-425
93045 蜀椒丸 8-425
93046 蜀椒丸 8-425
93047 蜀椒丸 8-425

93048 蜀椒丸 8-426
93049 蜀椒丸 8-426
93050 蜀椒丸 8-426
93051 蜀椒丸 8-426
93052 蜀椒丸 8-426
93053 蜀椒丸 8-426
93054 蜀椒丸 8-426
93055 蜀椒丸 8-426
93056 蜀椒丸 8-426
93057 蜀椒汤 8-426
93058 蜀椒汤 8-426
93059 蜀椒汤 8-426
93060 蜀椒汤 8-426
93061 蜀椒汤 8-427
93062 蜀椒汤 8-427
93063 蜀椒汤 8-427
93064 蜀椒汤 8-427
93065 蜀椒汤 8-427
93066 蜀椒汤 8-427
93067 蜀椒汤 8-427
93068 蜀椒汤 8-427
93069 蜀椒汤 8-427
93070 蜀椒汤 8-427
93071 蜀椒饮 8-427
93072 蜀椒散 8-427
93073 蜀椒散 8-427
93074 蜀椒散 8-427
93075 蜀椒散 8-427
93076 蜀椒散 8-428
93077 蜀椒散 8-428
93078 蜀椒散 8-428
93079 蜀椒散 8-428
93080 蜀椒散 8-428
93081 蜀葵汤 8-428
93082 蜀葵膏 8-428
93083 蜀葵膏 8-428
93084 蜀漆丸 8-428
93085 蜀漆丸 8-428
93086 蜀漆丸 8-428
93087 蜀漆丸 8-428
93088 蜀漆丸 8-428
93089 蜀漆丸 8-428
93090 蜀漆方 8-428
93091 蜀漆汤 8-429
93092 蜀漆汤 8-429
93093 蜀漆汤 8-429
93094 蜀漆汤 8-429
93095 蜀漆汤 8-429
93096 蜀漆汤 8-429
93097 蜀漆汤 8-429
93098 蜀漆散 8-429
93099 蜀水花膏 8-429
93100 蜀金牙散 8-430
93101 蜀葵子汤 8-430
93102 蜀葵花散 8-430
93103 蜀椒救中汤 8-430
93104 蜀漆鳖甲丸 8-430
93105 蜀椒榼藤子丸 8-430

煦

93106 煦育膏 8-430

照

93107 照药 8-430
93108 照月饮 8-430
93109 照水丸 8-430
93110 照水丸 8-430
93111 照水丹 8-430
93112 照水丹 8-431
93113 照水丹 8-431
93114 照水丹 8-431

愚

93115 愚鲁汤 8-431
93116 愚鲁汤 8-431

遣

93117 遣虫丸 8-431
93118 遣怒丹 8-431

雉

93119 雉肝散 8-431
93120 雉脑膏 8-431

稚

93121 稚儿灵颗粒 8-431
93122 稚儿灵膏滋 8-431

稠

93123 稠柳饼 8-431

锡

93124 锡圭丸 8-432
93125 锡灰丸 8-432
93126 锡灰膏 8-432
93127 锡灰膏 8-432
93128 锡类散 8-432
93129 锡类散 8-432
93130 锡粉丸 8-432
93131 锡类含片 8-432
93132 锡蔺脂丸 8-432
93133 锡磷脂丸 8-432
93134 锡麟脂丸 8-433

锢

93135 锢蒂散 8-433

锦

93136 锦节丸 8-433
93137 锦灰散 8-433
93138 锦灰散 8-433
93139 锦朱丸 8-433
93140 锦红片 8-433
93141 锦红汤 8-433
93142 锦庇汤 8-433
93143 锦鸠丸 8-433
93144 锦线油 8-433
93145 锦草汤 8-433
93146 锦琥汤 8-433
93147 锦蓉散 8-434
93148 锦鳞膏 8-434

锭

93149 锭粉丸 8-434
93150 锭子疮药 8-434
93151 锭子眼药 8-434

简

93152 简妙膏 8-434
93153 简易玉红膏 8-434
93154 简易圣灵丹 8-434

催

93155 催生丸 8-434
93156 催生丸 8-434
93157 催生丹 8-434
93158 催生丹 8-434
93159 催生丹 8-434
93160 催生丹 8-434
93161 催生丹 8-434
93162 催生丹 8-435
93163 催生丹 8-435
93164 催生丹 8-435
93165 催生汤 8-435
93166 催生汤 8-435
93167 催生汤 8-435
93168 催生汤 8-435
93169 催生汤 8-435
93170 催生汤 8-435
93171 催生饮 8-435
93172 催生药 8-435
93173 催生散 8-435
93174 催生散 8-435
93175 催生散 8-435
93176 催生散 8-435
93177 催生散 8-436
93178 催生散 8-436
93179 催生散 8-436
93180 催生散 8-436
93181 催生膏 8-436
93182 催汤丸 8-436
93183 催乳丸 8-436
93184 催乳汤 8-436
93185 催乳散 8-436
93186 催经散 8-436
93187 催脓散 8-436
93188 催浆方 8-436
93189 催浆饮 8-436
93190 催痔散 8-436
93191 催蛰丹 8-436
93192 催痘汤 8-436
93193 催潮散 8-437
93194 催生桂散 8-437
93195 催生铅丹 8-437
93196 催生黑散 8-437
93197 催生大圣丹 8-437
93198 催生万全汤 8-437
93199 催生开骨丹 8-437
93200 催生为全散 8-437
93201 催生龙蜕散 8-437
93202 催生四物汤 8-437
93203 催生四物汤 8-437
93204 催生立应散 8-437
93205 催生圣散子 8-437
93206 催生夺命丹 8-437
93207 催生夺命丹 8-437
93208 催生夺命丹 8-437
93209 催生防葵散 8-437
93210 催生如圣丸 8-437
93211 催生如圣汤 8-437
93212 催生如圣散 8-438
93213 催生如圣散 8-438
93214 催生如圣散 8-438
93215 催生如圣散 8-438
93216 催生如神散 8-438
93217 催生如意丹 8-438
93218 催生如意散 8-438
93219 催生如意散 8-438
93220 催生如意散 8-438
93221 催生乳香丸 8-438
93222 催生乳香膏 8-438
93223 催生兔血散 8-438
93224 催生兔脑丸 8-438
93225 催生柞木饮 8-438
93226 催生顺气饮 8-439
93227 催生独圣散 8-439
93228 催生神圣散 8-439
93229 催生神柞饮 8-439
93230 催生神柞饮 8-439
93231 催生神柞散 8-439
93232 催生神效散 8-439
93233 催生神验方 8-439
93234 催生益母丸 8-439
93235 催生通灵散 8-439
93236 催生黑子散 8-439
93237 催生遇仙丹 8-439
93238 催生滑胎汤 8-439
93239 催生滑胎散 8-439
93240 催生蓖豆膏 8-440
93241 催生槐豆散 8-440

93242 催生鼠肾丸 8-440
93243 催生柞木叶饮 8-440
93244 催生柞木饮子 8-440
93245 催生神应黑散 8-440
93246 催生夺命如神丹 8-440
93247 催生安胎救命散 8-440
93248 催生神妙佛手散 8-440
93249 催生神妙乳珠丹 8-440
93250 催生神效七圣散 8-440
93251 催生神效圣功散 8-440
93252 催生万金不传遇仙丹 8-440

鼠

93253 鼠粥 8-440
93254 鼠化散 8-440
93255 鼠矢汤 8-441
93256 鼠矢汤 8-441
93257 鼠灰散 8-441
93258 鼠灰散 8-441
93259 鼠肉方 8-441
93260 鼠肉煎 8-441
93261 鼠肉臛 8-441
93262 鼠妇散 8-441
93263 鼠肾丸 8-441
93264 鼠肾丸 8-441
93265 鼠油膏 8-441
93266 鼠油膏 8-441
93267 鼠骨散 8-441
93268 鼠胆丸 8-441
93269 鼠胆丹 8-441
93270 鼠胆方 8-441
93271 鼠屎汤 8-442
93272 鼠屎汤 8-442
93273 鼠屎汤 8-442
93274 鼠脂方 8-442
93275 鼠蒜膏 8-442
93276 鼠璞散 8-442
93277 鼠黏汤 8-442
93278 鼠黏汤 8-442
93279 鼠矢豉汤 8-442
93280 鼠肉汁粥 8-442
93281 鼠尾草丸 8-442
93282 鼠尾草散 8-442
93283 鼠尾草散 8-442
93284 鼠毒神方 8-442
93285 鼠屎豉汤 8-442
93286 鼠黏子汤 8-442
93287 鼠黏子汤 8-443
93288 鼠黏子汤 8-443
93289 鼠黏子汤 8-443
93290 鼠黏子汤 8-443
93291 鼠黏子汤 8-443
93292 鼠黏子汤 8-443
93293 鼠黏子汤 8-443
93294 鼠黏子汤 8-443
93295 鼠黏子汤 8-443
93296 鼠黏子汤 8-443
93297 鼠黏子汤 8-443
93298 鼠黏子酒 8-443
93299 鼠黏子散 8-443
93300 鼠黏子散 8-443
93301 鼠黏子散 8-443
93302 鼠黏子散 8-444
93303 鼠圣一粒丹 8-444
93304 鼠瘀土瓜丸 8-444
93305 鼠瘀马刀丸 8-444
93306 鼠膏涂敷方 8-444
93307 鼠瘘瘰疬膏 8-444
93308 鼠黏连翘汤 8-444
93309 鼠屎栀子豉汤 8-444
93310 鼠黏子解毒汤 8-444
93311 鼠黏子解毒汤 8-444
93312 鼠疫毒核消毒散 8-444

魃

93313 魃奶散 8-444

魁

93314 魁蛤丸 8-444
93315 魁蛤散 8-444

愈

93316 愈风丸 8-444
93317 愈风丸 8-445
93318 愈风丹 8-445
93319 愈风丹 8-445
93320 愈风丹 8-445
93321 愈风丹 8-445
93322 愈风丹 8-445
93323 愈风丹 8-445
93324 愈风丹 8-445
93325 愈风丹 8-445
93326 愈风丹 8-445
93327 愈风丹 8-446
93328 愈风丹 8-446
93329 愈风汤 8-446
93330 愈风汤 8-446
93331 愈风汤 8-446
93332 愈风汤 8-446
93333 愈风汤 8-446
93334 愈风汤 8-446
93335 愈风汤 8-446
93336 愈风汤 8-446
93337 愈风汤 8-446
93338 愈风汤 8-447
93339 愈风饮 8-447
93340 愈风酒 8-447
93341 愈风散 8-447
93342 愈风散 8-447
93343 愈风散 8-447
93344 愈风散 8-447
93345 愈风散 8-447
93346 愈金汤 8-447
93347 愈疟酒 8-447
93348 愈疟散 8-447
93349 愈毒汤 8-447
93350 愈带丸 8-447
93351 愈带丸 8-447
93352 愈带丸 8-448
93353 愈咳汤 8-448
93354 愈疮枣 8-448
93355 愈疯丸 8-448
93356 愈浊丸 8-448
93357 愈疸汤 8-448
93358 愈黄丹 8-448
93359 愈蛊散 8-448
93360 愈痔丸 8-448
93361 愈痔散 8-448
93362 愈渊丸 8-448
93363 愈痛丸 8-448
93364 愈痛丸 8-448
93365 愈痛丸 8-448
93366 愈痛丸 8-449
93367 愈痛散 8-449
93368 愈风饼子 8-449
93369 愈创软膏 8-449
93370 愈癣药酒 8-449
93371 愈三消胶囊 8-449
93372 愈风化痰丸 8-449
93373 愈风四物汤 8-449
93374 愈风换肌丹 8-449
93375 愈风润燥汤 8-449
93376 愈风润燥汤 8-449
93377 愈风燥湿化痰丸 8-449

猿

93378 猿猴入洞 8-449
93379 猿猴上树方 8-450

馏

93380 馏水石膏饮 8-450

腻

93381 腻香散 8-450
93382 腻粉丸 8-450
93383 腻粉丸 8-450
93384 腻粉丸 8-450
93385 腻粉丸 8-450
93386 腻粉丸 8-450
93387 腻粉丸 8-450
93388 腻粉散 8-450
93389 腻粉散 8-450
93390 腻粉散 8-450
93391 腻粉散 8-450
93392 腻粉散 8-451
93393 腻粉散 8-451
93394 腻粉散 8-451
93395 腻粉膏 8-451
93396 腻粉膏 8-451
93397 腻粉膏 8-451
93398 腻粉膏 8-451
93399 腻粉敷方 8-451
93400 腻粉滑石丸 8-451

腰

93401 腰子汤 8-451
93402 腰子散 8-451
93403 腰疼丸 8-451
93404 腰痛丸 8-451
93405 腰痛片 8-451
93406 腰痛汤 8-451
93407 腰痛汤 8-451
93408 腰痛饮 8-451
93409 腰痛酒 8-451
93410 腰痛神方 8-452
93411 腰痛神方 8-452
93412 腰腹痛丸 8-452
93413 腰椎痹痛丸 8-452
93414 腰痛六合散 8-452
93415 腰痛立安散 8-452
93416 腰痛宁胶囊 8-452
93417 腰滞二妙汤 8-452
93418 腰痹通胶囊 8-452
93419 腰痛二号验方 8-452
93420 腰痛三号验方 8-452

腽

93421 腽肭脐丸 8-453
93422 腽肭脐丸 8-453
93423 腽肭脐丸 8-453
93424 腽肭脐丸 8-453
93425 腽肭脐丸 8-453
93426 腽肭脐丸 8-453
93427 腽肭脐丸 8-454
93428 腽肭脐丸 8-454
93429 腽肭脐丸 8-454
93430 腽肭脐丸 8-454
93431 腽肭脐丸 8-454
93432 腽肭脐酒 8-454
93433 腽肭脐散 8-454
93434 腽肭脐散 8-454

93435 腽肭脐膏 8-454
93436 腽肭补天丸 8-454
93437 腽肭脐真方 8-454

腮

93438 腮腺炎片 8-455

腹

93439 腹宁汤 8-455
93440 腹皮饮 8-455
93441 腹疝汤 8-455
93442 腹痛丹 8-455
93443 腹痛煎 8-455
93444 腹可安片 8-455
93445 腹安颗粒 8-455
93446 腹皮和中汤 8-455
93447 腹痛广济散 8-455
93448 腹痛六合汤 8-455

鹏

93449 鹏雪膏 8-455

腾

93450 腾药 8-455

雏

93451 雏凤丸 8-456
93452 雏凤精 8-456

触

93453 触饮丸 8-456
93454 触痰丸 8-456

解

93455 解散 8-456
93456 解散 8-456
93457 解凡散 8-456
93458 解仓饮 8-456
93459 解风丸 8-456
93460 解风汤 8-456
93461 解风汤 8-456
93462 解风散 8-456
93463 解风散 8-456
93464 解邪丹 8-457
93465 解邪汤 8-457
93466 解肌丸 8-457
93467 解肌汤 8-457
93468 解肌汤 8-457
93469 解肌汤 8-457
93470 解肌汤 8-457
93471 解肌汤 8-457
93472 解肌汤 8-457
93473 解肌汤 8-457
93474 解肌汤 8-457
93475 解肌汤 8-457
93476 解肌汤 8-457
93477 解肌汤 8-458
93478 解肌汤 8-458
93479 解肌汤 8-458
93480 解肌汤 8-458
93481 解肌汤 8-458
93482 解肌汤 8-458
93483 解肌汤 8-458
93484 解肌汤 8-458
93485 解肌汤 8-458
93486 解肌汤 8-458
93487 解肌汤 8-458
93488 解肌散 8-458
93489 解肌散 8-458
93490 解肌散 8-458
93491 解肌散 8-458
93492 解肌散 8-458
93493 解肌散 8-459
93494 解肌散 8-459
93495 解肌散 8-459
93496 解肌散 8-459
93497 解肌散 8-459
93498 解肌散 8-459
93499 解肌散 8-459
93500 解妄汤 8-459
93501 解交饮 8-459
93502 解交散 8-459
93503 解关散 8-459
93504 解阳汤 8-459
93505 解劳散 8-459
93506 解呃汤 8-459
93507 解围汤 8-459
93508 解围煎 8-460
93509 解利汤 8-460
93510 解余汤 8-460
93511 解肝煎 8-460
93512 解肠汤 8-460
93513 解肠散 8-460
93514 解表汤 8-460
93515 解表汤 8-460
93516 解表饮 8-460
93517 解表散 8-460
93518 解表散 8-460
93519 解表散 8-460
93520 解表散 8-460
93521 解苦散 8-460
93522 解郁丹 8-461
93523 解郁汤 8-461
93524 解郁汤 8-461
93525 解郁汤 8-461
93526 解郁汤 8-461
93527 解郁汤 8-461
93528 解郁汤 8-461
93529 解郁散 8-461
93530 解明散 8-461
93531 解氛散 8-461
93532 解疝汤 8-461
93533 解炎汤 8-461
93534 解沫散 8-461
93535 解毒丸 8-461
93536 解毒丸 8-461
93537 解毒丸 8-461
93538 解毒丸 8-462
93539 解毒丸 8-462
93540 解毒丸 8-462
93541 解毒丸 8-462
93542 解毒丸 8-462
93543 解毒丸 8-462
93544 解毒丸 8-462
93545 解毒丸 8-462
93546 解毒丸 8-462
93547 解毒丸 8-462
93548 解毒丸 8-462
93549 解毒丸 8-463
93550 解毒丸 8-463
93551 解毒丸 8-463
93552 解毒丸 8-463
93553 解毒丸 8-463
93554 解毒丹 8-463
93555 解毒丹 8-463
93556 解毒丹 8-463
93557 解毒丹 8-463
93558 解毒丹 8-463
93559 解毒丹 8-463
93560 解毒丹 8-463
93561 解毒丹 8-463
93562 解毒汤 8-463
93563 解毒汤 8-463
93564 解毒汤 8-463
93565 解毒汤 8-464
93566 解毒汤 8-464
93567 解毒汤 8-464
93568 解毒汤 8-464
93569 解毒汤 8-464
93570 解毒汤 8-464
93571 解毒汤 8-464
93572 解毒汤 8-464
93573 解毒汤 8-464
93574 解毒汤 8-464
93575 解毒汤 8-464
93576 解毒汤 8-464
93577 解毒汤 8-464
93578 解毒汤 8-464
93579 解毒汤 8-464
93580 解毒汤 8-464
93581 解毒汤 8-464
93582 解毒汤 8-464
93583 解毒汤 8-464
93584 解毒汤 8-465
93585 解毒汤 8-465
93586 解毒汤 8-465
93587 解毒汤 8-465
93588 解毒汤 8-465
93589 解毒汤 8-465
93590 解毒汤 8-465
93591 解毒汤 8-465
93592 解毒汤 8-465
93593 解毒汤 8-465
93594 解毒汤 8-465
93595 解毒汤 8-465
93596 解毒饮 8-465
93597 解毒饮 8-465
93598 解毒饮 8-465
93599 解毒饮 8-465
93600 解毒剂 8-465
93601 解毒散 8-466
93602 解毒散 8-466
93603 解毒散 8-466
93604 解毒散 8-466
93605 解毒散 8-466
93606 解毒散 8-466
93607 解毒散 8-466
93608 解毒散 8-466
93609 解毒散 8-466
93610 解毒散 8-466
93611 解毒散 8-466
93612 解毒散 8-466
93613 解毒散 8-466
93614 解毒散 8-466
93615 解毒散 8-466
93616 解毒散 8-466
93617 解毒散 8-466
93618 解毒散 8-467
93619 解毒散 8-467
93620 解毒散 8-467
93621 解毒散 8-467
93622 解毒散 8-467
93623 解毒散 8-467
93624 解毒散 8-467
93625 解毒散 8-467
93626 解毒锭 8-467
93627 解毒膏 8-467
93628 解毒膏 8-467
93629 解毒膏 8-467
93630 解毒膏 8-467
93631 解毒膏 8-467
93632 解带汤 8-467
93633 解带散 8-467
93634 解带散 8-468
93635 解带散 8-468
93636 解胃汤 8-468
93637 解骨丸 8-468
93638 解急饮 8-468
93639 解疮散 8-468
93640 解疫汤 8-468

93641 解恨煎 8-468
93642 解语丸 8-468
93643 解语丹 8-468
93644 解语汤 8-468
93645 解语汤 8-468
93646 解语汤 8-468
93647 解语散 8-468
93648 解结丸 8-468
93649 解热丸 8-468
93650 解热方 8-468
93651 解热方 8-468
93652 解热方 8-469
93653 解热汤 8-469
93654 解热汤 8-469
93655 解热饮 8-469
93656 解热饮 8-469
93657 解晕汤 8-469
93658 解钳丸 8-469
93659 解铃丸 8-469
93660 解烦汤 8-469
93661 解菌汤 8-469
93662 解蛇油 8-469
93663 解悬汤 8-469
93664 解悬汤 8-469
93665 解悬汤 8-469
93666 解焚汤 8-470
93667 解蛛丹 8-470
93668 解暑片 8-470
93669 解暑汤 8-470
93670 解暑汤 8-470
93671 解暑散 8-470
93672 解链汤 8-470
93673 解湿丹 8-470
93674 解湿汤 8-470
93675 解寒汤 8-470
93676 解寒散 8-470
93677 解雷汤 8-470
93678 解腥丹 8-471
93679 解缚汤 8-471
93680 解醒丸 8-471
93681 解醒汤 8-471
93682 解醒汤 8-471
93683 解醒汤 8-471
93684 解醒饮 8-471
93685 解魅丹 8-471
93686 解瘟丹 8-471
93687 解噤丸 8-471
93688 解凝散 8-471
93689 解蘗汤 8-471
93690 解鼲汤 8-471
93691 解五蒸汤 8-472
93692 解仓饮子 8-472
93693 解风痹汤 8-472
93694 解心痛片 8-472
93695 解水毒饮 8-472
93696 解百毒散 8-472
93697 解交饮子 8-472
93698 解痨神丹 8-472
93699 解毒仙草 8-472
93700 解毒饮子 8-472
93701 解毒饮子 8-472
93702 解毒药散 8-472
93703 解毒神丹 8-472
93704 解药毒方 8-472
93705 解恶仙丹 8-472
93706 解恶神丹 8-472
93707 解热饮子 8-473
93708 解热饮子 8-473
93709 解热饮子 8-473
93710 解晕神丹 8-473
93711 解酒仙丹 8-473
93712 解冤神丹 8-473
93713 解湿仙丹 8-473
93714 解渴饮子 8-473
93715 解下除湿汤 8-473
93716 解水毒饮子 8-473
93717 解血平气汤 8-473
93718 解肌化毒汤 8-473
93719 解肌化斑汤 8-473
93720 解肌升麻汤 8-473
93721 解肌出汗方 8-474
93722 解肌宁嗽丸 8-474
93723 解肌宁嗽丸 8-474
93724 解肌发汗散 8-474
93725 解肌苍术散 8-474
93726 解肌败毒饮 8-474
93727 解肌透痧汤 8-474
93728 解肌调中饮 8-474
93729 解肌麻黄散 8-474
93730 解肌清肺丸 8-474
93731 解肌散火汤 8-474
93732 解肌蠲暑饮 8-474
93733 解肝清胃饮 8-475
93734 解表二陈汤 8-475
93735 解表升麻汤 8-475
93736 解表石膏散 8-475
93737 解表附子散 8-475
93738 解表泄火汤 8-475
93739 解表追风丸 8-475
93740 解表神妙散 8-475
93741 解表消毒饮 8-475
93742 解表清金散 8-475
93743 解表清肺丸 8-475
93744 解郁开结汤 8-475
93745 解郁化痰丸 8-476
93746 解郁化痰丸 8-476
93747 解郁行滞汤 8-476
93748 解郁合欢汤 8-476
93749 解郁软坚汤 8-476
93750 解郁和中汤 8-476
93751 解郁和肝丸 8-476
93752 解郁活血汤 8-476
93753 解郁调胃汤 8-476
93754 解郁清肝汤 8-476
93755 解郁散毒汤 8-477
93756 解郁散结方 8-477
93757 解炎化酒汤 8-477
93758 解毒十宣汤 8-477
93759 解毒三贤饮 8-477
93760 解毒大青汤 8-477
93761 解毒大表汤 8-477
93762 解毒大黄散 8-477
93763 解毒万灵丸 8-477
93764 解毒万病丹 8-477
93765 解毒天浆饮 8-477
93766 解毒天浆散 8-477
93767 解毒天浆散 8-478
93768 解毒木通汤 8-478
93769 解毒内托汤 8-478
93770 解毒内托饮 8-478
93771 解毒内托散 8-478
93772 解毒内消汤 8-478
93773 解毒化热汤 8-478
93774 解毒化斑汤 8-478
93775 解毒化斑汤 8-478
93776 解毒化斑汤 8-478
93777 解毒化斑汤 8-478
93778 解毒化斑汤 8-478
93779 解毒化滞汤 8-478
93780 解毒牛黄丸 8-478
93781 解毒牛黄丸 8-478
93782 解毒升麻散 8-478
93783 解毒乌龙膏 8-479
93784 解毒六郁丸 8-479
93785 解毒玉壶丸 8-479
93786 解毒四物汤 8-479
93787 解毒四物汤 8-479
93788 解毒生化丹 8-479
93789 解毒生肌散 8-479
93790 解毒生肌膏 8-479
93791 解毒必胜散 8-479
93792 解毒地黄丸 8-479
93793 解毒地黄汤 8-480
93794 解毒百用膏 8-480
93795 解毒托里散 8-480
93796 解毒至神汤 8-480
93797 解毒回生丹 8-480
93798 解毒行血膏 8-480
93799 解毒防风汤 8-480
93800 解毒防风汤 8-480
93801 解毒防风汤 8-480
93802 解毒收肌散 8-480
93803 解毒如神散 8-480
93804 解毒寿婴丹 8-480
93805 解毒护童膏 8-481
93806 解毒利湿汤 8-481
93807 解毒快斑汤 8-481
93808 解毒快斑汤 8-481
93809 解毒奇良汤 8-481
93810 解毒和中汤 8-481
93811 解毒金花散 8-481
93812 解毒金药散 8-481
93813 解毒泻火汤 8-481
93814 解毒泻心汤 8-481
93815 解毒泻肝汤 8-481
93816 解毒泻肝汤 8-481
93817 解毒泻脾汤 8-481
93818 解毒降脂片 8-481
93819 解毒承气汤 8-481
93820 解毒承气汤 8-482
93821 解毒活血汤 8-482
93822 解毒活血汤 8-482
93823 解毒活血汤 8-482
93824 解毒活血汤 8-482
93825 解毒活血汤 8-482
93826 解毒活血汤 8-482
93827 解毒济生汤 8-482
93828 解毒济阴汤 8-482
93829 解毒养阴汤 8-483
93830 解毒神妙散 8-483
93831 解毒退痈汤 8-483
93832 解毒凉血汤 8-483
93833 解毒消炎丸 8-483
93834 解毒消炎膏 8-483
93835 解毒消瘴散 8-483
93836 解毒消癥汤 8-483
93837 解毒润肠汤 8-484
93838 解毒通脉汤 8-484
93839 解毒排脓汤 8-484
93840 解毒排脓散 8-484
93841 解毒救苦汤 8-484
93842 解毒银花散 8-484
93843 解毒清火汤 8-484
93844 解毒清肝汤 8-484
93845 解毒清热汤 8-484
93846 解毒清热饮 8-484
93847 解毒清凉散 8-484
93848 解毒清营汤 8-484
93849 解毒散结汤 8-485
93850 解毒葛根汤 8-485
93851 解毒雄黄丸 8-485
93852 解毒雄黄散 8-485
93853 解毒雄黄散 8-485
93854 解毒提斑汤 8-485
93855 解毒紫金膏 8-485
93856 解毒紫金膏 8-485
93857 解毒犀角散 8-485
93858 解毒犀角散 8-485
93859 解毒犀黄丸 8-485
93860 解毒疏痘汤 8-485

93861 解毒辟瘟丹 8-486
93862 解毒槟榔丸 8-486
93863 解毒蕲蛇丸 8-486
93864 解毒薷苓汤 8-486
93865 解带利湿汤 8-486
93866 解急蜀椒汤 8-486
93867 解疫清金饮 8-486
93868 解怒补肝汤 8-486
93869 解结提金散 8-486
93870 解结舒气汤 8-486
93871 解热化毒汤 8-486
93872 解热化斑汤 8-486
93873 解热化痰汤 8-487
93874 解热至圣丹 8-487
93875 解热除毒丸 8-487
93876 解热柴陈汤 8-487
93877 解热消暑散 8-487
93878 解热感冒片 8-487
93879 解热辟瘟丹 8-487
93880 解热镇静锭 8-487
93881 解烦益心汤 8-487
93882 解酒化毒丹 8-487
93883 解酒散火汤 8-487
93884 解酒舒筋散 8-488
93885 解散人参汤 8-488
93886 解散甘草汤 8-488
93887 解暑三白饮 8-488
93888 解暑三白散 8-488
93889 解暑败毒饮 8-488
93890 解暑败毒散 8-488
93891 解暑神奇丹 8-488
93892 解暑清痢饮 8-488
93893 解渴百杯丸 8-488
93894 解痰平气汤 8-488
93895 解醒止泻汤 8-488
93896 解五毒救命散 8-488
93897 解肌地骨皮汤 8-488
93898 解郁安神颗粒 8-488
93899 解毒至宝神丹 8-489
93900 解毒合白虎汤 8-489
93901 解毒香豉饮子 8-489
93902 解炽发醒头膏 8-489
93903 解热退烧浸膏 8-489
93904 解暑湿济急丸 8-489
93905 解肌干葛五物饮 8-489
93906 解表化痰平喘汤 8-489
93907 解郁舒肺和脉膏 8-489
93908 解毒生肌定痛散 8-489

颖

93909 颖曲氏回春膏 8-490

鲇

93910 鲇鱼丸 8-490
93911 鲇鱼方 8-490
93912 鲇鱼头骨灰散 8-490

鲊

93913 鲊汤丸 8-490
93914 鲊汤丸 8-490
93915 鲊汤丸 8-490
93916 鲊汤丸 8-490
93917 鲊鱼汤丸 8-490

鲍

93918 鲍鱼汤 8-490
93919 鲍鱼汤 8-490
93920 鲍鱼羹 8-491
93921 鲍鱼大麻子羹 8-491

鮀

93922 鮀甲散 8-491
93923 鮀甲散 8-491

煞

93924 煞疳保童丸 8-491

靖

93925 靖乱汤 8-491

韵

93926 韵姜汤 8-491
93927 韵姜汤 8-491
93928 韵姜饼子 8-491

新

93929 新吹 8-491
93930 新瓦散 8-491
93931 新瓦散 8-491
93932 新水散 8-491
93933 新宁膏 8-491
93934 新雪片 8-492
93935 新三妙散 8-492
93936 新五玉膏 8-492
93937 新石灰散 8-492
93938 新光一号 8-492
93939 新光二号 8-492
93940 新安金药 8-492
93941 新青黛散 8-492
93942 新备急丸 8-492
93943 新骨痨丸 8-492
93944 新消风散 8-492
93945 新雪颗粒 8-492
93946 新绿云膏 8-493
93947 新订六郁汤 8-493
93948 新方乌头药 8-493
93949 新方清咽汤 8-493
93950 新加三拗汤 8-493
93951 新加木贼煎 8-493
93952 新加玉女煎 8-493
93953 新加正气汤 8-493
93954 新加白虎汤 8-493
93955 新加苦参汤 8-494
93956 新加香薷饮 8-494
93957 新加酒沥汤 8-494
93958 新加黄龙汤 8-494
93959 新加羚角饮 8-494
93960 新伤续断汤 8-494
93961 新补菊叶汤 8-494
93962 新制止呃汤 8-494
93963 新制兰膏汤 8-494
93964 新制柴连汤 8-494
93965 新制润下丸 8-494
93966 新制通幽汤 8-494
93967 新制理中散 8-495
93968 新制救疫汤 8-495
93969 新制犀角散 8-495
93970 新制蠲痹汤 8-495
93971 新法半夏汤 8-495
93972 新法半夏汤 8-495
93973 新法枯痔散 8-495
93974 新定乌附丸 8-495
93975 新定龙骨散 8-495
93976 新定白术汤 8-495
93977 新定补元煎 8-496
93978 新定桂苓汤 8-496
93979 新定清宁膏 8-496
93980 新定薏仁汤 8-496
93981 新添三黄丸 8-496
93982 新碧桃仙片 8-496
93983 新增快气汤 8-496
93984 新定开瞽神方 8-496
93985 新定吴茱萸汤 8-496
93986 新定枇杷叶饮 8-496
93987 新绛旋覆花汤 8-496
93988 新订大黄䗪虫汤 8-496
93989 新订萆薢分清饮 8-496
93990 新订鳖甲解肝煎 8-496
93991 新加八味地黄汤 8-496
93992 新加甘麦大枣汤 8-497
93993 新加瓜蒌薤白汤 8-497
93994 新加羌活左经汤 8-497
93995 新加附子左经汤 8-497
93996 新加附子理中汤 8-497
93997 新加金水六君丸 8-497
93998 新加桂枝左经汤 8-497
93999 新加耆桂五物汤 8-497
94000 新加黄芩黄连汤 8-497
94001 新补薄荷白檀汤 8-497
94002 新制阴阳攻积丸 8-497
94003 新制苏子降气汤 8-497
94004 新制橘皮竹茹汤 8-498
94005 新定牛黄清心丸 8-498
94006 新定加味冰硼散 8-498
94007 新定加减锡类散 8-498
94008 新定拯阳理劳汤 8-498
94009 新定拯阴理劳汤 8-498
94010 新定胆制咽喉药 8-498
94011 新定黄连香薷饮 8-498
94012 新定清中止呕方 8-498
94013 新添半夏瓜蒌丸 8-498
94014 新订黑热病何人饮 8-498
94015 新订黑热病秦艽汤 8-499
94016 新订参蟾驱蛊化疳汤 8-499
94017 新定催生保产万全方 8-499
94018 新订黑热病牙疳秋霜散 8-499
94019 新订黑热病苍柏消疳饮 8-499
94020 新订黑热病芦荟消疳饮 8-499
94021 新订黑热病消疳外贴膏 8-499
94022 新订黑热病血毒性鼻衄汤 8-499

94023 新订黑热病郁血性鼻衄汤 8-499
94024 新订黑热病贫血性鼻衄汤 8-499
94025 新订黑热病溃脓性下痢汤 8-499

裛

94026 裛衣香 8-499
94027 裛衣香 8-499
94028 裛衣香 8-499
94029 裛衣香 8-499
94030 裛衣香 8-500
94031 裛衣香 8-500
94032 裛衣香 8-500

廓

94033 廓清饮 8-500

痱

94034 痱子粉 8-500
94035 痱子粉 8-500

痹

94036 痹药 8-500
94037 痹症汤 8-500
94038 痹痛酊 8-500
94039 痹通药酒 8-500
94040 痹痛宁胶囊 8-500

痼

94041 痼冷丸 8-500

瘀

94042 瘀血汤 8-501
94043 瘀血汤 8-501
94044 瘀血汤 8-501
94045 瘀血汤 8-501
94046 瘀血痹胶囊 8-501
94047 瘀血痹颗粒 8-501
94048 瘀滞型胆石汤 8-501

痦

94049 痦瘤丸 8-501
94050 痦瘤片 8-501

痰

94051 痰顶 8-501
94052 痰顶 8-501
94053 痰火方 8-501
94054 痰块膏 8-501
94055 痰饮丸 8-501
94056 痰郁汤 8-501
94057 痰郁汤 8-502
94058 痰郁汤 8-502
94059 痰毒顶 8-502
94060 痰核丸 8-502
94061 痰核酒 8-502
94062 痰喘丸 8-502
94063 痰嗽丸 8-502
94064 痰癖丸 8-502
94065 痰火神丸 8-502
94066 痰气俱安汤 8-502
94067 痰火越鞠丸 8-502
94068 痰块百效膏 8-502
94069 痰郁润下丸 8-502
94070 痰核痰瘰膏 8-502
94071 痰核瘰疬膏 8-502
94072 痰嗽化痰丸 8-503
94073 痰迷心窍灵丹 8-503
94074 痰喘半夏颗粒 8-503

慎

94075 慎火草散 8-503
94076 慎火草散 8-503
94077 慎火草散 8-503
94078 慎火草散 8-503
94079 慎火草汁涂方 8-503

阖

94080 阖缝丹 8-503

煤

94081 煤红膏 8-503

煨

94082 煨肝散 8-504
94083 煨肝散 8-504
94084 煨附丸 8-504
94085 煨枣方 8-504
94086 煨肾丸 8-504
94087 煨肾丸 8-504
94088 煨肾丸 8-504
94089 煨肾丸 8-504
94090 煨肾方 8-504
94091 煨肾散 8-504
94092 煨肾散 8-504
94093 煨肾散 8-504
94094 煨肾散 8-504
94095 煨肾散 8-505
94096 煨肾散 8-505
94097 煨肾散 8-505
94098 煨肾散 8-505
94099 煨肾散 8-505
94100 煨姜丸 8-505
94101 煨姜丸 8-505
94102 煨姜丸 8-505
94103 煨姜丸 8-505
94104 煨姜丸 8-505
94105 煨姜丸 8-505
94106 煨姜汤 8-505
94107 煨姜散 8-505
94108 煨葱方 8-505
94109 煨蒜方 8-506
94110 煨石子散 8-506
94111 煨姜苋方 8-506
94112 煨猪肝方 8-506
94113 煨鲫鱼方 8-506
94114 煨肝茵陈散 8-506
94115 煨肾附子散 8-506
94116 煨脐种子方 8-506

煅

94117 煅蒌散 8-506
94118 煅金液丹 8-506
94119 煅落铁屑膏 8-506

满

94120 满天秋 8-506
94121 满店香 8-507

滇

94122 滇壶丹 8-507

源

94123 源泉汤 8-507
94124 源吉林甘和茶 8-507

溻

94125 溻肿汤 8-507
94126 溻肿汤 8-507
94127 溻痒汤 8-507
94128 溻痒汤 8-507
94129 溻肿升麻汤 8-507

溪

94130 溪螺散 8-507

滚

94131 滚金丸 8-507
94132 滚金丸 8-507
94133 滚涎丸 8-507
94134 滚涎膏 8-508
94135 滚痰丸 8-508
94136 滚痰丸 8-508
94137 滚痰丸 8-509
94138 滚痰丸 8-509
94139 滚痰丸 8-509
94140 滚痰丸 8-509

溏

94141 溏泄散 8-509

滂

94142 滂沱汤 8-509

溢

94143 溢经汤 8-509
94144 溢胆汤 8-509

溯

94145 溯源丹 8-509
94146 溯源散 8-510
94147 溯源救肾汤 8-510
94148 溯源解毒汤 8-510
94149 溯源解毒汤 8-510

溺

94150 溺白散 8-510
94151 溺血丹 8-510
94152 溺绿散 8-510

粳

94153 粳米汤 8-510
94154 粳米饮 8-510
94155 粳米饮 8-510
94156 粳米粥 8-510
94157 粳米粥 8-510
94158 粳酥粥 8-510
94159 粳米桃仁粥 8-510

煎

94160 煎膏 8-510
94161 煎麦散 8-510
94162 煎柿散 8-511
94163 煎金汤 8-511
94164 煎金饮 8-511
94165 煎蜜散 8-511
94166 煎附子法 8-511
94167 煎银饮子 8-511
94168 煎猪肪方 8-511
94169 煎猪脂方 8-511
94170 煎膏药方丹 8-511

慈

94171 慈云散 8-511
94172 慈济丸 8-511
94173 慈航丹 8-511
94174 慈航散 8-511
94175 慈航膏 8-511
94176 慈菇汤 8-512
94177 慈救丹 8-512
94178 慈丹胶囊 8-512

塞

94179 塞耳丸 8-512
94180 塞耳丸 8-512
94181 塞耳丸 8-512
94182 塞耳丸 8-512
94183 塞耳丸 8-512

94184 塞耳丹 8-512
94185 塞耳丹 8-512
94186 塞耳丹 8-512
94187 塞耳药 8-512
94188 塞耳散 8-512
94189 塞里散 8-512
94190 塞鼻丸 8-512
94191 塞鼻丹 8-512
94192 塞鼻丹 8-513
94193 塞鼻丹 8-513
94194 塞鼻丹 8-513
94195 塞鼻散 8-513
94196 塞耳桂膏 8-513
94197 塞鼻桂膏 8-513
94198 塞耳杏仁膏 8-513
94199 塞耳附子方 8-513
94200 塞耳枫香丸 8-513
94201 塞耳桃仁方 8-513
94202 塞耳黄耆丸 8-513
94203 塞耳硫黄散 8-513
94204 塞鼻甘遂散 8-513
94205 塞鼻瓜蒂散 8-513
94206 塞鼻瓜蒂散 8-513
94207 塞鼻瓜蒂散 8-513
94208 塞鼻皂荚散 8-513
94209 塞鼻菖蒲散 8-514
94210 塞鼻雄黄丸 8-514
94211 塞耳赤石脂散 8-514

窦

94212 窦气饮 8-514
94213 窦气散 8-514
94214 窦侍御仙酒 8-514

鲎

94215 鲎胆散 8-514
94216 鲎鱼胆散 8-514

豢

94217 豢龙汤 8-514

粱

94218 粱米汤 8-514
94219 粱米汤 8-514
94220 粱米饮 8-514
94221 粱米饮 8-514
94222 粱米粥 8-514
94223 粱米粥 8-514
94224 粱豉汤 8-514

酱

94225 酱蜜涂方 8-514

福

94226 福寿丹 8-515
94227 福胎饮 8-515
94228 福胎饮 8-515
94229 福庭丸 8-515
94230 福神丹 8-515
94231 福靛散 8-515
94232 福字阿胶 8-515
94233 福寿药酒 8-515
94234 福寿胶囊 8-515
94235 福幼理中丸 8-515
94236 福寿二味散 8-515
94237 福寿保生丸 8-515
94238 福寿保生丸 8-515
94239 福建香茶饼 8-515

裨

94240 裨脾丸 8-515

辟

94241 辟风汤 8-516
94242 辟邪丸 8-516
94243 辟邪丸 8-516
94244 辟邪丸 8-516
94245 辟邪丹 8-516
94246 辟邪丹 8-516
94247 辟邪丹 8-516
94248 辟邪丹 8-516
94249 辟邪丹 8-516
94250 辟邪丹 8-516
94251 辟邪散 8-516
94252 辟邪膏 8-516
94253 辟尘膏 8-516
94254 辟谷丹 8-516
94255 辟谷丹 8-516
94256 辟谷散 8-516
94257 辟疫丹 8-517
94258 辟疫酒 8-517
94259 辟病散 8-517
94260 辟秽丹 8-517
94261 辟秽丹 8-517
94262 辟秽丹 8-517
94263 辟秽香 8-517
94264 辟秽散 8-517
94265 辟秽散 8-517
94266 辟暑丹 8-517
94267 辟温丹 8-517
94268 辟温粉 8-517
94269 辟寒丹 8-517
94270 辟寒汤 8-517
94271 辟寒散 8-517
94272 辟瘟丸 8-517
94273 辟瘟丹 8-518
94274 辟瘟丹 8-518
94275 辟瘟丹 8-518
94276 辟瘟丹 8-518
94277 辟瘟丹 8-518
94278 辟瘟丹 8-518
94279 辟瘟丹 8-518
94280 辟瘟丹 8-518
94281 辟瘟丹 8-518
94282 辟瘟丹 8-518
94283 辟瘟汤 8-518
94284 辟瘟散 8-518
94285 辟风锭子 8-519
94286 辟宫子丸 8-519
94287 辟瘟线香 8-519
94288 辟瘟病散 8-519
94289 辟瘴饮子 8-519
94290 辟历夺命丹 8-519
94291 辟邪避瘟丹 8-519
94292 辟谷木耳丸 8-519
94293 辟谷丹砂丸 8-519
94294 辟谷凝灵膏 8-519
94295 辟恶启脾丸 8-519
94296 辟秽驱毒饮 8-519
94297 辟温杀鬼丸 8-520
94298 辟寒救腹丹 8-520
94299 辟瘟杀鬼丸 8-520
94300 辟瘟集祥香 8-520

殿

94301 殿胞煎 8-520
94302 殿胎煎 8-520

障

94303 障脐汤 8-520
94304 障源散 8-520
94305 障眼明片 8-520
94306 障眼明片 8-520

缚

94307 缚手散 8-520
94308 缚虎丸 8-520

缠

94309 缠金丹 8-520
94310 缠金丹 8-521
94311 缠金丹 8-521
94312 缠金丹 8-521
94313 缠喉散 8-521
94314 缠喉散 8-521

十四画

瑶

94315 瑶池露 8-522

静

94316 静气汤 8-522
94317 静心汤 8-522
94318 静宁散 8-522
94319 静顺汤 8-522
94320 静待汤 8-522
94321 静神丸 8-522
94322 静神丹 8-522
94323 静神散 8-522
94324 静镇汤 8-522
94325 静灵口服液 8-522

碧

94326 碧丹 8-523
94327 碧丹 8-523
94328 碧雪 8-523
94329 碧雪 8-523
94330 碧雪 8-523
94331 碧雪 8-523
94332 碧雪 8-523
94333 碧雪 8-523
94334 碧云汤 8-523
94335 碧云散 8-523
94336 碧云散 8-524
94337 碧云散 8-524
94338 碧云散 8-524
94339 碧云散 8-524
94340 碧云散 8-524
94341 碧云散 8-524
94342 碧云散 8-524
94343 碧云散 8-524
94344 碧云散 8-524
94345 碧云散 8-524
94346 碧云散 8-524
94347 碧云散 8-524
94348 碧云散 8-524
94349 碧云散 8-524
94350 碧云散 8-524
94351 碧云散 8-524
94352 碧云散 8-524
94353 碧云散 8-524
94354 碧云膏 8-525
94355 碧云膏 8-525
94356 碧云膏 8-525
94357 碧云膏 8-525
94358 碧云膏 8-525
94359 碧天丸 8-525
94360 碧天丹 8-525
94361 碧玉丸 8-525
94362 碧玉丸 8-525
94363 碧玉丸 8-525
94364 碧玉丸 8-525
94365 碧玉丹 8-525
94366 碧玉丹 8-525
94367 碧玉丹 8-525
94368 碧玉丹 8-526
94369 碧玉丹 8-526
94370 碧玉丹 8-526
94371 碧玉散 8-526

94372 碧玉散 8-526
94373 碧玉散 8-526
94374 碧玉散 8-526
94375 碧玉散 8-526
94376 碧玉散 8-526
94377 碧玉散 8-526
94378 碧玉散 8-526
94379 碧玉散 8-526
94380 碧玉散 8-526
94381 碧玉散 8-526
94382 碧玉散 8-526
94383 碧玉散 8-526
94384 碧玉散 8-526
94385 碧玉散 8-526
94386 碧玉散 8-527
94387 碧玉散 8-527
94388 碧玉膏 8-527
94389 碧玉膏 8-527
94390 碧玉膏 8-527
94391 碧叶膏 8-527
94392 碧穷丹 8-527
94393 碧金散 8-527
94394 碧金散 8-527
94395 碧油膏 8-527
94396 碧穹丹 8-527
94397 碧香丹 8-527
94398 碧珠丹 8-527
94399 碧珠散 8-527
94400 碧粉散 8-527
94401 碧雪丹 8-527
94402 碧雪丹 8-527
94403 碧雪散 8-528
94404 碧雪散 8-528
94405 碧雪散 8-528
94406 碧雪散 8-528
94407 碧雪煎 8-528
94408 碧雪膏 8-528
94409 碧雪霜 8-528
94410 碧绿散 8-528
94411 碧琳丹 8-528
94412 碧霞丸 8-528
94413 碧霞丸 8-528
94414 碧霞丹 8-528
94415 碧霞丹 8-528
94416 碧霞丹 8-528
94417 碧霞丹 8-529
94418 碧霞丹 8-529
94419 碧霞丹 8-529
94420 碧霞丹 8-529
94421 碧霞丹 8-529
94422 碧霞丹 8-529
94423 碧霞丹 8-529
94424 碧霞丹 8-529
94425 碧霞丹 8-529
94426 碧霞丹 8-529
94427 碧霞丹 8-529
94428 碧霞丹 8-529
94429 碧霞丹 8-529
94430 碧霞浆 8-529
94431 碧霞散 8-529
94432 碧霞散 8-530
94433 碧霞散 8-530
94434 碧霞散 8-530
94435 碧霞膏 8-530
94436 碧霞膏 8-530
94437 碧霞膏 8-530
94438 碧霞膏 8-530
94439 碧螺散 8-530
94440 碧螺膏 8-530
94441 碧露丹 8-530
94442 碧云锭子 8-530
94443 碧玉饼子 8-530
94444 碧玉锭子 8-530
94445 碧玉锭子 8-530
94446 碧桃浸液 8-530
94447 碧落神膏 8-530
94448 碧霞梃子 8-530
94449 碧霞锭子 8-530
94450 碧玉通神散 8-530
94451 碧油五枝膏 8-531
94452 碧雪保命丹 8-531

熬

94453 熬漆丸 8-531

墙

94454 墙衣散 8-531
94455 墙苔散 8-531

榛

94456 榛子粥 8-531
94457 榛蘑木耳丸 8-531

榼

94458 榼藤散 8-531
94459 榼藤散 8-531
94460 榼藤散 8-531
94461 榼藤散 8-531
94462 榼藤子丸 8-531
94463 榼藤子丸 8-531
94464 榼藤子丸 8-531
94465 榼藤子丸 8-532
94466 榼藤子散 8-532
94467 榼藤子散 8-532

榧

94468 榧子煎 8-532
94469 榧子贯众汤 8-532

榄

94470 榄子丸 8-532

榴

94471 榴灰散 8-532
94472 榴花散 8-532
94473 榴花散 8-532
94474 榴附饮 8-532
94475 榴梅散 8-532

槟

94476 槟半丸 8-532
94477 槟连丸 8-532
94478 槟连散 8-532
94479 槟连散 8-532
94480 槟苏散 8-533
94481 槟苏散 8-533
94482 槟苏散 8-533
94483 槟苏散 8-533
94484 槟沉饮 8-533
94485 槟陈汤 8-533
94486 槟陈饮 8-533
94487 槟茱丸 8-533
94488 槟桂汤 8-533
94489 槟粉散 8-533
94490 槟梅汤 8-533
94491 槟黄丸 8-533
94492 槟榔丸 8-533
94493 槟榔丸 8-533
94494 槟榔丸 8-533
94495 槟榔丸 8-533
94496 槟榔丸 8-533
94497 槟榔丸 8-534
94498 槟榔丸 8-534
94499 槟榔丸 8-534
94500 槟榔丸 8-534
94501 槟榔丸 8-534
94502 槟榔丸 8-534
94503 槟榔丸 8-534
94504 槟榔丸 8-534
94505 槟榔丸 8-534
94506 槟榔丸 8-534
94507 槟榔丸 8-534
94508 槟榔丸 8-534
94509 槟榔丸 8-535
94510 槟榔丸 8-535
94511 槟榔丸 8-535
94512 槟榔丸 8-535
94513 槟榔丸 8-535
94514 槟榔丸 8-535
94515 槟榔丸 8-535
94516 槟榔丸 8-535
94517 槟榔丸 8-535
94518 槟榔丸 8-535
94519 槟榔丸 8-535
94520 槟榔丸 8-535
94521 槟榔丸 8-535
94522 槟榔丸 8-536
94523 槟榔丸 8-536
94524 槟榔丸 8-536
94525 槟榔丸 8-536
94526 槟榔丸 8-536
94527 槟榔丸 8-536
94528 槟榔丸 8-536
94529 槟榔丸 8-536
94530 槟榔丸 8-536
94531 槟榔丸 8-536
94532 槟榔丸 8-536
94533 槟榔丸 8-536
94534 槟榔丸 8-537
94535 槟榔丸 8-537
94536 槟榔丸 8-537
94537 槟榔丸 8-537
94538 槟榔丸 8-537
94539 槟榔丸 8-537
94540 槟榔丸 8-537
94541 槟榔丸 8-537
94542 槟榔丸 8-537
94543 槟榔丸 8-537
94544 槟榔丸 8-537
94545 槟榔丸 8-537
94546 槟榔丸 8-537
94547 槟榔丸 8-537
94548 槟榔丸 8-538
94549 槟榔丸 8-538
94550 槟榔丸 8-538
94551 槟榔丸 8-538
94552 槟榔丸 8-538
94553 槟榔丸 8-538
94554 槟榔丸 8-538
94555 槟榔丸 8-538
94556 槟榔丸 8-538
94557 槟榔丸 8-538
94558 槟榔丸 8-538
94559 槟榔丸 8-538
94560 槟榔丸 8-538
94561 槟榔丸 8-538
94562 槟榔丸 8-538
94563 槟榔丸 8-539
94564 槟榔丸 8-539
94565 槟榔丸 8-539
94566 槟榔丸 8-539
94567 槟榔丸 8-539
94568 槟榔丸 8-539
94569 槟榔丸 8-539
94570 槟榔丸 8-539
94571 槟榔丸 8-539
94572 槟榔丸 8-539
94573 槟榔丸 8-539

94574 槟榔丸 8-539
94575 槟榔丸 8-539
94576 槟榔丸 8-539
94577 槟榔丸 8-539
94578 槟榔丹 8-540
94579 槟榔汤 8-540
94580 槟榔汤 8-540
94581 槟榔汤 8-540
94582 槟榔汤 8-540
94583 槟榔汤 8-540
94584 槟榔汤 8-540
94585 槟榔汤 8-540
94586 槟榔汤 8-540
94587 槟榔汤 8-540
94588 槟榔汤 8-540
94589 槟榔汤 8-540
94590 槟榔汤 8-540
94591 槟榔汤 8-541
94592 槟榔汤 8-541
94593 槟榔汤 8-541
94594 槟榔汤 8-541
94595 槟榔汤 8-541
94596 槟榔汤 8-541
94597 槟榔汤 8-541
94598 槟榔汤 8-541
94599 槟榔汤 8-541
94600 槟榔汤 8-541
94601 槟榔汤 8-541
94602 槟榔汤 8-541
94603 槟榔汤 8-541
94604 槟榔汤 8-541
94605 槟榔汤 8-541
94606 槟榔汤 8-541
94607 槟榔汤 8-542
94608 槟榔汤 8-542
94609 槟榔汤 8-542
94610 槟榔汤 8-542
94611 槟榔汤 8-542
94612 槟榔汤 8-542
94613 槟榔汤 8-542
94614 槟榔汤 8-542
94615 槟榔汤 8-542
94616 槟榔汤 8-542
94617 槟榔汤 8-542
94618 槟榔汤 8-542
94619 槟榔汤 8-542
94620 槟榔汤 8-543
94621 槟榔汤 8-543
94622 槟榔汤 8-543
94623 槟榔汤 8-543
94624 槟榔汤 8-543
94625 槟榔汤 8-543
94626 槟榔汤 8-543
94627 槟榔汤 8-543
94628 槟榔汤 8-543
94629 槟榔汤 8-543
94630 槟榔汤 8-543
94631 槟榔汤 8-543
94632 槟榔汤 8-543
94633 槟榔汤 8-543
94634 槟榔饮 8-543
94635 槟榔饮 8-544
94636 槟榔饮 8-544
94637 槟榔饮 8-544
94638 槟榔饼 8-544
94639 槟榔散 8-544
94640 槟榔散 8-544
94641 槟榔散 8-544
94642 槟榔散 8-544
94643 槟榔散 8-544
94644 槟榔散 8-544
94645 槟榔散 8-544
94646 槟榔散 8-544
94647 槟榔散 8-544
94648 槟榔散 8-544
94649 槟榔散 8-545
94650 槟榔散 8-545
94651 槟榔散 8-545
94652 槟榔散 8-545
94653 槟榔散 8-545
94654 槟榔散 8-545
94655 槟榔散 8-545
94656 槟榔散 8-545
94657 槟榔散 8-545
94658 槟榔散 8-545
94659 槟榔散 8-545
94660 槟榔散 8-545
94661 槟榔散 8-545
94662 槟榔散 8-545
94663 槟榔散 8-546
94664 槟榔散 8-546
94665 槟榔散 8-546
94666 槟榔散 8-546
94667 槟榔散 8-546
94668 槟榔散 8-546
94669 槟榔散 8-546
94670 槟榔散 8-546
94671 槟榔散 8-546
94672 槟榔散 8-546
94673 槟榔散 8-546
94674 槟榔散 8-546
94675 槟榔散 8-546
94676 槟榔散 8-546
94677 槟榔散 8-547
94678 槟榔散 8-547
94679 槟榔散 8-547
94680 槟榔散 8-547
94681 槟榔散 8-547
94682 槟榔散 8-547
94683 槟榔散 8-547
94684 槟榔散 8-547
94685 槟榔散 8-547
94686 槟榔散 8-547
94687 槟榔散 8-547
94688 槟榔散 8-547
94689 槟榔散 8-548
94690 槟榔散 8-548
94691 槟榔散 8-548
94692 槟榔散 8-548
94693 槟榔散 8-548
94694 槟榔散 8-548
94695 槟榔散 8-548
94696 槟榔散 8-548
94697 槟榔散 8-548
94698 槟榔散 8-548
94699 槟榔散 8-548
94700 槟榔散 8-548
94701 槟榔散 8-548
94702 槟榔散 8-549
94703 槟榔散 8-549
94704 槟榔散 8-549
94705 槟榔散 8-549
94706 槟榔散 8-549
94707 槟榔散 8-549
94708 槟榔散 8-549
94709 槟榔散 8-549
94710 槟榔散 8-549
94711 槟榔散 8-549
94712 槟榔散 8-549
94713 槟榔散 8-549
94714 槟榔散 8-549
94715 槟榔散 8-550
94716 槟榔散 8-550
94717 槟榔散 8-550
94718 槟榔散 8-550
94719 槟榔散 8-550
94720 槟榔散 8-550
94721 槟榔散 8-550
94722 槟榔散 8-550
94723 槟榔散 8-550
94724 槟榔散 8-550
94725 槟榔散 8-550
94726 槟榔散 8-550
94727 槟榔散 8-550
94728 槟榔散 8-550
94729 槟榔散 8-550
94730 槟榔散 8-551
94731 槟榔散 8-551
94732 槟榔散 8-551
94733 槟榔散 8-551
94734 槟榔散 8-551
94735 槟榔散 8-551
94736 槟榔散 8-551
94737 槟榔散 8-551
94738 槟榔散 8-551
94739 槟榔散 8-551
94740 槟榔散 8-551
94741 槟榔散 8-551
94742 槟榔散 8-551
94743 槟榔散 8-551
94744 槟榔散 8-551
94745 槟榔散 8-551
94746 槟榔散 8-552
94747 槟榔散 8-552
94748 槟榔散 8-552
94749 槟榔散 8-552
94750 槟榔散 8-552
94751 槟榔散 8-552
94752 槟榔散 8-552
94753 槟榔散 8-552
94754 槟榔散 8-552
94755 槟榔散 8-552
94756 槟榔散 8-552
94757 槟榔散 8-552
94758 槟榔散 8-552
94759 槟榔散 8-552
94760 槟榔散 8-552
94761 槟榔散 8-552
94762 槟榔散 8-553
94763 槟榔散 8-553
94764 槟榔散 8-553
94765 槟榔散 8-553
94766 槟榔散 8-553
94767 槟榔散 8-553
94768 槟榔散 8-553
94769 槟榔散 8-553
94770 槟榔散 8-553
94771 槟榔散 8-553
94772 槟榔散 8-553
94773 槟榔散 8-553
94774 槟榔散 8-553
94775 槟榔散 8-553
94776 槟榔散 8-553
94777 槟榔散 8-553
94778 槟榔散 8-553
94779 槟榔散 8-554
94780 槟榔散 8-554
94781 槟榔散 8-554
94782 槟榔散 8-554
94783 槟榔散 8-554
94784 槟榔散 8-554
94785 槟榔散 8-554
94786 槟榔散 8-554
94787 槟榔散 8-554
94788 槟榔散 8-554
94789 槟榔散 8-554
94790 槟榔散 8-554
94791 槟榔散 8-554
94792 槟榔散 8-554
94793 槟榔散 8-554

94794 槟榔散 8-554
94795 槟榔散 8-554
94796 槟榔粥 8-554
94797 槟榔粥 8-554
94798 槟榔煎 8-554
94799 槟榔煎 8-554
94800 槟榔膏 8-555
94801 槟楝饮 8-555
94802 槟蜡散 8-555
94803 槟漆丸 8-555
94804 槟榔子丸 8-555
94805 槟榔饼子 8-555
94806 槟榔煎丸 8-555
94807 槟榔煎丸 8-555
94808 槟芎顺气汤 8-555
94809 槟苏败毒散 8-555
94810 槟苏败毒散 8-555
94811 槟榔一物汤 8-555
94812 槟榔大黄汤 8-555
94813 槟榔木香丸 8-555
94814 槟榔四消丸 8-555
94815 槟榔四消丸 8-556
94816 槟榔四消片 8-556
94817 槟榔苍柏丸 8-556
94818 槟榔利膈丸 8-556
94819 槟榔利膈丸 8-556
94820 槟榔附子汤 8-556
94821 槟榔枳壳丸 8-556
94822 槟榔顺气汤 8-556
94823 槟榔神芎丸 8-556
94824 槟榔消痞散 8-556
94825 槟榔益气汤 8-556
94826 槟榔黄葵散 8-556
94827 槟榔滑石散 8-556
94828 槟榔遣虫丸 8-556
94829 槟榔橘皮汤 8-556
94830 槟榔橘红散 8-556
94831 槟榔鹤虱散 8-556

酽

94832 酽醋方 8-557

酴

94833 酴醾丸 8-557

酿

94834 酿羊肚 8-557
94835 酿乳丸 8-557
94836 酿乳汤 8-557
94837 酿乳煎 8-557
94838 酿猪肚 8-557
94839 酿猪肚 8-557
94840 酿猪肚 8-557
94841 酿蒸鸭 8-557
94842 酿乳当归散 8-557
94843 酿乳赤芍散 8-557

酸

94844 酸收丸 8-558
94845 酸枣丸 8-558
94846 酸枣汤 8-558
94847 酸枣汤 8-558
94848 酸枣汤 8-558
94849 酸枣饮 8-558
94850 酸枣饮 8-558
94851 酸枣饮 8-559
94852 酸枣散 8-559
94853 酸枣粥 8-559
94854 酸粉液 8-559
94855 酸浆丸 8-559
94856 酸浆饮 8-559
94857 酸浆饮 8-559
94858 酸浆酒 8-559
94859 酸浆酒 8-559
94860 酸浆膏 8-559
94861 酸榴浆 8-559
94862 酸石榴丸 8-559
94863 酸石榴汤 8-559
94864 酸石榴煎 8-559
94865 酸枣仁丸 8-559
94866 酸枣仁丸 8-560
94867 酸枣仁丸 8-560
94868 酸枣仁丸 8-560
94869 酸枣仁丸 8-560
94870 酸枣仁丸 8-560
94871 酸枣仁丸 8-560
94872 酸枣仁丸 8-560
94873 酸枣仁丸 8-560
94874 酸枣仁丸 8-560
94875 酸枣仁丸 8-560
94876 酸枣仁丸 8-560
94877 酸枣仁丸 8-560
94878 酸枣仁丸 8-560
94879 酸枣仁丸 8-560
94880 酸枣仁汤 8-560
94881 酸枣仁汤 8-561
94882 酸枣仁汤 8-561
94883 酸枣仁汤 8-561
94884 酸枣仁汤 8-561
94885 酸枣仁汤 8-561
94886 酸枣仁汤 8-561
94887 酸枣仁汤 8-561
94888 酸枣仁汤 8-561
94889 酸枣仁汤 8-561
94890 酸枣仁汤 8-561
94891 酸枣仁汤 8-561
94892 酸枣仁汤 8-561
94893 酸枣仁汤 8-561
94894 酸枣仁汤 8-561
94895 酸枣仁饮 8-561
94896 酸枣仁酒 8-561
94897 酸枣仁散 8-561
94898 酸枣仁散 8-562
94899 酸枣仁散 8-562
94900 酸枣仁散 8-562
94901 酸枣仁散 8-562
94902 酸枣仁散 8-562
94903 酸枣仁散 8-562
94904 酸枣仁散 8-562
94905 酸枣仁散 8-562
94906 酸枣仁散 8-562
94907 酸枣仁散 8-562
94908 酸枣仁散 8-562
94909 酸枣仁散 8-562
94910 酸枣仁散 8-563
94911 酸枣仁散 8-563
94912 酸枣仁散 8-563
94913 酸枣仁散 8-563
94914 酸枣仁散 8-563
94915 酸枣仁散 8-563
94916 酸枣仁散 8-563
94917 酸枣仁散 8-563
94918 酸枣仁散 8-563
94919 酸枣仁粥 8-563
94920 酸枣仁粥 8-563
94921 酸枣仁煎 8-563
94922 酸枣仁煎 8-564
94923 酸枣仁煎 8-564
94924 酸枣仁煎 8-564
94925 酸浆实丸 8-564
94926 酸石榴皮散 8-564
94927 酸石榴皮散 8-564
94928 酸石榴皮散 8-564
94929 酸枣仁浸酒 8-564
94930 酸枣仁煎饼 8-564
94931 酸枣仁糖浆 8-564
94932 酸枣地黄汤 8-564
94933 酸枣参苓饮 8-564
94934 酸枣茯神汤 8-564
94935 酸枣仁甘草汤 8-564
94936 酸枣仁黄芩汤 8-564

嘉

94937 嘉禾散 8-565
94938 嘉谷散 8-565

蔷

94939 蔷薇丸 8-565
94940 蔷薇丸 8-565
94941 蔷薇丸 8-565
94942 蔷薇汤 8-565
94943 蔷薇汤 8-565
94944 蔷薇散 8-565
94945 蔷薇散 8-565
94946 蔷薇膏 8-565
94947 蔷薇膏 8-565
94948 蔷薇灰散 8-565
94949 蔷薇饮子 8-565
94950 蔷薇根饮 8-566
94951 蔷薇根散 8-566
94952 蔷薇根散 8-566
94953 蔷薇根散 8-566
94954 蔷薇根散 8-566
94955 蔷薇根散 8-566
94956 蔷薇根煎 8-566
94957 蔷薇根膏 8-566
94958 蔷薇散煎 8-566
94959 蔷薇根皮散 8-566
94960 蔷薇遗粮汤 8-566

蔓

94961 蔓荆丸 8-566
94962 蔓荆汤 8-566
94963 蔓荆酒 8-566
94964 蔓荆散 8-566
94965 蔓荆散 8-567
94966 蔓荆散 8-567
94967 蔓菁散 8-567
94968 蔓菁散 8-567
94969 蔓菁散 8-567
94970 蔓荆子汤 8-567
94971 蔓荆子汤 8-567
94972 蔓荆子散 8-567
94973 蔓荆子散 8-567
94974 蔓荆子散 8-567
94975 蔓荆子散 8-567
94976 蔓荆子散 8-567
94977 蔓荆子散 8-567
94978 蔓荆子散 8-567
94979 蔓荆子散 8-567
94980 蔓荆子膏 8-568
94981 蔓荆子膏 8-568
94982 蔓荆实丸 8-568
94983 蔓荆实丸 8-568
94984 蔓荆实丸 8-568
94985 蔓荆实汤 8-568
94986 蔓荆实散 8-568
94987 蔓荆实散 8-568
94988 蔓荆实散 8-568
94989 蔓荆实散 8-568
94990 蔓荆实散 8-568
94991 蔓荆实膏 8-568
94992 蔓菁子丸 8-568
94993 蔓菁子汤 8-568
94994 蔓菁子散 8-568
94995 蔓菁子散 8-569
94996 蔓菁子散 8-569
94997 蔓菁子散 8-569
94998 蔓菁子粥 8-569
94999 蔓菁子膏 8-569

蔗

95000 蔗浆粥 8-569

蔄

95001 蔄花散 8-569
95002 蔄花散 8-569

蔻

95003 蔻附丸 8-569
95004 蔻香丸 8-569

蔚

95005 蔚金丸 8-569
95006 蔚金散 8-569

蓼

95007 蓼汤 8-569
95008 蓼酒 8-569
95009 蓼叶散 8-569
95010 蓼汁饮 8-570
95011 蓼花膏 8-570
95012 蓼草膏 8-570

聚

95013 聚气汤 8-570
95014 聚功丸 8-570
95015 聚仙丸 8-570
95016 聚金丸 8-570
95017 聚宝丸 8-570
95018 聚宝丸 8-570
95019 聚宝丹 8-570
95020 聚宝丹 8-570
95021 聚宝丹 8-570
95022 聚宝丹 8-570
95023 聚宝丹 8-570
95024 聚宝丹 8-571
95025 聚宝散 8-571
95026 聚宝膏 8-571
95027 聚珍丸 8-571
95028 聚珍丸 8-571
95029 聚瑶丹 8-571
95030 聚精丸 8-571
95031 聚香饮子 8-571
95032 聚宝养气丹 8-571
95033 聚宝黄龙散 8-571
95034 聚香羊肉丸 8-571

截

95035 截风丸 8-572
95036 截风丹 8-572
95037 截风散 8-572
95038 截风散 8-572
95039 截水丸 8-572
95040 截血膏 8-572
95041 截诃散 8-572
95042 截疟丸 8-572
95043 截疟丸 8-572
95044 截疟丸 8-572
95045 截疟丹 8-572
95046 截疟丹 8-572
95047 截疟丹 8-572
95048 截疟丹 8-573
95049 截疟丹 8-573
95050 截疟丹 8-573
95051 截疟丹 8-573
95052 截疟丹 8-573
95053 截疟丹 8-573
95054 截疟汤 8-573
95055 截疟饮 8-573
95056 截疟饮 8-573
95057 截疟饮 8-573
95058 截疟饮 8-573
95059 截疟饮 8-573
95060 截疟饮 8-573
95061 截疟饼 8-573
95062 截疟煎 8-573
95063 截疟煎 8-573
95064 截泻丸 8-574
95065 截泻汤 8-574
95066 截毒散 8-574
95067 截毒散 8-574
95068 截咳方 8-574
95069 截疮散 8-574
95070 截哮汤 8-574
95071 截疳丸 8-574
95072 截疳散 8-574
95073 截疳散 8-574
95074 截流丹 8-574
95075 截流汤 8-574
95076 截黄丸 8-575
95077 截惊丸 8-575
95078 截惊丸 8-575
95079 截惊丸 8-575
95080 截喘汤 8-575
95081 截瘴丸 8-575
95082 截瘴散 8-575
95083 截癫丸 8-575
95084 截水肿丸 8-575
95085 截疟仙丹 8-575
95086 截风生胃汤 8-575
95087 截疟七宝丸 8-576
95088 截疟七宝饮 8-576
95089 截疟不二饮 8-576
95090 截疟立验汤 8-576
95091 截疟青蒿丸 8-576
95092 截疟闻香袋 8-576
95093 截疟常山饮 8-576
95094 截疟雄神丸 8-576
95095 截疟温脾饮 8-576
95096 截疫保命丹 8-576

磁

95097 磁凤丸 8-576
95098 磁石丸 8-576
95099 磁石丸 8-577
95100 磁石丸 8-577
95101 磁石丸 8-577
95102 磁石丸 8-577
95103 磁石丸 8-577
95104 磁石丸 8-577
95105 磁石丸 8-577
95106 磁石丸 8-577
95107 磁石丸 8-577
95108 磁石丸 8-577
95109 磁石丸 8-578
95110 磁石丸 8-578
95111 磁石丸 8-578
95112 磁石丸 8-578
95113 磁石丸 8-578
95114 磁石丸 8-578
95115 磁石丸 8-578
95116 磁石丸 8-578
95117 磁石丸 8-578
95118 磁石丸 8-578
95119 磁石丸 8-578
95120 磁石丸 8-578
95121 磁石丸 8-579
95122 磁石丸 8-579
95123 磁石丸 8-579
95124 磁石丸 8-579
95125 磁石丸 8-579
95126 磁石丸 8-579
95127 磁石丸 8-579
95128 磁石丸 8-579
95129 磁石丸 8-579
95130 磁石丸 8-579
95131 磁石丸 8-579
95132 磁石丸 8-579
95133 磁石丸 8-579
95134 磁石丸 8-580
95135 磁石丸 8-580
95136 磁石丸 8-580
95137 磁石丸 8-580
95138 磁石丸 8-580
95139 磁石丸 8-580
95140 磁石丸 8-580
95141 磁石丸 8-580
95142 磁石引 8-580
95143 磁石汤 8-580
95144 磁石汤 8-580
95145 磁石汤 8-580
95146 磁石汤 8-580
95147 磁石汤 8-580
95148 磁石汤 8-581
95149 磁石汤 8-581
95150 磁石汤 8-581
95151 磁石汤 8-581
95152 磁石汤 8-581
95153 磁石汤 8-581
95154 磁石汤 8-581
95155 磁石饮 8-581
95156 磁石酒 8-581
95157 磁石酒 8-581
95158 磁石酒 8-581
95159 磁石酒 8-581
95160 磁石散 8-581
95161 磁石散 8-581
95162 磁石散 8-582
95163 磁石散 8-582
95164 磁石散 8-582
95165 磁石散 8-582
95166 磁石散 8-582
95167 磁石散 8-582
95168 磁石散 8-582
95169 磁石散 8-582
95170 磁石散 8-582
95171 磁石散 8-582
95172 磁石散 8-582
95173 磁石散 8-582
95174 磁石散 8-583
95175 磁石散 8-583
95176 磁石散 8-583
95177 磁石散 8-583
95178 磁石散 8-583
95179 磁石散 8-583
95180 磁石散 8-583
95181 磁石散 8-583
95182 磁石散 8-583
95183 磁朱丸 8-583
95184 磁砂丸 8-583
95185 磁贝合剂 8-583
95186 磁贝合剂 8-583
95187 磁石肾羹 8-583
95188 磁石浸酒 8-583
95189 磁石千金丸 8-583
95190 磁石木香丸 8-583
95191 磁石六味丸 8-584
95192 磁石地黄丸 8-584
95193 磁石羊肾丸 8-584
95194 磁石羊肾粥 8-584
95195 磁石荠苨丸 8-584
95196 磁石猪肾羹 8-584

豨

95197 豨莶丸 8-584
95198 豨莶丸 8-584
95199 豨莶酒 8-584
95200 豨莶酒 8-584
95201 豨莶散 8-584

95202 豨莶散 8-584
95203 豨桐丸 8-585
95204 豨桐胶囊 8-585
95205 豨莶风湿丸 8-585
95206 豨莶至阳汤 8-585
95207 豨莶至阴汤 8-585
95208 豨莶杜术汤 8-585
95209 豨蛭络达胶囊 8-585

摧

95210 摧肝丸 8-585

嫛

95211 嫛婗至宝丹 8-585

雌

95212 雌朱丸 8-585
95213 雌鸡方 8-585
95214 雌鸡炙 8-585
95215 雌鸡面 8-586
95216 雌鸡散 8-586
95217 雌鸡粥 8-586
95218 雌黄丸 8-586
95219 雌黄丸 8-586
95220 雌黄丸 8-586
95221 雌黄丸 8-586
95222 雌黄丸 8-586
95223 雌黄丸 8-586
95224 雌黄丸 8-586
95225 雌黄丸 8-586
95226 雌黄丸 8-586
95227 雌黄丸 8-586
95228 雌黄丸 8-586
95229 雌黄丸 8-586
95230 雌黄丹 8-586
95231 雌黄方 8-586
95232 雌黄散 8-586
95233 雌黄散 8-587
95234 雌黄散 8-587
95235 雌黄膏 8-587
95236 雌黄膏 8-587
95237 雌黄膏 8-587
95238 雌雄丸 8-587
95239 雌雄散 8-587
95240 雌雄散 8-587
95241 雌黄涂方 8-587
95242 雌黄芍药丸 8-587
95243 雌雄四黄散 8-587
95244 雌雄霹雳火 8-587

蜚

95245 蜚龙分师丸 8-587

裴

95246 裴公八毒膏 8-588
95247 裴氏五毒神膏 8-588

嗽

95248 嗽烟筒 8-588

赚

95249 赚气丸 8-588
95250 赚气丸 8-588
95251 赚气散 8-588
95252 赚气散 8-588
95253 赚胸散 8-588

蜻

95254 蜻蜓展势丹 8-588

蜡

95255 蜡丸 8-588
95256 蜡脂 8-588
95257 蜡脂 8-589
95258 蜡酒 8-589
95259 蜡粥 8-589
95260 蜡滴 8-589
95261 蜡丸子 8-589
95262 蜡丸子 8-589
95263 蜡杏汤 8-589
95264 蜡肝散 8-589
95265 蜡苓丸 8-589
95266 蜡矾丸 8-589
95267 蜡矾丸 8-589
95268 蜡矾丸 8-589
95269 蜡矾丸 8-589
95270 蜡矾丸 8-589
95271 蜡矾丸 8-590
95272 蜡矾丸 8-590
95273 蜡矾丸 8-590
95274 蜡矾针 8-590
95275 蜡矾纸 8-590
95276 蜡享膏 8-590
95277 蜡油膏 8-590
95278 蜡油膏 8-590
95279 蜡茶丸 8-590
95280 蜡香丸 8-590
95281 蜡脂膏 8-590
95282 蜡梅丸 8-590
95283 蜡黄膏 8-590
95284 蜡匮丸 8-590
95285 蜡弹丸 8-590
95286 蜡酥煎 8-590
95287 蜡煎丸 8-591
95288 蜡煎汤 8-591
95289 蜡煎饼 8-591
95290 蜡煎散 8-591
95291 蜡煎散 8-591
95292 蜡煎散 8-591
95293 蜡煎散 8-591
95294 蜡蜜丸 8-591
95295 蜡莲饼 8-591
95296 蜡纸角方 8-591
95297 蜡烛平胃膏 8-591

蜥

95298 蜥蜴丸 8-591
95299 蜥蜴丸 8-591
95300 蜥蜴丸 8-591

蜘

95301 蜘蛛丸 8-592
95302 蜘蛛线 8-592
95303 蜘蛛线 8-592
95304 蜘蛛散 8-592
95305 蜘蛛散 8-592
95306 蜘蛛散 8-592
95307 蜘蛛散 8-592
95308 蜘蛛散 8-592
95309 蜘蛛膏 8-592
95310 蜘蜂丸 8-592
95311 蜘蛛摩方 8-592
95312 蜘蛛枯矾散 8-592

蝉

95313 蝉朱散 8-592
95314 蝉壳丸 8-592
95315 蝉壳丸 8-593
95316 蝉壳丸 8-593
95317 蝉壳丸 8-593
95318 蝉壳汤 8-593
95319 蝉壳汤 8-593
95320 蝉壳汤 8-593
95321 蝉壳饮 8-593
95322 蝉壳散 8-593
95323 蝉壳散 8-593
95324 蝉壳散 8-593
95325 蝉壳散 8-593
95326 蝉壳散 8-593
95327 蝉壳散 8-593
95328 蝉壳散 8-593
95329 蝉壳膏 8-593
95330 蝉花丸 8-593
95331 蝉花丸 8-594
95332 蝉花散 8-594
95333 蝉花散 8-594
95334 蝉花散 8-594
95335 蝉花散 8-594
95336 蝉花散 8-594
95337 蝉花散 8-594
95338 蝉花散 8-594
95339 蝉花散 8-594
95340 蝉花散 8-594
95341 蝉花散 8-594
95342 蝉花散 8-594
95343 蝉花散 8-594
95344 蝉花散 8-594
95345 蝉花散 8-595
95346 蝉花散 8-595
95347 蝉花散 8-595
95348 蝉花散 8-595
95349 蝉花散 8-595
95350 蝉花散 8-595
95351 蝉砂丸 8-595
95352 蝉冠散 8-595
95353 蝉退汤 8-595
95354 蝉退饮 8-595
95355 蝉退饮 8-595
95356 蝉退散 8-595
95357 蝉退散 8-595
95358 蝉退散 8-595
95359 蝉退散 8-595
95360 蝉退散 8-595
95361 蝉退散 8-595
95362 蝉退散 8-595
95363 蝉退膏 8-595
95364 蝉退膏 8-595
95365 蝉蚕散 8-596
95366 蝉菊散 8-596
95367 蝉猪散 8-596
95368 蝉蜕丸 8-596
95369 蝉蜕丸 8-596
95370 蝉蜕饮 8-596
95371 蝉蜕散 8-596
95372 蝉蜕散 8-596
95373 蝉蜕散 8-596
95374 蝉蜕散 8-596
95375 蝉蜕散 8-596
95376 蝉蜕散 8-596
95377 蝉蜕散 8-596
95378 蝉蜕散 8-596
95379 蝉蜕散 8-596
95380 蝉蜕散 8-596
95381 蝉蜕膏 8-597
95382 蝉蜕膏 8-597
95383 蝉蝎散 8-597
95384 蝉翼散 8-597
95385 蝉壳灰丸 8-597
95386 蝉花饼子 8-597
95387 蝉蜕饮子 8-597
95388 蝉蜕饼子 8-597
95389 蝉壳明目散 8-597
95390 蝉壳明目散 8-597
95391 蝉花无比丸 8-597
95392 蝉花无比丸 8-597
95393 蝉花无比散 8-597
95394 蝉花无比散 8-597
95395 蝉花无比散 8-598
95396 蝉花无比散 8-598
95397 蝉青煮肝散 8-598

95398 蝉退甘草汤 8-598
95399 蝉蜕一物汤 8-598
95400 蝉蜕一物散 8-598
95401 蝉蜕无比散 8-598
95402 蝉蜕钩藤饮 8-598
95403 蝉蜕钩藤散 8-598
95404 蝉蜕猪肝散 8-598

踊

95405 踊乌散 8-598

鹘

95406 鹘突羹 8-598

罂

95407 罂粟丸 8-598
95408 罂粟丸 8-598
95409 罂粟汤 8-598
95410 罂粟汤 8-598
95411 罂粟汤 8-599
95412 罂粟汤 8-599
95413 罂粟饮 8-599
95414 罂粟散 8-599
95415 罂粟散 8-599
95416 罂粟粥 8-599
95417 罂粟膏 8-599
95418 罂粟膏 8-599
95419 罂榆汤 8-599
95420 罂粟饮子 8-599
95421 罂粟神圣散 8-599

毓

95422 毓真膏 8-599
95423 毓清丸 8-599
95424 毓麟丸 8-600
95425 毓麟丸 8-600
95426 毓麟丸 8-600
95427 毓麟丸 8-600
95428 毓麟丹 8-600
95429 毓麟珠 8-600
95430 毓麟珠 8-600
95431 毓麟酒 8-600
95432 毓麟膏 8-600
95433 毓麟固本膏 8-600
95434 毓麟固本膏 8-600

箬

95435 箬叶散 8-601
95436 箬叶散 8-601
95437 箬叶散 8-601
95438 箬叶散 8-601
95439 箬灰散 8-601
95440 箬灰散 8-601

箍

95441 箍药 8-601
95442 箍药 8-601
95443 箍药 8-601
95444 箍药 8-601
95445 箍眼药 8-601
95446 箍瘤膏 8-601
95447 箍毒神丹 8-601
95448 箍药奇方 8-601

熏

95449 熏筒 8-601
95450 熏草汤 8-601
95451 熏草汤 8-602
95452 熏草散 8-602
95453 熏草散 8-602
95454 熏疥方 8-602
95455 熏洗方 8-602
95456 熏洗方 8-602
95457 熏洗汤 8-602
95458 熏洗汤 8-602
95459 熏洗汤 8-602
95460 熏黄散 8-602
95461 熏秽散 8-602
95462 熏痔丸 8-602
95463 熏痔汤 8-602
95464 熏痔散 8-602
95465 熏硫散 8-602
95466 熏脾汤 8-603
95467 熏解汤 8-603
95468 熏膈丸 8-603
95469 熏陆香丸 8-603
95470 熏陆香丸 8-603
95471 熏陆香丸 8-603
95472 熏陆香散 8-603
95473 熏疥饼子 8-603
95474 熏疥饼子 8-603
95475 熏耳雄黄散 8-603
95476 熏草黄连汤 8-603
95477 熏痔立效方 8-603
95478 熏痔必效散 8-603
95479 熏敷立效散 8-603
95480 熏脐延龄种子方 8-603

稳

95481 稳心颗粒 8-604

僧

95482 僧甘散 8-604
95483 僧矾散 8-604
95484 僧铅散 8-604
95485 僧伽应梦人参散 8-604

鼻

95486 鼻吸散 8-604
95487 鼻炎片 8-604
95488 鼻炎灵 8-604
95489 鼻衄丹 8-604
95490 鼻通丸 8-604
95491 鼻疳散 8-604
95492 鼻疳散 8-604
95493 鼻痔丸 8-604
95494 鼻痔丹 8-604
95495 鼻痔散 8-605
95496 鼻渊丸 8-605
95497 鼻渊片 8-605
95498 鼻搐散 8-605
95499 鼻嗅散 8-605
95500 鼻嗅散 8-605
95501 鼻炎灵丸 8-605
95502 鼻炎糖浆 8-605
95503 鼻咽灵片 8-605
95504 鼻通宁滴剂 8-605
95505 鼻渊舒胶囊 8-605
95506 鼻窦灌注液 8-605
95507 鼻咽清毒颗粒 8-605
95508 鼻渊舒口服液 8-606
95509 鼻窦炎口服液 8-606

睾

95510 睾丸汤 8-606

獐

95511 獐骨丸 8-606
95512 獐骨汤 8-606

膜

95513 膜韧膏 8-606

膈

95514 膈汤 8-607
95515 膈气丸 8-607
95516 膈气散 8-607
95517 膈毒丸 8-607
95518 膈噎汤 8-607
95519 膈噎膏 8-607
95520 膈下逐瘀汤 8-607

腿

95521 腿胫散 8-608
95522 腿胫散 8-608

鲛

95523 鲛鱼皮散 8-608
95524 鲛鱼皮散 8-608

鲜

95525 鲜角膏 8-608
95526 鲜陈汤 8-608
95527 鲜茄饮 8-608
95528 鲜石斛膏 8-608
95529 鲜生地露 8-608
95530 鲜佛手露 8-608
95531 鲜佩兰露 8-608
95532 鲜荷叶汤 8-608
95533 鲜藿香露 8-608
95534 鲜小蓟根汤 8-608

竭

95535 竭红跌打酊 8-608

端

95536 端效丸 8-609

辣

95537 辣椒风湿膏 8-609

韶

95538 韶粉散 8-609
95539 韶粉膏 8-609

敲

95540 敲鸡散 8-609
95541 敲枕散 8-609

裹

95542 裹白散 8-609

膏

95543 膏药 8-609
95544 膏药 8-609
95545 膏药 8-609
95546 膏药 8-610
95547 膏药 8-610
95548 膏药 8-610
95549 膏药 8-610
95550 膏药 8-610
95551 膏药 8-610
95552 膏药 8-610
95553 膏药 8-610
95554 膏药 8-610
95555 膏药 8-610
95556 膏药 8-610
95557 膏药 8-610
95558 膏药 8-610
95559 膏药 8-610
95560 膏药 8-610
95561 膏药 8-611
95562 膏药 8-611
95563 膏药 8-611

95564 膏药 8-611
95565 膏药 8-611
95566 膏药 8-611
95567 膏药 8-611
95568 膏药 8-611
95569 膏药 8-611
95570 膏子药 8-611
95571 膏子药 8-611
95572 膏发煎 8-611
95573 膏淋汤 8-611
95574 膏滋药 8-611
95575 膏蜜汤 8-612
95576 膏髓酒 8-612
95577 膏母化斑散 8-612

腐

95578 腐草散 8-612
95579 腐尽生肌散 8-612

瘟

95580 瘟疫汤 8-612

瘦

95581 瘦胎丸 8-612
95582 瘦胎饮 8-612
95583 瘦胎饮 8-612
95584 瘦胎饮 8-612
95585 瘦胎饮 8-612
95586 瘦胎散 8-612
95587 瘦胎散 8-612
95588 瘦胎散 8-612
95589 瘦胎散 8-612
95590 瘦人搐药 8-612
95591 瘦胎饮子 8-612
95592 瘦胎枳甘散 8-613
95593 瘦胎枳壳散 8-613
95594 瘦胎调气散 8-613

瘘

95595 瘘疮止水丸 8-613

慢

95596 慢白汤 8-613
95597 慢肾汤 8-613
95598 慢惊丸 8-613
95599 慢惊丸 8-613
95600 慢惊饮 8-614
95601 慢脾散 8-614
95602 慢脾散 8-614
95603 慢肝宁方 8-614
95604 慢肝六味饮 8-614
95605 慢肾宁合剂 8-614
95606 慢肾宝合剂 8-614
95607 慢肾简验方 8-614
95608 慢性肝炎丸 8-615
95609 慢性肠炎丸 8-615
95610 慢支固本颗粒 8-615
95611 慢肝养阴胶囊 8-615
95612 慢肝解郁胶囊 8-615
95613 慢咽宁袋泡茶 8-615

熵

95614 熵药 8-615
95615 熵散 8-615
95616 熵肿膏 8-615
95617 熵毒膏 8-615
95618 熵贴方 8-616

熄

95619 熄火汤 8-616
95620 熄风定颤方 8-616

漆

95621 漆甲散 8-616
95622 漆香散 8-616
95623 漆黄丸 8-616
95624 漆雄丸 8-616
95625 漆煎丸 8-616
95626 漆燕散 8-616

漱

95627 漱汤 8-616
95628 漱药 8-617
95629 漱药 8-617
95630 漱药 8-617
95631 漱药 8-617
95632 漱药 8-617
95633 漱口方 8-617
95634 漱口方 8-617
95635 漱口方 8-617
95636 漱口方 8-617
95637 漱口方 8-617
95638 漱口方 8-617
95639 漱口水 8-617
95640 漱口汤 8-617
95641 漱口汤 8-617
95642 漱口药 8-617
95643 漱风散 8-618
95644 漱风散 8-618
95645 漱毒散 8-618
95646 漱喉散 8-618
95647 漱口地黄散 8-618
95648 漱口沉香散 8-618
95649 漱牙羌活散 8-618
95650 漱咽青盐散 8-618

滴

95651 滴水丸 8-618
95652 滴耳油 8-618
95653 滴耳油 8-618
95654 滴虫汤 8-618
95655 滴乳膏 8-618
95656 滴金丸 8-618
95657 滴金膏 8-619
95658 滴油散 8-619
95659 滴眼汤 8-619
95660 滴鼻灵 8-619
95661 滴滴金 8-619
95662 滴滴金 8-619
95663 滴露膏 8-619
95664 滴鼻栀子仁煎 8-619

演

95665 演气丹 8-619

漏

95666 漏风汤 8-619
95667 漏芦丸 8-619
95668 漏芦丸 8-619
95669 漏芦丸 8-619
95670 漏芦丸 8-619
95671 漏芦丸 8-619
95672 漏芦丸 8-620
95673 漏芦汤 8-620
95674 漏芦汤 8-620
95675 漏芦汤 8-620
95676 漏芦汤 8-620
95677 漏芦汤 8-620
95678 漏芦汤 8-620
95679 漏芦汤 8-620
95680 漏芦汤 8-620
95681 漏芦汤 8-620
95682 漏芦汤 8-620
95683 漏芦汤 8-620
95684 漏芦汤 8-620
95685 漏芦汤 8-621
95686 漏芦汤 8-621
95687 漏芦汤 8-621
95688 漏芦汤 8-621
95689 漏芦汤 8-621
95690 漏芦汤 8-621
95691 漏芦汤 8-621
95692 漏芦汤 8-621
95693 漏芦汤 8-621
95694 漏芦汤 8-621
95695 漏芦汤 8-621
95696 漏芦汤 8-621
95697 漏芦汤 8-621
95698 漏芦汤 8-621
95699 漏芦散 8-622
95700 漏芦散 8-622
95701 漏芦散 8-622
95702 漏芦散 8-622
95703 漏芦散 8-622
95704 漏芦散 8-622
95705 漏芦散 8-622
95706 漏芦散 8-622
95707 漏芦散 8-622
95708 漏芦散 8-622
95709 漏芦散 8-622
95710 漏芦散 8-622
95711 漏芦散 8-622
95712 漏芦散 8-622
95713 漏芦散 8-623
95714 漏芦散 8-623
95715 漏芦散 8-623
95716 漏芦散 8-623
95717 漏芦散 8-623
95718 漏芦散 8-623
95719 漏芦散 8-623
95720 漏芦散 8-623
95721 漏芦散 8-623
95722 漏芦膏 8-623
95723 漏芦膏 8-623
95724 漏芦膏 8-623
95725 漏胎汤 8-623
95726 漏芦煮散 8-623
95727 漏芦煮散 8-623
95728 漏芦升麻汤 8-623
95729 漏芦连翘汤 8-623
95730 漏芦煮肝汤 8-623
95731 漏芦溻肿汤 8-623
95732 漏芦橘皮汤 8-623
95733 漏胎安胎饮 8-624
95734 漏管内消丸 8-624

精

95735 精气丸 8-624
95736 精明汤 8-624
95737 精乌胶囊 8-624
95738 精乌颗粒 8-624
95739 精血补片 8-624
95740 精制狗皮膏 8-624
95741 精制冠心片 8-624
95742 精制猴枣散 8-625
95743 精制五加皮酒 8-625
95744 精制冠心颗粒 8-625
95745 精制冠心软胶囊 8-625
95746 精天下第一下部药 8-625

赛

95747 赛针散 8-625
95748 赛命丹 8-625
95749 赛金丸 8-625
95750 赛金丹 8-625
95751 赛金散 8-625
95752 赛宝丹 8-625
95753 赛空青 8-625

95754 赛珍散 8-625
95755 赛春雷 8-625
95756 赛夺命丹 8-626
95757 赛霉安散 8-626
95758 赛金化毒散 8-626
95759 赛金化毒散 8-626
95760 赛胃安胶囊 8-626

蜜

95761 蜜饵 8-626
95762 蜜酒 8-626
95763 蜜煎 8-626
95764 蜜煎 8-626
95765 蜜膏 8-626
95766 蜜膏 8-626
95767 蜜瓜膏 8-627
95768 蜜花散 8-627
95769 蜜连膏 8-627
95770 蜜皂丸 8-627
95771 蜜附汤 8-627
95772 蜜油膏 8-627
95773 蜜柏散 8-627
95774 蜜草散 8-627
95775 蜜香丸 8-627
95776 蜜香散 8-627
95777 蜜桃酥 8-627
95778 蜜脂煎 8-627
95779 蜜脂煎 8-627
95780 蜜脂膏 8-627
95781 蜜消汤 8-628
95782 蜜消煎 8-628
95783 蜜粉膏 8-628
95784 蜜调方 8-628
95785 蜜调药 8-628
95786 蜜萝卜 8-628
95787 蜜萝卜 8-628
95788 蜜黄饮 8-628
95789 蜜雪梨 8-628
95790 蜜梨噙 8-628
95791 蜜酥煎 8-628
95792 蜜犀丸 8-628
95793 蜜赋散 8-628
95794 蜜蜡膏 8-628
95795 蜜髓煎 8-628
95796 蜜附子汤 8-628
95797 蜜胆导方 8-628
95798 蜜栗子丸 8-628
95799 蜜渍柏皮 8-628
95800 蜜剂解毒丸 8-628
95801 蜜渍黄柏汁 8-629
95802 蜜葱猪胆汤 8-629
95803 蜜煮朱砂丹 8-629
95804 蜜煎止痒丹 8-629
95805 蜜煮朱砂煎丸 8-629

寤

95806 寤生丸 8-629
95807 寤生丸 8-629

褐

95808 褐丸 8-629
95809 褐丸子 8-629
95810 褐丸子 8-629
95811 褐丸子 8-629
95812 褐丸子 8-629
95813 褐丸子 8-629
95814 褐丸子 8-630

褊

95815 褊银丸 8-630
95816 褊银丸 8-630
95817 褊银丸 8-630
95818 褊银丸 8-630
95819 褊银丸 8-630
95820 褊银丸 8-630

褪

95821 褪金启脾丸 8-630
95822 褪金启脾丸 8-630

肇

95823 肇妊丸 8-630

嫩

95824 嫩鼠丹 8-630

嫦

95825 嫦娥加丽丸 8-630

翟

95826 翟平薯蓣丸 8-631

翠

95827 翠云散 8-631
95828 翠云散 8-631
95829 翠云锭 8-631
95830 翠玉散 8-631
95831 翠玉膏 8-631
95832 翠玉膏 8-631
95833 翠碧丸 8-631
95834 翠霞散 8-631
95835 翠霞膏 8-631
95836 翠云锭子 8-631
95837 翠青锭子 8-631
95838 翠霞锭子 8-631
95839 翠莲解毒片 8-632

鹜

95840 鹜粥 8-632

熊

95841 熊汤 8-632
95842 熊肉羹 8-632
95843 熊冰散 8-632
95844 熊冰膏 8-632
95845 熊参汤 8-632
95846 熊胆丸 8-632
95847 熊胆丸 8-632
95848 熊胆丸 8-632
95849 熊胆丸 8-632
95850 熊胆丸 8-632
95851 熊胆丸 8-632
95852 熊胆丸 8-632
95853 熊胆丸 8-632
95854 熊胆丸 8-633
95855 熊胆丸 8-633
95856 熊胆丸 8-633
95857 熊胆丸 8-633
95858 熊胆丸 8-633
95859 熊胆丸 8-633
95860 熊胆丸 8-633
95861 熊胆丸 8-633
95862 熊胆丸 8-633
95863 熊胆酊 8-633
95864 熊胆散 8-633
95865 熊胆散 8-633
95866 熊胆散 8-633
95867 熊胆散 8-633
95868 熊胆散 8-633
95869 熊胆散 8-633
95870 熊胆散 8-634
95871 熊胆散 8-634
95872 熊胆散 8-634
95873 熊胆煎 8-634
95874 熊胆膏 8-634
95875 熊胆膏 8-634
95876 熊胆膏 8-634
95877 熊胆膏 8-634
95878 熊胆膏 8-634
95879 熊胆膏 8-634
95880 熊胆膏锭 8-634
95881 熊锭神丹 8-634
95882 熊油虎骨膏 8-634
95883 熊油虎骨膏 8-635
95884 熊油虎骨膏 8-635
95885 熊胆天麻丸 8-635
95886 熊胆天麻丹 8-635
95887 熊胆天麻丹 8-635
95888 熊胆夺命散 8-635
95889 熊胆冰黄散 8-635
95890 熊胆救心丸 8-635
95891 熊胆痔疮膏 8-635
95892 熊胆麝香丸 8-635

缩

95893 缩水丸 8-635
95894 缩水丹 8-635
95895 缩地汤 8-635
95896 缩舌散 8-635
95897 缩舌散 8-636
95898 缩舌膏 8-636
95899 缩汗煎 8-636
95900 缩住汤 8-636
95901 缩肛散 8-636
95902 缩毒散 8-636
95903 缩砂丸 8-636
95904 缩砂丸 8-636
95905 缩砂丸 8-636
95906 缩砂丸 8-636
95907 缩砂丸 8-636
95908 缩砂丸 8-636
95909 缩砂丸 8-636
95910 缩砂丹 8-636
95911 缩砂汤 8-636
95912 缩砂汤 8-636
95913 缩砂汤 8-636
95914 缩砂汤 8-636
95915 缩砂汤 8-637
95916 缩砂汤 8-637
95917 缩砂饮 8-637
95918 缩砂饮 8-637
95919 缩砂饮 8-637
95920 缩砂饮 8-637
95921 缩砂酒 8-637
95922 缩砂散 8-637
95923 缩砂散 8-637
95924 缩砂散 8-637
95925 缩砂散 8-637
95926 缩砂散 8-637
95927 缩砂散 8-637
95928 缩泉丸 8-637
95929 缩泉丸 8-637
95930 缩泉汤 8-637
95931 缩泉饮 8-637
95932 缩泉散 8-638
95933 缩胎丸 8-638
95934 缩胎丸 8-638
95935 缩胎饮 8-638
95936 缩胎散 8-638
95937 缩前康 8-638
95938 缩脾丸 8-638
95939 缩脾饮 8-638
95940 缩脾饮 8-638
95941 缩脾饮 8-638
95942 缩瘤丸 8-638
95943 缩阳秘方 8-638
95944 缩砂蜜丸 8-638
95945 缩砂蜜丸 8-638

95946 缩砂蜜散 8-638
95947 缩泉胶囊 8-638
95948 缩痔秘方 8-638
95949 缩毒金粉散 8-638
95950 缩砂二陈汤 8-638
95951 缩砂香附汤 8-639
95952 缩宫逐瘀汤 8-639

缫

95953 缫丝汤 8-639

十五画

璇

95954 璇玑神化散 8-640

增

95955 增力丹 8-640
95956 增半汤 8-640
95957 增光片 8-640
95958 增明丸 8-640
95959 增明膏 8-640
95960 增食丹 8-640
95961 增损汤 8-640
95962 增损散 8-640
95963 增爰丸 8-640
95964 增液汤 8-640
95965 增生平片 8-641
95966 增液颗粒 8-641
95967 增力再生丸 8-641
95968 增加败毒散 8-642
95969 增补八珍汤 8-642
95970 增补引火汤 8-642
95971 增补拈痛汤 8-642
95972 增补省风汤 8-642
95973 增补消毒饮 8-642
95974 增味二陈汤 8-642
95975 增味五痹汤 8-642
95976 增味五痹汤 8-642
95977 增味四物汤 8-642
95978 增味四物汤 8-642
95979 增味导赤散 8-642
95980 增损二陈汤 8-642
95981 增损八物汤 8-642
95982 增损八物汤 8-642
95983 增损八物汤 8-642
95984 增损三才丸 8-642
95985 增损五积丸 8-643
95986 增损五积丸 8-643
95987 增损五痹汤 8-643
95988 增损双解汤 8-643
95989 增损双解散 8-643
95990 增损平胃散 8-643
95991 增损术附汤 8-643
95992 增损甘露饮 8-643
95993 增损四斤丸 8-643
95994 增损四物汤 8-643
95995 增损四物汤 8-643
95996 增损四物汤 8-644
95997 增损四物汤 8-644
95998 增损四物汤 8-644
95999 增损四物汤 8-644
96000 增损四物汤 8-644
96001 增损四物汤 8-644
96002 增损四顺汤 8-644
96003 增损白术散 8-644
96004 增损乐令汤 8-644
96005 增损地黄丸 8-644
96006 增损地熏汤 8-644
96007 增损当归丸 8-644
96008 增损当归汤 8-644
96009 增损当归汤 8-644
96010 增损竹叶汤 8-644
96011 增损竹叶汤 8-645
96012 增损伏梁丸 8-645
96013 增损如圣汤 8-645
96014 增损如圣散 8-645
96015 增损如圣散 8-645
96016 增损启膈散 8-645
96017 增损奔豚汤 8-645
96018 增损肾气丸 8-645
96019 增损肾沥汤 8-645
96020 增损肾沥汤 8-645
96021 增损肾沥汤 8-645
96022 增损肾沥汤 8-645
96023 增损肥气丸 8-645
96024 增损泽兰丸 8-646
96025 增损泽兰丸 8-646
96026 增损建中汤 8-646
96027 增损承气丸 8-646
96028 增损茵芋酒 8-646
96029 增损复脉汤 8-646
96030 增损柴胡汤 8-646
96031 增损柴胡汤 8-646
96032 增损柴胡汤 8-646
96033 增损健脾丸 8-646
96034 增损息贲汤 8-646
96035 增损流气饮 8-646
96036 增损资胃饮 8-647
96037 增损通圣散 8-647
96038 增损理中丸 8-647
96039 增损理中丸 8-647
96040 增损理中丸 8-647
96041 增损理中散 8-647
96042 增损黄芩汤 8-647
96043 增损黄连丸 8-647
96044 增损黄柏汤 8-647
96045 增损续命汤 8-647
96046 增损续断丸 8-647
96047 增损黑锡丹 8-648
96048 增损黑锡丹 8-648
96049 增损痞气丸 8-648
96050 增损缩脾饮 8-648
96051 增损缩脾饮 8-648
96052 增料正气散 8-648
96053 增益八味丸 8-648
96054 增益归茸丸 8-648
96055 增益四物汤 8-648
96056 增益四物汤 8-648
96057 增减六君汤 8-648
96058 增减地黄汤 8-648
96059 增减泽兰丸 8-648
96060 增减定志丸 8-648
96061 增减逍遥散 8-649
96062 增减逍遥散 8-649
96063 增减理中丸 8-649
96064 增减敛阳丹 8-649
96065 增减续断丸 8-649
96066 增液口服液 8-649
96067 增液承气汤 8-649
96068 增液承气汤 8-649
96069 增液逐瘀汤 8-649
96070 增液解毒汤 8-649
96071 增精补肾丸 8-649
96072 增损大柴胡汤 8-649
96073 增损禹余粮丸 8-649
96074 增制史国公药酒 8-650
96075 增损三黄石膏汤 8-650
96076 增损防风通圣散 8-650
96077 增损补中益气汤 8-650
96078 增损皇甫栀子汤 8-650
96079 增损柴胡四物汤 8-650
96080 增损普济消毒饮 8-650
96081 增损普济消毒饮 8-650
96082 增减八物柴胡汤 8-650
96083 增减乌药顺气散 8-650
96084 增减水药皇子汤 8-650
96085 增减顺气木香丸 8-650
96086 增减黄连泻心汤 8-650
96087 增减旋覆代赭汤 8-651
96088 增损阮氏小青龙汤 8-651
96089 增损续命长理石汤 8-651

槿

96090 槿皮酒 8-651
96091 槿皮膏 8-651
96092 槿花散 8-651

横

96093 横翳还睛丸 8-651

樗

96094 樗白汤 8-651
96095 樗皮丸 8-651
96096 樗皮丸 8-651
96097 樗皮丸 8-652
96098 樗皮丸 8-652
96099 樗皮散 8-652
96100 樗皮散 8-652
96101 樗皮散 8-652
96102 樗鸡膏 8-652
96103 樗枝散 8-652
96104 樗参散 8-652
96105 樗柏丸 8-652
96106 樗根汤 8-652
96107 樗根散 8-652
96108 樗根散 8-652
96109 樗根散 8-652
96110 樗根散 8-652
96111 樗白皮丸 8-652
96112 樗白皮丸 8-652
96113 樗白皮汤 8-652
96114 樗白皮散 8-653
96115 樗白皮散 8-653
96116 樗白皮散 8-653
96117 樗白棋子 8-653
96118 樗树皮散 8-653
96119 樗树皮散 8-653
96120 樗树根丸 8-653
96121 樗树根丸 8-653
96122 樗树根散 8-653
96123 樗根皮丸 8-653
96124 樗白固经丸 8-653
96125 樗根白皮丸 8-653
96126 樗根白皮散 8-653
96127 樗根米泔汁 8-653

樱

96128 樱茹汤 8-653
96129 樱桃丸 8-653
96130 樱桃散 8-653
96131 樱桃煎 8-653
96132 樱桃胶囊 8-653
96133 樱桃树叶栓 8-654

橡

96134 橡子散 8-654
96135 橡斗散 8-654
96136 橡斗散 8-654
96137 橡斗膏 8-654
96138 橡实汤 8-654
96139 橡实散 8-654
96140 橡实散 8-654
96141 橡实散 8-654
96142 橡实散 8-654
96143 橡斗子散 8-654
96144 橡斗子散 8-654

槲

96145 槲叶饮 8-654
96146 槲叶散 8-654
96147 槲叶散 8-654
96148 槲皮汤 8-654
96149 槲皮汤 8-654
96150 槲皮汤 8-654
96151 槲皮散 8-655
96152 槲皮散 8-655
96153 槲皮散 8-655
96154 槲皮散 8-655
96155 槲皮煎 8-655
96156 槲皮膏 8-655

樟

96157 樟木散 8-655
96158 樟木散 8-655
96159 樟木散 8-655
96160 樟木煎 8-655
96161 樟冰散 8-655
96162 樟冰散 8-655
96163 樟柳散 8-655
96164 樟脑丹 8-655
96165 樟脑油 8-655
96166 樟脑酊 8-655
96167 樟脑散 8-655
96168 樟脑膏 8-656
96169 樟硫散 8-656
96170 樟雄散 8-656
96171 樟辣酊 8-656
96172 樟丹油膏 8-656

橄

96173 橄榄丸 8-656
96174 橄榄丸 8-656
96175 橄榄汤 8-656
96176 橄榄饮 8-656
96177 橄榄散 8-656
96178 橄榄散 8-656
96179 橄榄散 8-656
96180 橄榄散 8-656
96181 橄榄膏 8-656
96182 橄榄膏 8-656
96183 橄榄晶颗粒 8-656

聤

96184 聤耳散 8-656
96185 聤耳散 8-657
96186 聤耳流脓药 8-657
96187 聤耳出脓水散 8-657

聪

96188 聪耳丸 8-657
96189 聪耳汤 8-657
96190 聪耳汤 8-657
96191 聪明汤 8-657
96192 聪耳四物汤 8-657
96193 聪耳地黄丸 8-657
96194 聪耳达郁汤 8-657
96195 聪耳芦荟丸 8-657
96196 聪耳芦荟丸 8-657
96197 聪耳抑火汤 8-657
96198 聪耳益气汤 8-657
96199 聪明益气汤 8-657

赭

96200 赭石挨癖丸 8-657
96201 赭遂攻结汤 8-658

豌

96202 豌豆汤 8-658
96203 豌豆香薷散 8-658

醋

96204 醋附丸 8-658
96205 醋附方 8-658
96206 醋鸡子 8-658
96207 醋泡方 8-658
96208 醋煮散 8-658
96209 醋黄散 8-658
96210 醋煎丸 8-658
96211 醋煎散 8-658
96212 醋煎散 8-658
96213 醋榴浆 8-658
96214 醋鳖丸 8-658
96215 醋大黄丸 8-659
96216 醋石榴丸 8-659
96217 醋石榴煎 8-659
96218 醋石榴子方 8-659
96219 醋石榴饮子 8-659
96220 醋制香附丸 8-659
96221 醋酒白丸子 8-659
96222 醋煮三棱丸 8-659
96223 醋煮香附丸 8-659

醇

96224 醇醨汤 8-659
96225 醇醨汤 8-659

醉

96226 醉仙丹 8-659
96227 醉仙丹 8-659
96228 醉仙汤 8-659
96229 醉仙散 8-659
96230 醉红散 8-660
96231 醉红散 8-660
96232 醉红散 8-660
96233 醉消散 8-660
96234 醉惊丸 8-660
96235 醉乡宝屑 8-660
96236 醉乡宝屑 8-660
96237 醉翁仙方 8-660
96238 醉头风饼儿 8-660

敷

96239 敷药 8-660
96240 敷疔散 8-660
96241 敷疔膏 8-660
96242 敷和汤 8-660
96243 敷痨膏 8-661
96244 敷毒散 8-661
96245 敷故散 8-661
96246 敷药散 8-661
96247 敷贴药 8-661
96248 敷疮药 8-661
96249 敷涎膏 8-661
96250 敷脐方 8-661
96251 敷脐散 8-661
96252 敷瘰丹 8-661
96253 敷身香粉 8-661
96254 敷穿板药 8-661
96255 敷穿板药 8-661
96256 敷穿板药 8-661
96257 敷痔神膏 8-661
96258 敷阳固精丸 8-661
96259 敷齿立效散 8-661
96260 敷药六仙散 8-661
96261 敷药合掌散 8-661
96262 敷药必效散 8-661
96263 敷药神功散 8-662
96264 敷药瞿麦散 8-662
96265 敷贴脚气药 8-662
96266 敷疮如圣散 8-662
96267 敷鼻白矾膏 8-662
96268 敷鼻瓜蒂膏 8-662
96269 敷鼻蚯蚓散 8-662
96270 敷药大枫子膏 8-662

蕙

96271 蕙草汤 8-662
96272 蕙草散 8-662

蕤

96273 蕤仁丸 8-662
96274 蕤仁丸 8-662
96275 蕤仁丸 8-662
96276 蕤仁丸 8-662
96277 蕤仁丸 8-662
96278 蕤仁丸 8-663
96279 蕤仁汤 8-663
96280 蕤仁散 8-663
96281 蕤仁散 8-663
96282 蕤仁散 8-663
96283 蕤仁散 8-663
96284 蕤仁散 8-663
96285 蕤仁散 8-663
96286 蕤仁散 8-663
96287 蕤仁散 8-663
96288 蕤仁散 8-663
96289 蕤仁煎 8-663
96290 蕤仁煎 8-663
96291 蕤仁煎 8-663
96292 蕤仁膏 8-663
96293 蕤仁膏 8-664
96294 蕤仁膏 8-664
96295 蕤仁膏 8-664
96296 蕤仁膏 8-664
96297 蕤仁膏 8-664
96298 蕤仁膏 8-664
96299 蕤仁膏 8-664
96300 蕤仁膏 8-664
96301 蕤仁膏 8-664
96302 蕤仁膏 8-664
96303 蕤仁膏 8-664
96304 蕤仁膏 8-664
96305 蕤仁膏 8-664
96306 蕤仁膏 8-664
96307 蕤仁膏 8-664
96308 蕤宾丸 8-664
96309 蕤仁洗汤 8-664
96310 蕤仁春雪膏 8-665
96311 蕤仁点眼方 8-665
96312 蕤仁洗眼汤 8-665

蕲

96313 蕲艾汤 8-665
96314 蕲艾膏 8-665
96315 蕲蛇酒 8-665
96316 蕲蛇酒 8-665
96317 蕲蛇酒 8-665
96318 蕲蛇酿 8-665
96319 蕲蛇药酒 8-665

96320 蕲蛇风湿酒 8-665
96321 蕲蛇追风酒 8-666

蕊

96322 蕊珠丸 8-666
96323 蕊珠丸 8-666
96324 蕊珠丹 8-666
96325 蕊珠汤 8-666

震

96326 震升丸 8-666
96327 震伏丸 8-666
96328 震灵丸 8-666
96329 震灵丹 8-666
96330 震灵丹 8-666
96331 震灵丹 8-666
96332 震灵丹 8-666
96333 震灵散 8-666
96334 震泽汤 8-667
96335 震蛰丹 8-667
96336 震蛰丹 8-667

撒

96337 撒合散 8-667
96338 撒速汤 8-667
96339 撒豆成兵方 8-667

撩

96340 撩痰方 8-667
96341 撩痰散 8-667
96342 撩膈汤 8-667
96343 撩膈汤 8-667
96344 撩膈散 8-667

撮

96345 撮口散 8-667
96346 撮气散 8-667
96347 撮风散 8-667
96348 撮风散 8-667
96349 撮口散 8-667
96350 撮合山 8-667
96351 撮合山 8-668
96352 撮肿汤 8-668
96353 撮毒散 8-668
96354 撮口脐风散 8-668

擒

96355 擒风汤 8-668
96356 擒虎丹 8-668
96357 擒虎散 8-668

撞

96358 撞气丸 8-668
96359 撞气丸 8-668
96360 撞气丸 8-668
96361 撞气丸 8-668
96362 撞气丸 8-668
96363 撞关饮子 8-668
96364 撞气阿魏丸 8-668

辘

96365 辘轳丹 8-669

噎

96366 噎膈膏 8-669
96367 噎膈仙方 8-669

嘹

96368 嘹亮丸 8-669

噙

96369 噙化丸 8-669
96370 噙化丸 8-669
96371 噙化丸 8-669
96372 噙化丸 8-669
96373 噙化丸 8-669
96374 噙化丸 8-669
96375 噙化丸 8-669
96376 噙化丸 8-669
96377 噙化丸 8-669
96378 噙化丸 8-669
96379 噙化丸 8-670
96380 噙化丸 8-670
96381 噙化丸 8-670
96382 噙化丸 8-670
96383 噙化丸 8-670
96384 噙化丸 8-670
96385 噙化丸 8-670
96386 噙化丹 8-670
96387 噙化丹 8-670
96388 噙漱方 8-670
96389 噙化仙方 8-670
96390 噙化三黄丸 8-670
96391 噙化三黄丸 8-670
96392 噙化上清丸 8-670
96393 噙化上清丸 8-670
96394 噙化上清丸 8-671
96395 噙化上清片 8-671
96396 噙化太平丸 8-671
96397 噙化止咳丸 8-671
96398 噙化止嗽丸 8-671
96399 噙化玉液丹 8-671
96400 噙化龙脑丸 8-671
96401 噙化润金丹 8-671
96402 噙化紫金丹 8-671
96403 噙化革澄茄丸 8-671

瞑

96404 瞑眩膏 8-671

蝴

96405 蝴蝶散 8-671

蝎

96406 蝎乌汤 8-671
96407 蝎乌散 8-671
96408 蝎红散 8-672
96409 蝎尾散 8-672
96410 蝎尾散 8-672
96411 蝎尾散 8-672
96412 蝎附丸 8-672
96413 蝎附散 8-672
96414 蝎附散 8-672
96415 蝎附散 8-672
96416 蝎附散 8-672
96417 蝎附散 8-672
96418 蝎附散 8-672
96419 蝎附散 8-672
96420 蝎附散 8-672
96421 蝎附散 8-672
96422 蝎虎丹 8-673
96423 蝎虎散 8-673
96424 蝎星丸 8-673
96425 蝎蚣散 8-673
96426 蝎蚣散 8-673
96427 蝎倍散 8-673
96428 蝎梢丸 8-673
96429 蝎梢丸 8-673
96430 蝎梢丸 8-673
96431 蝎梢丸 8-673
96432 蝎梢丸 8-673
96433 蝎梢丸 8-673
96434 蝎梢丸 8-673
96435 蝎梢饼 8-673
96436 蝎梢散 8-673
96437 蝎梢散 8-674
96438 蝎梢散 8-674
96439 蝎梢散 8-674
96440 蝎梢散 8-674
96441 蝎梢散 8-674
96442 蝎梢散 8-674
96443 蝎梢散 8-674
96444 蝎梢膏 8-674
96445 蝎梢膏 8-674
96446 蝎梢膏 8-674
96447 蝎梢膏 8-674
96448 蝎螯膏 8-674
96449 蝎霜散 8-674
96450 蝎麝散 8-674
96451 蝎梢饼子 8-674
96452 蝎梢梃子 8-674
96453 蝎梢半夏丸 8-674
96454 蝎螯南星散 8-675
96455 蝎麝白丸子 8-675

蝮

96456 蝮蛇酒 8-675
96457 蝮蛇头丸 8-675
96458 蝮蛇头丸 8-675
96459 蝮蛇地丁酒 8-675

蝌

96460 蝌蚪拔毒散 8-675

蝣

96461 蝣蜓丸 8-675

蝼

96462 蝼蛄散 8-675
96463 蝼蛄散 8-675
96464 蝼蛄散 8-675
96465 蝼蛄膏 8-675
96466 蝼蛄麝香散 8-675

蝙

96467 蝙蝠散 8-676
96468 蝙蝠散 8-676
96469 蝙蝠散 8-676
96470 蝙蝠消血散 8-676
96471 蝙蝠粪涂方 8-676

踯

96472 踯躅丸 8-676
96473 踯躅丸 8-676
96474 踯躅散 8-676
96475 踯躅散 8-676
96476 踯躅花丸 8-676
96477 踯躅花油 8-676
96478 踯躅摩风膏 8-676
96479 踯躅花涂洗方 8-676

墨

96480 墨龙丸 8-676
96481 墨汁散 8-676
96482 墨奴丸 8-677
96483 墨附丸 8-677
96484 墨香丸 8-677
96485 墨雪膏 8-677
96486 墨蒜散 8-677

暹

96487 暹逻清解散 8-677
96488 暹逻紫草丸 8-677

镇

96489 镇元丸 8-677
96490 镇元饮 8-677
96491 镇风丹 8-677
96492 镇风汤 8-677

96493 镇风汤 8-677
96494 镇风散 8-677
96495 镇心丸 8-677
96496 镇心丸 8-678
96497 镇心丸 8-678
96498 镇心丸 8-678
96499 镇心丸 8-678
96500 镇心丸 8-678
96501 镇心丸 8-678
96502 镇心丸 8-678
96503 镇心丸 8-678
96504 镇心丸 8-678
96505 镇心丸 8-678
96506 镇心丸 8-679
96507 镇心丸 8-679
96508 镇心丸 8-679
96509 镇心丸 8-679
96510 镇心丸 8-679
96511 镇心丸 8-679
96512 镇心丸 8-679
96513 镇心丸 8-679
96514 镇心丸 8-679
96515 镇心丸 8-679
96516 镇心丸 8-679
96517 镇心丸 8-679
96518 镇心丸 8-680
96519 镇心丸 8-680
96520 镇心丸 8-680
96521 镇心丸 8-680
96522 镇心丸 8-680
96523 镇心丸 8-680
96524 镇心丸 8-680
96525 镇心丸 8-680
96526 镇心丸 8-680
96527 镇心丸 8-680
96528 镇心丸 8-680
96529 镇心丸 8-680
96530 镇心丸 8-680
96531 镇心丸 8-681
96532 镇心丸 8-681
96533 镇心丸 8-681
96534 镇心丸 8-681
96535 镇心丸 8-681
96536 镇心丸 8-681
96537 镇心丸 8-681
96538 镇心丸 8-681
96539 镇心丸 8-681
96540 镇心丸 8-681
96541 镇心丸 8-681
96542 镇心丸 8-681
96543 镇心丸 8-681
96544 镇心丸 8-681
96545 镇心丸 8-681
96546 镇心丸 8-681
96547 镇心丸 8-681
96548 镇心丸 8-682
96549 镇心丸 8-682
96550 镇心丹 8-682
96551 镇心丹 8-682
96552 镇心丹 8-682
96553 镇心丹 8-682
96554 镇心丹 8-682
96555 镇心丹 8-682
96556 镇心丹 8-682
96557 镇心丹 8-683
96558 镇心丹 8-683
96559 镇心丹 8-683
96560 镇心丹 8-683
96561 镇心丹 8-683
96562 镇心汤 8-683
96563 镇心汤 8-683
96564 镇心汤 8-683
96565 镇心汤 8-683
96566 镇心散 8-683
96567 镇心散 8-683
96568 镇心散 8-683
96569 镇心散 8-683
96570 镇心散 8-683
96571 镇心散 8-683
96572 镇心散 8-683
96573 镇心膏 8-683
96574 镇包汤 8-684
96575 镇邪饮 8-684
96576 镇阳丸 8-684
96577 镇阴煎 8-684
96578 镇阴煎 8-684
96579 镇坎散 8-684
96580 镇肝丸 8-684
96581 镇肝丸 8-684
96582 镇肝丸 8-684
96583 镇肝丸 8-684
96584 镇肝丸 8-684
96585 镇肝丸 8-684
96586 镇肝丸 8-684
96587 镇肝丸 8-684
96588 镇肝丸 8-684
96589 镇肝丸 8-685
96590 镇肝丸 8-685
96591 镇肝汤 8-685
96592 镇肝饮 8-685
96593 镇肝散 8-685
96594 镇补丹 8-685
96595 镇灵丹 8-685
96596 镇怯丸 8-685
96597 镇经汤 8-685
96598 镇胃丸 8-685
96599 镇胃散 8-685
96600 镇庭散 8-685
96601 镇宫丸 8-685
96602 镇逆汤 8-685
96603 镇神丹 8-685
96604 镇神汤 8-686
96605 镇银膏 8-686
96606 镇惊丸 8-686
96607 镇惊丸 8-686
96608 镇惊丸 8-686
96609 镇惊丸 8-686
96610 镇惊丸 8-686
96611 镇惊丸 8-686
96612 镇惊丸 8-686
96613 镇惊丸 8-686
96614 镇惊丸 8-686
96615 镇惊丸 8-687
96616 镇惊丸 8-687
96617 镇惊丸 8-687
96618 镇惊丸 8-687
96619 镇惊丸 8-687
96620 镇惊丹 8-687
96621 镇惊丹 8-687
96622 镇惊片 8-687
96623 镇惊散 8-687
96624 镇惊散 8-687
96625 镇惊散 8-687
96626 镇惊散 8-687
96627 镇惊锭 8-687
96628 镇惊膏 8-687
96629 镇液丹 8-688
96630 镇液丹 8-688
96631 镇脾散 8-688
96632 镇痛膏 8-688
96633 镇痫片 8-688
96634 镇摄汤 8-688
96635 镇痰丸 8-688
96636 镇精丹 8-688
96637 镇风润气丸 8-688
96638 镇心化痰丸 8-688
96639 镇心牛黄丸 8-688
96640 镇心至宝丹 8-688
96641 镇心当归汤 8-688
96642 镇心朱砂丸 8-689
96643 镇心安神丸 8-689
96644 镇心安神丹 8-689
96645 镇心安神汤 8-689
96646 镇心驱邪散 8-689
96647 镇心定痫汤 8-689
96648 镇心追风散 8-689
96649 镇心真珠丸 8-689
96650 镇心真珠丸 8-689
96651 镇心铅霜散 8-689
96652 镇心爽神汤 8-689
96653 镇心银屑丸 8-690
96654 镇心犀角丸 8-690
96655 镇阴地黄汤 8-690
96656 镇肝决明丸 8-690
96657 镇肝明目方 8-690
96658 镇肝固胆汤 8-690
96659 镇肝复遂汤 8-690
96660 镇肝熄风汤 8-690
96661 镇肝熄风汤 8-690
96662 镇肾决明丸 8-691
96663 镇国将军丸 8-691
96664 镇固秘真丸 8-691
96665 镇胃止吐汤 8-691
96666 镇逆白虎汤 8-691
96667 镇逆承气汤 8-691
96668 镇神锁精丹 8-691
96669 镇脑宁胶囊 8-691
96670 镇惊朱砂丸 8-691
96671 镇惊安神丸 8-691
96672 镇惊定痉散 8-691
96673 镇惊造命丹 8-691
96674 镇痛消炎散 8-691
96675 镇精真珠丸 8-692
96676 镇癫宁心丸 8-692
96677 镇心大牛黄丸 8-692
96678 镇心省睡益智方 8-692
96679 镇肝明目羊肝丸 8-692

稷

96680 稷香丸 8-692

稻

96681 稻藁洗方 8-692

稼

96682 稼穑散 8-692

箭

96683 箭蚰散 8-692

黎

96684 黎洞丸 8-692
96685 黎洞丹 8-692
96686 黎洞膏 8-692

僵

96687 僵蚕丸 8-693
96688 僵蚕丸 8-693
96689 僵蚕丸 8-693
96690 僵蚕汤 8-693
96691 僵蚕散 8-693
96692 僵蚕散 8-693
96693 僵蚕散 8-693
96694 僵蚕散 8-693
96695 僵蚕散 8-693
96696 僵蚕散 8-693
96697 僵蚕散 8-693
96698 僵蚕散 8-693

96699 僵蚕散 8-693
96700 僵蚕散 8-693
96701 僵蚕散 8-693
96702 僵蚕散 8-693
96703 僵蚕散 8-693
96704 僵蚕散 8-693
96705 僵蚕散 8-694
96706 僵蚕膏 8-694
96707 僵蚕膏 8-694
96708 僵黄丸 8-694
96709 僵蚕涂敷方 8-694
96710 僵蚕全蝎敷治方 8-694

僻

96711 僻巽锭子 8-694

德

96712 德生丹 8-694

虢

96713 虢丹膏 8-694

鲤

96714 鲤鱼汁 8-694
96715 鲤鱼汤 8-694
96716 鲤鱼汤 8-694
96717 鲤鱼汤 8-694
96718 鲤鱼汤 8-694
96719 鲤鱼汤 8-695
96720 鲤鱼汤 8-695
96721 鲤鱼汤 8-695
96722 鲤鱼汤 8-695
96723 鲤鱼汤 8-695
96724 鲤鱼汤 8-695
96725 鲤鱼汤 8-695
96726 鲤鱼汤 8-695
96727 鲤鱼汤 8-695
96728 鲤鱼汤 8-695
96729 鲤鱼贴 8-695
96730 鲤鱼脍 8-695
96731 鲤鱼散 8-695
96732 鲤鱼粥 8-695
96733 鲤鱼粥 8-695
96734 鲤鱼煎 8-696
96735 鲤鱼羹 8-696
96736 鲤鱼羹 8-696
96737 鲤鱼羹 8-696
96738 鲤鱼臛 8-696
96739 鲤鱼臛 8-696
96740 鲤鱼臛 8-696
96741 鲤鱼臛 8-696
96742 鲤脑粥 8-696
96743 鲤鲮丸 8-696
96744 鲤鱼皮散 8-696
96745 鲤鱼齿汤 8-696
96746 鲤鱼煮豆 8-696
96747 鲤鱼鳞散 8-696
96748 鲤鱼泽漆汤 8-696
96749 鲤鱼茯苓汤方出 8-696
96750 鲤鱼脑髓粥 8-696

鲩

96751 鲩鱼胆膏 8-697

鲫

96752 鲫鱼丸 8-697
96753 鲫鱼丸 8-697
96754 鲫鱼丸 8-697
96755 鲫鱼汤 8-697
96756 鲫鱼贴 8-697
96757 鲫鱼脍 8-697
96758 鲫鱼脍 8-697
96759 鲫鱼酒 8-697
96760 鲫鱼散 8-697
96761 鲫鱼散 8-697
96762 鲫鱼散 8-697
96763 鲫鱼散 8-697
96764 鲫鱼散 8-697
96765 鲫鱼散 8-698
96766 鲫鱼散 8-698
96767 鲫鱼粥 8-698
96768 鲫鱼粥 8-698
96769 鲫鱼粥 8-698
96770 鲫鱼膏 8-698
96771 鲫鱼膏 8-698
96772 鲫鱼膏 8-698
96773 鲫鱼膏 8-698
96774 鲫鱼膏 8-698
96775 鲫鱼膏 8-698
96776 鲫鱼膏 8-698
96777 鲫鱼膏 8-698
96778 鲫鱼膏 8-698
96779 鲫鱼羹 8-698
96780 鲫鱼羹 8-698
96781 鲫鱼羹 8-698
96782 鲫鱼羹 8-699
96783 鲫鱼围药 8-699
96784 鲫鱼砒方 8-699
96785 鲫鱼胆膏 8-699
96786 鲫鱼熟脍 8-699
96787 鲫鱼熟脍 8-699
96788 鲫鱼熟脍 8-699
96789 鲫鱼涂敷方 8-699

斎

96790 斎汁丸 8-699
96791 斎半散 8-699
96792 斎汤煎 8-699
96793 斎水驻车丸 8-699

熟

96794 熟艾丸 8-699
96795 熟艾方 8-699
96796 熟艾汤 8-699
96797 熟艾汤 8-699
96798 熟艾汤 8-699
96799 熟艾汤 8-700
96800 熟布汤 8-700
96801 熟地酒 8-700
96802 熟地膏 8-700
96803 熟附丸 8-700
96804 熟附汤 8-700
96805 熟枣汤 8-700
96806 熟锌膏 8-700
96807 熟寐丸 8-700
96808 熟大黄汤 8-700
96809 熟四物汤 8-700
96810 熟四物汤 8-700
96811 熟四物汤 8-700
96812 熟地黄丸 8-700
96813 熟地黄丸 8-700
96814 熟地黄丸 8-701
96815 熟地黄丸 8-701
96816 熟地黄丸 8-701
96817 熟地黄丸 8-701
96818 熟地黄丸 8-701
96819 熟地黄丸 8-701
96820 熟地黄丸 8-701
96821 熟地黄丸 8-701
96822 熟地黄丸 8-701
96823 熟地黄汤 8-701
96824 熟地黄汤 8-701
96825 熟地黄汤 8-701
96826 熟地黄散 8-701
96827 熟地黄散 8-701
96828 熟地黄散 8-701
96829 熟地黄散 8-701
96830 熟地黄散 8-701
96831 熟地黄散 8-701
96832 熟地黄散 8-701
96833 熟地黄散 8-702
96834 熟地黄散 8-702
96835 熟地黄散 8-702
96836 熟地黄散 8-702
96837 熟地黄散 8-702
96838 熟附子汤 8-702
96839 熟枣仁汤 8-702
96840 熟蚕豆散 8-702
96841 熟铜末散 8-702
96842 熟猪肚方 8-702
96843 熟干地黄丸 8-702
96844 熟干地黄丸 8-702
96845 熟干地黄丸 8-702
96846 熟干地黄丸 8-702
96847 熟干地黄丸 8-702
96848 熟干地黄丸 8-702
96849 熟干地黄丸 8-703
96850 熟干地黄丸 8-703
96851 熟干地黄丸 8-703
96852 熟干地黄丸 8-703
96853 熟干地黄丸 8-703
96854 熟干地黄丸 8-703
96855 熟干地黄丸 8-703
96856 熟干地黄丸 8-703
96857 熟干地黄丸 8-703
96858 熟干地黄丸 8-703
96859 熟干地黄丸 8-703
96860 熟干地黄丸 8-704
96861 熟干地黄丸 8-704
96862 熟干地黄丸 8-704
96863 熟干地黄丸 8-704
96864 熟干地黄丸 8-704
96865 熟干地黄丸 8-704
96866 熟干地黄丸 8-704
96867 熟干地黄丸 8-704
96868 熟干地黄丸 8-704
96869 熟干地黄丸 8-704
96870 熟干地黄丸 8-705
96871 熟干地黄丸 8-705
96872 熟干地黄丸 8-705
96873 熟干地黄丹 8-705
96874 熟干地黄汤 8-705
96875 熟干地黄汤 8-705
96876 熟干地黄汤 8-705
96877 熟干地黄汤 8-705
96878 熟干地黄汤 8-705
96879 熟干地黄汤 8-705
96880 熟干地黄汤 8-705
96881 熟干地黄汤 8-705
96882 熟干地黄汤 8-705
96883 熟干地黄汤 8-705
96884 熟干地黄散 8-705
96885 熟干地黄散 8-706
96886 熟干地黄散 8-706
96887 熟干地黄散 8-706
96888 熟干地黄散 8-706
96889 熟干地黄散 8-706
96890 熟干地黄散 8-706
96891 熟干地黄散 8-706
96892 熟干地黄散 8-706
96893 熟干地黄散 8-706
96894 熟干地黄散 8-706
96895 熟干地黄散 8-706
96896 熟干地黄散 8-706
96897 熟干地黄散 8-707
96898 熟干地黄散 8-707
96899 熟干地黄散 8-707
96900 熟干地黄散 8-707

96901 熟干地黄散 8-707
96902 熟干地黄散 8-707
96903 熟干地黄散 8-707
96904 熟干地黄散 8-707
96905 熟干地黄散 8-707
96906 熟干地黄散 8-707
96907 熟干地黄散 8-707
96908 熟干地黄散 8-707
96909 熟干地黄散 8-708
96910 熟干地黄散 8-708
96911 熟干地黄散 8-708
96912 熟干地黄散 8-708
96913 熟干地黄散 8-708
96914 熟干地黄散 8-708
96915 熟干地黄散 8-708
96916 熟干地黄散 8-708
96917 熟干地黄散 8-708
96918 熟水草果饮 8-708
96919 熟地添精丹 8-708
96920 熟料五积散 8-708

摩

96921 摩药 8-708
96922 摩膏 8-708
96923 摩膏 8-709
96924 摩膏 8-709
96925 摩膏 8-709
96926 摩膏 8-709
96927 摩风膏 8-709
96928 摩风膏 8-709
96929 摩风膏 8-709
96930 摩风膏 8-709
96931 摩风膏 8-709
96932 摩风膏 8-709
96933 摩风膏 8-710
96934 摩风膏 8-710
96935 摩风膏 8-710
96936 摩风膏 8-710
96937 摩风膏 8-710
96938 摩风膏 8-710
96939 摩风膏 8-710
96940 摩风膏 8-710
96941 摩风膏 8-710
96942 摩风膏 8-710
96943 摩风膏 8-710
96944 摩风膏 8-710
96945 摩风膏 8-710
96946 摩风膏 8-710
96947 摩风膏 8-710
96948 摩风膏 8-710
96949 摩风膏 8-711
96950 摩头散 8-711
96951 摩头膏 8-711
96952 摩发膏 8-711
96953 摩顶油 8-711
96954 摩顶油 8-711
96955 摩顶散 8-711
96956 摩顶散 8-711
96957 摩顶膏 8-711
96958 摩顶膏 8-711
96959 摩顶膏 8-711
96960 摩顶膏 8-711
96961 摩顶膏 8-711
96962 摩顶膏 8-712
96963 摩顶膏 8-712
96964 摩顶膏 8-712
96965 摩顶膏 8-712
96966 摩罗丹 8-712
96967 摩勒香 8-712
96968 摩挲丸 8-712
96969 摩挲丸 8-712
96970 摩痛饮 8-712
96971 摩痛膏 8-712
96972 摩腰丸 8-713
96973 摩腰丸 8-713
96974 摩腰丹 8-713
96975 摩腰丹 8-713
96976 摩腰丹 8-713
96977 摩腰方 8-713
96978 摩腰散 8-713
96979 摩腰膏 8-713
96980 摩腰膏 8-713
96981 摩腰膏 8-713
96982 摩腰膏 8-713
96983 摩腰膏 8-714
96984 摩翳散 8-714
96985 摩翳膏 8-714
96986 摩挲石散 8-714
96987 摩化龙脑丸 8-714
96988 摩风白芷膏 8-714
96989 摩风神验膏 8-714
96990 摩风黄耆膏 8-714
96991 摩头附子膏 8-714
96992 摩顶立成膏 8-714
96993 摩顶青莲膏 8-714
96994 摩顶青莲膏 8-715
96995 摩顶明目膏 8-715
96996 摩顶细辛膏 8-715
96997 摩顶黑发方 8-715
96998 摩腰紫金丹 8-715
96999 摩腰紫金膏 8-715
97000 摩障灵光膏 8-715

瘠

97001 瘠肥丸 8-715

瘫

97002 瘫痪乌龙方 8-715

懊

97003 懊侬散 8-715
97004 懊侬散 8-715

憎

97005 憎爱丸 8-715

潜

97006 潜龙汤 8-716
97007 潜行散 8-716
97008 潜行散 8-716
97009 潜阳汤 8-716
97010 潜灵散 8-716
97011 潜阳宁神汤 8-716
97012 潜阳活血汤 8-716
97013 潜阳填髓丸 8-716
97014 潜阳熄风汤 8-716

潮

97015 潮脑膏 8-716

澳

97016 澳泰乐颗粒 8-716

澄

97017 澄化汤 8-717
97018 澄水饮 8-717
97019 澄茄丸 8-717
97020 澄泉散 8-717
97021 澄泉散 8-717
97022 澄清饮 8-717
97023 澄清饮 8-717
97024 澄清散 8-717
97025 澄清散 8-717
97026 澄源丹 8-717
97027 澄源固本丸 8-717

糊

97028 糊犬 8-717

鹤

97029 鹤寿丹 8-717
97030 鹤顶丸 8-717
97031 鹤顶丸 8-718
97032 鹤顶丹 8-718
97033 鹤顶丹 8-718
97034 鹤顶丹 8-718
97035 鹤顶丹 8-718
97036 鹤顶丹 8-718
97037 鹤顶丹 8-718
97038 鹤顶丹 8-718
97039 鹤顶丹 8-718
97040 鹤顶丹 8-718
97041 鹤顶丹 8-718
97042 鹤顶丹 8-718
97043 鹤顶丹 8-718
97044 鹤顶丹 8-718
97045 鹤顶丹 8-719
97046 鹤顶红 8-719
97047 鹤虱丸 8-719
97048 鹤虱丸 8-719
97049 鹤虱丸 8-719
97050 鹤虱丸 8-719
97051 鹤虱丸 8-719
97052 鹤虱丸 8-719
97053 鹤虱丸 8-719
97054 鹤虱丸 8-719
97055 鹤虱饮 8-719
97056 鹤虱散 8-719
97057 鹤虱散 8-719
97058 鹤虱散 8-719
97059 鹤虱散 8-719
97060 鹤虱散 8-719
97061 鹤虱散 8-720
97062 鹤虱散 8-720
97063 鹤虱散 8-720
97064 鹤虱散 8-720
97065 鹤虱散 8-720
97066 鹤龄丹 8-720
97067 鹤膝汤 8-720
97068 鹤脑骨丸 8-720
97069 鹤虱槟榔汤 8-720
97070 鹤膝风药酒 8-720

熨

97071 熨风散 8-720
97072 熨火汤 8-720
97073 熨顶散 8-720
97074 熨背散 8-720
97075 熨胃丸 8-720
97076 熨烙泥 8-721
97077 熨痛丸 8-721
97078 熨痛膏 8-721
97079 熨眼饼子 8-721
97080 熨洗蒴藋汤 8-721
97081 熨烙当归散 8-721
97082 熨眼药饼子 8-721

劈

97083 劈毒丹 8-721

豫

97084 豫固丸 8-721
97085 豫知散 8-721

十六画

靛

97086 靛花丸 8-722

97087 靛青饮 8-722

橙

97088 橙皮丸 8-722
97089 橙香饼儿 8-722

橘

97090 橘饮 8-722
97091 橘子酒 8-722
97092 橘甘汤 8-722
97093 橘甘散 8-722
97094 橘甘散 8-722
97095 橘归丸 8-722
97096 橘归汤 8-722
97097 橘叶汤 8-722
97098 橘叶汤 8-722
97099 橘叶汤 8-723
97100 橘叶散 8-723
97101 橘叶散 8-723
97102 橘叶散 8-723
97103 橘半饮 8-723
97104 橘皮丸 8-723
97105 橘皮丸 8-723
97106 橘皮丸 8-723
97107 橘皮丸 8-723
97108 橘皮丸 8-723
97109 橘皮丸 8-723
97110 橘皮丸 8-723
97111 橘皮丸 8-723
97112 橘皮丸 8-723
97113 橘皮丸 8-724
97114 橘皮丸 8-724
97115 橘皮丸 8-724
97116 橘皮丸 8-724
97117 橘皮丸 8-724
97118 橘皮丸 8-724
97119 橘皮汤 8-724
97120 橘皮汤 8-724
97121 橘皮汤 8-724
97122 橘皮汤 8-724
97123 橘皮汤 8-724
97124 橘皮汤 8-724
97125 橘皮汤 8-724
97126 橘皮汤 8-724
97127 橘皮汤 8-724
97128 橘皮汤 8-724
97129 橘皮汤 8-725
97130 橘皮汤 8-725
97131 橘皮汤 8-725
97132 橘皮汤 8-725
97133 橘皮汤 8-725
97134 橘皮汤 8-725
97135 橘皮汤 8-725
97136 橘皮汤 8-725
97137 橘皮汤 8-725
97138 橘皮汤 8-725
97139 橘皮汤 8-725
97140 橘皮汤 8-725
97141 橘皮汤 8-725
97142 橘皮汤 8-725
97143 橘皮汤 8-726
97144 橘皮汤 8-726
97145 橘皮汤 8-726
97146 橘皮汤 8-726
97147 橘皮汤 8-726
97148 橘皮汤 8-726
97149 橘皮汤 8-726
97150 橘皮汤 8-726
97151 橘皮汤 8-726
97152 橘皮汤 8-726
97153 橘皮汤 8-726
97154 橘皮汤 8-726
97155 橘皮汤 8-726
97156 橘皮汤 8-726
97157 橘皮汤 8-726
97158 橘皮汤 8-726
97159 橘皮汤 8-727
97160 橘皮汤 8-727
97161 橘皮汤 8-727
97162 橘皮汤 8-727
97163 橘皮汤 8-727
97164 橘皮汤 8-727
97165 橘皮汤 8-727
97166 橘皮汤 8-727
97167 橘皮汤 8-727
97168 橘皮汤 8-727
97169 橘皮汤 8-727
97170 橘皮汤 8-727
97171 橘皮汤 8-727
97172 橘皮饮 8-727
97173 橘皮酒 8-727
97174 橘皮散 8-727
97175 橘皮散 8-727
97176 橘皮散 8-727
97177 橘皮散 8-727
97178 橘皮散 8-728
97179 橘皮散 8-728
97180 橘皮散 8-728
97181 橘皮散 8-728
97182 橘皮散 8-728
97183 橘皮散 8-728
97184 橘皮散 8-728
97185 橘皮散 8-728
97186 橘皮散 8-728
97187 橘皮散 8-728
97188 橘皮散 8-728
97189 橘皮粥 8-728
97190 橘皮粥 8-728
97191 橘红丸 8-728
97192 橘红丸 8-728
97193 橘红片 8-728
97194 橘红汤 8-728
97195 橘红汤 8-729
97196 橘红散 8-729
97197 橘红散 8-729
97198 橘红散 8-729
97199 橘杏丸 8-729
97200 橘杏汤 8-729
97201 橘苏汤 8-729
97202 橘苏饮 8-729
97203 橘苏散 8-729
97204 橘连丸 8-729
97205 橘针汤 8-729
97206 橘苓丸 8-729
97207 橘茴饮 8-729
97208 橘香丸 8-729
97209 橘香丸 8-729
97210 橘香丸 8-729
97211 橘香汤 8-730
97212 橘香汤 8-730
97213 橘香散 8-730
97214 橘香散 8-730
97215 橘参饮 8-730
97216 橘参散 8-730
97217 橘枳汤 8-730
97218 橘饼汤 8-730
97219 橘姜丸 8-730
97220 橘姜丸 8-730
97221 橘姜丸 8-730
97222 橘姜汤 8-730
97223 橘姜饮 8-730
97224 橘姜煎 8-730
97225 橘桂汤 8-730
97226 橘核丸 8-730
97227 橘核丸 8-731
97228 橘核丸 8-731
97229 橘核丸 8-731
97230 橘核汤 8-731
97231 橘核酒 8-731
97232 橘核散 8-731
97233 橘核散 8-731
97234 橘核散 8-731
97235 橘核散 8-731
97236 橘核散 8-731
97237 橘核散 8-731
97238 橘蒜丸 8-731
97239 橘糖丸 8-731
97240 橘子仁汤 8-732
97241 橘子仁汤 8-732
97242 橘皮饮子 8-732
97243 橘皮煮散 8-732
97244 橘皮煮散 8-732
97245 橘皮煎丸 8-732
97246 橘皮煎丸 8-732
97247 橘皮煎丸 8-732
97248 橘红梨膏 8-732
97249 橘红颗粒 8-733
97250 橘芥饮子 8-733
97251 橘枳姜汤 8-733
97252 橘井流芳丹 8-733
97253 橘贝半夏曲 8-733
97254 橘术四物汤 8-733
97255 橘叶青盐汤 8-733
97256 橘叶栝楼汤 8-733
97257 橘叶栝楼散 8-733
97258 橘半枳术丸 8-733
97259 橘半枳术丸 8-733
97260 橘半枳术丸 8-733
97261 橘半胃苓汤 8-733
97262 橘半消化丸 8-733
97263 橘皮一物汤 8-733
97264 橘皮干姜汤 8-733
97265 橘皮干姜汤 8-733
97266 橘皮干姜汤 8-734
97267 橘皮木香散 8-734
97268 橘皮甘草汤 8-734
97269 橘皮甘草汤 8-734
97270 橘皮甘草汤 8-734
97271 橘皮生姜汤 8-734
97272 橘皮半夏汤 8-734
97273 橘皮半夏汤 8-734
97274 橘皮半夏汤 8-734
97275 橘皮半夏汤 8-734
97276 橘皮竹茹汤 8-734
97277 橘皮竹茹汤 8-734
97278 橘皮竹茹汤 8-735
97279 橘皮竹茹汤 8-735
97280 橘皮竹茹汤 8-735
97281 橘皮竹茹汤 8-735
97282 橘皮竹茹汤 8-735
97283 橘皮防己汤 8-735
97284 橘皮杏仁丸 8-735
97285 橘皮枳术丸 8-735
97286 橘皮枳壳汤 8-735
97287 橘皮枳实汤 8-735
97288 橘皮枳实汤 8-735
97289 橘皮枳实汤 8-735
97290 橘皮茱连散 8-735
97291 橘皮茯苓丸 8-735
97292 橘皮茯苓汤 8-735
97293 橘皮桃仁丸 8-735
97294 橘皮益智汤 8-736
97295 橘皮通气汤 8-736
97296 橘皮麻仁丸 8-736
97297 橘皮醒醒汤 8-736
97298 橘红化痰丸 8-736
97299 橘红化痰丸 8-736
97300 橘红石斛汤 8-736
97301 橘红半夏汤 8-736
97302 橘红枇杷叶 8-736

97303 橘红枳术丸 8-736
97304 橘红咳糖片 8-736
97305 橘红痰咳液 8-736
97306 橘杏麻仁丸 8-736
97307 橘苏半夏汤 8-736
97308 橘连枳术丸 8-736
97309 橘枳生姜汤 8-736
97310 橘饼扶脾丸 8-737
97311 橘核疝气丸 8-737
97312 橘核疝气丸 8-737
97313 橘核疝气丸 8-737
97314 橘核消肾丸 8-737
97315 橘贝半夏颗粒 8-737
97316 橘皮五味子汤 8-737
97317 橘红痰咳煎膏 8-737
97318 橘红痰咳颗粒 8-737
97319 橘半桂苓枳姜汤 8-737
97320 橘皮枳实生姜汤 8-737

醍

97321 醍醐方 8-737
97322 醍醐汤 8-738
97323 醍醐汤 8-738
97324 醍醐饮 8-738
97325 醍醐酒 8-738
97326 醍醐酒 8-738
97327 醍醐散 8-738
97328 醍醐散 8-738
97329 醍醐膏 8-738
97330 醍醐膏 8-738

醒

97331 醒风汤 8-738
97332 醒风汤 8-738
97333 醒风汤 8-738
97334 醒风汤 8-738
97335 醒风汤 8-738
97336 醒风煎 8-738
97337 醒心散 8-738
97338 醒头香 8-739
97339 醒头香 8-739
97340 醒头香 8-739
97341 醒皮汤 8-739
97342 醒迷汤 8-739
97343 醒神散 8-739
97344 醒疼汤 8-739
97345 醒消丸 8-739
97346 醒酝汤 8-739
97347 醒脾丸 8-739
97348 醒脾丸 8-739
97349 醒脾丸 8-739
97350 醒脾丸 8-739
97351 醒脾丸 8-739
97352 醒脾汤 8-739
97353 醒脾汤 8-740
97354 醒脾汤 8-740
97355 醒脾汤 8-740
97356 醒脾汤 8-740
97357 醒脾饮 8-740
97358 醒脾饮 8-740
97359 醒脾散 8-740
97360 醒脾散 8-740
97361 醒脾散 8-740
97362 醒脾散 8-740
97363 醒脾散 8-740
97364 醒脾散 8-740
97365 醒脾散 8-740
97366 醒脾散 8-740
97367 醒脾散 8-740
97368 醒脾散 8-741
97369 醒脾散 8-741
97370 醒脾散 8-741
97371 醒脾散 8-741
97372 醒脾散 8-741
97373 醒脾散 8-741
97374 醒脾散 8-741
97375 醒脾散 8-741
97376 醒脾散 8-741
97377 醒脾散 8-741
97378 醒脾散 8-741
97379 醒脾散 8-741
97380 醒脾煎 8-741
97381 醒睡汤 8-741
97382 醒睡散 8-742
97383 醒醉汤 8-742
97384 醒脾饮子 8-742
97385 醒风天麻汤 8-742
97386 醒心茯苓丸 8-742
97387 醒迷至宝丹 8-742
97388 醒神益气汤 8-742
97389 醒脑再造丸 8-742
97390 醒脑降压丸 8-742
97391 醒脾升陷汤 8-742
97392 醒脾育胃汤 8-742
97393 醒脾益胃汤 8-742
97394 醒脑再造胶囊 8-742
97395 醒脑安神胶囊 8-743
97396 醒脾开胃颗粒 8-743

颠

97397 颠倒散 8-743
97398 颠倒散 8-743
97399 颠倒木金散 8-743

薤

97400 薤叶膏 8-743
97401 薤白汤 8-743
97402 薤白汤 8-743
97403 薤白汤 8-743
97404 薤白汤 8-743
97405 薤白汤 8-743
97406 薤白汤 8-743
97407 薤白汤 8-743
97408 薤白汤 8-743
97409 薤白汤 8-743
97410 薤白汤 8-744
97411 薤白饮 8-744
97412 薤白饮 8-744
97413 薤白饮 8-744
97414 薤白饮 8-744
97415 薤白面 8-744
97416 薤白饼 8-744
97417 薤白饼 8-744
97418 薤白散 8-744
97419 薤白散 8-744
97420 薤白散 8-744
97421 薤白粥 8-744
97422 薤白粥 8-744
97423 薤白粥 8-744
97424 薤白粥 8-744
97425 薤白膏 8-744
97426 薤白膏 8-744
97427 薤白膏 8-744
97428 薤白膏 8-745
97429 薤根丸 8-745
97430 薤豉粥 8-745
97431 薤糯饼 8-745
97432 薤白饮子 8-745
97433 薤白饮子 8-745
97434 薤白嚼方 8-745
97435 薤汁涂方 8-745
97436 薤白人参散 8-745
97437 薤白栀子汤 8-745
97438 薤白趁痛散 8-745
97439 薤根猳鼠矢汤 8-745

薯

97440 薯蓣丸 8-745
97441 薯蓣丸 8-746
97442 薯蓣丸 8-746
97443 薯蓣丸 8-746
97444 薯蓣丸 8-746
97445 薯蓣丸 8-746
97446 薯蓣丸 8-746
97447 薯蓣丸 8-746
97448 薯蓣丸 8-746
97449 薯蓣丸 8-746
97450 薯蓣丸 8-747
97451 薯蓣丸 8-747
97452 薯蓣丸 8-747
97453 薯蓣丸 8-747
97454 薯蓣丸 8-747
97455 薯蓣丸 8-747
97456 薯蓣丸 8-747
97457 薯蓣汤 8-747
97458 薯蓣汤 8-747
97459 薯蓣酒 8-747
97460 薯蓣酒 8-748
97461 薯蓣酒 8-748
97462 薯蓣酒 8-748
97463 薯蓣散 8-748
97464 薯蓣散 8-748
97465 薯蓣散 8-748
97466 薯蓣散 8-748
97467 薯蓣散 8-748
97468 薯蓣散 8-748
97469 薯蓣散 8-748
97470 薯蓣粥 8-748
97471 薯蓣煎 8-748
97472 薯蓣拨粥 8-748
97473 薯蓣半夏粥 8-749
97474 薯蓣芣苢粥 8-749
97475 薯蓣纳气汤 8-749
97476 薯蓣鸡子黄粥 8-749

薇

97477 薇衔汤 8-749

薏

97478 薏仁汤 8-749
97479 薏仁酒 8-749
97480 薏米粥 8-749
97481 薏苡丸 8-749
97482 薏苡丸 8-749
97483 薏苡丹 8-749
97484 薏苡饮 8-749
97485 薏苡汤 8-749
97486 薏苡汤 8-749
97487 薏苡汤 8-750
97488 薏苡汤 8-750
97489 薏苡汤 8-750
97490 薏苡饼 8-750
97491 薏苡酒 8-750
97492 薏苡散 8-750
97493 薏苡散 8-750
97494 薏苡散 8-750
97495 薏苡散 8-750
97496 薏苡粥 8-750
97497 薏苡羹 8-750
97498 薏苡仁丸 8-750
97499 薏苡仁丸 8-750
97500 薏苡仁丸 8-750
97501 薏苡仁丸 8-750
97502 薏苡仁丸 8-750
97503 薏苡仁丸 8-751
97504 薏苡仁丸 8-751
97505 薏苡仁汤 8-751
97506 薏苡仁汤 8-751

薄

薜

燕

橐

整

獖

猳

撼

擅

噤

螃

蹉

默

黔

镜

赞

貓

歙

獭

97683 獭肝丸 8-763
97684 獭肝散 8-763
97685 獭肝羹 8-763
97686 獭胆丸 8-763
97687 獭胆丸 8-764
97688 獭骨丸 8-764
97689 獭骨散 8-764
97690 獭肝平虫丸 8-764
97691 獭肝金牙散 8-764

雕

97692 雕胡饮 8-764

獬

97693 獬豸汤 8-764

鲮

97694 鲮甲散 8-764
97695 鲮鲤汤 8-764
97696 鲮鲤甲丸 8-764
97697 鲮鲤甲丸 8-764
97698 鲮鲤甲方 8-764
97699 鲮鲤甲汤 8-764
97700 鲮鲤甲酒 8-765
97701 鲮鲤甲酒 8-765
97702 鲮鲤甲酒 8-765
97703 鲮鲤甲散 8-765
97704 鲮鲤甲散 8-765
97705 鲮鲤甲散 8-765
97706 鲮鲤甲散 8-765
97707 鲮鲤甲散 8-765
97708 鲮鲤甲散 8-765
97709 鲮鲤甲膏 8-765
97710 鲮鲤甲饼子 8-765
97711 鲮鲤甲贴熁膏 8-765
97712 鲮鲤甲骨贴熁膏 8-765

辨

97713 辨毒散 8-765

鹧

97714 鹧鸪酒 8-765
97715 鹧鸪菜汤 8-766
97716 鹧鸪菜汤 8-766

壅

97717 壅药 8-766

磨

97718 磨刀丸 8-766
97719 磨刀散 8-766
97720 磨云散 8-766
97721 磨化丸 8-766
97722 磨风丸 8-766
97723 磨风膏 8-766
97724 磨风膏 8-766
97725 磨平饮 8-766
97726 磨光散 8-766
97727 磨光散 8-766
97728 磨坚丹 8-766
97729 磨积丸 8-767
97730 磨积丸 8-767
97731 磨积丸 8-767
97732 磨积丸 8-767
97733 磨积丸 8-767
97734 磨积丸 8-767
97735 磨积丸 8-767
97736 磨积丸 8-767
97737 磨积丸 8-767
97738 磨积药 8-767
97739 磨积药 8-767
97740 磨积散 8-767
97741 磨积散 8-767
97742 磨积散 8-767
97743 磨积散 8-768
97744 磨积散 8-768
97745 磨积散 8-768
97746 磨积锭 8-768
97747 磨脾丸 8-768
97748 磨脾汤 8-768
97749 磨脾散 8-768
97750 磨滞丸 8-768
97751 磨腰丹 8-768
97752 磨腰丹 8-769
97753 磨翳丸 8-769
97754 磨翳丹 8-769
97755 磨翳水 8-769
97756 磨翳散 8-769
97757 磨翳散 8-769
97758 磨翳膏 8-769
97759 磨桂涂方 8-769
97760 磨积褐丸 8-769
97761 磨块四物汤 8-769
97762 磨积三棱丸 8-769
97763 磨积三棱丸 8-769
97764 磨积三棱丸 8-770
97765 磨积食劳丸 8-770
97766 磨积塌气丸 8-770
97767 磨脾化滞丸 8-770
97768 磨障灵光膏 8-770
97769 磨翳灵光膏 8-770

瘰

97770 瘰疬丸 8-770
97771 瘰疬丸 8-770
97772 瘰疬丸 8-770
97773 瘰疬饼 8-770
97774 瘰疬酒 8-770
97775 瘰疬煎 8-770
97776 瘰疬膏 8-770
97777 瘰疬膏 8-770
97778 瘰疬膏 8-771
97779 瘰疬膏 8-771
97780 瘰疬膏 8-771
97781 瘰疬仙方 8-771
97782 瘰疬妙方 8-771
97783 瘰疬奇方 8-771
97784 瘰疬神膏 8-771
97785 瘰疬酒药 8-771
97786 瘰疬敷药 8-771
97787 瘰疬千捶膏 8-771
97788 瘰疬拔根方 8-771
97789 瘰疬结核丸 8-772
97790 瘰疬疏肝丸 8-772
97791 瘰疬疏肝丸 8-772
97792 瘰疬痰核膏 8-772
97793 瘰疬内消仙方 8-772
97794 瘰疬收口药方 8-772
97795 瘰疬敛口膏药 8-772
97796 瘰疬痰核围药 8-772

瘿

97797 瘿瘤膏 8-772
97798 瘿囊丸 8-772
97799 瘿瘤破结散 8-772

瘴

97800 瘴疟丹 8-772
97801 瘴疸丸 8-772

癃

97802 癃闭散 8-772
97803 癃清片 8-773
97804 癃闭通胶囊 8-773
97805 癃闭舒胶囊 8-773

燔

97806 燔发散 8-773
97807 燔葱散 8-773

燃

97808 燃照汤 8-773

欻

97809 欻火丹 8-773

凝

97810 凝石散 8-773
97811 凝冰散 8-773
97812 凝灵膏 8-773
97813 凝波散 8-773
97814 凝神散 8-773
97815 凝真丹 8-774
97816 凝雪汤 8-774
97817 凝唾汤 8-774
97818 凝露散 8-774
97819 凝水石丸 8-774
97820 凝水石丸 8-774
97821 凝水石酒 8-774
97822 凝水石散 8-774
97823 凝水石散 8-774
97824 凝水石散 8-774
97825 凝水石散 8-774
97826 凝水石粥 8-774
97827 凝水石煎 8-775
97828 凝神饮子 8-775
97829 凝神饮子 8-775
97830 凝水石涂方 8-775
97831 凝神辟秽丹 8-775
97832 凝翳通明散 8-775

澡

97833 澡豆 8-775
97834 澡豆 8-775
97835 澡豆 8-775
97836 澡豆 8-775
97837 澡豆 8-775
97838 澡豆 8-775
97839 澡豆 8-775
97840 澡豆 8-775
97841 澡豆 8-776
97842 澡豆 8-776
97843 澡豆 8-776
97844 澡豆 8-776
97845 澡豆 8-776
97846 澡豆 8-776
97847 澡豆 8-776
97848 澡豆 8-776
97849 澡洗汤 8-776
97850 澡浴方 8-776
97851 澡浴方 8-776
97852 澡浴方 8-776
97853 澡洗药 8-776

糖

97854 糖贝饮 8-777
97855 糖杏饮 8-777
97856 糖岸散 8-777
97857 糖油饮 8-777
97858 糖姜饼 8-777
97859 糖葡萄 8-777
97860 糖煎散 8-777
97861 糖煎散 8-777
97862 糖煎散 8-777
97863 糖煎散 8-777
97864 糖榧子 8-777
97865 糖尿灵片 8-777
97866 糖尿病方 8-777
97867 糖尿乐胶囊 8-777

糕

97868 糕角饮子 8-777

壁

97869 壁土汤 8-778
97870 壁土散 8-778
97871 壁钉散 8-778
97872 壁虎丸 8-778
97873 壁宫丸 8-778
97874 壁钱汤 8-778
97875 壁钱散 8-778

避

97876 避火丹 8-778
97877 避邪丹 8-778
97878 避邪丹 8-778
97879 避疫汤 8-778
97880 避热术 8-778
97881 避秽丹 8-778
97882 避秽丹 8-778
97883 避秽丹 8-778
97884 避秽香 8-778
97885 避寒术 8-778
97886 避寒术 8-778
97887 避寒术 8-778
97888 避寒术 8-778
97889 避瘟丸 8-779
97890 避瘟丹 8-779
97891 避瘟丹 8-779
97892 避瘟丹 8-779
97893 避瘟丹 8-779
97894 避瘟丹 8-779
97895 避瘟丹 8-779
97896 避瘟丹 8-779
97897 避瘟丹 8-779
97898 避瘟丹 8-779
97899 避瘟散 8-779
97900 避岚气方 8-779
97901 避疫香粉 8-779
97902 避秽回苏丹 8-779
97903 避瘟杀鬼丸 8-779
97904 避瘟明目清上散 8-779

缲

97905 缲丝汤 8-780

十七画

檀

97906 檀香丸 8-781
97907 檀香丸 8-781
97908 檀香汤 8-781
97909 檀香饮 8-781
97910 檀香散 8-781

鞠

97911 鞠䓖丸 8-781

薷

97912 薷杏汤 8-781
97913 薷苓汤 8-781
97914 薷苓汤 8-781
97915 薷苓汤 8-781
97916 薷藿汤 8-781
97917 薷苓益元汤 8-781
97918 薷苓清暑汤 8-782

藿

97919 藿芦丸 8-782
97920 藿芦汤 8-782
97921 藿芦散 8-782
97922 藿芦散 8-782
97923 藿芦散 8-782

藁

97924 藁本丸 8-782
97925 藁本汤 8-782
97926 藁本汤 8-782
97927 藁本汤 8-782
97928 藁本汤 8-782
97929 藁本汤 8-782
97930 藁本散 8-782
97931 藁本散 8-782
97932 藁本散 8-783
97933 藁本散 8-783
97934 藁本散 8-783
97935 藁本散 8-783
97936 藁本散 8-783
97937 藁本散 8-783
97938 藁本散 8-783
97939 藁本散 8-783
97940 藁本散 8-783
97941 藁本散 8-783
97942 藁本散 8-783
97943 藁本散 8-783
97944 藁本散 8-783
97945 藁苍汤 8-783
97946 藁本乌蛇汤 8-783
97947 藁本苍耳散 8-783
97948 藁本细辛散 8-783

罄

97949 罄脾丸 8-784

霜

97950 霜梅 8-784
97951 霜叶红 8-784
97952 霜叶散 8-784
97953 霜连散 8-784
97954 霜柿散 8-784
97955 霜盐散 8-784
97956 霜黄丸 8-784
97957 霜墨丸 8-784
97958 霜雪定喘丸 8-784
97959 霜塞清筋散 8-784

霞

97960 霞天曲 8-784
97961 霞天曲 8-784
97962 霞天胶 8-784
97963 霞天膏 8-784
97964 霞龄散 8-785
97965 霞片香连丸 8-785

翳

97966 翳云散 8-785

擦

97967 擦药 8-785
97968 擦药 8-785
97969 擦牙散 8-785
97970 擦牙散 8-785
97971 擦牙散 8-785
97972 擦牙散 8-785
97973 擦牙散 8-785
97974 擦牙散 8-785
97975 擦牙散 8-785
97976 擦牙散 8-785
97977 擦牙散 8-785
97978 擦牙散 8-785
97979 擦牙散 8-786
97980 擦牙散 8-786
97981 擦牙散 8-786
97982 擦牙散 8-786
97983 擦牙散 8-786
97984 擦牙散 8-786
97985 擦牙散 8-786
97986 擦牙散 8-786
97987 擦牙散 8-786
97988 擦牙散 8-786
97989 擦牙散 8-786
97990 擦牙散 8-786
97991 擦牙散 8-786
97992 擦牙散 8-786
97993 擦牙散 8-786
97994 擦疥散 8-786
97995 擦掌丹 8-786
97996 擦牙关方 8-787
97997 擦面神丹 8-787
97998 擦癣药水 8-787
97999 擦牙止痛散 8-787
98000 擦牙乌须方 8-787
98001 擦牙乌须方 8-787
98002 擦牙乌须方 8-787
98003 擦牙石盐散 8-787
98004 擦牙至宝散 8-787
98005 擦牙固齿散 8-787
98006 擦牙固齿散 8-787
98007 擦牙定痛散 8-787
98008 擦牙益笑散 8-787
98009 擦牙通关散 8-787
98010 擦牙漱津方 8-788
98011 擦舌吐痰方 8-788
98012 擦牙止痛固齿方 8-788
98013 擦牙牛黄青黛散 8-788

嚏

98014 嚏关散 8-788
98015 嚏疳散 8-788
98016 嚏惊丸 8-788
98017 嚏惊丸 8-788
98018 嚏惊散 8-788
98019 嚏惊开关散 8-788

瞳

98020 瞳缺泻肝丸 8-788

螵

98021 螵蛸丸 8-788
98022 螵蛸丸 8-788
98023 螵蛸丸 8-788
98024 螵蛸汤 8-788
98025 螵蛸散 8-789
98026 螵蛸散 8-789
98027 螵蛸散 8-789
98028 螵蛸散 8-789
98029 螵蛸散 8-789
98030 螵蛸散 8-789
98031 螵蛸散 8-789
98032 螵蛸散 8-789
98033 螵蛸散 8-789
98034 螵蛸散 8-789
98035 螵蛸散 8-789
98036 螵蛸散 8-789
98037 螵蛸散 8-789
98038 螵蛸散 8-789
98039 螵蛸散 8-789
98040 螵蛸散 8-789
98041 螵蛸散 8-789
98042 螵蛸散 8-789
98043 螵蛸膏 8-789
98044 螵蛸一字散 8-789

螳

98045 螳螂丸 8-790
98046 螳螂散 8-790

螺

98047 螺子丸 8-790
98048 螺皮丸 8-790
98049 螺灰散 8-790
98050 螺肉酒 8-790
98051 螺壳散 8-790
98052 螺壳散 8-790
98053 螺壳膏 8-790
98054 螺青散 8-790
98055 螺泥丸 8-790
98056 螺泥膏 8-790
98057 螺蛳壳丸 8-790

蹈

98058 蹈胸汤 8-790

羁

98059 羁縻攻之方 8-791

魏

98060 魏术散 8-791
98061 魏灵丹 8-791
98062 魏香散 8-791
98063 魏香散 8-791
98064 魏莪散 8-791
98065 魏铁丸 8-791
98066 魏角镇痉丸 8-791
98067 魏元君济生丹 8-791

簟

98068 簟竹沥饮 8-791
98069 簟竹螵蛸汤 8-791

繁

98070 繁柳散 8-791
98071 繁柳干散 8-791

鼢

98072 鼢鼠土膏 8-791

黛

98073 黛红散 8-791
98074 黛青散 8-792
98075 黛柏散 8-792
98076 黛黄散 8-792
98077 黛蛤散 8-792
98078 黛蝎煎 8-792
98079 黛鹅黄散 8-792
98080 黛连芦荟丸 8-792
98081 黛荟胡黄连丸 8-792
98082 黛麦养肺止咳汤 8-792

臌

98083 臌胀丸 8-792
98084 臌胀串 8-792
98085 臌症丸 8-792
98086 臌胀消水丹 8-792
98087 臌症神效散 8-793

臁

98088 臁疮方 8-793
98089 臁疮膏 8-793
98090 臁疮膏 8-793
98091 臁疮膏 8-793
98092 臁疮膏 8-793
98093 臁疮膏 8-793
98094 臁疮膏 8-793
98095 臁疮膏 8-793
98096 臁疮膏 8-793
98097 臁疮膏 8-793
98098 臁疮药方 8-793
98099 臁疮夹纸膏 8-794
98100 臁疮收口方 8-794
98101 臁疮收口方 8-794
98102 臁疮阡张膏 8-794
98103 臁疮拔毒方 8-794
98104 臁疮隔纸膏 8-794
98105 臁疮隔纸膏 8-794

鳀

98106 鳀鲜涂敷方 8-794

鲱

98107 鲱鱼丹 8-794

螽

98108 螽斯丸 8-794
98109 螽斯丸 8-794
98110 螽斯丸 8-794
98111 螽斯至宝丹 8-795
98112 螽斯胜宝丸 8-795

鹫

98113 鹫霜散 8-795

燮

98114 燮枢汤 8-795
98115 燮理汤 8-795
98116 燮理十全膏 8-795

䗪

98117 䗪虫汤 8-796
98118 䗪虫散 8-796
98119 䗪虫散 8-796
98120 䗪虫散 8-796
98121 䗪虫散 8-796

麋

98122 麋角丸 8-796
98123 麋角丸 8-796
98124 麋角丸 8-796
98125 麋角丸 8-796
98126 麋角丸 8-797
98127 麋角丸 8-797
98128 麋角丸 8-797
98129 麋角丸 8-797
98130 麋角丸 8-797
98131 麋角丸 8-797
98132 麋角丸 8-797
98133 麋角丸 8-797
98134 麋角散 8-797
98135 麋角粥 8-797
98136 麋茸丸 8-797
98137 麋茸丸 8-798
98138 麋茸丸 8-798
98139 麋茸丸 8-798
98140 麋茸丸 8-798
98141 麋茸丸 8-798
98142 麋茸丸 8-798
98143 麋茸丸 8-798
98144 麋骨酒 8-798
98145 麋脐丸 8-798
98146 麋衔汤 8-799
98147 麋角霜丸 8-799
98148 麋角既济丸 8-799
98149 麋角鹿茸丸 8-799
98150 麋茸万病丸 8-799
98151 麋茸角既济丸 8-799

燥

98152 燥土汤 8-799
98153 燥阴散 8-799
98154 燥肠丸 8-799
98155 燥肠丸 8-799
98156 燥津丹 8-799
98157 燥脾丸 8-799
98158 燥脾汤 8-800
98159 燥湿丸 8-800
98160 燥湿丹 8-800
98161 燥湿汤 8-800
98162 燥湿汤 8-800
98163 燥痰汤 8-800
98164 燥结痰汤 8-800
98165 燥湿止泻汤 8-800
98166 燥湿化痰丸 8-800
98167 燥湿和血汤 8-800
98168 燥湿消中饮 8-800
98169 燥湿痰星夏丸 8-800
98170 燥湿固元养精汤 8-800

濡

98171 濡木饮 8-800
98172 濡肠丸 8-801
98173 濡肠汤 8-801
98174 濡肠汤 8-801
98175 濡肠饮 8-801
98176 濡肠饮 8-801
98177 濡咽煎 8-801
98178 濡脏汤 8-801
98179 濡脏汤 8-801

濯

98180 濯肠汤 8-801
98181 濯枝汤 8-801
98182 濯热散 8-801
98183 濯毒散 8-801

糟

98184 糟蒲饼 8-801
98185 糟米涂方 8-801
98186 糟蒸猪肚 8-801

糠

98187 糠锌油 8-801
98188 糠地糊膏 8-801
98189 糠焦油糊膏 8-801

醎

98190 醎鬼散 8-801

豁

98191 豁胁汤 8-802
98192 豁脾煎 8-802
98193 豁痰丸 8-802
98194 豁痰丸 8-802
98195 豁痰丸 8-802
98196 豁痰丸 8-802
98197 豁痰汤 8-802
98198 豁痰汤 8-802
98199 豁痰汤 8-802
98200 豁痰汤 8-802
98201 豁痰宁心汤 8-802
98202 豁痰定喘汤 8-803

十八画

藕

98203 藕粥 8-804
98204 藕羹 8-804
98205 藕节丸 8-804
98206 藕节散 8-804
98207 藕节散 8-804
98208 藕汁饮 8-804
98209 藕汁饮 8-804

98210 藕汁散 8-804
98211 藕汁膏 8-804
98212 藕汁膏 8-804
98213 藕汁蜜 8-804
98214 藕实羹 8-804
98215 藕实羹 8-804
98216 藕珠丹 8-804
98217 藕浆散 8-805
98218 藕蜜浆 8-805
98219 藕蜜膏 8-805
98220 藕汁饮子 8-805
98221 藕节地黄汤 8-805
98222 藕汁木耳煎 8-805
98223 藕汁茯苓饮 8-805

藜

98224 藜芦丸 8-805
98225 藜芦丸 8-805
98226 藜芦丸 8-805
98227 藜芦丸 8-805
98228 藜芦丸 8-805
98229 藜芦丸 8-805
98230 藜芦丸 8-805
98231 藜芦汤 8-805
98232 藜芦粉 8-806
98233 藜芦散 8-806
98234 藜芦散 8-806
98235 藜芦散 8-806
98236 藜芦散 8-806
98237 藜芦散 8-806
98238 藜芦散 8-806
98239 藜芦散 8-806
98240 藜芦散 8-806
98241 藜芦散 8-806
98242 藜芦散 8-806
98243 藜芦散 8-806
98244 藜芦散 8-806
98245 藜芦散 8-806
98246 藜芦膏 8-806
98247 藜芦膏 8-806
98248 藜芦膏 8-806
98249 藜芦膏 8-806
98250 藜芦膏 8-807
98251 藜芦膏 8-807
98252 藜香散 8-807
98253 藜芦软膏 8-807
98254 藜芦敷方 8-807

藤

98255 藤子散 8-807
98256 藤花酒 8-807
98257 藤花散 8-807
98258 藤黄饮 8-807
98259 藤黄炼 8-807
98260 藤黄饮子 8-807
98261 藤黄健骨丸 8-807
98262 藤黄煮酒散 8-807

覆

98263 覆花散 8-807
98264 覆杯汤 8-807
98265 覆盆饮 8-808
98266 覆盆散 8-808
98267 覆蚕丸 8-808
98268 覆盆子丸 8-808
98269 覆盆子丸 8-808
98270 覆盆子丸 8-808
98271 覆盆子丸 8-808
98272 覆盆子丸 8-808
98273 覆盆子丸 8-808
98274 覆盆子丸 8-808
98275 覆盆子丸 8-808
98276 覆盆子丸 8-809
98277 覆盆子丸 8-809
98278 覆盆子丸 8-809
98279 覆盆子散 8-809

礞

98280 礞石丸 8-809
98281 礞石丸 8-809
98282 礞石丸 8-809
98283 礞石丸 8-809
98284 礞石丸 8-809
98285 礞石丸 8-809
98286 礞石丸 8-809
98287 礞石散 8-810
98288 礞石化痰丸 8-810
98289 礞石利痰丸 8-810
98290 礞石滚痰丸 8-810
98291 礞石滚痰丸 8-810
98292 㠓峒丸 8-810
98293 㠓峒丹 8-810
98294 㠓峒丹 8-810

瞻

98295 瞻仰丸 8-810

蟢

98296 蟢膜散 8-810

蟠

98297 蟠龙散 8-810
98298 蟠桃丸 8-810
98299 蟠桃果 8-810
98300 蟠桃酒 8-811
98301 蟠葱散 8-811
98302 蟠葱散 8-811
98303 蟠葱散 8-811
98304 蟠葱散 8-811

蟮

98305 蟮粪饮 8-811

瞿

98306 瞿麦丸 8-811
98307 瞿麦丸 8-811
98308 瞿麦丸 8-811
98309 瞿麦丸 8-811
98310 瞿麦汤 8-811
98311 瞿麦汤 8-811
98312 瞿麦汤 8-811
98313 瞿麦汤 8-811
98314 瞿麦汤 8-811
98315 瞿麦汤 8-812
98316 瞿麦汤 8-812
98317 瞿麦汤 8-812
98318 瞿麦汤 8-812
98319 瞿麦汤 8-812
98320 瞿麦汤 8-812
98321 瞿麦汤 8-812
98322 瞿麦汤 8-812
98323 瞿麦汤 8-812
98324 瞿麦汤 8-812
98325 瞿麦汤 8-812
98326 瞿麦汤 8-812
98327 瞿麦汤 8-812
98328 瞿麦汤 8-812
98329 瞿麦汤 8-812
98330 瞿麦汤 8-812
98331 瞿麦汤 8-812
98332 瞿麦汤 8-813
98333 瞿麦汤 8-813
98334 瞿麦饮 8-813
98335 瞿麦饮 8-813
98336 瞿麦散 8-813
98337 瞿麦散 8-813
98338 瞿麦散 8-813
98339 瞿麦散 8-813
98340 瞿麦散 8-813
98341 瞿麦散 8-813
98342 瞿麦散 8-813
98343 瞿麦散 8-813
98344 瞿麦散 8-813
98345 瞿麦散 8-813
98346 瞿麦散 8-813
98347 瞿麦散 8-814
98348 瞿麦散 8-814
98349 瞿麦散 8-814
98350 瞿麦散 8-814
98351 瞿麦散 8-814
98352 瞿麦散 8-814
98353 瞿麦散 8-814
98354 瞿麦散 8-814
98355 瞿麦散 8-814
98356 瞿麦散 8-814
98357 瞿麦散 8-814
98358 瞿麦散 8-814
98359 瞿麦散 8-814
98360 瞿麦散 8-814
98361 瞿麦散 8-814
98362 瞿麦散 8-815
98363 瞿麦散 8-815
98364 瞿麦饮子 8-815
98365 瞿麦六味汤 8-815

鹭

98366 鹭鹚咳丸 8-815
98367 鹭鹚咯丸 8-815
98368 鹭鹚藤酒 8-815
98369 鹭鹚藤散 8-815

翻

98370 翻气丸 8-815
98371 翻风散 8-815
98372 翻肛散 8-815
98373 翻肛散 8-815
98374 翻胃汤 8-815
98375 翻胃散 8-815
98376 翻瘢散 8-815
98377 翻胃平胃散 8-815
98378 翻胃虎肚丹 8-815

鹰

98379 鹰灰散 8-816
98380 鹰觜丸 8-816
98381 鹰粪白膏 8-816

癖

98382 癖化丹 8-816

十九画

藿

98383 藿叶散 8-817
98384 藿叶羹 8-817
98385 藿半散 8-817
98386 藿朴饮 8-817
98387 藿连汤 8-817
98388 藿枇饮 8-817
98389 藿苓汤 8-817
98390 藿苓汤 8-817
98391 藿药散 8-817
98392 藿香丸 8-817
98393 藿香丸 8-817
98394 藿香水 8-817
98395 藿香汤 8-817
98396 藿香汤 8-818
98397 藿香汤 8-818

98398 藿香汤 8-818
98399 藿香汤 8-818
98400 藿香汤 8-818
98401 藿香汤 8-818
98402 藿香汤 8-818
98403 藿香汤 8-818
98404 藿香汤 8-818
98405 藿香汤 8-818
98406 藿香汤 8-818
98407 藿香汤 8-818
98408 藿香汤 8-818
98409 藿香汤 8-818
98410 藿香汤 8-818
98411 藿香汤 8-819
98412 藿香汤 8-819
98413 藿香汤 8-819
98414 藿香汤 8-819
98415 藿香汤 8-819
98416 藿香汤 8-819
98417 藿香汤 8-819
98418 藿香汤 8-819
98419 藿香汤 8-819
98420 藿香汤 8-819
98421 藿香汤 8-819
98422 藿香饮 8-819
98423 藿香饮 8-819
98424 藿香饮 8-819
98425 藿香散 8-819
98426 藿香散 8-820
98427 藿香散 8-820
98428 藿香散 8-820
98429 藿香散 8-820
98430 藿香散 8-820
98431 藿香散 8-820
98432 藿香散 8-820
98433 藿香散 8-820
98434 藿香散 8-820
98435 藿香散 8-820
98436 藿香散 8-820
98437 藿香散 8-820
98438 藿香散 8-820
98439 藿香散 8-821
98440 藿香散 8-821
98441 藿香散 8-821
98442 藿香散 8-821
98443 藿香散 8-821
98444 藿香散 8-821
98445 藿香散 8-821
98446 藿香散 8-821
98447 藿香散 8-821
98448 藿香散 8-821
98449 藿香散 8-821
98450 藿香散 8-821
98451 藿香散 8-821
98452 藿香散 8-821
98453 藿香散 8-821
98454 藿香散 8-821
98455 藿香散 8-822
98456 藿香散 8-822
98457 藿香散 8-822
98458 藿香散 8-822
98459 藿香散 8-822
98460 藿香散 8-822
98461 藿香散 8-822
98462 藿香散 8-822
98463 藿香散 8-822
98464 藿香散 8-822
98465 藿香散 8-822
98466 藿香散 8-822
98467 藿香散 8-822
98468 藿香散 8-822
98469 藿香散 8-822
98470 藿香散 8-822
98471 藿香散 8-822
98472 藿香散 8-823
98473 藿胆丸 8-823
98474 藿胆丸 8-823
98475 藿菜羹 8-823
98476 藿脾饮 8-823
98477 藿脾饮 8-823
98478 藿薷汤 8-823
98479 藿薷散 8-823
98480 藿香饮子 8-823
98481 藿香煮散 8-823
98482 藿香脾饮 8-823
98483 藿香脾饮 8-823
98484 藿黄浸剂 8-823
98485 藿朴胃苓汤 8-823
98486 藿朴胃苓汤 8-824
98487 藿朴夏苓汤 8-824
98488 藿陈五苓散 8-824
98489 藿香人参汤 8-824
98490 藿香乌药散 8-824
98491 藿香平胃散 8-824
98492 藿香平胃散 8-824
98493 藿香正气丸 8-824
98494 藿香正气汤 8-824
98495 藿香正气汤 8-824
98496 藿香正气汤 8-824
98497 藿香正气汤 8-824
98498 藿香正气散 8-824
98499 藿香正气散 8-824
98500 藿香正气散 8-826
98501 藿香正气散 8-826
98502 藿香正气散 8-826
98503 藿香正气散 8-826
98504 藿香正气散 8-826
98505 藿香正气散 8-826
98506 藿香正气散 8-826
98507 藿香正气散 8-826
98508 藿香玉液散 8-826
98509 藿香左金丸 8-826
98510 藿香左金汤 8-826
98511 藿香半夏丸 8-827
98512 藿香半夏丸 8-827
98513 藿香半夏丸 8-827
98514 藿香半夏汤 8-827
98515 藿香半夏散 8-827
98516 藿香半夏散 8-827
98517 藿香托里散 8-827
98518 藿香托里散 8-827
98519 藿香安胃丸 8-827
98520 藿香安胃汤 8-827
98521 藿香安胃汤 8-827
98522 藿香安胃散 8-827
98523 藿香安胃散 8-827
98524 藿香扶脾饮 8-827
98525 藿香利膈丸 8-827
98526 藿香和中丸 8-828
98527 藿香和中汤 8-828
98528 藿香和中汤 8-828
98529 藿香定呕汤 8-828
98530 藿香参橘煎 8-828
98531 藿香厚朴汤 8-828
98532 藿香养胃汤 8-828
98533 藿香养胃汤 8-828
98534 藿香养胃汤 8-828
98535 藿香祛暑水 8-828
98536 藿香清胃片 8-828
98537 藿香温胃饮 8-828
98538 藿香温胃散 8-828
98539 藿香正气合剂 8-829
98540 藿香正气胶囊 8-829
98541 藿朴夏苓柴陈丹草大黄汤 8-829

蘧

98542 蘧蒢散 8-829

藻

98543 藻药散 8-829

攒

98544 攒风汤 8-829
98545 攒风散 8-829

蟾

98546 蟾龙锭 8-829
98547 蟾头丸 8-829
98548 蟾头丸 8-829
98549 蟾头散 8-829
98550 蟾皮片 8-829
98551 蟾灰丸 8-829
98552 蟾灰散 8-829
98553 蟾灰散 8-830
98554 蟾光膏 8-830
98555 蟾舌膏 8-830
98556 蟾肝丸 8-830
98557 蟾灵膏 8-830
98558 蟾灵膏 8-830
98559 蟾矾散 8-830
98560 蟾砂散 8-830
98561 蟾香散 8-830
98562 蟾宫丸 8-830
98563 蟾捻子 8-830
98564 蟾酥丸 8-830
98565 蟾酥丸 8-830
98566 蟾酥丸 8-830
98567 蟾酥丸 8-830
98568 蟾酥丸 8-831
98569 蟾酥丸 8-831
98570 蟾酥丸 8-831
98571 蟾酥丸 8-831
98572 蟾酥丸 8-831
98573 蟾酥丸 8-831
98574 蟾酥丸 8-831
98575 蟾酥丸 8-831
98576 蟾酥丸 8-831
98577 蟾酥丸 8-831
98578 蟾酥丸 8-831
98579 蟾酥丸 8-831
98580 蟾酥丸 8-831
98581 蟾酥丸 8-832
98582 蟾酥丸 8-832
98583 蟾酥丸 8-832
98584 蟾酥丸 8-832
98585 蟾酥丸 8-832
98586 蟾酥丸 8-832
98587 蟾酥丸 8-832
98588 蟾酥丸 8-832
98589 蟾酥丸 8-832
98590 蟾酥丸 8-832
98591 蟾酥丹 8-832
98592 蟾酥丹 8-832
98593 蟾酥条 8-832
98594 蟾酥线 8-832
98595 蟾酥线 8-833
98596 蟾酥线 8-833
98597 蟾酥绵 8-833
98598 蟾酥散 8-833
98599 蟾酥散 8-833
98600 蟾酥散 8-833

98601 蟾酥散 8-833
98602 蟾酥散 8-833
98603 蟾酥锭 8-833
98604 蟾酥锭 8-833
98605 蟾酥锭 8-833
98606 蟾酥膏 8-833
98607 蟾酥膏 8-833
98608 蟾酥膏 8-833
98609 蟾酥膏 8-833
98610 蟾酥膏 8-833
98611 蟾酥墨 8-833
98612 蟾蜍丸 8-833
98613 蟾蜍丸 8-834
98614 蟾蜍丸 8-834
98615 蟾蜍丸 8-834
98616 蟾蜍饼 8-834
98617 蟾蜍散 8-834
98618 蟾蜍散 8-834
98619 蟾蜍散 8-834
98620 蟾蜍散 8-834
98621 蟾蜍膏 8-834
98622 蟾蜍膏 8-834
98623 蟾蜍膏 8-834
98624 蟾蜜膏 8-834
98625 蟾蝎散 8-834
98626 蟾麝散 8-834
98627 蟾酥合剂 8-834
98628 蟾酥拈子 8-834
98629 蟾酥锭子 8-835
98630 蟾酥锭子 8-835
98631 蟾蜍灰散 8-835
98632 蟾蜍煎丸 8-835
98633 蟾酥八宝丹 8-835
98634 蟾酥托里丸 8-835
98635 蟾酥走黄丹 8-835
98636 蟾酥退毒丸 8-835
98637 蟾酥痧药丸 8-835
98638 蟾酥解毒丸 8-835

蹲

98639 蹲鸱丸 8-835
98640 蹲鸱丸 8-835
98641 蹲鸱丸 8-835

鳘

98642 鳘鱼汤 8-835

鳔

98643 鳔风散 8-836
98644 鳔蜡丸 8-836

鳗

98645 鳗鱼丸 8-836
98646 鳗鱼丸 8-836
98647 鳗鱼丸 8-836
98648 鳗鱼汤 8-836
98649 鳗鲤丸 8-836
98650 鳗羹饮 8-836
98651 鳗鲡鱼丸 8-836
98652 鳗鲡鱼丸 8-836
98653 鳗鲡鱼散 8-836
98654 鳗鲡鱼煎 8-836
98655 鳗鲡鱼臛 8-836
98656 鳗鲡黑散 8-837
98657 鳗鲡鱼涂方 8-837
98658 鳗鲡鱼煎丸 8-837

蟹

98659 蟹汁 8-837
98660 蟹爪丸 8-837
98661 蟹爪汤 8-837
98662 蟹爪饮 8-837
98663 蟹爪散 8-837
98664 蟹爪散 8-837
98665 蟹爪散 8-837
98666 蟹爪散 8-837
98667 蟹足散 8-837
98668 蟹黄散 8-838
98669 蟹黄散 8-838
98670 蟹髓方 8-838
98671 蟹黄涂方 8-838

麒

98672 麒麟丸 8-838
98673 麒麟丸 8-838
98674 麒麟散 8-838
98675 麒麟散 8-838
98676 麒麟膏 8-838
98677 麒麟膏 8-838
98678 麒麟竭丸 8-838
98679 麒麟竭丸 8-838
98680 麒麟竭丸 8-838
98681 麒麟竭丸 8-838
98682 麒麟竭丸 8-838
98683 麒麟竭丸 8-838
98684 麒麟竭汤 8-839
98685 麒麟竭散 8-839
98686 麒麟竭散 8-839
98687 麒麟竭散 8-839
98688 麒麟竭散 8-839
98689 麒麟竭散 8-839
98690 麒麟竭散 8-839
98691 麒麟竭散 8-839
98692 麒麟竭散 8-839
98693 麒麟竭散 8-839
98694 麒麟竭散 8-839
98695 麒麟竭散 8-839
98696 麒麟竭散 8-839
98697 麒麟竭散 8-839
98698 麒麟竭散 8-839
98699 麒麟竭散 8-839
98700 麒麟竭散 8-840
98701 麒麟竭散 8-840
98702 麒麟竭散 8-840
98703 麒麟竭散 8-840
98704 麒麟竭散 8-840
98705 麒麟竭散 8-840
98706 麒麟竭散 8-840
98707 麒麟竭散 8-840
98708 麒麟竭散 8-840
98709 麒麟竭散 8-840
98710 麒麟竭散 8-840
98711 麒麟竭膏 8-840
98712 麒麟竭膏 8-840
98713 麒麟竭膏 8-841
98714 麒麟竭膏 8-841
98715 麒麟竭膏 8-841
98716 麒麟血竭膏 8-841

羸

98717 羸瘦丸 8-841

癣

98718 癣药 8-841
98719 癣酒 8-841
98720 癣治水 8-841
98721 癣药水 8-841
98722 癣药水 8-841
98723 癣药水 8-842
98724 癣药水 8-842
98725 癣药酒 8-842
98726 癣药酒 8-842
98727 癣药膏 8-842
98728 癣膏药 8-842
98729 癣宁搽剂 8-842
98730 癣灵药水 8-842
98731 癣症熏药 8-842
98732 癣湿药水 8-842
98733 癣药玉红膏 8-842
98734 癣症熏药油膏 8-842

瀛

98735 瀛州学士汤 8-843

鳖

98736 鳖甲丸 8-843
98737 鳖甲丸 8-843
98738 鳖甲丸 8-843
98739 鳖甲丸 8-843
98740 鳖甲丸 8-843
98741 鳖甲丸 8-843
98742 鳖甲丸 8-843
98743 鳖甲丸 8-843
98744 鳖甲丸 8-843
98745 鳖甲丸 8-843
98746 鳖甲丸 8-844
98747 鳖甲丸 8-844
98748 鳖甲丸 8-844
98749 鳖甲丸 8-844
98750 鳖甲丸 8-844
98751 鳖甲丸 8-844
98752 鳖甲丸 8-844
98753 鳖甲丸 8-844
98754 鳖甲丸 8-844
98755 鳖甲丸 8-844
98756 鳖甲丸 8-845
98757 鳖甲丸 8-845
98758 鳖甲丸 8-845
98759 鳖甲丸 8-845
98760 鳖甲丸 8-845
98761 鳖甲丸 8-845
98762 鳖甲丸 8-845
98763 鳖甲丸 8-845
98764 鳖甲丸 8-845
98765 鳖甲丸 8-846
98766 鳖甲丸 8-846
98767 鳖甲丸 8-846
98768 鳖甲丸 8-846
98769 鳖甲丸 8-846
98770 鳖甲丸 8-846
98771 鳖甲丸 8-846
98772 鳖甲丸 8-846
98773 鳖甲丸 8-846
98774 鳖甲丸 8-846
98775 鳖甲丸 8-846
98776 鳖甲丸 8-846
98777 鳖甲丸 8-847
98778 鳖甲丸 8-847
98779 鳖甲丸 8-847
98780 鳖甲丸 8-847
98781 鳖甲丸 8-847
98782 鳖甲丸 8-847
98783 鳖甲丸 8-847
98784 鳖甲丸 8-847
98785 鳖甲丸 8-847
98786 鳖甲丸 8-847
98787 鳖甲丸 8-847
98788 鳖甲丸 8-848
98789 鳖甲丸 8-848
98790 鳖甲丸 8-848
98791 鳖甲丸 8-848
98792 鳖甲丸 8-848
98793 鳖甲丸 8-848
98794 鳖甲丸 8-848
98795 鳖甲丸 8-848

98796 鳖甲丸 8-848
98797 鳖甲丸 8-848
98798 鳖甲丸 8-848
98799 鳖甲丸 8-848
98800 鳖甲丸 8-849
98801 鳖甲丸 8-849
98802 鳖甲丸 8-849
98803 鳖甲丸 8-849
98804 鳖甲丸 8-849
98805 鳖甲丸 8-849
98806 鳖甲丸 8-849
98807 鳖甲丸 8-849
98808 鳖甲丸 8-849
98809 鳖甲丸 8-849
98810 鳖甲丸 8-849
98811 鳖甲丸 8-850
98812 鳖甲丸 8-850
98813 鳖甲丸 8-850
98814 鳖甲丸 8-850
98815 鳖甲丸 8-850
98816 鳖甲丸 8-850
98817 鳖甲丸 8-850
98818 鳖甲丸 8-850
98819 鳖甲汤 8-850
98820 鳖甲汤 8-850
98821 鳖甲汤 8-850
98822 鳖甲汤 8-850
98823 鳖甲汤 8-850
98824 鳖甲汤 8-851
98825 鳖甲汤 8-851
98826 鳖甲汤 8-851
98827 鳖甲汤 8-851
98828 鳖甲汤 8-851
98829 鳖甲汤 8-851
98830 鳖甲汤 8-851
98831 鳖甲汤 8-851
98832 鳖甲汤 8-851
98833 鳖甲汤 8-851
98834 鳖甲汤 8-851
98835 鳖甲汤 8-851
98836 鳖甲汤 8-851
98837 鳖甲汤 8-852
98838 鳖甲汤 8-852
98839 鳖甲汤 8-852
98840 鳖甲汤 8-852
98841 鳖甲汤 8-852
98842 鳖甲汤 8-852
98843 鳖甲汤 8-852
98844 鳖甲汤 8-852
98845 鳖甲汤 8-852
98846 鳖甲汤 8-852
98847 鳖甲汤 8-852
98848 鳖甲汤 8-853
98849 鳖甲汤 8-853
98850 鳖甲汤 8-853
98851 鳖甲汤 8-853
98852 鳖甲汤 8-853
98853 鳖甲汤 8-853
98854 鳖甲汤 8-853
98855 鳖甲汤 8-853
98856 鳖甲饮 8-853
98857 鳖甲饮 8-853
98858 鳖甲饮 8-853
98859 鳖甲饮 8-853
98860 鳖甲饮 8-853
98861 鳖甲饮 8-853
98862 鳖甲饮 8-853
98863 鳖甲饮 8-853
98864 鳖甲胶 8-854
98865 鳖甲酒 8-854
98866 鳖甲酒 8-854
98867 鳖甲散 8-854
98868 鳖甲散 8-854
98869 鳖甲散 8-854
98870 鳖甲散 8-854
98871 鳖甲散 8-854
98872 鳖甲散 8-854
98873 鳖甲散 8-854
98874 鳖甲散 8-855
98875 鳖甲散 8-855
98876 鳖甲散 8-855
98877 鳖甲散 8-855
98878 鳖甲散 8-855
98879 鳖甲散 8-855
98880 鳖甲散 8-855
98881 鳖甲散 8-855
98882 鳖甲散 8-855
98883 鳖甲散 8-855
98884 鳖甲散 8-855
98885 鳖甲散 8-856
98886 鳖甲散 8-856
98887 鳖甲散 8-856
98888 鳖甲散 8-856
98889 鳖甲散 8-856
98890 鳖甲散 8-856
98891 鳖甲散 8-856
98892 鳖甲散 8-856
98893 鳖甲散 8-856
98894 鳖甲散 8-856
98895 鳖甲散 8-856
98896 鳖甲散 8-857
98897 鳖甲散 8-857
98898 鳖甲散 8-857
98899 鳖甲散 8-857
98900 鳖甲散 8-857
98901 鳖甲散 8-857
98902 鳖甲散 8-857
98903 鳖甲散 8-857
98904 鳖甲散 8-857
98905 鳖甲散 8-857
98906 鳖甲散 8-857
98907 鳖甲散 8-857
98908 鳖甲散 8-857
98909 鳖甲散 8-858
98910 鳖甲散 8-858
98911 鳖甲散 8-858
98912 鳖甲散 8-858
98913 鳖甲散 8-858
98914 鳖甲散 8-858
98915 鳖甲散 8-858
98916 鳖甲散 8-858
98917 鳖甲散 8-858
98918 鳖甲散 8-858
98919 鳖甲散 8-858
98920 鳖甲散 8-858
98921 鳖甲散 8-859
98922 鳖甲散 8-859
98923 鳖甲散 8-859
98924 鳖甲散 8-859
98925 鳖甲散 8-859
98926 鳖甲散 8-859
98927 鳖甲散 8-859
98928 鳖甲散 8-859
98929 鳖甲散 8-859
98930 鳖甲散 8-859
98931 鳖甲散 8-859
98932 鳖甲散 8-859
98933 鳖甲散 8-859
98934 鳖甲散 8-859
98935 鳖甲散 8-860
98936 鳖甲散 8-860
98937 鳖甲散 8-860
98938 鳖甲散 8-860
98939 鳖甲散 8-860
98940 鳖甲散 8-860
98941 鳖甲散 8-860
98942 鳖甲煎 8-860
98943 鳖甲煎 8-860
98944 鳖头丸 8-860
98945 鳖头丸 8-860
98946 鳖头散 8-860
98947 鳖头散 8-860
98948 鳖头散 8-860
98949 鳖头散 8-860
98950 鳖头散 8-860
98951 鳖灰散 8-861
98952 鳖血丸 8-861
98953 鳖蒜汤 8-861
98954 鳖甲饮子 8-861
98955 鳖甲饮子 8-861
98956 鳖甲饮子 8-861
98957 鳖甲饮子 8-861
98958 鳖甲渍酒 8-861
98959 鳖甲煮散 8-861
98960 鳖甲煎丸 8-861
98961 鳖甲煎丸 8-862
98962 鳖甲煎丸 8-863
98963 鳖甲煎丸 8-863
98964 鳖甲煎丸 8-863
98965 鳖甲煎丸 8-863
98966 鳖甲煎丸 8-863
98967 鳖甲煎丸 8-863
98968 鳖头足丸 8-863
98969 鳖肉煎丸 8-863
98970 鳖血煎丸 8-863
98971 鳖甲三棱丸 8-863
98972 鳖甲干漆散 8-864
98973 鳖甲大黄丸 8-864
98974 鳖甲大黄丸 8-864
98975 鳖甲大黄丸 8-864
98976 鳖甲大黄丸 8-864
98977 鳖甲五味散 8-864
98978 鳖甲牛膝汤 8-864
98979 鳖甲乌梅丸 8-864
98980 鳖甲生犀散 8-864
98981 鳖甲白术散 8-864
98982 鳖甲地黄汤 8-864
98983 鳖甲地黄汤 8-864
98984 鳖甲当归散 8-865
98985 鳖甲杀虫丹 8-865
98986 鳖甲导经丸 8-865
98987 鳖甲麦煎汤 8-865
98988 鳖甲羌活丸 8-865
98989 鳖甲羌活汤 8-865
98990 鳖甲青蒿饮 8-865
98991 鳖甲恒山汤 8-865
98992 鳖甲养阴煎 8-865
98993 鳖甲柴胡汤 8-865
98994 鳖甲黄连丸 8-865
98995 鳖甲常山酒 8-865
98996 鳖甲猪肚丸 8-866
98997 鳖甲猪肚丸 8-866
98998 鳖甲猪肚丸 8-866
98999 鳖甲犀角汤 8-866
99000 鳖甲桃仁煎丸 8-866
99001 鳖甲柴胡煎丸 8-866

二十画

醴

99002 醴泉饮 8-867

蘘

99003 蘘荷汤 8-867
99004 蘘荷散 8-867
99005 蘘荷根汤 8-867

99006 蘘荷根汤 8-867
99007 蘘荷根汤 8-867

嚼

99008 嚼药防己散 8-867

鼍

99009 鼍甲汤 8-867
99010 鼍龙点眼方 8-867

獾

99011 獾油 8-868
99012 獾油 8-868
99013 獾油搽剂 8-868

鳜

99014 鳜鱼酒 8-868
99015 鳜胆煎 8-868

鳝

99016 鳝鱼酒 8-868

灌

99017 灌耳散 8-868
99018 灌舌丹 8-868
99019 灌顶油 8-868
99020 灌顶散 8-868
99021 灌鼻丸 8-868
99022 灌藕方 8-868
99023 灌耳酱汁 8-868
99024 灌耳地龙汁 8-869
99025 灌脓起顶汤 8-869
99026 灌脓起顶散 8-869
99027 灌鼻蒺藜汁 8-869
99028 灌鼻藜芦散 8-869
99029 灌耳麝香乳汁 8-869
99030 灌耳麝香驴乳汁 8-869

瀹

99031 瀹经汤 8-869

糯

99032 糯米丸 8-869
99033 糯米汤 8-869
99034 糯米饭 8-869
99035 糯米饮 8-869
99036 糯米饮 8-869
99037 糯米粉 8-869
99038 糯米散 8-869
99039 糯米粥 8-869
99040 糯米粥 8-869
99041 糯米粥 8-869
99042 糯米膏 8-869
99043 糯米膏 8-870
99044 糯米膏 8-870
99045 糯米膏 8-870
99046 糯米膏 8-870
99047 糯米膏 8-870
99048 糯米糊 8-870
99049 糯米糍 8-870
99050 糯米糕 8-870
99051 糯米姜水 8-870
99052 糯米粉饮 8-870
99053 糯米煮散 8-870
99054 糯草灰散 8-870
99055 糯米干姜汤 8-870
99056 糯米阿胶粥 8-870
99057 糯米粉挡粉 8-870

二十一画

露

99058 露风汤 8-871
99059 露朱丹 8-871
99060 露华汤 8-871
99061 露星饮 8-871
99062 露星散 8-871
99063 露星散 8-871
99064 露星膏 8-871
99065 露姜饮 8-871
99066 露姜饮 8-871
99067 露珠丸 8-871
99068 露珠丸 8-871
99069 露珠饮 8-871
99070 露桑散 8-872
99071 露宿丸 8-872
99072 露宿丸 8-872
99073 露宿丸 8-872
99074 露宿汤 8-872
99075 露宿汤 8-872
99076 露蜂散 8-872
99077 露蜂散 8-872
99078 露颧膏 8-872
99079 露桃花散 8-872
99080 露蜂房丸 8-872
99081 露蜂房丸 8-872
99082 露蜂房丸 8-872
99083 露蜂房丸 8-872
99084 露蜂房丸 8-872
99085 露蜂房汤 8-873
99086 露蜂房酒 8-873
99087 露蜂房散 8-873
99088 露蜂房散 8-873
99089 露蜂房散 8-873
99090 露蜂房散 8-873
99091 露蜂房散 8-873
99092 露蜂房散 8-873
99093 露蜂房散 8-873
99094 露蜂房散 8-873
99095 露蜂房散 8-873
99096 露蜂房散 8-873
99097 露蜂房散 8-873
99098 露蜂房散 8-873
99099 露蜂房散 8-873
99100 露蜂房散 8-873
99101 露蜂房散 8-873
99102 露蜂房散 8-873
99103 露蜂房散 8-874
99104 露蜂房散 8-874
99105 露蜂房散 8-874
99106 露蜂房散 8-874
99107 露蜂房散 8-874
99108 露蜂房散 8-874
99109 露蜂房散 8-874
99110 露蜂房散 8-874
99111 露蜂房煎 8-874
99112 露蜂房膏 8-874
99113 露姜养胃汤 8-874
99114 露蜂房灰散 8-874
99115 露蜂房熏方 8-874
99116 露蜂房淋蘸方 8-874

霹

99117 霹雳丸 8-874
99118 霹雳丸 8-874
99119 霹雳丸 8-874
99120 霹雳丹 8-875
99121 霹雳丹 8-875
99122 霹雳汤 8-875
99123 霹雳酒 8-875
99124 霹雳酒 8-875
99125 霹雳散 8-875
99126 霹雳散 8-875
99127 霹雳散 8-875
99128 霹雳散 8-875
99129 霹雳散 8-875
99130 霹雳散 8-875
99131 霹雳散 8-875
99132 霹雳散 8-875
99133 霹雳散 8-875
99134 霹雳散 8-875
99135 霹雳散 8-876
99136 霹雳散 8-876
99137 霹雳散 8-876
99138 霹雳散 8-876
99139 霹雳散 8-876
99140 霹雳散 8-876
99141 霹雳散 8-876
99142 霹雳锭 8-876
99143 霹雳煎 8-876
99144 霹雳煎 8-876
99145 霹雳煎 8-876
99146 霹雳煎 8-876
99147 霹雳箭 8-876
99148 霹雳箭 8-876
99149 霹雳夺命丹 8-876

蘷

99150 蘷膏 8-877

髓

99151 髓煎 8-877

鳢

99152 鳢鱼汤 8-877
99153 鳢鱼脍 8-877

麝

99154 麝朱丹 8-877
99155 麝朱散 8-877
99156 麝红散 8-877
99157 麝苏膏 8-877
99158 麝连丸 8-877
99159 麝沉散 8-877
99160 麝沉膏 8-877
99161 麝矾散 8-877
99162 麝珀散 8-877
99163 麝茸丹 8-878
99164 麝香丸 8-878
99165 麝香丸 8-878
99166 麝香丸 8-878
99167 麝香丸 8-878
99168 麝香丸 8-878
99169 麝香丸 8-878
99170 麝香丸 8-878
99171 麝香丸 8-878
99172 麝香丸 8-878
99173 麝香丸 8-878
99174 麝香丸 8-879
99175 麝香丸 8-879
99176 麝香丸 8-879
99177 麝香丸 8-879
99178 麝香丸 8-879
99179 麝香丸 8-879
99180 麝香丸 8-879
99181 麝香丸 8-879
99182 麝香丸 8-879
99183 麝香丸 8-879
99184 麝香丸 8-879
99185 麝香丸 8-879
99186 麝香丸 8-879
99187 麝香丸 8-880
99188 麝香丸 8-880
99189 麝香丸 8-880
99190 麝香丸 8-880

99191 麝香丸 8-880
99192 麝香丸 8-880
99193 麝香丸 8-880
99194 麝香丸 8-880
99195 麝香丸 8-880
99196 麝香丸 8-880
99197 麝香丸 8-880
99198 麝香丸 8-880
99199 麝香丸 8-880
99200 麝香丸 8-881
99201 麝香丸 8-881
99202 麝香丸 8-881
99203 麝香丸 8-881
99204 麝香丸 8-881
99205 麝香丸 8-881
99206 麝香丸 8-881
99207 麝香丸 8-881
99208 麝香丸 8-881
99209 麝香丸 8-881
99210 麝香丸 8-881
99211 麝香丸 8-882
99212 麝香丸 8-882
99213 麝香丸 8-882
99214 麝香丸 8-882
99215 麝香丸 8-882
99216 麝香丸 8-882
99217 麝香丸 8-882
99218 麝香丸 8-882
99219 麝香丸 8-882
99220 麝香丸 8-882
99221 麝香丸 8-882
99222 麝香丸 8-883
99223 麝香丸 8-883
99224 麝香丸 8-883
99225 麝香丸 8-883
99226 麝香丸 8-883
99227 麝香丸 8-883
99228 麝香丸 8-883
99229 麝香丸 8-883
99230 麝香丸 8-883
99231 麝香丸 8-883
99232 麝香丸 8-883
99233 麝香丸 8-884
99234 麝香丸 8-884
99235 麝香丸 8-884
99236 麝香丸 8-884
99237 麝香丸 8-884
99238 麝香丸 8-884
99239 麝香丸 8-884
99240 麝香丸 8-884
99241 麝香丸 8-884
99242 麝香丸 8-884
99243 麝香丸 8-884
99244 麝香丸 8-884
99245 麝香丸 8-884
99246 麝香丸 8-885
99247 麝香丸 8-885
99248 麝香丸 8-885
99249 麝香丸 8-885
99250 麝香丸 8-885
99251 麝香丹 8-885
99252 麝香丹 8-885
99253 麝香丹 8-885
99254 麝香汤 8-885
99255 麝香汤 8-885
99256 麝香汤 8-885
99257 麝香汤 8-885
99258 麝香饮 8-885
99259 麝香饮 8-885
99260 麝香乳 8-885
99261 麝香饼 8-886
99262 麝香散 8-886
99263 麝香散 8-886
99264 麝香散 8-886
99265 麝香散 8-886
99266 麝香散 8-886
99267 麝香散 8-886
99268 麝香散 8-886
99269 麝香散 8-886
99270 麝香散 8-886
99271 麝香散 8-886
99272 麝香散 8-886
99273 麝香散 8-886
99274 麝香散 8-886
99275 麝香散 8-886
99276 麝香散 8-886
99277 麝香散 8-887
99278 麝香散 8-887
99279 麝香散 8-887
99280 麝香散 8-887
99281 麝香散 8-887
99282 麝香散 8-887
99283 麝香散 8-887
99284 麝香散 8-887
99285 麝香散 8-887
99286 麝香散 8-887
99287 麝香散 8-887
99288 麝香散 8-887
99289 麝香散 8-887
99290 麝香散 8-887
99291 麝香散 8-887
99292 麝香散 8-887
99293 麝香散 8-887
99294 麝香散 8-888
99295 麝香散 8-888
99296 麝香散 8-888
99297 麝香散 8-888
99298 麝香散 8-888
99299 麝香散 8-888
99300 麝香散 8-888
99301 麝香散 8-888
99302 麝香散 8-888
99303 麝香散 8-888
99304 麝香散 8-888
99305 麝香散 8-888
99306 麝香散 8-888
99307 麝香散 8-889
99308 麝香散 8-889
99309 麝香散 8-889
99310 麝香散 8-889
99311 麝香散 8-889
99312 麝香散 8-889
99313 麝香散 8-889
99314 麝香散 8-889
99315 麝香散 8-889
99316 麝香散 8-889
99317 麝香散 8-889
99318 麝香散 8-889
99319 麝香散 8-889
99320 麝香散 8-889
99321 麝香散 8-889
99322 麝香散 8-889
99323 麝香散 8-889
99324 麝香散 8-889
99325 麝香散 8-889
99326 麝香散 8-890
99327 麝香散 8-890
99328 麝香散 8-890
99329 麝香散 8-890
99330 麝香散 8-890
99331 麝香散 8-890
99332 麝香散 8-890
99333 麝香散 8-890
99334 麝香散 8-890
99335 麝香散 8-890
99336 麝香散 8-890
99337 麝香散 8-890
99338 麝香散 8-890
99339 麝香散 8-890
99340 麝香散 8-890
99341 麝香散 8-890
99342 麝香散 8-890
99343 麝香散 8-890
99344 麝香散 8-891
99345 麝香散 8-891
99346 麝香散 8-891
99347 麝香散 8-891
99348 麝香散 8-891
99349 麝香散 8-891
99350 麝香散 8-891
99351 麝香散 8-891
99352 麝香散 8-891
99353 麝香散 8-891
99354 麝香散 8-891
99355 麝香散 8-891
99356 麝香散 8-891
99357 麝香散 8-891
99358 麝香散 8-891
99359 麝香散 8-891
99360 麝香散 8-891
99361 麝香散 8-892
99362 麝香散 8-892
99363 麝香散 8-892
99364 麝香散 8-892
99365 麝香散 8-892
99366 麝香散 8-892
99367 麝香散 8-892
99368 麝香散 8-892
99369 麝香散 8-892
99370 麝香散 8-892
99371 麝香散 8-892
99372 麝香散 8-892
99373 麝香散 8-892
99374 麝香散 8-892
99375 麝香散 8-892
99376 麝香散 8-892
99377 麝香散 8-892
99378 麝香散 8-892
99379 麝香散 8-892
99380 麝香散 8-892
99381 麝香煎 8-892
99382 麝香煎 8-893
99383 麝香膏 8-893
99384 麝香膏 8-893
99385 麝香膏 8-893
99386 麝香膏 8-893
99387 麝香膏 8-893
99388 麝香膏 8-893
99389 麝香膏 8-893
99390 麝香膏 8-893
99391 麝香膏 8-893
99392 麝香膏 8-893
99393 麝香膏 8-893
99394 麝香膏 8-893
99395 麝香膏 8-893
99396 麝香膏 8-893
99397 麝香膏 8-894
99398 麝香膏 8-894
99399 麝香膏 8-894
99400 麝香膏 8-894
99401 麝胆散 8-894
99402 麝胆散 8-894

99403 麝脐散 8-894
99404 麝脐散 8-894
99405 麝粉散 8-894
99406 麝粉散 8-894
99407 麝犀丹 8-894
99408 麝犀汤 8-894
99409 麝犀膏 8-894
99410 麝醋方 8-894
99411 麝蟾丸 8-894
99412 麝香双丸 8-895
99413 麝香双丸 8-895
99414 麝香面膏 8-895
99415 麝香饼子 8-895
99416 麝香饼子 8-895
99417 麝香饼子 8-895
99418 麝香饼子 8-895
99419 麝香涂方 8-895
99420 麝香锭子 8-895
99421 麝香锭子 8-895
99422 麝香敷方 8-895
99423 麝香摩膏 8-895
99424 麝茸续断散 8-895
99425 麝香一字散 8-895
99426 麝香十和粉 8-896
99427 麝香人齿散 8-896
99428 麝香三妙膏 8-896
99429 麝香三棱丸 8-896
99430 麝香大戟丸 8-896
99431 麝香上清丸 8-896
99432 麝香天麻丸 8-896
99433 麝香天麻丸 8-896
99434 麝香天麻丸 8-896
99435 麝香化积丹 8-896
99436 麝香牛黄丸 8-896
99437 麝香牛黄丸 8-896
99438 麝香乌龙丸 8-896
99439 麝香匀气丸 8-897
99440 麝香丹砂丸 8-897
99441 麝香丹砂丹 8-897
99442 麝香六神膏 8-897
99443 麝香平气丸 8-897
99444 麝香玉线子 8-897
99445 麝香生肌散 8-897
99446 麝香白牙散 8-897
99447 麝香回阳膏 8-897
99448 麝香回阳膏 8-897
99449 麝香朱砂丸 8-897
99450 麝香朱砂丸 8-897
99451 麝香安中丸 8-897
99452 麝香进食丸 8-898
99453 麝香芦荟丸 8-898
99454 麝香苏合丸 8-898
99455 麝香杏仁散 8-898
99456 麝香抗拴丸 8-898
99457 麝香佛手散 8-898
99458 麝香间玉散 8-898
99459 麝香没药散 8-898
99460 麝香青金丸 8-898
99461 麝香青饼子 8-898
99462 麝香矾雄散 8-898
99463 麝香奇应丸 8-898
99464 麝香拔毒膏 8-899
99465 麝香抱龙丸 8-899
99466 麝香虎骨散 8-899
99467 麝香狗皮膏 8-899
99468 麝香刷牙散 8-899
99469 麝香茶芽散 8-899
99470 麝香轻骨丹 8-899
99471 麝香轻粉散 8-899
99472 麝香轻粉散 8-899
99473 麝香轻粉散 8-899
99474 麝香虾蟆丸 8-899
99475 麝香透毒散 8-899
99476 麝香宽中丸 8-899
99477 麝香调中丸 8-899
99478 麝香黄连丸 8-900
99479 麝香救疫散 8-900
99480 麝香猪血丸 8-900
99481 麝香猪胆丸 8-900
99482 麝香鹿茸丸 8-900
99483 麝香鹿茸丸 8-900
99484 麝香鹿茸丸 8-900
99485 麝香鹿茸丸 8-900
99486 麝香绵灰散 8-900
99487 麝香绵灰煎 8-900
99488 麝香琥珀丸 8-900
99489 麝香琥珀膏 8-900
99490 麝香茴茹散 8-900
99491 麝香雄黄散 8-900
99492 麝香雄黄散 8-901
99493 麝香紫霜丸 8-901
99494 麝香螃蟛丸 8-901
99495 麝香黑豆丸 8-901
99496 麝香猬皮丸 8-901
99497 麝香犀角丹 8-901
99498 麝香熊胆丸 8-901
99499 麝香蟾酥丸 8-901
99500 麝雄至宝丹 8-901
99501 麝香风湿胶囊 8-901
99502 麝香苏合香丸 8-901
99503 麝香抗栓胶囊 8-901
99504 麝香荜澄茄丸 8-901
99505 麝香接骨胶囊 8-902

癫

99506 癫狂丹 8-902
99507 癫痫汤 8-902
99508 癫狂马宝散 8-902
99509 癫狂梦醒汤 8-902
99510 癫狂霹雳散 8-902
99511 癫痫康胶囊 8-902

二十二画以上

鹳

99512 鹳肝丹 8-903
99513 鹳骨丸 8-903
99514 鹳骨丸 8-903
99515 鹳骨丸 8-903
99516 鹳骨丸 8-903
99517 鹳骨丸 8-903

蘼

99518 蘼芜丸 8-903
99519 蘼芜汤 8-903

囊

99520 囊虫丸 8-903
99521 囊痈煎 8-904

髑

99522 髑骨散 8-904

籯

99523 籯金丹 8-904

罐

99524 罐灰散 8-904

鼹

99525 鼹鼠丸 8-904

蠲

99526 蠲饮丸 8-904
99527 蠲毒丸 8-904
99528 蠲毒丸 8-904
99529 蠲毒饮 8-904
99530 蠲毒饮 8-904
99531 蠲毒散 8-904
99532 蠲带丸 8-904
99533 蠲脊散 8-904
99534 蠲哮片 8-904
99535 蠲哮汤 8-905
99536 蠲疼汤 8-905
99537 蠲痓汤 8-905
99538 蠲秽散 8-905
99539 蠲痛丸 8-905
99540 蠲痛丸 8-905
99541 蠲痛丸 8-905
99542 蠲痛丹 8-905
99543 蠲痛汤 8-905
99544 蠲痛汤 8-905
99545 蠲痛饮 8-905
99546 蠲痛散 8-905
99547 蠲痛散 8-906
99548 蠲痹丸 8-906
99549 蠲痹汤 8-906
99550 蠲痹汤 8-906
99551 蠲痹汤 8-906
99552 蠲痹汤 8-906
99553 蠲痹汤 8-906
99554 蠲痹饮 8-906
99555 蠲痹散 8-906
99556 蠲瘀煎 8-906
99557 蠲痰丸 8-906
99558 蠲痰丸 8-906
99559 蠲痰饮 8-907
99560 蠲骶散 8-907
99561 蠲翳散 8-907
99562 蠲风饮子 8-907
99563 蠲痹饮子 8-907
99564 蠲饮万灵汤 8-907
99565 蠲饮枳术丸 8-907
99566 蠲饮枳实丸 8-907
99567 蠲毒换肌饮 8-907
99568 蠲毒流气饮 8-907
99569 蠲痛无忧散 8-907
99570 蠲痛五汁膏 8-907
99571 蠲痛乳香丸 8-907
99572 蠲痛活络丹 8-908
99573 蠲痛神异膏 8-908
99574 蠲痹四物汤 8-908
99575 蠲痹防痿汤 8-908
99576 蠲痹抗生丸 8-908
99577 蠲痹秦艽汤 8-908
99578 蠲痹消毒饮 8-908
99579 蠲痹消毒散 8-908
99580 蠲痹解毒汤 8-908
99581 蠲痰疏气汤 8-908

麟

99582 麟龙丹 8-908
99583 麟血散 8-908

蠹

99584 蠹鱼膏 8-908

病证名称索引

（说明：索引条目按顺序依次为病证名、分册数、分册页码、方名序号）

2型糖尿病　8-449（93371）　8-777（97866）

A

阿米巴痢疾　8-195（89897）

癌

1-474（06666）　2-94（13543）　2-157（14410）

3-135（26602）　3-701（34369）　7-260（78353）

癌疮　2-153（14355）　2-204（15080）

癌症气虚　1-658（08918）

嗳气

1-104（01474）　2-405（17787）　2-811（23493）

3-220（27848）　3-368（29882）　3-504（31735）

3-876（36650）　4-31（37563）　4-799（48389）

5-7（49005）　5-148（51077）（51078）　5-628（57602）

5-707（58843）　5-896（61566）　6-49（62392）

6-75（62805）　6-658（70585）　6-788（72270）

6-809（72530）　8-637（95916）　8-651（96087）

暗风　7-447（81103）

暗风五痫　8-525（94366）

懊侬　1-851（11425）　5-659（58095）

B

白斑　5-382（54156）

白崩

3-32（25196）　3-52（25474）　3-651（33696）

4-216（40197）　4-453（43672）　6-152（63816）

6-468（67969）　7-536（82337）　7-729（84990）

8-355（92006）

白疕

3-341（29518）　3-375（29986）　5-828（60600）

6-23（62040）　6-24（62043）　6-872（73344）

6-874（73368）　6-919（74013）　7-292（78863）

白驳风　4-266（40922）

白带

1-39（00530）　1-77（01141）　1-179（02491）

1-287（04004）　1-333（04658）　1-542（07414）

1-623（08423）　1-895（12073）　2-83（13386）

2-126（13975）（13976）　2-135（14114）

2-266（15938）（15941）　2-334（16842）　2-350（17071）

2-351（17074）　2-354（17120）　2-359（17189）

2-397（17677）　2-472（18714）　2-625（20861）

2-658（21360）　2-683（21680）　2-684（21701）

2-730（22337）　2-743（22518）　2-744（22540）

2-769（22844）　4-35（37625）　4-123（38858）

4-254（40759）　4-303（41498）　4-353（42227）

4-412（43076）　4-423（43245）　4-505（44419）

4-513（44524）　4-612（45883）　4-656（46483）

4-658（46515）　4-685（46860）　4-692（46937）

4-698（47030）　4-779（48128）　5-19（49198）

5-64（49821）　5-178（51424）

5-206（51828）（51829）　5-213（51920）　5-215（51943）

5-273（52730）　5-299（53091）　5-505（55854）

5-527（56148）　5-556（56569）　5-561（56634）

5-637（57750）　5-690（58582）　5-764（59683）

6-36（62206）　6-47（62364）　6-88（62991）

6-94（63078）　6-188（64352）　6-278（65526）

6-428（67509）　6-494（68316）　6-536（68929）

6-706（71238）　6-773（72095）　6-776（72134）

7-44（75337）　7-97（76054）　7-99（76080）

7-111（76251）（76252）（76253）　7-195（77391）

7-211（77595）　7-380（80155）　7-530（82256）

7-536（82336）　7-538（82373）　7-592（83097）

7-701（84607）　7-749（85274）　7-886（87198）

8-81（88429）　8-152（89361）　8-268（90857）

8-340（91807）　8-412（92854）　8-454（93436）

8-468（93634）（93635）　8-652（96111）　8-713（96981）

8-714（96983）

白癜风

1-303（04226）　1-328（04586）　1-350（04930）

1-351（04952）　1-369（05171）　1-549（07495）

2-227（15395）　2-380（17470）　2-396（17663）

2-555（19905）　2-564（20026）　2-658（21358）

2-703（21991）　3-51（25463）　3-52（25483）

3-66（25660）　3-72（25739）

3-74（25770）（25776）　3-81（25870）　3-92（26016）

3-93（26019）　3-115（26327）　3-285（28761）

3-659（33836）　4-58（37935）　4-391（42741）

4-519（44593）　4-668（46666）　4-713（47209）

4-773（48020）　4-778（48103）　5-74（50000）

5-76（50026）　5-86（50181）

5-92（50282）（50284）　5-100（50421）（50424）

5-332（53575）　5-382（54158）　5-602（57207）

5-682（58462）　5-858（61027）　5-860（61057）

6-29（62107）　6-278（65516）　6-481（68142）

6-753(71810) 6-963(74615) 6-964(74635)
7-177(77198) 7-219(77715) 7-230(77887)
7-292(78863) 7-361(79898) 7-387(80240)
7-454(81228) 7-517(82093) 7-739(85149)
7-741(85174) 7-891(87284) 8-36(87836)
8-68(88257) 8-422(93000) 8-570(95011)
8-587(95243) 8-710(96943) 8-836(98657)
白喉
1-27(00379) 1-91(01307) 1-98(01388)
1-264(03698) 1-274(03837) 1-372(05206)
1-749(10110) 1-816(10932) 2-38(12757)
2-314(16574) 2-434(18181) 2-455(18478)
2-481(18854) 2-535(19624) 2-603(20599)
2-609(20690) 2-708(22067) 2-759(22750)
3-1(24799) 3-82(25890) 3-582(32776)
3-755(35070) 3-861(36446) 3-865(36495)
4-36(37641) 5-524(56112) 5-538(56300)
5-601(57192) 5-603(57219) 5-703(58788)
5-817(60447) 6-282(65573)
6-303(65841)(65843)
6-304(65856)(65857) 6-408(67290)
6-419(67414)(67415)
6-492(68289)(68290)(68291)(68293) 6-547(69089)
6-694(71076) 6-756(71869) 7-441(81015)
7-644(83862) 7-658(84071) 7-678(84331)
7-688(84439) 7-741(85170) 7-809(86066)
8-432(93129)
白睛黄赤 7-653(83996)
白睛肿胀
1-446(06253) 1-457(06413) 1-461(06474)
1-904(12190) 2-94(13549) 2-96(13576)
7-109(76230) 7-110(76231) 7-118(76368)
7-126(76496) 7-717(84831)
白痢
1-18(00260) 1-335(04691) 1-759(10228)
1-881(11879) 2-371(17332) 2-393(17621)
2-442(18295) 2-511(19279) 2-515(19344)
2-642(21111) 2-681(21655) 2-684(21691)
2-899(24708) 3-118(26377) 3-187(27378)
3-657(33793) 3-723(34652) 4-18(37388)
4-111(38713) 4-219(40244) 4-453(43668)
4-622(46008) 4-624(46038) 4-629(46108)
4-731(47442) 4-742(47611) 4-752(47733)
5-95(50338) 5-243(52303) 5-283(52874)
5-451(55086) 5-505(55841) 5-629(57614)
5-783(59951) 5-840(60773) 5-844(60832)
5-849(60906)(60907) 5-862(61081) 5-898(61599)
6-291(65687) 6-326(66127) 6-329(66171)
6-859(73161) 6-876(73403) 7-185(77265)
7-250(78187) 7-263(78395) 7-273(78541)
7-293(78873) 7-352(79780) 7-463(81358)
7-675(84286) 7-890(87263) 8-169(89584)
8-208(90061) 8-210(90098) 8-699(96788)
8-744(97421)
白漏 1-726(09776) 1-732(09864)
白内障
6-17(61969) 6-356(66577)
8-520(94305)(94306) 8-605(95498)
白塞氏病
3-125(26480) 4-33(37598) 4-381(42591)
8-497(94000)
白涩症
1-153(02136) 2-94(13548) 2-95(13560)
2-97(13591) 4-169(39526) 5-875(61266)
5-876(61282) 7-234(77943) 7-235(77958)
7-336(79499) 7-716(84819) 7-725(84938)
白细胞减少症
2-886(24519) 2-890(24586) 2-903(24763)
3-390(30165) 5-538(56308) 6-23(62041)
6-31(62140)
白陷鱼鳞 5-257(52493)
白屑风 7-2(74734)
白血病 5-905(61681)
白淫
1-155(02163) 1-299(04186) 1-848(11378)
2-151(14327) 2-492(19019) 2-518(19385)
2-538(19664) 2-682(21668) 3-85(25917)
3-255(28326) 3-303(29011) 3-334(29420)
3-848(36259) 3-891(36844) 4-779(48120)
5-331(53560) 5-412(54541) 6-199(64493)
6-638(70302) 6-661(70638) 6-765(71997)
6-766(71999)(72004) 6-786(72248) 7-30(75156)
7-356(79844) 7-883(87154) 8-589(95265)
白珠俱青症 1-765(10309)
白浊
1-75(01099) 1-100(01410) 1-180(02497)
1-213(02940) 1-296(04140) 1-323(04498)
1-324(04513) 1-344(04826) 1-358(05043)
1-501(06960) 1-507(07028) 1-570(07732)
1-688(09280) 1-708(09540) 1-739(09969)
1-771(10388) 2-1(12251) 2-56(13020)
2-57(13024)(13030) 2-83(13385)(13386) 2-84(13387)
2-166(14567) 2-171(14622) 2-221(15321)
2-222(15323)(15325)(15326)(15327)(15329)(15332)
2-324(16719) 2-453(18444)
2-467(18657)(18658) 2-472(18713) 2-493(19038)
2-506(19223)(19224)(19225) 2-507(19234)
2-515(19335) 2-552(19850) 2-569(20104)
2-638(21067) 2-640(21086) 2-673(21539)
2-680(21642)(21643)(21644) 2-682(21668)
2-707(22053) 2-713(22120) 2-723(22259)
2-741(22484) 2-776(22956) 2-801(23339)
3-60(25587) 3-64(25639) 3-81(25871)
3-84(25909) 3-86(25937) 3-89(25978)
3-90(25982) 3-102(26146) 3-105(26193)
3-169(27132) 3-194(27488) 3-231(27966)
3-236(28047) 3-238(28073) 3-255(28326)
3-293(28875) 3-303(29011) 3-354(29689)

3-404(30332) 3-416(30480) 3-454(30994)
3-565(32554) 3-589(32881) 3-727(34706)
3-778(35395) 3-848(36262) 4-7(37219)
4-14(37327) 4-27(37499) 4-123(38858)
4-191(39849)(39853) 4-198(39960) 4-200(39979)
4-243(40593) 4-268(40965) 4-270(41000)
4-286(41253) 4-331(41893) 4-402(42905)
4-427(43306) 4-450(43619)
4-451(43631)(43633) 4-455(43695) 4-550(45020)
4-693(46957) 4-696(47001) 4-706(47121)
4-711(47188) 4-726(47384) 4-821(48734)
5-41(49498) 5-62(49799) 5-108(50552)
5-214(51930)(51934) 5-217(51965) 5-218(51976)
5-327(53502)(53506)(53507) 5-328(53527)
5-338(53652) 5-343(53717)(53718)(53724)
5-358(53889)(53890)(53892) 5-401(54407)
5-463(55251) 5-473(55390)(55391)
5-484(55536)(55537) 5-515(55975) 5-571(56765)
5-589(57031) 5-600(57177)(57178)(57179)
5-601(57181) 5-724(59105)
5-771(59782)(59783) 5-780(59900) 5-786(59991)
5-790(60057) 5-799(60184)(60187) 5-852(60940)
5-858(61025) 5-865(61129) 5-878(61309)
5-879(61320)(61321)(61327) 5-880(61329)
5-887(61442) 5-895(61560) 6-2(61743)
6-3(61764) 6-53(62457) 6-131(63532)
6-192(64388) 6-213(64671) 6-251(65160)
6-333(66239) 6-456(67840) 6-468(67962)
6-508(68508) 6-523(68726) 6-629(70168)
6-637(70289)(70291) 6-639(70324) 6-644(70391)
6-661(70638) 6-765(71996)
6-766(72001)(72004) 6-767(72012) 6-774(72106)
6-785(72237) 6-786(72251) 6-795(72343)
6-814(72595) 6-865(73249) 6-936(74239)
7-27(75109) 7-30(75151) 7-34(75209)
7-39(75272) 7-123(76444) 7-170(77129)
7-226(77825)(77826) 7-227(77838) 7-230(77888)
7-231(77892) 7-265(78423) 7-300(78998)
7-305(79050) 7-330(79398) 7-476(81530)
7-526(82210) 7-528(82236) 7-540(82394)
7-643(83857) 7-644(83868) 7-662(84120)
7-769(85560) 7-782(85704) 7-812(86105)
7-893(87314) 8-152(89369) 8-170(89594)
8-249(90628) 8-285(91050) 8-344(91850)
8-369(92223) 8-462(93544) 8-560(94879)
8-589(95265) 8-652(96105) 8-681(96534)
8-717(97017) 8-774(97815) 8-789(98036)
8-800(98170)

百虫入耳

2-93(13537) 2-903(24773) 5-391(54288)
5-728(59158) 6-143(63700) 6-617(70021)
7-306(79066) 7-503(81918) 8-11(87462)
8-373(92295) 8-764(97698) 8-868(99023)
8-869(99029)

百会疽

3-156(26954) 3-392(30189)

百日咳

1-36(00484) 1-38(00513) 2-131(14052)
3-52(25478) 3-293(28869)
3-602(33047)(33048)(33049) 4-10(37268)
4-240(40544) 6-119(63382) 6-680(70882)
6-857(73135) 7-601(83225) 8-186(89776)

败血症

4-392(42750) 8-483(93829)(93832)

斑秃

1-27(00380) 5-272(52710) 6-277(65506)
6-948(74393) 7-455(81235) 7-782(85707)

斑疹

1-259(03608) 1-273(03833) 1-381(05332)
1-486(06835) 2-40(12795) 2-177(14698)
2-181(14753) 2-197(14971)(14975)(14977)
2-198(14987)(14988)(14992) 2-243(15622)
2-296(16330) 2-316(16612)(16613) 2-324(16727)
2-431(18132) 2-622(20837) 2-875(24351)
3-173(27190) 3-283(28732) 3-320(29234)
3-366(29848) 3-382(30073) 3-435(30751)
3-500(31675) 3-517(31911) 3-559(32488)
3-594(32937) 3-633(33454) 3-659(33838)
3-664(33909) 3-705(34426) 3-830(36025)
4-89(38363) 4-91(38389) 4-133(38995)
4-171(39563) 4-296(41396) 4-408(43014)
4-676(46740) 4-813(48596) 5-8(49037)
5-94(50318) 5-123(50773) 5-124(50794)
5-182(51485) 5-231(52125) 5-349(53780)
5-654(58013)(58014) 5-704(58797) 5-705(58812)
5-707(58838) 6-57(62520) 6-80(62882)
6-203(64542) 6-213(64661) 6-247(65122)
6-303(65848) 6-312(65946) 6-351(66518)
6-402(67227) 6-478(68097) 6-490(68261)
6-868(73288) 6-887(73548) 6-895(73667)
6-896(73682) 6-909(73883) 6-930(74153)
6-931(74165) 6-932(74181) 6-939(74282)
6-940(74284)(74285)(74287) 6-946(74369)
7-74(75738) 7-85(75905) 7-101(76117)
7-102(76118) 7-133(76608) 7-134(76616)
7-174(77165) 7-358(79862) 7
-360(79892)(79893) 7-378(80125) 7-415(80642)
7-591(83069) 7-678(84329) 7-682(84369)
7-805(86018) 7-810(86081)
7-845(86586)(86591) 7-846(86594) 8-27(87719)
8-28(87721) 8-64(88198) 8-65(88216)
8-77(88375) 8-89(88532)
8-95(88614)(88617) 8-117(88899) 8-124(88989)
8-127(89028) 8-311(91394) 8-325(91601)
8-331(91696) 8-466(93610)(93611)
8-478(93775)(93777)(93778) 8-481(93810)
8-486(93871) 8-598(95397) 8-677(96487)

2-122(13914) 2-123(13932) 2-126(13972)
2-128(14001)(14002) 2-142(14206) 2-150(14317)
2-151(14328) 2-152(14334) 2-210(15165)
2-266(15934)(15939)(15940)(15943) 2-270(16000)
2-285(16171) 2-309(16532)(16533)(16534)
2-311(16551) 2-335(16860)
2-336(16871)(16882) 2-349(17052)
2-350(17066)(17068) 2-351(17082) 2-352(17095)
2-357(17153)(17157) 2-359(17180)(17188)(17190)
2-361(17214)(17215) 2-364(17250)(17257) 2-390(17593)
2-391(17600)(17605) 2-392(17606)(17607) 2-397(17684)
2-410(17859) 2-424(18044) 2-439(18262)
2-442(18304) 2-466(18646) 2-513(19315)
2-515(19336) 2-516(19352)(19359)(19360)
2-518(19383) 2-532(19577) 2-536(19635)
2-552(19855) 2-554(19880)
2-679(21625)(21632) 2-680(21645) 2-682(21672)
2-683(21681) 2-684(21700) 2-686(21724)
2-687(21749) 2-697(21903) 2-707(22053)
2-723(22262) 2-726(22304)(22305) 2-730(22343)
2-733(22387) 2-742(22510) 2-744(22529)
2-752(22657)(22658)(22661) 2-756(22718)
2-757(22734) 2-771(22882) 2-772(22890)
2-787(23126) 2-799(23314) 2-809(23462)
2-839(23862) 2-870(24279)(24282) 2-871(24292)
2-883(24474) 2-885(24506)
3-7(24879)(24880) 3-53(25498) 3-58(25570)
3-64(25639) 3-65(25643)(25644)
3-78(25829)(25836) 3-85(25921)(25923)
3-89(25971)(25973) 3-99(26110) 3-101(26137)
3-148(26802)(26803) 3-150(26838) 3-151(26858)
3-152(26875) 3-153(26888) 3-155(26922)
3-184(27347) 3-190(27431) 3-198(27544)
3-248(28211)(28218) 3-258(28371) 3-282(28720)
3-283(28741) 3-305(29032) 3-308(29078)
3-334(29423) 3-335(29434) 3-361(29792)
3-362(29798) 3-372(29954) 3-378(30025)
3-389(30155)(30159) 3-393(30203) 3-405(30343)
3-407(30372) 3-410(30411) 3-444(30883)
3-452(30972) 3-460(31099) 3-475(31305)
3-476(31318)(31319) 3-477(31350) 3-478(31351)
3-480(31386) 3-497(31639) 3-500(31676)
3-509(31803) 3-513(31866) 3-515(31901)
3-516(31906) 3-524(32012) 3-530(32104)
3-536(32177)(32183) 3-545(32318) 3-546(32336)
3-606(33101) 3-635(33480)
3-640(33543)(33544) 3-642(33581) 3-643(33594)
3-650(33695) 3-656(33774)(33775) 3-658(33808)
3-665(33921) 3-668(33958)
3-669(33969)(33972) 3-702(34376) 3-708(34473)
3-741(34892) 3-755(35078)
3-782(35441)(35443) 3-783(35449)
3-784(35464)(35465)(35466)(35473)
3-785(35486)(35496) 3-786(35501) 3-793(35579)
3-798(35645) 3-801(35698) 3-804(35727)
3-809(35782)(35788) 3-810(35799) 3-815(35847)
3-830(36027) 3-839(36146)(36154) 3-848(36257)
3-873(36606) 3-879(36678)(36689) 3-882(36724)
3-886(36771) 3-896(36913) 3-902(36996)
4-23(37453) 4-40(37678) 4-46(37769)
4-55(37897) 4-72(38122) 4-88(38342)
4-102(38562) 4-110(38692)(38693) 4-121(38841)
4-124(38868) 4-125(38871)(38877) 4-126(38893)
4-131(38955) 4-210(40107) 4-229(40410)
4-273(41053) 4-303(41490)
4-314(41653)(41662) 4-383(42616) 4-386(42657)
4-426(43287) 4-432(43374)
4-450(43622)(43623) 4-451(43634)
4-452(43641)(43652) 4-457(43722) 4-458(43748)
4-463(43822) 4-479(44029) 4-513(44521)
4-518(44578) 4-525(44673) 4-571(45299)
4-575(45345) 4-579(45387) 4-643(46310)
4-658(46515)(46518)(46519)(46520) 4-659(46527)
4-671(46695)(46698) 4-672(46713) 4-676(46743)
4-677(46753)(46757)(46763)
4-683(46831)(46834) 4-685(46854) 4-697(47012)
4-711(47186) 4-720(47314) 4-723(47350)
4-729(47412) 4-731(47443) 4-735(47503)
4-736(47523) 4-738(47554) 4-740(47574)
4-747(47659) 4-764(47903) 4-782(48165)
4-803(48443) 5-43(49521) 5-47(49577)
5-50(49616) 5-87(50196) 5-111(50592)
5-122(50753) 5-202(51765)
5-204(51795)(51803) 5-206(51823)(51833)
5-210(51888)(51889) 5-211(51895)(51898) 5-217(51961)
5-220(52003) 5-220(52004)
5-272(52713)(52714)(52716) 5-302(53150)
5-308(53220) 5-309(53227) 5-316(53335)
5-336(53633) 5-340(53671) 5-350(53788)
5-371(54029) 5-391(54273) 5-483(55524)
5-539(56318) 5-539(56320) 5-560(56624)
5-583(56948) 5-584(56956) 5-586(56989)
5-605(57250) 5-636(57729)(57736)(57737)
5-637(57750) 5-638(57757)
5-641(57815)(57816) 5-644(57850)(57852)
5-647(57889)(57904) 5-694(58647)
5-697(58696)(58698) 5-698(58711) 5-701(58760)
5-705(58811)(58813)(58814) 5-712(58926)
5-734(59250) 5-737(59285) 5-764(59675)
5-765(59702) 5-804(60263) 5-830(60635)
5-887(61442) 5-893(61529) 6-21(62010)
6-22(62028) 6-48(62380) 6-49(62400)
6-50(62407) 6-69(62722) 6-70(62724)
6-92(63056) 6-119(63378) 6-126(63453)
6-134(63577) 6-150(63792)(63797)(63798)(63799)
6-151(63806) 6-152(63815)(63817)(63820)
6-159(63919) 6-160(63931) 6-161(63957)
6-162(63963) 6-163(63982)

痹证

8-262(90789) 8-265(90825) 8-271(90894)
8-291(91117) 8-304(91306) 8-331(91685)
8-334(91735) 8-354(91988) 8-358(92061)
8-384(92457) 8-410(92824) 8-422(92993)
8-423(93022) 8-494(93966) 8-506(94109)
8-536(94525)(94531) 8-537(94534) 8-545(94658)
8-551(94740) 8-553(94765)(94778) 8-627(95780)
8-628(95784)(95788) 8-640(95964) 8-658(96201)
8-668(96357) 8-726(97155)(97156) 8-729(97200)
8-735(97284) 8-801(98173)(98175)(98176)(98178)
8-869(99040) 8-876(99143)(99144)(99145)(99148)
便溏 1-2(00022) 1-24(00325)
便血
1-2(00022) 1-42(00589) 1-44(00626)
1-55(00799) 1-58(00851) 1-60(00870)
1-62(00903) 1-66(00977)
1-84(01232)(01237) 1-146(02040)(02045) 1-202(02796)
1-206(02846) 1-248(03440) 1-307(04293)
1-329(04590) 1-335(04690) 1-337(04722)
1-345(04865) 1-348(04899) 1-362(05096)
1-375(05257) 1-376(05271) 1-380(05329)
1-386(05405) 1-402(05631) 1-411(05772)
1-438(06148) 1-542(07417) 1-603(08134)
1-610(08241) 1-705(09501) 1-708(09545)
1-709(09546) 1-738(09951) 1-739(09963)
1-753(10149) 1-786(10570) 1-825(11073)
1-835(11210) 1-845(11345)
1-868(11680)(11684) 1-882(11887) 1-884(11908)
1-888(11966)(11967) 1-892(12025) 1-893(12044)
2-10(12389) 2-12(12405) 2-30(12662)
2-38(12761)(12771) 2-40(12785) 2-44(12840)
2-55(13004) 2-117(13848) 2-121(13899)
2-122(13908) 2-123(13923) 2-133(14082)
2-134(14102) 2-152(14344)(14345) 2-166(14555)
2-187(14828) 2-206(15104) 2-262(15874)
2-271(16001) 2-308(16515) 2-324(16715)
2-333(16835) 2-334(16850) 2-343(16967)
2-349(17048) 2-350(17066) 2-353(17104)
2-354(17109)(17110) 2-356(17144)
2-357(17150)(17151)(17159)(17162) 2-359(17189)
2-364(17249) 2-372(17341)(17348) 2-373(17359)
2-376(17418) 2-385(17524) 2-391(17598)
2-393(17623)(17633) 2-395(17660) 2-400(17721)
2-436(18204) 2-440(18276) 2-451(18421)
2-464(18614) 2-466(18647) 2-472(18717)
2-495(19057) 2-511(19281)
2-515(19338)(19345) 2-516(19350)
2-534(19607)(19608) 2-554(19880) 2-560(19967)
2-565(20050) 2-568(20095) 2-614(20760)
2-616(20776) 2-642(21114) 2-671(21518)
2-705(22023)(22028) 2-713(22115)(22120) 2-722(22242)
2-726(22304)(22305) 2-731(22365) 2-751(22648)
2-752(22657)(22659)(22660) 2-756(22718)
2-760(22762) 2-767(22836) 2-788(23140)
2-795(23240) 2-802(23347) 2-820(23613)
2-833(23775) 2-867(24236) 2-870(24281)
2-874(24339) 2-875(24346) 2-878(24404)
2-904(24779) 3-9(24895) 3-48(25411)
3-63(25620) 3-70(25714)(25721) 3-91(26000)
3-134(26586) 3-140(26689)
3-145(26751)(26755) 3-148(26802) 3-151(26852)
3-191(27435) 3-198(27544) 3-248(28215)
3-261(28419) 3-305(29042)(29043) 3-320(29230)
3-335(29432)(29433) 3-337(29456)
3-353(29675)(29676) 3-357(29734) 3-359(29768)
3-369(29897) 3-420(30539) 3-433(30720)
3-435(30753) 3-449(30956) 3-454(30991)
3-464(31147) 3-465(31158)
3-474(31296)(31299)(31300)(31301) 3-475(31316)
3-476(31324)(31325) 3-477(31338)(31344)
3-478(31360)(31362) 3-479(31369)(31374)
3-480(31385)(31388)(31391) 3-489(31525)
3-491(31554) 3-492(31573) 3-495(31606)
3-499(31661) 3-503(31732) 3-505(31756)
3-506(31763) 3-513(31855)(31856)
3-519(31926)(31934)(31938) 3-544(32294)
3-545(32318) 3-592(32920) 3-634(33461)
3-664(33907)(33908) 3-668(33951)(33953) 3-681(34140)
3-683(34167) 3-741(34895) 3-750(35005)
3-782(35442) 3-783(35446)(35448) 3-785(35481)
3-809(35781)(35789) 3-857(36386) 3-900(36970)
4-20(37411) 4-29(37538) 4-54(37882)
4-65(38033) 4-71(38121) 4-72(38134)
4-83(38287) 4-88(38342) 4-91(38383)
4-98(38495) 4-100(38530)
4-101(38541)(38546) 4-103(38580)
4-109(38666)(38667) 4-130(38946) 4-149(39226)
4-156(39335)(39337) 4-165(39470) 4-186(39793)
4-237(40504) 4-263(40885) 4-269(40979)
4-270(40992) 4-350(42193) 4-394(42782)
4-398(42844)(42851) 4-406(42976)(42977) 4-442(43512)
4-443(43522) 4-482(44074) 4-491(44218)
4-493(44242) 4-510(44477)(44480)
4-511(44488)(44489)(44490)(44494)(44496)(44497)
4-512(44508) 4-515(44546) 4-524(44663)
4-543(44915) 4-618(45958) 4-713(47216)
4-718(47279) 4-729(47417)(47419) 4-731(47447)
4-734(47489) 4-748(47668) 4-762(47870)
4-781(48158) 4-782(48165)(48167) 4-795(48333)
4-796(48355) 4-800(48400) 4-812(48592)
4-828(48836) 4-833(48908) 5-8(49027)
5-22(49231) 5-33(49387) 5-47(49577)
5-56(49716) 5-68(49891) 5-72(49958)
5-77(50048) 5-80(50091) 5-85(50175)
5-86(50185) 5-90(50251) 5-95(50342)
5-98(50385)(50386) 5-108(50550) 5-126(50819)
5-129(50849) 5-151(51114) 5-183(51492)
5-184(51510) 5-201(51760)

瘰疮
1-474(06666)　2-878(24399)　5-651(57962)
6-644(70389)
瘰毒赤斑　4-6(37211)
瘰疽
2-94(13543)　2-420(17991)　2-596(20466)
3-497(31641)　4-488(44175)　5-35(49411)
5-112(50609)　5-617(57412)　5-622(57501)
5-626(57561)　5-674(58332)　6-828(72753)
6-898(73717)　6-915(73964)　8-893(99384)
表里不和　1-865(11631)
鬓疽
2-141(14194)　3-303(29001)　3-610(33156)
5-188(51578)　5-552(56517)　6-721(71458)
6-722(71473)　7-124(76453)　7-649(83946)
8-379(92390)　8-443(93295)
冰瑕障
1-229(03176)　5-815(60420)　6-476(68065)
7-621(83542)(83543)　7-622(83548)　7-723(84900)
病毒性肝炎
1-28(00396)　2-75(13285)　2-332(16812)
5-745(59399)　5-752(59488)　8-176(89664)
病毒性感冒　4-390(42728)
病毒性心肌炎　5-823(60545)
病态窦房结综合征
2-467(18659)　4-196(39929)　8-237(90442)
剥脱性唇炎　8-89(88538)
剥脱性皮炎
3-416(30486)　8-90(88540)　8-649(96070)
薄厥
3-414(30459)　4-321(41759)　7-309(79110)
8-386(92493)
补中下气　1-191(02657)
哺露疳
1-26(00363)　1-211(02911)　5-554(56538)
不射精症　3-386(30122)　7-395(80343)
不思饮食　1-818(10968)　8-550(94722)
不育
1-11(00147)　1-45(00631)(00633)　1-74(01093)
1-77(01140)　1-92(01314)　1-97(01372)
1-128(01788)　1-139(01938)　1-150(02098)
1-169(02358)(02359)　1-176(02448)　1-177(02450)
1-179(02485)　1-182(02534)　1-275(03843)
1-287(04009)　1-372(05205)　1-612(08265)
1-648(08801)　1-650(08817)(08819)　2-1(12254)
2-113(13799)　2-118(13865)　2-146(14267)
2-168(14581)　2-225(15374)　2-325(16733)
2-327(16763)　2-329(16792)　2-400(17716)
2-458(18532)　2-462(18582)　2-469(18686)
2-581(20247)　2-826(23680)　2-900(24728)(24729)
2-902(24756)　3-172(27180)　3-184(27343)
3-281(28709)　3-380(30051)　3-386(30123)
3-495(31612)　3-551(32403)　3-674(34035)
3-799(35655)　3-802(35701)　3-804(35732)
3-805(35735)　3-806(35743)(35745)　3-815(35859)
3-824(35953)(35954)　3-838(36140)　3-844(36207)(36217)
3-847(36253)　3-901(36991)　4-8(37231)
4-40(37679)　4-198(39957)　4-229(40415)
4-243(40593)　4-263(40877)　4-311(41617)
4-331(41892)　4-358(42286)(42287)　4-443(43524)
4-472(43941)(43942)　4-516(44560)　4-517(44569)(44571)
4-524(44654)　4-670(46691)　4-682(46812)(46814)(46821)
4-704(47098)　4-711(47186)　4-719(47291)
4-805(48478)　4-832(48897)　5-50(49616)
5-205(51819)　5-217(51972)　5-221(52016)(52017)
5-222(52018)(52023)　5-226(52061)　5-227(52069)
5-359(53893)　5-429(54765)(54766)　5-480(55480)
5-503(55824)　5-569(56733)　5-587(56994)
5-769(59756)　5-827(60597)　6-1(61732)(61733)(61735)(61737)(61738)
6-2(61739)　6-36(62199)　6-83(62921)
6-104(63205)　6-121(63405)　6-122(63408)
6-200(64501)　6-214(64672)　6-422(67443)
6-442(67684)　6-452(67793)　6-456(67839)
6-461(67895)　6-773(72097)　7-31(75173)
7-46(75348)　7-67(75643)　7-211(77593)
7-379(80133)　7-535(82326)　7-675(84292)
7-693(84496)　7-696(84549)　7-750(85286)
7-752(85313)(85314)　7-785(85740)　7-786(85749)
7-802(85967)　7-847(86603)(86604)　8-81(88429)
8-213(90130)　8-236(90434)　8-252(90672)
8-256(90718)　8-260(90765)　8-267(90844)
8-270(90880)　8-600(95430)　8-761(97658)
8-799(98150)　8-809(98278)　8-838(98673)
不孕
1-20(00289)　1-40(00541)　1-61(00900)
1-77(01140)　1-81(01191)　1-92(01314)
1-99(01392)(01393)　1-101(01433)
1-139(01937)(01938)　1-186(02603)　1-190(02649)
1-204(02820)(02821)　1-207(02851)　1-264(03691)
1-280(03915)　1-290(04050)　1-300(04199)
1-312(04351)　1-419(05907)　1-428(06018)
1-440(06176)　1-473(06658)　1-612(08265)
1-627(08483)　1-647(08790)　1-649(08802)
1-657(08907)(08923)　1-659(08925)(08927)(08930)
1-663(08986)　1-736(09933)　1-739(09968)
1-797(10722)　1-803(10772)　1-817(10952)
2-33(12705)　2-49(12913)　2-56(13012)
2-86(13413)(13415)　2-109(13764)　2-121(13894)
2-141(14201)　2-165(14547)　2-167(14579)
2-225(15372)(15374)　2-288(16208)　2-306(16478)
2-307(16509)　2-325(16734)　2-329(16792)
2-350(17068)(17069)(17072)
2-351(17075)(17076)　2-352(17089)(17095)　2-353(17096)
2-391(17605)　2-435(18193)　2-452(18443)

2-515(19334)(19335)(19337) 2-518(19385)
2-539(19669) 2-575(20189) 2-577(20207)
2-720(22205) 2-722(22239) 2-783(23052)
2-793(23219)(23224)(23225) 2-801(23326)
2-825(23668) 2-826(23680) 3-64(25642)
3-77(25824)(25825)(25826)(25827)
3-78(25829)(25830)(25837) 3-79(25842)
3-122(26443) 3-187(27385) 3-198(27555)
3-233(27996) 3-235(28029) 3-247(28202)
3-259(28394)(28395) 3-261(28427) 3-281(28709)
3-299(28949) 3-307(29071) 3-308(29072)
3-318(29213) 3-326(29304) 3-333(29399)
3-384(30100) 3-393(30207) 3-394(30215)
3-456(31028) 3-504(31740)
3-551(32398)(32399) 3-601(33044) 3-620(33299)
3-673(34024) 3-679(34106) 3-757(35102)
3-787(35520) 3-799(35655) 3-804(35732)
3-806(35743)(35745) 3-815(35859) 3-833(36054)
3-844(36207) 3-901(36991) 3-913(37124)
4-1(37146) 4-31(37566)(37571) 4-39(37672)
4-53(37864) 4-123(38854)(38861)
4-124(38863)(38868)(38869) 4-125(38871)
4-127(38893) 4-198(39955)
4-207(40070)(40071) 4-257(40791) 4-263(40877)
4-269(40981) 4-272(41025) 4-311(41617)
4-312(41620) 4-331(41892) 4-378(42560)
4-384(42635)(42636) 4-422(43238) 4-423(43243)
4-427(43300) 4-504(44411)
4-505(44415)(44417) 4-635(46196) 4-658(46515)
4-682(46817) 4-688(46893)(46894) 4-704(47098)
4-706(47121) 4-707(47132) 4-711(47186)
4-747(47656) 4-795(48340) 4-805(48478)
4-833(48905) 5-20(49203) 5-43(49529)
5-49(49601) 5-108(50554) 5-189(51599)
5-218(51974) 5-227(52070) 5-250(52394)
5-299(53091) 5-315(53333) 5-338(53649)
5-354(53843)(53844)(53845) 5-356(53859)
5-364(53959) 5-365(53972) 5-366(53977)
5-372(54047) 5-389(54252) 5-429(54766)
5-457(55173) 5-473(55384) 5-479(55474)
5-503(55821) 5-509(55906) 5-511(55933)
5-544(56403) 5-559(56609) 5-568(56729)
5-569(56733) 5-583(56952) 5-584(56958)
5-585(56972) 5-586(56992) 5-590(57037)
5-593(57084) 5-641(57824)(57825) 5-642(57826)
5-646(57876) 5-665(58176) 5-715(58968)
5-761(59626) 5-816(60441)(60443) 5-827(60595)
5-858(61025) 5-864(61102)
6-1(61736) 6-6(61794) 6-9(61840)
6-103(63187) 6-117(63361) 6-134(63570)
6-152(63810) 6-192(64390)(64397) 6-193(64400)
6-194(64416)(64417) 6-201(64519) 6-202(64521)
6-251(65171)(65172)(65173)
6-252(65176)(65177)(65181)(65183) 6-253(65191)
6-257(65233) 6-279(65532) 6-290(65673)
6-303(65847) 6-309(65911) 6-365(66694)
6-405(67257) 6-416(67386) 6-440(67661)
6-444(67707) 6-445(67714) 6-450(67770)
6-451(67781) 6-457(67850)
6-517(68655)(68656) 6-518(68657) 6-607(69862)
6-608(69878) 6-671(70772) 6-783(72212)
6-784(72229) 6-786(72249) 6-795(72343)
6-917(73989) 6-936(74239) 6-946(74375)
6-948(74397) 6-967(74669)(74675) 7-41(75303)
7-42(75306) 7-55(75463)(75464) 7-63(75590)
7-66(75637) 7-81(75842)(75853) 7-82(75865)
7-94(76024) 7-95(76033)
7-97(76059)(76060)(76061)(76063)(76064)
7-98(76066)(76067)(76068)(76070) 7-103(76132)
7-104(76153) 7-105(76159)(76160) 7-197(77411)
7-476(81530) 7-533(82296) 7-540(82397)
7-613(83412) 7-661(84113) 7-752(85314)
7-777(85658) 7-785(85748) 7-788(85778)
7-791(85824) 7-816(86161) 7-826(86291)
7-847(86604) 8-24(87661) 8-82(88443)
8-83(88449)(88452) 8-89(88529) 8-91(88563)
8-92(88565) 8-145(89268)
8-191(89836)(89840) 8-212(90118) 8-216(90176)
8-225(90301)(90308) 8-230(90371) 8-234(90401)
8-235(90418)(90419) 8-393(92607)
8-411(92837)(92846)(92847)(92848)
8-412(92850)(92854) 8-414(92880)(92881)(92882)(92883)
8-456(93451) 8-461(93531) 8-599(95423)
8-600(95425)(95426)(95429)(95430)(95431)(95434)
8-603(95480) 8-642(95984) 8-644(96005)
8-666(96331) 8-684(96576) 8-794(98108)
8-884(99239)

C

蚕咬伤 7-472(81470)

嘈杂
1-74(01089) 1-81(01200) 1-326(04548)
2-212(15185) 3-239(28089)(28090) 3-240(28109)
5-831(60649) 7-103(76139) 8-556(94829)

茶积
1-470(06624) 1-746(10069) 3-292(28856)
4-575(45352) 5-812(60368) 8-507(94121)
8-767(97733)

茶癖 5-893(61524)(61525)

茶痰 2-211(15180) 3-220(27859)

缠喉风
1-42(00571) 1-44(00621) 1-91(01301)
1-154(02145)(02154) 1-162(02270) 1-811(10859)
2-267(15954) 2-337(16891)(16900) 2-346(17014)
2-465(18628) 2-569(20111) 2-576(20196)
2-577(20213)(20214) 2-634(21005)
2-694(21855)(21863) 2-696(21891) 2-697(21899)
2-704(22014) 2-707(22050) 2-715(22147)

产后筋脉拘挛
3-545(32322) 8-172(89622) 8-172(89624)
产后惊病 3-105(26196)
产后惊悸
1-152(02126) 1-226(03131)(03132) 1-241(03339)
1-248(03441) 2-245(15638) 2-641(21101)
2-674(21563) 3-89(25979) 3-103(26160)
3-105(26189) 3-510(31819) 3-878(36667)
4-1(37135) 4-170(39539) 4-189(39828)
4-191(39856) 4-192(39860)(39869) 4-600(45685)
4-637(46232)(46233) 5-497(55740) 5-498(55742)
5-565(56686) 5-786(59990)(60007) 5-790(60061)
5-797(60149) 5-798(60170)(60178) 6-179(64213)
6-298(65778) 6-525(68754) 7-766(85520)
8-707(96906)
产后痉病
3-338(29468) 3-386(30116) 6-231(64935)
6-560(69234) 6-622(70078)
产后咳喘
2-62(13100)(13101) 5-4(48964) 5-206(51830)
5-583(56949) 5-614(57366) 5-764(59672)
6-532(68851) 7-1(74725) 7-116(76340)
7-126(76490) 7-313(79167)(79168) 7-512(82027)
8-71(88299)
产后咳嗽
1-43(00605) 1-680(09210) 1-781(10508)
3-135(26609) 3-185(27353) 3-206(27652)
3-251(28261) 3-262(28435) 3-267(28513)
3-284(28752) 3-484(31460)
3-595(32948)(32956)(32959) 5-513(55954)
5-614(57368) 6-266(65353) 7-128(76527)
产后口噤 1-369(05180) 8-336(91751)
产后口渴
1-268(03745) 1-402(05638) 2-138(14164)
2-638(21064) 2-899(24714) 3-138(26646)
3-262(28445) 3-381(30057) 3-466(31178)
3-669(33968) 3-705(34435) 3-732(34771)
3-750(35004) 3-797(35634) 4-185(39771)
4-283(41203) 4-428(43309) 5-606(57257)
6-583(69509)(69510) 6-588(69605) 6-589(69614)
6-609(69890) 7-217(77690) 7-260(78354)
7-643(83858)
产后口舌生疮 4-535(44809)
产后狂证 1-535(07328) 5-567(56720)
产后劳瘵 7-416(80666)
产后肋胀 1-839(11273)
产后类中风 3-315(29179)
产后痢疾
1-327(04567) 1-388(05422) 1-391(05472)
1-391(05473) 1-401(05618) 1-424(05976)
1-860(11552)(11553) 1-864(11610) 1-864(11611)
2-266(15942) 2-375(17402) 2-402(17749)
2-514(19320) 2-600(20549) 2-679(21623)
2-683(21679) 2-684(21704) 2-731(22356)
2-781(23019) 2-870(24278) 3-15(24968)
3-36(25236) 3-87(25945)(25952) 3-98(26092)
3-129(26530) 3-229(27939) 3-262(28446)
3-295(28899)(28900) 3-338(29470)(29476) 3-346(29596)
3-367(29861) 3-370(29917)
3-476(31321)(31331) 3-505(31758) 3-633(33449)
3-635(33479) 3-641(33568)(33569)(33570)
3-644(33616) 3-652(33717)(33718)(33719)
3-656(33770) 3-670(33977) 4-10(37277)
4-216(40195) 4-241(40564) 4-301(41471)
4-312(41619) 4-313(41645) 4-314(41656)
4-400(42880) 4-533(44784) 4-545(44940)
4-576(45362) 4-631(46138) 4-677(46755)
4-680(46790) 4-729(47422) 4-730(47435)
4-732(47459) 4-737(47537) 4-739(47557)
4-752(47738) 4-762(47873) 4-775(48051)
5-288(52957) 5-458(55182) 5-474(55406)
5-527(56157) 5-544(56407) 5-583(56947)
5-605(57248) 5-761(59639) 5-850(60917)
5-861(61072) 6-45(62332) 6-46(62347)
6-152(63811) 6-160(63927) 6-332(66219)
6-425(67472) 6-522(68719) 6-544(69030)
6-545(69042) 6-606(69850)
6-844(72960)(72964)(72965) 6-861(73189)
6-880(73450) 7-73(75732) 7-84(75884)
7-241(78046) 7-267(78461) 7-283(78724)
7-314(79172) 7-326(79348) 7-421(80732)
7-477(81540) 7-667(84186) 8-118(88908)
8-145(89266) 8-170(89601) 8-310(91378)
8-363(92136) 8-372(92275) 8-390(92548)
8-506(94112) 8-651(96094) 8-697(96757)
8-698(96767)(96768) 8-699(96786)
8-744(97422)(97423) 8-745(97433)
产后两胯连臀痛 7-83(75881)
产后淋证
1-518(07125) 2-178(14709)
2-626(20881)(20882) 2-628(20912)
3-53(25488)(25490) 3-101(26132)(26136) 3-262(28447)
3-278(28676) 3-345(29582) 3-652(33715)
4-29(37543) 5-87(50204)
5-88(50217)(50219) 5-89(50237) 5-263(52597)
5-526(56144) 7-84(75888) 7-142(76747)
7-260(78338) 7-871(86981)
7-872(87001)(87011) 8-241(90504) 8-242(90517)
8-244(90547) 8-696(96745)
产后挛痛 1-266(03713)
产后脉躁 6-886(73523)
产后尿频
2-312(16562) 2-685(21705) 4-180(39682)
4-821(48732) 5-176(51398) 6-583(69509)
7-23(75042) 7-122(76429) 7-123(76448)
7-365(79967) 7-532(82284)
产后尿血
1-668(09048) 2-95(13567) 2-628(20913)

3-459(31072) 3-810(35803) 5-714(58957)
8-135(89135) 8-387(92503)
产后衄血 3-192(27461)
产后疟疾
1-159(02225) 1-230(03200) 1-262(03662)
1-281(03929) 1-282(03937) 1-747(10079)
1-845(11349) 2-881(24458) 3-267(28509)
3-338(29474) 3-381(30060) 3-409(30390)
3-513(31862)(31863) 3-619(33294) 3-685(34181)
7-411(80598) 7-437(80957) 7-705(84663)
8-299(91237) 8-723(97103)
产后呕吐
1-118(01638)(01639) 1-123(01713) 1-125(01742)
1-199(02750) 1-226(03128)
1-241(03343)(03344) 1-831(11159) 2-530(19561)
3-22(25059) 3-220(27853) 3-332(29387)
3-338(29471) 3-367(29871) 3-370(29916)
3-393(30210) 3-821(35927) 3-903(37004)
4-630(46119) 4-671(46708) 5-52(49645)
5-125(50803) 5-142(51005) 5-233(52161)
5-240(52258) 5-733(59225) 5-842(60802)
5-845(60845) 6-66(62670) 6-325(66109)
7-84(75895) 7-770(85581) 8-209(90081)
8-217(90193) 8-227(90336) 8-230(90365)
8-736(97301) 8-819(98412)
产后脾虚 3-97(26082)
产后痞气 1-278(03891)
产后气病 6-525(68747)
产后气喘 1-226(03130) 3-274(28621)
产后气短
1-71(01040) 3-22(25060) 3-267(28512)
3-419(30521) 3-462(31119) 4-322(41782)
4-336(41967) 4-458(43746) 4-677(46761)
7-326(79345) 7-430(80853)
7-751(85299)(85300) 8-728(97182)
产后气脱 7-422(80756)
产后气血亏虚 1-186(02596) 3-847(36248)
7-874(87033)
产后热积 3-512(31836)
产后乳结核 6-634(70241)
产后乳悬 1-605(08177)
产后乳痈 3-608(33131)
产后乳汁不足 3-583(32786)
产后乳汁溢出 2-730(22349) 5-289(52968)
产后瘀胀 5-825(60557)(60558)
产后闪伤 2-810(23473)
产后伤寒
1-226(03125) 1-241(03340) 1-318(04420)
1-717(09660) 2-23(12564) 2-646(21169)
2-803(23368) 2-903(24770) 3-33(25206)
3-215(27773) 3-331(29375) 3-510(31815)
3-735(34801) 4-180(39680) 4-393(42771)
4-584(45462) 4-589(45532) 4-595(45619)
5-52(49644) 5-515(55979) 5-578(56868)
5-653(57993) 5-694(58640) 6-265(65351)
6-272(65445)(65446) 6-532(68850) 6-540(68955)
6-542(69002) 6-583(69511) 6-690(71011)
6-828(72755) 7-460(81318)
7-554(82580)(82581)(82582) 7-562(82694)
7-711(84757) 7-839(86473)
产后伤冷 1-241(03342)
产后伤食
2-328(16782)(16783) 2-805(23394) 3-248(28220)
3-266(28504) 6-340(66352) 7-190(77330)
8-740(97354)
产后上气 1-469(06603) 1-525(07211)
产后少乳 3-817(35879)
产后舌出 8-636(95897)
产后身痛
1-405(05677) 1-536(07340) 2-117(13855)
2-799(23309) 2-799(23310) 3-260(28402)
3-335(29428) 3-550(32388) 3-846(36234)
4-447(43581) 5-130(50856) 5-180(51452)
5-587(57003) 5-861(61072) 6-521(68695)
6-764(71979) 7-159(76979) 7-671(84228)
7-767(85535) 7-830(86346)
7-885(87185)(87190) 8-449(93366) 8-745(97438)
8-906(99547)
产后神昏
3-273(28604) 3-401(30295) 7-47(75361)
产后失血 5-551(56505)
产后湿毒 3-676(34063)
产后湿温 3-417(30500)
产后食积 6-821(72667)
产后食少 7-90(75985)
产后水肿
6-796(72344) 7-81(75852) 7-82(75866)
产后瘫痪 5-156(51174) 5-170(51343)
产后体虚 4-104(38584)
产后通治方
1-522(07164) 2-216(15244) 2-756(22722)
2-816(23564) 3-463(31130) 3-547(32339)
5-479(55472) 5-697(58697)
7-768(85540)(85546) 8-136(89144)
8-139(89189)(89194)
产后头痛
1-8(00107)(00109) 1-635(08599) 1-679(09194)
1-794(10673) 2-650(21226)(21227) 2-730(22341)
3-33(25209) 3-113(26298) 3-264(28476)
3-267(28514) 3-335(29430) 3-344(29564)
3-353(29681) 3-412(30433) 3-506(31770)
3-514(31871) 3-523(31986) 3-524(32006)
3-525(32035) 3-526(32047) 3-528(32067)
3-529(32084) 3-673(34025)
4-61(37972)(37973) 4-88(38354)
4-589(45533)(45534) 4-590(45545) 5-585(56967)
5-779(59891) 5-797(60151) 6-165(64021)
6-272(65447) 7-326(79344) 7-720(84867)

产后吐泻 3-17(25012)

产后腿痛

2-661(21407) 3-546(32328) 3-842(36190)

产后胃脘痛 3-266(28499) 5-241(52277)

产后痿证 7-473(81484)

产后温病

1-330(04611) 6-705(71232) 8-264(90814)

产后下血 7-110(76247)

产后消渴 2-138(14164)

产后小便不利

2-860(24128) 2-895(24664) 8-441(93261)

产后小便不通

1-36(00485) 1-871(11723) 1-876(11798)
2-95(13563) 2-722(22244) 3-370(29908)
3-435(30750) 3-641(33571) 4-208(40076)
4-465(43839) 5-88(50222) 7-34(75214)
7-255(78258) 7-333(79447) 7-496(81810)
7-853(86692) 7-870(86956) 7-872(87004)
8-241(90495) 8-366(92186)

产后小便失禁

4-582(45439) 4-657(46505)(46506) 4-662(46569)
4-676(46751) 4-689(46903) 5-216(51960)

产后小腹痛

3-801(35691) 3-842(36187) 4-152(39281)
5-320(53400) 6-274(65467)

产后哮喘 1-478(06729)

产后胁肋胀痛 3-653(33727)

产后胁痛

1-401(05616) 2-786(23107) 3-410(30409)
3-546(32325) 3-668(33955) 3-680(34124)
4-246(40647) 4-291(41328) 4-384(42625)
5-125(50804)

产后胁胀

3-97(26083) 5-850(60918) 6-298(65780)
6-533(68868) 6-578(69436)

产后泄泻

1-8(00121) 1-69(01016) 1-214(02948)
1-853(11452) 1-899(12130) 2-588(20359)
2-680(21639) 2-763(22819) 3-65(25647)
3-266(28497)(28506)(28507) 3-338(29475)
3-368(29890) 3-392(30191) 3-479(31366)
3-519(31931) 3-877(36658) 3-884(36741)
4-225(40351) 4-313(41633) 4-632(46156)
4-704(47100) 4-728(47404) 4-729(47413)
4-730(47434) 4-764(47905) 5-274(52734)
5-545(56424) 5-552(56520)(56523)(56524)
5-568(56723) 5-802(60225) 5-805(60273)
5-842(60802) 5-845(60846)(60847)(60848)
6-73(62771) 6-443(67701) 6-533(68879)
6-639(70321) 6-819(72645)
6-824(72692)(72693) 7-73(75732) 7-75(75757)
7-92(76000) 7-104(76143) 8-414(92877)
8-532(94474) 8-699(96794) 8-800(98159)
8-850(98821)

产后心烦

1-246(03408) 1-266(03714) 3-519(31928)
3-732(34770) 4-181(39706) 5-257(52482)
5-322(53432) 6-338(66323)

产后心腹痛

1-635(08596) 3-310(29111)
3-519(31940)(31941) 3-536(32174) 3-541(32245)
3-547(32341) 7-239(78019)

产后心悸 5-583(56942)

产后心神不安 5-792(60087)(60089) 6-282(65565)

产后心痛

1-492(06892)(06895) 1-878(11826) 2-226(15385)
2-728(22309) 3-507(31772) 3-540(32222)
3-653(33725) 3-657(33799) 3-799(35664)
3-846(36240) 4-16(37360) 4-241(40563)
5-39(49476) 6-524(68743) 6-528(68796)
6-533(68871) 6-599(69747) 8-426(93057)
8-612(95575)

产后心虚

5-773(59809) 5-781(59935) 5-786(60010)
5-798(60170)(60180) 8-683(96572)

产后胸痛 4-547(44974)

产后虚喘 8-514(94224)

产后虚乏 1-241(03341)

产后虚汗 4-92(38405)

产后虚劳

1-87(01258) 1-226(03133) 1-228(03158)
1-242(03349)(03350) 1-271(03803) 1-292(04085)
1-318(04407) 1-328(04576) 1-330(04616)
1-360(05064) 1-427(06006)(06010) 1-484(06797)
1-539(07376) 1-553(07537)(07540)
1-683(09235)(09236)(09237) 1-720(09707)
1-860(11554) 2-3(12274)(12276) 2-16(12474)
2-164(14532) 2-170(14618) 2-255(15790)
2-348(17032) 2-352(17087) 2-353(17096)
2-594(20442) 2-610(20713) 2-729(22332)
2-759(22741) 2-871(24286) 2-876(24374)
3-16(24994) 3-34(25211)(25212) 3-46(25383)
3-78(25831) 3-240(28116) 3-282(28722)
3-385(30104) 3-401(30298) 3-469(31228)
3-510(31820)(31821) 3-588(32865)(32866) 3-633(33448)
3-641(33567) 3-643(33598) 3-652(33723)
3-658(33811) 3-660(33844) 3-664(33901)
3-677(34066) 4-1(37145) 4-1(37147)
4-2(37153) 4-7(37227) 4-8(37228)
4-13(37317) 4-15(37352)
4-16(37355)(37362) 4-92(38412) 4-356(42269)
4-357(42276) 4-437(43432) 4-438(43442)
4-452(43651) 4-454(43673) 4-458(43741)
4-479(44030) 4-595(45620) 4-636(46209)
4-661(46559)(46561) 4-676(46736) 4-694(46973)
4-695(46986) 4-697(47011) 4-703(47091)
4-769(47969) 5-140(50973) 5-289(52969)

5-456(55164) 5-456(55165)(55167)
5-457(55175)(55176)(55177) 5-458(55180)
5-459(55195)(55200) 5-466(55289) 5-509(55908)
6-58(62531) 6-105(63216) 6-115(63336)
6-266(65352) 6-294(65731) 6-332(66228)
6-413(67351) 6-527(68788) 6-690(71015)
6-708(71277) 7-41(75297) 7-186(77291)
7-301(79009) 7-306(79060)
7-313(79166)(79169) 7-326(79347) 7-326(79351)
7-339(79549)(79559) 7-340(79567)(79568)(79569)
7-340(79573) 7-366(79969) 7-486(81666)
7-491(81725) 7-492(81748) 7-497(81823)
7-502(81906) 7-505(81943) 7-520(82130)
7-539(82388) 7-720(84868) 7-735(85079)
7-764(85482) 7-770(85578) 7-790(85809)
8-67(88253) 8-74(88338) 8-341(91818)
8-426(93056) 8-571(95028) 8-646(96024)
8-703(96858)(96859) 8-705(96881) 8-707(96907)
8-708(96911)(96912)

产后虚热

3-510(31817)(31818) 3-641(33566) 6-255(65214)
6-690(71013)

产后眩晕

1-241(03346) 1-247(03423)
3-223(27873)(27876) 3-265(28494) 7-736(85093)

产后血崩 2-54(12992) 6-764(71978)

产后血汗 8-184(89745)

产后血瘕 3-683(34170) 5-828(60603)

产后血块

2-874(24330) 3-4(24833) 8-838(98679)
8-858(98915)

产后血淋 8-813(98333)

产后血气不调

1-571(07738) 3-641(33559) 5-842(60798)

产后血脱 3-266(28503) 3-322(29260)

产后血虚

2-122(13902) 2-841(23874) 3-483(31433)
3-657(33784) 3-675(34038) 4-751(47704)
6-353(66538)

产后血虚发热

1-266(03720) 3-459(31065) 5-123(50775)

产后血瘀 1-187(02609)

产后血晕

1-152(02126) 1-182(02530) 1-280(03915)
1-419(05903) 1-420(05921) 1-434(06109)
1-460(06469) 1-634(08581) 1-653(08862)
1-765(10306) 1-817(10955)
2-263(15889)(15890) 2-273(16030) 2-354(17108)
2-356(17136)(17137)(17138)
2-358(17169)(17175) 2-359(17180) 2-360(17192)
2-461(18575) 2-591(20394) 2-704(22013)
2-772(22892) 2-802(23349) 2-871(24288)
2-888(24560) 2-899(24712) 3-107(26217)
3-147(26781) 3-171(27165) 3-257(28364)
3-280(28700) 3-292(28863) 3-308(29073)
3-382(30078) 3-386(30117)
3-462(31116)(31117) 3-463(31134) 3-466(31177)
3-509(31808) 3-515(31889) 3-571(32644)
3-600(33023) 3-622(33334)
3-640(33557)(33558) 3-644(33612) 3-645(33632)
3-656(33771) 3-670(33983) 3-696(34313)
3-715(34542) 3-798(35645) 3-799(35662)
3-800(35672) 3-801(35691) 3-810(35798)
3-815(35855) 3-817(35878)
3-840(36155)(36161)(36162) 3-847(36242)
3-883(36725) 4-124(38870) 4-127(38904)
4-131(38955) 4-140(39095) 4-145(39166)
4-151(39261)(39262)(39263)(39267)
4-152(39278)(39279)(39280)(39283) 4-240(40553)
4-243(40603) 4-245(40632) 4-290(41304)
4-293(41351) 4-310(41613)(41614)
4-315(41673)(41674) 4-329(41873)(41874) 4-357(42274)
4-359(42308) 4-361(42328) 4-376(42540)
4-377(42543) 4-378(42565) 4-448(43595)
4-449(43610) 4-458(43743) 4-494(44261)
4-497(44304) 4-541(44892) 4-545(44941)
4-547(44971) 4-678(46770) 4-755(47778)
4-793(48314) 5-69(49911) 5-104(50488)
5-183(51497) 5-186(51544) 5-310(53256)
5-311(53267) 5-386(54217) 5-393(54317)
5-480(55487) 5-511(55924) 5-541(56353)
5-548(56462) 5-595(57098) 5-697(58694)
6-130(63511) 6-156(63871) 6-162(63975)
6-163(63985) 6-189(64365) 6-421(67430)
6-457(67857) 6-532(68861) 6-610(69913)
6-637(70287) 6-641(70349)(70350) 6-711(71319)
6-746(71721) 7-32(75179)(75187) 7-41(75298)
7-414(80626) 7-415(80653) 7-416(80657)
7-427(80818) 7-430(80850) 7-523(82178)
7-591(83070) 7-608(83340)
7-628(83641)(83642)(83643)(83644)(83646)(83647)
7-629(83648)(83650)(83651) 7-663(84129)
7-712(84761) 7-722(84896) 7-748(85259)
7-765(85504) 7-849(86622) 8-123(88968)
8-137(89163)(89165) 8-139(89191)(89195) 8-140(89213)
8-141(89226) 8-245(90574) 8-388(92524)
8-469(93657) 8-658(96206)

产后言语不清 3-267(28518)

产后腰痛

1-56(00805) 1-226(03127) 1-480(06750)
2-79(13324) 2-406(17795) 2-409(17846)
2-472(18712) 2-475(18766) 2-819(23594)
2-871(24288) 3-240(28113) 3-393(30208)
3-510(31816) 3-535(32165) 3-652(33714)
3-678(34083) 4-16(37356) 4-109(38684)
4-206(40056)(40058) 4-208(40080) 4-316(41693)
4-545(44939) 4-686(46871) 4-764(47904)
5-186(51548) 5-281(52844) 5-288(52951)

7-392（80314） 7-480（81593） 7-520（82131）
7-554（82578） 7-556（82614） 7-562（82693）
7-703（84641） 7-710（84736）
7-720（84863）（84864）（84865）（84866） 7-728（84970）
7-745（85213）（85214） 7-764（85483） 7-766（85521）
7-797（85902） 7-832（86371） 7-834（86403）
8-78（88393） 8-84（88460） 8-85（88471）
8-269（90860） 8-314（91437） 8-331（91690）
8-446（93334） 8-468（93645）

产后肿满 1-525（07206）

产后诸疾
1-405（05672） 3-663（33893） 6-193（64404）

产后子宫不收 1-338（04729）

产后自汗
1-41（00560） 1-196（02719） 1-246（03409）
1-248（03434） 1-273（03829） 1-656（08894）
2-597（20493） 2-639（21073） 2-684（21703）
2-724（22273） 3-240（28112） 3-322（29261）
3-386（30118） 3-510（31822） 3-663（33896）
4-454（43674） 5-528（56161）（56174） 5-551（56509）
5-564（56672） 5-567（56713） 5-585（56968）
5-691（58595） 5-779（59892） 7-313（79170）
7-316（79206） 7-367（79986）
7-565（82743）（82746） 7-566（82750） 8-318（91506）
8-694（96715）

产门内生虫 2-584（20299） 2-585（20306）

产门肿胀 3-304（29026）

产期推后 3-260（28398）

产前产后痢 8-599（95414）

产前产后诸病 1-770（10356）

产前小便不通 2-98（13617）

产前心痛 2-722（22245）

产噎 1-621（08400）

颤振
2-864（24204） 3-497（31634） 4-134（39004）
5-154（51148） 5-525（56125） 6-769（72047）
7-398（80387） 8-585（95210）

肠痹
1-835（11224） 1-862（11578） 3-241（28127）
4-197（39939） 4-272（41034） 4-320（41746）
4-439（43469） 4-626（46069） 5-7（49004）
5-261（52556） 5-617（57415）

肠风
1-144（02010） 1-185（02574） 1-312（04349）
1-333（04659） 1-574（07764） 1-616（08323）
1-729（09817） 1-825（11071） 2-266（15937）
5-697（58684） 6-431（67541） 7-301（79003）
8-531（94459）（94463） 8-571（95032）

肠风毒 1-662（08973）

肠风脱肛 1-52（00737）

肠风痔漏 2-7（12346）

肠梗阻
1-373（05238） 2-620（20818） 4-512（44505）
6-27（62083）（62085） 7-152（76883）

肠结核 2-803（23364）

肠鸣
2-364（17252） 2-409（17848） 2-410（17864）
3-13（24946） 3-232（27989） 3-256（28345）
3-368（29884） 3-724（34679） 3-876（36650）
5-504（55837） 6-577（69416） 6-908（73858）
7-22（75024） 7-48（75376） 8-546（94669）

肠癖 1-433（06098）

肠澼 8-773（97806）

肠澼下血 8-532（94465）

肠覃
2-384（17514） 4-511（44487） 4-751（47703）
5-411（54533） 5-852（60952） 6-554（69161）

肠胃不和 8-535（94512）

肠炎
1-620（08385） 1-647（08782） 2-510（19260）
5-418（54624） 5-900（61628） 6-45（62336）
6-935（74229） 7-678（84326） 8-824（98499）

肠易激综合征 6-817（72622）

肠痈
1-147（02057） 1-345（04853） 1-448（06284）
1-545（07455） 1-624（08440） 1-630（08526）
1-741（09982） 1-752（10142） 1-818（10976）
1-875（11789） 1-876（11803）
1-878（11837）（11838） 1-906（12215） 2-34（12721）
2-72（13225） 2-101（13665） 2-148（14276）
2-154（14368） 2-156（14403） 2-159（14456）
2-208（15132） 2-249（15690） 2-304（16461）
2-407（17824） 2-408（17828） 2-446（18355）
2-736（22425） 2-748（22598） 2-750（22627）
2-787（23123） 3-137（26634） 3-271（28573）
3-321（29243） 3-380（30046） 3-383（30084）
3-477（31336） 3-660（33854） 4-149（39229）
4-287（41258） 4-328（41859） 4-330（41888）
4-351（42199） 4-447（43576）（43584） 4-449（43606）
4-457（43729） 4-510（44482）（44483）
4-511（44484）（44485）（44486） 4-512（44503）
4-759（47835） 4-804（48463） 4-815（48630）
5-33（49388） 5-99（50402） 5-115（50647）
5-127（50834） 5-426（54724） 5-427（54735）
5-453（55123） 5-563（56654） 5-781（59918）
6-91（63046） 6-245（65099） 6-246（65112）
6-397（67138） 6-441（67662） 6-482（68154）
6-596（69706） 6-615（69986） 6-751（71794）
6-841（72917） 6-859（73164） 6-938（74266）
6-949（74419） 6-965（74649）（74651）
7-141（76722）（76725） 7-201（77454） 7-202（77462）
7-394（80327）（80328）（80330）
7-395（80338）（80341） 7-396（80359） 7-431（80863）
7-470（81453） 7-592（83090） 7-598（83164）
7-607（83319） 7-872（87007） 7-873（87016）
8-57（88107） 8-131（89087） 8-225（90306）

6-594(69678) 6-668(70737) 6-779(72157)
6-959(74554) 7-79(75818) 7-134(76610)
7-250(78192) 7-256(78278)
7-262(78378)(78381) 7-263(78396) 7-267(78460)
7-269(78484) 7-272(78521) 7-273(78537)
7-276(78594) 7-278(78631) 7-280(78663)
7-281(78678) 7-283(78727)
7-293(78875)(78883) 7-294(78898) 7-347(79696)
7-349(79737) 7-351(79745) 7-352(79775)
7-357(79850) 7-445(81075) 7-465(81373)
7-469(81427) 7-478(81559) 7-589(83038)
7-594(83118)(83119)(83120) 7-721(84878)
7-730(84997)(84998) 7-733(85053) 7-734(85056)
7-746(85225) 7-840(86491) 7-871(86983)
8-63(88190) 8-133(89110) 8-140(89200)
8-194(89882) 8-292(91126) 8-293(91136)
8-299(91238) 8-304(91298)
8-308(91352)(91353)(91354) 8-312(91415)
8-320(91530) 8-323(91575) 8-325(91611)
8-349(91912) 8-357(92031)(92032)(92036)
8-371(92258) 8-386(92482) 8-390(92552)
8-442(93282) 8-490(93913) 8-653(96119)
8-744(97413) 8-887(99293)

赤脉贯睛

1-169(02355) 1-348(04897) 1-393(05512)
1-434(06099) 2-902(24749) 3-172(27174)
3-278(28674) 3-403(30323) 3-508(31796)
3-520(31946) 3-815(35857)
4-28(37514)(37522)(37524) 4-37(37644)
4-506(44432) 4-598(45659) 4-606(45795)
4-678(46774) 4-684(46842) 4-697(47005)
4-706(47116) 5-137(50949) 5-248(52361)
5-439(54910) 5-440(54932) 5-445(54996)
5-650(57947) 5-876(61274) 6-220(64763)
6-234(64979) 6-240(65044) 6-265(65338)
6-472(68016)(68017) 6-626(70126) 7-165(77059)
7-238(78001) 7-250(78189) 7-254(78245)
7-274(78572) 7-284(78749) 7-311(79143)
7-373(80076) 7-515(82060) 7-605(83297)
7-704(84657) 7-707(84701) 7-717(84830)
8-259(90762) 8-260(90763) 8-305(91314)
8-318(91508) 8-663(96285)(96289)

赤脉下垂 7-135(76637) 7-701(84612)

赤面疯 1-13(00174)

赤丝虬脉

3-465(31166) 3-508(31795) 4-150(39253)
4-251(40711) 4-332(41905) 5-874(61258)
6-473(68033)(68036) 6-945(74350) 6-965(74647)
7-7(74802) 7-603(83247) 7-655(84028)
7-707(84700) 8-368(92210) 8-665(96312)

赤眼 7-546(82481) 8-529(94421)

赤疹 7-242(78053)

赤浊

2-222(15325) 2-506(19225) 3-313(29150)
3-361(29783) 3-485(31468) 4-28(37520)
4-191(39851) 4-320(41751) 4-329(41866)
6-639(70319) 7-225(77811) 7-618(83485)
7-644(83859)(83860) 7-730(84999) 8-344(91849)

瘛疭

1-103(01456) 1-177(02458) 1-284(03969)
1-418(05893) 1-432(06074) 1-574(07762)
1-721(09723) 1-834(11208) 2-56(13015)
2-556(19908) 2-656(21334) 2-274(16042)
3-79(25838) 3-181(27306) 3-303(29003)
3-348(29620) 3-727(34698) 4-609(45836)
5-449(55061) 5-805(60280) 6-170(64103)
6-246(65120) 6-281(65555) 6-299(65790)
6-738(71610) 6-749(71757)(71758) 7-9(74830)
7-189(77317) 7-724(84921) 7-750(85289)

充饥 1-648(08793)

充血性心力衰竭 8-284(91046)

冲气

2-252(15743) 2-308(16522) 6-564(69278)
7-93(76009) 8-688(96634)

冲任不和 1-146(02042)

冲疝 3-570(32630) 6-667(70722)

虫病

1-302(04222)(04223) 5-67(49870)(49872) 5-274(52738)

虫疳 3-835(36090)

虫鼓

2-510(19261) 3-793(35581) 6-925(74078)
6-945(74354) 8-357(92049)

虫积

1-176(02444) 1-194(02697) 1-297(04161)
1-333(04652) 1-414(05825) 1-562(07644)
1-563(07654)(07656)(07657) 1-569(07715)
1-747(10087)
2-186(14812)(14813)(14814)(14816)(14820)
2-207(15119)(15120) 2-229(15435) 2-458(18529)
2-502(19156) 3-718(45681) 4-826(48816)
5-383(54168) 5-467(55294) 5-597(57128)
5-811(60365) 5-865(61117) 7-56(75487)
7-126(76487) 7-504(81925) 7-594(83117)
7-734(85057) 7-769(85558) 7-772(85601)
7-799(85931)(85932) 7-852(86670)
7-853(86689)(86690) 8-539(94577)
8-555(94801)(94803)

虫积腹痛

1-653(08869) 3-879(36683) 7-118(76364)

虫瘕

1-207(02861) 1-209(02890) 1-409(05754)
4-150(39244) 5-65(48850)(48851) 5-101(50448)
5-268(52662) 5-274(52735) 5-754(59520)
8-763(97682)

虫蛇咬伤

1-571(07733) 4-18(37390) 4-153(39289)
6-829(72775) 6-861(73199) 8-570(95010)

虫痛
1-396(05551) 1-642(08711) 1-665(09008)
1-709(09557) 1-866(11635) 1-886(11943)
2-184(14790)
2-185(14796)(14797)(14798)(14801)(14803)(14804)(14806)
(14807)
2-186(14815)(14818)(14819)(14822) 2-187(14823)
5-267(52641) 5-828(60604)
8-533(94490)(94491)
虫癖 6-780(72176)
虫心痛
1-121(01684) 1-396(05542) 1-851(11424)
2-374(17383) 2-658(21363)(21370) 3-718(45685)
4-112(38730) 4-440(43474) 5-26(49290)
5-126(50822) 5-203(51787) 5-230(52123)
5-267(52653) 5-268(52666) 5-269(52672)
5-280(52819) 5-282(52861) 5-371(54033)
5-467(55311) 5-477(55437) 6-689(71002)
8-402(92712) 8-534(94500) 8-541(94597)
8-551(94735) 8-552(94760) 8-556(94831)
8-719(97048)(97049)(97055)(97056)
8-720(97063)(97069) 8-735(97293)
虫咬伤 8-595(95360)
虫蚁入耳
1-668(09041) 7-503(81916) 8-868(99017)
虫证
1-27(00376) 1-40(00547) 1-41(00557)
1-93(01333) 1-320(04437) 1-407(05727)
1-414(05827)(05828)(05829) 1-670(09069)
1-756(10195) 1-885(11929) 1-901(12153)
2-4(12297) 2-583(20289) 3-60(25596)
3-73(25756) 3-251(28269) 3-356(29724)
3-359(29765) 3-565(32562) 3-382(30079)
3-448(30943) 3-617(33272)
3-618(33274)(33275)
3-835(36087)(36088)(36089)(36091)(36092)(36093)(36094)
3-837(36124) 3-879(36687) 3-894(36888)
4-35(37629) 4-140(39103) 4-162(39610)
5-34(49400) 5-125(50801) 5-372(54040)
5-484(55543) 5-511(55931) 5-590(57042)
5-591(57044)(57046) 5-872(61215) 5-890(61481)
6-47(62362) 6-60(62575)
6-62(62597)(62599) 6-80(62885) 6-108(63249)
6-139(63649)
6-140(63650)(63651)(63652)(63653)(63654)(63656)(63657)
(63659)(63660)(63661)(63663)(63664)(63665)
6-146(63750) 6-147(63752)(63753)(63754)(63756)
6-186(64323) 6-188(64343) 6-190(64372)
6-215(64683) 6-316(66005) 6-448(67752)
6-455(67835) 6-490(68268) 6-508(68507)
6-540(68968) 6-585(69543) 6-602(69795)
6-603(69806) 6-637(70290)
6-667(70716)(70717)(70728) 6-782(72204)
6-813(72587) 6-836(72857)(72858) 6-851(73052)
6-877(73411) 6-906(73835) 6-910(73889)
6-936(74235) 8-527(94393)
8-543(94621)(94622) 8-548(94699) 8-552(94759)
8-553(94766) 8-556(94820)
出血
1-183(02554) 1-265(03705) 1-692(09322)
初生儿不尿 7-137(76659) 7-849(86628)
初生儿大小便不通 5-866(61137)
初生儿两目不开 2-748(22601)
初生儿无皮
2-851(24018) 4-18(37384) 8-44(87940)
8-62(88176) 8-158(89443)
初生两肾缩 5-764(59686)
除中 4-656(46494)
穿骨疽 4-392(42760)
传染疾 1-679(09198)
传染性肝炎
2-74(13257) 5-54(49686) 8-339(91796)
传尸
1-95(01345) 1-149(02085) 1-402(05630)
1-500(06951) 1-784(10549)
1-785(10554)(10561) 1-786(10568) 1-802(10762)
2-17(12487) 2-84(13394) 2-233(15488)
2-349(17062) 2-689(21776) 3-576(32712)
3-605(33086) 3-780(35411)(35415) 3-838(36132)
3-901(36979) 4-294(41360) 4-332(41914)
4-485(44122) 4-742(47612) 4-743(47623)
4-753(47743) 4-826(48815) 5-588(57018)
5-792(60079) 6-155(63858) 6-282(65574)
6-342(66392) 6-372(66779) 6-597(69722)
6-600(69754) 6-603(69801) 6-612(69941)
6-612(69944) 6-624(70095) 6-637(70284)
6-666(70705) 6-758(71892) 7-748(85262)
8-235(90428) 8-418(92936) 8-762(97665)
8-763(97677)(97681)(97683) 8-764(97691)
8-853(98852) 8-885(99258) 8-888(99302)
喘证
1-6(00077) 1-38(00510)
1-44(00610)(00615) 1-51(00705) 1-62(00912)
1-68(01002) 1-72(01056) 1-83(01216)
1-110(01538) 1-118(01629) 1-138(01934)
1-140(01948)(01951) 1-147(02052) 1-176(02438)
1-182(02531) 1-215(02969) 1-237(03284)
1-245(03394) 1-260(03629) 1-262(03659)
1-279(03899) 1-334(04677)
1-413(05815)(05816) 1-417(05873) 1-433(06088)
1-442(06198) 1-462(06494) 1-513(07074)
1-526(07222)(07223) 1-527(07232)(07233) 1-531(07279)
1-544(07438) 1-604(08162) 1-614(08295)
1-616(08319) 1-630(08519) 1-652(08857)
1-676(09150) 1-681(09212) 1-685(09244)
1-686(09253) 1-695(09362) 1-701(09443)
1-716(09648) 1-729(09822)(09827)(09829)
1-730(09839)(09843)(09845)(09846) 1-731(09848)

刺疮
1-751（10127） 1-907（12233） 2-268（15975）
2-325（16742） 2-704（21999） 4-10（37274）
4-108（38652） 4-112（38724） 4-493（44244）
5-79（50074） 5-113（50614） 5-649（57934）
5-679（58415） 6-181（64257） 6-387（66993）
6-396（67124） 6-545（69041） 6-644（70384）
7-15（74928） 7-113（76288） 7-453（81208）
7-507（81972） 7-757（85391） 7-855（86728）
8-100（88681） 8-147（89300） 8-369（92233）
8-759（97623） 8-869（99042）

刺风
1-760（10243） 1-768（10340） 2-263（15897）
3-108（26232） 3-529（32086） 4-54（37877）
4-593（45598） 5-297（53072） 5-617（57423）
6-650（70473） 8-753（97534）

卒短气 5-661（58117）（58118）

卒疝 1-390（05450）

卒死
1-323（04494） 1-374（05240） 2-81（13351）
4-360（42325）（42326） 4-819（48707） 5-711（58905）
5-881（61347） 6-16（61955） 6-254（65204）
7-412（80612） 7-425（80786）

卒中 8-528（94411）（94416）

寸白虫
1-392（05494） 2-185（14802）
2-186（14810）（14821） 2-213（15203） 2-372（17349）
2-475（18769） 2-498（19100） 2-537（19643）
2-563（20013） 2-642（21109）（21110）
2-659（21372）（21373）（21374）（21375） 3-73（25766）
3-90（25993） 3-190（27433） 3-423（30579）
3-879（36682）（36686） 4-238（40525） 4-334（41934）
5-30（49349） 5-79（50083） 5-467（55310）
5-591（57053） 6-140（63662） 6-482（68153）
6-836（72852） 7-733（85052） 7-737（85107）
8-91（88559） 8-128（89057） 8-140（89205）
8-402（92713）（92718） 8-432（93125） 8-532（94468）
8-548（94700） 8-551（94741）（94742）（94743）（94744）
8-552（94756） 8-719（97060） 8-723（97105）
8-777（97864）

撮口
1-763（10282） 2-249（15708） 6-203（64530）
8-595（95361）

痤疮
2-75（13285） 2-201（15028） 2-423（18032）
3-434（30733） 4-6（37211） 4-728（47411）
6-873（73355） 6-912（63914） 7-466（81393）

错经
2-224（15360） 4-414（43092） 6-135（63586）

D

搭背
2-73（13251） 8-130（89078） 8-168（89567）

搭肩 7-410（80580）

搭手 2-163（14511） 6-619（70045）

大便失禁 3-388（30143） 8-515（94229）

大便燥结 2-893（24623） 3-504（31738）

大肠不通 8-549（94702）

大肠风热 8-549（94703）

大肠积冷 1-700（09433）

大肠咳
7-328（79373） 7-535（82329） 8-725（97142）

大肠秘涩 8-533（94495）

大肠热证
1-468（06591） 2-411（17872） 2-897（24686）
4-323（41791） 5-435（54850）

大肠湿热 6-669（70756）

大肠实热 5-807（60300） 8-550（94725）

大肠胀 5-629（57619）

大风
7-541（82414） 8-515（94230） 8-566（94961）

大风癞 8-514（94216）

大骨节病 4-390（42724） 5-904（61677）

大瘕泻 4-189（39821）

大衄
2-565（20047） 2-873（24326） 3-430（30680）
3-755（35072） 4-735（47513）（47514） 5-73（49973）
5-75（50007） 5-536（56264） 6-636（70263）
6-844（72962） 8-63（88185）

大头瘟
1-63（00927） 1-179（02486） 1-252（03501）
1-471（06634） 1-597（08050）
2-159（14450）（14451） 2-276（16066） 2-282（16132）
2-287（16207） 2-322（16701） 2-479（18819）
2-507（19236） 3-156（26950） 3-175（27222）
3-176（27229） 3-193（27466） 3-251（28271）
3-306（29051） 3-357（29738）
3-614（33223）（33225） 4-35（37626） 4-119（38822）
4-216（40190） 4-257（40798）（40799） 4-582（45437）
4-591（45561） 4-603（45737） 5-76（50022）
5-102（50457） 5-115（50646）
5-185（51522）（51523） 5-262（52565） 5-321（53417）
5-874（61252） 6-277（65512） 6-432（67557）
6-897（73706） 7-166（77079） 7-351（79757）
7-375（80097） 7-608（83342） 7-615（83451）
7-616（83452） 7-677（84312）（84313）（84314）（84315）
7-684（84390） 7-845（86588） 8-102（88716）
8-124（88982）
8-276（90945）（90946）（90947）（90949）（90950）
8-277（90956）（90959） 8-372（92271） 8-515（94231）
8-650（96080）（96081） 8-694（96708） 8-758（97621）

大腿痈（阴包毒） 7-370（80026）

大小便不利
2-224（15363） 2-524（19481） 2-606（20651）
3-32（25191） 3-106（26201） 3-374（29981）
5-647（57893） 7-869（86951） 8-39（87872）

单腹胀
1-867(11658) 1-888(11973) 1-900(12145)
2-184(14783) 3-819(35899)(35902) 5-7(49013)
5-601(57183) 5-892(61504) 7-16(74933)
7-397(80371) 8-347(91885)
单双雕 6-658(70591)
单双蛾初期 1-652(08858)
瘅疟
1-430(06048) 1-554(07542) 1-659(08926)
2-645(21158) 5-261(52557) 6-616(70014)
胆瘅
3-223(27872) 3-383(30090) 5-445(55005)
胆道感染
5-318(53370) 6-720(71440) 6-725(71497)
7-661(84115)(84116)
胆道蛔虫病
2-368(17308) 2-617(20785) 2-697(21904)
2-765(22827) 4-830(48870)(48871)(48872)(48875)
胆道术后综合征 4-469(43905)
胆黄 2-96(13577) 7-253(78236)
胆结石
2-444(18338) 3-243(28153) 4-469(43905)
4-470(43907) 5-318(53370) 5-354(53849)
5-355(53850) 5-411(54534)
6-187(64325)(64328)(64329)(64335)(64336) 6-887(73538)
6-924(74077) 8-207(90034) 8-385(92472)
胆咳 3-555(32448) 7-375(80096)
胆囊炎
1-79(01169) 1-109(01533) 2-510(19260)
3-243(28153) 4-464(43823) 4-465(43840)
4-469(43904) 4-470(43907) 4-823(48762)
5-253(52430) 5-317(53352) 5-318(53370)
5-354(53849) 5-355(53850) 5-411(54534)
5-412(54537) 5-747(59408) 5-896(61570)
6-187(64327)(64329)(64335)(64337)(64338)(64339)(64340)
(64341)(64342) 6-720(71443) 6-838(72887)
6-929(74142) 7-28(75126) 7-687(84418)
8-174(89638) 8-332(91698) 8-385(92472)
8-501(94048)
胆气上溢 3-483(31438)
胆气虚 3-910(37090)
胆热证
1-233(03221) 1-607(08200) 3-203(27609)
3-203(27610) 3-207(27675) 3-226(27916)
4-189(39824) 5-241(52270) 5-445(55004)
5-446(55011) 5-454(55126)
5-455(55145)(55146) 5-649(57936) 5-658(58086)
5-682(58469) 5-684(58486) 5-794(60118)
5-798(60168) 7-235(77951) 7-271(78509)
胆虚头眩 1-250(03481)
胆虚证
1-601(08102) 1-773(10405) 2-58(13045)
2-143(14213) 2-181(14752) 3-853(36325)
4-425(43273)(43274) 4-692(46945) 5-792(60093)
5-794(60116)(60117) 6-488(68237) 8-299(91231)
8-509(94144) 8-562(94901)
8-564(94922)(94934) 8-746(97442) 8-747(97453)
胆胀 3-819(35904)
刀伤 1-314(04367)
倒经
1-24(00336) 2-127(13985) 2-545(19755)
3-296(28906) 3-372(29953)
3-400(30277)(30282) 3-405(30352) 3-467(31195)
3-707(34452) 4-140(39100) 5-881(61358)
6-786(72248) 6-864(73234) 6-870(73309)
7-86(75923) 7-819(86197) 8-288(91075)
8-323(91566)
倒经痧 5-825(60560)
盗汗
1-78(01158) 1-374(05247) 1-498(06935)
1-754(10163) 2-4(12296) 2-64(13126)
2-65(13144) 2-96(13586)
2-124(13936)(13939)(13943)(13946) 2-296(16318)
2-419(17979) 2-443(18316) 2-447(18376)
2-461(18561) 2-470(18693) 2-541(19695)
2-588(20353)(20355) 2-641(21100) 2-668(21480)
2-673(21549) 2-685(21706) 2-693(21847)
2-706(22044) 2-725(22279) 2-761(22779)
2-792(23206) 2-878(24392) 3-39(25264)
3-41(25299) 3-43(25335) 3-44(25343)
3-53(25487) 3-184(27343) 3-240(28115)
3-254(28320) 3-284(28748) 3-290(28828)
3-311(29120) 3-334(29419) 3-373(29967)
3-386(30114) 3-397(30250) 3-657(33786)
3-665(33923) 3-666(33924)(33925) 3-668(33957)
3-695(34297) 3-696(34312) 3-697(34322)
3-758(35117) 3-823(35951) 3-898(36954)
3-909(37078) 4-20(37416) 4-72(38129)
4-90(38373) 4-92(38411)
4-160(39400)(39401) 4-250(40702) 4-394(42787)
4-452(43647) 4-455(43694)(43696) 4-580(45404)
4-682(46818) 4-751(47716) 5-152(51127)
5-205(51817) 5-222(52028) 5-463(55249)
5-535(56253) 5-538(56312) 5-643(57842)
5-648(57917) 5-671(58283) 5-672(58291)
5-780(59909) 5-798(60172) 6-3(61763)
6-41(62268) 6-56(62510) 6-84(62926)
6-94(63070) 6-161(63951) 6-166(64040)
6-232(64951) 6-300(65797) 6-441(67673)
6-468(67960) 6-564(69283) 6-639(70327)
6-647(70441) 6-693(71063) 6-708(71282)
6-718(71428) 6-721(71453) 6-788(72274)
6-818(72631) 7-17(74957)
7-18(74959)(74960) 7-25(75080) 7-154(76910)
7-199(77434) 7-229(77869) 7-239(78016)
7-280(78668)(78671) 7-309(79102) 7-316(79199)
7-317(79227) 7-327(79352) 7-329(79388)
7-330(79400)(79415) 7-338(79547) 7-363(79934)

丁奚疳

疔疮

6-614(69981) 6-626(70118) 6-900(73753)
7-1(74732) 7-19(74979) 7-295(78906)
7-297(78945) 7-499(81853) 7-501(81885)
7-624(83592) 8-187(89782) 8-427(93068)
8-431(93120) 8-569(95002) 8-590(95276)
8-608(95537) 8-656(96171)(96179) 8-760(97640)
冻伤 2-444(18337)
洞泄
1-671(09076) 2-586(20330) 2-587(20340)
2-636(21036) 2-658(21360) 2-662(21417)
3-85(25924) 3-240(28103) 4-14(37328)
4-110(38694) 5-639(57773) 5-723(59086)
5-727(59148) 5-730(59194) 5-850(60920)
6-63(62627) 6-331(66215) 7-249(78182)
7-264(78404) 7-273(78539) 7-274(78570)
7-348(79710) 7-361(79901) 8-647(96042)
8-700(96799)
痘
7-653(84007) 8-514(94212) 8-602(95461)
痘不发 1-208(02867)
痘出腹痛 1-543(07433)
痘喘嗽 1-677(09169)
痘疮
1-1(00001)(00002)(00010) 1-2(00027)
1-4(00052) 1-10(00130) 1-15(00222)
1-24(00324) 1-37(00499) 1-41(00563)
1-43(00593) 1-47(00654)(00658)(00670)
1-53(00759) 1-60(00874) 1-61(00889)
1-62(00921) 1-73(01069) 1-74(01087)
1-78(01154) 1-88(01277) 1-94(01344)
1-95(01349)(01355) 1-100(01409)(01412)(01413)
1-101(01420)(01421)(01422)(01425) 1-104(01464)
1-107(01502)(01504)(01505)
1-108(01506)(01511) 1-109(01522)(01530) 1-125(01743)
1-145(02031) 1-158(02204)
1-160(02240)(02241) 1-164(02302) 1-181(02524)
1-183(02539)(02540) 1-186(02592)
1-207(02854)(02855)(02856)(02858)(02864)
1-208(02866)(02878)(02879) 1-214(02950)
1-227(03136) 1-247(03427) 1-248(03443)
1-251(03484) 1-253(03520) 1-261(03641)
1-263(03677)(03678) 1-266(03719)
1-268(03749)(03752)(03753)(03754)(03755) 1-270(03784)
1-271(03796)(03798) 1-274(03834)
1-275(03846)(03847)(03848) 1-279(03894)
1-281(03924) 1-283(03957)(03959) 1-286(03996)
1-287(04016) 1-288(04025)(04028)(04029)
1-290(04059)(04060) 1-291(04064)
1-293(04100)(04102) 1-294(04119) 1-303(04232)
1-304(04247) 1-309(04316) 1-310(04324)
1-317(04398)(04401) 1-321(04466) 1-329(04606)
1-331(04629) 1-332(04634)(04637)
1-334(04663)(04666) 1-338(04739) 1-346(04875)
1-350(04920) 1-357(05034)(05036) 1-360(05066)
1-361(05086) 1-364(05123) 1-377(05290)
1-380(05327)(05328) 1-385(05387)(05388)(05389)
1-419(05902) 1-421(05938)
1-427(06007)(06011)(06012)(06013)
1-428(06016)(06017) 1-429(06033)
1-430(06043)(06046)(06054) 1-434(06107)
1-460(06458)(06459) 1-462(06503) 1-466(06559)
1-470(06613) 1-472(06652) 1-483(06788)
1-486(06827) 1-488(06849)
1-504(06988)(06989)(06990) 1-509(07035)
1-537(07357) 1-538(07365)(07366)(07369)(07370)
1-541(07401) 1-543(07434) 1-544(07441)
1-545(07454) 1-557(07584) 1-559(07605)
1-583(07867) 1-613(08273) 1-615(08304)
1-617(08334) 1-621(08403)
1-623(08429)(08432) 1-629(08503) 1-637(08640)
1-643(08721) 1-653(08860)(08861) 1-663(08990)
1-671(09079)(09080) 1-677(09167) 1-687(09266)
1-718(09670) 1-728(09808) 1-743(10024)
1-744(10042) 1-745(10049)(10054)(10056)
1-747(10085) 1-750(10120) 1-752(10145)
1-753(10154)(10156) 1-757(10213) 1-758(10223)
1-788(10588) 1-798(10729)(10731) 1-802(10756)
1-811(10856) 1-821(11003) 1-822(11021)
1-823(11034) 1-826(11087)(11088) 1-855(11488)
1-867(11659) 1-880(11862) 1-882(11884)
1-886(11937) 1-888(11974) 1-889(11992)
1-891(12020)(12021) 1-893(12039) 1-903(12185)
2-3(12282) 2-19(12505)(12508) 2-29(12645)
2-37(12754) 2-45(12867) 2-61(13076)
2-64(13122) 2-67(13173) 2-113(13805)
2-135(14111) 2-144(14227)(14229)(14239)(14240)
2-149(14299)(14300) 2-150(14306) 2-152(14333)
2-153(14356) 2-156(14397)
2-158(14434)(14438) 2-160(14469)
2-161(14475)(14479)(14481) 2-164(14520)
2-191(14879)
2-192(14890)(14891)(14892)(14894)(14895)(14896)(14901)
(14904)(14905) 2-193(14909)
2-197(14976)(14979)(14982)(14983)(14985)
2-198(14986)(14993) 2-208(15129) 2-209(15153)
2-214(15214) 2-222(15334) 2-224(15359)
2-226(15390) 2-242(15606)(15607) 2-247(15661)
2-249(15700) 2-250(15710) 2-252(15749)
2-253(15761)(15763) 2-267(15959)
2-268(15962)(15972) 2-271(16002)(16006) 2-272(16023)
2-281(16124)(16128) 2-285(16174)(16175)(16176)(16182)
2-286(16194)(16195)(16196) 2-287(16202)
2-295(16317) 2-298(16366) 2-303(16441)
2-306(16482)(16484) 2-314(16577) 2-315(16594)
2-316(16596)(16601) 2-321(16677)(16688)
2-322(16690)(16691)(16692)(16694)
2-323(16708)(16712) 2-326(16747)
2-336(16884)(16885) 2-363(17237)(17240) 2-373(17356)

3-896(36917)(36918) 3-897(36928)
4-22(37422)(37427)(37429)(37430)
4-23(37451)(37458) 4-27(37502)
4-28(37513)(37515)(37516)(37518) 4-33(37600)
4-34(37610)(37612)(37613) 4-43(37726)
4-45(37749) 4-62(37986) 4-73(38157)
4-77(38205) 4-81(38255) 4-82(38263)
4-83(38288) 4-89(38366)
4-91(38388)(38390) 4-99(38514)(38516)
4-100(38524)(38528) 4-103(38575)
4-106(38621)(38627)(38633) 4-119(38810)
4-128(38908) 4-137(39047)
4-139(39067)(39082)(39083) 4-140(39088)
4-142(39131) 4-144(39158) 4-146(39194)
4-150(39250) 4-153(39293) 4-158(39373)
4-174(39597) 4-184(39748)(39749) 4-197(39933)
4-214(40170) 4-216(40193)
4-219(40255)(40260) 4-220(40262)(40263) 4-235(40482)
4-244(40623) 4-247(40653) 4-254(40752)
4-255(40774) 4-257(40797) 4-262(40863)
4-270(41001) 4-290(41313) 4-291(41324)
4-292(41335)(41338)(41339)(41340)(41341)(41342)
4-328(41856) 4-349(42175) 4-359(42309)
4-361(42330) 4-365(42391) 4-370(42448)
4-372(42477)(42488) 4-373(42493)(42494)
4-379(42578)(42579)(42580) 4-385(42650)
4-392(42757) 4-395(42800) 4-397(42828)
4-399(42855) 4-403(42917)(42920)(42924)(42925)
4-405(42954) 4-408(43002)(43006)(43013)
4-409(43015)(43016) 4-411(43046)(43060) 4-412(43061)
4-413(43082)(43083) 4-414(43093) 4-415(43110)
4-416(43130) 4-423(43244)
4-425(43272)(43278) 4-426(43290)(43295) 4-427(43307)
4-442(43508) 4-446(43563) 4-464(43834)
4-465(43837) 4-469(43903) 4-493(44253)
4-498(44308) 4-519(44595)
4-531(44759)(44761)
4-532(44774)(44776)(44778)(44779)(44780)
4-533(44781)(44787) 4-534(44802)(44804) 4-586(45495)
4-591(45555)(45569) 4-599(45676)(45677)(45680)
4-604(45754) 4-605(45768)
4-609(45833)(45839)(45840)
4-610(45847)(45857) 4-633(46172) 4-654(46457)
4-655(46473) 4-660(46549) 4-661(46550)
4-662(46572) 4-664(46594)
4-670(46684)(46685)(46693) 4-671(46699)
4-675(46719)(46720)(46721)(46722)(46724)(46730)
4-677(46764) 4-700(47046)(47048)
4-719(47293)(47294) 4-727(47391) 4-759(47833)
4-781(48152) 4-784(48200) 4-795(48343)
4-801(48407) 4-802(48426) 4-810(48557)
4-811(48572) 4-813(48593) 4-819(48708)
4-827(48829) 4-834(48911) 5-21(49214)
5-29(49330) 5-30(49344) 5-46(49567)
5-57(49722)(49723) 5-64(49825)(49826) 5-67(49875)
5-69(49906) 5-72(49954) 5-74(49988)
5-79(50080) 5-84(50163) 5-85(50173)
5-87(50190)(50191) 5-91(50269) 5-94(50318)
5-101(50438) 5-102(50461) 5-117(50684)
5-131(50870)(50877) 5-132(50881) 5-141(50985)
5-143(51020) 5-183(51495)
5-184(51505)(51514)(51519)(51520)
5-185(51526)(51527)(51533)
5-187(51564)(51566) 5-188(51570)(51571) 5-189(51590)
5-202(51763) 5-203(51785) 5-210(51887)
5-215(51944)(51945) 5-219(51994) 5-220(52005)
5-223(52031) 5-225(52057)
5-233(52153)(52155)(52157)(52158) 5-236(52209)
5-242(52282)(52284)(52288)
5-243(52298)(52300) 5-245(52323) 5-246(52332)
5-250(52388) 5-262(52566) 5-263(52580)
5-285(52907) 5-296(53063) 5-297(53074)
5-304(53166) 5-323(53457) 5-325(53475)
5-357(53879) 5-372(54045) 5-373(54059)
5-385(54194)(54195) 5-387(54223) 5-396(54353)
5-428(54748) 5-438(54893) 5-439(54914)
5-442(54956) 5-445(54998)
5-451(55084)(55098) 5-452(55111) 5-454(55128)
5-467(55302) 5-472(55381) 5-480(55486)
5-482(55506) 5-486(55573) 5-487(55583)
5-488(55607) 5-493(55677)
5-505(55849)(55850)(55851)(55852)
5-507(55875)(55877) 5-511(55925) 5-515(55976)
5-517(56011)(56012) 5-525(56118) 5-526(56142)
5-527(56152)(56153)(56156) 5-529(56189)
5-530(56193)(56194) 5-539(56330)
5-540(56342)(56347) 5-545(56416) 5-546(56439)
5-547(56442)(56445)(56446)(56448)(56452)(56453)(56455)
5-548(56469) 5-549(56480) 5-551(56506)
5-554(56536)(56541)(56544)(56549)
5-562(56638)(56640)(56642)(56643)(56649)(56650)
5-563(56665)(56666)(56667)(56669) 5-564(56680)
5-567(56717)(56718)(56719)
5-569(56731)(56737)(56740)(56741)(56742) 5-581(56918)
5-593(57083)(57086) 5-595(57097)(57099) 5-601(57190)
5-603(57220) 5-604(57229)
5-617(57413)(57420) 5-620(57475)(57479) 5-632(57664)
5-653(58001)(58005) 5-657(58058)
5-658(58070)(58071) 5-673(58316) 5-688(58546)
5-693(58618) 5-702(58769) 5-703(58778)
5-704(58801)(58802)(58805)(58806) 5-705(58808)
5-706(58826)(58827)(58834)(58835) 5-713(58936)
5-723(59092) 5-768(59746) 5-780(59917)
5-811(60357)(60364) 5-818(60465) 5-831(60646)
5-846(60862) 5-861(61070)(61071) 5-868(61160)
5-869(61180) 5-891(61498) 5-898(61598)
5-902(61649) 6-11(61868)(61869)
6-15(61933)(61935) 6-16(61951)(61952) 6-20(62008)

7-705(84662) 7-739(85143) 7-877(87078)
8-41(87905) 8-42(87918) 8-109(88810)
(88811) 8-112(88846) 8-151(89350)
8-315(91454) 8-596(95366)(95373) 8-789(98027)
痘疮眼生翳障
1-384(05365) 4-503(44396)
4-504(44402)(44404) 5-386(54211)(54212)(54218)
5-387(54220)(54221)(54226)
痘疔
1-51(00707) 2-746(22568) 2-747(22572)
2-749(22610) 2-750(22628)
2-781(23022)(23025) 3-379(30036)
5-113(50616)(50617)(50625) 5-114(50631)
5-116(50669) 5-117(50687)
5-118(50691)(50695) 5-599(57157) 5-865(61124)
6-381(66913) 7-423(80764) 7-466(81388)
8-660(96240)
痘风眼 1-637(08628) 8-524(94347)
痘后调理 1-263(03674)
痘后风眼 6-349(66494)
痘后浮肿 1-258(03595) 3-283(28729)
痘后近视 3-270(28561)
痘后往来潮热 1-692(09325)
痘后蓄血 6-616(70007)
痘后咽痛 6-830(72786)
痘后中毒 1-37(00496)
痘后肿胀 3-597(32983)
痘后作渴 1-261(03652)
痘疖 4-115(38764)
痘惊风 8-832(98581)
痘痛 3-512(31851)
痘痈 3-122(26433) 6-754(71828)(71829)
痘疹
1-54(00778) 1-131(01826) 1-148(02063)
1-427(06008) 1-486(06829) 1-821(11003)
3-610(33160) 3-614(33223)(33227) 3-618(33278)
3-679(34108) 3-767(35235) 4-86(38328)
4-134(39013) 4-171(39562) 6-258(65243)
6-311(65934) 6-615(69996) 6-831(72791)
6-897(73705) 7-600(83215) 7-843(86558)
8-595(95344) 8-595(95345) 8-604(95486)
痘疹吐泻 7-186(77277)(77279) 7-355(79820)
痘证 6-96(63093)
痘中热痢 1-381(05335)
窦性心动过缓 8-237(90443)
毒疮 8-611(95566)
毒痢
2-466(18644) 4-736(47517) 5-80(50094)
7-155(76925) 7-472(81481)
7-473(81482)(81493) 7-477(81548) 8-468(93640)
毒气 1-473(06660)(06661)
毒蛇咬伤
1-649(08807) 1-652(08848) 3-700(34352)
7-446(81087) 7-451(81176)
毒肿
1-459(06440)(06441) 1-462(06505) 1-515(07098)
1-852(11450) 6-146(63745) 6-828(72754)
7-566(82757) 8-791(98070)
独骨疮 5-264(52613)
肚痛 8-520(94298)
妒精疮 7-462(81345)
妒证 2-581(20261)
短气 1-288(04031)
断产 1-323(04500) 6-507(68495)
断喉 7-401(80437)
断筋
1-689(09291) 3-106(26210) 7-403(80472)
7-750(85285)
断脐方 6-862(73203)
断乳
3-704(34416)(34417)(34418) 3-713(34516)
5-69(49905)
断指 2-850(24006)
对口
1-144(02002) 1-332(04638) 1-341(04782)
1-584(07888)
敦痈 7-677(84317)
顿嗽 8-526(94368)
遁尸
1-454(06377) 1-776(10437) 1-858(11532)
2-347(17023) 2-517(19376) 2-596(20473)
2-600(20539) 4-801(48414) 7-463(81357)
8-4(87366) 8-393(92599) 8-882(99217)
8-903(99513)
多发性脓肿 4-413(43090)
多发性神经纤维瘤 2-201(15028)
多发性神经炎 6-33(62158)
多骨疽 2-160(14459)
多汗
1-151(02108) 2-511(19268)(19269)(19270)
2-517(19370) 2-588(20365)
多寐
2-815(23550) 2-879(24418) 3-182(27307)
3-465(31159) 4-583(45445) 7-712(84771)
7-828(86327) 8-741(97381)
多梦
2-243(15613) 3-604(33068) 3-895(36899)
4-428(43313) 5-646(57878) 5-711(58907)
6-37(62217) 6-104(63197) 6-295(65741)
7-35(75233) 8-508(94136)
多囊肾 2-323(16707)
多尿
4-432(43366) 5-712(58919) 6-6(61792)
8-410(92830)
多形性红斑 3-400(30286)
亸曳风
3-647(33653) 4-67(38064) 6-780(72180)
7-705(84669)

8-525(94355) 8-530(94448) 8-556(94826)
8-587(95234) 8-610(95551)
8-621(95688)(95692) 8-626(95766)
8-631(95835)(95837)(95838) 8-634(95876)
8-675(96456) 8-764(97689) 8-827(98518)
8-830(98573) 8-831(98574) 8-835(98634)
8-838(98685) 8-840(98711) 8-841(98714)
8-889(99316) 8-893(99385)(99386)(99391)
8-897(99448) 8-899(99473)
恶疮肿毒 1-185(02580)
恶毒 1-157(02185)
恶风
1-768(10343) 2-25(12601) 7-549(82522)
7-771(85593) 7-830(86352)
恶核肿 5-888(61453)
恶疽 6-655(70555) 6-907(73849)
恶痢
3-518(31924) 3-519(31927) 4-797(48365)
7-793(85838) 8-195(89895)
恶露不尽
1-25(00356) 1-41(00564) 1-226(03122)
1-230(03199) 1-261(03649) 1-294(04107)
1-296(04142) 1-346(04870) 1-395(05536)
1-396(05546) 1-401(05617) 1-404(05663)
1-449(06287)(06295) 1-546(07457) 1-616(08325)
1-636(08620) 1-654(08877) 1-662(08975)
1-710(09566) 2-7(12345) 2-29(12647)
2-68(13179) 2-79(13324) 2-141(14201)
2-201(15030) 2-210(15167)
2-263(15891)(15892) 2-266(15935) 2-290(16241)
2-316(16597) 2-339(16918) 2-354(17108)
2-356(17143) 2-357(17154) 2-359(17180)
2-361(17216) 2-397(17683)(17684) 2-423(18036)
2-502(19153) 2-511(19282) 2-513(19307)
2-514(19321) 2-679(21623) 2-808(23445)
2-833(23782) 2-838(23847) 2-839(23868)
2-841(23873) 2-873(24329) 3-78(25835)
3-260(28400) 3-337(29459) 3-372(29945)
3-380(30053) 3-452(30977) 3-456(31029)
3-509(31809)(31810) 3-522(31978) 3-530(32099)
3-535(32160) 3-575(32691) 3-641(33561)
3-644(33614) 3-656(33771) 3-662(33884)
3-719(34600) 3-800(35673)
3-840(36156)(36157) 3-845(36233)
3-847(36243)(36244)(36245)(36246)(36247)
3-898(36942) 4-2(37152) 4-32(37576)
4-126(38889) 4-127(38899) 4-173(39587)
4-234(40468) 4-291(41323) 4-294(41365)
4-315(41675)(41676) 4-438(43444) 4-448(43589)
4-449(43603) 4-452(43652) 4-454(43675)
4-456(43715) 4-496(44286) 4-514(44527)
4-541(44894) 4-542(44907) 4-543(44922)
4-545(44942) 4-546(44961) 4-642(46309)
4-730(47433) 4-737(47538) 4-738(47556)
4-739(47562) 4-791(48278) 4-801(48412)
5-142(51012) 5-161(51245)
5-186(51547)(51550) 5-187(51561)
5-458(55181)(55187) 5-459(55193)(55202) 5-492(55663)
5-560(56622) 5-630(57634) 5-842(60797)
5-892(61512) 6-37(62216) 6-57(62523)
6-71(62743) 6-110(63280) 6-160(63940)
6-245(65099) 6-324(66087) 6-333(66238)
6-334(66261) 6-414(67368) 6-441(67671)
6-452(67800) 6-454(67821) 6-483(68173)
6-511(68551) 6-552(69151) 6-554(69164)
6-594(69682) 6-596(69699)
6-599(68744)(69745)(69746) 6-600(69765)
6-602(69781) 6-615(69994) 6-617(70028)
6-642(70352) 6-684(70937) 6-818(72640)
6-863(73214) 6-968(74685)
7-24(75057)(75065) 7-28(75112)
7-32(75180)(75184)(75191) 7-160(77000)
7-188(77313)(77314) 7-209(77562) 7-255(78257)
7-313(79164) 7-385(80220) 7-387(80245)
7-458(81279) 7-532(82285) 7-542(82421)
7-583(82965) 7-672(84247) 7-735(85075)
7-746(85231) 7-765(85494) 7-766(85522)
7-767(85523)(85528)(85529)(85530) 7-768(85538)
7-778(85673) 8-68(88256) 8-98(88654)
8-132(89104) 8-138(89173) 8-293(91139)
8-378(92376) 8-386(92495)
8-391(92576)(92578) 8-427(93071) 8-639(95952)
8-648(96056) 8-703(96856) 8-769(97761)
8-846(98770)
恶脉
1-850(11408) 2-28(12640) 2-78(13317)
2-90(13471) 2-290(16235) 2-294(16296)
恶肉
1-463(06514) 2-78(13317) 2-411(17878)
2-412(17883) 6-930(74157)
恶心
1-128(01787) 3-231(27965) 3-385(30106)
5-771(59785) 8-532(94476) 8-743(97401)
恶性淋巴瘤 6-30(62124)
恶眼风赤 8-529(94418)
恶注 3-900(36977) 8-847(98785)
恶疰 8-546(94668)
恶阻
1-25(00342) 1-48(00684) 1-113(01570)
1-148(02070) 1-209(02886) 1-216(02990)
1-225(03113)(03119) 1-230(03195)(03196) 1-240(03333)
1-241(03334)(03335) 1-246(03416)
1-256(03563)(03564) 1-257(03589) 1-262(03664)
1-267(03735) 1-285(03978) 1-408(05732)
1-413(05809) 1-602(08118) 1-676(09144)
1-832(11170) 2-122(13903) 2-134(14105)
2-144(14232) 2-349(17060) 2-709(22079)

5-43（49520） 5-59（49750） 5-60（49768）
5-65（49840）（49848） 5-97（50376） 5-181（51465）
5-190（51605） 5-192（51633） 5-220（52006）
5-279（52804） 5-388（54246）（54247）（54248）
5-396（54354） 5-418（54637） 5-442（54952）
5-462（55236） 5-569（56734） 5-581（56913）
5-643（57848） 5-676（58375） 5-724（59101）
5-796（60141） 5-833（60679） 6-19（62002）
6-21（62015）（62020） 6-22（62024） 6-138（63632）
6-157（63889） 6-160（63936） 6-165（64019）
6-181（64253） 6-199（64495） 6-285（65606）
6-323（66076） 6-384（66954）
6-404（67242）（67243） 6-456（67841） 6-515（68618）
6-527（68782） 6-533（68876） 6-543（69003）
6-543（69004） 6-588（69590） 6-626（70116）
6-639（70315） 6-725（71500） 6-744（71698）
6-751（71785） 6-796（72350）
6-801（72419）（72420） 6-859（73166） 6-877（73423）
6-943（74328） 7-22（75032） 7-27（75100）
7-31（75178） 7-40（75288） 7-92（75998）
7-122（76432） 7-123（76440） 7-130（76550）
7-131（76560）（76575） 7-132（76579）（76582）（76584）
7-134（76623）（76624）（76625）（76626） 7-135（76627）
7-144（76776）（76777） 7-156（76934） 7-158（76969）
7-161（77002） 7-162（77028）
7-214（77631）（77636）（77640）
7-215（77649）（77658）（77659）
7-216（77667）（77670）（77672）（77673）（77674）
7-217（77679）（77680）
7-218（77694）（77704）（77706）（77710）（77711） 7-302（79019）
7-304（79039）（79040） 7-312（79146） 7-323（79302）
7-331（79426） 7-334（79470） 7-422（80755）
7-444（81056） 7-492（81737） 7-492（81747）
7-524（82185） 7-527（82222） 7-597（83158）
7-597（83162） 7-614（83430） 7-617（83472）
7-632（83697） 7-669（84209） 7-685（84393）
7-688（84442） 7-690（84456） 7-718（84836）
7-718（84837） 7-793（85847） 7-794（85855）
7-796（85878） 7-858（86784） 7-890（87264）
8-14（87506） 8-157（89437） 8-174（89648）
8-190（89833） 8-253（90680） 8-254（90705）
8-259（90756） 8-268（90852） 8-318（91505）
8-319（91509） 8-321（91544） 8-338（91788）
8-347（91875） 8-372（92282）
8-373（92297）（92298）（92299） 8-374（92305）
8-375（92323）（92325） 8-382（92424） 8-390（92559）
8-395（92627） 8-396（92641） 8-421（92979）
8-441（93268）（93269）（93270） 8-442（93274）
8-472（93692） 8-512（94180）（94181）（94184）
8-513（94198）（94199）（94200）（94201）（94203） 8-556（94823）
8-557（94832） 8-566（94963） 8-577（95106）
8-578（95120） 8-580（95140）（95142）
8-581（95153）（95157）（95158）（95161）
8-582（95167）（95168） 8-583（95175）（95187）（95188）
8-584（95191）（95194） 8-590（95285） 8-591（95296）
8-603（95475） 8-657（96188）（96189）（96198）（96199）
8-658（96205） 8-674（96445） 8-696（96750）
8-699（96785） 8-706（96895） 8-746（97449）
8-748（97466） 8-837（98659） 8-838（98681）
8-888（99306） 8-901（99495）

耳鸣

1-14（00205） 1-45（00634） 1-54（00781）
1-96（01363） 1-100（01414） 1-194（02688）
1-296（04140） 1-403（05645） 1-533（07307）
1-535（07331） 1-569（07710） 1-601（08112）
1-796（10703） 1-806（10801） 1-810（10839）
1-869（11693） 1-901（12155） 2-99（13633）
2-125（13955） 2-128（14013） 2-216（15232）
2-230（15455） 2-270（15993） 2-283（16156）
2-284（16164） 2-438（18241） 2-484（18897）
2-485（18904） 2-531（19564） 2-638（21063）
2-675（21571） 2-678（21608）（21619） 2-822（23639）
2-888（24551） 3-18（25016） 3-49（25432）
3-184（27343） 3-340（29501） 3-381（30063）
3-438（30800） 3-452（30968） 3-524（32018）
3-526（32043） 3-541（32259） 3-557（32468）
3-562（32521） 3-563（32532）（32539）
3-564（32540）（32543） 3-661（33860） 3-666（33930）
3-725（34682）（34683） 3-728（34710） 3-825（35861）
3-830（36027） 3-873（36613） 3-901（36984）
3-909（37081） 4-8（37242） 4-10（37261）
4-17（37372） 4-250（40692） 4-350（42188）
4-462（43798） 4-649（46395） 4-651（46419）
4-652（46423） 4-689（46902）（46908） 4-690（46913）
4-701（47067）（47068） 5-20（49211） 5-35（49413）
5-43（49520） 5-174（51382）（51384） 5-181（51465）
5-358（53891） 5-388（54246）（54247）（54248）
5-418（54637） 5-442（54952） 5-491（55637）
5-520（56051） 5-521（56069） 5-559（56603）
5-563（56660） 6-97（63114） 6-134（63580）
6-165（64019） 6-387（66984） 6-403（67229）
6-527（68782） 6-543（69003） 6-725（71500）
6-751（71785） 6-796（72350） 6-881（73468）
6-955（74507） 7-92（75998） 7-122（76425）
7-134（76623） 7-169（77116） 7-214（77641）
7-216（77670） 7-216（77674）（77676） 7-239（78020）
7-302（79017） 7-305（79052） 7-345（79666）
7-492（81747） 7-524（82191） 7-616（83461）
7-617（83472） 7-632（83697） 7-669（84209）
7-682（84374） 7-685（84393） 7-686（84413）
7-688（84442） 7-690（84456） 7-706（84688）
7-728（84970） 7-794（85855） 7-854（86709）
7-858（86784） 8-142（89231） 8-146（89287）
8-225（90309） 8-256（90720） 8-306（91324）
8-338（91788） 8-512（94179） 8-578（95112）
8-608（95528）（95539） 8-674（96452） 8-884（99240）

耳衄

2-122（13909） 2-887（24538） 3-446（30919）

6-69(62719) 6-401(67213) 6-722(71475)
8-137(89157) 8-346(91872)

耳痛
3-69(25693) 3-155(26930) 3-326(29306)
3-373(29969) 4-19(37394) 6-49(62394)
6-730(71567) 6-832(72815) 7-213(77629)
7-218(77709) 7-446(81089) 8-512(94188)
8-580(95141)

耳镟 1-637(08639)

耳蕈 2-205(15097)

耳痒
4-93(38436) 5-703(58784) 7-422(80758)
7-594(83115) 7-616(83461)

耳痈 5-500(55784)

耳胀 3-176(27236)

耳痔 5-500(55784)

耳肿 1-856(11497) 8-513(94202)

耳肿痛
1-338(04735) 2-279(16098) 2-288(16211)
2-671(21513) 2-678(21619) 3-306(29047)
3-365(29835) 3-366(29853) 4-341(42039)
5-703(58786) 5-705(58818) 6-645(70400)
6-829(72766) 7-519(82111) 7-594(83115)
8-352(91956) 8-443(93291) 8-443(93297)
8-890(99329)

耳重 3-590(32886) 7-411(80591)

耳坠肿核 1-811(10857)

F

发背
1-2(00019) 1-11(00149) 1-13(00184)
1-17(00245) 1-22(00305) 1-23(00319)
1-24(00335) 1-25(00352) 1-33(00449)
1-35(00482) 1-37(00498) 1-42(00588)
1-53(00745) 1-64(00945) 1-73(01063)
1-90(01286) 1-91(01299) 1-92(01310)
1-94(01336) 1-105(01478) 1-112(01563)
1-113(01569) 1-125(01739) 1-127(01780)
1-144(02012) 1-151(02106) 1-154(02162)
1-178(02471) 1-184(02555) 1-188(02615)
1-189(02628) 1-199(02752) 1-205(02828)
1-240(03325) 1-266(03716)
1-298(04164)(04165) 1-300(04194) 1-305(04257)
1-344(04845) 1-392(05504) 1-419(05904)
1-421(05932) 1-448(06281) 1-452(06332)
1-458(06432)(06438)(06439) 1-463(06520)
1-472(06642)(06654) 1-480(06759) 1-517(07114)
1-520(07152) 1-521(07162) 1-555(07566)
1-566(07681) 1-567(07692) 1-578(07818)
1-583(07876) 1-586(07905) 1-589(07937)
1-591(07967) 1-607(08196) 1-610(08237)
1-620(08379) 1-625(08450) 1-631(08534)
1-632(08544) 1-647(08786) 1-653(08868)
1-721(09721) 1-723(09739) 1-739(09972)
1-740(09973) 1-741(09982) 1-744(10044)
1-749(10109) 1-750(10124) 1-751(10131)
1-752(10134) 1-809(10830) 1-813(10894)
1-845(11344) 1-869(11699) 1-874(11775)
1-877(11819)(11820)(11821) 1-878(11838)
1-906(12226) 2-6(12322) 2-12(12416)
2-18(12491) 2-21(12537)(12541) 2-23(12561)
2-24(12584) 2-31(12683) 2-55(12994)
2-64(13132) 2-73(13243) 2-74(13268)
2-79(13322) 2-89(13456) 2-91(13495)
2-94(13540)(13543)(13544) 2-101(13659)
2-112(13791) 2-115(13827) 2-119(13870)
2-130(14044) 2-137(14140) 2-140(14188)
2-142(14210) 2-151(14330)
2-152(14339)(14340) 2-156(14391)(14400) 2-157(14421)
2-160(14465) 2-164(14530) 2-165(14549)
2-166(14553)(14566) 2-167(14570)(14575)(14578)
2-168(14582)(14593) 2-173(14630) 2-178(14707)
2-184(14786) 2-192(14906) 2-212(15193)
2-228(15420) 2-291(16248)
2-301(16403)(16404) 2-303(16434) 2-337(16899)
2-362(17230) 2-363(17240)
2-383(17497)(17508) 2-387(17550) 2-394(17648)
2-400(17719) 2-411(17881) 2-434(18176)
2-436(18208) 2-439(18245) 2-441(18292)
2-450(18409) 2-453(18449) 2-462(18590)
2-478(18815)(18816) 2-482(18872) 2-485(18913)
2-489(18963) 2-491(18999) 2-492(19016)
2-493(19029) 2-504(19182) 2-520(19415)
2-529(19546) 2-569(20099) 2-579(20226)
2-582(20267) 2-583(20279)(20292) 2-585(20311)
2-601(20559)(20570) 2-629(20936) 2-652(21261)
2-685(21721) 2-706(22045)
2-709(22075)(22076) 2-714(22138) 2-723(22254)
2-751(22647) 2-755(22709) 2-756(22725)
2-812(23508) 2-820(23616) 2-821(23618)
2-822(23633) 2-823(23649) 2-828(23697)
2-843(23907) 2-844(23917)(23922)(23925)
2-845(23926)(23934)(23940)
2-853(24048)(24049)(24050) 2-854(24058)
2-869(24273) 2-878(24398) 2-884(24495)
2-891(24605) 2-892(24617) 3-3(24808)
3-6(24859) 3-45(25356) 3-56(25542)
3-61(25613) 3-62(25614) 3-72(25742)
3-74(25781) 3-75(25800)
3-76(25805)(25807) 3-85(25926) 3-135(26602)
3-145(26745) 3-152(26868) 3-156(26940)
3-159(26994) 3-162(27022)(27023)(27033)
3-163(27045) 3-164(27050)
3-167(27091)(27096)(27097) 3-192(27452)
3-217(27811) 3-244(28165) 3-298(28937)
3-306(29058) 3-320(29242) 3-328(29346)
3-351(29660) 3-414(30450) 3-420(30528)
3-423(30572) 3-426(30622) 3-437(30784)

4-735(47506) 5-259(52510) 5-262(52571)
5-263(52583) 5-373(54065)
5-374(54073)(54074) 5-375(54089) 5-395(54343)
5-420(54663) 5-443(54971) 5-450(55074)
5-626(57576) 5-655(58038) 5-778(59880)
6-96(63099) 6-97(63102)(63105) 6-102(63169)
6-119(63383) 6-124(63438) 6-162(63973)
6-306(65871) 6-312(65943) 6-338(66336)
6-514(68601) 6-520(68689) 6-551(69134)
6-556(69201) 6-566(69297) 6-577(69418)
6-583(69521) 6-655(70543) 6-687(70976)
6-696(71104) 6-698(71131)(71132) 6-739(71629)
6-967(74674) 7-1(74728) 7-7(74810)
7-27(75106) 7-61(75561) 7-117(76356)
7-119(76383) 7-128(76528) 7-316(79208)
7-320(79272) 7-338(79535) 7-424(80774)
7-471(81468) 7-495(81790) 7-511(82014)
7-520(82125)(82127) 7-535(82335) 7-542(82415)
7-558(82649) 7-568(82787) 7-650(83959)
7-655(84032) 7-779(85680) 7-878(87093)
8-27(87710) 8-43(87938) 8-49(88016)
8-73(88322)(88326)(88330) 8-74(88342)
8-108(88793)(88796) 8-226(90323) 8-259(90755)
8-260(90767) 8-299(91233) 8-315(91460)
8-486(93862) 8-705(96875) 8-749(97484)
8-754(97550) 8-849(98810) 8-869(99039)
8-882(99215) 8-901(99502)

肺心病 4-120(38824) 6-947(74378)

肺虚劳寒 5-841(60790)

肺虚证
2-59(13047) 3-13(24953) 3-30(25167)
3-870(36571) 4-652(46437)

肺炎
1-313(04359) 1-706(09514) 2-834(23792)
3-347(29608) 4-540(44882) 5-374(54076)
5-375(54090)(54091) 5-418(54624) 6-894(73651)
7-701(84621) 7-813(86120)

肺阴虚证 7-50(75406)

肺痈
1-184(02570) 1-293(04095) 1-312(04349)
1-403(05646) 1-681(09215) 1-729(09832)
1-741(09983) 1-754(10174) 2-34(12721)
2-61(13075) 2-78(13309) 2-102(13678)
2-132(14076) 2-174(14642) 2-179(14724)
2-295(16316) 2-296(16319)(16329) 2-304(16461)
2-318(16630) 2-523(19460) 2-524(19471)
2-602(20586) 2-619(20809) 2-630(20952)
2-759(22746) 2-762(22798) 2-871(24291)
2-879(24421) 2-888(24550) 3-1(24799)
3-69(25696) 3-137(26642) 3-144(26732)
3-161(27011) 3-174(27207) 3-179(27275)
3-180(27283) 3-183(27334) 3-229(27944)
3-252(28280) 3-281(28707) 3-287(28780)
3-300(28970) 3-309(29095) 3-432(30702)
3-446(30922) 3-459(31067) 3-489(31523)
3-500(31674) 3-555(32446)
3-585(32822)(32823) 3-587(32849) 3-596(32960)
3-695(34301) 3-745(34944) 3-792(35566)
3-823(35939) 3-833(36055) 3-903(37000)
4-47(37778) 4-80(38237) 4-96(38473)
4-106(38619) 4-118(38803) 4-167(39500)
4-183(39744) 4-239(40542)(40543) 4-240(40545)
4-245(40630) 4-247(40658) 4-297(41408)
4-333(41922) 4-382(42610) 4-411(43058)
4-612(45880) 4-655(46470)(46471) 4-691(46933)
4-803(48437) 5-7(49025) 5-143(51019)
5-203(51777) 5-260(52532) 5-332(53583)
5-373(54060) 5-374(54066)(54067)(54070)(54078)
5-375(54079)(54083)(54085)(54086)(54087) 5-390(54269)
5-418(54635) 5-436(54857)
5-443(54970)(54972) 5-450(55074) 5-477(55447)
5-487(55584)(55587) 5-563(56663) 5-591(57047)
5-626(57576) 6-102(63167)(63168) 6-119(63383)
6-179(64225) 6-335(66270) 6-352(66525)
6-446(67726) 6-496(68334) 6-572(69358)
6-573(69360) 6-575(69388)
6-576(69396)(69397)(69407)(69408) 6-580(69471)
6-739(71629) 6-783(72213) 6-905(73827)
6-938(74269) 7-111(76265) 7-162(77022)
7-190(77323) 7-202(77462) 7-292(78865)
7-323(79309) 7-324(79325) 7-328(79366)
7-394(80337) 7-396(80360) 7-397(80377)
7-431(80864) 7-466(81378) 7-479(81573)
7-495(81786) 7-505(81946) 7-567(82775)
7-600(83206) 7-604(83271)
7-653(83997)(84006) 7-655(84030) 7-676(84301)
7-805(86010)
7-818(86188)(86191)(86192)(86202)(86194) 7-820(86222)
7-821(86239) 7-858(86783) 7-862(86835)
7-863(86850)(86853) 7-866(86898) 7-872(87006)
8-72(88315) 8-75(88351) 8-90(88553)
8-107(88786) 8-108(88793)(88796)(88798)
8-134(89125) 8-263(90802) 8-317(91485)
8-670(96389) 8-737(97321) 8-749(97481)
8-750(97487)(97495) 8-751(97505)

肺壅 1-457(06417)

肺脏风毒 1-835(11219)

肺脏风热 1-764(10284)

肺燥
7-11(74871) 7-111(76264) 7-344(79643)

肺胀
1-14(00190) 1-370(05186) 1-527(07239)
1-715(09632) 1-872(11741) 2-177(14697)
2-535(19627) 2-568(20091) 2-645(21162)
3-102(26148) 3-260(28411) 3-333(29404)
3-461(31104) 4-159(39391) 4-618(45962)
5-50(49627) 5-453(55120)(55121) 6-299(65787)
6-302(65827) 6-581(69477) 6-849(73025)

6-875(73377) 6-948(74404) 7-12(74873)
7-549(82524) 7-569(82798) 7-884(87167)
肺中风
1-555(07559) 2-60(13074) 2-231(15469)
3-93(26023) 3-108(26240) 3-110(26265)
3-537(32193) 4-66(38047) 4-70(38105)
5-814(60402) 6-129(63504) 6-173(64139)
6-183(64277) 7-557(82632) 7-703(84647)
7-721(84882) 8-301(91259)
痱子
1-70(01029) 2-412(17892)
2-549(19818)(19819) 2-563(20016) 2-698(21912)
2-700(21938) 3-75(25786)(25787) 4-314(41652)
5-32(49375) 5-417(54619) 5-573(56784)
6-864(73238) 7-512(82031) 7-576(82908)
7-681(84354) 7-840(86492) 8-241(90498)
8-351(91938) 8-352(91955) 8-488(93890)
8-500(94034)
粉刺
1-40(00537) 1-170(02369) 1-179(02482)
1-410(05758) 1-475(06689)
1-834(11200)(11201) 2-25(12598) 2-65(13143)
2-327(16766) 2-418(17969) 2-537(19650)
2-550(19821) 2-564(20029)(20038)(20039)
2-565(20043) 2-567(20072) 2-577(20210)
2-582(20274) 2-641(21106) 3-50(25445)
3-55(25519) 3-75(25790) 3-382(30069)
3-867(36525) 4-73(38141) 4-96(38472)
4-135(39021) 4-181(39707) 4-302(41477)
4-340(42033) 4-345(42108) 4-405(42960)
4-406(42966) 4-712(47191) 4-825(48801)
5-49(49613) 5-50(49614)(49617) 5-53(49660)
5-54(49675) 5-65(49836) 5-97(50363)
5-201(51754) 5-351(53797) 5-382(54155)
5-382(54157) 5-404(54444) 5-527(56150)
5-665(58175) 5-677(58386) 5-723(59084)
5-863(61093) 6-83(62924) 6-218(64725)
6-223(64799) 6-591(69640)
6-644(70393)(70394) 6-680(70883) 6-873(73354)
6-882(73484) 7-10(74852) 7-231(77900)
7-344(79647) 7-869(86939) 7-892(87290)
8-21(87616) 8-196(89904) 8-743(97398)
8-776(97844) 8-783(97938)
粉花疮 1-61(00896)
粉瘤 2-160(14472) 5-609(57301)
忿怒
2-683(21683) 3-253(28299) 3-303(29006)
3-355(29704) 4-59(37946) 4-538(44854)
5-644(57857) 6-818(72634) 6-826(72732)
6-832(72814) 8-361(92098) 8-722(97095)
风痹
4-69(38090) 6-172(64128) 8-527(94402)
风赤疮痍
1-770(10376) 3-670(33982) 4-98(38507)
4-792(48292) 6-487(68218) 7-233(77925)
8-297(91202) 8-494(93955) 8-664(96295)
风疮
1-173(02403) 2-409(17844) 8-554(94795)
8-555(94807)
风疽 2-516(19355)
风癫 1-754(10173)
风毒
1-621(08397) 1-634(08571) 1-859(11542)
2-253(15759) 7-248(78159) 7-295(78919)
7-299(78981) 7-802(85968)
风毒攻心 1-851(11435)
风毒热结 1-446(06255)
风毒顽痹 6-635(70249)
风毒证(风毒上攻) 5-696(58680)
风痱
4-57(37923) 6-177(64189) 7-559(82663)
7-562(82700) 7-714(84796) 7-838(86467)
7-875(87051) 8-616(95619)
风疳 6-170(64092) 7-458(81281)
风寒
4-105(38598) 6-344(66412) 7-240(78029)
7-421(80735) 7-463(81361) 7-552(82559)
风寒感冒 8-37(87851) 8-117(88897)
风寒咳嗽 8-604(95486)
风寒内伤心包 1-654(08880)
风寒湿痹
1-750(10117) 7-317(79217) 7-816(86157)
8-281(91007) 8-286(91064) 8-334(91729)
8-335(91744) 8-446(93328) 8-666(96321)
8-901(99501)
风黄 7-552(82562)
风火烂眼 8-95(88604)
风火眼疾 8-159(89461)
风疾
1-97(01370) 1-635(08598) 1-695(09374)
1-748(10092) 4-155(39329) 6-385(66964)
8-516(94241)
风疥 1-5(00060)
风惊
1-235(03268) 1-792(10640) 2-276(16074)
5-791(60067) 6-749(71766) 7-214(77634)
8-8(87415)(87416) 8-289(91096) 8-679(96512)
风痉
1-760(10240) 1-765(10302) 1-766(10321)
1-805(10786) 2-596(20470) 5-705(58817)
7-559(82662)
风疸
1-537(07349) 4-60(37967) 5-41(49502)
7-304(79041) 7-553(82572)
风厥
1-218(03015) 1-717(09663) 4-194(39893)
4-716(47258) 5-462(55228) 5-774(59823)
6-169(64082)

风劳
1-140(01946) 1-293(04098)
1-319(04422)(04423) 1-342(04799) 1-580(07846)
2-488(18953) 3-729(34726) 5-867(61149)
6-360(66616) 6-597(69719)
风泪 4-64(38020)
风冷 6-645(70395) 7-749(85270)
风冷血气 5-11(49076)
风轮激开 8-476(93754)
风疟 6-154(63850) 6-715(71378)
风气
1-841(11293) 3-298(28931) 5-859(61034)
6-366(66710) 8-536(94528)(94529)(94530)
8-564(94929)
风气凝滞 1-682(09228)
风牵偏视
2-34(12715) 2-244(15627) 3-149(26809)
5-126(50815) 5-564(56681) 5-578(56864)
6-175(64161) 6-875(73384) 7-235(77957)
7-393(80318) 7-707(84705) 8-710(96935)
风热
1-778(10470) 6-349(66483) 6-453(67803)
6-623(70083) 6-713(71356) 7-137(76667)
7-234(77946) 7-238(78008) 7-261(78364)
7-467(81399)(81403) 7-468(81415) 7-511(82012)
7-545(82466) 7-602(83234) 7-688(84435)
7-700(84590) 7-827(86308) 7-827(86309)
7-829(86330) 8-564(94930)
风热烦满 2-183(14769)
风热感冒
4-84(38297) 4-86(38329)
4-89(38356)(38364) 4-390(42719)(42729)
4-391(42731)(42732) 8-632(95839)
风热攻心 7-209(77567)
风热皮痛 1-598(08061)
风热痰 1-467(06564)
风热头痛 1-210(02900)
风热夜啼 8-596(95380)
风热证 2-715(22145)
风痧
5-623(57523) 5-626(57571) 5-627(57591)
5-669(58249) 5-676(58370) 5-677(58387)
5-695(58660)
风尸
1-491(06882) 1-580(07845) 1-640(08679)
2-600(20539) 2-632(20973) 4-801(48414)
8-4(87366)
风湿
3-482(31429) 4-50(37826)(37828) 4-74(38163)
风湿骨痛 8-114(88868)
风湿脚气 8-533(94483)
风湿脚痛 8-533(94480)(94481)
风湿疥癣 8-601(95449)
风湿性关节炎
3-685(34188) 3-914(37131)(37132) 4-824(48781)
5-202(51770) 5-679(58417)
5-904(61675)(61676) 5-905(61682)(61689) 6-346(66454)
6-357(66589) 8-161(89482) 8-261(90776)
8-281(91008) 8-282(91018)
风湿性心脏病
3-399(30270) 4-463(43818) 5-395(54343)
风水
1-423(05968) 1-424(05970) 1-425(05984)
1-528(07247) 1-537(07350) 2-66(13159)
2-396(17661) 2-509(19256) 3-143(26728)
4-50(37835) 4-69(38085) 4-72(38130)
4-79(38233) 4-261(40856) 4-310(41604)
4-829(48857) 5-702(58774) 5-896(61575)
6-952(74465) 7-517(82091) 7-542(82422)
7-549(82513) 7-561(82685) 7-563(82721)
7-569(82803) 7-791(85815) 7-793(85845)
7-882(87147) 7-884(87168) 8-334(91731)
8-726(97146)
风痰
1-41(00555) 1-42(00577) 1-142(01981)
1-171(02392) 1-264(03690) 1-270(03788)
1-475(06684) 1-614(08286) 1-634(08572)
1-790(10628) 1-890(11999) 2-33(12703)
2-211(15180) 2-424(18045) 2-743(22521)
2-744(22531) 3-52(25471)(25472) 3-134(26583)
3-155(26928) 3-193(27475)
3-198(27547)(27548) 3-207(27680) 3-214(27766)
3-220(27859) 3-238(28084) 3-267(28520)
4-30(37557) 4-64(38023) 4-66(38056)
4-147(39202) 4-151(39257) 4-198(39953)
4-368(42418) 4-485(44119) 4-486(44137)
4-492(44230) 4-592(45576) 4-763(47881)
5-17(49167) 5-31(49358) 5-110(50572)
5-321(53413) 5-480(55482) 5-573(56793)
5-773(59808) 5-803(60240)
5-894(61539)(61550) 6-270(65411) 6-275(65483)
6-746(71716) 7-235(77952)
7-452(81192)(81199) 7-463(81360) 7-509(81995)
7-513(82047) 7-588(83029) 7-591(83080)
7-715(84799) 7-719(84857) 8-24(87673)
8-156(89424) 8-291(91119) 8-412(92860)
8-433(93139) 8-523(94334) 8-594(95340)
8-636(95907) 8-674(96453) 8-676(96476)
8-689(96644) 8-718(97032) 8-906(99557)
风痰头痛 5-710(58902)
风头眩 1-173(02404)
风温
1-579(07827) 2-196(14964) 3-138(26648)
5-261(52552) 5-262(52576) 6-560(69233)
6-588(69596) 6-590(69632) 6-664(70678)
6-709(71292) 6-868(73289) 7-600(83201)
7-847(86599)

风温伤寒 3-276(28641)
风涎 7-754(85342)
风痫
1-432(06077) 1-449(06288) 1-452(06342)
1-756(10193) 1-787(10574) 1-788(10596)
1-789(10606) 1-804(10779) 1-880(11858)
2-5(12312)(12315) 2-18(12490) 2-65(13152)
2-84(13395) 2-117(13850) 2-232(15482)
2-183(14773)(14774) 2-209(15143) 2-232(15482)
2-235(15514) 2-240(15570)(15571) 2-242(15600)
2-246(15654)(15656) 2-249(15705) 2-250(15713)
2-251(15737) 2-252(15738) 2-266(15947)
2-276(16067) 2-334(16855) 2-382(17489)
2-402(17752) 2-414(17915) 2-416(17942)
2-428(18097)(18098) 2-496(19080)
2-498(19094)(19102) 2-589(20370) 2-672(21531)
2-673(21551) 2-675(21582) 2-704(22012)
3-90(25985) 3-112(26289) 3-165(27072)
3-195(27506) 3-196(27518) 3-543(32289)
3-626(33374) 3-687(34193) 3-777(35381)
3-825(35966) 4-39(37670) 4-377(42544)
4-492(44233) 4-556(45095) 4-608(45823)
4-713(47208) 4-791(48286) 4-807(48518)
4-824(48782) 4-825(48793) 5-228(52090)
5-326(53493) 5-710(58892) 5-737(59290)
5-782(59943) 5-790(60053) 5-791(60069)
5-793(60099) 5-797(60154) 6-10(61857)
6-90(63028) 6-91(63029) 6-109(63261)
6-137(63616) 6-145(63739) 6-167(64052)
6-171(64113) 6-223(64805) 6-367(66723)
6-375(66828) 6-376(66834) 6-435(67588)
7-215(77651) 7-243(78074) 7-314(79174)
7-443(81047) 7-451(81173) 7-454(81225)
7-462(81341) 7-463(81360) 7-465(81375)
7-467(81401) 7-554(82591) 7-556(82616)
7-575(82896) 7-598(83177) 7-732(85024)
7-737(85103) 7-852(86673) 8-65(88223)
8-70(88282) 8-106(88765) 8-122(88960)
8-131(89090) 8-293(91141) 8-311(91399)
8-403(92722) 8-408(92798) 8-423(93020)
8-586(95219) 8-628(95798) 8-660(96232)
8-679(96515) 8-681(96544) 8-738(97336)
8-766(97719)
风消
1-277(03868) 2-106(13734) 2-422(18029)
6-333(66232) 7-309(79103) 7-366(79980)
7-392(80309)
风邪
1-422(05943) 1-438(06154) 1-445(06240)
1-489(06867) 1-507(07026) 1-516(07103)
1-521(07163)
风泻 4-63(38008)(38013)
风虚
1-657(08913) 8-580(95140) 8-796(98124)
风癣
1-621(08395) 1-768(10351) 2-342(16958)
2-380(17458) 3-709(34476) 5-146(51052)
5-286(52919) 5-393(54312) 5-489(55614)
6-869(73307) 6-884(73500) 7-449(81149)
7-878(87091) 7-890(87261)(87262) 8-626(95762)
8-651(96091)
风牙病 1-676(09152)
风眼
1-153(02141) 6-966(74652) 7-232(77912)
8-597(95392)(95393)(95394)
风瘾
1-725(09750) 4-66(38051) 6-546(69065)
7-550(82536) 7-559(82661) 7-714(84794)
7-742(85181)
风瘾疹 3-485(31467)
风疹
1-410(05764) 4-55(37889) 4-71(38110)
5-621(57491) 7-75(75758) 8-568(94986)
8-611(95569)
风证
1-67(00992) 1-299(04181) 1-409(05743)
1-577(07800) 1-760(10245) 1-769(10368)
1-790(10625) 1-793(10662)
1-807(10810)(10812) 2-17(12488) 2-65(13150)
2-88(13440) 2-99(13629) 2-103(13688)
2-180(14738) 2-233(15486)(15487) 2-281(16127)
2-335(16861) 2-336(16874) 2-341(16939)
2-362(17225) 2-381(17482) 2-384(17518)
2-390(17591) 2-391(17596) 2-642(21117)
2-695(21878) 2-696(21879)(21880) 2-698(21913)
2-706(22039) 2-743(22511) 2-753(22675)
2-760(22772) 2-819(23600)
3-3(24813)(24814)(24815)(24816)(24817) 3-91(25999)
3-93(26020) 3-163(27036) 3-247(28195)
3-285(28760) 3-599(33009) 3-600(33019)
3-606(33096) 3-623(33338) 3-798(35649)
4-52(37863) 5-45(49552) 5-71(49951)
5-129(50846) 5-360(53910) 5-367(53992)
5-580(56899) 5-589(57026)
5-671(58278)(58280) 6-41(62270) 6-99(63134)
6-145(63733) 6-351(66509) 6-438(67633)
6-449(67762) 6-451(67786) 6-457(67856)
6-461(67890) 6-513(68589) 6-776(72133)
7-237(77985) 7-347(79698) 7-735(85070)
7-736(85098) 7-740(85157) 7-857(86766)
7-875(87053) 7-881(87142) 8-2(87330)
8-130(89072) 8-281(91010) 8-421(92985)
8-564(94923)(94924) 8-568(94987) 8-584(95199)
8-782(97931)
风肿
1-461(06481) 1-549(07497) 1-864(11607)
3-639(33531) 4-65(38040) 4-241(40557)
4-342(42051) 4-344(42090) 4-404(42936)

6-84(62935) 6-176(64174) 6-341(66367)
6-507(68504) 6-826(72726) 6-965(74645)
7-304(79043) 7-445(81076) 8-145(89271)
8-383(92453) 8-751(97516) 8-769(97759)
8-781(97909)
风注
1-775(10431) 3-900(36969) 4-589(45528)
5-578(56863)
疯病 6-251(65167)
疯狗咬伤 6-239(65035)
疯气 6-210(64620)(64621)(64622)
疯瘫 1-97(01371)
蜂螫伤
2-228(15409) 2-863(24188) 5-38(49464)
5-501(55786) 7-124(76457) 8-422(93004)
8-627(95778) 8-628(95794)
蜂窝发 2-160(14466) 7-295(78917)
蜂虿 6-54(62469)
肤胀 6-355(66571) 6-408(67306)
伏梁
1-88(01266) 1-142(01984) 1-213(02935)
1-394(05521) 1-515(07094) 1-641(08697)
2-36(12744) 2-415(17930)
3-781(35428)(35429)(35430) 3-782(35431)
4-77(38198) 4-622(46017) 5-788(60036)
5-812(60372) 6-431(67539) 6-602(69796)
8-397(92654) 8-666(96327) 8-791(98061)
8-851(98829) 8-857(98897)
伏暑
1-32(00433) 1-62(00913) 1-104(01471)
1-170(02373) 1-279(03897) 1-682(09219)
1-689(09293) 2-97(13596) 2-114(13817)
2-239(15566) 2-443(18317) 2-474(18746)
2-542(19722) 2-553(19865) 2-559(19961)
2-754(22701) 2-755(22703) 2-785(23080)
3-128(26514) 3-216(27800) 3-242(28138)
3-257(28354) 3-296(28908) 3-328(29347)
3-329(29352) 3-338(29477) 3-351(29656)
3-627(33376) 3-749(34986) 3-782(35432)
3-849(36279) 4-23(37452) 4-50(37822)
4-533(44783) 5-43(49531) 6-66(62672)
6-69(62716) 6-81(62899) 6-83(62914)
6-427(67505) 6-556(69193) 6-556(69197)
6-702(71180) 6-966(74659) 7-354(78905)
7-355(79822) 7-461(81337)(81338) 7-468(81424)
7-469(81429)(81430)(81431) 7-626(83612)
7-635(83755) 7-678(84333) 8-734(97273)
伏阴病 2-544(19744) 3-225(27903)
浮沮瘘 3-495(31609)
虙瘕 1-63(00923)
妇科通治方
1-294(04111) 1-504(06991) 1-520(07143)
1-656(08904) 2-390(17588) 2-391(17603)
2-579(20233) 2-839(23863) 5-48(49596)
5-582(56937) 6-47(62368) 6-194(64415)
6-252(65182) 6-256(65228) 7-291(78847)
妇女脾病 1-603(08131)
妇女血气 4-140(39102)
妇人百病 1-310(04323) 1-312(04350)
妇人产病 1-20(00279)
妇人赤白带下 1-616(08322)
妇人风劳 3-632(33442)
妇人风虚劳冷 1-225(03112) 8-798(98143)
妇人腹痛
1-396(05545) 1-474(06679) 1-825(11070)
2-16(12465) 2-150(14315)(14318) 2-259(15831)
2-653(21283) 3-154(26905) 3-257(28363)
3-290(28825) 3-354(29698) 3-547(32346)
3-660(33839) 3-667(33945) 3-675(34045)
3-882(36712) 4-20(37415) 4-151(39266)
4-234(40464) 4-240(40552) 4-299(41442)
4-437(43433) 4-544(44937) 5-122(50763)
5-310(53252) 5-319(53385) 5-337(53635)
5-756(59550) 6-136(63602)
6-190(64368)(64376) 6-192(64391)(64399) 6-363(66655)
6-407(67276) 6-862(73211) 7-503(81908)
7-767(85533) 7-777(85665) 7-794(85862)
7-851(86658) 8-56(88102) 8-67(88244)
8-658(96211) 8-838(98678) 8-840(98707)
(98710) 8-905(99546)
妇人骨蒸 6-699(71149)
妇人寒热往来 1-151(02115)
妇人嫁痛 5-477(55449)
妇人交感出血 2-481(18859)
妇人久虚 1-678(09184)
妇人客热
7-318(79246) 7-325(79338) 7-720(84860)
妇人漏下 1-724(09744)
妇人气滞 1-854(11472) 1-896(12076)
妇人乳结 1-6(00082)
妇人乳胀 4-159(39390)
妇人疝瘕 6-598(69738)
妇人疝气痛 3-660(33847)
妇人伤寒 6-551(69131)
妇人身痛 3-509(31802)
妇人水肿 1-466(06554)
妇人小便不通 3-813(35839)
妇人心腹痛
1-46(00643) 1-825(11065) 1-839(11269)
2-80(13336) 2-364(17260) 2-365(17261)
2-544(19754) 3-341(29513) 3-465(31155)
3-650(33688) 3-799(35659) 3-800(35671)
3-808(35765) 4-98(38494) 5-282(52853)
5-565(56685) 6-55(62480)
7-766(85514)(85515) 8-57(88114)
妇人胸中伏气 5-199(51721) 5-200(51747)
妇人虚劳 1-541(07409) 6-648(70444)
妇人血病 1-507(07020)

妇人血不和 5-560(56619)
妇人血风
1-5(00060) 1-225(03111) 1-240(03326)
1-255(03548) 1-277(03870)(03873) 1-294(04108)
1-459(06444) 1-495(06921) 1-513(07069)
1-641(08694) 1-643(08729) 1-758(10217)
1-768(10346) 1-770(10370) 2-16(12464)
2-18(12489) 2-55(12995) 2-183(14772)
2-262(15876)(15877)(15881) 2-283(16157)
2-343(16973) 2-358(17172) 2-364(17249)
2-385(17526) 2-386(17538) 2-398(17695)
2-410(17863) 2-431(18134) 2-465(18640)
2-819(23592)(23593) 2-903(24762) 3-466(31172)
3-509(31801) 3-534(32151)
3-539(32211)(32212) 3-632(33441) 3-639(33536)
3-650(33684)(33685) 3-653(33734) 3-654(33748)
3-656(33780) 3-677(34072) 3-775(35357)
3-799(35658) 4-22(37447) 4-61(37968)
4-69(38092) 4-168(39518) 4-194(39887)
4-234(40463) 4-293(41355)
4-307(41550)(41555) 4-311(41615) 4-327(41844)
4-446(43555)(43571) 4-448(43597) 4-474(43964)
4-475(43975)(43976) 4-481(44063) 4-491(44223)
4-514(44529) 4-542(44903) 4-544(44933)
4-546(44957) 4-548(44999) 4-595(45613)
4-597(45640)(45641) 4-604(45755) 4-629(46113)
4-762(47872) 4-774(48046) 5-122(50760)
5-154(51151) 5-158(51198)
5-159(51211)(51212) 5-430(54782)(54788) 5-431(54789)
5-595(57094) 5-629(57623) 5-694(58638)
5-696(58670) 5-697(58697) 5-715(58970)
5-732(59220) 5-771(59772) 5-792(60082)
5-796(60143)(60145) 5-906(61697)
5-907(61702)(61703) 6-371(66769) 6-734(71594)
6-735(71597) 6-756(71859) 6-837(72870)
6-955(74509) 6-956(74519)
6-957(74524)(74528) 7-222(77765) 7-448(81133)
7-719(84852)(84855)(84856)(84858) 7-720(84859)
7-760(85442)(85443)(85444)
7-761(85448)(85449)(85452)
7-766(85510)(85511)(85512) 8-13(87491)
8-52(88052) 8-67(88242) 8-84(88469)
8-309(91369) 8-337(91769)
8-376(92336)(92338) 8-563(94913)(94914)(94915)
8-622(95709) 8-675(96455) 8-676(96473)
8-689(96642) 8-865(98987)
妇人血风劳 1-405(05679)
妇人血风眼 7-134(76613)
妇人血枯 3-728(34711)
妇人血劳 1-852(11451)
妇人血气
1-737(09944) 2-552(19852) 2-875(24347)
2-884(24497) 3-430(30673) 3-432(30701)
3-433(30724) 3-468(31205)(31217) 3-811(35812)
3-840(36160)
妇人血气痛
2-165(14538) 5-10(49059) 5-486(55570)
7-218(77699) 7-325(79339)
妇人血伤 1-246(03406)
妇人血虚发热 3-487(31502)
妇人血肿
1-470(06611) 3-509(31806) 3-631(33432)
3-655(33762) 5-626(57567) 6-891(73606)
6-891(73614) 7-722(84895) 7-792(85831)
7-793(85850)
妇人阴寒 5-605(57246)
妇人阴疝 8-533(94484)
妇人阴中生虫 5-723(59082)
妇人阴中生物 2-493(19028)
妇人脏腑气滞 8-549(94710)
妇人癥痞
1-119(01650) 1-194(02697) 1-443(06216)
1-839(11268)
附骨疽
1-38(00514) 1-99(01391) 1-786(10563)
1-794(10670) 2-2(12259)
2-29(12643)(12651) 2-78(13318)(13318) 2-161(14483)
2-163(14504)(14505)(14507)
2-168(14583)(14585) 2-208(15141)
2-230(15450)(15451) 2-244(15633) 2-352(17094)
2-520(19418) 2-597(20485) 2-709(22076)
3-573(32677) 4-138(39055) 4-150(39242)
4-228(40389) 4-302(41484) 4-390(42725)
4-401(42882) 4-464(43825) 4-471(43926)
4-489(44185) 4-526(44686) 4-605(45765)
4-779(48123) 4-781(48159) 4-812(48589)
5-42(49517) 5-186(51543) 5-370(54018)
5-477(55439) 6-323(66073) 6-392(67058)
6-439(67635) 6-455(67834) 6-514(68607)
6-907(73850) 7-292(78857) 7-317(79231)
7-355(79819) 7-370(80025) 7-378(80124)
7-445(81072) 7-541(82408) 7-570(82805)
7-695(84522) 7-738(85119) 8-144(89248)
8-224(90292) 8-353(91969) 8-423(93021)
8-620(95683) 8-655(96152)
8-834(98616) 8-840(98702) 8-889(99313)
附件炎
4-122(38850) 5-313(53303) 5-338(53654)
7-760(85439)
复连 1-779(10485)
副鼻窦炎 8-606(95509)
腹膜炎 6-894(73654)
腹皮痈
1-431(06071) 2-154(14368) 2-192(14903)
3-831(36041) 4-467(43875) 4-510(44472)
6-751(71794) 7-333(79463) 7-361(79899)
腹水 8-231(90376)

腹痛
1-18（00262） 1-31（00421） 1-48（00683）
1-58（00848） 1-73（01076）
1-74（01078）（01080） 1-93（01330）（01332）
1-107（01499）（01500） 1-116（01613） 1-117（01626）
1-130（01815）（01821） 1-131（01834） 1-141（01959）
1-151（02109） 1-159（02222）
1-170（02368）（02376） 1-187（02610）
1-212（02926）（02927） 1-214（02955） 1-222（03067）
1-244（03386） 1-289（04040） 1-311（04340）
1-313（04358） 1-316（04390） 1-328（04588）
1-331（04621） 1-356（05021） 1-373（05238）
1-389（05442） 1-390（05465） 1-397（05564）
1-401（05625） 1-411（05774） 1-471（06630）
1-472（06646） 1-477（06708） 1-486（06836）
1-492（06893） 1-496（06930） 1-500（06949）
1-513（07070） 1-546（07459） 1-547（07466）
1-560（07629） 1-563（07661） 1-571（07740）
1-599（08073） 4-608（45826） 1-616（08311）
1-624（08441） 1-637（08632） 1-652（08855）
1-669（09062） 1-673（09105） 1-682（09225）
1-684（09243） 1-685（09245）（09246）（09247）
1-689（09298） 1-774（10420） 1-813（10888）
1-814（10909） 1-817（10947） 1-818（10975）
1-819（10985） 1-820（10991） 1-837（11237）
1-841（11290） 1-842（11306） 1-846（11357）
1-847（11366） 1-849（11401）
1-850（11409）（11421） 1-856（11504） 1-885（11926）
1-886（11935）（11941）（11947） 1-891（12015）
1-896（12079） 1-897（12090） 1-902（12169）
2-28（12635）（12636） 2-34（12717）
2-102（13676）（13679） 2-113（13801）
2-153（14357）（14359） 2-182（14758） 2-194（14928）
2-200（15021） 2-201（15031）
2-219（15278）（15279） 2-283（16152） 2-316（16595）
2-317（16629） 2-334（16844） 2-342（16949）
2-344（16981）（16983） 2-345（17000） 2-360（17201）
2-365（17265） 2-376（17411）（17414） 2-395（17657）
2-398（17691） 2-406（17797） 2-455（18468）
2-464（18622） 2-505（19208） 2-512（19286）
2-515（19334） 2-522（19445） 2-533（19601）
2-546（19776） 2-548（19803）
2-550（19822）（19831） 2-556（19912） 2-567（20080）
2-590（20383） 2-596（20473） 2-656（21337）
2-659（21383） 2-712（22109） 2-725（22281）
2-742（22498） 2-751（22652） 2-759（22753）
2-762（22805） 2-770（22870）
2-784（23061）（23062） 2-788（23133） 2-789（23156）
2-798（23288） 2-804（23379） 2-824（23658）
2-861（24143） 3-15（24977） 3-19（25035）
3-30（25172） 3-31（25173） 3-58（25570）
3-97（26077） 3-120（26408） 3-156（26943）
3-168（27111） 3-175（27215） 3-197（27531）
3-224（27886） 3-248（28222） 3-249（28233）
3-273（28597） 3-290（28826） 3-291（28848）
3-300（28971） 3-311（29113）（29115） 3-336（29435）
3-354（29696） 3-370（29922） 3-388（30146）
3-395（30228） 3-420（30529） 3-496（31617）
3-505（31746） 3-516（31907） 3-532（32121）
3-576（32702） 3-601（33040） 3-625（33357）
3-632（33435） 3-635（33482） 3-636（33492）
3-638（33516） 3-648（33662） 3-648（33666）
3-653（33736） 3-660（33855） 3-664（33905）
3-676（34065） 3-681（34140） 3-694（34284）
3-701（34366）（34374） 3-703（34403） 3-712（34504）
3-713（34513） 3-720（34612）（34616）（34617）
3-723（34662） 3-724（34670） 3-730（34744）
3-788（35524） 3-818（35888） 3-832（36051）
3-841（36177） 3-899（36963） 3-900（36967）
4-15（37353） 4-25（37484） 4-45（37756）
4-58（37934） 4-63（38009）（38014） 4-110（38687）
4-126（38882）（38889） 4-150（39245） 4-200（39982）
4-201（39986） 4-227（40373） 4-246（40647）
4-259（40833） 4-271（41008） 4-294（41362）
4-297（41409） 4-312（41628） 4-316（41691）
4-377（42548） 4-385（42643） 4-395（42798）
4-438（43446）（43449） 4-439（43457） 4-468（43889）
4-478（44023） 4-510（44473）（44474）（44475）
4-528（44707）（44708） 4-544（44936） 4-546（44961）
4-557（45119） 4-561（45172） 4-568（45265）
4-571（45295） 4-575（45348）（45352） 4-576（45353）
4-581（45420） 4-583（45444） 4-608（45826）
4-710（47160）（47163） 4-715（47246） 4-742（47606）
4-772（48014） 4-774（48034） 4-783（48180）
4-828（48844） 5-22（49239）
5-39（49475）（49477） 5-43（49521） 5-48（49592）
5-84（50164） 5-85（50169）
5-104（50495）（50496） 5-122（50750） 5-133（50897）
5-226（52062） 5-235（52184）（52187） 5-236（52200）
5-237（52213） 5-254（52441） 5-264（52605）
5-265（52625） 5-273（52731） 5-274（52737）
5-304（53170） 5-310（53256） 5-311（53267）
5-340（53682） 5-370（54014） 5-448（55038）
5-491（55643） 5-500（55774）
5-515（55977）（55978） 5-518（56024） 5-561（56631）
5-574（56800） 5-629（57610）（57625）
5-630（57631）（57641） 5-633（57680）
5-637（57753）（57754） 5-638（57755） 5-649（57933）
5-678（58394） 5-680（58426）（58429） 5-681（58443）
5-710（58887） 5-719（59034） 5-721（59052）
5-727（59151） 5-730（59191） 5-731（59195）
5-733（59234） 5-739（59306）
5-753（59503）（59504） 5-754（59512）（59515） 5-755（59528）
5-756（59561） 5-757（59564）（59565）（59568）
5-762（59650） 5-763（59655） 5-765（59698）
5-769（59757） 5-832（60660） 5-835（60712）
5-836（60725） 5-838（60744） 5-846（60875）
5-854（60981） 5-861（61059） 5-865（61123）

G

4-127(38899) 5-236(52212) 5-237(52214)
5-558(56598) 5-643(57843) 6-149(63788)
6-377(66849) 6-604(69814) 6-658(70589)
6-912(73925) 7-212(77605) 7-343(79617)
干噎 5-654(58010)
干燥综合征 5-543(56388)
肝癌
3-229(27941) 3-277(28668) 3-413(30445)
4-507(44442) 5-148(51082) 6-30(62124)
6-309(65914) 8-512(94178)
肝痹
1-69(01019) 1-206(02836) 1-245(03390)
1-333(04653) 2-258(15825) 4-58(37936)
4-506(44437) 4-645(46334)
5-574(56802)(56804) 5-797(60159) 7-222(77771)
8-751(97509)
肝病 5-250(52389)
肝风
1-761(10255) 1-762(10265) 3-386(30119)
4-65(38045) 5-270(52690) 5-270(52691)
5-489(55619) 7-224(77796) 8-252(90661)
8-562(94898)(94899)(94900) 8-563(94911)
8-563(94921) 8-690(96661) 8-752(97531)
8-753(97532)
肝疳 8-560(94869)
肝黄
4-463(43821) 5-256(52468) 6-699(71145)
8-307(91345)
肝昏迷 3-397(30255) 8-742(97388)
肝经病 7-26(75091)
肝厥
1-495(06925) 2-646(21174) 5-229(52108)
7-573(82852) 7-712(84769)
肝咳
1-866(11642) 2-63(13111) 4-730(47424)
5-627(57586) 6-825(72713) 7-123(76451)
肝劳
2-2(12270) 3-103(26156) 3-204(27636)
3-210(27719) 3-282(28714) 3-513(31860)
4-68(38071) 4-322(41769) 4-430(43341)
4-499(44332) 4-645(46335) 4-697(47013)
5-3(48945) 5-155(51169) 5-167(51315)
5-315(53331) 5-662(58132) 5-765(59699)
5-770(59767) 5-810(60345) 6-277(65504)
6-688(70991) 6-697(71126) 6-709(71285)
6-811(72561) 7-80(75830) 7-304(79038)
7-723(84901) 7-747(85244) 7-748(85261)
7-887(87210) 8-38(87864) 8-855(98884)
肝疟
2-370(17323) 2-375(17389) 2-405(17785)
5-259(52515) 7-174(77167)
肝脾不和
1-888(11963) 4-258(40813) 8-175(89653)
肝脾肿大 8-861(98960)
肝气不足证
3-104(26175) 4-645(46332)(46333) 4-701(47059)
4-701(47064) 8-808(98269)
肝热眼疾 1-679(09195)
肝热证
1-441(06184) 2-289(16216) 2-293(16281)
2-647(21192) 2-649(21217) 2-710(22101)
2-712(22109)(22111) 2-713(22118)(22124) 2-762(22809)
2-803(23367) 3-334(29414) 3-666(33931)
3-754(35055) 4-78(38220) 4-169(39523)
4-824(48779) 5-437(54878)
5-438(54889)(54892) 5-439(54911)
5-440(54922)(54923) 5-442(54950)
5-451(55092)(55096)(55100)
5-452(55101)(55102)(55103)(55105) 5-791(60073)
6-692(71042) 6-715(71379) 6-747(71740)
7-712(84768) 7-805(86022) 8-160(89474)
8-566(94962)
肝肾亏虚 8-287(91070)
肝实眼 6-220(64758) 7-265(78426)
肝实证
2-53(12964) 2-654(21296) 4-596(45633)
6-74(62790) 6-177(64188)
肝胃不和
3-391(30180) 7-102(76126)
8-169(89585)(89586) 8-170(89590)
8-175(89656)(89657) 8-177(89667)(89668) 8-181(89715)
肝心痛
1-53(00761) 6-844(72955) 8-69(88274)
肝虚证
2-282(16143) 3-451(30961) 3-531(32108)
4-6(37201) 4-65(38044) 4-644(46325)
4-645(46336) 4-647(46364)(46368)
4-685(46857)(46858) 4-701(47063)
肝血不足证
3-900(36973) 4-646(46346) 7-701(84610)
肝炎
1-29(00398)(00399)(00402)(00404)(00405)
1-30(00407)(00408)(00409) 1-79(01169)
1-385(05382) 2-538(19658) 3-243(28153)
3-277(28668) 3-312(29128) 4-396(42813)
4-469(43901)(43904) 4-506(44430)(44431)
4-507(44439)(44440)(44443)(44444)(44445)
4-509(44466)(44467)(44468)(44469) 4-728(47410)
4-823(48762)(48770) 5-76(50032) 5-252(52410)
5-253(52430) 5-266(52638) 5-267(52640)
5-356(53861) 5-542(56382) 5-710(58901)
5-747(59408) 5-752(59487)(59494) 6-17(61964)
6-25(62056) 6-32(62143) 6-34(62170)
6-84(62937) 6-494(68318) 6-725(71498)
6-726(71506) 6-730(71560) 6-807(72511)
6-819(72649) 6-924(74077) 7-451(81177)
7-637(83779) 8-177(89666)
肝炎后肝脂肪性变 5-25(49285)

3-518（31919）　5-160（51225）

骨瘘

2-460（18548）　2-639（21075）　2-679（21627）
6-653（70521）　6-780（72173）　7-229（77865）

骨性关节炎

5-905（61689）　5-907（61710）（61713）　6-32（62153）

骨折

1-2（00017）　1-6（00081）（00084）（00090）
1-10（00132）（00134）　1-33（00448）　1-156（02181）
1-170（02370）　1-189（02635）　1-251（03487）
1-329（04591）　1-403（05643）
1-410（05762）（05769）　1-422（05953）　1-423（05958）
1-425（05988）　1-452（06334）　1-455（06386）
1-505（07001）　1-566（07686）　1-660（08941）
1-668（09036）　1-723（09737）　1-741（09982）
1-749（10107）　1-756（10194）　1-905（12201）
2-4（12294）　2-26（12615）　2-46（12869）
2-71（13216）　2-101（13662）　2-129（14028）
2-130（14034）　2-137（14141）　2-148（14289）
2-166（14564）　2-336（16887）
2-338（16902）（16910）　2-346（17018）
2-360（17198）（17199）（17200）　2-391（17594）
2-449（18395）　2-545（19762）（19763）（19764）
2-551（19840）　2-580（20246）　2-744（22537）
2-812（23502）（23509）　2-828（23702）　2-831（23741）
3-76（25804）　3-82（25885）　3-374（29980）
3-392（30196）　3-402（30307）　3-414（30452）
3-428（30650）　3-473（31275）　3-514（31881）
3-788（35529）　3-828（36007）
4-157（39344）（39346）　4-160（39405）　4-242（40573）
4-299（41439）　4-413（43088）　4-444（43540）
4-477（44005）　4-526（44684）（44695）　4-527（44699）
4-549（45003）（45007）　4-680（46799）　4-774（48044）
4-778（48108）　4-831（48881）（48883）（48884）
5-14（49116）　5-35（49419）　5-127（50832）
5-150（51105）　5-169（51335）　5-182（51475）
5-185（51536）　5-248（52356）　5-261（52546）
5-286（52927）　5-296（53062）
5-348（53767）（53773）　5-356（53868）　5-404（54435）
5-407（54479）　5-494（55684）　5-499（55766）
5-500（55783）　5-523（56096）　5-542（56382）
5-603（57218）　5-628（57594）　5-755（59533）
5-827（60596）　5-895（61565）　5-907（61706）
6-231（64936）（64939）　6-241（65064）　6-324（66094）
6-325（66100）　6-409（67310）　6-413（67357）
6-422（67439）　6-442（67679）　6-444（67704）
6-447（67745）　6-458（67861）　6-462（67903）
6-534（68894）　6-537（68935）　6-547（69085）
6-598（69734）　6-640（70335）
6-674（70800）（70801）　6-772（72081）　6-774（72105）
6-779（72170）　6-781（72187）　6-831（72797）
6-835（72842）　6-946（74363）　6-947（74377）
6-956（74518）　6-969（74699）　7-124（76460）
7-154（76905）　7-155（76920）　7-159（76985）
7-244（78095）　7-296（78925）　7-312（79156）
7-319（79261）　7-334（79477）　7-399（80411）
（80412）　7-400（80420）（80421）（80422）
7-401（80426）（80427）（80429）（80431）（80432）（80433）（80434）
（80435）（80438）（80440）（80442）
7-402（80443）（80446）（80450）（80455）（80456）（80457）（80458）
（80459）
7-403（80462）（80463）（80465）（80466）（80467）
7-404（80474）（80475）（80484）（80485）（80486）
7-405（80487）（80488）（80492）（80493）（80500）
7-406（80503）（80504）（80505）（80506）（80507）（80512）（80515）
7-407（80518）（80523）（80524）（80525）（80528）（80531）
7-408（80533）（80534）（80535）（80536）（80543）（80545）
7-409（80548）　7-457（81269）
7-508（81976）（81981）　7-541（82411）　7-678（84327）
7-694（84518）
7-695（84528）（84529）（84530）（84531）（84532）　7-696（84548）
7-745（85217）（85218）（85220）
7-746（85223）（85226）　7-748（85257）　7-750（85290）
7-751（85304）（85311）　7-766（85509）　7-813（86119）
7-825（86285）（86287）　7-885（87187）　8-25（87688）
8-54（88068）　8-98（88659）　8-101（88701）
8-113（88858）（88864）　8-115（88876）　8-116（88890）
8-123（88964）（88970）　8-127（89029）　8-133（89119）
8-138（89172）　8-160（89477）　8-181（89717）
8-354（91995）（91996）　8-387（92506）　8-398（92661）
8-424（93030）　8-454（93435）　8-455（93450）
8-494（93960）　8-505（94108）　8-609（95540）

骨折后遗症　4-477（44009）

骨蒸

1-144（02008）　1-167（02338）　1-170（02367）
1-674（09126）（09129）　1-778（10464）　1-779（10476）
1-781（10507）　1-783（10526）
1-784（10548）（10549）　1-785（10560）　1-786（10564）
1-803（10763）　1-835（11216）　1-836（11232）
1-853（11441）　2-44（12843）　2-84（13394）
2-103（13702）　2-178（14714）　2-269（15984）
2-289（16218）　2-299（16377）　2-351（17078）
2-370（17322）　2-372（17340）　2-417（17947）
2-421（18002）　2-439（18250）　2-678（21608）
2-690（21792）（21803）　2-788（23130）　2-846（23953）
2-866（24220）（24228）　2-867（24231）（24232）　2-873（24322）
2-889（24571）　3-176（27237）　3-187（27383）
3-259（28393）　3-302（28997）
3-445（30907）（30909）（30910）　3-449（30958）
3-466（31184）　3-470（31233）　3-482（31427）
3-487（31504）　3-490（31540）　3-499（31670）
3-596（32968）　3-682（34148）　3-694（34288）
3-736（34826）　3-757（35099）　3-778（35386）
3-828（36006）　4-46（37767）　4-75（38179）
4-78（38221）　4-161（39414）　4-168（39520）
4-169（39521）　4-173（39582）
4-177（39645）（39646）　4-182（39724）　4-207（40063）
4-259（40824）　4-283（41195）　4-284（41214）

1-547(07465) 1-622(08415) 1-809(10832)
1-848(11382) 1-853(11468) 1-865(11620)
1-866(11641) 1-870(11709) 1-882(11885)
2-33(12704) 2-92(13518) 2-95(13558)
2-133(14081) 2-189(14853) 2-285(16177)
2-367(17297) 2-406(17805) 2-457(18503)
2-477(18796) 2-507(19226) 2-592(20411)
2-626(20885) 2-836(23824) 3-159(26996)
3-251(28260) 3-313(29139) 3-508(31792)
3-515(31892) 3-521(31964)(31968) 3-558(32479)
3-779(35402) 3-850(36284) 4-24(37468)
4-26(37491) 4-33(37592) 4-91(38391)
4-188(39820) 4-195(39911) 4-289(41295)
4-300(41461) 4-352(42219) 4-399(42864)
4-431(43354) 4-460(43767) 4-465(43846)
4-483(44088) 4-487(44146) 4-488(44171)
4-707(47131) 5-105(50507)(50510)(50511)
5-242(52287) 5-244(52309)(52314) 5-252(52424)
5-453(55124) 5-594(57091) 5-634(57696)
5-644(57853) 5-650(57954) 5-763(59654)
5-832(60663) 5-835(60702) 5-868(61161)
5-887(61438) 5-888(61454) 6-70(62738)
6-415(67375) 6-434(67586) 6-467(67955)
6-600(69767) 6-637(70285) 6-687(70979)
6-699(71140) 6-721(71447)
6-752(71802)(71803) 6-781(72196) 6-804(72463)
6-816(72612) 6-833(72824) 7-55(75476)
7-67(75645) 7-78(75806) 7-133(76607)
7-138(76680) 7-140(76712) 7-141(76723)
7-151(76873) 7-152(76884) 7-165(77067)
7-254(78241) 7-349(79725)(79732) 7-391(80295)
7-397(80372) 7-398(80396) 7-495(81793)
7-496(81819) 7-497(81822) 7-546(82485)
7-871(86976) 7-873(87021) 7-883(87156)
8-38(87871) 8-88(88515) 8-118(88919)
8-240(90476) 8-241(90501) 8-293(91138)
8-331(91683) 8-365(92169) 8-420(92974)
8-556(94825) 8-628(95781)(95793) 8-668(96363)
8-801(98179)

关节结核
4-37(37653) 5-905(61680) 8-419(92944)

关节疼痛
3-675(34049) 4-828(48845)(48846)

关节炎 4-790(48261) 6-325(66099)

冠心病
1-156(02183) 1-383(05360) 1-606(08190)
2-573(20171) 2-576(20194) 3-140(26690)
3-384(30096) 3-803(35715) 3-818(35887)
3-849(36282) 4-390(42727) 4-470(43909)
4-517(44566) 4-723(47343) 5-149(51086)
5-352(53814) 5-412(54539) 5-543(56387)
6-25(62059) 6-87(62986) 6-247(65123)
6-591(69637) 6-730(71569) 6-934(74212)
7-153(76893) 7-174(77172) 7-364(79948)
8-170(89600) 8-171(89605)
8-173(89634)(89635)(89636) 8-175(89650)
8-181(89714) 8-251(90656) 8-286(91058)
8-624(95741)

鹳口疽
5-247(52346) 5-265(52623)(52624) 8-261(90782)

龟瘕 4-224(40336)

龟胸 1-309(04309)

鬼疰
1-559(07609) 2-415(17921) 4-742(47608)
4-750(47698) 5-164(51270) 6-153(63832)
6-156(63873)(63875) 6-358(66599) 6-389(67025)
6-390(67036) 6-438(67631) 7-411(80594)
8-879(99180)

鬼胎
1-591(07966) 3-837(36129) 3-857(36385)
4-448(43593) 5-67(49874)
5-143(51023)(51024) 6-143(63707) 6-324(66086)
7-79(75814) 7-782(85706) 7-783(85708)
8-3(87344) 8-7(87398) 8-11(87453)
8-15(87522)

鬼注
1-614(08290) 1-858(11532) 2-1(12248)
2-27(12621)(12622) 2-30(12668) 2-217(15252)
2-670(21498) 3-27(25127) 3-606(33103)
5-739(59312) 7-376(80106) 7-428(80837)
7-439(80980) 7-463(81357) 7-808(86057)
8-608(95524)

瘑疮
1-770(10373) 2-420(17998)
2-500(19132)(19134) 5-73(49983) 5-690(58574)
5-706(58831) 7-286(78770) 7-454(81221)
8-19(87593) 8-676(96479)
8-790(98051)(98053) 8-806(98246)(98248) 8-807(98251)

果积 6-144(63718)

过敏性鼻炎
4-522(44631) 5-198(51713) 8-604(95488)

过敏性结肠炎 2-311(16554) 2-768(22843)

过敏性皮炎
2-320(16670) 2-713(22129) 3-419(30526)
5-170(51349) 6-491(68274) 8-335(91747)
8-492(93935)

过敏性紫癜 3-434(30733)

过期不产
1-181(02521) 4-680(46793)(46794)

H

寒痹 1-407(05720) 8-285(91054)

寒喘
2-60(13068)(13070) 2-128(14010) 5-46(49568)
7-185(77272)

寒膈 2-46(12876) 2-86(13420)

寒厥
1-131(01824) 2-678(21608) 3-69(25706)

6-668(70746)
寒疟
1-59(00858) 1-105(01477) 1-220(03039)
1-339(04759) 2-343(16970) 2-369(17310)
2-443(18315) 3-95(26044) 3-567(32582)
4-435(43398) 4-742(47601) 4-788(48243)
5-45(49559) 5-154(51149) 5-731(59198)
6-211(64628) 6-288(65644) 6-390(67042)
6-547(69073) 6-559(69232) 6-730(71564)
7-436(80936) 7-579(82929) 7-580(82937)
8-6(87386) 8-147(89301) 8-223(90277)
8-369(92224) 8-540(94587) 8-727(97177)
寒癖
1-118(01634) 1-614(08289) 1-740(09978)
1-843(11322) 2-340(16935) 3-12(24942)
3-15(24980) 3-39(25278) 4-430(43337)
4-431(43350) 4-487(44146) 5-623(57518)
5-679(58423) 5-754(59523) 5-767(59737)
6-333(66244) 6-371(66771)
寒热 6-574(69366)
寒疝
1-52(00728) 1-88(01266) 1-113(01564)
1-148(02071)(02072) 1-197(02737)
1-224(03102)(03103) 1-344(04833) 1-377(05276)
1-383(05357) 1-501(06963) 1-641(08698)
1-690(09307) 1-845(11338) 1-847(11368)
1-854(11442) 1-855(11444)
1-857(11519)(11520) 2-109(13764) 2-147(14274)
2-217(15258) 2-344(16984) 2-346(17004)
2-347(17021) 2-395(17657) 2-411(17875)
3-14(24956) 3-31(25178) 3-458(31049)
3-530(32103) 3-531(32106) 3-552(32418)
3-630(33419) 3-635(33478) 3-643(33592)
3-648(33668)(33669) 3-667(33941) 3-677(34074)
3-684(34180) 3-700(34357) 3-760(35143)
3-794(35593) 3-837(36118) 3-899(36958)
4-2(37155) 4-25(37479)
4-230(40421)(40427) 4-430(43347)(43348) 4-432(43365)
4-442(43504) 4-445(43543) 4-446(43560)
4-560(45155) 4-567(45247) 4-651(46420)
4-760(47850) 4-761(47865) 4-783(48181)
4-787(48233) 5-83(50131) 5-129(50853)
5-561(56631) 5-766(59714) 5-865(61123)
6-16(61959) 6-161(63950)
6-331(66203)(66211) 6-379(66889)
6-525(68749)(68757) 6-527(68781)
6-572(69348)(69354) 6-689(71001) 6-727(71517)
6-851(73049) 6-853(73091) 6-854(73101)
7-148(76834) 7-470(81452) 7-745(85216)
7-798(85906) 8-346(91871) 8-378(92362)
8-394(92612) 8-426(93058) 8-427(93075)
8-547(94687) 8-729(97207) 8-799(98153)
8-844(98755) 8-857(98899)
寒疝积聚 8-543(94631)
寒湿气 6-61(62586)
寒痰
2-202(15049) 3-170(27136) 7-389(80275)
寒痛 3-390(30166)
寒腿 8-531(94457)
寒性腹泻 8-279(90981)
寒性咳喘 8-90(88545)
寒疫 1-557(07586) 6-732(71573)
寒饮 3-225(27896)
寒胀 3-501(31695)
寒证 1-481(06749) 7-801(85962)
汗斑
1-69(01024) 1-193(02676) 1-352(04960)
1-373(05230) 1-823(11037) 2-34(12720)
2-345(16989) 2-393(17628) 2-771(22880)
2-774(22930) 3-115(26328) 3-378(30027)
3-403(30322) 3-577(32716) 3-659(33836)
3-867(36525)(36526)(36527)(36529)(36530) 4-107(38644)
4-264(40902) 4-303(41499) 5-72(49957)
5-677(58386) 6-351(66517) 6-400(67188)
6-459(67874) 7-69(75667) 7-506(81951)
7-738(85128)
汗出不止
2-614(20754) 7-547(82496) 7-565(82748)
汗毛疽 4-148(39221)
汗气 8-739(97338)
汗吐误治方 1-531(07277)
汗证
1-218(03013) 1-236(03270) 1-281(03927)
1-309(04308) 2-61(13081)
2-124(13938)(13940) 2-131(14064) 2-132(14065)
2-134(14101) 4-206(40046)(40057) 4-249(40689)
4-291(41314) 4-452(43645)(43646) 4-456(43716)
4-459(43752) 4-577(45373) 4-607(45797)
4-639(46263) 4-676(46749) 5-462(55228)
5-463(55241)(55247) 6-30(62129) 6-71(62749)
6-292(65696) 6-513(68587)
6-537(68930)(68942) 6-559(69230)
6-620(70053)(70054) 6-647(70439) 6-925(74083)
6-948(74390) 7-17(74958) 7-71(75690)
7-576(82908) 8-235(90421) 8-402(92710)
8-405(92750)
蚝虫啮 7-501(81887)
好动 2-7(12339)
呵欠 3-100(26121)
鹤膝风
1-38(00514) 1-46(00650) 1-317(04404)
1-483(06783)(06785) 2-3(12280) 2-4(12284)
2-9(12364) 2-51(12943) 2-149(14304)
2-228(15408) 2-462(18589) 2-750(22634)
2-753(22680) 2-772(22897) 2-787(23127)
3-50(25447) 3-244(28161) 3-269(28550)
3-300(28973) 3-367(29863) 3-369(29892)
3-372(29942) 3-599(33002) 3-600(33016)

3-703(34406) 3-710(34490) 4-22(37440)
4-37(37653) 4-79(38232) 4-358(42285)
4-410(43034) 4-489(44194) 4-686(46867)
4-713(47211) 5-32(49380)
5-92(50282)(50284) 5-166(51300) 5-167(51312)
5-513(55952) 5-820(60497) 5-821(60505)
6-116(63343) 6-136(63609) 6-148(63772)
6-162(63977) 6-171(64108)(64115)(64121)
6-184(64287) 6-198(64472) 6-298(65769)
6-305(65860) 6-341(66375) 6-392(67058)
6-405(67250) 6-412(67345) 6-676(70828)
7-176(77186) 7-401(80439) 7-595(83135)
7-812(86106) 8-61(88168) 8-105(88760)
8-393(92598) 8-720(97070) 8-755(97568)

黑疸 6-533(68880)

黑斑 1-179(02480)

黑带
3-287(28784) 3-343(29553) 4-463(43817)
6-547(69077) 7-609(83350)

黑疸
1-688(09274) 3-41(25300) 3-133(26575)
3-638(33522) 4-330(41886)
5-740(59317)(59324) 5-745(59398) 6-153(63833)
7-830(86349) 8-140(89208)

黑疔 2-21(12539)

黑风内障 7-726(84944)

黑睛浮肿 2-693(21848)

黑睛胀大 2-530(19562)

黑热病
8-496(93988)(93990)
8-499(94014)(94015)(94016)(94018)(94019)(94020)(94021)(94022)(94023)(94024)(94025)

黑痣
2-10(12390) 2-502(19159) 2-745(22547)
3-69(25694) 3-578(32737) 3-579(32739)
3-865(36503) 5-66(49865) 5-382(54156)
6-360(66623) 6-405(67248) 6-757(71876)

横痃
1-79(01173) 1-179(02487) 1-183(02551)
1-299(04188) 1-733(09896) 1-734(09898)
2-83(13386) 2-461(18565) 3-156(26945)
3-431(30697) 3-772(35310) 3-831(36038)
4-155(39322) 4-197(39935) 4-229(40413)
4-513(44511) 4-669(46676) 5-334(53608)
5-390(54264) 5-713(58931) 6-658(70592)
7-131(76563) 7-133(76595) 7-363(79928)
7-460(81310) 7-771(85585) 8-317(91485)
8-465(93586)

红白口疮 8-531(94452)

红斑性狼疮
3-354(29690) 6-869(73307) 6-897(73709)
8-338(91780)

红丝疔
2-21(12539) 3-570(32629) 5-92(50290)
5-115(50641) 6-141(63667) 6-963(74617)
7-644(83873)

红细胞增多症 6-33(62164)

红肿 1-65(00957)

虹膜突出 2-710(22099)

齁 5-464(55262)

喉癌 2-446(18354)

喉痹
1-4(00051) 1-5(00068)(00070)
1-11(00137)(00142) 1-19(00273) 1-39(00523)
1-42(00571) 1-55(00791) 1-56(00806)
1-83(01217) 1-91(01304)(01307) 1-144(02009)
1-154(02145)(02154)(02157)
1-193(02684)(02685) 1-200(02780) 1-260(03631)
1-268(03744) 1-288(04022) 1-322(04482)
1-348(04895) 1-350(04923) 1-352(04958)
1-358(05045) 1-379(05320) 1-400(05604)
1-428(06020)(06023) 1-430(06049) 1-454(06373)
1-471(06636) 1-524(07189) 1-565(07675)
1-577(07808) 1-585(07903)
1-588(07924)(07925) 1-596(08036)
1-597(08042)(08045)(08046)(08049) 1-598(08068)
1-599(08074) 1-606(08182)(08184)(08185)(08188)
1-615(08307) 1-618(08346)
1-641(08688)(08692) 1-654(08874) 1-664(08994)
1-677(09172) 1-700(09438) 1-701(09448)
1-703(09478) 1-711(09578) 1-720(09710)
1-726(09770)(09773) 1-727(09791)(09793)(09794)(09796)
1-731(09859)(09861) 1-732(09868)
1-738(09950)(09960) 1-756(10202) 1-778(10468)
1-779(10478)(10486) 1-786(10570) 1-793(10658)
1-796(10700) 1-810(10849)(10851)
1-811(10858)(10862) 1-816(10937) 1-870(11702)
1-871(11719)(11728) 1-873(11752)(11761) 2-20(12518)
2-24(12582) 2-28(12639) 2-29(12655)
2-45(12861) 2-59(13060) 2-91(13493)
2-102(13684) 2-104(13706) 2-112(13791)
2-118(13858) 2-171(14622) 2-184(14784)
2-190(14868) 2-191(14885) 2-192(14893)
2-208(15130) 2-210(15164) 2-220(15305)
2-228(15414) 2-242(15603) 2-244(15628)
2-253(15755)(15757) 2-267(15954) 2-270(15996)
2-271(16009) 2-274(16041) 2-276(16066)
2-277(16079)(16080) 2-279(16098)
2-280(16113)(16116) 2-282(16131)(16135) 2-289(16219)
2-291(16243) 2-294(16287)
2-295(16309)(16310) 2-297(16355)
2-299(16383)(16384)(16385) 2-300(16386)
2-302(16415) 2-303(16439)
2-304(16451)(16456)(16457)(16459) 2-306(16490)
2-314(16578)(16582) 2-316(16604) 2-317(16625)
2-323(16702) 2-332(16814) 2-333(16830)
2-336(16886) 2-337(16889)(16891) 2-346(17014)
2-388(17557)(17562) 2-394(17637) 2-417(17961)

J

积血证　5-198（51711）
积证　1-747（10080）　6-904（73812）
积滞
1-445（06237）　1-901（12158）　7-387（80246）
7-390（80279）　7-852（86674）
畸形胎　3-874（36624）
急风
1-410（05768）　1-445（06241）　1-698（09410）
1-761（10256）　1-767（10328）　1-771（10384）
1-787（10580）　1-790（10627）　1-791（10634）
1-793（10660）（10661）　2-237（15538）（15541）　2-244（15624）
2-343（16973）　2-378（17443）　2-380（17465）
2-414（17914）　2-695（21876）　2-696（21890）
3-91（25998）　3-102（26154）　3-195（27505）
4-54（37876）　4-101（38547）　4-306（41544）
4-735（47511）　5-277（52784）　5-595（57093）
6-137（63622）　6-463（67908）　6-760（71926）
6-797（72362）　7-452（81196）　8-111（88838）
8-878（99169）
急黄
1-123（01709）　1-258（03598）　1-392（05505）
1-450（06301）　2-293（16275）　2-693（21838）
3-133（26571）　3-522（31972）　4-183（39734）
4-310（41592）　5-739（59315）　5-741（59339）
5-746（59405）　5-752（59481）（59487）（59494）
6-212（64640）　6-260（65280）　7-345（79658）
7-568（82791）　8-127（89034）　8-307（91343）
8-318（91497）　8-882（99220）
急惊风
1-698（09413）　1-704（09493）　7-775（85637）
急惊壮热　1-664（08996）
急劳
1-331（04619）　1-332（04642）
1-785（10555）（10557）（10559）　2-375（17398）
4-487（44147）　5-38（49460）（49465）　5-394（54329）
5-687（58526）　5-891（61488）　6-473（68030）
6-688（70993）　7-294（78892）　7-311（79132）
7-481（81607）　7-553（82569）　7-850（86654）
8-758（97610）　8-760（97634）　8-853（98857）
急慢惊风
1-434（06103）　1-704（09492）　3-773（35322）
3-827（35990）　7-143（76760）　8-809（98284）
8-831（98568）
急慢性鼻窦炎　6-70（62731）
急慢性鼻炎
8-604（95487）　8-605（95496）（95502）　8-606（95509）
急慢性扁桃体炎　8-371（92270）
急慢性风湿性关节炎　8-500（94038）
急慢性肝炎
4-464（43823）　8-332（91698）　8-481（93818）
急慢性气管炎　3-605（33084）　6-33（62165）
急慢性肾衰竭　3-394（30220）
急慢性肾盂肾炎　3-812（35835）
急慢性胃肠炎　6-28（62092）
急慢性咽喉炎
3-834（36081）　6-31（62138）　8-605（95503）
急慢性乙型肝炎　8-177（89673）
急心痛
1-26（00371）　1-121（01684）　1-216（02980）
1-294（04117）　1-327（04565）　1-742（10001）
2-415（17927）　2-460（18549）　3-148（26790）
3-171（27162）　3-565（32559）　4-96（38477）
4-232（40451）　4-430（43335）（43343）　4-434（43385）
4-721（47318）　5-74（49990）　6-204（64549）
6-328（66147）　6-332（66217）　6-375（66829）
6-382（66917）　6-398（67162）　6-522（68716）
6-523（68727）　6-525（68755）
6-528（68800）（68801）　6-536（68918）　6-601（69773）
6-614（69975）　6-852（73075）（73076）　6-885（73507）
7-791（85825）　8-90（88547）　8-449（93367）
8-682（96552）
急性白血病　6-203（64537）
急性扁桃体炎　3-834（36081）　7-608（83336）
急性肠炎　5-454（55139）
急性传染性肝炎
2-620（20825）　6-23（62032）　8-824（98499）
急性胆囊炎　5-168（51327）
急性风湿病　5-679（58417）
急性睾丸炎　1-356（05014）
急性黄疸型肝炎
6-29（62108）　6-206（64569）　7-597（83153）
急性甲型肝炎　8-829（98541）
急性戒毒综合征　4-722（47342）
急性阑尾炎
2-141（14199）　4-510（44481）
8-201（89972）（89975）　8-202（89976）（89978）（89979）
8-433（93140）　8-492（93942）
急性泪囊炎　2-75（13285）
急性泌尿系感染　3-775（35351）
急性脑出血昏迷　3-906（37059）
急性腮腺炎　7-672（84251）
急性胃肠炎
2-800（23323）　5-896（61570）　5-900（61627）
7-659（84081）
急性咽喉炎　6-28（62103）　8-373（92292）
急性胰腺炎
1-373（05238）　1-507（07029）　5-446（55015）
7-619（83506）（83507）（83508）
7-634（83736）（83737）（83738）
7-674（84281）（84282）　7-675（84283）　7-688（84431）
急性支气管炎
6-24（62045）　6-720（71443）　7-687（84414）
急证　5-511（55930）　8-529（94431）
脊骨痛
7-362（79914）　7-811（86091）　8-173（89629）
脊髓空洞症　3-399（30271）
脊椎炎　4-477（44009）5-180（51450）

寄生虫病 8-616(95622)(95625) 8-618(95656)
甲疸
1-77(01143) 1-386(05408) 1-725(09754)
2-343(16974) 2-367(17300) 2-375(17396)
2-633(20996) 2-754(22695)
3-55(25531)(25532) 3-793(35585) 4-455(43689)
4-617(45941) 5-282(52857) 5-830(60641)
5-891(61493) 6-70(62730) 6-153(63835)
6-186(64311) 6-196(64450) 6-378(66866)
7-282(78709) 7-329(79383) 7-333(79451)
7-447(81100)(81102) 7-497(81827)
7-757(85389)(85394) 7-771(85589) 7-867(86913)
8-699(96793)
甲状腺机能亢进 2-739(22463) 6-944(74348)
甲状腺瘤 4-413(43090)
甲状腺肿大 2-797(23280)
尖锐湿疣 6-902(73786)
间日疟
1-450(06313) 2-371(17329) 2-414(17911)
2-533(19593)(19594)(19595) 2-760(22764)
4-534(44808) 5-259(52516) 5-392(54295)
6-367(66724) 7-439(80979) 8-6(87387)
8-659(96225) 8-857(98901) 8-870(99053)
肩背痛
1-284(03971) 3-685(34187) 5-219(51999)
5-235(52193) 5-488(55605) 6-225(64837)
6-519(68673)(68680) 6-537(68933) 7-131(76574)
7-165(77054) 8-31(87773) 8-802(98199)
肩臂痛
1-34(00459) 1-97(01379) 1-764(10295)
2-754(22694) 4-78(38216) 5-121(50744)
5-449(55061) 6-596(69711) 6-970(74713)
7-112(76274) 7-124(76469) 8-905(99544)
肩胛痛
2-55(13003) 4-148(39219) 7-634(83731)
8-61(88168) 8-62(88171)
肩疽
2-161(14485) 6-896(73683) 8-168(89567)
肩痛 3-378(30024)
肩周炎 4-477(44009) 5-905(61689)
兼胎病目症 5-225(52053)
煎厥
1-220(03047) 1-602(08117) 4-388(42698)
5-643(57847) 5-793(60106) 6-725(71494)
7-362(79917)
茧唇
2-608(20688) 2-733(22392) 2-790(23171)
2-848(23976) 3-749(34991) 7-295(78923)
7-676(84296)
睑肉暴肿 7-265(78430)
睑生风粟 4-60(37961) 4-68(38079)
睑弦赤烂
1-4(00046) 1-8(00114)(00115) 1-19(00266)
1-54(00773) 1-78(01151) 1-192(02672)
1-536(07341) 1-578(07824) 1-588(07929)
1-644(08741) 1-649(08803)(08804) 1-656(08900)
1-751(10133) 1-803(10764) 1-815(10928)
2-32(12696) 2-180(14741)(14742) 2-496(19073)
2-603(20609) 2-651(21252) 2-702(21973)
2-717(22163) 2-726(22296) 2-792(23200)
3-57(25563) 3-337(29458) 3-426(30623)
3-623(33343) 3-687(34198) 3-688(34212)
3-689(34225) 3-876(36647) 4-37(37644)
4-43(37715) 4-142(39129) 4-150(39253)
4-244(40609) 4-362(42350) 4-367(42408)
4-601(45704) 4-825(48789) 5-15(49129)
5-19(49191)(49196) 5-21(49229) 5-38(49456)
5-64(49830) 5-65(49852) 5-135(50920)
5-137(50949) 5-196(51699) 5-319(53389)
5-337(53641)
5-417(54607)(54610)(54612)(54615)(54621) 5-440(54924)
5-441(54943) 5-476(55425) 5-496(55717)
5-509(55904) 5-598(57141) 5-603(57224)
5-873(61231)(61236) 5-874(61254) 5-876(61283)
5-877(61292)(61300) 6-1(61728) 6-17(61967)
6-114(63325) 6-138(63633) 6-190(64374)
6-196(64438) 6-215(64682)(64691) 6-218(64723)
6-220(64749) 6-222(64782) 6-225(64849)
6-226(64857) 6-228(64881)(64883)(64892)
6-229(64898)(64900)(64905) 6-230(64914)
6-300(65796) 6-334(66265) 6-341(66371)
6-351(66511)(66513) 6-384(66952) 6-404(67242)
6-443(67688)(67691)(67692) 6-481(68134)
6-485(68195) 6-486(68214) 6-490(68264)
6-516(68636) 6-622(70079) 6-693(71075)
6-703(71201) 6-791(72305) 6-924(74066)
7-109(76218) 7-238(78010)
7-264(78402)(78403) 7-277(78613) 7-281(78684)
7-282(78707) 7-284(78736) 7-286(78774)
7-317(79220) 7-374(80079) 7-375(80090)
7-386(80230) 7-441(81021) 7-598(83179)
7-666(84177) 7-671(84227) 7-701(84609)
7-739(85137) 7-755(85357) 7-757(85395)
7-801(85964) 8-28(87720) 8-34(87817)
8-138(89179) 8-202(89983)
8-273(90909)(90913) 8-337(91764) 8-398(92662)
8-415(92890) 8-451(93395) 8-631(95829)
8-663(96292) 8-664(96299)(96305) 8-759(97629)
8-799(98157) 8-829(98544)
睑硬睛痛 5-440(54929)
剑脊障 7-648(83924)
健忘
1-33(00451) 1-88(01274) 1-143(01992)
1-209(02892) 1-210(02894) 1-216(02984)
1-244(03380) 1-254(03542) 1-268(03757)
1-284(03961) 1-295(04124) 1-344(04836)
1-423(05965) 1-496(06927)(06928) 1-511(07061)

8-542(94611)(94612)(94613)(94614)(94615)(94616)(94617)
8-543(94627)(94630) 8-546(94673)(94674)(94675)(94676)
8-547(94677)(94678)(94679)(94680) 8-551(94739)
8-553(94762)(94764) 8-554(94792)(94796) 8-555(94811)
8-556(94827) 8-561(94896) 8-581(95153)
8-618(95655) 8-619(95667) 8-619(95670)
8-621(95694) 8-632(95841)(95842) 8-640(95963)
8-642(95968) 8-643(95993) 8-645(96020)
8-655(96158) 8-658(96202) 8-662(96265)
8-668(96356) 8-671(96407) 8-677(96492)
8-695(96726) 8-696(96741) 8-713(96980)
8-723(97106)(97107)(97112) 8-727(97170)
8-728(97189) 8-732(97240) 8-735(97283)
8-749(97486) 8-750(97491)(97499)(97501)
8-752(97524)(97525)(97527)(97528)
8-753(97539)(97540) 8-754(97558) 8-759(97628)
8-829(98545) 8-841(98722) 8-848(98792)
8-856(98895) 8-904(99528) 8-907(99571)

脚气冲心

1-159(02227) 1-465(06540) 1-468(06595)
1-844(11333) 1-851(11434)(11437) 2-258(15826)
2-348(17036)(17037) 2-353(17099) 2-758(22735)
3-154(26896) 3-202(27593) 3-204(27632)
3-502(31705) 3-735(34810) 4-25(37473)
4-47(37787) 4-109(38674) 4-172(39573)
4-210(40106) 4-322(41768) 4-437(43430)
4-441(43502) 4-557(45121) 4-558(45133)
4-712(47203) 5-96(50346) 5-477(55441)
5-593(57088) 6-824(72700) 6-855(73107)
7-52(75423) 7-500(81871) 7-511(82008)
7-512(82022) 7-718(84843) 7-858(86779)
8-48(87992) 8-292(91127) 8-307(91336)
8-325(91606)(91607) 8-696(96735)(96737) 8-754(97545)

脚痛

1-830(11132) 2-307(16496) 2-740(22483)
4-369(42438) 4-527(44697) 5-354(53846)
5-723(59083) 6-474(68048) 7-747(85240)
8-44(87946) 8-543(94628)

脚膝软弱 1-828(11111)

脚膝痛

1-797(10717) 1-830(11143) 2-742(22496)
5-168(51319) 5-869(61176)(61177) 5-903(61667)
6-84(62928) 6-956(74515)(74522) 7-112(76275)
7-331(79421) 7-520(82128) 7-694(84507)
8-506(94110) 8-815(98369)

脚癣

1-24(00323) 2-34(12712) 2-82(13362)
2-225(15376) 2-687(21758) 3-281(28710)
4-790(48275) 5-607(57270) 5-700(58747)
6-379(66881) 7-287(78797) 7-288(78805)
7-391(80298) 7-505(81936)(81939) 7-738(85129)
7-785(85737) 8-158(89450)

脚痔 5-26(49299)

脚肿

2-473(18740) 4-79(38229) 4-154(39310)
8-461(93522) 8-550(94728)

疖毒

1-12(00157) 6-753(71819) 8-610(95553)

疖肿

1-77(01133) 1-297(04156) 1-331(04617)
1-350(04927) 1-362(05103) 1-578(07815)
1-620(08375) 1-629(08510) 1-661(08955)
1-682(09224) 1-683(09231) 1-795(10690)
1-811(10857) 1-861(11562) 1-878(11827)
1-902(12173) 2-4(12290) 2-24(12588)
2-40(12796) 2-73(13251) 2-80(13335)
2-86(13412) 2-100(13658) 2-144(14227)
2-168(14588) 2-170(14612) 2-191(14888)
2-208(15138) 2-214(15214) 2-277(16080)
2-280(16110) 2-359(17185) 2-363(17235)
2-408(17840) 2-439(18245) 2-446(18357)
2-465(18631) 2-493(19034)
2-495(19061)(19062) 2-550(19826) 2-566(20065)
2-630(20940) 2-705(22022) 2-706(22038)
2-784(23073) 2-855(24072) 3-3(24811)
3-11(24922) 3-45(25359) 3-437(30773)
3-449(30952) 3-618(33280) 3-621(33321)
4-94(38449) 4-107(38640) 4-257(40804)
4-284(41219) 4-299(41447) 4-380(42590)
4-444(43536) 4-462(43802) 4-479(44041)
4-515(44545) 4-528(44711) 4-529(44730)
4-560(45159) 4-715(47241) 4-746(47652)
4-801(48415) 5-58(49741)(49742)
5-60(49769)(49774) 5-86(50183) 5-118(50697)
5-126(50828) 5-187(51562) 5-286(52920)
5-342(53707) 5-407(54485) 5-674(58337)
5-872(61216) 5-884(61400) 5-887(61428)
5-888(61443)(61444) 6-19(61998) 6-31(62131)
6-383(66941) 6-396(67122) 6-398(67158)
6-399(67186) 6-406(67273) 6-894(73651)
7-206(77528) 7-448(81126) 7-480(81596)
7-523(82182) 7-623(83569)(83575)
7-624(83581)(83587)(83588)(83590) 7-635(83743)
7-636(83760) 7-676(84295) 7-681(84354)
7-691(84481) 7-756(85379)(85381) 7-758(85418)
7-787(85764) 7-827(86304) 8-20(87598)
8-22(87639) 8-31(87778) 8-50(88026)
8-61(88162) 8-120(88941) 8-131(89086)
8-132(89106) 8-148(89309) 8-158(89442)
8-291(91116) 8-329(91668) 8-360(92079)
8-419(92945) 8-434(93148) 8-462(93546)
8-464(93570) 8-470(93669) 8-480(93794)
8-483(93834) 8-484(93845)(93848) 8-488(93890)
8-668(96353)

疖子 6-679(70872) 6-760(71921)

接触性皮炎

2-687(21758) 3-434(30733) 5-704(58796)

6-347(66469) 6-348(66470) 7-664(84148)
7-673(84268) 8-391(92575)
接骨方 3-708(34468)
结不散 1-414(05822)
结肠癌 4-696(46993)
结肠炎 5-454(55139)
结核
1-12(00162) 1-199(02761) 1-815(10925)
2-28(12639) 2-78(13319) 2-79(13331)
2-157(14415) 2-183(14779) 2-194(14935)
2-302(16418) 2-305(16472)
2-411(17870)(17878) 2-412(17883) 3-164(27047)
3-609(33143) 3-761(35155) 3-840(36169)
4-41(37699) 4-148(39223) 4-404(42937)
4-484(44104) 6-903(73790)(73797) 6-922(74039)
6-944(74338) 7-318(79248) 7-649(83939)
7-810(86073) 8-317(91480) 8-660(96237)
结瘕
4-49(37809) 4-52(37847) 8-542(94609)
结节性红斑 7-176(77188)
结膜干燥症 3-382(30066)
结膜炎
5-418(54624) 5-749(59444) 6-34(62168)
结石 7-45(75342) 7-393(80322)(80323)
结胸
1-512(07066)(07067) 1-513(07068) 6-551(69131)
7-466(81382) 7-475(81508) 8-534(94498)
8-543(94632)
截瘫 5-477(55439)
解酒方 1-589(07941) 6-908(73856)
解㑊
2-405(17789) 3-585(32818) 4-464(43826)
7-144(76775)
疥疮
1-1(00006)(00007)(00008)
1-3(00030)(00032)(00035)(00036)(00038)(00039)(00040)(00041)(00043)(00044)
1-4(00045)(00047)(00048)(00049) 1-11(00153)
1-12(00167) 1-13(00175)
1-15(00217)(00218) 1-23(00314) 1-24(00327)
1-58(00844) 1-61(00892)
1-62(00917)(00919) 1-93(01331) 1-94(01337)
1-145(02027) 1-177(02457) 1-180(02508)
1-254(03532) 1-321(04451) 1-326(04550)
1-333(04662) 1-344(04831) 1-348(04904)
1-351(04938)(04951) 1-352(04960)(04961)(04967)
1-362(05091) 1-418(05894)(05895)(05896)(05897)
1-419(05898)(05899)(05900) 1-446(06256)
1-463(06510)(06515)(06522)
1-475(06690)(06691) 1-476(06692) 1-530(07264)
1-534(07317)(07320) 1-549(07496) 1-587(07919)
1-607(08202) 1-618(08349) 1-690(09310)
1-769(10357) 1-770(10373)(10377) 1-824(11063)
2-4(12285)(12287) 2-9(12366)
2-25(12604)(12605)(12606) 2-28(12634)
2-33(12707) 2-41(12799)(12802) 2-46(12868)
2-73(13245) 2-89(13460) 2-108(13756)
2-191(14877) 2-214(15216) 2-251(15732)
2-318(16632)(16633)(16634) 2-333(16834)
2-334(16852) 2-346(17016) 2-348(17041)
2-358(17173) 2-380(17463) 2-381(17474)
2-382(17485)(17486) 2-420(17993)(17994) 2-449(18398)
2-475(18774) 2-485(18909) 2-496(19071)
2-499(19120)(19121)(19122)
2-500(19128)(19129)(19134)
2-501(19139)(19142)(19143)(19144) 2-537(19645)
2-566(20063) 2-657(21345)
2-750(22632)(22635) 2-754(22692) 2-774(22927)
2-812(23505) 2-838(23850) 3-48(25419)
3-55(25530) 3-93(26021) 3-109(26242)
3-123(26446) 3-153(26889)
3-154(26908)(26912)(26913) 3-325(29298)
3-327(29321) 3-388(30151) 3-393(30199)
3-421(30553) 3-515(31897) 3-594(32936)
3-618(33280) 3-619(33292) 3-633(33454)
3-645(33623) 3-662(33880)(33883) 3-663(33890)
3-676(34056) 3-686(34189) 3-692(34256)
3-826(35977) 3-832(36049)
3-833(36060)(36061)(36062)(36063)(36064)(36065)(36066)(36067)(36068)
3-834(36071)(36072)(36073) 3-836(36109)
3-837(36126) 4-12(37300) 4-22(37445)
4-55(37888) 4-71(38120) 4-74(38160)
4-77(38209) 4-84(38298) 4-100(38534)
4-103(38569) 4-105(38603) 4-107(38637)
4-108(38649) 4-112(38727) 4-115(38762)
4-235(40480) 4-238(40526) 4-260(40835)
4-261(40852) 4-263(40878) 4-271(41015)
4-309(41580) 4-310(41602) 4-440(43479)
4-459(43751) 4-471(43929) 4-475(43978)
4-476(43990)(43993) 4-489(44186) 4-514(44542)
4-531(44758) 4-599(45665) 4-713(47215)
4-716(47257) 4-718(47285) 4-727(47388)
4-758(47824) 4-778(48107) 4-793(48313)
4-797(48362) 4-800(48397) 4-804(48465)
4-815(48644) 4-825(48800) 5-13(49100)
5-15(49136) 5-17(49165) 5-64(49832)
5-70(49927) 5-71(49942)(49945)(49946)(49952)
5-72(49965) 5-73(49976)(49987) 5-74(48989)
5-74(49993) 5-75(50009)(50010)(50015)(50017)
5-76(50021)(50023)(50024) 5-98(50391)
5-100(50424) 5-116(50666) 5-184(51506)
5-300(52115) 5-372(54041) 5-373(54055)
5-431(54801) 5-467(55305) 5-473(55387)
5-477(55444) 5-510(55923) 5-538(56306)
5-540(56343) 5-675(58360)
5-676(58367)(58369)(58378) 5-693(58627)

4-639(46252)(46253) 4-799(48390) 5-96(50343)
5-161(51247) 5-162(51251) 5-205(51811)
5-278(52791) 5-316(53338) 5-318(53374)
5-326(53497) 5-330(53553) 5-360(53909)
5-361(53915)(53923) 5-362(53926) 5-393(54319)
5-415(54580) 5-473(55385)
5-481(55498)(55501)(55504) 5-482(55509)
5-484(55539)(55540) 5-495(55714)
5-496(55716)(55726) 5-528(56171) 5-547(56454)
5-561(56628) 5-699(58716)
5-709(58876)(58877) 5-711(58907) 5-773(59802)
5-782(59939) 5-784(59973) 5-787(60012)
5-788(60027) 5-789(60039)
5-790(60058)(60059) 5-791(60077)
5-792(60083)(60090) 5-793(60097) 5-794(60110)
5-795(60130) 5-797(60152)
5-798(60172)(60181) 5-808(60326) 6-281(65556)
6-286(65622) 6-287(65623)(65624) 6-289(65664)
6-295(65742) 6-297(65762)
6-298(65773)(65777) 6-470(67986) 6-525(68760)
6-566(69299) 6-623(70084) 6-750(71783)
6-755(71851)(71852) 6-756(71859) 6-757(71879)
6-783(72211) 6-791(72300) 7-23(75041)
7-175(77180) 7-530(82265) 7-547(82499)
7-584(82973) 7-588(83030) 7-590(83055)
7-642(83847) 7-764(85490)
7-772(85608)(85610) 7-773(85613)(85615) 7-775(85639)
7-776(85654) 7-781(85695) 8-50(88031)
8-83(88453)(88454) 8-84(88459)(88465)(88468)
8-144(89258) 8-220(90221)(90222)(90224)
8-291(91110) 8-304(91300)(91301) 8-313(91422)
8-351(91941) 8-563(94913)
8-678(96500)(96504) 8-679(96514)
8-682(96551)(96554) 8-683(96560)(96561)(96569)
8-685(96603) 8-687(96621) 8-688(96639)
8-689(96643)(96652) 8-692(96677) 8-702(96843)
8-716(97011) 8-747(97454)(97457) 8-792(98078)

惊恐
2-673(21553) 2-681(21652)(21660) 3-79(25844)
3-892(36852) 3-898(36946) 3-909(37075)
4-47(37779) 4-194(39892) 4-213(40156)
5-460(55218) 5-482(55507)(55510) 5-483(55530)
5-496(55723) 6-760(71916) 8-5(87378)
8-13(87486) 8-42(87914) 8-83(88446)
8-83(88457) 8-220(90225) 8-681(96531)

惊狂 8-831(98578)

惊胎 4-274(41063)

惊啼 7-477(81537)

惊痫 3-908(37065) 7-447(81109)

睛黄视渺症 7-841(86521)

精薄 5-189(51597)

精冷
1-369(05172) 4-668(46661) 5-189(51597)

精少 5-205(51820) 7-230(77883)

精神分裂症 7-357(79854) 8-689(96645)

精神失常
2-270(15997) 2-708(22061) 2-725(22280)
3-254(28316) 3-364(29824) 4-76(38194)
7-391(80306) 7-852(86680)

井疽
2-166(14565) 4-392(42760) 7-352(79766)

颈瘟 1-298(04175)

颈项强痛
2-317(16621) 3-298(28934) 6-277(65508)
6-924(74073) 8-171(89611) 8-337(91765)

颈痈 2-64(13126) 7-681(84353)

颈椎病
2-664(21458) 3-287(28776) 3-716(34558)
4-390(42724) 4-391(42734) 5-472(55369)
5-904(61677) 5-908(61718) 6-492(68286)
7-741(85176) 7-742(85177)(85178)(85179)

颈椎炎 4-477(44009)

痉病
1-102(01435) 1-407(05706) 1-481(06764)
1-493(06903) 1-651(08828) 1-795(10688)
2-216(15242) 2-232(15475)(15481) 2-378(17440)
2-384(17520) 2-387(17549) 2-432(18145)
2-585(20309) 2-670(21499) 2-692(21821)
2-707(22052) 2-724(22263) 2-729(22327)
3-99(26100) 3-129(26523) 3-139(26676)
3-247(28205) 3-386(30115) 3-537(32194)
3-647(33651) 3-659(33833) 3-713(34514)
3-829(36022) 4-28(37515) 4-83(38280)
4-89(38359) 4-100(38529) 4-106(38620)
4-385(42644) 4-388(42690) 4-391(42740)
4-427(43302) 4-455(43697) 4-770(47983)
5-368(53997) 5-522(56085) 5-548(56466)
6-182(64271) 6-231(64930) 6-303(65845)
6-313(65955) 6-325(66106) 6-351(66516)
6-525(68749) 7-21(75012) 7-193(77363)
7-216(77664) 7-317(79225) 7-423(80760)
7-425(80788) 7-620(83520) 7-630(83671)
7-836(86423) 8-755(97562)

静脉炎
2-782(23043) 6-200(64508) 8-483(93834)
8-691(96674)

九窍出血
1-468(06585) 4-92(38402) 5-536(56265)
5-695(58649) 5-709(58883) 6-179(64215)
7-292(78854) 7-391(80296) 7-591(83077)
8-141(89227) 8-388(92516) 8-814(98363)

九种心痛 8-529(94426)

久喘
1-285(03984) 2-15(12457) 2-568(20093)
7-93(76011) 7-859(86790) 7-861(86821)

久咳
1-43(00602) 1-228(03173) 1-270(03778)

1-528(07240) 1-647(08777)(08778)(08784)(08785)
1-651(08845) 1-652(08856) 1-728(09801)
1-782(10520) 1-793(10655)
1-835(11217)(11218) 2-44(12849) 2-132(14077)
2-139(14173) 2-173(14638)
2-174(14642)(14654) 2-175(14657)(14668) 2-184(14788)
2-377(17425) 2-519(19402)
2-524(19475)(19477) 2-762(22810) 2-833(23768)
2-902(24754) 3-68(25679) 3-72(25744)
3-158(26982) 3-184(27337) 3-187(27375)
3-194(27483) 3-197(27536) 3-229(27945)
3-274(28616) 3-586(32837)
3-596(32963)(32970) 3-597(32979) 3-692(34260)
3-695(34301) 4-20(37409) 4-114(38749)
4-215(40186)(40187) 4-236(40490) 4-236(40498)
4-275(41073) 4-338(41998) 4-342(42054)
4-344(42101) 4-376(42532) 4-388(42703)
4-485(44124) 4-486(44135) 4-499(44322)
4-540(44872) 4-616(45931) 4-616(45932)
4-653(46441) 4-654(46454)(46461) 4-702(47074)
4-731(47444) 4-734(47497) 4-737(47540)
4-738(47545)(47546) 4-740(47580) 4-746(47651)
5-53(49668) 5-642(57828) 5-714(58952)
5-819(60478)(60481) 5-886(61424) 6-102(63170)
6-257(65237) 6-362(66648) 6-644(70383)
6-688(70986) 6-800(72405) 6-809(72527)
6-844(72961) 6-849(73027) 7-9(74833)
7-11(74872) 7-119(76384)(76385) 7-204(77495)
7-460(81322) 7-471(81457)(81458) 7-474(81497)
7-478(81564) 7-536(82344) 7-555(82599)
7-601(83225) 7-615(83439) 7-655(84033)
7-781(85688) 7-818(86187)
7-820(86215)(86217)(86218)
7-822(86249)(86250) 7-823(86262) 7-850(86640)
8-31(87770) 8-48(87995) 8-68(88267)
8-73(88321) 8-85(88482) 8-107(88785)
8-108(88791) 8-147(89291) 8-268(90856)
8-382(92435) 8-670(96381) 8-671(96397)
8-732(97248) 8-743(97408) 8-754(97552)

久痢

1-259(03613) 1-260(03633) 1-741(09985)
2-370(17316) 2-374(17374) 2-400(17720)
2-408(17837) 2-473(18732) 2-563(20005)
2-642(21107)(21108) 2-680(21637) 2-812(23500)
3-474(31295) 3-497(31631) 6-150(63789)
6-192(64392) 6-643(70371)(70372)

久痢下血不止 1-661(08949)

久聋 7-132(76576)

久疟

1-24(00331) 1-80(01187) 1-90(01288)
1-259(03614) 1-422(05950) 1-575(07774)
1-601(08098) 1-646(08766)(08767)(08769)
1-822(11024) 2-97(13609) 2-259(15844)
2-260(15855) 2-371(17334)(17335) 2-442(18300)
2-533(19592) 2-676(21591) 2-679(21624)
2-747(22587) 3-121(26421) 3-152(26873)
3-483(31436)(31437) 3-552(32409)(32410)(32411)(32412)
3-674(34033) 3-686(34190) 3-728(34716)
3-782(35433) 4-106(38623) 4-112(38719)
4-710(47160) 4-711(47181) 4-719(47295)
4-742(47607) 4-744(47630)
4-827(48819)(48820) 5-24(49268) 5-61(49787)
5-162(51255) 5-166(51303) 5-219(51993)
5-470(55353) 5-514(55969) 6-56(62514)
6-212(64646) 6-288(65640)
6-343(66398)(66400)(66401)(66402) 6-361(66635)
6-368(66733) 6-387(66990) 6-493(68307)
6-692(71051) 6-717(71418) 6-730(71561)
6-893(73641) 7-13(74897) 7-275(78587)
7-328(79369) 7-371(80043)(80046) 7-432(80872)
7-435(90923) 7-436(80939)(80947)
7-438(80969)(80975) 8-16(87529) 8-22(87642)
8-428(93087)(93088) 8-458(93479) 8-632(95846)
8-650(96079) 8-732(97246)
8-765(97700)(97702) 8-784(97956) 8-806(98241)
8-849(98814) 8-853(98861) 8-853(98865)
8-864(98974)(98981)

久呕 7-89(75964)

久嗽

7-219(77729) 7-369(80009) 7-432(80874)

久泻

1-24(00339) 1-128(01786) 1-135(01896)
1-186(02601) 1-269(03764) 1-823(11040)
1-867(11662) 2-17(12476) 2-125(13968)
2-131(14062) 2-132(14079) 2-307(16498)
2-336(16879) 2-344(16982) 2-373(17367)
2-423(18034) 2-474(18750) 2-524(19478)
2-722(22248) 3-40(25295) 3-41(25306)
3-871(36591) 4-378(42557) 4-460(43774)
4-506(44428) 4-629(46111) 4-663(46584)
5-223(52037) 5-710(58887) 5-852(60958)
5-901(61636) 6-49(62401) 6-278(65518)
6-279(65537) 6-427(67506) 6-490(68263)
6-808(72519) 6-858(73154)(73155) 6-928(74127)
7-58(75516) 7-63(75593) 7-86(75922)
7-103(76140) 7-268(78478) 7-465(81369)
7-478(81560) 7-730(84992) 7-753(85330)
8-211(90108) 8-224(90291)
8-235(90422)(90423)(90429)
8-504(94082)(94083) 8-698(96781) 8-749(97476)

久心痛

1-41(00552) 1-120(01665) 1-209(02891)
1-639(08657) 1-836(11234) 2-404(17768)
4-192(39866) 4-435(43407) 4-555(45084)
6-190(64367) 6-524(68745) 6-528(68800)
6-850(73043) 8-9(87427) 8-288(91085)
8-719(97050)

久痔下血 8-763(97685)

灸疮
2-265(15920) 2-494(19049)
2-601(20558)(20563) 2-853(24052) 2-854(24055)
2-854(24059) 3-472(31266) 3-661(33863)
4-74(38167) 4-218(40229) 4-420(43208)
4-519(44592) 5-640(57789)(57790) 5-659(58091)
5-668(58232) 7-281(78691) 7-331(79428)
8-444(93306) 8-744(97425)(97427)
酒病
1-114(01584) 1-194(02696) 5-235(52182)
5-588(57015)
酒疸 3-667(33946)
酒膈 4-583(45452) 5-522(56077)
酒鼓 6-763(71965)
酒后赤白浊 6-639(70325)
酒后身痒 8-596(95375)
酒黄
1-522(07167) 1-662(08967) 1-875(11792)
1-901(12156) 2-229(15437) 2-267(15950)
2-442(18301) 2-511(19277) 2-584(20295)
3-9(24904) 3-200(27576) 3-226(27909)
3-301(28984) 3-437(30777) 4-110(38700)
4-135(39027) 4-136(39029) 4-320(41743)
4-347(42141) 4-461(43790) 5-63(49820)
5-108(50548) 5-189(51600) 5-449(55052)
5-462(55231) 5-650(57950) 5-654(58015)
5-740(59316) 5-741(59329)(59340) 5-744(59387)
5-746(59403) 5-749(59434) 5-751(59476)
5-752(59485) 5-769(59754) 5-803(60238)
6-142(63682) 6-574(69373) 6-707(71260)
6-876(73395) 6-878(73433) 7-265(78415)
7-319(79257) 7-332(79440) 7-363(79922)
7-388(80260) 7-398(80391) 7-500(81872)
7-804(85997) 7-830(86349) 7-832(86369)
7-835(86410) 7-842(86526) 8-3(87351)
8-52(88049) 8-148(89316) 8-324(91585)
8-486(93862) 8-817(98388)
酒积
1-45(00637) 1-407(05716) 1-474(06624)
1-563(07653) 1-746(10069) 1-793(10656)
1-894(12056) 1-902(12164) 2-83(13383)
2-200(15015) 2-331(16806) 2-339(16915)
2-534(19602) 3-42(25321) 3-238(28076)
3-292(28856) 3-297(28927) 4-113(38743)
4-575(45352) 5-466(55292) 5-629(57615)
5-658(58076)(58077) 5-748(59424) 6-96(63094)
6-188(64353) 6-189(64356)(64358) 6-876(73394)
6-877(73414)(73415) 6-914(73951) 6-941(74304)
7-638(83786) 8-3(87351) 8-403(92733)
8-471(93680) 8-507(94121) 8-769(97763)
8-814(98358)
酒厥 1-50(00691)
酒痢
1-888(11966) 5-583(56945) 5-701(58750)
7-275(78588) 8-571(95027) 8-654(96144)
酒癖
1-387(05419) 1-388(05423) 1-443(06209)
2-81(13347) 2-499(19119) 3-14(24961)
3-212(27745) 3-215(27783)
3-220(27849)(27860) 3-276(28640)
3-591(32899)(32901) 3-716(34565) 4-431(43351)
6-331(66204) 6-805(72471)(72472) 6-875(73393)
6-877(73413)(73416) 6-878(73425) 6-888(73568)
6-921(74026) 6-926(74100) 6-952(74463)
7-154(76902) 7-517(82091) 8-222(90255)
8-805(98229) 8-864(98976)
酒痰
2-211(15180) 3-220(27859) 6-83(62916)
酒痫 6-259(65255)
酒哮 7-432(80876)
酒泄 6-52(62438)
酒郁 7-371(80036)
酒渣鼻
1-64(00949) 1-421(05934) 1-476(06693)
1-721(09722) 1-757(10207)
1-834(11201)(11203) 1-867(11668) 1-879(11846)
2-3(12271) 2-317(16620) 2-564(20032)
2-582(20274) 2-656(21327) 2-794(23233)
2-834(23784) 3-5(24834) 3-42(25316)
3-57(25556) 3-100(26117) 3-251(28268)
3-261(28431) 4-63(38011) 4-69(38081)
4-143(39142) 4-183(39730) 5-50(49617)
5-53(49660) 5-54(49675) 5-60(49769)
5-99(50410) 5-309(53237)(53239) 5-373(54057)
5-527(56150) 5-604(57230) 5-647(57892)
5-651(57973) 5-677(58386) 5-697(58690)
5-723(59084) 5-869(61181) 6-499(68380)
6-760(71912) 6-831(72794) 6-862(73213)
6-870(73315) 6-873(73354)(73355) 6-876(73402)
7-10(74852) 7-19(74980) 7-100(76098)
7-131(76559) 7-573(82857) 7-606(83303)
7-634(83733) 7-645(83884) 7-891(87273)
8-21(87616) 8-28(87727) 8-77(88381)
8-110(88822) 8-187(89791) 8-375(92328)
8-553(94776) 8-743(97398)
酒癥 6-877(73417)(73418)(73419)(73420)
酒痔 1-392(05497) 1-458(06430)
酒肿 5-689(58561) 6-875(73391)
拘挛
1-201(02786) 1-759(10235) 1-760(10244)
1-761(10253) 1-765(10304)(10305) 1-833(11189)
1-879(11841) 1-882(11891) 2-50(12925)
2-51(12945) 2-52(12951) 2-70(13201)
2-181(14750) 2-341(16944) 2-393(17634)
2-632(20973) 2-708(22070) 2-750(22636)
2-786(23094)(23095) 2-806(23408) 2-812(23496)
2-864(24206) 3-91(26003) 3-93(26025)
3-94(26042) 3-123(26446) 3-125(26482)

3-339（29493） 3-451（30960） 3-453（30984）
3-460（31092） 3-525（32037） 3-674（34028）
3-788（35535） 4-53（37868）（37871） 4-64（38031）
4-68（38070） 4-214（40177） 4-240（40547）
4-594（45599） 4-642（46305） 4-648（46374）
4-669（46669） 4-711（47189） 4-766（47931）
5-742（59356） 5-745（59392） 5-790（60052）
5-795（60135） 5-824（60550） 6-14（61919）
6-182（64266） 6-232（64946） 6-244（65091）
6-287（65629） 6-292（65700） 6-302（65826）
6-351（66519） 6-374（66815） 6-458（67863）
6-511（68561） 6-619（70043） 6-714（71359）
6-878（73430） 6-957（74525） 7-14（74900）
7-62（75582）（75584） 7-224（77798） 7-454（81217）
7-694（84516） 7-695（84533）
7-712（84765）（84766）（84767）（84770） 7-715（84807）
7-719（84850） 7-727（84968） 7-740（85161）
7-745（85212） 7-747（85242）
8-171（89606）（89609） 8-172（89621）（89623） 8-180（89701）
8-507（94125） 8-751（97511） 8-753（97535）
8-755（97564） 8-792（98078） 8-890（99337）

聚星障 2-97（13592）

卷毛疮 7-298（78967）

厥逆

1-161（02256） 1-222（03066） 1-853（11460）
2-436（18209） 4-301（41465）（41466） 5-532（56222）
5-776（59852）（59853） 7-818（86183） 8-86（88489）
8-247（90597） 8-685（96596） 8-726（97145）

厥疟 1-339（04759） 2-343（16970）

厥疝

1-148（02072） 1-608（08220） 1-854（11443）
3-570（32630） 3-664（33902） 5-766（59718）
6-547（69073）

厥心痛

2-423（18039） 3-116（26353） 4-440（43473）
6-427（67497） 6-435（67589） 6-852（73077）

厥阴头痛

4-386（42664） 4-437（43435）（43436）（43437）
4-584（45463） 6-249（65146）

厥证

1-321（04459）（04469） 1-324（04519） 1-565（07671）
1-807（10804） 2-81（13353） 2-118（13863）
2-266（15944） 2-406（17797） 2-529（19536）
2-531（19568） 3-239（28085） 3-558（32479）
3-559（32494） 3-754（35055） 4-288（41280）
4-360（42325） 4-361（42328） 4-375（42523）
4-381（42593） 4-426（43284） 4-685（46849）
4-707（47133） 4-786（48207） 4-799（48383）
5-84（50161） 5-364（53952） 5-393（54313）
5-462（55232） 5-484（55548） 5-487（55594）
5-559（56610） 5-564（56671） 5-569（56738）
5-656（58043） 6-130（63519） 6-188（64348）
6-206（64564） 6-217（64711） 6-231（64932）
6-300（65806） 6-340（66354） 6-652（70513）

6-832（72806） 7-93（76012）
7-139（76692）（76699） 7-144（76773） 7-362（79918）
7-886（87201） 8-27（87713） 8-273（90918）
8-473（93710） 8-739（97346）

K

咯血

1-84（01233） 1-192（02669） 1-202（02799）
1-211（02916） 1-244（03379） 1-253（03523）
1-261（03647）（03648） 1-265（03710） 1-335（04690）
1-420（05924） 1-577（07802） 1-611（08251）
1-624（08439） 1-669（09052） 1-779（10483）
1-780（10488）（10492） 1-788（10600）
2-49（12915）（12916） 2-102（13684） 2-107（13742）
2-126（13977） 2-133（14095） 2-174（14642）
2-423（18038） 2-437（18214） 2-524（19473）
2-731（22367） 2-820（23608） 2-900（24732）
2-904（24779） 3-5（24848） 3-39（25262）
3-115（26329）（26330） 3-144（26738） 3-188（27399）
3-304（29024） 3-323（29271） 3-355（29714）
3-377（30009） 3-391（30184） 3-427（30632）
3-446（30917） 3-462（31113） 3-472（31257）
3-605（33080） 3-811（35819） 3-821（35922）
4-387（42680） 4-739（47559） 5-12（49090）
5-14（49108） 5-191（51624） 5-244（52308）
5-313（53295） 5-511（55926） 5-695（58649）
5-713（58941） 6-7（61814） 6-33（62162）
6-70（62724） 6-100（63151） 6-102（63170）
6-118（63368） 6-128（63489） 6-160（63934）
6-162（63973） 6-163（63986） 6-241（65054）
6-264（65328） 6-392（67062） 6-403（67236）
6-429（67523） 6-466（67937） 6-641（70346）
6-743（71674）（71675） 7-25（75081） 7-42（75315）
7-49（75390） 7-125（76472） 7-240（78035）
7-329（79393） 7-375（80101） 7-390（80288）
7-455（81233） 7-610（83362）（83364） 7-641（83835）
7-658（84060） 7-753（85322）（85324） 7-823（86257）
7-828（86320） 8-43（87933） 8-69（88277）
8-252（90669） 8-357（92035） 8-591（95291）
8-604（95485） 8-704（96868） 8-804（98206）
8-900（99487）

咳喘

1-4（00050） 1-10（00135） 1-13（00185）
1-41（00568） 1-43（00601）（00608） 1-50（00689）
1-53（00760） 1-57（00830） 1-70（01036）
1-111（01543） 1-148（02064） 1-164（02296）
1-171（02380） 1-174（02421） 1-185（02583）
1-207（02853） 1-213（02933） 1-237（03285）
1-244（03377） 1-256（03567） 1-269（03771）
1-271（03799） 1-272（03811）
1-276（03853）（03854）（03863） 1-278（03883）
1-284（03963）（03965） 1-288（04033） 1-289（04039）
1-289（04042）（04044） 1-290（04049） 1-303（04233）
1-305（04254） 1-367（05148） 1-433（06085）

咳嗽
1-5（00066） 1-9（00126） 1-11（00145）
1-13（00183） 1-19（00270） 1-25（00341）
1-34（00458） 1-38（00509）（00512）（00517）
1-39（00528） 1-43（00604）
1-44（00611）（00613）（00615）（00618） 1-50（00693）
1-71（01046）（01047）（01049） 1-72（01053）
1-82（01201） 1-85（01242） 1-112（01553）
1-132（01839） 1-142（01983） 1-143（01990）
1-153（02133） 1-154（02146）
1-158（02199）（02203） 1-163（02282） 1-177（02455）
1-184（02568）（02571） 1-191（02659） 1-195（02712）
1-196（02716） 1-198（02741） 1-199（02760）
1-206（02841） 1-212（02932） 1-214（02957）
1-215（02976）（02977） 1-217（02997） 1-221（03061）
1-222（03077） 1-229（03178）
1-230（03204）（03205） 1-231（03208）
1-233（03232）（03233） 1-237（03292） 1-240（03328）
1-242（03356）（03357） 1-247（03419） 1-248（03432）
1-249（03449）（03453）（03454）（03461） 1-251（03494）
1-252（03500） 1-254（03536）
1-255（03552）（03553） 1-259（03609） 1-260（03625）
1-262（03658） 1-263（03681）（03685）
1-264（03693）（03695） 1-267（03736）（03738） 1-269（03769）
1-272（03812）（03813）（03815） 1-276（03856）
1-277（03866）（03874）（03875）（03878） 1-279（03895）
1-281（03917） 1-284（03964） 1-285（03985）
1-287（04019） 1-288（04021）（04030）
1-289（04034）（04035）（04043）（04047）
1-293（04092）（04094） 1-294（04115）（04116） 1-296（04149）
1-297（04157）（04158）（04159）（04162）
1-302（04210）（04211） 1-303（04237）
1-304（04241）（04243）（04244） 1-315（04377）
1-318（04406）（04408） 1-320（04447） 1-322（04487）
1-323（04499） 1-325（04531） 1-326（04553）
1-327（04557） 1-329（04592） 1-334（04664）
1-335（04692）（04700） 1-336（04703）（04705） 1-338（04728）
1-339（04751） 1-345（04860） 1-347（04889）
1-366（05147） 1-385（05381） 1-386（05407）
1-387（05416） 1-389（05440） 1-390（05466）
1-403（05647） 1-404（05670） 1-406（05704）
1-408（05734） 1-416（05859） 1-432（06079）
1-451（06314） 1-478（06730）（06734）（06735）
1-479（06738） 1-489（06869） 1-490（06874）
1-510（07047） 1-518（07126）（07130） 1-534（07315）
1-539（07384） 1-548（07486） 1-556（07571）
1-592（07975） 1-597（08043）（08044） 1-605（08164）
1-610（08243） 1-623（08424） 1-628（08492）
1-638（08646） 1-642（08704） 1-643（08714）
1-645（08762） 1-650（08824） 1-651（08833）
1-667（09028）（09029） 1-671（09089） 1-676（09142）
1-679（09202） 1-681（09213）（09216） 1-684（09243）
1-687（09268） 1-688（09272）
1-692（09323）（09329） 1-698（09414） 1-702（09465）
1-703（09477） 1-704（09489）
1-707（09524）（09529） 1-713（09606）（09613） 1-714（09620）
1-716（09640） 1-717（09657） 1-718（09664）
1-729（09824）（09826）（09831）（09833）
1-730（09834）（09835）（09840）（09841）（09844） 1-731（09849）
1-736（09929）（09930） 1-744（10040） 1-748（10102）
1-755（10178） 1-763（10281） 1-764（10294）
1-768（10350） 1-778（10465）（10466）（10467）
1-779（10487） 1-780（10492） 1-781（10509）
1-782（10513）（10516）（10517）（10518） 1-782（10521）
1-783（10527）（10528） 1-803（10767） 1-817（10950）
1-824（11061） 1-826（11086） 1-835（11214）
1-870（11705） 1-874（11767） 2-5（12307）
2-7（12336）（12337） 2-18（12497）
2-22（12550）（12551）（12559）（12560） 2-28（12631）
2-54（12988）（12989） 2-57（13025）（13033）
2-59（13052）（13053） 2-60（13062）（13067） 2-61（13082）
2-63（13106） 2-72（13233） 2-73（13249）
2-75（13273） 2-84（13390） 2-102（13684）
2-103（13687）（13690）（13691） 2-105（13722）
2-116（13833） 2-126（13978）
2-131（14055）（14057）（14059）（14060）
2-132（14068）（14076）（14078）
2-135（14117）（14119） 2-138（14168）（14169）
2-139（14174）（14175）（14179） 2-143（14225）
2-167（14580） 2-173（14634）（14637）（14639）
2-174（14640）（14649） 2-175（14655）（14656）（14659）（14662）
2-176（14572）（14670）（14671）（14674）（14677）（14685）
2-177（14689）（14691）（14694） 2-178（14715）
2-179（14720） 2-201（15037）
2-202（15041）（15042）（15045）
2-203（15052）（15053）（15054）（15057） 2-206（15107）
2-211（15172）（15176） 2-217（15260） 2-218（15276）
2-237（15537） 2-265（15928）（15929）
2-280（16107）（16111） 2-284（16168） 2-401（17741）
2-408（17834） 2-426（18070） 2-429（18112）
2-431（18135） 2-433（18155）
2-435（18199）（18200） 2-440（18265） 2-454（18461）
2-475（18767） 2-477（18795） 2-500（19131）
2-501（19148） 2-509（19253）（19254） 2-513（19301）
2-519（19401） 2-523（19452）（19454）（19457）
2-524（19465）（19470）（19472）（19474） 2-530（19557）
2-533（19588） 2-552（19847）（19851） 2-553（19862）
2-555（19900） 2-558（19949）
2-562（20000）（20001） 2-563（20012） 2-565（20051）
2-567（20073）（20075）（20078）
2-568（20084）（20090）（20092） 2-571（20132）
2-573（20165） 2-578（20217） 2-579（20230）
2-586（20326） 2-593（20436） 2-601（20568）
2-602（20583）（20587）（20589） 2-604（20621）
2-607（20662） 2-610（20720） 2-619（20811）
2-628（20917） 2-635（21034） 2-643（21131）
2-645（21153） 2-662（21422） 2-668（21481）
2-697（21903）（21904） 2-720（22202） 2-723（22255）

7-6(74787)(74788)(74789)(74790)(74791)(74792)(74796)
7-6(74798)
7-7(74803)(74804)(74806)(74807)(74808)(74809)
7-10(74850) 7-11(74864)(74866)(74870)
7-12(74883) 7-19(74995) 7-29(75133)
7-37(75256) 7-42(75312) 7-49(75393)
7-53(75442) 7-56(75491)(75494) 7-61(75559)
7-62(75581) 7-68(75660) 7-80(75837)
7-89(75961)(75965) 7-110(76238) 7-113(76289)
7-115(76320)(76321) 7-116(76343)(76344)
7-118(76369)(76370) 7-119(76374) 7-124(76466)
7-127(76503)(76510) 7-142(76745) 7-183(77251)
7-190(77321) 7-191(77336) 7-195(77392)
7-200(77437) 7-203(77489) 7-205(77510)
7-214(77632) 7-240(78035) 7-256(78284)
7-260(78349) 7-261(78362) 7-289(78828)
7-310(79121) 7-327(79359) 7-329(79392)
7-338(79534) 7-339(79557) 7-342(79602)
7-367(80000) 7-452(81187)(81189)
7-467(81408)(81410) 7-471(81459)(81467)(81469)
7-474(81498) 7-475(81509) 7-477(81545)
7-493(81757) 7-514(82054) 7-542(82426)
7-547(82494) 7-548(82504) 7-552(82563)
7-555(82595)(82608) 7-563(82706)(82712) 7-571(82824)
7-576(82899)(82900) 7-593(83098)(83105)(83110)
7-594(83112) 7-599(83186)(83187)(83191)
7-600(83199)(83202)(83203)(83214)
7-601(83218)(83223)(83224)(83225)(83228)(83229)
7-602(83231)(83236)(83238)(83239)(83240)(83241)
7-603(83248)(83249)(83250)(83254)(83256)(83262)
7-604(83267)(83273)(83275)(83276)(83277)(83279)
7-605(83291)(83293) 7-609(83353) 7-614(83436)
7-630(83677) 7-631(83690) 7-633(83716)
7-638(83783) 7-638(83787) 7-639(83793)
7-640(83812)(83814) 7-647(83915) 7-650(83962)
7-651(83964)(83975)
7-652(83979)(83981)(83983)(83988)(83989)(83995)
7-653(84009)(84010) 7-654(84013)(84019)(84020)(84021)
7-655(84024) 7-656(84040) 7-658(84063)
7-665(84160) 7-666(84173) 7-669(84211)
7-670(84223) 7-683(84382)(84383) 7-687(84423)
7-690(84458)(84462)(84464)(84466) 7-692(84486)
7-692(84489) 7-727(84960) 7-729(84982)
7-777(85662) 7-780(85687) 7-796(85880)
7-811(86092)(86099) 7-812(86110)
7-819(68200)(68201)(86195)(86206)(86209)(86210)
7-820(86211)(86213) 7-821(86234)(86237)
7-822(86246)(86247)(86248)(86253)(86254)
7-823(86255)(86258)(86259)(86264)(86268) 7-858(86782)
7-859(86794) 7-861(86829) 7-875(87047)
7-879(87102) 8-1(87322) 8-10(87432)
8-11(87451) 8-12(87465) 8-20(87596)
8-33(87804) 8-45(87967) 8-48(88000)
8-49(88002) 8-51(88042) 8-56(88104)
8-63(88181) 8-69(88278)(88279)(88281)
8-70(88284) 8-71(88301) 8-72(88316)
8-73(88325)(88327) 8-74(88333)(88341)(88341)
8-75(88346)(88350)(88356) 8-80(88422)
8-85(88480) 8-86(88487)(88488) 8-87(88500)
8-87(88506) 8-90(88552) 8-91(88556)
8-97(88647) 8-97(88648)(88649)(88650)
8-98(88652) 8-99(88665)
8-107(88777)(88783) 8-108(88792)(88799)
8-109(88808)(88809) 8-116(88893) 8-121(88951)
8-127(89041) 8-141(89222) 8-158(89446)
8-209(90070) 8-211(90104)
8-214(90144)(90150)(90152)
8-215(90155)(90156) 8-232(90382) 8-248(90612)
8-249(90626) 8-255(90711) 8-257(90727)
8-259(90753) 8-278(90970)(90971) 8-279(90986)
8-281(91006) 8-286(91057) 8-288(91080)
8-333(91724) 8-340(91803) 8-343(91839)
8-373(92291) 8-375(92333) 8-399(92674)
8-411(92840) 8-422(93005) 8-423(93013)
8-425(93043) 8-431(93116) 8-476(93745)
8-486(93869) 8-491(93933) 8-493(93952)
8-501(94055) 8-502(94063) 8-503(94072)
8-505(94106) 8-510(94159) 8-569(95000)
8-574(95068) 8-586(95221) 8-589(95267)
8-591(95290)(95291)(95292)
8-593(95324)(95325) 8-594(95333) 8-599(95421)
8-619(95658) 8-627(95767)(95772) 8-628(95791)
8-656(96174) 8-669(96372)(96375)
8-670(96379)(96384)(96385)(96388)
8-671(96398)(96401) 8-687(96623) 8-694(96716)
8-699(96790)(96792) 8-717(97022) 8-717(97023)
8-725(97133)(97141) 8-726(97158)
8-727(97169)(97176) 8-728(97192)(97193) 8-729(97203)
8-733(97249)(97253) 8-735(97289)
8-736(97302)(97307) 8-737(97315)(97316)(97318)
8-751(97517) 8-756(97581) 8-758(97617)
8-784(97958) 8-792(98082) 8-802(98193)
8-803(98202) 8-815(98367) 8-821(98449)
8-827(98516) 8-868(99022)

咳血

1-66(00981) 1-84(01231)(01233)(01237)
1-206(02846) 1-269(03776)
1-490(06871)(06872) 1-752(10137) 1-754(10177)
1-800(10741) 1-802(10758) 2-70(13196)
2-111(13780) 2-124(13948) 2-133(14082)
2-179(14726) 2-187(14828) 2-206(15106)
2-572(20148) 2-730(22345) 2-738(22457)
2-785(23090) 2-839(23862) 2-887(24548)
3-15(24970) 3-16(24989) 3-138(26650)
3-158(26981) 3-183(27330) 3-188(27396)
3-253(28298) 3-260(28409) 3-284(28750)
3-312(29132) 3-337(29456) 3-419(30525)
3-461(31105) 3-472(31257) 3-597(32980)

4-825(48791) 5-344(53728)(53731) 5-495(55700)
5-658(58073) 5-800(60209) 5-830(60632)
5-878(61305) 5-883(61379) 6-16(61949)
6-26(62073) 6-350(66499) 6-394(67095)
6-462(67903) 6-675(70815) 6-777(72145)
6-923(74052) 7-54(75452) 7-58(75513)
7-136(76652) 7-164(77051) 7-165(77062)
7-193(77369) 7-245(78110) 7-475(81522)
7-476(81524)(81525) 7-595(83132) 7-620(83520)
7-682(84377) 8-36(87842) 8-136(89147)
8-165(89529) 8-174(89643) 8-200(89950)
8-374(92318) 8-375(92320) 8-419(92950)
8-470(93666) 8-487(93880) 8-694(96710)
8-710(96945) 8-783(97944)

口痈 5-863(61099)

口中辛辣 7-600(83204)

狂犬咬伤

2-8(12353) 2-521(19434) 2-559(19962)
3-154(26902) 3-154(26903) 3-498(31659)
3-626(33364) 4-342(42062) 4-343(42077)
4-378(42561)(42562)(42563) 4-482(44082)
4-713(47221) 5-9(49040) 5-116(50657)
5-157(51183) 5-160(51222) 5-314(53312)
5-321(53422) 5-325(53474) 5-344(53727)
5-650(57956) 5-662(58133) 5-881(61349)
6-138(63640) 6-145(63731) 7-415(80648)
7-607(83326) 7-778(85667)
7-784(85722)(85734) 7-786(85753)(85755)(85756)
8-3(87346) 8-184(89750) 8-721(97083)
8-904(99522)

狂证

1-17(00242)(00250) 1-35(00467) 1-81(01192)
1-167(02343) 1-170(02364) 1-288(04032)
1-295(04122) 1-435(06116) 1-488(06853)
1-543(07431) 1-614(08288) 1-653(08870)
1-670(09066) 1-697(09389) 1-799(10740)
1-820(11001) 1-907(12236) 2-10(12385)
2-11(12399)(12402) 2-32(12693) 2-116(13830)
2-119(13866) 2-167(14569) 2-188(14847)
2-203(15055) 2-228(15405) 2-231(15466)
2-232(15477)(15478) 2-241(15585)(15589) 2-245(15636)
2-275(16058) 2-291(16252) 2-417(17960)
2-425(18067) 2-449(18393) 2-454(18463)
2-462(18592) 2-477(18792) 2-481(18858)
2-502(19157) 2-528(19523) 2-543(19725)
2-547(19783) 2-676(21589)(21590) 2-677(21597)
2-689(21785) 2-697(21904) 2-709(22074)
2-724(22276) 2-880(24433)(24434)(24436)
3-60(25590) 3-110(26262) 3-113(26302)
3-132(26564)(26565) 3-139(26673)
3-172(27181)(27182) 3-174(27197) 3-177(27248)
3-179(27268) 3-182(27311) 3-184(27346)
3-186(27361) 3-198(27557) 3-228(27927)
3-237(28059) 3-240(28110) 3-267(28526)
3-298(28941) 3-305(29033) 3-318(29212)
3-320(29237) 3-374(29979) 3-398(30268)
3-536(32182) 3-542(32273) 3-581(32773)
3-677(34067)(34068) 3-765(35209) 3-774(35332)
3-779(35401) 3-836(36102) 3-875(36637)
3-892(36860) 3-909(37079) 3-913(37122)
4-19(37407) 4-69(38093) 4-78(38222)
4-88(38343) 4-94(38447) 4-112(38729)
4-193(39883) 4-198(39956) 4-256(40790)
4-257(40802) 4-293(41359) 4-322(41767)
4-367(42416) 4-368(42430) 4-412(43066)
4-427(43303) 4-664(46597) 4-753(47742)
4-791(48289) 4-829(48852) 4-831(48889)
5-69(49908) 5-70(49921) 5-84(50158)
5-132(50883) 5-151(51113) 5-162(51256)
5-165(51286)(51288) 5-264(52604) 5-330(53548)
5-331(53562)(53567) 5-346(53756) 5-357(53877)
5-362(53926) 5-383(54175) 5-410(54518)
5-427(54746) 5-432(54812) 5-434(54822)
5-473(55393) 5-481(55499)(55503) 5-487(55594)
5-491(55640) 5-494(55688) 5-497(55735)
5-519(56048) 5-523(56100)
5-598(57138)(57145) 5-670(58265) 5-791(60068)
5-798(60181) 5-817(60449)(60455)(60458)
5-891(61487) 6-53(62459) 6-57(62527)
6-98(63121) 6-133(63556) 6-152(63814)
6-164(64006) 6-179(64212) 6-185(64297)
6-187(64332) 6-199(64486) 6-213(64670)
6-231(64934) 6-235(64982) 6-254(65200)
6-301(65818) 6-354(66550)(66557) 6-375(66818)
6-393(67080)(67090) 6-494(68320) 6-498(68368)
6-509(68534) 6-520(68685) 6-542(68991)
6-626(70119)(70121) 6-627(70131) 6-630(70192)
6-643(70369) 6-748(71748) 6-750(71777)
6-769(72037) 6-962(74592) 7-35(75225)
7-52(75418) 7-146(76808) 7-153(76897)
7-165(77066) 7-198(77422) 7-202(77461)
7-216(77675) 7-217(77677) 7-243(78070)
7-245(78106) 7-359(79878) 7-430(80855)
7-480(81589) 7-516(82080) 7-547(82499)
7-589(83045) 7-590(83053)(83060)
7-591(83068)(83071) 7-641(83834) 7-642(83839)
7-643(83856) 7-645(83875) 7-719(84854)
7-750(71777) 7-777(85657) 7-778(85670)
7-865(86888) 8-1(87325) 8-5(87378)
8-151(89347) 8-173(89630) 8-304(91302)
8-327(91629) 8-459(93500) 8-471(93685)
8-509(94140) 8-666(96323) 8-692(96676)
8-742(97386)(97387) 8-871(99059) 8-876(99135)
8-902(99506)(99508)(99509)(99510)

溃疡

1-54(00777) 1-61(00894) 1-175(02435)
1-176(02436) 1-183(02547)(02549)(02552)(02553)
1-184(02558)(02559)(02560)(02561)(02563)

1-185(02579)(02582) 1-201(02781)(02782)(02783)
1-240(03323) 1-258(03602) 1-286(03993)
1-298(04168) 1-352(04957)
1-378(05293)(05300) 1-471(06628) 1-649(08806)
1-861(11568) 2-80(13333) 2-123(13918)
2-133(14090) 2-140(14183) 2-537(19644)
2-583(20278) 2-591(20401) 2-661(21402)
2-853(24045)(24046) 2-854(24062) 2-855(24070)
2-890(24583) 2-892(24613) 3-10(24912)
3-62(25615) 3-81(25864) 3-193(27464)
3-228(27933) 3-386(30113) 3-429(30659)
3-673(34025) 3-752(35033) 3-865(36508)
4-94(38445)(38449) 4-95(38456) 4-136(39037)
4-137(39040) 4-143(39134) 4-145(39168)
4-150(39243) 4-151(39254)(39255)(39256)
4-514(44533) 5-291(52993) 5-529(56181)
5-599(57156)(57160)(57163)
5-600(57164)(57166)(57167)(57168)
5-601(57185)(57187)(57189) 5-640(57791)
5-728(59154) 5-813(60388) 6-26(62070)
6-27(62084) 6-80(62887) 6-116(63342)
6-209(64615) 6-227(64875)
6-440(67648)(67650) 6-498(68363) 6-501(68409)
6-502(68422) 6-503(68434) 6-504(68449)
6-605(69838)(69840) 6-606(69842)(69847) 6-607(69870)
6-609(69894)(69897) 6-610(69918) 6-617(70030)
6-745(71711) 6-811(72563) 6-848(73014)
6-864(73236) 6-912(73922) 6-929(74141)
7-19(74994) 7-28(75125) 7-305(79053)
7-363(79934) 7-369(80015) 7-386(80236)
7-395(80349)(80350) 7-396(80354)(80355)(80356)(80357)
7-410(80577) 7-411(80586) 7-459(81301)
7-479(81579) 7-507(81967) 7-623(83571)
7-624(83583)(83591) 7-632(83701) 8-92(88569)
8-384(92463) 8-673(96425) 8-701(96828)
8-742(97393)

溃疡性结肠炎 3-399(30269)

L

癞疮 1-522(07165) 8-586(95232)

阑尾炎

2-474(18758) 6-905(73826)
8-201(89969)(89970)(89971)(89973)(89974)
8-202(89980)(89981)

烂喉痧

1-52(00731) 1-91(01302) 1-98(01387)
1-154(02156)(02157) 1-334(04674) 1-377(05279)
1-430(06047) 1-561(07635) 1-592(07979)
1-654(08874) 2-47(12885) 2-119(13867)
2-282(16137) 2-307(16499) 2-322(16698)
2-446(18353)(18355) 2-477(18794) 2-566(20066)
2-708(22068) 3-137(26633)
3-363(29807)(29816) 3-393(30202) 3-401(30293)
3-403(30320) 3-417(30495) 3-571(32632)
4-35(37626) 4-142(39123)
4-418(43176)(43177)(43181) 4-419(43188)
4-523(44645) 5-300(53120) 5-312(53293)
5-524(56111) 5-607(57272) 5-704(58803)
5-704(58804) 6-166(64042) 6-216(64694)
6-394(67107) 6-430(67532) 6-503(68430)
6-504(68451) 6-874(73375)
7-124(76452)(76464) 7-579(82932) 7-605(83292)
7-659(84073) 7-677(84323) 7-690(84465)
7-727(84964) 7-836(86438) 7-840(86501)
8-103(88734) 8-127(89040) 8-273(90920)
8-317(91484) 8-323(91568) 8-327(91627)
8-432(93128) 8-618(95646)

烂脚 1-647(08779)

烂弦风 8-525(94356)(94360)

劳疸 5-70(49920)

劳风

2-673(21550) 3-483(31435)
3-520(31943)(31945) 4-58(37930) 4-486(44138)
4-492(44236) 5-615(57387) 6-850(73040)
7-264(78410) 7-388(80248) 7-551(82545)

劳蛊 3-574(32688)

劳黄 2-693(21839) 6-699(71146)

劳倦

1-231(03209) 1-280(03914) 1-746(10060)
2-106(13731) 3-334(29418) 3-387(30137)
3-388(30142)(30150) 3-409(30394) 3-410(30404)
5-578(56870) 6-237(65014) 6-258(65249)
6-292(65708) 8-218(90207)

劳淋

1-230(03194) 1-874(11770) 2-327(16770)
2-627(20903) 2-628(20916)(20920) 2-721(22218)
2-869(24271) 3-88(25964) 3-451(30965)
3-458(31050) 3-642(33582) 4-819(48696)
5-82(50123) 6-281(65556) 6-613(69953)
6-699(71147) 7-39(75279) 7-766(85519)
8-242(90512) 8-341(91821) 8-364(92148)

劳疟

1-53(00754) 1-212(02924) 1-554(07549)
1-719(09683) 2-260(15852)
2-369(17310)(17314) 2-370(17326)
2-371(17327)(17330) 2-393(17624)
2-401(17734)(17736) 2-596(20474) 3-277(28658)
3-376(30001) 3-548(32349)(32350) 3-600(33025)
3-761(35145) 4-142(39120) 4-217(40213)
4-742(47607) 5-255(52463) 6-190(64367)
6-212(64656) 6-602(69790) 6-687(70967)
6-716(71396) 7-210(77574) 7-345(79653)
7-435(80817) 7-436(80938) 7-437(80959)
8-429(93094) 8-854(98866) 8-859(98926)
8-861(98959)

劳气 1-354(04983)

劳疝 8-730(97225)

冷疳 1-95(01348)
冷积 8-629(95808)
冷劳
1-388(05431) 1-839(11267) 1-844(11336)
2-517(19374) 2-517(19375) 3-35(25229)
3-87(25946) 4-1(37142) 4-4(37173)
4-445(43547) 4-550(45026) 4-623(46025)
4-629(46112) 4-668(46667) 4-764(47896)
4-768(47962) 5-90(50245)
5-393(54322)(54323) 5-394(54328) 5-716(58976)
5-717(58992) 5-721(59061) 5-841(60793)
6-438(67625) 6-443(67697) 6-594(69679)
6-858(73150) 7-481(81602)(81604) 7-876(87068)
7-877(87071)(87072) 7-887(87219) 8-398(92659)
8-619(95671) 8-703(96854) 8-732(97245)
8-760(97637)(97638) 8-844(98750)
冷泪
1-66(00976) 3-191(27441) 7-236(77977)
冷痢
1-56(00809) 1-91(01308) 1-119(01642)
1-124(01727) 1-260(03639) 1-269(03765)
1-387(05410) 1-388(05429) 1-391(05470)
1-728(09803) 1-846(11355) 1-859(11538)
1-861(11565)(11570) 1-889(11983) 2-217(15255)
2-491(18993) 2-513(19311) 2-514(19322)
2-555(19893) 2-561(19985) 2-596(20477)
2-658(21360) 2-679(21622) 2-681(21658)
2-682(21666)(21673) 2-684(21692)(21693) 2-745(22545)
2-899(24708) 3-39(25266) 3-87(25948)
3-474(31294) 3-620(33311) 3-632(33438)
3-634(33460) 3-642(33577) 3-653(33732)
3-715(34545) 3-722(34642) 3-730(34738)
4-312(41629) 4-313(41647) 4-432(43363)
4-439(43465) 4-623(46029) 4-624(46051)
4-629(46109) 4-662(46579) 4-748(47676)
4-755(47780) 4-761(47868)
4-762(47869)(47874) 4-763(47893) 4-768(47959)
4-774(48040) 4-777(48096) 4-803(48447)
5-277(52788) 5-328(53525) 5-393(54324)
5-616(57395) 5-716(58979) 5-718(59004)
5-723(59085) 5-765(59704) 5-839(60757)
5-846(60872) 5-849(60908) 5-850(60923)
5-851(60933) 6-52(62437)
6-122(63412)(63413) 6-337(66306) 7-75(75765)
7-85(75902) 7-272(78519)
7-281(78675)(78676) 7-282(78696) 7-495(81788)
7-731(85018) 8-371(92268) 8-395(92622)
8-426(93055) 8-636(95903) 8-647(96043)
冷淋
1-858(11534) 1-874(11773) 1-907(12232)
2-19(12512) 2-42(12817)(12818)(12820)
2-687(21744) 2-688(21762) 2-855(24080)
2-879(24415) 3-727(34708) 4-463(43819)
4-558(45137) 4-560(45156) 4-562(45188)
5-89(50228) 5-464(55255) 6-854(73101)
7-231(77896) 7-871(86973) 8-145(89278)
8-364(92152) 8-548(94701)
冷瘤 1-94(01342)
冷气 2-140(14191) 8-752(97523)
冷热不调 7-28(75115)
冷热疳 1-189(02636)
冷热气 4-109(38669)
冷疝 3-683(34168)
冷嗽
1-405(05681) 1-637(08635) 1-865(11618)
2-14(12441) 2-60(13071) 2-523(19462)
2-529(19538) 2-776(22953)(22954) 2-861(24138)
3-663(33898) 4-333(41923) 6-8(61825)
6-330(66181)
冷痃
1-675(09134) 1-858(11530)(11531) 3-218(27828)
5-95(50335) 5-842(60801) 8-127(89039)
冷泻
1-269(03765) 1-813(10891) 1-846(11364)
2-491(18993) 2-563(20011) 2-642(21111)
3-358(29749) 7-185(77273) 8-235(90425)
冷心痛
1-131(01825) 1-372(05214) 5-718(59003)
5-843(60824) 8-736(97294)
冷注 3-27(25127)
离魂症
3-834(36076) 5-501(55800) 6-625(70101)
8-173(89631) 8-405(92757)
藜日光皮炎
2-211(15170) 5-54(49682) 7-685(84397)
历节风
1-21(00292) 1-160(02235) 1-185(02584)
1-218(03012) 1-344(04830) 1-418(05882)
1-433(06087) 1-476(06695) 1-487(06845)
1-495(06924) 1-567(07693)
1-641(08687)(08696) 1-666(09012) 1-696(09387)
1-765(10300) 1-775(10425) 1-872(11739)
2-108(13758) 2-179(14735) 2-260(15848)
2-263(15894) 2-268(15969) 2-291(16245)
2-291(16246) 2-341(16941) 2-343(16975)
2-346(17011) 2-364(17251) 2-393(17629)
2-396(17661) 2-426(18078)
2-458(18517)(18528) 2-462(18589) 2-553(19861)
2-580(20242) 2-677(21600) 2-754(22689)
2-818(23587) 2-819(23599) 3-18(25020)
3-25(25105) 3-80(25861) 3-88(25957)
3-114(26312) 3-141(26700) 3-155(26925)
3-258(28372) 3-264(28477) 3-304(29018)
3-323(29275) 3-346(29588) 3-397(30249)
3-443(30869) 3-481(31403) 3-518(31921)
3-564(32547) 3-647(33655) 3-673(34022)
3-719(34598) 3-913(37123) 4-42(37708)

3-613（33212） 3-710（34490） 3-851（36308）
4-37（37653） 4-38（37656） 4-40（37689）
4-41（37694） 4-100（38532） 4-120（38823）
4-197（39942） 4-408（43009） 4-524（44661）
4-528（44716） 4-780（48145） 4-798（48377）
4-802（48420） 5-29（49334） 5-67（49873）
5-123（50780） 5-153（51142）
5-188（51583）（51585） 5-230（52118） 5-315（53319）
5-519（56042） 5-547（56450） 5-569（56735）
5-572（56776） 5-584（56959） 5-821（60507）
5-824（60552） 5-859（61037） 5-869（61179）
6-247（65125） 6-331（66201） 6-348（66472）
6-395（67110） 6-413（67352） 6-454（67814）
6-495（68322） 6-537（68939） 6-620（70056）
6-969（74705） 6-970（74706）（74707） 7-13（74891）
7-88（75954） 7-89（75963） 7-90（75972）
7-95（76037） 7-364（79938） 7-409（80559）
7-571（82827） 7-644（83866）
7-771（85585）（85587） 7-814（86133） 7-835（86412）
8-206（90030）（90031） 8-207（90035） 8-317（91485）
8-409（92819） 8-556（94817） 8-562（94900）
8-643（95989） 8-740（97355） 8-810（98294）
8-904（99533） 8-906（99560）

瘤

1-318（04413） 1-494（06909） 1-795（10687）
1-821（11013）（11014） 2-203（15070） 2-204（15071）
3-579（32744） 3-693（34268）（34274）
5-609（57298）（57299）（57300）（57302）（57303）（57304）
6-185（64298） 6-405（67248） 6-406（67264）
6-610（69900） 6-757（71876） 6-914（73946）
6-914（73948） 7-35（75228） 7-165（77065）
7-247（78141） 7-260（78346） 7-330（79413）
7-636（83767） 7-647（83918） 8-473（93715）
8-601（95446）

六极

1-213（02939）（02940） 1-230（03191） 1-231（03211）
1-236（03273） 1-246（03402） 1-340（04767）
1-348（04890） 1-349（04911） 1-386（05397）
1-399（05589） 1-451（06321） 1-476（06696）
1-505（07007） 1-514（07087）（07089） 1-673（09117）
1-762（10270） 1-771（10387） 1-781（10504）
1-829（11120） 2-50（12930） 2-58（13039）
2-61（13089） 2-190（14860） 2-258（15820）
2-270（15994） 2-292（16260） 2-299（16375）
2-324（16724） 2-409（17854） 2-422（18024）
2-607（20667） 2-632（20978）（20979）（20981）
2-639（21074） 2-640（21089） 2-649（21215）
2-858（24117） 2-876（24373） 2-883（24485）
3-16（24988） 3-165（27064）
3-205（27642）（27643） 3-206（27662） 3-210（27721）
3-374（29975） 3-469（31222）（31225）
3-470（31231）（31232） 3-491（31562）（31563） 3-556（32460）
3-732（34768） 3-735（34803） 3-746（34963）
3-751（35022） 3-760（35136） 4-68（38072）
4-171（39552） 4-545（44949） 4-594（45601）
4-619（45978） 4-697（47004） 4-761（47860）
5-168（51320） 5-744（59380） 5-773（59807）
5-778（59878） 5-783（59961） 5-793（60094）
5-796（60137） 5-906（61695）
6-4（61775）（61776）（61777） 6-7（61815）
6-174（64159） 6-264（65334） 6-266（65358）
6-297（65763） 6-865（73257） 6-878（73427）
7-22（75030） 7-105（76156）
7-128（76520）（76521） 7-253（78240） 7-299（78988）
7-307（79079）（79085） 7-311（79140）（79141）
7-321（79279）（79280） 7-522（82147） 7-525（82195）
7-532（82287） 7-534（82318） 7-548（82509）
7-553（82570） 7-560（82677） 7-716（84809）
7-887（87211） 8-72（88305） 8-322（91553）
8-702（96845） 8-736（97295）

癃闭

1-57（00826） 1-90（01291） 1-141（01965）
1-162（02266） 1-164（02300）
1-174（02408）（02409） 1-206（02848） 1-251（03485）
1-360（05067） 1-421（05936） 1-443（06213）
1-560（07626） 1-591（07964） 1-647（08788）
1-870（11710） 1-873（11755）
1-875（11779）（11786）（11787） 1-877（11810）
1-903（12181） 2-90（13469） 2-93（13522）
2-96（13585） 2-98（13610）（13611） 2-177（14703）
2-187（14829）（14830） 2-222（15328） 2-253（15768）
2-259（15831） 2-260（15846） 2-317（16618）
2-449（18408） 2-463（18607） 2-480（18836）
2-551（19836） 2-570（20120） 2-584（20296）
2-607（20659） 2-627（20894）（20895）（20899）
2-628（20922） 2-645（21163） 2-836（23814）
2-857（24103） 2-859（24119） 3-89（25975）
3-142（26712） 3-147（26783） 3-229（27938）
3-231（27964） 3-236（28038） 3-242（28142）
3-252（28285） 3-257（28351） 3-325（29301）
3-332（29389） 3-370（29921） 3-428（30640）
3-444（30892） 3-481（31412） 3-481（31417）
3-502（31711） 3-504（31739） 3-522（31977）
3-647（33649） 3-769（35264） 3-787（35516）
3-816（35869） 4-26（37492）（37493）（37494）
4-28（37525） 4-32（37588） 4-52（37848）
4-144（39152） 4-145（39181） 4-184（39750）
4-319（41725） 4-322（41777）（41779） 4-338（41995）
4-425（43279） 4-463（43814）（43816） 4-506（44433）
4-709（47151） 4-727（47394） 4-777（48086）
4-807（48512） 4-819（48695） 4-833（48907）
5-17（49166） 5-60（49778） 5-97（50370）
5-108（50552） 5-276（52762） 5-298（53087）
5-328（53529） 5-351（53804） 5-456（55155）
5-460（55212） 5-462（55230） 5-463（55251）
5-464（55260）（55264） 5-472（55370） 5-547（56449）
5-614（57374） 5-647（57890） 5-651（57974）
5-653（57997） 5-658（58067） 5-727（59153）

7-448（81121）（81124） 7-450（81156） 7-491（81734）
7-504（81931）（81932） 7-517（82095） 7-696（84538）
7-733（85040） 7-749（85278）
7-783（85714）（85715）（85716）
7-784（85724）（85728）（85732） 7-786（85754）
7-841（86515） 8-19（87587）（87589） 8-25（87682）
8-43（87935） 8-57（88117） 8-104（88746）
8-128（89047） 8-138（89170） 8-184（89747）
8-185（89755）（89756）（89758） 8-186（89768）
8-213（90129）（90134） 8-215（90166） 8-224（90293）
8-278（90969） 8-291（91108） 8-309（91368）
8-314（91433） 8-422（92997）
8-423（93010）（93015） 8-441（93257） 8-506（94119）
8-631（95838） 8-632（95844） 8-639（95953）
8-655（96151）（96155）（96156）
8-675（96456）（96463） 8-694（96709）
8-765（97703）（97704）（97705）（97709）（97710） 8-794（98106）
8-806（98237） 8-873（99094） 8-882（99219）
8-883（99228） 8-889（99317）

漏风

2-771（22874） 4-92（38411） 4-459（43752）
4-767（47944）

漏睛

1-291（04065） 1-732（09877）
2-13（12422）（12423） 2-212（15190） 2-363（17239）
2-700（21929） 3-43（25337） 3-57（25562）
3-79（25840） 3-163（27044） 4-60（37960）
4-547（44975） 4-700（47052） 4-740（47579）
5-449（55053） 5-471（55367） 5-478（55463）
6-490（68269） 7-317（79228） 7-323（79300）
7-330（79418） 7-371（80037） 7-704（84654）
8-158（89447） 8-336（91753） 8-463（93550）
8-628（95800）

漏精

1-42（00578） 6-213（64671） 6-296（65746）
6-370（66755） 6-865（73249）

漏气 7-180（77221） 7-478（81555）（81556）

漏胎

1-109（01521） 1-662（08976） 5-477（55434）

漏腋 2-459（18537） 7-462（81352）

滤泡性结膜炎 2-710（22099）

辘轳转关

1-807（10806） 3-289（28816） 5-440（54926）

绿风内障

2-531（19570） 7-703（84637） 7-708（84713）
7-710（84743） 7-723（84906） 7-724（84923）

瘰疬

1-2（00014） 1-16（00227） 1-31（00422）
1-36（00483） 1-57（00820） 1-74（01086）
1-94（01335） 1-97（01371） 1-99（01391）
1-118（01637） 1-138（01936） 1-147（02058）
1-148（02063） 1-160（02230） 1-171（02389）
1-177（02464） 1-208（02868） 1-232（03218）
1-296（04137） 1-326（04541） 1-331（04626）
1-334（04670） 1-338（04736） 1-343（04809）
1-347（04887） 1-375（05261） 1-383（05362）
1-412（05789） 1-415（05853） 1-421（05930）
1-423（05960） 1-425（05993） 1-432（06083）
1-438（06147）（06149） 1-453（06356） 1-461（06476）
1-463（06512） 1-467（06578） 1-474（06668）
1-493（06904） 1-524（07188） 1-565（07675）
1-572（07746） 1-575（07780） 1-578（07818）
1-584（07892） 1-587（07922） 1-604（08154）
1-606（08183） 1-619（08363）（08367）（08368）
1-620（08373）（08382） 1-629（08516） 1-630（08524）
1-665（09010） 1-700（09430） 1-723（09739）
1-733（09896） 1-738（09961） 1-741（09982）
1-744（10032）（10044） 1-746（10062） 1-750（10124）
1-755（10188）（10192） 1-757（10212） 1-770（10378）
1-787（10584） 1-796（10710）
1-812（10878）（10881） 1-817（10960） 1-821（11014）
1-822（11027） 1-823（11038） 1-845（11343）
1-861（11562） 1-869（11691）（11695） 1-872（11738）
1-875（11785） 1-878（11833）
1-897（12095）（12102） 2-2（12257）（12259）
2-4（12286）（12289） 2-6（12323） 2-13（12431）
2-20（12526） 2-29（12642）（12643）（12655）
2-30（12665） 2-31（12684） 2-55（13000）
2-71（13222） 2-73（13241）
2-78（13317）（13318）（13319）
2-79（13322）（13326）（13327） 2-80（13335）
2-83（13381） 2-101（13660） 2-102（13683）
2-109（13765） 2-110（13777）（13778） 2-113（13806）
2-119（13870） 2-154（14369）（14374）
2-155（14375）（14376）（14378）（14385）（14386）
2-156（14398）（14399）（14407）
2-157（14415）（14416）（14423） 2-158（14432）
2-160（14460）（14473） 2-167（14570）（14573）
2-168（14586）（14587）（14591）（14592）
2-169（14595）（14596）（14601）（14604）（14605）
2-170（14606）（14607） 2-173（14625）（14626） 2-174（14643）
2-183（14779） 2-187（14833）
2-188（14837）（14843） 2-193（14913）
2-194（14930）（14935） 2-206（15114） 2-212（15188）
2-242（15603） 2-267（15952） 2-281（16122）
2-290（16237） 2-301（16405） 2-305（16470）
2-312（16563）（16564） 2-320（16669） 2-329（16789）
2-337（16896） 2-350（17064） 2-365（17271）
2-377（17434）（17435） 2-379（17449）
2-387（17542）（17547） 2-388（17553） 2-408（17835）
2-409（17849） 2-411（17878）（17879） 2-412（17883）
2-434（18176） 2-448（18381）（18382） 2-450（18411）
2-458（18521） 2-460（18550）（18551） 2-461（18570）
2-482（18873） 2-495（19056） 2-505（19205）
2-536（19632） 2-558（19942） 2-561（19989）
2-562（19992） 2-566（20056） 2-570（20128）
2-573（20162） 2-578（20215）（20216） 2-582（20266）

2-583（20292） 2-593（20435） 2-619（20808）
2-652（21265） 2-677（21603） 2-682（21675）
2-688（21767） 2-694（21868） 2-704（22001）
2-710（22095） 2-748（22595） 2-754（22691）
2-761（22790） 2-768（22841） 2-795（23238）
2-807（23431） 2-822（23640） 2-833（23771）
2-846（23946） 2-847（23964） 2-849（23993）
2-850（24001） 2-852（24035）
2-854（24056）（24065） 2-868（24248） 2-891（24597）
3-3（24806） 3-5（24844） 3-6（24854）
3-63（25627） 3-68（25691）（25692） 3-70（25710）
3-71（25731） 3-73（25757）
3-74（25772）（25773） 3-75（25786）（25787）（25788）（25797）
3-77（25821） 3-88（25958） 3-102（26145）
3-137（26639） 3-147（26789） 3-148（26801）
3-152（26868） 3-153（26893） 3-164（27053）
3-165（27073） 3-166（27078）
3-167（27094）（27098）（27099） 3-168（27108）
3-188（27392） 3-191（27438）（27445） 3-192（27455）
3-233（28005） 3-237（28061） 3-241（28125）
3-258（28373） 3-302（28996） 3-304（29019）
3-321（29243）（29252） 3-334（29421） 3-339（29485）
3-344（29559） 3-356（29727） 3-366（29854）
3-376（30005） 3-377（30018） 3-378（30020）
3-380（30041） 3-405（30345） 3-415（30471）
3-444（30896） 3-447（30934） 3-448（30942）
3-474（31292） 3-504（31743） 3-513（31865）
3-546（32333） 3-552（32406）（32407） 3-555（32446）
3-588（32858） 3-608（33130） 3-609（33143）
3-612（33191） 3-613（33212） 3-617（33266）
3-661（33866） 3-666（33929） 3-680（34115）
3-693（34274） 3-706（34447）（34449）（34450）
3-711（34494） 3-719（34602） 3-759（35125）
3-761（35155） 3-810（35793） 3-811（35810）
3-818（35895） 3-825（35962） 3-827（35999）
3-832（36045） 3-864（36484） 4-6（37212）
4-10（37273） 4-11（37282） 4-22（37443）
4-32（37582） 4-37（37652） 4-38（37656）
4-40（37687） 4-41（37694）（37698）（37699）
4-55（37891） 4-84（38294） 4-86（38332）
4-89（38361） 4-103（38577） 4-107（38647）
4-111（38716） 4-115（38765） 4-116（38779）
4-137（39049）（39051） 4-142（39118）
4-143（39145）（39146） 4-148（39220）（39223） 4-150（39242）
4-197（39931） 4-224（40327） 4-227（40370）
4-229（40411） 4-243（40601） 4-268（40966）
4-303（41497） 4-349（42173） 4-385（42655）
4-387（42681）
4-400（42870）（42871）（42872）（42873）（42874）（42875）（42876）（42878）（42879）
4-401（42888）（42890） 4-402（42895）（42909）
4-404（42938）（42939）（42941）
4-405（42946）（42950） 4-406（42969） 4-407（42983）
4-410（43036）（43042） 4-441（43491） 4-443（43520）
4-444（43541） 4-450（43625）
4-455（43687）（43688） 4-461（43786）
4-473（43949）（43950）（43957） 4-476（43991）
4-481（44054）（44055） 4-482（44078） 4-483（44094）
4-485（44130） 4-486（44131）（44132）（44133）（44136）
4-487（44149）（44150）
4-490（44203）（44204） 4-491（44213）（44214）（44215）（44219）
4-524（44658） 4-536（44826） 4-555（45089）
4-559（45143） 4-563（45197） 4-603（45740）
4-605（45775） 4-672（46712） 4-682（46816）
4-723（47344） 4-750（47693） 4-782（48176）
4-790（48276） 4-791（48277） 4-794（48322）
4-797（48364） 4-798（48373）（48374） 4-802（48433）
4-810（48567） 4-814（48625） 5-3（48952）
5-23（49249） 5-49（49607） 5-58（49740）
5-66（49859） 5-110（50573）（50581） 5-113（50613）
5-126（50824） 5-140（50971） 5-141（50987）
5-144（51035） 5-145（51048） 5-149（51085）
5-181（51461） 5-184（51509） 5-189（51592）
5-200（51746）（51748） 5-228（52086） 5-231（52127）
5-256（52471） 5-283（52877） 5-304（53165）
5-307（53204） 5-313（53301） 5-316（53345）
5-320（53402） 5-358（53883） 5-396（54351）
5-416（54602） 5-418（54624） 5-423（54693）
5-441（54948） 5-539（56327） 5-562（56653）
5-572（56776） 5-591（57049） 5-597（57127）
5-603（57217） 5-609（57304） 5-612（57347）
5-666（58203） 5-673（58325） 5-676（58365）
5-722（59074） 5-723（59090） 5-818（60471）
5-819（60488） 5-820（60503） 5-832（60661）
5-835（60702） 5-836（60716） 5-866（61138）
5-867（61154） 5-889（61461） 5-895（61559）
6-16（61956） 6-30（62120） 6-48（62378）
6-53（62453） 6-84（62939）
6-92（63051）（63053） 6-110（63269） 6-134（63574）
6-143（63699） 6-148（63767）（63768）（63770）
6-152（63813） 6-166（64041） 6-197（64462）
6-207（64579）（64580）（64581） 6-209（64606）
6-210（64619） 6-218（64720） 6-226（64854）
6-231（64937） 6-235（64992） 6-238（65025）
6-241（65053） 6-247（65127） 6-303（65839）
6-316（66003） 6-369（66749） 6-374（66815）
6-375（66826） 6-380（66895） 6-383（66934）
6-386（66979） 6-387（66995）
6-388（67007）（67009） 6-389（67021） 6-391（67046）
6-394（67099）（67105） 6-411（67337） 6-426（67493）
6-428（67511） 6-437（67618） 6-438（67628）
6-447（67733）（67734）（67738） 6-448（67754）
6-450（67767） 6-451（67782）（67783）
6-454（67814）（67815） 6-464（67913） 6-487（68225）
6-488（68238） 6-496（68332） 6-497（68349）
6-498（68361） 6-501（68415） 6-503（68438）
6-507（68487） 6-509（68528） 6-517（68649）

M

1-762（10267） 1-769（10364）（10367）
1-777（10452）（10453） 1-778（10471）
1-783（10523）（10529） 1-790（10624） 1-801（10751）
1-803（10773） 1-804（10774） 2-11（12393）
2-17（12478） 2-35（12731） 2-49（12912）
2-67（13170） 2-72（13234） 2-77（13306）
2-109（13761） 2-159（14453） 2-205（15098）
2-260（15858） 2-279（16104） 2-285（16179）
2-304（16455） 2-318（16633） 2-327（16759）
2-335（16856） 2-336（16883） 2-345（16989）
2-348（17044） 2-350（17070） 2-353（17107）
2-360（17204） 2-364（17251） 2-377（17432）
2-379（17448）（17453）（17455）
2-380（17457）（17459） 2-382（17484）
2-393（17627）（17630） 2-399（17704） 2-403（17765）
2-408（17831） 2-410（17860） 2-413（17897）
2-426（18077）（18078） 2-439（18245） 2-444（18336）
2-448（18379） 2-462（18587） 2-464（18621）
2-478（18811） 2-500（19135） 2-504（19179）
2-506（19213） 2-518（19380） 2-561（19984）
2-562（19996） 2-582（20265） 2-600（20552）
2-623（20852） 2-629（20934） 2-635（21020）
2-642（21121） 2-659（21376） 2-694（21854）
2-742（22501） 2-743（22513） 2-749（22611）
2-753（22670） 2-777（22970）
2-781（23027）（23028） 2-811（23495） 2-814（23525）
2-819（23601） 2-822（23634） 2-842（23887）
2-863（24185）（24186）（24187） 3-1（24792）
3-35（25224） 3-70（25709） 3-83（25896）
3-92（26006）（26009）（26010）（26015）（26016）
3-93（26018）（26027） 3-94（26028）（26039） 3-101（26138）
3-107（26224） 3-109（26244） 3-113（26296）
3-115（26334）（26338）（26339） 3-116（26341）
3-126（26495） 3-189（27411）（27412） 3-190（27423）
3-195（27494） 3-261（28420） 3-285（28761）
3-287（28788） 3-299（28958） 3-313（29141）
3-314（29163） 3-340（29497） 3-359（29756）
3-387（30128） 3-398（30268） 3-403（30322）
3-422（30569） 3-429（30655） 3-430（30677）
3-438（30801） 3-443（30859） 3-446（30914）
3-464（31141） 3-560（32502） 3-561（32509）
3-562（32513）（32515） 3-569（32607）（32608） 3-575（32699）
3-576（32708） 3-588（32863） 3-589（32869）
3-593（32930） 3-600（33018）
3-617（33268）（33270） 3-618（33277） 3-619（33289）
3-662（33871） 3-692（34261） 3-699（34344）
3-706（34448） 3-708（34469） 3-714（34531）
3-719（34603） 3-768（35246）
3-817（35875）（35876） 3-821（35919） 3-875（36628）
4-19（37408） 4-51（37845） 4-65（38036）
4-81（38244） 4-85（38316）
4-87（38337）（38339）（38341） 4-98（38502）
4-101（38548） 4-104（38592） 4-114（38747）
4-129（38929） 4-133（38998）（38999） 4-187（39796）
4-196（39919） 4-200（39980）（39984） 4-211（40121）
4-218（40235） 4-228（40394） 4-238（40516）
4-243（40599） 4-247（40655）
4-264（40897）（40900） 4-267（40955） 4-280（41152）
4-290（41307） 4-293（41352） 4-307（41548）
4-332（41913） 4-342（42071） 4-358（42293）
4-398（42848） 4-420（43210） 4-465（43844）
4-473（43955）（43956） 4-475（43973）（43974） 4-480（44044）
4-485（44121） 4-486（44139）
4-490（44196）（44210） 4-494（44260） 4-606（45794）
4-639（46266） 4-677（46756） 4-692（46938）
4-702（47078） 4-713（47215） 4-714（47227）
4-716（47255） 4-747（47657）
4-750（47699）（47700） 4-780（48134） 4-791（48281）
4-823（48772） 4-824（48780） 4-825（48800）
4-829（48859） 4-830（48865）（48869） 4-831（48886）
5-18（49179） 5-58（49743）
5-59（49756）（49757） 5-62（49802）（49803）
5-63（49810）（49812）（49819） 5-64（49831）
5-70（49923）（49924）（49926）
5-71（49943）（49946）（49947）
5-72（49955）（49957）（49959）（49960）（49963） 5-73（49985）
5-74（49991）（49993）（49994） 5-75（50018）
5-76（50028） 5-78（50065） 5-79（50070）
5-80（50093） 5-92（50282）（50283）（50284）
5-94（50324） 5-95（50331） 5-100（50422）
5-111（50584）（50585） 5-161（51246） 5-181（51459）
5-182（51477） 5-187（51558） 5-196（51693）
5-210（51886） 5-269（52681） 5-273（52724）
5-277（52785） 5-281（52840）
5-282（52851）（52860） 5-285（52916） 5-289（52966）
5-300（53113） 5-304（53167） 5-309（53230）
5-329（53533） 5-334（53603） 5-340（53672）
5-343（53716） 5-360（53905）
5-414（54568）（54569）（54570）（54571）（54572） 5-445（55001）
5-532（56220） 5-540（56341） 5-546（56441）
5-618（57440） 5-636（57732） 5-637（57739）
5-638（57756） 5-645（57873） 5-669（58251）
5-676（58366）（58368）（58372）（58374）
5-677（58380）（58382）（58383）（58385） 5-689（58562）
5-699（58726） 5-736（59268）
5-738（59300）（59301） 5-770（59761） 5-818（60463）
5-820（60495） 5-858（61032） 5-861（61062）
5-869（61182） 5-896（61574） 5-897（61581）
6-35（62190） 6-41（62269）
6-46（62350）（62354） 6-59（62554） 6-62（62596）
6-98（63120） 6-104（63203） 6-106（63218）
6-129（63497） 6-135（63594） 6-138（63631）
6-139（63641）（63642） 6-162（63967）（63976） 6-177（64194）
6-217（64715） 6-222（64785） 6-225（64842）
6-233（64966） 6-236（64996） 6-246（65111）
6-278（65517） 6-283（65575） 6-284（65592）
6-299（65794） 6-319（66034） 6-320（66040）
6-341（66374）（66378） 6-342（66384） 6-351（66508）

4-84(38300)(38302) 4-85(38323) 4-86(38330)
4-87(38340) 4-89(38360) 4-119(38815)
4-158(39368) 4-171(39553)
4-184(39746)(39756)(39759) 4-185(39779)
4-217(40214) 4-286(41245)
4-291(41322)(41325)(41326)(41327) 4-371(42472)
4-375(42516) 4-402(42906) 4-403(42927)
4-407(42986)(42987) 4-408(43005)(43007) 4-409(43027)
4-410(43041) 4-411(43056)
4-464(43831)(43836) 4-467(43877) 4-494(44258)
4-589(45536) 4-600(45690) 4-603(45728)
4-635(46194) 4-681(46805) 4-786(48212)
5-54(49686) 5-73(49986) 5-87(50192)
5-94(50317) 5-132(50878)
5-183(51488)(51489)(51491)(51501) 5-185(51529)
5-188(51574) 5-191(51627) 5-261(52553)
5-304(53166) 5-309(53236) 5-312(53284)
5-434(54836) 5-435(54844) 5-436(54864)
5-437(54870) 5-451(55088) 5-491(55631)
5-518(56027) 5-524(56107) 5-584(56955)
5-655(58022) 5-658(58069)
5-671(58277)(58281) 5-695(58661) 5-698(58705)
5-703(58780)(58787) 5-705(58809)(58810)
5-706(58825)(58830) 5-892(61515) 6-196(64445)
6-235(64990) 6-251(65165)(65166) 6-258(65244)
6-274(65469) 6-284(65590)(65594)(65595)
6-287(65630) 6-297(65759)(65766) 6-300(65808)
6-301(65822) 6-302(65836) 6-305(65863)
6-313(65956) 6-320(66036)(66037)(66041)
6-487(68227)(68228)(68229) 6-507(68489)
6-549(69111) 6-555(69181) 6-559(69232)
6-681(70890) 6-707(71258) 6-710(71314)
6-714(71367) 6-715(71389) 6-716(71398)
6-726(71501) 6-730(71558) 6-771(72076)
6-774(72119) 6-796(72351) 6-799(72390)
6-803(72448) 6-830(72783) 6-864(73232)
6-869(73293) 6-869(73301) 6-875(73381)
6-882(73471) 6-896(73697) 6-897(73710)
6-930(74155) 6-932(74185) 6-944(74335)
6-965(74641) 7-21(75014) 7-104(76146)
7-105(76165) 7-256(78280) 7-343(79626)
7-345(79652) 7-349(79727)(79728)(79729)
7-359(79875) 7-360(79885) 7-377(80116)
7-465(81367) 7-478(81563) 7-489(81693)
7-555(82607) 7-556(82611)
7-563(82716)(82718) 7-567(82773) 7-570(82814)
7-571(82817)(82820) 7-572(82842)(82846) 7-574(82873)
7-575(82882) 7-593(83108) 7-595(83133)
7-601(83221) 7-603(83249)(83251)
7-605(83282)(83287) 7-606(83306) 7-609(83356)
7-616(83451)(83452) 7-619(83510)
7-620(83514)(83515) 7-634(83726) 7-638(83782)
7-645(83890) 7-647(83908) 7-650(83958)
7-651(83972) 7-652(83984)(83985)(83986)
7-655(84027) 7-656(84040) 7-657(84056)
7-658(84061) 7-659(84077)(84079) 7-667(84185)
7-670(84216) 7-671(84229) 7-672(84249)
7-701(84619) 7-727(84957)(84967) 7-729(84978)
7-731(85015) 7-843(86556) 7-844(86571)
7-845(86576)(86583) 7-852(86677) 8-11(87455)
8-97(88637)(88641) 8-234(90402) 8-234(90403)
8-243(90541) 8-254(90704) 8-255(90706)
8-259(90759) 8-260(90773) 8-262(90787)
8-265(90822) 8-282(91020)
8-323(91567)(91580)(91581) 8-324(91587)
8-331(91689)(91692) 8-336(91748) 8-337(91768)
8-447(93345) 8-460(93515) 8-464(93575)
8-465(93585)(93592) 8-467(93621) 8-474(93727)
8-481(93808) 8-677(96488) 8-700(96804)
8-735(97282) 8-829(98546) 8-872(99078)

麻疹后有痰 3-233(28006)

麻指手木 3-233(27993) 8-168(89571)

麻醉整骨 1-302(04217)

马刀

2-187(14833) 2-891(24597) 3-680(34115)
4-255(40769) 6-189(64362) 6-714(71372)
6-720(71439) 6-721(71446) 6-887(73555)
6-891(73609) 7-2(74739)

马骨眼 4-130(38950)

马汗疮 8-522(94318)

马瘟 1-727(09785)

马脾风 1-14(00188)

马咬伤 5-815(60422) 8-693(96700)

麦粒肿 7-664(84152)

脉痹

1-209(02892) 2-45(12860) 2-292(16258)
3-507(31778) 4-30(37551) 7-309(79106)

脉管炎 6-200(64507)

脉痿

1-332(04646) 1-478(06722) 6-749(71762)
7-101(76108) 7-365(79964)

脉痣 8-602(95463)

慢惊风

1-168(02348)(02349) 1-427(06008) 1-560(07628)
4-110(38699) 6-742(71673) 8-415(92893)
8-597(95383) 8-613(95598)
8-614(95599)(95600)(95601)(95602) 8-672(96419)
8-740(97364)

慢性白血病 8-613(95596)

慢性鼻炎

6-815(72606) 8-604(95488)(95490)
8-605(95501)(95504) 8-606(95508)

慢性病毒性肝炎 8-175(89654)

慢性胆囊炎

2-444(18338) 2-765(22827) 6-187(64325)

慢性胆胀病 4-470(43908)

慢性非特异性结肠炎 2-402(17747)

慢性肺源性心脏病 5-346(53749)

8-463(93549)(93551)(93553)
8-464(93574)(93581) 8-465(93597)(93600) 8-467(93628)
8-472(93699) 8-478(93767)(93768) 8-481(93809)
8-485(93855) 8-489(93899) 8-506(94108)
8-507(94122)(94126) 8-554(94783) 8-626(95766)
8-631(95827) 8-660(96239) 8-719(97046)
8-761(97650) 8-801(98183) 8-906(99556)
8-907(99567) 8-908(99578)(99580)

梅核气

1-99(01397) 1-136(01903) 1-213(02943)
1-225(03109) 1-367(05151)(05156) 1-457(06414)
1-856(11496) 1-888(11975) 1-892(12029)
2-46(12875) 2-102(13684) 2-157(14415)
2-297(16349) 2-439(18255) 2-737(22433)
2-740(22478)(22480) 2-776(22962) 3-201(27585)
3-211(27726) 3-215(27773) 3-219(27837)
3-223(27883) 3-229(27947) 3-233(27999)
3-252(28281) 3-255(28325)(28327) 3-335(29424)
3-756(35090) 3-816(35867) 3-863(36472)
4-296(41394) 4-340(42027) 4-367(42414)
4-499(44327) 4-501(44353) 4-627(46081)
5-54(49678) 5-200(51736) 5-360(53901)
5-423(54698) 5-475(55417) 5-633(57687)
5-725(59115) 5-823(60535) 6-574(69378)
6-668(70744)(70745) 6-724(71491) 6-740(71636)
6-788(72271) 6-826(72723) 6-827(72746)
6-857(73138) 7-12(74880) 7-56(75479)
7-201(77452) 7-206(77527) 7-609(83358)
7-659(84076) 7-815(86146) 8-264(90817)
8-305(91321) 8-669(96374)

美尼尔氏综合征 8-258(90740)

梦交

3-768(35251) 4-745(47643) 7-522(82154)
8-18(87577) 8-518(94273)

梦魇

3-783(35456) 4-745(47648) 8-2(87338)
8-13(87485) 8-100(88692) 8-407(92784)
8-886(99277)

梦遗

1-306(04277) 8-599(95422) 8-601(95450)
8-602(95452)(95453) 8-748(97465)

米疽 6-56(62501)

米瘢 7-812(86109)

泌尿系结石 1-375(05253) 6-32(62148)

面病 8-588(95256) 8-589(95257)

面部麻木 3-307(29065)

面部紫块 5-418(54636) 8-787(97997)

面疮

1-143(01987) 1-599(08075) 1-745(10053)
2-190(14874) 2-208(15135) 2-517(19371)
2-564(20030) 2-631(20968) 3-138(26649)
3-315(29172) 3-632(33440) 5-59(49763)
5-668(58239) 6-218(64726) 6-899(73739)
7-275(78589) 7-302(79018) 7-331(79431)
7-592(83089) 7-705(84666)
7-892(87288)(87291) 8-710(96937)

面发毒

5-544(56398) 7-676(84303) 7-677(84309)

面风

2-546(19771) 3-333(29403) 3-414(30455)
6-351(66520) 6-356(66581)(66582)(66583)
6-357(66584) 8-180(89708)

面皯疱

1-834(11201) 3-50(25444) 3-100(26112)
3-108(26231) 7-563(82710) 8-776(97846)

面寒 2-323(16710)

面黑

1-163(02281) 1-656(08899) 1-657(08909)
2-564(20034) 2-566(20059) 2-657(21344)
3-55(25519) 3-86(25940) 3-90(25989)
3-101(26125)(26126) 3-187(27384) 3-777(35379)
4-74(38166) 5-862(61076)(61078)
8-775(97835)(97836) 8-776(97847) 8-895(99414)

面目麻木 3-122(26439)

面热 2-320(16663) 2-323(16711)

面上瘢痕 3-661(33861)

面神经痉挛 6-358(66598)

面瘫 2-396(17673) 2-546(19779)

面痛 5-863(61095)(61096)(61097)(61098)

面游风

2-490(18981) 3-543(32287) 5-428(54749)
6-300(65804) 7-354(79817)

瞑目证 3-390(30167)

木刺不出 8-814(98356)

木舌

1-6(00087) 1-20(00284) 1-246(03411)
1-457(06415) 1-628(08496) 1-637(08638)
1-721(09711) 1-727(09787) 1-884(11909)
2-85(13404)(13407) 2-191(14875) 2-337(16900)
2-388(17557) 2-394(17637) 3-166(27089)
3-170(27139) 3-173(27191) 3-233(27995)
3-503(31720) 3-566(32570) 3-567(32586)
3-568(32594)(32595) 3-571(32636) 3-599(33002)
3-861(36437) 3-864(36487) 4-44(37731)
4-116(38774) 4-117(38795) 4-385(42646)
5-95(50327) 5-434(54835)(54843) 5-765(59694)
5-883(61393) 6-442(67678) 6-826(72719)
6-827(72747) 6-829(72769) 6-897(73703)
6-933(74194) 7-351(79759) 7-390(80282)
7-658(84072) 7-754(85350) 8-76(88364)
8-164(89517) 8-279(90980) 8-317(91487)
8-385(92468) 8-396(92639)(92646) 8-695(96729)
8-789(98026)

木肾

1-655(08883) 1-892(12026) 2-182(14755)
2-820(23615) 3-341(29523) 5-664(58167)
5-766(59711) 6-235(64983) 6-960(74565)
8-213(90131) 8-731(97227)

目暗

7-312（79144） 8-568（94992） 8-569（94995）
8-577（95102）（95105） 8-578（95117）
8-579（95127）（95130） 8-581（95151） 8-594（95332）

目眵

4-200（39975） 5-439（54906） 5-461（55222）
7-285（78768） 7-297（78943） 7-694（84514）
7-722（84892） 8-664（96300）

目赤

1-16（00235） 1-17（00253） 1-183（02541）
1-202（02793） 1-298（04169） 1-302（04213）
1-316（04391） 1-463（06518）（06519） 1-517（07119）
1-694（09358） 1-750（10118）
2-41（12798）（12803） 2-85（13407） 2-271（16008）
2-280（16111） 2-296（16323） 2-299（16379）
2-438（18241） 2-515（19349） 2-611（20728）
2-665（21464） 2-701（21959） 2-702（21968）
2-706（22042） 2-710（22093） 2-721（22229）
2-744（22534） 2-748（22600） 2-750（22633）
2-833（23770） 2-872（24306）（24307） 3-109（26249）
3-137（26636） 3-147（26788） 3-172（27171）
3-332（29390） 3-336（29436） 3-447（30939）
3-473（31282） 3-488（31510） 3-542（32269）
3-595（32949） 3-629（33400）
3-654（33743）（33744） 3-655（33758）（33764） 3-672（34008）
3-687（34198）（34205）（34207） 3-688（34215）
3-689（34225）（34226）（34228） 3-701（34371）
3-734（34796） 3-735（34808）（34814）
3-736（34828）（34831） 3-737（34833） 3-770（35282）
3-853（36328） 3-854（36335）
3-858（36399）（36404） 3-859（36417） 3-862（36452）
4-60（37953） 4-86（38335） 5-195（51671）
5-437（54879） 5-439（54903）
5-604（57232）（57235） 5-605（57239） 5-755（59536）
5-786（59994）（59995） 5-825（60565）
5-877（61295）（61301） 5-887（61429） 6-185（64303）
6-197（64457） 6-221（64776）（64777）
6-224（64819）（64821） 6-471（68004）（68009）
6-472（68010）（68012）（68015） 6-510（68547）
6-770（72056） 6-777（72138） 7-142（76750）
7-158（76965） 7-254（78244） 7-257（78298）
7-266（78431） 7-273（78549）
7-284（78747）（78748） 7-285（78764）（78765）
7-286（78780）（78784） 7-296（78941） 7-336（79505）
7-345（79659） 7-351（79754） 7-353（79789）
7-418（80690） 7-457（81263）（81265）（81268）
7-459（81297） 7-640（83813） 7-701（84623）
7-716（84813） 7-739（85144） 8-17（87556）
8-251（90659） 8-279（90979） 8-543（94623）
8-663（96281）（96282） 8-665（96311） 8-671（96399）
8-681（96538）

目赤涩痛

1-447（06265）（06271） 2-653（21290） 2-678（21617）
3-855（36354） 5-37（49448） 5-452（55107）

目赤肿痛

1-92（01315） 1-154（02150） 1-186（02598）
1-192（02674） 1-202（02794）
1-225（03106）（03107） 1-274（03836） 1-410（05761）
1-450（06302） 1-451（06324）（06325）（06326）
1-453（06360） 1-463（06517） 1-481（06770）
1-542（07418） 1-599（08078） 1-602（08121）
1-633（08566） 1-677（09171） 1-815（10929）
1-821（11004） 2-1（12245） 2-4（12283）
2-25（12602） 2-32（12696） 2-85（13403）
2-94（13547） 2-96（13573） 2-97（13590）
2-98（13614）（13615） 2-107（13746） 2-126（13970）
2-127（13996） 2-130（14033） 2-145（14249）
2-237（15532）（15533） 2-280（16113） 2-295（16311）
2-299（16378） 2-302（16414） 2-376（17422）
2-458（18520） 2-464（18623） 2-491（19006）
2-530（19558） 2-551（19833）（19839） 2-557（19923）
2-597（20481）（20482） 2-603（20611） 2-604（20614）
2-610（20708） 2-611（20725）（20726） 2-612（20737）
2-613（20750） 2-654（21297） 2-655（21305）
2-692（21834） 2-698（21914） 2-699（21927）
2-701（21958） 2-702（21960） 2-713（22125）
2-718（22179） 2-762（22803） 2-776（22958）
2-855（24083） 2-865（24210） 3-46（25373）
3-55（25520） 3-108（26239） 3-163（27043）
3-205（27644）（27645） 3-236（28037） 3-244（28162）
3-323（29272） 3-360（29777） 3-383（30087）
3-399（30274） 3-453（30984） 3-466（31180）
3-468（31219） 3-472（31270）
3-473（31271）（31286） 3-484（31452） 3-494（31600）
3-602（33052） 3-606（33097） 3-618（33276）
3-619（33286） 3-622（33328） 3-686（34191）
3-770（35284） 3-848（36258） 3-853（36333）
3-856（36369）（36376） 3-858（36394）（36395）（36396）
3-859（36409）（36410）（36418）（36421） 3-862（36455）
3-866（36520） 4-13（37318）
4-54（37884）（37885） 4-68（38076） 4-128（38909）
4-131（38956） 4-160（39404） 4-197（39934）
4-227（40379） 4-239（40538） 4-244（40609）
4-262（40860） 4-276（41091）
4-283（41190）（41192）（41193） 4-303（41501）
4-335（41953）（41956） 4-339（42017） 4-341（42035）
4-343（42088） 4-348（42162） 4-358（42289）
4-362（42341） 4-363（42355）（42356）（42360）
4-382（42609） 4-385（42649） 4-388（42696）
4-406（42963） 4-417（43160）（43165）
4-418（43168）（43170） 4-419（43190）（43200） 4-421（43221）
4-460（43771） 4-474（43961） 4-478（44020）
4-479（44033） 4-503（44388）
4-504（44401）（44408） 4-519（44590） 4-537（44837）
4-538（44859）（44863） 4-540（44873） 4-549（45002）
4-585（45473） 4-597（45646） 4-598（45659）
4-599（45664） 4-602（45712）（45722） 4-609（45832）
4-646（46350） 4-684（46846） 4-701（47060）

4-809（48537）（48538） 4-821（48742） 4-831（48880）
5-21（49220） 5-22（49237） 5-36（49438）
5-37（49446）（49447） 5-38（49457） 5-46（49571）
5-78（50064） 5-92（50281）
5-103（50470）（50480） 5-117（50686）（50689） 5-123（50776）
5-135（50916）（50927）（50928） 5-136（50929）
5-150（51109） 5-190（51606） 5-191（51617）
5-192（51640） 5-194（51656）（51657）
5-195（51673）（51683） 5-237（52223） 5-275（52755）
5-284（52897） 5-285（52906） 5-287（52940）
5-302（53139） 5-306（53185） 5-335（53621）
5-390（54265）（54267） 5-422（54688） 5-426（54716）
5-434（54826）（54842） 5-437（54880） 5-438（54886）
5-439（54909）（54915）（54916）
5-440（54925）（54928） 5-441（54937） 5-442（54949）
5-444（54981） 5-449（55059） 5-451（55095）
5-452（55106） 5-462（55227） 5-509（55904）
5-512（55934） 5-522（56088） 5-597（57133）
5-602（57199）（57210） 5-604（57234）
5-605（57244）（57249） 5-623（57521） 5-624（57530）
5-639（57774） 5-648（57918）（57921）
5-650（57945）（57947） 5-653（57995）（58004）
5-687（58522）（58534） 5-688（58540） 5-692（58613）
5-724（59097） 5-728（59168）（59169）
5-729（59170）（59173） 5-737（59289） 5-746（59406）
5-812（60377） 5-872（61219）（61223）（61224）
5-873（61237）（61242） 5-874（61249）（61250）（61253）（61254）
5-875（61264）（61267）（61271）
5-876（61276）（61277）（61278）（61279）（61280）（61285）（61287）（61289）
5-877（61293）（61294）（61296） 5-888（61451）
5-889（61470） 6-40（62249） 6-48（62385）
6-61（62588） 6-84（62930） 6-85（62955）
6-114（63325） 6-121（63399） 6-159（63918）
6-188（64344）（64349） 6-190（64374）
6-219（64733）（64740）（64743）
6-220（64750）（64761）（64764）
6-221（64765）（64768）（64773）（64778） 6-222（64791）
6-223（64809）（64810） 6-224（64817）（64822）（64824）（64832）
6-226（64862）（64863） 6-228（64881）（64891）（64893）（64895）
6-229（64901）（64902）（64903）（64906）（64908）（64909）（64912）
6-230（64916）（64927）（64928） 6-246（65110）
6-255（65212） 6-261（65287）
6-264（65335）（65336） 6-266（65363）
6-270（65419）（65420） 6-302（65824） 6-315（65994）
6-352（66526）（66528） 6-379（66880） 6-382（66920）
6-401（67206） 6-417（67391） 6-443（67688）
6-458（67862） 6-470（67987） 6-475（68058）
6-478（68105） 6-493（68297） 6-506（68484）
6-516（68627）（68631）（68635）
6-517（68641）（68642）（68643）（68644）（68645）（68648）
6-521（68700） 6-586（69562） 6-588（69600）
6-689（71003）（71004） 6-702（71185） 6-704（71209）
6-715（71388） 6-758（71895） 6-759（71908）
6-780（72182） 6-864（73243）
6-865（73250）（73252） 6-873（73358） 6-874（73372）
6-875（73380） 6-876（73408） 6-897（73708）
6-898（73724） 6-923（74062） 6-928（74125）
6-929（74143） 6-932（74183） 6-962（74590）
6-965（74644） 7-129（76533） 7-143（76758）
7-179（77206） 7-233（77926）
7-235（77955）（77956） 7-236（77971）（77973） 7-254（78243）
7-265（78428） 7-272（78524）（78525）（78526）
7-273（78548） 7-274（78568） 7-275（78593）
7-277（78614） 7-281（78682）（78683）
7-284（78742）（78751）（78752）
7-285（78755）（78762） 7-287（78790）（78791） 7-293（78879）
7-297（78942） 7-353（79790）（79791） 7-360（79890）
7-386（80231） 7-398（80394） 7-423（80773）
7-457（81261） 7-480（81597） 7-494（81772）
7-499（81858） 7-508（81984） 7-512（82025）
7-589（83036） 7-590（83058） 7-592（83094）
7-597（83154） 7-600（83209） 7-602（83235）
7-607（83325） 7-622（83563）
7-623（83566）（83578） 7-626（83610） 7-636（83764）
7-640（83808） 7-657（84051） 7-677（84319）
7-687（84422） 7-702（84635） 7-704（84653）
7-707（84696）（84697）（84698）（84699） 7-710（84734）
7-711（84751） 7-716（84814）（84816）
7-721（84873）（84874） 7-723（84907）
7-725（84932）（84941） 7-726（84956）
7-739（85135）（85138） 7-788（85784） 7-806（86035）
7-817（86174） 7-828（86322） 7-829（86337）
7-857（86760） 7-877（87079） 7-881（87133）
8-36（87840） 8-60（88151）（88156） 8-130（89077）
8-133（89112） 8-138（89180） 8-159（89460）
8-273（90908） 8-297（91197） 8-299（91235）
8-305（91310）（91313） 8-316（91478） 8-325（91603）
8-330（91678） 8-346（91873）
8-359（92067）（92068） 8-363（92130） 8-381（92407）
8-391（92566） 8-406（92769）（92774） 8-407（92781）
8-408（92807）（92808） 8-415（92890） 8-567（94965）
8-568（94983） 8-571（95025） 8-595（95348）
8-596（95372） 8-598（95396） 8-620（95675）
8-627（95769） 8-662（96264）（96274）
8-664（96293）（96297）（96301）（96306）（96309） 8-680（96519）
8-685（96590） 8-710（96940） 8-757（97595）
8-777（97860）（97861） 8-782（97925）

目赤肿胀 4-68（38077）

目风冷泪 8-597（95388）

目风眼寒 5-194（51664）

目昏

6-479（68109） 7-235（77954） 7-722（84890）
7-739（85139） 8-562（94897） 8-563（94911）
8-567（94968）

目疾

1-16（00232） 1-23（00315） 1-43（00596）
1-135（01895） 1-162（02272） 1-302（04212）

N

脑黄 2-649(21223)
脑积水 6-846(73003)
脑疽
1-130(01818) 1-376(05262) 1-569(07716)
1-578(07815) 1-586(07905) 1-647(08786)
1-676(09148) 1-689(09294) 1-745(10047)
1-759(10229) 2-8(12358) 2-79(13332)
2-142(14210) 2-156(14391) 2-166(14566)
2-167(14570) 2-725(22289) 2-820(23616)
2-830(23732) 2-843(23907) 3-217(27811)
3-239(28092) 3-240(28106) 3-339(29485)
3-416(30488) 3-421(30544) 3-428(30648)
3-573(32675) 3-610(33156) 3-613(33215)
3-624(33344) 3-672(34012) 4-20(37418)
4-38(37658) 4-104(38587) 4-129(38930)
4-528(44718) 4-604(45753) 4-717(47271)
5-275(52750) 5-501(55790) 5-512(55936)
6-143(63712) 6-300(65798) 6-391(67057)
6-434(67574) 6-454(67817) 6-877(73421)
6-899(73736) 6-932(74188) 7-202(77467)
7-206(77530) 7-289(78827) 7-317(79234)
7-325(79334)(79335) 7-355(79819) 7-356(79830)
7-427(80820) 7-460(81310) 8-1(87319)
8-18(87576) 8-76(88368) 8-130(89078)
8-144(89260) 8-278(90965)(90969) 8-344(91840)
8-421(92976) 8-477(93766) 8-621(95687)
8-631(95837) 8-698(96774) 8-834(98624)
脑漏
7-167(77089) 7-648(83933) 8-524(94348)
脑鸣 5-244(52312)
脑瘫 7-93(76015)
脑外伤
1-189(02631) 3-898(36944) 6-848(73011)
7-129(76541)
脑萎缩 1-382(05353)
脑泻臭秽 1-634(08570)
脑血栓
4-389(42713) 4-470(43909) 6-847(73006)
6-934(74212) 8-585(95207)
脑痈
4-37(37653) 6-91(63040) 6-769(72035)
脑震荡后遗症 3-789(35540) 8-50(88027)
脑震伤
6-716(71393) 6-808(72524) 6-816(72611)
脑卒中
4-289(41292) 6-846(73000) 6-847(73005)
6-934(74213)
脑卒中后遗症 4-390(42726) 5-566(56697)
臑痈
5-456(55154) 5-472(55375) 7-809(86062)
内热外感 8-475(93743)
内伤发热
1-25(00358) 1-73(01067) 1-102(01441)
1-135(01891) 1-286(04002) 1-377(05291)
1-378(05302) 1-498(06936) 1-651(08838)
2-14(12443) 2-44(12842) 2-100(13657)
2-163(14515) 2-217(15246)(15247) 2-308(16528)
2-311(16554) 2-313(16570) 2-320(16668)
2-463(18597)(18598) 2-570(20113) 2-608(20680)
2-731(22360) 2-745(22546) 2-761(22780)
2-803(23363) 3-119(26401) 3-258(28379)
3-302(28995) 3-303(29006) 3-325(29302)
3-340(29505) 3-356(29715)(29716) 3-410(30406)
3-471(31254) 3-489(31536)
3-519(31930)(31942) 3-673(34025) 3-675(34037)
3-814(35843) 3-815(35846) 4-46(37774)
4-153(39299) 4-226(40365) 4-263(40886)
4-266(40928)(40929)(40938) 4-282(41178)
4-515(44544) 4-608(45828) 4-672(46716)
4-684(46840) 4-707(47123) 4-715(47238)
4-720(47300) 5-183(51497) 5-247(52350)
5-253(52427) 5-437(54871) 5-509(55902)
5-538(56301) 5-541(56355) 5-563(56668)
5-769(59759) 5-845(60854) 6-160(63926)
6-404(67245) 6-415(67370) 6-473(68032)
6-479(68114) 6-708(71274) 6-712(71343)
6-738(71605) 7-196(77399) 7-229(77864)
7-342(79614) 7-370(80022) 7-641(83826)
7-643(83857) 7-655(84022) 7-666(84168)
7-668(84193) 8-41(87906) 8-249(90621)
8-380(92393) 8-459(93507) 8-700(96802)
8-804(98211)
内伤外感 7-74(75741) 7-336(79496)
内痈 2-34(12722) 2-169(14599)
内燥证
1-783(10529) 2-576(20197) 5-536(56262)
6-249(65138) 7-1(74723)
内障
1-104(01460) 1-149(02086) 1-224(03105)
1-335(04689) 1-367(05155) 1-371(05198)
1-372(05217) 1-603(08139) 1-671(09084)
2-34(12723) 2-38(12760) 2-81(13352)
2-92(13513) 2-118(13860) 2-130(14033)
2-159(14447) 2-181(14746) 2-422(18019)
2-436(18203) 2-612(20737)(20738) 2-651(21254)
2-654(21291)(21292)(21299)
2-655(21311)(21312) 2-661(21413) 2-662(21415)
2-721(22224) 2-733(22394) 2-763(22817)
2-786(23109) 2-826(23688) 2-827(23692)
2-881(24446) 2-900(24720) 3-277(28657)
3-319(29215) 3-392(30190) 3-426(30624)
3-456(31021) 3-678(34091) 3-770(35283)
4-4(37176)(37177) 4-5(37182)(37183)(37187)
4-11(37288) 4-16(37364) 4-39(37671)
4-60(37962) 4-164(39457)
4-211(40122)(40125) 4-244(40607) 4-259(40830)
4-276(41092) 4-331(41895)
4-363(42357)(42358)(42361)(42365)

4-367(42406)(42412) 4-395(42805) 4-397(42833)
4-495(44272) 4-598(45650) 4-607(45811)
4-641(46283) 4-644(46327) 4-645(46338)
4-646(46348)(46356) 4-648(46370) 4-649(46392)
4-685(46850) 4-687(46884)
4-690(46914)(46915) 4-714(47235) 4-792(48293)
4-792(48304) 5-82(50113)(50114) 5-139(50970)
5-161(51240) 5-192(51635) 5-195(51672)
5-402(54424) 5-403(54425) 5-404(54437)
5-572(56773) 5-600(57170) 5-663(58153)
5-666(58195) 5-874(61255) 5-882(61372)
6-17(61973) 6-18(61975) 6-94(63074)
6-220(64759) 6-221(64779) 6-288(65650)
6-362(66640) 6-400(67191) 6-405(67258)
6-425(67483) 6-477(68086)(68089) 6-480(68132)
6-481(68136) 6-487(68220) 6-492(68287)
6-501(68412) 6-517(68646) 6-744(71689)
6-835(72846) 7-39(75281) 7-40(75289)
7-42(75319) 7-111(76266) 7-144(76782)
7-169(77117) 7-232(77914) 7-238(78004)
7-344(79641) 7-378(80129) 7-482(81623)
7-689(84451) 7-708(84714) 7-717(84826)
7-726(84955) 7-739(85137)
7-773(85621)(85622) 7-796(85883) 7-824(86272)
7-877(87080) 8-32(87799) 8-273(90910)
8-346(91868) 8-407(92781)(92793) 8-567(94970)
8-578(95119) 8-579(95133) 8-684(96581)
8-685(96592) 8-701(96821)

内痔 6-740(71638)

逆经 2-479(18826) 2-833(23769)

匿鼻 7-634(83729)

蟹疮 6-615(69998)

溺死
2-81(13353) 2-180(14737) 3-198(27545)
3-791(35555) 5-63(49814) 8-100(88692)
8-462(93540)

溺血 8-510(94151)

年老经水复行 5-219(52000)

黏膜溃疡 8-626(95757)

尿崩症 5-216(51957)

尿布皮炎 8-500(94034)

尿疮 1-733(09886)

尿道炎 5-178(51426)

尿毒症 3-177(27247)

尿精
1-498(06935) 3-135(26596) 5-879(61327)

尿路感染
4-727(47395) 5-418(54624) 5-817(60448)
7-467(81404)

尿路结石
3-243(28153) 4-727(47393) 5-344(53737)
5-816(60432) 5-870(61191) 6-84(62936)
7-177(77191)

尿频
3-873(36614) 4-701(47067) 5-216(51954)
8-586(95227)

尿失禁 3-80(25854) 5-539(56315)

尿痛
1-37(00490) 1-709(09553) 7-364(79942)

尿血
1-42(00587) 1-56(00802) 1-60(00870)
1-141(01965)(01967) 1-224(03104)
1-325(04528)(04530) 1-337(04722) 1-346(04866)
1-380(05329) 1-404(05668) 1-459(06451)
1-474(06672) 1-604(08157) 1-870(11712)
1-872(11742) 2-38(12764)
2-93(13526)(13535) 2-95(13566) 2-96(13587)
2-97(13603)(13604) 2-98(13613) 2-105(13717)
2-187(14828) 2-283(16146)(16148) 2-364(17257)
2-478(18809) 2-566(20061) 2-626(20879)
2-675(21579) 2-684(21699) 2-705(22028)
2-721(22223) 2-752(22659)(22660) 2-787(23122)
2-788(23136) 2-817(23572) 2-833(23775)
2-844(23911) 2-864(24202)
2-874(24334)(24343)(24346) 2-875(24358)
2-876(24364) 2-884(24493)(24499) 2-886(24526)
3-154(26910) 3-171(27158) 3-180(27292)
3-261(28418) 3-262(28443) 3-367(29864)
3-379(30035) 3-435(30749)(30755) 3-447(30936)
3-451(30964) 3-456(31030) 3-462(31113)
3-494(31592)(31597) 3-513(31867) 3-650(33694)
3-657(33785) 3-663(33894) 3-677(34068)
3-683(34160) 3-742(34898) 3-743(34912)
3-750(35005) 3-759(35124)
3-809(35782)(35783) 4-28(37523) 4-88(38342)
4-111(38711) 4-163(39442) 4-166(39481)
4-177(39642) 4-242(40577) 4-247(40666)
4-248(40668) 4-350(42193) 4-443(43523)
4-453(43665)(43670) 4-464(43828) 4-683(46833)
4-733(47471) 4-737(47539) 4-741(47586)
4-747(47658) 4-806(48499) 5-68(49891)
5-86(50179) 5-87(50202)
5-89(50230)(50235)(50240) 5-90(50248)
5-102(50456) 5-104(50493) 5-173(51372)
5-211(51900) 5-321(53421) 5-322(53440)
5-564(56675) 5-596(57104)
5-636(57735)(57738) 5-637(57746)(57747) 5-655(58038)
5-697(58695) 5-714(58956) 5-806(60292)
6-74(62796) 6-335(66278) 6-470(67986)
6-514(68595) 6-596(69707)
6-620(70053)(70054) 6-641(70346) 6-774(72115)
6-783(72219) 6-794(72332)
6-871(73323)(73324) 7-43(75326) 7-227(77832)
7-254(78242) 7-531(82271)(82277) 7-532(82281)
7-535(82323)(82327) 7-536(82342) 7-538(82371)
7-585(82987) 7-595(83136)
7-597(83159)(83163) 7-605(83290) 7-672(84252)

O

8-412(92858)(92859) 8-413(92867) 8-491(93926)
8-498(94012) 8-505(94107) 8-507(94131)
8-507(94132) 8-510(94153) 8-512(94190)
8-543(94625) 8-553(94763) 8-556(94830)
8-576(95095) 8-586(95225)
8-605(95499)(95500) 8-685(96598)(96602) 8-722(97090)
8-724(97118)(97120)(97124)(97125)(97128)
8-727(97163)(97174)(97175) 8-730(97224)
8-733(97260) 8-735(97278) 8-749(97473)
8-759(97625) 8-778(97874) 8-802(98196)
8-808(98265) 8-815(98375) 8-821(98444)
8-822(98458)(98463)(98470)
8-827(98520)(98523) 8-828(98533) 8-869(99034)
8-890(99340)

呕吐泄泻 3-400(30291)

呕血
1-84(01233) 1-307(04293) 1-433(06089)
1-490(06871) 2-72(13232) 2-871(24284)
2-897(24681) 3-5(24841) 3-261(28417)
3-263(28461) 3-273(28609)(28611) 3-309(29094)
3-472(31257) 3-477(31350) 3-587(32843)
3-685(34183) 3-737(34842) 3-744(34942)
3-783(35461) 4-164(39464) 4-735(47515)
5-102(50465) 5-103(50481) 5-248(52360)
5-273(52721) 5-458(55184)(55185) 5-695(58662)
5-705(58815) 6-42(62285) 7-76(75772)
7-412(80604) 7-711(84746) 8-95(88605)
8-433(93136)

P

帕金森氏综合征 6-732(71574)

盘肠产 2-216(15240) 3-300(28972) 8-581(95154)

膀胱癌 4-696(46993)

膀胱寒结 8-517(94269)

膀胱咳 1-245(03393)

膀胱热证
1-455(06390) 2-293(16282) 4-323(41792)
7-52(75419) 8-308(91351)
8-365(92159)(92170)

膀胱小肠气 1-639(08668)

膀胱炎 5-178(51426)

疱疮 1-456(06406)

盆腔积液 2-75(13285)

盆腔脓肿 8-478(93772)

盆腔炎
2-141(14201) 5-313(53303) 5-338(53654)
6-321(66052) 6-322(66065) 6-929(74137)
7-468(81425) 7-668(84192) 7-673(84266)
7-791(85823) 8-333(91720) 8-414(92883)

盆腔肿瘤 2-141(14201)

皮痹
1-762(10270) 1-768(10344) 2-45(12860)
2-829(23714) 3-518(31918) 4-58(37938)
4-62(37991) 4-588(45517) 7-370(80030)
7-551(82549) 8-568(94982)

皮肤癌
2-20(12526) 2-852(24044) 7-232(77908)
7-237(77995) 7-738(85131)

皮肤瘢痕
2-11(12392) 2-54(12987) 2-188(14840)
2-457(18507)
2-537(19646)(19647)(19648)(19650)(19652)
2-538(19655)(19656)(19657) 2-564(20035)
2-566(20060) 3-69(25694) 3-75(25789)
3-114(26319) 3-115(26326) 3-578(32737)
4-160(39402) 4-521(44616) 4-804(48456)
5-14(49119) 5-469(55328) 5-661(58127)
5-666(58203) 5-871(61202) 6-342(66385)
6-392(67073) 6-474(68047) 6-629(70163)
8-144(89257) 8-187(89790) 8-351(91949)
8-381(92408) 8-816(98381)

皮肤病
6-346(66449) 6-351(66514) 6-357(66587)

皮肤不仁
1-5(00060) 1-551(07513) 2-61(13083)
2-341(16943) 2-365(17272) 2-381(17481)
2-396(17664) 4-62(37994) 7-746(85233)
8-709(96930)

皮肤肥厚 6-821(72669)

皮肤疙瘩
1-604(08158) 2-54(12987) 4-155(39327)
8-144(89257)

皮肤角化症 5-389(54259)

皮肤皲裂
1-1(00009) 1-726(09780) 1-824(11064)
2-226(15381) 2-230(15452) 2-421(18009)
2-427(18089) 2-566(20065) 2-772(22898)
3-5(24843) 3-6(24857) 3-705(34437)
4-535(44814) 5-56(49708) 5-94(50326)
5-430(54783) 6-506(68485) 6-602(69786)
6-821(72664) 7-1(74732) 7-334(79478)
7-496(81804) 7-740(85162) 8-270(90873)

皮肤枯燥
2-226(15379)(15380) 2-566(20062) 3-668(33951)
5-460(55214) 7-696(84541) 8-710(96948)
8-775(97837)(97838)(97839)

皮肤瘙痒
1-517(07110) 1-547(07460) 1-762(10264)
1-764(10289) 2-6(12320) 2-17(12481)
2-565(20042) 2-580(20241) 2-612(20749)
2-743(22522) 2-819(23596) 3-94(26029)
3-108(26238) 3-109(26241) 3-112(26292)
3-142(26716) 3-173(27194)
3-247(28200)(28201) 3-261(28421) 3-388(30139)
3-404(30333) 3-434(30739) 3-532(32128)
4-58(37927) 4-78(38217) 4-266(40935)
4-308(41560) 4-442(43510) 4-475(43984)
4-636(46217) 4-713(47215) 5-78(50068)

5-96(50350) 5-144(51031) 5-373(54056)
5-417(54619) 5-469(55328) 5-615(57386)
5-618(57444) 5-624(57538) 5-627(57582)
5-644(57859) 5-671(58279) 5-696(58676)
5-702(58766) 5-742(59357) 5-861(61061)
5-863(61090) 6-14(61919) 6-145(63732)
6-154(63853) 6-299(65784) 6-302(65830)
6-350(66505) 6-421(67431) 6-485(68196)
6-508(68510) 6-633(70221)(70225) 6-634(70234)
6-706(71239) 6-882(73481)
6-884(73498)(73499) 6-958(74547) 7-431(80860)
7-451(81182) 7-552(82560) 7-568(82783)
7-583(82963) 7-588(83024) 7-670(84220)
7-677(84311) 7-840(86487) 8-36(87847)
8-145(89267) 8-206(90025)
8-323(91577)(91579) 8-361(92097) 8-464(93566)
8-492(93944) 8-711(96949) 8-738(97325)
8-758(97611) 8-776(97849) 8-776(97853)
8-783(97933) 8-785(97968)

皮肤痛 7-110(76236)

皮急紧小症 6-244(65087)

皮水

1-848(11386) 3-143(26729) 4-50(37819)
4-79(38227) 4-829(48857) 5-702(58774)
6-923(74056) 7-120(76394) 7-127(76505)
8-384(92467)

皮癣 7-10(74853)

皮炎

1-156(02183) 1-622(08407) 1-732(09871)
2-128(14007) 2-132(14071) 2-136(14128)
3-434(30734) 5-53(49671) 5-373(54055)
7-648(83929) 8-274(90934) 8-463(93561)
8-481(93807) 8-801(98189)

脾痹

1-206(02836) 1-476(06696) 3-18(25021)
3-879(36679) 7-319(79253)
8-227(90337)(90338)

脾瘅

1-350(04919) 1-362(05092) 3-176(27238)
3-734(34792) 4-316(41694) 5-255(52466)
5-350(53788) 5-776(59847) 6-263(65318)
7-357(79854) 7-631(83692) 7-681(84359)
7-702(84626) 7-834(86392) 8-758(97611)

脾肺气虚 6-111(63284)

脾风 7-551(82550)

脾疳 1-494(06916)

脾寒

1-245(03391) 3-631(33423)
5-721(59055)(59056) 5-836(60728) 5-837(60730)
5-838(60749) 5-843(60818) 5-847(60878)
7-179(77216) 8-544(94640) 8-799(98152)
8-823(98481)

脾黄

1-412(05787) 6-647(70428) 7-488(81681)

脾积 1-354(04986) 1-903(12174)

脾疾

1-41(00551) 5-504(55831) 6-393(67084)

脾咳

3-196(27516) 3-225(27899) 5-771(59776)
6-6(61801) 7-573(82850) 8-207(90042)

脾劳

1-39(00536) 1-40(00542) 1-122(01695)
1-145(02033) 1-236(03272) 1-900(12137)
2-284(16166) 2-372(17339) 2-487(18935)
2-876(24368) 2-883(24484) 3-26(25116)
3-29(25155) 3-200(27577) 3-206(27657)
3-210(27720) 3-817(35877) 4-7(37214)
4-168(39513) 5-58(49744) 5-680(58424)
5-757(59566) 5-765(59695)
5-768(59743)(59744) 5-837(60733)(60734) 5-839(60758)
7-299(78987) 7-483(81637) 7-879(87104)
8-855(98885)

脾疟

1-229(03188) 1-337(04716) 1-842(11300)
2-622(20836) 3-215(27781)(27782) 5-843(60811)
6-487(62224) 6-687(70968) 7-844(86563)
7-888(87234) 7-889(87242) 8-540(94588)
8-728(97178)

脾气虚 8-544(94646)

脾热证

1-211(02914) 1-464(06532) 2-647(21194)
2-877(24379) 3-203(27611) 3-288(28807)
3-485(31479) 3-512(31844) 4-150(39240)
5-445(55009) 5-446(55010)(55013)
5-447(55026)(55027)(55029) 5-448(55041)
5-454(55131)(55133) 5-455(55148) 5-617(57424)
6-273(65457) 6-827(72739) 7-8(74829)
8-289(91092)

脾肾不足 6-112(63299)

脾实证

5-448(55037) 6-267(65378) 6-829(72769)
8-536(94532)

脾痛 1-53(00755) 1-328(04575)

脾胃病

3-875(36626) 5-899(61613) 6-809(72531)
7-788(85777) 7-801(85955) 8-739(97352)

脾胃不和

1-48(00683) 1-113(01565)(01576) 1-114(01583)
1-121(01685) 1-122(01694) 1-128(01789)
1-132(01844) 1-134(01874)
1-137(01918)(01919) 1-210(02897) 1-222(03068)
1-235(03265) 1-244(03383) 1-255(03549)
1-257(03587) 1-263(03684) 1-283(03950)
1-293(04097) 1-339(04747) 1-471(06640)
1-532(07293) 1-625(08456) 1-702(09461)
1-818(10972) 1-826(11081) 1-840(11284)
1-847(11367) 1-866(11640)
1-881(11866)(11872) 1-884(11913)

P 脾

2-196(14953)(14957)(14958) 2-197(14969)
2-198(14997)(14998) 2-199(15001)(15002)(15005)(15006)(15007)(15008)(15010)(15011)
2-200(15012) 2-205(15092) 2-206(15103)
2-210(15158)(15159) 2-212(15195) 2-236(15529)
2-241(15597) 2-446(18360) 2-475(18772)
2-505(19206) 2-538(19664) 2-605(20640)
2-750(22637) 2-811(23492) 2-820(23615)
2-823(23644) 2-867(24239) 3-41(25311)
3-81(25876) 3-455(31001) 3-555(32445)
3-594(32942) 3-597(32985) 3-633(33446)
3-693(34274) 3-812(35832) 3-876(36642)
3-876(36643) 4-75(38180) 4-97(38492)
4-112(38728) 4-236(40497) 4-257(40796)
4-352(42209) 4-399(42867) 4-400(42869)
4-405(42944) 4-460(43768) 4-563(45199)
4-570(45280) 4-575(45352) 4-581(45415)
4-724(47357) 4-744(47628) 4-745(47644)
4-749(47689)(47690) 4-750(47695) 4-751(47703)
4-797(48368) 4-802(48434) 5-368(54004)
5-369(54013) 5-469(55335) 5-589(57028)
5-622(57498) 5-736(59272)
5-822(60527)(60532) 5-863(61092)
5-888(61446)(61447) 5-891(61500) 5-892(61501)
6-192(64395) 6-391(67051) 6-396(67125)
6-407(67283) 6-411(67335)(67336)(67337)(67341)
6-431(67539) 6-432(67560) 6-442(67685)
6-461(67893) 6-498(68358) 6-657(70579)
6-663(70660) 6-691(71037) 6-725(71493)
6-785(72236) 6-792(72308) 6-794(72329)
6-801(72421) 6-804(72454)
6-885(73511)(73513) 6-888(73558) 6-905(73822)
6-911(73904)(73905)(73906)(73910)(73911)(73912)
6-912(73913) 6-918(73993)
6-920(74017)(74018)(74019)(74020)
6-926(74093)(74094) 6-935(74222) 6-936(74230)
6-941(74304) 6-948(74394) 7-59(75528)
7-92(76006) 7-183(77256) 7-384(80197)
7-385(80214) 7-387(80244) 7-424(80784)
7-431(80865) 7-476(81530) 7-504(81929)
7-586(83007) 7-771(85582)(85591) 7-773(85623)
7-799(85930) 7-885(87183) 7-887(87222)
8-53(88063) 8-61(88165) 8-163(89502)
8-192(89862)
8-193(89864)(89868)(89871)(89872)(89873) 8-225(90307)
8-272(90901) 8-349(91914) 8-642(95984)
8-698(96778) 8-766(97725) 8-828(98528)
8-877(99165)

痞满

1-701(09458) 3-239(28089) 3-388(30144)
4-562(45192) 4-567(45250) 5-145(51045)
5-720(59046) 6-269(65404)(65405) 8-550(94727)
8-599(95422)

痞气

1-353(04977) 1-354(04992) 1-381(05338)
1-408(05741) 1-556(07577) 1-837(11242)
1-885(11924) 1-899(12129) 2-36(12744)
2-200(15023) 2-230(15454) 2-341(16948)
2-405(17790) 2-519(19396) 3-19(25040)
3-204(27629) 3-363(29818) 4-221(40279)
4-226(40361) 4-237(40501) 4-428(43314)
4-530(44748) 4-563(45206) 4-577(45369)
4-628(46096) 5-324(53462) 5-587(57007)
5-834(60693) 5-837(60737) 6-936(74233)
6-942(74315) 7-831(86364) 8-124(88977)
8-188(89806) 8-193(89865)(89866)(89869)
8-397(92655) 8-547(94682) 8-648(96049)
8-844(98754) 8-857(98898) 8-859(98935)

癖黄 3-214(27762)

癖疾

1-356(05015) 6-916(73977) 6-917(73981)
7-482(81618)

癖块

4-96(38478) 4-97(38486) 4-113(38737)
8-147(89294) 8-335(91736) 8-548(94689)

癖气

5-105(50509) 5-401(54405) 5-572(56781)

睥翻粘睑 5-406(54470) 5-447(55031)

睥生痰核 4-88(38349)

偏头痛

1-14(00205) 1-125(01732) 1-369(05175)
1-635(08591) 1-636(08609)(08618) 1-696(09382)
1-794(10668)(10677) 1-807(10815) 1-810(10850)
2-127(13998) 2-348(17039) 2-353(17103)
2-650(21239) 2-688(21763) 2-771(22875)
2-789(23162) 3-70(25718) 3-128(26518)
3-151(26851) 3-217(27809) 3-488(31508)
3-528(32068) 3-543(32288) 3-621(33325)
4-103(38571) 4-416(43139) 5-282(52859)
5-578(56871) 5-598(57135) 5-718(59006)
6-28(62101) 6-49(62391) 6-203(64534)
6-346(66445) 6-533(68865)
7-475(81518)(81520)(81521)(81523) 7-514(82051)
7-585(82995) 7-593(83107) 7-699(84584)
7-738(85134) 7-887(87220) 8-406(92762)
8-407(92797) 8-408(92807) 8-595(95352)

偏坠

1-892(12026) 3-351(29661) 5-756(59558)
5-758(59581)(59583)(59592) 5-759(59593)
5-766(59715)(59717) 6-772(72079)

贫血

2-306(16486) 2-459(18542) 2-845(23929)
2-845(23930) 3-681(34137) 3-814(35845)
3-871(36581) 4-508(44456) 4-680(46804)
4-723(47347) 4-751(47704) 5-542(56382)
5-568(56721) 6-24(62050) 6-29(62109)
6-309(65917) 6-819(72648) 7-42(75307)

7-533(82297) 7-752(85318)
牝痔 6-591(69634) 8-807(98255)
破伤风
1-6(00083)(00091) 1-64(00948) 1-208(02875)
1-328(04574) 1-379(05308) 1-397(05561)
1-424(05973) 1-475(06683) 1-480(06753)
1-524(07190) 1-621(08396) 1-633(08556)
1-689(09297) 1-700(09440) 1-713(09614)
1-759(10227) 1-764(10285) 1-767(10327)
1-769(10365) 1-790(10620)(10622) 1-791(10636)
1-793(10660)(10661) 1-794(10676)(10678) 2-73(13250)
2-103(13698) 2-184(14786) 2-232(15479)
2-247(15662) 2-340(16927) 2-346(17010)
2-366(17277) 2-368(17307) 2-378(17445)
2-382(17494) 2-392(17620) 2-428(18093)
2-431(18133) 2-437(18227) 2-456(18495)
2-495(19064) 2-559(19960)(19962) 2-560(19963)
2-581(20254) 2-667(21477)
2-717(22171)(22172) 2-729(22327) 3-4(24820)
3-23(25072) 3-48(25406) 3-72(25746)
3-104(26173) 3-112(26295) 3-114(26311)
3-116(26349) 3-117(26364) 3-131(26546)
3-153(26894) 3-155(26917) 3-159(26989)
3-190(27427) 3-319(29226) 3-369(29893)
3-439(30806) 3-498(31657) 3-542(32271)
3-543(32276) 3-569(32603)(32613)
3-571(32633)(32648) 3-579(32751) 3-626(33364)
3-668(33959) 3-696(34319) 3-768(35244)
3-771(35296) 3-778(35384) 3-827(35992)
3-867(36531) 3-875(36634)(36635) 3-912(37108)
4-62(37984) 4-67(38063) 4-72(38133)
4-87(38336) 4-89(38358) 4-91(38398)
4-100(38536)(38537) 4-103(38579) 4-104(38595)
4-299(41440) 4-307(41549) 4-308(41559)
4-336(41970) 4-338(42001) 4-342(42066)
4-372(42487) 4-377(42544) 4-472(43937)
4-547(44982) 4-584(45469) 4-587(45502)
4-590(45538)(45539) 4-592(45579) 4-593(45594)
4-605(45767) 4-718(47283) 4-735(47510)
4-762(47879) 4-772(48016) 4-815(48634)
4-833(48905) 5-110(50581) 5-242(52285)
5-282(52858) 5-302(53142) 5-310(53254)
5-314(53314) 5-344(53727)(53730)
5-350(53792)(53793) 5-388(54244) 5-473(55392)
5-481(55494) 5-486(55571) 5-502(55806)
5-548(56466) 5-586(56984) 5-709(58874)
5-754(59519) 5-860(61057) 5-893(61522)
6-56(62504) 6-92(63054) 6-98(63123)
6-107(63235) 6-113(63316) 6-136(63604)
6-137(63616)(63620)(63623)(63624) 6-144(63728)
6-145(63730) 6-160(63932) 6-162(63968)
6-174(64152) 6-196(64440) 6-202(64528)
6-203(64533) 6-204(64552) 6-234(64969)
6-283(65587) 6-310(65927) 6-341(66370)
6-342(66383) 6-349(66495) 6-360(66617)
6-390(67035) 6-391(67050) 6-432(67552)
6-440(67659) 6-445(67717) 6-445(67718)
6-471(67999) 6-478(68104) 6-506(68470)
6-507(68500) 6-632(70209) 6-634(70237)
6-636(70266) 6-661(70632) 6-753(71810)
6-777(72145) 6-779(72165) 6-831(72795)
7-140(76711) 7-141(76727) 7-245(78110)
7-419(80707) 7-460(81311) 7-505(81947)
7-536(82348) 7-547(82500) 7-556(82612)
7-693(84498) 7-721(84883) 7-774(85625)
8-3(87341) 8-5(87379) 8-8(87413)
8-12(87476) 8-15(87528) 8-21(87617)
8-88(88519) 8-111(88842) 8-130(89076)
8-134(89127) 8-145(89274) 8-165(89525)
8-331(91686) 8-335(91742)(91743) 8-361(92100)
8-364(92146) 8-418(92932)(92933)(92934)(92938)
8-419(92949) 8-519(94286) 8-584(95200)
8-633(95854) 8-674(96443) 8-677(96494)
8-789(98044) 8-881(99206) 8-888(99298)
8-905(99537)
破伤湿 3-26(25118)
葡萄瘟
5-899(61615) 7-701(84618) 7-724(84920)
7-728(84969)

Q

七窍臭气 1-113(01575)
七窍流血 2-825(23679) 3-663(33895)
漆疮
1-61(00897) 1-324(04518) 3-521(31962)
5-266(52636) 5-666(58199) 5-668(58233)
6-641(70347) 8-371(92263) 8-427(93067)
8-480(93796) 8-745(97435)
8-838(98668)(98669)
漆性皮炎
2-193(14907) 2-210(15157) 2-636(21042)
2-759(22755) 3-268(28528) 3-481(31405)
3-521(31962) 3-865(36501) 6-29(62113)
6-650(70482) 6-771(72077) 7-293(78869)
7-467(81407) 7-673(84267) 8-148(89308)
脐漏疮 3-388(30154)
脐痈 1-334(04669) 5-499(55767)
脐中流血 8-520(94303)
骑马痈
1-156(02178) 1-164(02297) 1-348(04900)
1-348(04901) 2-149(14297) 2-163(14511)
2-601(20564) 2-604(20618) 2-901(24741)
3-274(28618) 3-331(29381) 3-379(30040)
3-405(30351) 4-365(42392)
5-203(51781)(51790) 5-396(54346) 6-142(63694)
6-259(65256) 6-315(65992) 6-316(65999)
6-354(66555) 6-407(67278) 6-433(67572)

5-759（59597） 5-784（59966） 6-281（65556）

6-546（69063） 6-596（69705） 6-613（69953）

6-954（74489） 7-116（76335） 7-125（76478）

7-156（76928） 7-158（76962） 7-187（77302）

7-476（81527） 7-753（85323） 7-766（85519）

8-242（90511） 8-365（92164）

8-554（94784）（94787） 8-812（98320）（98321）

气瘤

2-690（21791） 3-86（25942） 4-567（45246）

6-944（74344）

气脉不和 1-109（01527）

气闷不食 8-533（94494）

气逆证 1-507（07022） 7-622（83553）

气癖 8-54（88065） 8-767（97731）

气疝

1-148（02072） 2-102（13679） 2-215（15226）

3-505（31752）

气实 8-546（94665）

气嗽

1-237（03291） 2-62（13097）

2-776（22953）（22954） 4-627（46091） 5-894（61541）

7-557（82626） 8-68（88266） 8-703（96851）

8-722（97093） 8-723（97104） 8-730（97221）

气痰

2-211（15180） 5-630（57640） 8-543（94629）

气泻

1-476（06625） 1-844（11328） 2-286（16192）

3-721（34630）

气虚 3-267（28519） 3-695（34289）

气虚亡阳 5-562（56648）

气虚下陷 2-306（16479）

气血不调证 1-51（00715）

气血不足证 1-489（06864） 2-738（22446）

气眼 7-145（76788）

气噎

3-213（27753） 4-326（41827） 7-77（75789）

7-162（77025）

气瘿

1-61（00893） 1-102（01434） 2-48（12903）

4-462（43795） 6-915（73961）

6-953（74476）（74480）

气壅 1-745（10046）

气郁

1-887（11949）（11950） 1-898（12105）（12106）（12116）

2-441（18282） 2-548（19793） 3-235（28032）

3-255（28329） 4-22（37437） 4-267（40941）

5-467（55304） 5-472（55377） 5-803（60236）

7-187（77307） 7-188（77312） 7-427（80813）

7-742（85184） 7-808（86051） 8-646（96035）

气晕 5-728（59159）

气胀

1-221（03058） 1-482（06780） 2-147（14271）

2-223（15345）（15346） 3-428（30638） 4-813（48600）

6-915（73965） 8-637（95917）

气证 1-18（00261） 1-22（00298）

气痔 6-392（67061） 6-598（69730）

气滞

1-280（03905） 1-478（06728） 5-251（52396）

6-49（62395） 7-267（78447） 7-631（83680）

8-535（94521）

气肿

2-624（20859） 3-816（35868） 4-293（41349）

4-581（45416） 4-804（48470） 5-154（51150）

5-466（55280） 6-958（74539） 7-397（80371）

8-298（91211） 8-383（92438） 8-550（94723）

8-578（95109）

气注 1-864（11601） 2-238（15553） 7-77（75793）

迁延性肝炎 8-615（95608）（95611）（95612）

前列腺癌术后 2-584（20298）

前列腺炎

2-904（24777） 5-562（56645） 6-277（65501）

前列腺增生症

2-736（22422） 3-283（28733） 3-386（30123）

4-727（47394） 5-466（55291） 6-277（65501）

6-318（66024） 7-691（84470） 7-740（85155）

8-231（90379） 8-339（91793）

浅表性胃炎 4-531（44763）

浅层静脉炎 6-245（65101）

嵌甲 5-276（52775） 5-285（52900）

强直性脊柱炎 6-30（62123）

强中

2-712（22106） 3-238（28074） 3-337（29461）

3-352（29674） 4-665（46619） 4-801（48404）

5-397（54363） 5-813（60396）（60397） 5-814（60403）

5-880（61334） 6-708（71265） 6-804（72461）

7-45（75347） 7-503（81907） 8-638（95943）

青带

4-469（43902） 8-252（90673） 8-470（93674）

青风内障

7-711（84753） 7-717（84824）（84825）

青光眼 6-17（61969）

青瘕 4-24（37460）

青筋 7-731（85010）

青盲

1-146（02041） 1-733（09891） 2-50（12926）

2-93（13525） 2-228（15413） 2-229（15439）

2-240（15577） 2-293（16283） 2-350（17063）

2-420（17993） 2-824（23657）（23665） 2-826（23688）

3-130（26542） 3-305（29035） 3-437（30786）

3-447（30925） 3-481（31411） 3-585（32816）

3-688（34215） 3-754（35054）

3-855（36352）（36355） 3-856（36367） 3-860（36429）

4-3（37172） 4-4（37175）（37176） 4-13（37310）

4-211（40127） 4-244（40607） 4-249（40681）

4-259（40825） 4-363（42364） 4-364（42368）

4-367（42407） 4-644（46320） 4-646（46356）

5-2（48941） 5-16（49148） 5-42（49507）

5-82（50113） 5-139（50960） 5-140（50976）

2-819(23595) 3-481(31406) 3-553(32422)
3-590(32893) 3-687(34204) 3-688(34210)
3-689(34224) 3-833(36056)(36057) 4-4(37176)
4-6(37199) 4-13(37319) 4-17(37366)
4-89(38357) 4-102(38554) 4-359(42299)
4-503(44383) 4-504(44409) 4-645(46337)
4-648(46377) 4-808(48527) 5-103(50470)
5-125(50808) 5-140(50976) 5-191(51625)
5-213(51918) 5-404(54438)(54440)(54443)
5-405(54462) 5-406(54466)(54473)(54474)
5-438(54891) 5-444(54988) 5-508(55892)
5-639(57780) 5-857(61022) 5-861(61068)
6-17(61971) 6-136(63597) 6-220(64759)
6-221(64779) 6-364(66680) 6-758(71893)
6-856(73126) 6-937(74248) 7-212(77601)
7-235(77947) 7-433(80887)(80888)(80896)(80897)
7-434(80906) 7-457(81266)
7-482(81621)(81626) 7-710(84734)
7-877(87069)(87076)(87081) 7-877(87082)
7-880(87125) 8-109(88806)
8-110(88818)(88821) 8-355(92015) 8-380(92402)
8-430(93108) 8-676(96468) 8-869(99032)

裙边疮 8-611(95563)(95564)

R

绕虫病
4-829(48848) 8-104(88743) 8-355(92001)
8-381(92416) 8-627(95775)

热痹
1-514(07081) 2-292(16259)(16260) 2-619(20815)
2-632(20980) 2-871(24290) 3-256(28348)
3-382(30072) 4-54(37881) 5-166(51296)
5-261(52548) 6-493(68300) 7-630(83667)
8-716(97008)

热病
1-235(03260)(03261) 1-492(06888) 1-525(07204)
1-731(09860) 2-144(14236)
2-650(21231)(21240) 3-466(31181) 3-486(31484)
5-258(52506)(52507) 5-650(57943) 5-654(58019)
5-656(58039) 6-516(68633) 6-530(68821)
6-541(68977) 6-549(69103) 6-568(69311)
6-582(69493) 6-583(69517) 6-612(69945)
6-627(70132)(70133)(70143) 6-685(70947)
6-697(71118)(71119)(71120)(71121)(71122)(71123)(71124)(71125)
6-704(71220)(71221) 6-721(71456) 6-740(71635)
6-824(72701) 7-423(80761) 7-426(80806)
7-592(83081) 7-594(83123) 7-621(83531)
7-640(83817) 7-646(83905) 7-665(84155)
7-673(84262) 7-883(87157) 8-371(92259)
8-528(94407) 8-545(94657)

热病便秘
1-456(06407) 1-517(07112) 1-716(09637)
5-592(57071) 7-714(84792) 8-855(98882)

热病便血 2-299(16374)

热病发斑
2-299(16373) 2-662(21426) 5-743(59368)
8-485(93857)

热病发狂
1-235(03262) 1-786(10572)
2-231(15472)(15473) 2-674(21560)
3-111(26281)(26283) 3-760(35135) 4-816(48647)
5-123(50774) 5-795(60129) 6-747(71741)
7-390(80278) 7-428(80835) 7-489(81705)
7-714(84791) 8-303(91288)

热病烦渴
2-243(15621) 2-648(21210) 3-486(31485)
4-176(39630)(39631) 7-249(78181)(78184)
7-258(78317)(78318) 7-320(79273) 7-489(81706)
7-490(81707) 7-759(85437) 8-318(91496)

热病烦闷 3-210(27715) 4-336(41975)

热病烦躁
2-692(21836) 3-111(26282) 3-210(27714)
3-488(31516) 5-468(55314) 8-303(91287)
8-472(93700)

热病腹胀 3-210(27716) 5-847(60885)

热病寒热往来
4-317(41708) 6-269(65407) 6-704(71211)

热病汗后不解
1-235(03263) 1-509(07038) 5-743(59367)
8-303(91289)

热病汗后腹胀 1-235(03264) 1-836(11229)

热病喉痹
1-870(11704) 2-299(16372) 3-469(31230)
8-316(91473)

热病后烦渴 3-124(26460)

热病后脾胃虚弱
3-29(25153) 3-104(26182) 7-320(79274)

热病后虚劳
7-299(78986) 7-320(79275) 8-762(97673)

热病后虚热 1-266(03723)

热病咳喘
2-529(19534) 5-106(50525) 7-118(76361)

热病咳嗽
1-873(11757) 2-888(24555) 7-559(82659)
7-655(84034)

热病口干烦热 4-284(41212) 8-303(91290)

热病口舌生疮 2-633(20997) 8-303(91291)

热病劳复 7-541(82412) 8-861(98955)

热病目痛 3-166(27082)

热病衄血
2-291(16250) 7-246(78121) 7-258(78320)
8-706(96890)

热病呕哕 4-176(39632)(39633)

热病疱疮 3-486(31486)

热病气喘 1-527(07229)

热病身痛 8-855(98883)

热病神昏 1-197(02728)

热病生疮 3-166(27081)

热病头身痛 4-176（39629）
热病头痛
1-456（06403）（06404） 3-744（34941） 7-555（82610）
7-559（82655）（82656）（82657）（82658）
7-838（86461）（86464） 7-840（86505） 8-458（93491）
8-459（93494） 8-868（99020）
热病吐血
1-456（06405） 2-883（24483） 5-68（49888）
8-303（91292）
热病小便不通
1-873（11758） 2-627（20906） 2-835（23812）
4-324（41807） 8-241（90507）
热病阴伤 2-876（24367）
热病阴虚阳越 4-201（39988）
热病余热不退
2-648（21211） 2-649（21212） 7-258（78319）
7-838（86465）
热病壮热
1-253（03529） 2-245（15646） 5-687（58537）
7-838（86462）
热病壮热头痛
2-647（21185） 2-648（21207）（21208）（21209）
4-176（39634） 5-743（59366） 6-273（65460）
7-258（78315）（78316） 8-303（91286）
热疮
1-55（00788） 1-65（00956） 1-461（06478）
1-834（11202） 1-868（11673） 1-879（11848）
2-23（12570） 2-304（16461） 2-499（19120）
2-751（22654） 2-878（24393）（24394）（24395）
2-889（24576） 3-540（32238） 3-618（33280）
4-169（39533） 4-472（43938） 5-669（58248）
6-617（70034） 7-312（79152） 7-337（79527）
7-450（81154） 7-723（84904） 8-466（93608）
热毒
1-141（01969） 1-702（09471） 5-309（53241）
7-611（83392） 7-621（83538） 7-631（83682）
7-635（83754）
热毒发斑 3-174（27196）
热毒风
1-768（10341） 1-786（10573） 1-791（10639）
2-268（15964）（15974） 2-317（16626） 3-214（27764）
4-67（38062） 4-135（39017） 4-163（39446）
5-35（49421） 5-612（57338）（57340） 5-613（57354）
5-639（57785） 7-235（77948） 7-318（79235）
7-321（79276） 7-715（84804） 8-126（89020）
8-294（91155）（91161）
热毒蛊 1-393（05514）
热毒肿 4-47（37790） 6-649（70464）
热疳 3-856（36363）
热膈 2-86（13420）
热结痰实 1-179（02488）
热厥 3-400（30288）
热厥头痛 4-636（46212） 7-636（83765）
热厥心痛 1-372（05207） 7-586（83003）
热劳
1-223（03089） 1-287（04008） 1-437（06140）
2-220（15297） 2-238（15550） 2-370（17321）
2-448（18387） 2-647（21188） 3-460（31084）
3-486（31490） 3-488（31509） 4-152（39273）
4-202（39997） 5-24（49255） 5-258（52509）
5-686（58510）（58516）（58517） 5-772（59793）
6-37（62217） 6-683（70923）（70926） 6-688（70992）
6-698（71130） 6-701（71171） 6-717（71403）
6-750（71778） 7-253（78239） 7-501（81886）
7-756（85375） 7-839（86481） 8-107（88788）
8-110（88825） 8-296（91193）（91194） 8-297（91196）
8-309（91372） 8-313（91429） 8-844（98751）
8-850（98820） 8-851（98831） 8-856（98892）
8-858（98909） 8-864（98982）
热泪 7-236（77975）
热痢
1-839（11264） 2-92（13517） 2-684（21694）
2-685（21712） 3-87（25951） 3-88（25955）
3-476（31334） 3-649（33675） 3-655（33767）
4-254（40749）（40751）（40753） 5-653（57998）
6-43（62307） 6-45（62333） 7-205（77512）
7-259（78332） 7-262（78379） 7-265（78422）
7-267（78457） 7-272（78520） 7-275（78576）
7-276（78594） 7-278（78633） 7-279（78646）
7-281（78677） 7-283（78721） 7-294（78890）
7-324（79320） 7-343（79622）（79623） 7-349（79733）
7-468（81416） 7-586（83005） 7-874（87039）
8-126（89022） 8-294（91156） 8-300（91250）
8-308（91355） 8-312（91412）（91413） 8-385（92476）
8-633（95865）（95866） 8-647（96044）
热淋
1-103（01454） 1-173（02407） 1-339（04757）
1-874（11771）（11772） 1-876（11803） 2-38（12771）
2-42（12817）（12818）（12820）（12821）（12822）
2-95（13557）（13559）（13561） 2-97（13588）
2-98（13611） 2-627（20903） 2-628（20909）
2-629（20924）（20926） 2-745（22548） 2-833（23765）
3-53（25492） 3-101（26128）（26130） 3-447（30926）
3-502（31710） 3-513（31864） 3-684（34179）
3-816（35870） 3-839（36147） 3-849（36270）
4-28（37521） 4-514（44542） 5-179（51445）
5-432（54810） 5-474（55401） 6-795（72338）
7-263（78394） 7-546（82489） 7-762（85458）
7-848（86616） 7-852（86676） 7-856（86745）
7-870（86960） 8-240（90484）（90489） 8-241（90499）
8-242（90513）（90514）（90525） 8-243（90527）
8-364（92148） 8-366（92180） 8-468（93650）
热疟 3-839（36144） 6-715（71385）
热嗽
2-598（20516） 2-651（21244） 2-902（24759）
4-346（42124） 6-866（73275）
7-343（79625）（79628） 7-346（79678） 7-586（83011）
7-859（86799） 8-867（99008）

4-19(37406) 4-179(39672) 4-284(41221)
4-288(41275) 4-318(41719) 4-327(41847)
4-337(41990) 4-373(42490) 4-396(42826)
4-397(42830) 4-565(45231) 4-600(45684)
4-639(46258) 4-737(47541) 4-738(47543)
4-781(48158) 5-44(49544)
5-46(49573)(49573) 5-48(49599) 5-251(52408)
5-310(53249) 5-477(55435) 5-578(56866)
5-626(57563) 5-654(58018) 5-655(58028)
5-656(58042) 5-801(60218) 5-833(60675)
5-849(60911) 6-42(62291) 6-72(62760)
6-265(65347)(65348)(65349)(65350) 6-266(65365)
6-272(65441)(65442)(65443) 6-275(65477)
6-690(71010) 6-699(71150)(71151) 6-700(71152)
6-702(71181)(71187) 6-707(71255) 6-709(71300)
6-711(71316) 6-716(71397) 7-142(76741)
7-209(77560) 7-341(79580) 7-342(79606)
7-362(79915) 7-554(82577)
7-561(82689)(82690) 7-562(82692) 7-772(85607)
7-854(86718) 7-881(87128) 8-93(88585)
8-309(91373) 8-424(93033) 8-735(97288)

妊娠伤食
1-127(01777) 1-847(11365) 1-849(11402)
3-38(25254) 3-233(28001) 3-367(29870)

妊娠伤胎
3-17(25002) 3-478(31352) 3-539(32218)
3-651(33707)(33708) 3-681(34126) 3-744(34938)
3-886(36772) 3-889(36815)(36823)
3-905(37032)(37039)(37044) 3-906(37058)
3-913(37118) 4-740(47576) 5-790(60060)
5-794(60109) 8-572(95041) 8-696(96736)
8-837(98661)

妊娠身痛
2-306(16485) 3-902(36992) 4-63(38003)

妊娠生疮 7-313(79163)

妊娠失眠
1-26(00359) 3-890(36825) 8-234(90414)
8-561(94888)

妊娠失明 1-798(10725)

妊娠湿温 3-343(29556) 3-398(30260)

妊娠食积 3-333(29398)

妊娠食物中毒 8-126(89019)

妊娠食饮不思 1-253(03531)

妊娠胎动下血
3-515(31886) 3-523(32000) 3-547(32337)
3-651(33698)(33704)(33705) 3-655(33754)
3-783(35450) 3-784(35467) 3-886(36775)
3-889(36810)(36811) 3-906(37057) 5-272(52706)
5-792(60085) 8-389(92537)

妊娠痰饮
1-792(10648) 7-313(79162) 7-512(82026)

妊娠体虚 5-545(56420) 6-102(63175)

妊娠天行
1-86(01254) 3-514(31880) 3-784(35470)

4-179(39673) 4-194(39889) 4-283(41196)
4-598(45652) 6-162(63963) 7-291(78841)
7-414(80635) 7-562(82691) 7-563(82711)
7-840(86506) 8-337(91763)

妊娠头痛
3-273(28595) 3-525(32038) 5-796(60148)
6-882(73472)

妊娠吐泻
3-700(34355) 7-101(76112) 7-473(81486)

妊娠吐血
1-328(04582) 1-597(08047) 2-455(18475)
2-704(22009) 2-869(24264) 3-189(27409)
3-301(28988) 3-407(30364) 3-418(30514)
6-279(65541) 7-344(79648)

妊娠胃痛 4-28(37517) 3-287(28787)

妊娠瘟疫
1-742(10008) 3-354(29691) 5-5(48976)
6-310(65930)

妊娠下血
5-241(52272) 6-511(68554) 8-589(95258)

妊娠小便不利
5-463(55245) 6-312(65944) 6-518(68659)
8-568(94990)

妊娠小便不通
1-869(11696) 1-814(10907) 2-786(23093)
2-804(23377) 2-836(23817)(23821)(23822)(23823)
3-829(36016) 5-780(59913) 5-801(60217)
6-161(63952) 7-36(75236) 7-488(81683)
7-873(87021) 8-366(92185)

妊娠小便短少 1-526(07220)

妊娠小便难
1-872(11747) 2-95(13562) 2-835(23802)
5-88(50210) 6-721(71448) 7-488(81685)

妊娠小便失禁 8-236(90441) 8-704(96862)

妊娠泄泻
1-262(03666) 1-263(03672) 1-374(05242)
1-374(05244) 2-310(16544) 2-521(19430)
2-588(20359) 2-592(20414) 3-120(26409)
3-239(28088) 3-310(29104) 3-311(29124)
3-327(29320) 3-368(29889) 3-371(29936)
3-718(34592) 3-906(37052) 4-109(38677)
4-618(45956) 5-7(49020) 5-82(50119)
5-727(59140) 5-840(60775) 7-473(81487)

妊娠心腹痛
1-892(12033) 3-214(27772) 3-462(31115)
3-515(31887) 3-535(32158) 3-539(32217)
3-640(33549)(33550)(33551) 3-801(35684)
4-630(46117) 4-737(47533) 4-807(48516)
5-774(59819) 5-850(60913)(60914) 5-856(61010)
6-859(73163)

妊娠心悸
1-247(03428) 1-420(05919) 1-535(07329)
1-535(07330) 5-484(55538) 7-60(75531)

妊娠心惊胆怯 3-736(34817) 5-769(59749)

妊娠心痛
1-151(02111) 1-230(03198) 1-337(04724)
1-636(08622) 2-462(18586) 2-466(18654)
2-585(20317) 2-879(24417) 3-38(25252)
3-169(27122) 3-457(31034) 3-535(32157)
3-737(34836) 3-846(36237) 4-102(38563)
4-142(39125) 4-221(40284) 4-353(42232)
4-554(45077) 4-555(45094) 5-326(53494)
5-492(55657) 7-586(83004) 8-119(88937)
8-549(94713) 8-642(95980) 8-726(97152)
妊娠胸满
2-424(18050) 4-328(41848) 5-247(52343)
妊娠胸痞 3-118(26382) 7-187(77304)
妊娠血虚 6-299(65792)
妊娠腰痛
1-621(08402) 2-50(12920) 2-52(12957)
2-518(19384) 3-241(28122) 3-276(28654)
3-285(28754) 3-331(29382) 3-358(29754)
3-395(30230) 3-651(33702) 3-656(33781)
4-204(40020) 4-207(40061) 5-216(51948)
5-781(59924) 6-102(63180) 6-251(65163)
7-131(76571) 7-746(85230) 7-856(86751)
8-39(87884)
妊娠遗尿
3-80(25858) 4-821(48737) 8-220(90234)
妊娠因病宜下胎 3-330(29367) 8-837(98663)
妊娠阴肿 3-883(36728) 3-906(37048)
妊娠杂病 6-703(71196)
妊娠癥瘕积聚 6-75(62799)(62801) 6-948(74402)
妊娠中毒
1-374(05249) 4-739(47560) 5-77(50038)
8-480(93797)
妊娠中恶
3-341(29515) 3-651(33709) 3-655(33768)
3-683(34165) 4-710(47158) 7-875(87055)
8-310(91376)
妊娠中风
1-767(10333)(10334) 1-880(11859) 2-362(17226)
2-384(17519) 2-393(17635) 2-594(20451)
2-867(24233) 2-877(24384) 2-881(24449)
3-26(25121)(25122) 3-113(26307) 3-352(29669)
3-539(32214) 3-746(34967)
4-52(37851)(37860) 4-57(37914) 4-70(38096)
4-72(38125) 4-88(38352) 4-307(41551)
4-592(45580) 4-595(45615) 4-746(47650)
5-796(60147) 6-13(61913)
6-176(64180)(64181) 6-181(64248) 6-182(64270)
6-755(71853) 7-120(76391) 7-335(79484)
7-475(81510) 7-561(82688) 7-720(84861)
7-725(84930) 8-36(87838) 8-559(94864)
8-642(95981) 8-693(96704)
妊娠中寒 3-712(34506)
妊娠中暑 7-679(84340)
妊娠肿胀 1-735(09927) 6-819(72647)
妊娠诸疾 5-620(57468)
日晡潮热 5-657(58064)
日光性皮炎
1-410(05767) 3-434(30733) 7-454(81230)
8-338(91780)
日晒疮 5-24(49267) 5-641(57823)
柔风
1-519(07142) 2-18(12489) 2-253(15758)
2-391(17597) 2-647(21189) 2-820(23611)
3-93(26024) 3-482(31418) 3-647(33654)
4-67(38065) 7-224(77800) 7-560(82673)
7-838(86468) 8-78(88393)(88394)
肉刺 8-530(94435) 8-602(95465)
肉疸 8-774(97822)
肉蛾 1-606(08187)
肉积
4-743(47616)(47618)(47619)(47622) 6-372(66784)
肉极 8-753(97537)
肉苛
2-282(16140) 2-292(16257) 3-113(26301)
4-65(38035) 6-172(64131) 6-274(65468)
肉瘤
1-102(01434) 2-160(14472) 2-325(16742)
5-78(50066) 6-132(63553) 7-106(76180)
肉瘘 5-48(49597) 8-598(95409)
如银内障
2-522(19446) 4-647(46367) 4-649(46393)
4-650(46407) 6-248(65130) 7-711(84754)
濡泄 3-421(30547)
乳癌
4-41(37691) 6-164(64001) 6-903(73793)
乳病通用方 3-705(34432)
乳疮
3-840(36169) 4-315(41669) 8-587(95235)
乳娥
1-91(01307) 1-340(04773) 3-862(36464)
3-864(36492) 3-867(36524)
乳蛾
1-20(00281) 1-52(00739) 2-149(14301)
2-218(15270) 2-269(15977) 2-282(16136)
2-440(18272) 2-569(20109) 2-749(22606)
2-807(23425) 3-252(28278) 3-468(31209)
4-133(38992) 5-4(48966) 5-17(49168)
5-486(55576) 5-884(61396) 6-56(62508)
6-185(64300) 6-398(67166) 6-923(74057)
6-924(74065) 7-138(76685) 7-658(84069)
8-784(97959)
乳发
1-878(11837) 2-411(17881) 2-849(23987)
2-869(24273) 3-135(26602) 6-21(62022)
乳疳 1-341(04782)
乳核
1-821(11010) 2-83(13381) 2-160(14471)
2-169(14597) 2-188(14839) 2-412(17882)

2-651(21246) 2-829(23712) 3-139(26660)
3-155(26927) 3-608(33136)
3-650(33691)(33692) 3-655(33756) 4-37(37653)
4-242(40576) 5-478(55456) 5-616(57399)
6-47(62369) 6-130(63521) 6-362(66642)
6-903(73797) 6-928(74128) 6-934(74214)
7-255(78259) 7-649(83945)(83947)(83949)
7-810(86075) 8-341(91811) 8-723(97100)
8-728(97182)
乳疖
1-823(11038) 2-177(14692) 2-305(16476)
2-891(24594) 3-49(25433) 3-772(35310)
5-604(57225) 7-42(75308)
乳疽
2-31(12679) 2-156(14391) 2-267(15957)
2-305(16476) 2-506(19218) 2-849(23987)
3-339(29485) 3-402(30303) 4-38(37656)
4-40(37689) 4-774(48048) 5-562(56653)
6-586(69563) 6-590(69628)(69630) 7-395(80346)
乳劳 7-867(86916)
乳漏 2-849(23987) 3-612(33187)
乳糜尿 7-487(81677)
乳痞 4-19(37396)(37397) 6-134(63571)
乳癖
2-187(14833) 2-491(18995) 2-829(23709)
2-868(24256) 3-81(25875) 3-229(27943)
3-719(34602) 3-813(35842) 4-170(39540)
4-197(39931) 4-407(42983) 4-444(43531)
4-621(46001) 5-276(52761)
5-289(52971)(52972) 5-290(52983)
5-291(52985)(52986) 5-297(53075)(53076)(53077)(53078)
5-298(53081)(53088) 6-730(71569) 6-739(71622)
7-383(80193) 7-596(83145)
8-338(91778)(91791) 8-476(93749) 8-618(95651)
乳泣 1-97(01369)
乳少 7-163(77032)
乳石 8-514(94219)
乳石发动
1-726(09769) 8-546(94663)(94664)
乳痰 3-304(29028)
乳痛 7-815(86145)
乳头皲破症 1-127(01766) 5-275(52747)
乳腺癌
1-142(01977) 1-623(08425) 2-189(14855)
3-304(29025) 3-134(26592)
3-254(28308)(28310) 3-794(35591) 5-7(49012)
5-26(49293) 5-41(49499) 5-266(52629)
5-298(53082) 5-485(55553) 5-563(56661)
5-569(56736) 6-916(73971)
乳腺囊肿 4-413(43090)
乳腺炎
5-418(54624) 6-32(62152) 6-209(64605)
乳腺增生 6-903(73793) 8-339(91797)
乳悬
3-304(29029) 3-523(32000) 8-469(93665)
乳癣 6-966(74655)
乳炎 3-547(32345)
乳硬
1-817(10957) 5-6(48998) 5-20(49212)
乳痈
1-17(00249) 1-47(00672) 1-61(00890)
1-100(01411) 1-112(01561) 1-305(04255)
1-346(04879) 1-374(05241) 1-392(05492)
1-444(06220) 1-459(06446)(06447) 1-461(06477)
1-493(06904) 1-592(07982) 1-601(08100)
1-719(09696) 1-742(10000) 1-744(10038)
1-749(10105) 1-777(10456) 1-796(10702)
1-845(11344) 1-859(11543) 1-874(11777)
1-877(11813) 1-878(11838)
1-906(12223)(12225) 2-6(12322)
2-23(12561)(12566) 2-89(13465) 2-94(13541)
2-117(13855) 2-131(14050)
2-156(14396)(14404) 2-157(14418) 2-165(14550)
2-167(14573) 2-177(14686)(14692) 2-179(14728)
2-189(14854) 2-193(14912) 2-207(15117)
2-253(15756) 2-267(15957) 2-281(16122)
2-294(16301)(16302) 2-301(16404)
2-301(16406)(16410) 2-305(16476) 2-412(17882)
2-454(18459) 2-492(19016) 2-598(20518)
2-629(20936) 2-703(21996) 2-765(22827)
2-790(23172) 2-829(23715) 2-849(23987)
2-856(24098) 2-903(24761) 3-12(24936)
3-49(25433) 3-51(25464) 3-77(25821)
3-135(26611)(26613) 3-136(26623)(26626)(26627)
3-139(26664) 3-152(26868) 3-153(26879)
3-155(26921) 3-165(27062) 3-192(27453)
3-199(27560) 3-281(28708) 3-304(29028)
3-402(30303) 3-425(30607) 3-435(30754)
3-442(30852) 3-447(30931) 3-458(31052)
3-510(31824) 3-513(31865) 3-531(32107)
3-547(32345) 3-555(32446) 3-609(33140)
3-612(33191) 3-615(33240) 3-616(33257)
3-644(33617) 3-650(33691) 3-683(34161)
3-692(34252) 3-693(34275) 3-704(34421)
3-710(34490) 3-770(35288) 3-794(35591)
3-852(36310) 3-862(36453) 4-29(37535)
4-32(37581) 4-71(38118)
4-137(39049)(39051) 4-142(39119) 4-164(39453)
4-169(39531) 4-170(39541) 4-174(39601)
4-179(39669) 4-401(42882)(42885)(42891)
4-402(42908) 4-404(42942)(42943) 4-406(42965)
4-407(42983) 4-410(43035) 4-411(43053)
4-414(43108) 4-418(43172) 4-455(43689)
4-458(43736) 4-482(44075)
4-483(44087)(44090)(44096) 4-490(44199)
4-520(44602) 4-528(44718) 4-671(46694)
4-728(47408) 4-751(47719) 4-774(48048)

1-144(02003)(02004) 1-148(02073) 1-148(02074)
1-149(02075)(02076)(02077) 1-155(02167)
1-167(02337) 1-195(02705) 1-197(02733)
1-198(02743) 1-320(04440) 1-321(04463)
1-324(04504)(04510) 1-337(04717)
1-340(04761)(04774) 1-341(04775)(04776)(04791)
1-352(04964) 1-376(05266) 1-383(05357)
1-396(05550) 1-411(05781)(05784) 1-467(06571)
1-534(07310) 1-569(07711) 1-594(07999)
1-612(08264) 1-626(08473) 1-638(08647)
1-639(08658)(08662)(08664)(08666)(08667)(08669)
1-640(08672) 1-642(08701)(08709)(08710)(08712)
1-645(08759) 1-653(08867) 1-682(09222)
1-688(09278)(09279) 1-721(09713) 1-722(09724)
1-726(09772) 1-731(09857)(09858) 1-743(10013)
1-775(10428) 1-801(10755) 1-808(10821)
1-815(10923)(10924) 1-845(11340)
1-846(11357)(11362) 1-854(11470) 1-861(11563)
1-865(11628) 1-866(11648) 1-868(11682)
1-876(11794) 1-886(11939)(11940)
1-891(11994)(12013) 1-892(12035) 1-893(12038)
1-897(12091) 1-900(12148) 1-903(12187)
1-904(12197) 2-4(12291) 2-26(12616)
2-28(12631) 2-43(12828) 2-66(13167)
2-67(13168) 2-77(13302) 2-89(13458)
2-129(14020) 2-153(14359) 2-154(14372)
2-182(14761) 2-184(14785) 2-283(16152)
2-340(16932) 2-367(17296) 2-384(17513)
2-395(17656) 2-397(17674)(17682) 2-458(18518)
2-463(18594) 2-464(18622) 2-478(18806)
2-488(18957) 2-490(18982) 2-492(19017)
2-519(19397) 2-547(19781) 2-556(19913)
2-557(19925)(20204) 2-582(20272)(20273) 2-614(20761)
2-705(22016) 2-720(22200) 2-725(22281)
2-736(22427) 2-748(22602)(22604) 2-761(22786)
2-767(22835) 2-784(23063) 2-785(23077)
2-792(23202) 2-802(23354) 2-810(23471)
2-820(23615) 2-825(23678)
2-838(23847)(23848) 2-839(23856) 2-897(24680)
2-905(24788) 3-36(25237) 3-88(25965)
3-146(26764) 3-147(26774)
3-149(26816)(26817)(26824)
3-152(26859)(26871) 3-155(26918)(26920) 3-160(27003)
3-162(27021) 3-169(27118) 3-178(27262)
3-190(27422) 3-265(28490) 3-278(28670)
3-294(28888) 3-309(29085)(29087)(29088)
3-321(29247) 3-323(29276)(29280) 3-355(29702)
3-390(30168) 3-404(30330) 3-411(30417)
3-444(30894) 3-566(32572) 3-567(32589)
3-572(32651) 3-573(32668) 3-589(32875)
3-599(33012) 3-635(33478) 3-657(33787)
3-665(33916) 3-667(33939)(33940)(33941)(33942)
3-703(34402) 3-704(34423) 3-765(35207)
3-779(35402) 3-797(35631)(35640) 3-799(35657)
3-821(35926) 3-825(35959) 3-826(35976)
3-838(36136) 3-875(36638) 4-17(37368)
4-25(37479) 4-29(37527) 4-35(37628)
4-98(38498) 4-105(38601)
4-111(38702)(38710) 4-112(38720) 4-113(38743)
4-116(38783) 4-201(39986) 4-207(40064)
4-230(40426) 4-232(40444)(40450) 4-243(40592)
4-266(40934) 4-269(40977)(40991) 4-271(41022)
4-274(41069) 4-300(41453)(41457) 4-371(42464)
4-375(42523) 4-430(43336)(43346) 4-433(43375)
4-436(43417) 4-440(43475) 4-446(43557)
4-447(43582)(43583) 4-454(43681) 4-459(43756)
4-462(43808) 4-524(44665)
4-525(44669)(44681)(44682) 4-526(44683)
4-538(44852) 4-546(44969) 4-549(45015)
4-561(45165)(45170) 4-564(45221) 4-565(45225)
4-566(45241) 4-579(45396) 4-580(45409)
4-581(45423) 4-596(45626) 4-667(46642)
4-710(47164)(47171) 4-720(47306)
4-743(47614)(47624) 4-760(47854) 4-777(48081)
4-789(48250) 4-814(48621) 4-820(48722)
4-825(48797) 5-6(48992) 5-12(49086)
5-18(49183) 5-34(49396)(49398)(49399)
5-79(50079) 5-105(50512) 5-122(50759)
5-123(50770) 5-129(50851) 5-146(51056)
5-173(51367) 5-198(51716) 5-199(51731)
5-206(51829) 5-230(52117) 5-247(52347)
5-277(52778) 5-278(52802) 5-280(52820)
5-285(52902) 5-288(52956) 5-295(53048)
5-299(53092)(53093) 5-305(53176) 5-313(53294)
5-317(53353)
5-319(53390)(53391)(53392)(53394)(53395)
5-320(53396)(53397)(53398)
5-340(53683)(53684)(53687)
5-341(53688)(53689)(53690)(53691) 5-355(53854)
5-358(53887) 5-367(53983)(53990) 5-370(54017)
5-392(54303)
5-414(54573)(54574)(54575)(54576)(54577) 5-415(54578)
5-425(54715) 5-464(55263) 5-467(55306)
5-468(55313) 5-472(55380) 5-493(55669)
5-509(55903) 5-520(56059) 5-521(56064)
5-525(56122)(56123) 5-573(56794) 5-589(57027)
5-649(57931)(57932) 5-651(57966)(57969) 5-659(58088)
5-672(58297)(58303)(58306) 5-673(58318)
5-678(58403)
5-680(58425)(58429)(58430)(58431)(58433)(58434)(58436)
5-681(58442)(58445)(58447) 5-700(58740)
5-729(59177) 5-753(59506)(59508)
5-754(59512)(59516)(59522)(59524)
5-755(59529)(59531)(59532)(59538)(59539)(59541)(59543)(59544)
5-756(59548)(59550)(59553)
5-757(59575)(59577) 5-758(59583)(59584)(59589)(59591)
5-759(59593)(59600)(59601)(59604)(59606)(59607)

8-545(94650)(94652) 8-551(94730) 8-604(95486)
8-725(97129) 8-752(97518) 8-805(98225)
8-818(98396)(98397) 8-820(98426)(98427) 8-824(98489)
8-855(98875)

伤寒瞖疮

8-352(91954) 8-353(91973) 8-805(98227)

伤寒懊憹

4-410(43033) 5-654(58016) 8-886(99264)

伤寒百合病

1-734(09906) 2-644(21141) 3-202(27602)
3-209(27705)(27706) 3-301(28980)
3-586(32832)(32833) 3-599(33014)
3-602(33055)(33056) 3-603(33061)(33062)
3-604(33065)(33066) 4-324(41800) 4-705(47105)
6-590(69629) 6-695(71098)(71099) 6-713(71347)
6-713(71348) 8-72(88317) 8-246(90582)
8-701(96826)

伤寒斑毒 7-276(78601)

伤寒鼻衄

1-721(09718) 2-292(16265) 2-298(16358)
2-512(19291) 2-744(22532) 2-883(24477)
3-147(26784) 3-355(29705) 3-376(29999)
3-436(30756) 3-742(34909)(34910) 3-745(34947)
4-732(47461) 4-819(48709) 5-67(49878)
5-68(49885)(49886) 5-74(50002) 5-76(50031)
5-88(50213) 5-305(53175) 5-321(53425)
6-63(62616) 6-263(65315) 7-276(78602)
7-298(78958) 7-569(82795) 7-706(84679)
7-713(84779) 7-842(86527) 8-295(91173)
8-387(92511)

伤寒便秘

1-283(03949) 1-441(06186) 1-455(06391)
1-456(06395) 1-460(06468) 1-526(07227)
1-640(08678) 1-687(09261) 1-694(09356)
1-695(09367) 2-298(16356) 3-593(32926)
4-591(45566) 5-107(50533)
5-592(57070)(57072) 5-843(60810) 5-854(60987)
5-897(61588) 6-72(62759) 6-427(67501)
6-589(69607) 6-721(71452) 6-725(71496)
7-114(76316) 7-117(76358)(76359) 7-158(76964)
7-252(78222) 7-258(78312) 7-544(82451)
7-618(83488) 8-314(91440) 8-319(91520)
8-550(94729) 8-626(95763)

伤寒便血 1-613(08277)

伤寒表不解 6-262(65304)

伤寒表里俱热 6-700(71160)

伤寒表里俱虚 1-256(03571)(03572)

伤寒表里同病

1-342(04807) 1-407(05724) 2-588(20363)
2-643(21135) 4-202(40004) 4-371(42471)
5-604(57226) 7-179(77210) 8-493(93954)

伤寒表证

1-718(09680) 2-4(12300) 2-44(12850)
2-143(14223) 2-476(18788) 2-476(18789)
2-644(21145) 2-802(23356) 2-831(23737)
3-18(25023) 3-38(25256) 3-79(25849)
3-360(29782) 3-437(30774) 3-438(30794)
3-788(35531) 3-790(35551) 4-540(44877)
6-266(65366) 6-267(65383) 6-367(66716)
7-488(81680) 7-574(82876) 7-584(82979)
7-837(86445) 7-843(86557) 7-844(86568)
7-854(86710)(86711)(86715) 7-857(86767)
8-46(87977) 8-123(88966) 8-457(93470)
8-457(93471) 8-458(93481)

伤寒病 1-692(09320)

伤寒不能卧 3-202(27592)

伤寒潮热

1-234(03244) 1-246(03415) 1-364(05125)
1-692(09330) 1-716(09643) 2-688(21774)
3-522(31970) 6-263(65310) 6-315(65993)
6-520(68692) 6-708(71276) 6-717(71411)
7-258(78311) 7-436(80935) 7-837(86449)

伤寒尺脉迟弱 7-377(80120)

伤寒传入三阴 5-124(50790)

伤寒喘证

1-525(07201) 3-134(26582) 4-175(39616)

伤寒大肠气滞 1-441(06185) 1-445(06244)

伤寒大小便不利

2-290(16242) 5-321(53415) 7-345(79655)
8-545(94654)

伤寒戴阳证 4-494(44262) 6-15(61940)

伤寒盗汗 4-372(42480) 7-614(83429)

伤寒多汗 6-364(66682)

伤寒呃逆

1-130(01822) 1-135(01889) 1-692(09327)
2-594(20446) 3-208(27692) 3-722(34639)
3-783(35454) 5-721(59053) 7-297(78950)
8-733(97265)

伤寒恶寒 8-190(89827)

伤寒恶寒发热 8-824(98499)

伤寒恶候 2-464(18625)

伤寒发斑

1-407(05710) 1-430(06053) 1-603(08132)
1-607(08194) 2-197(14972)(14978)(14984)
2-645(21154) 3-246(28186) 3-336(29448)
3-403(30321) 4-135(39018) 5-550(56499)
5-655(58036) 5-702(58774) 6-933(74193)
7-251(78209) 7-252(78225) 7-280(78667)
7-344(79642) 7-493(81765) 7-574(82878)
8-39(87876) 8-295(91168) 8-301(91267)
8-320(91525)(91545) 8-321(91545)(91547) 8-478(93782)
8-509(94142) 8-622(95699)

伤寒发汗不解

1-429(06031) 2-321(16673)
4-452(43655)(43657)

伤寒发汗粟 3-355(29709)

伤寒发汗亡阳 4-38(37661)

伤寒发厥
1-735（09928） 3-709（34475） 5-142（51004）
7-419（80705） 7-424（80780） 7-426（80802）
7-585（82986） 8-38（87868） 8-393（92600）
8-649（96061）
伤寒发咳 1-729（09828）
伤寒发狂
1-105（01483） 1-219（03029） 1-234（03243）
1-267（03732） 1-324（04506） 1-378（05305）
1-421（05939） 1-431（06069） 1-439（06165）
1-450（06311） 1-747（10078） 2-114（13817）
2-275（16059） 2-672（21527） 2-674（21558）
2-675（21570） 2-693（21844）（21850） 2-880（24439）
3-190（27428） 3-374（29973）（29978） 3-486（31481）
3-502（31703）（31704） 3-533（32138） 3-773（35325）
4-505（44421） 4-803（48444） 5-75（50004）
5-102（50453） 5-102（50462） 5-330（53554）
5-362（53928） 5-437（54875） 5-560（56614）
5-609（57308） 5-622（57508） 5-652（57983）
6-396（67136） 6-498（68365） 6-600（69753）
6-701（71165） 6-761（71936）
6-762（71947）（71948） 6-868（73286） 7-246（78119）
7-257（78305） 7-258（78310） 7-273（78549）
7-351（79755） 7-620（83520） 7-706（84676）
7-713（84782） 7-729（84981） 8-283（91029）
8-295（91170） 8-301（91269） 8-313（91424）
8-368（92213） 8-635（95888） 8-774（97819）
伤寒发热
1-450（06308） 2-87（13436） 2-457（18513）
2-458（18524） 2-476（18779） 2-566（20054）
3-70（25708） 3-300（28967） 3-343（29547）
3-348（29619） 3-357（29731） 3-395（30225）
3-537（32195） 4-139（39072） 4-175（39615）
6-262（65299）（65300）（65301） 6-361（66627）
6-480（68127） 6-714（71373） 6-728（71531）
7-257（78304）（78306） 7-359（79869） 7-549（82518）
7-575（82889） 7-816（86159） 7-835（86406）
7-843（86544） 8-170（89598） 8-200（89955）
8-274（90932） 8-302（91271） 8-456（93455）
8-457（93467）（93474） 8-458（93492） 8-459（93495）
8-463（93562） 8-875（99131）
伤寒烦渴 5-263（52578）
伤寒烦闷
1-411（05785） 1-412（05788） 2-422（18030）
2-650（21230） 2-663（21444） 2-681（21651）
4-370（42447） 6-850（73034） 7-219（77716）
7-257（78305） 7-320（79268） 7-341（79588）
7-342（79616） 7-488（81679） 7-713（84781）
7-837（86446） 7-839（86474） 7-843（86551）
8-804（98213）
伤寒烦热
1-640（08677）（08677） 3-502（31707） 3-584（32811）
5-624（57545） 5-625（57546） 6-268（65385）
6-272（65449） 7-558（82644）
8-301（91260）（91261）
伤寒烦躁
1-174（02413） 2-296（16337） 3-399（30276）
3-752（35036） 3-756（37782） 4-814（48623）
5-514（55965） 5-611（57334） 5-652（57989）
5-802（60224） 6-627（70145） 6-686（70958）
6-885（73515） 7-837（86447） 7-839（86479）
8-57（88110）
伤寒浮肿
2-80（13342） 5-576（56843） 6-549（69101）
伤寒腹满 1-505（07006）
伤寒腹痛
1-853（11466） 2-785（23075） 2-798（23291）
3-515（31903） 4-323（41793） 5-652（57981）
5-847（60883） 5-847（60884） 6-263（65314）
6-329（66167） 7-269（78487） 7-273（78550）
8-212（90117） 8-545（94653）
伤寒干呕
1-212（02921） 1-254（03541） 1-386（05409）
1-531（07276） 3-742（34906） 5-51（49632）
5-90（50256） 5-775（59828）（59829）
伤寒感冒 7-135（76642）
伤寒刚痉
1-687（09262） 2-243（15620） 2-645（21156）
2-648（21198） 2-673（21543）
2-674（21556）（21557） 2-708（22064） 3-111（26277）
3-416（30489） 3-660（33851） 4-66（38048）
4-174（39609） 4-330（41880） 4-588（45520）
5-593（57080） 6-529（68812） 7-571（82822）
7-574（82875）（82879） 7-578（82925） 7-706（84677）
7-713（84777） 7-729（84983） 7-831（86367）
7-836（86420）（86425） 8-313（91421） 8-320（91528）
伤寒过经不解
1-266（03725） 1-565（07670） 1-869（11700）
5-556（56573） 5-556（56576） 6-91（63041）
6-726（71503） 6-729（71542） 8-460（93510）
伤寒寒热往来 7-554（82592）
伤寒寒中三阴 2-104（13713）
伤寒汗出不止 3-104（26180） 8-207（90036）
伤寒汗后潮热 2-550（19823）
伤寒汗后呃逆 4-709（47157）
伤寒汗后烦渴 1-219（03022） 1-233（03240）
伤寒汗后烦闷 1-229（03187） 8-751（97510）
伤寒汗后烦热 7-257（78294）
伤寒汗后腹胀 5-775（59833）
伤寒汗后呕吐 7-251（78208）
伤寒汗后热不解
1-233（03239） 1-234（03245） 1-234（03247）
4-180（39687） 5-775（59839）（59840） 5-788（60028）
7-320（79267） 8-301（91263） 8-458（93488）
伤寒汗后身痛 7-369（80011）
伤寒汗后小便不利 5-810（60351）
伤寒汗后心悸 5-806（60288）
伤寒汗后胀满 5-846（60870）

伤寒汗吐下后心下痞硬 2-809(23461) 7-515(82068)
伤寒汗吐下后虚烦懊侬
5-653(58006) 5-659(58092)(58093)
伤寒汗吐下后余热不退 7-842(86528)
伤寒汗下不解 1-249(03447) 3-364(29830)
伤寒汗下后腹痛 8-799(98154)
伤寒汗下后脚肿 1-876(11806)
伤寒汗下后筋惕肉瞤 8-233(90393)
伤寒汗下后利不止 5-634(57706)
伤寒汗下后脐下有动气 4-77(38203) 6-274(65464)
伤寒汗下后气喘 4-121(38836)
伤寒汗下后头痛 2-646(21177) 6-552(09146)
伤寒汗下后余热不除 7-279(78650)
伤寒后䘌疮 5-73(49972)
伤寒后便秘 5-831(60652) 8-628(95797)
伤寒后不欲食 4-175(39618)
伤寒后盗汗
1-220(03037) 2-511(19275) 2-692(21819)
伤寒后发热 5-262(52572) 7-252(78223)
伤寒后烦渴
2-689(21775) 4-175(39611) 5-36(49436)
伤寒后烦热
4-175(39617) 4-282(41180) 5-262(52573)
8-564(94936)
伤寒后烦躁 2-691(21808)
伤寒后肺瘦 8-762(97671) 8-855(98876)
伤寒后浮肿 1-842(11298) 7-309(79107)
伤寒后复感新邪 7-857(86764)(86770)
伤寒后腹痛 5-842(60808)
伤寒后腹胀
1-234(03253)(03254) 1-484(06796) 5-775(59832)
5-842(60807) 5-846(60869) 5-855(60998)
6-529(68818)
伤寒后干呕 3-744(34939)
伤寒后骨节痛
4-59(37943) 5-775(59838) 7-316(79209)
伤寒后骨蒸 8-851(98826)
伤寒后寒热 7-258(78313)
伤寒后汗出不止 5-775(59841)
伤寒后霍乱 4-275(41076)
伤寒后脚气
3-202(27603) 4-309(41577) 4-324(41802)
4-758(47814) 5-775(59842) 8-47(87982)
8-93(88576) 8-302(91276) 8-313(91426)
8-551(94731) 8-855(98877)
伤寒后惊悸
1-220(03038) 1-235(03257) 1-278(03886)
2-672(21528)(21529) 2-674(21559) 2-682(21662)
3-104(26181) 4-53(37870) 4-167(39488)
4-172(39578) 4-193(39880) 4-698(47021)
5-789(60041) 5-791(60072) 5-795(60128)
6-263(65317) 7-299(78985) 7-702(84628)
8-84(88466)
伤寒后咳喘 1-778(10472) 8-70(88288)
伤寒后咳嗽 3-202(27597)
伤寒后口舌生疮
3-507(31782) 7-271(78513) 7-296(78937)
7-706(84680) 8-295(91175) 8-296(91179)
8-381(92412)
伤寒后痢疾 3-122(26441)
伤寒后呕吐
3-26(25113) 3-28(25142) 3-97(26074)
3-202(27599) 3-209(27702) 3-219(27836)
4-756(47791) 5-51(49634) 5-82(50125)
5-541(56358) 5-783(59959) 5-842(60806)
8-818(98399)
伤寒后脾胃不和
1-855(11485) 2-525(19484) 3-29(25148)
3-97(26075) 3-209(27708) 4-622(46009)
4-635(46199)
伤寒后脾胃虚弱
1-836(11226) 1-842(11299) 3-19(25026)
3-26(25115) 3-120(26414) 5-799(60199)
7-837(86450) 8-302(91283) 8-303(91285)
8-458(93490) 8-475(93736)
伤寒后气喘 1-841(11295)(11296)
伤寒后气津两伤 3-747(34978)
伤寒后热毒攻眼
3-853(36326) 4-59(37944) 7-271(78514)
8-633(95862)
伤寒后神昏 5-262(52575)
伤寒后失眠
4-185(39776) 5-655(58026)(58027)
5-743(59361)(59363)(59364) 8-295(91177)
8-558(94847) 8-560(94866)
8-561(94883)(94884)
伤寒后食积
3-209(27709) 4-185(39769) 4-423(43250)
5-524(56114) 5-837(60731)
伤寒后食欲不振 7-328(79367)
伤寒后吐泻 8-644(96003)
伤寒后小便不通 5-615(57389) 5-800(60211)
伤寒后泄泻 4-625(46060)
伤寒后虚烦
2-374(17372) 3-485(31470) 4-172(39577)
5-652(57977) 5-655(58026) 5-797(60160)
7-706(84682)
伤寒后虚劳
1-220(03033)(03035)(03036) 1-234(03255)
1-235(03256) 1-292(04083) 2-261(15867)
2-265(15914) 2-269(15978) 2-447(18365)
2-683(21685) 3-637(33512) 3-760(35133)
4-453(43659) 4-596(45632) 5-255(52459)
6-263(65316) 6-529(68817) 7-299(78984)
7-320(79270)(79271) 7-364(79940) 7-513(82046)
7-524(82194) 8-190(89826) 8-564(94935)
8-762(97670) 8-854(98873) 8-855(98874)
伤寒后咽喉不利 3-202(27596)

伤寒后咽喉疼痛 7-834(86391)
伤寒后眼病 3-481(31410)
伤寒后腰痛
4-59(37945) 4-545(44948) 8-551(94732)
伤寒后噎 5-51(48633)
伤寒后遗精 7-532(82290) 7-702(84629)
伤寒后余热不退
3-167(27101) 3-586(32828) 5-788(60033)
7-249(78183) 7-330(79416) 7-348(79702)
7-552(82554) 7-828(86318)
7-829(86335)(86342) 7-834(86390)(86489)
伤寒后谵语 4-495(44279)
伤寒后胀满 5-615(57388)
伤寒后壮热 3-507(31783)
伤寒后自汗 7-328(79368)
伤寒狐惑
1-873(11754) 1-904(12188)
2-204(15074)(15075) 2-249(15707) 2-616(20777)
2-750(22642) 2-847(23967) 3-202(27601)
3-209(27707) 3-383(30088) 5-258(52501)
5-795(60127) 6-701(71174) 7-276(78605)
7-357(79856) 7-358(79858) 7-706(84678)
7-713(84784) 7-722(84887) 8-9(87418)
8-23(87648) 8-206(90028) 8-295(91171)
8-325(91604) 8-667(96343) 8-692(96678)
8-854(98871)
伤寒坏病
1-437(06146) 2-292(16264)
2-298(16364)(16365) 2-730(22338) 3-574(32684)
3-637(33513) 3-696(34319) 4-158(39376)
4-166(39484) 4-175(39619) 6-263(65313)
6-268(65394)(65395) 8-124(88993) 8-302(91272)
伤寒夹惊
1-614(08293) 1-678(09175) 1-748(10098)
3-703(34399) 4-159(39385)(39386) 8-77(88372)
8-220(90229) 8-757(97596)
伤寒夹劳
1-771(10381) 1-836(11227) 1-848(11383)
6-695(71101)(71102)
伤寒夹痞
1-370(05191) 1-899(12129) 4-677(46762)
8-669(96378)
伤寒夹气 6-128(63481)
伤寒夹湿 4-296(41400) 7-102(76125)
伤寒夹食
1-246(03414) 1-614(08293) 2-504(19181)
3-289(28814) 3-308(29076) 5-846(60865)
6-61(62583) 7-62(75566) 8-474(93728)
8-723(97109) 8-757(97596)
伤寒夹痰 1-50(00694) 7-568(82786)
伤寒夹胃脘痛 6-77(62835)
伤寒夹血 2-780(23015) 3-254(28321)
伤寒夹阴
2-226(15392) 3-391(30183) 3-712(34512)
5-551(56504)
伤寒脚气 8-545(94655)
伤寒结胸
1-28(00388) 1-210(02896)
1-439(06163)(06163) 1-455(06394) 1-466(06555)
1-548(07475) 1-562(07648) 2-99(13631)
2-108(13756) 2-261(15866) 2-814(23536)
2-868(24246) 3-1(24799) 3-225(27905)
3-231(27961) 3-427(30628) 3-558(32479)
3-685(34182) 3-801(35698) 3-834(36082)
3-861(36432) 4-222(40294)(40296) 4-228(40388)
4-317(41704) 4-799(48383) 5-312(53285)
5-321(53424) 5-455(55151)
5-632(57676)(57677) 5-633(57679) 5-658(58068)
5-803(60243) 5-816(60445) 5-833(60679)
5-834(60689) 6-106(63217) 6-199(64489)
6-212(64639) 6-268(65392) 6-313(65965)
6-315(65990) 6-362(66644) 6-577(69421)
6-611(69935) 6-658(70597) 6-704(71213)
6-716(71399) 6-721(71444) 6-798(72383)
6-836(72859) 7-107(76188)(76189)(76190)
7-853(86704) 7-862(86830)(86844) 7-881(87138)
8-329(91662) 8-487(93873) 8-588(95253)
8-607(95517) 8-647(96040) 8-718(97039)
8-801(98184) 8-843(98745)
伤寒痉病
1-74(01082)(01085) 1-75(01100) 1-716(09639)
1-765(10303) 3-672(34002) 4-100(38525)
4-610(45856) 6-556(69207) 6-567(69310)
6-590(69631) 6-875(73385) 7-558(82641)
8-327(91628)
伤寒厥阴证
1-228(03162) 2-193(14911) 2-714(22132)
2-811(23486) 4-433(43384)
4-441(43493)(43500) 5-767(59724) 6-537(68931)
6-540(68967) 6-615(69987) 7-558(82640)
7-569(82794)
伤寒咳喘
4-50(37827) 4-52(37857) 4-145(39176)
7-555(82593) 7-822(86242) 7-833(86386)
7-859(86792)
伤寒咳嗽
1-234(03246) 1-260(03635) 1-555(07568)
1-781(10502) 2-873(24323) 3-313(29146)
3-586(32831) 3-595(32953) 3-788(35534)
6-268(65387)(65396) 6-691(71026) 7-513(82043)
7-552(82553) 7-558(82646) 7-558(82647)
7-571(82831)
伤寒咳血
2-881(24450) 2-883(24478)(24480)
伤寒口噤 3-568(32595)
伤寒口渴
2-600(20541) 2-644(21142)
4-119(38811)(38812) 7-713(84778) 8-459(93497)

S
伤

伤寒口舌生疮
2-292(16266) 2-298(16362) 2-693(21851)
7-276(78603) 7-297(78948) 7-337(79516)
7-644(83869) 8-301(91270)
伤寒劳复
1-212(02923) 1-219(03031) 1-283(03956)
1-337(04721) 1-429(06031) 1-430(06056)
1-476(06031) 1-515(07092) 1-715(09634)
2-414(17910) 2-447(18363) 2-663(21448)
2-888(24564) 3-135(26601) 3-374(29974)
3-716(34566) 3-752(35038) 4-19(37405)
4-157(39351) 4-165(39469) 4-175(39621)
4-675(46723) 4-786(48217)
5-255(52460)(52461) 5-384(54184) 5-617(57426)
5-622(57509) 5-629(57626) 5-634(57700)
5-647(57897) 5-648(57909) 5-649(57939)
5-655(58030) 5-655(58032) 5-659(58094)
6-529(68819) 6-552(69150) 6-686(70963)
6-696(71106) 6-711(71330)
6-713(71347)(71348) 6-715(71382) 6-729(71540)
6-734(71593) 6-737(71603) 7-38(75259)
7-572(82844) 7-869(86946) 8-23(87656)
8-45(87968) 8-302(91275)
8-442(93271)(93272)(93273) 8-444(93309)
8-545(94656) 8-706(96889) 8-853(98860)
伤寒里寒外热 1-219(03023)
伤寒里热 1-716(09635)
伤寒两感
1-234(03252) 1-270(03787) 1-327(04560)
1-487(06840) 1-504(06995) 2-37(12755)
2-146(14266) 2-475(18778) 2-765(22826)
3-339(29490) 3-852(36312)(36313) 4-353(42221)
4-353(42222) 6-366(66703) 7-422(80751)
7-558(82648) 8-460(93517)
伤寒目暗 4-175(39612)
伤寒尿血 3-742(34907) 3-809(35784)
伤寒呕哕
1-120(01659) 1-233(03236) 7-133(76597)
7-149(76848)
伤寒呕痰 1-212(02922)
伤寒呕吐
1-526(07225) 3-201(27591)
3-202(27598)(27600) 3-209(27700) 3-209(27701)
3-275(28635) 3-376(30002) 5-803(60237)
6-268(65388) 7-84(75900) 8-725(97135)
8-734(97268) 8-826(98502)
伤寒呕血 5-549(56476)
伤寒气逆 4-121(38834)
伤寒热毒 4-175(39613)
伤寒热毒攻眼
2-298(16359) 3-859(36408) 7-257(78307)
7-706(84683) 7-713(84780) 8-663(96280)
伤寒热结膀胱 6-545(69047)
伤寒热结胸中 6-580(69472)
伤寒热入血室
1-18(00263) 1-716(09636) 1-718(09677)
1-719(09686) 2-181(14754) 2-241(15593)
2-251(15731) 2-615(20770)
2-731(22361)(22362) 2-872(24311) 3-79(25848)
3-301(28987) 3-352(29665) 3-366(29857)
3-376(29997) 5-248(52368) 6-332(66223)
6-706(71251) 6-708(71281) 6-710(71313)
6-711(71318) 6-712(71338) 6-713(71355)
6-717(71419) 6-720(71436) 6-729(71542)
7-79(75822) 7-98(76077) 7-592(83095)
7-666(84178) 7-671(84233) 8-165(89532)
8-700(96811)
伤寒热盛 4-175(39610)
伤寒热瘴 3-498(31651)
伤寒柔痉
2-59(13049) 3-25(25092) 3-28(25138)
3-28(25139) 3-40(25285) 3-117(26366)
3-416(30489) 4-593(45589) 4-775(48063)
4-779(48115) 4-782(48163)(48170) 5-775(59836)
6-533(68878) 6-534(68883) 6-537(68932)
6-545(69053) 6-551(69130) 6-562(69258)
6-563(69274) 6-564(69282) 6-692(71049)
伤寒三阳合病
1-687(09264) 4-591(45570) 5-237(52217)
6-657(70575) 6-727(71530)
伤寒伤风 7-583(82969)
伤寒少阳阳明合病
1-193(02677) 1-507(07029)
1-509(07034)(07036) 1-717(09662) 2-324(16723)
2-894(24640) 6-656(70566) 6-714(71361)
6-733(71576)
伤寒少阳证
1-147(02056) 1-280(03910) 1-283(03954)
1-690(09307)(09318) 1-692(09331)(09333)(09334)
1-718(09678) 1-719(09685)(09693) 3-209(27699)
3-210(27710) 3-301(28983)
3-355(29710)(29712) 3-366(29858)
3-375(29989)(29990)(29992) 4-271(41021)
5-50(49631) 5-657(58056) 6-554(69162)
6-683(70917) 6-685(70946) 6-686(70954)
6-691(71039) 6-700(71162)(71163) 6-701(71168)
6-702(71182) 6-706(71250) 6-707(71256)
6-710(71301) 6-714(71362) 6-716(71402)
6-718(71429) 6-730(71569)
7-174(77168)(77169) 8-458(93479)
伤寒少阴证
1-28(00393) 1-716(09641) 2-135(14120)
2-536(19630) 2-594(20444) 2-762(22794)
2-763(22822) 2-765(22827) 2-800(23324)
2-802(23360) 2-805(23397) 2-842(23884)
3-69(25706) 3-129(26522) 3-199(27566)

伤寒吐蛔　7-801（85959）
伤寒吐利
1-233（03237）　4-435（43394）　7-352（79767）
伤寒吐血
1-104（01465）　1-219（03030）　1-734（09905）
2-883（24479）　3-158（26980）　3-783（35457）
4-184（39752）　5-67（49878）　5-68（49887）
5-310（53257）　7-253（78229）　7-271（78512）
7-276（78604）　8-89（88531）　8-322（91564）
伤寒亡阳　3-409（30399）
伤寒胃中有热　5-262（52574）
伤寒无汗
1-617（08342）　1-634（08575）（08576）　2-21（12532）
3-364（29821）　3-507（31774）　3-561（32505）
4-44（37730）　4-606（45783）　7-136（76649）
7-557（82638）　7-576（82901）　7-832（86373）
7-848（86619）　7-854（86716）　7-857（86761）
8-457（93473）
伤寒无阳证　3-561（32508）
伤寒误下伤津　2-894（24647）（24645）
伤寒下后烦渴　1-219（03021）　2-88（13437）
伤寒下后烦满　4-321（41752）　5-656（58051）
伤寒下后腹胀　4-756（47790）
伤寒下后痞满　4-22（37441）
伤寒下后余热不解
5-648（57910）　5-654（58012）
伤寒下利
1-381（05334）　2-298（16369）　3-265（28484）
3-312（29126）　3-507（31779）　3-832（36053）
4-314（41658）　4-330（41889）　5-323（53452）
6-548（69092）　7-149（76847）
伤寒项强　4-266（40927）　4-438（43450）
伤寒小便不通
1-871（11732）　2-19（12500）　2-95（13557）
2-652（21273）　4-28（37512）　4-166（39486）
4-324（41801）　5-775（59830）　7-126（76495）
7-603（83257）　7-765（85500）　7-869（86954）
8-240（90485）　8-241（90506）
8-811（98310）（98313）　8-813（98340）
伤寒小便赤涩　7-114（76315）
伤寒泄泻　3-70（25707）　3-360（29770）
伤寒心腹痞满　3-375（29988）　4-626（46070）
伤寒心腹痛
2-365（17270）　3-647（33646）　4-324（41799）
伤寒心悸
2-599（20533）　3-104（26179）　3-318（29205）
4-321（41757）　5-514（55965）　5-801（60220）
5-802（60228）
伤寒心下有水气
1-719（09681）（09682）　4-29（37530）　4-323（41796）
5-774（59827）
伤寒胸痞
1-105（01479）　1-271（03800）　1-556（07579）
1-718（09675）　1-855（11483）　2-19（12513）
2-616（20777）　2-648（21202）　2-897（24688）
3-28（25147）　3-221（27865）　4-220（40267）
4-293（41348）　4-324（41798）　4-554（45074）
4-559（45144）　4-755（47766）　4-783（48178）
5-312（53286）　5-615（57385）　5-626（57575）
5-775（59831）　5-785（59987）　5-806（60282）
5-855（60991）　6-268（65390）（65391）　6-911（73907）
7-251（78199）　7-351（79756）　7-516（82069）
伤寒胸胁痛　5-46（49570）　6-716（71400）
伤寒虚烦
1-220（03034）　1-323（04502）　2-447（18364）
3-734（34789）（34790）　3-910（37087）　5-632（57670）
8-706（96888）
伤寒虚汗　1-234（03251）　2-616（20774）
伤寒蓄血
1-545（07448）　2-810（23468）　2-867（23238）
3-250（28251）　3-399（30275）　3-457（31035）
3-518（31913）　3-672（34004）　3-678（34084）
3-680（34122）（34123）　3-700（34354）　4-155（39320）
5-127（50833）（50835）　5-128（50837）　5-248（52359）
6-593（69662）　6-615（70001）
6-616（70002）（70012）　6-618（70037）　6-619（70042）
6-951（74449）　7-158（76958）　8-295（91174）
伤寒眩晕
5-693（58630）　7-513（82033）　7-827（86313）
7-828（86315）
伤寒循衣摸床　2-314（16571）
伤寒咽喉肿痛
2-109（13765）　2-290（16236）
2-292（16267）（16268）　2-298（16360）　2-298（16363）
2-777（22972）　3-164（27055）　3-166（27079）
3-168（27106）　3-315（29173）　3-690（34241）
3-695（34298）　4-760（47853）　5-775（59837）
7-64（75610）　7-420（80722）　7-518（82099）
8-295（91176）　8-313（91425）
伤寒阳毒
1-253（03526）　1-377（05283）　1-455（06392）
2-44（12852）　2-231（15471）
2-290（16231）（16239）　2-292（16262）　2-298（16361）
2-414（17912）　2-599（20532）　2-648（21200）
2-729（22318）　3-59（25577）　3-443（30862）
3-486（31480）　3-489（31524）（31526）　3-565（32561）
3-568（32595）　4-42（37702）（37703）　4-175（39614）
4-282（41181）　4-376（42539）　4-755（47772）
4-763（47883）　4-796（48350）　5-433（54821）
5-651（57975）　5-655（58024）　6-231（64933）
6-555（69172）　6-585（69544）　6-750（71770）
7-257（78308）　7-621（83539）　7-761（85450）
7-832（86368）　7-839（86480）　8-122（88957）
8-301（91268）　8-321（91546）
伤寒阳明府证
3-365（29842）　3-396（30238）　8-691（96667）
伤寒阳明经证
1-70（01038）　1-392（05501）　1-406（05694）

1-520(07149) 3-58(25575) 3-59(25581)
3-124(26468) 3-126(26500) 5-261(52559)
5-262(52563) 5-262(52564) 8-691(96666)
伤寒阳明证
1-406(05697)(05698) 1-407(05717)(05721)(05723)
1-408(05738)(05740) 2-452(18436)(18438) 2-558(19939)
2-646(21181) 2-817(23571) 3-124(26466)
3-130(26533) 3-437(30789) 4-82(38259)
4-90(38378) 4-433(43384) 6-554(69171)
6-709(71286) 6-711(71324)
7-102(76118)(76119)(76121)(76128)(76129) 7-103(76130)
7-105(76161)(76166) 7-252(78214) 7-342(79610)
7-369(80008) 7-502(81903) 7-614(83427)
7-836(86433) 7-843(86541) 7-845(86577)
7-844(86561)(86569) 7-845(86577) 8-468(93636)
伤寒阳虚 1-166(02333) 4-2(37150)
伤寒腰痛 3-653(33735) 7-748(85253)
伤寒噫气 4-120(38831)
伤寒阴毒
1-233(03241) 1-742(09998) 1-774(10419)
2-104(13707) 2-226(15382) 2-322(16698)
2-324(16728) 2-345(16998) 2-367(17293)
2-414(17912) 2-544(19745)(19747) 2-548(19805)
2-594(20445) 2-596(20469) 2-729(22318)
2-765(22825) 2-767(22829) 2-831(23742)
3-26(25114) 3-28(25140) 3-35(25223)
3-265(28483) 3-565(32561) 3-701(34375)
3-702(34378) 3-703(34396)(34397) 3-707(34455)
3-707(34457) 3-711(34495) 3-719(34601)
4-299(41434) 4-358(42295) 4-359(42297)
4-362(42345) 4-376(42530)(42531)(42539)
4-428(43319) 4-438(43451) 4-494(44266)
4-755(47772) 4-763(47883) 4-767(47947)
4-770(47987) 4-771(48006) 4-775(48057)
4-780(48135) 4-782(48168) 5-403(54430)
5-485(55555) 5-486(55567) 5-727(59146)
5-753(59505) 6-268(65386) 6-471(68008)
6-529(68813) 7-558(82643) 7-807(86038)
7-855(86735) 7-888(87233) 8-122(88957)
8-125(88996) 8-137(89155) 8-142(89231)
伤寒阴盛 2-790(23168)
伤寒阴盛格阳
1-256(03569) 6-859(73156)
8-875(99126)(99127)
伤寒阴阳两亡 7-412(80603)
伤寒阴阳易
1-841(11297) 2-408(17832) 2-645(21157)
2-883(24481) 3-77(25828) 3-139(26666)
3-486(31482) 3-647(33648) 3-744(34940)
3-752(35038) 5-258(52502) 5-695(58666)
5-881(61348) 6-696(71107) 6-734(71593)
6-737(71603) 6-860(73177) 7-752(85312)
7-829(86336) 7-856(86746) 8-302(91277)
8-442(93273) 8-760(97643)
伤寒阴证
1-32(00434) 1-189(02624) 1-256(03570)
1-340(04770) 1-405(05684) 1-652(08854)
2-338(16912) 2-539(19678)(19681) 2-544(19750)
3-1(24794) 3-25(25112) 3-72(25743)
3-553(32430) 3-711(34498) 4-377(42546)
5-817(60456) 8-211(90103) 8-552(94758)
伤寒阴中伏阳 6-657(70577)
伤寒应下失下 3-522(31973)
伤寒营卫俱虚 1-181(02515)
伤寒瘀血 1-450(06312)
伤寒余毒不解 6-686(70965)
伤寒余热
1-220(03032) 1-401(05620) 5-556(56575)
6-486(68211) 7-43(75328) 7-257(78303)
伤寒越经证 5-450(55080)
伤寒谵语
1-257(03579) 1-283(03952)
1-377(05284)(05285) 1-430(06052) 1-509(07030)
1-557(07588) 2-285(16186) 2-418(17966)
2-479(18825) 2-522(19437) 2-883(24476)
3-127(26506) 3-142(26713) 3-622(33334)
3-623(33337) 3-767(35242) 3-839(36145)
4-323(41794) 5-46(49572) 6-14(61931)
6-695(71090) 6-866(73273) 7-260(78344)
7-342(79611) 7-420(80719) 7-618(83495)
7-837(86448) 8-40(87892) 8-295(91164)
8-301(91265)(91266)
伤寒胀满 1-855(11482) 8-411(92841)
伤寒支结 6-704(71212) 6-711(71329)
伤寒中风
1-315(04374) 1-766(10318) 7-489(81700)
伤寒壮热
2-476(18783) 2-479(18820) 2-706(22032)
3-28(25143) 3-39(25274) 4-138(39063)
4-145(39173) 4-184(39754) 4-282(41176)
5-694(58632) 6-262(65306) 7-136(76651)
7-155(76918) 8-311(91391)
8-459(93496)(93501) 8-490(93914) 8-854(98869)
(98870)
伤寒壮热腹胀 1-460(06457)
伤寒壮热体痛
1-280(03906) 1-767(10337) 2-662(21430)
伤寒壮热头痛
1-219(03018) 1-337(04720) 1-431(06066)
1-460(06456) 1-471(06631) 1-824(11052)
2-543(19733) 2-609(20702) 2-645(21155)
2-647(21196) 2-648(21201)(21205) 2-659(21377)
2-665(21467) 3-18(25022) 3-351(29658)
3-424(30586) 3-438(30802) 4-299(41435)
4-318(41722) 4-335(41949) 4-766(47927)
4-767(47945) 5-576(56840) 5-576(56841)
5-649(57938) 5-847(60882) 6-11(61861)
6-132(63547) 7-558(82639)(82642) 7-833(86383)

7-851(86659) 7-854(86721) 8-310(91390)
8-383(92443) 8-457(93472) 8-458(93477)
8-460(93514) 8-489(93905)
伤寒壮热心烦 1-824(11062) 6-700(71161)
伤寒自汗
3-28(25146) 3-363(29809) 3-395(30221)
3-437(30775) 7-315(79194) 8-210(90100)
8-213(90138)
伤酒 2-144(14233)
伤生冷瓜果 8-884(99237)(99238)
伤食
1-303(04235) 1-705(09502) 8-538(94558)
8-539(94565)
伤暑 8-604(95486) 8-608(95533)
伤胎
1-150(02103) 1-403(05650) 1-645(08748)
1-693(09340) 1-747(10086) 2-37(12751)
2-614(20756) 2-683(21682) 2-684(21702)
4-99(38512) 4-206(40055) 4-384(42626)
4-479(44040) 4-737(47530)(47534) 6-87(62984)
6-87(62985) 6-162(63963)(63969) 6-195(64429)
6-338(66326) 6-392(67075) 6-466(67936)
6-575(69381) 6-684(70936) 6-843(72941)
6-845(72979) 7-24(75063) 7-93(76017)
7-131(76570) 7-256(78286) 7-416(80655)
7-421(80733) 7-422(80750) 7-430(80849)
7-849(86622)(86635) 7-850(86653) 7-869(86949)
7-870(86961)
上胞下垂
2-302(16425) 3-409(30391) 5-661(58121)
5-815(60418) 6-224(64820) 6-355(66573)
7-38(75264) 7-304(79037) 7-717(84822)
上腭肿硬 6-860(73173)
上格 2-522(19448)
上寒下热 1-603(08130)
上颌窦炎 8-605(95506)
上呼吸道感染
1-713(09611) 3-834(36081) 4-523(44651)
4-539(44870) 5-418(54623) 6-679(70871)
6-918(74002) 7-691(84480) 8-186(89778)
8-373(92292)
上焦风热 8-524(94351)
上焦风热痰毒 1-445(06242)
上焦寒证
3-105(26188) 3-196(27514) 4-628(46095)
7-323(79310)
上焦热结 1-778(10474)
上焦热证
1-276(03852) 1-297(08406)
1-789(10607)(10611) 1-804(10777) 2-387(17543)
2-571(20137) 2-572(20145) 2-592(20426)
2-602(20575) 2-650(21238) 2-662(21432)
2-895(24658) 3-109(26245) 3-203(27622)
4-216(40199) 4-499(44321) 7-161(77010)
7-203(77478) 7-585(82997) 7-881(87137)
上焦虚寒 7-310(79122)
上焦壅塞 8-536(94523)
上气 8-540(94584) 8-541(94605)(94606)
上热下寒 1-96(01361) 7-209(77558)
上下肋痛 2-162(14501)
上消
1-38(00507)(00508) 1-70(01035)
1-260(03637)(03638) 1-266(03729) 1-784(10546)
2-561(19982) 2-895(24659)(24660) 2-896(24667)
3-126(26500) 3-267(28525) 3-323(29271)
3-378(30023) 3-470(31242) 3-734(34793)
4-172(39579) 4-242(40584) 4-244(40612)
5-256(52467) 5-261(52554)(52556) 5-540(56351)
6-583(69519) 6-638(70298) 6-849(73030)
7-118(76371) 7-310(79117) 7-318(79236)
7-636(83757)
上消化道出血 8-238(90465)
上消化道溃疡 3-386(30112) 4-508(44462)
烧伤
1-2(00024) 1-13(00177) 1-65(00953)
1-378(05295) 1-379(05312) 1-380(05323)
1-462(06506) 1-517(07109) 1-549(07489)
1-630(08521) 1-742(10002) 1-748(10097)
1-750(10124) 2-84(13399) 2-117(13853)
2-130(14031)(14040)(14041) 2-136(14133)
2-137(14138) 2-330(16801) 2-337(16898)
2-426(18076) 2-438(18230) 2-491(19003)
2-586(20324) 2-636(21040) 2-651(21257)
2-688(21766) 2-774(22924)(22929)(22931)
2-853(24052) 2-878(24397) 3-3(24804)
3-6(24860) 3-10(24915) 3-76(25811)
3-148(26804) 3-162(27025)(27026) 3-170(27146)
3-172(27172) 3-261(28422) 3-370(29920)
3-446(30916) 3-480(31387) 3-494(31590)
3-621(33323) 3-661(33867)
3-662(33872)(33873) 3-781(35422) 3-807(35755)
3-820(35915) 3-821(35916) 3-840(36165)
3-861(36449) 3-865(36501)(36508)
3-868(36543)(36545) 4-12(37307) 4-94(38449)
4-95(38466) 4-111(38709) 4-132(38979)
4-148(39217) 4-315(41666) 4-391(42745)
4-515(44556) 4-536(44826) 4-714(47228)
4-813(48605) 4-814(48611) 5-7(49014)
5-19(49194) 5-75(50014) 5-104(50498)
5-116(50659) 5-117(50678) 5-152(51122)
5-169(51328) 5-312(53279) 5-395(54341)
5-456(55159) 5-494(55685) 5-587(57006)
5-638(57766) 5-639(57787)(57788) 5-650(57953)
5-651(57960) 6-3(61754) 6-32(62144)
6-80(62887) 6-101(63158)
6-113(63316)(63317) 6-161(63946) 6-217(64703)
6-346(66444) 6-353(66539) 6-368(66741)
6-380(66896) 6-384(66956) 6-396(67124)

舌上生核 3-864(36489)
舌缩 4-613(45889) 6-185(64294)
舌体干裂症 3-391(30185)
舌痛 5-825(60567) 6-702(71177)
舌萎 7-755(85370)
舌痈
1-623(08434) 2-603(20598) 7-415(80654)
舌胀 7-17(74943) 8-618(95647)
舌肿
3-208(27690) 4-94(38450) 5-2(48935)
舌肿出血 1-51(00724)
舌肿痛
1-455(06393) 1-906(12224) 3-232(27978)
3-502(31713) 3-503(31719) 4-104(38589)
5-26(49295) 6-781(72192) 6-873(73356)
6-908(73862) 7-591(83074) 7-665(84158)
7-668(84190)(84191) 8-391(92572) 8-784(97955)
8-796(98117) 8-897(99450)
舌纵 6-449(67765) 7-164(77051)
蛇虫咬伤
1-45(00638) 1-295(04134) 1-315(04373)
1-454(06365) 1-533(07302) 1-599(08076)
1-652(08847) 1-732(09874) 1-733(09890)
1-739(09972) 1-798(10728) 2-8(12353)
2-33(12710) 2-34(12718) 2-55(13006)
2-63(13118) 2-99(13639) 2-228(15415)
2-325(16742) 2-336(16887) 2-383(17507)
2-417(17951) 2-438(18241) 2-501(19137)
2-581(20262) 2-630(20944) 2-653(21285)
2-708(22073) 2-737(22439) 2-826(23681)
2-846(23955) 3-48(25407)(25418) 3-49(25424)
3-55(25527) 3-56(25544) 3-57(25555)
3-109(26250) 3-122(26438) 3-147(26782)
3-153(26878) 3-191(27439) 3-216(27798)
3-428(30652) 3-444(30888) 3-473(31277)
4-103(38579) 4-119(38822) 4-130(38943)
4-224(40323) 4-265(40912) 4-345(42109)
4-368(42419) 4-721(47317) 4-724(47360)
4-745(47648) 4-793(48307) 4-810(48556)
4-819(48701) 5-21(49221) 5-45(49549)
5-78(50057) 5-85(50172) 5-99(50402)
5-149(51091)(51092) 5-191(51618) 5-266(52630)
5-352(53816) 5-474(55396) 5-519(56049)
5-580(56905) 5-674(58333) 5-713(58933)
5-868(61165) 5-892(61513) 6-92(63054)
6-142(63681) 6-187(64326)
6-344(66416)(66417) 6-347(66461) 6-374(66812)
6-383(66928) 6-387(66994) 6-428(67514)
6-441(67669) 6-448(67746) 6-450(67772)
6-462(67898) 6-463(67909) 6-467(67951)
6-482(68150) 6-543(69014) 6-581(69486)
6-667(70724) 7-231(77897) 7-441(81013)
7-446(81086) 7-452(81184)(81185)
8-3(87346)(87347)(87352)(87354) 8-12(87472)
8-15(87512)(87513)(87514)
8-16(87542)(87543) 8-17(87565) 8-22(87641)
8-23(87649) 8-24(87677) 8-25(87678)
8-26(87699) 8-27(87707) 8-202(89985)
8-396(92647) 8-418(92930)(92939) 8-419(92943)
8-450(93388) 8-451(93394)(93399) 8-467(93626)
8-653(96130) 8-721(97077) 8-835(98631)
8-869(99038) 8-892(99366)(99367) 8-895(99422)
8-901(99492)
蛇黄 7-719(84849)
蛇节疔 5-338(53653)
蛇皮癣
4-503(44394) 5-390(54263) 5-645(57870)
7-5(74785) 7-332(79435)
蛇头疔
1-208(02871) 1-823(11036) 5-69(49909)
5-81(50104) 5-115(50641)(50652) 5-474(55396)
5-501(55793) 8-18(87571) 8-20(87610)
8-24(87674) 8-392(92585) 8-418(92941)
蛇瘕 1-449(06291)
身臭
1-757(10211) 2-26(12618) 2-749(22617)
4-472(43946) 6-46(62353) 6-423(67450)
身热头痛 1-608(08210)
身弱血少 1-633(08562)
身体如虫行 6-633(70229) 8-6(87383)
身痛
1-796(10701) 1-823(11048) 2-19(12509)
2-51(12949) 2-120(13876) 2-136(14135)
2-138(14157) 2-204(15079) 2-406(17793)
2-407(17816) 2-412(17889) 2-429(18114)
2-473(18734) 2-688(21768) 2-894(24636)
3-242(28143) 3-257(28360) 3-307(29066)
3-374(29971) 3-442(30856) 3-538(32199)
3-676(34065) 3-718(34597) 4-36(37636)
4-54(37878) 4-67(38061) 4-82(38267)
4-475(43980) 4-525(44676)(44677)
4-526(44688)(44691) 4-542(44898)(44899)(44900)
4-545(44946) 4-580(45408) 4-596(45624)
4-606(45789) 4-611(45861) 4-670(46683)
4-714(47233) 4-818(48691) 5-237(52219)
5-480(55489) 5-660(58116) 5-720(59041)
5-838(60746) 6-49(62389) 6-159(63912)
6-258(65248) 7-187(77303) 7-204(77509)
7-544(82459) 7-682(84371) 7-715(84803)
7-885(87182) 7-886(87192) 8-870(99047)
8-897(99439)
身肿 7-635(83744)
身重 6-198(64481) 7-700(94605)
神不守舍
3-281(28703) 5-793(60100) 6-170(64102)
7-667(84189) 8-747(97456)
神光自现 3-184(27342)
神昏 7-663(84134)

神经官能症 3-604(33068) 6-491(68284)

神经衰弱
1-70(01028) 2-707(22049) 3-187(27376)
3-604(33068) 3-628(33395) 3-629(33407)
3-873(36614) 2-834(23790)(23791) 3-892(36861)
3-901(36989) 3-908(37068) 5-404(54449)
5-542(56382) 5-557(56587) 5-566(56705)
5-567(56709) 6-24(62050) 6-25(62058)
6-31(62140) 6-32(62145) 6-295(65739)
6-301(65813) 6-396(67126) 6-674(70802)
6-715(71380) 6-741(71646) 6-815(72608)
6-817(72623) 6-823(72690) 8-624(95739)

神经性皮炎
1-524(07186) 2-65(13145) 2-128(14004)
2-132(14069)(14070) 2-402(17753) 2-427(18089)
2-429(18110) 2-485(18919) 2-489(18964)
2-501(19145) 2-790(23178) 3-341(29517)
3-434(30738)(30740) 3-808(35758) 3-821(35928)
3-866(36523) 4-15(37347) 5-303(53160)
5-356(53861) 6-180(64247) 6-243(65075)
6-346(66450) 6-348(66471) 6-460(67888)
7-20(75001) 7-336(79500) 7-451(81182)
7-458(81277) 7-784(85721) 7-785(85737)
7-786(85758) 7-892(87297) 8-25(87686)
8-28(87725)(87726) 8-147(89290) 8-372(92283)
8-492(93936) 8-503(94081) 8-716(97014)
8-801(98188) 8-842(98731)(98734)

神疲乏力 1-254(03539)(03540)

神水将枯症 4-682(46815) 8-254(90694)

神思昏愦 7-617(83468) 7-663(84133)

肾痹
1-206(02836) 4-54(37880) 4-633(46175)
5-177(51422) 5-429(54764) 5-722(59068)
6-925(74089) 7-62(75586)

肾疮 3-834(36069)

肾疸 7-88(75953)

肾风劳 8-561(94887)

肾疳 8-553(94773)

肾膈气 8-550(94722)

肾功能不全 6-17(61966)

肾寒证 8-878(99167)

肾黄 4-812(48581)

肾积 2-206(15113)

肾家风 1-400(05612)

肾绞痛 3-384(30096) 7-136(76643)

肾结核 1-426(05999)

肾结石
5-178(51429) 5-432(54809) 6-240(65052)
7-28(75126)

肾厥头痛
1-792(10644) 2-558(19951)(19953) 5-712(58918)
6-885(73517) 7-886(87195)

肾咳
1-602(08127) 2-486(18930) 2-756(22723)
3-67(25677) 3-293(28871) 3-484(31462)
4-146(39197) 6-712(71337) 7-577(82918)
7-796(85879)

肾渴 8-598(95409)

肾劳
1-272(03810) 1-403(05644) 1-482(06778)
2-48(12899) 2-50(12929) 2-55(13011)
2-485(18921) 4-7(37216)(37224)(37225)(37226)
4-17(37370) 4-39(37674) 4-190(39834)
4-206(40051) 4-376(42535) 4-477(44003)
6-595(69693) 6-865(73251) 7-228(77854)
7-318(79238) 7-321(79278) 7-483(81639)
7-565(82747) 8-856(98887)

肾囊风 6-838(72879) 7-449(81136)

肾疟
1-773(10404) 2-370(17324) 2-371(17334)
6-212(64649)

肾气攻注 1-862(11582)

肾气游风 4-50(37832) 8-539(94575)

肾热证
1-495(06922) 3-165(27063) 5-18(49188)
5-442(54959) 5-452(55113)(55114) 5-453(55117)
5-455(55142)(55150) 5-591(57054) 5-776(59849)
7-630(83674) 7-633(83710) 7-706(84687)
8-367(92202) 8-716(97006)

肾疝 3-803(35716)

肾实证 4-24(37462) 5-453(55115)

肾痛 7-810(86085)

肾消 1-278(03884)

肾小球肾炎 3-812(35835)

肾泄
1-145(02030) 1-160(02231)(02232) 1-178(02475)
2-21(12542) 2-22(12547)
2-57(13023)(13034) 2-58(13035) 2-63(13108)
2-447(18375) 2-735(22411) 2-767(22832)
2-768(22843) 3-235(28035) 3-265(28488)
3-721(34629) 5-358(53888) 6-10(61850)
7-191(77346) 7-200(77441) 7-455(81242)
7-794(85860) 7-797(85898) 8-189(89820)
8-213(90133) 8-345(91864) 8-471(93689)

肾心气痛 5-326(53499)

肾心痛 6-609(69885)

肾虚多唾 1-402(05628)

肾虚小便无度 2-3(12275)

肾虚腰痛 8-798(98142)

肾虚
1-672(09103) 1-753(10158) 1-760(10239)
1-770(10380) 1-772(10396)
1-828(11114)(11115) 1-862(11583) 1-906(12218)
2-60(13066)(13069) 2-396(17667) 2-456(18486)
2-460(18548) 2-486(18931)(18932) 2-653(21287)
2-655(21317)(21319) 2-667(21479) 2-668(21480)
2-752(22666)(22668) 2-775(22942) 2-837(23839)
2-855(24073) 2-861(24139) 3-39(25271)

3-176(27233) 3-209(27697) 3-286(28765)
3-325(29302) 3-453(30982) 3-463(31136)
3-880(36695) 4-3(37166) 4-40(37677)
4-367(42410) 4-518(44578) 4-660(46544)
4-685(46861) 4-686(46864)
4-687(46880)(46881)(46882)
4-688(46889)(46891)(46892)(46898) 4-702(47071)
5-264(52611) 5-442(54958) 5-605(57253)
5-679(58421) 5-721(59059) 5-722(59072)
6-665(70702) 6-791(72304) 7-31(75172)
7-34(75213) 7-36(75245) 7-38(75262)
7-46(75352) 7-51(75410) 7-223(77776)
7-230(77885) 7-303(79023)(79035) 7-311(79142)
7-366(79979) 7-492(81738) 7-528(82228)
7-530(82261) 7-540(82392)(82396) 8-144(89256)
8-211(90101) 8-213(90139)(90140) 8-221(90242)
8-232(90383) 8-266(90837) 8-287(91066)
8-603(95466) 8-619(95669) 8-749(97474)
8-788(98021) 8-798(98144)

肾炎
2-452(18441) 3-243(28153)
5-178(51425)(51426)(51430)
5-179(51440)(51445) 5-180(51449) 6-590(69633)
6-822(72674) 6-926(74105) 7-637(83780)
7-656(84043)

肾阴虚证
4-366(42401) 7-42(75320) 7-43(75321)

肾痈
1-493(06904) 2-694(21862) 6-898(73721)
6-938(74269) 7-154(76909) 8-43(87936)

肾盂结石 5-178(51429)

肾盂肾炎
1-36(00488) 2-75(13285) 3-243(28153)
6-20(62007)

肾俞痈 4-689(46900)

肾脏风
4-23(37449) 4-71(38111) 7-328(79370)
7-483(81638)

肾脏风毒 1-826(11079) 5-278(52799)

肾脏风冷 1-854(11478)

肾胀 5-757(59573) 8-219(90216)

肾中风
1-797(10712) 2-272(16015) 2-276(16068)
3-91(26002) 3-690(34243) 4-54(37875)
4-57(37918) 4-203(40014) 4-431(43358)
5-178(51428) 5-271(52692) 5-739(59310)
6-173(64141) 6-956(74521) 7-224(77797)
7-225(77813) 7-308(79097) 8-550(94724)

肾肿 5-698(58707) 7-614(83424)

肾着
1-159(02224) 2-261(15872) 2-409(17843)
2-588(20364) 2-600(20538) 2-622(20841)
4-205(40044) 5-177(51416)(51417) 5-773(59804)
7-552(82561)

尸虫 6-148(63771)

尸厥
2-81(13353) 3-249(28234) 3-696(34315)
3-761(35152) 4-360(42323) 4-495(44275)
4-512(44509) 4-716(47260) 4-834(48914)
6-353(66548) 7-160(76990) 7-215(77655)
7-217(77691) 7-891(87269) 8-100(88692)
8-684(96575)

尸痨 6-543(69009)

尸注
1-401(05621) 1-615(08308) 1-625(08458)
1-638(08649) 1-852(11446) 2-412(17893)
3-61(25609) 3-150(26832) 3-150(26836)
3-557(32472) 3-573(32673) 3-626(33371)
4-301(41467) 4-327(41836) 4-333(41929)
4-375(42527) 4-487(44148) 4-514(44537)
4-535(44810) 4-743(47623) 4-801(48414)
5-778(59882) 7-453(81207) 7-463(81357)
7-738(85117) 8-608(95523) 8-762(97668)
8-763(97684) 8-849(98810) 8-586(95230)
8-591(95298) 8-882(99218)
8-903(99514)(99515)(99517)

尸疰痛 1-702(09460)

失眠
1-105(01482) 1-229(03174) 1-244(03376)
1-266(03727) 1-267(03741) 1-284(03961)
1-295(04124) 1-321(04464) 1-331(04627)
1-462(06488) 1-599(08069) 1-611(08256)
1-622(08409) 1-701(09446) 1-746(10071)
1-748(10089) 1-799(10736)(10737)(10740)
1-806(10797) 2-15(12452) 2-75(13274)
2-273(16036) 2-393(17625) 2-404(17771)
2-413(17895) 2-442(18305) 2-451(18426)
2-466(18650) 2-469(18682)(18685) 2-470(18693)
2-480(18840) 2-481(18848) 2-507(19229)
2-674(21555) 2-713(22116) 2-738(22452)
2-739(22467) 3-177(27255) 3-178(27261)
3-179(27270)(27271) 3-181(27299) 3-186(27360)
3-187(27383) 3-199(27565) 3-221(27865)
3-222(27869) 3-226(27915)(27919) 3-289(28821)
3-299(28943)(28944) 3-318(29206)(29207)(29208)(29211)
3-345(29571) 3-372(29944) 3-452(30979)
3-464(31142) 3-489(31537) 3-553(32426)
3-604(33068) 3-776(35369)
3-777(35374)(35376)(35377) 3-779(35403)
3-813(35842) 3-843(36205) 3-880(36691)
3-892(36855)(36857) 3-894(36894) 3-895(36899)
3-897(36930)(36935) 3-898(36954) 3-899(36955)
3-901(36984)(36989) 3-902(36997)(36998) 3-908(37072)
3-909(37077)(37083) 3-910(37086)(37088) 3-913(37116)
4-190(39845) 4-192(39871) 4-193(39881)
4-200(39977) 4-273(41048) 4-372(42481)
4-509(44465) 4-518(44577) 4-519(44584)
4-638(46238)(46239) 4-639(46260) 4-660(46540)

虱症 6-240(65043)
湿瞖
5-28(49318) 5-37(49452)
5-38(49454)(49455) 5-385(54192)
湿痹
3-634(33458) 6-317(66013) 6-347(66466)
6-449(67757) 6-834(72837)
湿疮
1-302(04220)(04221) 1-537(07347) 2-774(22929)
2-830(23729) 3-11(24927) 3-607(33115)
5-58(49738) 5-62(49795) 5-476(55431)
7-333(79461) 7-449(81152) 7-779(85678)
8-203(89996) 8-204(90003)(90006)
8-205(90015)(90020) 8-207(90033) 8-530(94440)
8-661(96248)
湿霍乱 6-853(73093)
湿脚气
1-69(01025) 1-837(11240) 2-364(17259)
3-676(34051) 4-49(37814) 4-210(40115)
4-627(46088) 4-757(47798) 6-957(74523)
7-119(76376) 7-126(76500) 8-48(87989)
8-546(94672)
湿疥 2-346(17006)
湿痉
2-587(20338) 5-855(60997) 6-680(70884)
湿热痹 8-205(90016)
湿热伤脾 5-752(59484)
湿热下注
2-208(15131) 3-234(28024) 5-636(57726)
湿热证 5-863(61089) 7-758(85421)
湿疝 6-355(66562)
湿嗽 3-24(25077)
湿痰
1-34(00457) 1-48(00684) 1-74(01084)
2-143(14219) 3-230(27948) 4-607(45798)
5-17(49167) 5-893(61526) 7-700(84600)
8-800(98169)
湿温
1-27(00386) 1-78(01149) 1-271(03794)
1-316(04395) 1-317(04396) 1-324(04505)
1-341(04790) 1-384(05363) 1-531(07281)
1-721(09721) 1-817(10958) 1-818(10963)
2-69(13188) 2-115(13823) 2-211(15171)
2-476(18781) 2-556(19910) 2-587(20342)
2-620(20825) 4-268(40972) 4-271(41011)
4-272(41028) 4-454(43678) 5-82(50116)
5-83(50141) 5-84(50157) 5-427(54743)
5-633(57691) 5-799(60191) 5-802(60229)
5-809(60334) 6-81(62899) 6-317(66011)
6-321(66047) 6-364(66669)(66672) 6-520(68694)
6-556(69192) 6-713(71346) 6-721(71455)
6-833(72820) 7-682(84365) 7-690(84467)
7-691(84469)(84476) 7-829(86329) 8-210(90092)
8-276(90955) 8-517(94267) 8-827(98513)
湿温喘促 1-632(08538)
湿温多汗 2-647(21187)
湿温气分证 6-317(66012) 6-795(72341)
湿温伤津 8-269(90869)
湿温伤气 7-681(84352)
湿温身痛 2-663(21443) 7-344(79651)
湿温神昏 7-692(84492) 8-327(91632)
湿温湿郁下焦 6-321(66046)
湿温太阳证 4-605(45770)
湿温头痛 3-549(32365)
湿温邪留膜原 7-700(84604) 8-823(98485)
湿温咽痛 7-467(81402)
湿温阳明证 1-407(05711) 3-127(26504)
湿温壮热口渴 7-426(80805)
湿癣
1-372(05210) 2-376(17420) 4-112(38727)
4-775(48053) 5-15(49127) 5-81(50106)
5-396(54345) 5-489(55614) 5-641(57811)
5-665(58184) 5-675(58349) 5-697(58682)
5-868(61163) 6-207(64590) 6-346(66447)
7-69(75663) 7-295(78910)
7-449(81134)(81140)(81144) 7-890(87260)
湿郁
2-310(16538) 2-441(18282) 6-200(64499)
8-203(89997) 8-755(97567)
湿疹
1-3(00043) 1-24(00326) 1-50(00700)
1-318(04419) 1-319(04425) 1-325(04523)
1-334(04675) 1-334(04676) 1-410(05767)
1-534(07311) 1-622(08407) 1-721(09719)
1-728(09805) 1-732(09871) 2-3(12279)
2-41(12804) 2-55(13008) 2-64(13126)
2-65(13145) 2-72(13222) 2-74(13263)
2-132(14069)(14070)(14071) 2-193(14918)
2-392(17616) 2-517(19373) 2-594(20443)
2-663(21440) 2-687(21758) 2-713(22129)
2-714(22135) 2-790(23178) 3-41(25306)
3-51(25460)(25461) 3-75(25796) 3-115(26324)
3-228(27937) 3-341(29518) 3-406(30354)
3-414(30456) 3-434(30734)(30735)(30737)(30739)
3-435(30743)(30744)(30746) 3-437(30773)
3-475(31304) 3-605(33083) 3-821(35928)
3-822(35930) 3-866(36523) 4-94(38440)
4-141(39113) 4-244(40618) 4-272(41027)
4-273(41054) 4-294(41367) 4-381(42591)
4-407(42997) 4-440(43484) 4-470(43915)
4-790(48268) 5-5(48989)
5-32(49373)(49375) 5-53(49671) 5-79(50069)
5-144(51031) 5-180(51451) 5-264(52610)
5-342(53696) 5-373(54055) 5-373(54056)
5-417(54618) 5-706(58829) 5-823(60540)
6-24(62042) 6-30(62125) 6-347(66469)

食郁
2-441(18282) 3-230(27957) 6-157(63887)
6-158(63902)
食欲不振
1-7(00106) 1-11(00143) 1-59(00859)
1-121(01676) 1-155(02173) 1-180(02503)
1-187(02607) 1-198(02740) 1-229(03184)(03190)
1-235(03265) 1-254(03543) 1-271(03801)
1-272(03822) 1-273(03825) 1-282(03936)
1-372(05221) 1-390(05464) 1-415(05848)
1-448(06277) 1-455(06382) 1-468(06590)
1-498(06945) 1-526(07221)(07226) 1-554(07552)
1-690(09308) 1-720(09708) 2-440(18267)
2-521(19421) 2-526(19497) 2-530(19556)
2-575(20182) 2-576(20201) 2-586(20325)
2-783(23044) 2-897(24684) 3-23(25068)
3-95(26054) 3-96(26062) 3-176(27232)
3-188(27400) 3-194(27490) 3-208(27696)
3-219(27841) 3-224(27888) 3-293(28872)
3-403(30326) 3-717(34568) 3-843(36203)(36204)
3-884(36746) 4-2(37158) 4-162(39432)
4-188(39814)(39815)(39817) 4-196(39925)
4-221(40285) 4-226(40356) 4-502(44373)(44377)
4-506(44426) 4-533(44791) 4-556(45097)(45101)
4-573(45321) 4-578(45374) 4-621(45996)
4-624(46043) 4-656(46495) 4-665(46612)
4-699(47034) 4-700(47051) 5-91(50265)
5-142(51001) 5-204(51802) 5-245(52322)
5-444(54990) 5-517(56016) 5-631(57653)
5-649(57929) 5-682(58466) 5-729(59174)
5-754(59511) 5-776(59848) 5-800(60210)
5-838(60743) 5-840(60776)(60777) 5-899(61607)(61608)(61610)
5-900(61624) 5-903(61664)(61665) 5-904(61669)
6-36(62201) 6-65(62646) 6-82(62904)
6-128(63485) 6-235(64984) 6-246(65117)
6-267(65379) 6-293(65709)(65714) 6-300(65800)
6-330(66197) 6-478(68094) 6-503(68440)
6-594(69677) 6-598(69735)(69736) 6-685(70944)
6-806(72487)(72490) 6-809(72529) 6-812(72570)
6-813(72583) 6-822(72680) 6-835(72844)
6-852(73074) 6-900(73760) 6-919(74007)
7-58(75511) 7-60(75533) 7-72(75706)
7-73(75725) 7-78(75804) 7-79(75815)
7-90(75980) 7-92(76001) 7-185(77262)
7-193(77372) 7-382(80172)(80175) 7-383(80194)
7-683(84387) 7-876(87057) 8-80(88420)
8-129(89062) 8-218(90200) 8-234(90409)
8-271(90893) 8-562(94899) 8-565(94941)
8-820(98431)
食癥
1-118(01633) 1-179(02489) 1-394(05526)
1-444(06229) 1-838(11253) 1-840(11278)
1-863(11590) 2-40(12788) 2-110(13772)
2-205(15095) 2-340(16934) 2-483(18887)(18888)
2-516(19354) 2-809(23452) 3-550(32387)
3-760(35141) 3-778(35397) 4-75(38184)
4-113(38739) 5-399(54379)(54380) 5-727(59147)
6-372(66788) 7-141(76730) 7-380(80150)
7-382(80181) 7-750(85293) 8-395(92619)(92620)
8-450(93383) 8-537(94542) 8-764(97688)
8-809(98281)(98282)(98283)
食滞
1-115(01601) 1-678(09188) 8-171(89604)
蚀疮 6-222(64786)
视定反动症 1-538(07371) 6-13(61912)
视近怯远
1-641(08690) 3-856(36366) 7-483(81634)
8-409(92815)
视网膜病变 5-196(51697)
视网膜静脉阻塞 2-426(18069) 6-31(62139)
视网膜色素变性 5-406(54478)
视物颠倒症 5-529(56183)
视物模糊 3-750(35017)
视小为大 4-354(42242)
视一为二 4-644(46329) 7-796(85891)
视远怯近 3-339(29494) 5-303(53151)
视瞻昏渺
1-51(00713) 1-141(01970) 1-200(02776)
1-320(04431) 1-326(04544) 1-366(05146)
1-371(05198) 1-601(08111) 1-813(10886)
2-2(12268) 2-38(12759) 2-57(13029)
2-94(13550) 2-95(13555) 2-98(13618)
2-180(14745) 2-221(15307) 2-302(16424)
2-390(17584) 2-400(17711)(17712) 2-449(18404)
2-523(19455) 2-591(20402) 2-611(20727)
2-654(21294) 2-655(21306) 2-701(21950)
2-716(22157) 2-726(22300) 2-755(22713)
2-756(22721) 2-768(22839) 2-786(23110)
2-796(23255) 2-834(23783) 2-855(24084)
2-881(24444)(24451) 2-901(24734)(24735) 3-137(26636)
3-271(28571) 3-349(29635) 3-425(30608)
3-427(30626)(30630) 3-481(31409)(31416) 3-540(32225)
3-760(35137) 3-853(36324)(36327)(36330)(36331)
3-857(36390) 3-872(36593) 4-10(37270)
4-60(37955)(37956) 4-78(38215) 4-115(38756)
4-239(40539) 4-261(40855) 4-262(40869)
4-280(41151) 4-361(42333)(42335)(42336)
4-388(42701) 4-405(42953) 4-428(43312)
4-442(43505) 4-493(44252) 4-507(44450)
4-530(44741) 4-598(45656)
4-644(46318)(46319)(46320)(46321) 4-647(46359)
4-648(46370) 4-661(46558) 4-684(46845)
4-685(46851) 4-687(46883) 4-689(46909)
4-696(46999) 4-715(47243) 4-764(47897)
5-35(49420) 5-36(49431)(49437)

5-37(49442)(49445) 5-38(49458)(49459) 5-42(49519)
5-71(49937) 5-73(49982) 5-92(50292)
5-97(50374) 5-137(50943) 5-139(50959)
5-191(51625) 5-192(51630)(51636)
5-193(51650)(51652) 5-194(51668) 5-195(51680)
5-196(51687)(51697) 5-306(53183) 5-344(53726)
5-348(53768)(53769) 5-385(54199)(54201)
5-386(54202)(54203)(54208)
5-402(54422)(54423) 5-406(54469) 5-417(54616)
5-437(54881)(54882)(54883)
5-508(55885)(55886)(55888)
5-571(56761)(56763)(56764) 5-580(56903)
5-599(57159) 5-602(57213) 5-643(57837)
5-660(58105) 5-662(58139) 5-663(58151)
5-666(58193) 5-876(61275) 6-18(61982)
6-157(63883) 6-228(64887) 6-284(65602)
6-285(65604) 6-295(65738) 6-337(66318)
6-392(67063) 6-562(69251) 6-629(70176)
6-694(71077) 6-716(71391) 6-768(72029)
6-770(72061) 6-866(73263) 6-872(73340)
6-961(74576) 6-968(74688) 7-54(75449)
7-79(75826) 7-113(76297)
7-228(77856)(77857) 7-229(77858)
7-237(77987)(77990)(77992) 7-239(78020)
7-261(78355) 7-285(78766) 7-337(79525)
7-346(79673) 7-442(81024) 7-539(82382)
7-648(83921) 7-704(84652) 7-796(85890)
7-869(86945) 8-125(89009) 8-267(90845)
8-354(91985)(91991) 8-372(92281) 8-433(93143)
8-659(96228) 8-690(96656) 8-748(97469)

视瞻有色 2-322(16700)

视正反斜
2-310(16549) 4-641(46283) 5-225(52058)
5-646(57875)

室女发热经行 5-667(58212)

室性早博
6-673(70782) 8-173(89632) 8-802(98201)

嗜睡 4-190(39832) 8-561(94881)(94889)

手臂痛
2-5(12310) 2-82(13358) 3-95(26045)
3-119(26397) 3-220(27863) 3-230(27949)
3-232(27991) 3-312(29131) 3-323(29274)
3-349(29640) 3-530(32096) 3-706(34444)
4-111(38708) 4-153(39295) 4-243(40604)
4-269(40990) 4-383(42619) 4-665(46623)
5-155(51171) 5-158(51199) 5-643(57840)
5-770(59762) 5-889(61460)
6-237(65017)(65018) 6-334(66260) 7-187(77305)
8-170(89596) 8-172(89618) 8-269(90864)
8-317(91482) 8-908(99574)

手发背 2-226(15389) 4-599(45675) 6-198(64479)

手脚心汗 7-627(83628)

手术麻醉
1-815(10919) 4-133(38997) 4-212(40137)
7-540(82400)
7-541(82402)(82403)(82404)(82405)(82406)(82407)(82408)
(82409)(82410)
7-546(82484)

手痛 8-906(99551)

手腕毒 2-163(14513) 5-500(55779)

手心疔 7-466(81387)

手心毒
2-162(14502) 5-501(55791)
8-169(89576)(89577)

手心痈 2-16(12468)

手癣
1-24(00323) 1-52(00738) 1-69(01025)
1-340(04763) 1-903(12180) 2-623(20847)
2-666(21475) 2-816(23565) 2-862(24168)
3-72(25749) 3-89(25977) 3-111(26272)
3-243(28154) 3-271(28576) 3-662(33871)
4-15(37346) 4-134(39009) 4-143(39136)
4-513(44516) 5-700(58747) 5-737(59283)
6-210(64618) 6-349(66482) 6-800(72401)
6-861(73198) 6-862(73200) 7-5(74785)
7-373(80072) 8-125(89006) 8-159(89463)
8-160(89464) 8-356(92022) 8-658(96207)
8-823(98484) 8-841(98723)

手丫发 4-141(39105)

手指疔 7-466(81392)

手指麻木 3-307(29065)

手指热疮 3-494(31589)

手指痛 6-645(70406)

手足毒疮 8-601(95447)

手足拘挛
1-37(00491) 1-622(08420)
3-680(34119)(34121) 3-819(35901)

手足皲裂
7-334(79479) 7-799(85924) 8-187(89792)
8-427(93066)

手足逆冷 1-654(08879)

手足拳挛 2-388(17564)

手足酸 1-832(11165)

手足痛
2-345(16992) 3-116(26352) 8-700(96801)
8-874(99116)

手足肿 7-334(79464)

守宫咬伤 7-385(80224)

首风
1-5(00061) 1-23(00312) 1-172(02396)
1-634(08573) 1-768(10342) 1-772(10401)
2-238(15548) 2-380(17466) 2-382(17494)
3-523(31991) 3-540(32226) 3-542(32266)
4-64(38026) 4-788(48237) 4-824(48777)
5-699(58723) 5-774(59824) 5-791(60070)
5-812(60370) 6-262(65302) 6-692(71048)
7-248(78153) 7-412(80610) 7-617(83474)
7-853(86695)

瘦极
7-485(81653) 7-784(85725) 7-810(86078)
输尿管结石
1-374(05252) 5-178(51429) 5-355(53855)
5-432(54809)
暑毒 4-128(38910) 7-414(80630)
暑厥 6-345(66432) 7-680(84348)
暑疟 3-850(36289) 7-685(84396)
暑气 8-544(94638)
暑热
1-358(05047) 1-622(08405) 3-225(27897)
7-60(75529)
暑湿
1-716(09650) 3-866(36518) 5-781(59929)
7-426(80808) 7-687(84417)
暑湿感冒 8-817(98394) 8-828(98535)
暑温
1-319(04421) 1-719(09692) 3-315(29169)
5-342(53707) 7-692(84491)
暑月小便不利 8-526(94384)
暑瘵 7-692(84490)
鼠疮 2-750(22625) 7-456(81249)
鼠瘘 8-566(94951)
鼠咬伤
1-798(10728) 5-635(57713) 8-394(92610)
8-442(93284)
鼠疫
3-417(30499) 5-585(56975) 5-587(57004)
5-590(57041) 8-444(93312) 8-482(93823)
8-519(94296)
束胎 1-307(04279)
栓塞性静脉炎 2-80(13340)
双单蛾 8-832(98582)
双单乳蛾 8-526(94374)
双目斜 8-598(95395)
水痘
1-662(08964) 2-502(19160) 3-279(28680)
3-382(30073)(30074) 3-406(30356) 3-619(33296)
4-159(39384) 4-495(44268) 5-540(56348)
5-621(57486) 5-622(57506) 5-704(58796)
7-129(76532)
水毒 6-917(73987)
水疳 8-904(99530)
水谷痢
1-689(09288) 2-685(21711) 2-744(22538)
3-723(34651) 4-312(41624) 4-621(45995)
4-624(46039) 4-632(46150) 4-781(48151)
4-795(48337) 4-803(48449) 5-732(59219)
5-841(60787) 5-849(60905) 5-850(60921)
6-438(67623) 6-478(68096) 7-214(77637)
7-270(78498) 7-341(79589) 8-654(96134)
8-744(97416)(97421)
水蛊
3-574(32688) 5-586(56980) 7-249(78174)
7-388(80262) 7-753(85336) 7-790(85802)
7-793(85846) 7-860(86807) 8-539(94568)
8-616(95624)
水鼓
1-743(10028) 1-865(11624) 2-10(12383)
2-761(22792) 2-820(23615) 3-857(36388)
4-268(40959) 4-510(44471) 4-823(48768)
5-46(49569) 6-495(68327) 6-928(74133)
6-950(74435) 7-791(85816) 7-865(86889)
8-150(89342) 8-152(89358) 8-403(92733)
水火烫伤 6-26(62068)
水积 2-495(19053)
水疾 8-550(94723)
水结胸 1-718(09673)
水疽 7-501(81883)
水痢 4-13(37321)
水癖 7-340(79565)(79566) 8-118(88917)
水气
4-14(37331) 7-36(75235) 8-231(90378)
8-535(94511) 8-537(94543)(94545) 8-542(94610)
8-548(94698)
水疝
2-309(16535) 2-494(19046) 2-563(20015)
2-713(22114) 5-760(59609) 6-149(63783)
水土不服 2-453(18452) 7-195(77395)
水泻
1-844(11324)(11325) 1-863(11592) 2-95(13568)
2-220(15300) 2-406(17808) 2-534(19613)
2-541(19705) 2-684(21695) 2-770(22856)
2-809(23456) 3-58(25572) 3-65(25646)
3-86(25932) 3-128(26516) 3-149(26819)
3-158(26977) 3-187(27378) 3-249(28236)
3-723(34661)(34665) 3-764(35193)
4-96(38479)(38480) 4-109(38682) 4-114(38750)
4-153(39291) 4-312(41625) 4-333(41926)
5-415(54586) 7-203(77490) 7-221(77751)
7-334(79471) 7-383(80183) 7-698(84568)
8-134(89130) 8-488(93896) 8-652(96107)
8-760(97637)
水郁 4-384(42628) 4-678(46773)
水胀 1-480(06747) 2-147(14271)
水癥 1-838(11262) 8-857(98902)
水肿
1-4(00053) 1-26(00365)
1-33(00436)(00442) 1-52(00741) 1-65(00964)
1-66(00982) 1-68(01004) 1-69(01015)
1-82(01208)(01209)(01210)(01213)
1-83(01214)(01225) 1-86(01255)
1-89(01280)(01281) 1-92(01318)(01319) 1-93(01323)
1-106(01488) 1-126(01763) 1-145(02028)
1-163(02287) 1-165(02312) 1-185(02572)
1-211(02915) 1-215(02970) 1-221(03054)
1-257(03580) 1-258(03593)(03594) 1-262(03663)
1-289(04038) 1-306(04273) 1-316(04393)

1-326(04552) 1-332(04633)
1-339(04753)(04754) 1-346(04867) 1-353(04973)
1-371(05199) 1-386(05398) 1-410(05763)
1-417(05874) 1-423(05966) 1-424(05981)
1-425(05982)(05983) 1-433(06091)(06097) 1-446(06250)
1-447(06272) 1-451(06318)
1-465(06535)(06536)(06537)(06538)(06542)(06544)(06546)
1-466(06548)(06549)(06550)(06551)(06552)(06553)(06556)
(06557)(06558)(06560)(06561)
1-467(06572) 1-485(06819) 1-489(06859)
1-511(07057) 1-517(07108)
1-520(07147)(07150) 1-525(07200) 1-528(07248)
1-529(07259) 1-530(07263)
1-531(07278)(07280)(07282) 1-539(07387)
1-546(07458) 1-550(07498) 1-551(07516)
1-554(07548) 1-558(07604) 1-568(07706)
1-576(07792) 1-579(07831) 1-580(07847)
1-590(07954) 1-593(07993) 1-604(08153)
1-613(08281) 1-618(08355) 1-637(08634)
1-640(08676) 1-642(08703) 1-645(08754)
1-662(08978) 1-669(09054) 1-671(09077)
1-674(09131) 1-688(09276) 1-693(09347)
1-695(09373) 1-709(09562) 1-726(09771)
1-739(09967) 1-745(10057) 1-748(10099)
1-757(10206) 1-758(10220)(10221) 1-838(11260)
1-841(11289) 1-844(11330)(11331) 1-847(11372)
1-848(11387) 1-849(11399)
1-851(11432)(11433) 1-860(11560) 1-865(11626)
1-870(11703) 1-871(11730) 1-876(11799)
1-879(11849) 1-880(11851) 1-884(11911)
1-888(11964) 1-894(12051) 1-899(12125)
1-900(12146)(12147) 1-902(12163)
2-3(12273)(12281)
2-9(12367)(12369)(12370)(12371)(12372)(12373)(12375)
(12378)
2-10(12379)(12384)(12385)
2-16(12462)(12463) 2-18(12497) 2-32(12690)
2-37(12753) 2-53(12966)
2-66(13161)(13162)(13163)(13164)(13165) 2-73(13236)
2-74(13261)(13265) 2-90(13470) 2-98(13619)
2-146(14258)(14259) 2-154(14370)(14373) 2-207(15115)
2-216(15239) 2-219(15288)(15290) 2-220(15301)
2-221(15319) 2-222(15337) 2-223(15350)
2-252(15742)(15743) 2-265(15931) 2-273(16039)
2-276(16073) 2-277(16084) 2-279(16103)
2-363(17248) 2-367(17302) 2-372(17350)
2-394(17642) 2-463(18596) 2-474(18743)
2-480(18836) 2-482(18870) 2-483(18880)
2-486(18925) 2-494(19041) 2-497(19081)
2-498(19099) 2-499(19116) 2-502(19162)
2-505(19199) 2-507(19238) 2-508(19242)
2-514(19327) 2-520(19409) 2-527(19502)
2-546(19772) 2-550(19825) 2-592(20409)
2-593(20427) 2-604(20619)
2-605(20626)(20627)(20633)(20634)(20639)
2-606(20644)(20647)(20648)(20650)(20652)(20653)(20655)
2-618(20789) 2-620(20819)(20825) 2-628(20923)
2-630(20956) 2-677(21602) 2-722(22243)
2-723(22259) 2-742(22507) 2-760(22760)
2-761(22787) 2-780(23010)
2-783(23045)(23046)(23047) 2-832(23755)
2-833(23764) 3-4(24821)(24823)(24824)
3-17(25007) 3-23(25067)
3-38(25257)(25259) 3-40(25281)(25294) 3-41(25310)
3-46(25378) 3-67(25673) 3-69(25695)
3-88(25956) 3-104(26172) 3-106(26200)
3-110(26256) 3-116(26346)
3-132(26557)(26563) 3-141(26701)(26703) 3-142(26719)
3-143(26725)(26730)(26731)
3-144(26733)(26734)(26741)(26743) 3-194(27481)
3-242(28133)(28134)(28135)(28139) 3-243(28148)
3-250(28259) 3-286(28768)
3-294(28879)(28880) 3-312(29130) 3-316(29188)
3-324(29283)(29288) 3-325(29300) 3-328(29342)
3-329(29348) 3-333(29404) 3-343(29553)
3-346(29590) 3-350(29647)(29648)(29650)
3-356(29723) 3-367(29862) 3-368(29876)
3-371(29932) 3-373(29968) 3-388(30141)
3-390(30174) 3-403(30327) 3-412(30435)
3-413(30448)(30449) 3-422(30563)
3-424(30594)(30597) 3-427(30637) 3-479(31377)
3-501(31690)(31697) 3-508(31787) 3-509(31807)
3-534(32147) 3-557(32472) 3-559(32492)
3-565(32552) 3-602(33057) 3-603(33064)
3-619(33295) 3-656(33769) 3-659(33835)
3-698(34331) 3-776(35364)
3-816(35868)(35870) 3-820(35910)(35911) 3-853(36322)
4-3(37168) 4-22(37438)
4-26(37485)(37487)(37490) 4-31(37574)
4-32(37579) 4-33(37595) 4-34(37617)
4-47(37780)(37783)(37784)(37786)
4-48(37798)(37799) 4-50(37825) 4-51(37836)
4-56(37911) 4-80(38238)(38240) 4-97(38486)
4-109(38678) 4-114(38746) 4-139(39080)
4-144(39160) 4-172(39572) 4-215(40189)
4-224(40335) 4-231(40431)
4-232(40446)(40448)(40452) 4-234(40461)
4-239(40533) 4-251(40714) 4-267(40942)
4-272(41039) 4-273(41040) 4-293(41357)
4-296(41399) 4-304(41505)
4-309(41576)(41578)(41583)(41584)(41586)
4-310(41607)(41608)(41610)(41611)
4-320(41748)(41750) 4-323(41789)
4-326(41833)(41834)(41835)
4-327(41840)(41841)(41842) 4-328(41858)
4-329(41867) 4-332(41902) 4-334(41936)
4-337(41988) 4-338(41993)(42003) 4-347(42138)
4-383(42613)(42614) 4-417(43163) 4-431(43353)

胎产诸病
1-55（00786） 6-631（70201）
7-23（75049）（75050）
胎赤眼
2-549（19815） 2-570（20119） 4-796（48360）
5-875（61268） 6-759（71907） 7-283（78725）
7-284（78750） 7-285（78753） 7-293（78880）
7-474（81503）
胎动不安
1-55（00798） 1-57（00817） 1-83（01228）
1-98（01384） 1-158（02202） 1-161（02247）
1-225（03114）（03115）（03116） 1-230（03197）
1-241（03336）（03338） 1-254（03534） 1-403（05649）
1-422（05947） 1-437（06137）
1-469（06601）（06602） 1-482（06775） 1-490（06876）
1-536（07342）（07343） 1-553（07532） 1-559（07617）
1-610（08243） 1-627（08481） 1-645（08749）
1-674（09122） 1-882（11883） 2-7（12345）
2-19（12498） 2-136（14130） 2-151（14325）
2-165（14547） 2-258（15822） 2-403（17759）
2-442（18297）（18304） 2-512（19288）（19289）（19295）（19300）
2-514（19318） 2-515（19346） 2-575（20191）
2-586（20327） 2-591（20405） 2-597（20489）
2-720（22206） 2-730（22336） 2-757（22734）
2-832（23753） 2-864（24196） 2-879（24411）
2-881（24455） 2-901（24742） 3-26（25125）
3-33（25203）（25204） 3-72（25748） 3-187（27382）
3-276（28648）（28651） 3-277（28667） 3-292（28860）
3-341（29525） 3-342（29529） 3-356（29728）
3-406（30357） 3-411（30421） 3-459（31071）
3-506（31768） 3-511（31834） 3-524（32004）
3-533（32130）（32131） 3-535（32168） 3-539（32216）
3-544（32293） 3-545（32321） 3-547（32338）
3-580（32753） 3-593（32928） 3-629（33402）
3-635（33476） 3-637（33498）
3-640（33545）（33546）（33547） 3-642（33583）
3-644（33609）（33610） 3-646（33639）
3-651（33701）（33706） 3-662（33878） 3-666（33933）
3-671（33984） 3-745（34945）（34946） 3-759（35119）
3-885（36758）（36764）（36765）（36767）
3-886（36768）（36769）（36777）（36780）
3-887（36784）（36785）（36786）（36789）（36790）（36791）（36793）
（36795）（36797）
3-888（36799）（36800）（36801）（36802）（36803）
3-889（36809）（36813）（36817）（36818）（36819）（36821）（36822）
3-890（36824） 3-898（36952） 3-903（37012）
3-904（37017）（37018）（37020）（37021）（37023）（37025）
3-905（37031）（37034） 3-906（37053）（37055）（37056）
3-912（37112） 3-913（37121） 4-165（39467）
4-179（39678） 4-202（40008） 4-204（40022）
4-253（40742）（40746） 4-254（40760） 4-256（40785）
4-274（41057）（41064）（41065） 4-314（41655）
4-354（42241） 4-736（47524） 4-804（48462）
5-44（49546） 5-212（51905）（51908）（51911）（51912）
5-225（52052） 5-236（52204） 5-239（52241）
5-244（52313） 5-247（52342） 5-252（52409）
5-260（52531） 5-323（53460） 5-409（54509）
5-510（55918） 5-548（56458） 5-559（56605）
5-671（58290） 5-784（59967） 5-798（60164）
5-799（60196） 5-856（61010） 6-11（61871）
6-41（62278） 6-88（62993） 6-91（63045）
6-103（63182）（63183）（63184）（63186） 6-118（63375）
6-120（63396）（63397） 6-124（63433） 6-189（64357）
6-200（64509） 6-201（64513） 6-253（65188）
6-298（65770）（65772） 6-299（65783） 6-480（68129）
6-510（68550） 6-514（68597）（68600） 6-532（68849）
6-815（72605） 6-842（72939）
6-843（72944）（72946） 6-845（72978）（72986） 6-866（73265）
7-12（74877） 7-21（75016） 7-35（75232）
7-74（75735） 7-107（76193）
7-120（76401）（76403）（76404） 7-121（76419）
7-255（78256）（78266）（78270） 7-315（79195）
7-366（79975） 7-372（80054） 7-460（81314）
7-491（81730）（81733） 7-510（82006） 7-533（82302）
7-667（84180） 7-686（84412） 7-735（85080）
7-748（85258） 7-815（86151） 7-849（86634）
7-850（86650）（86651） 7-857（86765） 8-3（87349）
8-38（87867） 8-147（89295） 8-151（89349）
8-190（89829） 8-235（90420） 8-250（90640）
8-309（91375） 8-600（95424）
8-612（95583）（95587） 8-613（95594） 8-635（95895）
8-636（95914） 8-695（96721）（96733） 8-696（96738）
8-837（98664）（98665） 8-870（99056）
胎动腹痛 6-151（63802）
胎动下血
1-2（00029） 2-513（19317） 2-881（24456）
4-204（40031）
胎毒
1-47（00664） 1-69（01021） 1-311（04342）
1-668（09037） 6-123（63427） 6-201（64515）
6-837（72877） 6-844（72958） 7-86（75924）
7-354（79816） 7-494（81771）
胎风 1-765（10299） 5-489（55619）
胎风眼 7-237（77988）
胎黄
2-592（20410） 2-872（24301） 2-873（24319）
2-888（24566）
胎惊 6-171（64106）
胎冷
1-866（11638） 2-52（12960） 8-557（94842）
胎漏
1-32（00427） 1-52（00726） 1-64（00938）
1-200（02773） 1-673（09110） 1-736（09934）
2-131（14061） 2-140（14182） 2-310（16545）
2-394（17638） 2-401（17726） 2-422（18020）
2-442（18299） 2-512（19294）（19296） 2-513（19306）
2-575（20191） 2-588（20360） 2-749（22612）
2-754（22690） 3-69（25698） 3-206（27650）

3-235(28025) 3-239(28094) 3-281(28704)
3-282(28719) 3-292(28861) 3-296(28906)
3-299(28949) 3-345(29577) 3-357(29730)
3-378(30029) 3-387(30136) 3-411(30424)
3-463(31129) 3-464(31145)(31146) 3-466(31176)
3-468(31214) 3-496(31618) 3-524(32011)
3-536(32181) 3-542(32262) 3-544(32303)
3-546(32336) 3-547(32343)
3-651(33699)(33703) 3-655(33753)(33755) 3-675(34044)
3-683(34162) 3-697(34330) 3-756(35080)
3-903(37001) 4-73(38154) 4-82(38274)
4-127(38905) 4-218(40236) 4-227(40369)
5-212(51913) 5-528(56160) 5-530(56197)
5-559(56605) 5-616(57407) 6-77(62832)
6-88(62999) 6-289(65659) 6-332(66230)
6-843(72948) 6-845(72983) 7-37(75247)
7-41(75292)(75293) 7-318(79241) 7-326(79341)
7-553(82302) 7-535(82330) 7-662(84118)
7-667(84181) 7-686(84412)
7-736(85088)(85090) 7-747(85238)(85250)
7-748(85260)(85264) 7-777(85665) 7-802(85974)
7-803(85984) 8-252(90663) 8-623(95725)
8-624(95733) 8-636(95900) 8-642(95983)
8-702(96840) 8-705(96873) 8-707(96903)
8-869(99041)

胎疟

3-218(27821) 6-278(65528) 8-871(99066)

胎气不和 1-635(08601)

胎气攻心 7-90(75981)

胎热

1-486(06830) 1-784(10541) 2-249(15706)
2-250(15722) 2-479(18827) 8-557(94843)
8-559(94855)

胎瘦 1-366(05140)

胎位不正

1-259(03612) 5-141(50994) 5-324(53463)

胎萎

2-512(19297) 3-22(25051) 3-26(25125)
3-35(25233) 3-117(26362) 3-256(28346)
3-263(28458) 3-452(30974) 3-496(31622)
3-535(32156) 3-640(33548) 3-644(33611)
3-904(37016) 7-326(79342) 8-696(96739)
8-705(96877)(96878) 8-726(97151)

胎痫 2-362(17231)

胎衣不下 1-41(00564) 1-344(04846)

太阳头痛 2-117(13847)

太阳温病 1-742(10010)

瘫缓风 1-744(10043)

瘫痪

1-22(00302) 1-40(00546) 1-83(01222)
1-152(02119) 1-177(02451) 1-321(04461)
1-366(05143) 1-385(05384) 1-407(05712)
1-419(05912) 1-439(06161) 1-507(07027)
1-510(07039) 1-536(07335) 1-540(07397)
1-552(07524) 1-555(07564) 1-574(07765)
1-575(07779) 1-579(07828) 1-586(07908)
1-606(08193) 1-643(08715) 1-663(08989)
1-673(09114) 1-744(10043) 1-756(10205)
1-761(10259) 1-762(10260) 1-765(10300)
1-771(10383) 1-790(10620) 1-796(10705)
1-805(10784) 2-70(13201) 2-99(13633)
2-100(13643) 2-105(13723) 2-117(13855)
2-183(14770) 2-225(15377) 2-232(15476)
2-238(15544) 2-318(16631) 2-339(16925)
2-349(17054)(17055) 2-380(17463) 2-427(18082)
2-435(18196) 2-458(18517) 2-471(18700)
2-568(20086) 2-669(21487)
2-677(21595)(21600)(21602) 2-714(22141)
2-743(22516) 2-777(22969) 2-816(23557)
2-826(23687) 2-888(24556) 3-12(24938)
3-34(25222) 3-112(26285) 3-116(26340)
3-228(27936) 3-374(29970) 3-398(30268)
3-423(30578) 3-474(31297) 3-537(32196)
3-556(32457) 3-570(32619) 3-575(32699)
3-584(32803) 3-626(33369) 3-680(34114)
3-781(35424) 3-793(35579) 4-30(37556)
4-66(38055) 4-74(38162) 4-82(38273)
4-89(38358) 4-111(38708) 4-114(38747)
4-116(38781) 4-119(38816)(38817) 4-148(39219)
4-150(39252) 4-153(39295) 4-243(40598)
4-244(40616) 4-263(40880) 4-267(40948)
4-302(41486) 4-374(42511) 4-476(43995)
4-492(44237) 4-593(45593) 4-717(47262)
4-723(47355) 4-730(47425) 4-789(48250)
4-793(48316) 4-800(48393) 5-3(48955)
5-40(49484) 5-41(49503) 5-56(49703)
5-63(49811) 5-154(51154)(51155) 5-167(51312)
5-168(51321) 5-227(52074) 5-239(52240)
5-271(52696)(52698) 5-280(52822)(52823)(52827)
5-293(53017) 5-296(53058) 5-297(53069)
5-315(53325) 5-325(53478) 5-363(53948)
5-367(53995) 5-397(54362) 5-471(55366)
5-479(55470) 5-584(56958)
5-588(57016)(57017) 5-601(57182) 5-607(57275)
5-647(57894) 5-696(58674) 5-858(61031)
5-869(61178) 6-26(62073) 6-91(63032)
6-93(63059) 6-94(63071) 6-118(63370)
6-125(63451) 6-144(63717) 6-165(64026)
6-169(64080) 6-173(64146) 6-174(64157)
6-179(64220) 6-180(64238) 6-181(64252)
6-206(64573) 6-218(64721) 6-231(64940)
6-232(64945)(64948) 6-236(65004) 6-241(65061)
6-347(66464) 6-351(66512) 6-360(66619)
6-376(66840) 6-387(66984) 6-401(67203)
6-409(67316) 6-413(67352) 6-415(67373)
6-421(67433) 6-432(67550) 6-434(67581)
6-436(67602) 6-452(67790) 6-459(67874)

5-631(57656)(57657) 5-633(57693) 5-634(57697)
5-673(58323) 5-707(58840)(58844) 5-708(58857)
5-710(58893) 5-716(58987) 5-718(59008)
5-732(59218) 5-760(59624) 5-762(59640)(59648)
5-767(59726)(59727) 5-769(59753) 5-771(59778)
5-773(59812) 5-782(59941) 5-800(60204)
5-801(60221) 5-805(60276) 5-810(60352)
5-819(60482) 5-823(60541) 5-838(60745)
5-849(60904) 5-853(60975) 5-855(60993)
5-858(61030) 5-864(61112) 5-896(61568)
6-16(61961) 6-37(62208) 6-40(62257)
6-71(62748) 6-127(63465) 6-134(63569)
6-161(63943) 6-186(64322) 6-187(64333)
6-188(64345) 6-199(64484) 6-203(64535)
6-238(65029) 6-260(65270)(65272)(65275)
6-261(65289)(65293) 6-267(65372) 6-272(65437)(65438)
6-273(65451) 6-274(65466) 6-315(65986)
6-321(66044) 6-326(66113) 6-334(66268)
6-337(66304) 6-338(66320)(68324) 6-340(66358)(66360)(66361)
6-347(66458) 6-360(66621) 6-361(66631)
6-364(66684) 6-378(66870) 6-417(67387)
6-457(67853) 6-481(68144)(68145) 6-486(68203)
6-518(68663) 6-524(68738) 6-526(68770)
6-531(68845)(68846) 6-533(68881) 6-535(68905)
6-541(68984) 6-546(69066) 6-549(69114)
6-555(69186)(69188) 6-556(69191)(69205) 6-569(69328)
6-570(69336) 6-575(69387) 6-577(69424)
6-579(69455) 6-655(70550) 6-657(70582)(70583)
6-663(70668) 6-666(70706) 6-729(71546)
6-745(71714) 6-746(71717)(71719)(71725)
6-795(72336) 6-801(72424) 6-804(72464)
6-805(72471)(72472) 6-806(72486) 6-818(72636)(72637)
6-824(72697) 6-832(72810) 6-852(73069)(73070)
6-855(73106) 6-888(73568) 6-889(73571)
6-918(73998) 6-926(74099) 6-942(74313)
6-966(74662)(74664)(74665) 6-967(74668)
7-1(74721) 7-19(74982) 7-20(75000)
7-28(75114) 7-53(75433) 7-57(75497)
7-64(75603) 7-73(75722) 7-91(75987)
7-93(76010) 7-110(76243) 7-185(77263)
7-189(77318) 7-190(77335) 7-192(77356)(77360)
7-193(77366) 7-196(77398)(77402) 7-205(77510)
7-242(78062) 7-323(79311) 7-360(79894)
7-375(80102) 7-398(80393) 7-409(80553)(80558)
7-471(81465) 7-476(81534) 7-480(81598)
7-509(81994)(81995)(81997) 7-511(82007)
7-512(82028) 7-513(82035) 7-516(82073)
7-618(83482) 7-619(83502) 7-631(83681)
7-639(83806) 7-663(84127) 7-665(84156)
7-683(84382) 7-732(85034)(85035) 7-811(86098)
7-818(86190) 7-825(86283) 7-830(86355)
7-867(86917) 7-876(87058) 7-878(87087)
7-884(87174) 7-887(87212) 8-35(87824)
8-43(87931) 8-87(88498)(88502) 8-142(89235)
8-149(89319) 8-155(89398) 8-163(89513)
8-167(89556) 8-168(89573) 8-174(89644)
8-204(90010)(90011) 8-211(90105)(90110) 8-214(90146)
8-217(90185) 8-226(90316)(90317)(90318)
8-234(90406) 8-284(91042) 8-286(91059)
8-377(92348) 8-411(92838) 8-456(93454)
8-461(93533) 8-495(93971) 8-508(94136)
8-538(94553) 8-543(94634)
8-548(94693)(94694)(94695)
8-556(94815)(94817)(94818) 8-626(95764)
8-667(96344) 8-717(97027) 8-726(97147)
8-729(97206) 8-733(97258)(97259) 8-734(97274)
8-784(97960) 8-788(98011) 8-790(98057)
8-802(98198) 8-805(98229) 8-809(98285)
8-810(98288) 8-818(98406) 8-904(99526)
8-907(99564)(99566) 8-908(99581)

痰郁

2-307(16500) 3-139(26674) 8-501(94056)
8-502(94058)(94069)

痰晕 3-230(27951)

痰躁 7-107(76191)

痰证

1-764(10288) 2-426(18079) 3-271(28577)
3-753(35050) 3-754(35060) 3-897(36938)

痰注 1-258(03603) 1-588(07926)

痰注臂痛 1-754(10161)

溏泄

2-685(21716) 3-207(27676) 7-226(77827)

糖尿病

1-72(01058) 3-914(37130) 4-390(42720)
5-521(56066)(56067) 5-524(56102)(56103) 5-662(58139)
7-753(85321) 8-777(97865)

烫伤

8-41(87903) 8-511(94175) 8-583(95179)

绦虫病 4-828(48837)

桃花癣 8-336(91758)(91759)

疼痛顽麻 1-641(08699)

啼泣 2-11(12403) 3-291(28841)

体臭

1-93(01324) 1-115(01598)(01599) 1-158(02209)

体气 1-663(08988)

体虚

1-92(01317) 4-187(39795) 4-506(44434)
4-508(44452) 4-515(44555) 4-519(44584)
4-584(45458)(45459) 4-689(46901) 4-694(46975)
4-702(47069) 4-727(47387) 4-748(47677)
8-110(88827)(88828) 8-285(91052) 8-286(91063)
8-562(94902)

天疱疮

3-320(29231) 4-381(42591) 5-322(53439)

5-456(55156) 5-488(55613) 7-69(75664)
8-526(94379)
天蛇疮 6-509(68527)
天行
1-57(00829) 1-143(02000) 1-205(02825)
1-235(03258) 1-254(03538) 1-429(06034)
1-539(07382) 1-574(07761)
2-177(14688)(14703) 2-190(14868) 2-316(16600)
2-345(16999) 2-389(17572) 2-411(17879)
2-412(17885) 2-503(19169) 2-820(23612)
2-904(24781) 3-29(25151) 3-767(35243)
4-175(39622) 4-586(45498) 4-597(45643)
4-608(45827) 4-751(47707) 4-780(48130)
4-798(48380)(48381) 5-34(49408) 5-51(49635)
5-74(50003) 5-81(50099) 5-93(50302)
5-180(51454) 5-228(52092) 5-229(52093)
5-254(52449) 5-258(52503)(52504)(52505)
5-335(53613)(53620) 5-503(55825) 5-593(57078)
5-647(57902) 5-655(58029) 6-269(65398)
6-320(66038) 6-502(68418)
6-513(68582)(68583) 6-514(68596) 6-515(68612)
6-526(68769) 6-539(68943) 6-541(68976)
6-577(69422) 6-589(69608)(69609) 6-602(69791)
6-612(69943) 6-614(69984) 6-663(70670)
6-683(70922) 6-684(70935)(70938)(70939)
6-685(70940) 6-686(70955) 6-694(71078)
6-696(71108)(71109)(71110)(71111)(71112)(71113)(71114)
6-697(71115)(71116)(71117) 6-703(71193)
6-793(72320) 6-897(73711) 6-919(74010)
7-241(78045) 7-550(82533) 7-563(82720)
7-567(82761) 7-677(84316) 7-740(85163)
7-844(86574) 7-850(86638) 7-881(87132)
8-5(87376)(87377) 8-315(91462) 8-386(92484)
8-473(93720) 8-762(97672) 8-850(98819)
8-855(98879)(98880)
天行鼻衄 2-659(21378)
天行便秘
1-441(06190) 1-456(06397)(06398)(06402)
1-479(06743) 1-517(07111) 4-788(48239)
5-592(57070) 5-592(57072) 7-714(84790)
天行便血 8-654(96146)
天行表不解 7-558(82651) 8-474(93729)
天行表里不解 1-289(04037)
天行赤眼
1-202(02796) 2-12(12406) 2-298(16370)
2-691(21806) 3-10(24910) 3-149(26809)
3-151(26845) 3-294(28886) 3-484(31453)
3-734(34798) 4-11(37288) 4-144(39164)
5-440(54925) 5-603(57222) 5-648(57919)
5-652(57990) 6-1(61729) 6-130(63515)
6-219(64739) 6-224(64827) 6-225(64849)
6-226(64855) 6-227(64864) 6-228(64890)
6-229(64910)(64911) 6-230(64926) 6-253(65195)
6-323(66071) 6-327(66142) 6-341(66372)
6-344(66410)(66413) 6-382(66921) 6-425(67483)
6-436(67605) 6-438(67624) 6-472(68018)
6-498(68372) 7-212(77601) 7-229(77872)
7-232(77907)(77911) 7-234(77942) 7-265(78427)
7-273(78545) 7-345(79661) 7-354(79808)
7-417(80683) 7-671(84237) 8-273(90909)
8-465(93595)
天行恶寒壮热 6-262(65295) 6-269(65402)
天行发斑 5-45(49556)
天行发狂
1-441(06189) 2-44(12851) 2-493(19026)
3-111(26280) 4-803(48440) 5-330(53554)
5-650(57941) 8-124(88992) 8-302(91279)
8-683(96570) 8-850(98822) 8-855(98881)
天行烦渴
1-413(05808) 2-298(16369) 7-264(78411)
7-838(86459) 7-839(86475)(86476)
天行烦热
4-176(39625) 7-258(78314) 7-702(84630)
天行烦躁
1-456(06399) 3-111(26278) 3-734(34785)
4-324(41803) 7-838(86459) 8-302(91278)
8-303(91284) 8-774(97816)
天行腹胀
2-870(24275)(24276) 3-210(27712) 4-317(41707)
5-625(57547)
天行疙瘩 3-566(32575)
天行后脾胃虚弱 4-756(47793)
天行结胸
1-162(02261) 1-253(03527) 5-70(49922)
6-529(68820) 7-489(81703) 8-647(96038)
天行咳喘
1-261(03653) 1-781(10503) 1-873(11756)
2-863(24177) 4-176(39624)
天行咳嗽头痛 6-269(65400)
天行口疮
2-64(13129) 2-290(16236) 2-298(16367)
7-338(79540) 8-302(91281)
天行口渴 1-456(06401) 4-284(41210)
天行口苦 2-659(21381)
天行劳复
2-374(17387) 3-732(34762) 4-282(41179)
4-285(41237) 4-756(47794) 5-647(57896)
5-652(57991) 7-843(86555) 7-856(86746)
8-441(93255)(93256) 8-442(93285) 8-757(97603)
8-861(98954)
天行呕吐
3-744(34934) 4-284(41211) 4-285(41225)
8-302(91282) 8-651(96088) 8-745(97430)
天行热毒攻手足 7-498(81848)
天行热毒攻眼 7-714(84789) 8-760(97642)
天行热入血室 2-252(15741)
天行神昏 4-175(39623)
天行食复 3-732(34762) 7-210(77576)

7-630(83672)　8-701(96818)　8-705(96870)
瞳神欹侧 2-655(21314)
痛痹
2-598(20507)　2-670(21506)　3-810(35797)
4-603(45731)　5-780(59903)　6-621(70064)
7-442(81036)　8-220(90237)　8-278(90964)
8-752(97520)
痛风
3-523(31989)　5-481(55492)　7-556(82620)
8-199(89936)　8-529(94430)
痛经
1-56(00814)　1-93(01330)　1-141(01959)
1-143(01998)　1-181(02512)　1-182(02526)
1-331(04623)　1-343(04811)　1-356(05009)
1-357(05030)　1-365(05137)　1-394(05527)
1-452(06336)　1-536(07337)　1-667(09025)
1-697(09399)　1-801(10755)　2-141(14201)
2-182(14760)　2-264(15906)　2-318(16633)
2-364(17257)　2-397(17676)(17677)　2-407(17820)
2-448(18383)　2-456(18484)　2-514(19330)
2-517(19364)　2-590(20384)　2-591(20394)
2-614(20759)　2-721(22215)　2-742(22499)
2-757(22734)　2-794(23229)　2-801(23342)
3-64(25642)　3-161(27013)　3-169(27123)
3-172(27169)　3-228(27934)　3-243(28155)
3-246(28189)　3-247(28194)　3-259(28392)
3-265(28492)　3-280(28698)　3-337(29454)
3-466(31175)　3-501(31698)　3-509(31804)
3-514(31884)　3-531(32117)　3-539(32213)
3-549(32373)　3-631(33428)　3-632(33445)
3-636(33496)　3-639(33542)　3-656(33777)
3-672(34006)　3-685(34188)　3-761(35156)
3-787(35514)　3-813(35842)
3-819(35898)(35905)　3-857(36385)　4-30(37547)
4-121(38842)(38843)　4-123(38863)
4-124(38864)(38865)(38867)(38869)(38870)　4-125(38873)
4-126(38892)　4-127(38896)(38901)
4-153(39296)(39300)　4-234(40467)　4-349(42182)
4-384(42633)(42637)　4-385(42639)　4-432(43368)
4-436(43420)　4-437(43438)
4-447(43572)(43578)　4-448(43590)
4-449(43601)(43602)　4-541(44894)
4-542(44904)(44906)　4-544(44938)　4-545(44944)
4-546(44958)(44961)　4-549(45004)　4-597(45642)
4-680(46804)　4-751(47712)　4-788(48249)
4-833(48905)　5-47(49582)　5-71(49940)
5-83(50142)　5-265(52621)　5-304(53170)
5-332(53572)　5-340(53687)　5-351(53800)
5-369(54013)　5-411(54536)　5-450(55075)
5-485(55552)　5-557(56590)　5-559(56609)
5-583(56950)(56951)　5-588(57014)　5-605(57250)
5-730(59193)　5-768(59748)　5-773(59805)
5-815(60430)　6-31(62132)　6-52(62446)
6-74(62795)　6-130(63523)　6-134(63578)
6-135(63585)　6-182(64262)　6-202(64521)
6-301(65810)　6-319(66028)　6-324(66089)
6-333(66243)　6-544(69034)　6-597(69715)
6-601(69771)　6-615(69988)　6-617(70024)
6-679(70873)　6-708(71275)　6-787(72264)
6-869(73306)　7-78(75801)
7-81(75849)(75850)　7-82(75864)　7-88(75949)
7-94(76027)　7-97(76056)
7-99(76085)(76088)　7-100(76090)(76096)(76097)
7-148(76828)　7-149(76843)　7-159(76984)
7-161(77003)　7-170(77135)　7-194(77376)
7-380(80154)　7-502(81896)　7-672(84244)
7-816(86161)　8-134(89123)　8-136(89146)
8-138(89174)　8-175(89651)　8-176(89661)
8-198(89927)　8-198(89929)
8-199(89937)(89938)(89939)(89940)　8-216(90173)
8-232(90387)(90388)　8-233(90398)　8-235(90417)
8-344(91846)　8-346(91870)　8-377(92374)
8-378(92367)　8-378(92374)　8-600(95433)
8-707(96900)　8-796(98119)(98120)　8-839(98693)
8-848(98801)
痛症
3-373(29958)　7-53(75431)　7-398(80385)
8-525(94365)
头痹 7-546(82482)
头疮
5-78(50056)(50067)　5-431(54792)　5-675(58362)
6-875(73388)　8-587(95236)
头发枯黄
2-333(16832)　6-518(68658)　6-525(68750)
6-552(69149)　8-360(92087)　8-715(96997)
头发生虱 7-460(81306)
头发早白
1-8(00116)　1-15(00215)
1-16(00230)(00231)(00237)(00238)　1-27(00385)
1-35(00478)　1-96(01366)　1-115(01594)
1-130(01809)　1-169(02358)(02359)　1-195(02699)
1-213(02941)　1-345(04855)　1-359(05058)
1-395(05535)　1-399(05590)　1-638(08643)
1-656(08897)　1-667(09022)　1-733(09889)
1-808(10823)(10825)　2-45(12864)　2-69(13192)
2-91(13499)　2-120(13880)(13885)
2-121(13892)(13898)　2-140(14193)　2-146(14260)
2-164(14524)　2-327(16758)(16765)
2-330(16796)(16797)(16802)
2-333(16828)(16833)　2-338(16911)　2-345(16993)
2-347(17028)(17029)　2-348(17035)　2-355(17131)
2-356(17146)　2-358(17164)
2-360(17194)(17195)
2-366(17283)(17284)(17285)(17286)(17287)(17288)(17289)(17290)
2-383(17502)　2-389(17569)
2-392(17609)(17610)(17611)　2-394(17643)
2-396(17666)(17668)　2-399(17706)(17709)(17710)

2-400（17711）（17712）（17713）（17714）（17715）（17716）（17717）
2-403（17760）（17761）（17762）（17763）（17764）
2-404（17773）（17774）（17778）（17779）
2-405（17781）（17782）（17783）（17784） 2-581（20247）
2-812（23503） 2-814（23539） 2-815（23542）
2-821（23625） 2-826（23682） 2-830（23733）
2-842（23890）（23891）（23893）（23895） 2-843（23899）
3-144（26744） 3-145（26756） 3-153（26892）
3-170（27141） 3-237（28054） 3-449（30951）
3-452（30966） 3-463（31135） 3-465（31162）
3-474（31289） 3-482（31424） 3-525（32026）
3-562（32512） 3-654（33745） 3-655（33765）
3-693（34271） 3-872（36595） 4-241（40569）
4-349（42179） 4-357（42282） 4-442（43511）
4-443（43516）（43517） 4-462（43806） 4-570（45285）
4-575（45344） 4-615（45911） 4-617（45944）
4-694（46967） 4-714（47223） 4-758（47821）
5-6（48991）（48992）（48993） 5-40（48488）
5-112（50601） 5-209（51876） 5-210（51880）
5-224（52043） 5-227（52072） 5-341（53692）
5-384（54179） 5-411（54526） 5-425（54710）
5-460（55210） 5-512（55940）（55945）（55946）
5-572（56772） 5-580（56903） 5-585（56976）
5-589（57025） 5-642（57827） 5-675（58363）
5-677（58390） 5-724（59103）（59106）
5-725（59111）（59113） 5-799（60190） 5-873（61234）
6-26（62072） 6-38（62234） 6-55（62493）
6-118（63374） 6-186（64307） 6-214（64678）
6-278（65519）（65521） 6-325（66104） 6-366（66704）
6-374（66810） 6-386（66977） 6-409（67314）
6-412（67343）（67346） 6-413（67355）（67356） 6-424（67468）
6-433（67561） 6-456（67837）（67839）
6-457（67845）（67846） 6-518（68661）（68662） 6-560（69237）
6-586（69554） 6-630（70181） 6-639（70316）
6-760（71922） 6-763（71963） 6-782（72208）
6-788（72265） 6-791（72298）
6-804（72459）（72465） 7-21（75019） 7-109（76215）
7-166（77071） 7-398（80398）
7-399（80399）（80400） 7-455（81234） 7-515（82067）
7-802（85967） 7-824（86274） 7-880（87124）
8-27（87717） 8-28（87733）
8-30（87752）（87759） 8-117（88906） 8-119（88932）
8-124（88979） 8-125（89004） 8-132（89094）
8-133（89118） 8-140（89201） 8-143（89242）
8-144（89262） 8-146（89283） 8-147（89297）
8-148（89307） 8-359（92073）（92074） 8-360（92093）
8-368（92219） 8-384（92464） 8-404（92744）
8-405（92758） 8-426（93051） 8-434（93152）
8-450（93379） 8-493（93948） 8-559（94861）
8-787（98000）（98001）（98002） 8-809（98278）

头风

1-5（00067）（00073） 1-6（00075） 1-21（00297）
1-24（00328） 1-103（01457）
1-142（01979）（01980） 1-161（02251） 1-178（02479）
1-192（02665） 1-299（04182） 1-302（04216）
1-333（04655） 1-342（04806） 1-369（05170）
1-472（06643） 1-487（06838） 1-504（06995）
1-526（07218） 1-577（07804） 1-579（07828）
1-594（08001） 1-598（08060） 1-602（08119）
1-617（08327） 1-622（08412） 1-632（08546）
1-633（08565） 1-635（08592）（08604）
1-636（08608）（08611） 1-643（08725） 1-644（08735）
1-720（09709） 1-721（09712） 1-757（10210）
1-762（10266） 1-766（10314） 1-776（10444）
1-813（10893） 2-5（12317） 2-31（12682）
2-73（13251） 2-99（13633）
2-104（13710）（13714）（13715） 2-167（14571）
2-230（15456） 2-349（17056） 2-430（18127）
2-431（18133）（18134） 2-438（18240） 2-464（18624）
2-558（19943） 2-581（20248） 2-612（20736）
2-651（21243）（21247）（21252）（21256） 2-706（22037）
2-825（23677） 3-42（25313） 3-113（26303）
3-193（27467）（27469） 3-197（27539） 3-231（27972）
3-263（28463） 3-340（29509） 3-421（30542）
3-428（30641）（30642） 3-444（30878） 3-525（32039）
3-526（32041） 3-528（32078） 3-530（32091）
3-531（32109） 3-538（32202） 3-541（32256）
3-550（32381） 3-570（32619） 3-599（33012）
3-605（33082） 3-782（35436） 3-807（35756）
3-826（35973）（35981） 3-827（36003） 4-35（37621）
4-67（38067） 4-74（38168）
4-104（38593）（38595） 4-110（38698） 4-116（38777）
4-131（38956） 4-242（40579） 4-246（40642）
4-269（40978） 4-324（41808） 4-449（43613）
4-521（44625） 4-575（45349） 4-588（45515）
4-604（45749）（45750） 5-31（49358） 5-56（49713）
5-122（50758） 5-284（52897） 5-310（53254）
5-311（53273） 5-344（53727） 5-350（53791）
5-389（54258） 5-493（55667）
5-580（56889）（56892） 5-581（56906） 5-697（58688）
5-707（58847）（58849） 5-710（58890） 5-718（59015）
5-719（59025） 5-744（59384） 5-798（60179）
5-801（60219） 5-812（60373）（60374） 5-819（60480）
5-821（60515） 5-887（61432） 5-889（61458）
5-893（61521） 6-35（62182）
6-40（62260）（62262）（62263） 6-41（62265）
6-42（62287） 6-137（63618） 6-172（64126）
6-189（64364） 6-347（66460） 6-352（66527）
6-366（66709） 6-368（66735） 6-379（66888）
6-382（66923） 6-393（67081） 6-432（67552）
6-445（67717） 6-451（67787） 6-486（68215）
6-522（68715） 6-627（70135） 6-756（71867）
6-781（72195） 6-798（72377） 6-882（73475）
6-966（74666） 7-58（75519）
7-137（76663）（76669） 7-142（76749）
7-143（76762）（76763）（76771） 7-162（77023）
7-167（77085） 7-204（77506）
7-233（77919）（77922） 7-234（77937） 7-243（78073）

7-304（79036） 7-340（79577） 7-500（81876）
7-728（84971） 8-11（87449） 8-23（87659）
8-99（88676） 8-131（89083） 8-135（89132）
8-167（89559） 8-221（90244） 8-382（92423）
8-406（92764）（92767）（92768） 8-445（93320）
8-476（93746） 8-508（94136） 8-524（94348）
8-597（95386） 8-612（95590） 8-672（96419）
8-674（96447） 8-709（96923）（96924）
8-714（96989）（96992） 8-739（97338）
8-748（97460）（97467） 8-821（98450） 8-875（99121）
8-896（99426）
头风白屑
1-766（10313） 2-325（16738）（16739） 2-697（21897）
2-702（21967） 4-85（38311）
头风湿 7-548（82512）
头疳 7-520（82126）
头汗
2-124（13943） 3-223（27878） 4-514（44541）
6-198（64482） 8-151（89348）
头昏
1-315（04376） 6-355（66566） 8-562（94901）
8-739（97339）
头疾 7-617（83467）
头冷 3-380（30049）
头面病 7-585（82990）
头面风
1-609（08227） 7-234（77939） 7-551（82546）
8-567（94964） 8-781（97910）
头面风热 5-255（52453）
头面风瘙肿痒 1-449（06296）
头面伤 1-634（08583） 1-636（08624）
头目风热 2-717（22165）
头痛
1-5（00072） 1-6（00080）（00085） 1-11（00138）
1-23（00312） 1-27（00373） 1-34（00455）
1-41（00558） 1-58（00837） 1-64（00948）
1-68（01012） 1-81（01193） 1-127（01773）
1-128（01784） 1-146（02043） 1-196（02721）
1-216（02986） 1-255（03556） 1-279（03902）
1-295（04135） 1-299（04182） 1-323（04496）
1-328（04577） 1-331（04625） 1-342（04806）
1-360（05075） 1-381（05339） 1-421（05935）
1-428（06019） 1-429（06038） 1-430（06057）
1-509（07032） 1-528（07242） 1-533（07307）
1-548（07484） 1-551（07517） 1-576（07787）
1-584（07893） 1-595（08017） 1-597（08053）
1-598（08055） 1-601（08107） 1-609（08226）
1-617（08330） 1-618（08356）
1-633（08554）（08564） 1-634（08582）（08589） 1-635（08600）
1-636（08610） 1-637（08631）
1-644（08734）（08740） 1-645（08744）（08745） 1-696（09382）
1-762（10271） 1-763（10278） 1-764（10293）
1-768（10349） 1-775（10433） 1-776（10443）
1-792（10641）（10642）（10645） 1-794（10667）
1-796（10703） 1-804（10776）（10782） 1-805（10791）
1-806（10797）（10798） 1-811（10857） 1-824（11053）
1-835（11215） 1-877（11817） 1-906（12217）
2-99（13638） 2-103（13692）（13700）
2-104（13708）（13709）（13711）（13714）（13715） 2-112（13785）
2-116（13839） 2-127（13998） 2-136（14132）
2-138（14157） 2-179（14735） 2-183（14770）
2-201（15035） 2-211（15180） 2-213（15198）
2-238（15548） 2-271（16008） 2-272（16024）
2-273（16029） 2-276（16075） 2-277（16079）
2-286（16188） 2-287（16203） 2-308（16511）
2-317（16622） 2-319（16646） 2-322（16699）
2-334（16846） 2-339（16914） 2-341（16947）
2-345（17001） 2-348（17046） 2-358（17170）
2-362（17223） 2-365（17272） 2-366（17279）
2-379（17454） 2-388（17560） 2-396（17661）
2-401（17739） 2-404（17766） 2-411（17879）
2-412（17885） 2-415（17916） 2-427（18090）
2-438（18239）（18241） 2-447（18378） 2-509（19254）
2-531（19569） 2-534（19614） 2-540（19683）
2-560（19975） 2-562（19995） 2-567（20071）
2-571（20135）（20139） 2-603（20604） 2-614（20758）
2-619（20812）（20813） 2-634（21017）
2-643（21124）（21127）（21128）（21129）（21131）
2-644（21148）（21149） 2-649（21213） 2-650（21236）
2-651（21242）（21246）（21248）（21253）（21255） 2-665（21463）
2-694（21863） 2-696（21891） 2-714（22141）
2-715（22148）（22149） 2-740（22482） 2-755（22713）
2-771（22879） 2-825（23677） 2-845（23927）
2-867（24242） 2-874（24340） 2-882（24468）
2-887（24537） 2-898（24698） 2-900（24724）
2-901（24740） 3-45（25360）
3-48（25412）（25416） 3-52（25476） 3-100（26120）
3-127（26503） 3-134（26581）（26588） 3-138（26658）
3-149（26820） 3-153（26885）（26891） 3-157（26967）
3-158（26978） 3-165（27075） 3-168（27112）
3-186（27362） 3-189（27404）（27408） 3-191（27437）
3-192（27463） 3-193（27465）（27470）（27473）
3-194（27482） 3-216（27803） 3-223（27880）
3-227（27921） 3-233（28008） 3-246（28181）
3-252（28288） 3-259（28386） 3-261（28430）
3-263（28459） 3-264（28468） 3-287（28785）
3-308（29075） 3-316（29182） 3-319（29225）
3-396（30236） 3-402（30305） 3-403（30319）
3-415（30468） 3-427（30635） 3-429（30661）
3-444（30879） 3-456（31026） 3-471（31244）
3-523（31995） 3-526（32040）
3-527（32057）（32058）（32059）（32060）（32062）
3-528（32065）（32074） 3-529（32082）
3-530（32090）（32092） 3-532（32127） 3-534（32142）
3-535（32170） 3-537（32191） 3-538（32198）
3-540（32228） 3-542（32274） 3-543（32284）
3-546（32332） 3-548（32353）
3-549（32371）（32372）（32374）

8-524(94338)(94350)(94352)(94353) 8-562(94903)
8-563(94913) 8-608(95539)
8-672(96412)(96418) 8-693(96696) 8-739(97342)
8-745(97429) 8-748(97472) 8-807(98263)
8-821(98439) 8-899(99469)

头痛壮热 1-190(02643)

头屑 6-495(68328) 6-961(74577)

头癣
1-1(00007) 1-3(00033)(00040) 1-4(00049)
1-769(10357) 1-770(10373) 1-796(10702)
1-879(11847) 1-906(12223) 2-9(12365)
2-28(12634) 2-63(13113) 2-117(13853)
2-120(13886) 2-191(14884) 2-227(15404)
2-266(15945) 2-305(16468) 2-333(16834)
2-337(16892) 2-347(17031) 2-426(18072)
2-500(19126)(19128) 2-529(19537) 2-554(19885)
2-629(20934) 2-703(21984) 2-750(22626)
2-755(22712) 2-843(23901)(23903) 3-56(25536)
3-172(27173) 3-582(32780) 3-596(32975)
3-618(33281)(33282) 3-784(35476) 3-792(35574)
3-864(36485) 4-54(37883) 4-103(38578)
4-105(38609) 4-116(38780) 4-160(39397)
4-308(41567) 4-398(42847) 4-406(42971)
4-411(43050) 4-472(43945) 4-484(44113)
4-488(44169) 4-612(45876) 4-790(48274)
4-804(48457) 4-813(48608) 5-55(49692)
5-57(49726) 5-58(49733)(49738)
5-60(49764)(49769)(49773) 5-61(49780)
5-62(49798) 5-79(50081)(50082) 5-80(50086)
5-98(50392) 5-302(53144)
5-382(54161)(54162) 5-581(56914) 6-101(63158)
6-325(66101) 6-344(66415) 6-383(66935)
6-400(67194) 6-407(67280) 6-429(67526)
6-495(68326) 6-603(69809) 6-604(69813)
6-611(69922) 6-613(69958) 6-781(72194)
7-2(74733) 7-20(75001) 7-64(75612)
7-133(76601)(76602) 7-279(78652)
7-282(78711)(78712) 7-295(78905) 7-298(78970)
7-332(79445) 7-360(79889) 7-449(81152)
7-454(81220) 7-615(83447) 7-698(84566)
7-785(85737) 7-867(86914) 7-892(87292)
8-18(87569) 8-19(87588) 8-20(87609)
8-58(88123) 8-65(88222) 8-126(89024)
8-186(89771) 8-421(92977)(92978) 8-442(93275)
8-451(93397) 8-467(93629) 8-634(95874)
8-676(96477) 8-751(97504) 8-789(98031)
8-806(98244)(98246) 8-841(98720) 8-886(99274)

头晕
3-681(34137) 3-873(36613) 4-75(38173)
4-367(42410) 6-300(65802) 6-741(71644)

头重 7-710(84741) 8-407(92787)

吐蛔 5-552(56525)

吐逆 8-528(94415)

吐舌 4-92(38400) 4-111(38705)

吐屎 7-660(84089)

吐水 2-588(20356) 8-548(94692)

吐酸 6-96(63101) 8-544(94641)

吐泻
1-129(01798) 1-311(04334) 1-813(10891)
1-846(11360) 1-857(11516) 2-75(13274)
2-107(13742) 2-194(14934) 2-220(15302)
2-227(15399)(15403) 2-276(16071) 2-349(17049)
2-365(17266) 2-407(17818) 2-443(18318)
2-456(18485) 2-464(18618) 2-472(18715)
2-509(19255) 2-540(19682) 2-608(20681)
2-687(21745) 2-778(22982) 2-805(23391)
3-37(25247) 3-86(25936) 3-116(26343)
3-120(26408) 3-157(26968) 3-206(27656)
3-242(28146) 3-250(28252) 3-299(28955)
3-343(29550) 3-348(29621) 3-394(30219)
3-401(30294) 3-419(30520) 3-420(30540)
3-703(34398) 3-766(35216) 3-808(35764)
3-831(36034) 3-875(36633) 3-903(37008)
4-96(38471) 4-219(40256) 4-224(40324)
4-726(47385) 4-770(47981) 5-480(55485)
5-896(61572) 5-897(61591) 5-898(61596)
6-38(62233) 6-103(63193) 6-217(64707)
6-279(65542) 6-328(66146) 6-556(69201)
6-584(69534) 6-792(72309) 7-186(77276)
7-198(77423) 7-255(78273) 7-421(80734)
7-429(80838) 8-208(90060) 8-210(90099)
8-228(90349) 8-498(94011) 8-505(94101)
8-817(98395) 8-822(98468)
8-824(98488)(98495) 8-826(98507) 8-828(98527)
8-869(99033) 8-870(99051) 8-876(99136)
8-892(99373)

吐血
1-22(00299) 1-56(00801)
1-60(00870)(00872) 1-63(00924) 1-66(00977)
1-83(01224) 1-84(01231)(01235)(01237)
1-191(02660) 1-192(02669) 1-202(02799)
1-206(02846) 1-227(03151) 1-228(03155)
1-244(03379) 1-245(03396)(03397) 1-246(03412)
1-248(03435) 1-249(03448)(03463) 1-254(03537)
1-273(03823) 1-281(03925) 1-315(04372)
1-335(04690) 1-337(04722) 1-369(05174)
1-370(05182) 1-375(05257) 1-377(05292)
1-378(05297) 1-383(05354) 1-391(05485)
1-400(05610) 1-402(05629) 1-404(05667)
1-420(05924) 1-453(06345) 1-461(06470)
1-468(06582)(06583)(06584) 1-488(06855)
1-489(06869) 1-511(07051) 1-610(08243)
1-650(08825)(08826) 1-651(08843) 1-669(09052)
1-682(09218) 1-688(09270) 1-692(09328)
1-738(09958) 1-741(09987) 1-754(10177)
1-779(10483) 1-780(10494) 1-784(10542)
1-787(10587) 1-794(10669) 1-818(10970)
2-5(12308)(12316) 2-6(12331) 2-12(12405)

臂痛
1-884(11910)　2-138(14160)　2-161(14483)
3-400(30287)　3-819(35897)　4-392(42760)
5-189(51587)　5-819(60485)　6-488(68242)
7-363(79929)　7-363(79931)
拖轮红　7-238(78001)(78005)
脱发
1-35(00476)　1-169(02358)　1-320(04436)
1-328(04584)　1-338(04741)　1-751(10125)
2-329(16787)　2-333(16827)　2-384(17516)
2-629(20933)　2-837(23832)
2-842(23890)(23891)(23892)(23893)(23894)(23895)
2-843(23896)(23897)(23898)(23899)(23900)(23902)(23904)(23905)(23906)(23908)
2-869(24261)(24263)　2-886(24518)(24520)(24521)
3-370(29922)　3-394(30216)　4-537(44843)
4-693(46967)　5-347(53757)　5-460(55210)
5-677(58390)　5-710(58900)　5-799(60190)
6-40(62256)　6-226(64856)　6-278(65520)
6-290(65675)　6-303(65844)　6-493(68308)
6-815(72608)　7-867(86911)　8-55(88088)
8-265(90828)　8-568(94980)(94981)　8-711(96960)
脱肛
1-48(00680)　1-54(00774)　1-65(00966)
1-868(11682)　1-882(11888)　1-894(12057)
2-64(13124)(13135)　2-65(13139)　2-286(16189)
2-309(16531)　2-310(16548)　2-388(17563)
2-403(17755)　2-407(17822)　2-460(18557)
2-464(18620)　2-465(18642)　2-473(18733)
2-492(19018)　2-588(20351)　2-618(20797)
2-629(20931)　2-686(21729)(21732)
2-722(22233)(22234)　2-723(22260)　3-18(25013)
3-134(26594)　3-246(28184)　3-261(28424)
3-283(28736)　3-307(29067)　3-433(30718)
3-444(30884)　3-479(31383)　3-512(31846)
3-692(34256)　3-785(35478)
4-92(38415)(38416)　4-93(38418)　4-95(38467)
4-156(39338)　4-237(40513)　4-267(40943)
4-314(41651)(41657)　4-398(42840)　4-462(43800)
4-482(44074)　4-514(44534)(44535)(44536)
4-618(45967)　4-632(46151)　4-672(46716)
4-683(46830)　4-709(47156)　4-710(47168)
4-775(48054)　4-796(48353)　5-73(49981)
5-127(50829)　5-228(52083)　5-302(53149)
5-358(53887)　5-471(55365)　5-504(55836)
5-506(55858)　5-510(55916)　5-538(56309)
5-539(56316)　5-544(56408)　5-545(56418)
5-562(56652)　5-627(57592)　5-629(57627)
5-697(58684)　5-829(60626)　5-852(60955)
5-853(60962)　6-36(62203)
6-51(62428)(62429)　6-52(62439)　6-53(62465)
6-164(64005)　6-204(64555)　6-224(64830)
6-312(65942)　6-495(68323)　6-510(68539)
6-607(69861)　6-638(70307)　6-643(70375)
6-679(70858)　6-750(71775)(71776)　6-805(72476)
6-806(72483)　6-840(72916)　6-873(73353)
6-908(63871)　6-964(74621)　7-5(74778)
7-14(74904)　7-22(75036)　7-54(75450)
7-58(75510)　7-109(76219)　7-114(76310)
7-266(78441)　7-329(79387)　7-341(79592)
7-366(79974)　7-410(80576)　7-445(81081)
7-449(81145)　7-476(81526)　7-488(81689)
7-506(81955)　7-507(81963)(81964)　7-598(83165)
7-788(85785)　7-852(86671)
8-30(87762)(87763)(87764)(87765)(87766)
8-31(87767)(87768)　8-62(88178)　8-79(88399)
8-104(88748)　8-109(88804)　8-125(88999)
8-184(89749)　8-357(92033)(92046)
8-358(92050)(92053)(92059)
8-367(92199)(92200)　8-391(92573)　8-420(92964)
8-579(95124)　8-583(95177)　8-592(95308)
8-604(95483)　8-634(95872)
8-636(95901)(95913)　8-637(95923)　8-654(96137)
8-757(97599)　8-778(97869)(97870)　8-810(98297)
8-823(98472)　8-860(98945)(98947)(98949)(98950)
8-861(98951)
脱臼
1-744(10043)　3-788(35529)　4-521(44627)
5-148(51081)　7-401(80440)　7-402(80449)
7-404(80481)　7-405(80491)　8-455(93450)
8-500(94036)
脱疽
1-483(06786)　2-782(23043)　3-254(28318)
4-45(37747)　4-141(39114)
4-830(48868)(48878)　5-72(49956)　5-357(53881)
6-642(70360)　7-507(81966)　7-617(83479)
8-158(89450)　8-482(93827)　8-587(95244)
脱证
1-196(02723)　1-487(06847)　1-492(06896)
1-494(06913)　2-348(17045)　2-456(18481)
2-467(18663)　2-540(19692)　2-839(23864)
2-885(24510)　2-886(24517)　3-282(28713)
3-702(34388)　3-703(34390)(34401)　3-712(34508)
3-794(35589)　4-352(42211)　4-377(42551)
4-381(42597)　4-517(44564)　5-387(54222)
5-533(56222)　5-544(56402)　5-545(56412)
5-550(56501)　5-551(56503)(56510)　5-564(56678)
5-865(61126)　6-112(63302)　6-163(63997)
6-164(64008)(64011)　6-165(64013)(64014)　6-311(65940)
6-313(65951)　6-466(67947)　6-469(67976)
6-483(68170)　6-541(68975)　6-552(69147)
6-621(70070)　6-662(70652)　7-101(76115)
7-399(80402)　7-751(85301)　7-851(86657)
驼背
3-495(31610)　3-881(36706)　4-31(37572)
唾血
2-60(13073)　2-126(13977)

2-164(14531)(14532) 3-472(31262) 3-694(34286)
3-792(35569) 3-821(35922) 4-184(39753)
4-748(47667) 4-807(48510) 5-89(50231)
5-95(50337) 5-260(52527)
6-743(71674)(71675) 6-789(72279) 7-626(83601)
7-641(83835) 7-820(86224) 7-821(86241)

W

外感发热 6-709(71287)
外感风寒 1-564(07669) 1-711(09585)
外感腋痛
5-261(52547) 7-571(82829) 7-604(83272)
外伤 7-20(74999)
外伤出血 1-557(07592) 3-5(24843)
外肾肿硬 5-764(59687)
外阴白斑 2-632(20983) 8-829(98550)
外阴白色病变 6-818(72635)
外阴瘙痒 4-416(43137)
外障
2-553(19866) 3-75(25793)(25795) 3-660(33841)
3-678(34092) 6-480(68133) 6-481(68135)
6-574(69375) 7-318(79247) 7-597(83157)
7-599(83183) 7-623(83565)
7-726(84947)(84948)
外痔 4-207(40067)
豌豆疮 3-503(31723)
顽痹 8-374(92310)
顽疮
1-203(02802) 1-573(07749) 2-305(16470)
3-44(25355) 3-606(33107) 3-607(33122)
3-772(35309) 4-95(38452) 4-134(39012)
4-138(39054) 5-128(50839) 5-141(50996)
5-602(57203) 5-783(59954) 6-209(64613)
6-398(67167) 6-428(67511) 6-440(67647)
6-644(70388) 6-745(71708) 7-508(81979)
8-328(91647)(91648)
顽风 6-378(66857)
顽痰
2-202(15040) 2-333(16837) 5-22(49234)
7-608(83335) 8-802(98193)
顽癣
1-640(08673) 1-835(11220) 2-38(12770)
2-438(18234) 2-708(22069) 3-76(25803)
3-89(25977) 3-192(27449) 3-593(32930)
3-693(34268) 4-12(37301) 4-22(37445)
4-132(38980) 5-667(58205) 6-351(66517)
6-505(68466) 6-774(72114) 6-963(74614)
7-462(81346) 7-734(85064) 8-145(89265)
8-609(95544) 8-739(97341) 8-841(98721)
8-842(98733)
腕痛 5-459(55197)
尪痹 4-375(42525) 4-705(47108)
亡阳证 4-92(38407) 4-95(38458)

委中毒
2-34(12712) 5-188(51580) 8-94(88590)
胃癌
2-212(15183) 5-343(53715) 5-411(54533)
5-543(56386) 5-900(61630) 6-916(73971)
7-874(87030) 8-861(98960)
胃痹 1-206(02836)
胃肠作痒 2-197(14970)
胃痱 1-313(04356)
胃窦炎 4-531(44763)
胃风 4-218(40238)
胃寒肠热证
4-624(46045) 5-838(60751) 6-275(65479)
6-277(65502)
胃寒虫痛 1-639(08661)
胃寒证
1-120(01661) 1-210(02895) 1-387(05415)
1-690(09311) 1-896(12083) 4-692(46940)
5-678(58402) 5-847(60880) 7-84(75893)
7-186(77290) 7-196(77402) 7-361(79896)
8-225(90305) 8-226(90320) 8-284(91041)
8-505(94103) 8-706(96886) 8-827(98515)
胃黄 1-239(03320)
胃及十二指肠溃疡
2-333(16826)(16836) 3-221(27865) 3-877(36654)
3-898(36951) 4-508(44460) 4-531(44763)
5-349(53775) 5-602(57200)
5-897(61584)(61585) 5-899(61618)(61619) 5-900(61629)
5-901(61633)(61639) 6-23(62033) 6-26(62074)
6-307(65886) 6-817(72622) 7-196(77400)
7-432(80883) 8-237(90450)
8-238(90451)(90452)(90453)(90454)(90456)(90461)(90462)(90463)(90464)
8-239(90467)(90468)(90469) 8-337(91777)
8-414(92878) 8-626(95760)
胃咳 3-234(28013) 6-275(65486)
胃扩张 2-897(24688)
胃疟 1-290(04058) 6-569(69331)
胃气不和 1-122(01691)
胃热肠寒证
3-157(26959) 3-505(31753) 4-167(39498)
4-559(45149) 4-794(48326) 5-401(54412)
7-73(75729) 7-310(79116)
胃热证
1-34(00464) 1-267(03733)(03740) 1-462(06499)
1-734(09903) 1-735(09913) 2-318(16642)
2-320(16662) 2-527(19500) 2-596(20476)
3-230(27956)(27958) 3-293(28873) 3-311(29125)
3-314(29158)(29160) 3-400(30290) 3-483(31440)
3-884(36742) 4-337(41980) 5-422(54686)
5-445(55002) 5-449(55063) 5-454(55125)
5-665(58181) 5-774(59818) 5-777(59859)
5-790(60064) 6-274(65465) 6-335(66280)

6-816（72614） 6-865（73259）
7-8（74815）（74816） 7-158（76961）
7-253（78232）（78235） 7-263（78385） 7-264（78413）
7-271（78506） 7-348（79711）
7-610（83366）（83368）（83370） 7-611（83390）
7-613（83411） 7-629（83658） 7-834（86393）
8-299（91232） 8-301（91258）
胃神经官能症 4-508（44461） 6-307（65886）
胃柿石 6-936（74237）
胃脘痛
1-9（00125） 1-57（00819） 1-58（00850）
1-93（01328） 1-106（01493）
1-107（01497）（01498） 1-116（01611） 1-117（01619）
1-120（01669） 1-122（01701）
1-128（01791）（01792） 1-130（01816） 1-131（01825）
1-136（01901） 1-137（01922） 1-159（02218）
1-177（02452）（02456） 1-198（02745） 1-203（02810）
1-210（02904） 1-237（03287） 1-237（03288）
1-272（03818） 1-292（04089） 1-305（04262）
1-313（04355） 1-330（04612） 1-344（04843）
1-355（05001） 1-356（05012） 1-357（05023）
1-372（05215）（05224） 1-382（05348） 1-386（05399）
1-387（05411） 1-390（05458） 1-391（05487）
1-492（06900） 1-529（07256） 1-564（07668）
1-568（07704） 1-611（08252） 1-633（08561）
1-638（08645） 1-652（08852） 1-659（08929）
1-669（09061） 1-673（09106） 1-677（09162）
1-678（09185） 1-694（09354） 1-715（09627）
1-748（10101）（10103） 1-801（10755） 1-815（10925）
1-820（10992）（10993） 1-836（11233） 1-888（11965）
1-889（11988） 1-890（12004） 1-896（12085）
1-899（12124） 2-8（12349） 2-14（12442）
2-22（12551） 2-23（12575） 2-26（12613）
2-29（12652） 2-31（12675） 2-68（13177）
2-76（13288）（13291）（13292）（13315） 2-78（13314）
2-90（13476） 2-115（13828）
2-120（13877） 2-122（13904） 2-129（14021）
2-136（14131） 2-180（14737） 2-182（14762）
2-194（14925） 2-195（14940） 2-201（15025）
2-201（15029） 2-216（15236）
2-217（15248）（15259） 2-226（15384） 2-335（16862）
2-341（16946） 2-384（17510） 2-401（17737）
2-410（17858） 2-421（18014） 2-424（18051）
2-425（18062） 2-438（18232） 2-454（18468）
2-456（18484） 2-459（18536）
2-462（18580）（18581）（18588） 2-464（18627）
2-474（18756） 2-479（18824） 2-490（18976）
2-492（19008） 2-521（19422） 2-527（19512）
2-540（19687） 2-588（20362） 2-613（20750）
2-614（20759） 2-719（22188）
2-720（22201）（22208） 2-728（22310） 2-749（22614）
2-776（22962） 2-777（22974） 2-784（23056）
2-838（23847） 2-857（24104） 2-897（24688）
2-898（24690） 3-9（24905） 3-58（25574）
3-95（26048） 3-97（26073） 3-109（26252）
3-110（26257） 3-115（26323）
3-121（26418）（26428） 3-168（27116）
3-169（27118）（27128） 3-172（27167） 3-177（27246）
3-219（27832） 3-230（27956）
3-235（28030）（28031） 3-249（28239） 3-252（28289）
3-253（28292） 3-262（28434）
3-265（28489）（28491） 3-294（28884） 3-296（28902）
3-313（29148） 3-314（29164） 3-317（29194）
3-321（29250） 3-323（29273） 3-324（29295）
3-355（29706） 3-358（29743） 3-365（29845）
3-372（29955） 3-424（30590） 3-441（30834）
3-504（31734） 3-508（31798） 3-527（32053）
3-529（32087） 3-550（32393） 3-585（32825）
3-627（33376） 3-635（33474） 3-636（33495）
3-638（33517）（33518） 3-648（33663）（33665） 3-681（34131）
3-702（34380） 3-722（34645） 3-741（34893）
3-756（35095） 3-801（35694） 3-812（35830）
3-818（35883）（35890） 3-823（35947）
3-877（36654）（36660） 3-878（36672） 3-897（36929）
4-34（37615） 4-43（37720） 4-46（37768）
4-130（38942） 4-132（38976） 4-150（39249）
4-154（39313） 4-155（39317） 4-219（40261）
4-220（40274）（40275） 4-228（40395） 4-268（40961）
4-295（41384） 4-315（41680） 4-379（42572）
4-381（42599） 4-407（42992） 4-433（43377）
4-435（43406） 4-438（43448） 4-440（43485）
4-478（44022） 4-483（44091） 4-504（44406）
4-508（44458）（44459） 4-510（44474） 4-525（44675）
4-526（44689）（44693） 4-527（44701） 4-531（44762）
4-534（44801）（44805） 4-546（44960） 4-548（44998）
4-551（45039）（45040） 4-553（45052） 4-563（45200）
4-567（45248） 4-569（45273） 4-570（45284）
4-572（45309） 4-573（45320） 4-574（45337）
4-577（45368） 4-579（45389）（45390）（45392）
4-617（45940） 4-619（45973） 4-620（45985）
4-624（46046） 4-627（46087） 4-634（46192）
4-709（47152）（47153）
4-710（47159）（47161）（47165）（47170）（47172）
4-711（47177）（47180） 4-715（47240） 4-719（47298）
4-720（47306） 4-721（47315） 4-726（47383）
4-742（47605） 4-753（47747） 4-779（48122）
4-784（48192）（48203） 4-797（48369） 4-817（48671）
4-818（48682） 5-32（49385） 5-47（49582）
5-72（49966） 5-74（49990） 5-77（50049）
5-98（50391） 5-101（50443）
5-102（50452）（50463） 5-120（50719）
5-121（50741）（50747） 5-122（50754）（50757） 5-124（50791）
5-146（51057） 5-148（51080） 5-178（51423）
5-203（51787） 5-209（51866） 5-231（52135）
5-232（52139） 5-233（52151） 5-233（52156）
5-239（52244） 5-240（52251） 5-241（52265）
5-246（52334） 5-248（52366） 5-250（52387）

5-251(52403) 5-253(52429) 5-265(52620)
5-267(52651) 5-277(52789) 5-279(52817)
5-289(52964) 5-301(53128) 5-319(53394)
5-323(53455) 5-326(53489) 5-337(53638)
5-340(53687) 5-351(53800) 5-369(54013)
5-391(54276)(54278) 5-422(54678)(54679) 5-448(55043)
5-455(55152) 5-493(55672) 5-499(55768)
5-503(55819) 5-509(55903) 5-519(56039)
5-526(56136) 5-534(56241)
5-537(56279)(56285) 5-581(56910) 5-651(57968)
5-678(58405) 5-679(58414) 5-706(58833)
5-722(59073) 5-725(59115) 5-729(59182)
5-730(59184)(59185)(59186) 5-731(59197)
5-737(59284) 5-822(60527) 5-840(60767)
5-844(60825)(60826) 5-896(61570)
5-897(61583)(61589) 5-899(61616)(61617)
5-900(61620)(61621)(61622)(61631)
5-901(61632)(61634)(61635)(61638)(61641)(61642)
5-902(61643)(61652)(61656)
5-903(61657)(61659) 6-24(62049) 6-25(62057)
6-31(62132) 6-32(62146) 6-37(62210)
6-46(62352) 6-47(62361) 6-50(62408)
6-53(62462) 6-60(62575) 6-75(62812)
6-77(62840) 6-78(62854) 6-81(62900)
6-129(63493)(63501) 6-155(63863)
6-163(63992)(63993) 6-165(64027) 6-169(64087)
6-180(64232) 6-194(64420) 6-195(64430)
6-196(64451) 6-199(64493) 6-216(64696)
6-235(64995) 6-254(65207) 6-261(65286)
6-287(65635) 6-289(65655)(65656) 6-294(65726)
6-306(65872) 6-322(66057) 6-328(66151)
6-331(66208)(66212) 6-342(66386) 6-372(66780)
6-378(66873) 6-386(66980) 6-387(66987)
6-391(67047) 6-394(67095) 6-397(67141)
6-402(67217) 6-408(67291) 6-408(67296)
6-418(67407) 6-426(67496) 6-432(67552)
6-433(67565) 6-447(67743) 6-483(68171)
6-534(68895) 6-535(68911) 6-537(68941)
6-545(69049) 6-548(69092) 6-573(69362)
6-577(69414) 6-578(69430) 6-611(69934)
6-616(70009) 6-638(70300) 6-642(70362)
6-656(70564) 6-706(71249) 6-714(71374)
6-744(71699) 6-746(71720) 6-749(71764)
6-764(71981) 6-766(72009) 6-778(72153)
6-788(72273) 6-789(72277)(72284) 6-790(72295)
6-800(72402) 6-808(72516)(72518)(72520)
6-845(72985) 6-850(73040)(73045)
6-851(73055)(73062) 6-852(73072)(73080) 6-853(73081)
6-858(73147) 6-860(73180) 6-863(73224)
6-865(73253) 6-901(73771) 6-942(74312)
6-943(74320) 6-952(74455) 6-969(74691)
7-22(75022) 7-28(75122) 7-49(75384)
7-53(75432)(75445) 7-61(75564) 7-72(75707)
7-77(75792) 7-78(75803) 7-90(75979)
7-157(76947) 7-162(77018) 7-183(77258)
7-185(77267) 7-193(77364) 7-202(77466)
7-289(78816) 7-310(79124) 7-334(79474)
7-347(79685) 7-376(80110)
7-379(80139)(80142) 7-382(80175) 7-385(80217)
7-386(80229) 7-413(80620) 7-433(80891)
7-480(81592) 7-571(82823) 7-585(82992)
7-586(83002) 7-598(83171) 7-612(83394)
7-632(83695) 7-637(83778) 7-640(83815)
7-648(83927) 7-733(85051) 7-734(85066)
7-742(85180) 7-755(85365)
7-798(85910)(85915) 7-811(86094) 7-818(86181)
7-887(87214) 8-5(87375) 8-54(88066)
8-66(88234) 8-78(88397) 8-92(88567)
8-99(88669) 8-105(88754)(88755) 8-109(88800)
8-139(89192) 8-147(89302) 8-174(89642)
8-176(89662) 8-177(89672) 8-186(89780)
8-207(90045) 8-208(90065) 8-217(90195)
8-218(90198) 8-219(90211)(90213)
8-226(90321)(90327) 8-227(90329) 8-234(90413)
8-236(90440) 8-274(90931)
8-338(91784)(91785) 8-341(91820) 8-392(92589)
8-394(92613) 8-397(92652) 8-403(92725)
8-411(92843)(92844) 8-412(92858)(92859) 8-448(93363)
8-449(93367) 8-456(93453)
8-496(93978)(93985) 8-505(94101) 8-569(95008)
8-627(95771) 8-636(95911)
8-637(95918)(95921) 8-720(97075) 8-722(97097)
8-726(97143) 8-730(97211) 8-734(97275)
8-759(97625) 8-782(97928) 8-832(98590)
8-879(99178)

胃下垂 2-763(22822)

胃心痛 1-120(01666)(01667) 5-720(59042)

胃虚虫动 1-396(05556)

胃炎

1-383(05361) 2-122(13904) 2-897(24688)
3-397(30245) 4-508(44461)(44462) 4-676(46737)
5-245(52327) 5-349(53775) 5-356(53861)
5-567(56710)(56716) 5-900(61629)
5-902(61644)(61653)(61656) 6-307(65886)
6-811(72553) 7-47(75363) 7-637(83775)
7-641(83830) 8-175(89658) 8-209(90072)

胃痈

2-407(17824) 2-603(20595) 4-169(39530)
4-232(40445) 4-330(41888) 4-408(43008)
4-510(44482) 4-665(46617) 6-826(72724)
6-965(74649) 7-467(81396) 7-661(84103)
8-213(90129) 8-297(91208) 8-345(91859)

胃胀 1-249(03455) 3-294(28884)

萎黄 1-814(10908)

萎缩性鼻炎 8-604(95488)

萎缩性胃炎

5-900(61626) 5-901(61635) 5-902(61651)
5-903(61659)

腘退风
2-50(12922) 3-544(32292) 4-57(37926)
8-750(97498)
瘘证
1-35(00468) 1-50(00700) 1-186(02594)
1-393(05515) 1-426(05998) 1-510(07043)
1-538(07363) 1-828(11116) 2-45(12863)
2-70(13199) 2-84(13393) 2-89(13459)
2-179(14735) 2-190(14869) 2-260(15853)
2-277(16078) 2-331(16808) 2-332(16825)
2-341(16940) 2-362(17224) 2-389(17575)
2-410(17861) 2-478(18808) 2-490(18983)
2-553(19868) 2-581(20247) 2-589(20373)
2-603(20610) 2-625(20862) 2-635(21018)
2-661(21408) 2-669(21486) 2-677(21599)
2-712(22103) 2-726(22295) 2-741(22494)
2-753(22683) 2-793(23216) 2-818(23589)
2-825(23672) 2-868(24249) 2-893(24626)
3-172(27179) 3-234(28019)
3-239(28093)(28098) 3-255(28330)(28331) 3-258(28373)
3-269(28545) 3-286(28767) 3-287(28789)
3-330(29365) 3-415(30473) 3-787(35510)
3-841(36179) 3-868(36548) 3-870(36568)
3-881(36704) 4-8(37231) 4-34(37605)
4-202(39995) 4-247(40662) 4-248(40669)
4-266(40932) 4-270(40994)(41003) 4-271(41020)
4-358(42286) 4-506(44438) 4-564(45216)
4-585(45471) 4-594(45602) 4-606(45786)
4-633(46181) 4-641(46288)
4-642(46303)(46304)(46306) 4-643(46311)
4-648(46384) 4-649(46394) 4-660(46543)
4-667(46643) 4-677(46754) 4-679(46785)
4-680(46798) 4-693(46962) 4-698(47018)
4-782(48172) 4-789(48254) 4-823(48767)
5-43(49530) 5-153(51137) 5-161(51237)
5-165(51292) 5-166(51295)(51297)(51299)
5-168(51317) 5-261(52555) 5-269(52679)
5-307(53201)(53202)(53203) 5-366(53974)
5-434(54824) 5-515(55986) 5-520(56054)
5-548(56465) 5-635(57717)
5-701(58758)(58763) 6-5(61780) 6-52(62441)
6-175(64160) 6-248(65128)
6-308(65899)(65902) 6-310(65928) 6-418(67403)
6-430(67533) 6-452(67795) 6-490(68259)
6-491(68282) 6-493(68300) 6-495(68321)
6-512(68571) 6-653(70524)(70525)(70526)
6-654(70528) 6-655(70542)(70544)
6-672(70780)(70781) 6-799(72391) 6-807(72509)
6-809(72528) 6-814(72593)(72595)(72596)
6-815(72598)(72599)(72600) 7-10(74854)
7-11(74869) 7-62(75573) 7-88(75950)
7-168(77105) 7-222(77770) 7-223(77778)
7-227(77841) 7-319(79251) 7-535(82325)
7-539(82384) 7-633(83712) 7-633(83715)
7-648(83928) 7-660(84091) 7-745(85219)
7-746(85232) 7-808(86041) 7-877(87074)
8-169(89574) 8-180(89703) 8-189(89816)
8-219(90219) 8-233(90391) 8-251(90648)
8-257(90734) 8-269(90870)
8-270(90871)(90874) 8-471(93684) 8-497(93999)
8-540(94585) 8-561(94897) 8-562(94898)
(94899)(94900) 8-563(94921) 8-576(95098)
8-734(97270) 8-797(98132) 8-828(98532)
温病
1-69(01026) 1-70(01034) 1-270(03785)
1-275(03841) 1-429(06031) 1-495(06925)
1-717(09659) 2-40(12795)
2-419(17988)(17989) 2-609(20691) 2-663(21434)
2-664(21453)(21455) 2-888(24554) 3-52(25485)
3-245(28170) 3-443(30865) 3-517(31911)
3-704(34411) 3-747(34977) 3-749(34987)
4-72(38127) 4-82(38258) 4-198(39948)
4-396(42825) 4-505(44422) 5-53(49670)
5-72(49967) 5-75(50004) 5-80(50090)
5-87(50203) 5-88(50212) 5-177(51421)
5-263(52579) 5-396(54344) 5-535(56251)
5-594(57090) 5-710(58901) 6-308(65905)
6-658(70587) 6-718(71421)
6-723(71483)(71484) 6-728(71534) 6-833(72820)
6-943(74326) 7-18(74976) 7-34(75215)
7-127(76512) 7-198(77420) 7-208(77554)
7-466(81385) 7-575(82885) 7-616(83452)
7-621(83532) 7-633(83720) 7-844(86573)
8-265(90819) 8-276(90955) 8-386(92484)
8-457(93469) 8-517(94259) 8-649(96072)
温病便秘
1-392(05503) 1-440(06175)
5-592(57070)(57072) 5-632(57663) 8-649(96068)
温病表里俱热 1-519(07131) 6-866(73274)
温病潮热 7-458(81284)
温病初起 4-389(42715) 7-629(83661)
温病传入三阴 5-124(50790)
温病呃逆 1-683(09238) 5-90(50254)
温病发白培 6-922(74046)
温病发斑
1-431(06061) 3-398(30257) 5-80(50096)
5-409(54513) 6-32(62143) 6-691(71038)
8-124(88989)
温病发狂 5-655(58024)
温病发热 4-391(42735)
温病伏邪夹窟 1-68(01005)
温病夹阴 3-391(30181)
温病结胸
1-28(00388) 5-75(50005) 7-140(76715)
温病厥阴证 4-267(40946)
温病劳复 5-622(57505) 7-837(86440)
温病热结旁流 8-482(93820)

温病热入心包
2-70(13193) 2-278(16092) 2-279(16101)
3-315(29174) 3-361(29791) 3-906(37059)
5-595(57103) 8-319(91518)(91519)
温病热入血室 4-396(42824) 6-728(71535)
温病少阳证
4-142(39126) 7-113(76285) 7-815(86147)
3-383(30080)
温病身热自汗 3-749(34999)
温病神昏澹语
3-625(33353) 8-40(87886) 8-650(96075)
温病食复 7-556(82623)
温病太阴证
2-6(12328) 2-198(14990) 2-580(20238)
3-126(26500) 7-333(79454) 7-469(81432)
7-616(83453) 7-801(85954) 8-261(90777)
温病吐血 1-380(05324) 5-68(49901)
温病胃液干燥 2-229(15429) 2-895(24661)
温病误汗发狂 1-688(09286)
温病误汗伤津 7-421(80743)
温病下后虚脱 6-257(65235)
温病泄泻 8-257(90738)
温病虚风内动 1-369(05168) 4-749(47685)
温病阳明证
1-406(05700) 2-275(16064) 3-351(29657)
4-34(37608) 4-790(48267) 5-659(58097)
6-318(66022) 7-28(75121) 7-355(79827)
7-464(81364) 7-585(82984) 7-625(83599)
8-498(94004) 8-649(96067)
温病夜热早凉 5-44(49536)
温病阴亏 2-641(21102)
温病愈后体虚 2-109(13763) 5-83(50132)
温病越经证 1-503(06985)
温病壮热恶寒 7-587(83014)
温病壮热烦躁 1-696(09383) 7-838(86463)
温病壮热口渴 8-280(90989)
温病壮热头痛 6-401(67212) 7-210(77581)
温毒 1-377(05278)
温疟
2-40(12795) 2-393(17624) 2-414(17911)
2-832(23757) 3-127(26507) 3-129(26520)
3-482(31432) 3-752(35035) 4-282(41183)
5-61(49786) 5-263(52581) 5-741(59330)
6-211(64635) 6-279(65531) 6-710(71313)
6-711(71322) 7-65(75613) 7-276(78596)
7-434(80913) 7-435(80816)(80819)
7-436(80937)(90930) 7-439(80978) 7-440(80999)
7-552(82555) 7-565(82740) 7-572(82837)
7-592(83091) 7-823(86269) 8-76(88362)
8-851(98827)
温中 1-113(01574)
瘟疫
1-71(01042) 1-95(01346) 1-112(01562)
1-157(02195) 1-252(03501)
1-253(03518)(03519)(03522) 1-255(03554)
1-273(03833) 1-281(03926) 1-295(04123)
1-295(04129) 1-314(04365) 1-319(04428)
1-320(04435) 1-321(04456) 1-337(04719)
1-346(04872) 1-384(05370) 1-386(05394)
1-392(05491) 1-429(06028) 1-493(06908)
1-509(07037) 1-529(07262) 1-547(07473)
1-557(07585) 1-564(07666) 1-581(07853)
1-593(07988) 1-660(08938) 1-664(09002)
1-682(09230) 1-725(09752) 1-743(10016)
1-825(11073) 2-17(12480) 2-26(12619)
2-39(12783) 2-47(12889) 2-102(13680)
2-104(13704) 2-108(13753)(13756)
2-114(13812)(13817) 2-116(13830) 2-119(13866)
2-140(14192) 2-159(14455) 2-160(14463)
2-271(16004) 2-273(16032) 2-274(16049)
2-287(16207) 2-289(16217) 2-315(16586)
2-320(16671) 2-321(16674) 2-388(17561)
2-423(18033) 2-443(18311) 2-450(18410)
2-453(18452)(18455) 2-456(18491)
2-458(18526)(18527) 2-476(18781)
2-503(19170)(19171) 2-530(19548) 2-541(19700)
2-588(20366) 2-601(20571) 2-669(21492)
2-826(23685) 2-837(23837) 2-865(24218)
2-898(24693) 3-129(26527) 3-129(26528)
3-134(26589) 3-160(27006) 3-171(27152)
3-245(28179) 3-250(28258) 3-301(28979)
3-330(29368) 3-346(29593) 3-393(30200)
3-397(30246) 3-431(30688) 3-432(30702)
3-436(30767) 3-439(30804) 3-548(32357)
3-554(32434) 3-581(32769)
3-598(33000)(33001) 3-693(34269)(34273) 3-700(34349)
3-708(34473) 3-750(35010) 3-754(35063)
3-774(35336) 3-792(35567) 3-817(35873)
3-899(36956) 4-18(37389) 4-130(38949)
4-131(38959) 4-139(39072) 4-262(40862)
4-268(40970) 4-269(40987)(40989) 4-271(41011)
4-292(41331) 4-294(41361) 4-301(41470)
4-305(41528) 4-380(42581) 4-396(42821)
4-411(43049) 4-421(43217)(43222) 4-422(43228)
4-496(44289) 4-535(44819) 4-540(44876)
4-551(45037) 4-591(45560) 4-603(45745)
4-611(45871) 4-751(47708) 4-832(48899)
5-13(49096) 5-23(49249) 5-25(49275)
5-47(49580)(49583) 5-49(49603) 5-74(50001)
5-81(50111) 5-130(50860) 5-131(50874)
5-149(51089) 5-180(51453)
5-189(51594)(51596) 5-223(52033)
5-242(52280)(52289) 5-301(53133) 5-350(53790)
5-363(53946) 5-473(55388)(55389) 5-484(55547)
5-531(56214) 5-551(56508)
5-594(57089)(57092) 5-605(57251) 5-640(57802)
5-701(58759) 5-703(58777) 5-743(59365)

5-749（59432） 5-810（60343）（60344） 5-827（60592）
6-98（63124） 6-116（63347） 6-132（63540）
6-153（63830） 6-155（63860） 6-206（64574）
6-250（65159） 6-256（65230） 6-257（65241）
6-263（65308）（65309） 6-288（65642） 6-302（65838）
6-329（66163） 6-334（66264） 6-346（66452）
6-353（66546） 6-364（66673）（66679） 6-373（66793）
6-379（66879） 6-386（66971） 6-400（67199）
6-414（67365） 6-432（67557）
6-454（67819）（67820） 6-455（67826） 6-486（68205）
6-488（68240） 6-489（68248）
6-492（68294）（68295） 6-500（68401） 6-554（69167）
6-576（69410） 6-671（70775） 6-691（71041）
6-710（71310） 6-717（71419） 6-723（71481）
6-727（71519） 6-728（71532） 6-802（72438）
6-868（73281）（73291） 6-894（73662） 6-895（73674）
6-930（74157） 6-940（74286）（74289） 6-961（74580）
6-964（74636） 7-9（74843） 7-211（77592）
7-239（78026）（78027） 7-333（79450） 7-417（80680）
7-421（80738） 7-424（80785） 7-429（80843）
7-463（81357） 7-467（81406） 7-472（81478）
7-474（81501） 7-488（81692） 7-546（82487）
7-555（82598） 7-588（83028） 7-592（83087）
7-595（83136） 7-673（84261） 7-684（84391）
7-759（85424） 7-786（85752） 7-798（85909）
7-830（86343） 7-849（86626） 7-867（86922）
7-881（87131） 8-5（87372） 8-100（88687）
8-101（88698） 8-118（88914） 8-168（89562）
8-275（90939） 8-276（90955） 8-277（90958）
8-316（91470） 8-317（91486） 8-370（92247）
8-376（92339） 8-379（92389） 8-405（92747）
8-462（93541） 8-481（93819） 8-482（93821）
8-495（93968） 8-516（94244）
8-517（94257）（94258）（94265）（94268）
8-518（94274）（94275）（94276）（94278）（94279）（94283）
8-519（94291） 8-520（94300） 8-586（95224）
8-612（95580） 8-675（96460） 8-899（99475）
8-905（99538）

瘟疫表里同病 7-105（76164）

瘟疫表证 3-274（28613） 7-685（84392）

瘟疫恶寒发热 8-487（93879）

瘟疫发斑
2-8（12353） 2-558（19939） 3-173（27189）
3-286（28774） 3-613（33213） 5-248（52364）
5-409（54512） 5-549（56479） 6-628（70162）
8-300（91248）

瘟疫发黄 3-737（34844）

瘟疫发狂 5-123（50774）

瘟疫发热而渴 7-845（86584）

瘟疫烦渴 4-244（40614）

瘟疫烦躁 3-740（34882） 8-722（97087）

瘟疫黄喉 6-663（70669） 6-670（70763）

瘟疫厥阴证 6-964（74634）

瘟疫劳复 3-910（37084）

瘟疫呕吐 3-226（27907）

瘟疫热深厥深 3-140（26682）

瘟疫腮项肿痛 8-324（91593）

瘟疫少阳证
1-719（09691） 6-714（71377） 6-964（74630）

瘟疫神昏
2-678（21612） 3-174（27212） 7-685（84398）

瘟疫食复 6-77（62830）

瘟疫水停心下 2-754（22699）

瘟疫太阳证
4-289（41299） 6-963（74616） 6-964（74631）
8-99（88671）

瘟疫头痛
2-321（16672） 2-645（21151） 7-240（78031）
7-552（82552） 7-812（86103） 7-854（86717）
8-349（91913）

瘟疫头痛发热
2-645（21152） 2-798（23293） 3-351（29658）
4-376（42537） 6-364（66676） 8-274（90924）

瘟疫无汗 2-114（13818） 7-857（86759）

瘟疫蓄血
2-873（24321） 6-616（70010） 8-322（91562）

瘟疫血结胸 6-718（71420）

瘟疫阳毒 6-747（71732）

瘟疫阳明证
1-718（09671）（09672） 3-127（26501）
6-965（74638）（74640） 7-659（84085）
8-99（88672）（88673）

瘟疫阴伤 7-685（84397）

瘟疫应下失下
1-257（03581） 6-723（71482） 7-246（78127）

瘟疫余热不退 2-230（15458）

乌风内障 7-26（75090）

乌须固齿 8-785（97974）（97976）

无黄疸型肝炎 4-507（44441）

无名疮 8-570（95009）

无名肿毒
1-147（02055） 2-20（12521） 2-26（12612）
2-48（12900） 3-51（25469） 4-94（38448）
6-215（64681） 6-245（65108） 6-343（66406）
6-431（67542） 6-754（71840） 6-755（71849）
6-771（72066） 6-899（73742） 6-903（73798）
6-927（74112）（74118）

无名肿痛 6-246（65119）

蜈蚣入耳 7-124（76454）

蜈蚣咬伤
2-485（18911） 3-51（25458） 3-122（26438）
4-133（38986） 4-342（42063） 4-778（48106）
4-823（48764） 5-74（49999） 7-112（76283）
7-800（85939） 8-17（87560） 8-19（87595）
8-370（92250） 8-675（96454） 8-721（97083）

五风内障 1-547（07464） 5-507（55882）

五疳五痢 1-398（05576）

下颏脱臼
2-364（17249） 3-367（29872） 3-377（30006）
4-687（46876）
下利 8-598（95410）
下痢
1-148（02065） 1-184（02565） 1-305（04259）
下消
1-212（02928） 1-248（03431） 1-269（03759）
1-608（08219） 1-656（08898） 2-336（16875）
2-523（19450） 2-580（20240） 3-270（28560）
3-272（28587） 3-350（29643） 3-733（34776）
4-698（47026） 5-664（58162） 5-672（58295）
5-756（59546）（59549） 5-768（59738） 5-772（59799）
5-776（59858） 6-587（69583） 6-587（69588）
6-748（71746） 7-122（76426） 7-231（77893）
7-264（78409） 7-300（78996）（78997） 7-305（79057）
7-318（79237） 7-324（79314） 7-356（79829）
8-706（96896） 8-747（97450）
下血 7-353（79792）
下阴疳疮 8-604（95484）
下肢静脉曲张 4-477（44010） 8-90（88544）
下肢溃疡 6-209（64605）
下注疮
2-463（18608） 3-190（27429） 4-217（40218）
4-633（46176） 4-831（48891） 5-613（57361）
6-742（71668） 8-697（96762） 8-873（99097）
夏月感冒 8-781（97916）
夏月伤寒 1-166（02334）
先兆流产 6-103（63187）
涎积 2-497（19092）
痫证
1-464（06527） 3-873（36604） 6-773（72093）
7-449（81141） 8-593（95328）
腺病毒肺炎 3-308（29083）
项背痛 7-798（85907）
项强
1-834（11195） 3-232（27992） 3-323（29277）
5-790（60063）
项软
2-10（12381） 5-888（61455） 5-894（61538）
象皮肿 4-477（44010） 4-490（44200）
消化不良
3-298（28935） 6-812（72565） 8-572（95039）
8-640（95960）
消化道出血 8-92（88568） 8-239（90466）
消化道溃疡
5-240（52251） 5-831（60648） 5-900（61631）
5-901（61634）（61637）（61638）（61640）（61641）（61642）
5-902（61643）（61644）（61651）（61652）（61656） 8-239（90470）
消渴
1-34（00453） 1-111（01551） 1-179（02494）
1-222（03069）（03070）（03072）（03073）（03074） 1-230（03192）
1-239（03315）（03316）（03317）（03318）（03319） 1-247（03430）
1-248（03436） 1-251（03493） 1-257（03583）
1-262（03657） 1-263（03683）
1-268（03746）（03748） 1-343（04823）（04824）（04825）
1-344（04834） 1-346（04871）
1-347（04882）（04884）（04886） 1-357（05037）
1-374（05251） 1-377（05274）
1-392（05499）（05506） 1-393（05508）
1-398（05579）（05580） 1-399（05591） 1-405（05676）
1-409（05755） 1-411（05776） 1-417（05872）
1-423（05963） 1-441（06181） 1-443（06212）
1-481（06762） 1-516（07104） 1-544（07442）
1-555（07556） 1-608（08218） 1-609（08223）
1-613（08274） 1-616（08316） 1-642（08706）
1-661（08957） 1-662（08971）（08974） 1-715（09631）
1-736（09937） 1-744（10035）
1-755（10182）（10183）（10185） 1-764（10296）
1-775（10430） 1-779（10475） 1-784（10543）
1-788（10590）（10591） 1-797（10721） 1-829（11129）
1-849（11407） 2-3（12278） 2-22（12555）
2-107（13748） 2-122（13901） 2-128（13999）
2-130（14046） 2-132（14075） 2-154（14365）
2-256（15798） 2-258（15818） 2-272（16021）
2-289（16223）（16224） 2-301（16400）
2-324（16719）（17371）（17373）（17379） 2-376（17407）
2-401（17735）（17740） 2-418（17968） 2-425（18061）
2-442（18296） 2-447（18368） 2-480（18838）
2-494（19050） 2-496（19076） 2-498（19095）
2-506（19216） 2-535（19621）
2-557（19933）（19935） 2-559（19954） 2-560（19971）
2-568（20088） 2-569（20097） 2-580（20239）
2-608（20684） 2-609（20698） 2-610（20707）
2-621（20832） 2-640（21093） 2-657（21341）
2-669（21493） 2-670（21502） 2-690（21799）
2-737（22441） 2-745（22554） 2-810（23471）
2-816（23559） 2-832（23756）（23760）（23761）（23762）
2-833（23766） 2-834（23788）
2-860（24122）（24127）（24131） 2-880（24438）
2-889（24568）（24570） 2-895（24652） 2-903（24768）
3-27（25128） 3-44（25341） 3-54（25504）
3-72（25736） 3-84（25908） 3-96（26070）
3-103（26159） 3-115（26325） 3-131（26553）
3-135（26598）（26606） 3-138（26645） 3-141（26704）
3-142（26709） 3-169（27132） 3-180（27291）
3-214（27761） 3-252（28284） 3-325（29302）
3-332（29386） 3-338（29482） 3-340（29498）
3-346（29589） 3-349（29641） 3-369（29900）
3-378（30021） 3-395（30227） 3-415（30464）
3-448（30947） 3-449（30958） 3-451（30960）
3-457（31042） 3-471（31245） 3-485（31471）
3-487（31499） 3-489（31528）
3-490（31546）（31551） 3-495（31611） 3-499（31671）
3-500（31679） 3-503（31722） 3-599（33010）
3-681（34134） 3-726（34692）
3-727（34700）（34701）（34702） 3-729（34731）
3-731（34758） 3-733（34777）

8-388(92522)
小肠气　1-46(00643)　6-41(62280)
小肠热证
1-44(00619)　4-323(41785)　7-614(83433)
小儿爱吃泥土
2-185(14800)　2-688(21761)　5-830(60639)
5-868(61156)　5-890(61483)　7-291(78837)
7-661(84101)　7-681(84360)　7-756(85385)
小儿白口疮
2-361(17210)　4-546(44963)　7-119(76386)
小儿白秃疮　5-29(49336)
小儿百病　5-381(54142)
小儿百病热毒　2-24(12592)
小儿百日咳　3-601(33031)
小儿暴惊啼绝死　1-615(08306)
小儿鼻疳
1-52(00727)　2-196(14961)　2-198(14994)
2-204(15072)　2-600(20542)　2-634(21007)
3-176(27241)　3-701(34362)　3-706(34440)
4-102(38555)　4-106(38629)　4-276(41088)
4-281(41158)(41166)　4-341(42049)　4-416(43146)
4-417(43147)　4-419(43192)　4-420(43201)
5-53(49661)　6-952(74458)　7-247(78130)
7-600(83212)　7-755(85369)　8-8(87408)
8-41(87898)　8-128(89045)　8-349(91918)
8-886(99270)　8-887(99288)　8-889(99315)
8-891(99357)
小儿鼻塞　6-961(74573)
小儿变蒸
1-249(03452)　1-661(08950)　1-677(09173)
1-808(10817)　2-253(15762)　2-277(16086)
2-406(17802)　2-529(19541)　3-375(29994)
3-490(31545)　3-623(33340)　3-653(33730)
3-655(33759)　3-664(33900)　4-73(38149)
4-77(38211)　4-159(39382)　4-405(42957)
5-531(56202)　6-111(63286)　6-266(65354)
6-274(65474)　6-493(68303)　6-691(71033)
6-692(71043)　6-700(71159)　6-705(71226)
7-71(75703)(75705)　7-78(75805)　7-617(83475)
7-629(83657)　7-635(83742)　8-39(87875)
8-66(88233)　8-85(88479)　8-118(88909)
8-199(89941)　8-200(89956)　8-201(89964)
8-225(90304)　8-234(90416)　8-315(91461)
小儿便秘　6-904(73811)
小儿便血　8-601(95438)
小儿遍身丹毒　8-527(94391)
小儿不乳食　7-105(76157)
小儿肠麻痹　8-221(90243)
小儿肠套叠　6-241(65063)
小儿潮热
1-283(03951)　1-383(05356)　3-111(26268)
3-333(29396)(29397)　3-375(29995)　3-485(31472)
3-488(31515)　3-601(33042)　5-25(49277)
5-229(52099)　5-362(53932)　6-108(63248)
6-514(68608)　6-515(68610)　6-693(71062)
6-709(71290)　6-729(71547)　7-338(79531)
7-461(81332)　7-788(85783)　8-526(94382)
8-849(98804)　8-853(98858)
小儿齿不生　6-48(62373)
小儿齿迟
1-196(02717)　3-525(32027)(32030)
3-543(32280)(32281)　4-686(46867)　7-71(75702)
小儿赤白利　1-690(09312)　8-298(91216)
小儿赤白痢
1-124(01726)　1-227(03146)　1-228(03172)
1-861(11564)　6-314(65978)　8-599(95417)
小儿赤口疮　4-44(37729)
小儿赤眼　3-503(31724)
小儿赤游丹毒　8-528(94410)
小儿虫疳　2-386(17537)　8-552(94753)
小儿初生眼闭不开　1-607(08208)
小儿搐搦
2-543(19732)　3-342(29534)　3-426(30613)
3-709(34480)　3-891(36839)　3-894(36887)
4-27(37504)　7-348(79716)　8-741(97378)
8-787(98009)
小儿喘证
6-621(70073)　6-627(70144)　6-703(71207)
小儿疮疡
3-630(33415)　4-72(38132)
8-565(94945)(94946)
小儿疮疹
1-899(12128)　2-183(14775)　2-224(15358)
2-248(15677)　3-115(26331)　3-192(27459)
3-375(29993)　4-182(39712)　6-396(67135)
8-593(95318)
小儿寸白虫　8-550(94721)
小儿撮口
2-388(17559)　3-573(32676)　8-596(95365)
小儿丹毒　3-573(32675)　8-523(94332)
小儿丹瘤　7-466(81390)
小儿盗汗
2-511(19273)　3-535(32167)　4-454(43677)
4-456(43707)　8-298(91216)
8-310(91388)(91389)
小儿癫痫
1-710(09575)　3-61(25606)　3-621(33314)
3-642(33574)　6-168(64071)
小儿洞泄　1-278(03881)
小儿痘疮不出　3-498(31647)
小儿痘疹
1-523(07173)　3-771(35289)　7-427(80819)
8-598(95398)　8-757(97602)　8-830(98562)
小儿多汗
1-126(01749)　3-809(35790)　6-865(73261)
小儿多睡
1-244(03385)　7-767(85536)　8-310(91386)

小儿鹅口疮
1-20(00284) 1-884(11909) 2-82(13361)
2-176(14678) 2-196(14966) 2-230(15446)
2-247(15670) 2-249(15696) 2-760(22771)
3-56(25534) 3-57(25550) 3-473(31278)
3-571(32636) 3-864(36487) 3-865(36505)
4-17(37375) 4-136(39035) 4-440(43482)
5-1(48922) 5-14(49123) 5-21(49215)
5-22(49232) 5-31(49364) 5-448(55045)
5-582(56931) 6-25(62061) 6-161(63954)
6-839(72889) 7-249(78173) 7-669(84205)
8-164(89517) 8-592(95312) 8-661(96249)
小儿呃逆
5-733(59227) 6-546(69064) 8-877(99159)
小儿耳耵 2-520(19407)
小儿发斑 1-431(06067)
小儿发迟 2-120(13886) 4-242(40574)
小儿发热
1-26(00367) 1-76(01125) 1-266(03718)
1-286(04000) 1-309(04313)
1-347(04885)(04888) 1-484(06801) 1-558(07600)
1-711(09580) 1-790(10619) 2-22(12549)
2-41(12800) 2-179(14721) 2-239(15555)
2-245(15639) 2-249(15695)
2-250(15709)(15714)(15721) 2-251(15726)
2-308(16513) 2-409(17856) 2-439(18251)
2-441(18287) 2-448(18386)(18388) 2-449(18396)
2-706(22034) 3-485(31475) 3-641(33573)
4-136(39032) 4-139(39066) 4-145(39180)
4-146(39193) 4-180(39683)(39688)(39690)(39695)
4-181(39697) 4-226(40366) 4-227(40368)
4-348(42165)(42166) 4-401(42893)
4-402(42903)(42911) 4-403(42919) 4-405(42958)
4-429(43331) 5-2(48931)(48932) 5-24(49261)
5-311(53268) 5-340(53681) 5-415(54583)
5-480(55483) 5-538(56299) 5-703(58783)
5-726(59132) 5-779(59893)(59894) 5-781(59927)
5-788(60033) 6-14(61922) 6-93(63063)
6-195(64428) 6-219(64736) 6-398(67157)
6-401(67210) 6-482(68161) 7-55(75475)
7-166(77078) 7-247(78131) 7-251(78200)
7-416(80662) 7-493(81763)
7-590(83054)(83061) 7-728(84973) 8-46(87970)
8-275(90941) 8-298(91213) 8-310(91380)
8-314(91439) 8-402(92708) 8-429(93092)
小儿发秃 6-68(62693) 8-569(94996)
小儿发稀 2-875(24362)
小儿发育迟缓 7-37(75249)
小儿烦渴
4-180(39684) 5-388(54241) 6-638(70295)
小儿烦热
1-242(03355) 1-431(06065) 2-689(21778)
3-774(35343)
小儿烦躁 1-290(04061) 3-769(35259)
小儿肺疳
4-338(41997) 5-42(49515) 5-682(58467)
5-684(58492) 6-119(63381) 6-855(73109)
7-619(83511)
小儿肺气不利 8-593(95319)
小儿肺热 2-280(16108) 3-489(31535)
小儿肺炎
3-290(28823) 5-80(50095) 5-453(55119)
5-886(61422) 6-319(66030) 7-567(82770)
7-579(82932) 7-865(86885)
小儿肺壅 1-781(10510)
小儿肺胀 3-570(32625)
小儿风毒 1-462(06502)
小儿风毒眼 1-693(09345) 1-710(09565)
小儿风疳 8-593(95315)
小儿风热
1-283(03946) 1-594(08007) 1-789(10608)
1-803(10765) 2-234(15502) 2-245(15643)
2-248(15684) 2-689(21777) 2-700(21940)
2-865(24211) 3-112(26288) 3-116(26354)
3-762(35162) 5-102(50460) 5-103(50472)
5-272(52711) 6-13(61910)
6-627(70134)(70142) 6-761(71929) 6-869(73297)
7-334(79468) 7-443(81048) 7-447(81101)
7-474(81505) 7-590(83052) 7-720(84871)
7-839(86485) 7-881(87139) 8-672(96411)
8-682(96553)
小儿风热毒肿 1-460(06463)
小儿风痫
6-171(64107) 6-172(64129) 8-532(94475)
小儿风壅 7-554(82583)
小儿风疹 7-626(83602)
小儿伏暑 4-165(39466)
小儿腹痛
1-211(02910) 1-501(06962) 2-407(17815)
2-675(21575) 2-676(21585) 2-796(23261)
2-870(24280) 3-34(25215) 3-89(25966)
3-254(28309) 3-274(28625) 3-341(29514)
3-633(33452) 3-645(33627) 3-653(33729)
3-665(33914) 3-900(36976) 4-30(37546)
5-281(52842) 5-289(52962) 5-480(55482)
5-630(57642) 5-865(61119) 7-183(77257)
7-308(79096) 7-314(79176) 7-669(84212)
8-217(90188) 8-376(92337) 8-377(92347)
8-378(92361) 8-598(95402) 8-729(97209)
8-819(98424) 8-846(98771)
小儿腹泻 1-707(09528)
小儿腹胀
1-119(01644) 1-132(01841) 1-867(11657)
3-342(29538) 3-364(29826) 3-490(31548)
3-518(31923) 4-24(37465) 5-772(59787)
6-64(62629)(62638) 6-747(71735) 7-131(76568)
7-192(77357) 7-275(78575) 7-569(82797)
7-699(84581) 7-818(86185) 8-209(90078)

小儿膈热　3-764(35191)　3-771(35297)
小儿哽气
5-28(49317)　6-797(72363)(72364)
小儿佝偻　6-648(70450)
小儿骨疳　5-199(51729)
小儿骨蒸
1-261(03654)　2-865(24215)　3-688(34217)
3-695(34292)　5-377(54100)　6-514(68599)
6-701(71169)　8-298(91215)(91226)　8-312(91418)
8-314(91441)　8-315(91452)(91463)　8-316(91464)
小儿龟背
1-58(00842)　4-149(39234)　5-62(49804)
5-252(52419)　5-346(53748)　5-629(57622)
6-86(62957)　7-25(75083)　7-547(82497)
小儿龟胸　6-192(64393)　7-605(83284)
小儿过敏性鼻炎　4-390(42730)
小儿寒热　1-26(00372)　6-633(70224)
小儿寒热往来
1-243(03363)　2-62(13104)　3-511(31832)
4-318(41723)　4-621(46001)　6-38(62228)
6-511(68553)　8-858(98919)
小儿汗证　6-692(71044)
小儿鹤膝节　3-269(28544)(28549)　5-629(57622)
小儿猴子疳　6-473(68029)
小儿蛔虫
1-414(05824)　1-896(12087)　5-269(52670)
8-550(94719)(94720)　8-782(97920)
小儿蛔动　1-576(07791)
小儿蛔疳
1-150(02092)　1-396(05557)　5-28(49314)
5-77(50047)　5-267(52644)
5-269(52668)(52671)(52674)　5-334(53600)
5-488(55609)　6-482(68149)　7-443(81038)
8-8(87409)　8-632(95848)　8-830(98567)
8-880(99195)　8-888(99304)
小儿哕
2-229(15427)　4-9(37246)　4-180(39693)
5-733(59228)
小儿昏迷　7-55(75466)
小儿霍乱　8-283(91033)
小儿肌热　6-515(68609)
小儿鸡胸
1-445(06233)　2-427(18092)　2-774(22921)
3-262(28437)　3-272(28582)　3-288(28805)
3-363(29810)　3-584(32809)(32810)　4-115(38769)
4-691(46930)　5-346(53748)　7-54(75455)
7-57(75504)　7-605(83295)(83296)　7-861(86827)
小儿积热　6-508(68516)　8-593(95317)
小儿积吐　1-357(05027)
小儿积滞腹泻　8-203(89992)
小儿急疳
1-54(00771)　1-785(10552)　1-787(10581)
2-484(18895)　7-443(81041)　7-890(87266)
8-829(98551)
小儿急惊风
1-167(02342)　1-270(03785)　1-296(04152)
1-396(05559)　1-432(06076)　1-576(07786)
1-664(08997)　1-672(09098)(09099)　1-698(09409)
1-705(09507)　1-739(09966)　1-755(10181)
1-756(10197)　1-761(10249)　1-765(10307)
1-777(10454)　1-789(10610)(10613)　1-791(10630)
1-792(10652)(10653)　1-805(10787)　1-808(10820)
1-811(10868)　1-871(11735)
2-4(12298)(12299)　2-12(12412)　2-45(12865)
2-103(13696)　2-113(13804)　2-115(13824)
2-120(13879)　2-142(14211)　2-183(14778)
2-235(15509)(15510)　2-239(15557)(15567)　2-240(15569)
2-242(15598)　2-248(15683)(15688)　2-274(16051)
2-275(16053)　2-281(16119)(16120)　2-388(17555)
2-497(19086)(19087)　2-498(19101)(19106)　2-500(19123)
2-675(21572)　2-696(21885)　2-713(22122)
2-715(22144)　2-748(22594)　2-827(23694)
2-886(24530)　3-57(25567)　3-59(25584)
3-60(25597)　3-91(26005)　3-99(26102)
3-182(27319)　3-188(27401)　3-241(28123)
3-269(28552)　3-278(28679)　3-287(28777)
3-306(29048)　3-344(29562)　3-357(29732)
3-424(30591)　3-566(32571)　3-568(32599)
3-571(32648)　3-572(32654)　3-573(32676)
3-590(32885)(32897)　3-621(33322)
3-624(33345)(33351)　3-625(33360)
3-762(35167)(35168)　3-775(35356)　3-778(35387)
3-827(36002)　4-54(37876)　4-62(37995)
4-113(38745)　4-135(39025)　4-157(39341)
4-198(39950)　4-213(40154)
4-466(43852)(43853)(43854)(43864)
4-468(43891)(43892)　4-478(44024)　4-497(44301)
4-557(45112)　4-600(45686)　4-720(47301)
5-10(49060)(49063)(49067)　5-16(49162)
5-27(49302)(49303)　5-28(49326)
5-132(50885)(50887)　5-144(51039)　5-145(51043)
5-163(51258)　5-165(51285)(51291)　5-184(51507)
5-229(52105)　5-314(53315)　5-316(53337)
5-317(53361)　5-325(53477)
5-331(53557)(53568)　5-352(53810)(53811)　5-356(53864)
5-361(53912)　5-408(54500)(54501)　5-437(54874)
5-439(54908)　5-482(55514)　5-485(55560)
5-486(55566)(55574)　5-490(55627)　5-494(55690)
5-494(55691)　5-501(55802)　5-554(56534)
5-596(57111)(57122)　5-601(57191)　5-707(58852)
5-710(58889)　6-110(63273)　6-116(63349)
6-117(63354)　6-136(63605)　6-203(64536)
6-204(64546)　6-370(66758)　6-435(67594)
6-451(67780)　6-494(68311)　6-605(69833)
6-623(70088)　6-625(70110)　6-866(73272)
7-47(75365)　7-74(75743)　7-84(75896)
7-289(78832)　7-413(80615)　7-444(81052)
7-459(81303)　7-465(81376)　7-475(81513)

7-644（83863） 7-665（84162） 7-670（84219）
7-673（84269） 7-673（84270） 7-709（84733）
7-734（85068） 7-750（85294） 7-753（85333）
7-763（85473） 7-775（85632） 7-778（85672）
8-7（87402）（87403） 8-32（87797） 8-55（88087）
8-106（88768）（88770）（88773） 8-186（89772）
8-291（91112） 8-371（92261） 8-417（92915）
8-528（94412）（94414） 8-572（95038） 8-668（96355）
8-672（96410） 8-673（96432） 8-677（96493）
8-684（96583） 8-686（96614） 8-717（97029）
8-738（97335） 8-760（97645）（97646） 8-821（98452）
8-830（98565） 8-898（99460）
小儿急慢惊风
1-150（02102） 1-575（07775）（07777） 3-565（32564）
3-567（32585） 3-568（32597） 3-570（32622）
3-571（32647） 3-572（32652）（32659） 3-574（32690）
3-621（33314） 3-628（33382）（33384） 3-759（35123）
3-764（35192） 3-766（35226） 3-771（35299）
3-774（35340）（35345） 3-795（35609） 3-826（35983）
3-849（36266）（36268） 3-883（36734） 3-896（36916）
3-897（36936） 8-2（87332） 8-446（93330）
8-674（96451） 8-766（97718） 8-788（98016）
8-832（98583）
小儿急性上呼吸道感染 8-333（91717）
小儿急性咽炎 6-831（72793）
小儿急性支气管炎 7-682（84368）
小儿急中 8-529（94419）
小儿脊疳
2-196（14962） 2-236（15527） 3-53（25500）
3-54（25513） 3-146（26759） 3-482（31425）
3-764（35187） 3-837（36114） 4-276（41085）
5-27（49311）（49312） 5-269（52678）
5-334（53604）（53607） 5-683（58479） 5-686（58509）
小儿继病
1-460（06462） 1-613（08270） 2-600（20543）
2-692（21820） 3-110（26258） 5-155（51161）
5-685（58506） 6-369（66751） 8-444（93313）
小儿夹惊伤寒
3-100（26114） 4-81（38250） 4-139（39065）
4-144（39149） 4-145（39175）（39178） 4-146（39187）
4-548（44995） 5-47（49588）（49589） 5-48（49590）
5-287（52930）
小儿脚蹉
1-609（08234） 2-882（24471） 3-653（33730）
小儿结实 1-450（06303）（06304）
小儿解颅
1-196（02717） 1-264（03701） 1-384（05367）
1-696（09378） 1-707（09533） 1-742（10004）
1-794（10680） 2-238（15554） 2-427（18092）
2-457（18502） 2-759（22749） 2-811（23481）
2-885（24502） 2-902（24755） 3-5（24839）
3-215（27774） 3-218（27820） 3-449（30958）
3-451（30959） 3-455（31016） 3-544（32291）
3-832（36052） 4-65（38037） 4-85（38310）
4-665（46627） 4-686（46867） 4-818（48690）
5-155（51162） 5-372（54043） 5-442（54957）
5-534（56243） 5-579（56886） 5-645（57867）
5-690（58577）（58578）（58579） 5-708（58868）
7-71（75702） 7-389（80274） 8-720（97073）
8-837（98667）
小儿疥癣 8-527（94400）
小儿噤口痢 6-771（72074）
小儿经气杂病 1-861（11567）
小儿惊搐 1-432（06076）
小儿惊喘
1-557（07589） 2-211（15177） 8-685（96600）
小儿惊丹 3-404（30336） 7-342（79597）
小儿惊风
1-5（00064）（00065）（00069） 1-6（00076）
1-16（00234） 1-17（00248） 1-60（00867）
1-101（01430）（01431） 1-108（01518） 1-149（02090）
1-150（02092） 1-152（02125） 1-155（02164）
1-165（02308） 1-168（02353） 1-169（02354）
1-177（02454） 1-185（02587）
1-203（02807）（02812） 1-226（03135） 1-259（03610）
1-270（03791） 1-271（03793）（03796）（03797）
1-273（03830） 1-307（04284） 1-351（04940）
1-358（05048） 1-378（05303） 1-410（05756）
1-429（06029） 1-432（06074）（06078） 1-461（06486）
1-464（06528）（06529）（06530） 1-474（06673）
1-483（06790） 1-523（07179） 1-530（07269）
1-534（07313） 1-535（07321） 1-543（07424）
1-544（07443） 1-545（07447） 1-552（07529）
1-563（07662） 1-575（07770） 1-586（07911）
1-616（08324） 1-617（08341） 1-625（08464）
1-648（08795） 1-652（08851） 1-664（08995）
1-667（09027） 1-668（09039） 1-672（09095）
1-676（09154） 1-676（09155） 1-698（09407）
1-701（09451） 1-702（09464）（09466） 1-704（09487）
1-705（09495）（09496）（09505）（09506）（09508） 1-706（09520）
1-707（09521）（09529） 1-708（09535）
1-714（09618）（09621） 1-737（09947） 1-747（10083）
1-752（10135） 1-756（10199）（10201） 1-757（10213）
1-758（10217） 1-763（10276）（10279） 1-766（10312）
1-770（10374） 1-787（10582）（10586） 1-788（10601）
1-789（10609） 1-790（10616） 1-795（10698）
1-805（10785）（10788）（10792）（10793） 1-806（10799）
1-808（10819） 1-809（10833）
1-824（11054）（11055）（11056） 1-847（11373）
1-876（11804） 2-87（13435） 2-89（13464）
2-99（13636） 2-100（13653） 2-108（13754）
2-109（13767） 2-112（13784） 2-113（13803）
2-114（13821） 2-115（13826） 2-116（13830）
2-180（14736） 2-183（14772）（14776） 2-202（15050）
2-220（15304） 2-231（15464）
2-234（15497）（15498）（15503） 2-237（15537）
2-239（15558）（15564）（15565）
2-240（15578）（15583） 2-241（15588）（15595） 2-243（15614）

2-246（15659） 2-248（15681）（15685） 2-249（15701）
2-250（15718）
2-251（15724）（15733）（15734）（15735）（15736） 2-273（16035）
2-274（16046）（16047）（16048）（16049）（16050）（16052）
2-275（16058） 2-276（16071） 2-278（16092）
2-279（16101） 2-280（16107）
2-281（16117）（16118）（16121） 2-362（17231）
2-382（17491） 2-386（17536） 2-388（17554）
2-406（17801） 2-416（17937） 2-418（17974）
2-426（18073） 2-431（18134） 2-444（18333）
2-446（18359） 2-453（18454） 2-471（18700）
2-474（18751） 2-492（19012） 2-499（19110）
2-522（19441） 2-570（20122） 2-573（20174）
2-588（20358） 2-590（20393） 2-591（20397）
2-609（20704） 2-650（21232） 2-673（21547）
2-674（21564） 2-678（21612） 2-686（21728）
2-698（21906） 2-700（21937）
2-701（21953）（21955） 2-709（22077） 2-715（22147）
2-719（22196） 2-723（22250） 2-729（22319）
2-738（22459） 2-786（23092） 2-809（23457）
2-821（23619） 2-824（23662） 2-845（23928）
2-860（24135） 2-863（24189） 2-864（24194）
2-868（24247） 3-4（24829） 3-51（25470）
3-71（25734） 3-81（25865） 3-99（26107）
3-113（26305） 3-124（26465） 3-148（26795）
3-149（26824） 3-151（26856） 3-176（27234）
3-178（27259） 3-181（27303）（27305） 3-182（27316）
3-274（28620） 3-343（29551） 3-348（29617）
3-425（30604） 3-427（30633） 3-428（30651）
3-439（30812） 3-559（32487） 3-566（32569）
3-570（32626） 3-571（32641）（32642） 3-572（32650）
3-577（32719）（32723） 3-578（32724） 3-591（32898）
3-594（32940） 3-602（33050） 3-622（33330）
3-623（33335）（33337） 3-625（33355）（33356）
3-626（33372）（33373） 3-627（33380） 3-628（33386）
3-671（33987） 3-689（34235） 3-704（34419）
3-724（34680） 3-762（35163）
3-765（35198）（35205）（35211） 3-766（35228）
3-768（35252）（35256）
3-769（35263）（35266）（35267）（35268）（35269） 3-770（35279）
3-771（35295）（35296）（35300）
3-772（35303）（35307） 3-773（35330） 3-797（35628）
3-821（35925） 3-825（35965）（35968）
3-826（35970）（35971）（35972）（35978）（35980） 3-827（35994）
3-843（36202） 3-844（36210）
3-890（36832）（36833） 3-891（36835） 3-892（36851）
3-896（36915） 3-911（37101）
4-55（37894）（37896）（37899）（37900） 4-62（37992）
4-72（38123） 4-74（38168） 4-81（38249）
4-83（38285）（38286） 4-103（38574） 4-107（38636）
4-139（39066） 4-145（39172）（39177）
4-146（39184）（39185） 4-147（39204） 4-149（39228）
4-185（39783）（39785） 4-195（39908） 4-244（40615）
4-277（41108） 4-281（41167） 4-367（42415）
4-368（42420）（42425）（42431）
4-369（42441）（42444） 4-370（42451）（42457）（42461）
4-372（42478） 4-373（42489）（42499）
4-374（42503）（42504） 4-383（42620） 4-386（42667）
4-397（42832） 4-465（43850）
4-466（43855）（43862） 4-483（44095） 4-548（44987）
4-554（45067） 4-556（45109） 4-586（45491）
4-600（45693）（45696）
4-601（45699）（45701）（45703）（45705）（45706）（45709）
4-714（47237） 4-717（47277） 4-718（47279）
4-727（47390） 4-777（48080）
4-791（48283）（48284） 4-797（48372） 4-798（48380）
4-814（48626） 4-818（48687）
4-825（48799）（48803） 5-1（48918） 5-5（48978）
5-10（49064）（49065） 5-12（49084）（49089）
5-13（49095）（49101） 5-15（49137）（49140） 5-17（49164）
5-21（49228） 5-23（49252）
5-28（49320）（49323） 5-29（49328） 5-33（49388）
5-39（49468） 5-103（50474）（50475） 5-111（50589）
5-125（50799） 5-130（50859）（50860）（50862）（50864）
5-131（50866）（50868）（50870）（50871）（50872）（50873）（50875）（50876）
5-132（50879）（50880）（50881）（50886） 5-133（50890）
5-143（51014） 5-144（51040）
5-146（51051）（51054）（51061）（51062）
5-147（51064）（51065） 5-163（51257）（51259）（51264）
5-164（51268）（51269）（51273）（51274）（51277） 5-165（51279）
5-228（52087） 5-229（52102）（52103）（52107）
5-230（52113）（52121） 5-266（52634） 5-268（52661）
5-279（52814）（52815） 5-280（52825） 5-281（52833）
5-283（52872） 5-288（52949） 5-289（52963）
5-300（53109） 5-302（53137） 5-308（53215）
5-310（53251） 5-315（53330） 5-316（53339）
5-324（53470） 5-330（53556）
5-331（53558）（53561）（53569） 5-334（53601）
5-337（53646） 5-345（53739） 5-349（53780）
5-356（53863）
5-361（53911）（53917）（53918）（53920）（53921）
5-362（53924）（53925） 5-366（53976） 5-367（53989）
5-388（54238） 5-391（54275） 5-392（54306）
5-408（54499） 5-439（54905）
5-442（54949）（54951） 5-471（55368） 5-478（55465）
5-480（55490） 5-481（55500）
5-482（55506）（55515） 5-483（55531）
5-485（55559）（55561）（55562）
5-486（55563）（55577） 5-489（55618） 5-494（55696）
5-495（55705） 5-497（55741） 5-531（56210）
5-534（56247） 5-535（56252） 5-536（56275）
5-545（56425） 5-554（56540）
5-596（57108）（57109）（57110）（57112）
5-597（57123）（57126）（57134） 5-600（57173）
5-602（57204） 5-619（57459） 5-684（58489）
5-692（58609） 5-693（58625）（58628）
5-707（58839）（58853） 5-708（58856） 5-710（58899）

5-599(57152) 6-540(68956) 6-542(68999)
6-577(69415) 6-603(69799) 6-628(70148)
7-242(78057) 7-444(81054) 7-458(81278)
8-13(87493) 8-22(87636) 8-310(91381)
8-315(91447) 8-516(94252) 8-659(96221)
8-708(96921) 8-885(99257)(99260)
小儿口疮
1-541(07412) 4-9(37247) 8-626(95759)
小儿口噤
1-54(00769) 2-230(15444) 2-249(15699)
3-134(26579) 3-145(26753) 3-740(34875)
3-827(35993) 5-487(55580) 5-553(56533)
7-54(75454) 7-218(77700) 8-417(92925)
8-592(95306)
小儿口渴
2-131(14048) 2-377(17424) 2-635(21025)
2-694(21861) 3-741(34891) 5-52(49647)
7-274(78574) 7-461(81325) 8-345(91858)
8-450(93390) 8-805(98217)
小儿羸瘦
1-124(01725) 5-382(54163) 8-808(98267)
小儿冷疳
1-846(11358) 1-849(11400) 2-686(21739)
4-547(44985) 5-44(49543) 8-211(90107)
小儿冷痢 8-564(94926)
小儿痢疳 1-230(03202)
小儿痢后 8-730(97222)
小儿痢疾
1-705(09499) 3-499(31660) 5-26(49291)
6-44(62312)(62313) 6-45(62328)
小儿淋证 3-304(29017) 4-103(38576)
小儿流涎
1-121(01677) 1-178(02473) 1-889(11986)
2-253(15753) 2-268(15968) 4-70(38101)
5-103(50487) 5-213(51916) 5-307(53205)
5-518(56026) 6-325(66110) 7-195(77394)
7-208(77543) 7-338(79539) 7-627(83629)
7-644(83863) 7-683(84385) 8-218(90209)
8-222(90264) 8-224(90288)
小儿麻痹症 3-398(30264) 7-846(86596)
小儿慢惊风
1-143(01999) 1-159(02223) 1-257(03586)
1-397(05569) 1-408(05728) 1-432(06075)
1-434(06113) 1-534(07314) 1-570(07723)
1-595(08012) 1-708(09544) 1-737(09946)
1-753(10147) 1-755(10181) 1-761(10248)
1-763(10275) 1-776(10447) 1-787(10577)
1-788(10594) 1-789(10604) 1-791(10633)
1-792(10653) 1-795(10692) 1-795(10697)
1-803(10769) 1-805(10787) 1-806(10796)
1-808(10817) 1-853(11457) 2-41(12808)
2-53(12976) 2-54(12983) 2-117(13845)
2-180(14739) 2-235(15507)(15508) 2-239(15567)
2-246(15648) 2-248(15679) 2-250(15723)
2-273(16034) 2-325(16730) 2-343(16963)
2-349(17050) 2-367(17305) 2-379(17451)
2-385(17523) 2-387(17545)
2-388(17556)(17565)(17566) 2-404(17776)
2-447(18367) 2-455(18480) 2-497(19085)
2-546(19773) 2-586(20333) 2-587(20336)
2-592(20424) 2-672(21534) 2-696(21884)
2-697(21900) 2-699(21925) 2-700(21934)
2-728(22314) 2-748(22599) 2-779(22998)
2-864(24197) 2-903(24766) 3-42(25318)
3-77(25822) 3-114(26309) 3-121(26419)
3-182(27320) 3-250(28254)(28255) 3-275(28628)
3-277(28663) 3-283(28735) 3-287(28786)
3-348(29614) 3-354(29694) 3-365(29843)
3-370(29915) 3-430(30681) 3-571(32639)
3-697(34323) 3-698(34333) 3-700(34353)
3-701(34365) 3-706(34446) 3-710(34486)
3-716(34560) 3-741(34888) 3-758(35114)
3-762(35165)(35166) 3-768(35255) 3-769(35265)
3-808(35771) 3-878(36666) 3-879(36688)
3-893(36862) 3-894(36881) 3-895(36897)
3-901(36985) 3-910(37094) 3-911(37095)
4-55(37895) 4-96(38474)
4-129(38923)(38927)(38931)(38932)(38936) 4-368(42424)
4-369(42443)(42445) 4-370(42450)(42454)
4-424(43254)(43260) 4-480(44049) 4-495(44276)
4-533(44785) 4-540(44884) 4-549(45016)
4-561(45167) 4-600(45692)(45694) 4-606(45791)
4-661(46553) 4-699(47043) 4-720(47308)
4-788(48245) 4-794(48321) 4-800(48396)
5-10(49062) 5-27(49301) 5-131(50867)
5-141(50998) 5-146(51063) 5-215(51942)
5-229(52100) 5-279(52811) 5-280(52828)
5-361(53922) 5-483(55521) 5-486(55568)
5-506(55866) 5-507(55869) 5-533(56227)
5-544(56401) 5-688(58548)
5-708(58860)(58863)(58865) 5-863(61091)
5-894(61537) 5-895(61563) 5-896(61568)
5-901(61636) 6-14(61924) 6-53(62463)
6-54(62472) 6-89(63000) 6-97(63111)
6-99(63131) 6-116(63344) 6-205(64559)
6-217(64706) 6-238(65027)(65028) 6-251(65164)
6-385(66965) 6-390(67040) 6-393(67085)
6-403(67232) 6-435(67595) 6-605(69829)
6-623(70087) 6-670(70767) 6-728(71537)
7-75(75753) 7-133(76605) 7-185(77266)
7-208(77553) 7-264(78400) 7-334(79467)
7-414(80636)(80637) 7-431(80861)(80867)(80869)
7-433(80895) 7-444(81053)
7-458(81289)(81290) 7-459(81300) 7-562(82702)
7-627(83622) 7-696(84543) 7-742(85182)
7-744(85208) 7-761(85455) 7-763(85475)
7-765(85505) 7-886(87201) 7-891(87276)
8-26(87693) 8-80(88414) 8-101(88697)

病证名称索引

X 小

7-467(81400) 7-470(81447) 7-522(82153)
7-611(83389) 7-839(86477) 7-840(86489)
7-891(87274) 7-893(87313) 8-43(87928)
8-100(88688) 8-224(90296)(90297) 8-243(90530)
8-347(91880) 8-414(92874) 8-504(94084)
8-726(97154) 8-740(97366) 8-817(98387)
8-820(98434) 8-821(98442)
8-822(98457)(98464)(98465) 8-850(98823)
8-885(99255) 8-898(99452)
小儿呕泻 2-158(14435) 5-733(59229)
小儿盘肠气瘸 8-539(94569)
小儿盘肠气痛
1-866(11634) 2-485(18915) 3-98(26095)
3-800(35681) 3-801(35687) 5-755(59542)
6-314(65980) 6-613(69963) 7-76(75780)
7-77(75782) 7-220(77743)
小儿脾肺气虚 5-863(61091)
小儿脾风 6-762(71944)
小儿脾疳
1-40(00548) 1-77(01135) 1-93(01322)
1-188(02613) 1-444(06227)
1-484(06810)(06811)
1-485(06812)(06814)(06815)(06816)(06817)
1-494(06914)(06917) 1-560(07627)
1-561(07637)(07643) 1-562(07651) 1-575(07771)
1-576(07788) 1-617(08329) 1-624(08444)
1-688(09271) 1-709(09560) 1-743(10025)
1-840(11275) 1-846(11358) 1-867(11667)
1-891(12014) 1-908(12242) 2-35(12738)
2-36(12748) 2-38(12772)
2-39(12773)(12774)(12775)(12776)(12777)(12778)(12779)(12780)(12781)
2-49(12906)(12907) 2-55(12996) 2-64(13121)
2-82(13368)(13371)(13373)
2-83(13374)(13375)(13377)(13378) 2-83(13379)
2-198(14996) 2-209(15145) 2-210(15158)
2-213(15200) 2-219(15284) 2-239(15563)
2-362(17232) 2-386(17534) 2-418(17977)
2-438(18238) 2-440(18275) 2-445(18340)
2-446(18358) 2-456(18490) 2-499(19114)
2-573(20173) 2-574(20175) 2-688(21765)
2-690(21795)(21802) 2-703(21994) 3-41(25311)
3-281(28712) 3-303(29014) 3-344(29559)
3-368(29878) 3-413(30442) 3-525(32033)
3-722(34636) 4-276(41088)
4-278(41118)(41120) 4-279(41132)(41134)
4-280(41144)(41148) 4-286(41244) 4-478(44016)
4-617(45948) 4-708(47144) 4-720(47309)
4-808(48531) 4-809(48545)(48546) 4-812(48583)
4-816(48661) 5-16(49146) 5-42(49515)
5-112(50599) 5-125(50811) 5-164(51275)
5-261(52543) 5-268(52654)(52659)(52664)
5-326(53491) 5-347(53759)
5-377(54103)(54107) 5-378(54113)(54118)
5-379(54120)(54125)(54126) 5-380(54130)
5-597(57126) 5-685(58503)(58505)(58506)(58507)
5-687(58529) 5-690(58573) 5-798(60171)
5-806(60290) 5-817(60450) 5-863(61092)
5-890(61483) 5-892(61501) 6-37(62219)
6-46(62344) 6-104(63200) 6-124(63431)
6-140(63655) 6-231(64929) 6-308(65910)
6-313(65967) 6-354(66559) 6-359(66613)
6-402(67227) 6-417(67388) 6-426(67495)
6-427(67502) 6-442(67674) 6-446(67729)
6-605(69834) 6-607(69864) 6-609(69883)
6-612(69945) 6-624(70094) 6-630(70187)
6-659(70603) 6-673(70791)(70792) 6-674(70793)
6-676(70821) 6-678(70852) 6-683(70924)
6-744(71700) 6-758(71887) 6-768(72026)
6-769(72042)(72045) 6-772(72091) 6-776(72129)
6-778(72146)(72148)(72153) 6-779(72160)
6-782(72199)(72206) 6-804(72455) 6-810(72539)
6-820(72656) 6-839(72905)
6-855(73110)(73113)(73114)(73115)(73116)(73117)
6-856(73118)(73120)(73121)(73124)(73125)(73127)(73130)
6-857(73133) 6-866(73268) 6-879(73441)
6-889(73573) 6-905(73828)
6-906(73830)(73831)(73832)(73838)(73839)(73840)
6-907(73843) 6-919(74012)
6-937(74241)(74242)(74246)(74247)(74250)(74251)(74256)
6-938(74259)(74261)(74262)
6-941(74302)(74303) 6-942(74310) 6-964(74625)
7-17(74952) 7-19(74986)
7-20(75003)(75005)(75006)
7-29(75132)(75139)(75141) 7-30(75146)
7-48(75370) 7-55(75478) 7-72(75708)
7-86(75921) 7-142(76753) 7-143(76754)
7-146(76806) 7-154(76907) 7-166(77074)
7-169(77112) 7-190(77329) 7-241(78048)
7-246(78116) 7-298(78964)
7-442(81032)(81034) 8-221(90245) 8-490(93915)
8-515(94237) 8-729(97208) 8-767(97735)
8-770(97767) 8-898(99453)
小儿脾积 1-113(01572)
小儿脾癖 1-386(05402)
小儿脾热 7-109(76228) 7-248(78161)
小儿脾胃不和 1-752(10135)
小儿脾胃虚弱
1-296(04144) 3-140(26691) 6-813(72584)
小儿痞证
1-529(07254) 6-701(71164) 8-550(94716)
小儿癖疾
1-15(00221) 1-31(00412) 1-159(02216)
1-285(03986) 1-363(05115) 1-469(06606)
1-524(07193) 1-628(08498) 1-631(08532)
1-649(08809) 1-698(09404)
1-708(09537)(09539) 1-846(11353)(11354) 2-40(12794)
2-107(13747) 2-204(15084)(15085) 2-230(15462)

2-233(15493) 2-251(15729) 2-295(16303)
2-783(23054) 2-899(24719) 3-732(34772)
3-733(34773) 5-686(58518) 6-700(71158)
6-864(73237) 7-251(78205) 8-310(91379)
8-757(97598) 8-885(99252)

小儿无辜疳

1-47(00659)(00669) 1-252(03503) 1-355(05006)
1-395(05539) 1-397(05574) 1-447(06268)
1-515(07093)(07095) 1-749(10112) 2-236(15521)
2-326(16746) 2-416(17944) 2-418(17978)
2-563(20014) 2-593(20429) 2-625(20860)
2-771(22878) 3-578(32731) 3-578(32732)
3-763(35174) 3-769(35260) 3-839(36152)
3-858(36403) 4-281(41164) 5-10(49055)
5-23(49249) 5-366(53980) 5-378(54113)
6-38(62224) 6-108(63241)(63244) 6-691(71033)
6-693(71072) 7-29(75137) 7-201(77458)
7-412(80611) 7-442(81031) 7-443(81040)
7-804(85996) 8-311(91401) 8-420(92969)
8-431(93119) 8-619(95668) 8-622(95712)
8-623(95720) 8-833(98612) 8-846(98773)
8-853(98848) 8-859(98921) 8-859(98934)
8-882(99220) 8-901(99498)

小儿五迟 3-383(30083) 3-449(30958)

小儿五疳

1-749(10113) 1-785(10553) 2-235(15517)
2-736(22429)(22432) 2-737(22436)(22437) 2-752(22667)
2-761(22781) 3-423(30577) 4-97(38489)
4-135(39026) 5-267(52642)(52647)(52651)
5-268(52656)(52658)(52660) 5-325(53481)
5-333(53592) 5-334(53595)(53596) 5-376(54098)
5-379(54119) 5-381(54150) 5-404(54439)
5-405(54459) 5-408(54502) 5-486(55569)
5-683(58472) 5-685(58495) 5-890(61477)
8-829(98547)(98548)

小儿五疳胎毒 8-794(98107)

小儿五软

1-279(03901) 2-802(23361) 3-449(30958)
4-377(42555) 5-887(61434) 6-808(72521)
6-864(73240)

小儿五心热 2-762(22804)

小儿五硬 3-368(29886)

小儿喜啼 3-646(33640)

小儿痫病 7-502(81905)

小儿小便不通 1-734(09911) 2-836(23818)

小儿小腹肿痛 1-604(08151)

小儿哮喘 4-271(41016)

小儿胁下痞 1-447(06263)

小儿泄泻

1-707(09531) 1-710(09574)
1-713(09604)(09605)(09608)(09610) 1-714(09617)
1-718(09665) 3-36(25241) 3-364(29822)
3-741(34891) 4-22(37444) 4-272(41037)
5-554(56542) 6-69(62704) 6-91(63031)
6-366(66713) 8-575(95086)

小儿泻痢

1-712(09600) 6-678(70855) 8-808(98267)

小儿泻痢赤白 1-689(09289)

小儿齘齿 8-561(94895)

小儿心烦 1-431(06068)

小儿心腹热 2-422(18021)

小儿心疳

1-134(01869) 1-482(06776) 1-501(06952)
1-522(07166) 1-540(07393) 1-561(07641)
1-704(09484) 1-727(09788) 1-769(10361)
1-787(10579)(10585) 1-813(10891)
2-236(15519)(15520) 2-386(17539) 2-388(17555)
2-558(19944)(19946) 2-691(21804)
2-696(21887)(21888) 2-714(22130) 3-177(27254)
3-407(30368) 3-718(45682) 3-759(35127)
3-773(35324) 3-777(35371) 3-891(36845)
4-6(37200) 4-136(39030) 4-275(41082)
4-276(41094) 4-280(41146) 4-812(48591)
5-27(49306)(49307)(49308) 5-164(51267)
5-229(52098) 5-268(52657) 5-279(52812)
5-335(53611) 5-540(56334) 5-556(56571)
5-641(57820) 5-683(58476) 5-685(58500)
5-686(58508) 5-772(59794) 5-789(60050)
5-793(60104) 6-11(61864)
6-108(63245)(63246) 6-124(63436) 6-384(66944)
6-473(68038) 6-625(70113)
6-627(70133)(70137) 6-749(71754)(71760) 6-866(73266)
6-937(74244) 7-245(78108)(78109) 7-266(78436)
7-338(79542) 7-459(81299) 8-200(89948)
8-398(92663) 8-416(92905) 8-417(92914)
8-450(93385) 8-629(95812) 8-673(96429)
8-689(96650) 8-881(99205)

小儿心气不足 1-481(06766)

小儿心热

4-27(37501)(37506)(37507)
8-310(91384)(91385) 8-680(96526)

小儿心痛 8-378(92369)

小儿囟开不合 5-635(57723)

小儿囟填

1-486(06826) 3-50(25443) 3-821(35921)
6-877(73422)

小儿囟陷

1-400(05608) 2-349(17061) 3-641(33572)
3-659(33826) 5-563(56657) 7-456(81250)

小儿行迟

1-196(02717) 2-10(12381) 2-51(12946)
2-52(12959) 2-471(18698) 4-686(46867)
5-154(51156) 5-161(51235) 6-704(71218)
7-71(75702) 8-776(97850)

小儿胸中有寒 1-243(03364)

小儿虚劳 1-208(02877)

小儿虚冷痎上 8-525(94367)
小儿虚热 3-449(30952) 3-488(31519)
小儿虚损
3-396(30240)(30241) 7-484(81645) 8-849(98805)
小儿痃气 5-401(54402)
小儿悬痈 1-6(00088)
小儿牙病 2-253(15760)
小儿牙疳 2-522(19442) 4-132(38984)
小儿哑惊风 5-883(61380)
小儿咽痛 3-444(30885) 4-99(38521)
小儿咽肿 2-248(15675)
小儿眼白多 1-608(08214)
小儿眼赤 4-181(39696)
小儿眼赤烂 3-621(33319)
小儿眼疳 5-269(52669) 5-683(58480)
小儿眼生翳 1-687(09267)
小儿眼胎赤 2-701(21951)(21957) 2-702(21964)
小儿厌食
3-448(30945) 6-307(65897) 6-823(72683)
8-431(93121)
小儿咬指甲 2-688(21761)
小儿夜啼
1-26(00370) 1-58(00841) 1-103(01453)
1-168(02350) 1-242(03352) 1-285(03987)
1-482(06776) 1-558(07603)
1-577(07801)(07812) 1-683(09241) 1-704(09490)
1-725(09764) 1-808(10818) 2-58(13037)
2-62(13105) 2-234(15494)(15495)(15496)
2-239(15564) 2-245(15641) 2-251(15730)
2-295(16305) 2-650(21228) 2-671(21522)
2-672(21538) 2-674(21565)
2-675(21577)(21578)(21580) 2-809(23458)
2-823(23651) 3-126(26493) 3-151(26853)
3-178(27258)(27260) 3-512(31843) 3-514(31873)
3-515(31890) 3-537(32189) 3-541(32246)
3-625(33355) 3-642(33579) 3-645(33627)
3-655(33760) 3-658(33819)
3-660(33849)(33853) 3-770(35273) 3-771(35294)
3-782(35437) 3-785(35488) 3-840(36167)
3-849(36275)(36277)(36278)
3-894(36877)(36878)(36885)(36886)(36893) 4-113(38745)
4-117(38789) 4-142(39130) 4-143(39147)
4-243(40595) 4-293(41358) 4-368(42431)
4-371(42471) 4-445(43550) 4-454(43676)
4-813(48603) 5-2(48934) 5-112(50605)
5-161(51238) 5-162(51249) 5-165(51290)
5-191(51623) 5-229(52104)
5-230(52109)(52115)(52117)
5-275(52757)(52758) 5-276(52760) 5-345(53739)
5-362(53927) 5-404(54446) 5-406(54477)
5-480(55481) 5-645(57863) 6-11(61873)
6-13(61915) 6-91(63036) 6-93(63064)
6-162(63964) 6-291(65686)(65689) 6-400(67192)
6-504(68447) 6-527(68789) 6-604(69816)
6-624(70098) 6-637(70281) 6-747(71733)
6-813(72583) 7-65(75619) 7-275(78580)
7-434(80903)(80904) 7-616(83454) 7-617(83473)
7-720(84869) 7-886(87193) 8-291(91109)
8-310(91382) 8-368(92222) 8-415(92897)
8-416(92911)(92912)(92913) 8-417(92920)
8-592(95313) 8-594(95338)(95339)
8-595(95350)(95351) 8-689(96646)
小儿遗尿
6-535(68903) 6-661(70640) 6-834(72829)
7-48(75372)
小儿阴囊肿大 4-76(38187)
小儿阴癞
3-109(26243) 3-126(26494) 5-367(53991)
5-879(61316)
小儿阴肿
1-460(06467) 2-253(15769) 3-155(26924)
3-156(26942) 3-440(30827) 6-594(69675)
7-276(78597)
小儿阴肿硬 8-753(97542)
小儿游肿 7-495(81798)
小儿语迟
3-514(31875) 4-195(39913) 4-686(46867)
4-805(48477) 7-71(75702)
7-214(77639)(77644) 7-219(77720)
小儿缘目生疮 7-474(81504)
小儿脏热 1-21(00293)
小儿乍寒乍热 5-669(58244)
小儿癥瘕积聚
5-12(49085) 5-281(52838) 8-767(97741)
8-846(98774)
小儿支气管炎 1-73(01061) 3-290(28823)
小儿中恶 6-603(69803)
小儿中风
1-4(00056) 1-76(01122)(01123) 1-449(06289)
1-737(09942) 1-791(10629) 1-875(11783)
2-183(14777)
2-234(15497)(15498)(15499)(15500)(15501) 2-239(15561)
2-241(15596) 2-245(15642)
2-385(17521)(17522) 2-411(17869) 2-417(17946)
2-644(21136) 2-646(21175) 2-729(22319)
2-888(24562) 3-4(24818) 3-9(24896)
3-94(26030) 3-113(26299) 3-144(26737)
3-571(32646) 3-621(33317) 3-689(34230)
3-741(34887) 3-747(34968)
3-762(35159)(35160)(35161) 3-768(35253)
4-50(37821) 4-70(38099)(38100) 4-307(41552)
4-360(42321) 4-595(45621) 4-775(48052)
4-777(48087) 4-824(48787) 5-101(50444)
5-102(50458) 5-124(50786) 5-701(58754)
5-894(61547) 6-138(63625) 6-145(63734)
6-177(64187) 6-183(64282) 6-462(67905)
6-541(68978) 6-544(69035) 6-884(73491)
7-18(74978) 7-127(76506) 7-134(76612)

7-155(76924) 7-425(80797) 7-433(80889)
7-703(84642) 7-720(84870) 8-53(88055)
8-310(91383) 8-331(91687) 8-354(91994)
8-375(92327) 8-446(93329) 8-503(94078)
8-647(96045) 8-651(96089)
8-693(96701)(96703) 8-789(98029) 8-790(98045)
8-884(99244) 8-887(99285)
小儿中风拘挛 2-639(21078)
小儿中暑 4-19(37403)
小儿重腭
1-795(10684) 3-473(31278) 5-31(49364)
小儿重龈 7-612(83401)
小儿诸病 8-740(97361)
小儿诸疳
1-338(04742) 8-831(98572) 8-834(98613)
小儿诸寒之病 1-670(09065)
小儿诸疾 6-227(64880)
小儿诸痫 1-463(06516)
小儿疰夏 4-173(39588)
小儿壮热
1-195(02710) 1-226(03134) 1-227(03137)
1-242(03351) 1-429(06039)
1-444(06223)(06225) 1-455(06380) 1-460(06455)
1-546(07456) 1-590(07945) 1-607(08197)
1-703(09480) 1-735(09917)
1-787(10575)(10576) 1-888(11971) 2-43(12836)
2-245(15640) 2-246(15658) 2-252(15739)
2-291(16249) 2-295(16304) 2-301(16411)
2-692(21829) 2-693(21841) 2-699(21923)
2-877(24385) 3-510(31825) 3-512(31842)
3-522(31976) 3-601(33039) 3-739(34861)
4-170(39542) 4-195(39904)(39906) 4-284(41207)
4-285(41224) 4-286(41241) 4-320(41744)
4-371(42466) 5-3(48954) 5-616(57403)
5-797(60157) 6-11(61876)
6-12(61894)(61897) 6-13(81900)
6-273(65450)(65454) 6-479(68115) 7-52(75416)
7-620(83519) 8-146(89285) 8-280(90992)
8-281(91009) 8-596(95374) 8-893(99397)
小儿紫疳 1-786(10571)
小儿自汗
2-511(19271)(19273) 4-456(43708) 7-633(83712)
小儿走马疳 8-830(98553)
小儿走马牙疳 5-667(58214)
小儿卒不能语 7-217(77693)
小腹痛
1-812(10872) 1-820(11000) 3-435(30752)
3-659(33830) 5-756(59560) 5-759(59605)
5-846(60874) 7-751(85298) 8-136(89145)
8-210(90091) 8-213(90126) 8-216(90170)
8-224(90298) 8-410(92826)
小脚 7-111(76263)
小结胸病 1-694(09355)
小热惊风 3-772(35302)
小人瘰串 1-753(10157)
小叶增生 3-309(29090)
哮喘
1-26(00361) 1-35(00480) 1-43(00603)
1-62(00910) 1-162(02273)(02274) 1-175(02432)
1-176(02442) 1-199(02756) 1-231(03213)
1-263(03682) 1-324(04507) 1-335(04696)
1-361(05081) 1-592(07983) 1-615(08297)
1-626(08469) 1-666(09020) 1-680(09211)
1-701(09450) 1-713(09612) 1-730(09836)
1-731(09851) 1-793(10657) 2-8(12352)
2-21(12531) 2-22(12553) 2-73(13242)
2-89(13459) 2-104(13704) 2-117(13844)
2-120(13877) 2-140(14185)
2-154(14362)(14363) 2-167(14580)
2-173(14631)(14636) 2-225(15377) 2-242(15602)
2-440(18274) 2-454(18460)
2-528(19531)(19532) 2-535(19626)(19628) 2-591(20404)
2-629(20928) 2-753(22678) 2-792(23203)
2-797(23282) 3-60(25586) 3-66(25654)
3-135(26599) 3-148(26808) 3-149(26813)
3-158(26983) 3-159(26992) 3-188(27397)
3-198(27556) 3-220(27857) 3-251(28270)
3-317(29196) 3-347(29613) 3-375(29985)
3-380(30052) 3-390(30173) 3-418(30513)
3-578(32725) 3-754(35061) 3-808(35760)
4-35(37621) 4-77(38204) 4-84(38306)
4-115(38770) 4-120(38824) 4-132(38965)
4-147(39207) 4-202(40007) 4-344(42106)
4-386(42668) 4-387(42672) 4-464(43829)
4-687(46878) 4-691(46928) 5-13(49098)
5-147(51067) 5-221(52014) 5-256(52475)
5-304(53169) 5-339(53665) 5-340(53673)
5-402(54419) 5-422(54683) 5-430(54787)
5-484(55546) 5-487(55588) 5-489(55626)
5-491(55635) 5-502(55812) 5-505(55848)
5-522(56080) 5-565(56688) 5-811(60365)
5-829(60616) 5-856(61002)
5-885(61408)(61410) 5-886(61422) 6-7(61802)
6-71(62752) 6-101(63156) 6-116(63346)
6-192(64396) 6-199(64496) 6-358(66596)
6-370(66762) 6-620(70055)
6-739(71623)(71624)(71625)(71627)(71628)(71629)
6-740(71630)(71631)(71632)(71633) 6-830(72785)
7-11(74867) 7-168(77104) 7-287(78793)
7-303(79026) 7-342(79603) 7-390(80293)
7-413(80621) 7-432(80876) 7-433(80886)
7-561(82680) 7-567(82769) 7-579(82932)
7-636(83763) 7-666(84165) 7-682(84373)
7-731(85013) 7-780(85687) 7-800(85943)
7-822(86243) 8-11(87447)(87460) 8-17(87563)
8-54(88071) 8-55(88089) 8-98(88651)
8-110(88831) 8-122(88961) 8-147(89291)
8-154(89396) 8-214(90154) 8-232(90381)

6-499(68377)(68378) 6-506(68481) 6-524(68744)
6-525(68758) 6-527(68790) 6-528(68798)
6-530(68827) 6-531(68833)(68835) 6-534(68888)
6-544(69029)(69038) 6-577(69413) 6-592(69649)
6-599(69749) 6-611(69930) 6-615(69993)
6-621(70067) 6-636(70269) 6-642(70366)
6-646(70421)(70422) 6-657(70582) 6-659(70605)
6-678(70843) 6-685(70943) 6-732(71572)
6-746(71718) 6-758(71890) 6-764(71980)
6-804(72458) 6-853(73083) 6-951(74440)
7-62(75570) 7-64(75601) 7-78(75797)
7-142(76738) 7-204(77505) 7-245(78104)
7-270(78488) 7-352(79777) 7-383(80192)
7-384(80198) 7-389(80276) 7-414(80634)
7-418(80688) 7-422(80747) 7-431(80859)
7-511(82015) 7-573(82860) 7-595(83136)
7-673(84255) 7-742(85180) 7-759(85433)
7-783(85718) 7-800(85946) 7-816(86156)
7-818(86186) 7-879(87108) 8-27(87704)
8-49(88013) 8-57(88108) 8-68(88258)
8-132(89101) 8-140(89200) 8-142(89235)
8-211(90102) 8-224(90294) 8-227(90328)
8-229(90361) 8-306(91333) 8-317(91483)
8-377(92359) 8-378(92364)(92365) 8-379(92380)
8-404(92738) 8-414(92876) 8-425(93044)
8-434(93149) 8-487(93874) 8-493(93952)
8-495(93974) 8-533(94488) 8-537(94535)
8-540(94583) 8-541(94596)(94598) 8-551(94734)
8-554(94785) 8-668(96361)(96364) 8-883(99227)
8-904(99527)

心胃痛
1-306(04278) 7-142(76740)
7-333(79448)(79449) 8-525(94362)

心下硬痛 1-716(09649)

心痫 8-681(96545) 8-682(96548)

心胸烦热 1-232(03224)

心虚胆怯 5-556(56577)

心虚寒 5-699(58717)(58728)(58729)

心虚手振 6-790(72289)

心虚证
1-277(03877) 2-656(21328) 3-365(29834)
3-802(35706) 4-192(39865) 4-193(39877)
4-477(44002) 4-639(46257) 5-642(57833)
5-789(60046) 5-804(60265) 5-808(60324)
7-309(79113) 7-316(79207) 7-419(80708)
8-289(91087) 8-679(96516) 8-746(97443)

心血不足证
2-138(14163) 3-403(30328) 4-583(45455)
4-638(46246) 7-591(83067)

心阳虚衰 5-568(56722)

心痈
2-321(16679)(16680) 5-500(55778) 6-863(73230)

心脏风热 6-749(71765)

心脏风邪 1-232(03223)

心脏气虚 1-601(08104)

心躁
2-715(22146) 2-875(24363) 3-364(29824)

心胀 6-854(73103)

心中风
2-237(15540) 2-243(15616) 2-419(17985)
3-245(28178) 5-644(57858)
5-794(60120)(60121) 7-557(82629)

新生儿剥脱性皮炎 3-6(24853)

新生儿黄疸 3-490(31553)

新生儿开口 8-515(94226)

新生儿硬肿症 3-354(29697)

信石中毒 6-125(63450)

行痹
1-85(01244) 1-170(02374) 1-608(08215)
1-632(08542) 1-633(08559) 1-637(08625)
1-641(08700) 1-760(10241) 1-766(10316)
1-872(11739) 2-51(12936) 2-52(12956)
2-108(13757) 2-109(13765) 2-377(17430)
2-381(17475) 2-396(17663) 2-657(21350)
2-717(22175) 2-746(22571) 2-754(22693)
2-825(23671) 2-868(24255) 3-93(26017)
3-107(26222) 3-522(31984) 3-643(33602)
3-703(34406) 4-58(37937)
4-63(38007)(38016) 4-120(38828) 4-120(38829)
4-247(40657) 4-584(45468) 4-585(45476)
4-593(45592) 4-595(45612) 4-603(45731)
4-762(47871) 5-155(51158) 5-302(53147)
5-621(57490) 5-637(57744) 5-666(58196)
5-669(58246) 5-701(58748) 5-867(61147)
5-906(61694) 6-173(64148) 6-176(64176)
6-177(64190) 6-493(68305) 6-555(69184)
6-673(70790) 7-181(77230) 7-216(77669)
7-222(77772) 7-224(77795) 7-225(77805)
7-557(82631) 7-704(84650) 8-232(90390)
8-376(92340) 8-632(95841) 8-896(99432)

行迟 3-270(28556)

行经受风 1-501(06955)

性交出血
3-254(28315) 3-406(30355) 3-411(30422)

性恐惧症 5-602(57209)

胸背痛
5-881(61351) 6-574(69371) 7-165(77061)

胸痹
1-171(02383) 1-206(02850) 1-375(05258)
1-611(08255) 1-645(08753) 1-666(09016)
1-836(11235) 1-842(11308)(11309) 1-856(11502)
2-22(12543) 2-211(15174) 2-344(16977)
2-407(17820) 2-466(18651)
2-468(18668)(18674) 2-469(18681)
2-470(18687)(18689)(18691) 2-477(18801)
2-548(19804) 2-734(22398) 2-775(22949)
2-862(24154) 3-135(26603) 3-195(27501)

8-377(92351) 8-378(92372) 8-379(92378)
8-394(92614) 8-505(94102) 8-534(94504)
8-545(94661) 8-555(94804)(94806) 8-657(96200)
8-668(96364) 8-724(97116) 8-731(97228)
8-732(97245)(97246) 8-770(97766) 8-828(98526)
8-843(98739)(98742) 8-845(98756)
8-845(98758)(98764) 8-847(98777) 8-848(98789)
8-859(98928)(98931) 8-863(98971)
8-864(98973)(98975) 8-880(99187) 8-882(99215)

痃气

2-605(20631) 8-534(94503) 8-547(94688)

悬饮

1-89(01281) 2-502(19162) 5-849(60903)
6-272(65436) 7-105(76169) 7-510(82000)
7-732(85033) 7-800(85950) 8-502(94064)

悬痈

1-111(01545) 1-390(05463) 1-391(05479)
5-265(52618) 5-819(60485)

旋螺突出

4-362(42351) 5-108(50551) 5-421(54671)
5-441(54940) 5-446(55017) 5-449(55060)
6-771(72069) 6-894(73653)
7-423(80771)(80772)

癣

1-316(04383) 1-322(04475) 1-328(04581)
1-727(09783) 5-70(49926) 5-71(49939)
5-467(55305) 5-476(55428) 5-592(57063)
5-675(58355) 6-178(64197) 6-836(72860)
8-526(94378) 8-587(95237) 8-608(95525)
8-787(97998) 8-842(98730)

癣疮

1-1(00006) 1-11(00153) 1-17(00240)
1-37(00501) 1-45(00639) 1-67(00991)
1-121(01681) 1-125(01738) 1-145(02027)
1-146(02039) 1-158(02201) 1-177(02457)
1-185(02576) 1-306(04269) 1-337(04713)
1-343(04810) 1-344(04831)
1-352(04960)(04967) 1-367(05152) 1-410(05770)
1-412(05791)(05798) 1-413(05806)
1-418(05891)(05895) 1-461(06483) 1-463(06522)
1-475(06690) 1-530(07264) 1-549(07496)
1-587(07919) 1-607(08202) 1-643(08713)
1-690(09310) 1-770(10373)(10377) 1-824(11063)
2-9(12366) 2-41(12799)(12802) 2-63(13116)
2-64(13127) 2-73(13245) 2-89(13460)
2-191(14877) 2-251(15732) 2-318(16633)
2-334(16847) 2-342(16959) 2-377(17429)
2-379(17450) 2-409(17852) 2-420(17993)
2-429(18111) 2-500(19124)(19132)(19133)
2-518(19377) 2-743(22520)(22522) 2-744(22534)
2-748(22590) 2-750(22635) 2-771(22885)
2-838(23850) 2-902(24753) 3-42(25316)
3-48(25419) 3-55(25517) 3-56(25538)
3-57(25565) 3-74(25780) 3-91(26001)
3-102(26141) 3-109(26242) 3-147(26780)
3-148(26805) 3-191(27446) 3-215(27785)
3-237(28062) 3-325(29298) 3-426(30617)
3-515(31897) 3-577(32716) 3-601(33034)
3-679(34110) 3-779(35405)
4-15(37346)(37347)(37348) 4-55(37888)
4-71(38119)(38120) 4-77(38209) 4-84(38298)
4-89(38362) 4-97(38491) 4-102(38560)
4-105(38603)(38604) 4-115(38760)
4-217(40209)(40215) 4-238(40516) 4-246(40644)
4-263(40881) 4-271(41015) 4-281(41156)
4-399(42859) 4-471(43929) 4-475(43978)
4-476(43993) 4-479(44032) 4-484(44107)
4-599(45665) 4-718(47285) 4-758(47824)
4-776(48074) 4-778(48107) 4-797(48362)
4-800(48397) 4-825(48800) 5-70(49927)
5-79(50075) 5-98(50391) 5-100(50424)
5-265(52618) 5-300(52115) 5-308(53214) 5-829(60620)
5-887(61426) 6-19(62001)
6-35(62180)(62181) 6-166(64048) 6-274(65468)
6-318(66021) 6-340(66356)
6-348(66471)(66481) 6-374(66815)
6-384(66955)(66956) 6-394(67102) 6-404(67243)
6-405(67260)(67261) 6-437(67611) 6-460(67888)
6-485(68199)(68202) 6-486(68206)
6-505(68461)(68462)(68463)(68464)(68465)
6-508(68515)(68517) 6-617(70022) 6-631(70204)
6-635(70247) 6-641(70348) 6-667(70723)
6-800(72401) 6-831(72794) 6-836(72860)
6-838(72881) 6-849(73031) 6-862(73212)
6-875(73383) 6-922(74041) 6-949(74415)
6-964(74623) 7-69(75669) 7-201(77450)
7-204(77493) 7-216(77665) 7-247(78135)
7-275(78584) 7-278(78638)(78639) 7-286(78771)
7-305(79056) 7-333(79453) 7-393(80319)
7-434(80908) 7-449(81146) 7-545(82475)
7-643(83851) 7-784(85720)(85723) 7-867(86912)
7-891(87277) 7-893(87307) 8-14(87499)
8-15(87524) 8-16(87544) 8-17(87551)
8-19(87586)(87590)(87594)
8-20(87597)(87601) 8-50(88029) 8-100(88691)
8-127(89037)(89038) 8-133(89107) 8-158(89453)
8-274(90935) 8-336(91749) 8-350(91935)
8-352(91953) 8-355(92013) 8-362(92126)
8-379(92392) 8-418(92929) 8-421(92986)
8-449(93370) 8-467(93624) 8-623(95723)
8-651(96090) 8-676(96478) 8-693(96692)
8-698(96770)(96771) 8-699(96789)
8-710(96934)(96939) 8-739(97344)
8-776(97851)(97852) 8-786(97994) 8-806(98232)
8-807(98253) 8-841(98718)(98719)(98720)(98722)
8-842(98724)(98726)(98727)(98728) 8-900(99490)

眩晕

1-11(00138) 1-24(00333) 1-26(00360)

6-75（62806）（62807） 6-83（62920） 6-126（63455）
6-138（63628） 6-162（63971） 6-169（64083）
6-172（64136） 6-176（64179）
6-178（64200）（64201） 6-180（64236） 6-218（64719）
6-232（64951） 6-250（65157） 6-259（65261）
6-260（65278） 6-261（65289） 6-262（65303）
6-263（65321） 6-270（65413）（65414） 6-275（65485）
6-300（65797） 6-309（65918） 6-311（65936）
6-339（66343） 6-344（66421） 6-346（66455）
6-355（66574） 6-357（66594） 6-400（67189）
6-470（67993） 6-488（68232） 6-535（68905）
6-576（69402） 6-593（69660） 6-605（69830）
6-606（69843） 6-608（69879） 6-620（70051）
6-650（70478） 6-671（70776） 6-687（70977）
6-701（71167） 6-714（71376）
6-740（71641）（71642） 6-741（71657） 6-775（72124）
6-784（72235） 6-798（72376） 6-806（72496）
6-846（72998） 6-848（73017）（73020） 6-881（73469）
6-913（73930） 6-932（74183） 6-970（74713）
7-36（75243） 7-71（75699） 7-109（76215）
7-143（76767） 7-177（77190）
7-232（77905）（77909）（77910） 7-233（77921）
7-234（77933） 7-236（77965）（77972） 7-238（77999）
7-291（78836） 7-302（79017）（79019）
7-345（79662）（79666） 7-367（79984） 7-373（80069）
7-447（81112） 7-509（81996） 7-510（82004）
7-511（82010） 7-512（82030）
7-513（82040）（82041）（82047）
7-514（82048）（82056）（82058）（82059） 7-540（82391）
7-575（82897） 7-585（82989） 7-589（83034）
7-596（83149） 7-597（83161）（83162） 7-608（83338）
7-616（83464） 7-617（83470）
7-619（83498）（83499） 7-633（83722） 7-637（83781）
7-642（83847） 7-646（83900） 7-656（84044）
7-667（84182）
7-674（84272）（84273）（84275）（84277）（84278）（84279）
7-682（84367） 7-683（84379） 7-686（84406）
7-688（84442） 7-691（84473） 7-691（84474）
7-701（84622） 7-705（84674） 7-706（84675）
7-710（84740） 7-715（84805） 7-719（84853）
7-728（84970） 7-833（86382） 7-841（86520）
7-867（86911） 7-879（87101） 8-10（87431）
8-33（87804） 8-142（89233） 8-143（89240）
8-146（89284）（89286） 8-150（89337） 8-190（89833）
8-203（89988） 8-219（90219） 8-220（90227）
8-254（90696） 8-255（90711） 8-256（90721）
8-262（90785） 8-268（90855） 8-295（91162）
8-306（91324） 8-359（92065） 8-360（92082）
8-381（92413） 8-406（92767） 8-445（93317）
8-456（93460） 8-508（94135）（94136） 8-560（94870）
8-567（94972）（94975） 8-569（95006） 8-608（95531）
8-648（96047）（96048） 8-660（96238） 8-676（96475）
8-711（96960） 8-714（96991） 8-715（96996）
8-747（97458）（97459） 8-748（97462）（97471） 8-756（97588）
8-757（97594） 8-781（97908） 8-804（98204）
8-818（98409） 8-821（98440）
8-896（99433）（99434） 8-906（99550）

镟指疳 2-444（18335）

血败不止 1-181（02517）

血痹
1-399（05596） 1-434（06105） 2-544（19743）
3-643（33602） 3-666（33938） 3-810（35802）
4-62（37991） 4-63（38005） 4-66（38054）
4-83（38277） 5-271（52695） 5-296（53067）
5-466（55282） 5-738（59299）（59302） 5-739（59304）
6-233（64953）（64954） 7-222（77772）
7-223（77774）（77775） 7-224（77792） 7-376（80110）
7-560（82668）

血病 7-24（75067） 7-802（85969）

血风 1-144（02015） 6-350（66507）

血风疮
1-95（01350） 1-109（01520） 1-155（02177）
1-340（04763） 1-728（09812） 2-815（23549）
3-170（27142） 3-462（31123） 3-588（32858）
3-594（32936） 3-645（33623） 3-809（35778）
5-57（49728） 5-58（49732） 5-300（52115）
5-430（54778） 5-641（57813） 5-702（58776）
6-146（63749） 6-209（64607） 6-869（73307）
6-870（73308） 7-424（80782） 7-814（86135）
8-328（91641） 8-485（93853） 8-716（97015）

血风劳 1-583（07879）

血疳疮 7-646（83893）

血膈
4-140（39097） 4-449（43612） 4-459（43750）

血鼓
1-68（01011） 1-423（05954） 1-549（07494）
1-747（10084） 1-865（11624） 2-197（14969）
2-631（20960） 2-653（21284） 2-659（21384）
2-761（22792） 3-13（24955） 3-574（32688）
4-155（39319） 6-603（69800）
6-943（74322）（74324） 6-945（74354） 7-161（77005）
7-384（80208） 7-772（85600） 8-900（99489）

血管神经性头痛 3-914（37129）

血管硬化 5-523（56097）

血灌瞳仁
1-439（06160） 2-93（13520）（13530） 2-221（15314）
2-884（24488） 3-854（36347） 4-169（39525）
4-177（39647） 5-305（53180） 6-187（64330）
6-315（65984） 6-662（70646） 7-1（74727）
7-135（76633） 7-148（76838） 7-149（76840）
8-363（92133）

血汗 5-415（54592）

血黄
5-88（50209） 7-719（84848） 7-750（85284）

血积
2-12（12415） 2-83（13383） 2-102（13679）
2-495（19065） 2-773（22912） 3-593（32926）

6-55(62484) 6-189(64356) 6-189(64358)
8-769(97763)
血瘕
1-355(04995) 1-363(05113) 1-618(08345)
2-257(15807) 2-386(17538) 2-642(21119)
3-464(31150) 3-567(32590) 3-719(34599)
4-643(46309) 5-249(52374) 5-486(55570)
6-250(65149) 6-374(66815) 6-885(73519)
7-146(76809)(76811) 7-147(76824)(76825) 8-134(89123)
血箭疮 2-849(23991)
血精
1-322(04484) 2-481(18857) 3-815(35856)
4-711(47183) 8-385(92469)
血厥
1-183(02542) 2-217(15253) 3-268(28532)
3-546(32330) 4-497(44294) 7-161(77003)
血块
1-423(05954) 2-187(14831) 2-495(19065)
7-383(80191) 8-428(93083) 8-712(96969)
血愦 2-16(12467)
血劳 2-890(24592)
血痢
1-338(04737) 7-272(78534)(78535) 8-564(94927)
8-571(95027)
血淋
1-173(02407) 1-181(02512) 1-369(05176)
1-461(06473) 1-540(07389) 1-700(09435)
1-710(09567) 1-727(09784) 1-736(09935)
1-870(11714) 1-903(12183) 1-907(12231)
2-42(12818)(12822) 2-265(15913)(15923)(15924)
2-507(19228) 2-592(20411)
2-626(20889)(20890) 2-627(20904) 2-652(21274)
2-699(21919) 2-810(23466) 2-836(23815)
2-885(24508) 2-886(24531) 2-887(24532)
3-101(26135) 3-161(27012) 3-247(28199)
3-287(28790) 3-436(30758) 3-443(30872)
3-447(30936) 3-465(31154) 3-494(31597)
3-504(31739) 3-513(31864) 3-589(32881)
3-643(33587) 3-645(33625) 3-783(35452)
3-809(35787)(35788)(35791) 3-810(35800)
4-29(37538) 4-125(38876) 4-216(40191)
4-306(41537) 4-443(43521) 4-463(43819)
4-734(47486) 4-806(48500)(48502)
4-807(48511)(48515) 4-819(48694) 5-22(49231)
5-102(50456) 5-103(50485) 5-126(50827)
5-275(52751) 5-321(53426)
5-670(58256)(58266)(58270) 5-737(59285)
5-785(59983) 5-808(60315) 5-821(60519)
5-822(60523) 5-833(60682) 6-35(62191)
6-90(63025) 6-163(63991) 6-334(66255)
6-391(67043) 6-392(67059) 6-613(69954)
6-949(74407) 7-156(76930) 7-158(76962)
7-159(76980) 7-161(77006) 7-188(77311)
7-239(78021) 7-259(78331) 7-292(78851)
7-488(81686) 7-519(82114) 7-539(82386)
7-546(82489) 7-585(82987) 7-614(83426)
7-618(83485) 7-658(84059) 7-698(84573)
7-711(84750) 7-769(85556)(85561) 7-852(86676)
7-872(87003)(87008) 8-239(90472) 8-243(90533)
8-313(91420) 8-319(91515) 8-354(91992)
8-364(92153) 8-365(92167) 8-367(92202)
8-385(92475) 8-466(93612) 8-608(95534)
8-642(95979) 8-693(96695)
8-812(98322)(98331) 8-813(98346)
血瘤
2-160(14472) 4-255(40765) 5-483(55522)
5-609(57301) 7-465(81372)
血瘩 6-669(70751)
血癖
1-526(07217) 1-738(09949) 3-175(27216)
3-663(33888) 6-201(64517) 6-427(67497)
7-485(81661)
血气上攻心胸 1-128(01790) 6-239(65034)
血热 6-710(71311)
血热妄行证 5-3(48954) 8-369(92236)
血疝
1-145(02019) 1-148(02073) 2-102(13679)
2-561(19989) 6-596(69710)
血栓闭塞性脉管炎
2-782(23043) 3-666(33938) 4-389(42713)
7-163(77038)(77041)(77042) 8-233(90395)
8-236(90437)
血吸虫病 6-30(62126) 6-110(63275)
血霞疮 2-477(18802)
血小板减少性紫癜 3-517(31911)
血小板减少症 3-229(27943) 6-23(62041)
血泻 8-532(94471)
血虚
1-181(02520) 1-341(04786) 6-297(65761)
6-300(65802) 7-25(75070) 7-26(75093)
7-674(84280)
血胤疮 8-477(93755)
血郁
2-441(18282) 2-787(23115) 3-678(34088)
3-810(35795)(35796) 6-127(63468)
血胀
1-68(10006) 1-260(03640) 1-265(03704)
3-285(28762) 6-607(69868)
7-814(86131)(86132)
血癥 2-358(17172) 2-386(17538)
血证
1-365(05126) 1-384(05380) 1-467(06573)
4-139(39084) 5-635(57719) 5-881(61352)
6-33(62155) 6-242(65070) 6-871(73332)
血痔 7-630(83675)
血肿 7-84(75886)
寻常疣
1-618(08351) 5-468(55327)

5-469(55328)(55329) 5-871(61200)

荨麻疹
1-41(00562) 1-190(02642) 1-198(02746)
1-335(04697) 1-421(05930) 1-501(06953)
1-616(08320) 1-660(08943) 1-726(09774)
1-731(09862) 1-740(09979) 1-760(10238)
1-767(10331) 1-768(10339)(10352)
1-770(10369)(10370) 1-772(10400) 1-778(10469)
1-827(11092) 1-861(11562) 2-25(12606)
2-29(12643) 2-78(13319) 2-80(13337)
2-109(13765) 2-136(14129) 2-264(15911)
2-270(15992) 2-304(16463) 2-321(16687)
2-345(16995) 2-353(17102) 2-378(17438)
2-379(17447) 2-380(17468)(17469) 2-381(17477)
2-382(17495) 2-402(17751)(17753) 2-403(17756)
2-409(17851)(17853) 2-410(17863)
2-632(20974)(20977) 2-698(21905) 2-713(22129)
2-757(22734) 2-790(23178)(23180) 3-77(25818)
3-83(25899) 3-91(25996)
3-108(26233)(26234) 3-180(27293) 3-181(27294)
3-246(28191) 3-264(28479)
3-283(28730)(28734) 3-292(28862) 3-309(29089)
3-343(29555) 3-369(29894) 3-375(29986)
3-404(30339) 3-444(30890) 3-488(31518)
3-495(31603)(31607) 3-537(32185) 3-596(32966)
3-601(33033) 3-635(33472) 3-715(34551)
3-838(36141) 4-58(37928)
4-61(37977)(37979) 4-71(38106) 4-72(38131)
4-104(38591) 4-257(40795) 4-263(40888)
4-265(40905) 4-330(41878) 4-343(42075)
4-389(42712) 4-523(44642)(44650) 4-538(44858)
4-592(45572) 4-597(45635) 4-600(45689)
4-717(47273) 5-64(49833)(49835) 5-65(49839)
5-70(49925)(49929)(49932) 5-75(50006)
5-76(50028) 5-99(50409) 5-100(50420)
5-198(51713) 5-219(51992) 5-266(52633)
5-373(54056) 5-458(55183) 5-510(55915)
5-531(56215) 5-612(57339) 5-617(57428)
5-621(57485) 5-667(58221)
5-677(58379)(58384)(58386) 5-692(58612)
5-694(58642) 5-696(58667) 5-701(58761)
5-704(58796) 5-725(59114) 5-738(59296)
5-746(59404) 5-815(60429) 5-817(60459)
5-818(60460) 6-154(63849) 6-156(63868)
6-166(64051) 6-218(64724)(64725) 6-227(64872)
6-243(65074) 6-299(65795) 6-350(66504)
6-506(68479) 6-508(68518) 6-511(68560)
6-591(69640) 6-613(69970) 6-633(70227)
6-634(70235) 6-635(70250)(70253) 6-727(71516)
6-742(71662) 6-774(72119) 6-796(72358)
6-821(72662) 6-872(73347) 6-881(73468)
6-883(73486) 6-900(73756) 6-907(73852)
6-923(74056) 6-924(74068)(74069) 6-961(74582)
6-962(74586) 6-963(74615) 6-964(74632)
7-12(74884) 7-17(74944) 7-172(77151)
7-270(78489) 7-327(79356) 7-454(81218)
7-547(82502) 7-549(82516)(82520)(82521)
7-551(82544) 7-570(82815) 7-575(82894)
7-576(82908) 7-580(82935) 7-583(82963)
7-594(83128) 7-595(83129) 7-701(84613)
7-715(84808) 7-831(86367) 7-886(87205)
7-889(87251) 8-36(87848)
8-77(88376)(88378) 8-117(88898) 8-160(89475)
8-304(91307) 8-336(91761) 8-380(92397)
8-381(92411) 8-382(92426)(92429)(92430)(92434)
8-383(92441)(92442)(92445)(92451)
8-384(92455)(92456)(92458) 8-466(93610)
8-530(94446) 8-620(95672) 8-626(95762)
8-693(96696) 8-716(97014) 8-758(97613)
8-783(97948) 8-842(98731) 8-894(99407)
8-901(99497)

循衣摸床 3-497(31642)

Y

压死
3-198(27545) 8-100(88692) 8-407(92784)

鸦叉 7-868(86936)

牙癌 2-271(16011)

牙病 2-228(15419) 6-854(73100)

牙齿暗黑
2-302(16428) 2-303(16432)(16433)

牙齿不生 1-376(05269)

牙齿动摇
1-168(02346) 1-420(05922) 1-543(07428)
2-16(12472) 2-64(13136) 2-106(13736)
2-327(16765) 2-330(16802) 2-356(17146)
2-358(17164) 2-396(17668) 2-400(17714)
2-403(17761) 2-657(21343) 2-737(22434)
3-7(24874) 3-270(28567) 3-404(30331)
3-415(30470) 3-419(30518) 3-452(30970)
3-465(31162) 3-485(31466) 3-487(31497)
3-488(31512) 3-538(32206) 3-555(32449)
4-60(37966) 4-413(43085) 4-488(44176)
4-560(45151) 4-614(45895)(45896)(45900)
5-9(49048) 5-18(49185) 5-22(49235)
5-224(52043) 5-226(52066)
5-579(56882)(56883)(56884) 6-56(62502)
6-673(70786) 6-782(72208) 6-788(72265)
8-23(87655)
8-29(87737)(87738)(87739)(87742)(87743)(87745)(87746)(87747)(87749)
8-30(87750)(87751)(87754)(87758) 8-125(89000)
8-151(89354) 8-163(89514) 8-271(90895)
8-362(92120) 8-381(92414) 8-894(99403)
8-898(99458)(99462)

牙齿垢腻 2-554(19875)

牙齿黄黑
1-152(02122) 2-397(17685)

6-614（69976） 6-633（70222）（70230）
6-634（70232）（70238）（70239）（70243） 6-635（70245）
6-645（70407） 6-655（70548） 6-660（70626）
6-674（70794） 6-713（71358） 6-722（71462）
6-735（71598） 6-743（71677）（71678） 6-758（71894）
6-771（72070） 6-773（72092） 6-774（72112）
6-781（72193） 6-784（72226） 6-797（72370）
6-802（72440） 6-814（72591） 6-829（72773）
6-839（72893） 6-853（73085） 6-854（73095）
6-863（73220） 6-868（73282）（73288） 6-883（73487）
6-884（73497） 6-913（73941） 6-923（74059）
7-28（75119） 7-48（75373） 7-60（75541）
7-143（76761） 7-181（77231） 7-201（77446）
7-231（77902） 7-341（79595）
7-345（79662）（79664） 7-357（79846） 7-389（80271）
7-417（80674） 7-418（80686） 7-441（81012）
7-450（81168） 7-586（83009）
7-610（83368）（83372）（83376） 7-611（83390）
7-612（83396）（83397）（83399）（83405）（83407）（83408）（83409）
7-613（83422） 7-615（83446） 7-640（83807）
7-665（84158） 7-669（84210） 7-690（84463）
7-745（85218） 7-757（85398） 7-793（85842）
7-799（85926） 7-813（86124）
7-836（86434）（86436） 7-843（86542） 8-4（87361）
8-9（87422） 8-17（87548）（87554）（87555）
8-20（87600） 8-24（87676） 8-28（87729）
8-29（87748） 8-30（87755） 8-33（87800）
8-66（88236） 8-101（88694） 8-205（90013）
8-210（90094）（90095） 8-249（90627） 8-255（90707）
8-256（90726） 8-264（90815） 8-270（90885）
8-284（91036） 8-321（91540） 8-353（91970）
8-359（92069）（92077） 8-361（92095） 8-362（92118）
8-363（92127） 8-364（92144）
8-381（92406）（92418） 8-383（92440）（92446） 8-391（92570）
8-406（92765）（92777） 8-421（92990）
8-422（92996）（93007） 8-427（93062）（93064）（93069）
8-428（93076）（93079） 8-512（94187） 8-553（94771）
8-595（95356） 8-604（95486） 8-616（95627）
8-617（95629）（95634）（95635）（95636）（95637）（95638）
8-618（95643）（95645）（95648）（95649）
8-655（96161）（96162） 8-668（96352） 8-672（96414）
8-674（96440） 8-693（96699） 8-720（97067）
8-729（97205） 8-758（97615）（97616） 8-782（97926）
8-783（97939）（97940）
8-785（97969）（97970）（97971）（97973）（97977）
8-786（97979）（97980）（97981）（97992）
8-787（97999）（98006）（98007）（98008） 8-788（98012）
8-801（98190） 8-806（98234）（98239） 8-830（98564）
8-833（98606） 8-873（99085）（99088）（99089）
8-874（99104）（99105）（99107）（99108）（99109）
8-878（99171）（99172） 8-890（99333）（99334） 8-895（99425）
8-899（99468） 8-905（99545）
牙宣
1-159（02221） 1-208（02876）
1-641（08691）（08693） 1-669（09051）
2-91（13497）（13500） 2-356（17148） 2-360（17195）
2-609（20703） 2-872（24302） 3-7（24877）
3-90（25986） 3-114（26313） 3-125（26490）
3-169（27121） 3-252（28283） 3-271（28575）
3-333（29407） 3-465（31167）（31168） 3-472（31267）
3-540（32235）（32236） 3-554（32441） 3-648（33657）
3-881（36703） 4-135（39016） 4-145（39174）
4-488（44174） 4-614（45909） 4-818（48678）
4-827（48828） 5-31（49354）（49355） 5-55（49701）
5-107（50544） 5-108（50549） 5-224（52039）
5-574（56811） 5-579（56882） 5-580（56900）
5-599（57154） 5-600（57166） 5-665（58183）
5-674（58343） 5-681（58450） 5-682（58460）
5-700（58739） 5-714（58961） 5-729（59171）
6-412（67342） 6-507（68499） 6-679（70859）
6-859（73160） 6-951（74450） 7-201（77447）
7-260（78348） 7-289（78824） 7-585（82991）
7-612（83405） 7-640（83809） 7-725（84935）
7-803（85993） 7-881（87135） 8-30（87760）
8-144（89249） 8-202（89987） 8-264（90813）
8-567（94974） 8-806（98235） 8-890（99326）
8-897（99446）
牙龈溃烂
2-91（13485） 2-91（13486） 2-569（20096）
2-660（21392） 3-314（29161） 6-164（64002）
7-611（83390） 7-661（84108）
牙龈炎 1-20（00288）
牙龈肿痛
1-48（00673） 1-52（00725） 1-296（04147）
1-425（05990） 1-639（08656） 2-38（12762）
2-91（13497）（13498） 2-92（13505）（13508）（13511）
2-271（16008） 2-279（16100） 2-280（16113）
2-283（16156） 2-290（16230）
2-316（16604）（16606） 2-317（16616） 2-320（16665）
2-613（20750） 2-634（21009） 2-662（21425）
2-874（24338） 3-55（25521）（25522） 3-467（31191）
3-482（31428） 3-489（31534） 3-594（32938）
3-866（36514） 4-104（38588） 4-482（44083）
4-614（45905） 5-4（48971） 5-101（50435）
5-138（50955） 5-470（55351） 5-577（56854）
5-580（56897） 5-656（58041） 5-744（59389）
5-907（61704） 6-179（64210） 6-349（66489）
6-634（70244） 6-689（71008） 6-865（73260）
6-928（74131） 7-254（78251） 7-347（79690）
7-610（83368）（83370）（83374）
7-611（83383）（83384） 7-612（83406） 7-636（83761）
7-666（84172） 7-690（84464） 7-848（86613）
8-57（88116） 8-248（90612） 8-362（92119）
8-617（95628）（95630）（95631）（95632）（95633） 8-618（95643）
8-874（99106）
牙痛
1-493（06904） 2-713（22117） 6-321（66045）
6-605（69837） 6-906（73837）

眼胞菌毒
5-122(50765) 6-875(73382) 7-620(83518)
8-631(95829)
眼胞肉胶凝 5-575(56820)(56828)
眼胞肿痛
3-276(28643) 5-244(52307) 7-312(79145)
眼赤烂 8-525(94354)
眼赤涩 1-733(09887)
眼出冷泪 3-261(28425)
眼疮 3-855(36360)
眼丹
3-328(29336) 5-189(51588)(51589) 5-726(59122)
7-351(79748) 7-644(83864) 7-660(84097)
眼干
2-690(21798) 5-14(49114) 5-213(51918)
眼昏 2-517(19369)
眼睑瘙痒
3-678(34094) 5-305(53179) 6-884(73503)
眼睑湿疹 7-817(86176)
眼睑瘀血 3-659(33828)
眼睑肿硬
1-548(07476) 2-655(21307) 5-449(55056)
5-577(56849) 5-579(56875) 7-322(79299)
7-717(84823) 8-202(89982) 8-336(91755)
8-615(95616) 8-669(96377)
眼科通治方
1-78(01152) 1-147(02051) 1-190(02650)
1-200(02778) 1-481(06771) 1-578(07821)
1-635(08594) 1-868(11679) 2-32(12697)
2-179(14729) 2-437(18229) 2-449(18403)
2-496(19074) 2-663(21435) 2-671(21517)
2-678(21611) 2-694(21866) 2-831(23747)
3-345(29584) 3-401(30301) 3-431(30689)
3-657(33788) 3-687(34201)
3-688(34213)(34218) 3-689(34229)
4-107(38634)(38639) 4-261(40858) 4-358(42288)
4-361(42339) 4-362(42342)(42346)
4-365(42381)(42382)(42384) 4-370(42449)
4-614(45893) 4-647(46362) 4-712(47204)
4-717(47270) 4-723(47349) 5-14(49124)
5-135(50919)(50921) 5-137(50944)(50952) 5-196(51668)
5-221(52009) 5-276(52771) 5-282(52862)
5-305(53181) 5-336(53623) 5-348(53765)
5-387(54235)(54236) 5-388(54237) 5-394(54330)
5-417(54614) 5-432(54811) 5-444(54987)
5-605(57241) 5-872(61230)
5-873(61232)(61238)(61241) 6-19(61995)
6-84(62933) 6-217(64714) 6-221(64766)
6-224(64826) 6-228(64884)(64885) 6-402(67226)
6-403(67231) 6-406(67268) 6-408(67299)
6-418(67402) 6-430(67535) 6-434(67583)
6-451(67778) 6-505(68460) 6-650(70470)
6-713(71354, 6-759(71940) 6-771(72710)
6-778(72151) 6-790(72288) 6-791(72297)
6-961(74575) 7-235(77953)
7-237(77993)(77994) 7-238(78009) 7-239(78022)
7-286(78776)(78777)(78782) 7-441(81023)
7-461(81326) 7-482(81615) 7-675(84291)
7-687(84420)(84421) 7-689(84448)(84450)(84454)
7-722(84891) 7-771(85592) 7-775(85638)
7-781(85691) 8-31(87769) 8-32(87795)
8-52(88046) 8-59(88139) 8-81(88431)
8-88(88520) 8-140(89207) 8-150(89334)
8-159(89457) 8-529(94423)(94429)
8-530(94436)(94443) 8-598(95397)
眼膜下垂 3-407(30373)
眼目赤痛 8-524(94338)
眼目昏痛 8-560(94875)
眼目痧 5-825(60556)
眼内生疮
2-701(21952) 2-704(22000) 4-791(48280)
5-573(56791) 5-648(57922) 5-877(61297)
6-698(71134) 7-277(78615)
眼衄
2-126(13979) 4-422(43234) 5-385(54189)
6-869(73305) 6-874(73370) 7-179(77204)
8-248(90611)
眼痛
1-184(02569) 3-543(32279) 6-55(62486)
7-169(77111) 7-418(80685) 8-615(95616)
眼外伤
1-2(00013) 1-15(00216) 1-16(00223)
1-189(02631) 1-376(05270) 1-871(11718)
2-157(14417) 2-595(20463) 2-788(23138)
2-884(24489) 3-259(28389) 3-339(29495)
3-473(31281) 3-578(32726)(32727) 3-856(36378)
4-93(38429) 4-94(38442) 4-318(41714)
4-363(42363) 5-193(51654) 5-404(54433)
5-702(58765)(58767) 6-472(68014) 6-476(68066)
6-481(68138) 6-486(68216) 6-650(70484)
6-657(70570) 7-135(76636) 7-193(77368)
7-623(83577) 7-766(85508) 8-663(96278)
眼癣
4-142(39133) 7-287(78799) 7-297(78951)
8-144(89252)
眼肿 8-526(94380)
眼眦赤涩
3-858(36405) 5-275(52754) 6-218(64728)
眼眦黏涩 1-76(01126)
偃月障
2-89(13466) 2-530(19550) 3-868(36541)
4-365(42380) 4-648(46376) 4-650(46409)
4-792(48296) 6-85(62953)
厌黄 1-451(06316)
厌食
1-187(02607) 2-525(19487) 2-894(24642)
4-662(46567) 8-227(90331)

验胎
2-517(19372) 7-181(77235) 7-410(80574)
燕窝疮
5-302(53144) 6-844(72959)
8-526(94383)(94385)
羊胡疮
1-25(00345) 4-10(37266) 4-255(40775)
4-257(40806) 5-320(53408) 6-373(66804)
6-490(68270) 6-844(72957)
阳毒
3-357(29739) 4-39(37665) 7-608(83344)
阳毒咽痛 8-321(91546)
阳黄
2-617(20780) 4-29(37540) 4-470(43906)
5-99(50408) 5-747(59416) 5-750(59445)
5-752(59482) 6-939(74278) 7-191(77338)
阳厥
2-880(24433) 3-677(34068)
3-751(35019)(35026) 3-896(36919) 4-85(38314)
5-426(54725) 5-800(60206) 6-348(66474)
6-663(70662) 7-352(79768) 7-370(80029)
阳明病 5-256(52477)
阳明腑实证
1-499(06947) 1-557(07585)(07586)
阳明身热 6-506(68469)
阳明暑温 3-228(27930)
阳明温病 2-837(23830)
阳明中风 1-407(05719)
阳水 1-536(07332)
阳痿
1-8(00118) 1-28(00394) 1-96(01365)
1-100(01402) 1-138(01927) 1-166(02336)
1-171(02382) 1-194(02688) 1-293(04105)
1-298(04170) 1-307(04292) 1-313(04352)
1-336(04709) 1-337(04711) 1-360(05062)
1-361(05078) 1-362(05095)
1-368(05161)(05166) 1-385(05390) 1-399(05597)
1-402(05641) 1-404(05662) 1-436(06132)
1-541(07400) 1-592(07977) 1-626(08474)
1-679(09193) 1-739(09968) 1-749(10104)
1-752(10139) 1-771(10390) 1-772(10391)
1-773(10409) 1-774(10415)(10417)(10418)
1-775(10427) 1-808(10821) 2-7(12343)
2-23(12573) 2-40(12785) 2-47(12886)
2-56(13014)(13016) 2-67(13171) 2-109(13769)
2-114(13807) 2-121(13893) 2-228(15421)
2-330(16794) 2-399(17706) 2-487(18936)
2-488(18943) 2-510(19267) 2-590(20389)
2-637(21052) 2-660(21395)
2-666(21472)(21473)(21474) 2-704(22007)
2-708(22070) 2-717(22169) 2-765(22827)
2-815(23545)(23546)(23547) 2-822(23639)
2-825(23668) 2-868(24250) 2-900(24730)
3-184(27343) 3-235(28036) 3-247(28202)
3-285(28758) 3-386(30123) 3-409(30389)
3-555(32450) 3-575(32691) 3-581(32766)
3-628(33395) 3-705(34429) 3-711(34502)
3-713(34521) 3-714(34536) 3-715(34544)
3-725(34681)(34685) 3-729(34725)
3-730(34734)(34735) 3-798(35648)
3-803(35722)(35724) 3-804(35725) 3-806(35742)
3-823(35951) 3-830(36027) 3-834(36080)
3-869(36556)(36560)(36562)(36563) 3-870(36567)
3-871(36585) 3-872(36564)(36597)(36599)
3-873(36613) 3-874(36618) 4-18(37378)
4-39(37667)(37668)(37669) 4-42(37705)
4-46(37759)(37761) 4-147(39209) 4-189(39823)
4-206(40048) 4-208(40078) 4-211(40129)
4-229(40415) 4-251(40717) 4-252(40730)
4-382(42605) 4-423(43240) 4-425(43271)
4-426(43283) 4-443(43525) 4-457(43720)
4-472(43940)(43941)(43944)
4-516(44560)(44561) 4-518(44576)(44582) 4-539(44867)
4-571(45295) 4-575(45345) 4-634(46186)
4-634(46187) 4-666(46629)(46630)
4-689(46905)(46910) 4-690(46911)
4-694(46970)(46974) 4-706(47121) 4-709(47148)
4-709(47149) 4-711(47186) 4-779(48429)
5-178(51424) 5-207(51840) 5-215(51941)
5-219(51989) 5-289(52965) 5-319(53386)
5-389(54257) 5-415(54584) 5-536(56268)
5-557(56581) 5-557(56584) 5-561(56635)
5-565(56687) 5-566(56705) 5-567(56715)
5-568(56729) 5-569(56733) 5-602(57209)
5-692(58605) 5-711(58909) 5-725(59116)
5-758(59580) 5-890(61474) 6-1(61737)
6-5(61779) 6-7(61812) 6-9(61843)
6-86(62958) 6-94(63071)
6-121(63403)(63404) 6-122(63408) 6-251(65168)
6-290(65676) 6-314(65977) 6-321(66048)
6-355(66564) 6-389(67017) 6-428(67514)
6-440(67658) 6-442(67684) 6-448(67748)
6-508(68509) 6-544(69021)(69034) 6-636(70273)
6-643(70379) 6-652(70506) 6-654(70538)
6-672(70778)(70779) 6-673(70783) 6-770(72053)
6-807(72500) 6-816(72609)(72610) 6-854(73101)
6-948(74397) 6-958(74540)(74542)
6-960(74566)(74568) 7-8(74824) 7-21(75021)
7-25(75073) 7-30(75148) 7-43(75322)
7-44(75332) 7-45(75344) 7-49(75389)
7-123(76435) 7-177(77192) 7-206(77525)
7-211(77591) 7-227(77837)(77842)
7-228(77847)(77851) 7-231(77898)(77901) 7-383(80815)
7-407(80519) 7-412(80599) 7-420(80720)
7-434(80905) 7-434(80907) 7-449(81148)
7-509(81992) 7-522(82159) 7-524(82192)
7-531(82268)(82269)(82274)(82275) 7-532(82280)

7-533(82296) 7-535(82326) 7-538(82366)
7-564(82728) 7-643(83854) 7-694(84515)
7-699(84585) 7-847(86602) 7-868(86928)
7-890(87254) 8-21(87613) 8-43(87932)
8-80(88421) 8-90(88549) 8-230(90367)
8-236(90438) 8-255(90712) 8-271(90896)
8-281(91012) 8-285(91047)(91049)
8-286(91055)(91062) 8-287(91071) 8-338(91789)
8-340(91807) 8-393(92607) 8-412(92857)
8-419(92947)(92951) 8-454(93436) 8-504(94086)
8-588(95254) 8-592(95310) 8-599(95422)
8-603(95480) 8-609(95536) 8-649(96071)
8-661(96258) 8-761(97658) 8-794(98109)
8-799(98149) 8-895(99424) 8-900(99482)

阳物细小
3-564(32549) 5-407(54491) 7-106(76171)

阳虚伤寒 1-523(07173)

阳虚证 1-405(05682) 5-879(61323)

杨梅疮
1-283(03948) 1-315(04375) 1-321(04452)
1-323(04501) 1-329(04598) 1-335(04694)
1-348(04900)(04901) 1-350(04926) 1-362(05102)
1-365(05127) 1-784(10545) 5-338(53647)
5-477(55448) 6-258(65250)
8-524(94344)(94345) 8-610(95554) 8-611(95565)

杨梅癣 5-641(57822)

痒疹
5-100(50425) 7-670(84217) 7-687(84415)

腰背痛
2-435(18196) 3-773(35327) 4-205(40035)
6-137(63612) 6-342(66386) 7-234(77934)
7-628(83635) 7-628(83637) 7-868(86928)

腰肌劳损 3-788(35530)

腰脊痛 3-444(30887) 5-903(61667)

腰脚不随
2-258(15823) 2-488(18946) 8-3(87345)
8-383(92449)

腰脚痛
1-143(01993) 1-171(02388) 1-841(11292)
1-904(12195) 2-70(13202) 2-254(15771)
2-255(15786) 2-256(15793)(15794) 2-258(15824)
2-261(15864)(15873) 2-269(15988)(15989) 2-272(16025)
2-341(16938) 2-346(17002) 2-438(18237)
2-488(18952) 2-632(20972) 2-636(21045)
2-677(21593) 2-818(23588) 2-829(23705)
3-443(30877) 3-463(31132) 3-530(32101)
4-13(37324) 4-14(37333)(37337)(37337)(37338)
4-206(40045) 5-340(53686) 6-175(64167)
6-285(65609) 6-970(74708) 7-205(77516)
7-209(77565) 7-224(77798)(77799) 7-225(77809)
7-237(77996) 7-452(81197) 7-470(81450)
7-500(81866) 7-527(82220)
7-534(82314)(82319) 7-551(82543) 7-718(84840)
7-746(85221) 7-748(85254) 7-885(87186)
8-383(92450) 8-702(96844) 8-783(97932)
8-796(98123)

腰脚重 1-632(08545)

腰疽
3-286(28770) 3-634(33469) 6-938(74269)

腰胯痛
2-255(15781) 4-206(40049) 6-175(64168)
7-628(83638) 7-669(84214) 8-701(96827)

腰冷 6-171(64118)

腰酸 1-583(07866) 4-208(40087)

腰痛
1-27(00374) 1-45(00634)
1-59(00859)(00861) 1-81(01195) 1-142(01982)
1-164(02306) 1-223(03086)
1-308(04295)(04301) 1-320(04441) 1-333(04658)
1-336(04710) 1-337(04711) 1-396(05550)
1-397(05563) 1-418(05882) 1-436(06134)
1-437(06141) 1-489(06861) 1-527(07234)
1-567(07696)(07697) 1-569(07710) 1-580(07846)
1-599(08072) 1-603(08142) 1-644(08730)
1-748(10091)(10094) 1-772(10392) 1-773(10412)
1-774(10416) 1-830(11135) 1-837(11239)
1-844(11335) 1-879(11842) 1-894(12059)
2-5(12318) 2-7(12343) 2-40(12785)
2-44(12839) 2-50(12923)(12924) 2-51(12944)
2-52(12954)(12958) 2-57(13030) 2-67(13171)
2-69(13191) 2-111(13779) 2-151(14323)
2-152(14335) 2-153(14352) 2-254(15778)
2-260(15856) 2-261(15863) 2-264(15900)
2-265(15915) 2-269(15981)
2-305(16474)(16475) 2-328(16775) 2-342(16952)
2-345(16992) 2-409(17843) 2-439(18263)
2-440(18264) 2-456(18487) 2-486(18924)
2-488(18943)(18955) 2-490(18984) 2-516(19352)
2-581(20247) 2-590(20382)(20385) 2-592(20411)
2-637(21053) 2-638(21062)
2-639(21077)(21079) 2-666(21472)(21473) 2-668(21480)
2-707(22055) 2-709(22080) 2-769(22851)
2-776(22957) 2-787(23117) 2-790(23170)
2-807(23432) 2-814(23527) 2-825(23670)
2-855(24076)(24078) 2-888(24551) 3-25(25108)
3-36(25238) 3-78(25830) 3-109(26248)
3-122(26440) 3-129(26522) 3-131(26549)
3-146(26763)(26765)(26766)(26767)(26770) 3-146(26772)
3-148(26807) 3-151(26855) 3-154(26911)
3-164(27052) 3-175(27216) 3-228(27932)
3-232(27990) 3-253(28296) 3-258(28369)
3-284(28749) 3-285(28756)(28758) 3-321(29249)
3-336(29449) 3-345(29580) 3-346(29591)
3-374(29971) 3-394(30213) 3-411(30420)
3-422(30561) 3-451(30963) 3-457(31046)
3-536(32180) 3-561(32510) 3-620(33300)
3-633(33451) 3-637(33507) 3-678(34086)
3-714(34536) 3-728(34710) 3-869(36559)

夜多小便
1-88(01271) 1-643(08717) 2-1(12251)
3-47(25390) 5-319(53386) 7-30(75149)
7-33(75201) 8-142(89231)
夜盲 6-283(65576)
夜眼 1-815(10922)
夜游症 3-389(30163)
腋疮 5-418(54637)
腋疽 1-623(08431) 3-711(34501)
腋痛
3-288(28797)(28798) 3-314(29153) 5-42(49514)
7-60(75542)
腋痈 5-355(53851)
靥子 2-11(12392)
一切下部气 2-16(12473)
胰腺炎
6-707(71254) 6-838(72887)(72888)
遗精
1-25(00354) 1-55(00794) 1-88(01274)
1-100(01410) 1-167(02340) 1-180(02497)
1-298(04171) 1-299(04186) 1-323(04498)
1-344(04826) 1-358(05043) 1-366(05141)
1-373(05236) 1-385(05390) 1-415(05843)
1-426(05999) 1-436(06132)
1-476(06700)(06701) 1-507(07028) 1-568(07703)
1-601(08108) 1-626(08465) 1-627(08477)
1-674(09121) 1-708(09540) 1-739(09969)
1-745(10058) 1-773(10409)(10413) 1-799(10740)
1-803(10772) 1-908(12244) 2-22(12558)
2-56(13013)(13020) 2-57(13026) 2-64(13123)
2-67(13171) 2-68(13177) 2-83(13386)
2-86(13413)(13415) 2-88(13450) 2-113(13806)
2-128(13999)(14014) 2-154(14360) 2-309(16529)
2-328(16775) 2-359(17179) 2-435(18197)
2-461(18569) 2-469(18679)(18680)(18683)
2-481(18857) 2-492(19009) 2-493(19038)
2-505(19197) 2-507(19234) 2-532(19577)
2-539(19670) 2-547(19783) 2-552(19850)
2-554(19873)(19879) 2-555(19899) 2-567(20069)
2-569(20101)(20103) 2-571(20141) 2-581(20247)
2-625(20861) 2-635(21032) 2-639(21082)
2-640(21086) 2-660(21399) 2-667(21479)
2-668(21480) 2-673(21539) 2-681(21646)
2-682(21674) 2-709(22078)(22081)(22082)
2-710(22086) 2-711(22102) 2-713(22127)
2-714(22136) 2-718(22182) 2-719(22199)
2-722(22246) 2-724(22275) 2-733(22382)
2-735(22407) 2-744(22540) 2-753(22681)
2-776(22957) 2-794(23235)
2-815(23541)(23544) 2-821(23624) 2-904(24775)
3-1(24791) 3-82(25882) 3-89(25978)
3-90(25982) 3-161(27009) 3-169(27132)
3-181(27304) 3-184(27343) 3-197(27534)
3-231(27970) 3-236(28047) 3-270(28568)
3-281(28705) 3-284(28744)(28748) 3-285(28758)
3-331(29383) 3-340(29500)(29501) 3-381(30063)
3-404(30332) 3-405(30346) 3-413(30438)
3-416(30480) 3-449(30958) 3-474(31287)
3-519(31933) 3-557(32471) 3-561(32511)
3-597(32990) 3-604(33075) 3-605(33077)
3-628(33395) 3-629(33407) 3-669(33962)
3-697(34322) 3-725(34684) 3-760(35133)
3-828(36013) 3-841(36176)(36177)
3-844(36207)(36216) 3-845(36220) 3-848(36263)
3-871(36585) 3-873(36613)(36614)
3-874(36619)(36623) 3-880(36695) 3-893(36868)
3-901(36988) 4-9(37259) 4-27(37503)
4-40(37675) 4-147(39209) 4-156(39340)
4-182(39714) 4-191(39849)(39855) 4-193(39874)
4-199(39966) 4-200(39979) 4-202(39999)
4-208(40085) 4-243(40593) 4-247(40663)
4-273(41042)(41043)(41050) 4-350(42192)
4-352(42220) 4-357(42278) 4-374(42512)
4-451(43632)(43633) 4-472(43940) 4-480(44050)
4-516(44560)(44561) 4-517(44571)
4-518(44572)(44576)(44582) 4-575(45345)
4-615(45925) 4-634(46183)(46186)(46187)(46188)
4-638(46239) 4-666(46629) 4-667(46651)
4-668(46655) 4-669(46672) 4-678(46778)
4-688(46888) 4-689(46902)(46904)(46910)
4-690(46911) 4-693(46952)(46957) 4-694(46970)
4-695(46983) 4-698(47019)
4-703(47082)(47092) 4-706(47121) 4-709(47148)
4-711(47186)(47188) 4-712(47190) 4-721(47324)
4-789(48259) 4-799(48390) 4-814(48621)
4-821(48734) 5-68(49900) 5-83(50135)
5-98(50384) 5-108(50552) 5-110(50578)
5-123(50779) 5-144(51030) 5-178(51424)
5-179(51446) 5-180(51447)
5-205(51808)(51816)(51817)
5-206(51823)(51828)(51829)
5-207(51834)(51837)(51844) 5-213(51922)
5-214(51926)(51927)(51933)(51934) 5-215(51940)
5-216(51946)(51949)
5-217(51963)(51965)(51967)(51969)(51970)(51971)(51972)
(51973)
5-218(51975)(51976)(51978)(51979)(51980)(51981)
5-222(52028) 5-225(52055)
5-226(52060)(52062) 5-227(52070) 5-289(52965)
5-314(53318) 5-319(53386)
5-327(53502)(53504)(53505)(53507)(53509)(53512)(53513)
5-328(53527) 5-331(53560)
5-332(53574)(53577)(53582) 5-337(53638)
5-343(53717)(53718)(53719)(53720)(53721)(53724)
5-351(53806) 5-358(53889)(53890)(53891)(53892)
5-359(53893)(53894)(53895)(53896)(53899) 5-362(53934)
5-389(54257) 5-473(55391) 5-481(55505)
5-484(55537) 5-496(55724) 5-502(55808)

5-534(56235)　5-536(56268)　5-538(56298)
5-557(56581)(56585)　5-561(56635)　5-567(56714)
5-570(56758)　5-571(56765)　5-584(56962)
5-600(57177)　5-602(57209)　5-643(57845)
5-646(57877)　5-664(58174)　5-692(58608)
5-772(59786)　5-781(59928)
5-784(59970)(59976)　5-785(59986)　5-786(59999)
5-788(60025)　5-790(60057)
5-793(60102)(60105)(60107)　5-794(60108)
5-799(60184)(60187)　5-806(60296)　5-808(60323)
5-820(60492)　5-858(61025)　5-865(61129)
5-878(61307)(61308)(61309)(61310)
5-879(61317)(61318)(61319)(61325)(61327)(61328)
5-880(61330)(61331)(61332)(61333)(61335)　5-881(61355)
5-887(61442)　5-903(61662)　6-2(61743)
6-3(61763)(61764)　6-37(62217)　6-52(62434)
6-86(62958)　6-87(62974)
6-89(63003)(63004)　6-109(63262)(63263)　6-119(63378)
6-153(63828)　6-253(65192)　6-257(65147)
6-258(65254)　6-282(65560)　6-293(65720)
6-295(65744)　6-296(65750)　6-302(65828)
6-310(65925)　6-321(66048)　6-365(66685)
6-366(66701)　6-392(67068)　6-417(67395)
6-420(67421)　6-456(67840)　6-467(67954)
6-468(67960)(67962)　6-469(67980)　6-500(68398)
6-508(68508)　6-525(68756)　6-564(69283)
6-566(69299)　6-619(70048)　6-625(70111)
6-629(70168)(70172)　6-630(70183)　6-632(70217)
6-636(70273)　6-637(70289)(70291)　6-639(70326)
6-661(70638)　6-678(70847)　6-712(71331)
6-764(71987)(71988)　6-765(71996)(71997)
6-766(71998)(72001)(72004)
6-767(72013)(72014)　6-772(72080)　6-774(72106)
6-776(72134)　6-785(72237)　6-786(72251)
6-788(72267)　6-791(72299)　6-795(72343)
6-805(72475)　6-808(72522)　6-814(72595)
6-833(72827)　6-879(73443)　6-936(74239)
6-949(74408)(74409)　7-1(74724)　7-10(74851)
7-12(74881)　7-14(74905)　7-21(75021)
7-22(75037)　7-23(75040)　7-25(75073)
7-27(75102)　7-33(75201)　7-39(75272)
7-40(75284)　7-43(75322)
7-44(75332)(75337)　7-45(75345)(75346)　7-48(75380)
7-58(75521)　7-66(75631)　7-105(76167)
7-123(76442)(76446)(76447)　7-170(77129)
7-199(77432)(77435)　7-200(77437)
7-211(77591)(77593)　7-226(77830)
7-227(77834)(77838)(77840)　7-228(77853)
7-229(77869)　7-231(77891)(77893)(77898)
7-232(77915)　7-239(78016)(78017)　7-245(78102)
7-307(79080)　7-317(79233)　7-356(79844)
7-378(80130)(80131)　7-379(80138)
7-434(80905)(80907)　7-476(81530)(81534)　7-484(81648)
7-485(81656)(81657)　7-486(81675)　7-490(81721)
7-522(82150)(82160)　7-523(82173)　7-524(82192)
7-525(82201)　7-527(82227)　7-528(82231)
7-530(82262)(82265)　7-532(82289)　7-535(82334)
7-537(82351)　7-539(82378)(82380)　7-540(82394)
7-589(83043)　7-590(83056)　7-591(83065)
7-598(83175)　7-643(83857)　7-663(84137)
7-675(84292)　7-692(84493)　7-693(84494)
7-731(85016)　7-732(85038)　7-747(85243)
7-788(85785)　7-803(85988)(85990)　7-848(86607)
7-886(87203)　7-893(87314)　8-107(88778)
8-109(88807)　8-151(89353)(89355)
8-152(89363)(89366)
8-153(89372)(89373)(89374)(89375)(89376)(89377)(89378)
(89379)(89380)(89381)(89382)　8-154(89384)
8-191(89847)　8-248(90609)(90617)　8-252(90663)
8-256(90717)　8-257(90732)　8-258(90746)
8-270(90884)　8-271(90896)　8-285(91047)
8-350(91922)　8-392(92594)　8-394(92611)
8-406(92760)　8-454(93436)
8-506(94115)(94116)　8-570(95015)
8-579(95125)(95128)(95129)
8-600(95432)(95433)　8-649(96071)
8-653(96120)(96125)　8-666(96332)　8-682(96551)
8-692(96675)　8-708(96919)
8-716(97009)(97013)　8-717(97017)　8-774(97815)
8-788(98022)(98023)　8-797(98134)
8-799(98148)(98149)　8-810(98299)　8-900(99482)

遗尿
1-74(01088)　1-415(05843)　2-554(19881)
2-683(21678)　2-768(22843)　3-270(28555)
3-326(29308)　3-332(29385)　3-441(30840)
5-216(51953)　5-224(52050)　5-405(54455)
5-464(55256)　5-533(56225)　5-539(56315)
5-632(57673)　5-671(58282)　6-37(62212)
7-33(75202)　7-34(75210)(75211)　7-221(77753)
7-366(79978)　8-151(89351)　8-789(98039)

疑心病　3-256(28342)

乙型肝炎
5-592(57067)　6-20(62006)　6-34(62176)
7-46(75353)

乙型脑炎　3-381(30064)

异位性皮炎　4-381(42591)

异物入目
1-542(07418)　2-355(17130)　2-695(21870)
4-644(46326)　7-142(76739)
8-777(97862)(97863)

抑郁症　8-689(96645)

疫喉　8-524(94349)

疫邪
1-434(06110)　7-414(80633)　7-562(82701)
7-677(84322)

溢乳症　8-338(91782)

溢饮
1-491(06886)　1-680(09211)　3-32(25188)

郁疟 6-738(71607)
郁证
1-31(00420) 1-140(01952)(01954)(01955)
1-141(01960) 1-435(06120) 1-471(06614)
1-489(06866) 1-656(08896) 1-812(10876)
1-816(10945)(10946) 1-817(10949)(10953)(10954)
1-818(10969) 1-820(10992)(10999) 1-888(11962)
1-897(12096) 1-897(12098) 1-902(12161)
2-20(12516) 2-66(13156)
2-223(15340)(15343)(15349)
2-355(17126)(17127)(17128) 2-430(18129)
2-441(18279)(18281)(18282) 2-449(18408)
2-481(18852) 2-531(19567) 2-680(21636)
2-737(22439) 3-123(26451) 3-137(26641)
3-139(26673) 3-178(27267) 3-233(27994)
3-248(28210) 3-258(28368) 3-268(28538)
3-291(28838) 3-302(28995)
3-303(29004)(29011) 3-317(29192)(29193) 3-334(29421)
3-453(30985) 3-552(32418) 3-565(32551)
3-844(36215) 3-852(36314) 3-908(37066)
4-21(37423) 4-196(39920) 4-213(40155)
4-287(41266) 4-385(42640)
4-386(42660)(42661) 4-508(44453) 4-509(44463)
4-512(44502) 4-533(44793) 4-534(44797)
4-560(45161) 4-569(45271)
4-574(45327)(45332) 4-637(46226) 4-661(46565)
4-708(47142) 5-197(51708) 5-244(52315)
5-426(54717) 5-518(56031) 5-541(56356)
5-587(57007) 5-621(57493) 5-793(60096)
5-808(60325) 6-15(61948) 6-42(62283)
6-44(62323) 6-78(62853) 6-80(62873)
6-82(62907) 6-83(62922) 6-134(63572)
6-241(65056) 6-280(65549) 6-623(70080)
6-627(70146) 6-642(70364)
6-679(70861)(70862)(70863) 6-714(71369)
6-722(71472) 6-734(71595) 6-735(71598)
6-757(71870)(71871) 6-787(72261) 6-790(72294)
6-824(72697) 6-845(72980) 6-874(73373)
6-894(73657) 6-916(73980) 7-2(74739)
7-16(74936) 7-53(75437)(75444) 7-56(75481)
7-63(75598) 7-85(75907) 7-94(76030)
7-104(76150) 7-142(76748) 7-187(77301)
7-200(77439) 7-206(77529) 7-343(79632)
7-420(80728) 7-455(81239) 7-669(84203)
7-692(84483) 7-808(86050) 7-812(86110)
7-849(86629) 7-869(86940) 7-882(87151)
7-883(87153)(87162)(87164) 7-884(87169)
8-169(89579)(89588) 8-170(89589)(89591) 8-171(89603)
8-173(89633) 8-175(89655) 8-176(89663)
8-177(89669) 8-178(89676)(89680)(89682)
8-182(89719) 8-266(90836) 8-277(90961)
8-314(91443) 8-333(91715) 8-411(92839)
8-475(93744) 8-476(93751)(93753) 8-479(93784)
8-486(93868) 8-649(96062) 8-733(97262)
8-791(98066) 8-828(98529) 8-885(99249)
预防疮疡 2-17(12482) 8-442(93286)
预防跌打损伤
6-152(63824) 6-153(63826)(63827)
6-756(71865)(71866)
预防冻疮 2-17(12479)
预防痘疮
1-589(07943) 2-47(12890) 2-105(13718)
2-129(14015) 2-363(17247) 2-434(18173)
2-811(23478)(23479) 3-169(27133) 3-170(27134)
3-770(35275) 3-794(35595) 3-829(36017)
5-348(53766) 5-385(54197) 5-419(54643)
5-429(54770) 5-430(54774)(54775) 6-123(63424)
6-125(63441) 6-913(73942) 6-914(73943)
6-931(74169) 6-968(74681)(74682) 7-107(76198)
7-108(76208) 7-296(78940) 7-627(83631)
8-96(88634) 8-155(89405)(89406)(89408)(89409)
8-156(89410)(89414)(89416)(89418)(89419)(89420)(89421)
(89422)(89423)(89425)
8-157(89426)(89427)(89428)(89429)(89430)(89431)(89433)
(89434)(89435)(89436)
8-350(91936)
预防痘疮入眼 6-839(72898)
预防感冒 5-348(53770)
预防蛊毒 1-900(12142)
预防黄疸 7-840(86493)
预防脚气 2-258(15827) 8-307(91337)
预防疥疮 3-587(32852) 6-613(66950)
预防痢疾 5-737(59279)
预防流产
1-204(02817) 1-403(05651) 1-584(07884)
1-698(09405) 3-237(28057) 3-277(28662)
3-660(33848) 3-877(36655) 3-882(36722)
3-883(36731)
3-885(36759)(36760)(36762)(36763)(36764) 3-886(36778)
3-887(36796) 4-657(46507) 5-806(60299)
6-102(63179) 6-103(63188)(63189)(63191)
6-638(70308) 6-700(71156)(71157) 7-24(75053)
7-233(77929) 7-259(78337) 7-270(78495)
7-319(79260) 7-614(83432) 8-600(95432)
预防流行性出血热 2-737(22435)
预防麻疹 6-320(66038)
预防梅毒 4-391(42743)
预防难产
1-584(07884) 1-747(10086) 2-412(17884)
2-437(18215) 2-599(20527) 2-600(20540)
2-835(23808) 3-238(28068)
3-580(32754)(32755)(32756)(32757)(32758)(32759)(32760)
3-581(32762) 3-646(33639) 4-615(45919)
4-665(46614) 5-201(51757)(51758)
6-115(63337)(63339) 6-131(63533) 6-436(67607)
6-734(71587) 7-39(75277) 7-41(75294)
7-337(79513) 7-415(80640) 7-739(85145)
8-245(90568)(90570) 8-246(90588)(90589)(90590)

7-96(76042)(76044)(76047)(76048)(76049)(76051)(76052)
7-97(76055) 7-98(76071)(76074)(76075)(76076)
7-99(76084)(76087)
7-100(76091)(76092)(76095)(76100) 7-110(76244)
7-111(76249) 7-114(76303) 7-147(76825)
7-195(77391) 7-197(77412)
7-199(77426)(77427) 7-211(77591) 7-212(77606)
7-213(77615) 7-256(78289) 7-272(78530)
7-288(78804) 7-318(79240) 7-347(79699)
7-353(79784) 7-390(80292) 7-416(80670)
7-421(80736) 7-424(80784) 7-477(81538)
7-533(82295)(82298) 7-542(82420) 7-608(83339)
7-652(83991) 7-657(84057) 7-762(85462)
7-764(85480)(85484) 7-772(85611) 7-878(87088)
8-52(88051) 8-53(88060) 8-56(88102)
8-67(88248) 8-78(88387) 8-143(89236)
8-176(89660) 8-204(90005) 8-211(90106)
8-215(90168) 8-216(90178) 8-220(90236)
8-232(90386) 8-233(90392)(90397) 8-234(90404)
8-250(90635) 8-252(90665) 8-254(90701)
8-255(90713)(90715) 8-256(90716)(90717) 8-271(90896)
8-282(91019) 8-317(91493) 8-339(91795)
8-377(92353) 8-392(92594)
8-411(92846)(92847) 8-412(92854) 8-414(92880)
8-447(93351) 8-452(93412)
8-491(93922)(93923) 8-511(94173) 8-599(95422)
8-621(95686) 8-630(95823)
8-644(95996)(96005) 8-658(96210) 8-659(96223)
8-700(96813) 8-719(97045) 8-767(97732)
8-782(97919) 8-795(98111)(98112) 8-812(98323)
8-838(98682) 8-846(98767) 8-848(98802)
8-852(98844)(98845)(98846) 8-867(99009)

月经不利
2-54(12981) 2-255(15788) 2-262(15884)
2-729(22326) 3-534(32149) 4-31(37573)
8-215(90164) 8-750(97500) 8-845(98766)

月经出疹 1-692(09335) 3-304(29030)

月经攻眼 7-83(75875)(75876) 7-99(76081)

月经过多
1-388(05433) 1-404(05661) 1-700(09436)
2-400(17722)(17723) 2-799(23306) 2-799(23308)
3-47(25392) 3-283(28737) 3-336(29451)
3-344(29560) 3-368(29888) 3-403(30317)
3-814(35844) 4-455(43691) 4-514(44543)
5-178(51424) 5-210(51891)
5-211(51894)(51896) 5-564(56673) 5-711(58917)
6-102(63172) 6-151(63801) 6-870(73318)
7-83(75870) 7-341(79593) 7-624(83594)
7-656(84045) 7-666(84170) 8-642(95978)

月经过少
1-78(01153) 2-791(23192)
2-799(23302)(23315) 2-845(23932) 3-263(28456)
3-264(28478) 3-288(28808) 3-334(29422)
3-418(30506) 4-818(48691)

月经后期
1-148(02068) 1-181(02525) 1-206(02842)
2-517(19368) 2-722(22241) 2-724(22266)
2-730(22340) 3-238(28070) 3-275(28639)
3-282(28727) 3-343(29553) 3-344(29558)
3-351(29662) 3-372(29954) 3-378(30025)
3-380(30050) 3-392(30193) 3-456(31019)
3-660(33845) 4-24(37459) 4-267(40940)
4-268(40964) 4-271(41024)
4-272(41026)(41035) 4-407(42994) 4-635(46201)
5-238(52237) 6-74(62788)(62797) 6-125(63442)
6-241(65055) 6-244(65093) 6-842(72937)
6-843(72947) 7-85(75913) 7-86(75914)
7-96(76045) 7-99(76079)(76083)(76086)(76089)
7-100(76099) 7-171(77142) 7-188(77315)
7-190(77324) 7-194(77376) 7-645(83885)
8-216(90179) 8-233(90399) 8-247(90603)
8-260(90768) 8-700(96810)

月经先期
1-332(04646) 2-531(19571) 2-786(23105)
2-799(23307) 2-801(23344) 2-802(23352)
2-868(24258) 3-284(28751) 3-308(29079)
3-331(29376) 3-361(29787) 3-372(29943)
3-382(30070) 3-882(36720) 4-125(38871)
4-156(39335) 4-254(40757) 4-350(42194)
5-564(56673) 6-554(69158) 6-674(70796)
6-706(71247) 6-863(73225) 6-870(73313)
6-965(74646) 7-81(75845) 7-82(75863)
7-83(75873) 7-104(76144) 7-651(83966)
7-657(84047) 7-667(84179) 8-685(96597)

月经有虫 5-274(52736) 5-515(55984)

月蚀疮
1-692(09335) 1-906(12223) 2-499(19120)
2-600(20548) 2-670(21500) 2-750(22626)
3-57(25549) 3-218(27818) 3-424(30587)
4-441(43495) 5-100(50429) 5-385(54193)
5-636(57727) 5-675(58350) 5-763(59665)
5-765(59701) 5-891(61492) 6-84(62934)
6-323(66077) 7-352(79779) 7-784(85730)
7-893(87315) 8-368(92220) 8-450(93389)

云雾移睛
1-141(01970) 1-371(05197) 1-633(08569)
1-750(10121) 1-764(10286) 2-32(12695)
2-297(16351) 2-527(19516) 2-608(20672)
2-662(21421) 3-100(26122) 3-178(27264)
3-454(30988) 3-531(32115) 3-531(32118)
3-726(34690) 3-853(36327) 3-856(36374)
3-857(36389) 3-858(36393) 4-91(38385)
4-211(40130) 4-251(40712) 4-364(42366)
4-365(42389) 4-366(42404) 4-597(45639)
4-602(45713) 4-647(46365)
4-650(46402)(46408) 5-192(51634)(51639) 5-193(51644)
5-194(51659) 5-197(51705) 5-383(54174)
5-386(54205) 5-438(54887) 5-443(54961)

Z

癥瘕积聚

5-147(51069)(51070)(51071) 5-148(51080)
5-152(51132)(51133) 5-209(51872) 5-240(52253)
5-247(52348) 5-308(53221) 5-335(53611)
5-353(53821) 5-363(53943) 5-381(54148)
5-397(54361)
5-398(54372)(54373)(54374)(54377)(54378)
5-400(54392)(54394)(54395)(54397)(54398)
5-401(54404)(54411)(54413) 5-470(55350)
5-476(55419) 5-584(56958) 5-586(56993)
5-598(57146) 5-633(57682)
5-700(58741)(58742) 5-701(58755)(58756) 5-736(59264)
5-745(59397) 5-760(59625) 5-816(60439)
5-822(60527)(60529) 5-828(60608) 5-832(60669)
5-864(61104) 5-881(61360)
6-37(62213)(62220) 6-51(62424) 6-54(62477)
6-56(62505) 6-59(62563)
6-60(62565)(62569)(62570) 6-62(62611)
6-63(62612)(62613) 6-74(62787) 6-90(63026)
6-94(63080) 6-97(63112) 6-114(63327)
6-117(63352) 6-118(63373) 6-127(63471)
6-131(63528)(63535) 6-132(63546) 6-141(63670)
6-146(63751) 6-154(63854) 6-158(63905)
6-189(64365) 6-211(64626)
6-215(64689)(64690) 6-243(65081) 6-244(65090)
6-247(65123) 6-250(65155) 6-252(65181)
6-254(65207) 6-296(65751) 6-315(65991)
6-321(66050) 6-323(66079)
6-324(66083)(66084) 6-326(66127) 6-360(66620)
6-408(67296) 6-411(67335)(67340) 6-419(67419)
6-426(67485) 6-431(67539) 6-434(67586)
6-437(67614) 6-439(67634)(67639) 6-442(67685)
6-449(67759) 6-467(67951) 6-531(68842)
6-534(68893) 6-543(69007)(69020) 6-552(69151)
6-557(69218) 6-593(69669) 6-598(69727)
6-599(69739)(69742) 6-614(69973) 6-619(70047)
6-629(70171) 6-645(70404) 6-648(70456)
6-656(70562) 6-659(70601) 6-660(70629)
6-661(70630)(70631)(70635)(70643) 6-670(70759)
6-688(70987) 6-717(71408) 6-738(71609)
6-763(71966)(71970)(71971)(71973) 6-764(71977)
6-784(72233) 6-787(72258) 6-801(72423)
6-818(72637) 6-836(72865)
6-837(72866)(72867) 6-838(72886) 6-842(72931)
6-879(73443) 6-887(73549) 6-888(73557)
6-889(73569) 6-890(73584)
6-904(73801)(73804)(73805)(73808)(73809) 6-905(73814)
6-908(73863) 6-911(73902)(73903) 6-914(73944)
6-935(74218)(74219)(74224)(74225) 6-936(74238)
6-941(74305)(74306)(74307)(74308)
6-942(74309)(74311) 6-945(74358) 6-946(74360)
6-966(74666) 6-968(74686) 7-16(74931)
7-18(74974) 7-52(75430) 7-133(76598)
7-146(76803)(76804) 7-188(77312)(77313) 7-195(77386)
7-199(77430) 7-215(77653) 7-335(79486)
7-361(79909)
7-380(80148)(80149)(80151)(80156)(80157) 7-383(80190)
7-384(80198)(80200) 7-388(80250) 7-395(80344)
7-396(80364) 7-419(80702) 7-421(80736)
7-441(81016) 7-442(81025) 7-453(81215)
7-481(81610) 7-733(85050) 7-750(85295)
7-762(85464) 7-771(85588) 7-775(85640)
7-779(85673) 7-791(85822) 7-811(86101)
7-812(86102) 7-878(87092) 7-887(87217)
7-888(87230) 8-21(87618) 8-24(87661)
8-41(87907) 8-52(88054) 8-67(88243)
8-77(88383) 8-80(88424) 8-91(88558)
8-125(88997) 8-129(89063) 8-135(89141)
8-148(89313) 8-149(89318) 8-152(89358)
8-162(89496) 8-169(89575)
8-211(90102)(90106) 8-212(90116) 8-232(90385)
8-237(90449) 8-349(91905) 8-352(91960)
8-377(92352)(92356)(92360) 8-378(92366)
8-394(92615)(92616)(92617) 8-395(92618)
8-397(92657)(92658) 8-426(93048) 8-441(93260)
8-442(93280) 8-448(93364) 8-497(94002)
8-571(95023) 8-576(95097) 8-591(95299)
8-607(95519) 8-658(96214)
8-659(96220)(96222)(96223) 8-731(97228)
8-760(97636) 8-767(97736)(97738)(97739)
8-773(97807) 8-791(98059) 8-809(98280)
8-810(98287) 8-811(98302) 8-816(98382)
8-837(98660) 8-843(98737)(98738)(98740)
8-845(98757)(98762)(98763) 8-846(98765)
8-847(98787) 8-848(98788)(98790) 8-853(98855)
8-857(98899) 8-858(98910)
8-859(98922)(98930) 8-864(98972) 8-866(99000)
8-879(99176)(99177) 8-896(99435)

癥癖 8-534(94505) 8-542(94608)

正水
2-544(19741) 6-605(69839) 7-460(81305)

郑声 3-290(28833)

支气管扩张 2-530(19563) 3-347(29613)

支气管哮喘
5-221(52015) 5-224(52049) 5-885(61412)
5-886(61418) 7-574(82869) 8-101(88703)

支气管炎
3-347(29613) 4-539(44870) 5-54(49676)
5-374(54076) 5-502(55812) 5-522(56080)
5-566(56702) 6-33(62165) 6-34(62166)
6-357(66591) 6-580(69462) 6-894(73651)
7-451(81179) 7-574(82869) 7-625(83597)
7-655(84026)

支饮
1-478(06731) 1-687(09263) 1-843(11311)
1-905(12206) 2-182(14757) 2-618(20787)
3-16(24995) 3-143(26726) 3-503(31729)
3-744(34928) 4-320(41745) 4-720(47313)
5-10(49057) 5-84(50155) 5-85(50171)

5-461(55224) 5-534(56233) 5-618(57435)
5-780(59908) 5-802(60233) 5-854(60984)
6-375(66830) 6-926(74098) 7-124(76465)
7-452(81193) 7-510(81999) 7-511(82017)
7-819(86207) 7-858(86785) 7-859(86798)
8-537(94538)

肢体麻木
1-176(02441) 1-271(03806) 1-284(03968)
1-285(03975) 1-293(04091) 1-485(06818)
1-573(07750) 1-603(08142) 1-754(10166)
1-764(10296) 1-790(10623) 1-791(10637)
1-801(10750) 1-807(10803) 1-820(10989)
1-834(11204) 2-15(12450) 2-25(12600)
2-99(13636) 2-149(14305) 2-152(14332)
2-167(14568) 2-308(16516) 2-340(16928)
2-342(16958) 2-377(17431) 2-380(17464)
2-381(17470) 2-434(18171) 2-472(18725)
2-768(22840) 2-771(22886) 3-86(25943)
3-123(26446) 3-236(28042) 3-247(28206)
3-258(28369) 3-262(28433) 3-299(28945)
3-307(29063) 3-328(29338) 3-358(29747)
3-388(30148) 3-409(30397) 3-436(30763)
4-426(43289) 4-427(43299) 4-442(43507)
4-470(43914) 4-474(43960)(43963) 4-481(44058)
4-493(44249) 4-596(45628) 4-656(46493)
4-704(47102) 4-819(48693) 5-70(49931)
5-86(50186) 5-239(52243)
5-248(52362)(52363) 5-250(52383) 5-830(60632)
5-836(60717) 6-133(63565) 6-198(64472)
6-237(65012) 6-341(66376)(66377) 6-447(67740)
6-456(67843) 6-488(68244)
6-489(68251)(68253) 6-493(68301) 6-506(68482)
6-509(68531) 6-512(68575) 6-647(70443)
6-650(70478) 6-667(70727)
6-669(70753)(70754) 6-775(72124) 6-798(72385)
6-803(72445)(72446)(72447) 6-834(72833)
6-849(73022) 7-21(75021) 7-22(75033)
7-56(75492) 7-77(75791) 7-540(82398)
7-578(82921) 7-677(84311) 7-811(86089)
8-172(89616)(89617) 8-180(89704) 8-215(90167)
8-471(93679) 8-754(97548) 8-758(97611)

肢体疼痛 1-732(09869)

肢脱 6-908(73865)

脂肪肝 6-934(74212) 7-665(84164)

脂瘕
4-24(37461) 6-944(74344) 7-106(76180)

脂溢性皮炎
2-128(14004) 2-553(19871) 2-714(22135)
3-111(26275) 3-180(27293) 5-72(49964)
5-74(49997) 5-704(58796) 6-30(62125)
6-277(65510) 6-300(65803) 6-346(66450)
6-872(73347) 6-873(73355) 6-924(74070)
8-338(91780) 8-492(93936)

脂溢性脱发 6-355(66565) 6-488(68233)

蜘蛛咬伤
2-772(22899) 3-443(30871) 4-9(37245)
4-238(40520) 5-91(50270) 5-93(50294)
5-666(58202) 5-674(58334) 5-881(61350)
8-22(87631) 8-371(92267)

直肠癌 6-30(62124)

直肠脱垂 3-389(30161)

跖疣 8-583(95185)

指痛 8-514(94225)

指头疮 6-899(73748)

指痈 2-130(14042)

痔
1-18(00254) 1-31(00418) 1-33(00441)
1-35(00481) 1-43(00600) 1-50(00702)
1-51(00716) 1-61(00886) 1-64(00936)
1-94(01335) 1-136(01898) 1-148(02067)
1-150(02093) 1-156(02183) 1-200(02778)
1-303(04225) 1-308(04297) 1-341(04785)
1-343(04812) 1-348(04893)(04894) 1-365(05128)
1-377(05277) 1-452(06333) 1-569(07713)
1-576(07790) 1-595(08020) 1-596(08028)
1-598(08065) 1-601(08099) 1-622(08417)
1-688(09287) 1-700(09434) 1-725(09756)
1-732(09863) 1-738(09952) 1-739(09962)
1-746(10068) 1-756(10196) 1-776(10446)
1-786(10562) 1-829(11121) 1-861(11571)
1-864(11608) 1-876(11797) 1-878(11831)
1-882(11890) 2-8(12350)
2-10(12386)(12391) 2-23(12567) 2-41(12811)
2-55(12999) 2-64(13125) 2-65(13140)
2-81(13354) 2-93(13527) 2-128(14006)
2-129(14023) 2-130(14043)
2-137(14147)(14148) 2-145(14248) 2-146(14256)
2-153(14346) 2-155(14387) 2-159(14445)
2-252(15748) 2-275(16055)(16062) 2-334(16840)
2-357(17149) 2-358(17168) 2-359(17189)
2-382(17487) 2-390(17582) 2-407(17822)
2-410(17866) 2-434(18184) 2-445(18341)
2-457(18501) 2-461(18560)
2-474(18752)(18754) 2-482(18869) 2-491(18998)
2-495(19066) 2-504(19183)(19187) 2-551(19843)
2-554(19882)(19884) 2-582(20268) 2-623(20845)
2-642(21116) 2-664(21456)
2-670(21508)(21509) 2-678(21614) 2-680(21638)
2-704(22003) 2-710(22087)
2-737(22440)(22443) 2-754(22687) 2-761(22789)
2-791(23197) 2-848(23984)
2-849(23988)(23990) 2-856(24096) 2-891(24603)
2-901(24733) 3-53(25496)(25497)
3-54(25507)(25508)(25515) 3-55(25529)
3-61(25599) 3-74(25768) 3-145(26751)
3-149(26823) 3-152(26862) 3-153(26890)
3-154(26899) 3-188(27390) 3-190(27419)
3-216(27792) 3-269(28547)

2-425(18056) 2-438(18244) 2-445(18342)
2-482(18869) 2-485(18905) 2-491(18991)
2-520(19416) 2-554(19884) 2-564(20021)
2-565(20050) 2-566(20057) 2-567(20081)
2-652(21272) 2-680(21638) 2-686(21737)
2-694(21860) 2-734(22406) 2-747(22577)
2-754(22687) 2-773(22910) 2-805(23399)
2-807(23427) 2-810(23472) 2-817(23568)
2-837(23833) 2-845(23939)
2-847(23966)(23968) 2-848(23974)(23975)(23977)
2-849(23994) 2-854(24060) 3-54(25508)
3-55(25529) 3-107(26223) 3-157(26964)
3-188(27390) 3-190(27420)(27430) 3-261(28423)
3-282(28715) 3-305(29041) 3-319(29224)
3-320(29241) 3-321(29244) 3-334(29417)
3-364(29827) 3-422(30568) 3-433(30718)
3-439(30817) 3-442(30853) 3-499(31663)
3-672(34010) 3-684(34177) 3-716(34554)
3-761(35154) 3-811(35813) 3-821(35920)
3-848(36260) 3-900(36970) 4-93(38417)
4-95(38454)(38455) 4-97(38488) 4-107(38638)
4-118(38804) 4-127(38905)
4-154(39314)(39315) 4-197(39932) 5-8(49029)
5-9(49039) 5-80(50091) 5-609(57310)
5-689(58555) 6-36(62203) 6-41(62275)
6-53(62465) 6-63(62618) 6-71(62750)
6-100(63149) 6-148(63775)(63777) 6-202(64524)
6-226(64850) 6-230(64919)(64920)(64924)
6-235(64981) 6-255(65219) 6-283(65578)
6-317(66015) 6-354(66556) 6-358(66603)
6-379(66875) 6-384(66943) 6-390(67032)
6-393(67089) 6-397(67140) 6-431(67541)
6-446(67723) 6-453(67809)
6-475(68050)(68051)(68052) 6-477(68084)
6-479(68117) 6-483(68168) 6-486(68213)
6-519(68676)
6-520(68684)(68686)(68687)(68688)(68690)(68691)
6-586(69556) 6-638(70301) 6-653(70514)
6-664(70684) 6-765(71991) 6-779(72169)
6-780(72178) 6-782(72200)(72201) 6-783(72217)
6-792(72316) 6-841(72919)(72922)(72923)
6-864(73231) 6-873(73359) 6-896(73689)
6-908(73869) 6-909(73878)
6-913(73937)(73938)(73939) 6-930(74158)
7-5(74777) 7-25(75071) 7-39(75275)
7-60(75535) 7-167(77099)(77100) 7-284(78737)
7-289(78818) 7-291(78846) 7-331(79424)
7-334(79473)(79476) 7-348(79713) 7-373(80068)
7-398(80390) 7-601(83216) 7-625(83596)
7-652(83993) 7-696(84547) 7-763(85478)
8-531(94455)(94460)(94461)
8-592(95302)(95303) 8-595(95358) 8-603(95477)
8-816(98380)

痔血 1-420(05923) 1-437(06145) 2-127(13993)
2-165(14548) 2-348(17043) 2-513(19312)
3-389(30158) 3-449(30957) 3-476(31317)
3-477(31338)(31349) 3-478(31363) 3-523(31999)
3-849(36281) 6-849(73023)

滞下 3-671(33995) 7-74(75747)

中半夏毒 2-863(24173)

中草乌毒 2-863(24173)

中毒
1-66(00978) 1-190(02645) 1-200(02771)
1-461(06487) 1-591(07966) 2-599(20525)
3-622(33334) 3-623(33337) 3-696(34315)
4-105(38602) 4-132(38985) 4-798(48380)
5-45(49549) 5-54(49680) 5-592(57064)
5-593(57079) 5-814(60407) 6-94(63076)
6-158(63903) 6-165(64029) 6-217(64713)
6-425(67474) 6-459(67881) 6-507(68498)
6-613(69957) 6-903(73789) 7-246(78123)
7-248(78158) 7-454(81216) 7-546(82488)
7-759(85428)(85432)(85436)(85438) 7-782(85703)
8-300(91245) 8-465(93599) 8-488(93896)
8-588(95255) 8-589(95270) 8-590(95271)
8-691(96672)

中毒箭毒
2-598(20519) 3-444(30882) 4-284(41220)
4-458(43734) 4-819(48701) 7-475(81514)
7-515(82064)

中毒性黑皮病 8-90(88544)

中毒性红斑 3-395(30233) 3-416(30486)

中断肠草毒 7-168(77101)

中恶
1-93(01326) 1-120(01668) 1-176(02447)
1-457(06419) 1-581(07856) 1-613(08284)
1-722(09724) 1-862(11581) 1-867(11665)
2-39(12782) 2-110(13777)(13778) 2-113(13801)
2-115(13823) 2-118(13862) 2-132(14073)
2-143(14224) 2-233(15490)(15491) 2-273(16030)
2-281(16126) 2-293(16274) 2-349(17049)
2-398(17690) 2-409(17845) 2-413(17894)
2-517(19376) 2-599(20530) 3-94(26043)
3-510(31827) 3-557(32472) 3-622(33334)
3-623(33336)(33337) 3-626(33371)(33374) 3-649(33670)
3-696(34315) 3-761(35151) 3-774(35334)
3-908(37063) 4-217(40220) 4-294(41360)
4-317(41695) 4-331(41894) 4-360(42322)
4-439(43463) 4-495(44275) 4-497(44295)
4-724(47362) 4-826(48813) 5-97(50372)
5-149(51091)(51092)(51093) 5-391(54286)
5-488(55599) 5-508(55889)
5-576(56835)(56836) 6-155(63862) 6-156(63872)
6-364(66684) 6-458(67860) 6-467(67951)
6-603(69802)(69805) 6-612(69938)(69940) 6-863(73222)
6-903(73799) 7-92(76002) 7-178(77201)
7-213(77628) 8-6(87388)(87389)(87392)
8-7(87394)(87401) 8-9(87421) 8-13(87482)

5-814(60410) 6-129(63496) 6-332(66225)
6-354(66560) 6-390(67037) 6-712(71340)
6-759(71897) 6-761(71928) 6-762(71942)
6-921(74024) 7-101(76117) 7-253(78234)
7-293(78872) 7-300(78995) 7-347(79700)
7-373(80071)
中邪 7-288(78815)
中蟹毒 1-327(04558)
中鸦片毒 8-868(99016)
中芫花毒 4-51(37842)
中药毒
1-55(00796) 2-193(14908) 2-303(16435)
2-597(20488) 2-598(20513) 2-599(20520)
2-603(20602) 3-54(25516) 5-352(53817)
5-392(54290) 6-494(68311) 7-18(74971)
7-544(82458) 7-740(85159)
8-462(93538)(93540)
肿赤 1-46(00643)
肿毒
1-7(00105) 1-12(00163) 1-22(00306)
1-27(00384) 1-58(00843) 1-73(01068)
1-75(01101) 1-94(01338) 1-97(01371)
1-145(02018) 1-307(04291) 1-461(06480)
1-475(06686) 1-480(06757) 1-548(07488)
1-573(07756) 1-589(07944) 1-617(08332)
1-619(08366)(08370) 1-623(08430)(08435) 1-629(08515)
1-673(09115) 1-724(09745)
1-802(10760)(10761) 2-13(12426) 2-64(13133)
2-71(13211) 2-73(13244) 2-100(13651)
2-101(13664) 2-112(13788)
2-155(14380)(14380)
2-158(14425)(14425)(14428)(14428)(14430)(14431)
2-169(14598) 2-290(16233) 2-294(16293)
2-305(16464)(16465) 2-321(16686) 2-427(18081)
2-464(18617) 2-495(19059)(19060) 2-496(19070)
2-501(19138) 2-504(19185)(19186)(19189)
2-506(19212) 2-583(20280) 2-678(21607)
2-739(22462) 2-774(22935) 2-806(23410)
2-830(23722) 2-852(24039) 3-71(25723)
3-76(25814) 3-135(26612) 3-141(26697)
3-699(34343) 3-701(34361) 3-708(34470)
3-831(36039) 4-108(38654) 4-138(39060)
5-5(48975) 5-100(50424) 5-183(51503)
5-290(52977) 5-294(53026) 5-300(53121)
5-310(53246) 5-311(53260) 5-316(53340)
5-322(53435)(53438) 5-329(53540) 5-330(53547)
5-334(53606) 5-349(53780) 5-382(54159)
5-392(54305) 5-402(54420) 5-468(55324)
5-493(55680) 5-826(60590) 5-871(61211)
6-106(63224) 6-179(64217) 6-181(64258)
6-375(66819) 6-430(67537) 6-453(67803)
6-479(68112) 6-497(68356) 6-632(70215)
6-747(71738) 6-753(71820)
6-754(71836)(71838) 6-755(71846) 6-759(71906)
6-768(72030) 6-774(72117) 6-790(72292)
6-792(72310) 6-897(73712) 6-898(73726)
6-899(73738) 6-900(63752) 7-132(76577)
7-247(78145) 7-256(78277) 7-456(81256)
7-494(81781) 7-522(82155) 7-622(83559)
7-736(85087) 7-855(86734) 8-552(94747)
8-610(95559) 8-830(98557)
肿毒疮毒 1-660(08939)
肿瘤
2-528(19526) 8-58(88125) 8-483(93836)
8-568(94984)
肿痛
1-311(04341) 5-472(55371) 6-398(67159)
6-754(71830) 8-589(95260)
肿胀 6-670(70760) 6-761(71940)
重舌
1-6(00087)(00092) 1-20(00284) 1-374(05239)
1-628(08496) 1-884(11909)
2-85(13404)(13407) 2-191(14875) 2-244(15629)
2-247(15667) 2-249(15694) 2-363(17246)
2-388(17557) 2-394(17637) 2-624(20854)
2-652(21264) 3-156(26949) 3-173(27191)
3-208(27689) 3-233(27995) 3-473(31278)
3-503(31720)(31733) 3-566(32570) 3-567(32586)
3-582(32779) 3-672(34009) 3-845(36231)
3-864(36487) 4-116(38774) 4-117(38795)
4-385(42646) 4-483(44086) 5-22(49232)
5-32(49370) 5-299(53104) 5-322(53442)
5-434(54835) 5-434(54843) 5-446(55025)
5-610(57313) 5-765(59694) 5-863(61099)
5-883(61393) 6-88(62997) 6-204(64548)
6-442(67678) 6-498(68369) 6-774(72113)
6-863(73223) 6-870(73317) 6-897(73703)
6-933(74194) 7-297(78954) 7-351(79759)
7-523(82169) 7-618(83492)
7-658(84070)(84072) 7-754(85350) 8-40(87891)
8-80(88417) 8-164(89517) 8-385(92468)
8-387(92507) 8-388(92527) 8-396(92646)
重听 8-584(95193) 8-657(96190)(96195)
重症肌无力 8-231(90377) 8-286(91061)
周痹
2-490(18983) 2-717(22168) 3-35(25225)
3-121(26425) 4-775(48062) 5-301(53132)
5-663(58144) 7-252(78221) 7-454(81226)
8-907(99563)
周边部色素膜炎 3-330(29372)
诸风
5-709(58880) 5-711(58904) 6-188(64346)
7-455(81236) 7-458(81280) 7-554(82589)
诸风虚 8-808(98271)
诸色毒 1-751(10129)
竹木入肉 8-374(92314) 8-565(94948)

疰忤 2-30(12660)
疰夏
2-8(12354) 2-808(23440) 2-858(24117)
3-410(30403) 4-161(39417) 4-407(42989)
4-413(43084) 4-671(46706) 5-548(56468)
6-198(64469) 6-482(68157) 7-690(84460)
8-252(90662) 8-368(92218)
蛀筋痏 8-524(94343)
转胞
1-35(00472) 1-73(01072) 1-180(02505)
1-330(04607) 2-19(12507)(12514) 2-98(13612)
2-222(15330) 2-320(16664) 2-626(20883)
3-24(25085) 3-163(27039) 3-243(28152)
3-887(36792) 4-290(41308)
4-471(43927)(43928) 4-556(45099) 4-578(45385)
4-747(47661) 5-83(50129) 5-176(51397)
5-525(56127)(56129) 5-543(56395) 5-545(56421)
6-312(65941)(65950) 6-510(68539) 7-150(76852)
7-167(77093) 7-764(85491) 7-765(85492)
7-871(86987)(86990) 7-872(86993) 8-240(90486)
8-242(90515) 8-243(90535)(90536) 8-389(92529)
转筋
1-827(11101) 1-831(11146) 3-96(26072)
4-771(48000) 4-817(48672) 4-820(48713)
5-141(50999) 5-142(51000) 5-282(52856)
5-342(53710) 5-422(54681)
5-518(56018)(56019) 6-529(68809)
6-803(72445)(72446)(72447) 6-850(73044)
7-330(79417) 7-749(85277) 7-799(85921)
坠睛
4-594(45605) 5-577(56850) 6-228(64889)
7-234(77945) 8-305(91315) 8-313(91430)
8-353(91975) 8-360(92084)
坠胎血不下 8-812(98325)
浊证
1-403(05642) 1-498(06935) 2-724(22265)
3-257(28357) 3-332(29384) 3-390(30169)
3-496(31620) 6-85(62944) 6-505(68458)
6-625(70111) 6-767(72014) 6-954(74487)
7-20(75010) 7-59(75522) 7-170(77127)
7-255(78268) 7-540(82389) 8-406(92760)
8-448(93356)
着痹
1-645(08752) 1-746(10072) 1-797(10713)
1-872(11739) 2-22(12552) 2-121(13889)
3-146(26773) 4-79(38225)(38230) 5-645(57861)
5-800(60207) 6-209(64613) 6-439(67638)
6-491(68279) 6-493(68300) 6-665(70701)
6-776(72128) 6-956(74513) 7-212(77604)
7-221(77756) 7-224(77793) 7-750(85291)
8-180(89698) 8-749(97480) 8-905(99543)
髭发黄赤 2-6(12332)
子烦
1-240(03332) 1-268(03751) 2-401(17739)
2-733(22391) 3-275(28630)(28633) 3-340(29507)
3-348(29622) 3-428(30647) 3-447(30937)
3-489(31531) 3-660(33846)
3-735(34804)(34812)(34813)(34815)(34816)
3-736(34818)(34819)(34820)(34821)(34822) 3-739(34869)
3-741(34886) 3-750(35008)(35009) 3-751(35020)
3-828(36009) 4-158(39364)(39371) 4-171(39551)
4-172(39568) 4-174(39596)
4-179(39674)(39676) 4-254(40761)
4-328(41849)(41850) 4-621(45999) 5-256(52472)
5-257(52483)(52490)(52494) 5-259(52522)
5-535(56259) 5-646(57882) 6-294(65727)
6-587(69577) 6-691(71034) 6-693(71061)
6-700(71154) 7-23(75045) 7-279(78645)
7-591(83072) 7-644(83867) 7-698(84574)
7-856(86745) 8-309(91374)
子宫肌瘤
2-732(22371) 4-197(39943) 6-323(66066)
6-914(73949)
子宫颈癌 7-587(83018)
子宫颈炎 7-662(84125)
子宫久冷
2-517(19363) 4-147(39209) 6-424(67469)
子宫内膜炎 5-313(53303) 5-338(53654)
子宫内膜异位症 7-506(81962)
子宫脱垂
1-19(00264) 1-61(00902) 1-257(03575)
1-341(04778) 1-346(04880)
1-415(05849)(05850) 1-488(06850) 1-595(08015)
2-286(16201) 2-314(16583) 2-315(16592)
2-384(17509) 2-401(17725) 2-556(19918)
2-636(21039) 2-712(22106) 2-823(23645)
3-80(25857)(25859) 3-237(28060) 3-260(28406)
3-365(29833) 3-405(30351) 3-410(30410)
3-524(32013) 3-646(33642) 3-663(33885)
3-681(34139) 3-682(34155) 4-44(37736)
4-93(38427) 4-94(38441) 4-482(44076)
4-672(46716) 4-676(46745) 4-758(47822)
5-343(53720) 5-371(54036) 5-459(55201)
5-537(56292) 5-620(57480) 6-15(61942)
6-750(71780) 7-257(78301) 7-410(80579)
7-450(81159) 7-830(86346) 7-890(87253)
7-892(87304) 8-26(87702) 8-106(88775)
8-350(91924) 8-652(96103) 8-731(97227)
子狂 6-833(72818)(72819)
子痫 3-888(36808)
子淋
1-452(06339) 1-735(09924)(09925) 1-871(11721)
2-93(13521)(13531) 2-95(13561) 2-401(17739)
2-653(21280) 2-835(23803)(23809)(23811)(23813)
2-836(23825) 2-860(24129) 3-48(25405)
3-241(28126) 3-244(28163) 3-248(28214)
3-276(28650) 3-278(28671) 3-342(29526)
3-412(30425) 3-447(30928)(30929) 3-481(31415)

3-494(31602) 3-640(33552) 3-684(34179)
3-878(36674) 3-883(36726)(36729)(36730)
3-895(36912) 3-905(37035) 4-241(40571)
4-317(41698) 4-524(44653) 5-173(51366)
5-263(52586)(52595) 6-951(74444) 7-35(75227)
7-159(76977) 7-489(81698) 7-596(83142)
7-672(84246) 7-870(86966) 7-871(86977)
7-873(87027) 8-241(90493) 8-242(90516)
8-245(90576) 8-694(96714) 8-814(98352)

子满
3-22(25052) 4-50(37831) 5-235(52186)

子冒 2-575(20191)

子鸣
1-735(09921) 4-380(42584) 4-657(46509)
7-41(75291) 7-399(80403)

子疟 6-81(62892) 8-740(97358)

子气 1-616(08312)

子嗽
1-246(03407) 1-273(03824) 1-279(03900)
1-287(04018) 1-730(09842)
1-780(10496)(10497) 1-845(11347)
2-21(12533)(12534) 2-93(13536) 2-401(17739)
2-844(23912) 3-22(25055) 3-36(25235)
3-185(27352) 3-290(28836) 3-324(29284)
3-349(29628)(29634) 3-363(29812)
3-586(32827)(32839) 3-587(32840)(32845)(32847)
3-781(35418) 3-888(36805) 4-49(37815)
4-173(39586) 4-179(39674) 4-291(41315)
5-77(50039) 5-257(52491) 5-497(55732)
5-503(55823) 5-531(56198) 5-633(57693)
5-695(58663) 6-576(69403) 6-578(69435)
6-690(71009) 7-6(74799) 7-63(75596)
7-114(76313) 7-476(81533) 7-536(82338)
7-605(83288) 7-652(83994) 7-822(86244)
8-48(87999) 8-71(88302)
8-72(88304)(88312)(88318) 8-74(88336)
8-355(92011) 8-846(98768)

子啼
2-128(14011)(14012) 7-274(78557) 7-285(78758)

子痫
2-401(17739) 2-475(18763) 2-718(22180)
2-804(23387) 3-243(28151) 3-271(28578)
3-373(29963)(29964) 3-379(30034) 3-397(30248)
3-530(32098) 3-577(32718) 3-677(34081)
3-741(34884) 3-755(35075) 3-898(36952)
4-704(47103) 4-800(48399) 5-19(49193)
5-440(54918) 5-477(55441) 5-701(58753)
6-12(61892) 6-15(61936) 6-301(65823)
6-341(66369) 6-349(66488) 6-466(67945)
6-720(71438) 7-616(83458) 7-682(84370)
7-710(84738) 7-723(84902) 7-724(84927)
7-725(84936) 7-728(84970) 7-832(86369)
7-836(86432)

子悬
1-413(05819) 1-735(09922) 1-735(09923)
2-401(17739) 2-575(20191) 2-782(23040)
3-254(28317) 3-256(28347) 3-750(35008)
3-904(37026) 3-906(37047) 3-913(37120)
4-23(37453) 4-253(40744) 5-262(52569)
6-42(62295) 6-544(69028) 7-90(75982)
7-121(76409)(76413)(76414)(76415)(76416)(76418)
7-140(76718) 7-256(78290) 7-472(81479)
8-46(87969)(87971)(87973)(87975) 8-461(93524)
8-469(93663)

子眩
2-832(23751) 3-33(25200) 3-214(27770)
6-120(63393) 6-348(66480) 7-123(76450)
7-843(86539) 8-315(91450)

子瘖 1-648(08796) 6-581(69478)

子痈 5-663(58154)

子肿
1-525(07214) 1-526(07215) 1-736(09932)
1-784(10536)(10539)(10540) 1-875(11780)
1-877(11812)(11815) 2-9(12378)
2-10(12379)(12380) 2-219(15289) 2-307(16504)
2-472(18724) 2-704(22002) 2-802(23350)
2-817(23569) 2-836(23819)
3-36(25239)(25240) 3-40(25296)
3-119(26392)(26393) 3-144(26735) 3-241(28130)
3-254(28319) 3-328(29343) 3-329(29356)
3-350(29654) 3-367(29865) 3-410(30408)
3-413(30444) 3-828(36011) 3-890(36826)
3-898(36952) 3-904(37028) 3-905(37042)
4-50(37823) 4-304(41518) 4-328(41852)
4-329(41865) 4-349(42178) 4-380(42586)
4-802(48429) 5-82(50115)
5-177(51411)(51412) 5-235(52195) 5-464(55257)
5-620(57470) 5-651(57958)
5-781(59920)(59921) 5-783(59950) 5-804(60255)
6-43(62298) 6-48(62384) 6-133(63562)
6-478(68099) 6-547(69084) 6-819(72646)
7-117(76354) 7-118(76367) 7-194(77377)
7-288(78814) 7-489(81698) 7-490(81711)
7-517(82086) 7-519(82113) 7-534(82317)
7-584(82981) 7-735(85082) 7-862(86839)
7-863(86861) 7-871(86978) 7-873(87026)
8-46(87969) 8-93(88583) 8-694(96718)
8-695(96724)

紫斑
1-269(03768) 6-19(61993) 7-725(84939)

紫癜风
2-65(13142) 2-382(17483) 2-808(23446)
3-93(26019) 3-579(32748) 3-659(33836)
4-17(37376) 4-382(42606) 4-454(43683)
4-475(43978) 4-787(48228) 5-226(52063)
5-409(54507)(54508) 5-411(54527) 5-682(58462)

6-180(64235) 6-481(68137) 6-870(73308)
7-112(76276) 7-177(77198) 7-609(83349)
7-891(87285) 7-892(87287) 8-36(87836)
8-82(88436) 8-659(96218) 8-824(98499)

紫癜性色素性苔癣样皮炎
3-394(30217) 3-434(30733)

紫舌胀 1-310(04322)

紫云风 8-611(95568)

自汗
1-372(05220) 1-539(07378) 1-543(07430)
2-65(13144) 2-124(13936)(13941)(13942)(13946)
2-131(14063) 2-132(14066) 2-397(17677)
2-461(18561) 2-470(18693) 2-511(19272)
2-574(20179)(20181) 2-640(21088) 2-647(21187)
2-649(21214) 2-784(23066) 2-796(23257)
2-860(24125) 3-41(25299) 3-43(25335)
3-45(25367) 3-254(28320) 3-290(28824)
3-373(29967) 3-388(30152) 3-391(30182)
3-415(30477) 3-520(31944) 3-652(33712)
3-666(33926)(33927) 3-669(33962) 3-711(34492)
3-802(35702) 3-807(35747)(35748)(35751)
4-44(37740) 4-63(38012)
4-92(28408)(28409)(38406)(38411) 4-160(39412)
4-394(42787) 4-452(43654)
4-455(43698)(43699) 4-460(43770) 4-641(46285)
4-675(46729) 4-789(48252) 5-99(50396)
5-250(52391) 5-262(52562) 5-468(55315)
5-505(55845) 5-514(55970) 5-515(55980)
5-526(56140) 5-538(56314) 5-539(56326)
5-658(58067) 5-780(59909) 6-97(63113)
6-161(63951) 6-166(64040) 6-232(64951)
6-310(65925) 6-564(69281)(69283) 6-647(70441)
6-711(71323) 6-714(71363) 6-793(72326)
7-28(75124) 7-70(75689) 7-192(77356)
7-280(78671) 7-316(79199)
7-317(79222)(79223)(79227) 7-338(79547)
7-339(79550) 7-364(79949)(79950)
7-367(79997)(79998) 7-369(80011) 7-370(80027)
7-416(80658) 7-478(81554)(81557) 7-556(82625)
7-565(82741) 7-640(83821) 7-668(84198)
7-741(85171) 8-126(89026) 8-191(89843)
8-214(90147) 8-495(93975) 8-636(95899)
8-677(96490) 8-688(96629)(96630) 8-695(96719)

走哺 5-654(58011)

走黄 1-158(02198)

走马牙疳
1-19(00277) 1-42(00573) 1-63(00932)
1-252(03509)(03510)(03514) 1-253(03515)
1-278(03885) 1-321(04468) 1-324(04509)
1-333(04661) 1-341(04781) 1-352(04968)
1-379(05317) 1-398(05577) 1-418(05883)
1-725(09758) 1-727(09782) 1-744(10037)
1-794(10672) 2-16(12466) 2-82(13372)
2-91(13486)(13487) 2-143(14215) 2-154(14364)
2-227(15402) 2-248(15680) 2-460(18552)
2-461(18558) 2-555(19897) 2-568(20083)
2-571(20138) 2-583(20292) 2-687(21753)
2-702(21970) 2-708(22072)
2-734(22401)(22402) 2-759(22752) 2-810(23475)
2-847(23962) 2-856(24093) 2-900(24722)
3-72(25737) 3-148(26797) 3-154(26909)
3-155(26916) 3-176(27242) 3-177(27244)
3-428(30645) 3-430(30672) 3-559(32489)
3-582(32782) 3-694(34285)
3-861(36445)(36447) 4-43(37717) 4-103(38572)
4-114(38754) 4-144(39151) 4-280(41150)
4-281(41165)(41169) 4-286(41249)(41251) 4-300(41462)
4-308(41566) 4-406(42964) 4-414(43095)
4-715(47251) 5-2(48937) 5-13(49104)
5-15(49128) 5-16(49144)(49145) 5-17(49172)
5-25(49283) 5-92(50291)
5-93(50295)(50297) 5-280(52829) 5-299(53106)
5-300(53118) 5-333(53589)(53590)(53591)
5-479(55478) 5-599(57151) 5-667(58215)
5-728(59155) 5-821(60509) 5-826(60588)
5-828(60601) 6-3(61757)(61758)(61759)
6-186(64309) 6-213(64669) 6-365(66686)
6-609(69891) 6-628(70159) 6-742(71667)
6-756(71861) 6-805(72468)
6-859(73165)(73171) 6-896(73688) 6-898(73725)
6-906(73841) 6-907(73846) 6-957(74530)
7-19(74991) 7-32(75185) 7-64(75611)
7-181(77238) 7-201(77448) 7-211(77599)
7-430(80851) 7-457(81267) 7-479(81572)
7-612(83404) 7-618(83487) 7-641(83832)
7-649(83950) 7-660(84087) 7-661(84105)
7-675(84294) 7-738(85127) 7-753(85337)
7-757(85392)(85396)(85404) 8-18(87568)
8-27(87705)(87714) 8-28(87724) 8-56(88105)
8-139(89188) 8-140(89206) 8-320(91523)
8-440(93254) 8-510(94150)(94152) 8-559(94860)
8-592(95309) 8-654(96136) 8-661(96259)
8-789(98041) 8-833(98599)
8-834(98617)(98618)(98627)
8-888(99295)(99296) 8-890(99327)(99331) 8-894(99402)

走注
1-495(06923) 2-238(15552) 2-346(17013)
5-906(61691)(61692)

足疔 1-770(10379)

足发背
1-883(11907) 2-264(15910) 6-198(64479)

足跟发 2-61(13078)

足跟溃疡 5-907(61707) 6-884(73504)

足跟痛 5-908(61718)

足汗 5-99(50405)

足胫痛 2-51(12942) 5-155(51171)

养生方剂索引

（说明：索引条目按顺序依次为养生功效、分册数、分册页码、方名序号）

A

安胎
1-697（09398） 2-408（17842） 2-411（17880）
5-367（53984） 6-753（71817）

B

保胎
1-186（02590） 3-785（35495）
辟谷
1-740（09977） 6-98（63128） 7-428（80834）
8-516（94256） 8-519（94292）（94293）
避秽
8-516（94250） 8-517（94260）（94261）（94263）
8-520（94297）
避热 8-586（95218）
避暑 8-517（94266）
避孕 3-578（32733）
补益方
1-28（00387） 1-53（00746） 1-112（01552）
1-121（01675） 1-432（06081） 1-530（07266）
1-605（08175） 1-652（08859） 1-655（08892）
1-685（09249） 1-740（09976） 1-742（09993）
1-772（10394）（10395） 1-773（10410） 1-780（10499）
1-796（10711） 1-807（10807） 1-825（11078）
1-846（11356） 1-848（11390） 1-889（11978）
1-906（12219）（12222） 2-1（12250）
2-15（12449）（12454） 2-56（13021）
2-57（13027）（13028） 2-60（13072） 2-67（13175）
2-87（13429） 2-106（13729） 2-120（13884）
2-121（13894）（13895） 2-140（14189） 2-160（14461）
2-180（14743） 2-228（15423）
2-229（15436）（15440） 2-270（15991） 2-282（16141）
2-284（16167） 2-325（16736） 2-326（16756）
2-327（16764） 2-328（16779）
2-330（16793）（16800） 2-331（16805）（16810） 2-348（17034）
2-349（17051） 2-389（17576）（17578）（17580）
2-394（17647） 2-403（17757） 2-449（18400）
2-469（18684） 2-473（18729） 2-477（18804）
2-478（18807） 2-487（18937）
2-489（18970）（18971） 2-493（19023） 2-505（19201）
2-507（19231） 2-510（19264）
2-532（19582）（19584）（19585）
2-538（19660） 2-558（19952） 2-560（19968）
2-586（20319）（20322） 2-593（20430） 2-637（21059）
2-638（21060）（21065） 2-640（21084） 2-658（21356）
2-660（21398） 2-661（21411） 2-664（21459）
2-676（21586） 2-680（21641） 2-703（21987）
2-726（22293） 2-752（22665） 2-759（22748）
2-760（22759） 2-761（22783） 2-769（22848）
2-772（22902）（22903）（22904） 2-781（23020）
2-807（23435） 2-808（23436） 2-812（23499）
2-813（23510） 2-814（23539） 2-818（23585）
2-821（23622） 2-826（23680） 2-876（24372）
2-882（24461） 2-894（24641） 3-41（25307）
3-65（25651）（25652） 3-123（26449） 3-162（27032）
3-172（27178）（27180） 3-237（28055） 3-284（28745）
3-284（28746） 3-285（28755） 3-338（29467）
3-364（29825） 3-365（29840） 3-403（30324）
3-446（30912） 3-466（31179） 3-496（31619）
3-499（31669） 3-553（32421） 3-589（32883）
3-630（33416） 3-642（33580） 3-695（34300）
3-701（34373） 3-702（34382） 3-717（34569）
3-718（34586） 3-730（34739） 3-757（35100）
3-793（35583） 3-834（36077） 3-838（36139）
3-848（36254） 3-869（36553） 3-870（36565）
3-909（37082） 4-12（37293） 4-23（37455）
4-204（40023） 4-211（40124） 4-253（40739）
4-338（42007） 4-444（43533）
4-473（43951）（43952） 4-474（43959） 4-475（43972）
4-518（44580） 4-551（45034） 4-571（45289）
4-576（45359） 4-578（45378） 4-638（46242）
4-658（46512）（46522） 4-659（46529）（46533） 4-661（46555）
4-665（46620） 4-668（46656） 4-670（46690）
4-682（46812） 4-686（46869）（46874） 4-689（46906）
4-692（46943） 4-694（46968） 4-703（47087）
4-716（47256） 4-770（47989） 4-786（48221）
5-332（53573） 5-429（54767）
5-552（56521）（56526） 6-3（61762）
6-4（61774） 6-7（61806） 6-33（62154）
6-253（65186） 6-278（65527）
6-283（65579）（65582）（65584） 6-284（65601）
6-285（65608） 6-290（65672）
6-294（65723）（65730） 6-295（65733） 6-310（65923）

6-311(65939) 6-366(66699)(66700) 6-408(67302)
6-418(67405) 6-601(69776) 6-734(71582)
6-764(71984) 6-766(72010) 6-774(72107)
6-815(72603) 7-214(77643) 7-222(77766)
7-226(77818) 7-229(77860)(77861)(77862)(77868)
7-230(77879) 7-301(79011) 7-433(80892)
7-453(81202) 7-457(81271)
7-521(82135)(82137) 7-525(82198) 7-564(82728)
7-642(83848) 7-762(85459)(85460) 7-848(86614)
7-880(87114) 7-888(87232) 7-892(87303)
8-24(87671) 8-408(92809) 8-511(94166)
8-557(94840) 8-634(95882)
8-718(97035)(97036) 8-761(97659) 8-797(98126)
8-809(98276)(98277)(98278) 8-870(99057)

C

催生
3-611(33175) 5-276(52764) 5-387(54224)
6-114(63328)(63723) 6-322(66056) 8-136(89143)

G

固齿
1-345(04856) 2-45(12864) 2-71(13207)
2-264(15904) 2-360(17203) 2-361(17212)
2-405(17781)(17782)(17783)(17784) 2-530(19549)
2-651(21249) 2-676(21584) 2-821(23625)
3-624(33350) 3-798(35653) 4-570(45285)
4-614(45905)(45907) 4-615(45911)(45914)(45915)(45917)
4-796(48357) 5-6(48991)(48993) 5-112(50601)
5-209(51876)(51877)(51878)(51879)
5-210(51880)(51881)(51882)(51883) 5-223(52038)
5-224(52040)(52041)(52044)(52045)(52046)(52047)
5-227(52072) 5-366(53981)
5-512(55940)(55941) 5-513(55950)
5-668(58229)(58230) 6-1(61730) 6-118(63374)
6-318(66020) 6-349(66492) 6-456(67837)
7-114(76306) 7-456(81258) 7-880(87124)
8-28(87735) 8-405(92758) 8-785(97975)
8-786(97983)(97984)(97985)(97986)(97987)(97988)(97990)(97991)
8-787(97996)(98001)(98003)(98004)(98005)

J

坚齿牢牙 1-153(02139)
洁齿 5-591(57052) 8-359(92072)
戒烟
1-109(01526) 2-71(13218) 5-81(50110)
5-226(52067) 5-569(56743)

M

美容
1-761(10251) 2-118(13856) 2-564(20028)
2-565(20041) 2-575(20186)(20187)(20188)
3-99(26101) 3-285(28755) 3-345(29580)
3-373(29961) 4-803(48452) 4-832(48903)
5-570(56759) 5-677(58389) 5-690(58571)
5-724(59106) 5-725(59111) 5-861(61073)
5-862(61075)(61077)(61079)(61080)(61082)(61083)(61084)
6-5(61782)(61787) 6-6(61789) 6-55(62493)
6-135(63596) 6-225(64847)
6-227(64869)(64870)(64871) 6-292(65695)
6-424(67464) 6-456(67839) 6-665(70697)
6-758(71896) 6-962(74600) 7-41(75300)
7-497(81831) 7-499(81849) 7-522(82157)
7-790(85812) 8-248(90614) 8-714(96990)

明目
1-180(02496) 1-650(08816) 2-71(13207)
2-95(13556) 2-399(17709) 2-436(18205)
2-720(22209) 2-769(22848) 2-877(24389)
3-455(31003) 3-843(36201) 4-249(40688)
4-250(40693) 4-260(40838) 4-362(42350)
4-647(46360) 4-648(46382)(46383) 4-701(47061)
5-17(49171) 5-190(51608)(51612)
5-191(51614)(51615)(51629) 5-193(51645)
5-195(51675)(51679)
5-197(51701)(51703)(51704) 5-403(54428)
5-661(58125) 5-663(58147) 5-724(59104)
6-217(64717) 6-224(64825) 6-424(67464)
6-426(67492) 6-631(70200) 6-702(71183)
7-114(76301) 7-229(77863) 7-230(77876)
7-232(77913) 7-237(77984) 7-648(83923)
7-825(86284) 7-849(86625) 8-393(92603)

S

生发
2-869(24262) 3-49(25437) 4-782(48175)
5-17(49170)(49171) 5-56(49714) 5-640(57801)
5-646(57886)(57887) 5-673(58311) 6-322(66064)
6-639(70314)(70316) 6-961(74583) 7-113(76298)
8-384(92464) 8-711(96952)
生肌方 6-62(62601)(62604)

T

退乳 6-890(73600)

W

乌发 3-793(35580)

X

香发 6-322(66064)
香身
1-385(05392) 3-591(32907) 6-35(62184)
6-800(72409) 6-802(72431) 8-499(94026)
8-499(94027)(94028)(94029)
8-500(94030)(94031)(94032) 8-661(96253)

Y

延年
1-37(00506) 1-48(00676) 1-66(00971)

古今度量衡对照表

重量

年　代	朝　代	1斤/市两	1两/市两	1两/克
公元前1066—前221年	周	7.32	0.46	14.18
公元前221—前206年	秦	8.26	0.52	16.13
公元前206—23年	西汉			
25—220年	东汉	7.13	0.45	13.92
220—265年	魏			
265—420年	晋			
420—589年	南朝 刘宋 南齐 梁 陈	10.69 7.13 7.13	0.67 0.45 0.45	20.88 13.92 13.92
386—581年	北朝 北魏 北齐 北周	7.13 14.25 8.02	0.45 0.89 0.50	13.92 27.83 15.66
581—618年	隋 （开皇） （大业）	21.38 7.13	1.34 0.45	41.76 13.92
618—907年	唐	19.10	1.19	37.30
907—960年	五代			
960—1279年	宋			
1279—1368年	元			
1368—1644年	明			
1664—1911年	清			

古代斤、两之间多为十六进制，即1斤=16两。

容量

年 代	朝 代	1升/市升	1升/毫升
公元前1066—前221年	周	0.1937	193.7
公元前221—前206年	秦	0.3425	342.5
公元前206—23年	西汉		
25—220年	东汉	0.1981	198.1
220—265年	魏	0.2023	202.3
265—420年	晋		
420—589年	南朝 刘宋 南朝 南齐 南朝 梁 南朝 陈	 0.2972 0.1981 0.1981	 297.2 198.1 198.1
386—581年	北朝 北魏 北朝 北齐 北朝 北周	0.3963 0.3963 0.2105	396.3 396.3 210.5
581—618年	隋 （开皇） （大业）	 0.5944 0.1981	 594.4 198.1
618—907年	唐	0.5944	594.4
907—960年	五代		
960—1279年	宋	0.6641	664.1
1279—1368年	元	0.9488	948.8
1368—1644年	明	1.0737	1073.7
1664—1911年	清	1.0355	1035.5

尺度

<table>
<tr><th>年代</th><th>朝代</th><th>1尺/市尺</th><th>1尺/厘米</th></tr>
<tr><td>公元前1066—前221年</td><td>周</td><td>0.5973</td><td>19.91</td></tr>
<tr><td>公元前221—前206年</td><td>秦</td><td rowspan="2">0.8295</td><td rowspan="2">27.65</td></tr>
<tr><td>公元前206—23年</td><td>西汉</td></tr>
<tr><td>25—220年</td><td>东汉</td><td>0.6912</td><td>23.04</td></tr>
<tr><td>220—265年</td><td>魏、西晋</td><td>0.7236</td><td>24.12</td></tr>
<tr><td>265—420年</td><td>东晋</td><td>0.7335</td><td>24.45</td></tr>
<tr><td>420—589年</td><td>南朝 刘宋
南齐
梁
陈</td><td>0.7353</td><td>24.51</td></tr>
<tr><td>386—581年</td><td>北朝 北魏
北齐
北周</td><td>0.8853
0.8991
0.7353</td><td>29.51
29.97
24.51</td></tr>
<tr><td>581—618年</td><td>隋
（开皇）
（大业）</td><td>0.8853
0.7065</td><td>29.51
23.55</td></tr>
<tr><td>618—907年</td><td>唐</td><td rowspan="2">0.9330</td><td rowspan="2">31.10</td></tr>
<tr><td>907—960年</td><td>五代</td></tr>
<tr><td>960—1279年</td><td>宋</td><td rowspan="2">0.9216</td><td rowspan="2">30.72</td></tr>
<tr><td>1279—1368年</td><td>元</td></tr>
<tr><td>1368—1644年</td><td>明</td><td>0.9330</td><td>31.10</td></tr>
<tr><td>1644—1911年</td><td>清</td><td>0.9600</td><td>32.00</td></tr>
</table>

特殊计量

单　位	涵　义	折　算
方寸匕	量器，古尺1平方寸。形如刀匕	容量约2.7毫升，重量约：金石药2克，草本药1克
钱匕	计量单位。即汉代五铢钱。抄取药物不落为度	为方寸匕的6/10～7/10
钱五匕	同上。但仅将药末盖住钱上的“五”字	为1钱匕的1/4
刀圭	量器。形如刀头的圭角。端尖，中低	约一方寸匕的1/10
字	计量单位。即古铜钱“开元通宝”之四个铸字。计量时以药末填没一字	
铢	重量单位	汉代为100粒黍米的重量，24铢为1两。晋代为10粒黍米的重量，6铢为1分，4分为1两

参考书目

书名	本书简称	作者	成书年代
黄帝内经素问	素问		约B.C.221
黄帝内经灵枢经	灵枢		约B.C.221
伤寒论		张仲景	约206
金匮玉函经	玉函	张仲景	约206
金匮要略	金匮	张仲景	约206
肘后救卒方	肘后方	葛　洪	363
刘涓子鬼遗方	鬼遗	刘涓子	499
备急千金要方	千金	孙思邈	650
千金翼方	千金翼	孙思邈	680
外台秘要	外台	王　焘	752
元和纪用经		王　冰	762
仙授理伤续断方	理伤续断方	蔺道人	841
经效产宝并续集	产宝	昝　殷	847
师巫颅囟经	颅囟经	师　巫	907
医心方		丹波康赖	984
太平圣惠方	圣惠	王怀隐	992
博济方	博济	王　衮	1047
简要济众方	简要济众	周　应	1051
苏沈良方		沈括、苏轼	1075
神巧万全方	神巧万全	刘元宾	1076
养老奉亲书	养老奉亲	陈　直	1078
脚气治法总要	脚气治法	董　汲	1078
太平惠民和剂局方	局方	太医局	1078
传家秘宝脉证口诀并方	传家秘宝	孙用和	1085
史载之方		史　堪	1085
经史证类备急本草	证类本草	唐慎微	1086
伤寒微旨论	伤寒微旨	韩祇和	1086
小儿斑疹备急方论	斑疹备急	董　汲	1093
万全护命方	护命	杨子建	1098
伤寒总病论		庞安时	1100
类证活人书	活人书	朱　肱	1108
本草衍义		寇宗奭	1116
圣济总录		赵　佶	1111
全生指迷方		王　贶	1119
阎氏小儿方论	阎氏小儿方	阎孝忠	1119
小儿药证直诀		钱　乙	1119

书名	本书简称	作者	成书年代
华氏中藏经	中藏经	华佗（宋代医家伪托）	1127
产育宝庆集	产育宝庆	郭稽中	1131
幼幼新书		刘　昉	1132
鸡峰普济方	鸡峰	张　锐	1133
注解伤寒论		成无己	1144
普济本事方	本事	许叔微	1145
本事方续集	续本事	许叔微	1150
小儿卫生总微论方	卫生总微	佚　名	1156
伤寒明理论		成无己	1156
孙真人海上方		（题）孙思邈	1165
产宝诸方		佚　名	1166
洪氏集验方		洪　遵	1170
卫济宝书			1170
黄帝素问宣明论方	宣明论	刘完素	1172
三因极一病证方论	三因	陈　言	1174
杨氏家藏方		杨　倓	1178
传信适用方		吴彦夔	1180
卫生家宝方	卫生家宝	朱端章	1184
伤寒直格	直格	刘完素	1186
伤寒标本心法类萃	伤寒标本	刘完素	1186
素问病机气宜保命集	保命集	刘完素	1186
三消论		刘完素	1186
医学启源		张元素	1186
洁古家珍		张元素	1186
易简方	易简	王　硕	1191
近时十便良方	十便良方	郭　坦	1195
集验背疽方		李　迅	1196
是斋百一选方	百一	王　璆	1196
医　说		张　杲	1224
备急灸法		闻人耆年	1226
魏氏家藏方		魏　岘	1227
儒门事亲		张从正	1228
内外伤辨惑论	内外伤辨	李　杲	1231
阴证略例		王好古	1236
妇人大全良方	妇人良方	陈自明	1237
续易简方论	续易简	施　发	1243
洗冤录集证		宋　慈	1247
脾胃论		李　杲	1249
兰室秘藏		李　杲	1251
活法机要		李　杲	1251
医学发明		李　杲	1251
济生方		严用和	1253
陈氏小儿病源方论	小儿病源	陈文中	1254
陈氏小儿痘疹方论	小儿痘疹	陈文中	1254
仁斋直指方论	直指	杨士瀛	1264
仁斋直指小儿方论	直指小儿	杨士瀛	1264
女科万金方		薛古愚	1265

书名	本书简称	作者	成书年代
类编朱氏集验医方	朱氏集验方	朱　佐	1265
东垣试效方	试效方	李　杲	1266
御药院方		许国祯	1267
管见大全良方	管见良方	陈自明	1270
走马急疳真方	走马疳急方	滕伯祥	1275
岭南卫生方		李　璆、张致远、释继洪	1279
内经拾遗方论	内经拾遗	骆龙吉	1279
卫生宝鉴		罗天益	1281
医垒元戎	元戎	王好古	1291
活幼口议		曾世荣	1294
寿亲养老新书	寿亲养老	陈直撰，邹铉增补	1307
云岐子注脉并方		张　璧	1308
云岐子保命集论类要	云岐子保命集	张　璧	1308
杂类名方		杜思敬	1308
此事难知		王好古	1308
济生拔萃		杜思敬	1315
保婴集		佚　名	1315
心印绀珠	绀珠	罗知悌	1325
瑞竹堂经验方	瑞竹堂方	沙图穆苏	1326
饮膳正要		忽思慧	1330
永类钤方		李仲南	1331
外科精义		齐德之	1335
世医得效方	得效	危亦林	1337
伤寒图歌活人指掌		吴　恕	1337
类编南北经验医方大成	南北经验方	孙允贤	1343
丹溪心法		朱震亨	1347
局方发挥		朱震亨	1347
格致余论		朱震亨	1347
劳症十药神书	十药神书	葛乾孙	1348
脉因症治		朱震亨	1358
麻疹全书		滑　寿	1364
医经溯洄集	溯洄集	王　履	1368
原机启微		倪惟德	1370
仙传外科集验方	外科集验方	杨清叟	1378
医学纲目		楼　英	1389
普济方		朱　橚	1390
袖珍方		李　恒	1391
玉机微义		刘　纯	1396
新刊京本活人心法	臞仙活人心方	朱　权	1398
袖珍小儿方	袖珍小儿	徐用宣	1403
永乐大典医药集		解　缙	1408
金镜内台方议	内台方议	许　宏	1422
卫生易简方		胡　滢	1423
伤寒全生集		陶　华	1445
痈疽神验秘方	痈疽验方	陶　华	1445
伤寒六书		陶　华	1445
医方类聚		金礼蒙	1445

书名	本书简称	作者	成书年代
奇效良方		董　宿	1470
松崖医径		程　介	1484
丹溪纂要		卢　和	1484
外科集验方		周文采	1498
明医杂著		王　纶	1502
婴童百问		鲁伯嗣	1506
医学正传		虞　抟	1515
万氏家抄济世良方	万氏家抄方	万　表	1520
韩氏医通		韩　懋	1522
跌损妙方		异远真人	1523
外科心法		薛　己	1528
口齿类要		薛　己	1528
外科发挥		薛　己	1528
外科经验方		薛　己	1528
正体类要		薛　己	1528
痘治理辨		汪　机	1531
外科理例		汪　机	1531
幼科类萃		王　銮	1534
医学统旨		叶文龄	1534
扶寿精方		吴　旻	1534
丹溪心法附余		方　广	1536
活人心统		吴　球	1537
医学原理		汪　机	1539
丹溪治法心要		朱震亨	1543
怪证奇方		李　楼	1544
内科摘要		薛　己	1545
外科枢要		薛　己	1545
校注妇人良方		陈自明	1547
女科撮要		薛　己	1548
痘疹世医心法	痘疹心法	万　全	1549
名医类案		江　瓘	1549
万氏家传广嗣纪要	广嗣纪要	万　全	1549
体仁汇编		彭用光	1549
解围元薮		沈之问	1550
摄生众妙方		张时彻	1550
急救良方		张时彻	1550
疠疡机要		薛　己	1554
保婴撮要		薛　己	1555
古今医统大全	古今医统	徐春甫	1556
陈素庵妇科补解		陈素庵	1522
银海精微		孙思邈（明代医家伪托）	1566
医便		王三才	1569
疮疡经验全书		窦汉卿	1569
慎斋遗书		周慎斋	1573
医学入门		李　梴	1575
本草纲目		李时珍	1578
万氏秘传外科心法		万　全	1579

书名	本书简称	作者	成书年代
万氏家传育婴秘诀	育婴家秘	万　全	1579
万氏家传片玉痘疹	片玉痘疹	万　全	1579
万氏家传保命歌括	保命歌括	万　全	1579
万氏家传片玉心书	片玉心书	万　全	1579
万氏家传点点经	点点经	万　全	1579
伤寒摘锦		万　全	1579
养生四要		万　全	1579
万氏家传幼科发挥	幼科发挥	万　全	1579
万氏家传幼科指南心法	幼科指南	万　全	1579
痘疹金镜录	痘疹金镜	翁仲仁	1579
种杏仙方	种杏	龚廷贤	1581
医旨绪余	医旨	孙一奎	1584
医方考		吴　琨	1584
赤水玄珠全集	赤水玄珠	孙一奎	1584
医学六要		张三锡	1585
仁术便览		张　浩	1585
万病回春	回春	龚廷贤	1587
伤寒论条辨	伤寒条辨	方有执	1589
古今医鉴		龚　信	1577
遵生八笺		高　濂	1591
应急良方		佚　名	1592
鲁府禁方		龚廷贤	1594
慈幼心传		朱惠明	1594
痘疹传心录		朱惠明	1594
增补内经拾遗方论	增补内经拾遗	骆龙吉	1599
证治准绳·杂病	准绳·杂病	王肯堂	1602
证治准绳·类方	准绳·类方	王肯堂	1602
证治准绳·伤寒	准绳·伤寒	王肯堂	1604
外科启玄		申斗垣	1604
证治准绳·幼科	准绳·幼科	王肯堂	1607
证治准绳·女科	准绳·女科	王肯堂	1607
疹科正传		吕　坤	1608
证治准绳·疡科	准绳·疡医	王肯堂	1608
瘴疟指南		郑全望	1609
墨宝斋集验方		郑　泽	1609
杏苑生春	杏苑	芮　经	1610
东医宝鉴		许　浚	1610
宋氏女科秘书	宋氏女科	宋林皋	1612
痘疹要诀		吴东圆	1613
寿世保元		龚廷贤	1615
奇效医述		聂尚恒	1616
活幼心法大全	活幼心法	聂尚恒	1616
明刊穷乡便方	穷乡便方	佚　名	1617
医贯		赵养葵	1617
外科正宗		陈实功	1617
疡科选粹		陈文治	1618
外科百效全书	外科百效	龚居中	1618

书名	本书简称	作者	成书年代
幼科百效全书	幼科百效	龚居中	1618
菉竹堂集验方	菉竹堂方	姚太傅	1619
摘星楼治痘全书	治痘全书	朱一麟	1619
济阴纲目		武之望	1620
先醒斋医学广笔记	广笔记	缪希雍	1622
明医指掌		皇甫中	1622
婴童类萃		王大纶	1622
伤暑全书		张凤逵	1623
本草汇言		倪朱谟	1624
景岳全书		张介宾	1624
济阳纲目		武之望	1626
简明医彀		孙志宏	1629
痘科类编释义	痘科类编	翟　良	1630
伤寒六书纂要辨疑		童养学	1632
霉疮秘录		陈司成	1632
虺后方		俞　政	1634
妙一斋医学正印种子编	医学正印	岳甫嘉	1635
丹台玉案	玉案	孙文胤	1636
慎柔五书		胡慎柔	1636
医宗必读		李中梓	1637
摄生秘剖		洪　基	1638
祖剂		施沛然	1640
幼科折衷		秦景明	1641
症因脉治		秦景明	1641
幼科金针		秦景明	1641
温疫论		吴有性	1642
秘传眼科七十二症全书	眼科全书	袁学渊	1644
理虚元鉴		汪绮石	1644
痎疟论疏		卢之颐	1644
痘疹仁端录		徐　谦	1644
一草亭目科全书	一草亭	郑　苑	1644
慈幼新书		程云鹏	1644
审视瑶函		傅仁宇	1644
上池杂说		冯元成	1644
尚论张仲景伤寒论重编397法	尚论篇	喻　昌	1648
伤寒括要		李中梓	1649
医灯续焰		王绍隆	1650
证治宝鉴		潘　楫	1652
病机沙篆		李中梓	1655
医学入门万病衡要	衡要	洪中立	1655
秘方集验		王梦兰	1657
医门法律	法律	喻　昌	1658
救偏琐言		费启泰	1659
医学启蒙		翟　良	1659
诚书		谈金章	1661
医衡		沈时誉	1661
伤寒缵论		张　璐	1662

书名	本书简称	作者	成书年代
侣山堂类辨		张隐庵	1663
医宗说约		蒋示吉	1663
外科大成		祁　坤	1665
伤寒绪论		张　璐	1667
伤寒来苏集		柯　琴	1669
医家心法		高鼓峰	1670
伤寒论后条辨		程郊倩	1670
金匮要略论注		徐　彬	1671
伤寒论翼		柯　琴	1674
伤寒附翼		柯　琴	1674
三朝名医方论		骆龙吉	1675
明医诸风疠疡全书指掌	疠疡全书	释传杰	1675
尤氏喉科秘书		尤　乘	1675
古今名医方论		罗　美	1675
痧胀玉衡		郭志邃	1675
广温疫论		戴天章	1675
何氏济生论		何　镇	1676
医林绳墨大全		方　隅	1677
伤寒辨证		陈尧道	1678
温热暑疫全书		周杨俊	1679
伤寒辨注		汪　琥	1680
医方集解		汪　昂	1682
傅青主女科		傅　山	1684
胎产全书		单养贤	1684
傅青主男女科合编	傅青主男女科	傅　山	1684
痧证全书		王　凯	1686
胎产指南		单南山	1686
证治汇补		李用粹	1687
辨证录		陈士铎	1687
石室秘录		陈士铎	1687
伤寒论三注		周扬俊	1689
郑氏家传女科万金方		郑元良	1689
沈注金匮要略		沈明宗	1692
易简方论		程履新	1693
洞天奥旨		陈士铎	1694
冯氏锦囊秘录	冯氏锦囊	冯兆张	1694
张氏医通		张　璐	1695
本经逢原		张　璐	1695
痘疹正宗		宋麟祥	1695
幼科铁镜		夏　鼎	1695
李氏医鉴		李文来	1696
嵩崖尊生全书	嵩崖尊生	景日昣	1696
证治大还		陈　治	1697
救产全书		谢文详	1697
千金方衍义		张　璐	1698
医学真传		高世栻	1699
医学传灯		陈　岐	1700

书名	本书简称	作者	成书年代
眼科秘诀		王覆方	1701
眼科阐微		马云从	1701
重订通俗伤寒论		俞根初	1701
医宗承启		吴人驹	1702
西塘感证		董废翁	1706
伤寒溯源集		钱　潢	1707
幼科指掌		叶其蓁	1708
幼科证治大全		下津寿泉	1709
良朋汇集		孙　伟	1711
伤寒大白		秦之桢	1714
达生篇		亟斋居士	1715
顾松园医镜		顾松园	1718
奇方类编		吴世昌	1719
胎产秘书		钱　氏	1722
女科指掌		叶其蓁	1724
年氏集验良方		年希尧	1724
古今图书集成·医部全录	医部全录	蒋廷锡	1726
幼科直言		孟介石	1726
古方集解		徐大椿	1727
产宝		倪枝维	1728
灵验良方汇编		田间来	1729
金匮要略心典		尤　怡	1729
胎产心法		阎纯玺	1730
村居救急方		魏东澜	1730
痘学传真		叶大椿	1732
医学心悟		程国彭	1732
绛雪园古方选注	古方选注	王晋三	1732
外科十法		程国彭	1733
惠直堂经验方	惠直堂方	陶承熹	1734
不居集		吴　澄	1739
外科证治全生集	外科全生集	王维德	1740
女科指要		徐大椿	1741
杂病证治		徐大椿	1741
医略六书		徐大椿	1741
种痘新书		张　琰	1741
删补名医方论		吴　谦	1742
医宗金鉴	金鉴	吴　谦	1742
绛囊撮要		云川道人	1744
痘科正宗		仰　企	1745
本事方释义		叶　桂	1745
方氏脉症正宗	脉症正宗	方肇权	1746
叶氏女科证治	叶氏女科	叶　桂	1746
麻科活人全书	麻科活人	谢玉琼	1748
伤寒悬解		黄元御	1748
金匮悬解		黄元御	1748
伤寒贯珠集		尤　怡	1749
医方一盘珠	一盘珠	洪金鼎	1749

书名	本书简称	作者	成书年代
金匮翼		尤　怡	1749
幼幼集成		陈复正	1750
医碥		何梦瑶	1751
四圣悬枢		黄元御	1752
种福堂公选良方	种福堂方	叶　桂	1752
四圣心源		黄元御	1753
天花精言		袁　句	1753
活人方		林开燧	1753
杂症会心录		汪蕴谷	1754
仙拈集		李文炳	1754
经验广集		李文炳	1754
方极		东洞吉益	1755
幼科摘要		黄惕斋	1756
方症会要		佚　名	1756
蕙怡堂经验方	蕙怡堂方	陈大缙	1757
喉科指掌		张宗良	1757
医学源流论		徐大椿	1757
医林纂要探源	医林纂要	汪　绂	1758
串雅内编		赵学敏	1759
串雅外编		赵学敏	1759
伤寒类方		徐大椿	1759
疡医大全		顾世澄	1760
盘珠集胎产证治	盘珠集	严　洁	1761
成方切用		吴仪洛	1761
类聚方		东洞吉益	1762
同寿录		曹　氏	1762
大生要旨		唐千顷	1762
兰台轨范		徐大椿	1764
医贯砭		徐大椿	1764
沈氏女科辑要		沈文彬	1764
文堂集验方		何　京	1765
本草纲目拾遗	纲目拾遗	赵学敏	1765
产论		贺川子玄	1765
沈氏经验方		沈维基	1767
慎疾刍言		徐大椿	1767
女科要诀		舒　诏	1770
霉疮证治秘鉴	霉疮证治	桔尚贤	1772
女科切要		吴本立	1773
老老恒言		曹庭栋	1773
杂病源流犀烛		沈金鳌	1773
妇科玉尺		沈金鳌	1773
幼科释迷		沈金鳌	1773
沈氏尊生		沈金鳌	1773
痢疟纂要		熊立品	1776
痘麻绀珠		熊立品	1776
瘟疫传症汇编		熊立品	1776
外科选要		唐　黉	1776

书名	本书简称	作者	成书年代
福幼编		庄一夔	1777
遂生编		庄一夔	1777
医级		董西园	1777
疝瘕积聚编		大桥尚因	1778
名家方选		山田元伦	1780
产科心法		汪　哲	1780
家塾方		东洞吉益	1780
寒温条辨		杨栗山	1784
霉疠新书		片仓元周	1786
竹林女科证治	竹林女科	竹林寺僧	1786
宁坤秘籍		竹林寺僧	1786
痘疹会通		曾　鼎	1786
松峰说疫		刘　奎	1789
罗氏会约医镜	会约	罗国纲	1789
回生集		陈　杰	1789
吴医汇讲		唐大烈	1792
胎产新书		竹林寺僧	1793
疫疹一得		余　霖	1794
重楼玉钥	玉钥	郑梅涧	1795
羊毛瘟症论		随　霖	1795
产科发蒙		片仓元周	1795
医略抄		丹波元简	1795
伤寒指掌		吴坤安	1796
疯门全书		萧晓亭	1796
风痨臌膈四大证治	风痨臌膈	姜　礼	1796
温病条辨		吴　瑭	1798
济急丹方		宁寿堂	1799
慈航集三元普济方	慈航集	王于圣	1799
济众新编		康命吉	1799
温证指归		周　魁	1799
救急选方		丹波元简	1801
时方歌括		陈修园	1801
疫痧草		陈耕道	1801
古方汇精		爱虚老人	1804
喉症全科紫珍集	喉科紫珍集	朱翔宇	1804
续名家方选		平安村上	1804
疡科心得集		高秉钧	1805
采艾编翼		叶茶山	1805
中国接骨图说	接骨图说	二宫献彦可	1805
古今医彻	医彻	怀抱奇	1808
方剂辞典		平岗嘉言	1808
伤科补要		钱秀昌	1808
重庆堂随笔		王学权	1808
医学实在易		陈修园	1808
银海指南		顾养吾	1809
观聚方要补		丹波元简	1810
异授眼科		佚　名	1811

书名	本书简称	作者	成书年代
方机		吉益为则	1811
痘科辨要		池田瑞仙	1811
履霜集		臧达德	1814
外科集腋		张景颜	1814
喉科指掌		包永泰	1815
伤科汇纂		胡廷光	1815
医述		程文囿	1816
接骨入骱全书	接骨入骱	王承业	1817
医略		钱一桂	1818
眼科捷径		佚　名	1820
医学从众录		陈修园	1820
女科要旨		陈修园	1820
眼科集成		陈善堂	1820
痧症汇要		孙　玘	1821
女科辑要		周纪常	1823
笔花医镜		江笔花	1824
串雅补		鲁　照	1825
医门棒喝		章　楠	1825
伤寒广要		丹波元坚	1825
疡科遗编		沈志裕	1828
原瘖要论		袁　氏	1828
眼科锦囊		木庄俊笃	1829
外科辑要		邵　澍	1829
医林改错		王清任	1830
产孕集		张耀孙	1830
医钞类编		翁　藻	1830
奇正方		贺古寿	1830
外科证治全书		许克昌	1831
疡科捷径		时世瑞	1831
幼科心法		佚　名	1833
外科图说		高文晋	1834
保赤存真		余含棻	1834
外科真诠		邹　岳	1838
随息居重订霍乱论	霍乱论	王士雄	1838
证因方论集要		汪汝麟	1839
类证治裁		林佩琴	1839
格物堂经验良方	经验良方	西胁典	1839
医略十三篇		蒋宝素	1840
集验良方拔萃	集验良方	恬　素	1841
良方集腋		谢元庆	1841
卫生鸿宝		祝补斋	1844
验方新编		鲍相璈	1846
春脚集		孟文瑞	1846
喉科心法		沈善谦	1847
重订囊秘喉书	囊秘喉书	杨龙九	1850
内科摘录		文　晟	1850
妇科杂症		文　晟	1850

书名	本书简称	作者	成书年代
急救便方		文　晟	1850
医方易简新编	医方易简	龚自璋	1851
柳洲医话良方	柳洲医话	魏之琇	1851
鸡鸣录		王士雄	1852
痧法备旨		欧阳调律	1852
行军方便便方	行军便方	罗世瑶	1852
温热经纬		王士雄	1852
救伤秘旨		赵廷海	1852
喉科心法		刘序鹓	1853
潜斋简效方		王士雄	1853
麻疹备要方论		吴亦鼎	1853
杂病广要		丹波元坚	1853
四科简效方		王士雄	1854
医学辑要		吴　烊	1854
痢疾明辨		吴士瑛	1857
保赤全生录	治疹全书	佚　名	1858
增广大生要旨		唐千顷	1858
妇科胎前产后良方注评	胎产良方	佚　名	1858
冷庐医话		陆以湉	1858
刺疔捷法		应侣笙之祖	1860
许订外科正宗		陈实功著，许楣增订	1860
易简方便医书	易简方便	周茂五	1861
脚气钩要		今村亮	1861
医原		石寿棠	1861
随息居饮食谱	饮食谱	王士雄	1861
医方歌括		王旭高	1862
王旭高医书六种		王旭高	1862
医事启原		今村亮	1862
医醇剩义		费伯雄	1863
时疫百喉捷要	白喉捷要	张绍修	1864
理瀹骈文	理瀹	吴尚先	1864
医方论		费伯雄	1865
喉科秘钥		郑西园	1868
一见知医		陈　鄂	1868
焦氏喉科枕秘	喉科枕秘	金德鉴	1868
应验简便良方		黄翼升	1871
痧喉证治汇言	痧喉汇言	施小桥	1872
急救应验良方		费友棠	1872
引经证医		程　梁	1873
医学集成		刘仕廉	1873
疫喉浅论		夏　云	1874
王氏医存		王燕昌	1875
重刊刺疔捷法		吴韵仙	1876
广温热论		戴北山著，陆懋修删订	1876
女科要略		潘　蔚	1877
喉科心法		沈吉斋	1878
梅氏验方新编		梅启照	1878

书名	本书简称	作者	成书年代
医学金针		陈修园	1878
医学举要		徐　镛	1879
麻症集成		朱丹山	1879
喉舌备要秘旨	喉舌备要	佚　名	1879
医门八法		刘鸿恩	1880
不知医必要		梁廉夫	1880
(集选)奇效简便良方	简便良方	丁尧臣	1880
时病论		雷　丰	1882
世补斋不谢方		陆懋修	1882
蠢子医		龙之章	1882
白喉全生集		李纪方	1882
医门补要		赵　濂	1883
青囊立效秘方		李彭年	1883
外科医镜		张　正	1883
医方简义		王清原	1883
血证论		唐容川	1884
黄氏青囊全集秘旨	青囊全集	黄廷爵	1886
眼科秘书		月谭禅师	1886
喉症指南		寄鲁渔父	1887
医寄伏阴论		田云槎	1888
揣摩有得集		张东川	1888
增订伤暑全书		张凤逵原著，叶霖增订	1890
眼科撮要		佚　名	1890
医宗己任编	己任编	高鼓峰	1891
青囊秘传		马培之	1892
外科传薪集		马培之	1892
饲鹤亭集方		凌　奂	1892
寿世新编		万潜斋	1892
外科方外奇方		凌　奂	1893
医学摘粹		庆云阁	1895
疑难急症简方		罗越峰	1895
增订治疗汇要		过　铸	1896
医略传真		马培之	1896
白喉条辨		陈葆善	1897
疟疾论		韩善徵	1897
经验各种秘方辑要		王松堂	1898
经验奇方		周子芗	1898
六经感症要义		周　岩	1898
喉科种福		易　方	1899
痘疹心法		段希孟	1899
柳选四家医案		柳宝诒选评	1900
鼠疫约编		郑肖岩	1901
医学探骊集		康宿卿	1902
温病指南		娄　杰	1903
成方便读		张秉成	1904
太占瘖科要略	瘖科要略	黄维熊	1907
镐京直指医方	镐京直指	黄镐京	1907

书名	本书简称	作者	成书年代
女科指南		郑　璿	1908
疬科全书		梁希曾	1909
医学衷中参西录	衷中参西录	张锡纯	1909
千金珍秘方选		巢崇山	1909
烂喉丹痧方		佚　名	1910
伏温症治实验谈		蒋璧山	1910
外科学讲义		刘吉人	1911
喉科金钥全书		袁仁贤	1911
秘传大麻风方		佚　名	1911
眼科金镜		刘耀先	1911
秋疟指南		林天佑	1912
人己良方		唐世泰	1912
市隐庐医学杂著	医学杂著	王德森	1913
黄氏三世良方集		黄维熊	1915
通俗内科学		张拯滋	1916
中风斠诠		张山雷	1917
疡科纲要		张山雷	1917
喉科家训		刁步忠	1918
感证辑要		严鸿志	1919
女科证治约旨	女科证治	严鸿志	1920
喉科秘诀		黄真人	1922
谢利恒家用良方	家用良方	谢　观	1923
陈氏幼科秘诀	幼科秘诀	苏州世医陈氏传	1923
伤科方书		江考卿	1923
丁甘仁家传珍方		丁甘仁	1924
医学体用		王普耀	1924
少林寺伤科秘方	伤科秘方	少林寺僧	1924
治痢捷要新书	治痢捷要	丁国瑞	1924
吉人集验方		周吉人	1924
眼科纂要		黄　岩	1925
热病学		恽铁樵	1925
中国医学大辞典		谢　观	1926
鳞爪集		恽铁樵	1926
喉痧证治概要	喉痧证治	丁甘仁	1927
卒中厥证辑要		姚济苍	1928
药庵医学丛书		恽铁樵	1928
药籤启秘		许半龙	1928
汉药神效方	汉药神效	石原保秀	1929
家庭治病新书		张拯滋	1929
痧疫指迷		费养庄	1930
经验奇效良方		杨鹏先	1933
性病		茹十眉	1933
顾氏医径读本	顾氏医径	顾恩湛	1934
眼科菁华录	眼科菁华	康维恂	1935
增订胎产心法		阎纯玺原撰，沈椧增订	1935
温热经解		沈　麟	1936
丸散膏丹集成		郑显庭	1937

书名	本书简称	作者	成书年代
内外科百病验方大全	内外科百病验方	洪春圃	1938
中国麻风病学		俞慎初	1940
集成良方三百种		蓬莱山樵	1940
外科十三方考		张觉人	1947
秘传跌打损伤方	跌打损伤方	佚　名	1949
医学碎金录		沈仲圭	1957
简明中医妇科学		南京中医学院妇科教研组	1958
中医外科学讲义		上海中医学院外科教研组	1960
北京市中药成方选集		北京市公共卫生局	1960
中医妇科治疗学		卓雨农	1961
全国中药成药处方集		冉小峰　胡长鸿	1962
眼科临证笔记		路际平	1963
谦斋医学讲稿		秦伯未	1964
中药制剂手册		中医研究院中药研究所	1964
外伤科学		广州中医学院	1974
临证偶拾		张梅羹	1974
赵炳南临床经验集		北京市中医院	1974
刘奉五妇科经验		北京市中医院等	1976
中医皮肤病学简编		程运乾	1978
朱仁康临床经验集		中医研究院广安门医院	1978
中医妇科学		湖北中医学院	1979
临证录		杨作楳	1979
中医临证撮要		王慕康	1979
张皆春眼科证治		周奉建	1980
中医大辞典方剂分册		中医大辞典编辑委员会	1980
中药制剂汇编		曹春林	1981
慈禧光绪医方选议		陈可冀	1981
千家妙方		李文亮　齐　强等	1982
长寿药粥谱		王　水　陆仲灵等	1982
孟河四家医案		张元凯等	1984
中华人民共和国药典	中国药典	中华人民共和国药典委员会	1985
中医儿科学		江育仁	1985
中西医结合皮肤病学		边天羽　俞锡纯	1985
首批国家级名老中医效验秘方精选	效验秘方	张丰强　郑　英	1996
药品标准•中药成方制剂	成方制剂	中华人民共和国卫生部药典委员会	1989
国家药品标准•新药转正标准	转正标准	中华人民共和国卫生部药典委员会	1992